Springer-Lehrbuch

Niels Birbaumer
Robert F. Schmidt

Biologische Psychologie

7., überarbeitete und ergänzte Auflage

Mit 590 farbigen Abbildungen in 1048 Einzeldarstellungen und 44 Tabellen

Springer

Niels Birbaumer
Universität Tübingen
Tübingen, Deutschland

Robert F. Schmidt
Würzburg, Deutschland

Zusätzliches Material zu diesem Buch finden Sie auf http://www.lehrbuchpsychologie.springer.com.

ISSN 0937-7433 **ISSN 2512-5214 (electronic)**
Springer-Lehrbuch
ISBN 978-3-540-95937-3 (Hardcover) **ISBN 978-3-540-95938-0 (eBook)**
ISBN 978-3-662-58025-7 (Softcover)
https://doi.org/10.1007/978-3-540-95938-0

Die Deutsche Nationalbibliothek verzeichnet diese Publikation in der Deutschen Nationalbibliografie; detaillierte bibliografische Daten sind im Internet über http://dnb.d-nb.de abrufbar.

Planung: Joachim Coch
Lektorat: Dr. Christiane Grosser, Viernheim
Umschlaggestaltung: deblik Berlin
Zeichnungen: BITmap, Mannheim
Einbandabbildung: © imagesource.com

Springer ist ein Imprint der eingetragenen Gesellschaft Springer-Verlag Berlin Heidelberg und ist ein Teil von Springer Nature
Die Anschrift der Gesellschaft ist: Heidelberger Platz 3, 14197 Berlin, Germany

Dem Andenken meines Vaters
Niels Birbaumer

Meinen Enkelkindern Frederike,
Michael und Niels
Robert F. Schmidt

Vorwort zur 7. Auflage

In der 6. Auflage dieses Lehrbuchs wurde eine völlig neue didaktische Konzeption verfolgt und die Gliederung und Reihenfolge der Kapitel geändert (s. das nochmals abgedruckte Vorwort zur 6. Auflage). Hinzu kam eine Vielzahl von neuen Ergebnissen und Theorien der psychobiologischen Forschung und Klinik. Diese Änderungen haben sich bewährt und wurden von unseren Lesern begrüßt, was man unter anderem an der weiter wachsenden Leserschaft ablesen kann.

In dieser Auflage wurden alle Inhalte, welche sich in den bisherigen Kapiteln mit »Entwicklung und Alter« beschäftigten, in einem neuen Kapitel 24 zusammengefasst. Es wurde vor dem Kapitel 25 »Lernen und Gedächtnis« eingefügt, in dem die Veränderungen des Gehirns und Verhaltens im Laufe eines Lebens beschrieben werden.

Die sich entwickelnde »soziale Neurowissenschaft« ist in den Kapiteln des Abschnitt IV vertreten, je nach dem Anteil einer sozialen Verhaltensweise an einem psychologischen Elementarprozess: z. B. wurde Aggressionsverhalten in Kapitel 27 »Emotionen« abgehandelt, Empathie (Einfühlungsgabe) und Mangel an Empathie als Teil der sozialen Intelligenz in Kapitel 28 »Kognitive Funktionen«.

Die begleitende Lern-Website enthält Prüfungsfragen, Lernkarten zur Wissensüberprüfung und Links zu interessanten Quellen im Internet. Für Dozenten stehen alle Abbildungen des Buches zum Download bereit.

Wie bei einem mehr als 800 Seiten umfassenden Lehrbuch unvermeidlich, wurden einige wenige Fehler, die meist durch Umstellungen im Druck entstanden waren, korrigiert: Es waren fast immer aufmerksame Leser, meist Studierende, die uns darauf hinwiesen. Ihnen sei herzlich gedankt, sie haben ihren Kommilitonen einen großen Dienst erwiesen. Wir hoffen auch für diese Auflage möglichst viele und produktive Anregungen zu bekommen.

Wie in der 6. Auflage sind Frau Margrit Derrick (Würzburg) und Frau Angela Straub (Tübingen) wesentlich am Gelingen der Änderungen in dieser Auflage beteiligt gewesen. Im Springer-Verlag haben Herr Dipl.-Psych. Joachim Coch und Herr Michael Barton wie stets hervorragende Arbeit geleistet. Ihnen allen sei herzlich gedankt.

Tübingen und Würzburg im Frühjahr 2010
Niels Birbaumer
Robert F. Schmidt

Vorwort zur 6. Auflage

Nachdem die 5. Auflage in kurzer Zeit eine schneller als erwartet wachsende Leserschaft gefunden hat, haben wir uns entschlossen, das Buch zu einem früheren Zeitpunkt als nach einer Neuauflage üblich völlig neu zu konzipieren. Die Leitlinie dabei war, die Lektüre einfacher zu machen und die Einprägung des Materials Leserin und Leser zu erleichtern sowie den biopsychologischen Ansatz gegenüber dem physiologischen zu verstärken. Dafür wurde die Gliederung der Kapitel so geändert, dass nach jedem thematisch einheitlichen Abschnitt ein Merksatz steht, der als zusammenfassende Sachaussage dient. Die Gliederung der einzelnen Kapitel ist durch das ganze Buch identisch, sodass die Leserin, der Leser sofort die thematische Zugehörigkeit und den Stellenwert des Abschnittes erfassen kann und sich nicht in jedem Kapitel neu orientieren muss.

Die Abfolge der Kapitel wurde etwas verändert: Das Kapitel über Vererbung wurde aus dem ersten Teil des Buches nun vor das Lern- und Gedächtniskapitel platziert, sodass man die Gemeinsamkeiten und Unterschiede der in der Evolution und im Individuum wirkenden plastischen Vorgänge im Nervensystem und im Verhalten besser vergleichen kann. Die funktionelle Anatomie des Zentralnervensystems (ZNS) wird als 5. Kapitel nun im vorderen Teil des Buches dargestellt, um die Einordnung und das Verständnis der anatomischen Begriffe in den folgenden Kapiteln über Motorik und Wahrnehmung (Sensorische Systeme) sicherzustellen. Die einzelnen Kapitel wurden noch mehr durch Boxen aufgelockert, die besonders charakteristische klinische Fälle und Einzelergebnisse oder historisch wichtige Ereignisse oder Persönlichkeiten der Biologischen Psychologie illustrieren. Das Buch erhielt ein Glossar der wichtigsten Begriffe, vor allem der physiologischen Begriffe, welche für die Leser aus der Psychologie erfahrungsgemäß schwieriger einzuordnen sind. Die Abbildungen sind nun alle in Farbe und wurden so gestaltet, dass sie möglichst selbsterklärend wirken. Wie bei jeder Neuauflage wurden in alle Kapitel neue, wichtige wissenschaftliche Entwicklungen einbezogen.

Zu unserem Lehrbuch werden ab der 6. Auflage zusätzliche Lernmaterialien im Internet zur Verfügung gestellt. Unter der URL www.lehrbuch-psychologie.de sind Prüfungsfragen (als Multiple-Choice-Quiz) und über 450 Lernkarten eingestellt, um das Erlernte zu überprüfen. Mit den kommentierten Links kann selbständig weiterrecherchiert werden und mit Hilfe eines ständig erweiterten Glossars können die Fachbegriffe des Lehrbuches auch im Internet eingesehen werden. Bei der Formulierung eines Teils der Prüfungsfragen war uns Herr Prof. Dr. Dr. h.c. H. O. Handwerker, Erlangen, behilflich, bei dem wir uns an dieser Stelle herzlich bedanken.

An der Grundidee des Buches hat sich seit seiner ersten Auflage nichts geändert und damit unterscheidet es sich von den übrigen Lehrbüchern der Biologischen/Physiologischen Psychologie: Menschliches Verhalten, Denken und Fühlen wird nur dann verständlich, wenn wir die biologischen Grundlagen nicht allein im Zentralnervensystem (ZNS) betrachten, sondern alle Körpervorgänge einbeziehen. Gehirn und Körperperipherie arbeiten nicht isoliert voneinander, sondern als unauflösliche Einheit nach denselben Lebensprinzipien. Deshalb findet man in diesem Buch zwar auch bevorzugt jene biologischen Vorgänge dargestellt, welche vom ZNS ausgehen, aber eben auch jene peripher-physiologischen Prozesse, die für das Funktionieren des ZNS unmittelbar notwendig sind und die vom ZNS gesteuert und beeinflusst werden. Dadurch wird unser Buch auch eine Einführung in die Verhaltensmedizin, in die Psychosomatik und in die Psychophysiologie. Viele Studierende und Lehrende haben uns bestätigt, dass dies ein wichtiges Motiv für die Lektüre des Buches war.

Die auf alle biologischen Systeme des Menschen konzentrierte Sichtweise hat ihren Ursprung in der zentraleuropäischen Geistesgeschichte, welche der Gesamtschau der Dinge vor dem präzisen und notwendigen Blick auf die Details den Vorrang einräumt. Unsere Leser haben dies stets verstanden und uns in dieser Einstellung bestärkt.

Das Zustandekommen dieser 6. Auflage war angesichts der umfassenden Neugestaltung besonders schwierig. Zum Gelingen dieses Unterfangens haben besonders Frau Margrit Derrick (Würzburg), Frau Angela Straub (Tübingen) und im Springer Verlag Frau Dr. Svenja Wahl, Frau Ursula Illig und Herr Michael Barton beigetragen. Ihnen allen sei in unserem Namen und im Namen unserer Leser gedankt.

Die Leserinnen und Leser bitten wir wie immer, uns auf Stärken und Schwächen hinzuweisen. Die vielen wertvollen Anregungen, die wir zur 5. Auflage erhalten haben, wurden in dieser Auflage berücksichtigt. Dafür danken wir unseren kritischen Lesern auch an dieser Stelle.

Niels Birbaumer Robert F. Schmidt

Sektionsinhaltsverzeichnis

Inhaltsverzeichnis

III Wahrnehmung

IV Funktionen des Nervensystems und Verhalten

Anhang

Biologische Psychologie, 7. Auflage: Der Wegweiser zu diesem Lehrbuch

1
2
3
4
5
6
7
8
9
10
11
12
13
14
15
16
17
18
19
20

Einleitung: das erwartet Sie in diesem Kapitel

Abbildungen: über 580 farbige Abbildungen

Leitsystem: zur schnellen Orientierung

Inhaltliche Struktur: klar gegliedert, über 27 Kapitel

Schlüsselbegriffe: sind halbfett hervorgehoben

Abbildungsverweise: deutlich hervorgehoben, leicht zu finden!

Fazit: der Inhalt des vorhergehenden Abschnitts – kurz und knackig

3

Das zentrale Nervensystem, also Gehirn und Rückenmark, und seine peripheren Ausläufer, die Nerven und die Ganglien, bilden das schnelle Informations- und Reaktionssystem des Körpers, dessen verschiedene Aspekte den zentralen Teil dieses Buches ausmachen.

Der Informationsaustausch im Nervensystem geschieht vornehmlich durch kleine Potenzialänderungen (Erregungen), die entlang den Nervenfortsätzen (Axone, Nervenfasern, Abschn. 2.3.3) in der Form von Aktionspotenzialen rasch über große Entfernungen geleitet werden. Die Aktionspotenziale starten von einer negativen Dauerpolarisierung des Zellinneren gegenüber dem Extrazellulärraum, dem Ruhepotenzial. Seine Entstehung, Aufrechterhaltung und Wiederherstellung nach Ablauf eines Aktionspotenzials ist in diesem Kapitel der Darstellung der Erregungsbildung und -leitung vorangestellt.

3.1 Das Ruhepotenzial

3.1.1 Definition und Registrierung

Haupttypen von Membranpotenzialen

Die Plasmamembran der Neurone ist dank ihres Aufbaus als Lipiddoppelschicht ein guter elektrischer Isolator (Abb. 2.3 in Abschn. 2.2.1). Über dieser Membran, d. h. zwischen dem Inneren der Zelle und der extrazellulären Flüssigkeit, besteht in der Regel eine elektrische Potenzialdifferenz. Da diese Potenzialdifferenz an der Membran auftritt, wird sie **Membranpotenzial** genannt.

Das Membranpotenzial hat bei den meisten Neuronen über längere Zeit einen konstanten Wert. Es wird dann als **Ruhepotenzial** bezeichnet. Es ist bei Nerven- und Muskelzellen **innen immer negativ gegenüber der extrazellulären Flüssigkeit** und liegt beim Menschen und anderen Säugetieren, je nach Zelltyp, zwischen −55 und −100 mV.

Wenn die Neurone aktiv werden, treten kurze, impulsartige, **positive** Änderungen des Membranpotenzials auf (d. h. das Zellinnere wird elektrisch weniger negativ und sogar positiv gegenüber der extrazellulären Flüssigkeit), die **Aktionspotenziale.** Diese Aktionspotenziale sind praktisch im gesamten Tierreich das universelle Kommunikationsmittel des Nervensystems.

Ableitung von Membranpotenzialen

Die heute übliche Messanordnung zur Registrierung des Membranpotenzials zeigt schematisch Abb. 3.1. Als Messfühler (Elektrode) für das Zellpotenzial dient eine Glaskapillare, die mit einer elektrisch leitenden Salzlösung gefüllt ist. Um die Zellen nicht zu schädigen, haben diese Glaskapillaren sehr feine Spitzen (dünner als 1 µm). Die Bezugselektrode im Extrazellulärraum ist ein chloriertes Silberplättchen. Beide Elektroden sind an ein empfindliches Spannungsmessgerät (Voltmeter) angeschlossen.

Zu Beginn der Messung (Abb. 3.1a, links) liegen beide Elektroden im Extrazellulärraum, und zwischen den beiden Elektroden wird keine Potenzialdifferenz gemessen. Wird nun die Spitze der Glaskapillare durch die Membran der Zelle geschoben (rechts in Abb. 3.1b), so springt das Potenzial in negative Richtung auf etwa −75 mV. Dieses negative Membranpotenzial einer ruhenden Nervenzelle ist also das **Ruhepotenzial.**

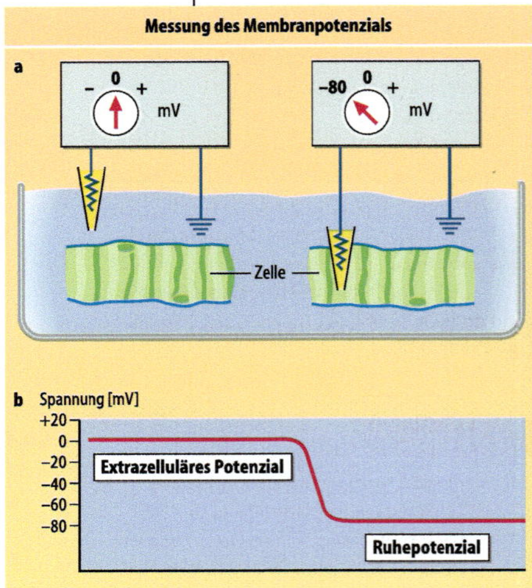

Abb. 3.1a, b. Messungen des Membranpotenzials einzelner Nerven- oder Muskelzellen mit Mikroelektroden. a Schema der Messanordnung zur Messung des Membranpotenzials einer Zelle eines Gewebsverbandes, der aus dem Körper entnommen und in eine kleine Kammer mit Blutersatzlösung gelegt wurde (in-vitro-Präparat). Als Messelektrode dient eine mit Salzlösung gefüllte Glas-Mikroelektrode, die über einen Silberdraht mit dem Voltmeter verbunden ist. Als Bezugselektrode dient ein weiterer Silberdraht in der Badelösung. Links liegen Bezugselektrode und Messelektrode extrazellulär, der Spannungsmesser zeigt die Spannung Null. Rechts ist die Messelektrode in die Zelle eingestochen, intrazellulär. Der Spannungsmesser zeigt das Membranpotenzial. Die Blutersatzlösung (z. B. Ringer-Lösung oder Tyrode-Lösung) stellt unter in-vitro-Bedingungen das Interstitium (den Extrazellulärraum) der untersuchten Zellen dar. **b** Das vor und nach dem Einstich der Messelektrode registrierte Membranpotenzial (Ruhepotenzial)

Σ Die Zellmembran ist die dünne Lipiddoppelschicht, an der Membranpotenziale, d. h. Potenzialdifferenzen zwischen dem Zellinneren und dem Extrazellulärraum auftreten. Membranpotenziale aller Art werden am genauesten mit einer intrazellulären Mikroelektrode gemessen.

Box: Exkurse, Fallbeispiele, Anwendung – so wird das Wissen anschaulich

Navigation: mit Seitenzahl und Kapitelnummer

21 22 23 24 25 26 27

Box 12.10. Psychophysiologische Behandlung der Harninkontinenz und von Enuresis nocturna

Sofern nervale Afferenzen und Efferenzen zu den Schließmuskeln ganz oder teilweise erhalten sind, so z. B. bei Inkontinenz nach Geburten und nach Operationen oder bei alten Menschen, kann durch Biofeedback des externen Sphinkters, wie auf ▫ Abb. 13.30 dargestellt, die Harnkontinenz wieder gelernt werden. Dabei wird die in ▫ Abb. 13.30 gezeigte elektromyographische oder mechanische Sonde in den Anus eingeführt. Kontraktionen der Schließmuskeln der Harnröhre können dort registriert werden. Wie in Abschn. 13.7.2 beschrieben, werden die Patienten für Kontraktionen des externen Sphinkters positiv verstärkt und können dieses auch am Bildschirm beobachten.

Enuresis nocturna (nächtliches Einnässen) tritt häufig im Kindes- und Jugendalter in Schlafphasen 3 und 4 auf (Kap. 23). Die Behandlung erfolgt durch eine Klingelmatratze, bei der kleine Mengen ausgeschiedenen Urins einen elektrischen Kontakt schließen, der das Kind sofort weckt.

Zusammenfassung

Für seinen **Brenn- und Baustoffwechsel** nimmt der Mensch folgende 3 **Nährstoffe** zu sich (▫ Tabelle 12.1):

- **Kohlenhydrate** (größtenteils in Form von pflanzlicher Stärke) v. a. für den Brennstoffwechsel;
- **Fette** (hauptsächlich tierische Triglyzeride) v. a. für den Brennstoffwechsel;
- **Eiweiße** (sowohl in tierischer wie pflanzlicher Form) v. a. für den Baustoffwechsel, wobei acht der Aminosäuren, aus denen die Eiweiße aufgebaut sind, unbedingt mit der Nahrung aufgenommen werden müssen (essenzielle Aminosäuren).

Zusätzlich zu den obigen Nährstoffen sind noch folgende Stoffe **für die menschliche Ernährung unentbehrlich**:

- **Fettlösliche Vitamine** (v. a. A, D, E, K), weswegen auch eine gewisse Menge Fett gegessen werden muss (▫ Tabelle 12.2).
- **Wasserlösliche Vitamine** (v. a. B-Gruppe, C), deren chronischer Mangel zahlreiche Störungen im ZNS auslösen kann (▫ Tabelle 12.3).
- **Spurenelemente,** von denen insbesondere Eisen, Jod, Kupfer und Fluor in kleinen Mengen unentbehrlich sind.
- **Wasser und Salze,** die bei normaler Ernährung in ausreichender Menge aufgenommen werden.

Zur Bestimmung des **Idealgewichts,** also des Körpergewichts mit der höchsten Lebenserwartung wird der **Body-Mass-Index** herangezogen.

- Er ist **definiert** als Körpergewicht (kg)/Körpergröße (m)^2.
- Als **optimaler Wert** wird ein BMI von 23 angesehen, mit einem Normalbereich von 18,5–24,9.
- **Übergewichtig** ist man bei einem BMI von 25–29,9
- Bei einem BMI >30 spricht man von **Fettsucht (Adipositas),** >40 von krankhafter Fettsucht, beide sind mit vielen Krankheitsrisiken behaftet.
- Neben dem BMI ist bei Adipositas auch die **Fettverteilung** wichtig, Bauchfett ist mehr risikobehaftet als Fett an Hüfte und Oberschenkeln.

Der **Magen-Darm-Trakt (Gastrointestinaltrakt)** beginnt mit dem Mund und bildet ein durchlaufendes Rohr bis zum Anus. Seine Anteile und deren Hauptaufgaben sind:

- **Mundhöhle, Rachen** und **Speiseröhre** dienen der Nahrungsaufnahme (samt Geschmacksbildung), deren Zerkleinerung, Einspeichelung und Transport in den Magen.
- Im **Magen** wird die Speise zwischengelagert, weiter durchmischt, zerkleinert, zur Vorbereitung der Verdauung mit Magensaft durchmischt und portionsweise an den Dünndarm abgegeben.
- Im **Dünndarm** werden dem Speisebrei aus exokrinem Pankreas, Leber und seinen eigenen Drüsenzellen zahlreiche Enzyme zum Verdauen (Zerlegen in resorbierbare Moleküle) der Nahrung beigemischt, die anschließend über die Darmwand in das Blut aufgenommen und abtransportiert werden.
- Im **Dickdarm** wird aus den Überresten des Speisebreis unter Resorption von Wasser der Kot zubereitet.
- Im **Enddarm** wird dieser bis zur Defäkation aufbewahrt.

Die **Nieren** scheiden Stoffwechselendprodukte (z. B. Harnstoff), Fremdstoffe (z. B. Medikamente) und v. a. Wasser (etwa 1,5 l/Tag) aus. Ihr Grundbaustein ist das **Nephron,** von dem jede Niere 1,2 Millionen besitzt. Seine verschiedenen Abschnitte sind wie folgt an der Harnbereitung beteiligt:

- In den **Glomeruli** wird per Ultrafiltration pro Tag etwa 170 l Primärharn gebildet.
- In den **proximalen Tubuli** wird das Meiste davon wieder rückresorbiert, wobei die passive Rückresorption (entlang osmotischen und elektrischen Gradienten) überwiegt. Aktive Rückresorption (»Pumpen«)

▼

Zusammenfassung: Rekapitulieren Sie das Gelernte am Kapitelende!

Website zum Buch
www.lehrbuch-psychologie.de
► nächste Seite

Lernmaterialien zum Lehrbuch »Biologische Psychologie« im Internet – www.lehrbuch-psychologie.de

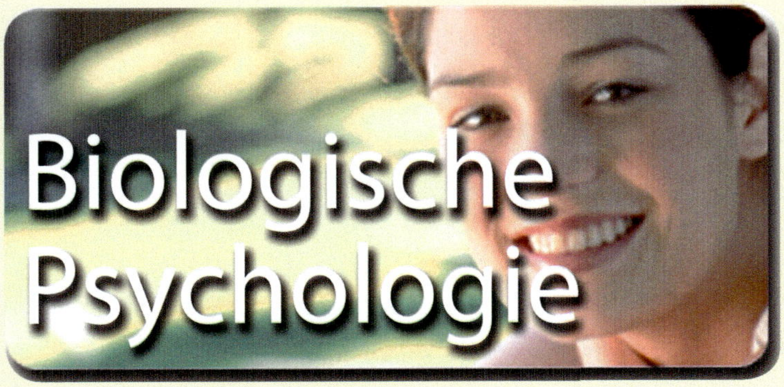

Fertig zum Download – alles für die Lehre: Tabellen und Abbildungen werden für Dozenten und Dozentinnen zum Download bereitgestellt

- Schnelles Nachschlagen: **Glossar** mit über **450 Fachbegriffen**
- **Zusammenfassungen** der 28 Buchkapitel: Das steckt drin im Lehrbuch
- **Links** zur Biologischen Psychologie: Hier surfen Sie los…
- **Memocards:** Prüfen Sie Ihr Wissen
- **Multiple-Choice-Quiz**

Weitere Websites unter www.lehrbuch-psychologie.de

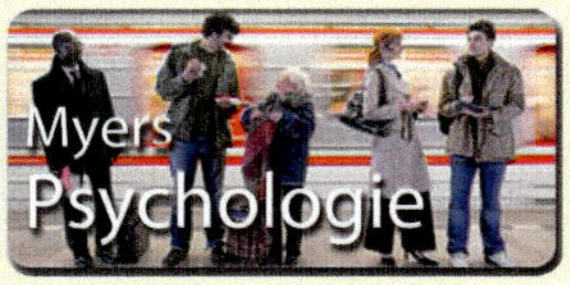

- Kapitelzusammenfassungen
- Verständnisfragen und -antworten
- Glossar der wichtigsten Fachbegriffe
- Memocards
- Kommentierte Linksammlung
- Multiple-Choice-Quiz

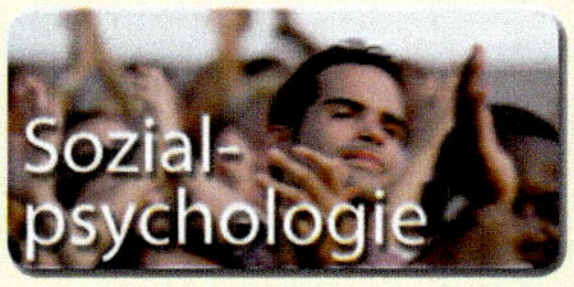

- Kapitelzusammenfassungen
- Über 500 Memocards
- Multiple-Choice-Quiz
- Kommentierte Linksammlung
- Verständnisfragen mit Antworthinweisen
- Deutsch-englisches Glossar

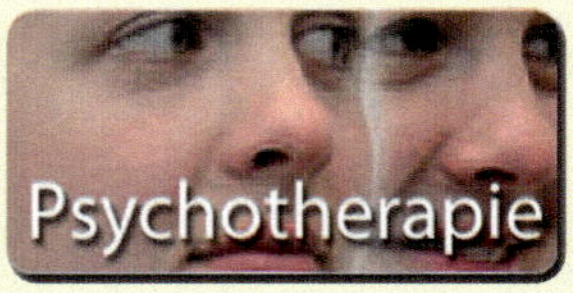

- Kapitelzusammenfassungen
- Verständnisfragen und -antworten
- Glossar der wichtigsten Fachbegriffe
- Memocards
- Kommentierte Linksammlung

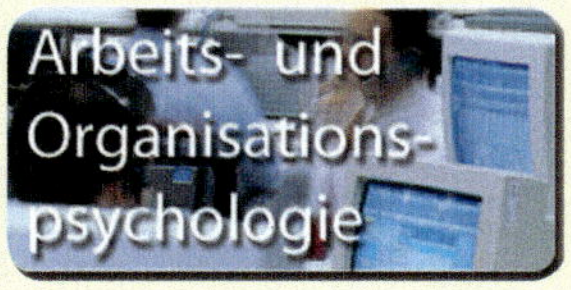

- Kapitelzusammenfassungen
- Glossar der wichtigsten Fachbegriffe
- Memocards (auch Deutsch/Englisch)
- Kommentierte Linksammlung

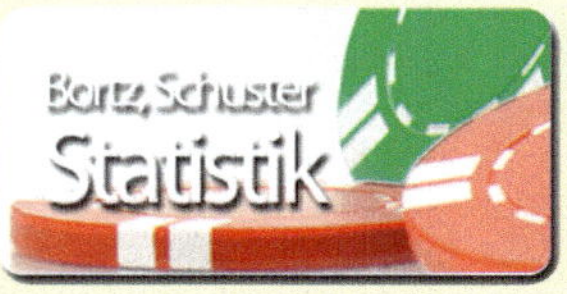

- Kapitelzusammenfassungen
- Glossar der wichtigsten Fachbegriffe
- Memocards (auch Deutsch/Englisch)
- SPSS- und R-Syntax für alle Beispiele

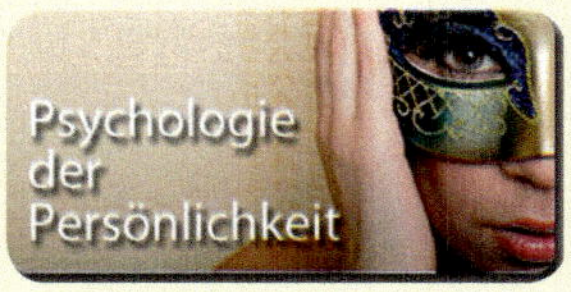

- Kapitelzusammenfassungen
- Glossar der wichtigsten Fachbegriffe
- Prüfungsfragen mit Antworthinweisen
- Memocards
- Kommentierte Linksammlung

Einfach registrieren und los!

Fragen?
redaktion@lehrbuch-psychologie.de

Maßeinheiten und Normalwerte der Physiologie

Definitionen der Basiseinheiten

- **Meter**
  Das Meter ist die Länge der Strecke, die Licht im Vakuum während der Dauer von (1/299 792 458) Sekunden durchläuft.
- **Kilogramm**
  Das Kilogramm ist die Einheit der Masse; es ist gleich der Masse des Internationalen Kilogrammprototyps.
- **Sekunde**
  Die Sekunde ist das 9 192 631 770fache der Periodendauer der dem Übergang zwischen den beiden Hyperfeinstrukturniveaus des Grundzustandes von Atomen des Nuklids ^{113}Cs entsprechenden Strahlung.
- **Ampere**
  Das Ampere ist die Stärke eines konstanten elektrischen Stromes, der, durch zwei parallele, geradlinige, unendlich lange und im Vakuum im Abstand von einem Meter voneinander angeordnete Leiter von vernachlässigbar kleinem, kreisförmigem Querschnitt fließend, zwischen diesen Leitern je einem Meter Leiterlänge die Kraft $2 \cdot 10^{-7}$ Newton hervorrufen würde.
- **Kelvin**
  Das Kelvin, die Einheit der thermodynamischen Temperatur, ist der 273,16te Teil der thermodynamischen Temperatur des Tripelpunktes des Wassers.
- **Mol**
  Das Mol ist die Stoffmenge eines Systems, das aus ebensoviel Einzelteilchen besteht, wie Atome in 0,012 Kilogramm des Kohlenstoffnuklids ^{12}C enthalten sind. Bei Benutzung des Mol müssen die Einzelteilchen spezifiziert sein und können Atome, Moleküle, Ionen, Elektronen sowie andere Teilchen oder Gruppen solcher Teilchen genau angegebener Zusammensetzung sein.
- **Candela**
  Die Candela ist die Lichtstärke in einer bestimmten Richtung einer Strahlungsquelle, die monochromatische Strahlung der Frequenz $540 \cdot 10^{12}$ Hertz aussendet und deren Strahlstärke in dieser Richtung (1/683) Watt durch Steradiant[a] beträgt.

Abgeleitete Messgrößen

Von den Einheiten dieses Basissystems lassen sich die Einheiten sämtlicher Messgrößen ableiten. Eine Auswahl hiervon ist in **Tabelle 2** zusammengestellt. Die numerischen Werte der in den **Tabellen 1** und **2** genannten Größen enthalten vielfach Zehnerpotenzen als Faktoren. Zur Vereinfachung der Angaben hat man häufig gebrauchten Zehnerpotenzen bestimmte Vorsilben zugeordnet (**Tabelle 3**), die mit dem Namen der betreffenden Einheiten verbunden werden. Die **Tabellen 5** und **6** zeigen wichtige Umrechnungsbeziehungen.

Tabelle 1: SI-Basiseinheiten, Namen und Symbole

SI = Système International d'Unités

Größe (SI-Basiseinheiten)	Name	Symbol
Länge	Meter	m
Masse	Kilogramm	kg
Zeit	Sekunde	s
Elektrische Stromstärke	Ampere	A
Thermodynamische Temperatur	Kelvin	K
Substanzmenge	Mol	mol
Lichtstärke	Candela	cd

Tabelle 2: Wichtige abgeleitete SI-Einheiten, Namen und Symbole

Größe (SI-Einheiten)	Name	Symbol	Definition
Frequenz	Hertz	Hz	s^{-1}
Kraft	Newton	N	$m\ kg\ s^{-2}$
Druck	Pascal	Pa	$m^{-1}\ kg\ s^{2}$ $(N\ m^{-2})$
Energie	Joule	J	$m^{2}\ kg\ s^{-2}$ $(N\ m)$
Leistung	Watt	W	$m^{2}\ kg\ s^{-3}$ $(J\ s^{-1})$
Elektrische Ladung	Coulomb	C	$s\ A$
Elektr. Potentialdifferenz (Spannung)	Volt	V	$m^{2}\ kg\ s^{-3}\ A^{-1}$ $(W\ A^{-1})$
Elektr. Widerstand	Ohm	Ω	$m^{2}\ kg\ s^{-3}\ A^{-2}$ $(V\ A^{-1})$
Elektrischer Leitwert	Siemens	S	$m^{-2}\ kg^{-1}\ s^{3}\ A^{2}$ (Ω^{-1})
Elektrische Kapazität	Farad	F	$m^{-2}\ kg^{-1} s^{4}\ A^{2}$ $(C\ V^{-1})$
Magnetischer Fluss	Weber	Wb	$m^{2}\ kg\ s^{-2}\ A^{-1}$ $(V\ s)$
Magnetische Flussdichte	Tesla	T	$kg\ s^{-2}\ A^{-1}$ $(Wb\ m^{-2})$
Induktivität (magnetischer Leitwert)	Henry	H	$m^{2}\ kg\ s^{-2}\ A^{-2}$ $(V\ s\ A^{-1})$
Lichtstrom	Lumen	lm	cd sr[a]
Beleuchtungsstärke	Lux	lx	$cd\ sr\ m^{-2}$ $(lm\ m^{-2})$
Aktivität einer radioakt. Substanz	Becquerel	Bq	s^{-1}

Tabelle 3: Häufig gebrauchte Zehnerpotenzen, Präfixe und Symbole

Faktor	Präfixum	Symbol	Faktor	Präfixum	Symbol
10^{-1}	Dezi	d	10	Deka	da
10^{-2}	Centi	c	10^{2}	Hekto	h
10^{-3}	Milli	m	10^{3}	Kilo	k
10^{-6}	Mikro	µ	10^{6}	Mega	M
10^{-9}	Nano	n	10^{9}	Giga	G
10^{-12}	Pico	p	10^{12}	Tera	T
10^{-15}	Femto	f	10^{15}	Peta	P

Tabelle 4: Einheiten, die nicht zum SI-System gehören, jedoch weiterhin benutzt werden dürfen

Name (Einheit)	Symbol	Wert in SI-Einheiten
Gramm	g	1 g = 10^{-3} kg
Liter	l	1 l = 1 dm^3
Minute	min	1 min = 60 s
Stunde	h	1 h = 3,6 ks
Tag	d	1 d = 86,4 ks
Grad Celsius	°C	t °C = T -273,15 K

Tabelle 5: Umrechnungsbeziehungen

Von konventionellen Konzentrationseinheiten (g-%, mg-%, mval/l) auf SI-Einheiten der Massenkonzentration (g/l) und der Stoffmengenkonzentration (mmol/l bzw. µmol/l)
* = Bei der Angabe der molaren Hämoglobinkonzentration wird die relative Molekülmasse der Hämoglobinmonomeren zugrunde gelegt.

	1 g-% =	1 g-% =
Plasmaeiweiß	10 g/l	
Hämoglobin	10 g/l	0,621 mmol/l*
	1 mg-% =	**1 mval/l =**
Natrium	0,4350 mmol/l	1,0 mmol/l
Kalium	0,2558 mmol/l	1,0 mmol/l
Kalzium	0,2495 mmol/l	0,5 mmol/l
Magnesium	0,4114 mmol/l	0,5 mmol/l
Chlorid	0,2821 mmol/l	1,0 mmol/l
Glukose	0,0555 mmol/l	
Cholesterol	0,0259 mmol/l	
Bilirubin	17,10 µmol/l	
Kreatinin	88,40 µmol/l	
Harnsäure	59,48 µmol/l	

Tabelle 6: Umrechnungsbeziehungen

Zwischen SI-Einheiten und konventionellen Einheiten

Größe	Umrechnungsbeziehungen	
Kraft	1 dyn = 10^{-5} N	1 N = 10^5 dyn
	1 kp = 9,81 N	1 N = 0,102 kp
Druck	1 cm H_2O = 98,1 Pa	1 Pa = 0,0102 cm H_2O
	1 mm Hg = 133 Pa	1 Pa = 0,0075 mm Hg
	1 atm = 101 kPa	1 kPa = 0,0099 atm
	1 bar = 100 kPa	1 kPa = 0,01 bar
Energie	1 erg = 10^{-7} J	1 J = 10^7 erg
(Arbeit)	1 mkp = 9,81 J	1 J = 0,102 mkp
(Wärmemenge)	1 cal = 4,19 J	1 J = 0,239 cal
Leistung	1 mkp/s = 9,81 W	1 W = 0,102 mkp/s
	1 PS = 736 W	1 W = 0,00136 PS
(Wärmestrom)	1 kcal/h = 1,16 W	1 W = 0,860 kcal/h
(Energieumsatz)	1 kcal/d= 0,0485 W	1 W = 20,6 kcal/d
	1 kJ/d = 0,0116 W	1 W = 86,4 kJ/d
Viskosität	1 Poise = 0,1 Pa s	1 Pa s = 10 Poise

Blut

Blutvolumen	♂	4500 ml
	♀	3600 ml
Hämoglobin	♂	14 – 18 g/dl
	♀	12 – 16 g/dl
Hämatokrit	♂	41 – 50%
	♀	37 – 46%
Erythrozyten	♂	4,6 – 5,9 10^6/µl
	♀	4,0 – 5,2 10^6/µl

MCV (mittl. Vol. der Einzelerythrozyten)		80 –100 $µm^3$
MCH (mittl. erythr. Hämoglobinmenge)		27 – 34 pg/cell
MCHC (mittl. erythr. Hämoglobinkonz.)		30 – 36 g/dl
Mittl. Erythrozyten-durchmesser		7,2 – 7,8 µm
Blutkörperchensen-kungsgeschwind.	♂	3 – 9 mm/h
	♀	6 – 11 mm/h

Retikulozyten	4 – 15 ‰
Leukozyten, total	3,8 – 9,8 10^3/µl
– Neutrophile	40 – 75 %
– Eosinophile	0 – 1 %
– Basophile	2 – 6 %
– Lymphozyten	20 – 50 %
– Monozyten	2 – 10 %
Thrombozyten	150 – 400 10^3/µl

Osmolalität	285 – 295 mOsm/kg
pH	7,35 – 7,45
Sauerstoffsättigung arteriell:	95 – 99 %

Gerinnung

Blutungszeit	< 6 min
Fibrinogen	200 – 400 mg/d
Fibrinogen degrad. pro.	< 10 µg/ml
Prothrombinzeit	11 – 12,5 s
(PTT) Partielle Thromboplastinzeit	23 – 35 s
Thrombinzeit	11,8 – 18,5 s

Hormone

ACTH		< 13,2 pmol/l
Aldosteron		3 – 10 ng/dl
Calcitonin	♂	< 20 pg/ml
	♀	< 15 pg/ml
Cortisol,		
morgens		6 – 28 µg/dl
		(170 – 625 nmol/l)
abends		2 – 12 µg/dl
		(80 – 413 nmol/l)
Gastrin, hungernd		< 200 ng/l
Parathormon		< 44 mol/l
Renin-Aktivität		0,9 – 3,3 ng/ml/h
Somatotropin,	♂	< 5 ng/ml
hungernd	♀	< 10 ng/ml

T_4, total		58 – 155 nmol/l
T_4, frei		10 – 31 pmol/l
T_3, total		1,2 – 1,5 nmol/l
Testosteron, total	♂	300–1000 ng/dl
	♀	20 – 75 ng/dl
TSH		2 – 10 µU/ml

Enzyme

Aldolase		0 – 8 U/l
$α_1$ - Antitrypsin		80 – 210 mg/dl
Amylase		35 – 118 U/l
Carboanhydrase		0 – 35 U/ml
CK (Creatinkinase)		< 70 U/l
CK-MB (Herz)		0 – 12 U/l
		(< 5% der gesamt-CK)
γ-GT (γ-Glutamyltransferase)		< 18 U/l
SGOT		< 15 U/l
SGPT		< 17 U/l
LAP	♂	80 – 200 U/ml
	♀	75 – 185 U/ml
LDH (Laktat-Dehydrogenase)		120 – 240 U/l
Lipase		2,3 – 50 U/dl
		(0,4 – 8,34 µkat/l)
5´-Nucleotidase		2 – 16 U/l
		(0,03 – 0,27 µkat/l)
Phosphatase, alkalische		38 – 126 U/l
		(0,63 – 2,1 µkat/l
Phosphatase, saure		0 – 0,7 U/l
		(0 – 11,6 µkat/l)

Elektrolyte

Na^+		135 – 145 mmol/l
Cl^-		98 – 106 mmol/l
HCO_3^-		22 – 26 mmol/l
Basen, total		48 mmol/l
K^+		3,5 – 5,0 mmol/l
Ca^{2+} ionisiert		1,3 – 2,8 mmol/l
Mg^{2+}		0,65 – 1,1 mmol/l
Laktat		0,6 – 1,7 mmol/l
Fe^{2+}	♂	8 – 31 µmol/l
	♀	5,4 – 31 µmol/l
Phosphat		0,97 – 1,45 mmol/l

Fette, Ketonkörper

Acetoacetat		0,2 – 1,0 mg/dl
Citrat		1,7 – 3,0 mg/dl
Cholesterol, total		< 200 mg/dl
LDL-Cholesterol		< 130 mg/dl
HDL-Cholesterol	♂	> 45 mg/dl
	♀	> 55 mg/dl
Gallensäuren, total hungernd		0,3 – 2,3 µg/ml
Ketone, total		0,5 – 1,5 mg/dl
Oxalat		1,0 – 2,4 µg/ml
		(11 – 27 µmol/l)
Triglyceride, hungernd		< 250 mg/d

Bilirubin

Bilirubin, total	0,1 – 1,0 mg/dl
direkt	0,1 – 0,3 mg/dl
indirekt	0,2 – 0,8 mg/dl

Harnpflichtige Substanzen

Ammoniak	6 – 47 µmol/l
Harnstoff	17 – 42 mg/dl
	(6 – 15 mmol/l)
Harnsäure	2,1 – 8,5 mg/dl
Kreatinin	0,4 – 1,2 mg/dl

Glukose

Glukose	45 – 96 mg/dl
	(2,5 – 5,3 mmol/l)
Grenzwert für Diabetes mellitus	< 140 mg/dl
	(< 7,8 mmol/l)

Cerebrospinale Flüssigkeit

Druck (im waagerechten Liegen)	10,5 mm Hg
spez. Gewicht	1,006 – 1,008 g/l
Zellzahl	< 6/µl
Protein, total	15 – 45 mg/dl
Glukose	50 – 75 mg/dl (2,4 – 4,0 mmol/l)
Immunglobuline:	
IgA	0,1 – 0,3 mg/dl
IgG	0 – 4,5 mg/dl
IgM	0,01 – 1,3 mg/dl
IgG-Syntheserate	-9,9 bis + 3,3 mg/d
Leukozyten, total	< 4/mm³
– Lymphozyten	60 – 70 %
– Monozyten	30 – 50 %
– Neutrophile	1 – 3 %
– Eosinophile	selten
– Ependyma-Zellen	selten

Nierenfunktion, Urin

renaler Blutfluss (RPF)		480 – 800 ml/min
GFR (glom. Filtrationsrate)		90 – 130 ml/min
Filtrationsfraktion (GFR/RPF)		0,2
Harnzeitvolumen	♂	0,7 – 2,7 l/d
	♀	0,5 – 2,3 l/d
Urin-Osmolalität		50 – 1400 mOsmol/kg
Urin-pH		4,5 – 8,2
Urin, spez. Gravität		1,005 – 1,030
Proteinausscheidung		< 150 mg/d
Harnstoffclearance		60 – 100 ml/min
Frakt. Ausscheidung:		
– Harnstoff		50 – 80 %
– Harnsäure		4 – 10 %
– Glukose		< 0,5 %
– Phosphat		6 – 20 %
– Na^+		0,2 – 1,2 %
– K^+		3 – 16 %

Stuhl

Fett	< 6 g/d (2,5 – 5,5 g/24 h) (< 30,4% des Trockengewichts)
Trypsin-Aktivität	positiv (2+ bis 4+)
Feuchtgewicht	< 197,5 g/d (74 – 155 g/d)
Trockengewicht	< 66,4 g/d (18 – 50 g/d)

Speichel

Cl^-	20 – 80 mmol/l
HCO_3^-	30 – 50 mmol/l
Na^+	10 – 130 mmol/l
K^+	20 – 130 mmol/l
Volumen	0,5 – 1,5 l/d

Magensaft

pH	1,5 – 2
Volumen	2 – 3 l/d

Pankreassaft

pH (Sekretin stimuliert)	7,5 – 8,8
Volumen	2 l/d

Galle

Volumen (Lebergalle)	0,35 – 1,2 ml/min
Gallenblaseninhalt	50 – 65 ml

Gesamtorganismus und Zelle

Chem. Zusammensetzung von 1kg fettfreier Körpermasse eines Erwachsenen: 720g Wasser; 210g Protein; 22,4g Ca; 12g P; 2,7g K; 1,8g Na; 1,8g Cl; 0,47g Mg

Flüssigkeitsräume pro kg Körpergewicht:

Gesamtflüssigkeit		0,5 – 0,7 l
Intrazellulär		0,3 – 0,4 l
Extrazellulär		0,2 – 0,3 l
Blut	♂	69 ml
	♀	65 ml
Plasma	♂	39 ml
	♀	40 ml

Ionenkonzentration intrazellulär (extrazellulär siehe Blut)	Na^+	15 mmol/l
	K^+	140 mmol/l
	Ca^{2+}	0,0001 mmol/l
	Mg^{2+}	15 mmol/l
	Cl^-	8 mmol/l
	HCO_3^-	15 mmol/l
	HPO_4^{2-}	60 mmol/l
	SO_4^{2-}	10 mmol/l
	org. Säuren	2 mmol/l
	Proteine	6 mmol/l
	pH	7,1

Organdurchblutung

	% HZV	pro g Gewebe
Herz	4	0,8 ml/min
Gehirn	13	0,5 ml/min
Nieren	20	4 ml/min
Gastrointestinaltrakt (= Pfortaderdurchblutung)	16	0,7 ml/min
Leber, arteriell durch A.hepatica	8	0,3 ml/min
Skelettmuskel	21	0,04 ml/min
Haut und sonstige Organe	18	

Herz und Kreislauf

Herzgewicht	250 – 350 g
Herzminutenvol. (Ruhe/max.)	5 – 6 l/25 l

Ruhepuls = Sinusrhythmus	60 – 75/min
AV-Knoten-Rhythmus	40 – 55/min
Kammerrhythmus	25 – 40/min
Arterieller Blutdruck (n. Riva-Rocci)	syst./diast. 120/80 mm Hg
Pulmonalarteriendruck	syst./diast. 20/7 mm Hg
Zentralvenöser Druck	3 – 6 mm Hg
Portalvenendruck	3 – 6 mm Hg
Ventrikelvol. enddiastolisch/endsystolisch	120 ml/40 ml
Ejektionsfraktion	0,67 (> 0,5)

Druckpulswellengeschwindigkeit

Aorta:	3 – 5 m/s
Arterien:	5 – 10 m/s
Venen:	1 – 2 m/s

Mittl. Strömungsgeschwindigkeit		
	Aorta:	0,18 m/s
Intrazellulär	Kapillaren:	0,0002 – 0,001m/s
Extrazellulär	Vv cavae:	0,06 m/s
Maximale Strömungsgeschwindigkeit		
	Aorta:	1 m/s
Maximale Stromstärke		
	Aorta:	0,5 l/s
Lungengefäßwiderstand		2 – 12 kPa · s/l
Systemgefäßwiderstand		77 – 150 kPa · s/l

Lunge und Gastransport

	♂	♀
Totalkapazität (TLC)	7 l	6,2 l
Vitalkapazität (VC)	5,6 l	5 l
Atemzugvolumen in Ruhe	0,6 l	0,5 l
Inspiratorisches Reservevolumen	3,2 l	2,9 l
Exspiratorisches Reservevolumen	1,8 l	1,6 l
Residualvolumen	1,4 l	1,2 l

O_2-Partialdruck	Luft:	159 mm Hg
	Alveole:	100 mm Hg
	arteriell:	95 mm Hg
	zentralvenös:	40 mm Hg
CO_2-Partialdruck	Luft:	0,23 mm Hg
	Alveole:	39 mm Hg
	arteriell:	40 mm Hg
	venös:	46 mm Hg

Atemfrequenz	16/min
Totraumvolumen	150 ml

Sauerstoffkapazität des Blutes
180 – 200 ml O_2/l Blut
(8 – 9 mmol O_2/l Blut)

Respiratorischer Quotient 0,84

Übernommen aus Schmidt R. F., Lang F., Thews G. (Hrgs.) (2005) Physiologie des Menschen, 29. Aufl. Springer Medizin Verlag, Heidelberg

I Körpersysteme und ihre physiologische Regelung

»... waren sie davon überzeugt, daß die konstitutiven Prinzipien des Mathematischen auch die konstitutiven Bedingungen der lebendigen Dinge seien.«

Aristoteles über Pythagoras

1 Was ist Biologische Psychologie?

N. Birbaumer (et al.), *Biologische Psychologie*, Springer-Lehrbuch,
https://doi.org/10.1007/978-3-540-95938-0_1

1

Im Griechischen heißt »bios« das Leben und »logos« das Wort oder die Kunde. **Biologie** ist also die Kunde vom Leben oder die Lehre von der belebten Natur und den Gesetzmäßigkeiten im Lebensablauf der Pflanzen, Tiere und Menschen. Bei der Untersuchung von Aufbau und Funktion der Lebewesen benutzt die Biologie die gleichen Denkansätze, mit denen Physik und Chemie die unbelebte Natur studieren. Die **Biologie des Menschen** konzentriert sich auf ein einziges Lebewesen, nämlich uns selbst. Die verschiedenen Teildisziplinen der modernen Humanbiologie sind alle früher oder später aus dem ältesten großen humanbiologischen Fach hervorgegangen, nämlich der Anatomie. Eine ihrer ersten Töchter war die in diesem Buch besonders wichtige Physiologie. Diese ist die Kunde vom Körper (**physis** = Körper, **logos** = Wort, Kunde, ► oben), genauer die **Lehre von den normalen Lebensfunktionen.**

Der Begriff **»Psyche«** bedeutet ursprünglich »Hauch« »Atem«, erst später wird daraus die »Seele«. Darunter verstand man im Allgemeinen eine physikalische Kraft, die im Organismus subjektives Erleben und Verhalten hervorbringt. Man hat dabei in vorsokratischer Zeit dem Seelischen keineswegs Eigengesetzlichkeiten zugeschrieben, sondern hat es eng mit den materiellen Voraussetzungen des Körpers verwoben oder damit identisch angesehen.

Die **Psychologie** ist also die Kunde von den physikalischen Kräften und Gesetzmäßigkeiten, die unser Verhalten, einschließlich Denken und Fühlen, bestimmen. Da Verhalten aber nicht nur von den materiell-körperlichen Voraussetzungen, sondern auch von sozialen Einflüssen abhängt, muss die Psychologie auch die Wirkung dieser sozialen Einflüsse auf das Individuum quantitativ beschreiben. In der **Biologischen Psychologie** werden beide Zugangsweisen, die physiologische und die sozial-interaktive, vereint.

1.1 Begriffsbestimmungen

1.1.1 Biologische Psychologie

Definition

Die **Biologische Psychologie** erforscht die Zusammenhänge zwischen biologischen Prozessen und Verhalten. Dabei werden die Lebensprozesse **aller** Organe des Körpers, nicht nur des Gehirns, betrachtet.

Aufgaben

Das Gehirn ist sowohl oberstes Steuerorgan aller Körperfunktionen, die an Verhalten beteiligt sind, als auch von den peripheren physiologischen Systemen abhängig. So kommt es z. B. ohne ausreichende Zufuhr von Sauerstoff aus der Lunge innerhalb weniger Sekunden zu »Verhaltensstillstand«, und Vergleichbares gilt, wenn auch mit einem langsameren Zeitverlauf, für den gesamten Stoffwechsel und für die hormonellen Steuer- und Regelprozesse. Der ständige Informationsaustausch zwischen Hirn, endokrinen Drüsen, Muskulatur und inneren Organen über periphere Nerven und Blutkreislauf bestimmt Verhalten ebenso wie die Einwirkungen aus der Umwelt und aus der phylogenetischen Vergangenheit (Erbsubstanz). Wir haben deshalb in diesem Buch einen **Gesamtüberblick** von Physiologie und Physiologischer Psychologie in einer **Biologischen Psychologie** versucht, um die engen Beziehungen zwischen »Kopf und Körper« deutlich zu machen.

Methodik

Die Biologische Psychologie vereint die Methodiken der Physiologischen Psychologie und der Psychophysiologie (► unten), Verhalten wird sowohl als abhängige wie unabhängige Variable untersucht. Tier- und Humanversuch existieren gleichberechtigt nebeneinander, ergänzt durch endokrinologische und immunologische Methoden und Verfahren, welche die Reaktionsweisen des vegetativen Nervensystems und der Muskulatur abbilden.

Σ Die Biologische Psychologie untersucht diejenigen physiologischen Vorgänge, die für das Verständnis von Verhaltensleistungen von Bedeutung sind.

1.1.2 Physiologische Psychologie

Definition

Unter **Physiologischer Psychologie** verstehen wir die interdisziplinäre Forschung über die Beziehungen zwischen **Gehirn** und **Verhalten**. Es existieren eine Reihe von anderen Bezeichnungen zur Beschreibung der Aufgabe der Physiologischen Psychologie, z. B. **Psychobiologie** und **Verhaltensneurowissenschaft (»behavioral neuroscience«)**. Die Physiologische Psychologie ist also ein Teilgebiet der Biologischen Psychologie, welche die gesamten Körperfunktionen, einschließlich der Peripherie untersucht.

Aufgaben

Was die Physiologische Psychologie angeht, so sind, wie in obiger Definition festgehalten, **interdisziplinär** und **Gehirn und Verhalten** die wesentlichen Bestimmungsstücke ihrer Definition. Interdisziplinär, weil die elektrischen, magnetischen, chemischen und molekularen Vorgänge im Gehirn von keiner Disziplin allein verstanden und erforscht werden können. Um die Arbeitsweise auch nur einer Nervenzelle beschreiben zu können, sind anatomisch-histologische, neurochemisch-molekulare und elektrophysikalische Kenntnisse notwendig, deren Zusammenwirken nur von mehreren Wissenschaften mit ihren Methoden geklärt werden kann. Die physikalisch-biologischen Erkenntnisse über Aufbau und Struktur des Gehirns sind **mit den Verhaltenswissenschaften** (Psychologie, Ethologie, Sozialwissenschaften) **zu vereinen**, will man deren gegenseitige Abhängigkeit verstehen.

Die Gesetzmäßigkeiten menschlichen und tierischen Verhaltens über die Wechselwirkungen des Individuums mit vergangener, gegenwärtiger und zukünftiger (erwarteter) Umwelt bestimmen die Vorgänge im Gehirn. Die Physiologische Psychologie studiert deshalb die Körpervorgänge in umschriebenen **situativen** (z. B. sozialen) **Zusammenhängen**, die von den Verhaltenswissenschaften als besonders wichtig für die Vorhersage des Verhaltens von Mensch und Tier beschrieben wurden. Zum Verständnis der neuronalen Vorgänge von Lernen werden z. B. Lern- und Gedächtnisexperimente aus der Psychologie mit neurobiologischen Methoden (z. B. Änderungen von Überträgerstoffen an den Zellmembranen in spezifischen Lernsituationen) kombiniert.

Methodik

Die **Physiologische Psychologie** interessiert sich in der Regel für die biologischen Vorgänge und für die neuronalen Strukturen und untersucht sie mit **direkter Reizung** (pharmakologisch, mechanisch, elektrisch), **Registrierung** oder **Zerstörung** der Hirnaktivität (Kap. 20). Verhalten wird dabei als **abhängige** (z. B. Lernen nach Entfernen eines Hirnabschnittes) oder als **unabhängige Variable** (Lernen mit gleichzeitiger Registrierung der elektrischen Aktivität eines Hirnareals) gemessen. Die Biologische und Physiologische Psychologie sind auf den **Tierversuch** angewiesen. Das Ziel aller Verhaltenswissenschaften, menschliches Verhalten besser zu verstehen und damit auch dessen Störungen und Erkrankungen zu heilen oder zu verhindern, ist ohne Tierversuche nicht erreichbar.

Σ Die Physiologische Psychologie untersucht die Beziehungen zwischen Gehirn und Verhalten, vorwiegend im Tierversuch.

1.1.3 Neuropsychologie, Psychophysiologie und die Kognitiven Neurowissenschaften

Neuropsychologie

Die **Neuropsychologie** bedient sich derselben Methoden (Läsion, Reizung) wie die Physiologische Psychologie, konzentriert sich aber auf den **Menschen**. Da sich Eingriffe in das Gehirn des Menschen zu experimentellen Zwecken verbieten, untersucht die Neuropsychologie v. a. **Patienten** mit Störungen und Ausfällen der Hirntätigkeit. Aus den Verhaltensänderungen bei solchen Störungen der Hirntätigkeit kann häufig auf die Bedeutung dieser Strukturen und ihrer Verbindungen für bestimmte Verhaltensweisen geschlossen werden. Ein zentrales Anliegen der Neuropsychologie ist die Entwicklung von psychologischen Tests und Verhaltensproben, die als (indirektes) Maß der Funktionstüchtigkeit eines bestimmten Hirnprozesses sowohl beim Gesunden wie Kranken dienen. Die **neuropsychologische Diagnostik** stellt die Grundlage für die Planung der **psychologischen Rehabilitation** bei verschiedenen Hirnerkrankungen dar. Neuropsychologie und Physiologische Psychologie ergänzen und befruchten sich gegenseitig: Ergebnisse aus dem Tierversuch können ihre Übertragbarkeit auf den Menschen durch neuropsychologische Untersuchungen unter Beweis stellen.

Psychophysiologie

Die **Psychophysiologie** untersucht die Beziehungen zwischen biologischen Vorgängen vorwiegend am menschlichen Organismus mit **nichtinvasiven Registrier- und Messmethoden**. Zum Beispiel erlaubt die Registrierung der hirnelektrischen Aktivität während des Schlafes die Beobachtung und Beeinflussung (pharmakologisch oder psychologisch) der verschiedenen Schlafstadien (Kap. 22). Neuropsychologische und psychophysiologische Befunde werden v. a. in den Kap. 20–28 besprochen, soweit sie für das Verständnis der dort diskutierten Verhaltensweisen und Hirnmechanismen notwendig sind. **Physiologische Psychologie, Neuropsychologie** und **Psychophysiologie** ergänzen einander und sind selbst wieder Teil der **Biologischen Psychologie**.

Kognitive Neurowissenschaften

Die Bezeichnung kognitive Neurowissenschaft(en) ist erst in den letzten Jahrzehnten eingeführt worden. Sie soll die interdisziplinäre Erforschung kognitiver Leistungen, also von Wahrnehmung, Erkennen, Vorstellen, Wissen, Denken, Kommunikation und Handlungsplanung mit neurowissenschaftlichen Methoden charakterisieren. Faktisch findet man aber auch Themen wie neuronale Grundlagen von Lernen, Gefühlen und Antrieb unter diesem Begriff abgehandelt. Im Allgemeinen verwendet man diese Bezeichnung in Abgrenzung zu den Verhaltensneurowissenschaften (»behavioral neurosciences«), die sich eher am Tierversuch und daher weniger an komplexeren kognitiven Leistungen orientieren. Biologische Psychologie vereint beide Sichtweisen, die am sichtbaren Verhalten und an kognitiven Vorgängen interessierte.

Σ Physiologische Psychologie, Neuropsychologie und Psychophysiologie sind Teilgebiete der Biologischen Psychologie. Die Verhaltensneurowissenschaften überschneiden sich weitgehend mit der Physiologischen Psychologie. Die kognitiven Neurowissenschaften konzentrieren sich auf die Untersuchung kognitiver Prozesse mit neurowissenschaftlichen Methoden, überschneiden sich daher stark mit Neuropsychologie und Psychophysiologie.

1.2 Historische Entwicklung der Biologischen Psychologie und ihrer Methoden

1.2.1 Ursprung und Entwicklung der deutschsprachigen Biologischen Psychologie

Deutschland und die anglo-amerikanische Forschung

Die Physiologische und Biologische Psychologie spielten seit der Gründung der Psychologie als Wissenschaft eine zentrale Rolle: Mit Wilhelm Wundts Lehrbuch »**Grundzüge der Physiologischen Psychologie**« begann 1874 die gesamte wissenschaftliche Psychologie. Im Gegensatz zur Bedeutung im psychologischen **Denken** spielt die Biologische und Physiologische Psychologie als **Forschungsdisziplin** der Psychologie heute in den deutschsprachigen Ländern trotz einiger hervorragender Forschungsgruppen eine untergeordnete Rolle.

Ganz im Gegensatz zur anglo-amerikanischen Psychologie: Etwa 20% aller wissenschaftlichen Beiträge zu den Neurowissenschaften stammen in den USA von biologischen Psychologen. Tausende Psychologen sind in USA mit Forschung in Physiologischer und Biologischer Psychologie befasst, die Biologen, Mediziner und Naturwissenschaftler nicht mitgezählt. In der Bundesrepublik Deutschland sind es etwa 200–300 aktive Forscher.

Biologische Psychologie in deutschsprachigen Ländern

Während sich in den deutschsprachigen Ländern die Psychophysiologie relativ gut von der fast vollständigen Zerstörung des Faches Psychologie und seiner Vertreter durch das Naziregime (1933–1945) erholte, blieb international konkurrenzfähige Forschung in Physiologischer und Biologischer Psychologie – trotz Aufnahme des Faches in alle Prüfungsordnungen für Psychologen – auf wenige Institute beschränkt.

Ursachen der ungenügenden Erholung der Biologischen Psychologie in deutschsprachigen Ländern sind:

- Eine eher mentalistisch-geisteswissenschaftliche Grundhaltung der deutschen Psychologie, die dem Tierversuch ablehnend gegenübersteht.

Box 1.1. Das erste experimentalpsychologische Laboratorium in Leipzig

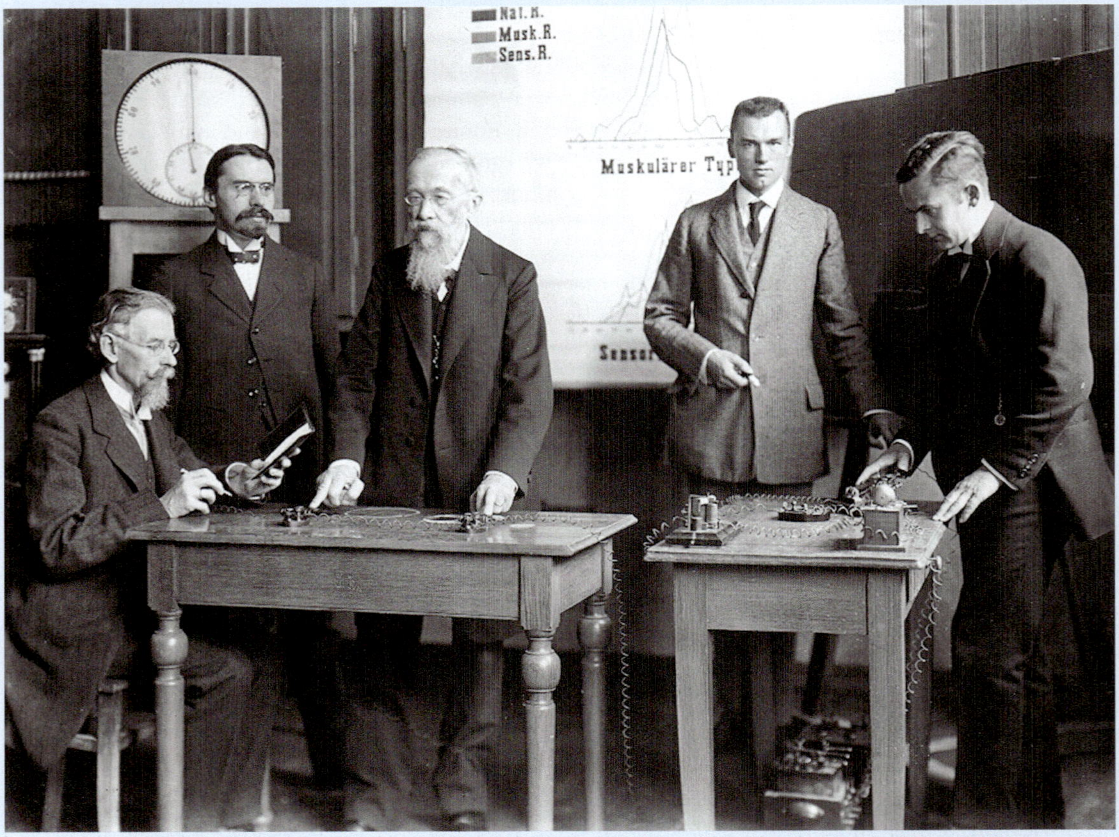

Universitätsarchiv Leipzig

Für Wilhelm Wundt (3. von links), den Gründer der experimentellen Psychologie, war die Physiologische Psychologie das Zentrum aller psychologischen Forschung, ohne die ein Verständnis von Denk- und Planungsprozessen unmöglich bleibt.

- Die Vertreibung und Vernichtung der bedeutendsten Vertreter des Faches Physiologische und Vergleichende Psychologie wie der gesamten Psychologie von 1933–1945. Nach dem Krieg erfolgte keine ausreichende Erneuerung des Faches, da kaum qualifizierte Forscher vorhanden waren, die Stelleninhaber aus der Zeit von 1933–1945 nicht ausgewechselt wurden und keiner der biologisch orientierten Emigranten zurückkehrte. Als zwischen 1960 und 1980 1800% mehr Personal an Psychologischen Instituten eingestellt wurde, hat man häufig zu wenig auf die Forschungsleistung als Qualifikationskriterium geachtet. Eine verstärkte Einstellung physiologischer Psychologen und Einrichtung entsprechender Laboratorien unterblieben, da wenig qualifiziertes Personal dafür vorhanden war. Einmal derart begonnene Entwicklungen tendieren dazu, sich über Generationen fortzupflanzen.
- Die generell mangelnde Konkurrenzfähigkeit und wissenschaftliche Qualität deutscher Universitäten (mit vergleichbaren anglo-amerikanischen) durch ein auf Lehre und Verwaltung konzentriertes Aufgabenspektrum und Mangelfinanzierung mit geringen Wettbewerbsmöglichkeiten trifft natürlich ein experimentelles Fach wie die Biologische und Physiologische Psychologie besonders.
- Die gegenwärtige unflexible und rigide Ausbildungsordnung für Psychologiestudenten zwingt diese im Hauptstudium v. a. diejenigen psychologischen Fächer zu studieren (Pädagogische, Klinische und Organisationspsychologie), die traditionell wenig forschungsproduktiv sind.

Dieses Buch soll dazu beitragen, die Biologische und Physiologische Psychologie nicht nur im Bereich der Psychologie, sondern auch in Biologie und Medizin zu stärken und Studierende und junge Forscher für dieses international rasch expandierende Fach zu begeistern.

Σ **Die Biologische Psychologie begann als Forschungsdisziplin im deutschen Sprachraum, wurde aber in den Jahren 1933–1945 dort fast völlig zerstört und konnte sich nur ungenügend erholen.**

1.2.2 Entwicklung der Forschungsmethoden der Biologischen Psychologie

Elektrophysiologische Experimente

Die Physiologische und Biologische Psychologie haben sich im »Gleichschritt« mit den übrigen Neurowissenschaften – als deren Teil sie heute angesehen werden können – entwickelt. Besonders in den letzten 40 Jahren kam es mit der **Entwicklung neuer Technologien** (Kap. 20) zu einem sprunghaften Anstieg von bedeutsamen Erkenntnissen.

Die 50er-Jahre des vorigen Jahrhunderts waren von der Entdeckung Magoun u. Moruzzis (1949, Kap. 21) dominiert: die **retikuläre Formation** des Hirnstamms als ein **energetisierendes, Bewusstsein erzeugendes** System. Bei elektrischer Reizung der retikulären Formatio registrierten sie mit dem Elektroenzephalogramm (EEG, Kap. 20) eine Frequenzerhöhung der elektrischen Hirnaktivität, die mit wachem und aufmerksamen Verhalten der Tiere einherging. Zusätzlich zu den sensomotorischen Verbindungen war hiermit ein »Dynamo« psychischer Energien und von Aufmerksamkeit gefunden, wie ihn die Psychologie schon vorher als Grundlage von Aktivierung und Emotion postuliert hatte.

Kurz danach veröffentlichten Olds u. Milner (1952, Kap. 26) einen für die gesamte Psychologie bahnbrechenden Befund. Sie reizten elektrisch »versehentlich« statt der Formatio reticularis ein darüber liegendes Nervenfaserbündel: Das Versuchstier »empfand« diese Reizung offensichtlich als positiv, denn es **setzte die elektrische Reizung selbst fort,** wenn man ihm dazu Gelegenheit bot. Damit war die Existenz von Hirnstrukturen, die die **Richtung** unseres Verhaltens bestimmen, bewiesen. **»Lustzentren«** wurden sie anfänglich von Olds genannt: Die anatomisch-physiologische Grundlage für die schon seit Jahrzehnten von den Lernpsychologen, speziell B. F. Skinner, betonte überragende Bedeutung der unmittelbaren positiven und negativen Konsequenzen unseres Verhaltens war gefunden.

Σ **Mit elektrischer Hirnreizung und Registrierung der Hirnströme und des Verhaltens gelang es, die physiologischen Grundlagen von Energetisierung (Aktivierung) und Richtung (Lust-Unlust) von Verhalten zu beschreiben.**

Neurochemie

Die **Neurochemie des Verhaltens** bildet den Abschluss dieser Entwicklung. Nachdem 1921 die chemische synaptische Übertragung von Otto Loewi beschrieben worden war (Box 4.1 in Abschn. 4.1.2), gelang nach dem 2. Weltkrieg, v. a. durch Sir John Eccles und seine Mitarbeiter, die Aufklärung der synaptischen Überträgerstoffe und -mechanismen. Mit der Entwicklung zunehmend präziser chemischer Analysemethoden kam es zu einer »Forschungslawine«, die den Fortschritt der letzten Jahrzehnte trägt. Die gezielte chemische Beeinflussung des Gehirns eröffnete auch der **Psychopharmakologie** neue Möglichkeiten: bis in die 60er-Jahre konnte man sich die Effekte der oft zufällig entdeckten Pharmaka auf psychische Störungen kaum erklären. Die Entschlüsselung von Transmitter- und Neuromodulatorsystemen im Gehirn erlaubt zunehmend eine gezieltere chemische Beeinflussung einzelner Hirngebiete und spezifischer Verhaltensweisen (Kap. 3 bis 5).

Nicht nur der Chemismus des Gehirns rückte ins Zentrum des Interesses, sondern auch das Zusammenwirken des Gehirns mit dem **Hormonsystem** und dem **Immunsys-**

1

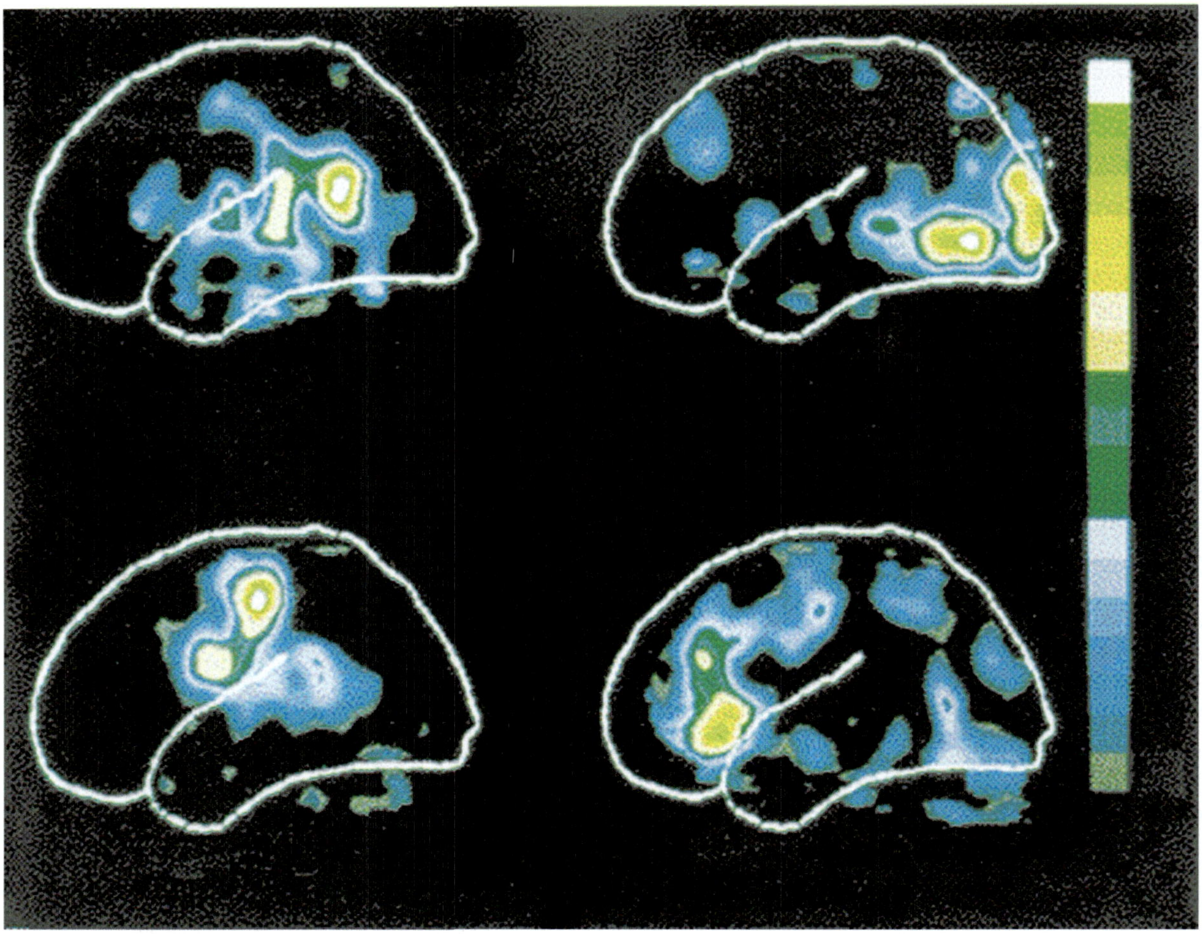

Abb. 1.1. Sprache und Hirndurchblutung. Verteilung des regionalen kortikalen Blutflusses in der linken Hemisphäre einer Versuchsperson bei verschiedenen Sprachaufgaben. Der regionale Blutfluss wird nach Injektion einer schwach radioaktiven Substanz in den Blutkreislauf mit einer Positronenemissionstomographie-Kamera (PET) gemessen. Verstärkter Blutfluss ist durch zunehmende Gelbweiß-Färbung (Farbskala rechts) angezeigt. Links oben hört die Person passiv Wörter, rechts davon betrachtet sie dieselben Wörter, links unten wiederholt sie die Wörter laut und rechts unten erfindet die Person zu einem Hauptwort ein passendes Zeitwort. Beim passiven Hören Aktivierung im oberen Temporal- und unteren Parietallappen, beim Betrachten im primären Sehfeld okzipital und in der posterioren unteren Temporalwindung, beim lauten Wiederholen im motorischen Areal präzentral und beim aktiven Produzieren von Verben im frontalen Broca-Areal und prämotorisch

tem (Kap. 7 bis 9). Diese physiologischen Strukturen beeinflussen und steuern Verhalten ebenso wie sie von Verhalten, Denken und Fühlen mitreguliert werden.

Σ Die Neurochemie der synaptischen Übertragung bildet die Grundlage der Psychopharmakologie.

Bildgebende Verfahren

Schließlich wurden die Methoden der nichtinvasiven Messung menschlicher Gehirntätigkeit mit den sog. bildgebenden Verfahren auf bisher ungeahnte Weise erweitert (Kap. 20 und 28). Mit den bildgebenden Methoden können wir ohne chirurgischen Eingriff die Arbeitsweise des menschlichen Gehirns während Denken und Fühlen am Computerbildschirm beobachten (Abb. 1.1). Vor allem die **Magnetoenzephalographie** (MEG), die **Elektroenzephalographie** (EEG) und die **funktionelle Magnetresonanztomographie** (fMRT, Kap. 20) erlauben nichtinvasive Einblicke in kortikale und subkortikale Hirnbereiche und deren Arbeitsweise mit bisher nicht gekannter örtlicher und zeitlicher Präzision und **ergänzen** damit die klassischen Methoden der Biologischen Psychologie.

Σ Die Entwicklung der Biologischen Psychologie ist eng an die Entwicklung neuer Forschungsmethoden und -technologien gebunden, v. a. der Elektro- und Magnetoenzephalographie und der funktionellen Magnetresonanztomographie.

1.3 Verhalten und Gehirn

1.3.1 Das Leib-Seele-Problem

Materialismus und Mentalismus

Seit dem Altertum haben sich die philosophischen Positionen zu der Frage, **wie** Gehirn und psychisches Erleben zusammenhängen, kaum verändert. Durch die Entdeckungen der Neurowissenschaften in den letzten Jahrzehnten ist die Diskussion darüber wieder neu entbrannt. Vor allem die psychologischen Konsequenzen der Split-Brain-Operationen (Kap. 21, 27, 28) haben den alten Gegensatz zwischen **materialistisch-physikalistischen** und **mentalistischen Konzepten** der Beziehungen zwischen Hirn und Verhalten wiederbelebt. Während die einen die **vollständige Abhängigkeit** psychischen Erlebens und Verhaltens von neuronalen Prozessen betonen, oder aber die Existenz mentaler Prozesse leugnen, behaupten die andern, die eigenständige Existenz psychischen Erlebens: psychisches Erleben könne auf die neuronalen Prozesse wirken (**»downward causation«** des **Interaktionismus**).

Gegen diese Auffassung wurden bereits früh von Experimentalpsychologen mit philosophischen Kenntnissen grundsätzliche Bedenken präzisiert, wie das nachfolgende Zitat zeigt:

»Zwischen dem Erregungsgeschehen im Gehirn und dem bewussten Erleben besteht eine so enge und feste kausale Beziehung, dass das letztere in seiner Existenz und in allen seinen Eigenschaften vom ersteren abhänge, die Hypothese behauptet aber außerdem, dass dieser Zusammenhang nur in **einer Richtung** gegeben sei, nämlich in derjenigen vom Physischen zum Psychischen: das bewusste Erleben könne nicht auf die Erregungsprozesse wirken oder neue Erregungen erzeugen, weil es selbst von Erregungsvorgängen abhängig sei und ohne diese überhaupt nicht existiere« (H. Rohracher, 1967).

Die Vertreter des mentalistischen Interaktionismus und Dualismus dagegen gehen davon aus, dass psychische und neuronale Phänomene einander gar nicht entsprechen könnten, da ja psychisches Erleben nicht aus Atomen, Molekülen und deren Kräfteverhältnissen bestehe. Die Wirkung psychischen Erlebens – v. a. auf die Hirnrinde – würde die plötzliche Entstehung von neuen Gedanken und produktiv-erfinderisches Handeln erklären.

Σ Zum Leib-Seele-Problem ist festzuhalten, dass psychische Prozesse und Verhalten vollständig und ausschließlich von der Hirntätigkeit abhängig sind. Eine Wirkung psychischer Prozesse auf die physiologischen Vorgänge des Gehirns besteht nicht.

Bewusste und nichtbewusste Informationsverarbeitung

Wie in Kap. 21 dargestellt wird, gehen wir heute von verschiedenen, heterogenen Bewusstseinsformen aus, die **vollständig** an Hirnprozesse gebunden sind. Es besteht kein qualitativer Unterschied in den Hirnprozessen zwischen bewussten und nichtbewussten psychischen Vorgängen. Bewusstsein benötigt im Vergleich zu unbewussten Zuständen eine stärkere neuronale Aktivierung in größeren Neuronenverbänden. Selbstbewusstsein und Introspektion (»bewusste Qualia«) erfordern zusätzlich Erregungsrückkopplungen (»back-propagation«) zwischen den primären und sekundären Projektionsarealen, dem Präfrontalkortex und den Sprachregionen.

Das Zentralnervensystem (ZNS) darf aber nicht nur als isolierte biologische Größe betrachtet werden, das psychisches Erleben und Verhalten »hervorbringt«, sondern als ein in **ständigem Austausch** mit den Umweltgegebenheiten, den übrigen Körpersystemen und den vererbten Eigenschaften befindliches dynamisches System.

Verhalten und Bewusstsein als Reaktionselemente

Abb. 1.2 illustriert an einem einfachen Experiment, dass bewusstes Erleben nur **ein** Reaktionselement – neben anderen Reaktionselementen – im Verhaltensstrom darstellt. Die Personen in diesem Experiment waren auf einer Hirnhemisphäre **kortikal blind**, weil das rechte oder linke primäre Sehsystem der Großhirnrinde zerstört war (Kap. 17).

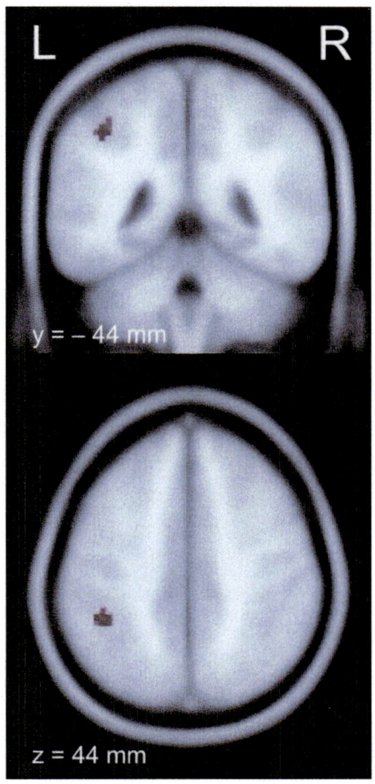

Aus Anders S, Birbaumer N, Sadowski B et al (2004). Reprinted by permission from Macmillan Publishers Ltd: Nature Neuroscience.

Abb. 1.2. Affektives »Blindsehen« (Blindsight). Aktivierung des parietalen Kortex (rote Anfärbung), gemessen mit funktioneller Magnetresonanztomographie (fMRT) beim Erlernen von Angst vor einem nichtbewusst wahrgenommenen Gesicht bei kortikal blinden Personen

1

Box 1.2. Lokalisationismus und Äquipotenzialität

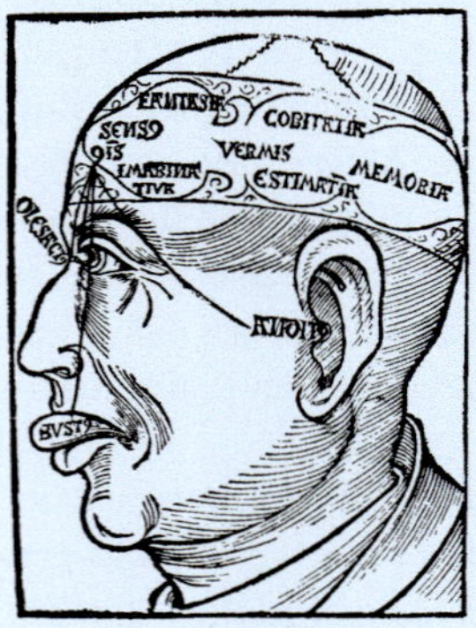

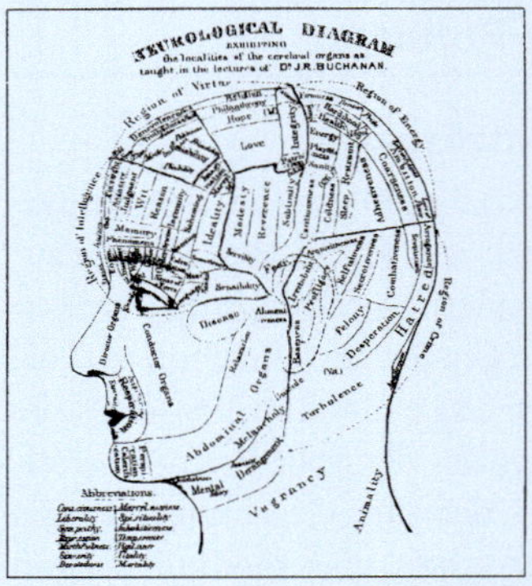

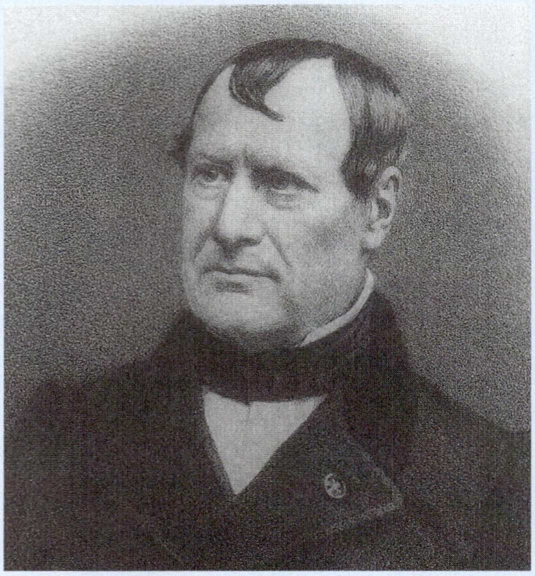

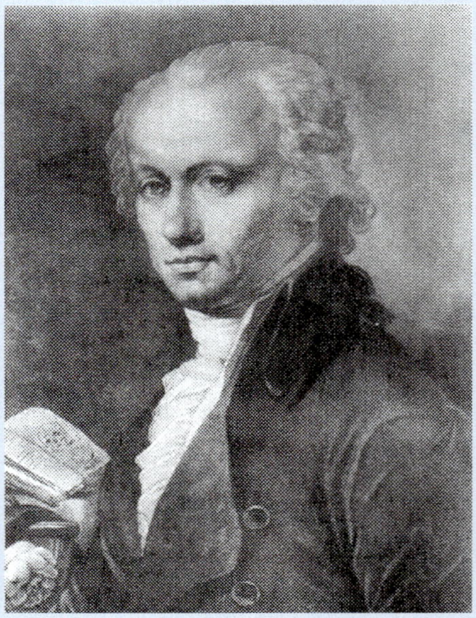

Vom klassischen Altertum, angeregt durch die Schriften von Galen (ca. 130–200 a. D.) bis ins 17. Jahrhundert wurden die Hirnventrikel als Sitz der seelischen Funktionen angesehen (◘ Abb. oben links aus dem Jahre 1497 von Hieronymus Brunschwig). Selbst der sonst so aufgeklärte Leonardo da Vinci sah die Ventrikel als Hauptort der Hirnaktivität. Anfang des 19. Jahrhunderts entwickelte der österreichische Arzt und Anatom Franz Josef Gall die **Phrenologie**. Dabei werden psychische Funktionen bestimmten Hirnabschnitten zugeschrieben, die sich bei häufiger Benutzung wie Abdrücke in den Schädelknochen wiederfinden (rechts oben). Erst gegen Mitte des Jahrhunderts wurde durch Experimente des französischen Physiologen Marie-Jean-Pierre Flourens (1794–1867, unten links) die Phrenologie widerlegt. Allerdings verfiel Flourens in dieselbe Radikalität wie Gall (unten rechts) und behauptete **Äquipotenzialität** im Gehirn, d. h. alle Hirnteile können alle Funktionen übernehmen (Kap. 24). Diese Auseinandersetzung im 19. Jahrhundert ist heute erneut aktuell. Durch die Entwicklung von örtlich hoch auflösenden bildgebenden Verfahren (◘ Abb. 1.1 und Kap. 20) wird fälschlich eine präzise Lokalisation von psychischen Funktionen vorgetäuscht, die bei direkter dynamischer Registrierung der elektrochemischen Abläufe im Gehirn so nicht nachvollziehbar ist.

Sie erhielten in ihrem blinden Sehfeld mehrmals für einige Sekunden ein neutrales Gesicht dargeboten, das manchmal von einem unangenehmen Schrei gefolgt wurde. Bei Darbietung dieser Sequenz (klassische Konditionierung; Kap. 25) bei Gesunden entwickelt der Gesichtsreiz zunehmend unangenehme Qualitäten, was sich niederschlägt in

- subjektivem Unbehagen (»Angst«),
- erhöhtem Schreckreflex,
- subjektiv-negativer Einstufung des Gesichts,
- erhöhter Hirnreaktion in Regionen, die Emotionen verarbeiten sowie
- erniedrigtem Hautwiderstand.

Obwohl die kortikal Blinden keinerlei bewusste Einstufung des Gesichts vornehmen konnten und auch jede Wahrnehmung eines Gesichts leugneten, waren bei wiederholter Darbietung des Gesichts nach seiner Paarung mit dem unangenehmen Schrei alle anderen Körper- und Hirnreaktionen, einschließlich des subjektiven Unbehagens vorhanden.

Die Aktivierung derjenigen parietalen Hirnregion, in der körperinterne Angstreaktionen verarbeitet werden, war ebenfalls erhöht. Dies zeigt, dass **Lernen von Angst** (klassische Konditionierung) auf **allen** Reaktionsebenen stattgefunden hat, nur die subjektiv-bewusste Einschätzung und Wahrnehmung fehlt. Bewusstes Erleben ist somit nur eine von vielen Reaktionselementen des Verhaltens (hier Angstreaktion).

Σ Bewusstsein und bewusstes Erleben ist nur ein Reaktionselement von vielen anderen neuronalen und körperlichen Reaktionselementen. Es ist an die Interaktion von neuronalen Erregungskonstellationen einiger spezifischer Hirnregionen gebunden.

1.3.2 Neuronale Zellensembles und dynamische Knotenpunkte der Hirnerregung

Lokalisation von Verhalten im Gehirn

Je mehr wir über das ZNS wissen, um so genauer können wir jene Hirnstrukturen und peripheren Systeme beschreiben, die für ein bestimmtes Verhalten verantwortlich sind. Die Kontroverse zwischen **Lokalisationismus** (jedem Verhalten ein »**Hirnzentrum**«) und **Antilokalisationismus** (komplexes Verhalten ist nicht in einigen wenigen Hirnzentren lokalisierbar) scheint heute durch die Fakten beendet zu sein (Box 1.2): Verhalten ist von der Funktionstüchtigkeit anatomisch oft weit auseinander liegender Nervennetze abhängig, deren Verbindungen, Überträgerstoffe und morphologischer Aufbau äußerst heterogen sein können. Solche verhaltensspezifische **Nervennetze** sind in ihrer eigenen Aktivität von der Gegenwart spezifischer **Umweltsituationen** abhängig und von diesen und ihren Konsequenzen modifizierbar (**Plastizität des Gehirns**, Kap. 24). Wir sprechen deshalb nicht mehr von einem »**Hirnzentrum**«, sondern von **dynamischen Knotenpunkten** für ein bestimmtes Verhalten oder von **neuronalen Ensembles** (»neuronal assemblies«).

Neuronale Zellensembles

Unter einem neuronalen Zellensemble versteht man eine Ansammlung von Nervenzellen, die miteinander erregend (exzitatorisch) **stärker verknüpft** sind als die sie umgebenden Zellstrukturen und die für ein **bestimmtes Verhalten verantwortlich** sind: der Grad der Verknüpfung dieser elementaren Einheiten wird durch **Lernen** mitbestimmt (Kap. 25). ◻ Abb. 1.3 gibt die Original-Handzeichnung eines Zellensembles von Donald Hebb in seinem berühmten Buch »The Organization of Behavior« (1949) wieder.

Die schraffierte Region mit den Zellen A und B in Area 17, dem primären visuellen Areal, wird von einem überschwelligen Reiz erregt. Die Zelle A konvergiert auf Zelle C im sekundären visuellen Assoziationsareal 18, die **zurück** in Area 17 auf Zelle B projiziert. Diese Zelle B wird nun sowohl von der massiven Erregung aus A (schraffierte Region) wie auch aus der Region um B gereizt und feuert in ein weiteres Areal in Area 18. Mit **Wiederholung** derselben überschwelligen Reizung in Area 17 wird die **Verbindung** von A nach C und von C nach B zunehmend **verstärkt,** A und B werden danach nicht mehr unabhängig entladen. Die Verbindung A nach D – wobei D in einen unerregten Teil von Area 17 zurück projiziert – wird dagegen nicht verstärkt, da die simultane Erregung des Areals 17, in das D projiziert, ausgeblieben ist. A und B bilden damit eine funktionelle Beziehung – ein stärker miteinander verbundenes Zellensemble –, während A und E funktionell unwirksam bleiben.

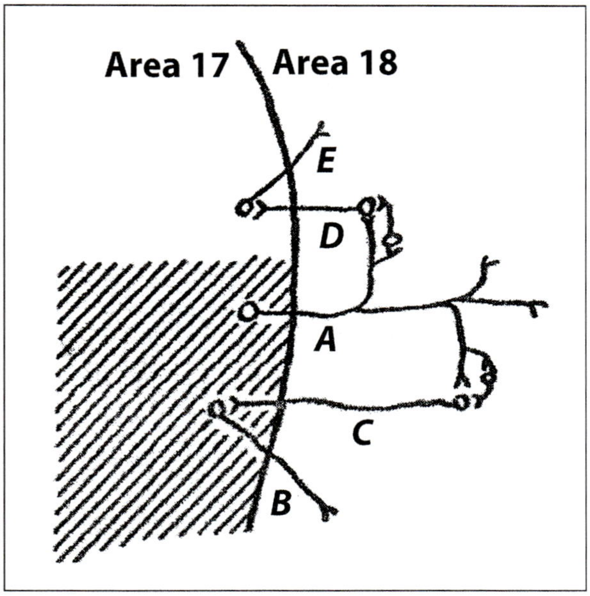

◻ **Abb. 1.3. Zellensembles.** Handzeichnung D.O. Hebbs eines Zellensembles aus »The Organization of Behavior« (1949)

1

Die **neuronale Grundlage der Assoziationsbildung** und damit von Lernen besteht also in **verstärkten Verbindungen** zwischen den beteiligten Neuronenverbänden. Ohne die assoziative Verbindung solcher Zellensembles können wir auch die Gegenstände unserer Wahrnehmung nicht als Einheit und Bedeutung tragende Reize erkennen.

Neuronale Ensembles oder dynamische Knotenpunkte von Nervenerregungen liegen Verhalten, Denken und Fühlen zugrunde. Sie stellen die neuronale Grundlage der Assoziationsbildung und damit von Lernen dar.

Zusammenfassung

- Die Biologische Psychologie untersucht die Zusammenhänge zwischen Verhalten und den physiologischen Vorgängen des Körpers.
- Die Physiologische Psychologie als Subdisziplin der Biologischen Psychologie befasst sich wie die Neuropsychologie mit der Beziehung zwischen Gehirn und Verhalten.
- Die Geschichte der Biologischen Psychologie in den deutschsprachigen Ländern ist durch Pionierleistungen in der Forschung bis 1933 gekennzeichnet. Von 1933 bis 1945 mussten die prominenten Vertreter der Biologischen Psychologie emigrieren; das Fach erholt sich im internationalen Vergleich nur langsam von diesem Schlag.
- Nach dem Zweiten Weltkrieg (1939–1945) war die Entwicklung der Biologischen Psychologie vorerst durch die Konzeption von »unspezifischen« Hirnsystemen, verantwortlich für Bewusstsein und Verstärkungslernen, gekennzeichnet.
- In den letzten 40 Jahren rückte eine neurochemische und molekulare Sichtweise der Nervenvorgänge und des psychischen Erlebens in den Vordergrund.
- Durch die Entwicklung neuer nichtinvasiver Messmethoden der Hirntätigkeit (»Neuro-Imaging«) wird aber wieder zunehmend klar, dass eine rein »atomistisch-molekulare« Betrachtungsweise der Hirntätigkeit zur Erklärung von Verhaltensweisen nicht ausreicht.
- Die Neurowissenschaften haben das Leib-Hirn-Seele-Problem zwar nicht gelöst oder nicht lösen wollen, aber klar aufweisen können, dass psychische Vorgänge und Verhalten vollständig von den elektrochemischen Prozessen des Gehirns abhängig sind.
- Neuronale Zellensembles aus vielen erregend miteinander verschalteten Nervenzellen, die an bestimmten dynamischen Knotenpunkten des Gehirns lokalisiert sind, liegen Denken und Verhalten zugrunde.

Literatur

Gazzaniga M, Ivry R, Mangun G (1998) Cognitive neuroscience. Norton, New York

Hebb DO (1949) The organization of behavior. Wiley, New York

Luria A (1970) Die höheren kortikalen Funktionen und ihre Störungen bei örtlichen Hirnschädigungen. VEB Deutscher Verlag der Wissenschaften, Berlin

Popper K, Eccles JC (1977) The self and its brain. Springer, Berlin Heidelberg New York

Rohracher H (1967) Die Arbeitsweise des Gehirns und die psychischen Vorgänge. Barth, München

Schlick M (1979) Allgemeine Erkenntnislehre. Suhrkamp Taschenbuch, Frankfurt (Neudruck)

Wundt W (1874) Grundzüge der physiologischen Psychologie. Engelmann, Leipzig

2 Zellen und Zellverbände, besonders des Nervensystems

N. Birbaumer (et al.), *Biologische Psychologie*, Springer-Lehrbuch,
https://doi.org/10.1007/978-3-540-95938-0_2

2

Der Grundbaustein des menschlichen Körpers ist die einzelne Zelle, von denen er etwa 75–100×10¹² (75–100 Billionen) besitzt. Davon sind 25×10¹² rote Blutkörperchen (Erythrozyten). Sie sind der am häufigsten vorkommende Zelltyp des Körpers.

Allen Zellen ist eine Reihe von Grundeigenschaften gemeinsam: Zum Beispiel benötigt jede Zelle Nährstoffe, und diese Nährstoffe sind von Zelltyp zu Zelltyp ähnlich. Praktisch jede Zelle nimmt Sauerstoff auf, der sich zur Energiegewinnung mit Fetten, Eiweißen oder Kohlenhydraten verbindet. Die chemischen Prozesse, die sich bei dieser Umwandlung von Nährstoffen zur Energiegewinnung abspielen, sind ebenfalls in allen Zellen grundsätzlich gleich, und alle Zellen geben schließlich die Endprodukte der Energiegewinnung in die die Zellen umgebende Flüssigkeit ab.

Zellen spezialisieren sich auf ihre Aufgaben. So bilden im Nervensystem die Nervenzellen (oder Neurone) und die Gliazellen die strukturell und funktionell selbständigen Grundeinheiten. Das menschliche Gehirn besitzt z. B. etwa 25 Milliarden (25×10⁹) Neurone.

Wie im Gehirn schließen sich die spezialisierten Zellen überall im Körper zu kooperierenden Geweben zusammen. Diese Gewebe werden mit wenigen Ausnahmen (Blut, Lymphe) durch besonderes Stützgewebe zu Organen geformt. Das Nervensystem ist ein solches Organ, dessen Aufbau und Arbeitsweise das Thema dieses und der nächsten Kapitel ist.

2.1 Grundlagen der Zellphysiologie

2.1.1 Elemente (Atome), Moleküle, Ionen

Lebensnotwendige Elemente

Von den 92 in der Natur vorkommenden Elementen sind nur etwa 25 für das Leben notwendig. Aus nur 4 von ihnen, nämlich Kohlenstoff **(C)**, Sauerstoff **(O)**, Wasserstoff **(H)** und Stickstoff **(N)**, bestehen **96% der lebenden Materie.** Die Elemente Phosphor (P), Schwefel (S), Kalzium (Ca), Kalium (K) und einige weitere Elemente machen die restlichen 4% aus.

Die Einheiten der Materie werden **Atome** genannt. Jedes Element besteht aus einer bestimmten Atomart, die sich von den Atomen aller anderen Elemente unterscheidet. Das Symbol für ein Atom ist dasselbe wie für ein Element, d. h. **C** steht z. B. sowohl für das **Element Kohlenstoff** als auch für ein einzelnes **Kohlenstoffatom.**

Alle Atome eines Elements besitzen in ihrem Kern dieselbe Anzahl von (positiv geladenen) **Protonen.** Daneben besitzen die Atome in ihrem Kern auch elektrisch neutrale **Neutronen.** Die Summe der Protonen und Neutronen eines Elements ergibt sein **Atomgewicht.** Die positiven Ladungen der Atomkerne werden von Elektronen, die um die Kerne kreisen, neutralisiert. Diese haben ein so geringes Gewicht, dass sie für das Atomgewicht unberücksichtig bleiben können.

Alle Atome eines Elements haben dieselbe Anzahl Protonen, können sich aber in der Zahl der Neutronen und damit in ihrer Masse unterscheiden. Diese verschiedenen atomaren Formen werden als **Isotope (Nuklide)** eines Elements bezeichnet. Manche Isotope sind instabil oder radioaktiv. Sie zerfallen spontan unter Abgabe von Teilchen und Energie. Durch den Verlust von Protonen wird das Element in ein anderes überführt, radioaktiver Kohlenstoff zerfällt z. B. zu Stickstoff.

Σ Nur rund ein Viertel aller Elemente ist für das Leben essenziell. Jedes Element (kleinste Einheit: Atom) ist durch die Anzahl seiner Protonen im Atomkern definiert. Die Anzahl der Neutronen kann unterschiedlich sein (Isotope). Instabile (radioaktive) Isotope zerfallen spontan.

Moleküle

Gehen unterschiedliche Atome chemische Verbindungen miteinander ein, so entstehen Moleküle. Ein einfaches, aber für das Leben besonders wichtiges Beispiel ist die Verbindung eines Sauerstoffatoms (O) mit 2 Wasserstoffatomen (H), nämlich das Wasser, H_2O, welches das Lösungsmittel allen Lebens ist.

Das Molekulargewicht eines Moleküls ist die Summe all seiner Atomgewichte. Wasserstoff hat das Atomgewicht 1 und Sauerstoff das Atomgewicht 16. Ein Molekül Wasser hat also das **Molekulargewicht** 16+1+1=18. Dies kann auch in der Einheit **Dalton** ausgedrückt werden (sie ist etwas anders definiert als das Molekulargewicht, unterscheidet sich in ihrem Betrag aber nicht).

Das Wassermolekül ist sehr klein, wie viele andere in der unbelebten Natur vorkommenden **»anorganischen«** Moleküle auch. Dagegen sind die **»organischen«** Moleküle der belebten Natur, die **alle Kohlenstoff** enthalten, meist groß, oft extrem groß. Der Zucker Saccharose mit der Summenformel $C_{12}H_{22}O_{11}$ hat z. B. das Molekulargewicht 342 (Atomgewicht des C = 12), und das Molekulargewicht großer Eiweißmoleküle kann viele Hunderttausend Dalton betragen

Σ Moleküle werden durch die Verbindung von Atomen gebildet. Ihr Molekulargewicht ist die Summe der Atomgewichte. Anorganische Moleküle haben kleinere Atomgewichte als organische.

Anionen und Kationen

Eine der Molekülverbindungen ist die **Ionenbindung,** bei der die Atome ein Elektron austauschen. Wenn z. B. ein Chloratom (Cl) und ein Natriumatom (Na) aufeinander treffen, zieht das Chloratom ein Elektron vom Natriumatom ab. Damit bleibt eine positive Ladung beim Natriumatom zurück und beim Chloratom ist eine negative Ladung »zuviel". Atome oder Moleküle mit einer positiven Ladung (wie hier das Natriumatom) werden **Kationen,** die mit einer negativen Ladung **Anionen** genannt.

Ionische Verbindungen werden als **Salze** bezeichnet. Die eben erwähnte Natriumchlorid-Verbindung (NaCl) ist das Kochsalz. Es kann, wie alle Salze, entweder in kristalliner Form vorliegen oder in Wasser gelöst sein, wie das in lebendem Gewebe der Fall ist. Die ◘ Tabelle 3.1 in Abschn. 3.1.2 gibt die Ionenverteilung innerhalb der Zellen und in der umgebenden extrazellulären Flüssigkeit an.

Σ Aus Ionenbindungen bestehende Salze bilden bei Lösung in Wasser elektrisch positiv geladene Kationen, z. B. Na^+, und negativ geladene Anionen, z. B. Cl^-, sobald Kochsalz, NaCl, in Wasser gelöst wird.

2.1.2 Bauplan der Zellen

Bausteine der Zelle

Alle Zellen sind nach einem einheitlichen Bauplan aus **Zellmembran** (Plasmamembran), **Zellflüssigkeit** (Zytoplasma) und **Zellkern** (Nukleus) aufgebaut. Zytoplasma und Nukleus werden als **Zellinhalt** (Protoplasma) zusammengefasst.

Das **Zytoplasma** enthält eine Reihe von hochorganisierten Körperchen, die als **Organellen** bezeichnet werden. Als wichtige Beispiele solcher Organellen sind in ◘ Abb. 2.1 u. a. die **Mitochondrien,** das **endoplasmatische Retikulum** und die **Lysosomen** gezeigt. Auch die Zellmembran (Plasmamembran) und die Membran des Zellkerns werden zu den Organellen gerechnet. Ihnen allen kommen wichtige Zellfunktionen zu, auf die z. T. weiter unten näher eingegangen wird.

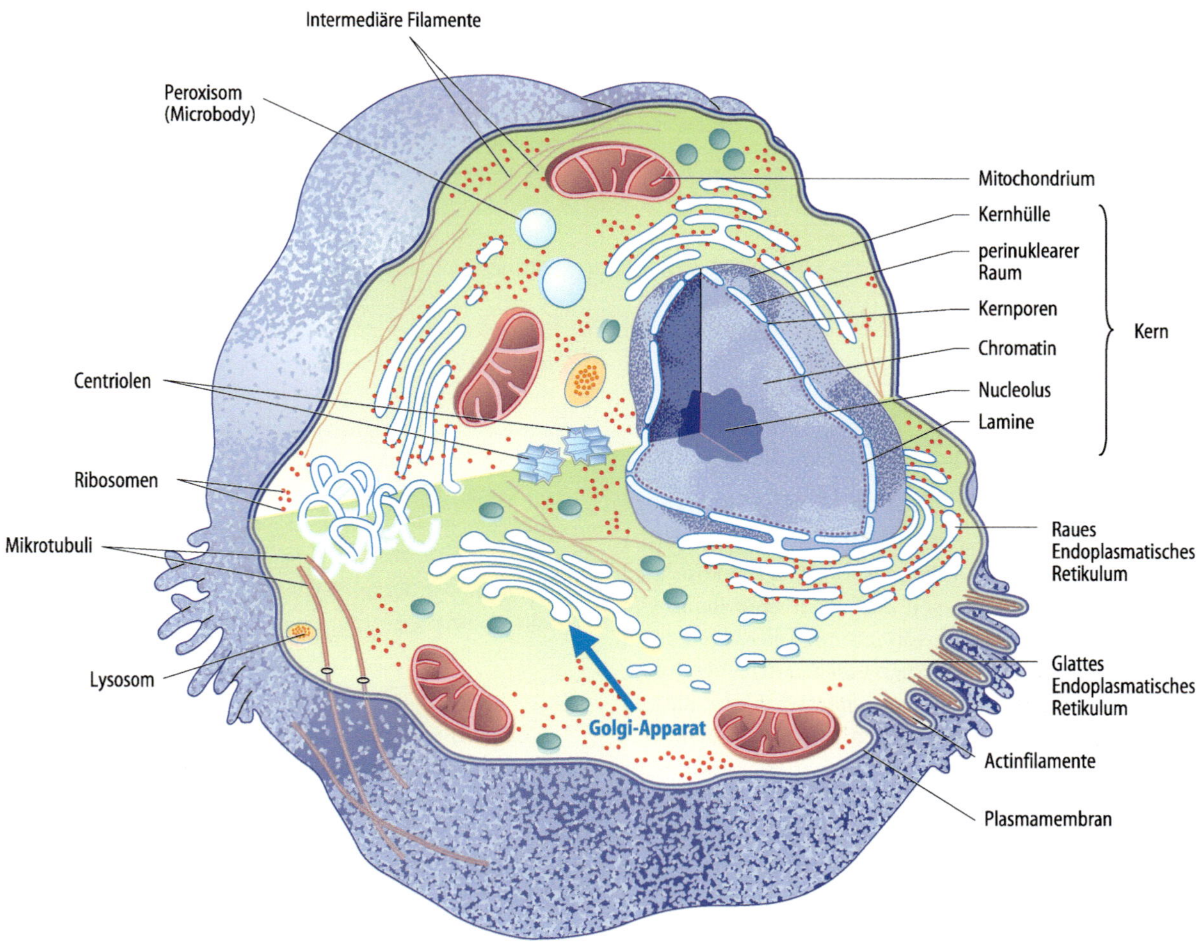

Die Zeichnung verdanken wir Prof. em. Dr. K. H. Andres, Lehrstuhl für Anatomie II der Ruhr-Universität Bochum.

◘ **Abb. 2.1. Struktur der Zelle und ihrer wichtigsten Bestandteile, dargestellt an einer »idealisierten Modellzelle« bei etwa 24.000-facher Vergrößerung.** Einzelne organisierte Zellbestandteile (Organellen), wie der Golgi-Apparat, einige Mitochondrien und Anteile des rauen endoplasmatischen Retikulums, sind eingezeichnet. Der Aufbau der Plasma- oder Zellmembran kann auch mit dem Elektronenmikroskop nicht aufgelöst werden. Diese Plasmamembran ist in der ◘ Abb. 3.3 dargestellt. Es handelt sich um eine Phospholipiddoppelschicht, in die Proteine (Eiweißmoleküle) eingelagert sind. Einige dieser Proteine enthalten Kanäle oder Poren, über die das Zellinnere mit dem Extrazellulärraum Ionen und Moleküle austauschen kann. Die Zelle ist vom endoplasmatischen Retikulum durchzogen, das teils glatte Wände hat, teils mit Ribosomen besetzt ist (raues endoplasmatisches Retikulum). Auch der Golgi-Apparat ist ein internes Hohlraumsystem, das an der Aufnahme und der Ausscheidung von Stoffen über Sekretgranula beteiligt ist. Als Kraftwerke der Zellen dienen die Mitochondrien, zur Abfallbeseitigung die Lysosomen

Σ Menschliche Zellen sind aus Zellmembran (Plasmamembran), Zellflüssigkeit (Zytoplasma) und Zellkern (Nukleus) aufgebaut. Zytoplasma und Nukleus bilden zusammen den Zellinhalt (Protoplasma). Die Zellflüssigkeit enthält zahlreiche Organellen.

Hauptbestandteile des Protoplasmas

Das **Protoplasma** (der Zellinhalt) besteht zu etwa 70% aus **Wasser, H_2O**. In ihm sind zahlreiche Salze gelöst (◘ Tabelle 3.1 in Abschn. 3.1.2) und 4 Substanzklassen kleiner organischer Moleküle, nämlich **Zucker, Fettsäuren, Aminosäuren** und **Nukleotide**. Diese Moleküle liegen in zahlreichen Variationen vor, die aber jeweils einer der eben genannten 4 Substanzklassen zugeordnet werden können.

Die kleinen organischen Moleküle stehen auch als Bausteine für große Moleküle **(Biopolymere)** zur Verfügung. Die drei wichtigsten Makromoleküle der Zellen sind die **Polysaccharide**, die **Eiweiße (Proteine)** und die **Nukleinsäuren** (Abschn. 23.2.1). Diese Makromoleküle bilden die Grundlage aller Lebensfunktionen. Dazu gehören der Aufbau der Zellbestandteile ebenso wie die Bewegungen der Zellen und des gesamten Organismus und v. a. die Vererbungsvorgänge, d. h. die generationenübergreifende Weitergabe biologischer Information (Kap. 23).

Σ Die Zelle enthält v. a. Wasser; in diesem sind Salze und 4 Substanzklassen kleiner organischer Moleküle gelöst, nämlich Zucker, Fettsäuren, Aminosäuren und Nukleotide. Diese Moleküle dienen auch als Bausteine für große Moleküle (Biopolymere).

2.1.3 Stoffwechsel der Zellen

Zucker als Energielieferant und Energiespeicher

Der wichtigste Energielieferant im Blut ist die **Glukose** (der »Traubenzucker« oder »Blutzucker«). Die Glukose wird nach der Aufnahme in eine Zelle über eine Reihe von Zwischenschritten mit Hilfe von Sauerstoff zu Kohlendioxid und Wasser »verbrannt« (oxidiert). Dabei wird Energie frei, die im Zellstoffwechsel weiterverwendet wird. Im Endeffekt handelt es sich hier um den gleichen Vorgang wie beim Verbrennen von Kohle, Öl oder Holz zur Energiegewinnung. Diese Form des Stoffwechsels, bei der Sauerstoff verbraucht wird, wird als **oxidativer** oder **aerober Stoffwechsel** bezeichnet. Die freigesetzte Energie wird v. a. dazu verwendet, den universellen Treibstoff der Zelle, nämlich das **Adenosintriphosphat**, kurz **ATP**, zu synthetisieren (▶ unten).

In kleinem Umfang, zu etwa 5% des Gesamtbedarfs, kann ATP auch ohne Sauerstoff synthetisiert werden. Dieser Stoffwechsel wird als **anaerob** bezeichnet. Es leuchtet ein, dass er allein den Gesamtbedarf der Zelle nur kurze Zeit decken kann. Ohne ständige Sauerstoffzufuhr ist also kein menschliches Leben möglich: Bei Sauerstoffmangel ersticken wir, da unseren Zellen das lebensnotwendige ATP nicht mehr in ausreichender Menge zur Verfügung gestellt werden kann (Box 2.1).

> **Box 2.1. Lähmungs- und Wiederbelebungszeit des Gehirns bei Sauerstoffmangel**
>
> Die Nervenzellen des Gehirns sind mehr als alle anderen Körperzellen auf einen kontinuierlichen oxidativen Stoffwechsel und damit auf eine konstante Sauerstoffversorgung angewiesen. Bei einer vollständigen Unterbrechung der Gehirndurchblutung (z. B. bei Herzstillstand oder Strangulation) kommt es bereits nach 8–12 s zum Bewusstseinsverlust (Lähmungszeit), nach 20–30 s erlischt die Aktivität der Hirnzellen völlig (erkennbar am Null-Linien-EEG, Abschn. 20.4.1). Eine erfolgreiche Wiederbelebung ist bei normaler Körpertemperatur bis zur 8. bis 10. Minute nach Unterbrechung der Hirndurchblutung möglich (Wiederbelebungszeit). Je nach Dauer der Unterbrechung kann es bis zur völligen Erholung der Hirnfunktionen Stunden bis Tage dauern.
>
> Als **Reanimation** werden die Bemühungen zusammengefasst, einen akuten Atem- und Herzstillstand bei Bewusstlosen zu beheben. Diese müssen innerhalb der Wiederbelebungszeit begonnen werden. Als Basismaßnahmen gelten **(a)** Freimachen der Atemwege durch Überstrecken des Kopfes und Anheben des Kinns, **(b)** Beatmung durch Atemspende (Mund-zu-Mund- oder Mund-zu-Nase-Beatmung) und **(c)** Herzdruckmassage. Nach den neuesten Richtlinien des »European Resuscitation Council« (2005) werden bei Erwachsenen abwechselnd 30 Herzdruckmassagen (mit einer Frequenz von etwa 100/min = etwas weniger als 2/s) gefolgt von 2 Atemspenden und wiederum 30 Herzdruckmassagen usw. durchgeführt. Falls mehr als ein Helfer anwesend ist, sollte man sich alle 1–2 min in der Reanimation abwechseln, um Ermüdungen vorzubeugen. Bei Kindern gelten für Laienhelfer dieselben Richtlinien, professionellen Helfern wird gelehrt, je nach Alter des Kindes ein Verhältnis zwischen Herzdruckmassage und Atemspenden (Kompressions-Ventilations-Verhältnis) von 15:2 anzuwenden.

Zur **Energiespeicherung** lagern die Zellen Glukosemoleküle zu Polysacchariden zusammen, meist zu **Glykogen.** Ähnlich ist in den Pflanzen die **Stärke** das weitverbreiteste Reservekohlenhydrat (ebenfalls aus Glukose aufgebaut). Die Polysaccharide sind aber nicht nur für die Bevorratung und Bereitstellung von Energie wichtig. Sie bilden auch **Stützsubstanzen** außerhalb der Zellen. So ist die ebenfalls nur aus Glukose aufgebaute **Zellulose** der Pflanzen die auf der Erde am weitesten verbreitete organische Substanz.

Σ Die einfachen Zucker sind die wichtigsten Energielieferanten der Zelle; die Polysaccharide dienen als Energiespeicher (Glykogen, Stärke) und als Stützsubstanz (Zellulose).

Fettsäuren bilden Körperfett und Phospholipide

Die Fettsäuremoleküle haben ein wasserunlösliches (hydrophobes) und wasserlösliches (hydrophiles) Ende. Letzteres verbindet sich leicht mit anderen Molekülen. So ergibt die Verbindung von drei Molekülen Fettsäure mit einem Molekül Glyzerin das normale **Körperfett** (Triglyzerid). Dieses Fett stellt neben den Kohlenhydraten (Zucker, Glykogen) den wichtigsten Energievorrat der Zellen und damit des Menschen dar.

Werden an das Glyzerin nur zwei Fettsäuren gebunden und wird die dritte Bindungsstelle von einem Molekül Phosphorsäure besetzt (an dem wiederum eines von mehreren verschiedenen Alkoholmolekülen gebunden ist), so haben wir ein **Phospholipid** vor uns. Auch die Phospholipide haben einen hydrophoben Teil, nämlich die beiden Fettsäuren, und einen hydrophilen Teil, nämlich die Phosphorsäure mit ihrem Alkohol. Diese Eigenschaft macht sie zur **Bildung von Zellmembranen** aller Art besonders geeignet, denn sie bilden im Wasser spontan **Doppelschichten**, in denen sich die hydrophilen Kopfgruppen außen, dem Wasser zugewandt anordnen, während sich die hydrophoben Fettsäuren aneinanderlagern und in der Mitte der Membran eine nichtwässrige »Ölphase« bilden. Dies ist z. B. in ◘ Abb. 2.3 sowie in späteren Abbildungen zu sehen.

Σ Die Fettsäuren sind Teilbausteine des als Energiespeicher dienenden Körperfetts und der Phospholipide der Zellmembranen.

Aminosäuren als Bausteine der Eiweiße

Die Eiweiße (Proteine) werden aus mehr oder weniger langen Ketten von Aminosäuren gebildet. Zum **Aufbau der Eiweiße** verwendet die Natur nur **20 verschiedene Aminosäuren,** und zwar nicht nur beim Menschen, sondern auch bei Tieren, Bakterien und Pflanzen.

Einige dieser 20 Aminosäuren können wir im Körper synthetisieren, die anderen müssen wir mit der Nahrung zu uns nehmen (essenzielle Aminosäuren). Beim Menschen sind **8 Aminosäuren essenziell.** Sie kommen reichlich in tierischen Nahrungsmitteln, aber nur sehr begrenzt in pflanzlichen vor (Box 2.2).

Die wichtige Rolle der Eiweiße als Biokatalysatoren oder Enzyme zur Beschleunigung chemischer Reaktionen wird anschließend erläutert. Daneben dienen die Proteine v. a. als Gerüstsubstanzen (in Binde- und Stützgewebe), als Strukturbestandteile zur Aufteilung des Zellraumes, also in Membranen (Abschn. 2.2.1), als Signale zur Regulation des Stoffwechsels und der Zelltätigkeit (Hormone, Abschn. 7.1.4) und als Einrichtungen zum Empfang von Signalen am Erfolgsorgan (Rezeptoren, Abschn. 4.3.1 und 7.1.3). Die Information für den Aufbau all dieser Proteine ist in den anschließend erwähnten Nukleinsäuren niedergelegt. Kopien dieser Baupläne werden von Generation zu Generation weitergegeben (Abschn. 23.2.3).

Box 2.2. Marasmus und Kwashiorkor sind die Folgen von Eiweißmangelernährung

Fällt bei einer energie- und eiweißarmen Ernährung, z. B. bei der Anorexia nervosa oder bei AIDS, das Körpergewicht unter 60% des Mediangewichts, gilt der Patient als marastisch (griechisch »Schwachwerden«). Bei einer energiereichen (ausreichend Kohlenhydrate, z. B. Reis), aber eiweißarmen Ernährung kommt es, v. a. bei Kindern in tropischen Entwicklungsländern, wegen der fehlenden essenziellen Aminosäuren zu einer Eiweißmangelstörung, die als Kwashiorkor (ghanaisch: tropischer Mehlnährschaden) bezeichnet wird. Die Kinder sind nicht unbedingt untergewichtig, aber schwer krank (Symptome u. a. Apathie, Muskelschwäche, Fettleber) und essen nicht. Bei beiden Erkrankungen sistiert oder verzögert sich die körperliche (z. B. Längenwachstum) und geistige Entwicklung.

Σ Zwanzig Aminosäuren sind die Bausteine der Eiweiße (Proteine); diese dienen u. a. als Gerüstsubstanzen, als Hormone und als Rezeptoren in Membranen.

Nukleotide als Übermittler der Erbinformation, ATP als universeller Energielieferant

Die letzten der vier wesentlichen Grundbausteine der Zellen sind die Nukleotide. Eine der beiden wesentlichen Rollen der Nukleotide ist die **Übermittlung biologischer Information** (Kap. 23), die andere die **Bereitstellung chemischer Energie.** Dazu dient v. a. das oben bereits erwähnte Adenosintriphosphat, **ATP**, ein Molekül mit drei hintereinander angeordneten Phosphorsäuren (◘ Abb. 2.2a). Die letzte davon ist mit der vorletzten durch eine besonders energiereiche Verbindung verknüpft und außerdem leicht lösbar. Sie gleicht einer gespannten Sprungfeder, die, wie bei einer Mausefalle, leicht ausgeklinkt werden kann und dann schlagartig die in ihr gespeicherte Energie freisetzt.

Bei Energiebedarf, z. B. zu einer Muskelzuckung, wird diese energiereiche Phosphatverbindung gelöst. Durch diese Abspaltung wird aus dem Adenosin»tri«phosphat das Adenosin-»di«-phosphat oder **ADP**. Adenosindiphosphat und Phosphat müssen dann wieder unter Energieaufwand, genau wie beim Spannen der Mausefalle, verknüpft werden.

Die wichtigsten **ATP-verbrauchenden Prozesse** sind:

- der Transport von Stoffen durch die Zellmembranen,
- die Synthese von Eiweiß und anderen Zellbausteinen und
- körperliche und geistige Arbeiten.

Die **Nukleinsäuren** sind Biopolymere, die aus **Ketten von Nukleotiden** bestehen. Ihr Bau und ihre biologische Funktion sind in Abschn. 23.2 beschrieben.

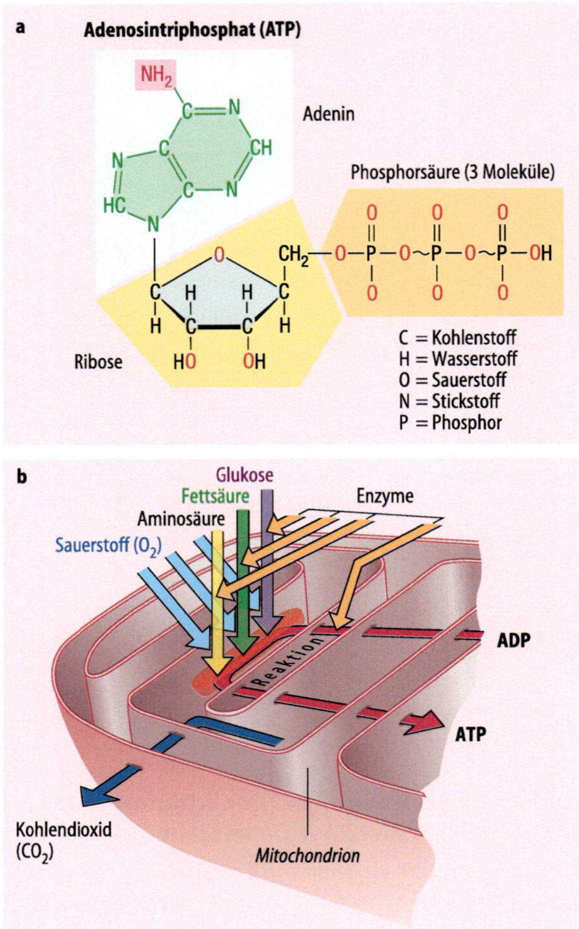

Abb. 2.2a, b. Der universelle biologische Treibstoff Adenosintriphosphat, ATP. a Strukturformel des ATP, die drei Bausteine des ATP-Moleküls, nämlich Adenin, Ribose und Phosphorsäure, sind verschieden farbig unterlegt. **b** In den Mitochondrien wird ATP unter Energieaufwand aus der Vorstufe Adenosindiphosphat, ADP, durch Hinzufügen eines dritten Phosphatmoleküls aufgebaut

Σ Die Nukleotide dienen der Übermittlung biologischer (Erb)Information und stellen chemische Energie bereit; die Nukleinsäuren bestehen aus Ketten von Nukleotiden.

Enzyme als Biokatalysatoren

Die Synthese von ADP und Phosphat zu ATP ist eine der unzählbaren chemischen Reaktionen des Körpers. Diese laufen in der lebenden Zelle wesentlich schneller als im Reagenzglas ab, weil die Zelle **Enzyme** verwendet. Darunter versteht man Eiweißmoleküle, die sehr spezifisch eine oder einige wenige chemische Reaktionen erleichtern und damit beschleunigen, ohne selbst dadurch verändert zu werden. In der unbelebten Natur nennt man einen solchen Stoff einen **Katalysator**. Entsprechend kann man die Enzyme als **Biokatalysatoren** auffassen.

Eine menschliche Zelle muss, um lebensfähig zu sein, schätzungsweise **mindestens 100 Enzyme** enthalten. In der Regel sind es meist sehr viel mehr. Die durch sie bewirkten Reaktionsbeschleunigungen können erstaunliche Werte annehmen. Zum Beispiel beschleunigt das Enzym **α-Amylase** die Spaltung (Verdauung, Abschn. 12.2.1 und 12.2.4) von Stärke um das 3×10^{11}-fache gegenüber einer Verdauung in Abwesenheit dieses Enzyms.

Die Enzyme sitzen größtenteils auf den Auffaltungen der inneren Membran der Mitochondrien. Den **Mitochondrien** (Abb. 2.1, 2.2b) kommt also eine **Schlüsselrolle bei der Energieversorgung der Zelle** zu. Diese länglichen, brotlaibartigen Organellen sind maximal 7 µm lang und 1 µm breit, meist aber wesentlich kleiner. Ihre Wände bestehen aus einer äußeren und einer inneren Membran, wobei die innere regelmäßig aufgefaltet ist und dadurch eine große Oberfläche besitzt. Die Anzahl der Mitochondrien schwankt in den verschiedenen Zelltypen von einigen hundert bis zu vielen tausend, je nach Energiebedarf.

Σ Enzyme sind Proteine, die als Biokatalysatoren nahezu alle chemischen Reaktionen in den Körperzellen beschleunigen. Jede Zelle enthält in der Regel viele hundert Enzyme, von denen die meisten in den Wänden der Mitochondrien liegen.

2.1.4 Lebenszyklus der Zellen

Zellwachstum

Zellen vermehren sich durch Zellteilung, ein Prozess der ausführlich im Kap. 23 besprochen wird. Der Lebenszyklus einer Zelle reicht also – so sie nicht stirbt – von einer Zellteilung bis zur nächsten. Es gibt Zelltypen, die ständig wachsen und sich teilen, wie z. B. die blutbildenden Zellen des Knochenmarks (Abschn. 9.1.1). Viele andere Zellen, wie z. B. die glatten Muskelzellen in den Wänden des Magen-Darm-Trakts (Abschn. 12.2.4), teilen sich viele Jahre nicht. Die meisten **erwachsenen Nervenzellen (Neurone) teilen sich praktisch nie** (Ausnahme 24.3.4), was leider zur Folge hat, dass schwere Verletzungen des Nervensystems, wie z. B. eine Durchtrennung des Rückenmarks (Querschnittslähmung, Box 6.5 in Abschn. 6.3.1 und 13.5.3) weitgehend irreversibel sind.

Andere Organe können auch erhebliche Gewebszerstörungen oder -verluste durch **vorübergehend erhöhte Zellteilung** wieder wettmachen. Dies gilt beispielsweise für Hautdefekte, für Drüsenzellen, für die Zellen des Knochenmarks und viele andere. So ist bekannt, dass bei einer Virusinfektion der Leber (Virushepatitis) bis zu 90% der Leberzellen absterben können. In der anschließenden Erholungsphase vermehren sich die übrig gebliebenen Leberzellen so lange bis die Leber wieder voll funktionsfähig ist. Das Ausmaß der Zellteilung ist dabei hier wie auch sonst im Körper streng reguliert, so dass alle Organe lebenslänglich ihre Größe und Form behalten (siehe jedoch Box 2.3 für pathologische Ausnahmen).

Box 2.3. Krebs durch unkontrolliertes Epithelzellwachstum

Die verschiedenen Epithelzellen, die alle Hohlräume des Körpers auskleiden (z. B. die der Schleimhäute des Magen-Darm-Trakts, Abschn. 12.2) haben hohe Erneuerungsraten. Bei einer Schädigung ihrer Gene kann es dazu kommen, dass sie sich unkontrolliert vermehren, sich nicht mehr in den üblichen Gewebeverband einordnen, sondern in der Nachbarschaft oder bei Einbruch in die Blutbahn auch anderswo als Metastasen ansiedeln. Die Genschädigung kann angeboren sein (erbliche Belastung zunächst ohne klinische Symptomatik) oder durch äußere Faktoren, wie ionisierende Strahlen (Radioaktivität), chemische Substanzen, Viren, Bakterien oder Parasiten ausgelöst werden. Ionisierende Strahlen bewirken beispielsweise die Bildung von Sauerstoffradikalen und diese chemisch hochaktiven »freien Radikale« schädigen Gene besonders in der empfindlichen Teilungsphase.

Σ **Alle Körperzellen haben die Fähigkeit zu Wachstum und Vermehrung. Manche Zellen, wie die blutbildenden Zellen des Knochenmarks erneuern sich in kurzen Zeitabschnitten, andere, wie insbesondere die Nervenzellen teilen sich im erwachsenen Stadium kaum noch.**

Zelluntergang durch Verletzung und Apoptose

Bei einer Läsion eines Organs oder Gewebes können Zellen eines akuten (unbeabsichtigten) Todes sterben (▶ oben das Beispiel einer Virushepatitis). Der sich in die Nachbarschaft ergießende Zellinhalt kann dabei auch andere Zellen schädigen und in den Tod reißen. Es kommt dadurch zu einer lokalen Entzündung, denn die Gewebstrümmer einer solchen **Zellnekrose** müssen beseitigt werden (Abschn. 9.1.2).

Wird dagegen eine Zelle in ihrem Gewebsverband nicht mehr benötigt, weil z. B. neue Zellen zum Ersatz heranwachsen, dann begeht diese Zelle Selbstmord, indem sie ein intrazelluläres **»Todesprogramm«** aufruft. Dies wird **Apoptose** (griechisch »Abfallen«) genannt. So haben z. B. die roten Blutkörperchen eine Lebensdauer von 100–120 Tagen, was bei ihrer großen Zahl (▶ Einleitung und Abschn. 11.1.2) bedeutet, dass etwa 160 Millionen Erythrozyten pro Minute durch Apoptose sterben.

Im Gegensatz zur Zellnekrose läuft die Apoptose ab, ohne dass ihre Umgebung davon negativ beeinflusst wird. Die Zelle schrumpft, sie löst sich in ihre Bestandteile auf und **wird von Makrophagen** (Abschn. 9.1.2) **»aufgefressen«**. Wenn das Apoptose-Programm einmal aufgerufen ist, läuft es **unaufhaltsam zu Ende** und führt die Zelle irreversibel in den Tod.

Σ **Zellen können unbeabsichtigt oder durch ein zellinternes Apoptose-Programm zu Tode kommen. Die Apoptose sorgt dafür, dass auch bei Zellen mit hohen Umsatzraten (z. B. Epithel- und Blutzellen) die Gesamtzahl der Zellen lebenslänglich konstant bleibt.**

2.2 Stoffaustausch zwischen und in Zellen und in Geweben

2.2.1 Stoffaustausch der Zellen mit ihrer Umgebung

Bau und Aufgaben der Plasmamembran (Zellmembran)

Die Austauschvorgänge zwischen den Zellen und ihrer Umgebung spielen sich an der äußeren Zellhülle, der **Plasmamembran,** ab. Gleichzeitig sind an dieser Membran viele Stoffwechselprozesse lokalisiert. Die Plasmamembran ist daher nicht nur eine passive Trennwand, welche die Zelle als Ganzes gegenüber ihrer Umgebung abgrenzt, sondern sie ist auch der **Träger wichtiger Lebensprozesse** und damit für ein normales Leben der Zelle unabdingbar. Vergleichbares gilt übrigens auch für die in Abschn. 2.2.2 näher betrachteten intrazellulären Membranen. Die folgenden Ausführungen können daher auch auf die intrazellulären Membranen übertragen werden.

Die wesentlichsten Bausteine der Zellmembran sind die bereits vorgestellten **Phospholipide,** die aufgrund ihrer hydrophil/hydrophoben Konfiguration im Wasser spontan Doppelschichten mit der in ◘ Abb. 2.3 gezeigten Anordnung bilden. Diese Lipiddoppelschicht ist nur rund 4–5 nm dick.

In die Lipidgrundsubstanz der Membran sind besonders **große Proteine als Hauptfunktionsträger** eingebettet (◘ Abb. 2.3), und zwar findet sich im Durchschnitt je ein Proteinmolekül pro 50 Lipidmoleküle in der Membran. Manche Proteine erstrecken sich von der Außen- zur Innenseite durch die ganze Membran, andere sind nur in der äußeren oder der inneren Schicht verankert.

Den membranständigen Eiweißmolekülen werden im Wesentlichen folgende **vier Funktionen** zugeschrieben:

1. Sie durchbrechen die wasserunlösliche Lipidschicht der Membran und schaffen dadurch **Poren** oder **Kanäle** (◘ Abb. 2.5); diese Poren dienen v. a. dem Durchtritt von Wasser und Salzen in die und aus der Zelle.
2. Sie wirken als **Träger**- oder **Transportmoleküle**, die andere Moleküle an sich anlagern und dann durch die Membran befördern (◘ Abb. 2.6).
3. Sie beteiligen sich am **Stoffwechsel** der Zelle.
4. Sie tragen zur **Festigkeit** der Membran bei.

Σ **Phospholipide und große Proteine sind die Hauptbausteine der Zellmembran; sie ist zugleich Trennwand und Träger vieler Transport- und Stoffwechselprozesse.**

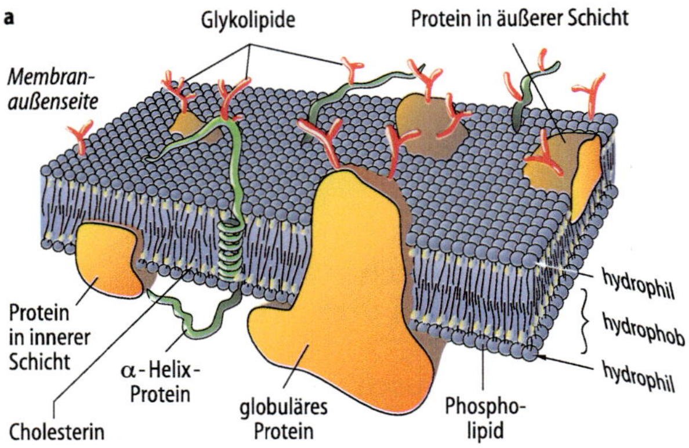

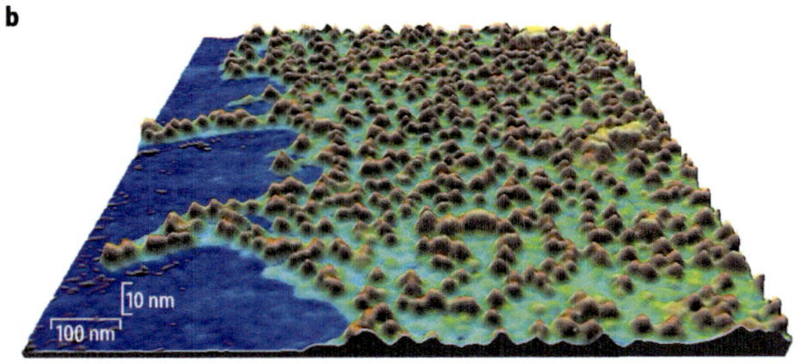

Abb. 2.3a, b. Bestandteile der Plasmamembran. a In einer Phospholipiddoppelschicht sind Proteine eingelagert, die teils die Lipiddoppelschicht ganz durchqueren, teils nur in der Außen- oder Innenschicht verankert sind. Viele Membranproteine bilden Kanäle oder Poren aus (Abb. 3.4), die der Kommunikation zwischen dem Zellinneren und dem Extrazellulärraum dienen. **b** Aufsicht auf eine Zellmembran, aufgenommen mit einem Atomic-Force-Mikroskop

Interstitium (Extrazellulärraum) als homöostatische Zellumgebung

Alle Zellen sind durch feinste Spalträume voneinander getrennt. Diese **extrazellulären Spalträume** werden als **Interstitium** bezeichnet. Durch sie ist gewährleistet, dass praktisch alle Zellen des Körpers von der gleichen Flüssigkeit umspült werden. Das Wasser im **Interstitium** enthält alle für die Versorgung der Zellen notwendigen Salze und Nährstoffe. Durch den Blutkreislauf (Kap. 10) wird es andauernd in Bewegung gehalten und durchmischt, so dass die Verteilung der Salze und Nährstoffe zu jeder Zeit nahezu überall gleich ist. Alle Zellen leben also praktisch in der gleichen Umgebung, nämlich der Extrazellulärflüssigkeit, die deswegen als das **innere Milieu** des Körpers bezeichnet wird.

Der Zustand weitgehender Konstanz des extrazellulären Milieus wird als **Homöostase** bezeichnet. Diese Homöostase ist **unabdingbare Voraussetzung für das optimale Funktionieren der Zellen.** Über die zugrunde liegenden Regelungsvorgänge wird bei der Besprechung des autonomen Nervensystems (Kap. 6) und der Hormone (Kap. 7 und 8) mehr berichtet.

Σ Der Extrazellulärraum (das Interstitium) bildet den Lebensraum jeder menschlichen Zelle. Dieses innere Milieu enthält in geregelter Konzentration alle für die Versorgung der Zellen notwendigen Salze und Nährstoffe.

Passiver Stoffaustausch durch Diffusion

Alle in Wasser gelösten Teilchen (Ionen und Moleküle) sind in dauernder Bewegung in alle 3 Raumrichtungen. Je höher die Temperatur, desto schneller ist diese **Brown-Molekularbewegung.** Jedes Teilchen geht seinen eigenen Weg. Auf diesem stößt es häufig mit anderen Teilchen zusammen, wobei der Zusammenprall jeweils zu einer Änderung der Bewegungsrichtung führt. Diese Bewegung der Ionen und Moleküle bezeichnet man als **Diffusion.**

In einer gleichförmigen (homogenen) Lösung, also z. B. in einer gut durchgerührten Tasse Kaffee mit Milch und Zucker, bewegen sich alle Teilchen gleich wahrscheinlich in alle Raumrichtungen, d. h. ihre Verteilung bleibt insgesamt konstant. Bestehen aber Konzentrationsdifferenzen, also z. B. eine hohe Zuckerkonzentration am Boden der Kaffeetasse, dann werden Zuckermoleküle so lange **von Orten höherer Konzentration zu Orten geringerer Konzentration diffundieren**, bis ein Konzentrationsausgleich erreicht ist (Abb. 2.4a). Dies kommt daher, dass im Durchschnitt

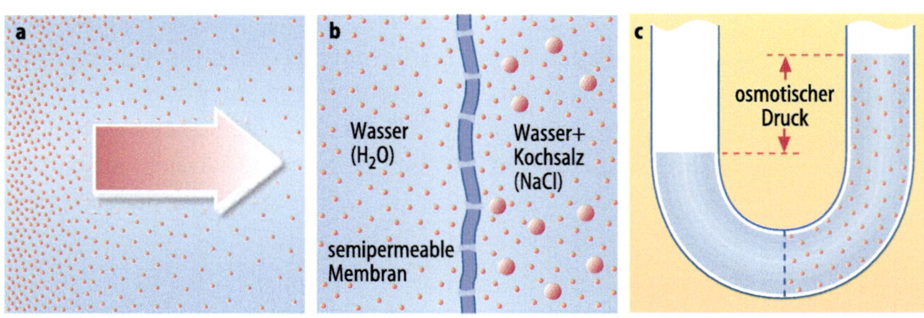

Abb. 2.4a, b. Biophysikalische Grundlagen des Wasser- und Stoffaustausches zwischen den einzelnen Flüssigkeitsräumen des Organismus. a Diffusion bei Konzentrationsdifferenzen in einer Lösung als Folge der Brownschen Molekularbewegungen. (Erläuterungen im Text). **b** Osmotische Bewegungen von Wassermolekülen durch eine nur für Wasser durchlässige (semipermeable) Membran. Es fließt ein Nettowasserstrom in die Salzlösung, da dort die »Wasserkonzentration« niedriger als im reinen Wasser ist. **c** Aufbau eines osmotischen Drucks an einer semipermeablen Membran. Die Differenz der beiden Flüssigkeitsspiegel (der osmotische Druck) bleibt konstant, wenn der Wasserstrom durch Osmose (von links nach rechts) genauso groß ist wie der Wasserstrom durch die hydrostatische Druckdifferenz der rechts erhöhten Wassersäule

die Teilchen bei ihrer Molekularbewegung in den »leeren« Raum hinein größere Strecken zurücklegen können, bevor sie mit einem anderen Teilchen zusammenprallen, als in die Richtung hoher Teilchenkonzentration. Die Diffusion ist für die meisten Moleküle in wässriger Lösung der wichtigste **Austauschprozess über kleine Entfernungen.** Diffusion benötigt keine Energie (außer der der Brown-Molekularbewegung). Sie wird daher, ebenso wie die nachfolgend beschriebene Osmose, als **passiver Transport** bezeichnet.

Σ Die Diffusion, verursacht durch die Brown-Molekularbewegungen, ist in wässrigen Lösungen der wichtigste Austauschprozess gelöster Teilchen über kleine Entfernungen. Sie erfolgt passiv, d. h. ohne Energieverbrauch, entlang den Konzentrationsgradienten.

Passiver Stoffaustausch durch Osmose

In ◘ Abb. 2.4b ist ein wassergefüllter Raum durch eine feinporige Membran von einem Raum mit Kochsalzlösung getrennt. Die Membranporen sind so beschaffen, dass nur Wasser, aber keine Ionen durch sie hindurchtreten können (man spricht von einer teildurchlässigen oder **semipermeablen Membran).** In diesem Fall kann das Salz nicht in das salzfreie Wasser diffundieren. Vielmehr wird **Wasser in die Salzlösung diffundieren,** da die »Wasserkonzentration« dort niedriger ist. Dieser Vorgang heißt **Osmose.**

Soll die Wanderung von Wasser in die Salzlösung verhindert werden, so muss auf die Salzlösung ein mechanischer Druck ausgeübt werden, der genau so viele Wassermoleküle durch die Poren in Richtung des Wassers presst, wie von dort durch Osmose in die Salzlösung gelangen. Diesen Druck nennt man **osmotischen Druck.** Er lässt sich in einem Experiment nach Art der ◘ Abb. 2.4c als die Höhendifferenz der beiden Flüssigkeitsspiegel direkt messen. Es zeigt sich dabei, dass die Größe des osmotischen Druckes ausschließlich von der **Anzahl der gelösten Teilchen in einem gegebenen Volumen** abhängt. Die Größe der Teilchen oder ihre elektrische Ladung spielen keine Rolle.

Σ An semipermeablen Membranen werden Konzentrationsdifferenzen gelöster Salze über Osmose, d. h. die Diffusion von Wasser, ausgeglichen. Mechanischer Druck auf die Salzlösung kann den osmotischen Druck kompensieren.

Passiver Stofftransport durch die Plasmamembran

Die **Diffusion** erfolgt auf zwei Wegen: entweder direkt **durch die Plasmamembran** oder **durch Poren** in ihr. Durch die Plasmamembran können wegen ihrer hydrophoben Lipidschicht (◘ Abb. 2.3) nur solche Stoffe diffundieren, die nicht nur wasser-, sondern auch fettlöslich sind. Dazu gehören z. B. Fettsäuren, Sauerstoff und (Trink-)Alkohol. Dazu kommen Stoffe, die an der Membranaußenseite durch Bindung an ein **Träger-** oder **Carriermolekül** fettlöslich gemacht werden und sodann durch die Lipidschicht diffundieren können. Mit dieser **erleichterten Diffusion** wird v. a. die Glukose in die Zellen transportiert.

Andere, nur wasserlösliche Stoffe, wie viele Ionen, Zucker, Aminosäuren und Nukleotide, kreuzen die Membran durch **Poren,** die von in die Membran eingelagerten **Transportproteinen** gebildet werden (◘ Abb. 2.5a). Ein solches Membranprotein wird von einem engen wassergefüllten Kanal durchzogen, durch den kleine Moleküle diffundieren können. Dazu gehört v. a. das **Wasser,** das durch die zahllosen Kanäle so schnell hin und her diffundiert, dass es pro Sekunde in jeder Zelle etwa hundertmal ausgewechselt wird.

Die Membrankanäle sind relativ selektiv hinsichtlich der durchfließenden Molekülspezies. Es gibt z. B. Kalium-, Natrium- und Kalziumkanäle, die weitgehend jeweils nur diese spezifischen Ionen durchtreten lassen (**Kanalselekti-**

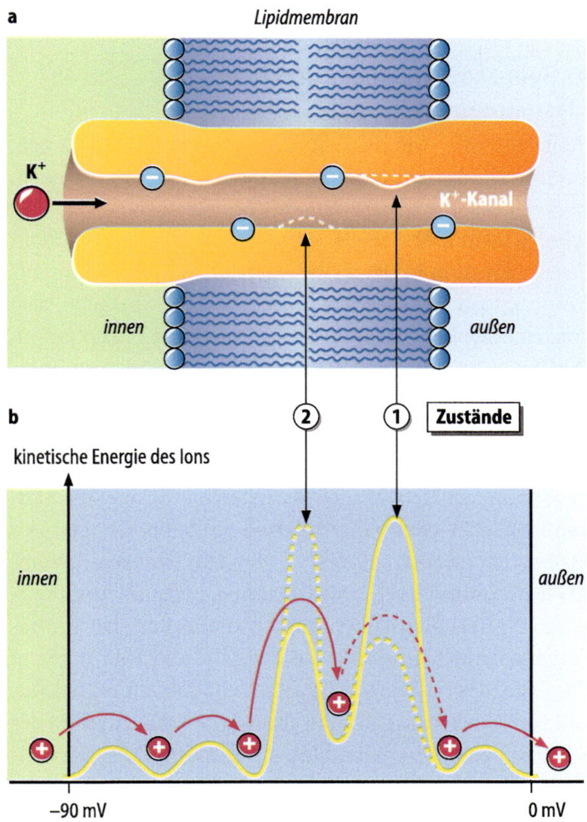

◘ **Abb. 2.5a, b. Konzept des Ionenkanals. a** Schema eines K-Kanal-Proteins, das in die Lipiddoppelschicht der Plasmamembran eingelagert ist. In der »Wand« des Kanals sind 4 negative Ladungen fixiert. **b** Schematisches Energieprofil eines Kanals wie in a. Die Ordinate gibt die für eine Passage notwendige kinetische Energie eines Ions an, die Abszisse den Weg von der Innenseite zur Außenseite der Membran. Energieminima entsprechen Bindungsstellen des positiven Ions an die negativen »Festladungen« der Kanalwand. Die Energiemaxima entsprechen Diffusionshindernissen des Kanals. Es wird angenommen, dass die Konfirmation des Kanalproteins spontan oszilliert und das Energieprofil abwechselnd die ausgezogenen und die gestrichelten Profile einnehmen kann, was die Überwindung der Energiebarriere für vor der Barriere gebundene Ionen sehr erleichtert vität, Abb. 2.5a). Die Kanalproteine sind hochdynamische, pulsierende Gebilde, die sich spontan und hochfrequent öffnen und schließen (Abb. 2.5b). Die mittlere Öffnungsdauer beträgt dabei in der Regel nur einige Millisekunden, genug Zeit, um den Austausch von einigen 10 000 Ionen zu ermöglichen.

Schließlich ist die Zellmembran für manche Stoffe impermeabel, sodass bei ungleicher Konzentration dieser Stoffe über die Plasmamembran es zu **osmotischen Wasserbewegungen** kommt. Je nach der Richtung der Wasserosmose kann die Zelle dabei schrumpfen oder anschwellen (letzteres führt zu einen zellulären **Ödem).**

Passiver Stofftransport in die Zelle erfolgt entweder durch Diffusion durch die Phospholipidschicht der Zellmembran oder mit Hilfe von Carriermolekülen und Transportproteinen mit Poren (Kanälen). Konzentrationsdifferenzen impermeabler Moleküle führen zu osmotischen Wasserbewegungen.

Aktiver Stofftransport durch die Plasmamembran

Manche Stoffe, wie die Aminosäuren oder die K^+-Ionen, kommen in der extrazellulären Flüssigkeit in nur geringen, in der Zelle aber in sehr hohen Konzentrationen vor (Abschn. 3.1.2 mit Tabelle 3.2). Diese Stoffe können nicht durch Diffusion in der Zelle angehäuft werden, denn Diffusion erfolgt nur, wie wir gesehen haben, »bergab«, also von der höheren in Richtung der geringeren Konzentration. Ihr Transport durch die Zellmembran erfordert also Energieaufwand, ähnlich wie beim Aufpumpen eines Autoreifens zur Verdichtung der Luftmoleküle Energieaufwand nötig ist.

Die derzeitigen Modellvorstellungen zu diesem **aktiven Transport durch Membranen** sind am Beispiel der Abb. 2.6a zusammengefasst. Es zeigt die **Natrium-Kalium-ATPase-Pumpe,** kurz **Na^+-K^+-Pumpe** genannt, die praktisch an allen Plasmamembranen der Zellen pro Pumpvorgang netto 3 Na^+-Ionen aus der Zelle und 2 K^+-Ionen in die Zelle schafft. Sie bewirkt dadurch, dass die intrazelluläre Na^+-Ionenkonzentration gering, die Konzentration der K^+-Ionen aber sehr hoch bleibt. Die so erzielten Konzentrationsgradienten werden funktionell für die elektrische Informationsfortleitung (Kap. 3 und 4), aber auch zum Antrieb anderer aktiver Transportmechanismen für die Einstellung des Zellvolumens eingesetzt. Die **Na^+-K^+-Pumpe** ist der **wichtigste aktive Transportprozess** an der Plasmamembran. Mehr als ein Drittel des Energieverbrauchs einer Zelle, manchmal bis zu 70%, wird für sie aufgewendet.

Die durch die Na^+-K^+-Pumpe im Membrangradienten für Na^+ gespeicherte Energie wird vielfach auch zu Membrantransporten von anderen Stoffen verwendet. Zwei Beispiele zeigt die Abb. 2.6b. Einmal wird ein Molekül Glukose mit Hilfe der Na^+-Diffusion in das Zellinnere gebracht, dies wird **Symport** genannt. Auf diese Weise werden auch die Aminosäuren in die Zelle verbracht. Zum anderen wird die osmotische und elektrische Kraft mit der Na^+-Ionen in die Zelle strömen, dazu genutzt, ein Ca^{2+}-Ion aus der Zelle zu schaffen, was **Antiport** genannt wird.

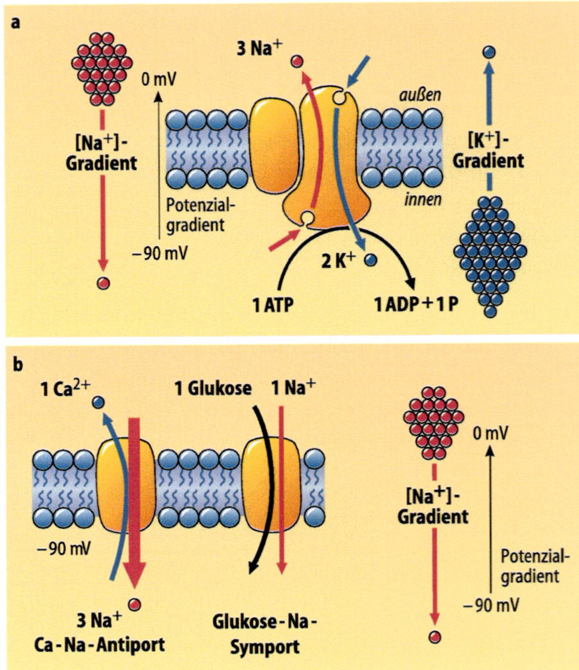

Abb. 2.6a, b. Transportprozesse durch Zellmembranen. **a** Schema der Na^+-K^+-Pumpe. Es handelt sich um eine ATPase in der Lipiddoppelschicht der Plasmamembran, die in einem Pumpzyklus 3 Na^+ gegen den Konzentrationsgradienten und gegen den Potenzialgradienten aus der Zelle entfernt und 2 K^+ aufnimmt. Dabei wird 1 ATP in ADP und Phosphat P gespalten. **b** Membranproteine, eingelagert in die Lipiddoppelschicht der Membran, die, angetrieben durch den extra-/intrazellulären Na^+-Gradienten, einen Glukose-Na-Symport in die Zelle sowie einen Ca-Na-Antiport vermitteln

Gegen den Konzentrationsgradienten müssen Stoffe unter Energieaufwand in die und aus der Zelle befördert werden. Die wichtigste »Pumpe« dafür ist die Na^+-K^+-Pumpe, die ATP als Energiequelle nutzt. Symporte und Antiporte sind weitere, häufig genutzte »Pumpen«.

Exo- und Endozytose

Für manche Stoffe, die die Zellmembran passieren müssen, gibt es keine Transportkanäle, z. B. für Proteine oder für Cholesterin. Solche Stoffe können die Plasmamembran als **Inhalt von Vesikeln**, durch Endo- oder Exozytose kreuzen. Bei der **Exozytose** werden **Vesikel** (kleine Bläschen) mit dem auszuscheidenden Stoff, z. B. einem Hormon, beladen. Wenn solche Vesikel die Plasmamembran erreichen, verschmilzt ihre Lipidmembran mit der Plasmamembran, und der Inhalt des Vesikels entleert sich in das Außenmedium (Abschn. 7.1.1). An den **Synapsen der Nervenzellen** werden die Überträgerstoffe (Transmitter) bei Erregung der präsynaptischen Endigung **durch Exozytose in den synaptischen Spalt** freigesetzt (z. B. Abschn. 4.1.2).

Beim umgekehrten Vorgang, der **Endozytose**, stülpt sich die Plasmamembran ein und bildet eine Grube. Diese vertieft sich, schnürt sich ab, und es entsteht ein **intrazelluläres Vesikel,** das extrazelluläre Flüssigkeit enthält. Allerdings wird nicht immer einfach Außenmedium aufgenommen. In der Membran liegen, oft in spezialisierten Gruppen angeordnet, spezifische Rezeptoren, z. B. für Makromoleküle wie Insulin oder Antigene. Nach Bindungen solcher Moleküle an ihre Rezeptoren wird im betreffenden Membranbezirk eine Endozytose ausgelöst; somit werden die betreffenden Makromoleküle selektiv in das Zellinnere transportiert.

Σ Exo- und Endozytose sind Sonderformen aktiven Transports, bei denen der zu transportierende Stoff in Vesikeln »verpackt« durch die Zellmembran aus- bzw. eingeschleust wird.

2.2.2 Stoff- und Informationsaustausch innerhalb der Zelle

Stoffaustausch an intrazellulären Membranen und im Zytoplasma

Etwa die Hälfte des Zellvolumens wird von Organellen eingenommen, von denen einige in Abschn. 2.1.1 und der ◘ Abb. 2.1 bereits vorgestellt wurden. Alle diese Organellen sind von Membranen umschlossen, deren Aufbau insgesamt völlig identisch mit der Plasmamembran der Zelle selbst ist. Die **Fläche der Membranen der intrazellulären Organellen** ist allerdings wenigstens **zehnmal größer** als die Fläche der Plasmamembran.

Die Lipidmembranen der Organellen sind zweidimensionale »Flüssigkeiten«, in denen und durch die die gleichen **Diffusionsvorgänge** stattfinden wie wir sie weiter oben an der Plasmamembran beschrieben haben. Die für die Plasmamembran so wichtigen **aktiven Transporte** (»Pumpen«) finden ebenfalls in den Membranen der Zellorganellen statt. Ein wichtiges Beispiel ist die bereits erwähnte Synthese von ATP an den inneren Membranen der Mitochondrien (◘ Abb. 2.4b), die ein Aufladen der ATP-getriebenen Na^+-K^+-Pumpe darstellt (◘ Abb. 2.6). Als zweites Beispiel sei der Transport von Ca^{++}-Ionen aus der Zellflüssigkeit in das sarkoplasmatische Retikulum von Muskelzellen durch eine **Ca^{++}-Ionen-Pumpe** erwähnt. Dieser Vorgang nimmt eine Schlüsselstellung bei der Auslösung und Beendigung von Muskelkontraktionen am Skelett- und Herzmuskel ein (»elektromechanische Kopplung«, Abschn. 13.1.3).

Innerhalb des Zytoplasmas werden unterschiedliche Konzentrationen von gelösten Teilchen durch **Diffusion** ausgeglichen. Das gleiche gilt für die in Organellen eingeschlossenen Flüssigkeiten. Wegen der hohen Konzentration an gelöstem Eiweiß in diesen Flüssigkeitsräumen (ca. 20%) verläuft freilich die Diffusion langsamer als im Wasser. Zusätzlich werden **Vesikel** durch das Zytoplasma bewegt.

Σ Der Stoffaustausch durch die intrazellulären Membranen der Organellen erfolgt teils durch Diffusion, teils durch aktiven Transport mit Hilfe von energieverbrauchenden Pumpen. Im Zytoplasma verteilen sich die gelösten Teilchen durch Diffusion.

Intrazelluläre Signalketten

Zellen, Zellverbände und Organe eines Körpers verständigen sich untereinander durch chemische Botenstoffe, wie sie z. B. die Hormone darstellen. Diese **»ersten« Botenstoffe** dringen entweder in die Zelle ein, um im Zellinneren ihre Wirkung auszuüben, oder sie binden sich an der Außenseite der Plasmamembran an einen **Rezeptor** (in der Regel ein Proteinmolekül, Abschn. 7.1.3).

Die Verbindung zwischen Botenstoff und Membranrezeptor löst eine Reaktionskette aus, in deren Verlauf in der Zelle ein oder mehrere **»zweite« Botenstoffe (second messengers)** freigesetzt werden, die dann die von außen an die Zelle gelangte Information (z. B. die »Aufforderung« an Aktin-Myosin-Bündel sich zu kontrahieren) in das Zellinnere weitertragen. Typische second messengers, die im folgenden betrachtet werden, sind Ca^{++} und cAMP.

Die Rolle der **Kalzium-Ionen als intrazelluläre Botenstoffe** bei der Auslösung der Muskelkontraktion wird in Abschn. 13.1.3 gezeigt. Auch bei der Freisetzung von Überträgersubstanz aus präsynaptischen Axonterminalen (Abschn. 4.1.2) spielt Kalzium eine Schlüsselrolle. In beiden Fällen muss das freie intrazelluläre Kalzium auf etwa das **Tausendfache seines Ruhewertes** ansteigen (von 10^{-8} auf 10^{-5} mol/l), um seine Wirkung zu entfalten.

Das **zyklische Adenosinmonophosphat, cAMP,** ein Abkömmling des ATP, ist der bisher am besten studierte second messenger. Die Reaktionskette ist vereinfacht in ◘ Abb. 2.7 gezeigt. Wesentlich dabei ist, dass die Membranrezeptoren R_s und R_i **ihre Aktivierung** (durch externe Signale) **an stimulierende (Gs) beziehungsweise hemmende (Gi) G-Proteinmoleküle** weitergeben, die dann die intrazelluläre Adenylatzyklase, AC, stimulieren oder hemmen (G steht für **GTP-bindend**, d. h. Guanidintriphosphat-bindend; zur Arbeitsweise dieser »metabotropen« Rezeptoren Abschn. 4.3.3 mit ◘ Abb. 4.13). Das Verstärkersystem **AC konvertiert ATP zu cAMP**. Dieses wiederum aktiviert die **Proteinkinase A, PKA,** die die Phosphorylierung (▶ unten) von intrazellulären Proteinen katalysiert und damit die Wirkung der extrazellulären Reize auslöst. Anschließend wird das cAMP durch Phosphodiesterase zu Adenosinmonophosphat abgebaut (unten links in der Abbildung).

Die Endstufe der meisten dieser Übertragungsprozesse ist die **Phosphorylierung eines Proteins,** d. h. die Verbindung eines Phosphatmoleküls mit einem Proteinmolekül. Diese Phosphorylierung macht das Protein funktionsfähig, indem es seine **Enzymeigenschaft aktiviert.** Das aktivierte

2

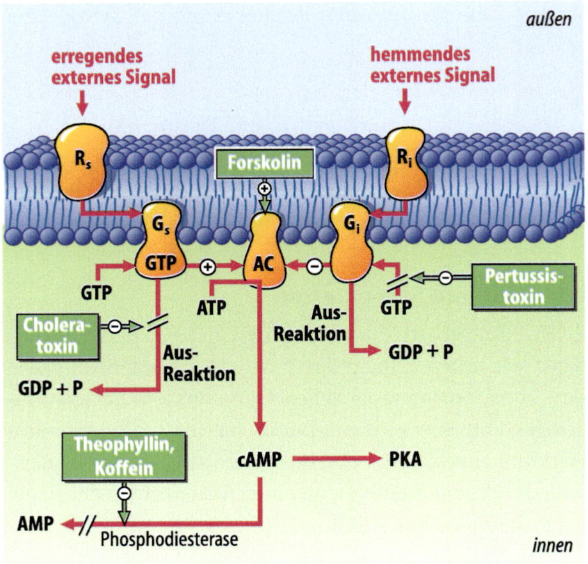

Abb. 2.7. Reaktionskette des intrazellulären Botenstoffes cAMP (zyklisches Adenosinmonophosphat). Erregende oder hemmende externe Signale aktivieren Membranrezeptoren R_s bzw. R_i. Diese steuern G-Proteine, die mit intrazellulärem GTP (Guanosintriphosphat) reagieren können und intrazelluläre Adenylatzyklase (AC) stimulieren oder hemmen. Das Verstärkerenzym AC konvertiert Adenosintriphosphat (ATP) in cAMP. cAMP wird durch Phosphodiesterase zu AMP abgebaut. Freies cAMP diffundiert in der Zelle und aktiviert Adenylatkinase (A-Kinase) und setzt daraus die katalytische Untereinheit C frei, die die Phosphorylierung von intrazellulären Proteinen katalysiert und damit die »Wirkungen« der extrazellulären Reize auslöst. An den verschiedenen Reaktionen sind Pharmaka bzw. Toxine vermerkt, die diese fördern (+) oder hemmen (–)

Enzym führt dann die von ihm katalytisch beschleunigte Reaktion im Zellstoffwechsel durch. Ganz ähnliche Vorgänge laufen vermutlich bei der Gedächtnisbildung in kortikalen Nervenzellen ab (Abschn. 25.5).

Σ Zellfunktionen werden durch Botenstoffe (»messengers«) gesteuert. Äußere Signale (z. B. Hormone) aktivieren über die G-Proteine metabotroper Membranrezeptoren intrazelluläre sekundäre Botenstoffe (»second messengers«). Kalzium-Ionen und cAMP sind zwei der wichtigsten von zahllosen second messengers.

2.2.3 Stoffaustausch in Geweben und Organen

Aufbau von Organen aus Geweben

Im Laufe der Entwicklungsgeschichte haben sich die Zellen zu immer größeren Zellverbänden und damit zu komplexen Organismen zusammengeschlossen. Diese Organisationsform gibt den einzelnen Zellen die Freiheit, sich auf bestimmte Aufgaben viel stärker zu spezialisieren als ihnen dies als Einzelzelle möglich wäre, wobei gleichzeitig der Organismus als Ganzes von dieser Spezialisierung profitiert. Der evolutionäre Fortschritt, den multizelluläre Organismen gegenüber Einzellern darstellen, ist also durch **Spezialisierung** und **Kooperation** gekennzeichnet.

Die unterschiedlich spezialisierten Zellen des Menschen sind meist auf mikroskopischer Ebene zu kooperierenden Zellverbänden zusammengeschlossen, die wir als **Gewebe** (z. B. Bindegewebe, Muskelgewebe, Nervengewebe) bezeichnen. Aus solchen Geweben werden dann die einzelnen **Organe** (z. B. Gehirn, Herz, Nieren) aufgebaut. Die meisten, wenn nicht alle Organe, sind aber nicht aus einem einzigen, sondern aus unterschiedlichen Geweben zusammengesetzt. So sind praktisch alle Organe zu ihrer Ernährung von Blutgefäßen durchzogen, die ihrerseits wieder aus verschiedenen Geweben bestehen.

Die **Histologie,** also die Zell- und Gewebekunde, verzeichnet beim Menschen etwa **200 verschiedene Zelltypen**, die sich allerdings auf **wenige Zellklassen** zurückführen lassen. Als Beispiele solcher Klassen seien hier die **Epithelzellen** und die **Muskel- und Nervenzellen** genannt.

Σ Spezialisierte Körperzellen schließen sich zu Geweben zusammen. Organe bilden sich aus unterschiedlichen Geweben. Das Nervensystem besteht beispielsweise nur knapp zur Hälfte aus Nervenzellen (Abschn. 2.3).

Extrazelluläre Matrix und Zell-Zell-Verbindungen

Zellen in einem Gewebsverband müssen zusammengehalten werden. Dies geschieht auf zweierlei Weise: einmal durch große extrazelluläre Moleküle, die ein mehr oder weniger festes Netzwerk um die Zellen bilden. Dieses Netzwerk wird **extrazelluläre Matrix** genannt.

Zweitens bilden sich zwischen den Plasmamembranen verschiedene Formen von **Zell-Zell-Verbindungen** aus, die z. T. nicht nur dem Zellzusammenhalt, sondern auch der Kommunikation zwischen Zellen und dem Austausch von Nährstoffen dienen. Von den drei häufigsten Typen von Zell-Zell-Verbindungen, dienen 2 davon, nämlich die **Desmosomen** und die **»Tight junctions«** (Kontaktverbindungen), dem festen Verbund der Zellen untereinander.

Der dritte Typ, die **»gap junctions« (Nexus**, Spaltverbindungen) sind am häufigsten zwischen den Zellen anzutreffen. Sie sind **für wasserlösliche Moleküle durchlässig** und koppeln daher benachbarte Zellen sowohl metabolisch wie elektrisch miteinander. Im Zentralnervensystem gibt es Nexus, die als Übertragungsstellen für elektrische Impulse dienen. Sie werden daher als **elektrische Synapsen** bezeichnet. Ihr Aufbau aus **Konnexonen** ist in Abb. 4.16 (Abschn. 4.5.1) gezeigt.

Auch in elektrisch erregbaren Geweben, wie dem Herzen und der glatten Muskulatur, dienen die Nexus als **elektrisch leitende Verbindungen** zur schnellen Ausbreitung des Aktionspotenzials. Sie vernetzen also das Gewebe zu

funktionellen Synzytien, also Gewebsverbänden, die sich elektrophysiologisch wie eine einzige Zelle verhalten (Abschn. 4.5.2).

Zellen sind teils über die extrazelluläre Matrix, teils über spezielle Zell-Zell-Verbindungen miteinander verknüpft. Die »gap junctions« bilden elektrische Synapsen zwischen Neuronen und verbinden die glatte und die Herzmuskulatur zu Synzytien.

2.3 Bausteine des Nervensystems

2.3.1 Neurone (Nervenzellen)

Zellkörper und ihre Fortsätze

Im zentralen und peripheren Nervensystem bilden die **Nervenzellen** oder **Neurone** die funktionell wichtigsten selbständigen Grundeinheiten, von denen das menschliche Gehirn etwa 25 Milliarden (25×10^9) besitzt. Die Größe und Form dieser Neurone schwanken in weiten Grenzen, aber der Grundplan ist immer gleich (Abb. 2.8): Sie haben einen Zellkörper oder **Soma** und Fortsätze aus diesem Zellkörper, nämlich ein **Axon** oder Neurit, und meist mehrere **Dendriten.**

Diese **Einteilung der Neuronenfortsätze** erfolgt nach funktionellen Gesichtspunkten (Abb. 2.8): Das **Axon** verbindet die Nervenzellen mit anderen Zellen. An den **Dendriten**, wie auch am **Soma**, enden die Axone anderer Neurone. Axon und Dendriten zweigen sich gewöhnlich nach ihrem Abgang aus dem Soma in mehr oder weniger zahlreiche Äste auf. Die Verzweigungen der Axone werden **Kollateralen** genannt. Die Axone und ihre Kollateralen sind von sehr unterschiedlicher Länge, oft nur wenige Mikron kurz, manchmal auch, z. B. bei manchen Neuronen des Menschen und anderer großer Säugetiere, weit über einen Meter lang.

Die **Formenvielfalt der Neurone** ist im Wesentlichen durch die **unterschiedliche Ausprägung der Dendriten** bestimmt (Abb. 2.9). Manche Neurone, z. B. Neuron C in Abb. 2.9, verfügen über regelrechte Dendritenbäume, bei anderen, wie z. B. bei den Neuronen A und B, ist das Verhältnis Somaoberfläche zu Dendritenoberfläche ausgewogener (► auch die Beispielangaben in der Abbildung). Schließlich gibt es auch Neurone, die keine Dendriten haben (Neurone D und E). Die Durchmesser der Somata liegen in der Größenordnung von 5 µm bis 100 µm (1 mm = 1000 µm), die Dendriten können einige hundert Mikrometer lang sein.

Verbindungen von Neuronen

Die Verbindungsstelle einer axonalen Endigung mit einer anderen Nerven-, Muskel- oder Drüsenzelle wird **Synapse** genannt. Endet ein Axon auf dem Soma eines anderen Neurons, so sprechen wir von einer **axosomatischen**

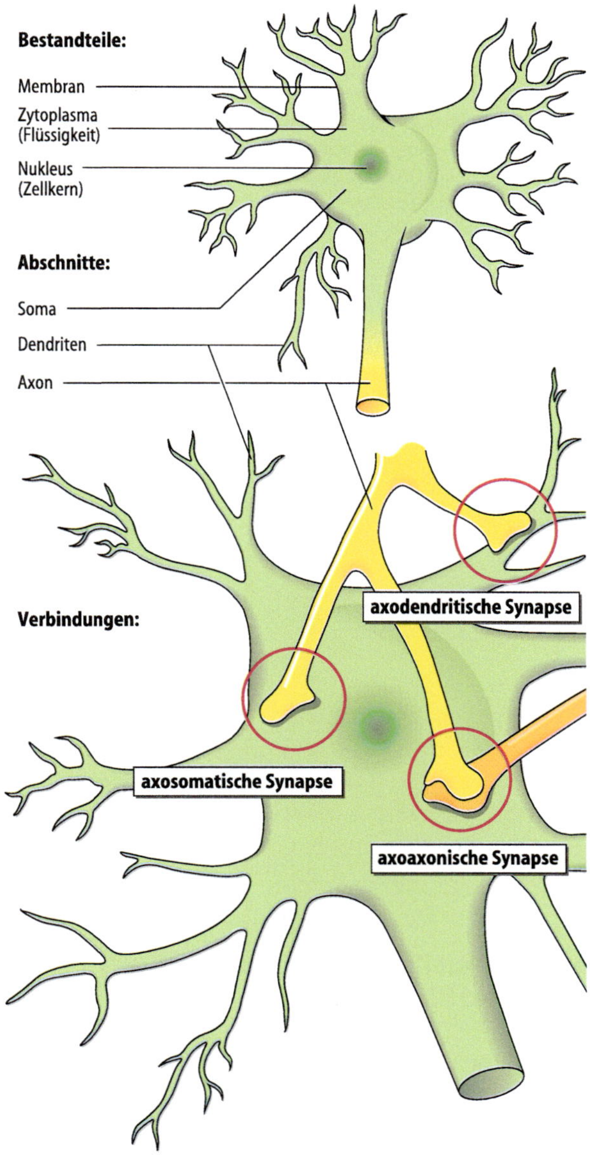

Abb. 2.8. Schematischer Aufbau eines Neurons mit seinen Bestandteilen, Abschnitten und Verbindungen. Die Zellbestandteile eines Neurons (Membran, Zytoplasma, Zellkern) sind mit denen anderer Körperzellen identisch (Abb. 2.1). Die für ein Neuron typischen Abschnitte (Soma, Axon, Dendriten) sind angegeben. In der unteren, vergrößerten Bildhälfte sind Zellverbindungen (Synapsen) eingezeichnet. Die Kontaktstelle des Axons mit einer anderen Nervenzelle (Soma, Dendrit, Axon) drückt sich in der Bezeichnung der Synapse (z. B. axosomatisch) aus. Ein Neuron empfängt in der Regel sehr viele Synapsen Abb. 4.2 in Abschn. 4.1.1)

Synapse (Abb. 2.8). Entsprechend heißt eine Synapse zwischen Axon und Dendrit eine **axodendritische** Synapse und eine zwischen zwei Axonen eine **axoaxonische** Synapse. Endet ein Axon auf einer Skelettmuskelfaser, so wird diese Synapse **neuromuskuläre Endplatte** genannt. Synapsen auf Muskelfasern der Eingeweide (glatte Muskulatur) und auf Drüsenzellen tragen keine besonderen Bezeichnungen.

2

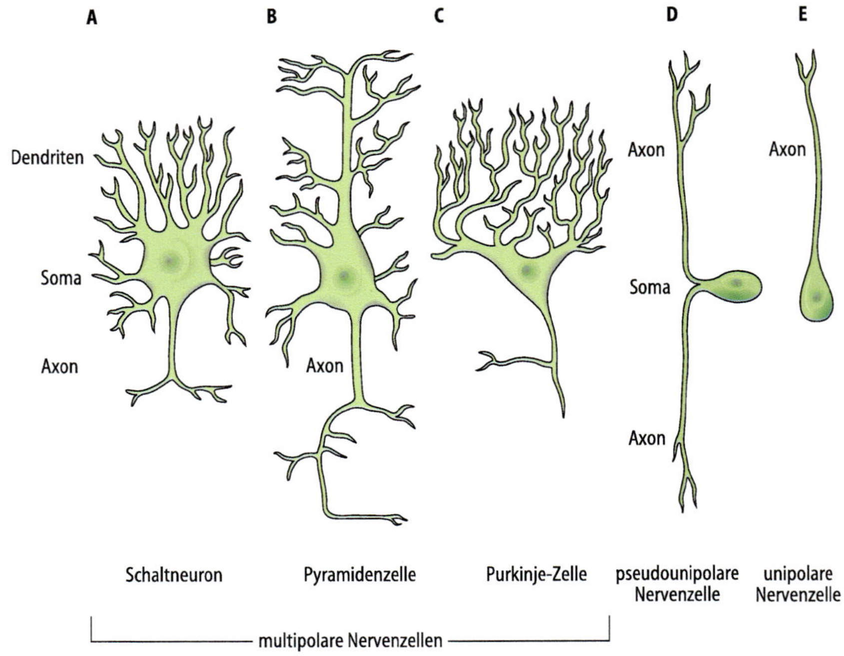

Abb. 2.9. Beispiele der Formenvielfalt von Neuronen. Während jedes Neuron ein Soma und ein Axon (meist mit Verzweigungen, Kollateralen genannt) besitzt, schwankt die Ausbildung der Dendriten in weiten Grenzen. Entsprechend schwankt die Zahl der axodendritischen Synapsen. Das Neuron D wird als pseudounipolar, das in E als unipolar bezeichnet

Die funktionell wichtigste Zelle des Nervensystems ist das Neuron. Aus seinem Soma sprosst meist ein Axon (das sich oft in Kollaterale verzweigt) und mehrere Dendriten. Synapsen sind die Verbindungsstellen von Neuronen mit anderen Nerven-, Muskel- oder Drüsenzellen.

2.3.2 Gliazellen, Interstitium und Blutgefäße

Neuroglia

Die Neurone sind zwar die funktionell wichtigsten Bausteine des Nervensystems, sie sind aber nicht die einzigen Zellen, aus denen Gehirn und Rückenmark aufgebaut sind. Vielmehr sind die Nervenzellen von einem speziellen Stützgewebe, den **Neurogliazellen** oder **Gliazellen** umgeben. Diese Gliazellen sind zahlreicher als die Nervenzellen. Sie sind aber im Durchschnitt kleiner, so dass **Neurone und Glia je knapp 50%** des Volumens von Gehirn und Rückenmark ausmachen. Die restlichen 10–20% des Hirnvolumens werden von den extrazellulären Spalträumen und den Blutgefäßen ausgefüllt (► unten).

Die Gliazellen erfüllen im Nervensystem die Aufgaben des Bindegewebes in den anderen Organen des Körpers. Neben dieser **generellen Stützfunktion** sind die Gliazellen bei der **Ernährung der Neurone** beteiligt. Ein Typ von ihnen, die Oligodendroglia, bildet die **Myelinscheiden der zentralen und der peripheren Nervenfasern** (► unten) aus, ein anderer, die Astroglia (Abb. 2.10a), bildet ein Auffangbecken oder **Reservoir für Kaliumionen,** die aus den Neuronen bei den **Erregungsprozessen** in das Interstitium (► unten) freigesetzt werden.

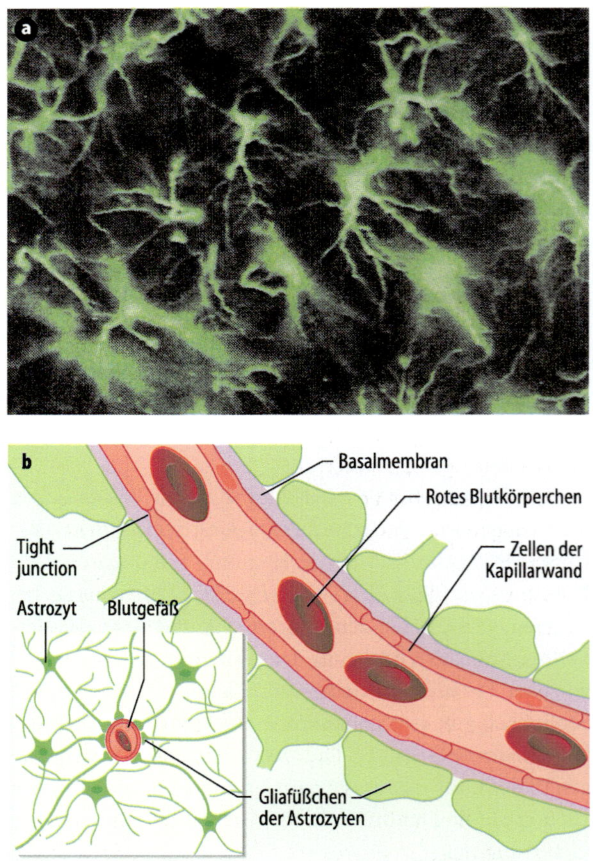

Mit freundlicher Genehmigung von Professor C. Steinhäuser, Bonn.

Abb. 2.10a, b. Gliazellen im Zentralnervensystem. a Astrozyten im Hippokampus der Maus, angefärbt mit fluoreszierenden Antikörpern. **b** Schematische Darstellung der aus Astrozyten gebildeten Blut-Hirn-Schranke. Besprechung im Text. **a** von C. Steinhäuser mit freundlicher Erlaubnis

Die eben genannten **Astrozyten** lagern die Endfüßchen ihrer Fortsätze eng an die Blutkapillaren des Gehirns an (▪ Abb. 2.10b). Sie bilden dadurch ein Diffusionshindernis für große Moleküle. Diese Diffusionsbarriere wird **Blut-Hirn-Schranke** genannt. Sie hat im Alltag protektive Funktion, hindert aber auch viele Pharmaka daran, die zentralen Neurone zu erreichen (Abschn. 5.1.2).

Möglicherweise nehmen die **Astrozyten** auch aktiv an der **Informationsverarbeitung im Gehirn** teil, denn sie enthalten in Vesikeln den erregenden Transmitter Glutamat (Abschn. 4.2.1), dessen Freisetzung die Erregbarkeit benachbarter Neurone steigern sollte (Box 2.4).

Da Gliazellen anders als die meisten Neurone zeitlebens die Fähigkeit zur Zellteilung beibehalten, dienen sie auch zum **Ausfüllen neuronaler Zelldefekte**. Solche Gliazellvermehrungen **(Glianarben)** sind oft der Ausgangspunkt für Krampfentladungen des Gehirns, die sich eventuell als epileptische Anfälle äußern.

Σ Die Gliazellen sind der zweite wichtige Zelltyp des Nervensystems. Sie nehmen etwa soviel Raum ein wie die Neurone. Sie haben Stütz- und Ernährungsfunktionen, bilden die Myelinscheiden und die Blut-Hirn-Schranke aus und nehmen an den Erregungsprozessen modulierend teil.

Interstitium (Extrazellulärraum)

Zwischen den Nerven- und Gliazellen bleibt jeweils ein schmaler Spalt frei (durchschnittliche Breite 200 Å = 20 nm = 2×10^{-5} mm). Alle diese Zwischenräume sind untereinander verbunden, sie bilden die **flüssigkeitsgefüllten extrazellulären Spalträume** (Synonym: **Interstitium**) der Neurone und Gliazellen (Abschn. 2.2.1). An manchen Stellen im Gehirn erweitert sich das Interstitium zu größeren Hohlräumen, den sog. **Ventrikeln,** die die Zerebrospinalflüssigkeit oder **Liquor cerebrospinalis** enthalten (Cerebrum = Gehirn, Spina = Wirbelsäule). Der Liquor stimmt in seiner Zusammensetzung mit der interstitiellen (extrazellulären) Flüssigkeit praktisch überein.

Da es funktionell sehr wichtig ist, muss betont werden, dass jeglicher **Stoffaustausch der Neurone in und aus dem Interstitium erfolgt**, nicht direkt von einem Neuron zum anderen, oder direkt von einem Neuron in eine Gliazelle. Die Breite der extrazellulären Spalten reicht völlig aus, Ionen und Molekülen eine praktisch ungehinderte Diffusion im Extrazellulärraum zu ermöglichen (Abschn. 2.2.1).

Blutgefäße des Nervensystems

Das gesamte Nervensystem ist von einem **dichten Netz von Blutgefäßen** durchzogen. Dabei ist das Kapillarnetz des Gehirns so eng geknüpft, dass die meisten Neurone nicht mehr als 50 μm von einer Kapillare entfernt sind. Die Diffusionswege für alle Nähr- und Abfallstoffe und für Medikamente sind also kurz. Allerdings gilt auch hier, dass es keinen direkten Kontakt zwischen Kapillarwand und Neuron gibt, denn es muss nach der **Kapillarwand** zunächst noch die **Blut-Hirn-Schranke** (▪ Abb. 2.10b) überwunden und anschließend das **Interstitium** durchquert werden.

Box 2.4. Gliazellen und Verhalten

Wie wir noch in den Kap. 13, 21 und 22 besprechen werden, ist das Aktivierungsniveau von Nervenzellverbänden weitgehend von langsamen Hirnpotenzialen mit einer Dauer von 0,5 s bis Minuten bestimmt. Elektrisch negative Potenziale zeigen an, dass viele Neurone der Hirnrinde gleichzeitig depolarisiert sind und somit die Entladungswahrscheinlichkeit dieses Hirnteils steigt. Positivierung dagegen bedeutet meist, dass die Erregbarkeit der kortikalen Neurone herabgesetzt ist. In Kap. 21 beschreiben wir, wie im Elektroenzephalogramm (EEG) diese langsamen Hirnpotenziale beim Menschen registriert werden. Gliazellen tragen wesentlich zu diesen langsamen Hirnpotenzialen bei: Wenn nämlich die benachbarten Nervenzellen bei ihrer Erregung depolarisieren (Abschn. 3.2.2), treten K^+-Ionen in den Extrazellulärraum aus und depolarisieren die Gliazellen, indem sie deren Membranen durchdringen und so das Innere der Gliazelle positiver machen. Von den Gliazellen breitet sich dieser Strom über relativ weite Strecken aus, allerdings langsam (elektrotonisch), da Gliazellen zwar ein Ruhepotenzial, aber keine Fähigkeit zur Entladung im Aktionspotenzial haben. Die Gliazellen sind aber so eng miteinander »verwachsen« (über »gap junctions«, Abschn. 2.2.3), dass die Ionenströme ungehindert fließen können. Die Depolarisation der Gliamembran führt zu steigendem Stoffwechsel und zur Verfügbarkeit von Glukose und Transmittersubstanzen an den benachbarten Neuronen, wodurch deren anhaltendes Aktivitätsniveau und damit Aufmerksamkeit, Wachheit und Verhaltensmobilisierung mitbestimmt werden.

Der im Nervensystem weit verbreitete Transmitter Glutamat, der für Lernen und Gedächtnis (Abschn. 25.4) notwendig ist, wird nach seiner Ausschüttung an den Synapsen zu einem erheblichen Teil von den Astrozyten aufgenommen. Da Glutamat in hohen Dosen neurotoxisch (Box 4.3 in Abschn. 4.2.1) wirkt, müssen die Astrogliazellen dafür sorgen, dass die Wirkung von Glutamat stets in einem engen Gleichgewicht bleibt und trotzdem die Depolarisation an den Nervenzellen lange genug anhält, um eine Engrammbildung (d. h. Gedächtnisspeicherung über eine Änderung der synaptischen Wirksamkeit, Abschn. 25.4) zu ermöglichen. Die Astrozyten inaktivieren überschüssiges Glutamat und ermöglichen über eine Reihe von metabolischen Zwischenstufen einen harmonischen Übergang von der Kurz- zur Langzeitspeicherung.

Literatur: Laming P (ed) (1998) Glial cells. Their role in behavior. Cambridge Univ. Press, Cambridge

2

Erhöhte Aktivität eines Neuronenverbandes, z. B. beim Denken, **steigert die Stoffwechselaktivität** der beteiligten Neurone, die dann vermehrt Zwischen- und Endprodukte (Metabolite, z. B. Milchsäure oder CO_2, Abschn. 11.2.1, 11.2.3) freisetzen. Diese **Metabolite wirken erweiternd auf die Hirngefäße** und die resultierende **vermehrte Durchblutung** kann in bildgebenden Verfahren als indirektes Maß der Hirnaktivität sichtbar gemacht werden (► die in Abschn. 20.6.1 und 20.6.2 beschriebenen Verfahren PET und MRT).

Σ Ein dichtes Kapillarnetz versorgt Neurone und Gliazellen mit Blut. Alle Zellen und die Kapillaren sind voneinander durch interstitielle Spalträume getrennt. Metabolite erweitern die Blutgefäße. Die dadurch vermehrte Durchblutung wird in bildgebenden Verfahren gemessen.

2.3.3 Bau und Funktion der Nervenfasern des peripheren Nervensystems

Bau markhaltiger und markloser Nervenfasern

Gehirn und Rückenmark werden üblicherweise als **Zentralnervensystem (ZNS)** zusammengefasst. Sein Aufbau ist im Kap. 5 dargestellt. Alles übrige nervöse Gewebe wird als **peripheres Nervensystem** bezeichnet. Dieses hat seinen **Ursprung in Rückenmark und Hirnstamm.** Aus dem Rückenmark entspringen über die **Vorderwurzeln** motorische und vegetative Nervenfasern, über die **Hinterwurzeln** treten die somato- und viszerosensorischen Afferenzen in das Rückenmark ein (◘ Abb. 2.12, Abschn. 13.5.1 bis 13.5.3, zum Hirnstamm ► unten).

Im peripheren Nervensystem (wie meist auch im zentralen) wird jedes Nervenaxon schlauchartig von speziellen Gliazellen, den Schwann-Zellen umhüllt (◘ Abb. 2.11). **Nervenaxon und umgebende Schwann-Zelle** bezeichnet man als **Nervenfaser.** In einem peripheren **Nerven** (Abschn. 2.3.4) laufen viele Dutzende bis viele Zehntausende Nervenfasern.

Etwa bei einem Drittel aller Nervenfasern wickelt sich die Schwann-Zelle während des Wachstums **mehrfach** um das Axon herum und bildet dadurch zwischen Axon und Schwann-Zelle eine weitere Hülle aus einem Fett-Eiweiß-Gemisch aus, das **Myelin** (◘ Abb. 2.11). Im Querschnitt ähnelt eine solche Nervenfaser einem Draht, der von einer Isolierung umgeben ist. Derart isolierte Nervenfasern werden als **myelinisierte** oder **markhaltige Nervenfasern** bezeichnet.

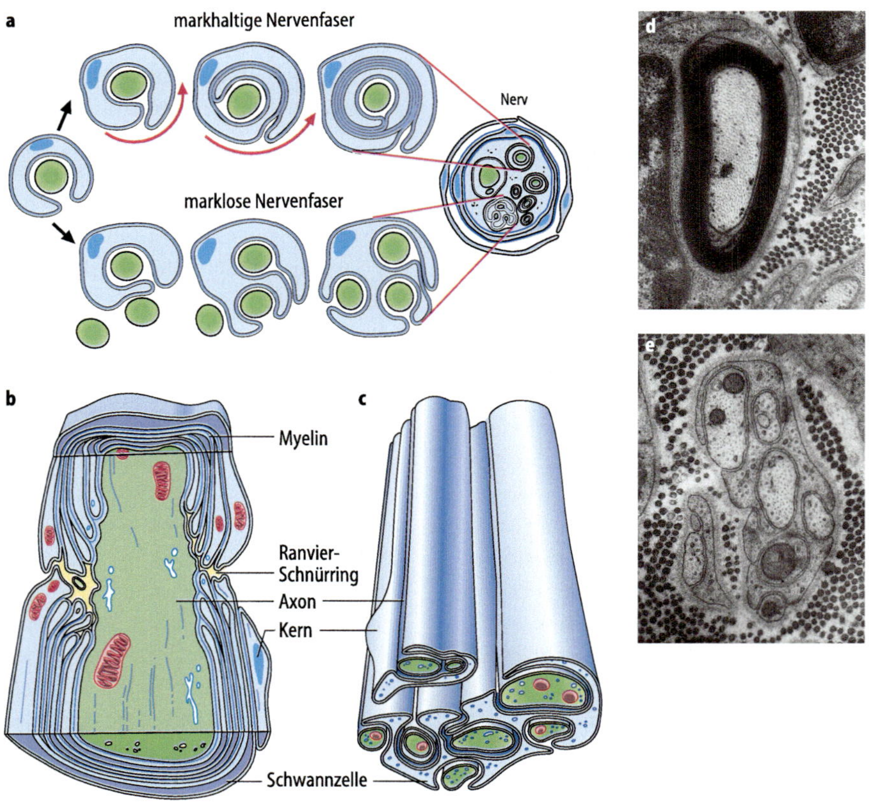

◘ **Abb. 2.11a–e. Marklose und markhaltige Nervenfasern. a** Entwicklung markhaltiger *(oben)* und markloser *(unten)* Nervenfasern während des Wachstums. *Rechts* ist zu sehen, dass ein Nerv markhaltige und marklose Fasern enthält. **b** Quer- und Längsschnitt durch einen Ranvier-Schnürring. **c** Aufsicht auf ein Bündel markloser Nervenfasern, die von einer Schwann-Zelle umschlossen sind. **d** Elektronenmikroskopische Aufnahme eines Querschnittes durch eine dünne markhaltige Nervenfaser (Aδ-Faser). **e** Wie **d,** jedoch Schnitt durch marklose Nervenfasern (C-Fasern). Beachte den stark unterschiedlichen Durchmesser dieser Nervenfasern (◘ Tabelle 2.1)

Anders als bei einem isolierten Draht umgibt bei myelinisierten Nervenfasern das Myelin oder die **Markscheide** die Nervenfaser nicht kontinuierlich, sondern ist, wie in ◘ Abb. 2.11 zu sehen, in regelmäßigen Abständen unterbrochen. Diese myelinfreien Stellen werden nach ihrem Entdecker als **Ranvier-Schnürringe** bezeichnet. Myelinisierte Nervenfasern haben etwa alle 1–2 mm einen Ranvier-Schnürring.

Nervenfasern ohne Markscheide nennt man **marklose,** oder, da sie nicht von Myelin umgeben sind, **unmyelinisierte Nervenfasern.** Wie die markhaltigen Nervenfasern sind sie aber auch von Schwann-Zellen umhüllt.

Σ Nervenfasern (Axon plus umgebende Schwann-Zelle) sind entweder marklos (unmyelinisiert) oder markhaltig (myelinisiert), d. h. von einer Markscheide mit Ranvier-Knoten umgeben. Es gibt doppelt so viele marklose wie markhaltige Nervenfasern.

Funktionelle Unterschiede zwischen markhaltigen und marklosen Nervenfasern

Funktionell gesehen unterscheiden sich die markhaltigen von den marklosen Nervenfasern v. a. durch **unterschiedlichen Leitungsgeschwindigkeiten** ihrer nervösen Erregungen (Aktionspotenziale). Aus Gründen, die in Abschn. 3.3.1 und 3.3.2 geschildert werden, ist die Erregungsleitungsgeschwindigkeit bei **myelinisierten Nervenfasern hoch,** bei **unmyelinisierten gering**. Innerhalb jeder Gruppe hängt die Leitungsgeschwindigkeit außerdem vom **Durchmesser** der Nervenfaser ab: je größer der Durchmesser, desto höher die Leitungsgeschwindigkeit. Markhaltige Nervenfasern werden je nach Durchmesser als **A-** oder **B-Fasern**, marklose Fasern als **C-Fasern** bezeichnet (◘ Tabelle 2.1).

Außer der Leitungsgeschwindigkeit und dem Durchmesser werden eine Reihe anderer Funktionsmerkmale der Nervenfasern dazu benutzt, diese eindeutig zu kennzeichnen. Die wichtigsten Begriffe sind in ◘ Abb. 2.12 zusammengefasst. Sie werden jetzt erläutert.

Die Nervenfasern der Sinnesrezeptoren (Sensoren) nennt man afferente Nervenfasern oder abgekürzt **Afferenzen** (links in ◘ Abb. 2.12). Sie übermitteln dem Nervensystem die Meldungen der Sinnesrezeptoren über Veränderungen in der Umwelt und im Organismus. ◘ Abb. 2.12 zeigt weiter, dass die afferenten Nervenfasern aus den Eingeweiden als **viszerale Afferenzen** bezeichnet werden, alle anderen Afferenzen des Organismus von den Muskeln, Gelenken und der Haut als **somatische Afferenzen.** Die Afferenzen aus den speziellen Sinnesorganen (z. B. Auge, Ohr) nennt man in ihrer Gesamtheit **sensorische Afferenzen** (nicht illustriert, jedoch ◘ Abb. 2.13). Somatische, viszerale und sensorische Afferenzen werden als **sensible Afferenzen** zusammengefasst.

Die Informationsübertragung aus dem ZNS in die Peripherie erfolgt über efferente Nervenfasern, abgekürzt **Efferenzen.** Efferenzen zu den Skelettmuskeln heißen **motorische Efferenzen.** Alle übrigen gehören zum vegetativen oder autonomen Nervensystem und werden deswegen **vegetative Efferenzen** genannt. Letztere versorgen die glatten Muskeln in den Eingeweiden und den Gefäßwänden, die Herzmuskulatur und alle Drüsen des Körpers.

Die Begriffe **afferent** und **efferent** werden auch allgemein im Sinne von **hinführend zu**, bzw. **wegführend von**

◘ Tabelle 2.1. Klassifikation der Nervenfasern

Fasertyp	Funktion, z. B.	Mittlerer Faserdurchmesser	Mittlere Leitungsgeschwindigkeit
Aα	Primäre Muskelspindelafferenzen, Motoaxone zu Skelettmuskeln	15 μm	100 m/s (70–120 m/s)
Aβ	Hautafferenzen für Berührung und Druck	8 μm	50 m/s (30–70 m/s)
Aγ	Motoaxone zu Muskelspindeln	5 μm	20 m/s (15–30 m/s)
Aδ	Hautafferenzen für Temperatur und Nozizeption	≤3 μm	15 m/s (12–30 m/s)
B	Sympathisch präganglionär	3 μm	7 m/s (3–15 m/s)
C	Hautafferenzen für Nozizeption, sympathische postganglionäre Efferenzen	1 μm marklos!	1 m/s (0,5–2 m/s)
Gruppen	**Funktion, z. B.**	**Mittlerer Faserdurchmesser**	**Mittlere Leitungsgeschwindigkeit**
I	Primäre Muskelspindelafferenzen und Sehnenorganafferenzen	13 μm	75 m/s (70–120 m/s)
II	Mechanorezeptoren der Haut	9 μm	55 m/s (25–70 m/s)
III	Tiefe Drucksensibilität des Muskels	3 μm	11 m/s (10–25 m/s)
IV	Marklose nozizeptive Fasern	1 μm	1 m/s

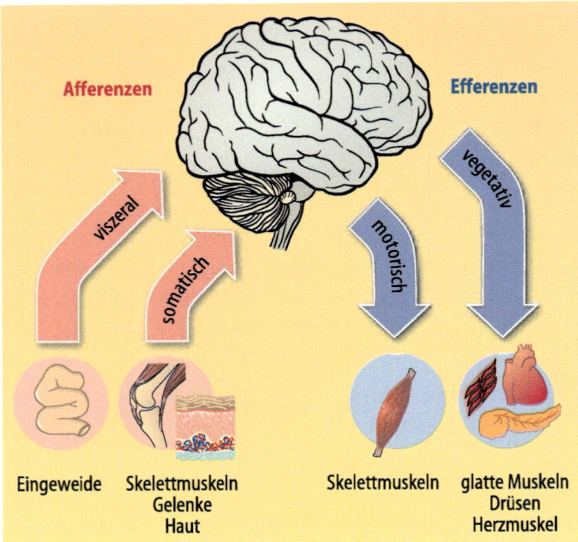

Abb. 2.12. Schema der Klassifizierung der Nervenfasern nach Herkunft und Funktion. Die afferenten Nervenfasern oder Afferenzen sind durch die linken Pfeile, die efferenten Nervenfasern oder Efferenzen durch die rechten Pfeile symbolisiert. Ein Nerv enthält immer afferente und efferente Nervenfasern (▶ Text). Die Begriffe afferent und efferent werden auch im Zentralnervensystem (Gehirn, Rückenmark) im Sinne von hinführend bzw. wegführend benutzt

einer Nervenzelle oder einem zentralvervösen Kerngebiet benutzt, man spricht also z. B. von Afferenzen zum Hippokampus oder von Efferenzen des Thalamus etc.

Myelinisierte Nervenfasern leiten Aktionspotenziale schnell, unmyelinisierte erheblich langsamer. Dicke Nervenfasern leiten schneller als dünne. Je nach Funktion werden die Nervenfasern als afferent oder efferent, als viszeral oder somatisch und als vegetativ oder motorisch klassifiziert.

Stofftransport in den Axonen entlang der Mikrotubuli des Zytoskeletts

Wie alle Zellen werden auch die Neurone von einem gerüstartigen Maschenwerk durchzogen, dem man den Namen **Zytoskelett** gegeben hat. Hauptanteil des Zytoskeletts sind die **Mikrotubuli,** das sind Röhrchen mit etwa 25 nm Außendurchmesser, die aus Molekülen des Eiweißes Tubulin gebaut sind. Diese Mikrotubuli bilden eine Art Förderband, an dem entlang zu transportierende Stoffe innerhalb der Zelle »verschoben« werden. Beispielsweise stellen die Axone der peripheren Nerven besonders lange Zellausläufer dar, die beim Menschen oft mehr als einen Meter messen können, wobei sie einen Durchmesser von nur wenigen Mikrometern haben (Tabelle 2.1).

Eine **Diffusion** von Stoffen aus dem Zellkörper in die Peripherie der Axone oder umgekehrt würde daher **viel zu lange Zeit** in Anspruch nehmen. Lebenswichtige Substanzen, wie z. B. in der Zelle synthetisierte Eiweiße, werden daher aktiv, also unter Energieaufwand, entlang den Mikrotubuli im Axon verschoben, wobei als »Träger« offenbar hauptsächlich **Vesikel** und **Organellen** eingesetzt werden, die die zu transportierenden Stoffe enthalten. Diese Transportprozesse werden unter dem Stichwort **axonaler Transport** zusammengefasst.

Der axonale Transport ist teilweise sehr schnell. So werden Proteine und synaptische Überträgerstoffe, aber auch Lipide und Zucker, mit einer **Geschwindigkeit von rund 40 cm pro Tag** vom Zellkörper in die Peripherie transportiert (**antero**- oder orthograde Bewegungsrichtung). Mit demselben Transportsystem laufen auch größere Organellen, wie z. B. Mitochondrien. Der **retrograde** Transport, der »verbrauchte« Stoffe aus dem Axon in den Zellkörper zurücktransportiert, läuft mit etwas geringerer Geschwindigkeit. Zusätzlich gibt es in beiden Richtungen langsamere Transportformen, die nur Geschwindigkeiten von wenigen Millimetern pro Tag erreichen (Box 2.5 für einen »Missbrauch« des retrograden axonalen Transports).

Die Mikrotubuli des Zytoskeletts sind die Förderbänder des orthograden und retrograden axonalen Transports in den Axonen der Nervenfasern. Die Transportgeschwindigkeit reicht bis 40 cm pro Tag.

Box 2.5. Tetanustoxin wird aus Wunden retrograd über axonalen Transport ins ZNS befördert

Verschmutzte Wunden können Tetanusbakterien enthalten, die Tetanustoxin freisetzen. Dieses wird in Nervenfasern über den retrograden axonalen Transport in das ZNS befördert, blockiert dort die Freisetzung hemmender Transmitter (Glyzin, GABA, Abschn. 4.2.2) und führt damit zu Krämpfen (Wundstarrkrampf). Schutzimpfung ist vorbeugend möglich und notwendig, denn ein einmal ausgebrochener Wundstarrkrampf ist schwer zu behandeln und führt häufig zum Tode.

2.3.4 Bau und funktionelle Klassifikation der Nerven

Periphere Nerven

Es wurde oben schon gesagt, dass in einem Nerven zahlreiche, oft viele Zehntausende von Nervenfasern enthalten sind. In **praktisch allen Nerven,** also z. B. im Nervus ischiadicus, der den größten Teil des Beines nervös versorgt, sind **sowohl afferente als auch efferente Nervenfasern** gebündelt. Es hängt dabei vom Versorgungsgebiet (Haut, Muskeln, Eingeweide) des Nerven ab, welche Arten von Nervenfasern in ihm enthalten sind.

Die Nerven zur Haut, zu den Skelettmuskeln und zu den Gelenken werden als **somatische Nerven** zusammengefasst. Zu ihnen gehören:

- **Hautnerven,** sie enthalten somatische Afferenzen (afferente Nervenfasern) von den Sensoren der Haut, aber auch vegetative Efferenzen zu den Blutgefäßen, Schweißdrüsen und Hauthaaren.
- **Muskelnerven** zur Skelettmuskulatur enthalten motorische Efferenzen, ferner somatische Afferenzen von den Sensoren der Muskeln und vegetative Efferenzen zu den Blutgefäßen.
- **Gelenknerven** mit somatischen Afferenzen von den Sensoren der Gelenke und vegetativen Efferenzen zu den Blutgefäßen der Gelenke und der Gelenkkapsel.
- Die dickeren Nerven sind meist **gemischte Nerven,** die sich in der Peripherie der Extremitäten in Muskel-, Haut- oder Gelenknerven verzweigen.

Die Nerven zu den Eingeweiden heißen **Eingeweidenerven** (Synonyme: **autonome** Nerven, **viszerale** Nerven, **vegetative** Nerven). Sie enthalten viszerale Afferenzen und vegetative Efferenzen.

Σ Die Klassifikation der peripheren Nerven erfolgt nach ihrer Herkunft bzw. ihrem Zielgebiet und nach der Funktion. Muskel-, Haut- und Gelenknerven sind somatische Nerven, viszerale Nerven versorgen die Eingeweide.

Hirnnerven

Dem Hirnstamm entspringen **10 Hirnnervenpaare** (Nervi III–XII), die außer den Strukturen des Kopfes große Teile des Atmungs- und Verdauungstraktes innervieren. Der Nervus opticus (Kap. 17) und der Nervus olfactorius (Kap. 19) werden zwar als Hirnnerven I und II geführt, sind aber keine peripheren Nerven, sondern Teile des End- bzw. Zwischenhirns, gehören also zum Zentralnervensystem.

Die ◘ Tabelle 2.2 listet die Namen, Modalitäten und die von den 12 Hirnnerven innervierten Strukturen auf. Die ◘ Abb. 2.13 illustriert in stark vereinfachter Form deren Ursprünge im Hirnstamm (Ausnahmen, wie gesagt, Nervi I et II) und die Zielstrukturen.

Erwähnt sei, dass der **N. vagus, der X. Hirnnerv,** der größte und komplexeste aller Hirnnerven ist. Im Halsbereich verläuft er entlang der das Gehirn versorgenden Arteria carotis interna und der Arteria carotis communis zum Aortenbogen in der Brusthöhle. Auf diesem Weg zweigen sich die **Herznerven** ab, die das Herz sensorisch und parasympathisch versorgen (Abschn. 10.5.4). Der N. vagus zieht durch das Zwerchfell weiter in den Bauchraum, wo seine Fasern teils der **Chemorezeption** in den Eingeweiden, teils der **parasympathisch-motorischen Innervation** der Eingeweide (bis zur linken Kolonflexur) obliegen (Abschn. 6.1.1 und 12.2.4).

Σ Hirnnerven sind periphere Nerven, die aus dem Hirnstamm entspringen. Ihre Zusammensetzung ist uneinheitlicher als die der aus dem Rückenmark entspringenden Spinalnerven. Sie sind für die sensorische und motorische Innervation des Kopfes und großer Teile des Atmungs- und Verdauungstraktes verantwortlich.

◘ Tabelle 2.2. Hirnnerven

Nr.	Name	Modalität	Innervierte Struktur
I	N. olfactorius	Sensorisch	Riechepithel
II	N. opticus	Sensorisch	Retina
III	N. oculomotorius	Motorisch	Äußere Augenmuskeln
IV	N. trochlearis	Motorisch	Äußere Augenmuskeln
V	N. trigeminus	Sensorisch und motorisch	Sensible Innervation der Gesichtsregion, Kaumuskulatur
VI	N. abducens	Motorisch	Äußere Augenmuskeln
VII	N. facialis	Motorisch und vegetativ	Mimische Muskulatur, Tränen- und Speicheldrüsen, Geschmacksknospen
VIII	N. vestibulocochlearis	Sensorisch	Ohr und Gleichgewichtsorgan
IX	N. glossopharyngeus	Sensorisch und motorisch	Mundschleimhaut, Geschmacksknospen, Speicheldrüse, Schlundmuskulatur
X	N. vagus	Sensorisch und motorisch	Schleimhaut von Rachen, Kehlkopf, Speise- und Luftröhre, Chemorezeption und parasymphatische Innervation der Eingeweide, Schlundmuskulatur
XI	N. accessorius	Motorisch	Musculus trapezius und Musculus sternocleidomastoideus
XII	N. hypoglossus	Motorisch	Zungenmuskulatur

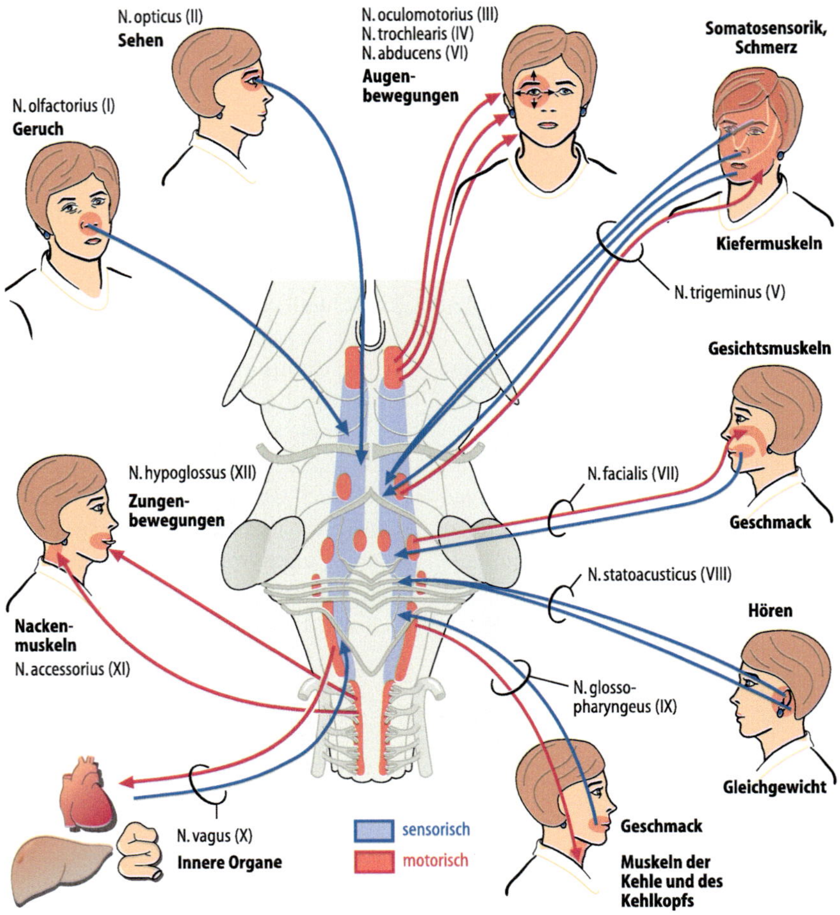

Abb. 2.13. Schematische Darstellung von Ursprung und Innervationsgebiet der 12 Hirnnervenpaare. Von jedem Paar ist nur ein Nerv dargestellt. Besprechung im Text anhand der Tabelle 2.2

Zusammenfassung

Hauptbestandteile jeder menschlichen **Zelle** sind:
- Zellmembran (Plasmamembran)
- Zellflüssigkeit (Zytoplasma)
- Zellkern (Nukleus)

Das **Protoplasma** (Zellinhalt = Zytoplasma + Nukleus) enthält im Wesentlichen **Wasser**, in dem zahlreiche **Salze** gelöst sind. Ferner 4 Substanzklassen kleiner organischer Moleküle, nämlich
- Zucker (dienen als Energielieferant und -speicher)
- Fettsäuren (bilden Körperfett und Phospholipide)
- Aminosäuren (sind die Bausteine der Eiweiße)
- Nukleotide (übermitteln Erbinformation und dienen als Energielieferanten

Die **Plasmamembran** und die **inneren Zellmembranen** der Organellen bestehen aus Phopholipiddoppelschichten, in die große Eiweißmoleküle eingelagert sind.

- Diese bilden Poren (Kanäle) zum Durchtritt von Wasser und Salzen, meist in Ionenform. Dieser Stofftransport erfolgt passiv, d. h. entlang von Konzentrationsgradienten (Diffusion, Osmose).
- Außerdem befördern diese Eiweißmoleküle als Träger- und Transportmoleküle andere Moleküle durch die Membran. Dies geschieht unter Energieaufwand, wie z. B. durch die Na^+-K^+-Pumpe oder durch Symporte und Antiporte.
- Als intrazelluläre Signalketten dienen sekundäre Botenstoffe, von denen die wichtigsten Ca^{++}-Ionen und cAMP sind.

Die **Neurone (Nervenzellen)** unterscheiden sich von den übrigen Zellen des menschlichen Körpers v. a. durch ihre Aussprossungen aus dem Soma, die je nach ihrer Funktion als
- **Axon** (mit Kollateralen) und als
- **Dendriten** bezeichnet werden;

▼

▼

- **Synapsen** sind die Verbindungsstellen von Axonen mit Nerven-, Muskel- oder Drüsenzellen.

Die **Gliazellen** bilden das Stütz- und Ernährungsgewebe des Nervensystems. Insbesondere
- bilden die Oligodendryzyten die Markscheiden der zentralen und in Form der Schwann-Zellen der peripheren Nervenfasern,
- bilden die Astrozyten die Blut-Hirn-Schranke und dienen als Reservoir für neuronal freigesetzte Kaliumionen,
- bilden die Gliazellen bei Hirnverletzungen Narbengewebe und
- beteiligen sich die Gliazellen auch an der Informationsverarbeitung im Gehirn

Nervenfasern
- werden marklos (unmyelinisiert) genannt, wenn ihr Axon lediglich von einer Schwann-Zelle umhüllt ist,
- werden markhaltig (myelinisiert) genannt, wenn ihre Schwann-Zelle eine Myelinscheide ausbildet,
- gelten als afferent, wenn sie Signale in das Zentralnervensystem übermitteln,
- gelten als efferent, wenn sie Signale aus dem ZNS in die Peripherie übermitteln, und
- besitzen einen anterograden und retrograden axonalen Transport zur schnellen Beförderung von Nähr-, Bau- und Abfallstoffen.

Nerven sind Bündel von afferenten und efferenten Nervenfasern, die je nach Ursprung und Zielort
- als **somatische Nerven** der Innervation von Haut, Muskeln und Gelenken dienen sowie
- als **vegetative Nerven** der Innervation der Eingeweide dienen.
- 12 paarige **Hirnnerven** besorgen die Kopfinnervation und nehmen an der Innervation von Brust- und Bauchraum teil.

Literatur

Alberts B, Bray D, Lewis J, Raff M, Roberts K, Watson JD (1990) Molekularbiologie der Zelle, 2. Aufl. VCH, Weinheim

Hille B (2001) Ionic channels of excitable membranes, 3rd edn. Sinauer, Sunderland

Löffler G, Petrides PE (2002) Biochemie und Pathobiochemie. Springer, Berlin Heidelberg New York Tokyo

Schiebler TH (2004) Anatomie, 9. Aufl. Springer, Berlin Heidelberg New York Tokyo

Kandel ER, Schwartz JH, Jessel TM (eds) (2000) Principles of neural science, 4th edn. McGraw Hill, New York

Laming P (ed) (1998) Glial cells. Their role in behavior. Cambridge Univ. Press, Cambridge

Schmidt RF (2001) Physiologie kompakt, 4. Aufl. Springer, Berlin Heidelberg New York Tokyo

Schmidt RF, Lang F (Hrsg) (2007) Physiologie des Menschen, 30. Aufl. Springer, Berlin Heidelberg New York Tokyo

Schmidt RF, Schaible H-G (Hrsg) (2006) Neuro- und Sinnesphysiologie, 5. Aufl. Springer, Berlin Heidelberg New York Tokyo

3 Erregungsbildung und Erregungsleitung

N. Birbaumer (et al.), *Biologische Psychologie*, Springer-Lehrbuch,
https://doi.org/10.1007/978-3-540-95938-0_3

3

Das zentrale Nervensystem, also Gehirn und Rückenmark, und seine peripheren Ausläufer, die Nerven und die Ganglien, bilden das schnelle Informations- und Reaktionssystem des Körpers, dessen verschiedene Aspekte den zentralen Teil dieses Buches ausmachen.

Der Informationsaustausch im Nervensystem geschieht vornehmlich durch kleine Potenzialänderungen (Erregungen), die entlang den Nervenfortsätzen (Axone, Nervenfasern, Abschn. 2.3.3) in der Form von Aktionspotenzialen rasch über große Entfernungen geleitet werden. Die Aktionspotenziale starten von einer negativen Dauerpolarisierung des Zellinneren gegenüber dem Extrazellulärraum, dem Ruhepotenzial. Seine Entstehung, Aufrechterhaltung und Wiederherstellung nach Ablauf eines Aktionspotenzials ist in diesem Kapitel der Darstellung der Erregungsbildung und -leitung vorangestellt.

3.1 Das Ruhepotenzial

3.1.1 Definition und Registrierung

Haupttypen von Membranpotenzialen

Die Plasmamembran der Neurone ist dank ihres Aufbaus als Lipiddoppelschicht ein guter elektrischer Isolator (◘ Abb. 2.3 in Abschn. 2.2.1). Über dieser Membran, d. h. zwischen dem Inneren der Zelle und der extrazellulären Flüssigkeit, besteht in der Regel eine elektrische Potenzialdifferenz. Da diese Potenzialdifferenz an der Membran auftritt, wird sie **Membranpotenzial** genannt.

Das Membranpotenzial hat bei den meisten Neuronen über längere Zeit einen konstanten Wert. Es wird dann als **Ruhepotenzial** bezeichnet. Es ist bei Nerven- und Muskelzellen **innen immer negativ gegenüber der extrazellulären Flüssigkeit** und liegt beim Menschen und anderen Säugetieren, je nach Zelltyp, zwischen –55 und –100 mV.

Wenn die Neurone aktiv werden, treten kurze, impulsartige, **positive** Änderungen des Membranpotenzials auf (d. h. das Zellinnere wird elektrisch weniger negativ und sogar positiv gegenüber der extrazellulären Flüssigkeit), die **Aktionspotenziale**. Diese Aktionspotenziale sind praktisch im gesamten Tierreich das universelle Kommunikationsmittel des Nervensystems.

Ableitung von Membranpotenzialen

Die heute übliche Messanordnung zur Registrierung des Membranpotenzials zeigt schematisch ◘ Abb. 3.1. Als Messfühler (Elektrode) für das Zellpotenzial dient eine Glaskapillare, die mit einer elektrisch leitenden Salzlösung gefüllt ist. Um die Zellen nicht zu schädigen, haben diese Glaskapillaren sehr feine Spitzen (dünner als 1 µm). Die Bezugselektrode im Extrazellulärraum ist ein chloriertes Silberplättchen. Beide Elektroden sind an ein empfindliches Spannungsmessgerät (Voltmeter) angeschlossen.

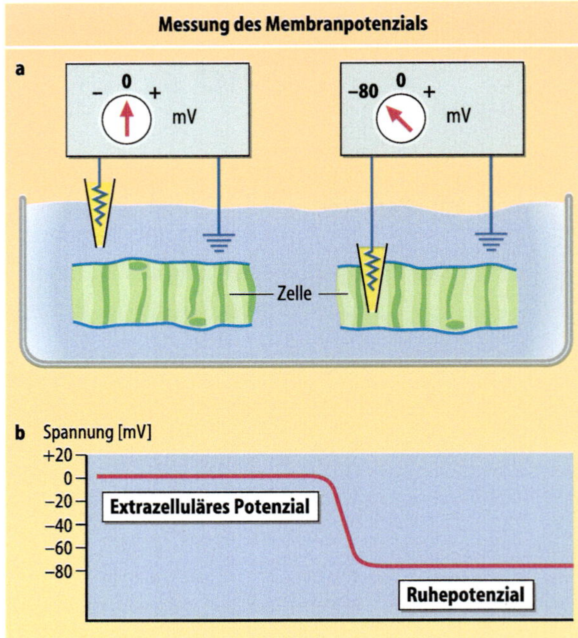

◘ **Abb. 3.1a, b. Messungen des Membranpotenzials einzelner Nerven- oder Muskelzellen mit Mikroelektroden. a** Schema der Messanordnung zur Messung des Membranpotenzials einer Zelle eines Gewebsverbandes, der aus dem Körper entnommen und in eine kleine Kammer mit Blutersatzlösung gelegt wurde (in-vitro-Präparat). Als Messelektrode dient eine mit Salzlösung gefüllte Glas-Mikroelektrode, die über einen Silberdraht mit dem Voltmeter verbunden ist. Als Bezugselektrode dient ein weiterer Silberdraht in der Badelösung. Links liegen Bezugselektrode und Messelektrode extrazellulär, der Spannungsmesser zeigt die Spannung Null. Rechts ist die Messelektrode in die Zelle eingestochen, intrazellulär. Der Spannungsmesser zeigt das Membranpotenzial. Die Blutersatzlösung (z. B. Ringer-Lösung oder Tyrode-Lösung) stellt unter in-vitro-Bedingungen das Interstitium (den Extrazellulärraum) der untersuchten Zellen dar. **b** Das vor und nach dem Einstich der Messelektrode registrierte Membranpotenzial (Ruhepotenzial)

Zu Beginn der Messung (◘ Abb. 3.1a, links) liegen beide Elektroden im Extrazellulärraum, und zwischen den beiden Elektroden wird keine Potenzialdifferenz gemessen. Wird nun die Spitze der Glaskapillare durch die Membran der Zelle geschoben (rechts in ◘ Abb. 3.1b), so springt das Potenzial in negative Richtung auf etwa –75 mV. Dieses negative Membranpotenzial einer ruhenden Nervenzelle ist also das **Ruhepotenzial.**

Σ Die Zellmembran ist die dünne Lipiddoppelschicht, an der Membranpotenziale, d. h. Potenzialdifferenzen zwischen dem Zellinneren und dem Extrazellulärraum auftreten. Membranpotenziale aller Art werden am genauesten mit einer intrazellulären Mikroelektrode gemessen.

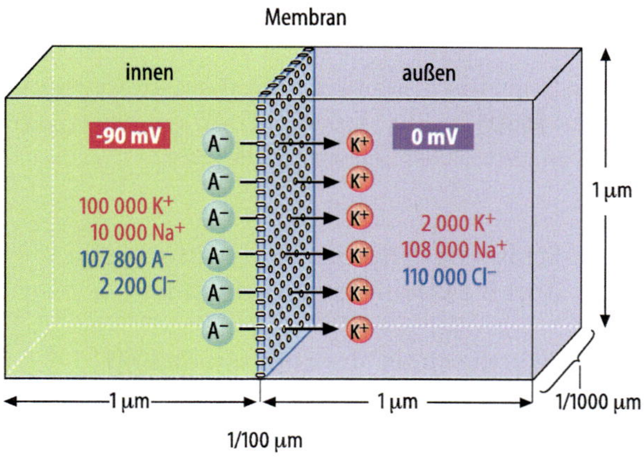

Abb. 3.2. Ladungsverteilung an der Membran beim Ruhepotenzial. Die Membran wird dabei als elektrotechnischer Kondensator betrachtet. Die Aufladung eines kleinen Membranstückes von 1 µm×1/1000 µm Fläche mit je 6 K^+-Ionen und Anionen (A^-) wird der Zahl der Ionen in den auf beiden Seiten der Membran benachbarten Räumen von je 1 µm×1 µm×1/1000 µm Inhalt gegenübergestellt. Die Pfeile durch die Membran zeigen an, dass die K^+ durch die Membran aus der Zelle diffundiert sind, aber durch die Ladung der in der Zelle zurückgebliebenen A^- auf der Außenseite der Membran fixiert bleiben. Angenommen ist eine Membrankapazität von 1 µF/cm²

3.1.2 Bedeutung der K^+-Ionen für das Ruhepotenzial

Ladungsverteilung an der Nervenzellmembran

Wenn das Zellinnere negativer ist als die Umgebung der Zelle, so muss in der Nervenzelle gegenüber dem Extrazellulärraum ein Überschuss an negativen elektrischen Ladungen herrschen. Da es sich bei den elektrischen Ladungen im Zellinneren wie im Extrazellulärraum um Ionen, nämlich **Kationen** (positiv geladen) und **Anionen** (negativ geladen) handelt (Abschn. 2.1.1), bedeutet der Überschuss an negativen Ladungen im Zellinneren einen **Überschuss an Anionen in der Zelle.**

Bei einer quantitativen Betrachtungsweise ergibt sich, wie Abb. 3.2 zeigt, dass ein sehr kleiner Membranbezirk von 1 µm×1/1000 µm Fläche bei einem angenommenen Ruhepotenzial von –90 mV nur von je 6 Anionen (innen) und Kationen (außen) besetzt ist. In den angrenzenden, mit Salzlösung gefüllten Räumen befinden sich allein im ersten Mikrometer Abstand von der Membran bereits je 220.000 Ionen, d. h. außen und innen gibt es praktisch gleich viel Anionen und Kationen. Das **Ungleichgewicht der elektrischen Ladungsverteilung** an der Zellmembran ist also **äußerst geringfügig** (nur 6 von 110 000 Kaliumionen haben das Zellkompartiment verlassen). Umso erstaunlicher ist es, dass alle Funktionen des Nervensystems auf den durch die Auswärtsdiffusion der Kaliumionen verursachten Ladungsunterschied zwischen dem Zellinneren und der Extrazellulärflüssigkeit, den wir als **Ruhepotenzial** messen, angewiesen sind.

Konzentrationsverteilung der Ionen innerhalb und außerhalb der Nervenzelle

In Abb. 3.2 fällt neben dem Ungleichgewicht der Ladungen an der Membran auch die **ungleiche Verteilung der Ionenarten innerhalb und außerhalb der Zelle** auf. Das größte Ungleichgewicht besteht bei den K^+-Ionen: 100 000 K^+ intrazellulär stehen extrazellulär nur 2 000 K^+ gegenüber. Dagegen entsprechen extrazellulär 108 000 Na^+ nur 10 000 Na^+ in der Zelle. Die Chloridionen (Cl^-) sind umgekehrt verteilt wie die K^+-Ionen, d. h. viele außen, wenige innen. Der größte Teil der intrazellulären Anionen wird von großen Eiweißionen gestellt (als A^- bezeichnet).

In Tabelle 3.1 sind die Ionenkonzentrationen in einer Muskelzelle und im Extrazellulärraum angegeben. Allgemein ist bei Nerven- und Muskelzellen die intrazelluläre K^+-Konzentration 20- bis 100-mal höher als die extrazelluläre, die intrazelluläre Na^+-Konzentration 5- bis 15-mal niedriger als die extrazelluläre und die intrazelluläre Cl^--Konzentration 20- bis 100-mal niedriger als die extrazelluläre. Die Konzentrationsverteilung für Chlorid ist also etwa reziprok der für die Kaliumionen. Großmolekulare Anionen sind in der Zelle in hoher Konzentration vertreten (155 mmol/l in der Tabelle 3.1), kommen dagegen im Extrazellulärraum nicht in messbarer Menge vor.

Für die Entstehung eines Membranpotenzials sind nur geringfügige Ladungsverschiebungen an der Plasmamembran nötig. K^+-, Na^+- und Cl^--Ionen verteilen sich sehr unterschiedlich im Intra- versus dem Extrazellulärraum. Dies ist Voraussetzung für die Entstehung der verschiedenen Membranpotenziale.

Ruhepotenzial als K^+-Diffusionspotenzial

Die in Abb. 3.2 und Tabelle 3.1 dokumentierten Unterschiede der Ionenkonzentrationen zwischen Zellinnerem und Extrazellulärraum würden sich durch **Diffusion der beweglichen Teilchen** bald ausgleichen, wenn dies nicht

Tabelle 3.1. Intra- und extrazelluläre Ionenkonzentrationen bei einer Muskelzelle eines Warmblüters. A^- steht für »große intrazelluläre Anionen«

Intrazellulär		Extrazellulär	
Na^+	12 mmol/l	Na^+	145 mmol/l
K^+	155 mmol/l	K^+	4 mmol/l
Ca^{2+}	10^{-8}–10^{-7} mmol/l	Ca^{2+}	2 mmol/l
Cl^-	4 mmol/l	Cl^-	120 mmol/l
HCO_3^-	8 mmol/l	HCO_3^-	27 mmol/l
A^-	155 mmol/l	Andere Kationen	5 mmol/l
Ruhepotenzial	–90 mV		

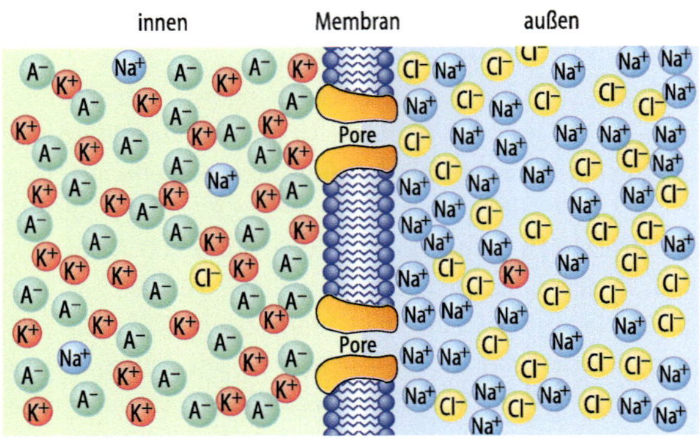

Abb. 3.3. Vergleich der Verteilung der Ionen in einer Nerven- oder Muskelzelle (intrazellulär, innen) mit der im Interstitium (extrazellulär, außen). Auf beiden Seiten der Membran sind die verschiedenen Ionen durch Kreise verschiedenen Durchmessers symbolisiert. Der Durchmesser ist jeweils dem hydratisierten Ionendurchmesser (Ion mit seiner Wasserhülle) proportional. A^- bezeichnet die großen intrazellulären Eiweißionen. Die offenen Verbindungen durch die Membran, die Poren oder Kanäle, sind gerade groß genug, um den K^+-Ionen den Durchtritt zu gestatten

durch die Membran verhindert würde. Wäre die Membran völlig undurchlässig für Ionen, so könnten die unterschiedlichen Ionenkonzentrationen auf beiden Seiten der Membran unbeschränkt bestehen bleiben. Die Membran lässt aber K^+-Ionen relativ gut hindurchtreten, sie ist für **K^+-Ionen permeabel**. Man kann sich, wie in Abschn. 2.2.1 bereits geschildert, die Membran als mit Poren oder Kanälen durchsetzt vorstellen, wie dies Abb. 3.3 illustriert (Abb. 2.5 A in Abschn. 2.2.1).

Die Poren sind so eng, dass durch sie nur die relativ kleinen K^+-Ionen hindurchpassen. Aufgrund der an der Innenseite weit höheren K^+-Ionenkonzentration werden innen K^+-Ionen viel öfter auf eine Pore treffen und durch sie durchtreten als an der Außenseite. Es ergibt sich also **ein Netto-Ausstrom von K^+-Ionen** aus der Zelle. Damit wird positive Ladung aus der Zelle herausgetragen und die negativ geladenen Anionen bleiben zurück (Abb. 3.2). So gesehen ist das Ruhepotenzial ein **K^+-Diffusionspotenzial**.

Ruhepotenzial als K^+-Gleichgewichtspotenzial

Der Netto-Ausstrom von K^+-Ionen würde die Konzentrationsunterschiede rasch beenden, wenn nicht durch die Mitnahme der positiven Ladungen, also **durch die Entstehung des Ruhepotenzials eine Gegenkraft aufgebaut** würde, die dem weiteren Ausströmen der K^+-Ionen zunehmend entgegenwirkt. Mit anderen Worten, das innen negative elektrische Potenzial wächst so lange an, bis seine dem K^+-Ausstrom entgegenwirkende (»Halte«-)Kraft gleich groß ist wie der nach außen wirkende osmotische Druck der K^+-Ionen. Bei diesem Potenzial sind Ein- und Ausstrom von K^+-Ionen im Gleichgewicht, man nennt es deshalb das **K^+-Gleichgewichtspotenzial EK**. Die Ruhepotenziale von Nerven- und Muskelzellen sind also in erster Annäherung Kaliumgleichgewichtspotenziale.

Σ Das Ruhepotenzial ist in erster Linie ein K^+-Diffusionspotenzial, dessen Größe sich aus dem Gleichgewicht zwischen dem von innen nach außen gerichteten Diffusionsgefälle der K^+-Ionen und dem von außen nach innen gerichteten Ladungsgefälle ergibt.

3.1.3 Stabilisierung des Ruhepotenzials durch aktiven Ionentransport

Instabilität durch Na^+-Ionenpermeabilität

In Ruhe ist die Zellmembran der Nerven- und Muskelzellen nur wenig für Na^+-Ionen durchlässig. Das Verhältnis der Membrandurchlässigkeit zwischen den beiden Ionensorten, die **Membranleitfähigkeit**, liegt bei 25:1 zugunsten der K^+-Ionen. Aber für die Na^+-Ionen besteht ein kräftiges Konzentrationsgefälle von außen nach innen von etwa 10:1 (Tabelle 3.1), und ein Einstrom von Na^+ in die Zelle wird weiter begünstigt durch das innen negative Ruhepotenzial, das positive Ionen anzieht. So kommt es, dass trotz der sehr geringen Durchlässigkeit der ruhenden Membran für Na^+ diese in die Zelle strömen und damit die Negativität des Ruhepotenzials etwas verringern. Der in Ruhe eintretende Na^+-Einstrom wird **passiv** genannt, weil er längs der existierenden Konzentrations- und Potenzialgradienten erfolgt. Das Ruhepotenzial stimmt also meist nicht ganz mit dem Gleichgewichtspotenzial E_K überein, weil die Membran nicht nur für Kaliumionen, sondern auch **etwas für Natriumionen permeabel** ist.

Der **dauernde Eintritt von Natriumionen** in die Zelle erniedrigt etwas das Ruhepotenzial und führt damit, also wegen der etwas höheren Kraft des Konzentrations- versus dem Potenzialgradienten fortwährend zu einem **entsprechenden Ausstrom von Kaliumionen**.

Unter rein **passiven Bedingungen** kann also das **Ruhepotenzial nicht konstant** bleiben, denn das System ist nicht im Gleichgewicht: Die Zelle verliert dauernd einige K^+-Ionen und gewinnt einige Na^+-Ionen. Der K^+-Verlust führt zu einer Abnahme des Ruhepotenzials, denn dieses ist ja in erster Linie ein K^+-Potenzial, das sich bei abnehmender intra- versus extrazellulärer Konzentrationsdifferenz immer mehr verkleinert. Auch die Eindiffusion der Na^+-Ionen trägt, wie eben gesagt, zur Abnahme des Ruhepotenzials bei.

Σ Für Na^+-Ionen ist die Zellmembran in Ruhe ein wenig permeabel. Es resultiert ein passiver Einstrom von (wenigen) Na^+-Ionen, wodurch das Ruhepotenzial weniger negativ wird. Diese Schwächung des Potenzialgradienten bedingt einen ständigen Verlust von K^+-Ionen.

Dynamisches Gleichgewicht durch Na^+-K^+-Pumpen

In normalem Gewebe ist das Ruhepotenzial aber, trotz des ständigen **passiven** Eintritts der Na^+-Ionen und dem ständigen **passiven** Austritt von K^+-Ionen konstant, d. h. die Ionenverteilung zwischen Innen und Außen ändert sich nicht. Diese **Konstanthaltung der normalen intrazellulären Ionenkonzentrationen** bedarf offensichtlich der **Zufuhr von Stoffwechselenergie**, denn die eindiffundierten Na^+-Ionen und die ausdiffundierten K^+-Ionen müssen mit Hilfe eines energieverbrauchenden Prozesses, also **aktiv** gegen die elektrischen und Konzentrationsgradienten aus der Zelle entfernt bzw. dorthin wieder aufgenommen werden.

Diese Aufgabe wird v. a. von den im vorigen Kapitel bereits vorgestellten **Na^+-K^+-Pumpen** übernommen, bei denen netto mehr Na^+-Ionen aus als K^+-Ionen in die Zelle gepumpt werden (▣ Abb. 2.6 und zugehöriger Text in Abschn. 2.2.1). Durch die Tätigkeit dieser Pumpen kommt es zu einer erhöhten Negativität des Zellinneren, also einer **Hyperpolarisation**, die aber gering ist, so dass sie hier außer Betracht bleiben kann.

Σ Das Ruhepotenzial kann nur durch den aktiven Transport von Na^+-Ionen aus den und K^+-Ionen in die Zellen aufrecht erhalten werden. In Ruhe sind die passiven und aktiven Ionenströme durch die Membran in einem dynamischen Gleichgewicht.

3.2 Das Aktionspotenzial

3.2.1 Ablauf des Aktionspotenzials

Anteile des Aktionspotenzials

Amplitude und Form der Aktionspotenziale von verschiedenen erregbaren Zelltypen von Wirbel-, v. a. von Säugetieren einschließlich des Menschen, sind sich ähnlich: Ausgehend vom Ruhepotenzial springt das Potenzial bei Erregung sehr schnell auf einen positiven Wert und kehrt dann etwas langsamer zum Ruhepotenzial zurück. Die Spitze der Impulse liegt bei etwa +30 mV (Zellinneres positiv gegenüber der extrazellulären Flüssigkeit). Damit beträgt die **Gesamtamplitude der Aktionspotenziale um die 110 mV**, also rund ein Zehntel Volt.

Die **Dauer des Aktionspotenzials** ist allerdings bei den verschiedenen Zelltypen sehr verschieden: Am Nerven und am Skelettmuskel dauert das Aktionspotenzial nur etwa 1 ms, während es am Herzmuskel nach 200 ms noch nicht ganz beendet ist.

▣ Abb. 3.4 illustriert die Bezeichnungen der verschiedenen **Anteile** oder **Phasen** des **Aktionspotenzials.** Es beginnt immer mit einer sehr schnellen positiven Potenzialänderung, dem **Aufstrich.** Er dauert an Nerven- und Muskelzellen von Säugetieren nur 0,2–0,5 ms. Da die Zelle ihre negative Ruheladung oder Polarisation während des Aufstrichs verliert, wird diese Zeit auch **Depolarisationsphase** genannt. Der positive Anteil der Depolarisationsphase, also von 0 mV bis +30 mV, wird als Überschuss oder **Overshoot** bezeichnet.

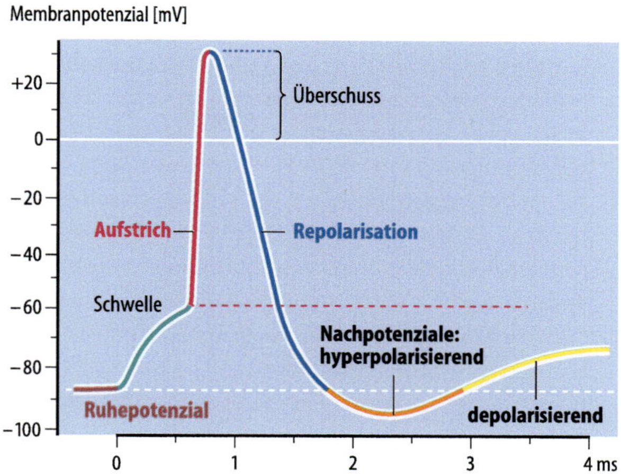

▣ Abb. 3.4. Phasen des Aktionspotenzials am Beispiel eines Aktionspotenzials eines Neurons (Nervenzelle). Die initiale Phase des Aufstrichs wird auch Depolarisationsphase genannt. Für den Überschuss ist in unserem Sprachraum auch der Ausdruck Overshoot gebräuchlich. Nach Erreichen der Schwelle läuft das Aktionspotenzial monoton ab (Alles-oder-Nichts-Gesetz)

Die Rückkehr des Aktionspotenzials zum Ruhepotenzial heißt **Repolarisation,** weil damit die normale Polarisation der Zellmembran wieder hergestellt wird. Anschließende kleine Nachschwankungen des Membranpotenzials werden, je nach ihrer Richtung, als **hyperpolarisierende** (über den Wert des Ruhepotenzials hinausgehende) oder als **depolarisierende Nachpotenziale** bezeichnet.

Σ Größe, Form und Zeitverlauf von Aktionspotenzialen sind bei allen Säugetieren, einschließlich dem Menschen sehr ähnlich: einem schnellem Aufstrich mit Overshoot folgt eine je nach Gewebe unterschiedlich langsame Repolarisation.

Alles-oder-Nichts-Verhalten von Aktionspotenzialen, Frequenzkodierung

Aktionspotenziale entstehen immer dann, wenn die Membran, vom Ruhepotenzial ausgehend, auf etwa −60 mV depolarisiert wird (wie diese anfängliche Depolarisation von −80 auf −60 mV zustande kommt, wird in Abschn. 4.1.2 und 4.2.1 des folgenden Kapitels berichtet). An dieser **Schwelle** wird die Membranladung instabil. Sie kippt aus Gründen, die anschließend geschildert werden, unaufhaltsam in das Aktionspotenzial um. Diese **Erregung** hält für eine kurze, für jedes Gewebe charakteristische Zeit an, dann beginnt ebenso zwangsläufig die Repolarisation. Die Gleichförmigkeit, mit der jedesmal bei Erreichen der Schwelle ein Aktionspotenzial entsteht, wird als **Alles-oder-Nichts-Gesetz der Erregung** bezeichnet. Diese Regel gilt auch für die Erregung von Herz- oder Skelettmuskelzellen.

Das Alles-oder-Nichts-Gesetz beinhaltet, dass alle Nervenzellen völlig einheitliche Aktionspotenziale oder, kürzer gesagt, **Impulse** zu den mit ihnen verbundenen Zellen aussenden. Die weitergegebene Information kann daher nicht

3

Box 3.1. Analyse von Ruhe- und Aktionspotenzial mit »voltage clamp« und »patch clamp«

Mitte des 20. Jahrhunderts war die Entwicklung der Elektronik so weit fortgeschritten, dass die schnellen Vorgänge an Neuronen mit intrazellulären Elektroden genau festgehalten werden konnten. Alan Hodgkin und Andrew Huxley (Nobelpreis mit John C. Eccles 1963) gelang es, nicht nur die Spannungsänderungen an Nervenzellen, sondern durch elektronisches »Festklemmen« **(»voltage clamp«),** also Konstanthaltung der Membranspannung, auch die zugrunde liegenden Ionenströme (Beispiele $\mathbf{i_{NA}}$ und $\mathbf{i_K}$ in **b** und **c** der Abbildung) während Ruhe- und Aktionspotenzial zu messen. Einer ihrer wesentlichen Befunde war, dass das Alles-oder-Nichts-Verhalten des Aktionspotenzials auf der schon oben angesprochenen **Potenzial-** und **Zeitabhängigkeit** der **Ionenleitfähigkeiten** für die Na- und K-Ionen beruht.

Eine elegante Weiterentwicklung der Spannungsklemme gelang Erwin Neher und Bert Sakmann (Nobelpreis 1991) mit der in der Abbildung gezeigten Spannungsfleckklemme **(»patch clamp«).** Bei dieser Methode werden, wie in **a** der Abbildung zu sehen, kleinste Membranstückchen von etwa 1 μm^2 in die Spitze einer Glaskapillare eingesaugt und die Ströme durch diese Membranflecken gemessen. Auf diese Weise können die Ströme durch einzelne oder wenige Ionenkanäle oder Poren unmittelbar erfasst werden. Mit dieser Methode können die **molekularen Reaktionen der Einzelkanäle** registriert und damit die eben beschriebene Potenzial- und Zeitabhängigkeiten der Ionenströme an der einzelnen Membranpore studiert werden. Die unten in **b** und **c** angeordneten Ableitungen zeigen, dass die Einzelkanäle sich ruckartig und wahrscheinlichkeitsabhängig öffnen und schließen. In ihrer Gesamtheit ergeben sich dann die darüber angeordneten Ionenströme.

Das Studium einzelner Ionenkanäle hat nicht nur die eben beschriebenen Vorteile, sondern es kann damit auch sehr genau untersucht werden, welchen Veränderungen seiner Eigenschaften ein solcher Ionenkanal z. B. bei Lernprozessen oder bei pharmakologischer Einwirkung (z. B. von Antidepressiva etc.) unterworfen ist.

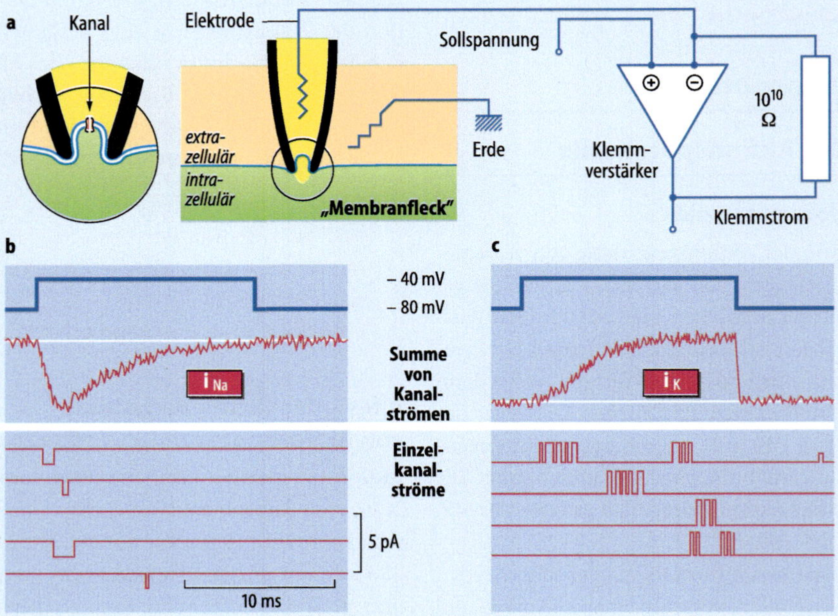

in der Form der Impulse enthalten (kodiert, verschlüsselt) sein. Vielmehr überbringt ihre Anzahl pro Zeiteinheit und manchmal auch ihr Rhythmus (Frequenzgruppierungen) die jeweils wichtige Mitteilung. Die **Impulsfrequenz** ist also die Sprache oder der entscheidende **Code der Neurone** und damit des Nervensystems.

Σ **Aktionspotenziale haben immer ein Alles-oder-Nichts-Verhalten. Die durch Aktionspotenziale zu übermittelnde Information ist daher in ihrer Impulsfrequenz und ihrer Rhythmizität verschlüsselt.**

3.2.2 Ionenmechanismus des Aktionspotenzials

Ionenmechanismen des Aufstrichs und der Repolarisation

Das (innen negative) Ruhepotenzial ist, wie im Abschn. 3.1.2 besprochen, weitgehend das Gleichgewichtspotenzial der K^+-Ionen. Wenn während des Aktionspotenzials das Zellinnere positiver wird als der Extrazellulärraum, so kann dies nur auf einem **Einstrom von Na^+-Ionen** aufgrund einer erhöhten Leitfähigkeit der Membran für Na^+ beruhen, denn

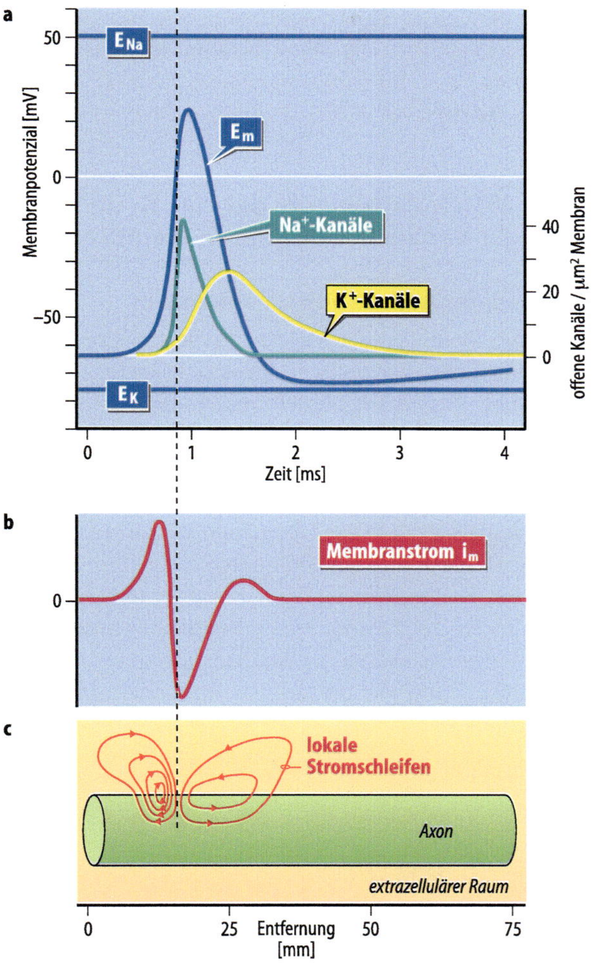

Abb. 3.5a–c. Ionenmechanismen der Entstehung und Fortleitung des Aktionspotenzials. Schematisierte Darstellung der Verhältnisse an menschlichen Neuronen. **a** Zeitverläufe des Membranpotenzials E_m (blau), der Offenwahrscheinlichkeit der Na-Kanäle (grün) und der K-Kanäle (gelb). Die Lage der Gleichgewichtspotenziale der K^+- (E_K) und der Na^+-Ionen (E_{Na}) sind ebenfalls eingetragen. **b** Zeitverlauf des Membranstrom i_m, der initiale Einwärtsstrom ist nach oben aufgetragen. **c** Die lokalen Stromschleifen an einer Seite eines Axons, die Dichte dieser Stromschleifen an der Membran entspricht i_m. Das Aktionspotenzial wird von rechts nach links fortgeleitet. Die Stromschleifen links von der maximal erregten Stelle depolarisieren die Membran zur Schwelle und lösen neue, fortgepflanzte Erregung aus

nur für Na^+ ergibt sich ein (innen) positives Gleichgewichtspotenzial E_{Na}, das, wie Abb. 3.5a zeigt, mit ca +50 mV positiver ist als die Spitze des Aktionspotenzials. Basis der Erregung ist also eine kurzfristige **Erhöhung der Membranleitfähigkeit für Na^+, g_{Na}** (grüne Kurve in Abb. 3.5a), die durch Depolarisation zur Schwelle ausgelöst wird. Die Na-Leitfähigkeit ist also **potenzialabhängig** (mehr dazu in Abschn. 3.2.3).

Die Erhöhung der g_{Na} hält an Nervenzellen von Säugetieren weniger als 1 ms an. Die Na-Leitfähigkeit ist also auch **zeitabhängig.** Die rasche Abnahme des initialen Na^+-Stroms wird **Inaktivation** genannt.

Zusätzlich kommt es mit einer Verzögerung von weniger als einer Millisekunde nach Beginn des Aktionspotenzials zu einer **Erhöhung der K^+-Leitfähigkeit, g_K** (gelbe Kurve in Abb. 3.5a). Wenn also weniger als eine Millisekunde nach Beginn der Erregung die Spitze des Aktionspotenzials erreicht wird, beginnen die K^+-Ionen vermehrt aus der Zelle zu strömen und kompensieren schnell den Einstrom positiver Ladungen in Form von Na^+-Ionen. Schließlich wird g_K größer als g_{Na}, der Ausstrom positiver Ladung überwiegt den Einstrom, und das Membranpotenzial wird wieder negativer. Dieser überwiegende **K^+-Ausstrom verursacht** also die **Repolarisationsphase** des Aktionspotenzials.

In der Abbildung ist auch zu sehen, dass nach dem Ende des Aktionspotenzials g_K gegenüber seinem Ruhewert noch erhöht ist. Dadurch nähert sich das Membranpotenzial etwas näher als normal an das Kaliumgleichgewichtspoten zial E_K an: es entsteht ein **hyperpolarisierendes** Nachpotenzial. Die elektrophysiologischen Methoden mit denen die Ionenmechanismen von Ruhe- und Aktionspotenzial aufgeklärt wurden, sind in Box 3.1 beschrieben.

Σ Der Aufstrich des Aktionspotenzial wird durch eine plötzliche und kurzzeitige Erhöhung von g_{Na} und den daraus resultierenden Einstrom von Na^+-Ionen in die Zelle verursacht. Die Repolarisation ist Folge des Rückgangs der Na-Leitfähigkeit und des Anstiegs von g_K, die zu einem Ausstrom von K^+-Ionen führt.

Ionenumsätze während des Aktionspotenzials

Trotz der großen Änderungen der Leitfähigkeit der Membran für Na^+-Ionen während des Aktionspotenzials (g_{Na} erreicht mehr als das hundertfache ihres Ruhewertes) sind die **Ionenverschiebungen durch die Membran** relativ zu den die Membran umgebenden Ionenmengen **klein.** Im Schema der Abb. 3.2 müssen während der Erregung nur 8 Na^+ in die Zelle einströmen, und entsprechend würde die Repolarisation durch den Ausstrom von 8 Kationen erreicht. Durch die Ionenumsätze würde sich die Na^+-Konzentration in den sehr kleinen Räumen, die in Abb. 3.2 gezeigt sind, um weniger als 1/1000 während eines Aktionspotenzials ändern.

Die mit dem Aktionspotenzial **in die Zelle geströmten Na^+-Ionen** werden im Laufe der Zeit genauso wie die während des Ruhepotenzials eindiffundierten Na^+-Ionen (▶ oben) und die der Zelle »verloren gegangenen« K^+-Ionen **durch die Na^+-K^+-Pumpen aus der Zelle** geschafft bzw. wieder hereingeholt. Werden die Ionenpumpen blockiert, z. B. durch Vergiftung mit Dinitrophenol, so können trotz der Ausschaltung des aktiven Transports noch Tausende von Aktionspotenzialen ablaufen, ehe die intrazelluläre Na^+-Konzentration so hoch wird, dass die Zelle nicht mehr erregbar ist.

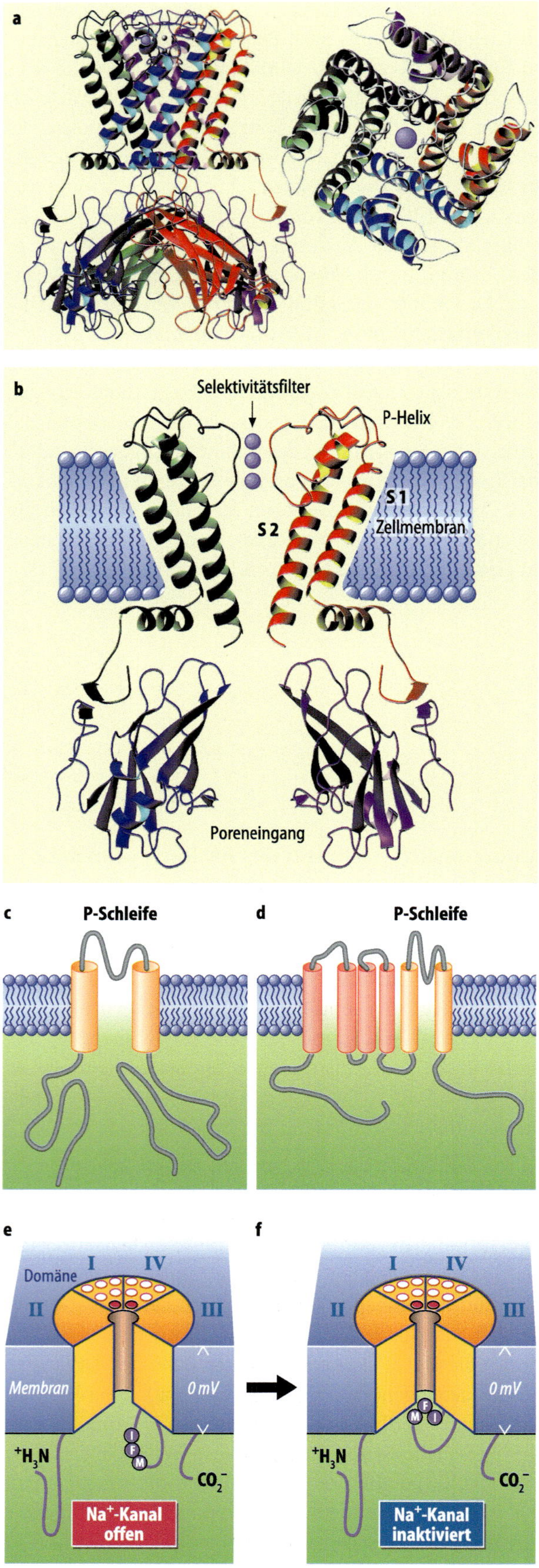

◀ **Abb. 3.6a–f. Molekularer Aufbau von Ionenkanälen. a, b** Aus seiner Kristallstruktur abgeleiteter Bau eines Kaliumkanals, der aus 4 Domänen (Untereinheiten) besteht, die symmetrisch um den zentral gelegenen Ionenkanal (Pore) angeordnet sind und zwar in **a** in Seitenansicht und Aufsicht und in **b** in Seitenansicht zweier gegenüberliegender Domänen. Die Transmembransegmente S1 und S2 sind als α-Helices ausgebildet, die in c und d jeweils als gelbe Zylinder eingezeichnet sind. **c** Segment mit 2 α-Helices (gelbe Zylinder), die mit einer kurzen Aminosäurenkette miteinander verbunden sind (P-Schleife, P für Pore). Jede Domäne des obigen Kaliumkanals ist aus je 2 dieser Segmente aufgebaut. **d** Segment des schnellen Natriumkanals, das 6 α-Helices besitzt. **e, f** Modell des aus 4 Domänen zu je 6 Segmenten (in I und IV als Kreise eingezeichnet) bestehenden schnellen Natriumkanals (aufgeklappt). Die rot eingezeichneten Segmente bilden den in Abb. 3.7a eingezeichneten Feldsensor. Die Membrankette IFM an der Membraninnenseite verschließt den Kanal bei der Inaktivation (vgl. **e** mit **f**)

Σ Pro Aktionspotenzial fließen nur sehr wenige Ionen in die und aus der Zelle. Mittel- bis langfristig muss jedoch die normale Ionenverteilung durch aktiven Transport (Na^+-K^+-Pumpen) aufrecht erhalten werden.

3.2.3 Molekularbiologie der Na-, K- und Ca-Kanäle in erregbaren Membranen

Allgemeiner Aufbau von Ionenkanälen

Dank der Methoden der Molekularbiologie (Klonierung, Röntgenstrukturanalyse) ist die **Struktur vieler Ionenkanäle** bekannt. Es sind komplexe **Proteine,** die aus mehreren Untereinheiten (Domänen) bestehen, die sich zusammenlagern und in die Zellmembran einbetten. Als einfachstes Beispiel zeigt die Abb. 3.6a und b das Strukturbild eines **Kaliumkanals,** der sich aus 4 **Domänen** zusammensetzt.

Jede Domäne wird aus **Segmenten** großer Proteine gebildet. Ein solches Segment des K-Kanals ist in Abb. 3.6c schematisch gezeigt. Es hat 2 der **α-Helices** genannten Teile in die Membran eingelagert, die miteinander durch Aminosäureketten extra- wie intrazellulär verbunden sind. Der **K-Kanal** besteht also aus **4 Domänen zu je 2 Segmenten,** die so in der Membran zusammengelagert sind, dass sich in ihrer Mitte der **Ionenkanal** ausbildet.

Der **Poreneingang** des Ionenkanals wird von der P-Schleife gebildet, die im Extrazellulärraum liegt. Dort findet sich auch die engste Porenstelle, die so angelegt ist, dass sie als **Selektivitätsfilter** dient, d.h. dafür sorgt, dass nur bestimmte Ionen (z. B. Kationen) oder nur eine bestimmte Ionensorte (hier Kalium-Ionen) durch die Pore diffundieren können.

Die einfachste evolutionäre Weiterentwicklung des in a–c gezeigten Ionenkanals mit 2 Segmenten pro Domäne sind Ionenkanäle, die in jeder Domäne 6 Segmente haben (Abb. 3.6d). Ein wichtiges Beispiel ist der in e und f gezeigte **Na-Kanal** mit **4 Domänen zu je 6 Segmenten.** Er ist ein **Glykoprotein** mit einem Molekulargewicht von etwa 300 000 (zum Begriff Molekulargewicht Abschn. 2.1.1).

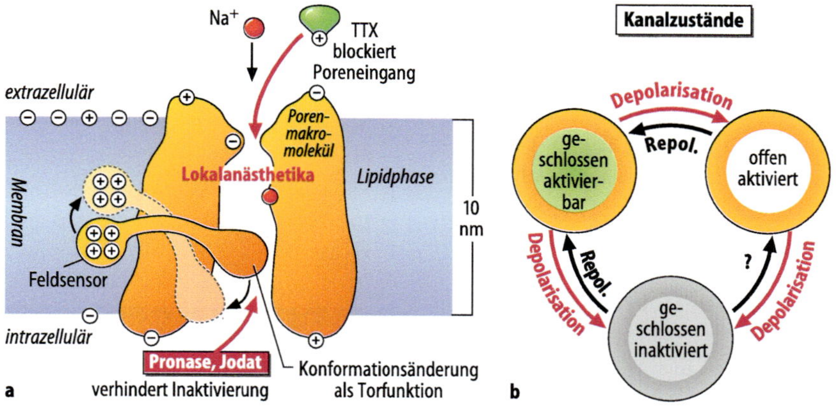

Abb. 3.7a, b. Arbeitsweise des schnellen Natriumkanals. **a** Modellschema. Die Größenverhältnisse der Membrankomponenten und der Ionen sind etwa maßstabgerecht. Neben den die Pore permeierenden Na^+-Ionen sind mit Pfeilen die Hemmstoffe Tetrodotoxin (TTX, blockiert Poreneingang) und Pronase bzw. Jodat (verhindert Inaktivierung) eingezeichnet. Auch der Wirkort von Lokalanästhetika ist eingezeichnet. **b** Schema der 3 Hauptzustände der Na^+-Ionenkanäle. Der Zustand »geschlossen-aktivierbar« geht bei Depolarisation in die Zustände »offen-aktiviert« und anschließend in »geschlossen-inaktiviert« über. Nach Repolarisation kehrt der Kanal in den »geschlossen-aktivierbaren« Zustand zurück

Von all diesen Kanälen gibt es zahlreiche Varianten, die nach Aufbau und Funktion in **Kanalklassen, -familien** und **-unterfamilien** eingeordnet werden können. Erbliche Mutationen der Ionenkanäle können zu schweren Erkrankungen führen (Box 3.2).

Σ Ionenkanäle in Membranen sind große Eiweißmoleküle. Jeder Kanal besteht aus mehreren Domänen, die wiederum aus Segmenten aufgebaut sind. Segmente haben α-Helices genannte Eiweißteile, die die Membran durchspannen und über Peptidketten miteinander verbunden sind.

Box 3.2. Kanalopathien

Erbliche Erkrankungen als Folge von Mutationen in den für Na- und K-Kanäle codierenden Genen werden Kanalopathien genannt. So können genetisch bedingte Fehlbildungen des Na-Kanals zu erblichen Epilepsien führen oder der Grund für Muskelerkrankungen (Myotonien) und Störungen der Herzerregung sein, wobei sich letztere in Tachykardien (»Herzjagen«) äußern. Zugrunde liegt meist eine Übererregbarkeit der defekten Kanäle bedingt durch eine defekte Inaktivierung (Abb. 3.8), was zu repetitiven Entladungen führen kann.

Auch Mutationen der Gene spannungsgesteuerter K-Kanäle werden mit genetisch bedingter Epilepsie in Zusammenhang gebracht. Vermutlich bildet sich in den betroffenen Neuronen kein ausreichend stabiles Ruhepotenzial und damit eine Übererregbarkeit aus.

Funktion des schnellen Na^+-Kanals

Das **Na^+-Kanalmolekül**, von dem in Membranen erregbarer Zellen zwischen **1 und 50 pro μm²** eingebaut sind, muss schnell einen hohen Na-Ionenfluss einschalten können, muss aber den Durchtritt anderer Ionen, v. a. den des fast gleich großen K^+-Ions, verhindern. Die Na^+-Kanäle müssen also **selektiv** sein. Der **Durchtritt von Anionen** wird durch negative Ladungen am Kanaleingang ausgeschlossen, wie dies das Schema in Abb. 3.7a andeutet. Die **Selektivität gegenüber K^+-Ionen** kann aber nur durch spezifische Bindungen des Na^+-Ions während des Durchtritts durch den Kanal erklärt werden, wie dies am Beispiel des Kaliumkanals in Abschn. 2.1.1 anhand der Abb. 2.5 bereits erläutert wurde.

Depolarisation öffnet den Na^+-Kanal für kurze Zeit, wobei die **Dauer der Öffnung** beträchtlich um einen Mittelwert von **0,7 ms** schwankt. In dieser Zeit fließen etwa 10 000 Na^+-Ionen durch den Kanal. Auch der **Zeitpunkt der Kanalöffnung** schwankt, so dass zu jedem Zeitpunkt der Depolarisation nur ein gewisser Prozentsatz der Kanäle offen ist. Bei Depolarisation nimmt also die **Wahrscheinlichkeit der Öffnung aller Na^+-Kanäle der Zellmembran** zunächst rasch zu, erreicht nach 1,5 ms ihr Maximum und wird dann innerhalb von 10 ms minimal. Diese Abnahme der Wahrscheinlichkeit der Kanalöffnung entspricht der **Inaktivation** des Natriumstromes (Abb. 3.5a, grüne Kurve).

Die **schnelle Öffnung des Na^+-Kanals** bei Depolarisation lässt sich am besten mit der Annahme erklären, dass das Kanalmolekül **positive Festladungen** enthält (in Abb. 3.7a als »Feldsensor« eingezeichnet), die durch Änderungen der Feldstärke über der Membran verschoben werden können. Die Verschiebung dieser Ladungen kann man tatsächlich als **Torstrom** (gating current) messen.

Der Na^+-Kanal wird also durch die Depolarisation nicht streng determiniert geöffnet. Es wächst nur die Wahrscheinlichkeit des offenen Zustandes, und wenn ein Kanal einmal offen ist, schließt er mit einer gewissen Wahrscheinlichkeit, wobei er dann für eine gewisse Zeit inaktiviert bleibt. Es lassen sich also **drei Kanalzustände** voneinander unterscheiden, wie dies schematisch in Abb. 3.7b zu sehen ist. Der Übergang von **geschlossen-aktivierbar** zu **offen-aktiviert** wird durch Depolarisation gefördert. Depolarisation beschleunigt jedoch auch den Übergang in den **geschlossen-inaktivierten** Zustand (der Verschluss erfolgt wahrscheinlich durch eine Peptidkette, Abb. 3.6f), deshalb wird nach Öffnung des Kanals dieser schnell inaktiviert und er bleibt dies, wenn er nicht durch Repolarisation der Membran in den geschlossen-aktivierbaren Zustand zurückkehren kann.

Dieser **Zustand der völligen Unerregbarkeit,** der bei Nervenzellen etwa 2 ms andauert, wird **absolute Refraktärphase** genannt. Danach können in einer **relativen Refraktärphase** nur durch große Depolarisationen Aktionspotenziale ausgelöst werden. Diese Aktionspotenziale haben allerdings gegenüber dem normalen Aktionspotenzial eine verkleinerte Amplitude.

Die **absolute Refraktärphase begrenzt die maximale Frequenz**, mit der Aktionspotenziale ausgelöst werden können. Ist die absolute Refraktärphase 2 ms nach dem Beginn des Aktionspotenzials beendet, so kann die Zelle maximal mit einer Frequenz von 500/s erregt werden. Es gibt Zellen mit noch kürzeren Refraktärzeiten, so dass im Extremfall Impulsfrequenzen bis 1000/s vorkommen. Bei den meisten Zellen werden jedoch **maximale Impulsfrequenzen unter 500/s** gemessen.

Abb. 3.7a illustriert auch, dass der schnelle Natriumkanal durch verschiedene Pharmaka dauerhaft (TTX) oder vorübergehend blockiert (Lokalanästhetika, Box 3.4) werden oder dauerhaft offen gehalten werden kann (Pronase, Jodat). Klinisch wichtig sind nur die Lokalanästhetika.

Σ Die Öffnungswahrscheinlichkeit des schnellen Natriumkanals wird durch Depolarisation für sehr kurze Zeit erhöht. Die anschließende kurze und vorübergehende Inaktivierung (Refrakterität) begrenzt die als Informationscode der Neurone benutzte maximale Impulsfrequenz auf 500–1000 Hz.

Einfluss der Ca-Ionenkonzentration auf die Aktivierungsschwelle der Na-Kanäle

Die im Blut und im Interstitium gelösten Ca^{++}-Ionen beeinflussen die Schwelle für eine fortgeleitete Erregung. **Erhöhung der extrazellulären Ca^{++}-Ionenkonzentration** verschiebt die Schwelle in positivere Potenzialbereiche (die Schwelle liegt dann z. B. bei –55 mV statt bei –60 mV; Abb. 3.4), macht die Zellen also **weniger leicht erregbar,** während eine **Erniedrigung der Ca^{++}-Ionenkonzentration** die Schwelle näher an das Ruhepotenzial bringt (also z. B. zu –65 mV) und damit die Zelle **leichter erregbar** macht.

Letzteres ist von klinischer Bedeutung, da es Krankheiten gibt, bei denen es zum Absinken der Ca^{++}-Ionenkonzentration kommt. Dies führt zu Muskelkrämpfen. Infolge krampfhafter Zusammenziehungen (Dauerkontraktionen) der Atem- und Kehlkopfmuskulatur kann rasch der Tod eintreten. Das Krankheitsbild wird als **Tetanie** bezeichnet (Box 3.3).

Σ Abnahme der Ca^{++}-Ionenkonzentration im Blut und in der übrigen extrazellulären Flüssigkeit erhöht die Erregbarkeit von Neuronen und Muskelzellen. Dies kann zu Tetanie führen. Erhöhung der Ca^{++}-Konzentration setzt die neuronale und muskuläre Erregbarkeit herab.

Box 3.3. Hyperventilationstetanie

Eine Abnahme der Ca^{++}-Ionenkonzentration kann auch durch **gesteigerte und vertiefte Atmung (Hyperventilation)** eintreten (Hyperventilation ist meist durch psychologische Belastung bedingt; Abschn. 11.1.1). Durch das vermehrte Abatmen der Kohlensäure (als Kohlendioxid) wird das Blut etwas weniger sauer und dies reduziert die Ionisierung der Kalziumsalze (beruht auf vermehrter Bindung an anionische Proteine). Dadurch kann es, v. a. bei ohnehin niedrigem Kalziumspiegel, zur Tetanie **(Hyperventilationstetanie)** kommen. Die Hyperventilationstetanie ist leicht durch vorübergehende Unterbrechung der Atmung (z. B. Nase- und Mund-zu-halten) oder durch Rückatmen des Kohlendioxids (Aus- und Einatmen in eine Plastiktüte) zu beenden.

Bau und Funktion der K^+-Kanäle

In Abschn. 3.1.2 wurde gezeigt, dass das **Ruhepotenzial** im Wesentlichen ein **Kalium-Gleichgewichtspotenzial** ist. Die zugrunde liegende hohe K^+-Permeabilität der Zellmembran beruht darauf, dass die K^+-Kanäle (anders als die eben beschriebenen Na^+-Kanäle) beim Ruhepotenzial eine sehr hohe Öffnungswahrscheinlichkeit haben, so dass die **Mehrzahl** der K^+-Kanäle **dauernd offen** ist. Die **Kanalöffnungsdauer** schwankt dabei um einen Mittelwert von 5 ms, gefolgt von kurzen Zwischenschließungen (c in der Abbildung in Box 3.1).

Während eines Aktionspotenzials nimmt die Öffnungswahrscheinlichkeit der K^+-Kanäle mit kurzer Verzögerung sogar noch zu. Dies spiegelt sich in der Abb. 3.5 als **Zunahme der K^+-Leitfähigkeit g_K** wider (Abb. 3.5a, gelbe Kurve) und ist, wie oben beschrieben, im Wesentlichen für die **Repolarisation des Aktionspotenzials** verantwortlich.

Neben dem eben charakterisierten K^+-Kanal gibt es **viele andere Typen von K^+-Kanälen,** deren Öffnungswahrscheinlichkeit eine andere Potenzialabhängigkeit hat oder die durch die intrazelluläre Ca^{2+}-Konzentration gesteuert werden (► auch die diversen Bauformen, Abb. 3.6). Die Membranen der verschiedenen Neurone und Muskelfasern enthalten diese verschiedenen Kanaltypen in unterschiedlichster Zusammensetzung und dies bedingt weitgehend die **verschiedenen Formen der Dauer und Repolarisation** der Aktionspotenziale. Die Einheitlichkeit des Aufstriches des

Aktionspotenzials ist dagegen durch den **einheitlichen Typ** des oben beschriebenen **schnellen Na^+-Kanals** bedingt.

K^+-Kanäle sind für das Ruhepotenzial (Abschn. 3.1.2) und für die Repolarisation des Aktionspotenzials verantwortlich. Ihre Typenvielfalt bedingt die unterschiedliche Ausprägung von Form und Dauer der Repolarisation der Aktionspotenziale der diversen Nerven- und Muskelzellen.

Bau und Funktion der Kalziumkanäle

Bei Depolarisation öffnen sich neben Na-Kanälen auch solche für Ca^{2+}-Ionen. Der nach Öffnen dieser **spannungsgesteuerten Ca^{2+}-Kanäle** resultierende **Ca^{2+}-Einwärtsstrom** depolarisiert ebenso wie Na^+-Strom die Zellmembran.

In der Membran von Nervenfasern ist die Zahl der spannungsgesteuerten Ca^{2+}-Kanäle vernachlässigbar klein. Dagegen kann in **Dendriten** von Neuronen oder in den **präsynaptischen Endigungen** von Axonen ihre Zahl die der spannungsgesteuerten Natrium-Kanäle übertreffen. Dies gilt auch für den **Herzmuskel** und bei der **glatten Muskulatur.** Ihre Bedeutung liegt darin, dass das einströmende Ca^{2+} auch **intrazelluläre Steuerfunktionen** ausüben kann (Ca^{2+} als sekundären Botenstoff in Abschn. 2.2.2 und beim Lernen in Kap. 24).

Spannungsgesteuerte Kalziumkanäle übernehmen in manchen Geweben teilweise die Rolle der spannungsgesteuerten schnellen Natriumkanäle. Die einfließenden Ca^{2+}-Ionen können in der Zelle Botenfunktionen übernehmen.

3.3 Fortleitung des Aktionspotenzials

3.3.1 Erregungsfortleitung in marklosen Nervenfasern

Mechanismus der Erregungsfortleitung

Wenn das Membranpotenzial eines Neurons bis zur Schwelle depolarisiert wird, dann entsteht, wie in Abschn. 3.2.1 geschildert, ein Aktionspotenzial. Der **übliche Ort** dafür ist der Übergang des Somas in das Axon. Diese Region wird ihrer Form entsprechend **Axonhügel** genannt (◘ Abb. 3.8a, b). Während des Aktionspotenzials tritt auf Grund des in ◘ Abb. 3.5b gezeigten Membranstroms zwischen erregter und unerregter Membranstelle ein **elektrischer Spannungsunterschied** auf, an dem entlang Strom **aus dem depolarisierten** in den noch **nicht depolarisierten Nachbarbezirk** fließt (◘ Abb. 3.8c, Abb. 3.5c). Dieser Nachbarbezirk wird dadurch selbst zur Schwelle depolarisiert und bildet dann seinerseits einen Alles-oder-Nichts-Impuls aus und so weiter.

Auf diese Weise pflanzt sich der Impuls entlang der Nervenfaser und all ihren Verzweigungen **wie der Funke an einer Zündschnur** fort. Dabei ist es gleichgültig, ob der Impuls vom Soma in das Axon oder vom Axon in das Soma läuft. Normalerweise leitet ein Neuron Impulse immer nur in eine Richtung, weil die Synapsen immer nur in einer Richtung Information weitergeben und damit einen Einbahnstraßenverkehr erzwingen, ▶ Einleitung zu Kap. 4. Diese normale Ausbreitungsrichtung wird **orthodrom** genannt. Erregungsausbreitung in die Gegenrichtung nennt man **antidrom**.

Geschwindigkeit der Erregungsfortleitung

Bei den marklosen (unmyelinisierten) Nervenfasern (C-Fasern) hängt die Geschwindigkeit der Fortleitung eines Aktionspotenzials **ausschließlich vom Durchmesser** der Nervenfaser ab: **je dicker** das Axon einer Nervenfaser ist, **desto schneller** leitet sie. Dem liegt zugrunde, dass bei einem größerem Axonquerschnitt der Längswiderstand (Innenwiderstand) des Axons geringer ist als bei einem geringen Axonquerschnitt und dass deswegen der elektrotonische Stromfluss von erregtem zu unerregtem Faserareal schneller erfolgt.

Bei den C-Fasern des Menschen, die allesamt recht dünn sind und von denen viele Schmerzinformation leiten, liegt die durchschnittliche Leitungsgeschwindigkeit um 1 m/s (◘ Tabelle 2.1 in Abschn. 2.3.3). Dies bedeutet zum Beispiel, dass ein Impuls, der von der großen Zehe über eine dünne, marklose Faser in das Rückenmark geleitet wird, dort etwa **eine Sekunde nach seinem Start ankommt.**

Bei marklosen Nervenfasern breitet sich das Aktionspotenzial durch lokale Ströme in die unerregte Nachbarschaft aus. Die Geschwindigkeit dieser Erregungsleitung ist umso höher, je größer der Durchmesser des Axons ist. Sie liegt aber nur um 1 m/s (0,5–2,5 m/s).

3.3.2 Erregungsfortleitung in markhaltigen Nervenfasern

Geschwindigkeit der Erregungsfortleitung

Markhaltige Fasern leiten wesentlich **schneller als marklose** (bei gleichem Axondurchmesser). Das Geschwindigkeitsspektrum reicht von etwa 3 m/s für dünne markhaltige Fasern bis zu >100 m/s für die dicksten (Übersicht in ◘ Tabelle 2.1 in Abschn. 2.3.3). Dies bedeutet z. B., dass ein Impuls, der in einer dicken Faser mit einer Leitungsgeschwindigkeit von 50 m/s läuft, **nur 20 ms von der großen Zehe bis zum Rückenmark** braucht.

Mechanismus der Erregungsfortleitung

Der Grund für die besonders hohe Leitungsgeschwindigkeit markhaltiger Nerven ist in ◘ Abb. 3.8b und c zu sehen. Diese Nervenfasern zeigen nur für sehr kurze Abschnitte, die **Ranvier-Schnürringe**, eine normale Zellmembran (◘ Abb. 2.11 und zugehöriger Text in Abschn. 2.3.3). In den dazwischen liegenden Internodien ist durch die fetthaltige

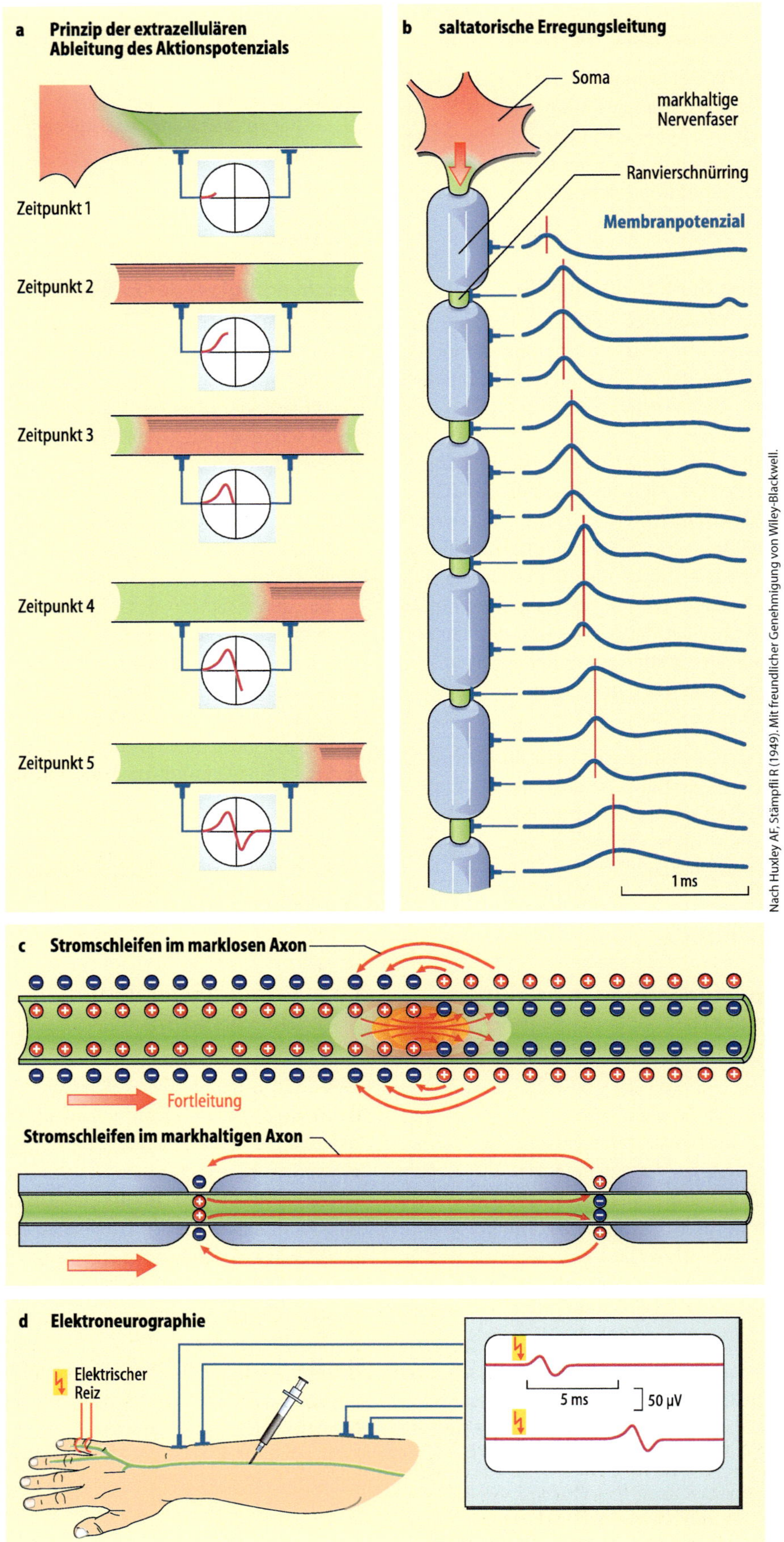
a Prinzip der extrazellulären Ableitung des Aktionspotenzials
Zeitpunkt 1
Zeitpunkt 2
Zeitpunkt 3
Zeitpunkt 4
Zeitpunkt 5
b saltatorische Erregungsleitung
Soma
markhaltige Nervenfaser
Ranvierschnürring
Membranpotenzial
1 ms
Nach Huxley AF, Stämpfli R (1949). Mit freundlicher Genehmigung von Wiley-Blackwell.
c Stromschleifen im marklosen Axon
Fortleitung
Stromschleifen im markhaltigen Axon
d Elektroneurographie
Elektrischer Reiz
5 ms
50 µV

Markscheide der Membranwiderstand kräftig erhöht. Daher fließt in den Internodien praktisch kein Strom durch die Membran, und ein Aktionspotenzial an einem Ranvier-Schnürring breitet sich fast verlustlos elektrotonisch über das Internodium auf benachbarte Schnürringe aus. So wird die Leitungszeit über die Internodien eingespart, die Erregung »springt« von Schnürring zu Schnürring. Wir sprechen daher von einer **saltatorischen Erregungsleitung**.

Σ Myelinisierte Nervenfasern haben eine hohe Leitungsgeschwindigkeit, da die Erregung sich sprunghaft von Schnürring zu Schnürring fortpflanzt. Diese saltatorische Erregungsleitung besitzt, je nach Durchmesser des Axons und der Markscheide, Geschwindigkeiten bis zu 120 m/s.

3.3.3 Elektroneurographie (ENG) beim Menschen

Prinzip der Methode

Auch am Menschen kann die Fortleitung der Aktionspotenziale gemessen werden. Ein Beispiel zeigt die ◘ Abb. 3.8d. Über einem Hautnerv, hier dem Nervus ulnaris am Unterarm, werden im Abstand von 25 cm je ein Paar Metallelektroden angebracht (oder besser in der Form von Nadelelektroden in den Nerv eingestochen) und mit geeigneten Spannungsmessern (Voltmetern) verbunden.

Nach **elektrischer Reizung** der Nervenendigungen des Ulnaris in der **Haut des kleinen Fingers** über ein drittes Paar, diesmal ringförmiger Elektroden, kann dann mit kurzer Verzögerung auf einem Oszillographenschirm oder einem schnellen Papierschreiber erst eine kleine Potenzialschwankung von den Handgelenkelektroden (obere rote Messkurve) und nach einer deutlich längeren Verzögerung eine ähnliche Potenzialschwankung von den Elektroden am Ellenbogen (untere rote Messkurve) registriert werden. Offensichtlich ist in der Zeit zwischen dem Beginn der ersten und dem Beginn der zweiten Potenzialschwankung die **Erregung vom ersten zum zweiten Elektrodenpaar** gelaufen. Dieses Zeitintervall betrug 5 ms, der Abstand der Elektrodenpaare 25 cm. Die **Geschwindigkeit der Erregungswelle** lag daher bei 50 m/s.

Σ Elektroneurographie (ENG) ist die extrazelluläre Messung der Impulsausbreitung in menschlichen Nerven nach deren elektrischer Reizung.

Besonderheiten der ENG

Nach dem eben geschilderten Ergebnis einer **Elektroneurographie, ENG**, ist es also auch mit extrazellulären Elektroden möglich, Aktionspotenziale zu registrieren. Die dabei abgeleiteten Potenziale sind wesentlich, nämlich **hundert- bis tausendmal kleiner** als die mit einer intrazellulären Mikroelektrode abgeleiteten (vergleiche in ◘ Abb. 3.4 die mV-Skala mit der Mikrovoltskala in ◘ Abb. 3.8d). Sie haben auch eine andere, deutlich **zweiphasige Form.** Deren Zustandekommen ist in ◘ Abb. 3.8a verdeutlicht: Liegen zwei Elektroden an einem Axon außen an und ist das **Axon unerregt** (Zeitpunkt 1), so gibt es **keine** Spannungsdifferenz zwischen den beiden Elektroden. Wandert nun von links eine Erregungswelle über das Axon, so wird durch die Ausgleichsströme zwischen erregten und unerregten Membranabschnitten zuerst die **linke Elektrode negativ** gegenüber der rechten (Zeitpunkt 2), dann werden beide Elektroden **gleich negativ** (Zeitpunkt 3), danach wird die **rechte Elektrode negativ** gegenüber der linken (Zeitpunkt 4, Repolarisation links) und schließlich **beide wieder gleich positiv** (Zeitpunkt 5, die Membran ist wieder völlig repolarisiert).

Am ganzen Nerven leitet man bei der Elektroneurographie allerdings nicht von einem einzelnen Axon, sondern das **Massenpotenzial** einer großen Anzahl durch den elektrischen Reiz **gleichzeitig erregter Nervenfasern** ab. Nur dann sind die elektrischen Felder groß genug, um mit dieser Methode messbar zu sein. Da die dicken Fasern durch ihre größere Oberfläche auch stärkere elektrische Felder bei ihrer Erregung ausbilden als die dünnen, werden bei der Elektroneurographie nach Art der ◘ Abb. 3.8d vorwiegend die Massenpotenziale der **dicken Nervenfasern erfasst**, obwohl die dünnen Nervenfasern eher zahlreicher als die dicken sind. Die mit der Elektroneurographie ermittelte Nervenleitungsgeschwindigkeit ist damit die der schnellstleitenden, also der dicksten Fasern des jeweiligen Nerven.

◄ ◘ **Abb. 3.8a–d. Fortleitung des Aktionspotenzials in Nervenfasern des Menschen und deren Registrierung mit der Elektroneurographie. a** Prinzip der extrazellulären Ableitung von Aktionspotenzialen. Eine Erregungswelle wird links im Soma ausgelöst und breitet sich nach rechts über das Axon aus. Zwischen den beiden auf dem Axon liegenden Messelektroden tritt immer dann eine Spannungsdifferenz (rote Messkurve auf dem Oszillografenschirm) auf, wenn die von links nach rechts wandernde Erregungswelle nur eine der beiden Elektroden erfasst hat. **b** Saltatorische Erregungsleitung. Rechts Potenzialverläufe des Membranpotenzials an den links davon liegenden Ranvier-Schnürringen. Beim Verschieben der Ableitelektrode vom Soma des Neurons entlang der Nervenfaser erfährt die Fortleitung des Aktionspotenzials nur jeweils an den Schnürringen eine Verzögerung. Dazwischen bleibt die Latenz des Aktionspotenzials unverändert (verdeutlicht durch die senkrechten roten Hilfslinien). **c** Stromfluss bei fortgeleiteter Erregung in einem marklosen Axon (oben) im Vergleich zum Verlauf der Stromschleifen bei einem markhaltigen Axon (unten). Die Erregung breitet sich in beiden Fällen von links nach rechts aus. **d** Technik der Auslösung und Ableitung von Massenaktionspotenzialen eines Hautnerven am Menschen (Elektroneurographie, ENG). Bei dieser Form der extrazellulären Ableitung werden die Elektroden außen auf der Haut über dem Nerven angebracht oder in den Nerven eingestochen. Die Injektionsspritze enthält ein Lokalanästhetikum; dessen Wirkweise wird in Box 3.4 besprochen

Box 3.4. Wirkmechanismus der Lokalanästhetika

Einige Stoffe, wie z. B. das Kokain oder eine synthetische Variante, das **Novocain,** blockieren die Erregungsleitung, sobald sie mit einer Nervenfaser in Berührung kommen, indem sie das Öffnen der Natrium-Poren (▣ Abb. 3.7) erschweren oder völlig verhindern. Sie werden daher als **Lokalanästhetika,** also direkt am Nerven wirkende schmerzhemmende Mittel, unmittelbar an und in den Nerven eingespritzt. Wird dies in ▣ Abb. 3.8d an der durch eine Injektionsspritze markierten Stelle getan, so kann zwar das Massenpotenzial der Ableitung 1 unverändert registriert werden, das Massenpotenzial der Ableitung 2 verschwindet aber vollkommen. Ebenso verschwinden alle Empfindungen, also nicht nur die Schmerz-, sondern auch die Druck-, Berührungs- und Temperaturempfindungen aus dem vom blockierten Nerven versorgten Gebiet.

Da die **dünnen C-Nervenfasern** wegen des Fehlens der schützenden Markscheide **auf Lokalanästhetika empfindlicher** als die dicken reagieren, fallen nicht alle Empfindungen beim Einsetzen des Blockes gleichzeitig aus, und sie kehren auch nicht alle gleichzeitig zurück. Daraus resultieren die gut bekannten Missempfindungen (Kribbeln, pelziges Gefühl etc.), die v. a. beim Abklingen des Nervenblocks auftreten können. Die Dauer der durch Lokalanästhetika verursachten Nervenblockade hängt von der Art des verwendeten Mittels ab. Es gibt allerdings Gifte, wie das bereits erwähnte Fischgift **Tetrodotoxin, TTX,** die praktisch irreversibel die Öffnung der Natriumkanäle hemmen. Die Einnahme dieses Giftes, z. B. bei einer nicht sachgerecht zubereiteten Pufferfischmahlzeit, macht das Nervensystem unerregbar und ist daher tödlich.

Klinische Anwendung der ENG

Viele Krankheitsprozesse im peripheren Nervensystem, z. B. die Nervenschäden bei Zuckerkrankheit (diabetische Neuropathie), bei der multiplen Sklerose (MS) oder bei Nervenentzündungen (Neuritiden) schädigen die Markscheiden und führen zu deren teilweisem oder vollständigem Abbau. Solche **Entmarkungen verlangsamen oder blockieren die Erregungsleitung.** Dies kann mit der ENG erfasst und der Verlauf der Krankheit bzw. des Heilungsprozesses kann auf diese Weise quantitativ dokumentiert werden.

Σ Die extrazelluläre ENG erfasst das synchrone Massenaktionspotenzial der schnellstleitenden Nervenfasern eines Nerven. Verlangsamung der Erregungsleitung deutet auf eine Entmarkungskrankheit hin.

Zusammenfassung

Im Ruhezustand ist das Zellinnere der Neurone etwa –80 mV negativer als die umgebende extrazelluläre Flüssigkeit. Dieses **Ruhepotenzial**
- kann wie alle anderen Membranpotenziale am besten mit einer intrazellulären Mikroelektrode gemessen werden,
- ist im Wesentlichen ein K^+-Gleichgewichtspotenzial,
- wird durch gekoppelte Na^+-K^+-Pumpen in einem dynamischen Gleichgewicht gehalten.

Wird das Ruhepotenzial auf etwa –60 mV depolarisiert (innen weniger negativ!) so entsteht ab dieser Schwelle ein Aktionspotenzial. Dieses **Aktionspotenzial**
- hat ein »Alles-oder-Nichts«-Verhalten mit einer Amplitude von etwa 110 mV und einer Dauer von 1–2 ms,
- beruht beim Aufstrich auf einer plötzlichen Zunahme der Na^+-Leitfähigkeit, die rasch wieder abnimmt,
- wird v. a. durch eine vorübergehende Zunahme der K^+-Leitfähigkeit beendet,
- ist von einer Refraktärzeit von 1–2 ms gefolgt, während der das Neuron vorübergehend unerregbar ist.

Die **spannungsgesteuerten Kationenkanäle** erregbarer Membranen
- sind komplexe Proteine, deren 4 oder mehr Domänen aus 2 oder mehr Segmente bestehen, die wiederum sich aus 2 oder mehr membranspannenden α-Helices zusammensetzen, die durch Aminosäureketten verbunden sind,
- bilden in ihrer Mitte einen mit einem Selektivitätsfilter bestückten Ionenkanal, dessen Öffnungswahrscheinlichkeit vom Membranpotenzial gesteuert wird,
- lassen sich zahlreichen Klassen, Familien und Unterfamilien zuordnen,
- zeigen manchmal genetische Mutationen, die zu Erkrankungen (Kanalopathien) führen können.

Der **schnelle Natrium-Ionenkanal**
- erreicht bei Depolarisation (Zellinneres weniger negativ) eine zunehmende Öffnungswahrscheinlichkeit (ist also spannungsgesteuert),
- führt beim Erreichen der Schwelle zum Aufstrich des Aktionspotenzials,

▼

▼

- geht anschließend in ein kurzzeitiges Stadium der Inaktivierbarkeit über, wodurch das Neuron refraktär wird,
- wird durch Zunahme der extrazellulären Ca^{2+}-Ionenkonzentration in seiner Aktivierbarkeit herabgesetzt.

Die **spannungsgesteuerten Kalium-Ionenkanäle** erregbarer Membranen

- sind für das Ruhepotenzial verantwortlich, da sie bereits dort eine hohe Öffnungswahrscheinlichkeit haben,
- erhöhen diese mit kurzer Verzögerung weiter, sobald das Membranpotenzial während des Aufstrichs zunehmend positiver wird und bewirken dadurch die Repolarisation,
- kommen in großer Vielfalt vor, was sich in den unterschiedlichen Formen der Repolarisation widerspiegelt.

Die **spannungsgesteuerten Kalzium-Ionenkanäle** erregbarer Membranen

- ähneln in ihren Eigenschaften den schnellen Natrium-Ionenkanälen,
- sind in manchen Gewebsstrukturen (z. B. Dendriten, Herzmuskel) eher häufiger als der schnelle Na^{+}-Kanal anzutreffen,
- haben den Zusatznutzen, bei Öffnung die intrazelluläre Ca^{++}-Konzentration zu erhöhen (Möglichkeit der Ca^{++}-Ionenwirkung als Second messenger).

Die **Fortleitung des Aktionspotenzials**

- erfolgt in marklosen Nervenfasern (C-Fasern) jeweils in die unmittelbare Nachbarschaft der erregten Membranstelle und ist deswegen sehr langsam (< 1–2,5 m/s),
- erfolgt in markhaltigen (myelinisierten) Nervenfasern (A- und B-Fasern) von Schnürring zu Schnürring (saltatorische Erregungsleitung) und erreicht dadurch bei den dicksten Nervenfasern Geschwindigkeiten bis über 100 m/s,
- kann beim Menschen als extrazelluläres Massenaktionspotenzial gemessen werden (Elektroneurographie, ENG).

Literatur

Alberts B, Johnson A, Lewis et al (2002) Molecular biology of the cell, 4th ed. Garland Science, New York
Ashcroft FM (2000) Ion channels and disease. Academic Press, London
Colquhoun D, Sakmann B (1998) From muscle endplate to brain synapses: a short history of synapses and agonist-activated ion channels. Neuron 20:381–387
Dudel J, Menzel R, Schmidt RF (Hrsg) (2001) Neurowissenschaft. Vom Molekül zur Kognition, 2. Aufl. Springer, Berlin Heidelberg New York Tokyo
Hille B (2001) Ionic channels of excitable membranes, 3rd ed. Sinauer, Sunderland
Kandel ER, Schwartz JH, Jessel TM (2000) Principles of neural science, 4th ed. McGraw-Hill, New York
Nicholls JG, Martin AR, Fuchs PA, Wallace BG (2001) From neuron to brain, 4th ed. Sinauer, Sunderland
Schmidt RF, Lang F (Hrsg.) (2007) Physiologie des Menschen, 30. Aufl. Springer, Berlin Heidelberg New York Tokyo

4 Synaptische Erregung und Hemmung

N. Birbaumer (et al.), *Biologische Psychologie*, Springer-Lehrbuch,
https://doi.org/10.1007/978-3-540-95938-0_4

4

An den Verbindungsstellen axonaler Endigungen einer Nervenfaser mit Nerven-, Muskel- oder Drüsenzellen, an den Synapsen also, wird das Aktionspotenzial bzw. die in ihm enthaltene Information auf die nachgeschaltete Zelle übertragen. Die Überleitung erfolgt gelegentlich direkt (elektrische Synapse), meist aber über die Freisetzung von chemischen Substanzen, die Transmitter oder Überträgerstoffe genannt werden (chemische Synapse). Aktivierung einer Synapse führt entweder zur Erregung oder zur Hemmung der nachgeschalteten Zelle. Es gibt also erregende und hemmende Synapsen. Synapsen haben Ventilfunktion, d. h. sie übertragen nur von der prä- auf die postsynaptische Seite. Sie sind, besonders im Zentralnervensystem, oft lernfähig (plastisch), d. h. sie übertragen z. B. bei häufiger Benutzung besser als bei seltener, und sie sind die Wirkstellen zahlreicher Pharmaka, wie z. B. der Narkotika, der psychotropen Pharmaka und der Suchtmittel.

Synapsen gibt es in atemberaubender Vielfalt. Dies gilt für ihre Struktur, ihre präsynaptischen Transmitter und ihre postsynaptischen Rezeptoren ebenso wie für ihre unterschiedliche Zahl und Anordnung auf den jeweiligen Zielstrukturen und für ihr Verhalten bei häufiger Aktivierung. Das kleine »Einmal-Eins« der Synaptologie wird daher zunächst an einer gut bekannten chemischen Synapse des ZNS vorgestellt und anschließend auf die übrigen Synapsen des ZNS ausgeweitet.

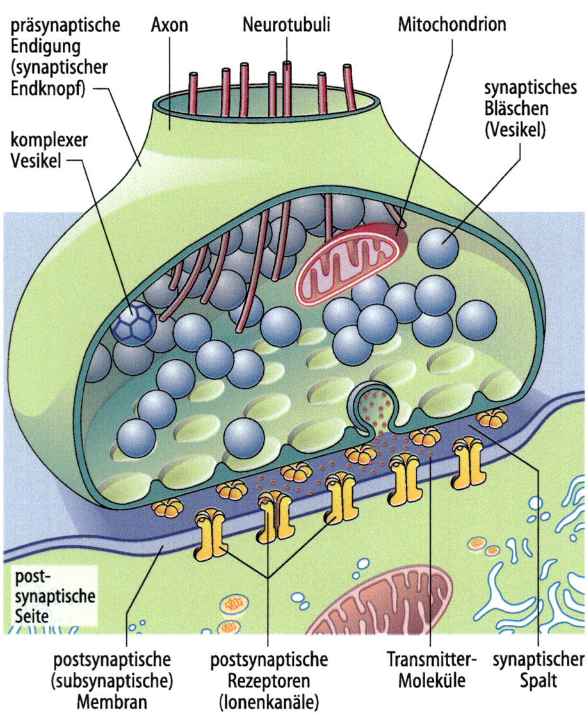

Nach den elektronenmikroskopischen Befunden zahlreicher Autoren, insbesondere von K. Akert, Zürich, und Mitarbeitern.

Abb. 4.1. Aufbau einer chemischen Synapse im Überblick. Alle bei der synaptischen Übertragung wichtigen Bauelemente sind eingezeichnet. Der Durchmesser der synaptischen Bläschen, die Breite des synaptischen Spaltes und die postsynaptischen Rezeptoren sind relativ zu den übrigen Anteilen der Synapse mehrfach überhöht gezeichnet (Maßangaben im Text)

4.1 Chemische Synapsen im Zentralnervensystem

4.1.1 Bauelemente chemischer Synapsen

Grundstruktur einer chemischen Synapse

In Abb. 4.1 endet das Axon eines Neurons in einer Auftreibung des axonalen Endstückes, der **präsynaptischen Endigung**. Sie enthält zahlreiche **synaptische Bläschen** (synaptische Vesikel), die die **Überträgersubstanz** (den Transmitter) enthalten, also denjenigen Stoff, der bei der Erregung in den synaptischen Spalt freigesetzt wird.

Die präsynaptische Endigung ist durch den **synaptischen Spalt** von der postsynaptischen Seite getrennt. Derjenige Anteil der postsynaptischen Zellmembran, der der präsynaptischen Endigung genau gegenüberliegt, also auf der postsynaptischen Seite den synaptischen Spalt begrenzt, wird **subsynaptische Membran** genannt. Diese enthält u. a. die **Rezeptoren** für die Überträgersubstanz. Bei dieser handelt es sich im nachfolgenden Beispiel um **Glutamat.**

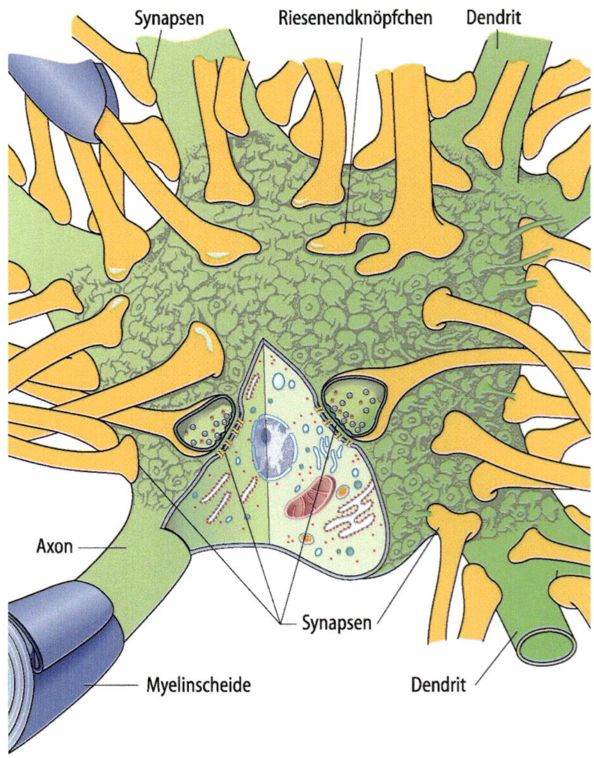

Abb. 4.2. Synapsen auf einem Motoneuron. Stark vereinfachte, schematisierte Darstellung. Die Dendriten des Motoneurons sind kurz nach ihrem Ursprung aus dem Soma abgeschnitten, sie würden sich bei diesem Vergrößerungsmaßstab weit über die Fläche des Buches hinaus erstrecken. Soma und Dendriten sind nahezu vollständig von Synapsen unterschiedlicher Größe bedeckt. Die großen sind gelb, die kleinen grün eingefärbt. Die meisten (teils markhaltigen, teils marklosen) Axone sind unmittelbar am synaptischen Endknopf abgeschnitten. Das Motoaxon ist markhaltig. Es endet in der Körperperipherie als motorische Endplatte auf Skelettmuskelfasern (Abb. 13.2)

Synapsen auf zentralen Neuronen, Beispiel Motoneuron

Die **motorischen Vorderhornzellen** (Motoneurone), deren Nervenfasern (Motoaxone) die Skelettmuskelfasern innervieren, besitzen auf ihrem Zellkörper (Soma) etwa 6000 Synapsen. Sie sind, wie ◘ Abb. 4.2 zeigt, gleichmäßig über die Zelloberfläche verteilt. Ihr Aufbau entspricht dem Synapsenschema der ◘ Abb. 4.1; es handelt sich also um **chemische Synapsen.**

Ein kleiner Teil dieser Synapsen stammt von den Nervenfasern der Muskelspindelrezeptoren (Abschn. 13.4.3), die **direkte erregende Synapsen** mit Motoneuronen ihres eigenen (homonymen) Muskels bilden. Diese Verschaltung macht es möglich, erregende Synapsen eines Motoneurons durch periphere elektrische Reizung des zugehörigen Muskelnerven zu aktivieren und die postsynaptischen Prozesse durch eine intrazelluläre Mikroelektrode zu beobachten. Mit dieser Methode haben John C. Eccles (Nobelpreis 1963) und Mitarbeiter Mitte des vorigen Jahrhunderts die Vorgänge der synaptischen Übertragung erstmals an zentralnervösen Synapsen analysiert.

Σ Die beiden Grundelemente chemischer Synapsen sind die präsynaptische Endigung, die den Transmitter in Vesikeln enthält und die post(sub)synaptische Membran mit ihren Rezeptoren für den Transmitter. Der synaptischen Spalt trennt die prä- von der postsynaptischen Seite.

4.1.2 Erregende chemische Synapsen

Experimentelle Registrierung des motoneuronalen EPSP

In ◘ Abb. 4.3a ist der von Eccles und Mitarbeitern zur Analyse des EPSP benutzte Versuchsaufbau gezeigt. Werden die afferenten Nervenfasern im peripheren Nerven elektrisch gereizt (Pfeile in ◘ Abb. 4.3b–d), so tritt nach kurzer Latenz eine **vorübergehende Depolarisation** des Membranpotenzials auf, d. h. das Ruhepotenzial wird innen weniger negativ. Die **Amplitude** dieser Positivierung hängt von der **Zahl der erregten Afferenzen** ab, bei elektrischer Reizung also von der Reizstärke (b<c<d). Durch die Depolarisation wird das Membranpotenzial in die Nähe der Schwelle

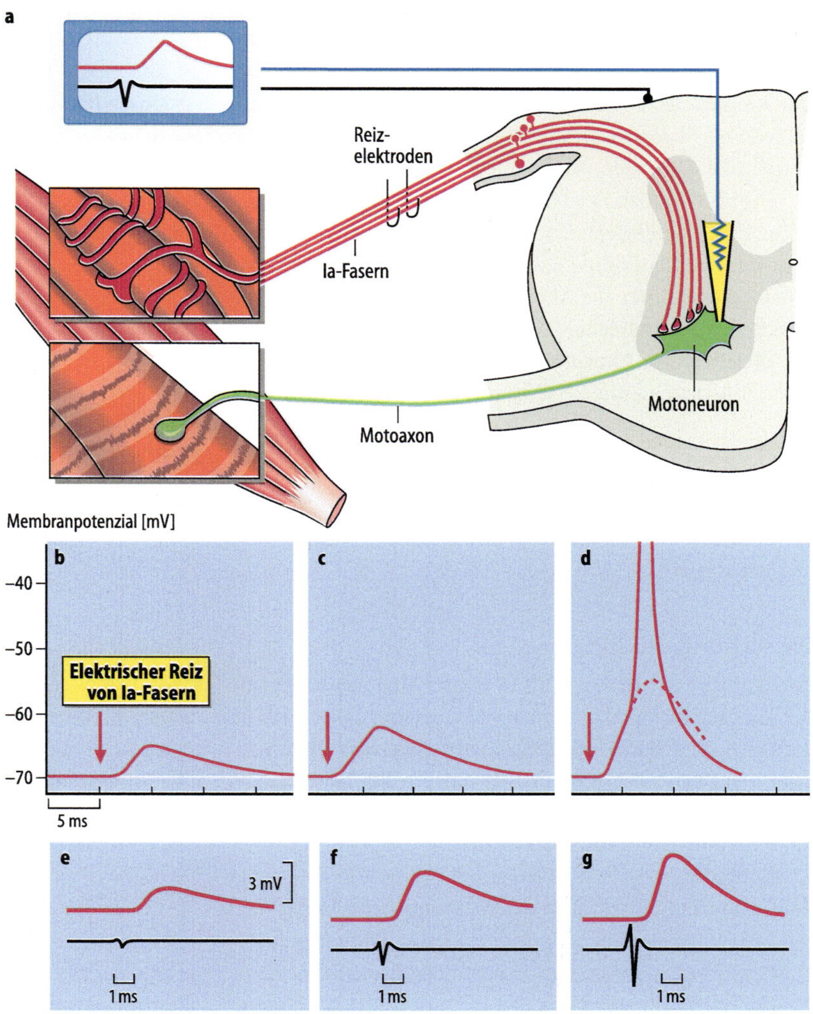

◘ **Abb. 4.3a–g. Erregende postsynaptische Potenziale (EPSP). a** Schema der Versuchsanordnung. Die EPSP werden intrazellulär von einem Motoneuron nach Reizung der homonymen (zugehörigen) Muskelspindelafferenzen (Ia-Fasern) abgeleitet. **b–d** Schematische Darstellung der Wirkung zunehmender Reizstärke. Das EPSP löst bei Erreichen der Schwelle (–60 mV) ein fortgeleitetes Aktionspotenzial aus. **e–g** EPSP eines Motoneurons des Musculus quadriceps der Katze. Die unipolare extrazelluläre Ableitung der afferenten Salve von der Hinterwurzeleintrittszone (schwarze Elektrode in a) dient als Maß für die Zahl der erregten afferenten Nervenfasern und zur Bestimmung der spinalen Latenz. Sie ist als triphasische Potenzialschwankung auf den unteren Registrierungen zu sehen (schwarze Registrierungen)

verschoben (Abb. 3.4 in Abschn. 3.2.1) und sobald diese erreicht wird, tritt ein fortgeleitetes Aktionspotenzial auf (Abb. 4.3d). Wegen dieser Wirkung wird diese Depolarisation **erregendes postsynaptisches Potenzial, EPSP,** genannt.

Da jede afferente Nervenfaser ihre eigenen Synapsen auf dem Motoneuron bildet, bedeutet die Abhängigkeit der EPSP-Amplitude von der peripheren Reizstärke, dass die einzelne afferente Nervenfaser über ihre Synapse nur ein sehr kleines EPSP auslösen kann. Die in Abb. 4.3 gezeigten EPSP sind also durch die **gleichzeitige Aktivierung mehrerer bis vieler Synapsen** verursacht.

Aktivierung einer erregenden Synapse löst im nachgeschalteten Neuron eine Depolarisation aus, die das Ruhepotenzial näher an oder über die Schwelle für ein Aktionspotenzial positiviert. Um die Schwelle zu erreichen, müssen zahlreiche Synapsen gleichzeitig aktiviert werden.

Zeitverlauf des EPSP

Wie in Abb. 4.3b–g zu sehen, dauert die Anstiegsphase eines motoneuronalen EPSP etwa 2 ms, der Abfall etwa 10–15 ms (EPSP mit wesentlich langsameren Zeitverläufen werden weiter unten geschildert). Der **Zeitverlauf** ist, wie ebenfalls der Abbildung zu entnehmen, **unabhängig von der Amplitude.** Dies bedeutet, dass sich die an den verschiedenen Synapsen gleichzeitig ausgelösten EPSP in ihrer Amplitude addieren.

Die EPSP sind in Entstehung und Zeitverlauf den (in Abschn. 13.1.3 beschriebenen) Endplattenpotenzialen an der neuromuskulären Endigung analog. Während das Endplattenpotenzial aber durch die Aktivierung einer einzelnen Synapse, nämlich der Endplatte, entsteht, sind die EPSP meist durch die **gleichzeitige Aktivierung mehrerer Synapsen** verursacht, d. h. das einzelne EPSP ist von sehr kleiner Amplitude.

Der Zeitverlauf der erregenden postsynaptischen Potenziale (EPSP) des Motoneurons (Anstieg 2 ms, Abfall 10–15 ms) ist unabhängig von seiner Amplitude, d. h. von der Zahl der synchron erregten Synapsen.

Entstehung des EPSP

Bis ein EPSP entsteht und bis es wieder abklingt, laufen an den motoneuronalen Synapsen 7 Hauptereignisse ab, die in vergleichbarer Form bei allen chemischen Synapsen vorkommen und deswegen nur hier ausführlich beschrieben werden. Es handelt sich um:

1. **Einlaufen des Aktionspotenzials** in die präsynaptische Endigung.
2. **Ca^{++}-Ionen-Einstrom in die präsynaptische Endigung:** Die Depolarisation der präsynaptischen Endigung durch das einlaufende Aktionspotenzial bewirkt das Öffnen von Ca^{++}-Kanälen und damit den Einstrom von Ca^{++}-Ionen.
3. **Präsynaptische Glutamat-Freisetzung:** Die eingeströmten Ca^{++}-Ionen bewirken die synchrone, exozytotische Freisetzung von Glutamat aus zahlreichen synaptischen Vesikeln in den synaptischen Spalt.
4. **Glutamat diffundiert zu und reagiert mit den subsynaptischen Glutamatrezeptoren:** Die in den synaptischen Spalt freigesetzten Glutamatmoleküle verbinden sich mit den post-(sub-)synaptischen Glutamatrezeptoren und aktivieren sie dadurch, d. h. sie öffnen ihre Membrankanäle, die für Na^{+}-, K^{+}- und Ca^{++}-Ionen durchgängig sind.
5. **Öffnen der Ionenkanäle lässt synaptischen Strom fließen.** Dieser Strom entsteht durch den Fluss von Na^{+}- und Ca^{++}-Ionen in das Motoneuron und zwar passiv entlang den Diffusionsgradienten. Er fließt nur sehr kurz (1–2 ms).
6. **Der synaptische Strom bewirkt das EPSP,** dessen Zeitverlauf Abb. 4.3 zeigt. Der Anstieg ist Folge des eben genannten Ionenstroms, nach dessen Ende kehrt das Membranpotenzial passiv auf seinen Ruhewert zurück.
7. **Beendigung der Transmitterwirkung durch Wegdiffusion und Wiederaufnahme des Glutamat:** In die präsynaptische Membran eingebaute Transportproteine »pumpen« das Glutamat wieder zurück, soweit es nicht aus dem synaptischen Spalt abdiffundiert ist. Auch die postsynaptische Seite und die umgebenden Gliazellen nehmen mit Hilfe solcher Pumpen Glutamat auf.

Die synaptische Übertragung läuft an allen chemischen Synapsen in den eben für das motoneuronale EPSP beschriebenen 7 Schritten ab, die mit dem Einlaufen des Aktionspotenzials in die präsynaptische Endigung beginnen und mit der Beendigung der Transmitterwirkung schließen.

EPSP in anderen Neuronen

EPSP des eben beschriebenen Typs treten auch an anderen Neuronen des ZNS auf. Zum Teil sind **etwas kürzere und längere Zeitverläufe** beobachtet worden, wobei insgesamt der Eindruck vorherrscht, dass die EPSP der Motoneurone in ihrem Zeitverlauf eher kürzer als die meisten anderen EPSP sind.

Einen Extremfall stellen EPSP an peripheren sympathischen Ganglienzellen dar, die viele Sekunden bis Minuten dauern. Solchen Potenzialen kommt bei Neuronen im ZNS möglicherweise eine große Bedeutung bei der **Langzeitinformationsübertragung von Neuron zu Neuron** zu, da durch sie die Erregbarkeit auf einfachste Weise über lange Zeit verstellt werden kann (Abschn. 4.2.2 und 4.4.2 sowie Kap. 24).

Ein solches synaptisches Potenzial in einem Sympathikusganglion zeigt Abb. 4.4a. Diese sympathischen Neurone haben schnelle, erregende Synapsen, die Azetylcholin als Überträgerstoff haben. Dazu, also in denselben Neuronen,

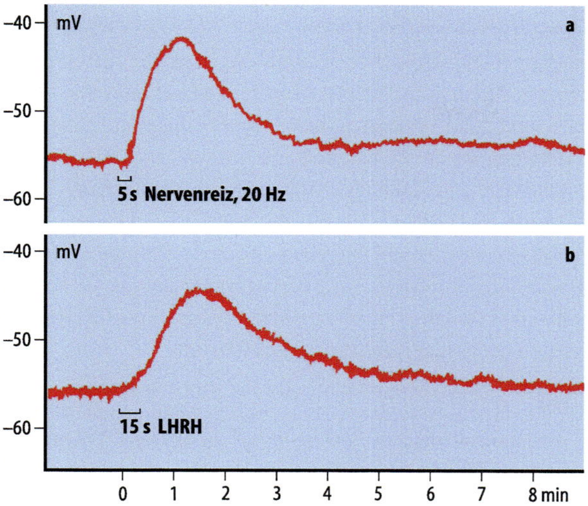

Abb. 4.4a, b. Langsame synaptische Potenziale einer peptidergen Synapse. a Intrazelluläre Registrierung eines langsamen (slow) erregenden postsynaptischen Potenzials, sEPSP, an einer sympathischen Ganglienzelle des Frosches. Zur Auslösung des sEPSP wurde der präsynaptische Nerv für 5 s mit 20 Reizen pro Sekunde (20 Hz) elektrisch gereizt. **b** Eine ähnliche Depolarisation wird durch 15 s lange Applikation des Peptids LHRH ausgelöst (▶ Text). Beachte die rund 8 min lange Dauer beider Depolarisationen

erzeugen wiederholte Reizungen der präsynaptischen Axone minutenlange erregende postsynaptische Potenziale. Das Peptid **LHRH** (luteinisierendes Hormon-Releasing-Hormon, Abschn. 7.4.1), verursacht ein praktisch identisches postsynaptisches Potenzial (Abb. 4.4b). Dieses Peptid oder ein naher Verwandter und nicht Azetylcholin ist hier der Überträgerstoff.

Langsame EPSP (abgekürzt **sEPSP** von slow EPSP) werden auch im ZNS, v. a. im **Neokortex** und im **Hippokampus** registriert. Langsame kortikale Hirnpotenziale beim Menschen werden in Kap. 20 erläutert.

EPSP an anderen Neuronen des ZNS gleichen denen an Motoneuronen, sie sind allerdings oftmals länger. Schnelle und langsame EPSP werden z. T. an denselben Neuronen beobachtet. Die langsamen EPSP können an Lernprozessen beteiligt sein.

4.1.3 Postsynaptisch hemmende (inhibitorische) chemische Synapsen

Abgrenzung aktiver synaptischer Hemmung von passiver Depression

Neben den erregenden Prozessen laufen an den Neuronen auch Vorgänge ab, die ihre Aktivität reduzieren. Dabei handelt es sich zum kleineren Teil um Folgen einer vorhergehenden Erregung, wie z. B. die **Refraktärphase** im Anschluss an ein Aktionspotenzial (Abschn. 3.2.3). Diese **Abnahmen von Erregung** werden als **Depression** zusammengefasst. Viel wichtiger sind aktive Prozesse, die den Erregungszustand der Neurone herabsetzen. Diese **aktiven Prozesse** werden als **Hemmung** oder **Inhibition** bezeichnet.

Im Zentralnervensystem von Säugetieren, einschließlich des Menschen, sind 2 Typen aktiver Hemmung bekannt. Bei der **postsynaptischen Hemmung** wird an axosomatischen und axodendritischen Synapsen die Erregbarkeit der subsynaptischen Soma- und Dendritenmembran der Neurone herabgesetzt (▶ unten), während bei der **präsynaptischen Hemmung** an axoaxonischen Synapsen die Transmitterfreisetzung an präsynaptischen Endigungen reduziert oder völlig verhindert wird (Abschn. 4.1.4). Die postsynaptische Hemmung scheint die größere Rolle zu spielen; die präsynaptische Hemmung findet sich vorwiegend an den präsynaptischen Endigungen somatischer und viszeraler Afferenzen.

Verminderte Erregbarkeit von Neuronen kann Folge vorausgegangener Erregung (z. B. die Refraktärität nach einem Aktionspotenzial) sein. Prä- und postsynaptische Hemmung (Inhibition) sind dagegen aktive Prozesse an chemischen Synapsen.

Ablauf und Ionenmechanismus inhibitorischer postsynapischer Potenziale, IPSP

Reizung von Muskelspindelafferenzen erregt nicht nur die eigenen (homonymen) Motoneurone (Abb. 4.2), sondern hemmt gleichzeitig die Motoneurone des Gegenspielers (Antagonisten, Abschn. 13.5.1) am Gelenk. Die dabei in einem solchen antagonistischen Motoneuron auftretenden Potenziale zeigt Abb. 4.5. Jeder Reiz löst eine **hyperpolarisierende Potenzialverschiebung** (Zellinnere negativer als

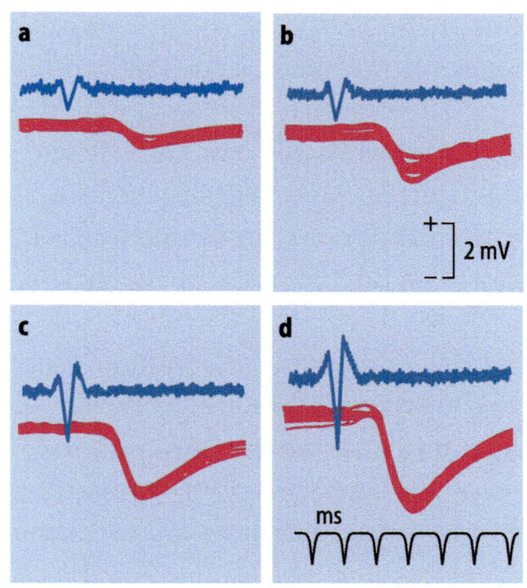

Abb. 4.5a–d. Hemmende postsynaptische Potenziale (rot) in einem Motoneuron des Musculus semitendinosus der Katze bei Reizung des Nervus quadriceps. Die von der Hinterwurzeleintrittszone abgeleiteten afferenten Salven (extrazelluläre, unipolare Ableitung, Abb. 4.3a) sind in blau als triphasische Potenzialschwankungen auf den oberen Registrierungen zu sehen. Beachte die gegenüber Abb. 4.3 deutlich längere spinale Latenz, die auf die Zwischenschaltung eines Interneurons im spinalen Reflexweg hinweist

Box 4.1. Die Entdeckung der chemischen synaptischen Übertragung

In der Nacht zum Ostersonntag 1920 wachte der Grazer Pharmakologe Otto Loewi (1873–1961, Nobelpreis 1936) nachts auf, schrieb seinen Traum auf und schlief wieder ein. Am nächsten Morgen erinnerte er sich, etwas Wichtiges notiert zu haben, aber er konnte sein Gekritzel nicht lesen. In der nächsten Nacht wachte er mit dem gleichen Gedanken wieder auf. Da stand er dann sofort auf, ging in sein Laboratorium und führte ein Experiment aus, das erstmals ohne Zweifel zeigte, dass es eine chemische synaptische Übertragung gibt. In seiner Autobiographie schreibt er: »Die Herzen zweier Frösche wurden isoliert, das eine mit, das andere ohne seine Nerven. Beide Herzen wurden an Straub-Kanülen gehängt, die mit etwas Ringer-Lösung gefüllt waren. Der Vagusnerv des ersten Herzens wurde für einige Minuten gereizt. Dann wurde die Ringer-Lösung des ersten Herzens auf das zweite Herz übertragen. Dieses schlug daraufhin langsamer und schwächer, gerade so als ob sein Vagusnerv gereizt worden wäre. Entsprechend verhielt es sich, wenn der Sympathikusnerv gereizt wurde und die Ringer-Lösung übertragen wurde: die Herzfrequenz des zweiten Herzens erhöhte sich und es schlug kräftiger. Diese Ergebnisse zeigten zweifelsfrei, dass die Nerven das Herz nicht direkt beeinflussen, sondern von ihren Endigungen spezifische chemische Substanzen freisetzen, die dann ihrerseits die gut bekannten Veränderungen am Herzen auslösen, die für die Reizung der Herznerven charakteristisch sind«.

Literatur: Loewi O (1960) An autobiographic sketch: In: Perspectives in Biology and Medicine, vol. IV:3–25. Ein Sonderdruck dieser Autobiografie wurde einem der Autoren von O. Loewi wenige Wochen vor seinem Tod aus New York nach Australien zugesandt (▶ Adressaufkleber). Wegen des langen Postwegs erreichte der Sonderdruck den Adressaten erst nach Loewis Tod.

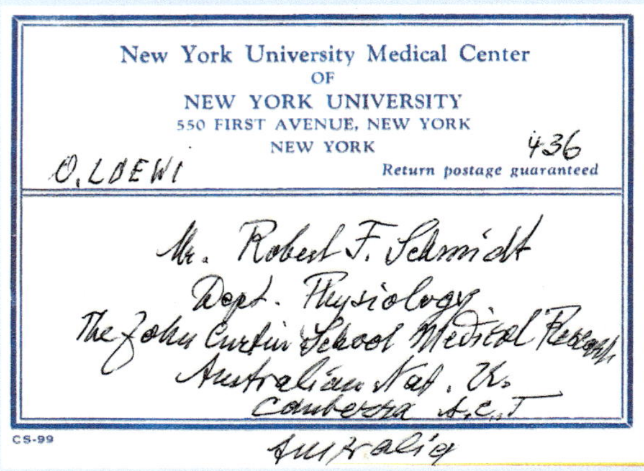

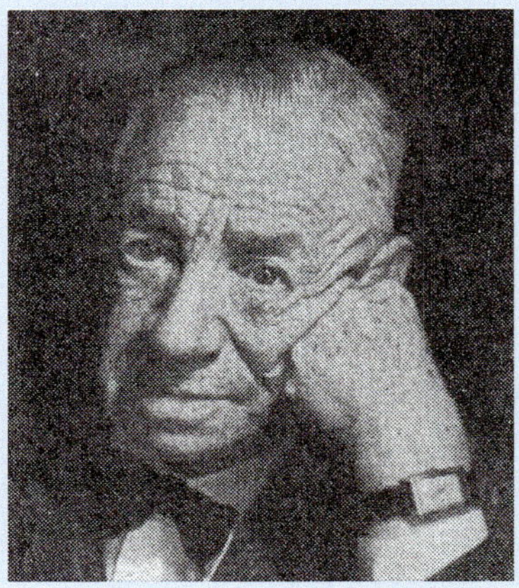

das Ruhepotenzial), deren Zeitverlauf spiegelbildlich dem Zeitverlauf des EPSP entspricht (beim Motoneuron findet sich ein Anstieg von 1–2 ms und ein Abfall von 10–12 ms).

Durch die Hyperpolarisation wird das Membranpotenzial **von der Schwelle** für eine fortgeleitete Erregung **entfernt** und damit das Motoneuron gehemmt. Die Hyperpolarisationen in ◘ Abb. 4.5 werden daher als hemmende oder **inhibitorische postsynaptische Potenziale, IPSP**, bezeichnet.

Während der Einwirkung des inhibitorischen Transmitters an der subsynaptischen Membran, also für 1–2 ms, kommt es zu einer **Zunahme der Öffnung von Cl^--Kanälen und damit zu einem Einstrom von Cl^--Ionen**, was das Ruhepotenzial erhöht (Hyperpolarisation, das Zellinnere wird negativer). Der gesamte Ablauf des IPSP ist im Übrigen analog den Schritten 1–7 in Abschn. 4.1.2.

Die IPSP an anderen **zentralen, einschließlich den kortikalen Neuronen entsprechen** in ihrem Ionenmechanismus **denen an Motoneuronen**. Allerdings finden sich beträchtliche Unterschiede der Zeitverläufe und an einigen hemmenden Synapsen kommt es nicht nur zu einer **Öffnung von Chlorid-**, sondern auch von **Kaliumkanälen**, was die gleiche Wirkung hat (das Kalium-Gleichgewichtspotenzial ist etwas negativer als das Ruhepotenzial, ◘ Abb. 3.5a). An sympathischen Ganglien sind, analog den langsamen EPSP, auch langsame synaptisch ausgelöste Hyperpolarisationen gefunden worden, mit einer Dauer von mehreren Hundert Millisekunden.

Σ IPSP sind zum EPSP spiegelbildliche hyperpolarisierende Potenzialschwankungen, die durch die vermehrte Öffnung von Cl^--Kanälen entstehen. IPSP mit längeren Zeitverläufen kommen in zentralen Neuronen ebenfalls vor. Teilweise ist dabei auch die K^+-Permeabilität erhöht.

Wirkweise der IPSP

Die hemmende Wirkung des IPSP beruht einmal auf der Hyperpolarisation des Membranpotenzials, die das Membranpotenzial **von der Schwelle entfernt.** Zum anderen auf der während der Anstiegsphase des IPSP (Schritt 6 in 4.1.2) **erhöhten Membranleitfähigkeit** wegen der vermehrt geöffneten Cl^--Ionenkanäle, die den erregenden Strom des EPSP, wie anschließend erläutert, »kurzschließen«.

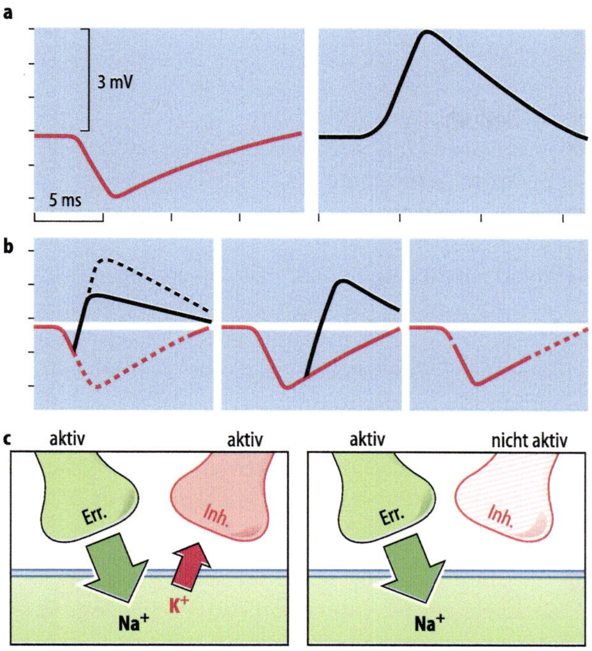

Abb. 4.6a, b. Wirkung von IPSP auf EPSP. Versuchsaufbau wie in Abb. 4.3 und 4.5. a Reizung des antagonistischen Nerven ergibt das IPSP links, Reizung des homonymen Nerven das rechts gezeigte EPSP. **b** Das EPSP wurde etwa 1, 3 und 5 ms nach Beginn des IPSP ausgelöst. **c** Subsynaptische Permeabilitätsänderungen bei gleichzeitiger Aktivierung erregender und hemmender Synapsen *(links)* und bei alleiniger Aktivierung der erregenden Synapsen *(rechts)*

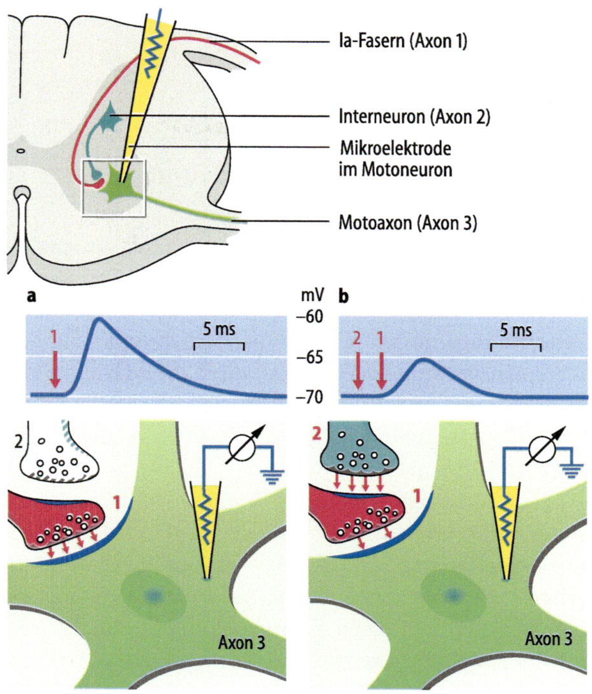

Abb. 4.7a, b. Arbeitsweise der präsynaptischen Hemmung. Die Skizze oben zeigt die Versuchsanordnung zum Nachweis der präsynaptischen Hemmung eines monosynaptischen EPSP eines Motoneurons (Axon 3), darunter motoneuronale EPSP nach Reizung der homonymen Ia-Fasern (Axon 1) ohne **(a)** und mit **(b)** vorhergehender Aktivierung präsynaptisch hemmender Interneurone (Axon 2)

Die unterschiedliche Wirkung dieser beiden Hemm-Mechanismen ist in Abb. 4.6b zu sehen. Ein **im späteren Verlauf** des IPSP ausgelöstes EPSP ist lediglich um den Betrag der jeweiligen Hyperpolarisation verschoben (mittlere und rechte Registrierung in b), das **während der Anstiegsphase** des IPSP ausgelöste EPSP ist jedoch kleiner als das Kontroll-EPSP in a.

Die Skizzen in c zeigen die Ursache für den unterschiedlichen Effekt des IPSP während und nach der Anstiegsphase: Links sind erregende und hemmende Synapse etwa gleichzeitig aktiviert, und **der Einstrom der Na^+-Ionen** an der subsynaptischen Membran der erregenden Synapse wird durch die an der hemmenden Synapse **einströmenden Cl^--Ionen teilweise kompensiert.** Die resultierende Potenzialänderung in depolarisierender Richtung ist daher kleiner als zu dem rechts gezeigten Zeitpunkt, bei dem die inhibitorische Synapse nicht aktiviert ist.

Σ Die hemmende Wirkung des IPSP beruht einmal auf der Hyperpolarisation des Membranpotenzials und zum anderen auf der während der Anstiegsphase des IPSP erhöhten Membranleitfähigkeit durch die vermehrte Öffnung von Cl^-- (und z. T. K^+-) Ionenkanälen.

4.1.4 Präsynaptisch hemmende chemische Synapsen

Wirkort und Ablauf der präsynaptischen Hemmung

Die aus der Körperperipherie in Rückenmark und Hirnstamm einlaufenden Nervenfasern aus den Sinnesrezeptoren, z. B. die bei der Besprechung der motoneuronalen EPSP erwähnten Muskelspindelafferenzen (Abschn. 4.1.2) werden an ihren präsynaptischen Endigungen von anderen, von Rückenmarksneuronen (Interneuronen) stammenden, präsynaptischen Endigungen kontaktiert, die mit ihnen eine axoaxonische Synapse bilden. Abb. 4.7 zeigt den **Aufbau einer solchen axoaxonischen Synapse.** Endigung 1 ist postsynaptisch zu Endigung 2 (und präsynaptisch zum mit 3 bezeichneten Motoneuron).

Die **Arbeitsweise der axoaxonischen Synapse** lässt sich wie folgt illustrieren: Aktivierung der synaptischen Endigung 1 (Pfeil in Abb. 4.7a) ruft in Neuron 3 ein EPSP von etwa 10 mV hervor. Wird aber Axon 2 vor Axon 1 aktiviert (Pfeile in Abb. 4.7b), so beträgt die Amplitude des EPSP nur noch 5 mV, ohne dass ein IPSP an der postsynaptischen Membran der Zelle 3 auftritt. Diese Form der EPSP-Hemmung **ohne Änderung** der postsynaptischen Membraneigenschaften bezeichnet man als **präsynaptische Hemmung.**

Präsynaptische Hemmung wird durch die Aktivierung axoaxonischer Synapsen ausgelöst. Sie führt zur Abnahme der EPSP ohne IPSP auf der postsynaptischen Seite.

Wirkweise und funktionelle Bedeutung der präsynaptischen Hemmung

Die Aktivierung der in Abb. 4.7 illustrierten axoaxonischen Synapse bewirkt (über einen hier nicht näher ausgeführten Ionenmechanismus) eine **Reduzierung der Transmitterfreisetzung** aus der präsynaptischen Endigung der afferenten Nervenfaser, was dann, wie in der Abbildung gezeigt, in einem verkleinerten EPSP resultiert. Diese präsynaptische Hemmung kann sehr effektiv sein und **einige 100 ms** andauern.

Die **funktionelle Bedeutung** der präsynaptischen Hemmung primär afferenter Nervenfasern liegt v. a. darin, dass **einzelne afferente Zuflüsse** zu einer Nervenzelle **gezielt gehemmt** werden können. Es wird also nicht die Erregbarkeit des postsynaptischen Neurons verändert, sondern die von der Peripherie eintreffenden sensiblen Signale können abgeschwächt oder völlig unterdrückt werden bevor sie ihre erregende Wirkung auf das postsynaptische Neuron entfalten. Diese Möglichkeit der Hemmung der von den Sensoren in das Nervensystem einströmenden Impulse wird z. B. zur **Empfindlichkeitsverstellung der afferenten Kanäle**, also zur Unterdrückung »unerwünschter« Information und zur Auswahl »erwünschter« Information (Kap. 22) und zur Kontrastverschärfung eingesetzt.

Durch die Aktivierung der axoaxonischen Synapsen wird an den axosomatischen Synapsen weniger Transmitter freigesetzt. Präsynaptische Hemmung dient zur Empfindlichkeitsverstellung somatosensorischer Eingänge und zur gezielten Hemmung einzelner Eingänge eines Neurons.

4.2 Synaptische Transmitter und Modulatoren

4.2.1 Neurotransmitter

Eigenschaften niedermolekularer Neurotransmitter

Azetylcholin wurde in den zwanziger Jahren des vorigen Jahrhunderts als erster chemischer Transmitter (synonym: Überträgerstoff) einwandfrei identifiziert (Box 4.1). Danach wurden Zug um Zug weitere Substanzen entdeckt, die aus präsynaptischen Endigungen bei deren Aktivierung freigesetzt werden, also als Transmitter dienen. Es hat sich eingebürgert, die Synapsen nach der Substanz zu benennen, die präsynaptisch freigesetzt wird. So ist in 4.1.1 das Glutamat bereits als erregender Transmitter erwähnt worden, die Synapse wird daher als **glutamaterg** bezeichnet. Azetylcholin freisetzende Synapsen heißen entsprechend **cholinerg** etc. (erg von griechisch ergon, Arbeit, Energie).

Für all diese Transmitter gilt, dass sie

- **im Neuron** selbst **synthetisiert**;
- anschließend in den **Vesikeln** der präsynaptischen Endigungen **gespeichert**;
- bei Einlaufen eines Aktionspotenzials **in den synaptischen Spalt freigesetzt**;
- sofort anschließend durch Spaltung und/oder Wiederaufnahme in die präsynaptische Endigung (z. T. auch Aufnahme in das postsynaptische Neuron oder die umgebende Glia) **spezifisch inaktiviert** oder durch **Wegdiffusion** wirkungslos werden.

Es sind handelt sich bei allen Substanzen, die diese Kriterien erfüllen, um relativ kleine Moleküle, daher auch der Begriff **niedermolekulare (Neuro-)Transmitter.**

Die Überträgersubstanzen (Transmitter) werden in ihren Neuronen synthetisiert und anschließend in den präsynaptischen Vesikeln gespeichert. Nach der Freisetzung in den synaptischen Spalt erfolgt die Inaktivierung durch Spaltung oder Aufnahme in die umgebenden Zellen.

Azetylcholin (ACh) als Transmitter

Wie in Box 4.1 beschrieben, konnte Otto Loewi zeigen, dass die hemmende Wirkung des Vagusnerven auf das Herz (Abschn. 10.5.4) durch die Freisetzung einer chemischen Substanz verursacht wird, die sein Zeitgenosse, der englische Pharmakologe Sir Henry Dale, als Azetylcholin (ACh) identifizierte.

Praktisch alle anderen cholinergen Synapsen sind allerdings nicht hemmender, sondern erregender Natur. Im autonomen Nervensystem (ANS) ist ACh im **parasympathischen Teil des ANS** Überträgersubstanz in allen Ganglien und an allen postganglionären effektorischen Synapsen, also nicht nur den präsynaptischen Endigungen der Vagusfasern zum Herzen. Im **sympathischen Teil des ANS** ist ACh ebenfalls der Transmitter an allen ganglionären Synapsen, ferner an den Synapsen des Nebennierenmarks und postganglionär an den Synapsen der Schweißdrüsen (Weiteres in Abschn. 6.2.2).

Im Zentralnervensystem ist das ACh der Transmitter von ca. **10% aller Synapsen.** Es sind allein 8 vom Rückenmark zum Kortex aufsteigende ACh-Systeme bekannt, dazu kommen Systeme, die innerhalb des Gehirns entspringen und enden (Abschn. 5.2.3, 5.2.4, 5.4.2, 5.4.3). Schließlich ist ACh der Transmitter an den **neuromuskulären Synapsen (Endplatten),** also an der Verbindungsstelle der motorischen Nervenfasern (aus den Motoneuronen in Rückenmark und Hirnstamm) mit den Skelettmuskelfasern (Abschn. 13.1.3).

Die **Inaktivierung des ACh** erfolgt an allen cholinergen Synapsen durch die **Cholinesterase,** die das Azetylcholin in

Cholin und Essigsäure spaltet. Die Spaltprodukte werden anschließend in die präsynaptische Endigung aufgenommen und dort wieder zu ACh synthetisiert.

Σ Azetylcholin ist der Transmitter verschiedener Synapsen im autonomen Nervensystem (z. B. aller sympathischen und parasympathischen Ganglien), ferner von etwa 10% der Synapsen im ZNS und an den Endplatten des Skelettmuskels.

Biogene Amine als Transmitter

Die Transmitter Adrenalin, Noradrenalin und Dopamin sind chemisch (durch den gemeinsamen »Katecholring«) eng miteinander verwandt. Daher werden sie zusammen als **Katecholamine** bezeichnet. Zusammen mit dem ebenfalls nahe stehenden Serotonin (5-Hydroxytryptamin, 5-HT) bilden sie die Gruppe der **Monoamine** (Amine entstehen durch Decarboxylierung von Aminosäuren, siehe in ◘ Abb. 4.8 die Umwandlung von L-Dopa zu Dopamin: aus $^{-}COOH$ wird $^{-}NH_3$). Die Monoamine aus körpereigenen Aminosäuren (Abschn. 2.1.3) wiederum ordnet man den **biogenen Aminen** zu, zu denen auch das Histamin gehört.

Die Katecholamine Adrenalin, Noradrenalin und Dopamin werden auch **adrenerge Überträgersubstanzen** genannt (◘ Abb. 4.8). Von diesen ist **Noradrenalin** der Transmitter an allen postganglionären sympathischen Endigungen mit Ausnahme der Schweißdrüsen (dort ist es ACh). **Adrenalin** wird neben Noradrenalin im Nebennierenmark sezerniert. **Noradrenalin und Dopamin** wirken auch im ZNS, z. B. im Hypothalamus, im limbischen System und in den Kerngebieten der motorischen Basalganglien, als Transmitter. **Serotonin (5-HT)** dient den vom Hirnstamm aufsteigenden Bahnen als Transmitter. **Histamin** ist u. a. Transmitter hypothalamischer Neurone, deren Axone zur Großhirnrinde, zum Thalamus und zum Kleinhirn projizieren.

Die postsynaptische Wirkung freigesetzter biogener Amine wird **v. a. durch Wiederaufnahme** in die präsynaptische Endigung beendet. Daneben werden sie durch spezifische **Monoaminoxidasen (MAO) abgebaut.** MAO-Hemmer werden klinisch z. B. zur Behandlung von Depressionen eingesetzt (Box 4.2).

Σ Zu den biogenen Aminen zählen die Katecholamine Adrenalin, Noradrenalin und Dopamin. Sie sind Monoamine, wie auch das Serotonin (5-HT) und das Histamin. Die Wirkung dieser Transmitter wird v. a. durch Wiederaufnahme in die präsynaptischen Endigungen beendet.

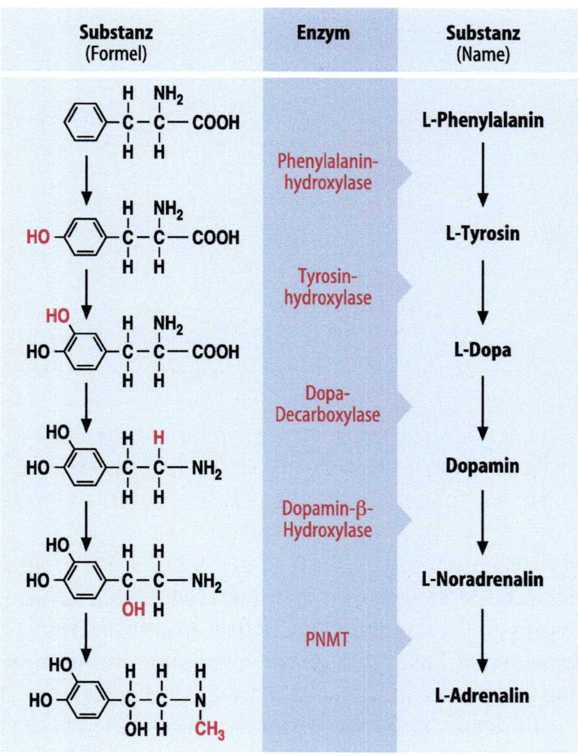

◘ Abb. 4.8. Biosynthese der Katecholamine (Dopamin, Noradrenalin, Adrenalin) mit Angabe beteiligter Enzyme. *PNMT* Phenyläthanolamin-N-Methyl-Transferase. Die in jedem Syntheseschritt erfolgte Änderung der molekularen Konfiguration ist rot hervorgehoben. Nur die linksdrehenden Formen (L-) der angegebenen Substanzen kommen biologisch vor

Aminosäuren als Transmitter

Die in Abschn. 4.1.1 bereits eingeführte Glutaminsäure (◘ Abb. 4.9), meist **Glutamat** genannt, ist der **verbreitetste erregende Überträgerstoff** im ZNS. Auch andere Aminosäuren, insbesondere Aspartat (Asparaginsäure), stehen im Verdacht, erregende Transmitter im ZNS zu sein.

Die **Gamma-amino-Buttersäure, GABA** (γ-amino-butyric acid, ◘ Abb. 4.9) ist der **verbreitetste hemmende Überträgerstoff** im Zentralnervensystem.

Die einfache Aminosäure **Glyzin** (◘ Abb. 4.9) ist der dominierende hemmende Transmitter der **postsynaptischen Hemmung** in Rückenmark und Hirnstamm, während glyzinerge Synapsen im Gehirn seltener zu finden sind.

Die **Beendigung der synaptischen Übertragung** erfolgt auch bei den Aminosäuren v. a. durch (Wieder-)Aufnahme des Transmitters in die präsynaptische Endigung, aber auch in das postsynaptische Neuron und die umgebende Glia. Die Entfernung aus dem synaptischen Spalt erfolgt hier – wie in den oben geschilderten Fällen – durch **spezifische Transportproteine** (»Pumpen«).

Σ Die Aminosäure Glutamat ist der häufigste erregende Transmitter im ZNS. Der häufigste hemmende ist die Aminosäure GABA. In Rückenmark und Hirnstamm ist auch Glyzin ein verbreiteter hemmender Transmitter.

4

Box 4.2. Zentrale chemische Synapsen sind wichtige Angriffspunkte von Psychopharmaka, Beispiel Fluoxetin

Fluoxetin ist eine der wirkungsvollsten und weltweit meist verschriebenen Antidepressiva und Stimmungsaufheller (»mood stabilizer«, »Glückspille«). Es blockiert selektiv den Wiederaufnahmemechanismus von Serotonin (5-HT) an serotonergen Synapsen (aktive »Pumpe«) und dies gilt als sein therapeutischer Wirkmechanismus, auch wenn dazu noch einige Fragen offen sind (zur Symptomatik, Neurobiologie und Therapie von Depressionen Abschn. 26.3). Insbesondere gilt für Fluoxetin wie für fast alle Antidepressiva, dass ihre synaptische Wirkung praktisch sofort, ihr antidepressiver Effekt jedoch erst nach 3–8 Wochen einsetzt. Die Abbildung skizziert die derzeitigen Vorstellungen dazu: ① Bei einem depressiven Patienten haben serotonerge Neurone ein Defizit an Serotonin und als Folge davon werden vermehrt Serotoninrezeptoren gebildet, sowohl auf der postsynaptischen Seite, wie auch als Autorezeptoren auf der präsynaptischen Seite, einschließlich Soma und Dendriten. ② Gabe von Fluoxetin blockt die Wiederaufnahme von Serotonin (»Stop«-Schild in der Graphik). Dies führt zu einem Anstieg der extrazellulären Serotoninkonzentration, aber nachweislich zunächst nur in der somatodendritischen Umgebung. ③ Als Folge desensitisieren die Autorezeptoren oder werden abgebaut und dies führt ④ zu einer gesteigerten Aktivität des Neurons mit vermehrter Freisetzung von Serotonin in den synaptischen Spalt. ⑤ Dies wiederum bewirkt einen Rückgang der postsynaptischen Zahl der Serotoninrezeptoren und damit eine Normalisierung der serotonergen Synapse. Die für die genannten Umbauten der prä- und postsynaptischen Rezeptoren benötigte Zeit erklärt die Latenz zwischen der ersten Gabe des Antidepressivums und der Stimmungsaufhellung.

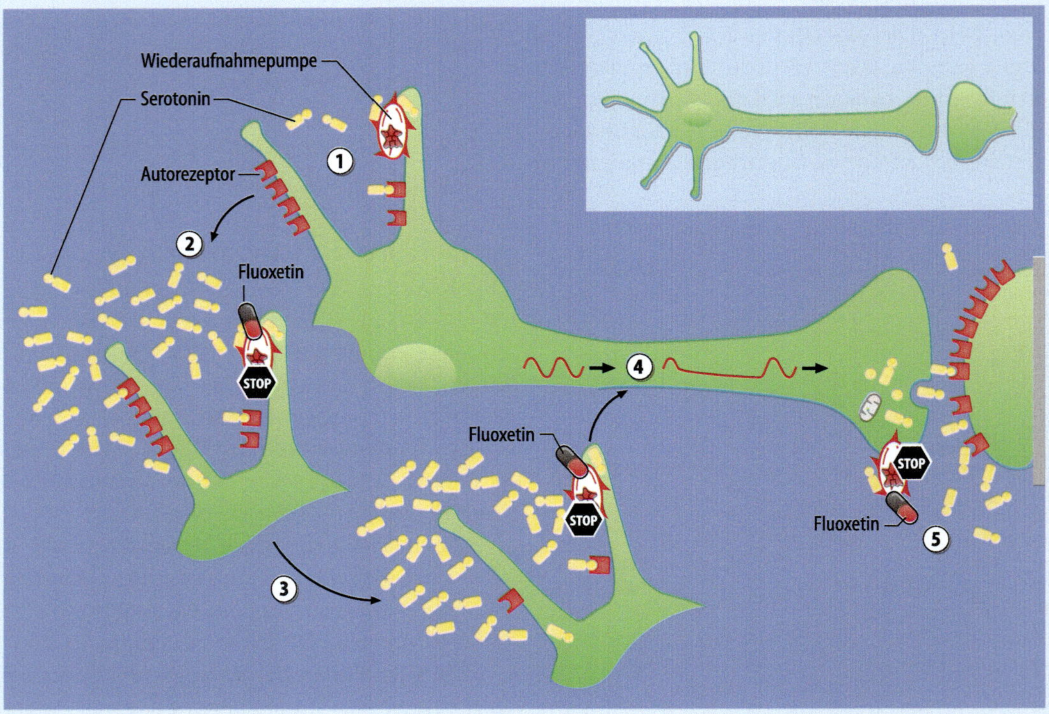

4.2.2 Neuromodulatoren

Vorkommen peptiderger Kotransmitter

Die chemische synaptische Übertragung wurde bisher so vorgestellt, als ob eine Nervenzelle an allen ihren präsynaptischen Endigungen nur jeweils einen Überträgerstoff ausschüttet. Häufig wird aber an synaptischen Nervenendigungen neben einem niedermolekularen Überträgerstoff (Abschn. 4.2.1) eine weitere Substanz ausgeschüttet, die an der Übertragung mitwirkt (ein Beispiel zeigte bereits die ◘ Abb. 4.4). Überträgerstoffe, die zusammen mit einem niedermolekularen Transmitter in einer präsynaptischen Endigung auftreten, werden **Kotransmitter**, die gemeinsame Freisetzung dieser Substanzen **Kotransmission** genannt.

Bei den Kotransmittern handelt es sich bei vielen, aber nicht allen Synapsen um **Peptide,** also um **Ketten von Aminosäuren**, die aber deutlich kürzer als die Ketten von Eiweißen sind. Diese **neuroaktiven Peptide**, von denen einige, häufig vorkommende in ◘ Abb. 4.9 zu sehen sind, werden auf Grund von Strukturmerkmalen in Familien eingeteilt (z. B. Enkephaline, Tachykinine). Mittlerweile sind mehr als 50

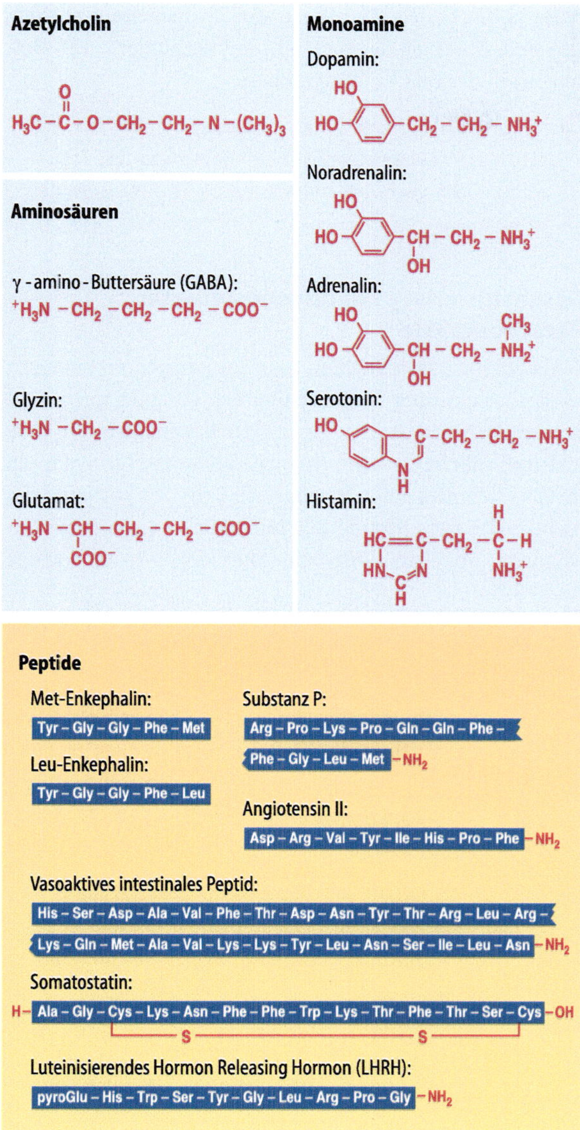

Abb. 4.9. Neurotransmitter und -modulatoren. Die wichtigeren synaptischen Stoffe, die im peripheren und zentralen Nervensystem als Transmitter, Neurohormone und Modulatoren dienen. Oben: »Klassische« Überträgerstoffe, unten: Peptide. Bei den Peptiden stellt jede dreibuchstabige Abkürzung eine Aminosäure dar, also z. B. *Arg* Arginin, *Gly* Glyzin, *Lys* Lysin, *Tyr* Tyrosin etc. Der Syntheseweg der zu den Monoaminen gehörenden Katecholamine ist in Abb. 4.8 zu sehen

solcher Neuropeptide bekannt. Viele von ihnen wirken auch als Hormone, z. B. das in der Abbildung gezeigte LHRH, das für das sEPSP in Abb. 4.4b verantwortlich ist.

Neuromodulation durch peptiderge Kotransmitter

Die **Aufgaben von peptidergen Kotransmittern** sind noch nicht überall deutlich. In vielen Fällen sieht es nach einer Arbeitsteilung aus, bei der der niedermolekulare Transmitter die schnelle synaptische Übertragung übernimmt, während der peptiderge Kotransmitter für **Langzeitverstellungen der Erregbarkeit** (entweder Zu- oder Abnahmen) verantwortlich ist. Letztere Funktion bezeichnen wir als **synaptische Modulation.**

Ein **synaptischer Modulator** bewirkt also unmittelbar keine EPSP oder IPSP in den subsynaptischen Membranen, sondern er modifiziert Intensität und Dauer der Wirkung der niedermolekularen Überträgerstoffe.

Die **präsynaptische Speicherung** erfolgt in Vesikeln, die deutlich größer als die Vesikel der kleinmolekularen Transmitter sind. Ihre **Freisetzung** ist ebenfalls kalziumgesteuert, erfordert aber eine mehrfache, also **stärkere Aktivierung** der präsynaptischen Endigung (Abb. 4.4a). Mit anderen Worten, die Freisetzung von peptidergen Kotransmittern tritt erst auf, wenn **mehrere Aktionspotenziale in kurzem Abstand** in die präsynaptische Endigung eingelaufen sind.

Σ Präsynaptische Endigungen enthalten häufig in Vesikeln gespeicherte Neuropeptide als Kotransmitter. Diese sind modulierend an der synaptischen Übertragung beteiligt, d. h. sie erhöhen oder vermindern die Wirksamkeit des niedermolekularen Überträgerstoffs.

Nicht-peptiderge Neumodulation

Nicht-peptiderge Modulatoren sind nicht so zahlreich wie die peptidergen, aber z. T. weit verbreitet. Das gilt v. a. für das **ATP**, den universellen Treibstoff aller Zellen (Abschn. 2.1.3). Das ATP findet sich als Kotransmitter in cholinergen (z. B. an der Endplatte) und adrenergen präsynaptischen Endigungen, aber auch im Gehirn, wo es die präsynaptische Freisetzung von Glutamat fördern oder dessen postsynaptische Wirkung steigern kann.

Ein Abbauprodukt des ATP, das **Adenosin** wirkt überwiegend **hemmend** auf die präsynaptische Freisetzung erregender kleinmolekularer Transmitter. Diese Wirkung wird durch **Coffein** und **Theophyllin** gehemmt, was vermutlich für die anregende Wirkung von Kaffee und Tee verantwortlich ist (Kap. 22).

Aus der **Arachidonsäure** werden im Körper zahlreiche Substanzen synthetisiert (z. B. Prostaglandine, Thromboxane, Cannaboide), die z. T. als Neuromodulatoren freigesetzt werden. So führt die Freisetzung von **Prostaglandinen** zu Entzündungsreaktionen, Fieber und Schmerz (Abschn. 16.2.1).

Schließlich kann auch eine gasförmige Substanz, das **Stickstoffmonoxid, NO**, als Neuromodulator wirken. Es wird durch das Enzym Stickoxidsynthase gebildet, entfaltet **für wenige Sekunden** seine Wirkung (z. B. eine Entspannung der Gefäßmuskulatur) und zerfällt.

Σ Zu den nicht-peptidergen Neuromodulatoren zählen Purinderivate (ATP, Adenosin), ferner Abkömmlinge der Arachidonsäure (z. B. Prostaglandine, Cannaboide) und NO.

4

4.3 Postsynaptische Rezeptoren

4.3.1 Arbeitsweise postsynaptischer Rezeptoren

Ionotrope und metabotrope Rezeptoren

Der aus der präsynaptischen Endigung freigesetzte Transmitter löst auf der postsynaptischen Seite die in Abschn. 4.1.2 bis 4.1.4 beschriebenen erregenden oder hemmenden Änderungen des Membranpotenzials aus. Er verbindet sich dazu mit einem in der postsynaptischen Membran eingelagerten Proteinmolekül, seinem **Rezeptor.** Diese Anlagerung des Transmitters an den Rezeptor bewirkt die **Öffnung von Ionenkanälen** und damit Ionenströme mit den oben beschriebenen Folgen.

Wird der Ionenkanal dadurch geöffnet, dass sich der Transmitter an ihn selbst bindet, ist er also **gleichzeitig Rezeptor und Ionenkanal,** so wird er, da eine an einen Rezeptor bindende Substanz Ligand genannt wird, als **ligandengesteuerter Ionenkanal** oder **ionotroper Rezeptor** bezeichnet, je nachdem, welche seiner Eigenschaften betont werden soll. Sie werden anschließend in Abschn. 4.3.2 näher beschrieben.

Es kommt aber auch vor, dass der Transmitter sich mit einem subsynaptischen Rezeptor verbindet, der erst über eine **intrazelluläre Signalkette** Ionenkanäle öffnet. Diese Rezeptoren werden als **metabotrope Rezeptoren** bezeichnet. Den Anfang der Signalkette macht ein G-Protein (Abschn. 2.2.2), daher auch ihr Name **G-Protein-gekoppelter Rezeptor.** Sie werden in Abschn. 4.3.3 näher beschrieben.

Für alle Synapsen gilt, dass die **Eigenschaften der subsynaptischen Rezeptoren,** nicht die Transmitter, für die **erregenden oder hemmenden Wirkungen verantwortlich** sind. Ein und derselbe Transmitter kann also sowohl die eine oder andere Wirkung entfalten. Als Beispiel sei genannt, dass Azetylcholin am Herzen hemmend (Box 4.1), an der neuromuskulären Endplatte aber erregend wirkt (► unten).

Σ Die subsynaptischen Rezeptoren der Transmitter sind entweder ligandengesteuerte Ionenkanäle oder metabotrope Rezeptoren, die über eine intrazelluläre Signalkette Ionenkanäle öffnen. Die Rezeptoren bestimmen die Eigenschaften der Synapsen.

Präsynaptische Autorezeptoren vom postsynaptischen Typ

An vielen Synapsen, besonders an katecholaminergen, finden sich die postsynaptischen Rezeptoren **auch an den präsynaptischen Strukturen.** Da sie von der präsynaptisch freigesetzten Überträgersubstanz ebenso wie die postsynaptischen Rezeptoren aktiviert werden, werden sie als **Autorezeptoren** bezeichnet.

Die **Hauptaufgabe der Autorezeptoren** scheint zu sein, die präsynaptische Transmitterausschüttung dadurch zu begrenzen, dass sie **hemmend** auf die **Freisetzung** und die präsynaptische **(Re-)Synthese des Transmitters** wirken, also eine übermäßige Ausschüttung verhindern. Ein Beispiel ist in der Box 4.2 beschrieben.

Σ Autorezeptoren hemmen die präsynaptische Transmitterfreisetzung und die (Re-)Synthese des Transmitters. Sie verhindern damit eine übermäßige Ausschüttung.

Desensitisierung ligandengesteuerter Rezeptorkanäle

Schließlich ist, festzuhalten, dass die Rezeptoren bei rasch wiederholtem oder lang anhaltenden Kontakt mit ihrem Transmitter oder einem Agonisten **desensitisieren, d. h. unempfindlicher** werden (manche glutamaterge Synapsen im ZNS desensitisieren bereits nach 1 ms). Es kommt dann nicht mehr zur Öffnung der Ionenkanäle (ionotrope Rezeptoren) oder zur G-Protein-Aktivierung (metabotrope Rezeptoren).

Desensitisierung scheint ein **Sicherheitsmechanismus der Synapsen** zu sein, der zu große und lang dauernde Aktivierungen verhindert. Der Begriff Desensitisierung wird übrigens oft synonym mit dem Begriff **Desensibilisierung** gebraucht, was gelegentlich zu Verwechslungen mit der gleich bezeichneten psychologischen Desensibilisierungs-Therapie von Angst führt (Kap. 26). Der Ausdruck Desensitisierung ist deswegen hier vorzuziehen.

Σ Neben den Autorezeptoren verhindert auch die Rezeptordesensitisierung zu große und zu lang anhaltende Aktivierungen der postsynaptischen Rezeptoren.

Agonisten und Antagonisten postsynaptischer Rezeptoren

Substanzen, die an einen postsynaptischen Rezeptor binden und die gleiche Wirkung wie der körpereigene Transmitter hervorrufen, werden **Agonisten** genannt, während Substanzen, die nach ihrer Bindung die Rezeptorfunktion hemmen, als **Antagonisten** bezeichnet werden. Viele Pharmaka, besonders viele Psychopharmaka (Box 4.2) üben ihre Wirkung als Agonisten oder Antagonisten an Synapsen aus.

Ein Pharmakon kann also eine synaptische Übertragung entweder hemmen (antagonistische Wirkung) oder fördern. Bei erregenden Synapsen führt Hemmung zu einer reduzierten oder sogar blockierten Übertragung, während ein förderndes Pharmakon die Übertragung begünstigt. Gleiches gilt natürlich auch für hemmende Synapsen, es ist nur daran zu denken, dass der Wegfall von Hemmung zu einem Übergewicht von Erregung führen kann (Box 4.4).

Σ Agonisten wirken wie der Transmitter selbst, Antagonisten hemmen seine postsynaptische Wirkung. Viele Psychopharmaka sind Agonisten oder Antagonisten an Synapsen des Zentralnervensystems.

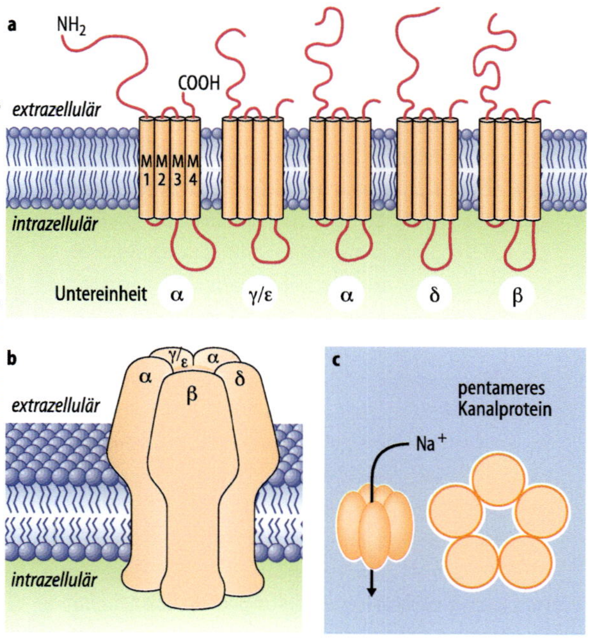

Abb. 4.10a–c. Molekulare Struktur von Rezeptorproteinen am Beispiel des Azetylcholinrezeptors. a Der Rezeptor besteht aus 5 Untereinheiten (griechisch beschriftet), die jeweils aus 4 transmembranären Regionen (M1–M4) zusammengesetzt sind. **b** Räumliches Modell des Rezeptors und **c** Aufsicht auf den Ionenkanal

4.3.2 Ionotrope Rezeptoren

Ionotroper nikotinerger ACh-Rezeptor

An vielen cholinergen Synapsen des ZNS und an der neuromuskulären Endplatte (Abschn. 13.1.3) ist der subsynaptische Rezeptor ein ligandengesteuerter Ionenkanal, der auch durch Nikotin aktiviert werden kann. Daher sein Name **nikotinerger ACh-Rezeptor.**

Wie in Abb. 4.10 illustriert, besteht der nikotinerge ACh-Rezeptor aus 5 mit griechischen Buchstaben gekennzeichneten Proteinunterheiten (Domänen), die die postsynaptische Membran mit jeweils 4 Transmembranregionen (M1–M4 in der Abb., Abschn. 3.2.3.) durchspannen. Alle Untereinheiten tragen zur rosettenförmigen Bildung des Ionenkanals bei (Abb. 4.10b und c). Bei diesem handelt es sich um einen **für kleine Kationen (Na^+, K^+, Ca^{++}) durchlässigen Kanal,** d. h. seine Öffnung durch den Liganden ACh oder Nikotin führt v. a. zum Einströmen von Na^+ und damit zur Depolarisation (Abschn. 4.2.1).

Nikotinerge ACh-Rezeptoren dieses Grundschemas existieren **in mehrfachen Varianten im ZNS,** (nikotinerge Rezeptorfamilie), was sich im einzelnen in unterschiedlichen Empfindlichkeiten für Agonisten und Antagonisten ausdrückt. Beispielsweise ist die Aktivierung (und bei Überdosierung Inaktivierung durch Desensitisierung, Abschn. 4.3.1) nikotinerger ACh-Rezeptoren des ZNS durch das beim Rauchen eingeatmete Nikotin für seine psychophysischen Wirkungen verantwortlich (Näheres in Abschn. 25.6.3).

Σ Bei Kontakt mit ACh öffnen die nikotinergen ionotropen ACh-Rezeptoren ihren Na^+-Kanal. Dadurch wird die postsynaptische Zelle erregt. Die psychophysischen Wirkungen des Rauchens beruhen auf der Interaktion des agonistischen Liganden Nikotin mit diesen Rezeptoren.

Ionotrope Rezeptoren für Serotonin und ATP

Für **Serotonin** (5-Hydroxytryptamin, 5-HT) existiert ein ligandengesteuerter Rezeptor mit einem nichtselektiven Kationenkanal, genannt **5-HT_3-Rezeptor,** der bei Aktivierung für **K^+-, Na^+- und Ca^{++}-Ionen** durchlässig wird. Er findet sich in hoher Dichte im Mittelhirn, und zwar in einem Areal, das bei Reizung Erbrechen auslöst. 5-HT_3-Rezeptor-Antagonisten (z. B. Odansetron, Cannabis) wirken antiemetisch. Die meisten Serotonin-Rezeptoren sind allerdings metabotrop (Abschn. 4.3.4).

Für das **ATP** (Hauptrolle im Stoffwechsel Abschn. 2.1.3) ist nur ein ligandengesteuerter Rezeptor bekannt, der **P2X-Rezeptor.** Er ist ebenfalls ein nichtselektiver Kationenkanal, der also **bei Aktivierung für K^+-, Na^+- und Ca^{++}-Ionen durchlässig** wird. P2X-Rezeptoren finden sich überall in Rückenmark und Gehirn. Die meisten ATP-Rezeptoren sind allerdings metabotrop (Abschn. 4.3.4).

Σ Aktivierung des ionotropen 5-HT_3-Rezeptors des Serotonins und des ionotropen P2X-Rezeptors des ATP öffnet jeweils einen nichtselektiven Kationenkanal.

Ionotrope Glutamatrezeptoren

Die glutamatergen ionotropen Rezeptorkanäle werden nach ihren spezifischen Antagonisten als N-Methyl-D-Aspartat-Rezeptoren **(NMDA-Typ)** und als AMPA-Kainat-Typ **(A/K- bzw. Non-NMDA-Typ)** bezeichnet (AMPA ist: α-Amino-3-Hydroxy-5-Methyl-4-Isoazol-Propionat).

Die **A/K-Rezeptoren,** die bis auf ihre unterschiedlichen spezifischen Agonisten sich in ihren Eigenschaften sehr ähnlich sind, vermitteln die schnellen glutamatinduzierten Antworten. Wie die ionotropen Azetylcholinrezeptoren sind sie unspezifische Kationenkanäle (Abb. 4.11a). Ihre Öffnung führt – ausgehend vom Ruhepotenzial – zu einem schnellen Strom von Natrium-Ionen in die Zelle, was die Zelle depolarisiert, also zu einem EPSP führt (Abschn. 4.1.2).

Der glutamaterge NMDA-Rezeptor (Abb. 4.11b) hat die Besonderheit, dass **bei normalem Ruhepotenzial (etwa –70 mV) in seinem Ionenkanal ein Mg^{++}-Ion steckt,** das auch beim Andocken des Glutamats an den Rezeptor die Öffnung des Kanals und den Durchtrit von Na^+-, K^+- und Ca^{++}-Ionen verhindert.

Diese **Mg^{++}-bedingte Blockade** des NMDA-Rezeptors wird dann **aufgehoben,** wenn das Membranpotenzial des Neurons durch die erregende Wirkung anderer Synapsen

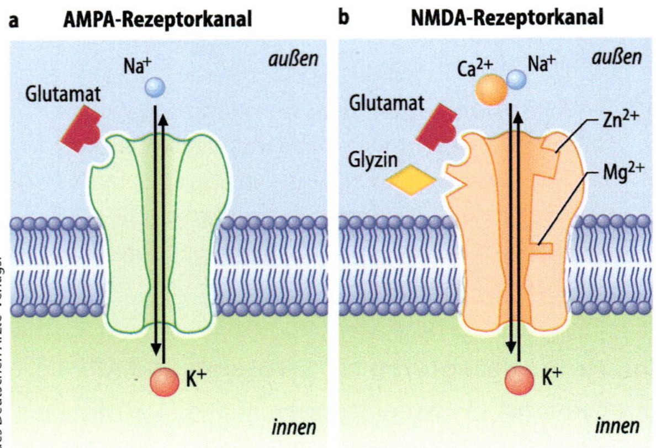

Abb. 4.11a, b. Struktur der ionotropen Glutamatrezeptoren. **a** AMPA-Rezeptorprotein, dessen Ionenkanal für kleine Kationen, besonder Na^+- und K^+-Ionen permeabel ist. **b** NMDA-Rezeptorprotein, dessen Ionenkanal normalerweise durch ein Mg^{2+}-Ion verschlossen ist (► Text). Dieses Rezeptorprotein hat auch Bindungsstellen für andere, z. T. pharmakologisch wichtige Substanzen (► Text)

auf Werte von **mehr als –30 mV depolarisiert** wird, da sich dann das Mg^{++} vom Rezeptor löst und sich damit die Kanäle öffnen können. Damit erhält der NMDA-Rezeptor eine zentrale Rolle im assoziativen Lernen, bei dem auch an einer Zelle gleichzeitig mehrere synaptische Aktivierungen erfolgen müssen (Kap. 25 und Abschn. 4.4.2).

Den NMDA-Rezeptor zeichnet noch die weitere Besonderheit aus, dass bei ihm das **Glyzin** ein **obligatorischer Kotransmitter** ist. Nur bei gleichzeitiger Besetzung der Bindungsstellen für Glyzin und Glutamat kann sich der Ionenkanal öffnen (Abb. 4.11b). Dieser Mechanismus ist unabhängig von der hemmenden Wirkung des Glyzins (Abschn. 4.1.4). Insbesondere in der Großhirnrinde agiert Glyzin als Koaktivator der NMDA-Rezeptoren.

Die glutamatergen Non-NMDA-Rezeptoren sind unspezifische Kationenkanäle. Der NMDA-Rezeptor öffnet sich erst nach Wegdiffusion des blockierenden Mg^{++}-Ions aus dem Kanal bei genügender Depolarisation des Membranpotenzials. Die Öffnung erfordert außerdem die Bindung von Glyzin an den Rezeptor.

Ionotrope GABA$_A$-Rezeptoren

Der ligandengesteuerte ionotrope GABA$_A$-Rezeptor, der schematisch in Abb. 4.12a illustriert ist, besteht aus 5 Untereinheiten, die den Chloridkanal umschließen. Da diese Unterheinheiten z. T. strukturelle Unterschiede aufweisen (es gibt z. B. einen eng verwandten GABA$_C$-Rezeptor) gibt es für ionotrope GABA-Rezeptoren eine große Vielfalt an unterschiedlichen postsynaptischen Antworten, so dass es besser ist, von einer **Klasse von ionotropen GABA-Rezeptoren** zu sprechen. Aktivierung dieser Rezeptoren führt zum Einstrom von Chlor-Ionen in die Zelle und damit zur Hyperpolarisation, also zu einem IPSP (Abschn. 4.1.3, 4.2.1).

Box 4.3. Exzitotoxizität

Normalerweise wird bei erregender synaptischer Übertragung die Glutamatkonzentration im synaptischen Spalt nur für einige Millisekunden erhöht, da das Glutamat sehr schnell wieder aufgenommen wird. Wird aber zuviel Glutamat freigesetzt, z. B. bei einem epileptischen Anfall, oder versagt die Rückresorption, z. B. bei Ischämie (mangelnder Blutversorgung, z. B. bei Schlaganfall) oder Anoxie (Sauerstoffmangel, z. B. bei akuten Läsionen des Gehirns) kommt es zu einer übermäßigen Daueraktivierung der NMDA-Rezeptoren, was einen starken Einstrom von Ca^{++}-Ionen in die Neurone bewirkt und deren Tod auslöst. Die für Exzitotoxizität empfindlichste Gehirnregion ist der Hippokampus, dessen Schädigung auch bei anderen neurologischen Erkrankungen, z. B. bei der Alzheimer-Erkrankung, mit Gedächtnisverlust einhergeht. Auch mit der Nahrung als Gewürzmittel aufgenommenes Glutamat kann exzitotoxische Wirkungen ausüben, bekannt als »Chinese restaurant syndrome«.

GABA$_A$-Rezeptoren besitzen, wie gesagt, eine Bindungsstelle für ihren Transmitter GABA, aber auch – und darin liegt ihre neuropharmakologische und psychopharmakologische Bedeutung – weitere **Bindungsstellen für Benzodiazepine und Barbiturate**, die in Abb. 4.12a eingetragen sind.

Die Bindungsstellen der **Barbiturate** (die klinisch als Schlafmittel, Beruhigungsmittel und Antiepileptika eingesetzt werden) liegen außerhalb des Chloridkanals in Höhe der transmembranösen Anteile des GABA-Rezeptors, die der **Benzodiazepine** (z. B. Valium) ebenfalls außerhalb der Pore, aber am extrazellulären Anteil. Bindung von Liganden an diese Bindungsstellen **verstärken die GABAerge Übertragung,** und darauf beruht zumindest teilweise ihre pharmakologische Wirksamkeit, wie wahrscheinlich auch die des Trinkalkohols.

Zwei am GABA$_A$-Rezeptor **antagonistisch wirkende** Substanzen sind bekannt, spielen klinisch aber keine Rolle. Einmal das **Bicucullin,** das GABA von seinem Rezeptor »kompetitiv« verdrängt und zum anderen das **Picrotoxin,** das eine Bindungsstelle im Chloridkanal hat und den Kanal blockiert (Abb. 4.12). Beide Gifte lösen im Tierexperiment wegen der Blockierung der GABAergen hemmenden Synapse Krämpfe aus.

GABA$_A$-Rezeptoren besitzen neben ihrer Bindungsstelle für GABA weitere Bindungsstellen für Barbiturate und Benzodiazepine. Sie sind daher Wirkort zahlreicher neuro- und psychopharmakologisch wirksamer Medikamente, die durchweg die hemmende GABAerge Übertragung verstärken. Wahrscheinlich gilt dies auch für den Trinkalkohol.

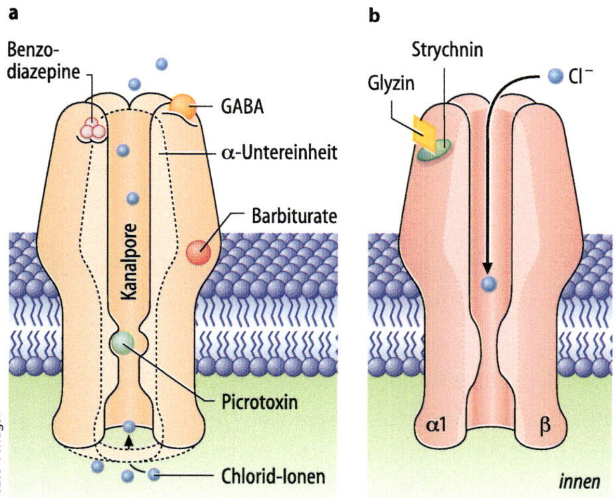

Abb. 4.12a, b. Struktur von Cl^--Ionen selektiven Rezeptorproteinen, deren Aktivierung hemmend wirkt. a Modell des ionotropen $GABA_A$-Rezeptors. Dieser Rezeptor verfügt über besonders viele Bindungsstellen für Pharmaka. **b** Modell des ionotropen Glyzinrezeptors. Strychnin ist ein potenter Antagonist des Glyzins

Box 4.4. Strychninvergiftung

Werden einem Versuchstier einige Milligramm **Strychnin** injiziert, so setzen innerhalb weniger Minuten schwere **Krämpfe** ein, an denen der Organismus schließlich zugrunde geht (hauptsächlich durch Ersticken wegen Krämpfen der Atemmuskulatur). Das häufig als Rattengift eingesetzte Strychnin ist ein Pharmakon, das v. a. im Rückenmark viele hemmende Synapsen inaktiviert, indem es die hemmende Überträgersubstanz Glyzin antagonistisch von ihren Rezeptoren in der subsynaptischen Membran verdrängt. Die Krämpfe entstehen also durch den **Wegfall der Hemmung,** nicht durch die Aktivierung erregender Prozesse (Box 2.3 in Abschn. 2.3.3).

Beim Menschen kann eine Strychnin-Vergiftung mit Diazepam (Valium) behandelt werden, das die Hemmung der Motoneurone über die $GABA_A$-Rezeptoren verstärkt (Abb. 4.12). Die Krämpfe können auch durch die Blockade der neuromuskulären Übertragung (mit Curare) verhindert werden, was aber eine künstliche Beatmung erfordert.

Ionotroper Glyzinrezeptor

Nach der Aminosäure GABA ist die Aminosäure Glyzin der zweitwichtigste hemmende Überträgerstoff, besonders im Rückenmark (Abschn. 4.1.3, 4.2.1). Ihr postsynaptischer Rezeptor ist ein **ligandenaktivierter Chloridkanal**, der in seinem Aufbau aus 5 Untereinheiten mit den nikotinergen ACh-Kanälen verwandt ist. Wie Abb. 4.12b illustriert, öffnet er sich bei Bindung von Glyzin für Cl^--Ionen, die daraufhin in die Zelle strömen und das Ruhepotenzial hyperpolarisieren, d. h. ein IPSP bilden (Abschn. 4.1.3).

Das neurotoxische Alkaloid Strychnin ist ein starker Antagonist des Glyzin, das sich an die Bindungsstelle des Glyzins anlagert (Abb. 4.12b) und damit die Kanalöffnung verhindert. Eine solche Strychninvergiftung geht, wie in Box 4.4 beschrieben, mit einem weitgehenden Verlust der glyzinergen Hemmung und massiven Muskelkrämpfen einher.

Σ Der ligandengesteuerte Glyzinrezeptor öffnet bei seiner Aktivierung einen Chlor-Ionenkanal. Die daraufhin einströmenden Chlorionen hyperpolarisieren das Membranpotenzial, d. h. es bildet sich ein IPSP. Das Neuron wird dadurch gehemmt.

4.3.3 Metabotrope Rezeptoren

Arbeitsweise metabotroper Rezeptoren

Eingangs 4.3.1 wurde bereits der Unterschied zwischen ionotropen und **metabotropen** oder **G-Protein-gekoppelten Rezeptoren** kurz skizziert. Bei letzteren führt, wie in Abb. 4.13 illustriert, das **extrazelluläre Andocken des Liganden** auf der intrazellulären Seite dazu, dass das **Guanidindiphosphat-(GDP)-bindende Protein** (daher G-Protein genannt) **zerfällt** und zwar einerseits in seinen **α-Anteil** (an den in Ruhe das GDP gebunden ist) und andererseits in seinen **β/γ-Anteil.** Der **eine oder andere dieser beiden Anteile gibt dann das Signal weiter** (welcher der beiden wichtiger ist, hängt von dem jeweiligen Rezeptor ab), d. h. er öffnet z. B. einen Ionenkanal, aktiviert eine Ionenpumpe oder ein Enzym im Zellinneren oder regt über eine der sekundären Signalketten die Expression weiterer Ionenkänale im Zellkern an, die dann nach Einbau in die Zellmembran die Erregbarkeit des Neurons erhöhen oder

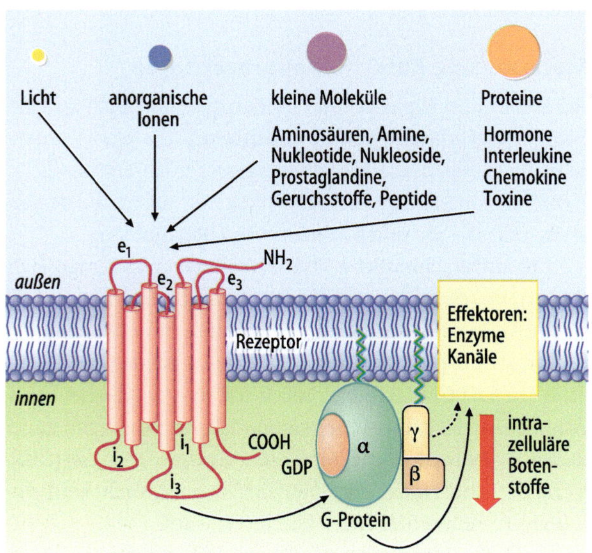

Abb. 4.13. Modell eines metabotropen Rezeptors (G-Protein-Rezeptors)

vermindern. Solche Vorgänge spielen beim Lernen und der Gedächtnisbildung eine große Rolle (Abschn. 25.5).

Es wird geschätzt, dass es beim Menschen bis zu 1000 verschiedene metabotrope Rezeptoren gibt. Die meisten von ihnen werden nicht durch **Transmitter** aktiviert, sondern, wie in der Abbildung eingezeichnet, durch **Hormone** und **andere körpereigene Stoffe**. Darüber hinaus verfügt das Geruchssystem für die **Erkennung von Geruchsstoffen** über rund 1000 weitere metabotrope Rezeptoren. Von den bekannten Transmittern und Hormonen entfalten etwa 80% ihre Wirkungen über metabotrope Rezeptoren.

Σ Aktivierung metabotroper Rezeptoren durch ihre Liganden führt zur Aktivierung eines G-Proteins, das das Signal direkt über seine α- oder β/γ-Anteile oder von dort über weitere sekundäre Boten an den Zielort, z. B. einen Ionenkanal oder andere Zielstrukturen im Zellinneren, weiterleitet.

Muskarinerge, metabotrope ACh-Rezeptoren

Für ACh gibt es neben der Familie der nikotinergen, ionotropen Rezeptoren eine weitere Familie von Rezeptoren, die agonistisch durch das Fliegenpilzgift **Muskarin aktiviert** und antagonistisch durch das Tollkirschengift **Atropin blockiert** werden können. Diese Rezeptoren sind **metabotrop**, d. h. sie aktivieren, wie oben skizziert, G-Proteine, die ihrerseits über weitere Botenstoffe **Ionenkanäle öffnen.**

Viele cholinerge Synapsen sind metabotrop. Zwei Beispiele seien erwähnt: zum ersten die **ACh-Rezeptoren des Vagusnerven am Herzen,** deren Aktivierung zu einem vermehrten Ausstrom von K^+-Ionen führt, was die Herzfrequenz herabsetzt (Box 4.1 und Abschn. 10.5.4). Ebenfalls metabotrop ist die **cholinerge Innervation des Ziliarmuskels** im Auge. Hier kann das Atropin oder ein kürzer wirkendes synthetisches Analog zur Blockierung dieser Rezeptoren und damit zur Pupillenweitung eingesetzt werden.

Metabotrope Katecholaminrezeptoren

Adrenalin und **Noradrenalin** binden ausschließlich an eine **Familie von metabotropen Rezeptoren,** die etwas unterschiedliche Eigenschaften haben, deswegen unterschiedliche Agonisten und Antagonisten besitzen und auf Grund dessen als **α_1-, α_2-, β_1-, β_2- und β_3-Rezeptoren** benannt sind.

Die **unterschiedliche Pharmakologie** macht man sich **therapeutisch** zu Nutze, was in den entsprechenden Kapiteln dargestellt werden wird. Beispielsweise werden die fördernden Wirkungen des Sympathikus auf das Herz (Abschn. 10.5.4) über β_2-Rezeptoren übertragen, die bei ihrer Aktivierung Kalzium-Ionenkanäle öffnen. Deswegen kann durch **β_2-Rezeptorblocker** diese Wirkung reduziert, die Kraft der Kontraktion des Herzens abgeschwächt und damit ein zu hoher Blutdruck gesenkt werden.

Auch die **Rezeptoren des Dopamins,** von denen derzeit 5 bekannt sind, sind **alle metabotrop.** Neurologisch am besten bekannt ist der Verlust der dopaminergen Innervation des Striatums beim **Morbus Parkinson,** dessen Symptome durch die Gabe von L-Dopa, der Vorstufe des Dopamin gebessert werden können (Abschn. 5.2.4, 13.7.1).

Σ An zahlreichen cholinergen Synapsen des autonomen Nervensystems finden sich metabotrope, muskarinerge Rezeptoren. Für die Katecholamine Dopamin, Noradrenalin und Adrenalin gibt es nur metabotrope Rezeptoren, von denen für jeden Transmitter mehrere bekannt sind.

Metabotrope Rezeptoren für Serotonin und ATP

Metabotrope Serotoninrezeptoren ($5\text{-}HT_{1-2}$ und $5\text{-}HT_{4-7}$) sind im ZNS weitverbreitet. Sie beeinflussen das zirkadiane Schlaf-Wachverhalten, insbesondere den REM-Schlaf, und das Essverhalten. Die Wirkung des Halluzinationen erzeugenden **Rauschgifts LSD** soll auf die **Blockade von $5\text{-}HT_2$-Rezeptoren** zurückzuführen sein.

Das **Migränemittel Sumatriptan** und verwandte Triptane sind Agonisten am **$5\text{-}HT_1$-Rezeptor.** Von ihnen wird vermutet, dass sie die Freisetzung von Neuropeptiden (wie Substanz P, CGRP und Neurokinin A) hemmen und dadurch die migränebegünstigende lokale **neurogene Entzündung** (Vasodilatation mit Plasmaextravasation) verhindern oder reduzieren. Alternativ wird auch angenommen, dass die **vasokonstriktorische Wirkung** der Triptane der entscheidende therapeutische Effekt ist.

Für **ATP** existieren die **metabotropen P1Y-** bzw. die **P2Y-Rezeptoren**. Sie scheinen überwiegend neuromodulierende Funktionen zu haben, da ATP sich besonders in cholinergen und noradrenergen Neuronen als Kotransmitter findet.

Metabotrope Glutamat- und $GABA_B$-Rezeptoren

Auch für Glutamat und GABA existieren metabotrope Rezeptoren, die bei ihrer Aktivierung über intrazelluläre sekundäre Botenstoffe ihre Signale an das Zellinnere weitergeben, also nicht unmittelbar Ionenkanäle öffnen.

Von den **$GABA_B$-Rezeptoren** ist bekannt, dass sie über ein entsprechend konfiguriertes G-Protein ein langsam ablaufendes IPSP und damit eine Hemmung auslösen können. **Baclofen** ist eine mit GABA verwandte Substanz, die zur **Behandlung von Spastizität** eingesetzt wird, da sie eine starke agonistische Wirkung auf $GABA_B$-Rezeptoren hat.

Für alle metabotropen Rezeptoren gilt, dass durch die Zwischenschaltung der G-Proteine und eventueller weiterer Signalketten der **Wirkungseintritt** gegenüber den ionotropen Rezeptoren **deutlich langsamer** ist, aber auch **länger anhält.**

Σ Die Agonisten und Antagonisten der metabotropen Rezeptoren der kleinmolekularen Transmitter können bei vielen Erkrankungen als Therapeutika (z. B. L-Dopa beim Morbus Parkinson, Triptane bei der Migräne, Baclofen bei Muskelspastizität) eingesetzt werden.

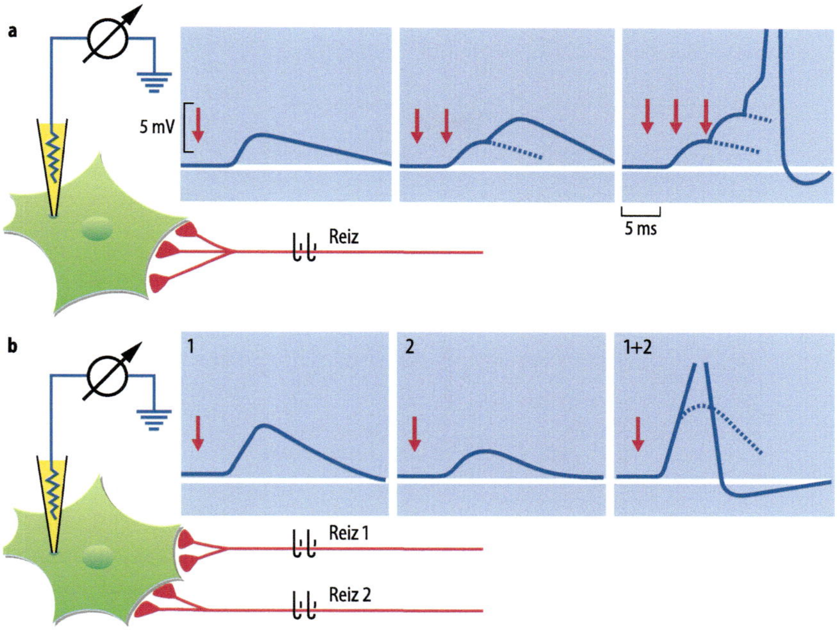

Abb. 4.14a, b. Bahnung im Nervensystem. a Zeitliche Bahnung: Einzelreiz (ein Pfeil) und Doppelreiz (2 Pfeile, Reizabstand etwa 4 ms) erzeugen jeweils ein unterschwelliges EPSP, der dritte Reiz (3 Pfeile) löst ein Aktionspotenzial aus. **b** Räumliche Bahnung: Reiz 1 und Reiz 2 lösen je ein unterschwelliges EPSP aus. Gleichzeitige Reizung beider Axone (1+2) führt zu einem Aktionspotenzial. Nur Anfang und Ende der bei diesem Maßstab rund 14 cm hohen Aktionspotenziale (1,4 mm etwa = 1 mV) sind eingezeichnet

4.4 Synaptische Interaktion und Plastizität

4.4.1 Synaptische Bahnung

Zeitliche und räumliche Bahnung

Bei der bisherigen Betrachtung standen die gleichzeitig (synchron) an Synapsen ausgelösten EPSP und IPSP im Vordergrund der Betrachtung. Diese Betrachtungsweise muss in 2 Richtungen ergänzt werden. Zum einen ist zu erörtern, in welcher Weise kurz hintereinander ausgelöste EPSP miteinander interagieren, zum zweiten, welche plastischen Veränderungen durch die Aktivierung von Synapsen an diesen selbst ausgelöst werden können.

In Abb. 4.14a ist gezeigt, dass kurz hintereinander ausgelöste EPSP sich aufeinander lagern (summieren) und schließlich überschwellig werden. Diese Art der Erregbarkeitssteigerung eines Neurons durch aufeinander folgende EPSP wird als **zeitliche Bahnung** bezeichnet. Zeitliche Bahnung über ein Axon ist möglich, weil die Dauer der EPSP (mit ca. 15 ms) länger ist als die Refraktärzeit der Axone von 1–2 ms.

Die Versuchsanordnung in Abb. 4.14b demonstriert das Zustandekommen **räumlicher Bahnung:** Reizung der Axone 1 und 2 alleine führt zu unterschwelligen EPSP, während es nach gleichzeitiger Reizung beider Axone zu einem fortgeleiteten Aktionspotenzial kommt, also zu einem Prozess, der durch die einzelnen EPSP nicht ausgelöst werden konnte. Die Amplitudenzunahmen der EPSP und IPSP in Abb. 4.3 bzw. 4.5 sind durch räumliche Bahnung, nämlich die synchrone elektrische Reizung weniger bis zahlreicher afferenter Nervenfasern bedingt.

Zeitliche und räumliche Bahnung sind von großer Bedeutung, da viele nervöse Prozesse, z. B. Entladungen von Sinnesrezeptoren, repetitiv und asynchron ablaufen und sich dadurch an Synapsen zu **überschwelligen Erregungen summieren** können.

Heterosynaptische Bahnung

Als heterosynaptische Bahnung versteht man die Tatsache, dass der an einer Synapse eines Neurons freigesetzte Transmitter die **Wirksamkeit einer anderen Synapse** verstärkt. So ist von sympathischen Neuronen bekannt, dass die von ACh ausgelösten langsamen EPSP durch die Aktivierung benachbarter dopaminerger Synapsen für mehrere Stunden vergrößert werden, indem das Dopamin die postsynaptische Reaktion auf ACh verstärkt. Das Dopamin wirkt also hier als **Neuromodulator.**

Σ Ist der Erfolg mehrerer gleichzeitig oder kurz hintereinander gegebener Reize größer als der der Summe der Einzelreize, so bezeichnen wir dies als Bahnung. Wird die Effektivität einer Synapse durch Koaktivierung einer anderen verstärkt, so bezeichnen wir dies als heterosynaptische Bahnung.

4.4.2 Synaptische Plastizität

Tetanische und kurzzeitige posttetanische Potenzierung

Wiederholte Benutzung einer Synapse führt oft zu einer beträchtlichen Vergrößerung der synaptischen Potenziale. Eine solche **durch den Gebrauch verbesserte Effizienz** ist oft schon für einige Zeit nach einem oder einigen wenigen Reizen zu sehen (Abb. 4.15c). Tritt sie bereits während der tetanischen Reizung auf, wird sie **tetanische Potenzierung** genannt (Abb. 4.15b). Über-

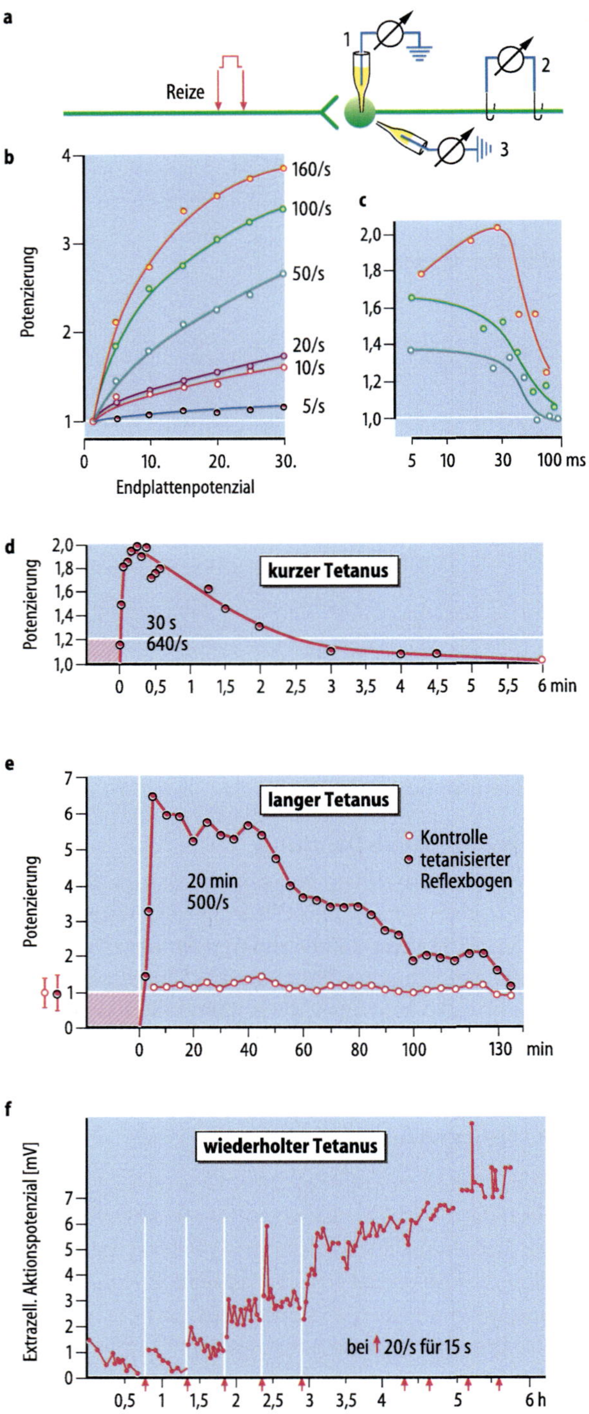

Abb. 4.15a–f. Tetanische (b) und posttetanische Potenzierung (c–f) an peripheren (b, c) und zentralen (d–f) Synapsen. a Schema der Versuchsanordnungen. Die Potenzierung wird entweder 1. als intrazelluläres synaptisches Potenzial **(b–d)** oder 2. als extrazellulärer Massenreflex von der Vorderwurzel **(e)** oder 3. mit einer extrazellulären Mikroelektrode im Neuronenverband **(f)** abgeleitet. **b** Tetanische Potenzierung eines Endplattenpotenzials durch repetitive Reizung mit den angegebenen Frequenzen. Das Ausmaß der Potenzierung ist der Reizfrequenz proportional. Frosch; neuromuskuläre Übertragung blockiert durch Ca^{++}-Entzug und Mg^{++}-Zusatz. **c** Kurze posttetanische Potenzierung nach ein, zwei und fünf konditionierenden Reizen am gleichen Präparat. **d, e** Posttetanische Potenzierung des monosynaptischen Dehnungsreflexes an der Katze. Ausmaß und Dauer der Potenzierung hängen wesentlich von der Dauer des Tetanus ab. **f** Posttetanische Potenzierung der Entladungen von Körnerzellen des Hippokampus in Verlauf sich wiederholender kurzer Tetani (Pfeile, 20 Hz für 15 s)

dauert die tetanische Potenzierung die Reizserie oder setzt die Potenzierung erst nach dem Ende des Tetanus ein, so spricht man von **posttetanischer Potenzierung** (Abb. 4.15c–f).

Tetanische und die **kurzzeitige posttetanische Bahnung** werden in erster Linie **durch »Rest-Kalzium« erzeugt:** Wie berichtet (Abschn. 4.1.2), bewirkt die Depolarisation der präsynaptischen Endigung durch das einlaufende Aktionspotenzial das Öffnen von Kalziumkanälen und damit den Einstrom von Ca^{2+}-Ionen. Der Einstrom erhöht deren Innenkonzentration, was die Transmitterfreisetzung in Gang setzt. Die erhöhte Ca^{2+}-Ionen-Innenkonzentration bildet sich anschließend durch Transport- und Austauschprozesse langsam zum Ruhewert zurück. Solange sie jedoch noch über dem Ruhewert liegt, startet bei einer rasch folgenden erneuten Depolarisation die Zunahme der Kalzium-Innenkonzentration **von einem erhöhten Ausgangswert** und wird damit größer als nach der ersten Depolarisation. Wegen der **beträchtlichen Abhängigkeit der Transmitterfreisetzung von der Kalzium-Innenkonzentration** können schon **kleine** Zunahmen zu **beträchtlichen** Bahnungen führen.

Langzeitpotenzierung, LTP

Hält die posttetanische Potenzierung über Stunden und Tage an, spricht man von **Langzeitpotenzierung, LTP** (von »long term potenziation«). Diese LTP ist ein geeignetes Modell zur Erklärung von Lernen und Gedächtnis auf zellulärer Ebene. Besonders lange posttetanische Potenzierungen werden im Hippokampus gefunden (Abb. 4.15f), einer Struktur, der besondere Aufgaben im Gedächtnis- und Lernprozess zugeschrieben werden (Kap. 25).

LTP wird besonders im Hippokampus beobachtet. Sie hat folgenden Mechanismus: Der erregende Transmitter ist **Glutamat**. Bei normaler Aktivierung der Synapsen öffnen sich nur **AMPA-Kanäle** (Abb. 4.11a, 25.22 und 24.23). Bei repetitiver synaptischer Aktivierung und damit starker postsynaptischer Depolarisation werden auch **NMDA-Kanäle** geöffnet, da dann die blockierenden Mg^{++}-Ionen aus den NMDA-Kanälen entfernt werden (Abb. 4.11b). Damit strömt vermehrt Ca^{++} in die Zellen ein und löst die für die LTP verantwortlichen Vorgänge aus, nämlich die **Bildung neuer Glutamatrezeptoren** und deren zusätzlicher Einbau in die Membran zwecks **Erhöhung der Glutamatempfindlichkeit.** Als weitere Folge wird postsynaptisch **vermehrt NO** gebildet, das zur präsynaptischen Seite diffundiert und dort die **Glutamatfreisetzung erhöht.**

Synaptische Plastizität ist die Veränderung der synaptischen Effizienz durch vorhergehende Aktivität. Für die tetanische und die kurzzeitige posttetanische Bahnung ist präsynaptisches Restkalzium verantwortlich. Bei der LTP wird postsynaptisch die Empfindlichkeit für Glutamat erhöht und präsynaptisch mehr Glutamat freigesetzt.

Tetanische und kurzzeitige posttetanische Depression

Sind die postsynaptischen Potenziale während oder nach einer tetanischen Reizung kleiner als die Kontrollwerte, so wird dies als **synaptische Depression** bezeichnet, wobei analog zur synaptischen Bahnung von **tetanischer** bzw. **posttetanischer Depression** gesprochen werden kann. Synaptische Depression kommt möglicherweise an vielen Stellen des Nervensystems als **neuronales Korrelat von Gewöhnungen** vor (Habituation; Kap. 21, 25). Synaptische Depression ist also der synaptischen Bahnung als elementarer Lernprozess durchaus vergleichbar.

Langzeitdepression, LDP

Eine über Stunden andauernde Depression ist an den Purkinje-Zellen des Kleinhirns zu beobachten. Diese haben einen Kletterfasereingang und einen Parallelfasereingang (Abschn. 16.6.3). Beide sind glutamaterg, mit **AMPA-Rezeptoren** bei den Kletterfasern und einem **metabotropen Glutamatrezeptor** bei den Parallelfasern. Werden beide Eingänge gleichzeitig repetitiv aktiviert, so strömen nicht nur viele Kalziumionen in das Neuron ein, sondern die Aktivierung des metabotropen Rezeptors löst zusätzlich die **Freisetzung von Kalziumionen aus intrazellulären Speichern** aus. Diese gemeinsame Erhöhung der Kalzium-Ionenkonzentration führt ebenso wie bei der LTP **zur NO-Bildung**, was hier aber über eine intrazelluläre Kette sekundärer Botenstoffe zu einer **langfristigen Desensitisierung der postsynaptischen AMPA-Rezeptoren** führt (nicht zu einer präsynaptischen Bahnung, ► oben), was sich als LDP äußert.

Durch synaptische Aktivität verringerte synaptische Effizienz wird synaptische Depression genannt. Analog zu den Potenzierungsprozessen sind sowohl kurz- als auch langzeitige Depressionen bekannt.

4.5 Elektrische Synapsen

4.5.1 Erregende und hemmende elektrische Synapsen

Erregende elektrische Synapsen

Im Zentralnervensystem werden neben chemischen Synapsen auch **Regionen engsten Kontakts** zwischen Nervenzellen gesehen, bei denen der synaptische Spalt statt der üblichen 20 nm nur noch 2 nm breit ist. Unter diesen Umständen ist, wie ◻ Abb. 4.16 zeigt, eine **elektrische Erregungsübertragung** zwischen 2 Neuronen möglich. Wird Zelle 1 erregt, so fließt Natriumstrom I_{Na} durch die geöffneten Natriumkanäle in Zelle 1 ein. Dieser Strom fließt durch noch unerregte Membranbereiche aus, ein Teil jedoch kreuzt die Membrankontakte und fließt in Zelle 2 ein. Letztere wird damit depolarisiert. Eine solche elektrisch übertragene Depolarisation kann überschwellig werden und auch in Zelle 2 ein Aktionspotenzial auslösen, v. a. wenn sie gleichzeitig mit anderen elektrischen oder chemischen EPSP auftritt, also bei zeitlicher Bahnung.

Das morphologische Korrelat der elektrischen Synapse wird als **Nexus** oder englisch **gap junction** bezeichnet (Abschn. 2.2.3). Es handelt sich um Kanalproteine, **Konnexone** genannt, durch deren Kanäle der Strom fließen kann. Wie in der Abbildung gezeigt, überbrücken je 2 sich gegenüberliegende Konnexone den synaptischen Spalt, so dass die inneren Kanäle oder Poren die Zellflüssigkeiten der benachbarten Zellen miteinander verbinden.

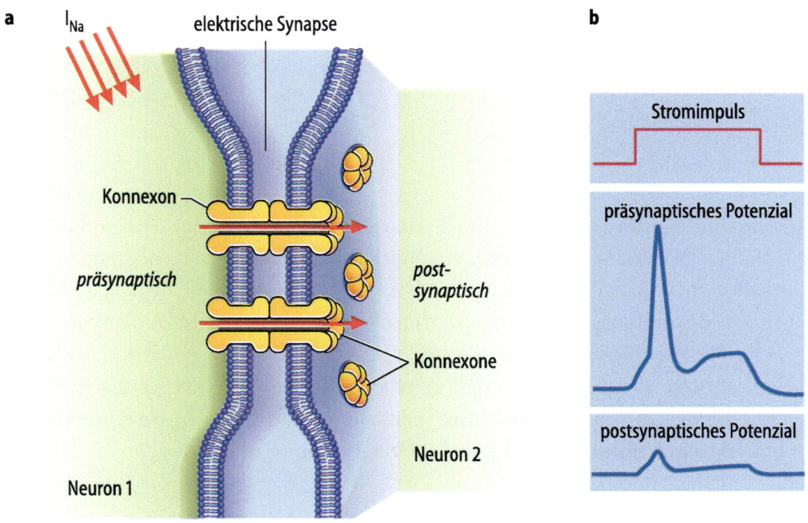

◻ **Abb. 4.16a, b. Erregungsübertragung an elektrischen Synapsen. a** Zwischen Neuron 1 und Neuron 2 liegt ein Nexus (gap junction). Wird Zelle 1 erregt, so fließt dort ein Strom I Na in die Zelle ein. Dieser fließt z. T über den Nexus in die Zelle 2 und depolarisiert diese. **b** Ein Strompuls (rot) in die (präsynaptische) Zelle erzeugt in dieser ein elektrotonisches Potenzial, das ein Aktionspotenzial auslöst. In der (postsynaptischen) Zelle 2 erscheint als postsynaptisches Potenzial, über den Nexus fortgeleitet, ein verkleinertes Abbild des präsynaptischen Potenzials

Hemmende elektrische Synapsen

Elektrische Synapsen auf der Grundlage von Nexus sind vom erregenden Typ. Es gibt jedoch auch Beispiele für elektrische hemmende Synapsen, die morphologisch anders aufgebaut sind. So ist an einer Synapse von Goldfischen beschrieben worden, dass speziell angeordnete präsynaptische Fasern **das Potenzial im Extrazellulärraum** um ein postsynaptisches Axon **so weit positiv** machen können, dass das Aktionspotenzial im Axon die Schwelle nicht mehr erreicht und seine **Fortleitung blockiert wird.**

4.5.2 Funktionelle Synzytien

In einigen Geweben außerhalb des ZNS sind die einzelnen Zellen durchweg mit ihren **Nachbarzellen über Nexus verbunden**, so bei den meisten glatten Muskeln und beim Herzmuskel. Diese Verbindungen, also beispielsweise die **Glanzstreifen** genannten Verbindungen der Herzmuskelzellen, sind so eng, dass sie elektrisch vom übrigen Zytoplasma nicht oder kaum zu unterscheiden sind. Aktionspotenziale werden in beiden Richtungen über diese Zellgrenzen hinweggeleitet. Diese Gewebe verhalten sich also funktionell wie ein großes, zusammengewachsenes Netzwerk von Zellen, daher der Name **funktionelle Synzytien.**

Die Zellverbindungen der funktionellen Synzytien werden nicht als elektrische Synapsen bezeichnet. Die **Konnexone** sind in diesen Geweben unter physiologischen Bedingungen dauernd offen. **Bei Gewebsverletzungen schließen sie** sich aber an der Verletzungsstelle, wodurch sich das funktionelle Synzytium vom geschädigten Bezirk elektrisch isoliert. Auf diese Weise wird z. B. bei einem Herzinfarkt die **Ausbreitung des Schadens begrenzt.**

4.5.3 Ephaptische Übertragung

Jede erregbare Zelle ist vom Extrazellulärraum umgeben (Abschn. 2.2.1). Die extrazellulären Ströme der Aktionspotenziale werden von den Ionen dieses Mediums getragen. Zellen in der Nachbarschaft der erregten Zelle werden aber ebenfalls von diesen extrazellulären Strömen durchflossen. Diese transmembranösen Ströme sind sehr klein. Sie werden aber, wenn auch noch so geringfügig, das Membranpotenzial der von ihnen durchflossenen Zelle verändern und damit ihre Erregbarkeit beeinflussen. Diese Form der **interzellulären Kommunikation** bezeichnet man als **ephaptische Interaktion.**

Im **peripheren Nerven** und in zentralen Bahen ist die ephaptische Interaktion normalerweise so gering, dass sie zu vernachlässigen ist. Bei **Verletzungen und Erkrankungen** kommt es dagegen in Ausnahmefällen zu überschwelligen ephaptischen Übertragungen. Die **pathologische Kontaktstelle** bezeichnet man als **Ephapse.** Zugrunde liegt eine Degeneration der Markscheiden bei einer gleichzeitigen Übererregbarkeit der Nervenfasern. Die ephaptische Aktivität in geschädigten sensorischen Nerven kann sich bei den Patienten als anomale Empfindung bemerkbar machen. Solche **Parästhesien** können sehr quälend sein. Diese und ihnen verwandte Schmerzen beruhen allerdings nicht ausschließlich auf dem ephaptischen »Übersprechen« zwischen benachbarten Axonen (Absch. 16.4).

Σ Elektrische Synapsen sind Zellverbindungen, die aus gap junctions bestehen und Signale elektrotronisch weiterleiten. Gap junctions verbinden auch außerhalb der Nervensystems funktionelle Synzytien, wie die Herzmuskelzellen. Bei geschädigten Myelinscheiden können Erregungen ephaptisch von Axon zu Axon überspringen.

Zusammenfassung

Synapsen sind die Verbindungsstellen zwischen axonalen Nervenfaserendigungen und nachgeschalteten Nerven-, Muskel- oder Drüsenzellen. Die Informationsübertragung in diesen Synapsen erfolgt entweder
- chemisch oder
- elektrisch.

Die **Übertragung an chemischen Synapsen** ist ein vielstufiger Prozess, der auf der **präsynaptischen Seite** beinhaltet:
- In der präsynaptischen Endigung ist der Transmitter (die Überträgersubstanz) in Vesikeln gespeichert.
- In Ruhe wird nur gelegentlich der Inhalt einzelner Vesikel, als ein Quant Transmitter bezeichnet, exozytotisch in den synaptischen Spalt freigesetzt.
- Läuft ein Aktionspotenzial in eine präsynaptische Endigung ein, wird die Wahrscheinlichkeit der Transmitterfreisetzung kurzfristig erheblich vergrößert, so dass einige Hundert Quanten in den synaptischen Spalt freigesetzt werden.
- An dieser Freisetzung sind Kalziumionen beteiligt, die während des Aktionspotenzials in die präsynaptische Endigung einströmen und dort über einen Aktivator die Transmitterexozytose steuern.

Nach der **Freisetzung des Transmitters**
- diffundiert dieser durch den synaptischen Spalt,
- verbindet sich auf der postsynaptischen Seite mit Rezeptoren und

▼

▼
- führt dadurch zur Öffnung von Ionenkanälen und damit zu Ionenflüssen, die je nach Beschaffenheit
- zu erregenden oder hemmenden synaptischen Potenzialen (EPSP bzw. IPSP) führen.

Die **Beendigung der Transmitterwirkung** erfolgt
- entweder durch Wiederaufnahme des Transmitters in die präsynaptische Endigung (eventuell zuzüglich Aufnahme in das postsynaptische Neuron oder umgebende Gliazellen)
- oder durch enzymatische Spaltung des Transmitters in unwirksame Bestandteile.

Bei den vom Ruhemembranpotenzial ausgehenden **postsynaptischen Potenzialen** handelt es sich um
- **EPSP** (erregende postsynaptische Potenziale), die durch den Einstrom von Na^+- und Ca^{2+}-Ionen verursacht werden und um
- **IPSP** (inhibitorische/hemmende postsynaptische Potenziale), die durch den Einstrom von Cl^--Ionen verursacht werden.

Bei der **präsynaptischen Hemmung** wird über eine axo-axonische Synapse die Transmitterfreisetzung in der gehemmten päsynaptischen Endigung reduziert.

Als **Transmitter** bezeichnet man diejenigen kleinmolekularen Moleküle, die an der schnellen synaptischen Übertragung beteiligt sind. Dazu zählen insbesondere
- Azetylcholin (ACh);
- die biogenen Amine, d. h. die Katecholamine Dopamin, Adrenalin und Noradrenalin, ferner das Serotonin (5-HT) und Histamin;
- mehrere Aminosäuren, v. a. Glutamat, Glyzin und GABA.

Als **Neuromodulatoren** bezeichnet man Substanzen, die transmitter-ähnliche Vorkommen und Wirkungen haben, also v. a. als Kotransmitter freigesetzt werden, aber nicht alle Kriterien für Transmitter erfüllen. Ihre Hauptwirkung liegt in der **Langzeitverstellung der Erregbarkeit** der postsynaptischen Neurone. Es handelt sich
- einmal um Neuropeptide, z. B. Enkephaline, Tachykinine, von denen derzeit mehr als 50 bekannt sind,
- zum anderen um nicht-peptiderge Moleküle, von denen das ATP, Abkömmlinge der Arachidonsäure (z. B. Prostaglandine) und das gasförmige NO die bekanntesten sind.

Bei den **postsynaptischen Rezeptoren** für die Transmitter und Neuromodulatoren finden sich 2 unterschiedliche Typen, nämlich:
- **Ionotrope Rezeptoren,** die bei der Aktivierung durch ihren Liganden (also den betreffenden Transmitter) kurz vorübergehend einen Ionenkanal öffnen und deswegen auch als ligandengesteuerte Ionenkanäle bezeichnet werden.
- **Metabotrope Rezeptoren,** die bei Aktivierung durch ihre Liganden über G-Proteine entweder Ionenkanäle öffnen oder intrazelluläre Botenketten (second messengers) aktivieren. Ein und derselbe Transmitter kann Ligand für ionotrope wie metabotrope Rezeptoren sein.

Moleküle, die sich mit ionotropen oder metabotropen Rezeptoren so wie die eigentlichen Liganden verbinden, nennt man
- **Agonisten,** wenn sie die gleiche Wirkung wie der normale Ligand ausüben und
- **Antagonisten,** wenn sie sich wie der Ligand verbinden, aber nicht seine Wirkung haben, also den Rezeptor blockieren. Viele Pharmaka, besonders viele Psychopharmaka wirken als Agonisten bzw. Antagonisten an Synapsen.

Synaptische Potenziale **interagieren** miteinander auf vielfältige Weise. Wichtig ist v. a.:
- IPSP schwächen die Wirkung von zeitgleichen EPSP so ab, dass das Neuron gehemmt wird. Diese Hemmung ist teils durch die Hyperpolarisation während des IPSP, teils durch den verminderten Membranwiderstand während der Öffnung der hemmenden Cl-Ionenkanäle bedingt.
- EPSP summieren sich, wenn sie gleichzeitig oder kurz hintereinander am Neuron entstehen. Man spricht von räumlicher bzw. zeitlicher Bahnung.

Repetitive synaptische Aktivität kann die Effizienz einer Synapse kurz- und langfristig steigern oder vermindern. Diese Prozesse werden als **synaptische Plastizität** zusammengefasst. Man unterscheidet
- Tetanische und kurzzeitige posttetanische Potenzierung, beide überwiegend durch präsynaptisches Restkalzium verursacht;
- Langzeitpotenzierung, LTP, die Stunden bis Tage anhält und für Lernen und Gedächtnis bedeutungsvoll ist;
- Tetanische und kurzzeitige posttetanische Depression, die als das neuronale Korrelat von Gewöhnungen (Habituation) angesehen wird, sowie
- Langzeitdepression, LDP, deren Ursache wahrscheinlich ein Rezeptordesensitisierung ist.

Die **Übertragung an elektrischen Synapsen** erfolgt über Ionenflüsse durch die Doppelkonnexone von Nexus (gap junctions).

Ephapsen sind pathophysiologische Kontaktstellen im peripheren Nervensystem, an denen es zum elektrischen Übersprechen zwischen Nervenfasern kommt.

Literatur

Colquhoun D, Sakmann B (1998) From muscle endplate to brain synapses: a short history of synapses and agonist-activated ion channels. Neuron 20:381–387

Dudel J, Menzel R, Schmidt RF (Hrsg) (2001) Neurowissenschaft, 2. Aufl. Springer, Berlin Heidelberg New York

Eccles JC (1964) The physiology of synapses. Springer, Berlin Heidelberg New York

Hille B (2001) Ionic channels of excitable membranes, 3rd ed. Sinauer, Sunderland

Kandel ER, Schwartz JH, Jessel TM (eds) (2000) Principles of neural science, 4th ed. McGraw Hill, New York

Nicholls J, Martin AR, Fuchs PA, Wallace BG (2001) From neuron to brain, 4th ed. Sinauer, Sunderland

Schmidt RF (2001) Physiologie kompakt, 4. Aufl. Springer, Berlin Heidelberg New York Tokyo

Schmidt RF, Schaible H-G (Hrsg) (2006) Neuro- und Sinnesphysiologie, 5. Aufl. Springer, Berlin Heidelberg New York Tokyo

Schmidt RF, Lang F (Hrsg) (2007) Physiologie des Menschen, 30. Aufl. Springer, Berlin Heidelberg New York Tokyo

5 Funktionelle Anatomie des Nervensystems

N. Birbaumer (et al.), *Biologische Psychologie*, Springer-Lehrbuch,
https://doi.org/10.1007/978-3-540-95938-0_5

5

Während die stammesgeschichtlich alten, tiefer (inferior) liegenden subkortikalen Anteile des Gehirns auf einzelne Sinnesfunktionen sowie vegetative und motorische Leistungen spezialisiert sind, entwickelten sich bei höheren Säugern und Menschen die stammesgeschichtlich jüngeren Teile, v. a. Zwischenhirn, limbisches System und Neokortex, als interaktive, weniger spezialisierte sensomotorische Systeme.

Von den Gehirnen jener Tierarten, die in der Evolution unmittelbare Vorläufer des Menschen sind, bis zum menschlichen Gehirn, besteht keine sprunghafte Entwicklung, sondern ein Kontinuum. Im Vergleich zum Aufbau eines Computers zeichnet sich das menschliche Gehirn durch eine in phylogenetischer (stammesgeschichtlich) und ontogenetischer (individualgeschichtlich) Entwicklung ständig wachsende Zahl von funktionstüchtigen Verbindungen zwischen den Zellen und Arealen aus, die flexible Anpassungsleistungen des Verhaltens an eine dynamische, wenig vorhersagbare Umwelt erlauben.

5.1 Aufbau und Hauptabschnitte des Zentralnervensystems (ZNS)

5.1.1 Grobaufbau

Anteile des Nervensystems

Das Nervensystem besteht aus **Gehirn** und **Rückenmark**, dem **Zentralnervensystem** und den kranialen und spinalen Nervenfasern (Kopfnerven und Rückenmarksnerven) sowie den peripheren Ganglien, die das **periphere Nervensystem (PNS)** bilden. Die verschiedenen Anteile und Funktionen des PNS werden in den jeweiligen Kapiteln der einzelnen Organsysteme besprochen. Die inneren Organe und Blutgefäße werden vom **autonomen Nervensystem (ANS)** innerviert (Kap. 6), dessen Fasern, Ganglien und Kerne teils innerhalb, teils außerhalb des ZNS und PNS verlaufen.

Ansichten des ZNS

Abb. 5.1 zeigt die anatomischen Richtungsbezeichnungen und Sichtebenen bei Tier und Mensch. Da beim Tier die **Neurachse** (von neuronale Achse) als eine imaginäre gerade Linie durch Rückenmark und Gehirn verläuft, sind die Ortsbezeichnungen relativ zur Neurachse klarer als beim Menschen. Das frontale Ende ist **anterior**, der Schwanz **posterior**, auch die Bezeichnungen **rostral** (schnauzen- oder schnabelwärts) und **kaudal** (schwanzwärts) sind klar.

Beim Menschen und bei Primaten, bei denen die Neurachse auf Höhe des Gehirns nach frontal knickt, deckt sich **dorsal** (rückenwärts) mit dem obersten Kopfende, das deshalb auch als **superior** bezeichnet wird. Dorsal, rückenwärts, wird aber auch mit **posterior** bezeichnet. Vergleichbares gilt für **ventral** (bauchwärts) und **anterior** bzw. **inferior**. Die Richtungen **lateral** und **medial** sind dagegen bei Tier und Mensch unmissverständlich.

Abb. 5.2 zeigt die verschiedenen Ansichten und Schnittebenen des Gehirns. **Der koronare Schnitt** (von lat. Krone) wird auch als Querschnitt, **Frontalschnitt** oder Transversalschnitt bezeichnet. Der **Sagittalschnitt** (von lat. Pfeil) steht im rechten Winkel zum Koronarschnitt.

Anatomisch werden im Gehirn die Richtungsbezeichnungen anterior (nach vorne, zum Kopf), posterior (nach hinten), kaudal (zum Schwanz) und rostral (zum Schnabel, zur Nase) sowie dorsal (zum Rücken) und ventral (zum Bauch) unterschieden.

5.1.2 Hirnhäute, Blutversorgung und Ventrikel

Hirnhäute

Abb. 5.3 illustriert die Lageverhältnisse von Gehirn und Rückenmark und den umgebenden Schichten. Die **Hirnhäute (Meninges)** bestehen aus 3 Schichten: der äußeren, dicken und undehnbaren **Dura mater** (harte Mutter), der mittleren **arachnoiden Membran** (Spinnenmembran), die der Dura anliegt, darunter der **subarachnoidale Spalt** mit **Zerebrospinalflüssigkeit (CSF)** und den großen Gefäßen.

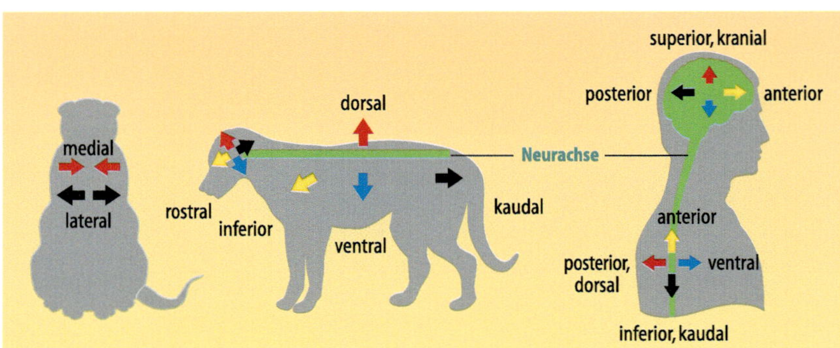

Abb. 5.1. Anatomische Richtungsbezeichnungen

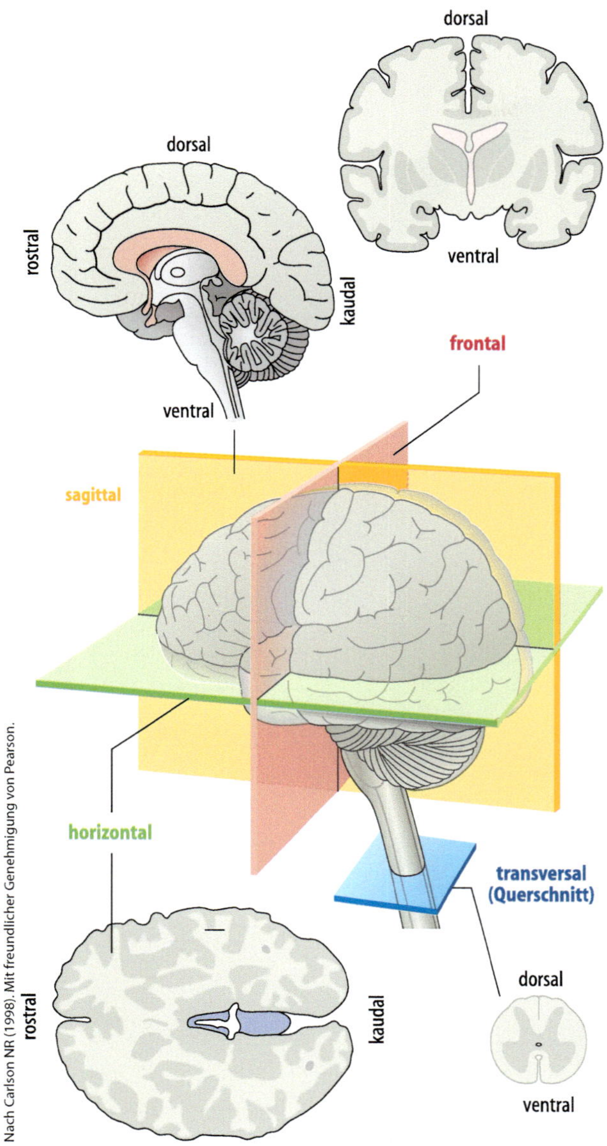

Abb. 5.2. Schnitt- und Sichtebenen im ZNS

Den **Gyri** (Windungen) und **Sulci** (Tälern) des Gehirns liegt die elastische **Pia mater** (weiche Mutter) eng an. Die eigenartigen Bezeichnungen stammen aus z. T. fehlerhaften Übersetzungen von christlichen Anatomen des 11. und 12. Jahrhunderts aus dem Arabischen.

Blutversorgung

Die Blutversorgung des Gehirns ist – verglichen mit Muskeln und inneren Organen – erstaunlich gleichmäßig. Sie beträgt mit nur geringen Schwankungen etwa 1 l/min, d. h. rund 20% des Herzminutenvolumens in Ruhe von 5 l/min (Abschn. 10.2.3), entsprechend dem Glukoseverbrauch (Abb. 10.17b in Abschn. 10.6.1). Bereits nach Unterbrechung der Blutzufuhr für 1 s ist der gesamte zur Verfügung stehende Sauerstoff verbraucht. Nach 6 s tritt Bewusstlosigkeit ein (Box 2.1 in Abschn. 2.1.3). Die Zirkulation erfolgt ansonsten wie in anderen Körperregionen (Kap. 10). Die arterielle Versorgung erfolgt über 2 Hauptarteriensysteme, die **vertebralen Arterien** für die kaudalen Abschnitte des Gehirns und die **inneren Karotiden,** die den rostralen Hirnbereich versorgen.

Zerebrospinalflüssigkeit

Gehirn und Rückenmark schwimmen in der Zerebrospinalflüssigkeit **(CSF)**, die sowohl Verletzungen der Hirnmasse durch plötzliche mechanische Einwirkungen (Schlag, Stoß, Bewegung) verhindert, als auch dem Stoffwechsel dient. Die CSF (500 ml/Tag) wird in den **Plexi chorioidei** der 4 Ventrikel aus Blutplasma gebildet (Abb. 5.4). Der Abfluss (Reabsorption im Blutkreislauf) erfolgt über die Arachnoidea. Die extraventrikuläre CSF (Interstitialflüssigkeit) wird von den Kapillaren gebildet und kommuniziert frei mit der ventrikulären CSF. Die 4 Ventrikel sind durch schmale Kanäle **(Aquädukt, Foramen)** verbunden. Die Gefäßwände des Gehirns sind für große Moleküle undurchlässig und bilden zusammen mit den Astrozyten die **Blut-Hirn-Schranke** (Abb. 2.10b in 2.3.2).

Das Gehirn ist von 3 Hirnhäuten umgeben und »schwimmt« in der Zerebrospinalflüssigkeit, welche das Gehirn mit Nährstoffen versorgt. Die Hirngefäßwände bilden eine besondere Schutzschicht gegenüber schädigenden Substanzen, die Blut-Hirn-Schranke.

5.1.3 Die drei Hauptabschnitte des Gehirns

Hinterhirn, Mittelhirn und Vorderhirn

Abb. 5.5a zeigt deren fetale Entwicklung und die Grenzen der einzelnen Hirnabschnitte, welche in Abb. 5.5b und c im erwachsenen Gehirn wieder gefunden werden (► Farbgebung). Abb. 5.5c gibt schematisch die wichtigsten Abschnitte des Gehirns wieder. Rückenmark, verlängertes Mark **(Medulla oblongata),** sowie Brücken- und Mittelhirn werden in den entsprechenden Abschnitten dieses Buches besprochen. Brückenhirn **(Pons)** und Kleinhirn **(Zerebellum)** bilden zusammen das Hinterhirn **(Metenzephalon).** Die Struktur und Bedeutung des **Kleinhirns** für die geordnete zeitliche Koordination von Bewegungen wird in Abschn. 13.6.3 beschrieben, seine Rolle in Lernprozessen in Kap. 25.

Auf den folgenden Seiten werden die einzelnen Strukturen der 3 Hauptabschnitte unter dem Aspekt ihrer **funktionellen Bedeutung für die Steuerung von Verhalten** beschrieben. Dabei sollen nur **generelle Strukturprinzipien** erläutert werden. Die speziellen Aufgaben der einzelnen Hirnabschnitte im Rahmen von Sensorik, Motorik und vegetativen Funktionen sind Themen der Kap. 6 bis 19. Ihre Bedeutung für Verhalten und Informationsverarbeitung (Kognition) sind Gegenstand der Kap. 21 bis 28.

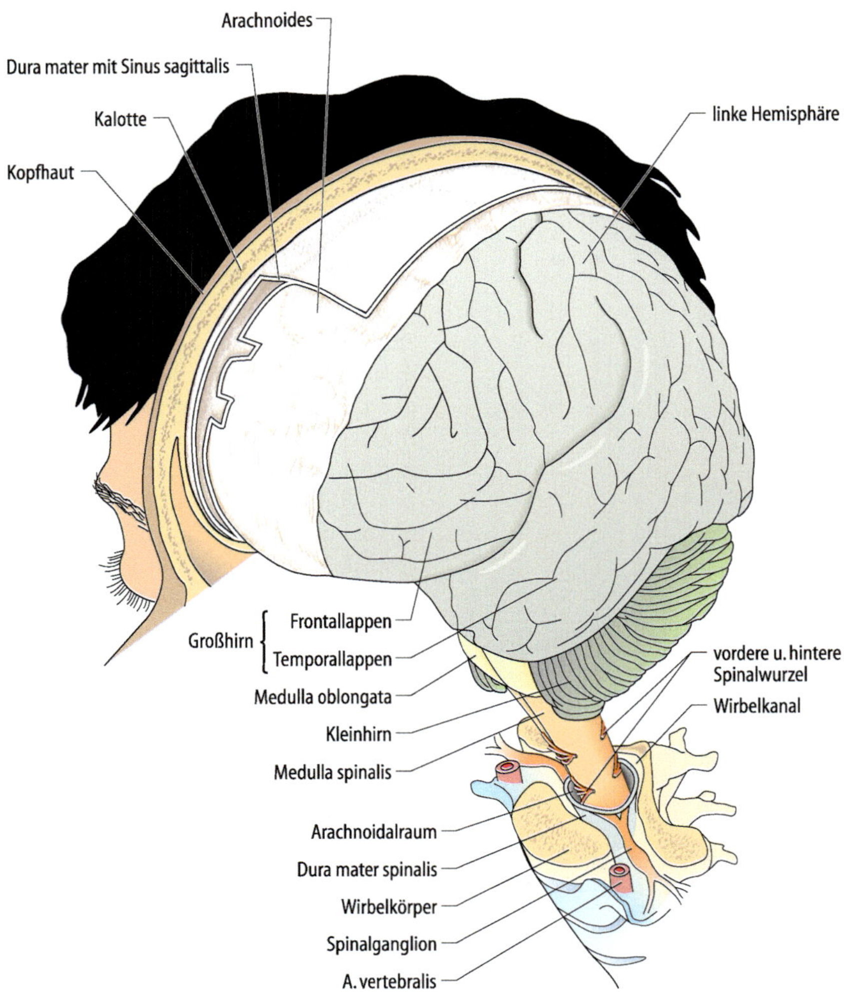

Abb. 5.3. **Lage von Gehirn und Rückenmark in Kopf und Nacken**

Arbeitsprinzipien der Hirnabschnitte

Vital notwendige Mechanismen zur Erhaltung der Lebensfunktionen werden auch ohne Mitwirkung des Vorderhirns aufrechterhalten, umgekehrt aber stimmt nicht, dass komplexes Verhalten, einschließlich Sprache, primär eine Funktion der höheren Hirnabschnitte, speziell des Neokortex, ist. Es ist ein weit verbreitetes Vorurteil, dass unser Gehirn hierarchisch, von niederen, entwicklungsgeschichtlich alten Funktionen (Triebe) des Hinter- und Mittelhirns bis zu höheren Funktionen (Verstand, Vernunft) des Vorderhirns aufgebaut ist. Vielmehr gilt, dass mit zunehmender Komplexität und Neuheit des Verhaltens auch die Zahl der beteiligten Hirnstrukturen und die Ausbreitung der Erregungskonstellationen über **alle** Hirnabschnitte, kortikal und subkortikal, steigen.

Σ Das Säugetiergehirn besteht aus Hinter-, Mittel- und Vorderhirn. Obwohl die phylogenetisch älteren Hirnabschnitte des Mittel- und Hinterhirns v. a. vitale (»primitive«) Funktionen unterhalten, sind sie an den »höheren« psychologischen Funktionen des Vorderhirns essenziell beteiligt.

Funktionsschwerpunkte

Funktionsschwerpunkte in den einzelnen Hirnabschnitten lassen sich allerdings unterscheiden, die aber nicht notwendigerweise mit den Attributen »höher« oder »primitiver« zu versehen sind. Von inferior nach superior ist eine **Hierarchie an Flexibilität und Geschwindigkeit** der Informationsverarbeitung und Verhaltenssteuerung auszumachen. Je telenzephaler eine bestimmte Reaktionsweise lokalisiert ist, um so schneller kann einmal gelerntes Verhalten wieder **aufgegeben** werden; je weiter ventral (inferior) eine Erregungssequenz abläuft, um so inflexibler gegenüber Veränderungen wird das produzierte Verhalten.

Σ Die 3 Hauptabschnitte des Gehirns, Vorderhirn, Mittelhirn und Hinterhirn (Rautenhirn) arbeiten gleichberechtigt in der Organisation von Verhalten zusammen. Flexible und rasche Verhaltensänderungen benötigen das Vorderhirn.

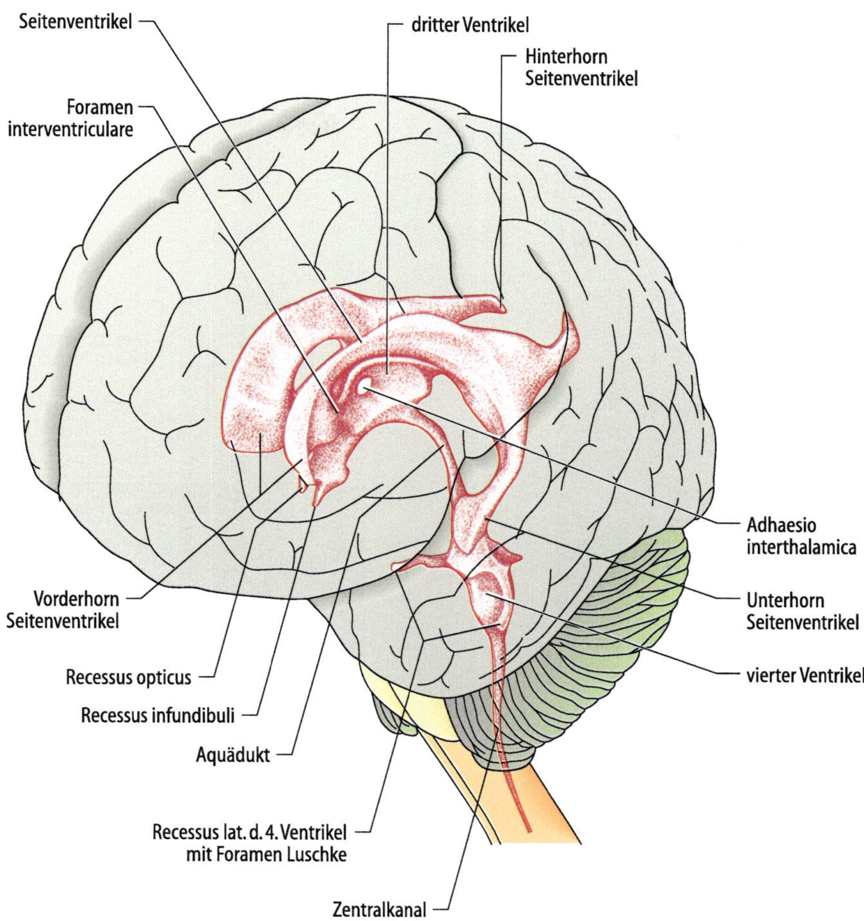

Abb. 5.4. Das Ventrikelsystem des Gehirns

Box 5.1. Zahlenspiele mit dem menschlichen Gehirn

Das menschliche Gehirn enthält mehrere Hundert Milliarden (10^{11}) Nervenzellen (Neurone) und noch zahlreichere, nämlich mehrere Billionen (10^{15}) Gliazellen (die Gliazellen sind durchweg kleiner als die Neurone, so dass beide Zellsysteme je etwa 50% des Hirnvolumens ausmachen, Abschn. 2.3.2). Die Nervenzellen (Neurone) bilden untereinander mehrere 100 Billionen (10^{17}) synaptische Kontakte aus. Die Gesamtlänge aller Nervenfasern im Gehirn beträgt etwa 2×384.000 km (Entfernung zum Mond). Die beiden Großhirnhemisphären tauschen lebenslänglich über den Balken (das Corpus callosum) etwa 4×10^9 Impulse/s aus. Die Leitungsgeschwindigkeit der Impulse beträgt in den Nervenfasern bis zu 100–120 m/s (360–400 km/h). An den erregenden und hemmenden Synapsen sind bisher mehr als 40 Überträgersubstanzen (Transmitter) identifiziert worden. In einem erregten Neuron werden pro Sekunde etwa 15.000 Proteinmoleküle aktiviert. An der Entstehung einer Erinnerung oder eines Gedankens sind vermutlich etwa 10^7–10^8 Neurone beteiligt, allerdings benötigen gut geübte oder überlernte Gedanken und Handlungen oft nur wenige Neurone.

5.2 Strukturen und Funktionen des Zwischenhirns, des limbischen Systems und der Basalganglien

5.2.1 Der Hypothalamus

Kerngruppen

Der Hypothalamus ist – als Kopf-Ganglion des autonomen Nervensystems (ANS) direkt und hauptverantwortlich für Antrieb und Gefühl (Motivation und Emotion) – beeinflusst aber auch die höheren sensorischen, motorischen und kognitiven Funktionen von Thalamus und Kortex. Die neokortikalen Einflüsse auf den Hypothalamus gehen den indirekten Weg über die limbischen Strukturen.

Die Kerngruppen des Hypothalamus, zu dem auch die Mamillarkörper gehören, sind zwar anatomisch und histologisch oft schwer abzugrenzen (Abb. 5.6), weisen aber

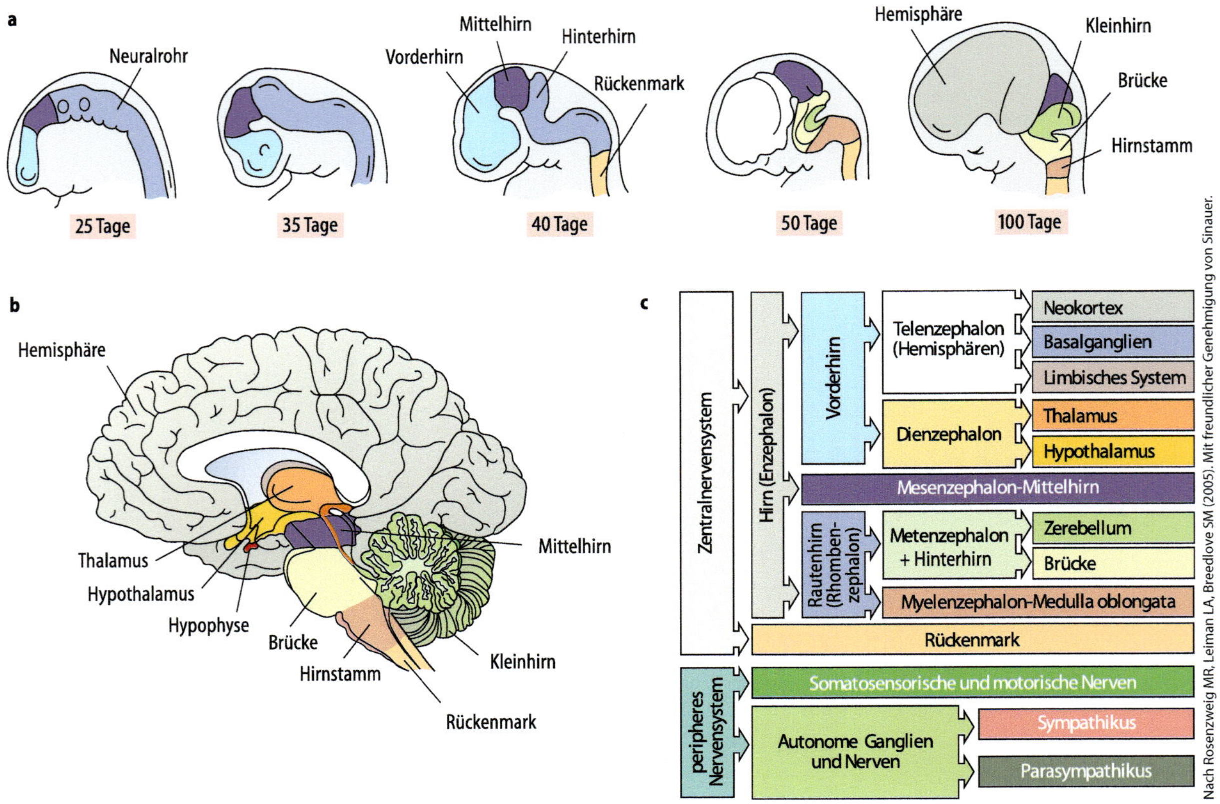

Abb. 5.5a–c. Entwicklung und Lage der 5 Hirnabschnitte. **a** Wenige Wochen nach der Befruchtung zeigen sich am Kopfende des Neuralrohrs bereits 3 Hauptabschnitte. 6 Wochen nach der Befruchtung sind die 5 Hauptabschnitte des Gehirns bereits sichtbar. **b** Erwachsenes Gehirn. Ansicht von medial auf die rechte Hemisphäre **c** Ober- und Unterbegriffe der verschiedenen Hirnabschnitte und ihre wichtigsten Kerngebiete

bei elektrischer oder chemischer Reizung differenzierbare Funktionen auf.

Verbindungen

Obwohl Hypothalamus und Thalamus entwicklungsgeschichtlich (Abb. 5.5) eine Einheit bilden, sind sie anatomisch und auch in ihrer Bedeutung für Verhalten 2 **heterogene** Strukturen, deren Verbindungen untereinander eher bescheiden sind. Direkte afferente Verbindungen vom Thalamus zum Hypothalamus scheinen nicht zu existieren, während der unspezifische (dorsomediale) Thalamus aus dem Hypothalamus reich versorgt wird.

Abb. 5.7 zeigt die wichtigsten Fasersysteme des Hypothalamus: Der **Fornix** verbindet Hippokampus, Septalregion und Nucl. anterior des Thalamus über die C. mamillares mit dem Hypothalamus. Die **Stria terminalis** verbindet primär die Amygdala und den medialen Hypothalamus. Dabei geht sie den Umweg dorsal über den Thalamus hinweg. Der Einfluss der Amygdala auf den Hypothalamus läuft v. a. über diese Bahn. Die **Stria medullaris** ist ein heterogenes Faserbündel mit weitgestreuten Verbindungen, die meisten verbinden die Habenula mit dem präoptischen Hypothalamus.

Wie aus Abb. 5.7 und 5.9 ersichtlich, kommt ein Großteil der Vorderhirneingänge in den Hypothalamus **aus dem limbischen System**, während der Hirnstamm aus den Mittelhirnregionen und dem medialen periventrikulären System in den Hypothalamus projiziert. Zum und vom Neokortex (mit Ausnahme des präfrontalen Kortex) und zum spezifischen Thalamus sowie zu den Basalganglien bestehen kaum direkte Verbindungen. Dies erklärt auch, warum Antriebsfunktionen so schwer willentlich oder über Lernen beeinflussbar sind.

Das mediale Vorderhirnbündel

Das mediale Vorderhirnbündel (»medial forebrain bundle«, MFB, Abb. 26.30) ist zwar das meistzitierte, aber am wenigsten anatomisch fassbare Fasersystem. Viele der Axone kommen aus der und gehen in die Formatio reticularis des Mittelhirns. Das MFB verläuft v. a. im lateralen Hypothalamus, seine diffusen Verbindungen lassen die Bezeichnung Bündel als fragwürdig erscheinen. Abb. 26.30 gibt den allgemeinen Bauplan des MFB im stilisierten Säugetierhirn wieder und illustriert seine Rolle als **zentrales Kommunikationssystem** des medialen Vorderhirns (Septum, Hippokampus, Amygdala, Hypothalamus) mit dem Mittelhirn.

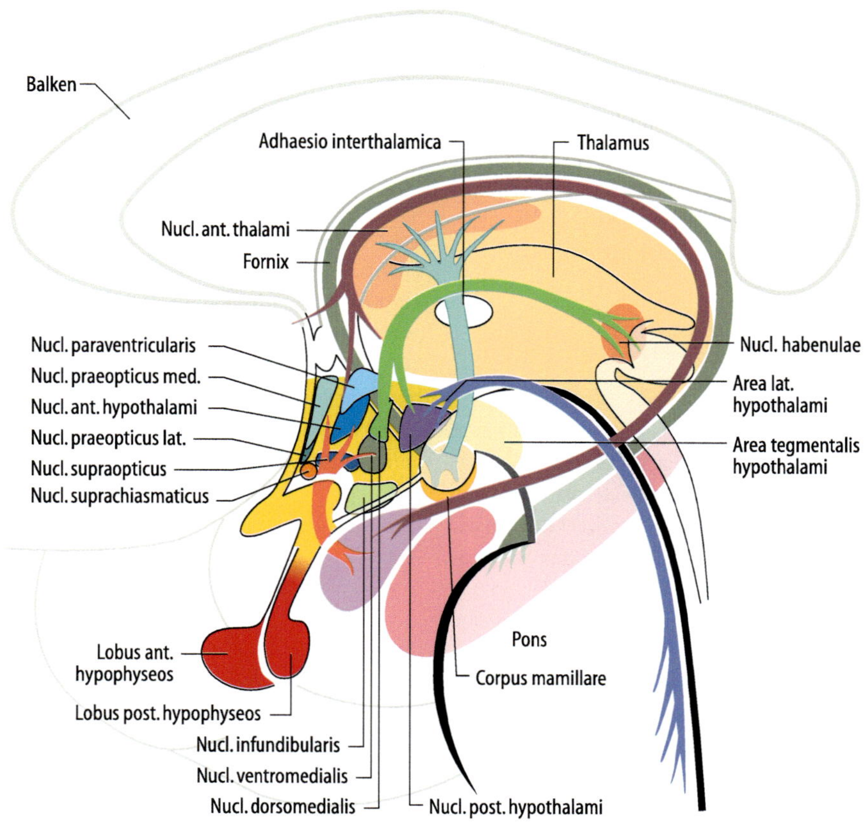

Abb. 5.6. Regionen und Kerne im Hypothalamus

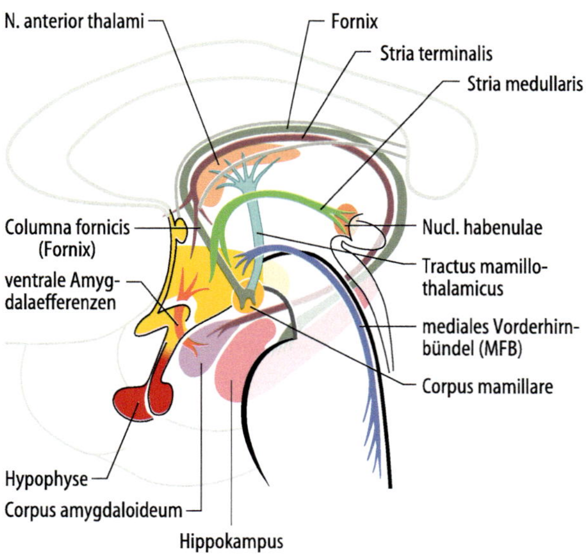

Abb. 5.7. Faserverbindungen des Hypothalamus

Der Hypothalamus ist eng mit dem limbischen System, aber nur indirekt mit Kortex und Thalamus verbunden. Das mediale Vorderhirnbündel (MFB) stellt ein Kommunikationssystem des Hypothalamus mit vielen anderen kortikalen und subkortikalen Hirnabschnitten dar.

Homöostatische Funktionen

Innerhalb eng gesteckter Grenzen analysieren die verschiedenen Kerngruppen die Ist-Werte und die Soll-Werte für verschiedene **homöostatische Triebe** (Durst, Hunger, Körpertemperatur, zirkadiane Periodik und Schlaf, soziale Bindungen). Über die sog. **zirkumventrikulären Organe** (Kap. 7) kann er Stoffwechselprodukte und Hormone aufnehmen. Bei den zirkumventrikulären Organen handelt es sich v. a. um an der Ventrikeloberfläche liegende spezialisierte Zellanhäufungen, durch die Stoffe, v. a. Hormone direkt unter Umgehung der Blut-Hirn-Schranke eindringen können. Über die efferenten Verbindungen zu somatomotorischen Kernen des Stammhirns kann der Hypothalamus direkt Einfluss auf einfache motorische Halte-, Stell- und Bewegungsverhaltensweisen nehmen, über das ventrale Striatum (► unten) und bisher kaum bekannte, aber zweifellos vorhandene hypothalamokortikale Verbindungen kann er komplexes Such- und Konsumationsverhalten wie auch emotionale Reaktionen beeinflussen.

Der Hypothalamus als Integrationszentrum für autonome, somatomotorische und zirkadiane Funktionen wird detailliert in Kap. 7 und 22 besprochen.

Σ Über die Hypophyse steuert der Hypothalamus den Hormonhaushalt und von seinen Kerngruppen aus das vegetative Nervensystem. Damit verbindet er autonome und endokrine Funktionen und er steuert Antriebsfunktionen und endogene Rhythmen.

5.2.2 Der Thalamus

5

Sensorische Relaisstation

Thalamus (griech. thalamos = innere Kammer) und Kortex bilden eine **funktionelle Einheit**: Fast alle sensorischen Afferenzen werden in den sensorischen **Relaissystemen** vor ihrer Weiterleitung zur Hirnrinde umgeschaltet (Kap. 16 bis 19). Die thalamischen Kerne (◘ Abb. 5.8) sind das Tor zum Kortex und spielen daher eine zentrale Rolle in der Steuerung von **Aufmerksamkeitsverhalten** (Kap. 21) und der rhythmischen elektrischen Aktivität des Großhirns (Kap. 20). Jedes Areal des Neokortex erhält thalamische Eingänge und gibt 10-mal soviel wieder an die thalamischen Ursprungskerne ab: die **thalamokortikalen Projektionen.** Der Thalamus erhält die rückläufigen Bahnen aus der untersten Schicht des Neokortex. Zusätzlich geben alle efferenten Bahnen vom Neokortex Seitenäste (Kollateralen) an den Thalamus ab. Damit hat der Thalamus stets eine **Efferenzkopie**, v. a. über die motorischen Kommandos, zur Verfügung (Kap. 13).

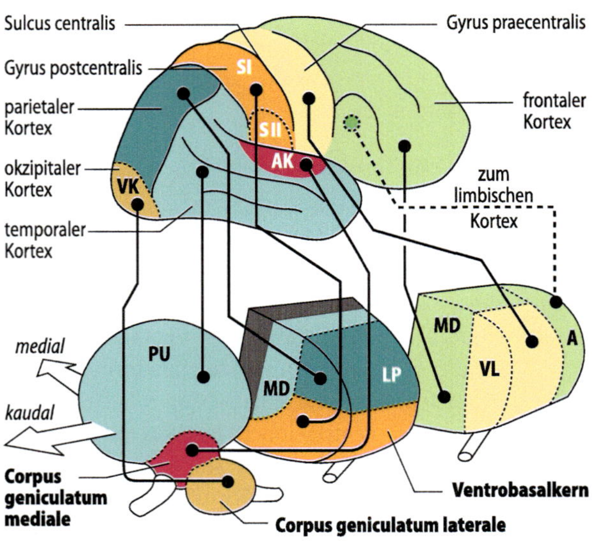

◘ Abb. 5.8. Anatomie und Funktion des Thalamus. Der Thalamus der rechten Gehirnhälfte ist mit seinen wichtigsten Kernen und Kortexverbindungen dargestellt. Die funktionelle Einteilung der Thalamuskerne unterscheidet: spezifische sensorische Kerne (rot, ocker); motorische Kerne (gelb); Assoziationskerne (verschiedene Grün-Blauschattierungen); unspezifische Kerne (grau). *PU* Nucl. pulvinaris; *LP* Nucl. lateralis posterior; *MD* Nucl. medialis dorsalis; *VL* Nucl. ventralis lateralis; *A* Nucl. anterior. Der retikuläre Kern ist nicht eingezeichnet

Motorische und emotionale Planung

Über die **ventralen Kerne** (◘ Abb. 5.8, Nuclei ventrolaterales) erhält der Thalamus Information aus den Basalganglien (► unten) und dem Zerebellum (Kleinhirn); über diese Verbindungen steuert er die motorische Aufmerksamkeit und Planung (Kap. 13). Der **Nucleus anterior** unterhält beidseitige Verbindungen zu den G. cinguli und erhält Fasern aus dem Hippokampus über die Mamillarkörper via Fornix. Zusammen mit dem dorsomedialen Kern, der von Hypothalamus und Amygdala versorgt wird und in den präfrontalen Kortex projiziert, bilden diese Abschnitte des Thalamus einen **Teil des limbischen Systems.** Die enge Verbindung von Aufmerksamkeitsfunktionen und emotional-motivationalen Prozessen findet hier anatomisch ihre Entsprechung.

Σ Der Thalamus wird als »Tor zum Kortex« betrachtet, da in seinen Relais-Kernen alle sensorischen und motorischen Ein- und Ausgänge zum und vom Kortex umgeschaltet werden. Seine vorderen Abschnitte stehen aber in enger Verbindung zum limbischen System.

Selektive Aufmerksamkeit

Der präfrontale Kortex verfügt über die Schlüssel zum medialen (intralaminären) und **retikulären Thalamus.** Er wird daher auch als rostraler **Türöffner** des Kortex bezeichnet. Der retikuläre Kern umgibt den Thalamus wie ein Schild (◘ Abb. 21.24). Er erhält rückläufige Fasern aus allen übrigen Kernen des Thalamus und aus der Formatio reticularis des Mittelhirns und indirekt aus den Basalganglien.

Der **präfrontale Kortex** projiziert vermutlich exzitatorisch in den retikulären Thalamus. Dieser wiederum hemmt die spezifischen Thalamuskerne: Damit ist der retikuläre Thalamus zu einer Integrationsstation kortikothalamischer und thalamokortikaler Aktivität zusammen mit dem Aktivierungssystem des Mittelhirns geworden. Über die extensiven Verbindungen der **intralaminären Kerne** (in ◘ Abb. 5.8 als Nucleus medialis bezeichnet) zum Striatum hält der frontale Türöffner nicht nur den Schlüssel zu ankommender (sensorischer), sondern auch den für efferente (motorische) Information in der Hand (diese Zusammenhänge werden ausführlich in Kap. 21 und ◘ Abb. 21.24 abgehandelt).

Σ Retikulärer Kern und die intralaminären Kerne des Thalamus erfüllen wichtige Filterfunktionen im Rahmen der sensorischen und motorischen Aufmerksamkeit.

Nucleus subthalamicus

Der Nucleus subthalamicus (STN) liegt, wie der Name sagt, medial-lateral unter dem Thalamus und wird üblicherweise zu den Basalganglien (▶ unten) gezählt (◘ Abb. 5.15). Er gibt und erhält Projektionen (Endigungen von Nervenfasern) aus dem Globus Pallidum und der Substantia nigra und dem motorischen Kortex. Diese Bahn wird **indirekte Bahn** genannt und ist bei **Parkinson-Krankheit** (▶ unten und Kap. 13) hyperaktiv. Die Hyperaktivität erregt das Pallidum und dies wiederum führt zu Übererregung im Thalamus. Da aber die thalamischen Verbindungen meist **hemmend** sind, »friert« die Bewegung ein.

Läsionen des STN verbessern die Symptome von Parkinson ebenso wie hochfrequente elektrische Stimulation über eine eingepflanzte Elektrode. Die elektrische Reizung des STN bewirkt offensichtlich seine Blockade, vermutlich über die Reizung hemmender Zwischenneurone.

Σ Der Nucleus subthalamicus ist Teil des extrapyramidalen Systems. Seine Hyperaktivität ist an der Produktion von motorischen Symptomen der Parkinson-Erkrankung beteiligt. Elektrische Reizung des STN kann diese bessern.

5.2.3 Das limbische System

Aufbau des limbischen Systems

Wir verstehen unter dem limbischen System die in ◘ Abb. 5.9a in Farbe wiedergegebenen Abschnitte. Teile des Hypothalamus und des vorderen Thalamus sind so eng mit dem limbischen System verbunden (▶ oben), dass sie dem System zugeordnet werden müssen. Mit dem Neokortex bestehen extensive Verbindungen, v. a. zum orbitalen präfrontalen Kortex und Temporalpol und zur vorderen Inselregion, so dass man diese auch oft als Teile des limbischen Systems betrachtet. Über den Temporallappen laufen die meisten indirekten Verbindungen zum Neokortex, was z. T. die Auswirkungen temporaler Läsionen auf Gedächtnisfunktionen verständlich macht (Kap. 24 und 27). Limbische Strukturen sind an der Steuerung aller Verhaltens- und Denkprozesse integral beteiligt, emotionale Vorgänge sind dabei nur ein Teil der vielfältigen Aufgaben dieser Kerne und ihrer Verbindungen.

Σ Das engere limbische System besteht aus Amygdala, Hippokampus und G. cinguli und deren Verbindungen. Das erweiterte limbische System bezieht Teile des Thalamus, Hypothalamus und Teile des Kortex mit ein.

Funktionsschwerpunkt

Das **limbische System** steuert und speichert die stereotypen Reaktionen der darunter liegenden Strukturen (z. B. Atmung, Blutdruckregulation, stereotype Annäherung an positiven Geruch) und erlaubt ein schnelleres Aufgeben von Verhaltensweisen zugunsten neuer Reaktionsalternativen. Während die Stammhirn-Anteile die **Intensität dominierender Reaktionssequenzen wie Annäherung und Vermeidung modulieren**, bewirkt die Aktivität des limbischen Systems die **Unterdrückung traditioneller Reaktionsweisen (z. B. stereotypes Annäherungs- und Vermeidungsverhalten)**, um Verhaltensmodifikation auf der Grundlage körperinterner Informationen (Freude, Lust und Aversionen) und auf der Grundlage von **Zukunftserwartungen** über das Auftreten veränderter Reizbedingungen (neokortikal) zu ermöglichen.

Historische Entwicklung des Begriffs

Pierre Paul Broca prägte 1878 den Begriff »la grande lobe limbique« und verstand darunter den Saum (Limbus) aus phylogenetisch älteren neokortikalen Anteilen (Übergangskortex, Transitionalkortex), der den Hirnstamm umgibt. Später bezeichnete man die limbischen Strukturen als **Riechhirn,** was aber bald wieder aufgegeben wurde, da nur Septum und Amygdala, sowie entorhinaler Kortex und Hippokampus mit dem Bulbus olfactorius verbunden sind (◘ Abb. 5.9).

Die Ausweitung zu einem limbischen System nahm 1939 Papez vor, der die kreisartige Verbindung (**Papez-Kreis**) aus Hippokampus → Mamillarkörper → Vicq d'Azursches Bündel → Nucl. anterior → G. cinguli → Hippokampus als neuroanatomische **Grundlage von Emotionen** ansah (Kap. 26 und 27). ◘ Abb. 5.9c und d zeigen auch, dass der Hypothalamus als wichtigste gemeinsame **Endstrecke** der limbischen Informationsverarbeitung für Verhalten, vegetative und endokrine Reaktionen dient.

Σ Obwohl sich das limbische System in der Evolution primär als Geruchs- und Geschmacksanalysator entwickelt hat, ist es bei höheren Säugern an der Steuerung aller emotionalen und kognitiven Funktionen beteiligt.

Aufbau der Amygdala (Corpus amygdaloideum, Mandelkern)

Der Mandelkern ist eine Ansammlung mehrerer Kerngruppen im vorderen Abschnitt des Temporallappens. Die funktionelle Heterogenität spiegelt sich auch in ihrer **biochemischen Heterogenität** wieder (Kap. 5.4); cholinerge, endorphinerge, dopaminerge, glutamaterge und adrenerge Transmitter und verschiedene Neuropeptide werden gefunden.

◘ Abb. 5.10 gibt die Lage der Amygdala nach Entfernen des darüber liegenden kortikal-temporalen Gewebes wieder. ◘ Abb. 5.11, 27.10 und 27.11 zeigen die Lage der 3 Hauptabschnitte des basolateralen, olfaktorischen und zentromedialen Kernes. Der **basolaterale Kern** ist sowohl histologisch als auch histochemisch wie der Neokortex aufgebaut, mit dem er auch primär verbunden ist (◘ Abb. 5.11).

Der **olfaktorische Kern** ist beim Menschen klein und verbindet den Bulbus olfactorius mit dem temporalen

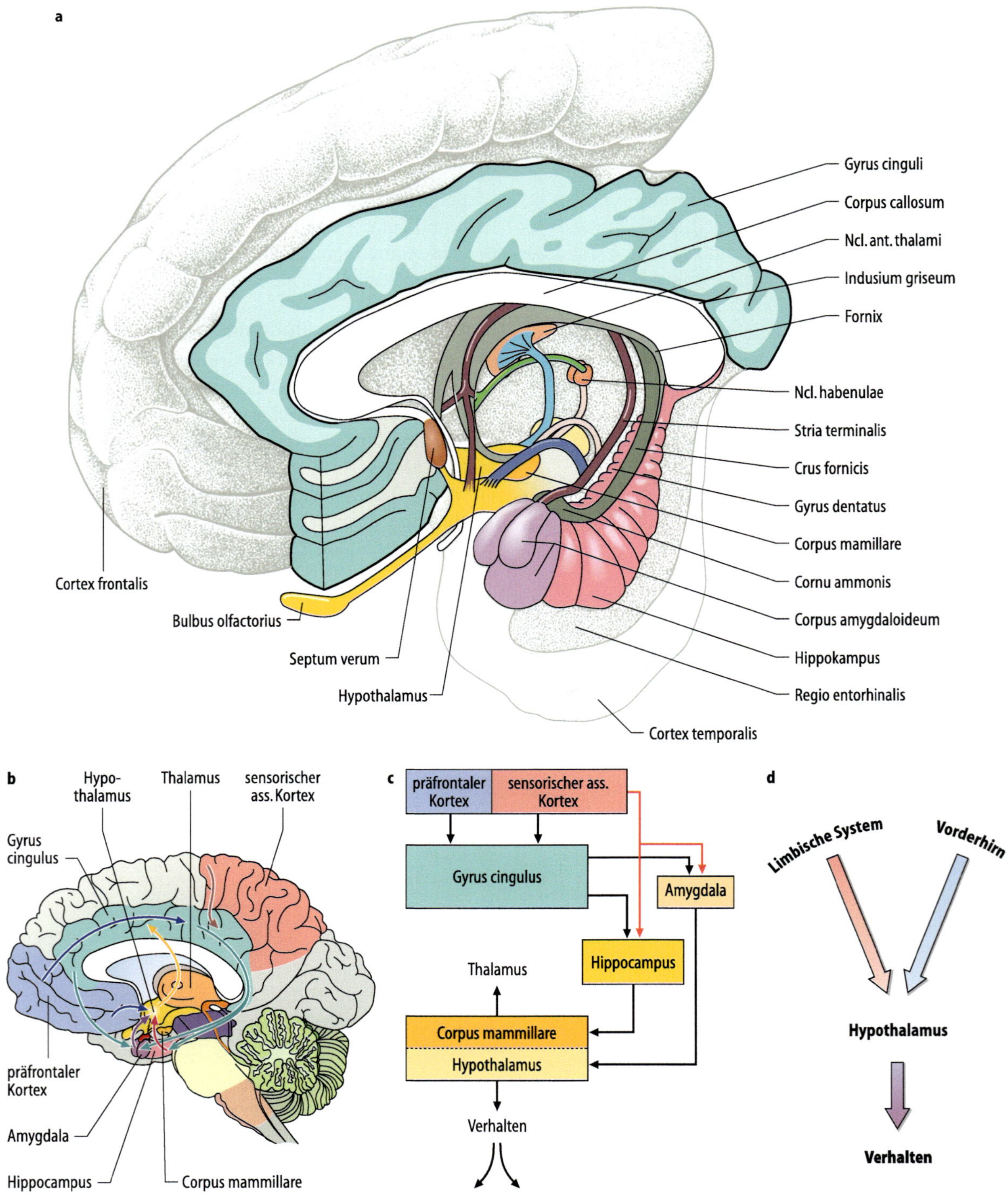

Abb. 5.9a–d. Das limbische System. a Kerngruppen (farbig); **b** wichtige Verbindungen; **c** schematische Darstellung der Beziehung zu Kortex und Hypothalamus; **d** zentrale Position des Hypothalamus (► Text).

Geruchskortex (Kap. 19). Der **zentromediale Kern** ist Teil eines ausgedehnten subkortikalen Systems, das auch oft als **erweiterte Amygdala** bezeichnet wird und über die Stria terminalis in den sog. »**bed nucleus**« der Stria terminalis mündet und wie ein Ring um die Basalganglien und die innere Kapsel führt (Abb. 5.11). Die endokrinen, autonomen und motorischen Anteile emotionaler Reaktionen werden vom zentralen Kern gesteuert (Kap. 27.2 und Box 5.2).

Beim Aufbau der Amygdala muss man einen neokortikalen Anteil, den basolateralen Kern, und einen subkortikalen Anteil, den zentromedialen Kern, unterscheiden.

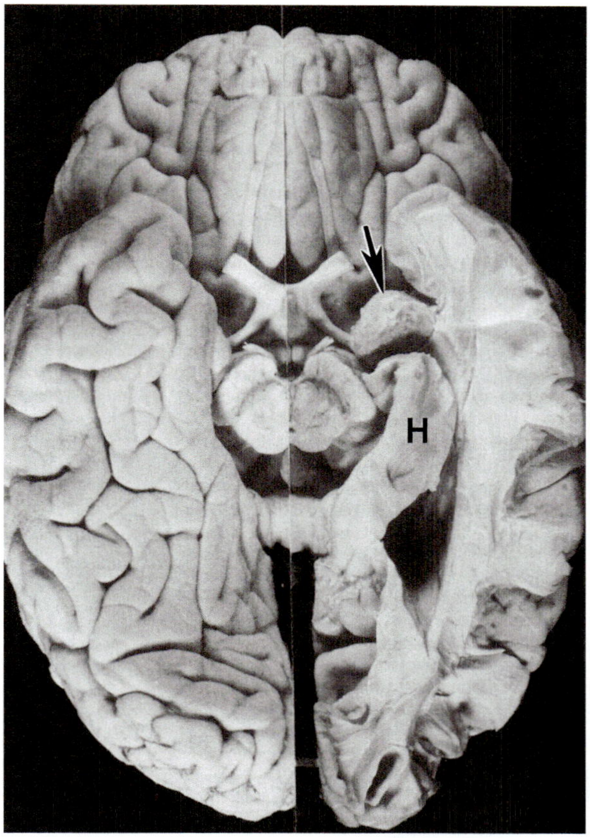

Abb. 5.10. Lage von Amygdala (*Pfeil*) und Hippokampus (H) von der ventralen Seite nach Entfernung des vorderen unteren Temporallappens (links). Anterior oben, posterior unten

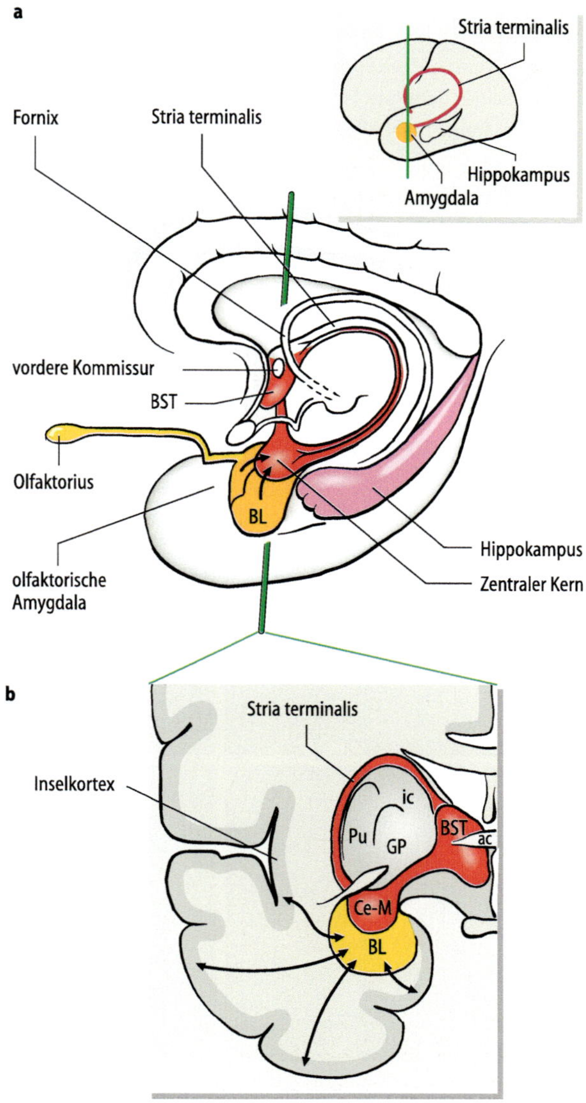

Abb. 5.11 a, b. Kerne und Verbindungen der Amygdala. Rechts oben die Lage dieser Kerne und der Stria terminalis im Gehirn. **a** Verbindungen zu anderen limbischen Strukturen. **b** Koronarschnitt auf Höhe der vorderen Kommissur (*ac* »anterior commissure«). *BL* basolateraler Kern, *BST* »bed nucleus« der Stria terminalis, *Ce-M* zentromedialer Kern, *GP* Globus pallidus, *ic* Capsula interna, *Pu* Putamen

Verbindungen der Amygdala

Der **basolaterale Kern** erhält von den primären und sekundären Projektionsarealen des Kortex die kognitive Bewertung und Analyse der sensorischen Reize und gibt die Information mit einer emotionalen »Markierung« dorthin zurück. Diese kortikoamygdaloiden Fasern benutzen **Glutamat** als Transmitter, ebenso wie die von der Amygdala dorthin zurückführenden reziproken Verbindungen. Die emotionale Bewertung der sensorischen Information wird auf diesem Wege erreicht (Kap. 27). Wie der übrige Kortex projiziert der basolaterale Kern auch ins ventrale **Striatum** und zum **mediodorsalen Thalamus**, der in den **präfrontalen Kortex** führt. Wie der Neokortex erhält der basolaterale Kern direkte cholinerge Fasern vom basalen Kern des Vorderhirns (Abb. 5.16).

Die **zentromedialen Kerne** erhalten Projektionen vom Hippokampus, der Insel und vom orbitofrontalen Kortex. Vermutlich erhält die Amygdala hierüber Informationen über die Bewertung der emotionalen Reize (Kap. 27). Zum basolateralen Kern besteht ein massives **intraamygdaloides Assoziationssystem**, welches einen raschen Informationstransfer innerhalb der Amygdala ermöglicht. Der zentromediale Kern projiziert nicht ins Striatum, sondern in die Kerne des **Hypothalamus** und Hirnstamms (Kap. 27), von wo aus die **muskulären, autonomen und endokrinen Anteile emotionaler Reaktionen** gesteuert werden.

Σ **Der basolaterale Kern projiziert efferent und afferent zu fast allen Assoziationsarealen des Neokortex. Die zentromedialen Kerne versorgen primär die limbischen Anteile des Neokortex (Orbitofrontalkortex, Insel) und den Hypothalamus.**

Aufbau des Hippokampus (Ammonshorn)

Der Hippokampus spielt eine zentrale Rolle beim **Vergleich ankommender und gespeicherter Information und beim kontextuellen Lernen**. Er ist damit ein wesentlicher Teil

Box 5.2. Einseitige Furcht

Der Patient L.M. wurde wegen epileptischen Anfällen nach einer fiebrigen Entzündungserkrankung behandelt. Dabei stellte man, wie auf untenstehendem Bild ersichtlich, eine isolierte Läsion (Zerstörung) des rechten Amygdalakerns fest. Eine ausführliche Testung des Patienten mit emotionalen Bildern und Schreckreizen und Messung der psychophysiologischen Reaktionen (Schreckreflex, Hautwiderstand) ergab, dass der Patient nur Furcht empfand, wenn die emotionalen Reize auf einer Seite (linkes Auge, linkes Ohr, die Bahnen verlaufen gekreuzt!) dargeboten wurden, ansonsten konnte er die emotionalen Reize zwar beschreiben, spürte aber keinerlei Gefühlsreaktion. Dies zeigt, dass die emotionale Bewertung (»bias«) kortikal wahrgenommener Reize von der ipsilateralen (gleichseitigen) Amygdala erfolgt. Gelangt der Reiz in die rechte Hemisphäre, so führt Aktivierung der rechten Amygdala zur emotionalen Färbung dieses Reizes (Kap. 27).

Literatur: Angrilli A, Mauri A, Palomba D, Flor H, Birbaumer N, Sartori G, DiPaola F (1996) Startle reflex and emotion modulation impairment after right amygdala lesion. Brain 119:1991–2000

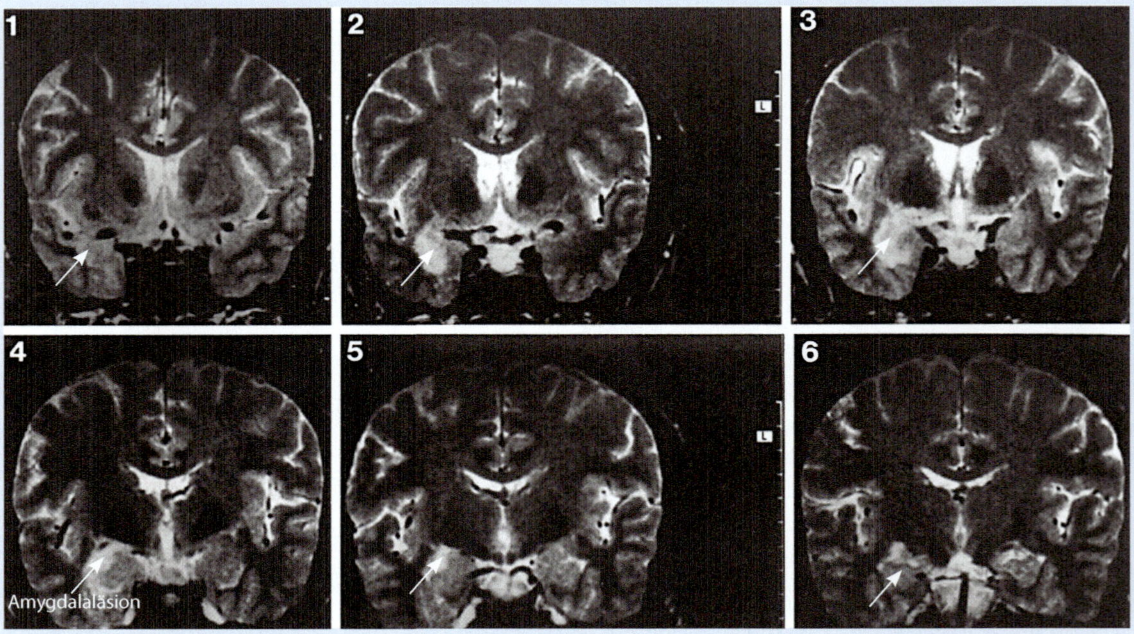

jener Strukturen, die an **Konsolidierung und Habituation** beteiligt sind (Kap. 25 und 28). ▫ Abb. 5.12a und b illustrieren die Lage und den Aufbau der **Hippokampusformation**. Während man unter dem Hippokampus in der Regel nur die typisch geschichteten Regionen des Hippokampus selbst (»proper«) mit der engen Pyramidenzellschicht und den G. dentatus mit der Granularzellschicht versteht, fasst man als **Hippokampusformation** außer den Hippokampus und Nucleus dentatus auch den Übergangskortex zusammen, v. a. Subikulum (▫ Abb. 5.12b, 25.30 und 25.31) und den entorhinalen Kortex.

Schichtenstruktur

Obwohl die ventral-dorsale Erstreckung den Namen Hippokampus (Seepferdchen) kaum rechtfertigt, ergibt die koronare Ansicht durchaus jene Form, die ihm von Renaissance-Anatomen gegeben wurde. Die endgültige Beschreibung stammt von dem genialen spanischen Anatomen **Ramon y Cajal** (1852–1934). Dieser hat im Hippokampus (Ammonshorn, Cornu ammonis, CA) bereits einen Aufbau ähnlich dem Kortex cerebri identifiziert. Lorente de No beschrieb im eigentlichen Hippokampus 4 Unterregionen, die als CA_1, CA_2, CA_3, und CA_4 bezeichnet werden.

Fasersystem

Die in ▫ Abb. 5.12b dargestellten Schichten (Stratum oriens, Stratum pyramidale, Stratum radiatum, Stratum moleculare) zeigen bereits, dass trotz aller Ähnlichkeit mit dem Neokortex (Abschn. 5.3.1) erhebliche Differenzen im Zellaufbau bestehen, die mit den typischen elektrophysiologischen und psychologischen Eigenheiten des Hippokampus zusammenhängen dürften: Die Dendriten der Pyramidenzellen in CA_1 laufen in beiden Richtungen (Doppelpyramiden). Die Axone senden Kollateralen in alle Schichten des Hippokampus und von dort ziehen sie zumeist in der Fornix zur Septalregion; besonders auffällig sind die sog. **Schaffer-Kollateralen**, die weit in den entorhinalen Kortex führen. Die Axone selbst formen die ventrikuläre Ober-

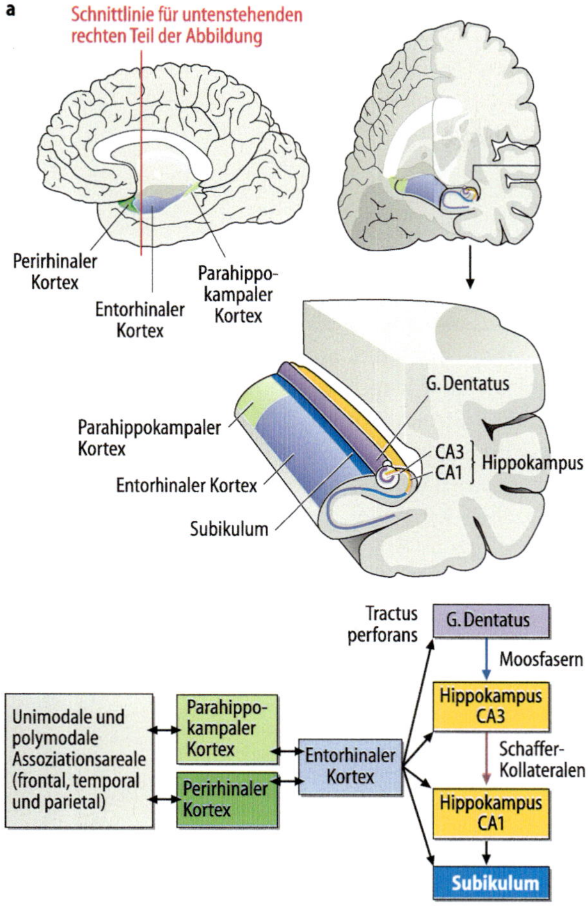

fläche des Alveus (weiße Substanz). Der G. dentatus mit seinen Granulazellen gibt die Information, v. a. aus neokortikalen Regionen, über das Moosfasersystem an die Pyramidenzellen ab (Kap. 25).

Der Hippokampus besteht aus mehreren hintereinander geschalteten Schichten (CA_1–CA_4). Als Hippokampusformation wird dann noch zusätzlich der Übergangskortex (bestehend aus entorhinalem, perirhinalem und parahippokampalem Kortex) und das Subikulum gerechnet.

Verbindungen des Hippokampus

Ein Großteil der Information in den Hippokampus kommt aus dem entorhinalen Kortex über den **Tractus perforans**, die Efferenzen haben ihren Ursprung v. a. im **Subikulum** (Abb. 5.12b). Die Fasern vom Hippokampus zum Subikulum stammen aus CA_1 und sind Schaffer-Kollateralen. Vom Subikulum führen Bahnen in die **Assoziationskortizes** aller 4 Lappen der Hirnrinde. Das Subikulum kann gleichzeitig als gemeinsame Endstrecke der kortikalen Information angesehen werden (meist aus dem entorhinalen Kortex).

Der **entorhinale Kortex** (Kap. 25 bis 28) erhält einen Großteil seiner Informationen aus dem ventralen Temporallappen und dem orbitalen Frontalkortex. (Die genannten Verbindungen sind auch gegenläufig, wie dies im gesamten ZNS üblich, aber hier Regel ist, Abb. 5.12b).

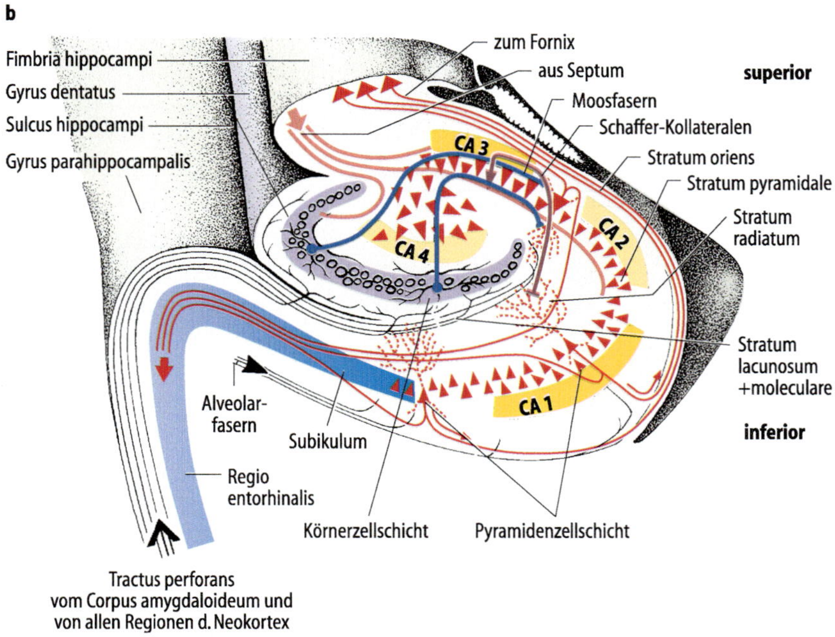

Abb. 5.12a, b. Die Hippokampusformation. a Ansicht von medial (links oben) und ventral (rechts oben und vergrößert darunter). Darunter die Ein- und Ausgänge des Hippokampus. **b** Schichtenstruktur und CA-Felder des Hippokampus. Erläuterungen ► Text

Afferenzen kommen zusätzlich aus einer Reihe thalamischer und hypothalamischer Regionen und den Mamillarkörpern.

Die Beziehungen des Hippokampus zum **Septum** (▣ Abb. 5.9) laufen über den **Fornix** und stellen die Verbindungen zu den **tieferliegenden subkortikalen Strukturen** her (Hypothalamus, Formatio reticularis, Tegmentum). Die Efferenzen zum Septum gelangen von CA_3 in den **lateralen** Septumkern. Die Afferenzen kommen aus dem **medialen** Septumkern und führen nach CA_3. Über diese Bahn wird der **hippokampale Theta-Rhythmus** (4–7 Hz) erzeugt, der bei Orientierung, Exploration und Aufgeben (Extinktion) alter Verhaltensweisen auftritt (Kap. 25). Die Verbindungen zum Hypothalamus sind auch für die Wirkung emotionaler Reize auf das Gedächtnis, z. B. bei der **Amnesie** der **posttraumatischen Belastungsstörung** verantwortlich.

5

Σ Über den Tractus perforans erhält der Hippokampus Information aus dem Neokortex und der Amygdala. Nach ihrer Verarbeitung im Hippokampus kehrt die Information über das Subikulum in den Neokortex zurück. Die Verbindungen zu den subkortikalen Arealen laufen über der Fornixregion zum Septum und von dort wieder zurück.

Autoassoziation

Die Hippokampi beider Seiten sind über Kommissuren eng verbunden. ▣ Abb. 5.13a gibt schematisch die afferenten und efferenten Verbindungen des Hippokampus wieder, wobei die subkortikalen Verbindungen über das Septum nur links angedeutet sind. Man erkennt sowohl aus dem langen wie kurzen Kreislauf die **autoassoziative Struktur** dieser Verbindungen. Diese autoassoziative Struktur ergibt sich aus den zu sich selbst zurückkehrenden (rekurrenten) Axonen, welche die Pyramidenzellen v. a. im G. dentatus und der CA_3-Schicht verlassen und an ihre eigenen weit verzweigten Dendritenbäume zurückkehren. Von dort werden sie an die CA_1-Schicht weitergegeben, welche dann mit den neokortikalen und subkortikalen »Speicherarealen« kommuniziert (Kap. 25 für eine genaue funktionelle Beschreibung).

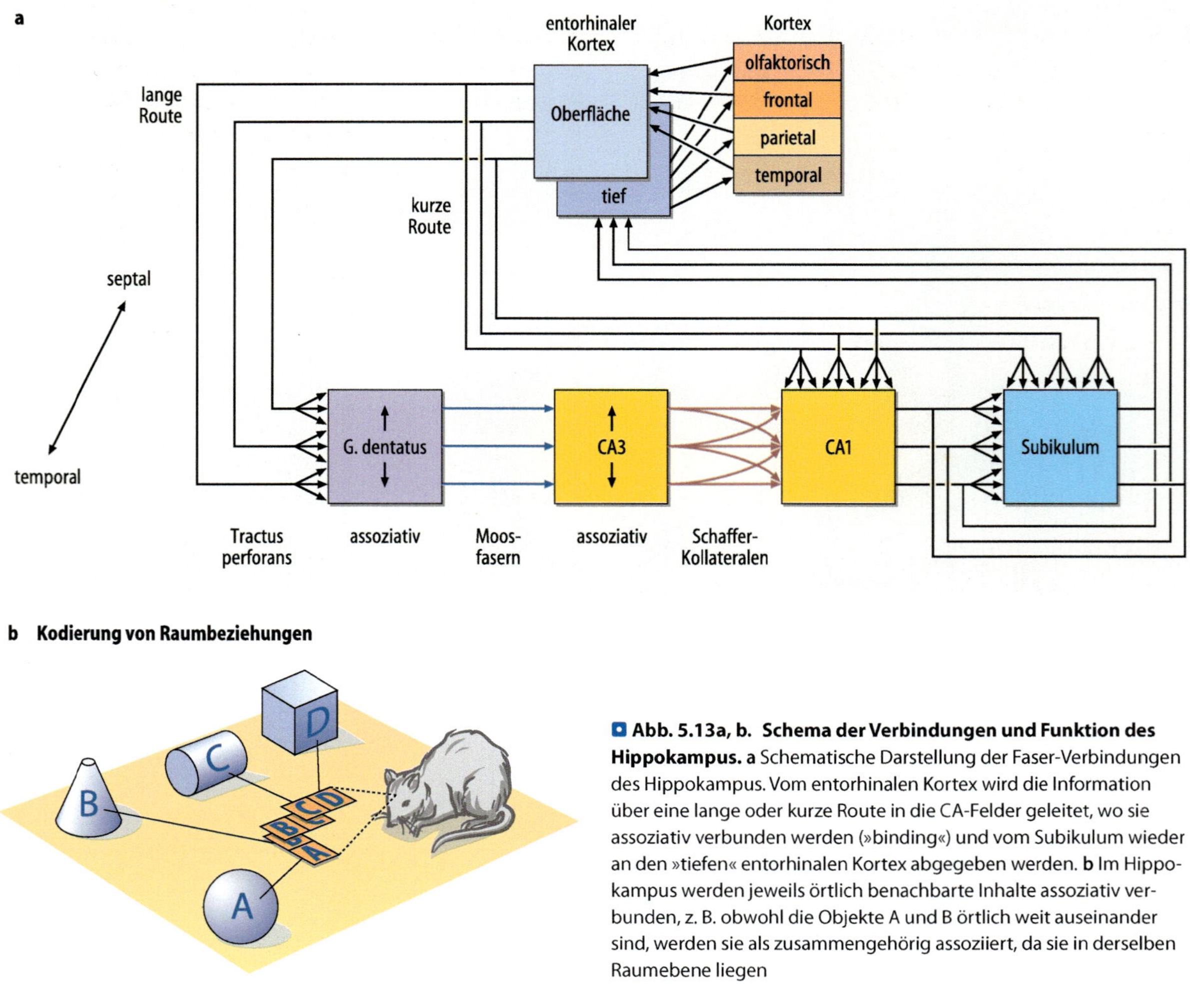

▣ **Abb. 5.13a, b. Schema der Verbindungen und Funktion des Hippokampus. a** Schematische Darstellung der Faser-Verbindungen des Hippokampus. Vom entorhinalen Kortex wird die Information über eine lange oder kurze Route in die CA-Felder geleitet, wo sie assoziativ verbunden werden (»binding«) und vom Subikulum wieder an den »tiefen« entorhinalen Kortex abgegeben werden. **b** Im Hippokampus werden jeweils örtlich benachbarte Inhalte assoziativ verbunden, z. B. obwohl die Objekte A und B örtlich weit auseinander sind, werden sie als zusammengehörig assoziiert, da sie in derselben Raumebene liegen

Die Aufgabe dieser rekurrenten Erregungskreise ist das **Zusammenfassen** multisensorischer und »bedeutsamer« Informationsströme aus den verschiedenen kortikalen Arealen zu einem **relationalen Kontext**. Die assoziativen Beziehungen zwischen Objekten können dabei **räumlich** oder **zeitlich** sein, weshalb auch die Konsolidierung der räumlichen Gedächtnisinhalte an den Hippokampus gebunden ist (Abb. 5.13b und Box 5.3).

Σ Die Pyramidenzellen des Hippokampus bilden mit ihren Axonen und deren Rückkehr zu ihren Dendriten ein autoassoziatives System, welches multisensorische Information zu einer ganzheitlichen Beziehungsstruktur zusammenfasst.

Box 5.3. Ortszellen im Hippokampus

Im Hippokampus der Ratte feuern spezifische Zellgruppen, wenn das Tier an einen bevorzugten Ort zurückkehrt. Diese Ortszellen feuern bereits, wenn das Tier beginnt, in die Richtung der bevorzugten Stelle zu laufen, feuern immer stärker in der Hälfte des Weges, um dann mit zunehmender Zielnähe wieder »ruhiger« zu werden. Offensichtlich lesen diese Zellen die Erinnerung an den Weg rhythmisch aus, da jedes Mal eine Aktionspotenzialserie entsteht, wenn der Hippokampus-Theta-Rhythmus (≈7 Hz) in elektrisch negativer Phase ist (Kap. 20).

5.2.4 Die Basalganglien

Bestandteile der Basalganglien

Die enge Verbindung der Basalganglien mit den motorischen Kernen des Thalamus (Abb. 13.19) ließ sie als ausschließlich motorische Kernsysteme erscheinen. Eine neuroanatomische und psychologische Analyse der Verhaltensausfälle nach Läsionen zeigt aber, dass die Basalganglien auch kognitive und emotionale Funktionen und die Aufmerksamkeit steuern.

Abb. 5.14 illustriert die Lage der Basalganglien im Gehirn. Sie bestehen aus dem **Nucl. caudatus** und dem **Nucl. lentiformis**. Der Nucl. lentiformis besteht aus 2 Teilen, dem **Putamen** und dem **Globus pallidus**. Der Putamen und der Nucl. caudatus werden zusammen als **Striatum** bezeichnet. Wir werden diese Strukturen in Kap. 13 im Zusammenhang mit der Bewegungsplanung und -ausführung kennen lernen.

Striatum

Das Striatum ist die zentrale Eingangsstation der Basalganglien, die von allen kortikalen Regionen mit exzitatorisch glutamatergen Fasern versorgt wird (Abb. 13.18). Die Eingänge sind topographisch in sog. **Striosomen** organisiert, die sich gegenseitig lateral hemmen und damit eine **laterale Kontrastbildung** der kortikalen Eingänge erreichen, die vermutlich für die selektive Aufmerksamkeit und harmonische Bewegungen (Kap. 21 und 26) von Bedeutung sind.

Die rostralen Teile der Basalganglien sind vom orbitofrontalen Kortex bedeckt: Nucl. caudatus und Putamen

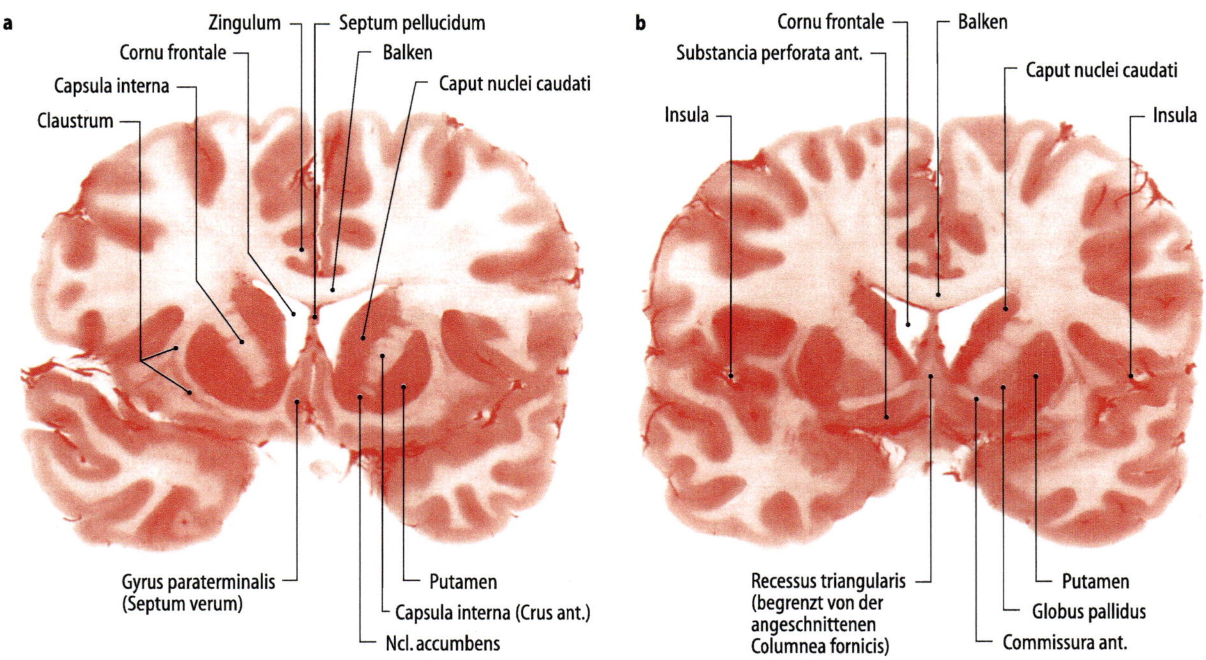

Abb. 5.14a, b. Frontalschnitt durch die Basalganglien. a Schnitt auf Höhe des ventralen Striatums mit Nucl. accumbens, **b** etwas weiter posterior

sind an dieser Stelle so eng verbunden, dass man oft vom **Fundus Striatum** spricht, der auch den **Nucl. accumbens** umfasst, eine Struktur, die für positive Motivation und Antrieb essenziell ist (Kap. 25). ◘ Abb. 5.14 zeigt seine Lokalisation im Frontalschnitt.

Während die somatosensorischen und motorischen Kortizes ins Putamen projizieren und über die Substantia nigra pars reticulata zum motorischen Thalamus (ventral-anterior oder ventral-lateral) gelangen, projizieren die Assoziationsareale in den Nucl. caudatus, wo auch Hippokampus (Subiculum), Insel und orbitofrontaler Kortex und die basolaterale Amygdala projizieren (letztere ins **ventrale Striatum**). ◘ Abb. 5.15 gibt diese kortikostriatalen Projektionen schematisch wider.

Die Basalganglien bestehen aus dem Nucleus caudatus und Nucleus lentiformis (Putamen und Pallidum). Putamen und Nucl. caudatus bilden das Striatum, dessen topographisch geordneten Kortexeingänge sich lateral in Striosomen hemmen. Das anteriore Striatum und der Nucl. accumbens sind essenzielle Teile des Antriebssystems.

Der direkte und indirekte Weg in den Basalganglien

◘ Abb. 5.15 zeigt die direkte Verbindung vom Putamen zum internen Segment des Pallidums (GPi) und zum Thalamus und die indirekte Verbindung vom Putamen ins externe Segment des Pallidums (GPe) und von dort zum Nucl. subthalamicus (▶ oben), der das GPi mit glutamatergen Synpasen erregt. Die direkte Verbindung enthemmt den Thalamus (über die GABAergen Synapsen des GPi zum Thalamus) und erleichtert Bewegung, die indirekte Verbindung hemmt die thalamokortikalen Bahnen und erschwert Bewegung. Die Stimulation des Nucl. subthalamicus (STN) mit eingepflanzten Elektroden hemmt (über Zwischenneurone) die Hyper-Erregung vom STN zum GPi und enthemmt damit die vom Thalamus zum Bewegungskortex führenden Bahnen, was die Bewegungshemmung (Akinesie) bei Parkinson aufhebt.

◘ Abb. 5.15 zeigt auch die dopaminergen Eingänge aus der Substantia nigra pars compacta, die bei Parkinson durch Absterben aller dopaminergen Neurone verringert sind. Die indirekte Verbindung wird bei Parkinson hyperaktiv und die direkte hypoaktiv. Das GPi und der STN sind also hyperaktiv und dies bewirkt verstärkte Hemmung der thalamokortikalen Bahnen und Bewegungsstillstand (Abschn. 5.2.2 und 13.7.1).

Die Verbindungen innerhalb der Basalganglien teilen sich in einen direkten und indirekten Weg. Die direkte dopaminerge Verbindung vom Putamen zum Pallidum erleichtert, die indirekte hemmt Bewegung.

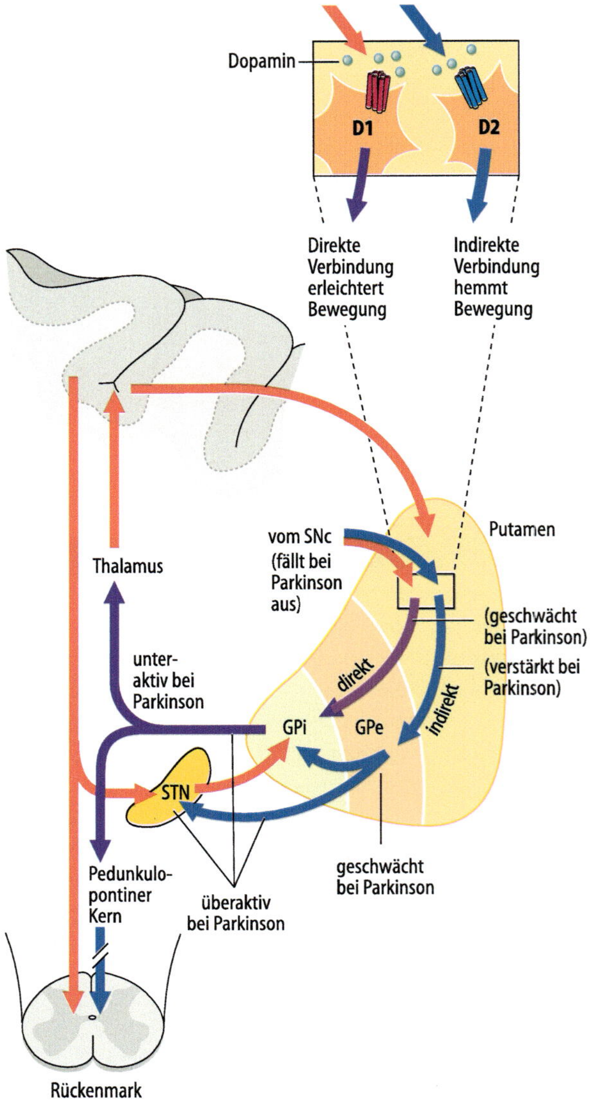

◘ **Abb. 5.15. Indirekte und direkte Verbindungen des Kortex-Basalganglien-Thalamus-Kreislaufes** (blau sind hemmende Verbindungen, rot erregend/glutamaterg). Der direkte Weg entspringt von D_1-Neuronen, der indirekte von D_2-Neuronen. *SNc* Substantia nigra pars compacta, *GPi* internes Pallidumsegment, *GPe* externes Pallidumsegment, *STN* Nucleus subthalamicus (▶ Text)

Substantia innominata (ventrales Striatum, Nucl. basalis Meynert und zentromediale Amygdala)

S. innominata bedeutet unbenannte oder unbennenbare Substanz. Sie bildet ein diffuses, meist cholinerges Projektionssystem, das für die **Schwellenregulation** von Aktivierung und Schlaf verantwortlich ist. ◘ Abb. 5.16 gibt die wichtigsten cholinergen Verbindungen und die Bestandteile dieses Systems wieder. Wir werden in den Kapiteln über Lernen (Kap. 25), Aktivierung (Kap. 21) und Denken (Kap. 28) die Funktionen dieses Systems kennen lernen. Pathophysiologisch sind diese Strukturen mit großer Wahrscheinlichkeit entscheidend für die **Alzheimer-Erkrankung** (Kap. 23 und 28) und **Schizophrenie** (Kap. 28) mitverantwortlich.

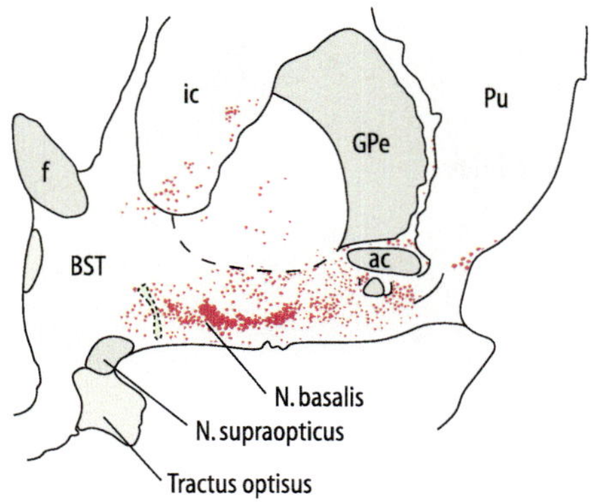

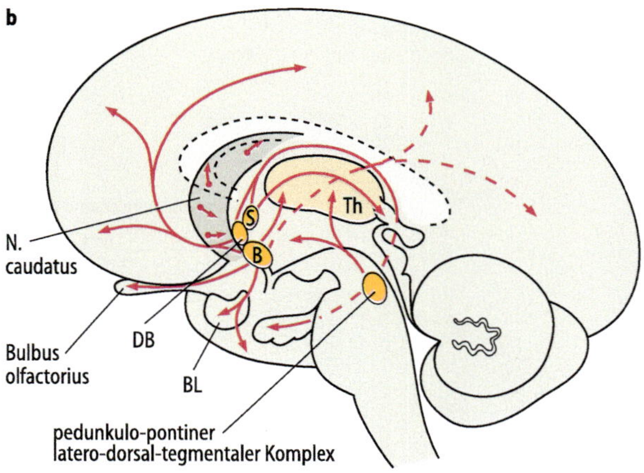

Abb. 5.16a, b. Basalganglien und Amygdala. a Frontalschnitt auf Ebene der vorderen Kommissur *(ac)* und des Chiasma opticum. Dabei ist der »bed nucleus« der Stria terminalis *(BST)*, der basolaterale Kern der Amygdala *(BL)* und der cholinerge Nucl. basalis Meynert sichtbar. Die roten Punkte repräsentieren cholinerge Zellen, die zum Kortex projizieren. **b** Das cholinerge System. *DB* diagonales Band von Broca, *S* Septum, *Th* Thalamus

Σ Die Substantia innominata mit dem Nucl. basalis ist ein relativ unspezifisches Projektionssystem, das an der Wach-Schlaf-Steuerung beteiligt ist. Da diese Strukturen direkt mit dem medialen Temporallappensystem und Hippokampus verbunden sind, spielen sie eine große Rolle für Gedächtnisbildung und Aufmerksamkeit.

5.3 Der Neokortex

5.3.1 Aufbau und Struktur

Funktionsschwerpunkt

Der Neokortex des Menschen ist im Vergleich zu allen bekannten Arten gegenüber der Medulla oblongata überproportional groß. Der **Neokortex** selbst ist für **keine** der höheren Funktionen **allein** verantwortlich: Wissenserwerb, Lernen, Gedächtnis benötigen nicht nur neokortikale Strukturen. Wohl kann der Neokortex die **Geschwindigkeit der Informationsverarbeitung** erhöhen und durch die Steuerung von Sprache beim Menschen schnelle Änderungen in Zukunftserwartungen und Aktivitäten ermöglichen (Box 5.1). Die Zwänge der internen und externen Welt können damit rasch aufgegeben werden, wenn sich die Erwartungen verändern (Kap. 21 und 25).

Bauprinzip des Kortex

Der Kortex ist ein vielfach gefaltetes neuronales Gewebe mit Windungen **(Gyri)** und Furchen **(Sulci)** (Abb. 5.17a–f). Die Gesamtoberfläche beider Hemisphären beträgt etwa 2200 cm^2, die Kortexdicke schwankt in den verschiedenen Hirnabschnitten zwischen 1,3 und 4,5 mm, und sein Volumen liegt bei 600 cm^3. Er enthält **10^9 bis 10^{10} Neurone** und eine etwa doppelt so große Zahl von **Gliazellen** (Box 5.1).

Der Kortex (Abb. 5.18a) enthält eine große Anzahl unterschiedlicher Neurone, die sich aber 2 Haupttypen zuordnen lassen, nämlich den **Pyramiden-** und den **Sternzellen.** Es überwiegen die Pyramidenzellen, die 80% aller Neurone ausmachen. Sie sind **lokal durch Axonkollaterale** (in Abb. 5.18 durch kurze Querstriche vom Axon weggehend angedeutet) miteinander verbunden. Ihre Axone laufen zum größten Teil (bis zu 90%) zu anderen kortikalen Regionen, und zwar teils als **Assoziationsfasern** ipsilateral und teils als **Kommissurenfasern** über den Balken zur gegenüberliegenden Hemisphäre. Der kleinere Teil läuft als **Projektionsfasern** zu anderen Teilen des Nervensystems (z. B. zu den motorischen Zentren des Hirnstamms und zum Vorderhorn des Rückenmarks). Die in den Kortex eintretenden **Afferenzen** machen ebenfalls nur einen kleinen Prozentsatz der kortikalen Verbindungen aus.

Σ Der Neokortex besteht aus 4 Lappen, die selbst aus Pyramiden- und Gliazellen bestehen. Der Großteil aller Verbindungen im Neokortex sind intrakortikale Assoziations- und Kommissurenfasern.

Schichtenstruktur des Kortex

In der Rinde wechseln sich Schichten, die vorwiegend Zellkörper enthalten, mit solchen ab, in denen vorwiegend Axone verlaufen, so dass die frisch angeschnittene Rinde eine streifige Anordnung zeigt (▸ unten). Den Aufbau des Kortex in 6 Schichten, deren Anordnung und Verknüpfung von größter Bedeutung für das Verständnis ihrer Funktion ist, zeigt Abb. 5.18b. Die Nummerierung der Schichten von I bis VI erfolgt von der Kortexoberfläche zur darunter liegenden weißen Substanz. Die **spezifischen thalamischen Fasern** aus den Sinnessystemen gelangen in Schichten III, IV und V, wo die Zellkörper der Pyramidenzellen liegen. Die **Assoziationsfasern** (aus anderen ipsilateralen kortikalen Regionen ▸ oben), die **Kommissurenfasern** (aus der gegenüberliegenden Hemisphäre) und die **unspezifischen thalamischen Fasern** (das sind jene, deren Ursprungskerne

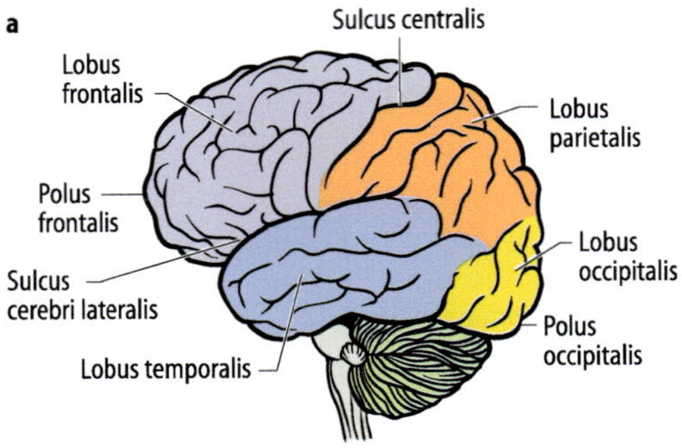

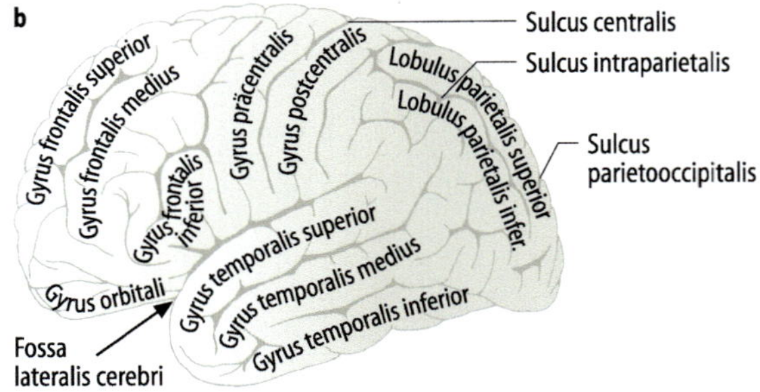

Aus Sobotta J (1999). Mit freundlicher Genehmigung von Elsevier.

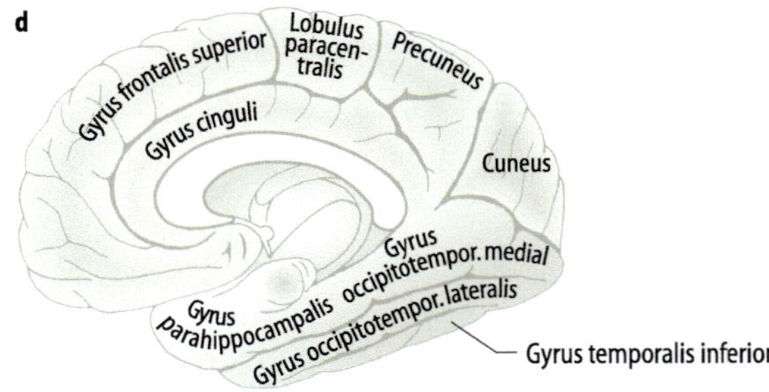

Aus Sobotta J (1999). Mit freundlicher Genehmigung von Elsevier.

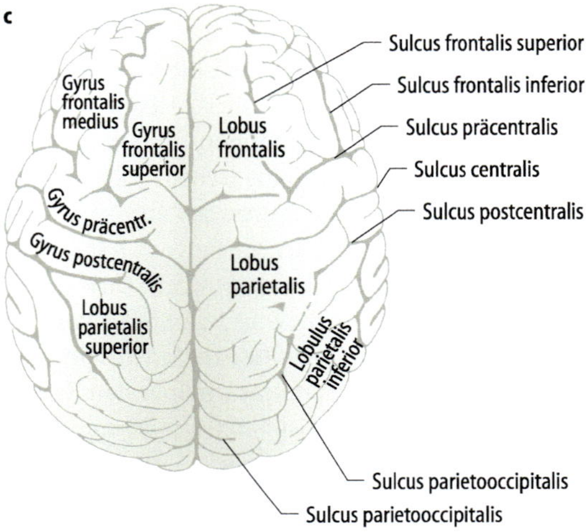

Aus Sobotta J (1999). Mit freundlicher Genehmigung von Elsevier.

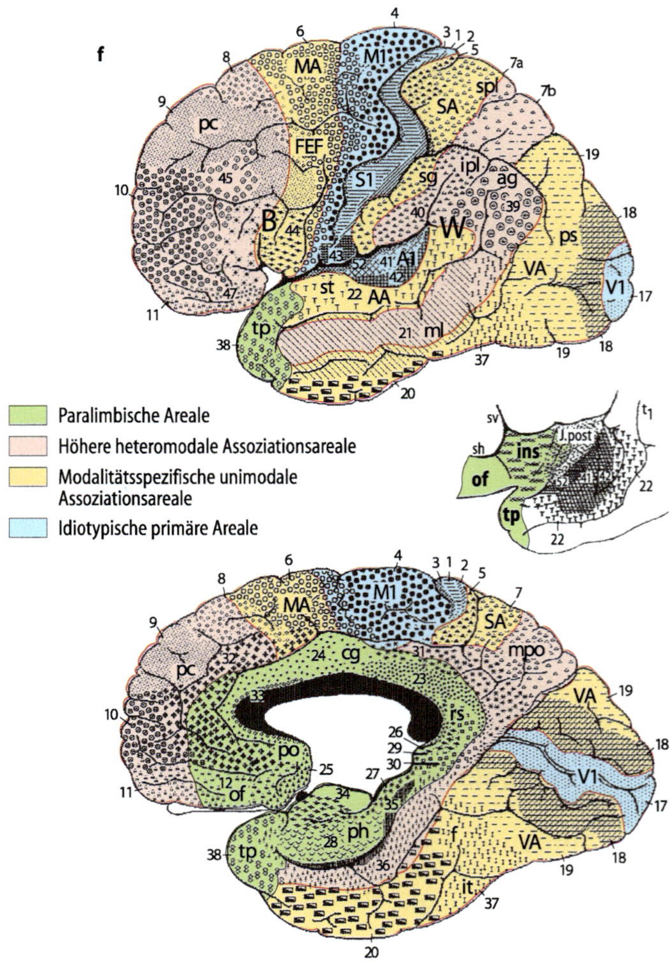

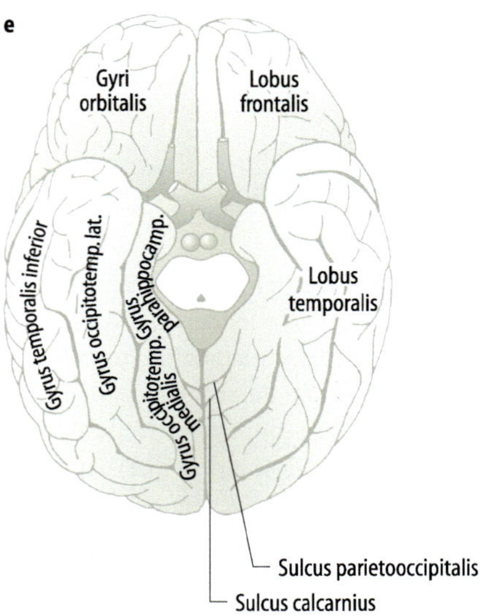

Aus Sobotta J (1999). Mit freundlicher Genehmigung von Elsevier.

◀ **Abb. 5.17a–f. Der Neokortex. a, b** Seitenansicht auf linke Hemisphäre, **c** Blick von oben, **d** Sagittalschnitt, Blick auf rechte Hemisphäre, **e** Blick von unten, **f** Brodmann-Nummerierung aufgrund der Zytoarchitektonik (unterschiedliche geometrische Symbole) und 4 funktionelle Hauptzonen (▶ Text). *AA* auditorischer Assoziationskortex; *ag* Gyrus angularis; *A1* primärer auditorischer Kortex; *B* Broca-Areal; *cg* Gyrus cinguli; *f* Gyrus fusiformis; *FEF* frontales Augenfeld; *ins* Inselkortex; *ipl* inferiorer parietaler Lappen; *it* inferiorer Temporallappen; *MA* motorischer Assoziationskortex; *mpo* mediales parietookzipitales Areal; *mt* medial-temporaler Gyrus; *M1* primärer motorischer Kortex; *of* orbitofrontale Region; *pc* präfrontaler Kortex; *ph* parahippokampale Region; *po* para-olfaktorisches Areal; *ps* peristriataler Kortex; *rs* retrospliniales Areal; *SA* somatosensorischer Assoziationskortex; *sp* Gyrus supramarginalis; *spl* superiorer Parietallappen; *st* superiorer temporaler Gyrus; *S1* primäres somatosensorisches Areal; *tp* temperopolares Areal; *VA* visueller Assoziationskortex; *V1* primärer visueller Kortex; *W* Wernicke-Areal

nicht mit spezifischen sensorischen und motorischen Aufgaben betraut sind) führen an die Dendriten von Schichten I und II.

Σ Von den 6 Kortexschichten ist die Dendritenschicht I für psychologische Funktionen besonders wichtig, da in ihr alle intrakortikalen Eingänge der Pyramidenzellen einlaufen. Die Ausgänge aus den kortikalen Zellen liegen in Schicht V und VI.

Hirnkarten

Trotz seines einheitlichen Grundmusters ist die Struktur des Kortex örtlichen Variationen unterworfen. Schon aufgrund der Dichte, der Anordnung und der Form der Neu-

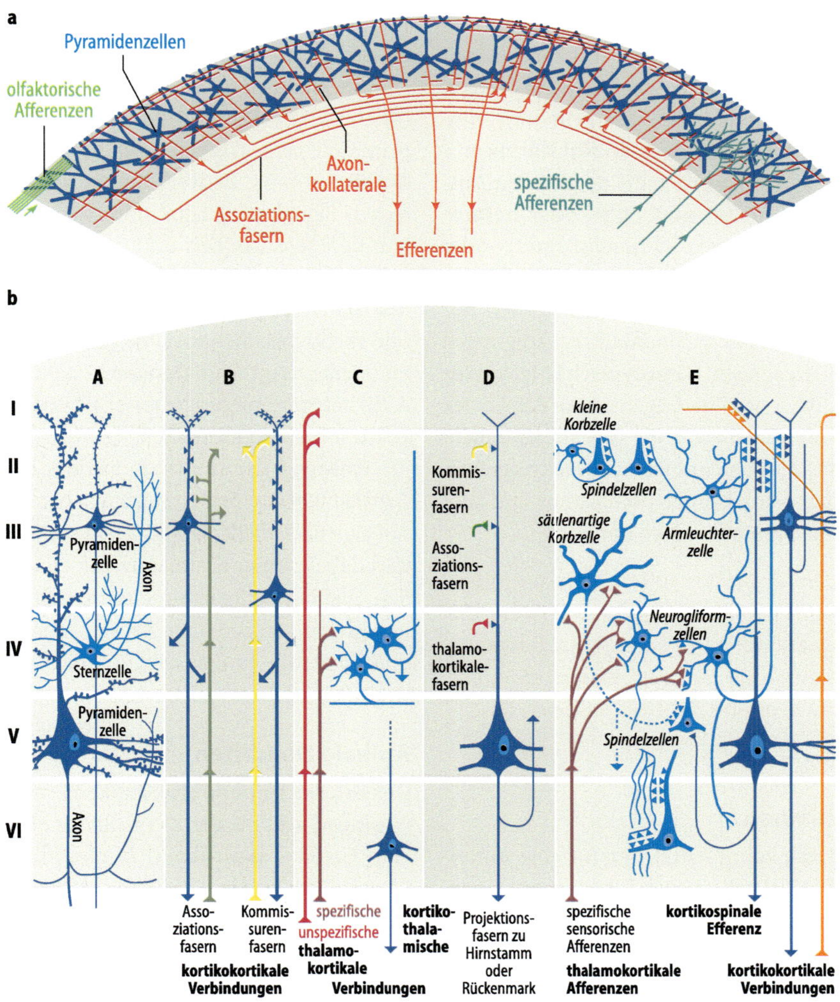

Abb. 5.18a, b. Bauprinzip der Großhirnrinde. a Schematischer Aufbau. In allen Schichten überwiegen die hier dargestellten Pyramidenzellen. Sie sind miteinander überall durch Axonkollateralen (hier nur durch *kurze Striche* angedeutet) oder – die größere Entfernungen – über Assoziationsfasern durch die weiße Substanz verbunden. Efferenzen zu anderen Teilen des Zentralnervensystems und spezifische Afferenzen machen nur einen geringen Prozentsatz der Verbindungen aus. Die letzteren strahlen in die mittlere (IV. Schicht) des Kortex ein, mit Ausnahme der olfaktorischen Afferenzen (*linker oberer Bildrand*), die in die äußerste Schicht (Schicht I) eintreten. **b** Kortikale Neurone, ihre Schaltkreise und ihre afferenten und efferenten Verbindungen. Stark vereinfachte und schematisierte Darstellung auf dem Hintergrund der Schichtenstruktur der Hirnrinde. *A* Lage und Aussehen der 2 Haupttypen kortikaler Neurone. *B* Eingangs-Ausgangs-Beziehungen kortikokortikaler Verbindungen (Assoziations- und Kommissurenfasern). *C* Charakteristika thalamokortikaler (unspezifischer und spezifischer) und kortikothalamischer Verbindungen. *D* Synaptische Eingangszonen einer Pyramidenzelle, deren Axon zu subthalamischen Hirnregionen projiziert (Hirnstamm, Rückenmark). *E* Zusammenschau der Verknüpfung kortikaler Neurone

rone, der **Zytoarchitektonik** also, hat Brodmann den Kortex, wie in ◘ Abb. 5.17f zu sehen, in etwa 50 Felder (Area) eingeteilt. Andere Karten sind noch detaillierter. Die Sechsschichtigkeit ist in den Assoziationsarealen besonders deutlich. In den primären sensorischen Projektionsarealen sind die Pyramidenschichten III und IV schwächer ausgeprägt. Wichtig ist, dass die Schichten I–IV primär Afferenzen empfangen und V und VI als Ausgangsschichten anzusehen sind.

Funktionelle Zonen des Neokortex

Man kann die verschiedenen Felder des Neokortex funktionell in 2 Typen einteilen: jene Areale, die mehr mit der Bearbeitung des extrapersonalen Raumes und der Umwelt, und jene, die mehr mit dem körperinternen Milieu befasst sind (◘ Abb. 5.17f). Die primären Sinnesareale und die motorischen Areale werden ausführlich in den einzelnen Kapiteln zur Sensorik und Motorik abgehandelt. Während die Nervenzellen des **primären idiotypischen (idio = für eine Sache zuständig) Kortex** nur auf eine Modalität reagieren, werden die neuronalen Antworten in den **multimodalen und poly- oder heteromodalen Assoziationskortizes** zunehmend multi- oder heteromodal.

Schädigungen der idiotypischen Areale betreffen nur eine sensorische oder motorische Modalität, Schädigungen der Assoziationskortizes, auch **homotypischer Isokortex** genannt (Isokortex [iso = neu] im Gegensatz zu Allokortex [alt]), sind immer multimodal, d. h. die Ausfälle sind nicht mehr auf ein Sinnessystem beschränkt. Schließlich erscheinen mit zunehmender Nähe zum Hypothalamus und zum limbischen System die **paralimbischen Zonen**.

Σ Der Kortex wird in Hirnkarten untergliedert, wobei sich das zytoarchitektonisch aufgebaute System von Brodmann international durchgesetzt hat. Darüber hinaus unterscheiden wir die unimodalen primären idiotypischen Kortizes und die multimodalen Assoziationskortizes.

Module oder Kolumnen

Histologisch lassen sich kaum Anzeichen für eine Aufteilung der Areae in funktionelle Untereinheiten erkennen. Physiologisch ist aber deren Existenz in verschiedenen, v. a. primären sensorischen Arealen wahrscheinlich gemacht worden. So erreichen die Eingänge vom rechten und vom linken Auge abwechselnd die primäre Sehrinde in Streifen von einem halben Millimeter Breite (◘ Abb. 17.18b in Abschn. 17.3.2). Auch gruppieren sich Neurone, die auf Kanten verschiedener Orientierung im Sehfeld antworten, so dass innerhalb von einem halben Quadratmillimeter Kortexfläche sämtliche Orientierungen repräsentiert sind. Derartige Bereiche bezeichnet man als Module oder Kolumnen. Manchmal werden auch noch kleinere Gebiete, die aus einer Säule von übereinander liegenden Nervenzellen mit ähnlichen physiologischen Charakteristika bestehen, Kolumnen genannt.

Σ Kortikale Module oder Kolumnen sind (meist vertikal) angeordnete Gruppen von Pyramidenzellen, welche einer klar umgrenzten Funktion (z. B. horizontale Kontraste »erkennen«) dienen.

5.3.2 Die Assoziationskortizes

Informationsfluss der polymodalen Assoziationskortizes

Der Zuwachs an Hirnrinde beim Menschen ist primär auf die enorme Ausdehnung der **polymodalen Assoziationsfelder** zurückzuführen, die im phylo- und ontogenetischen Reifungsprozess von den primären sensorischen und motorischen Regionen ausgebildet werden und auch keine wesentlich andere Feinstruktur als diese aufweisen (◘ Abb. 5.17f). ◘ Abb. 5.19a illustriert die Anordnung von primären sensorischen und motorischen Arealen und ◘ Abb. 5.19b die Zeitverhältnisse von ankommenden einfachen Signalen bis zum motorischen Output. Abgesehen von den sensorischen und motorischen Funktionen des Neokortex fassen wir die Großhirnrinde heute als großen **assoziativen Speicher** auf, in dem all unser sprachliches und nichtsprachliches Wissen und viele unserer Fertigkeiten niedergelegt sind. **Denken** besteht aus der interaktiven Aktivität von Erregungsmustern zwischen den Pyramidenzellen und ihren Dendriten.

Während der Informationsfluss in den sensorischen Arealen von den primären zu den heteromodalen Assoziationskortizes fließt (◘ Abb. 5.17f und Pfeile auf Abb. 5.19a) und dabei immer abstraktere Information extrahiert (Box 5.4), fließt die Information im frontalen Areal von den polymodalen präfrontalen Arealen der Handlungsplanung und -kontrolle zu den spezifischen primären motorischen Regionen zu ihrer Ausführung.

Apikale Dendriten

Der Ort des Lernens und Denkens sind die Dornfortsätze (**»spines«**) der apikalen Dendriten der Pyramidenzellen, die zum Großteil **plastisch**, d. h. modifizierbar sind (Kap. 4, 23–25). Der größte Teil dieser plastischen Dendriten liegt in den Assoziationskortizes. Jede Pyramidenzelle ist mit Tausenden, oft weit entfernt liegenden anderen Pyramidenzellen verbunden, deren Axone meist an den apikalen Dendriten der Schicht I und II enden, während die Eingänge aus dem Thalamus (sensorische Informationen) in Schicht IV münden (◘ Abb. 5.18 unten).

Σ Der Informationsfluss im Neokortex geht im posterioren sensorischen Abschnitt des Kortex von spezifischen nach multimodalen (heteromodalen) und im anterioren motorischen Abschnitt in umgekehrte Richtung von heteromodal nach spezifisch.

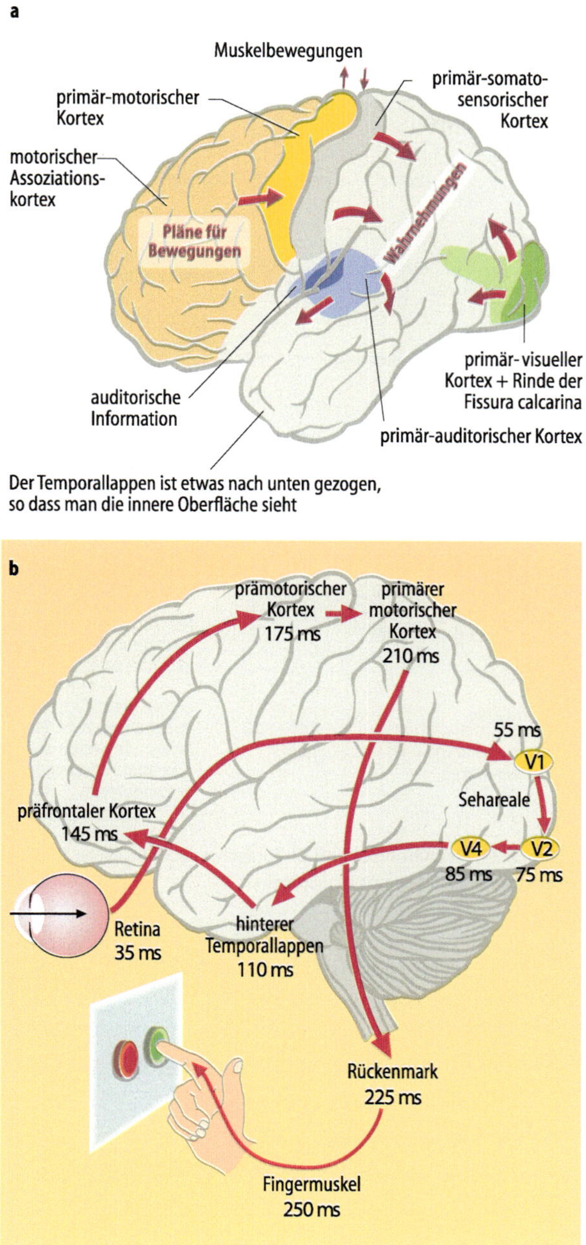

Abb. 5.19a, b. Primäre sensorische und motorische Areale des Neokortex. a Kommunikation mit den Assoziationsarealen. **b** Weg von Reiz zu Reaktion. *LGN* Nucl. geniculatum laterale des Thalamus; *V1–V4* Primäre und sekundäre visuelle Areale

Box 5.4. Der Gyrus fusiformis

Wenn der Gyrus fusiformis (Abb.) zerstört oder inaktiviert ist – v. a. in der rechten Hemisphäre –, kann die Person Gesichter nicht mehr erkennen, eine Störung, die als **Prosopagnosie** bezeichnet wird (Kap. 28). Bei größeren Läsionen erkennt man sich selbst im Spiegel nicht mehr. Aber auch Kategorienbildung anderer visueller Objekte ist beeinträchtigt: Ein Ornithologe konnte Vogelarten nicht mehr unterscheiden, ein Autoverkäufer verwechselte Automarken. Der G. fusiformis ist also für die Identifikation größerer, abstrakter Objektkategorien verantwortlich.

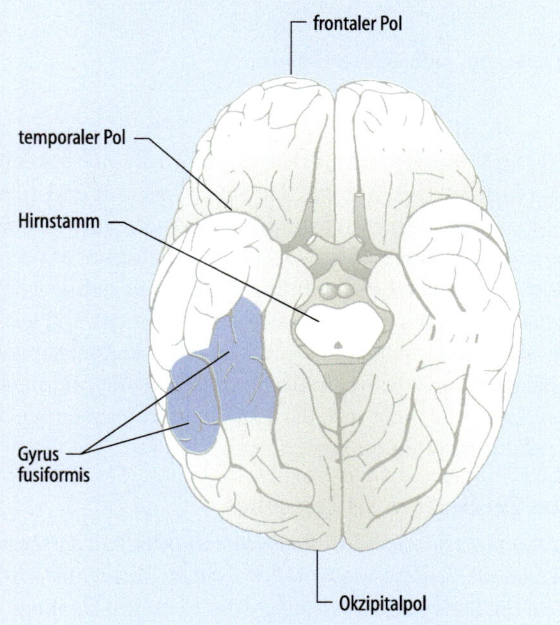

5.3.3 Das Zerebellum (Kleinhirn)

Aufbau

Das Zerebellum wird hier unter dem Abschn. 5.3 des Neokortex abgehandelt, obwohl es als eigenständiges Hirngebilde aus phylogenetisch älteren Anteilen besteht. Da die psychologisch bedeutsamen Funktionen aber den Kleinhirnkortex benötigen und dieser den Großteil der Zellen des Kleinhirns enthält, fügen wir es dem Neokortex hinzu.

Abb. 5.20 gibt den Grobaufbau und Ausgänge des Zerebellums wieder, Abb. 5.5 und 5.21 zeigt die Lage des Kleinhirns gleichsam im Nebenschluss zu den auf- und absteigenden Bahnen des Stammhirns am Dach des 4. Ventrikels. Die Kerne des Kleinhirns sind gleichzeitig auch als Ausgänge konstruiert.

Das phylogenetisch alte Vestibulozerebellum liegt vom eigentlichen Zerebellum getrennt und wird nur von vestibulären Bahnen versorgt und projiziert ausschließlich zu den vestibulären Kernen im Stammhirn zurück (Kap. 18). Gleichgewicht und die Koordination von Augen- und Körperbewegungen werden hier geregelt.

Der Hauptteil des Zerebellums besteht aus 3 Zonen: dem Wurm (vermis oder auch Pars media), der Pars intermedia und Parts lateralis. Pars media wird auch als Archizerebellum, der Pars intermedia als Paläo- oder Spinozerebellum und die Hemisphären des pars lateralis als Neozerebellum bezeichnet. Die **Kleinhirnkerne**, in Abb. 5.20 angedeutet, bilden die Ausgangsstationen aus dem Kleinhirn.

5

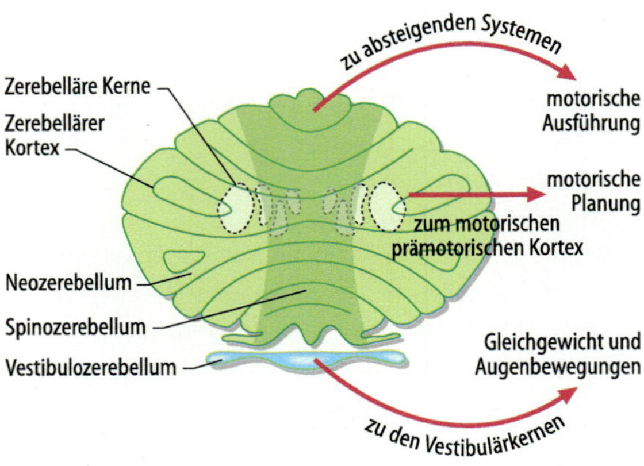

Abb. 5.20. Aufbau des Kleinhirns

Das Spinozerebellum erhält die Informationen aus dem gesamten Rückenmark und den Sinnessystemen und dient der polysensorischen Integration, um präzise und flexible Bewegungen zu ermöglichen. Das Neozerebellum mit dem **Nucl. dentatus** erhält die Informationen aus den sensorischen und motorischen Arealen des Großhirns und auch aus den Basalganglien und projiziert zum kontralateralen Thalamus und von dort in die motorischen und präfrontalen Areale. Es dient u. a. der Planung und harmonischen Ausführung gelernter Bewegungen.

Das Zerebellum als Zeitgeber

Während in der traditionellen Neurowissenschaft das Zerebellum als Teil des motorischen Systems betrachtet wird, sieht die Biologische Psychologie das Kleinhirn als »kognitive Maschine« zur exakten Zeitplanung und Zeitgebung, das v. a. beim assoziativen Lernen von Bewegungen und Verhalten notwendig ist. Abb. 5.21 stellt diese beiden Auffassungen einander gegenüber. Dementsprechend sind die Verhaltensstörungen nach Ausfall des Neozerebellums v. a. beim prozeduralen Lernen und bei der Zeitabschätzung wichtig (Kap. 13 und 25).

Das Kleinhirn besteht aus Neozerebellum, Spinozerebellum und Vestibulozerebellum. Das Kleinhirn ist nicht nur ein Teil des motorischen Systems zur Feinabstimmung von Bewegungen, sondern auch mit kognitiven Funktionen, v. a. der Zeitgebung von Bewegungen und Wahrnehmungen befasst. Die Ausgänge des Zerebellums führen zu den auf- und absteigenden motorischen Systemen und den Vestibulariskernen.

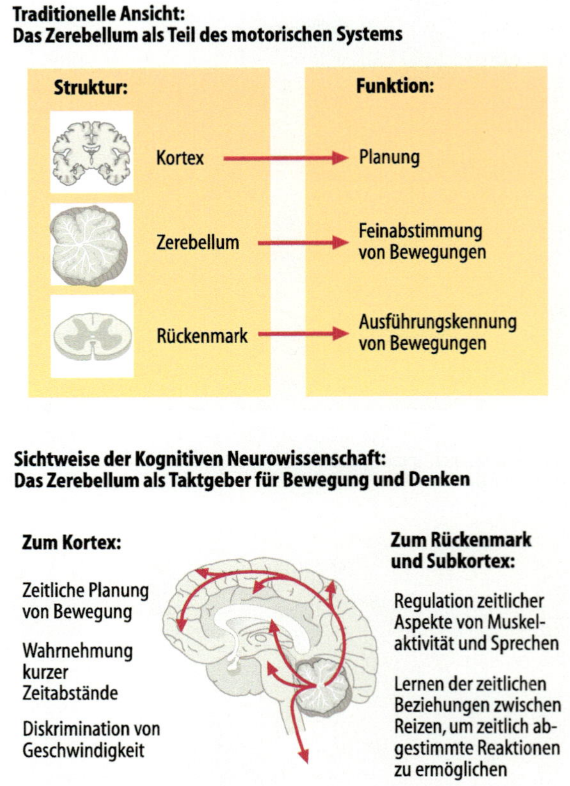

Abb. 5.21. Traditionelle und biologisch-psychologische Sichtweise der Funktionen des Kleinhirns

5.4 Neurotransmitter und -modulatoren im ZNS

5.4.1 Neurochemie des Verhaltens

Transmittersysteme

Die Einteilung des Gehirns in anatomisch abgrenzbare Einheiten auf der Grundlage phylogenetischer und ontogenetischer Entwicklung ergibt eine relativ eindeutige Abgrenzung der Kerne und Fasersysteme. Allgemeine Strukturprinzipien des Zentralnervensystems lassen sich aber auch aufzeigen, wenn man diese anatomische Einteilung verlässt und dafür eine **chemische Abgrenzung** einzelner Hirngebiete nach den dort vorkommenden Transmittern versucht. Dabei ergibt sich ein **übergreifendes Strukturprinzip** des Zentralnervensystems, das sich nicht an die entwicklungsgeschichtlich vorgegebenen Grenzen hält. Dieses Strukturprinzip besteht darin, dass die Transmittersysteme häufig von phylogenetisch älteren Anteilen in die höheren Hirnabschnitte ziehen und weit verstreute, anatomisch schlecht abgrenzbare Systeme bilden.

Die Lage eines Transmittersystems ist stark von der vorgegebenen Methodologie zu seiner Identifikation abhängig (▶ unten und Kap. 2 und 4). Unter einem **Transmittersystem** verstehen wir alle Neurone (Soma, Axone, Dendriten, Synapsen) und deren präsynaptische Verbindungen, die einen bestimmten Transmitter oder eine bestimmte Kombination von Transmittern (z. B. Dopamin und Noradrenalin) zur Kommunikation mit anderen Zellen und Dendriten benutzen.

Transmittersysteme im Gehirn halten sich nicht an die anatomischen Abgrenzungen, sondern können sich durch alle Hirnregionen ziehen.

Psychopharmaka

Die Entdeckung von Transmittersystemen im ZNS schien die Erklärung für die Wirksamkeit mancher seit langem eingesetzter Psychopharmaka zu bieten, deren Wirkungsmechanismen bis dahin nur vermutet werden konnten. Daraus wiederum schloss man – v. a. für psychiatrische und psychologische Störungen – auf einheitliche kausale Beziehungen zum Verhalten: Das Dopaminsystem (▫ Abb. 25.17 und 25.29) wurde z. B. mit der Schizophrenie in Verbindung gebracht, das NA-System mit der Depression, die Endorphinsysteme mit der Sucht u. v. a. m. (Kap. 26 bis 28).

Theorien dieser Art, in denen **ein** bestimmter Wirkstoff für die Entstehung einer komplexen, meist äußerst heterogenen Verhaltensstörung (bestehend aus mehreren abgrenzbaren Erkrankungen) verantwortlich gemacht wurde, erwiesen sich **in allen Fällen als unrichtig.** Dies umso mehr, als bei allen psychiatrischen und psychologischen Störungen **nichtneuronale Faktoren**, z. B. soziale Einflüsse, eine wesentliche Rolle spielen.

Die Tatsache, dass manche der etablierten Psychopharmaka eine gewisse Affinität oder blockierende Wirkung auf den vermuteten Transmitter im Tierversuch ausüben (Box 4.2 in Abschn. 4.2.1), ist zwar ein Beleg für ihre therapeutische Wirkung, aber kein Beleg für die **Genese der Erkrankung** aus einer Störung des beteiligten neuronalen Systems beim Menschen. Die meisten Psychopharmaka beeinflussen eine Vielzahl von Übertragungsprozessen, neuronalen Strukturen und Verhaltensweisen und interagieren in

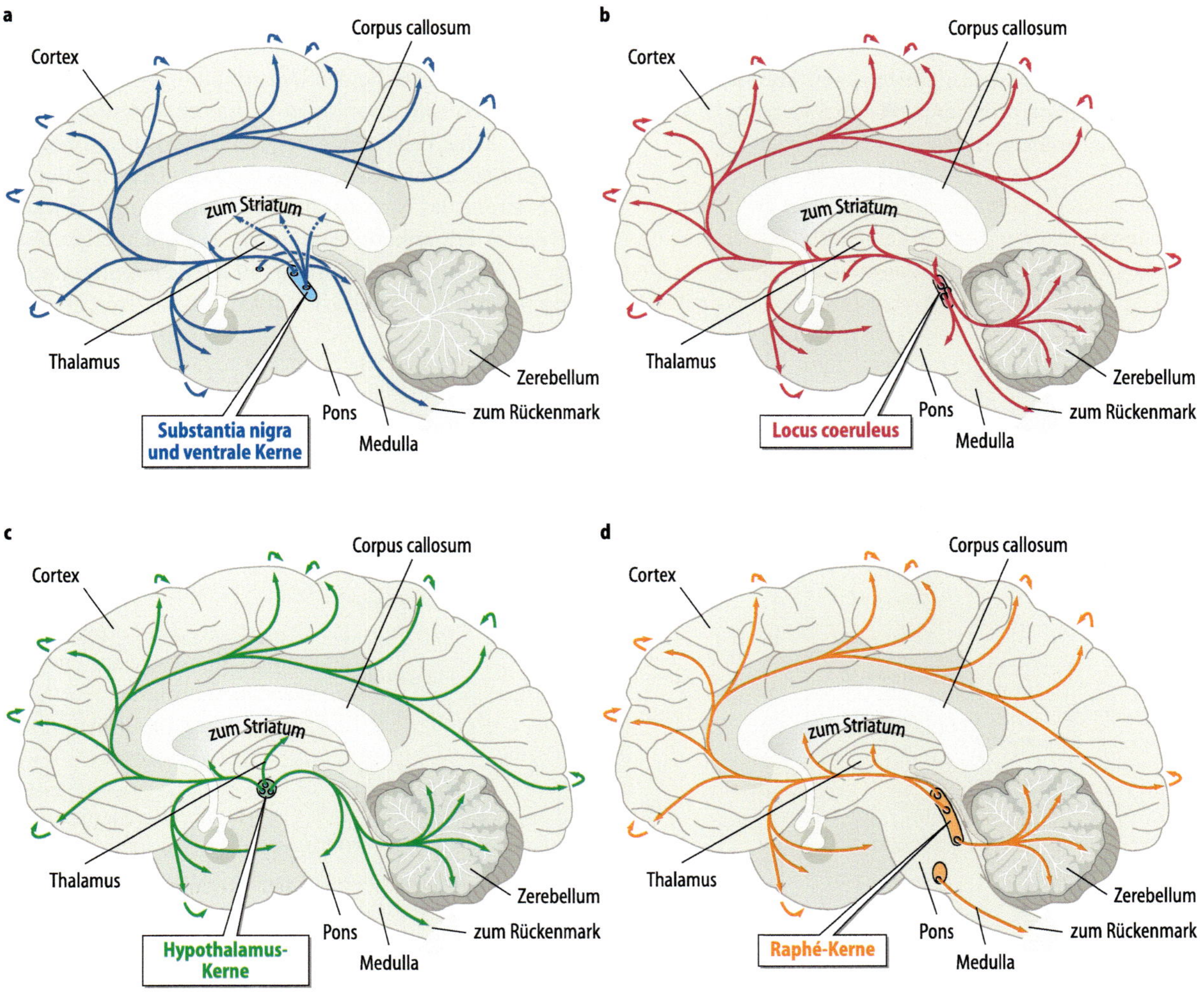

▫ **Abb. 5.22a–d. Biogene Amine. Ursprungsort und Verteilung der wichtigsten biogenen Amine im ZNS. a** Dopaminerge Systeme, **b** Noradrenalin, **c** Histamin, **d** Serotonin

schwer vorhersagbarer Weise mit den **Umweltdeterminanten** der jeweiligen Störung. Therapeutische Effekte sind eine Kombination aus all diesen Einflussfaktoren und können sekundäre, tertiäre etc. Folgen des vermuteten Transmittereffektes sein.

Wichtige Neurotransmitter

Von der Vielzahl der im ZNS vorkommenden Transmitter werden nur die für Verhalten besonders bedeutsamen herausgehoben (Tabelle 5.1). In Kap. 4.2 wurde bereits die Wirkungsweise von Neurotransmittern beschrieben. Zur Erinnerung: Wir unterscheiden grob 2 Kategorien von Neurotransmittern, die aus **kleinen** und **großen** Molekülen bestehen. Die großen Moleküle sind durchwegs Neuropeptide, welche in der Regel aus 3–30 Aminosäuren bestehen: Sie haben überwiegend neuromodulatorische Wirkungen (Abschn. 4.2.2).

Die wichtigsten klein-molekularen Neurotransmitter sind in Abschn. 4.2.1 beschrieben (Azetylcholin, Glutamat, GABA, Katecholamine, Serotonin).

Biogene Monoamine (Dopamin, Noradrenalin, Adrenalin, Serotonin, Histamin) sind zwar mengenmäßig im ZNS nur schwach vertreten (ca. 20% aller Transmitter), ihre Wirkungen auf Denken und Verhalten sind aber groß, da sie diffus aus subkortikalen Regionen kommend in das ganze Vorderhirn projizieren. Abb. 5.22 zeigt die 4 wichtigsten Transmittersysteme.

Σ Die Wirkung eines Neurotransmitters im Gehirn hängt von einer Vielzahl von Einflussfaktoren ab, so dass für ein bestimmtes Verhalten meist mehrere Transmitter- und Rezeptorsysteme verantwortlich sind.

5.4.2 Cholinerge Systeme

Retikulärformation

Cholinerge Projektionen sind auf allen Ebenen des ZNS zu finden, mit einigen Aktivitätsschwerpunkten. Eine große Zahl von Neuronen entspringt in der **medialen Retikulärformation** des mesopontinen Tegmentums (Abb. 5.16) und zieht zum Thalamus und Kortex und anderen Regionen des Mittel- und Zwischenhirns. Teile dieses Systems sind in die **aufsteigende Aktivierung** des Endhirns involviert (Kap. 21).

Basale Vorderhirnkerne

Die meisten neokortikalen cholinergen Projektionen entspringen im **Nucl. basalis Meynert**, einer Kernregion der basalen Vorderhirnkerne (Abb. 5.16) über dem Hypothalamus in enger Nachbarschaft des Pallidums. Von dort werden alle Lappen des Großhirns versorgt, hinzu kommen Verbindungen zu Hippokampus und Amygdala. Der Nucl. basalis Meynert scheint ein Vorderhirnäquivalent des aufsteigenden retikulären Aktivierungssystems (ARAS, Kap. 21) zu sein. Der Kern erhält nur wenige, streng lokalisierte Bahnsysteme aus umschriebenen Kortexregionen und dem limbischen System. Deshalb wird dieses System auch als entscheidendes Verbindungsglied zwischen **emotionalen und kognitiven Verhaltenskategorien** angesehen. Seine bedeutende Rolle in **Gedächtnisprozessen** wird in Kap. 25 und Kap. 28 beschrieben. Degenerationen der Neurone des Nucl. basalis und Kortex hängen mit der **Alzheimer-Erkrankung** zusammen. Die cholinergen Anteile der Basalganglien sind eng mit der **Bewegungssteuerung** verknüpft. Überaktivität führt z. B. zu Tremor (Parkinson Tremor).

Tabelle 5.1. Funktionelle Eigenschaften der wichtigsten Neurotransmitter

Neurotransmitter	Postsynaptischer Effekt	Vorläufer	Enzyme, die die Synthese kontrollieren
ACh	Erregend	Cholin + Azetyl-CoA	CAT (Cholin-Azetyltransferase)
Glutamat	Erregend	Glutamin	Glutaminase
GABA	Hemmend	Glutamat	GAD (Glutaminsäuredecarboxylase)
Glycin	Hemmend	Serin	Phosphoserin
Katecholamine (Epinephrin, Norepinephrin, Dopamin)	Erregend	Tyrosin	Tyrosinhydroxylase
Serotonin (5-HT)	Erregend	Tryptophan	Tryptophanhydroxylase
Histamin	Erregend	Histidin	Histidindecarboxylase
ATP	Erregend	ADP	Mitochondrien-Enzyme für oxidative Phosphorylierung und Glykolyse

Die Versorgung des Gehirns mit Azetylcholin aus dem Stammhirn und dem basalen Vorderhirn ist eine wichtige, unspezifische Voraussetzung für Aufmerksamkeit, Lernen und Gedächtnis.

5.4.3 Katecholaminsysteme

Dopamin

Während die Synapsen der Katecholamine im peripheren NS erregend sind, lösen noradrenge und dopaminerge Synapsen im ZNS hemmende **oder** erregende postsynaptische Potenziale (IPSP bzw. EPSP, Abschn. 4.1.2 und 4. 1.3) aus.

Zu den Katecholaminen ist zu bemerken, dass Dopamin und Noradrenalin (das gleiche gilt auch für Serotonin) **mehrere Wirkungen** haben. Noradrenalin und alle anderen Katecholamine vermitteln ihre Wirkung über die Mobilisierung von »second messengers« (Kap. 3, 4 und 6), denn alle Katecholaminrezeptoren sind metabotrop (Abschn. 4.3.3).

Abb. 5.22a zeigt die Lage und Verbindungen der beiden wichtigsten **Dopaminsysteme**, dem **mesolimbischen und dem nigrostriatalen System.** Der Großteil der Fasern des mesolimbischen Systems entspringt im lateralen Tegmentum des Mittelhirns. Neben diesen beiden Hauptverbindungen existieren aber eine Reihe anderer Zellsysteme und Fasern, die Dopamin als Transmitter benutzen, speziell limbische, hypothalamisch-hypophysäre und spinale Strukturen.

Das nigrostriatale extrapyramidale Dopaminsystem scheint eng mit dem **Wechsel** (switching) **motorischer Programme** zu tun zu haben. Dopaminmangel in diesem System geht mit Symptomen der **Parkinson-Erkrankung** (Kap. 13 und Abb. 5.15) einher (Box 5.5). Das mesolimbische hat u. a. **positive Anreizfunktionen** (Kap. 26). Ein Überangebot an Dopamin in einigen Hirnregionen (mesolimbisch) kombiniert mit einem Unterangebot in anderen (frontal) verursacht Denkstörungen bei **Schizophrenen** (Kap. 28).

Dopamin-Autorezeptorenfunktion

Dopamin-Autorezeptoren an dopaminergen Synapsen hemmen die Wiederaufnahme von Dopamin in die Synapsen und bewirken somit eine Erhöhung der Verfügbarkeit im synaptischen Spalt. Amphetamin, Kokain und Methylphenidat (Ritalin) sind die bekanntesten Drogen, die auf diesen Mechanismen der Autorezeptoren beruhen und deren Wirkung in verschiedenen Kapiteln besprochen wird. Alle wirken aufmerksamkeitssteigernd und stark emotional erregend und entfalten über das mesolimbische Dopaminsystem (Kap. 26) Suchtwirkung. Bei Überdosis treten Denkstörungen mit extremer Fixierung der Aufmerksamkeit (z. B. »Verfolgungswahn«) auf.

Dopamin ist der wichtigste Botenstoff im Gehirn, der motorisch und psychologisch als neurochemische Grundlage von Anreiz und positiver Psychomotorik fungiert.

Noradrenalin und Adrenalin

Wir unterscheiden 2 große noradrenerge und ein adrenerges (von lat. adrenal – auf der Niere) zentrales Transmittersystem. Für psychische Funktionen besonders bedeutsam ist das **Locus-coeruleus-System** (Abb. 5.22b), das auch als einziges der 3 genannten Teilsysteme extensive kortikale Projektionen aufweist. Die Hälfte aller Neuronen im Gehirn, die Noradrenalin (NA) synthetisieren, entspringt hier. Der Nucl. coeruleus (= blauer Kern) liegt innerhalb des **periventrikulären Graus** am rostralen Ende des 4. Ventrikels und ist wie alle mesenzephalen Kerne der Retikulärformation (Kap. 21) **diffus** und **unspezifisch** organisiert.

Zwei Fasersysteme gehen hauptsächlich vom Nucl. coeruleus aus: der **dorsale (tegmentale) noradrenerge** und der **dorsale periventrikuläre** Weg. Das dorsale NA-Bündel begleitet weitgehend das **mediale Vorderhirnbündel** (Kap. 26) durch den kaudalen und lateralen Hypothalamus und erreicht danach das basale Vorderhirn und den Neokortex. Der periventrikuläre Weg projiziert in den dorsalen Thalamus und einige hypothalamische Zentren.

Das **laterale tegmentale System** entspringt in einer medullären und pontinen Kerngruppe und führt als ventrales NA-Bündel ins Zerebellum, Mesenzephalon und mit dem medialen Vorderhirnbündel (Abb. 27.9) in Hypothalamus und limbisches System.

Das zentrale **Adrenalinsystem** entspringt in 3 Zellgruppen (C_1, C_2 und C_3) der Medulla und zieht von dort in alle Regionen des Stamm- und Zwischenhirns und den dorsalen Thalamus. Kortikale Projektionen sind nicht bekannt.

Alle 3 genannten Systeme führen auch abwärts ins Rückenmark und nehmen dort Verbindungen mit dem autonomen NS auf (Kap. 6).

Die meisten Noradrenalinsysteme entspringen im Nucl. coeruleus und ziehen mit dem medialen Vorderhirnbündel in das limbische System und den Neokortex. Ihre Aktivierung erhöht die Leistung in Aufmerksamkeitsfunktionen und erleichtert Lernen in emotionalen Situationen.

Histamin

Histamin ist ein biogenes Amin, aber kein Katecholamin, wir erwähnen es aber hier (Abschn. 4.2.1), da Histamin erregend (Antihistamine gegen Allergien daher schlafanstoßend) wirkt, ähnlich wie das cholinerge System. Das Histaminsystem hat aber eine Vielzahl von anderen Wirkungen, v. a. auf den Hypothalamus und die Hypophyse, wo es in die Hormonausschüttung eingreift. Alle **Histaminneurone** liegen im Hypothalamus, v. a. dem tuberomamillären Kern (Abb. 5.22) und ziehen von dort in alle Teile des Nervensystems, einschließlich Rückenmark.

Histamin ist an hypothalamischen Funktionen der Schlaf-Wach-Steuerung und vielen hormonellen Funktionen beteiligt.

Box 5.5. Der »eingefrorene« Süchtige

In den 80er-Jahren des letzten Jahrhunderts wurden mehrere Heroinsüchtige in Kalifornien mit ungewöhnlichen Symptomen in die Krankenhäuser eingeliefert. Nach Injektion von schlecht synthetisiertem Heroin wurden sie steif, ihre Bewegungen langsam, sie zeigten alle Symptome der Parkinson-Krankheit. Nachdem man mit dem verunreinigten Heroin Tierexperimente begann, konnte man zeigen, dass ein Schadstoff (MPTP = 1-Methyl-4-phenyl-1,2,3,6-tetrahyropyridin) im Nervensystem zu MPP+ (1-methyl-4-phenylpyridinin) metabolisiert wird und – ähnlich wie Pestizide – einen selektiven Verlust der dopaminergen Zellen in der Substantia nigra bewirkt. Zwei dieser Patienten erhielten in Schweden embryonale Dopaminzellen implantiert (◘ Abb.) und zeigten mit der Funktionstüchtigkeit der Zellen in der Substantia nigra eine deutliche Verbesserung der Symptome. Spätere Versuche der Transplantation embryonaler Stammzellen bei Parkinson und längere Nachuntersuchungen zeigten aber, dass die Zellen bei einigen Patienten »wild« und ungeordnet wuchsen und schwere Bewegungsstörungen erzeugten. Deshalb wurde die Transplantation der Stammzellen in das menschliche Gehirn wieder eingestellt.

Positronenemissionstomographie eines MPTP-Patienten vor (links) und nach (rechts) der Implantation embryonaler, dopaminerger Stammzellen; die Substantia nigra zeigt deutlich mehr dopaminerge Aktivität 12 Monate nach dem Eingriff

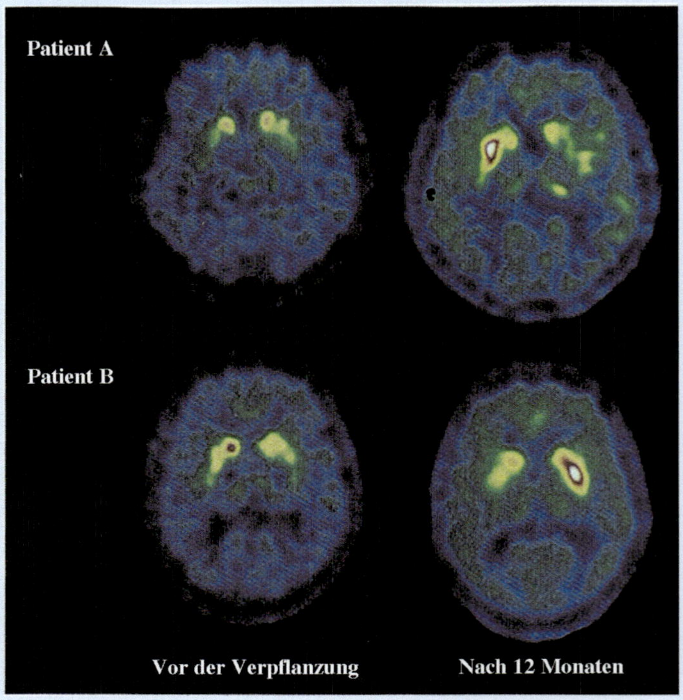

5.4.4 Das serotonerge System

Serotonin (5-Hydroxytryptamin, 5-HT)

Der Transmitter Serotonin ist zwar nur in kleinen Mengen im ZNS vorhanden, hat aber aufgrund seiner extensiven Verbindungen ähnlich umfassende Bedeutung wie NA. Es existieren mehr als 10 Rezeptoren für Serotonin, die teils ionotroper, teils metabotroper Natur sind (Abschn. 4.3.2 und 4.3.3). Neben seinen neuronalen Effekten ist Serotonin für die **Regelung des zerebralen Blutflusses** und der Gefäßweite wichtig.

Die Ursprungskerne im Rautenhirn wie auch die Fasersysteme liegen in enger Nachbarschaft zu den NA-Systemen. ◘ Abb. 5.22d illustriert die wichtigsten Ursprungszonen im **Nucl. raphe** (franz. Naht). Die absteigenden Fasern aus dem kaudalen Nucl. raphe ins Spinalmark regeln – zusammen mit anderen Transmittern – die Schmerzwahrnehmung (Abschn. 16.3.3).

Antidepressiva

Durch die Hemmung der Wiederaufnahme von Serotonin aus dem synaptischen Spalt in die präsynaptische Endigung wird die Verfügbarkeit von Serotonin erhöht. Dies hat mit einer Latenz von 1–3 Wochen einen schwachen **antidepressiven** Effekt. Hinzu kommt, dass diese trizyklischen Antidepressiva (Box 4.2 in Abschn. 4.2.1 und Kap. 27) auch einen **antiaggressiven** Effekt haben. Abfall der Serotoninkonzentration oder Verlust einzelner Serotoninrezeptoren (v. a. 5-HT_{1B}) geht mit exzessiv aggressivem Verhalten einher. Da aber Antidepressiva auch einen Zellverlust bzw. Abnahme der Rezeptordichte von Serotoninrezeptoren verursachen können, kann die antiaggressive Wirkung von

Antidepressiva in exzessive Aggression umschlagen. Androgene (Kap. 27) reduzieren ebenfalls die Aktivität serotonerger Synapsen und sind für die erhöhte Aggressivität des männlichen Geschlechts verantwortlich.

Σ Serotonin bestimmt mit seinen stimmungsbeeinflussenden Effekten die Persönlichkeitsstruktur eines Menschen.

5.4.5 Das Kannaboidsystem

Kannabis

Wie für viele in der Natur vorkommende, seit Jahrtausenden gebrauchte, psychologisch wirksame Substanzen, wie etwa Opium, gibt es auch für Cannabis sativa, eine Hanfpflanze, endogene Produktions- und Wirksysteme im ZNS. Kannaboide werden aus Lipiden gebildet, über ihre Synthese ist noch wenig bekannt. Kannaboidrezeptoren und endogene Kannaboide sind vermutlich die häufigsten im ZNS vorhandenen Rezeptoren. Der psychoaktive Wirkstoff in der Kannabispflanze, auch Marihuana genannt, ist **Delta-9-Tetrahydro-cannabinol** (THC). Man spricht beim Kannaboidsystem auch häufig von einem **Anandamidsystem** (von Ananda, in Sanskrit: glückselig), da das Arachidonsäurederivat Anandamid als wichtigster körpereigener Ligand für die Kannaboidrezeptoren fungiert.

Metabotrope Kannabisrezeptoren

THC wird an den Synapsen Kannaboide produzierender Zellen ausgeschüttet und wirkt ähnlich wie Opioide meist **hemmend.** Da die Rezeptoren fast ausschließlich präsynaptisch (axo-axonische Synapse) lokalisiert sind und den Ca^{++}-Einstrom dort hemmen, reduzieren sie meist die Ausschüttung anderer Transmitter, was bei Hemmung an einer hemmenden Synapse postsynaptisch auch erregend wirken könnte. Die Kannaboidrezeptoren sind ausschließlich in den entwicklungsgeschichtlich **jüngeren** Regionen des ZNS zu finden: Basalganglien, Kortex, Zerebellum-Kortex, Hippokampus und limbisches System. Die vital wichtigen Zentren des Stammhirns enthalten keine THC-Rezeptoren, weshalb Kannabis kaum derart negative Seiteneffekte wie Morphin hat.

Wirkungen von Kannabis

Bezüglich seines Wirkspektrums sei auf Kap. 25 verwiesen; neben der entspannenden und euphorisierenden Wirkung, ist v. a. der schmerzhemmende und appetit-steigernde Effekt therapeutisch wichtig. Da Kannaboide aber im Hippokampus und Kortex die erregende synaptische Übertragung und Langzeitpotenzierung hemmen, entfaltet es auch Gedächtnisstörungen und über die Basalganglien Bewegungs- und Aufmerksamkeitsbeeinträchtigung (Fahrtüchtigkeit!). Die strukturelle und physiologische Ähnlichkeit mit den **Opioidsystemen** (Kap. 17 und 26) macht es zu einem der wichtigsten Agonisten für dieses System, sowohl im positiven Sinn als potenter »Helfer« des endogenen Schmerzsystems wie auch negativ als Einstiegsdroge für die sog. »harten« Opioide.

Σ Endogene Kannabis- und Opioidsysteme ergänzen einander als schmerzdämpfende Transmitter. Kannabis dämpft aber nur höhere Hirnregionen, während Opiate auch tiefe Stamm- und Zwischenhirnareale hemmen.

5.4.6 Aminosäuren

Glutamat

Glutamat, der weit verbreitete erregende Transmitter (Abschn. 4.2.1), ist v. a. in limbischen Kernen und Hippokampus sowie im Neokortex und Striatum vorhanden. Vor allem Fasersysteme, die **vom** Neokortex in subkortikale Regionen projizieren, sowie Basalganglien und Thalamus benützen Glutamat als erregenden Transmitter. Diese kortikofugalen Bahnen und die hohe Konzentration im Hippokampus weisen darauf hin, dass Glutamat an der Regelung der Informationsverarbeitung, sowie der **ersten kortikalen Reizanalyse** und an der Steuerung des **Kurzzeitgedächtnisses** beteiligt ist (Kap. 25).

Gamma-Aminobuttersäure (GABA) und Hemmung

Vor allem die kleineren, meist inhibitorischen Interneurone (Golgi-, Stern- und Korbzellen) benutzen γ-Aminobuttersäure, GABA, als inhibitorischen Überträgerstoff (Transmitter) (Abschn. 4.2.1). Die Aussage inhibitorisch ist auch mit Vorbehalt aufzunehmen: GABA kommt oft gemeinsam mit Peptiden vor, und je nach synergistischer oder antagonistischer Wirkung der beiden kann auch Erregung resultieren. Oft geht nach anfänglicher Hemmung, bei Weiterbestehen des neuralen Zustroms, die Hemmung in Erregung über. Bei manchen Epilepsien zeigen solche Zellen plötzlich große und anhaltende Depolarisationen.

Auf allen Ebenen des ZNS vom Spinalmark zum Kortex existieren GABAerge Synapsen. Besonders hohe Konzentrationen finden sich in den Kernen der Basalganglien, im Zerebellum, Hippokampus, Thalamus, Hypothalamus und Schicht IV des Neokortex.

Bedeutung von GABA

Degeneration der GABAergen Neurone in den Basalganglien (v. a. im Nucl. caudatus) führt zu **Chorea Huntington,** einer genetisch bedingten Erkrankung mit unwillkürlichen Zuckungen, Depressionen und progressivem intellektuellen Verfall. Auch einige Formen von **Epilepsien** werden mit Verlust GABAerger Neurone in Verbindung gebracht.

$GABA_A$-Rezeptoren entfalten mit den Beruhigungsmitteln der **Benzodiazepine** (Diazepam – Valium, Clonazepam, Nitrazepam) **synergistische Wirkung**. Diazepam fördert die Übertragung an GABAergen Synapsen prä- und postsynaptisch. **Benzodiazepinrezeptoren** und $GABA_A$-Rezeptoren treten stets an benachbarten Stellen auf. Benzodiazepine entfalten konsequenterweise auch antiepileptische Wirkung, zusätzlich zu ihren allgemein dämpfenden Effekten (Kap. 4 und Abb. 27.11).

γ-Aminobuttersäure wirkt meist hemmend und beruhigend, kann aber bei Vorhandensein von Kotransmittern erregend werden. Je nach dem Ort des Ausfalls von GABA treten schwere Störungen der Erregbarkeit, wie z. B. Epilepsie bei Störungen intrakortikaler GABA-Neuronen auf.

Zusammenfassung

Die **3 Hauptabschnitte des Gehirns**, Hinterhirn, Mittelhirn und Vorderhirn,
- lassen sich von entwicklungsgeschichtlich alt bis neu gliedern,
- arbeiten aber bei der Produktion von Verhalten unauflöslich zusammen.

Das **Vorderhirn** besteht aus
- Zwischenhirn,
- limbischem System,
- Basalganglien,
- Neokortex.

Das **Zwischenhirn** besteht aus dem
- Hypothalamus, dem obersten Steuerzentrum des vegetativen Nervensystems und der Hormone,
- Thalamus, der letzten sensorischen Umschaltstation der Verbindungen **zum** Neokortex und der ersten **aus** dem Neokortex.

Das **limbische System** besteht aus den Hauptabschnitten
- Amygdala (vegetativ-emotionaler Anteil) sowie
- Hippokampus (kognitiv-kontextuelles Gedächtnis).

Die **Basalganglien** sind ein Zwischenglied von Kortex und limbischem System, sie dienen
- der Feinsteuerung der Motorik,
- der Feinabstimmung der Kortexaktivierung bei selektiven Aufmerksamkeitsprozessen (mit basalem Vorderhirn) sowie
- der Auswahl von Gedächtnisinhalten.

Der **Neokortex** kann als plastischer, assoziativer Speicher aufgefasst werden. Er ist charakterisiert durch
- reiche intrakortikale Verbindungen,
- plastische Synapsen an den Dendriteneingängen,
- modulartigem Aufbau von spezialisierten (visuell, auditorisch, taktil usw.) Einheiten in den primären Projektionsarealen bis zu
- polymodalen Assoziationskortizes, in denen Information aus den sensomotorischen Regionen zu übergeordneten Einheiten flexibel zusammengefasst werden.

Das **Kleinhirn** (Zerebellum) im »Nebenschluss« aller auf- und absteigenden Bahnen fungiert als Takt- und Zeitgeber für sensorische, motorische und kognitive Leistungen.

Neurochemische Systeme beachten anatomische Grenzen nicht. Wir unterscheiden
- lange, von subkortikal nach kortikal reichende aminerge und cholinerge Systeme sowie
- kurze, lokal wirksame Aminosäuren- und Neuropeptidsysteme (z. B. GABA).

Literatur

Heimer L (1995) The human brain and spinal cord, 2nd ed. Springer, Berlin Heidelberg New York Tokyo

Marsel-Mesulam M (2000) Principles of behavioral and cognitive neurology, 2nd ed. Oxford University Press, Oxford

Nestler E, Hyman S, Malenka R (2001) Molecular neuropharmacology. McGrawHill, New York

Niewenhuys R (1985) Chemoarchitecture of the brain. Springer, Berlin Heidelberg New York Tokyo

Rosenzweig MR, Leiman LA, Breedlove SM (2001) Physiological psychology, 3rd ed. Sinauer Associates, Sunderland, Mass

Schatzberg A, Nemeroff C (ed) (2004) Textbook of psychopharmacology, 3rd ed. APA Publ., Arlington

Schmidt RF, Lang F (Hrsg) (2007) Physiologie des Menschen, 30. Auflage. Springer, Berlin Heidelberg New York Tokyo

Schmidt RF, Unsicker K (Hrsg.) (2005) Lehrbuch Vorklinik. Deutscher Ärzteverlag, Köln

Schmidt RF, Schaible HG (Hrsg) (2001) Neuro- und Sinnesphysiologie, 4. Aufl. Springer, Berlin Heidelberg New York Tokyo

Sobotta J (1999) Atlas der Anatomie des Menschen, 21. Aufl. Urban & Fischer, München

Szentagothai J (1969) Architecture of the cerebral cortex. In: Jasper HH, Ward AA, Pope A (eds) Basic mechanisms of the epilepsies. Little & Brown, Boston

6 Autonomes Nervensystem

N. Birbaumer (et al.), *Biologische Psychologie*, Springer-Lehrbuch,
https://doi.org/10.1007/978-3-540-95938-0_6

Das autonome Nervensystem, ANS, ist eines der beiden Kommunikationssysteme für den Informationsaustausch zwischen den einzelnen Organen des Körpers. Das zweite ist das im nächsten Kapitel geschilderte endokrine System mit den Hormonen als Datenträger.

Das ANS innerviert die glatte Muskulatur aller Organe und Organsysteme sowie das Herz und die Drüsen. Es regelt die lebenswichtigen Funktionen der Atmung, des Kreislaufs, der Verdauung, des Stoffwechsels, der Drüsensekretion, der Körpertemperatur und der Fortpflanzung. Es unterliegt nicht im gleichen Ausmaß der direkten, willkürlichen Kontrolle wie das somatische (sensomotorische) Nervensystem. Daher auch sein Name autonomes Nervensystem (synonym wird auch der Begriff vegetatives Nervensystem, VNS, gebraucht).

Das ANS passt die Prozesse im Körperinneren an die äußeren Belastungen des Organismus an. Die vegetativen Veränderungen werden dabei aktiv vom Gehirn erzeugt, d. h. sie sind integrale Bestandteile jeglichen Verhaltens und keine passiven Begleiterscheinungen oder reflektorische Reaktionen auf sensorische, motorische, emotionale oder kognitive Prozesse. Solche Anpassungsreaktionen sind z. B. der Anstieg des Herzzeitvolumens und der Muskeldurchblutung unmittelbar vor Beginn einer willkürlichen körperlichen Anstrengung oder das Auslösen der Speichel- und Magensaftsekretion beim Anblick oder der Vorstellung von Speisen. Dieser enge Zusammenhang ermöglicht es umgekehrt, aus der Messung vegetativer Vorgänge in der Psychophysiologie Rückschlüsse auf die auslösenden zentralnervösen Prozesse zu ziehen (z. B. Messen des elektrischen Hautwiderstandes, also der Hautdurchfeuchtung, als Indikator emotionaler Belastung: »Lügendetektor«).

6.1 Bau und Aufgaben des peripheren autonomen Nervensystems

6.1.1 Anteile des peripheren autonomen Nervensystems

Teilsysteme des peripheren ANS

Das periphere autonome Nervensystem ist aus 3 Teilsystemen aufgebaut, Sympathikus, Parasympathikus und Darmnervensystem. Die Endstrecken der Teilsysteme **Sympathikus** und **Parasympathikus** sind, wie Abb. 6.1 zeigt, jeweils aus einer zweizelligen Neuronenkette aufgebaut: einem Neuron, das noch im Hirnstamm oder im Rückenmark liegt, und einem zweiten, dessen Zellkörper mit anderen eine periphere Zellanhäufung oder ein **Ganglion** bildet. Entsprechend werden erstere **präganglionäre**, letztere **postganglionäre** Neurone genannt. Die Neurone des **Darmnervensystems** liegen in den Wänden des Magen-Darm-Traktes.

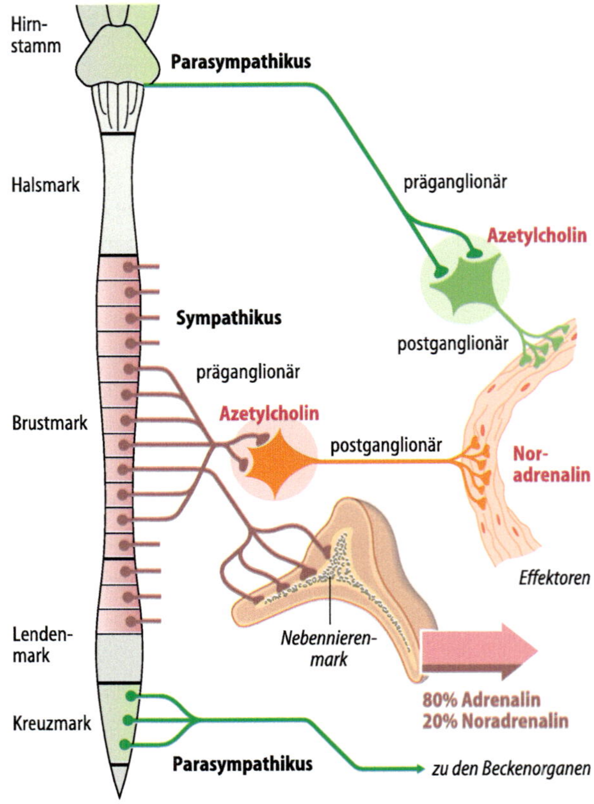

Abb. 6.1. Ursprung und Aufbau des peripheren vegetativen Nervensystems. Links die Ursprungsgebiete der Zellkörper präganglionärer Neurone des Sympathikus (rot) und des Parasympathikus (grün) im Hirnstamm und den verschiedenen Abschnitten des Rückenmarks. Rechts davon eine schematische Darstellung des Verlaufs prä- und postganglionärer sympathischer und parasympathischer Neurone. Die synaptischen Überträgerstoffe der zweistufigen Neuronenketten des peripheren autonomen Nervensystems in den Ganglien und auf den Effektoren sind angegeben. Das Nebennierenmark (unten Mitte) besteht aus umgewandelten postganglionären sympathischen Zellen. Sympathische Aktivierung dieser Zellen (über präganglionäre cholinerge Axone) setzt aus ihnen Adrenalin (80%) und Noradrenalin (20%) frei

Prä- und postganglionäre Neurone, Nervenfasern und Effektoren des Sympathikus

Abb. 6.2 zeigt die Lagebeziehungen der sympathischen (rot) und parasympathischen (grün) Neurone samt dem präganglionären und postganglionären Verlauf ihrer Nervenfasern. Die **Zellkörper aller präganglionären sympathischen Neurone** liegen im Brustmark und oberen Lendenmark (Abb. 6.1). Die Axone dieser Neurone verlassen das Rückenmark über die Vorderwurzeln und ziehen zu den außerhalb des Rückenmarks liegenden **sympathischen Ganglien,** in denen sie auf die postganglionären Neurone umgeschaltet werden.

Ein Großteil der sympathischen Ganglien ist **paarweise** rechts und links der Wirbelsäule angeordnet und durch Nervenstränge miteinander verbunden. Man nennt diese Ganglienketten **Grenzstränge** (Abb. 6.3a, Abb. 6.2 und

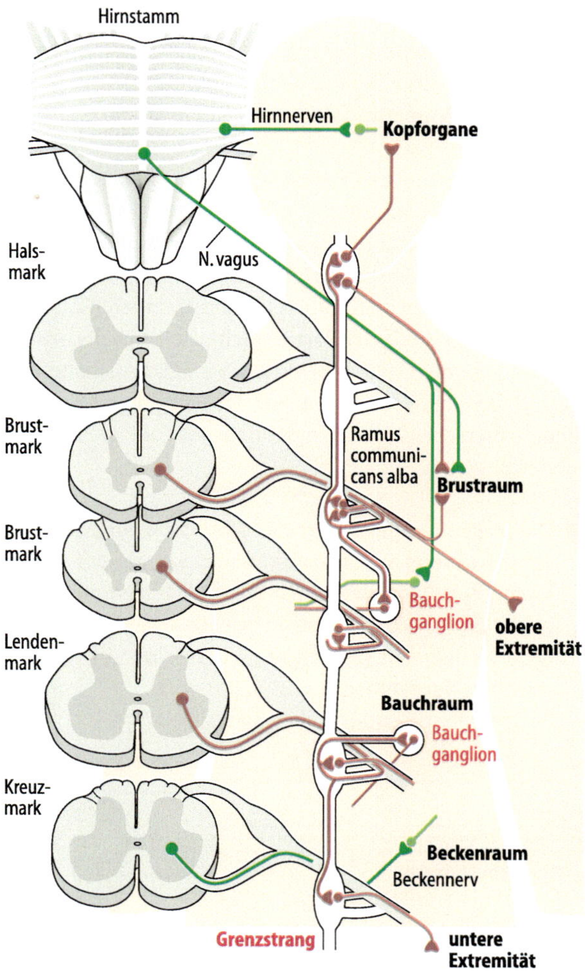

Abb. 6.2. Lage der Ursprungszellen und Versorgungsgebiete von Sympathikus (rote Neurone) und Parasympathikus (grün). Sicht von vorne (ventral), auch auf das Rückenmark. Der Grenzstrang ist beim Menschen paarig angelegt (Abb. 6.3), nur der rechte ist gezeichnet. Relativ zum Rückenmark ist der Grenzstrang zu groß gezeichnet, gleiches gilt für das Rückenmark relativ zum Körperumriss

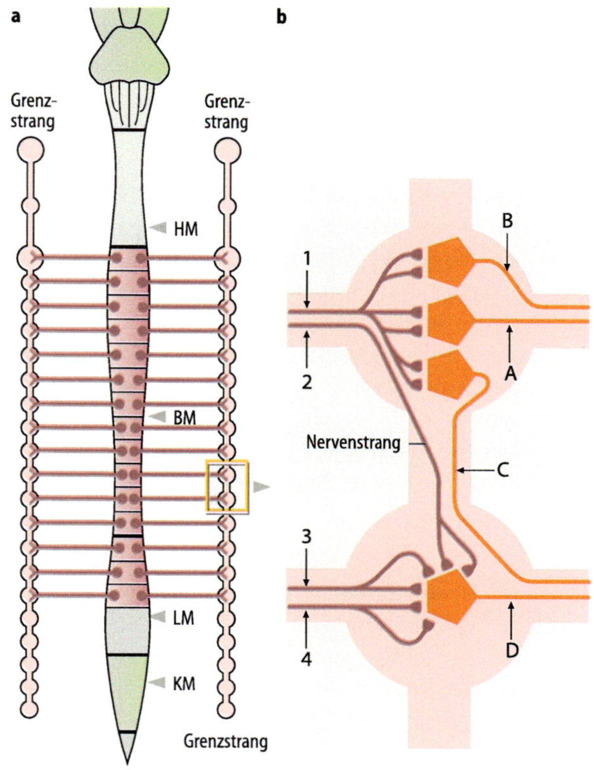

Abb. 6.3a, b. Überblick über die Grenzstränge und Schema der synaptischen Verschaltung in den sympathischen Grenzstrangganglien. a Lage der Grenzstränge im Verhältnis zu Rückenmark und Hirnstamm. *HM* Halsmark, *BM* Brustmark, *LM* Lendenmark, *KM* Kreuzmark (Sakralmark). **b** Divergenz (präganglionäres Axon 1 auf Neurone A, B, C) und Konvergenz (präganglionäre Axone 2, 3, 4 auf Neuron D) der synaptischen Verschaltung in den Ganglien

6.4). Außerdem gibt es im Bauch- und Beckenraum **unpaare Ganglien**, in denen die Axone präganglionärer Neurone aus beiden Rückenmarkshälften enden (Abb. 6.2, 6.4).

Die **präganglionären** sympathischen Nervenfasern sind dünn, aber noch myelinisiert (Durchmesser <4 µm). Sie leiten die Erregung mit 20 m/s und weniger fort (B-Fasern, Tabelle 2.1 in Abschn. 2.3.3).

Die **postganglionären** Nervenfasern sind sehr dünn und unmyelinisiert. Sie leiten die Erregung mit etwa 1 m/s fort (C-Fasern, Tabelle 2.1 in Abschn. 2.3.3). Da die Ganglien des Sympathikus relativ weit entfernt von den Erfolgsorganen liegen, sind die postganglionären sympathischen Axone **meist sehr lang** (Box 6.1).

Die **Effektoren** (die von ihm kontrollierten Organe) des Sympathikus sind die **glatten Muskelfasern** aller Organe (Gefäße, Eingeweide, Ausscheidungs- und Sexualorgane, Haare, Pupillen), die **Herzmuskelfasern** und manche **Drüsen** (Schweiß-, Speichel-, Verdauungsdrüsen). Außerdem werden die Fettzellen, die Leberzellen, die Nierentubuli, lymphatische Gewebe (z B. Thymus, Milz, Lymphknoten) und Teile des Immunsystems sympathisch innerviert.

Σ Die Nervenfasern der präganglionären sympathischen Neurone im Brust- und oberen Lendenmark laufen aus dem Rückenmark zu den sympathischen Ganglien. Sie bilden dort Synapsen auf den postganglionären Neuronen, deren lange Nervenfasern zu den Effektoren ziehen.

Prä- und postganglionäre Neurone, Nervenfasern und Effektoren des Parasympathikus

Das zweite Teilsystem des autonomen Nervensystems konzentriert seine **präganglionären** Neurone im Kreuzmark und im Hirnstamm (grün eingezeichnet in Abb. 6.1, 6.2, 6.4, rechte Bildhälfte). Ihre langen Axone sind teils dünn myelinisiert, teils unmyelinisiert. Sie ziehen **in speziellen Nerven** zu ihren organnahe gelegenen parasympathischen **postganglionären** Neuronen. Für den gesamten Brust- und den oberen Bauchraum ist dies z. B. der X. Hirnnerv, der **Nervus vagus** (Abschn. 2.3.4).

Box 6.1. Horner-Syndrom

Die langen Wege der postganglionären sympathischen Fasern machen sie auch für Schädigungen in ihrem Verlauf anfällig. Werden beispielsweise die vom oberen Grenzstrang in den Gesichtsbereich ziehenden postganglionären Fasern unterbrochen (z. B. durch einen Lungentumor), so resultiert auf der betroffenen Seite eine Rötung der Gesichtshaut (fehlende Vasokonstriktion), mangelndes Schwitzen (Anhidrose), ein herabhängendes Augenlid (Ptosis), ein Zurücksinken des Augapfels (Enophthalmus) und eine Engstellung der Pupille (Miosis), alles als Folge der fehlenden Sympathikus-Innervation. Vergleichbare Symptome können auch durch die Schädigung der präganglionären sympathischen Neurone im Rückenmark auftreten.

Die **parasympathischen Ganglien** finden sich nur vereinzelt im Kopfbereich und im Becken in der Nähe der Erfolgsorgane. Ansonsten sind die postganglionären Zellen in oder auf den Wänden des Magen-Darm-Traktes **(intramurale Ganglien)**, des Herzens und der Lunge verstreut. Die postganglionären parasympathischen Fasern (grün in ◘ Abb. 6.2) sind deshalb im Gegensatz zu den postganglionären sympathischen Fasern (rot in ◘ Abb. 6.2) sehr kurz.

Die **Effektoren des Parasympathikus** sind die glatte Muskulatur und die Drüsen des Magen-Darm-Traktes, der Ausscheidungsorgane, der Sexualorgane und der Lunge. Er innerviert weiterhin die Vorhöfe des Herzens, die Tränen- und Speicheldrüsen im Kopfbereich und die inneren Augenmuskeln. Dagegen **innerviert er nicht** die Schweißdrüsen und das gesamte Gefäßsystem (mit wenigen Ausnahmen, wie z. B. bei den Genitalorganen). Hier liegt der entscheidende Unterschied zum Sympathikus, der alle Gefäße innerviert.

Σ Die präganglionären Nervenfasern parasympathischer Neurone aus Hirnstamm und Sakralmark laufen in Nerven gebündelt zu den parasympathischen Ganglien, die nahe an oder in ihren Effektororganen liegen. Die postganglionären parasympathischen Nervenfasern sind daher kurz.

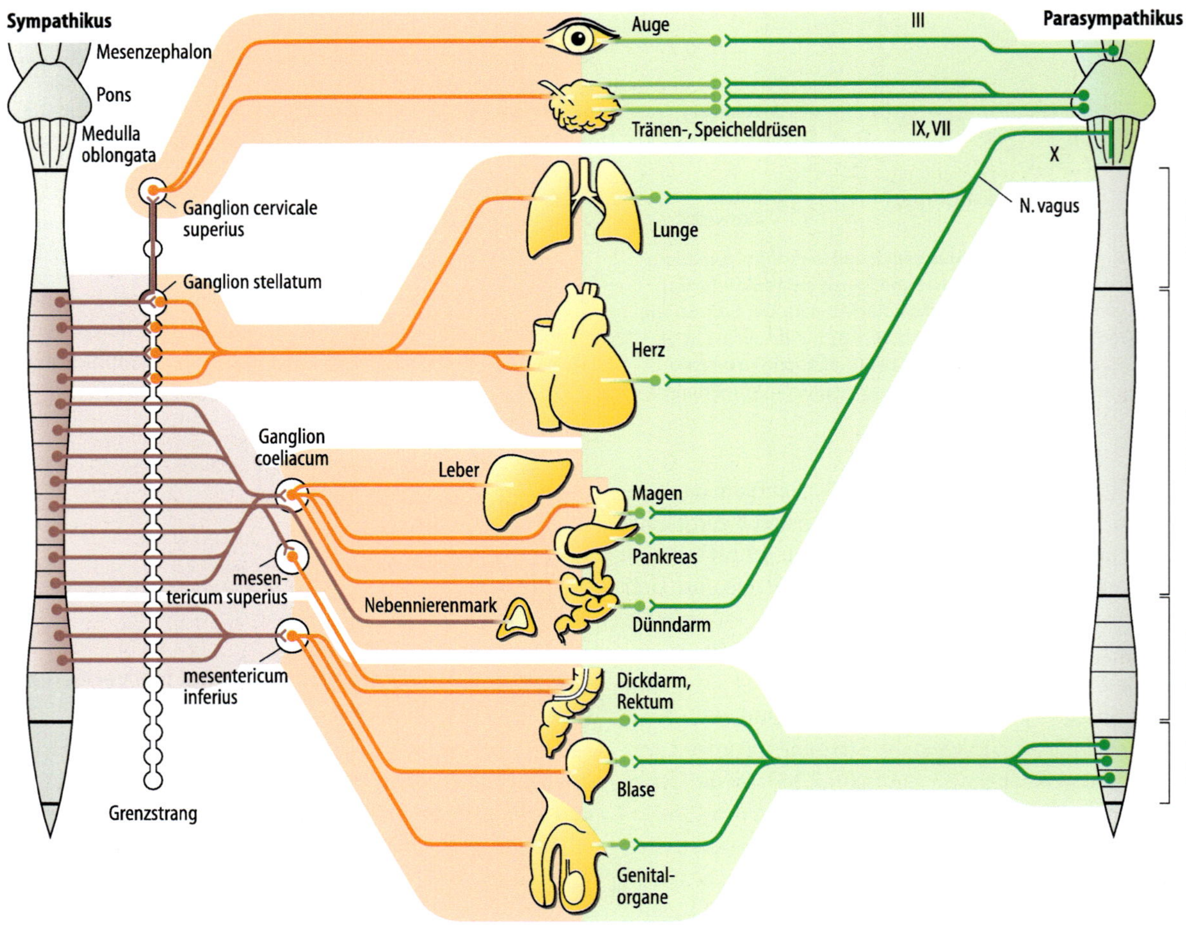

◘ **Abb. 6.4. Zielorgane von Sympathikus (rot) und Parasympathikus (grün).** Die präganglionären Axone bilden Synapsen mit den postganglionären Neuronen, deren Axone die eingezeichneten Organe innervieren. Die sympathische Innervation der Gefäße, der Schweißdrüsen und der Musculi arrectores pilorum (glatte Muskulatur der Haarbälge) ist nicht aufgeführt

Darmnervensystem

Das dritte Teilsystem des autonomen Nervensystems dient der **Kontrolle und Koordination des Magen-Darm-Traktes.** Es kann auch ohne zentralnervöse Beeinflussung über Sympathikus und Parasympathikus funktionieren und z. B. die vielfältigen Bewegungen des Darmschlauches zur Durchmischung und zum Weitertransport des Darminhaltes regeln (Abschn. 12.2.4).

Man könnte das Darmnervensystem, das etwa ebensoviel Neurone wie das Rückenmark besitzt, auch als das **Gehirn des Darmes** bezeichnen. Es enthält nämlich eigenständige Programme zur Regulation und Koordination aller von ihm betreuten Effektorsysteme (Glatte Muskulatur der Darmwände, Darmdrüsen etc). Sympathikus und Parasympathikus greifen in dieses lokale neuronale Geschehen weitgehend nur modulatorisch ein, vor allem am Anfang und Ende des Magen-Darm-Traktes bei der Nahrungsaufnahme und bei den Entleerungsfunktionen.

Σ **Das dritte Teilsystem des autonomen Nervensystems ist das Darmnervensystem, das ebenso viele Neurone wie das Rückenmark besitzt. Es kann völlig autonom operieren, ist aber normalerweise unter modulierenden Einflüssen von Sympathikus und Parasympathikus.**

Viszerale Afferenzen

Die bisherige Darstellung des peripheren autonomen Nervensystems muss durch die Erwähnung der sensorischen Innervation der inneren Organe ergänzt werden. Die **Sinnesrezeptoren** oder **Sensoren** dieser Organe und deren afferente (d. h. zum Zentralnervensystem leitenden) Nervenfasern werden als **viszerale** oder **Eingeweide-Afferenzen** bezeichnet. Ihre Tätigkeit wird als **Viszerozeption** zusammengefasst (Einzelheiten in Abschn. 15.4.1 bis 15.4.5).

Die Viszerozeption wird hauptsächlich für die reflektorische Steuerung der inneren Organe genutzt. Dabei wird die von ihnen übermittelte Information in der Regel **nicht bewusst** wahrgenommen. Die Viszerozeption spielt aber in der Entstehung und Ausprägung von Emotionen eine zentrale Rolle (Kap. 27).

Anders ist es bei den **Nozizeptoren** (»Schmerzsensoren«), deren Aktivierung **viszerale Schmerzen** auslöst. Sie werden z. B. durch übermäßige Dehnung und Kontraktion des Magen-Darm-Traktes und der Harnblase, durch Zug am Mesenterium und durch Ischämie (Unterbrechung der Blutversorgung mit extremem Sauerstoffmangel, z. B. bei Angina pectoris oder beim Herzinfarkt) erregt. Pathologische Wechselwirkungen zwischen dem Schmerzsystem und dem ANS sind an einem Beispiel in Box 6.2 beschrieben.

Σ **Die viszeralen Sensoren (Sinnesrezeptoren) informieren das Zentralnervensystem über die Tätigkeit der inneren Organe. Mit Ausnahme der Nozizeptoren (»Schmerzsensoren«) wird ihre Tätigkeit in der Regel nicht bewusst**

Box 6.2. Komplexes regionales Schmerzsyndrom

Aus bisher nicht geklärten Gründen können nach peripheren Nervenverletzungen in den Extremitäten schwere Schmerzen von brennendem Charakter auftreten, an denen das sympathische Nervensystem beteiligt ist. Dieses Syndrom wurde ursprünglich **Kausalgie** genannt. Bei ihm treten neben den Schmerzen auch periphere Durchblutungsstörungen auf, so dass die betroffene Extremität entweder heiß oder kalt ist und mit der Zeit auch dystroph (mangelernährt) wird. Daher auch der Name **sympathische Reflexdystrophie.** Heute bevorzugt man den Sammelnamen **komplexes regionales Schmerzsyndrom, CRPS** (»complex regional pain syndrome«). Therapeutisch versucht man, die vegetativen Symptome und die Schmerzen u. a. durch eine Blockierung des Sympathikus zu beeinflussen, z. B. durch Infiltration von Lokalanästhetika in den Grenzstrang. Wenn der Schmerz und die vegetativen Symptome aber bereits chronisch sind. d. h. länger als 6 Monate andauern, müssen zusätzliche, zentral-psychologisch wirkende Therapien eingesetzt werden (Kap. 16).

6.1.2 Antagonistische und synergistische Wirkungen von Sympathikus und Parasympathikus

Wirkung gemeinsamer und getrennter autonomer Organinnervation

Alle inneren Organe, die **parasympathisch** innerviert werden, haben **auch eine sympathische** Innervation. Umgekehrt gibt es aber einige Organe, die lediglich eine sympathische Innervation besitzen (Blutgefäße, Arbeitsmyokard der Herzkammern, Schweißdrüsen).

Soweit die Organe sowohl sympathisch wie parasympathisch innerviert werden, sind die Effekte der beiden autonomen Teilsysteme **weitgehend antagonistisch**. So führt z. B. die Aktivierung entsprechender **sympathischer** Nerven zur Zunahme der Schlagfrequenz des Herzens und zur Abnahme der Darmmotilität, während Aktivierung der **parasympathischen** Innervation entgegengesetzten Effekte hat, nämlich Abnahme der Herzfrequenz und Zunahme der Darmmotilität.

Bei Strukturen, die lediglich eine sympathische Innervation besitzen, wird deren Wirkung vom Ausmaß der Aktivität des Sympathikus bestimmt (Box 6.1, Horner-Syndrom als pathophysiologisches Beispiel, und ◻ Tabelle 6.1).

6

Tabelle 6.1. Effekte der Aktivierung von Sympathikus und Parasympathikus auf die einzelnen Organe

Organ oder Organsystem	Aktivierung des Parasympathikus	Aktivierung des Sympathikus	Adreno-rezeptoren
Herzmuskel	Abnahme der Herzfrequenz	Zunahme der Herzfrequenz	β_1
	Abnahme der Kontraktionskraft (nur Vorhöfe)	Zunahme der Kontraktionskraft (Vorhöfe, Ventrikel)	β_1
Blutgefäße			
Arterien in Haut und Mukosa	0	Vasokonstriktion	α_1
Arterien im Abdominalbereich	0	Vasokonstriktion	α_1
Arterien im Skelettmuskel	0	Vasokonstriktion	α_1
		Vasodilatation (nur durch Adrenalin)	β_2
		Vasodilatation (cholinerg)	
Arterien im Herzen (Koronarien)		Vasokonstriktion	α_1
		Vasodilatation (nur durch Adrenalin)	β
Arterien im Penis/Klitoris	Vasodilatation	Vasokonstriktion	α_1
Venen	0	Vasokonstriktion	α_1
Gehirngefäße	Vasodilatation (?)	Vasokonstriktion	α_1
Gastrointestinaltrakt			
Longitudinale und zirkuläre Muskulatur	Zunahme der Motilität	Abnahme der Motilität	α_2 und β_1
Sphinkteren	Erschlaffung	Kontraktion	α_1
Milzkapsel	0	Kontraktion	
Niere			
Juxtaglomeruläre Zellen	0	Reninfreisetzung erhöht	β_1
Tubuli	0	Natriumrückresorption erhöht	α_1
Harnblase			
Detrusor vesicae	Kontraktion	Erschlaffung (gering)	β_2
Trigonum vesicae (Sphincter internus)	0	Kontraktion	α_1
Genitalorgane			
Vesica seminalis, Prostata	0	Kontraktion	α_1
Ductus deferens	0	Kontraktion	α_1
Uterus	0	Kontraktion	β_2
		Erschlaffung (abhängig von Spezies und hormonalem Status)	
Auge			
M. dilatator pupillae	0	Kontraktion (Mydriasis)	α_1
M. sphincter pupillae	Kontraktion (Miosis)	0	
M.ciliaris	Kontraktion Nahakkommodation		
M. tarsalis	0	Kontraktion (Lidstraffung)	
M. orbitalis	0	Kontraktion (Bulbusprotrusion)	
Tracheal-/Bronchialmuskulatur	Kontraktion	Erschlaffung (vorwiegend durch Adrenalin)	β_2
Mm. arrectores pilorum	0	Kontraktion	α_1
Exokrine Drüsen			
Speicheldrüsen	Starke seröse Sekretion	Schwache muköse Sekretion (Glandula submandibularis)	α_1
Tränendrüsen	Sekretion	0	
Drüsen im Nasen-Rachen-Raum	Sekretion	0	
Bronchialdrüsen	Sekretion	?	
Schweißdrüsen	0	Sekretion (cholinerg)	
Verdauungsdrüsen (Magen, Pankreas)	Sekretion	Abnahme der Sekretion oder 0	

Tabelle 6.1 (Fortsetzung)

Organ oder Organsystem	Aktivierung des Parasympathikus	Aktivierung des Sympathikus	Adreno-rezeptoren
Mukosa (Dünn-, Dickdarm)	Sekretion	Flüssigkeitstransport aus Lumen	
Glandula pinealis (Zirbeldrüse)	0	Anstieg der Synthese von Melatonin	β_2
Braunes Fettgewebe	0	Wärmeproduktion	β_2
Stoffwechsel			
Leber	0	Glykogenolyse, Glukoneogenese	β_2
Fettzellen	0	Lipolyse (freie Fettsäuren im Blut erhöht)	β_1
Insulinsekretion (aus β-Zellen der Langerhans-Inseln)	Sekretion	Abnahme der Sekretion	α_2
Glukagonsekretion (aus α-Zellen)		Sekretion	β

Funktioneller Synergismus im ANS

Die Wirkungen von Sympathikus und Parasympathikus sind im Alltag häufig mehr ein »**Hand in Hand**« als ein Gegeneinander arbeiten. Dieser **funktionelle Synergismus** zeigt sich z. B. bei einer akuten Erhöhung des arteriellen Blutdrucks: Dies führt reflektorisch zur Abnahme der Schlagfrequenz (Zunahme der parasympathischen Aktivität) und der Kontraktionskraft des Herzens (Abnahme der sympathischen Aktivität).

Oft sind auch nur **Teile desselben Systems** aktiv, während andere gehemmt werden. Bei einem Saunabesuch nimmt z. B. die hautgefäßverengende sympathische Aktivität ab, während gleichzeitig das Herz über andere Anteile des Sympathikus zu verstärkter Leistung (erhöhte Schlagfrequenz und Kontraktionskraft) angehalten wird.

In vielen Organen, die durch beide autonome Teilsysteme innerviert werden, steht unter **physiologischen** Bedingungen die **parasympathische Innervation im Vordergrund.** Hierzu zählen das Herz, die Harnblase und einige exokrine Drüsen.

Σ Die inneren Organe sind teils von Sympathikus und Parasympathikus, teils nur vom Sympathikus innerviert. Die beiden Teilsysteme wirken meist so auf die Effektororgane und -systeme ein, das daraus ein funktioneller Synergismus resultiert.

6.1.3 Das Nebennierenmark als Teil des ANS

Das Nebennierenmark, eine sympathisch gesteuerte endokrine Drüse

Das **Nebennierenmark, NNM,** der innere Anteil der Nebenniere, ist eine entwicklungsgeschichtliche Kuriosität: Seine jetzt endokrinen Zellen sind umgewandelte sympathische Ganglienzellen, also eigentlich postganglionäre Zellen. Sie werden entsprechend auch synaptisch **durch präganglionäre Axone aktiviert** (Abb. 6.1).

Erregung der präganglionären Axone zum NNM führt zur Ausschüttung eines Hormongemischs von **80% Adrenalin** und **20% Noradrenalin** in die Blutbahn. Die aus dem NNM ausgeschütteten adrenergen Substanzen wirken auf dieselben Erfolgsorgane wie die der postganglionären sympathischen Neurone (Abb. 6.5, Box 6.3). Diese Wirkungen sind vor allem für solche Organe und Organbereiche wichtig, die wenig oder überhaupt nicht sympathisch innerviert sind (Verdauungsdrüsen des Magens und des Pankreas). Insbesondere sorgen Adrenalin und Noradrenalin bei körperlichen Belastungen als **Stoffwechselhormone** für eine schnelle Bereitstellung von Brennstoffen (Einzelheiten in Abb. 6.5).

Aktivierung des NNM bei physischen und psychischen Belastungen

In **Notfallsituationen** (z. B. extreme körperliche Belastung, Blutverlust, Verbrennung) und bei psychischen Belastungen kommt es zu hohen Ausschüttungen von Adrenalin und Noradrenalin aus dem NNM. Unter **emotionalem Stress** kann sie kurzzeitig mehr als das **10fache über der Ruheausschüttung** liegen. Die Ausschüttungen werden durch Hypothalamus und limbisches System gesteuert (Kap. 8). Vermutlich begünstigen sich dauernd wiederholende Stresssituationen, wie sie z. B. am Arbeitsplatz an der Tagesordnung sind, über einen langfristig erhöhten Adrenalinspiegel im Blut das Entstehen verschiedener Erkrankungen (s. Kap. 8).

Andererseits stellt eine **Stressreaktion** eine normale und **wünschenswerte Anpassung des Organismus** an eine von außen herangetragene Belastung dar. Sie sollte regelmäßig »trainiert« werden, d. h. ein gewisses Ausmaß »mittelstarker« Belastung ist vermutlich eine Voraussetzung für die Reaktionsbereitschaft dieses Systems. So gesehen wäre ein Leben ohne Stress für den Organismus mindestens ebenso ungesund wie ein Zuviel davon.

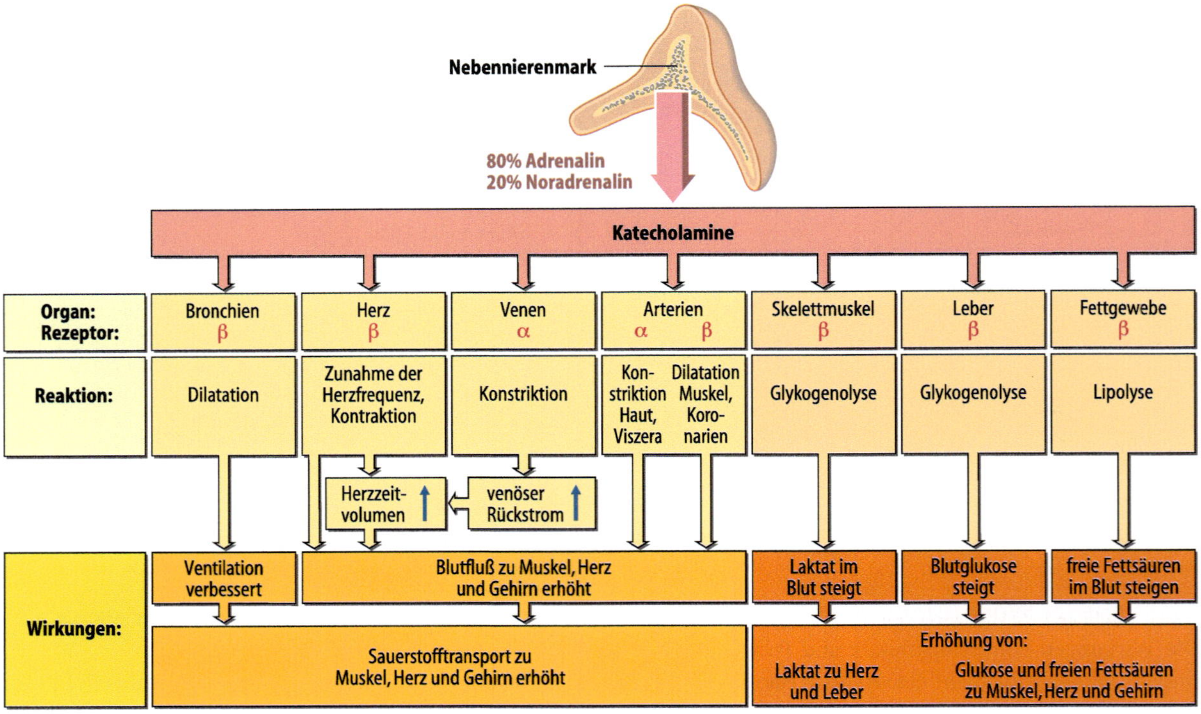

Abb. 6.5. Organwirkungen der Katecholamine. Wirkung der aus dem Nebennierenmark freigesetzten Katecholamine, besonders von Adrenalin, auf verschiedene Organe. Die Wirkungen auf Bronchien, Herz, Venen und Arterien treten vermutlich nur unter Extrembedingungen (Notfallsituationen) auf

6

Σ Vom NNM wird bei physischen und psychischen Belastungen ein Gemisch aus 80% Adrenalin und 20% Noradrenalin freigesetzt, das überwiegend für die schnelle Bereitstellung von Stoffwechselenergie sorgt. Emotionaler Stress führt zu besonders hohen Ausschüttungen.

Box 6.3. Phäochromozytom

Die endokrinen Zellen des NNM werden auch als **chromaffineZellen** bezeichnet, da sie sich besonders gut mit Chromsalzen färben lassen. Wenn sie tumorös entarten, also ein Phäochromozytom bilden, setzen sie große Mengen besonders von Noradrenalin frei. Dies führt zu hohem Blutdruck (Hypertonie), Kopfschmerzen, Herzklopfen, übermäßigem Schwitzen bei Blässe im Gesicht und vielen anderen vegetativen Symptomen. Unbehandelt kommt es zu den gleichen Komplikationen (z. B. Hirn- oder Herzinfarkt, Lungenödem) wie bei einem Bluthochdruck aus anderen Ursachen.

6.2 Neurotransmission im peripheren ANS

6.2.1 Transmitter und Kotransmitter im peripheren ANS

Bauelemente autonomer Synapsen

Die **chemische Erregungsübertragung** im ANS folgt den gleichen Gesetzmäßigkeiten, wie im Kapitel 4 geschildert wurden. Der einzige erwähnenswerte Unterschied liegt in der **Struktur der präsynaptischen Axone**, besonders der postganglionären Neurone (Abb. 6.6). Diese bilden nämlich in den Effektororganen zahlreiche Verzweigungen, so dass im lichtmikroskopischen Bild der Eindruck eines neuronalen Netzwerks oder **Plexus** entsteht.

Im Abstand von wenigen Mikrometern verdicken sich die langen und sehr dünnen präsynaptischen Axone zu **Varikositäten**, die etwa doppelt so dick wie das Axon sind. Das präsynaptische Axon der postganglionären Neurone sieht also wie eine Halskette aus, auf der alle paar Mikrometer eine Perle aufgereiht ist. Auf einen Millimeter Axon kommen also mehrere hundert Varikositäten. In diesen Varikositäten wird die **Überträgersubstanz gespeichert.** Ein solches autonomes postganglionäres Neuron hat also viele Tausend präsynaptische Endigungen, von denen Überträgerstoff freigesetzt werden kann.

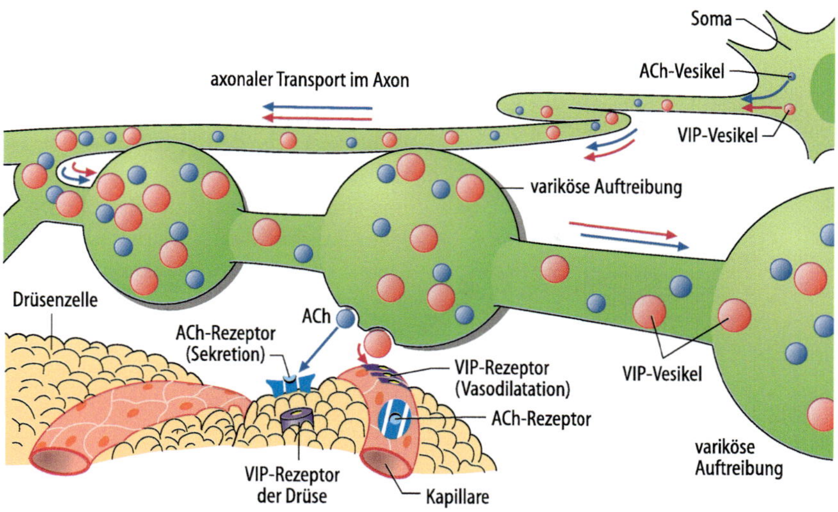

Abb. 6.6. Kolokalisation von Transmitter und Neuromodulator im ANS. In einem Neuron des autonomen Nervensystems ist ein kleinmolekularer Transmitter (Azetylcholin, ACh, blaue Vesikel) mit einem Neuropeptid (VIP, »vasoactive intestinal peptide«, rote Vesikel) kolokalisiert. Neurone dieses Typs innervieren die menschlichen Speicheldrüsen. Freigesetztes ACh aktiviert in erster Linie die Speichelsekretion und führt in geringerem Masse zur Vasodilatation, während bei VIP die Vasodilatation im Vordergrund steht. Vergleichbare Kolokalisationen kommen auch in den noradrenergen Synapsen vor

Die postganglionären Fasern bilden zahlreiche Varikositäten aus, in deren Vesikeln die Transmitter des peripheren ANS gespeichert sind.

Azetylcholin als Transmitter im peripheren ANS

Die Überträgersubstanz **aller präganglionären Axone** ist das Azetylcholin (Abb. 6.1, Abschn. 4.2.1). Azetylcholin, wird auch von den **parasympathischen postganglionären** Axonen freigesetzt, z. B. am Herzen oder an den glatten Muskelfasern, welche die Pupille des Auges verengen und für die Naheinstellung sorgen (Abschn. 17.2.1). Außerdem setzen sympathische postganglionäre Neurone an den **Schweißdrüsen** Azetylcholin frei.

Noradrenalin als Transmitter im peripheren ANS

Die Überträgersubstanz der **sympathischen postganglionären** Axone ist bis auf die eben genannte Ausnahme **Noradrenalin** (Abb. 6.1, Abschn. 4.2.1). Das Noradrenalin wird in den Varikositäten synthetisiert und dort **in Vesikeln gespeichert**. Nach Freisetzung und postsynaptischer Wirkung wird das Noradrenalin, wie in Abschn. 4.2.1 berichtet, zum kleineren Teil in unwirksame Metaboliten umgewandelt, zum größeren in die präsynaptischen Varikositäten wieder aufgenommen.

Kotransmitter im peripheren ANS

In den präsynaptischen Varikositäten finden sich eine Reihe von Kotransmittern. Diese sind in erster Linie **Neuropeptide** (Abschn. 4.2.2) Beispielsweise wird die neurale Aktivierung der Schweiß- und Speicheldrüsen von einer Weitstellung der Gefäße (Vasodilatation) und damit einer Erhöhung des Blutflusses im Bereich der Drüsen begleitet. Diese Vasodilatation ist, wie Abb. 6.6 zeigt, nicht überwiegend durch das Azetylcholin bedingt, sondern vor allem durch die gleichzeitige Freisetzung des Neuropeptids VIP (»vasoactive intestinal polypeptide«).

Auch die anderen im Abschn. 4.2.2 beschriebenen Kotransmitter, nämlich **ATP** und **Adenosin** sowie das Gas **Stickoxid, NO,** kommen als Neuromodulatoren im peripheren ANS vor. Als Beispiel sei erwähnt, dass die parasympathischen Neurone zum erektilen Gewebe des Penis und zur Klitoris neben ACh auch VIP und NO freisetzen. Alle 3 Transmitter erschlaffen die glatte Muskulatur der Gefäße, wirken also **vasodilatatorisch**, wobei die Wirkung von NO am schnellsten eintritt und VIP am stärksten und längsten wirkt (Box 6.4).

Die klassischen Überträgerstoffe im peripheren autonomen Nervensystem sind Azetylcholin und Noradrenalin. Neuropeptide (wie VIP), ATP und NO sind häufig als Neuromodulatoren kolokalisiert.

6.2.2 Synaptische Rezeptoren im peripheren ANS

Cholinerge Rezeptoren

Die **neuroneuronalen Synapsen** der autonomen Ganglien von **Sympathikus** wie **Parasympathikus** (vgl. Abb. 6.1) haben postsynaptische Membranrezeptoren vom **nikotinergen Typ**, also ligandengesteuerte Ionenkanäle (Abschn. 4.3.2). An diesen Rezeptoren wirken bestimmte Ammoniumverbindungen (quartäre Ammoniumbasen) als Antagonisten, die deswegen als **Ganglienblocker** bezeichnet werden. Diese werden klinisch, z. B. bei der Therapie des Bluthochdrucks, genutzt.

Box 6.4. Erektionssteigerung: Sildenafil (Viagra)

Substanzen wie das NO wirken auf glatte Muskeln erschlaffend, weil sie in den glatten Muskelzellen die vermehrte Bildung von cGMP (zyklisches Guanosinmonophosphat) anregen, das die Kontraktion der glatten Muskelzellen hemmt. Den Abbau von cGMP besorgt das Enzym Phosphodiesterase (PDE), von dem es 11 verschiedene »Familien« gibt. Auf der Suche nach Hemmstoffen von PDE, um Blutgefässe zu erweitern und damit z. B. bei Herzschmerzen (Angina pectoris) für eine bessere Durchblutung des Herzmuskels zu sorgen, fand sich unerwartet ein Stoff, nämlich das Sildenafil, das spezifisch die im Penis vorhandene PDE des Typs 5 hemmt. So lässt sich der Abbau des cGMP verzögern und damit seine intrazelluläre Konzentration anreichern, was wiederum zu einer verstärkten Vasodilatation und einer damit verbesserten Erektion führt. Sildenafil und verwandte Pharmaka wirken nur, wenn die Bildung von cGMP durch sexuelle Erregung und damit Aktivierung der parasympathischen Innervation des Penis in Gang gekommen ist.

6

Die **neuroeffektorischen Synapsen** der postganglionären **parasympathischen** Fasern (z. B. der Vagusfasern auf das Herz; ◘ Abb. 6.1) haben postsynaptische Membranrezeptoren vom **muskarinergen Typ**, es sind also metabotrope Rezeptoren, die mit Atropin blockiert werden können (Abschn. 4.3.3).

Σ Die cholinergen ganglionären Rezeptoren sind nikotinerg, d. h. ligandengesteuerte Ionenkanäle, die cholinergen neuroeffektorischen Rezeptoren dagegen muskarinerg, d. h. metabotrop.

Adrenerge Rezeptoren (Adrenozeptoren)

Die **neuroeffektorischen Synapsen** der postganglionären **sympathischen** Fasern haben alle metabotrope Rezeptoren, nämlich die Familien der **α_1-, α_2-, β_1-, β_2- und β_3-Rezeptoren**, die allerdings etwas unterschiedliche Eigenschaften und damit unterschiedliche Agonisten und Antagonisten haben (Abschn. 4.3.3).

Anders als bei den cholinergen Rezeptoren lassen sich für die adrenergen Rezeptoren keine einfachen Regeln für das Vorkommen der α- und β-Adrenozeptoren auf den verschiedenen Effektoren angeben. Eine Auswahl wichtiger Wirkstellen zeigt ◘ Tabelle 6.1. Die **meisten Organe und Gewebe**, die durch Katecholamine beeinflusst werden, enthalten **sowohl α-als auch β-Rezeptoren in ihren Zellmembranen**. Diese beiden Rezeptortypen vermitteln meist antagonistische Effekte. Unter physiologischen Bedingungen hängt die Antwort eines Organs auf die im Blut zirkulierenden oder präsynaptisch freigesetzten Katecholamine davon ab, ob die α- oder β-adrenergen Wirkungen überwiegen.

Der **Herzmuskel** hat überwiegend **β_1-Adrenozeptoren.** Die Gabe eines α-Blockers, z. B. des Ergotamins, wird also eine durch vermehrte Sympathikustätigkeit erhöhte Herzfrequenz unbeeinflusst lassen. Um so effektiver wird ein **β_1-Blocker** sein, z. B. das Propanolol. Dies wird therapeutisch ausgenutzt, um über eine Senkung der Herzfrequenz und eine Reduzierung der Kraft der Kontraktion den mittleren Blutdruck eines Bluthochdruckpatienten zu senken. Damit haben die β_1-Blocker auch indirekt einen **Einfluss auf Angstreaktionen**, da u. a. der Herzratenanstieg und seine Wahrnehmung ausbleiben.

Σ Die adrenergen Rezeptorfamilien sind alle metabotrop. Sie haben zum großen Teil sehr unterschiedliche Agonisten und Antagonisten, was vielfältig therapeutisch genutzt wird.

6.3 Arbeitsweise und supraspinale Kontrolle des peripheren ANS

6.3.1 Periphere und spinale Wirkweise

Spezifische Organisation

Das autonome Nervensystem ist **spezifisch organisiert.** So sind z. B. die prä- und postganglionären Neurone, die die Schweißsekretion regulieren, verschieden von denen, die die Durchblutung durch die Haut regulieren etc. Dieser hohen funktionellen Spezifität entspricht auch eine entsprechende anatomische Differenzierung.

Das Verhalten vieler Effektororgane hängt aber nicht nur von der Aktivität der sie innervierenden postganglionären Neuronen ab, sondern auch von **hormonalen** und **metabolischen** Änderungen in der Nähe der Effektorzellen und von **Einflüssen aus der Umwelt** (z. B. thermischen). Der Blutflusswiderstand im Muskel hängt z. B. ab

- von der Aktivität in den postganglionären sympathischen Muskelvasokonstriktorneuronen,
- von der Eigenaktivität (myogenen Aktivität) der glatten Gefäßmuskulatur,
- vom metabolischen Zustand des Skelettmuskels und
- von der Konzentration der aus dem Nebennierenmark in das Blut freigesetzten Katecholamine.

Σ Das periphere autonome Nervensystem ist funktionell spezifisch organisiert, d. h. die autonomen Neurone innervieren jeweils nur einen speziellen Typ von Effektororgan. Dieser ist immer auch anderen Einflüssen ausgesetzt.

Aufgabe der Spontanaktivität

Viele prä- und postganglionäre autonome Neurone sind spontan aktiv. Es handelt sich um unregelmäßige Entladungen, wobei die **Frequenz dieser Ruheaktivität** bei etwa 0,1 Hz bis etwa 4 Hz, im Durchschnitt bei etwa 1–2 Hz liegt.

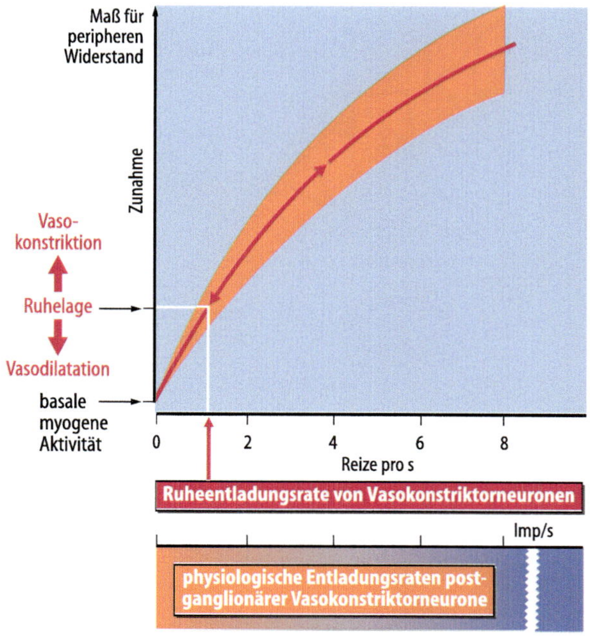

Abb. 6.7. Beziehung zwischen der Aktivität in Vasokonstriktorneuronen und Blutflusswiderstand. Anstieg von Blutflusswiderstand in einem Skelettmuskel der Katze (Ordinate) mit der Frequenz der elektrischen Reizung der zugehörigen präganglionären Nervenfasern im lumbalen Grenzstrang. Orange Fläche: Schwankungsbreite der Messwerte. Wenn in den Vasokonstriktorneuronen keine Aktivität vorhanden ist, wird der periphere Widerstand nur durch die Spontanaktivität der glatten Gefäßmuskulatur (basale myogene Aktivität) und durch nichtneuronale Faktoren (z. B. Metaboliten) bestimmt

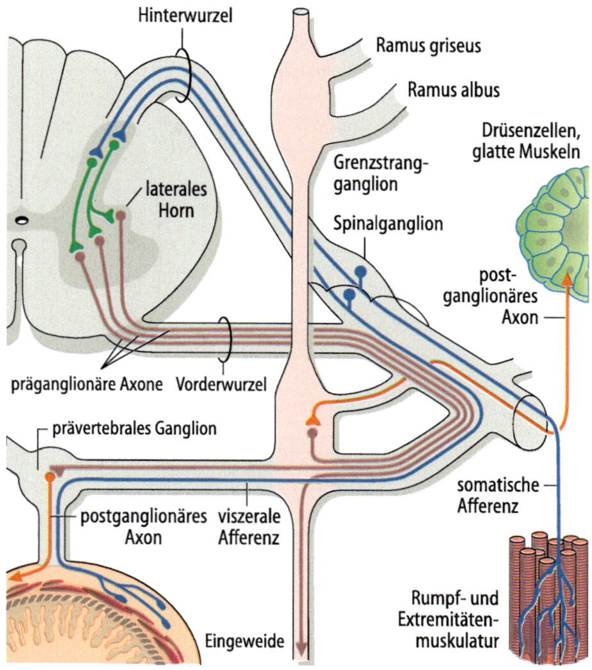

Abb. 6.8. Anteile und Verlauf vegetativer spinaler Reflexbögen. Aus dem lateralen Horn des Rückenmarks verlassen 3 präganglionäre Axone durch die Vorderwurzel das Rückenmark. Je nach ihrem Innervationsgebiet liegt ihre Umschaltstelle (Synapse vom präganglionären auf das postganglionäre Neuron) entweder im zugehörigen Grenzstrangganglion, in einem benachbarten (Axon nach unten) oder in einem prävertebralen Ganglion. Die afferenten Schenkel der vegetativen Reflexbögen werden von somatischen und viszeralen Afferenzen derjenigen somatischen und viszeralen Organe gebildet, die von den efferenten Schenkeln vegetativ innerviert werden. Jeder Reflexbogen hat mindestens ein spinales Interneuron (grün), meist sind es mehrere

Aufgabe dieser Ruheaktivität ist es, in dem innervierten Effektororgan einen gleichmäßigen Ruhe- oder Aktivitätszustand zu erzeugen, einen **Ruhetonus** also, so dass durch Veränderung der neurogenen Ruheaktivität sowohl eine Steigerung wie eine Abnahme des Tonus erzielt werden kann.

Besitzt z. B. ein Organ lediglich eine sympathische Innervation, wie z. B. viele Blutgefäße, so bestimmt, wie oben gerade gesagt, der **Tonus der glatten Muskelfasern** der Gefäßwände den Durchmesser des Gefäßes und damit seinen Durchflusswiderstand. Je höher dieser Tonus, desto enger der Gefäßquerschnitt. Da sympathische Aktivität die Gefäße verengt, werden diese sympathischen Neurone **Vasokonstriktorneurone** genannt. Sie stellen durch ihre Ruheaktivität einen Zustand relativer Kontraktion der Gefäßmuskulatur ein, von dem aus der Gefäßquerschnitt durch Veränderung der sympathischen Ruheaktivität vergrößert oder verkleinert werden kann. Diese Zusammenhänge sind modellhaft (Änderung der Vasokonstriktoraktivität durch elektrische Reizung) in Abb. 6.7 illustriert.

Σ Die Spontanaktivität der autonomen Neurone ergibt einen mittleren Aktivitätszustand (Tonus) der Effektororgane, der sowohl eine Steigerung wie eine Abschwächung zulässt. Vasokonstriktorneurone können so den Blutgefäßdurchmesser verkleinern oder vergrößern.

Autonome (vegetative) Reflexbögen im Rückenmark

Die peripheren autonomen Neurone integrieren als die **gemeinsame Endstrecke der vegetativen Motorik** afferente, spinale und von supraspinal absteigende erregende und hemmende Einflüsse, um sie an die inneren Organe weiterzuleiten. Die synaptische Verschaltung zwischen Afferenzen und vegetativen Efferenzen auf spinaler segmentaler Ebene wird **vegetativer Reflexbogen** genannt. Selbst die einfachsten vegetativen spinalen Reflexbögen verfügen über **mindestens 3 Synapsen** zwischen afferentem und postganglionärem Neuron, zwei im Rückenmarksgrau und eine Synapse im vegetativen Ganglion. Dieser »Grundaufbau« des vegetativen Reflexbogens ist in Abb. 6.8 illustriert.

Die Wirkung der autonomen Neurone auf ihr Effektororgan wird durch die im selben Organ liegenden Sensoren rückkoppelnd überwacht und mitgeregelt. Als Beispiele seien **kardiokardiale Reflexbögen** oder **intestointestinale**

6

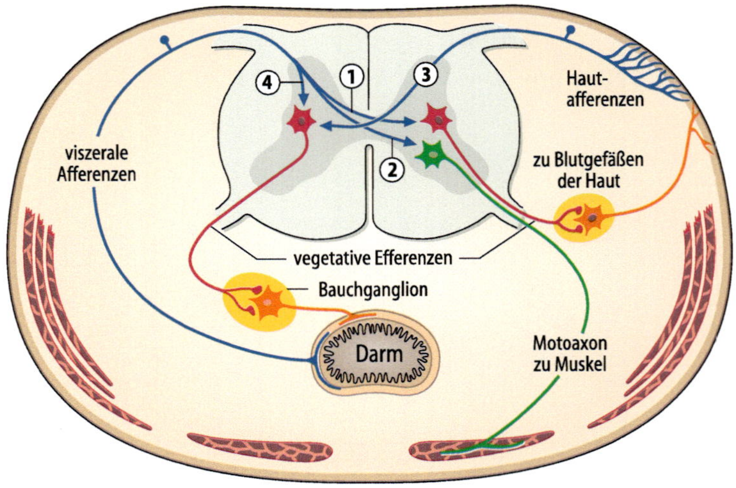

Abb. 6.9. Segmentalspinale Reflexe zur Skelettmuskulatur und zur glatten Muskulatur (Gefäßwände, Darmwände). Die in der Abb. 6.8 gezeigten spinalen Interneurone zwischen den afferenten und efferenten Neuronen sind zur besseren Übersicht nicht eingezeichnet. Die supraspinale Beeinflussung dieser Reflexbögen ist in Abb. 6.10 gezeigt

Reflexbögen (Bogen 4 in Abb. 6.9) genannt. Zu letzteren zählen z. B. Reflexbögen, die an den Genitalreflexen (Abschn. 26.3.2 und 26.3.3 beteiligt sind.

Die viszeralen Afferenzen, insbesondere die nozizeptiven, haben auch Verknüpfungen mit den Motoneuronen der Skelettmuskulatur. So ist z. B. bei Gallenblasen- oder Blinddarmentzündungen die **Muskulatur über dem Krankheitsherd gespannt**, und das Hautareal, welches durch dasselbe Rückenmarkssegment wie das erkrankte innere Organ afferent und efferent innerviert wird (Dermatom), ist gerötet. Dies rührt daher, dass die viszeralen Afferenzen aus dem erkrankten Eingeweidebereich die Motoneurone der Bauchmuskulatur reflektorisch erregen (**Abwehrspannung:** Reflexweg 2 in Abb. 6.9) und die sympathischen vasokonstriktorischen Efferenzen zu den Hautgefäßen hemmen (**Hautrötung**: Reflexweg 1 in Abb. 6.9).

Σ **Die spinalen Reflexbögen zwischen somatoviszeralen Afferenzen und vegetativen Efferenzen haben mindestens 3 Synapsen. Sie sind an zahlreichen vegetativen Regulationen beteiligt.**

6.3.2 Kontrolle des peripheren ANS durch Hirnstamm und Hypothalamus

Aufgaben von Hirnstamm und Hypothalamus

Große Teile des **Hirnstamms** (Medulla oblongata, Pons, Mesenzephalon) und zahlreiche Kerngebiete des **Hypothalamus** nehmen an der vegetativen Regelung und Steuerung autonomer Effektororgane teil, wobei es anscheinend die Aufgabe dieser »autonomen Zentren« ist, die verschiedenen spinalen Systeme in ihrer Tätigkeit zu synchronisieren

Box 6.5. Vegetative Reflexe nach Querschnittslähmung

Beim Menschen sind nach einer kompletten Durchtrennung des Rückenmarks alle spinalen vegetativen Reflexe, die unterhalb der Unterbrechung organisiert sind, zunächst erloschen. Während der anschließenden ersten 1–2 Monate ist die Haut trocken und rosig, weil die Spontanaktivität in den sympathischen Fasern zu Schweißdrüsen und Gefäßen sehr niedrig ist. Die spinalen somatosympathischen Reflexe einschließlich der Blasenentleerungs-, Darmentleerungs- sowie Genitalreflexe erholen sich im Laufe des folgenden halben Jahres, wobei aber eine sehr große Schwankungsbreite der Symptome zu beobachten ist.

Das initiale Verschwinden der spinalen vegetativen Reflexe beim Auftritt einer Querschnittslähmung ist ein Teil des **spinalen Schocks.** Er ist auf die Unterbrechung der deszendierenden Bahnen vom Hirnstamm zurückzuführen.

Das vom Gehirn **isolierte Rückenmark** ist **nach seiner Erholung** vom spinalen Schock zu einer Reihe von regulativen Leistungen fähig. So führen z. B. das Aufrichten des Körpers aus der Horizontallage oder Blutverlust reflektorisch zu einer allgemeinen Vasokonstriktion von Arterien und Venen. Dies verhindert einen gefährlichen Abfall des arteriellen Blutdruckes. Querschnittsgelähmte können auch erlernen, ihre **Blasenentleerung** zu kontrollieren. Sie können durch Beklopfen des Unterbauches die Harnblasenwand reflektorisch zur Kontraktion anregen und durch gezieltes Bauchpressen unterstützen. Vergleichbares gilt für die **Darmentleerung.** Ist jedoch das Sakralmark zerstört, so sind die Entleerungs- ebenso wie die Genitalreflexe für immer erloschen.

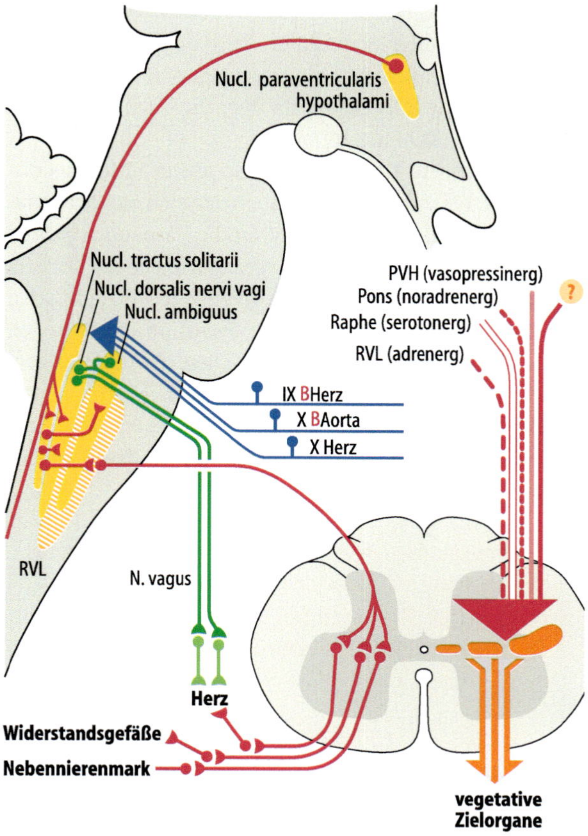

Abb. 6.10. Kontrolle des spinalen autonomen Nervensystems durch deszendierende Bahnsysteme aus dem Hirnstamm und dem Hypothalamus. *Links* sind die afferenten Eingänge (über die Hirnnerven IX und X), die zentralen Kerngebiete und die efferenten Ausgänge des Kontrollsystems zur Regelung des arteriellen Blutdrucks angegeben. *Rechts* deszendierende Systeme von Hirnstamm und Hypothalamus, die auf Neurone in der intermediären Zone der präganglionären Neurone im thorakolumbalen Rückenmark konvergieren. Ihre Transmittersysteme sind angegeben. *IX* Nervus glossopharyngeus, X Nervus vagus (rote B sind Afferenzen von Barosensoren), *PVH* Nucleus paraventricularis hypothalami, *RVL* rostrale ventrolaterale Medulla oblongata

und aufeinander abzustimmen, so dass die spinalen Systeme je nach den Erfordernissen als **funktionelle Koalitionen auf Zeit** zusammenarbeiten können.

So ist es z. B. erforderlich, dass bei der **Thermoregulation** die Weite der Hautgefäße (über das kutane Vasokonstriktorsystem) und die Tätigkeit der Schweißdrüsen (über das Sudomotorsystem), in Abhängigkeit von den Außenbedingungen und der durch körperliche Arbeit erzeugten Wärme, so aufeinander abgestimmt werden, dass eine optimale Wärmeabfuhr sichergestellt ist (Box 6.6).

Andere Beispiele sind die Koordination der Vasokonstriktorsysteme der Arteriolen mit der sympathischen Innervation des Herzens und des Nebennierenmarks bei der anschließend beispielhaft geschilderten **Regelung des arteriellen Blutdruckes,** oder die Zusammenarbeit zwischen den (spinal unterschiedlich lokalisierten, Abb. 6.1, 6.2) sympathischen und parasympathischen Systemen zu den Eingeweiden bei den **Entleerungsfunktionen** oder den **Sexualfunktionen** (▶ auch Box 6.5).

Deszendierende autonome Bahnsysteme

Der Vielfältigkeit der eben genannten Funktionskomplexe entspricht eine ebenso große Vielfältigkeit deszendierender spinaler Systeme von Hirnstamm und Hypothalamus, die zu den präganglionären Neuronen in der grauen Substanz des Rückenmarks projizieren (Abb. 6.10). Diese werden nach ihrer Herkunft und nach ihren Überträgersubstanzen charakterisiert. So erhalten die spinalen präganglionären Neurone z. B. Zuflüsse von **serotonergen** Neuronen aus den Raphekernen, von **adrenergen** Neuronen aus der rostralen ventrolateralen Medulla oblongata, von **noradrenergen** Neuronen aus der Pons und von **peptidergen** Neuronen (vasopressinerg, oxytozinerg) aus dem Nucleus paraventricularis hypothalami. Der Einfluss psychologischer Reaktionen, z. B. von Gefühlen auf innere Organe, wird über diese deszendierenden Bahnsysteme ausgeübt (Kap. 5, 9, 26 und 27).

Box 6.6. Verhaltensmedizin der Raynaud-Erkrankung

In den kälteren Zonen der Erde kommt es bei disponierten Personen (vor allem Frauen) in den kalten Jahreszeiten bei Kältereizen zu extremen Konstriktionen der peripheren Gefäße der Hände und Füße. Abgesehen von den starken Schmerzen, die dabei entstehen, kann es im Extremfall zu Nekrosen (Absterben) der Füße und Zehen kommen. Diese Symptomatik wurde erstmals von dem französischen Neurologen Maurice Raynaud (1834–1881) beschrieben und ist daher nach ihm benannt. Obwohl häufig ein erhöhter Sympathikotonus für die extreme Vasokonstriktion verantwortlich gemacht wird, führt Sympathektomie, also die Durchtrennung der peripheren sympathischen Nerven, meist nicht zum gewünschten Erfolg.

Als ungefährliche und nebenwirkungsfreie Alternative hat sich die **Selbstkontrollbehandlung der Raynaud-Erkrankung mit Temperaturbiofeedback** erwiesen. Dabei lernen die Patienten in einem kalten Raum (16–17°C), also in Gegenwart des auslösenden Kältereizes, die Hand- oder Fußtemperatur über instrumentelles Lerntraining (Kap. 25) zu erhöhen. Über einen winzigen Messfühler an der Hand wird die Temperatur gemessen und dem/der Patienten(in) auf einem Bildschirm gezeigt. Diese(r) hat nun die Aufgabe, über psychische Veränderungen (Vorstellungen, Gedanken, Gefühle) die Temperatur zu erhöhen. Gelingt dies, so kann die Person dies sofort als Rückmeldung am Bildschirm erkennen. Die **Rückmeldung wirkt als Belohnung** für die vorausgegangene Temperaturerhöhung und stabilisiert die richtige Selbstkontrollstrategie der Patienten/innen.

Zahlreiche Kerngebiete in Hirnstamm und Hypothalamus stimmen die Tätigkeiten des peripheren ANS untereinander ab. Diese integrativen Aufgaben von Hirnstamm und Hypothalamus werden über absteigende Bahnsysteme zum Rückenmark abgewickelt.

Blutdruckregulation

Die Steuerungs- und Regelungsfunktionen (Koordinierungsaufgaben) der **supraspinalen autonomen Zentren** lassen sich besonders klar am Beispiel der Kreislaufregulation illustrieren. Die beteiligten Neuronen- und Bahnsysteme sind in der Abb. 6.10 gezeigt. Ihre Aufgaben zeigen sich deutlich, wenn man die Blutdruckregulation bei einem hoch spinalisierten Tier (Rückenmark in Höhe des oberen Halsmarks durchtrennt) mit der bei einem Tier vergleicht, bei dem das Gehirn oberhalb der Medulla oblongata abgetrennt wurde (dezerebriertes Tier).

Bei **akut spinalisierten Tieren** sinkt der Blutdruck auf niedrige Werte, weil die **Ruheaktivität** in den sympathischen Neuronen zu den Blutgefäßen, zum Herzen und zum Nebennierenmark durch die Unterbrechung aller rechts in Abb. 6.10 gezeigten absteigenden Bahnen **verschwindet** (Box 6.5). Nur die Herzfunktion kann noch neuronal von der oberhalb der Schnittstelle gelegenen und damit weiterhin intakten Medulla oblongata über die Vagusnerven geregelt werden (Abb. 6.10, links).

Dezerebrierte Tiere mit intakten aus der Medulla oblongata absteigenden Bahnen haben dagegen einen **normalen Blutdruck**. Bei diesen reagieren die Vasokonstriktoren der Blutgefäße koordiniert auf Lageänderungen des Körpers im Raum und stellen den Gefäßquerschnitt (und damit den Gefäßwiderstand) so ein, dass der Perfusionsdruck in den Versorgungsgebieten gleich bleibt. Diese Befunde zeigen, dass die **Medulla oblongata** die neuronalen Systeme für die Regulation des arteriellen Systemblutdrucks enthält. Diese neuronalen Systeme werden daher **Kreislaufzentren** genannt (Abschn. 10.6.3).

Die Kreislaufzentren der Medulla oblongata regeln den Blutdruck auf seinen physiologischen Wert. Werden ihre absteigenden Bahnen im Rückenmark durchtrennt, fällt die Blutdruckregulation aus und der Blutdruck sinkt sofort auf niedrige Werte.

Zusammenfassung

Das periphere autonome Nervensystem (ANS) ist aus **3 Anteilen** aufgebaut, nämlich

1. dem **Sympathikus,** dessen präganglionäre Neurone im Brustmark und oberen Lendenmark liegen,
2. dem **Parasympathikus,** dessen präganglionären Neurone im Kreuzmark und im Hirnstamm liegen und
3. dem **Darmnervensystem,** dessen motorische und sensorische Neurone in den Wänden der Eingeweide liegen.

Beim **Sympathikus**

- ziehen die **Axone der präganglionären Neurone** über die Vorderwurzeln teils zu paarigen (Grenzstrang), teils zu unpaarigen Ganglien (im Bauch- und Beckenraum),
- ziehen die **Axone der postganglionären Neurone** aus den Ganglien mit den somatischen Nerven zu ihren Erfolgsorganen,
- sind als **Effektoren** alle glatten Muskelfasern, das Herz, viele Drüsen, Teile des Immunsystems sowie Leber- und Nierenzellen postganglionär innerviert,
- ist das **Nebennierenmark** eine sympathisch gesteuerte endokrine Drüse.

Beim **Parasympathikus**

- ziehen die **Axone der präganglionären Neurone** über spezielle Nerven (z. B. Nervus vagus) zu ihren postganglionären Neuronen,
- liegen die **postganglionären Neurone** organnah, d. h. ihre Axone sind kurz,
- sind **seine Effektoren** u. a. die glatten Muskeln und Drüsen der Eingeweide, einschließlich der Lunge, der Sexualorgane und der Ausscheidungsorgane.

Die **synaptische Übertragung** im peripheren ANS

- ist **cholinerg** an allen (sympathischen wie parasympathischen) präganglionären Synapsen und an den parasympathischen postganglionären Synapsen (z. B. Vagus am Herzen), sowie postganglionär sympathisch an den Schweißdrüsen,
- ist **adrenerg** (überwiegend Noradrenalin) an allen anderen postganglionär sympathischen Synapsen (z. B. auf der glatten Muskulatur der Gefäße),
- weist peptiderge (z. B. VIP) und nicht-peptiderge **Kotransmitter** (z. B. ATP) auf.

Die **postsynaptischen Rezeptoren** der Transmitter im peripheren ANS

- sind in allen sympathischen und parasympathischen Ganglien vom **cholinergen nikotinergen** Typ (ligandengesteuerte Ionenkanäle),
- sind bei den parasympathischen postganglionären Synapsen vom **cholinergen muskarinergen** Typ (metabotrope Rezeptoren, z. B. Vagus am Herzen),

▼

- sind bei den sympathischen postganglionären Synapsen alle **adrenerg metabotrop** aus den Familien der α_1-, α_2-, β_1-, β_2- und β_3-Rezeptoren.

Bezüglich seiner **peripheren und spinalen Wirkweise** und der **supraspinalen Kontrolle** des ANS bleibt festzuhalten,

- dass alle autonomen prä- wie postganglionären Neurone jeweils **nur einen Typ von Effektor** innervieren (z. B. die Vasokonstriktorneurone nur glatte Muskelfasern in den Blutgefäßwänden), d. h. sie sind hochspezifisch organisiert,
- dass ihre **Spontanaktivität** für einen mittleren Grundtonus der Effektoren sorgt, der durch Reduzierung oder Erhöhung der Entladungsrate modifiziert werden kann,
- dass über die in den Effektororganen liegenden Sinnesfühler Rückmeldungen über die Wirksamkeit der efferenten autonomen Innervation ins Rückenmark fließen, die dort über **autonome Reflexbögen** zur Organsteuerung und -regelung verwertet werden,
- dass diese spinalen Reflexbögen unter **deszendierender Kontrolle** aus Hirnstamm und Hypothalamus stehen, deren autonome Zentren (Kerne, z. B. Raphekerne) für eine optimale Anpassung an die jeweiligen Anforderungen sorgen.

Literatur

Appenzeller O (1999) The autonomic nervous system. Part I: Normal functions. In: Vinken PJ, Bruyn GW (eds) Handbook of clinical neurology, vol. 74. Elsevier, Amsterdam

Appenzeller O (1999) The autonomic nervous system. Part II: Dysfunctions. In: Vinken PJ, Bruyn GW (eds) Handbook of clinical neurology, vol. 74. Elsevier, Amsterdam

Greger R, Windhorst U (eds) Comprehensive human physiology – from cellular mechanisms to integration, vol. 1 and 2. Springer, Berlin Heidelberg New York

Jänig W (2003) The autonomic nervous system and its co-ordination by the brain. In: Davidson RJ, Scherer KR, Goldsmith HH (eds) Handbook of affective sciences, part II, pp 135–185. Oxford University Press, New York

Jänig W (2005) Integrative action of the autonomic nervous system: Neurobiology of homeostasis. Cambridge University Press, Cambridge New York

Jänig W, McLachlan EM (1999) Neurobiology of the autonomic nervous system. In: Mathias CJ, Bannister R (eds) Autonomic failure, 4th ed, pp 3–15. Oxford University Press, Oxford

Loewy AD, Spyer KM (eds) (1990) Central regulation of autonomic functions. Oxford University Press, New York

Mathias C, Bannister R (eds) (1999) Autonomic failure, 4th ed. Oxford University Press, Oxford

Sato A, Sato Y, Schmidt RF (1997) The impact of somatosensory input on autonomic functions. Rev Physiol 130:1–328

Zigmond MJ, Bloom FE, Landis SC et al (1999) Fundamental neuroscience. Academic Press, San Diego

7 Endokrine Systeme (Hormone)

N. Birbaumer (et al.), *Biologische Psychologie*, Springer-Lehrbuch,
https://doi.org/10.1007/978-3-540-95938-0_7

Zwei Kommunikationssysteme dienen dem Informationsaustausch zwischen den einzelnen Organen des Körpers: das Nervensystem, insbesondere das im Kap. 6 vorgestellte vegetative Nervensystem, und das endokrine System. Beide Systeme sind funktionell eng miteinander verknüpft. Zusammen regeln und koordinieren sie die Funktion von zum Teil weit voneinander entfernten Organen. Während aber das Nervensystem seine Botschaften in elektrischen Impulsen verschlüsselt über die Nervenfasern zu den einzelnen Organen schickt, bedient sich das endokrine System chemischer Stoffe, der Hormone, um sich mit den Erfolgsorganen zu verständigen. Letztere verfügen über Rezeptoren (▶ unten) für die entsprechenden Hormone, mit denen sie die chemisch kodierte Nachricht des Hormons »lesen« können. Der Unterschied zwischen den beiden Systemen liegt also hauptsächlich in der Technik und in der Geschwindigkeit der Informationsübertragung, die bei der nervösen Übertragung im Millisekundenbereich, bei der hormonellen aber im Minuten- bis Stundenbereich liegt.

Endokrines System und autonomes Nervensystem verbindet noch eine weitere Gemeinsamkeit: Beide haben bei aller Vielfalt ihrer unterschiedlichen Einzelaufgaben das übergeordnete Ziel, den Körper kontinuierlich an wechselnde Belastungen anzupassen, also die »Homöostase des inneren Systems« zu wahren. Dazu gehört, die Zusammensetzung der Extrazellulärflüssigkeit immer dann wieder herzustellen, wenn sie von außen gestört worden ist. Dazu gehört aber auch, sich rechtzeitig auf vorhersehbare Änderungen oder Störungen der Homöostase einzustellen, also beispielsweise das Herzminutenvolumen schon vor Beginn einer willkürlichen körperlichen Anstrengung zu erhöhen (Abschn. 10.6.3), oder schon vor dem morgendlichen Aufwachen die Körperorgane in erhöhte Arbeitsbereitschaft zu bringen (zirkadiane Periodik, Abschn. 22.3.1).

7

7.1 Allgemeine Endokrinologie

7.1.1 Produktions- und Speicherorte von Hormonen

Drüsenzellen und Drüsen als Produktionsorte

Hormone werden in spezialisierten Körperzellen gebildet, die **Drüsenzellen** genannt werden. Diese liegen meist als Organe zusammen, nämlich den **endokrinen Drüsen** (z. B. Schilddrüse, Hypophyse), die deswegen endokrin heißen, weil sie keinen speziellen Ausführungsgang besitzen, sondern die Hormone unmittelbar in das sie durchströmende Blut abgeben. Drüsen mit Ausführungsgang, die ein Sekret bilden und absondern, also z. B. die Speichel-, Tränen- oder Pankreasdrüsen, werden als **exokrine Drüsen** bezeichnet.

Drüsenzellen können aber auch **vereinzelt oder in Gruppen** in nicht hormonproduzierenden Organen liegen. Beispiele für **vereinzelt** liegende Drüsenzellen sind die enteroendokrinen Zellen des Magen-Darm-Kanals (Kap. 12) und für **endokrine Zellgruppen** die hormonproduzierenden Zellen im Hoden und im Eierstock und die Langerhans-Inseln in der Bauchspeicheldrüse (▶ unten).

Granuläre und nichtgranuläre Speicherung in Drüsenzellen

In den Drüsenzellen werden die meisten Hormone in granulärer Form, also wie die synaptischen Transmitter **in Vesikeln gespeichert** (Abschn. 4.1.1). In einem solchen **Vesikel** oder **Granulum**, das durch eine Membran vom Zytoplasma abgetrennt ist, sind viele tausend Hormonmoleküle eingelagert. Ihre Freisetzung erfolgt durch den Prozess der **Exozytose** (Abschn. 2.2.1), d. h. die Membran des Granulums verschmilzt mit der äußeren Zellmembran und entleert ihren Inhalt in den Extrazellulärraum.

Ausnahmen bilden die **Steroidhormone**, z. B. die Kortikosteroide, die im Zytoplasma und nicht in Vesikeln gespeichert werden und die **Schilddrüsenhormone**, die außerhalb der Drüsenzellen in einer gelatinösen Substanz, dem Kolloid, gespeichert werden.

Σ Hormone werden in endokrinen Drüsenzellen gebildet und dort in Vesikel (Synonym: Granula) gespeichert. Aus diesen werden sie exozytotisch freigesetzt. Ausnahmen sind die Steroid- und die Schilddrüsenhormone, die im Zytoplasma bzw. im Kolloid gespeichert werden.

7.1.2 Zielorte von Hormonen

Übliche Zielorte von Hormonen

Sobald Hormone aus ihren Speicherorten freigesetzt werden, diffundieren sie durch die Epithelwand der nächstgelegenen Blutkapillaren in das Blut (◘ Abb. 7.1). Über den Blutstrom werden sie im gesamten Körper verteilt und können damit alle Körperzellen erreichen, denn sie können überall die Blutkapillaren auf dem Diffusionsweg wieder verlassen. Aber nur an ihren Zielorten lösen sie spezifische Wirkungen aus. **Bildungsort** und **Wirkort** der Hormone sind also in der Regel **weit voneinander** entfernt.

Die **Hormone tragen also Botschaften** von den endokrinen Drüsen über den Blutstrom **zu den Zellen ihrer Erfolgsorgane,** die nur von diesen Zellen verstanden und befolgt werden können. So führt, um ein Beispiel zu nennen, die Erhöhung der Kalium-Ionenkonzentration im Blut (wir nehmen in der täglichen Nahrung Kalium im Überfluss auf) zu einer Freisetzung des Hormons Aldosteron aus der Nebennierenrinde. Aldosteron veranlasst die Tubuluszellen der Nieren über den in Abschn. 12.3.3 geschilderten Mechanismus zu einer erhöhten Kaliumausscheidung im Urin.

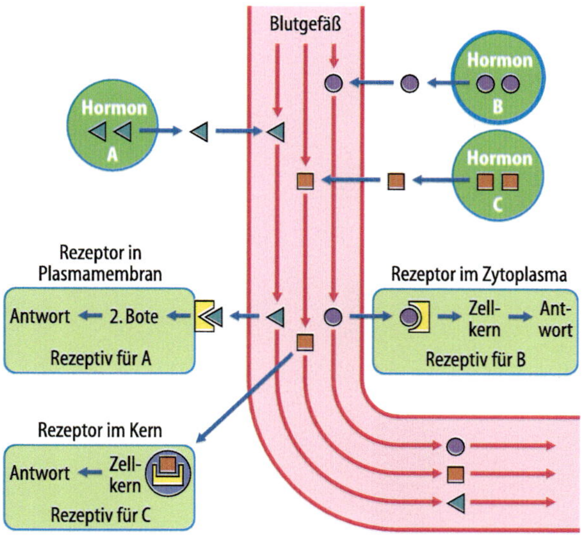

Abb. 7.1. Wege und Ziele (Rezeptoren) der Hormone. Drei Drüsenzellen schütten ihre Hormone A, B bzw. C in das Interstitium aus. Die Hormone diffundieren in eine benachbarte Kapillare und werden vom Blutstrom zu ihren Zielzellen getragen. Hormon A bindet an einen Membranrezeptor, Hormon B an einen Rezeptor im Zytoplasma (Zytosol) und Hormon C an einen Rezeptor im Zellkern. Weitere Erläuterung im Text

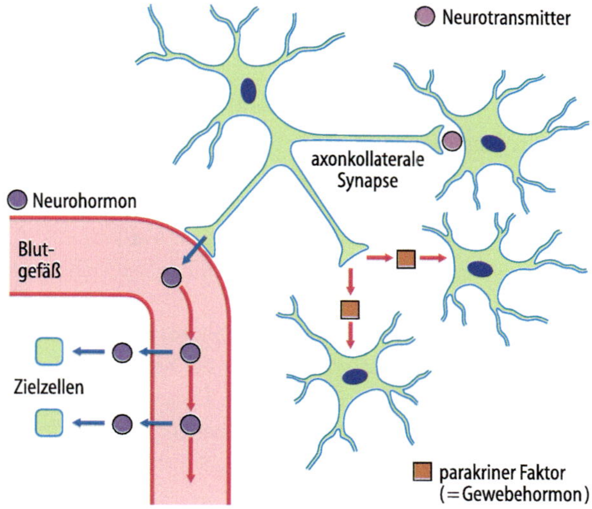

Abb. 7.3. Ähnlichkeiten und Unterschiede der Wirkwege von Transmittern, Neuromodulatoren und Hormonen. Eine von einem Neuron freigesetzte Substanz kann je nach Zielort als Transmitter, als Hormon oder als autokrine Substanz dienen (auch eine parakrine Wirkung auf präsynaptischen Autorezeptoren ist möglich)

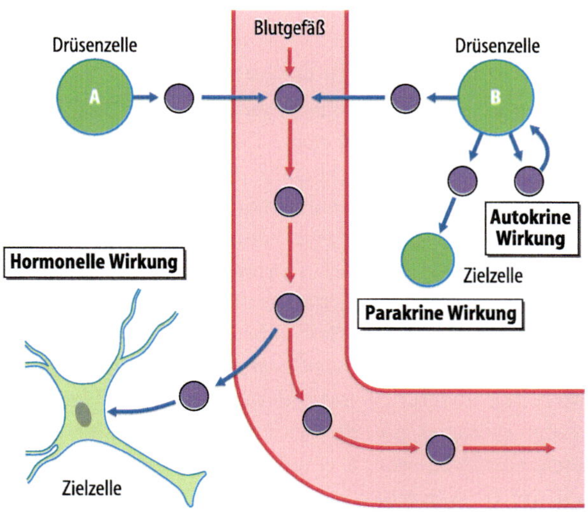

Abb. 7.2. Hormonelle, parakrine und autokrine Angriffspunkte von Hormonen. Die Drüsenzelle A produziert ein Hormon, das auf dem Blutweg an die Zielzelle gelangt (klassische Hormonwirkung, ► Abb. 7.1). Die Drüsenzelle B produziert ein Hormon, das benachbarte Zielzellen parakrin beeinflusst und gleichzeitig seine eigene Drüsenzelle autokrin modifiziert. Das in Zelle B produzierte Hormon wird gleichzeitig auch auf dem Blutweg zu weiteren Zielzellen transportiert

Parakrine und autokrine Ziele

Ein Hormon wird also **normalerweise über den Blutstrom** zu seinen Zielzellen transportiert wie dies in Abb. 7.1 und links in Abb. 7.2 illustriert ist. Es kommt aber auch vor, dass die Hormonbotschaft von Zellen »gelesen« werden kann, die in unmittelbarer Nachbarschaft zu den hormonproduzierenden Zellen liegen. Das Hormon diffundiert dann, wie rechts in Abb. 7.2 zu sehen, direkt im Extrazellulärraum zu den Zielzellen. Diese Wirkung von Hormonen an **benachbarten** Zellen heißt **parakrine Wirkung.** Wirkt das Hormon auf seine **Erzeugerzelle** zurück, so bezeichnet man diese Wirkung, wie ebenfalls in Abb. 7.2 zu sehen, als **autokrin.**

Neurohormonwirkung

Nervenzellen übertragen an den Synapsen ihre erregenden und hemmenden Wirkungen über die Freisetzung chemischer Substanzen (Neurotransmitter, Neuromodulatoren) auf die nächste Nerven-, Muskel- oder Drüsenzelle (Einzelheiten in Kap. 4). Diese Wirkform gleicht der parakrinen Hormonwirkung, sie ist aber in der Regel direkter und wesentlich schneller (Abb. 4.1 in Abschn. 4.1.1; Abb. 7.1 und 7.2). Von Nervenzellen produzierte Peptide und Proteine werden z. T. aber auch in die Blutbahn aufgenommen wie dies Abb. 7.3 zeigt. Diese Substanzen können daher »klassische« Hormonwirkungen haben. Möglicherweise ist es so, dass **große Teile des Zentralnervensystems** im klassischen Sinne als **hormonproduzierend** angesehen werden müssen.

Die Hormone werden nach Freisetzung über den Blutkreislauf zu ihren Zielzellen transportiert. Sie können aber auch parakrin in ihre unmittelbare Umgebung und autokrin auf ihre eigenen Drüsenzellen wirken. Auch viele Neurone des ZNS produzieren Hormone.

7.1.3 Zelluläre Angriffspunkte von Hormonen

Hormonrezeptoren in der Zellmembran

Fast alle Körperzellen können über einige oder mehrere Hormone angesprochen werden, d. h. sie besitzen für diese Hormone entsprechende **Rezeptoren** (die entsprechenden Ausführungen zum Rezeptorkonzept in Abschn. 4.3.1). Diese Rezeptoren können an drei verschiedenen Stellen der Zelle lokalisiert sein.

Zum einen sitzen die **Hormonrezeptoren in der Zellmembran**. Dort können die Hormone die Zellen am besten erreichen (Hormon A in ◘ Abb. 7.1). Hormone, die nicht fettlöslich sind, haben ohnehin keine andere Wirkmöglichkeit, da sie die Plasmazellmembran nicht durchdringen und in das Zellinnere gelangen können.

7

Sobald sich ein Hormon mit seinem Rezeptor in der Plasmamembran verbunden hat, kann seine Nachricht »gelesen« werden. In der Regel wird die Nachricht über biochemische Mechanismen **in das Zellinnere weitergeleitet,** und zwar über die Aktivierung eines zweiten Botenstoffes oder second messengers. Dieser Weg wurde bereits an einem häufigen **second messenger,** nämlich dem zyklischen Adenosinmonophosphat, cAMP, in ◘ Abb. 2.7 (Abschn. 2.2.2) illustriert und ausführlich besprochen (dort wird statt des Begriffs Hormon der noch allgemeinere Begriff **externes Signal** verwendet). Auf diesem Wege können, je nach Hormon und Zielzelle, die vielfältigsten Zellreaktionen ausgelöst werden.

Ein Teil der Membranrezeptoren, v. a. die katecholaminergen, metabotropen Rezeptoren (Abschn. 4.3.3) für Noradrenalin (überwiegend als Transmitter freigesetzt) und Adrenalin (überwiegend als Hormon aus dem Nebennierenmark freigesetzt), führen bei ihrer Aktivierung zum **Öffnen von Ionenkanälen** und dadurch bedingten Ionenflüssen über die Membran.

Σ Hormone müssen sich wie synaptische Transmitter mit Rezeptoren verbinden, um ihre Wirkungen zu entfalten. Bindung an membranständige Rezeptoren hat vielfältige Folgen, die über Ketten sekundärer Botenstoffe vermittelt werden.

Hormonrezeptoren im Zytoplasma

Hormonrezeptoren finden sich auch im Zytoplasma (Synonym: Zytosol, Abschn. 2.1.2) der Zellen (Hormon B in ◘ Abb. 7.1 und Abb. 7.4). Diese im Zellinneren wirkenden Hormone müssen fettlöslich sein, um die Plasmazellmembran durchdringen zu können (► unten). An die **Zytoplasmarezeptoren** binden sich hauptsächlich Hormone aus der chemischen Gruppe der **Lipide** (z. B. die Kortikoidhormone der Nebennierenrinde oder die Androgene der Sexualdrüsen).

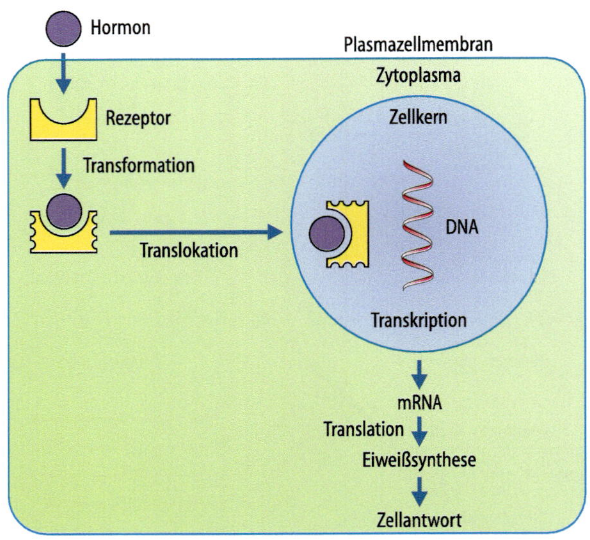

◘ **Abb. 7.4. Wirkung eines Hormons mit intrazellulärem Rezeptor (im Zytoplasma oder im Zellkern).** Das Hormon diffundiert durch die Plasmazellmembran und bindet sich an den Rezeptor. Der Hormon-Rezeptor-Komplex wird dann in den Kern transloziert (bzw. befindet sich dort) und beeinflusst die DNA-Synthese des Zellkerns. Damit wird die Transkriptionsrate der genetischen Information zu messenger-RNA (mRNA) verändert. Dies bewirkt eine veränderte Eiweißsynthese über den Prozess der Translation. Die Folge ist eine veränderte Zellfunktion

Hormonrezeptoren im Zellkern

Schließlich finden sich Hormonrezeptoren in den Zellkernen (Hormon C in ◘ Abb. 7.1) Diese **Zellkernrezeptoren** sind praktisch ausschließlich Rezeptoren der niedermolekularen **Schilddrüsenhormone**, die die Plasmazellmembran leicht durchdringen können (Abschn. 7.3.4).

Die Wirkweise eines Hormons mit einem intrazellulärem, also einem zytoplasmischen oder nukleären Rezeptor, besteht darin, dass in beiden Fällen im Zellkern eine **Wirkung auf die Eiweißsynthese** der Zelle ausgeübt wird. Mit anderen Worten, der intrazelluläre Hormonrezeptorkomplex beeinflusst direkt die Expression genetischer Information, d. h. er übt selbst eine direkte Wirkung auf die DNA-Synthese aus. Der in Abschn. 2.1.3 angesprochene Vorgang der Eiweißsynthese kann also im Zellkern über Hormonrezeptorkomplexe an- und abgeschaltet werden.

Σ Bindung von Hormonen an Rezeptoren im Zytoplasma (z. B. Kortikoide, Androgene) und im Zellkern (z. B. Schilddrüsenhormone) verändert die Expression (Synthese) der Zellproteine.

7.1.4 Chemische Struktur, Synthese und Abbau von Hormonen

Fettunlösliche Hormone aus Aminosäuren

Obwohl alle Hormone der **Informationsübertragung im Organismus** dienen, also die gleiche Aufgabe erfüllen, gehören sie chemisch unterschiedlichen Substanzklassen an, die sich wie folgt gruppieren lassen:

Die aus mehreren bis zahlreichen Aminosäuren aufgebauten **Peptid-** und **Proteinhormone** bilden die Mehrzahl aller Hormone. Sie sind wenig fettlöslich und können daher die Plasmazellmembran nicht passieren. Ihre Rezeptoren sitzen auf der Oberfläche der Plasmazellmembran (◘ Abb. 7.1, Hormon A).

Wie bei anderen Eiweißkörpern auch, erfolgt die **Bildung dieser Hormone im Golgi-Apparat** (eine Zellorganelle, Abschn. 2.1.2) der endokrinen Drüsenzellen. Das Hormon wird jedoch bei den meisten nicht in der biologisch wirksamen Form gebildet, sondern als höhermolekulares Vorläufermolekül. Aus dieser sog. **Präproform** des Hormons wird das eigentliche Hormon in einem nächsten Schritt enzymatisch abgetrennt. Anschließend wird es, wie oben gesagt, bis zu seiner Ausschüttung in Granula gespeichert.

Σ Die meisten Hormone sind aus Ketten von Aminosäuren aufgebaut, sie sind also Peptide (kurze Ketten von Aminosäuren) oder Proteine (lange Ketten). Sie sind nicht fettlöslich. Ihre Rezeptoren sind in die Zellmembran eingebettet.

Lipophile (fettlösliche) Hormone

Die zweite große Substanzklasse wird von den lipophilen Hormonen gebildet, die aufgrund ihrer Fettlöslichkeit durch die Plasmazellmembran diffundieren können. Hierzu gehören die aus Cholesterin synthetisierten **Steroidhormone** sowie **Abkömmlinge der Arachidonsäure**, einer ungesättigten Fettsäure.

Zu den Steroiden zählen unter anderem das Kortisol aus der Nebennierenrinde und das männliche Geschlechtshormon Testosteron. Prostaglandine und Leukotriene, die als Entzündungsmediatoren wirken, sind hingegen Abkömmlinge der Arachidonsäure.

Hormone aus der Aminosäure Tyrosin

Aus der Aminosäure Tyrosin werden in mehreren Syntheseschritten, die in ◘ Abb. 4.8 illustriert wurden, die **Katecholamine** gebildet, die als Transmitter und Hormone dienen (Abschn. 4.3.1 und 6.1.3).

Die **Schilddrüsenhormone** haben ebenfalls als Ausgangspunkt ihrer Synthese das Tyrosin. Aus je 2 Molekülen Tyrosin und unter der Anlagerung von Jod entstehen sie auf einem komplexen Syntheseweg (wird in Abschn. 7.3.4 beschrieben). Sie sind fettlöslich und dringen gut durch die

Box 7.1. Methoden zum Nachweis von Hormonen

Am Beginn der modernen Hormonforschung standen 1848–1849 Experimente des Göttinger Physiologen Arnold Adolph Berthold an kastrierten Hähnen. Es war damals bekannt, dass Hähne nach der Kastration den geschwollenen Hahnenkamm verlieren, keine Kopulationen mehr durchführen, nicht mehr krähen und weniger aggressives Verhalten zeigen. Dies wurde auf nervöse Verbindungen zwischen Hoden und Gehirn zurückgeführt. Berthold reimplantierte einen der entfernten Hoden in die Bauchhöhle, worauf der Hahnenkamm geschwollen blieb und die Tiere weiterhin das typische Verhalten von Hähnen zeigten. Die dafür verantwortlichen Signale aus dem Hoden mussten also auf dem Blutwege (humoral) in das Gehirn bzw. zum Hahnenkamm gelangen. Diese Experimente waren der Ausgangspunkt der experimentellen Endokrinologie und Psychoendokrinologie (drei der vier von Berthold genannten Parameter – Krähen, Kopulation und Aggression – beschreiben Verhalten). Auch heute werden vergleichbare **biologische Nachweismethoden** oder **Bioassays** weiter eingesetzt.

Wesentlich feiner als das Messen von biologischen Wirkungen an Tiermodellen sind **immunologische Nachweismethoden,** die darauf beruhen, dass gegen praktisch jedes Hormon spezifische Antikörper (Abschn. 9.1.3) hergestellt werden können. Bei diesen Tests, z. B. einigen Schwangerschaftstests, wird der Hormon-Antikörper-Komplex ausgefällt (d. h. zum Gerinnen gebracht) und dann seine Menge bestimmt. Eine besonders genaue immunologische Methode ist der **Radioimmunoassay**

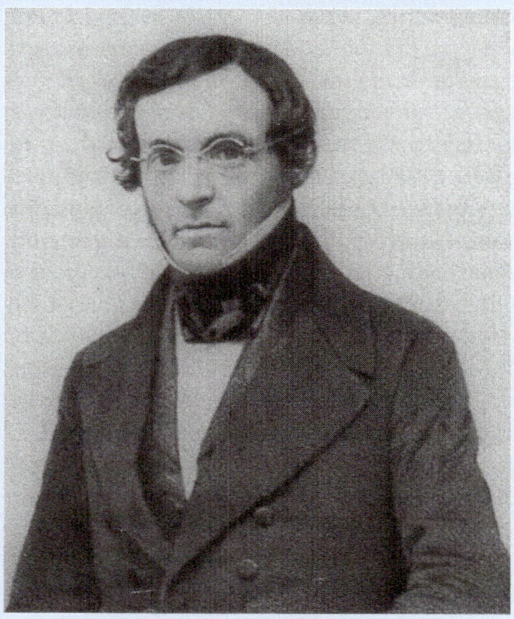

Arnold Adolph Berthold (1803–1861)

(RIA). Hier bindet sich der Probe beigegebenes radioaktiv markiertes Hormon in Konkurrenz mit dem zu bestimmenden Hormon an die Antikörper. Aus der Menge der an die Antikörper gebundenen Radioaktivität lässt sich dann sehr genau auf die zu messende Hormonmenge schließen (je mehr der ausgefällte Hormon-Antikörper-Komplex radioaktiv strahlt, desto weniger zu messendes Hormon war in der Probe).

Zellmembran in alle Körperzellen ein, um sich mit den im Zellkern lokalisierten Rezeptoren zu verbinden.

Abbau der Hormone

Der **Abbau** der Hormone erfolgt **auf zwei Wegen.** Erstens gibt es in den verschiedensten Körperorganen, besonders in der Leber und in den Nieren, eine Reihe von **Enzymsystemen,** die die »vorbeischwimmenden« Hormone in unwirksame Teile aufspalten. Dies gilt nicht nur für solche Moleküle, die nie mit einem Rezeptor verbunden waren, sondern auch für solche, die sich aus dieser (immer reversiblen) Bindung wieder gelöst hatten. Zweitens wird ein Teil der Hormone nach seiner Rezeptorbindung **in der Zelle abgebaut.**

Σ Die lipophilen Hormone werden entweder aus Cholesterin oder aus der Arachidonsäure gebildet. Tyrosin ist der Ausgangspunkt für die Katecholamine und die Schilddrüsenhormone. Alle Hormone werden durch enzymatische Spaltung abgebaut (in Leber, Niere oder am Wirkort).

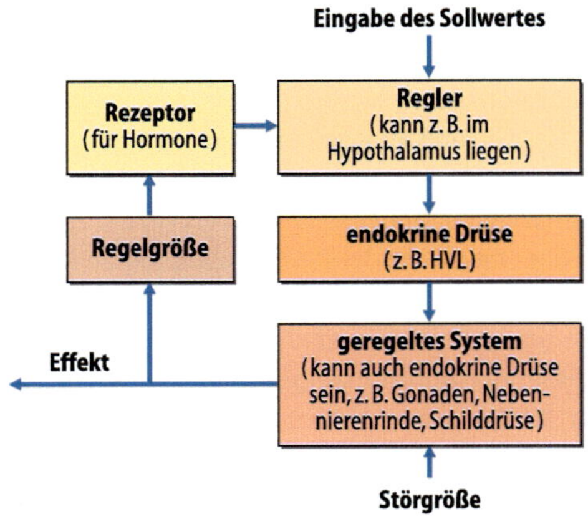

Abb. 7.5. Vereinfachte und schematisierte Darstellung eines hormonellen Regelkreises. Der Sollwert wird dem Regler vorgegeben, der die endokrine Drüse zur Hormonsekretion veranlasst. Wenn Störgrößen das vom sezernierten Hormon geregelte System aus dem Gleichgewicht (der Homöostase) bringen, also die Regelgröße verändern, wird dies über Rezeptoren, den Fühlern des Regelkreises, dem Regler mitgeteilt, der daraufhin eine Änderung (Zu- oder Abnahme) induziert

7.1.5 Hormone als Teile von Regelkreisen

Grundbegriffe der Regelungslehre

Viele, wenn nicht die meisten Aktivitäten der endokrinen Systeme und des mit ihnen Hand in Hand arbeitenden autonomen Nervensystems sind eingebunden in **Regulations-** oder **Regelungsvorgänge,** die als biologische Balanceakte dazu dienen, die »Ordnung im Hause«, sprich die **Homöostase,** aufrecht zu erhalten. Solche biologischen Regelungsvorgänge lassen sich durch die **Regelungslehre** beschreiben.

Die regelungstechnischen Grundbegriffe lassen sich am Beispiel einer Raumtemperaturregelung erläutern, bei der die **Raumtemperatur konstant** gehalten werden soll. Sie ist also die **Regelgröße** (vergleiche die entsprechenden Begriffe mit der vereinfachten Darstellung eines hormonellen Regelkreis in Abb. 7.5). Die gerätetechnische Einrichtung, an der dies geschieht, ist das Zimmer mit seiner Heizung, die **Regelstrecke.** Ein Thermometer misst als **Fühler** die tatsächliche Raumtemperatur, den **Istwert.** Diese wird im Thermostat, dem **Regler,** mit der vorgewählten Temperatur, der **Führungsgröße,** verglichen, die den gewünschten **Sollwert** der Regelgröße Raumtemperatur darstellt.

Haben Istwert und Sollwert unterschiedliche Werte, liegt eine **Regelabweichung** vor. Daraus wird vom Regler die **Stellgröße** berechnet, die über das **Stellglied,** nämlich den Ofen mit seiner veränderlichen Brennstoffzufuhr, so lange korrigierend auf die Regelgröße Raumtemperatur einwirkt, bis Istwert und Sollwert übereinstimmen. Alle Einflüsse auf die Regelgröße, die Abweichungen vom Sollwert verursachen, hier v. a. die verschiedenen Formen der Wärmeverluste, werden **Störgrößen** genannt.

Σ Geschlossene Regelkreise dienen im menschlichen Organismus zur Aufrechterhaltung der Homöostase. Dazu wird die Führungsgröße (Sollwert) mit der tatsächlichen Messgröße (Istwert) verglichen und jede Abweichung über ein Stellglied korrigiert.

Unterschied zwischen Regelung und Steuerung

Das wesentliche Merkmal der Regelung ist nach dem eben gesagten der **geschlossene Regelkreis,** der so aufgebaut (gepolt) ist, dass jede Störung der Regelgröße automatisch und möglichst vollständig korrigiert wird. Ein solcher, den Einfluss der Störgröße kompensierender Vorgang wird **negative Rückkopplung** genannt.

Lässt man die negative Rückkopplung wegfallen, z. B. indem man auf die Rückmeldung der Ist-Temperatur an die Heizungsanlage verzichtet, spricht man von **Steuerung.** Durch Steuerung kann zwar eine im voraus bekannte Störung kompensiert werden, beispielsweise ein erhöhter Heizungsbedarf bei Ankündigung eines Kälteeinbruchs, jedoch nicht wechselnde und unvorhersehbare Störungen. Die Regelung ist also der Steuerung in ihrer Anpassungsfähigkeit an wechselnde Störgrößen weit überlegen.

Dimensionierung des Regelkreises, Verstellung durch Lernen

Den Eigenschaften der einzelnen Anteile des Regelkreises kommen für das Verhalten des Regelkreises als Ganzes große Bedeutung zu. Hier sei nur die **Verstärkung des Reglers** betrachtet, gewissermaßen die »Heftigkeit«, mit der der Regler auf eine Änderung der Regelgröße reagiert.

Ist die **Verstärkung klein,** so wird der Regelkreis nur langsam und bedächtig auf eine Störung antworten. Dies mag für manche Regelkreise, wie beispielsweise die Langzeitkontrolle des Blutdrucks, ausreichen.

Ist die **Verstärkung groß,** wird zwar die Regelung besser, aber sobald sie zu kräftig einsetzt, läuft sie leicht über den angepeilten Sollwert hinaus. Daraufhin setzt prompt der umgekehrte Regelvorgang ein, der wiederum über sein Ziel hinausschießt. Solche **ungedämpften Regelschwingungen** werden in der Motorik bei Ausfall hemmender Schaltkreise als **Zittern (Tremor)** sichtbar, beispielsweise als Ruhezittern bei der Parkinson-Erkrankung oder als Bewegungszittern bei Kleinhirnstörungen (Abschn. 13.7.1).

Darüber hinaus können beträchtliche **Änderungen des Sollwerts durch Lernen** erzielt werden: Beispielsweise kann ein Mensch im Experiment lernen, in einer physischen Belastungssituation (z. B. Ergometrie) seine Herztätigkeit zu verlangsamen, obwohl der Regelkreis eine Anhebung der Herzrate herstellen müsste. Regelkreise können also durch Lernprozesse (Kap. 25) erheblich aus dem homöostatischen Gleichgewicht oder wieder ins Gleichgewicht gebracht werden.

Σ Regelung kompensiert die Störgröße automatisch (über negative Rückkopplung). Dieser Automatismus fehlt bei der Steuerung. Eine kleine Reglerverstärkung macht den Regelkreis träge, eine große neigt zum Schwingen um den Sollwert. Sollwerte können durch Lernen verstellt werden.

7.2 Pankreashormone

7.2.1 Produktion, Struktur und Wirkung der Pankreashormone

Endokrine Drüsenzellen des Pankreas

In der Bauchspeicheldrüse (dem Pankreas) liegen Gruppen von einigen tausend endokrinen Drüsenzellen als **Langerhans-Inseln** eingestreut in das Verdauungssaft produzierende exokrine Drüsengewebe (Abschn. 12.2.3). Etwa 60% dieser endokrinen Drüsenzellen (die B-Zellen) produzieren das Hormon **Insulin,** etwa 25% (die A-Zellen) produzieren das Hormon **Glukagon,** und die restlichen 15% (die D-Zellen) produzieren das Hormon **Somatostatin.** Alle 3 Hormone sind **Polypeptide**, also Ketten von Aminosäuren.

Freisetzung und Wirkungen des Insulins

Nehmen wir an, wir trinken ein großes Glas Limonade, das mit einigen Löffeln Traubenzucker (Glukose, Dextrose) gesüßt ist. Da Traubenzucker diejenige Zuckerform ist, die ohne weitere Verdauung durch die Darmwandzellen in das Blut diffundiert, wird kurz darauf die Glukosekonzentration des Blutes (der »Glukosespiegel«) ansteigen (Abb. 7.6a). Dieser Anstieg würde sich fortsetzen, wäre nicht durch einen Regelprozess dafür gesorgt, dass der normale Glukosespiegel von 80–100 mg pro 100 ml Blut (also 0,8–1 g/l) alsbald wieder erreicht wird.

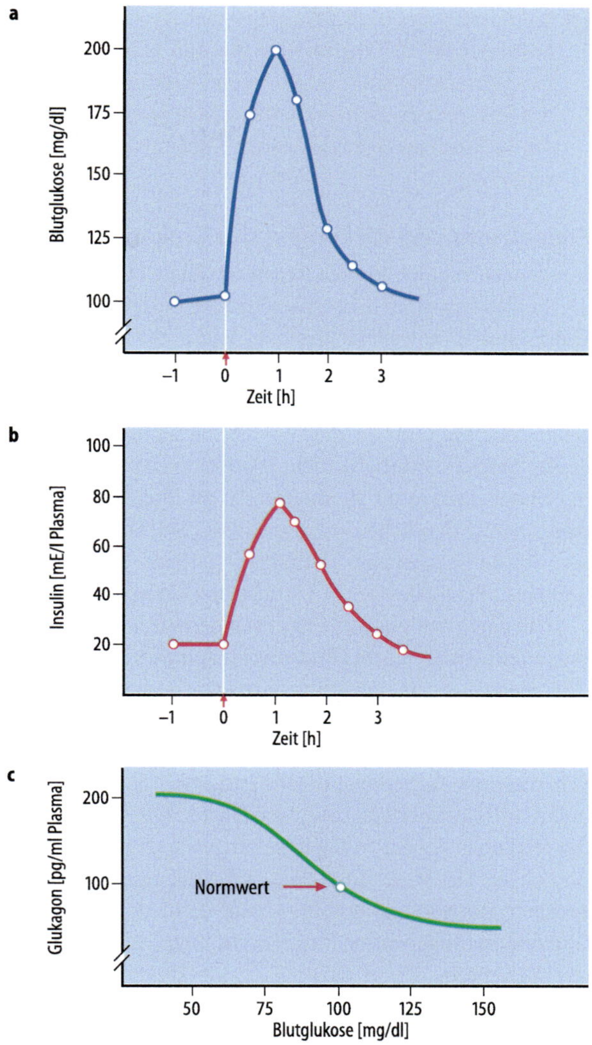

Abb. 7.6a–c. Regelung des Blutglukosespiegels durch die Hormone Insulin und Glukagon. a Verlauf des Blutglukosespiegels bei einer gesunden Versuchsperson nach einem Glukosetrunk (100 g Glukose, Glukosebelastungstest). Der Glukosespiegel steigt rasch auf das Doppelte des Ruhewertes an. **b** Reaktion des Insulinspiegels auf die Glukosebelastung: Er steigt mit kurzer Verzögerung auf das Mehrfache des Kontrollspiegels an. **c** Abhängigkeit des Glukagonspiegels im Blut von Blutzuckerspiegel. Unter Normalbedingungen und bei Hyperglykämie ist die Glukagonkonzentration im Blut niedrig; sie steigt bei hypoglykämischen Zuständen deutlich an

In der Bauchspeicheldrüse führt nämlich **Ansteigen des Glukosespiegels zur Freisetzung des Hormons Insulin** aus den B-Zellen (zum zellulären Mechanismus ► unten). Entsprechend steigt seine Konzentration im Blut an (Abb. 7.6b). Das Insulin sorgt dafür, dass jedes Zuviel an Glukose aus dem Blut verschwindet, es erhöht nämlich in nahezu allen Körperzellen den Glukoseverbrauch und regt v. a. die Leberzellen dazu an, Glukose in einer chemisch anderen Form, nämlich als **Glykogen,** zu speichern. Außerdem löst Insulin eine vermehrte Fettspeicherung in den Fettzellen aus, womit weitere Energie »aus dem Markt genommen« wird.

Σ Bei Anstieg des Blutglukosespiegels über seinen Sollwert (80–100 mg/dl) wird aus den B-Zellen der Langerhans-Inseln solange Insulin freigesetzt, bis der Sollwert durch Insulin-induzierte Speicherung der Glukose als Glykogen (v. a. in der Leber) wieder erreicht ist.

Freisetzung und Wirkungen des Glukagons

Mit dem eben geschilderten Regelkreis allein lässt sich aber ein konstanter Blutzuckerspiegel nicht aufrechterhalten. Denn ohne eine weitere Regelung würde die Blutglukose zwischen den Mahlzeiten sehr rasch abnehmen. Dies würde die Energieversorgung aller Zellen, besonders der Gehirnzellen gefährden, für die die Glukose die alleinige Energiequelle bildet. So nimmt es nicht Wunder, dass bei Absinken des Blutzuckers unter 50 mg pro 100 ml Blut, **Hypoglykämie** genannt, deutliche Zeichen nervöser Störung auftreten, v. a. Schweißausbrüche, Herzjagen, Zittern, Heißhunger und eine allgemeine innere Unruhe und Erregung.

7

Um eine Hypoglykämie zu verhindern, führt normalerweise jedes **Absinken des Blutglukosespiegels** nicht nur zu einer **Hemmung der Insulinfreisetzung,** sondern gleichzeitig zur vermehrten **Freisetzung von Glukagon** (◘ Abb. 7.6c). Dieses Hormon der A-Zellen der Langerhans-Inseln stellt den **direkten Gegenspieler des Insulins** dar. Hauptzielorgan des Glukagons ist die Leber. Dort sorgt es dafür, dass das Glykogen wieder in Glukose umgewandelt und in das Blut abgegeben wird. Zusätzlich, v. a. wenn die Glykogenspeicher erschöpft sein sollten, regt es in der Leber die **Glukoneogenese** an, also die Umwandlung von Aminosäuren in Glukose.

Wirkungen des Somatostatins

Dieses Peptid wird von den D-Zellen der Langerhans-Inseln produziert. Es wirkt unmittelbar auf die benachbarten A- und B-Zellen hemmend ein (◘ Abb. 7.7b). Es hat also eine **hemmende parakrine Wirkung.** Welche physiologische Relevanz diese hemmende Wirkung hat, ist noch offen. Extrapankreatisch hemmt Somatostatin die Kontraktionen des Magen-Darm-Traktes und der Gallenblase und die Freisetzung der Verdauungssäfte. Damit wird die Verdauung und Resorption der Nahrungsmittel verlangsamt. Diese Effekte führen insgesamt dazu, dass die gesamte Verdauungsaktivität verlangsamt und dadurch ein **zu starkes Ansteigen des Blutglukosespiegels verhindert** wird.

Σ Bei Abfall des Blutglukosespiegels unter seinen Sollwert (80–100 mg/dl) wird aus den A-Zellen der Langerhans-Inseln solange Glukagon freigesetzt, bis der Sollwert durch Glukagon-induzierte Umwandlung von Glykogen (v. a. aus der Leber) in Glukose wieder erreicht ist.

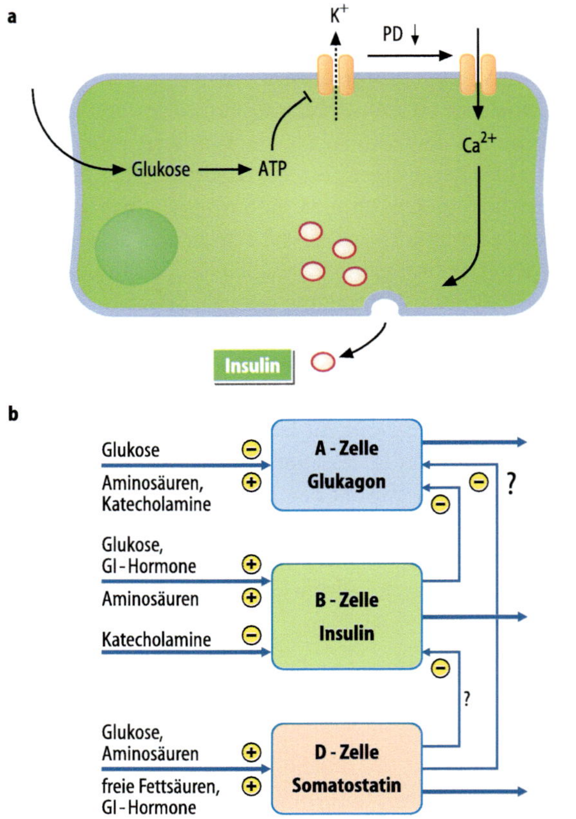

◘ **Abb. 7.7a, b. Regulation der Hormonfreisetzung aus den Inselzellen des Pankreas. a** Mechanismus der Freisetzung von Insulin aus den B-Zellen. Erläuterung im Text. **b** Substanzen, die auf die verschiedenen Inselzellen erregend oder hemmend wirken, sind *links* angeordnet. *Rechts* ist illustriert, dass sich die Inselzellen in ihrer Aktivität gegenseitig negativ rückkoppelnd beeinflussen. Die Fragezeichen deuten an, dass die Rolle des Somatostatins noch kontrovers diskutiert wird

Zelluläre Mechanismen der Hormonfreisetzung aus den Inselzellen

◘ Abb. 7.7a illustriert den **Mechanismus der Freisetzung von Insulin** (einem Polypeptid aus 51 Aminosäuren) aus den B-Zellen des Pankreas. Vermehrte Aufnahme von Glukose (aktiv über den Glukosetransporter GLUT2) bewirkt eine verstärkte Synthese von ATP. Dies führt zum Verschluss eines ATP-sensitiven Kaliumkanals und damit zur Abnahme des Membranpotenzials. Daraufhin öffnen sich spannungsabhängige Kalziumkanäle und die einströmenden Kalziumionen stimulieren die exozytotische Insulinausschüttung.

Die Freisetzung von Insulin durch erhöhte Blutglukosekonzentration ist der wichtigste, aber nicht der einzige Freisetzungsmechanismus. Dies ist in ◘ Abb. 7.7b illustriert, die außerdem zeigt, welche Substanzen an den A-, B- und D-Zellen **zur Freisetzung führen** und welche die **Freisetzung hemmen.** Zusätzlich ist angegeben, dass die hormonproduzierenden Zellen sich auch wechselseitig **negativ rückkoppelnd beeinflussen**, also offensichtlich in großmaschige Regelkreise eingebunden sind.

Vermehrte Glukoseaufnahme in die B-Zellen erhöht die zelluläre ATP-Konzentration. Dies verschließt einen ATP-sensitiven K^+-Kanal und die resultierende Depolarisation öffnet einen Ca^{++}-Kanal, was zur exozytotischen Freisetzung von Insulin führt.

7.2.2 Zuckerkrankheit (Diabetes mellitus) bei versagendem Regelkreis

Primärstörung bei Diabetes mellitus

Diabetes mellitus (zur Namensgebung ▶ unten) ist ein Sammelbegriff für eine Gruppe von chronischen Krankheiten des Kohlenhydratstoffwechsels, deren gemeinsames Charakteristikum eine **Hyperglykämie,** also ein zu hoher Blutzuckerspiegel ist. Die 2 Hauptformen sind:

- **Typ-1-Diabetes mellitus,** dem ein völliger Ausfall der B-Zellen zu Grunde liegt, der zum absoluten Insulinmangel führt. Er tritt meist schon im jugendlichen Alter auf und kann nur durch Gaben von Insulin therapiert werden (»juveniler Diabetes«).
- **Typ-2-Diabetes mellitus,** der teils durch eine verminderte Insulinsekretion, teils durch eine verminderte Insulinwirkung an den Zielgeweben (Insulinresistenz) bedingt sein kann. Er tritt meist im mittleren bis höheren Alter auf (»Altersdiabetes«).

Während der Typ-1-Diabetes vielfältige immunologische Ursachen hat, ist der Typ 2 eine Krankheit, die sich (teilweise familiär gehäuft, d. h. genetisch mitbedingt) bei immer mehr Menschen, Schätzungen gehen bis deutlich über 10% der mittleren und höheren Altersgruppen, bemerkbar macht. Dies ist v. a. auf das **reiche Nahrungsangebot,** die dadurch **veränderten Essgewohnheiten** (Übergewicht, Adipositas) und die vielfach **sitzende Lebensweise** verursacht.

Stoffwechselstörungen bei Insulinmangel

Es ist außerordentlich eindrucksvoll, welche mannigfaltigen, tief greifenden und schließlich lebensbedrohenden Störungen beim Ausfall eines einzigen hormonellen Regelkreises auftreten können. Fehlt genügend Insulin oder besteht eine Insulinresistenz, so hat dies für den Organismus drei Hauptnachteile:

- Es verringert sich die Aufnahme von Glukose und deren Verwendung als Energiequelle durch die Zellen. Der **Blutzuckerspiegel steigt** dabei auf Werte bis zu 300–1200 mg pro 100 ml Blut.
- Fett wird in großem Umfang aus den Fettdepots des Körpers mobilisiert, um an Stelle von Glukose als Energielieferant zu dienen. Es kommt zu **Störungen des Fettstoffwechsels,** v. a. auch zur vermehrten Ablagerung von Fett in den Gefäßwänden, also einer schnell fortschreitenden **Arteriosklerose**.
- Auch **Körpereiweiß wird vermehrt abgebaut**, teils als Energieersatz für die reichlich vorhandene, aber nicht nutzbare Glukose, teils weil das Fehlen des Insulins den Wiederaufbau des in den täglichen Zellumbauprozessen verbrauchten Eiweißes verhindert.

Insulinmangel führt zur Zuckerkrankheit (Diabetes mellitus) mit schweren Störungen nicht nur im Kohlenhydrat-, sondern auch im Fett- und Eiweißstoffwechsel.

Akute Symptome und Langzeitfolgen des Diabetes mellitus

Praktisch alle Symptome der Zuckerkrankheit sind Folgen dieser drei Grundstörungen. Zu diesen Symptomen zählen insbesondere **Polyurie und Polydipsie,** d. h. vermehrte Urinausscheidung und vermehrtes Trinken. Dies kommt daher, dass oberhalb eines Blutglukosespiegels von 200 mg/100 ml ein Teil der Glukose in den Harn ausgeschieden wird (Glukosurie, Abschn. 12.3.2). Die Glukose im Urin erhöht wegen ihrer starken osmotischen Wirkung die Gesamtharnmenge (osmotische Diurese, Abschn. 12.3.4). Es kommt zu einer unfreiwilligen Entwässerung mit entsprechend vermehrtem Durst. Auch der Name Diabetes mellitus bedeutet nichts anderes als »süße Harnruhr«, also eine vermehrte Harnmenge, die süß schmeckt.

Beim unbehandelten Insulinmangel kommt es zum Auftreten von sauren Stoffwechselprodukten, die als **Ketonkörper** bezeichnet werden, Sie erschöpfen sehr bald diejenigen Regelkreise, die den Säurespiegel des Blutes konstant halten. Es resultiert eine **Übersäuerung (Azidose),** die unbehandelt zu einem akut lebensbedrohenden Schockzustand führt, dem **diabetischen Koma** (Box 7.2).

Mittel- bis langfristig führen die Störungen des Fettstoffwechsels als Folge der Arteriosklerose zu **Durchblutungsstörungen** aller Art, die zu **Nierenversagen** (Diabetes ist für die meisten Dialysen verantwortlich), **Blindheit** (häufigste Ursache der Blindheit in Deutschland) und **Amputationen** (Füße, Beine) führen können. Auch das Risiko, einen **Herz- oder Hirnschlag** zu erleiden, ist stark erhöht.

An den **peripheren Nerven** kommt es zu Störungen der Erregungsleitung und zur Spontanaktiviät, was zu **Missempfindungen** (z. B. Kribbeln), **Sensibilitätsausfällen** (taube Füße) und eventuell zu **Spontanschmerzen** von brennendem Charakter, besonders der Füße führt. Dies wird als **diabetische Poylneuropathie** bezeichnet. Auch autonome Nerven können betroffen sein (z. B. Störungen des Magen-Darm-Trakts, erektile Impotenz).

Akute Symptome eines Diabetes mellitus sind Polydipsie durch Polyurie und das Auftreten von Ketonkörpern. Mittel- bis langfristig kommt es zu frühzeitiger Arteriosklerose mit vielfältigen Folgen (z. B. Nierenversagen, Blindheit) und zur diabetischen Polyneuropathie.

Behandlung der Zuckerkrankheit

Beim völligen Versagen der Insulinproduktion, also beim **Typ-1-Diabetes mellitus,** muss der ausgefallene Regelvorgang durch einen **Steuervorgang,** nämlich die **Injektion von Insulin,** ersetzt werden. Dem Patienten wird dabei gerade so viel Insulin zugeführt, dass sich sein Glukose- und damit auch sein Fettstoffwechsel normalisieren. Dies setzt voraus, dass über eine entsprechende Diät auch die Kohlenhydratzufuhr genau eingestellt und absolut konstant gehalten wird. Denn wie jede Steuerung, so kann auch diese **nur vorhersehbare Störgrößen kompensieren.**

Ist, wie meist beim **Typ-2-Diabetes mellitus,** eine Insulinteilproduktion erhalten, wird man solange als möglich versuchen, die eingeschränkte Leistungsfähigkeit des Regelkreises durch eine Verringerung des Störgrößeneinflusses, sprich durch eine **diätetische Beschränkung der Zufuhr** von Glukose und anderen Kohlenhydraten (die im Darm alle zu Glukose aufgespalten werden, Abschn. 12.2.4), zu korrigieren. Durch **vermehrte Bewegung** und **Sport** lässt sich auch der Glukosespiegel oft wieder normalisieren, weil der vermehrte Energiebedarf den überflüssigen Zucker abbaut (Abschn. 26.2.5).

Genügen diese Maßnahmen nicht, kann durch die oralen Antidiabetika (Sulfonylharnstoff-Tabletten) eine **zusätzliche Insulinausschüttung** aus der Bauchspeicheldrüse angeregt werden. Bei weiter sinkender Insulinproduktion ist aber auch auf diese Weise eine ausreichende Regelung des Blutglukosespiegels nicht mehr möglich und damit die **Injektion von Insulin** erforderlich.

Σ Die Therapie des Diabetes zielt auf eine Normalisierung des Blutzuckerspiegels. Neben pharmakologischen spielen psychologische Maßnahmen und Faktoren (Änderungen des Ess- und Bewegungsverhaltens) eine entscheidende Rolle.

Box 7.2. Bewusstlose Diabetes-Patienten: Coma diabeticum oder hypoglykämischer Schock?

Ein Diabetes-Patient kann aus 2 entgegengesetzten Gründen sein Bewusstsein verlieren, nämlich zum einen bei schwerem Insulinmangel durch das Auftreten von zuviel Ketonkörpern und daraus resultierender Azidose (Übersäuerung des Blutes, ► oben) und zum anderen durch zu hohe Insulingaben und das dadurch bedingte Absinken des Blutzuckerspiegels unter 50 mg/100 ml Blut (Hypoglykämie). Sowohl Azidose wie Hypoglykämie führen über Störungen der normalen Erregbarkeit der kortikalen Neurone zu Bewusstseinstrübungen und zu anderen zentralnervösen Funktionseinschränkungen. Die Therapie beider Schockzustände muss natürlich genau entgegengesetzt erfolgen, hohe Gaben von Insulin im ersteren, Traubenzuckerinfusion im zweiten Fall.

7.3 Das hypothalamisch-hypophysäre Hormonsystem und seine Zielorgane

7.3.1 Überblick über die Hormone des hypothalamisch-hypophysären Systems

Hormone des Hypothalamus

Der **Hypothalamus,** dessen Kerngruppen und Fasersysteme in Abschn. 5.2.1 und dessen Beziehung zum limbischen System im Abschn. 5.2.3 bereits skizziert wurden, ist das wichtigste zentralnervöse Zentrum für die Steuerung aller vegetativen Funktionen und für deren Koordination mit den übrigen Aktivitäten des Organismus. Diese Aufgaben nimmt der Hypothalamus u. a. mit Hilfe von **7 Neurohormonen** wahr, also von Hormonen, die in dafür spezialisierten Nervenzellen gebildet werden. Diese **hypothalamischen (Neuro)Hormone** sind in der ◘ Tabelle 7.1 aufgelistet. Fünf davon regen die Ausschüttung von Hormonen aus dem Hypophysenvorderlappen **(Releasing-Hormone** oder **Liberine)** an, die anderen hemmen dort **(Inhibiting-Hormone** oder **Statine).** In Abschn. 7.3.2 bis 7.3.5 werden ihre Wirkungen im Einzelnen geschildert.

Um die hypothalamischen Hormone zu ihren Zielzellen im Hypophysenvorderlappen (HVL) zu transportieren, hat der Organismus ein spezielles, in ◘ Abb. 7.8 gezeigtes Gefäßsystem entwickelt: Ein **erstes Kapillarnetz** nimmt die Neurohormone aus den axonalen Terminalen der Drüsen-Nervenzellen auf und ein dahinter geschaltetes, **zweites Kapillarnetz** im HVL bringt die Neurohomone auf dem schnellsten Wege an ihre hypophysären Zielzellen.

◘ Tabelle 7.1. Hypothalamische Releasing- und Inhibiting-Hormone

Kurzbezeichnung*	Name	Wirkung auf
Releasing-Hormone		
THR	Thyreotropin-Releasing-Hormon	TSH
LHRH	Luteinisierendes-Hormon-Releasing-Hormon (Synonym: GnRH)	FSH und LH
CRH	Kortikotropin-Releasing-Hormon	ACTH
GHRH	Growth-Hormone-Releasing-Hormon (Somatoliberin)	GH
PRH	Prolaktin-Releasing-Hormon	PRL
Inhibiting-Hormone		
GHIH	Growth-Hormone-Inhibiting-Hormon (Somatostatin)	GH
PIH	Prolaktin-Inhibiting-Hormon	PRL

* Es gibt noch keine allgemeinverbindliche Nomenklatur. Die ursprüngliche und unverbindliche Bezeichnung der Hormone mit »Faktor« kommt noch in den alternativ gebrauchten Kurzformen wie CRF (statt CRH), PIF (statt PIH) zum Ausdruck

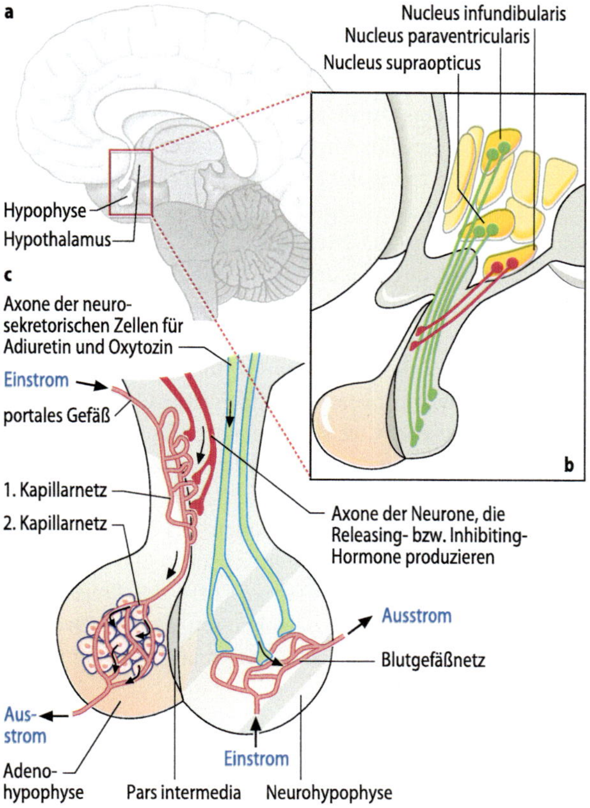

Abb. 7.8a–c. Überblick über Lage und Aufbau des hypothalamisch-hypophysären Systems. a Lage von Hypothalamus und Hypophyse an der Schädelbasis des Menschen. Als Maßstab sei angemerkt, dass der Hypothalamus ein Gewicht von etwa 5 g, die Hypophyse von etwa 0,5 g hat. **b** Die Kerngebiete der hormonproduzierenden (neurosekretorischen) Zellen des Hypothalamus und ihre Verbindungen zum portalen Kapillarnetz der Adenohypophyse und zur Neurohypophyse. **c** Anteile der Hypophyse, ihre Lagebeziehungen zueinander, ihre Gefäßversorgung und die Endigungsgebiete der hypothalamischen Axone. Die Adenohypophyse wird auch als Hypophysenvorderlappen, HVL, die Neurohypophyse als Hypophysenhinterlappen, HHL, bezeichnet. Die Adenohypophyse produziert und speichert 6 Hormone (Tabelle 7.2). Ihre Freisetzung wird von Neurohormonen aus dem Nucleus infundibularis gesteuert, die über das hintereinandergeschaltete Doppelkapillarnetz als Releasing- und Inhibiting-Hormone (Tabelle 7.1) den HVL erreichen. In der Neurohypophyse werden 2 Hormone gespeichert, und zwar in den präsynaptischen axonalen Verdickungen der die Hormone produzierenden hypothalamischen Neurone (Text)

Σ Im Hypothalamus werden 7 Neurohormone gebildet, von denen 5 als Releasing-Hormone (Liberine) und 2 als Inhibiting-Hormone (Statine) auf den Hypophysenvorderlappen wirken.

Neurohormone des Hypophysenhinterlappens, HHL

In Neuronen des Hypothalamus werden 2 weitere Hormone gebildet, das **antidiuretische Hormon (ADH)** und das **Oxytozin.** Die ADH- und Oxytozin-produzierenden Neurone haben lange Axone, deren präsynaptischen axonalen Verdickungen einen Teil der Hypophyse bilden, nämlich den **Hypophysenhinterlappen (HHL)** (Abb. 7.8)

ADH und Oxytozin werden nicht im Hypothalamus freigesetzt, sondern **über axonalen Transport** (Abschn. 2.3.3) von ihren Bildungszellen im Soma der Neurone in deren präsynaptische Endigungen befördert und dort gespeichert. Der HHL wird daher auch **Neurohypophyse** genannt. Trotz ihrer Bildung im Soma der hypothalamischen Neurone werden ADH und Oxytozin wegen ihrer Speicherung im und Freisetzung aus dem HHL als **hypophysäre Hormone** bezeichnet.

Im HHL bilden die präsynaptischen Endigungen **Synapsen auf Blutkapillaren,** so dass bei Einlaufen eines Aktionspotenzials aus dem Hypothalamus ADH oder Oxytozin unmittelbar in das Blut abgegeben werden.

Σ ADH und Oxytozin werden im Soma hypothalamischer Neurone produziert und in deren präsynaptischen Endigungen im HHL (Neurohypophyse) gespeichert. Ihre synaptische Freisetzung erfolgt unmittelbar ins Blut.

Hormone des Hypophysenvorderlappens

Der vordere Anteil der Hirnanhangsdrüse, der **Hypophysenvorderlappen (HVL),** wird auch **Adenohypophyse** genannt. Er produziert und speichert sechs lebenswichtige Hormone. Vier der Hormone des HVL haben als Zielorgan jeweils eine Drüse. Sie heißen daher **glandotrope Hormone** oder **Steuerhormone.**

Die beiden anderen wirken nicht auf Drüsen, sondern auf andere Organsysteme bzw. den gesamten Organismus. Diese beiden **nichtglandotropen Hormone** werden daher auch **Effektorhormone** genannt (Tabelle 7.2). Abb. 7.9 und 8.8 (Abschn. 8.3.1) geben einen Überblick über das **hypothalamisch-adenohypophysäre System.**

Tabelle 7.2. Hypophysenvorderlappenhormone

Kurzbezeichnung	Name	Wirkung auf
Glandotrope Hormone		
ACTH	Adrenokortikotropes Hormon (Synonym: Kortikotropin	Nebennierenrinde
TSH	Thyreoidea-stimulierendes Hormon	Schilddrüse
FSH	Follikel-stimulierendes Hormon	Gonaden
LH	Luteinisierendes Hormon	Gonaden
Nicht-glandotrope Hormone (Effektorhormone)		
GH	Wachstumshormon (»growth hormone«) (Synonym: Somatotropes Hormon, STH)	Alle Körperzellen
	Prolaktin	Viele Körperzellen (Mamma, Gonaden)

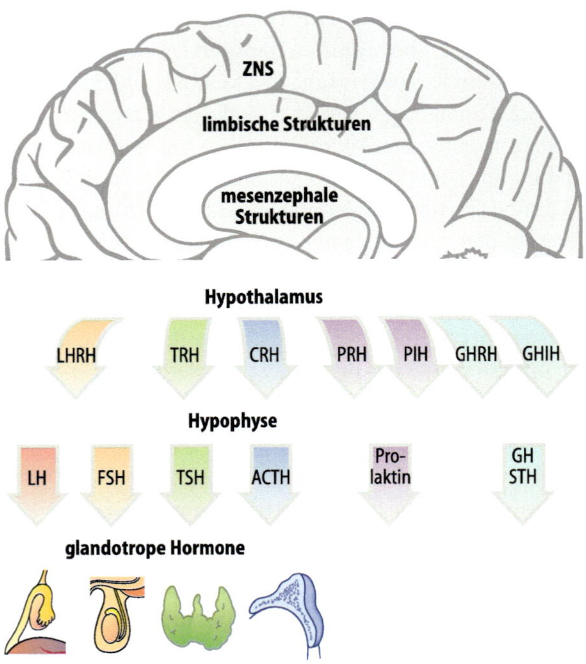

Abb. 7.9. Das hypothalamisch-adenohypophysäre System als Nahtstelle (Interface) zwischen dem Zentralnervensystem und der Körperperipherie. Zur Nomenklatur der Hormone Tabelle 7.1 und 7.2. Die 4 glandotropen Hormone LH, FSH, TSH und ACTH haben jeweils nur ein Zielorgan im Körper, nämlich jeweils eine Drüse (darunter im Umriss angeordnet). Die beiden anderen Hormone, Prolaktin und Wachstumshormon (GH = STH) wirken an Zellen vieler Organe. Anders als die glandotropen Hormone werden Prolaktin und Wachstumshormon nicht nur von Releasing- (Liberine), sondern auch von Inhibiting-Hormonen (Statine) des Hypothalamus kontrolliert. Auf die Bedeutung der zentralnervösen Strukturen aus dem Mesenzephalon, dem limbischen System und dem Großhirn wird im Text näher eingegangen

7

Σ Der HVL (Adenohypophyse) produziert und speichert 6 Hormone, 4 Steuerhormone (glandotrope Hormone) und 2 Effektorhormone. Sie stehen unter dem regelnden Einfluss der hypothalamischen Neurohormone.

7.3.2 Die HHL-Hormone ADH und Oxytozin

Antidiuretisches Hormon, ADH (Vasopressin)

Das **antidiuretische Hormon**, ADH, auch **Adiuretin** genannt, ist ein Peptid aus 9 Aminosäuren. Es hemmt die Wasserausscheidung in der Niere. Das Hormon hat auch eine blutdrucksteigernde Wirkung, daher sein zweiter Name **Vasopressin**. Die vasopressorischen Wirkungen treten beim Menschen aber nur bei pathophysiologisch hohen Hormonkonzentrationen auf. Es sollte daher nur der Name ADH Verwendung finden.

Das ADH ist in Regelkreise eingebunden, die das **extrazelluläre Flüssigkeitsvolumen** und dessen **osmotischen Druck** (also die Konzentration der im Blut und der extrazellulären Flüssigkeit gelösten Salze) **konstant** halten. Die Fühler dazu sind einmal **Volumensensoren** in den großen Venen und den Herzvorhöfen (Abschn. 10.5.4) und zum anderen besonders **Osmosensoren** (Osmorezeptoren), v. a. im Hypothalamus. Ein Ansteigen des osmotischen Drucks bewirkt eine Erregung der Osmosensoren. Dies führt dann zur vermehrten Freisetzung von ADH und vermehrter Wasserretention in der Niere (diese antidiuretischen Wirkungen werden in 10.3.3 und 26.2.1 beschrieben).

Oxytozin

Eine wichtige Rolle spielt das Oxytozin bei der Auslösung des **Milchejektionsreflexes** nach einer Geburt. Wie in Abb. 7.10 illustriert, werden durch das Saugen des Säuglings die Mechanorezeptoren der Brustwarzen (Mamillen) gereizt und diese Reizung wird auf nervalem Wege den Oxytozin-produzierenden Neuronen des Hypothalamus mitgeteilt, die daraufhin alle gleichzeitig Oxytozin ausschütten. Durch diese bolusartige Form der Freisetzung kommt es zu abrupten Kontraktionen der die Drüsenalveolen umspannenden glatten Muskulatur und damit zur Milchejektion.

Gegen Ende der Schwangerschaft ist das Oxytozin an der **Einleitung der Wehentätigkeit** beteiligt. Zum einen wird nämlich der Uterus durch die Wirkungen der Östrogene für Oxytozin empfindlich. Zum anderen werden die Mechanosensoren des Uterus und der Vagina durch die wachsende Frucht zunehmend gereizt. Dies führt auf nervalem Wege reflektorisch zur Ausschüttung von Oxytozin, das den Uterus zu Kontraktionen anregt, die wiederum zum Austreiben von Frucht und Mutterkuchen führen. Dieser Vorgang wird **Ferguson-Reflex** genannt.

Der Ferguson-Reflex hat bei der nichtschwangeren Frau keine große Bedeutung. Bei Mann und Frau ist aber Oxytozin eng mit der **Steuerung sexueller Annäherung und Bindung** verwoben. Darauf wird ausführlich in 8.2.1 (Abb. 8.6) eingegangen.

Σ ADH wirkt in physiologischen Konzentrationen antidiuretisch, in pathophysiologisch hohen auch blutdrucksteigernd. Oxytozin wirkt wehensteigernd und löst nach der Geburt den Milchejektionsreflex aus.

7.3.3 Die HVL-Effektorhormone Prolaktin und Somatotropin

Prolaktin

Dieses HVL-Hormon steuert die Ingangsetzung und Aufrechterhaltung der **Milchsynthese** in der Brustdrüse der Frau (die Milchejektion wird über das Oxytozin gesteuert, ▸ oben). Unter physiologischen Bedingungen produzieren die Brustdrüsen nach der Geburt innerhalb von 24 h Milch (die Milch »schießt ein«), das Baby kann gestillt werden.

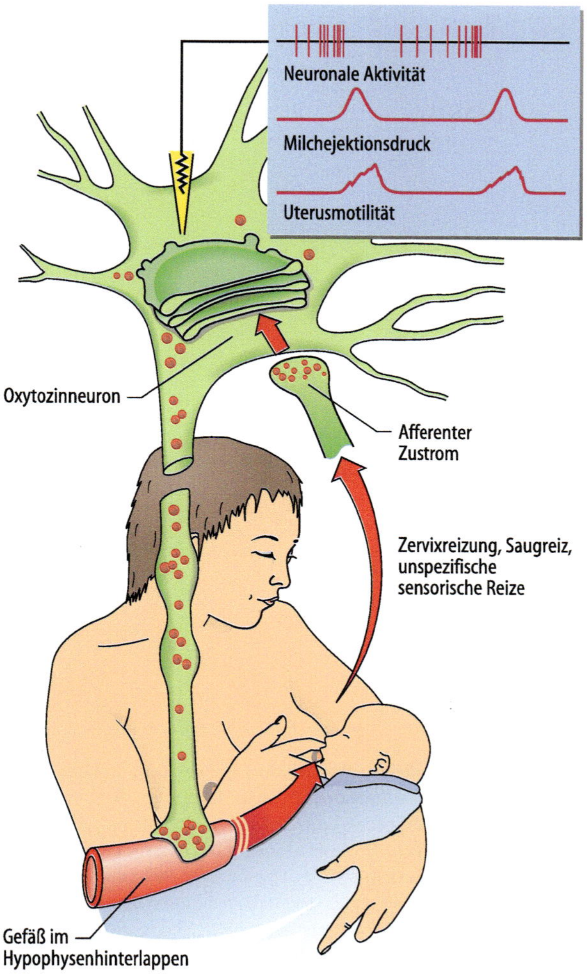

Abb. 7.10. Schematisierte Darstellung des Milchejektionsreflexes. Durch mechanische Reizung der Zervix uteri oder der Mamillen (Brustwarzen), mitunter auch durch unspezifische sensorische Reize, können die oxytozinproduzierenden Neurone im Hypothalamus (Nuclei supraopticus und paraventricularis) konzertiert aktiviert werden (Salven von Aktionspotenzialen in der Einsatzfigur oben). Dadurch wird bolusartig Oxytozin in das Blut ausgeschüttet und in der Brustdrüse angeschwemmt. Dort erhöht es den Milchejektionsdruck (mittlere Registrierung in der Einsatzfigur). Auch die uterine Muskulatur wird durch den Oxytozinbolus aktiviert (untere Registrierung in der Einsatzfigur)

Die Freisetzung von Prolaktin wird von dem hypothalamischen **Prolactin-Inhibiting-Hormon (PIH, Prolactostatin,** Tabelle 7.1) kontrolliert, das normalerweise die Freisetzung hemmt. Mit anderen Worten, die Freisetzung des Prolaktins beruht also auf einer **Wegnahme der tonischen PIH-Hemmung.**

Beim diesem Inhibiting-Hormon handelt es sich chemisch um **Dopamin.** Diese Kenntnis ist klinisch wichtig, da es zahlreiche Medikamente mit dopaminagonistischer aber auch mit antagonistischer Wirkung gibt (Kap. 5, 26 und 27), die also die Prolaktinsekretion hemmen aber auch fördern können.

Prolaktin fördert die Produktion der Muttermilch. Seine Ausschüttung aus dem HVL wird nur von einem hemmenden hypothalamischen Hormon, dem PIH, kontrolliert. Bei diesem handelt es sich chemisch um Dopamin.

Somatotropin (Wachstumshormon, GH, STH)

Wie viele andere Hormone auch, wird das Wachstumshormon in pulsartiger Form, und zwar in **3–4 Pulsen pro Tag,** ausgeschüttet. Außerdem wird es im **Tiefschlaf** der ersten 3 Nachtstunden freigesetzt. Es hat vielfältige Wirkungen im Organismus, die vereinfacht so zusammengefasst werden können, dass es **zur normalen körperlichen Entwicklung des Kindes notwendig** ist. Seine darüber hinausgehenden Wirkungen auf Nervensystem, Immunsystem und Verhalten werden in Abschn. 8.1.2 erläutert.

Die Freisetzung von Somatotropin wird von je einem fördernden und einem hemmenden hypothalamischen Hormon geregelt, nämlich dem **Somatoliberin** (GHRH) und dem **Somatostatin** (GHIH) (Tabelle 7.1).

Das Wachstumshormon (Somatotropin) wird für die normale körperliche Entwicklung benötigt. Seine pulsartige Ausschüttung wird von 2 hypothalamischen Hormonen geregelt, dem Somatoliberin und dem Somatostatin.

Box 7.3. Zwergwuchs und Riesenwuchs bei Somatotropinmangel und -überschuss

Bei Schädigungen der Hypophyse oder mangelndem Tiefschlaf im Kindesalter kann es zur verminderten Ausschüttung von Somatotropin kommen, was zu Wachstumsverzögerung und Minderwuchs führt (hypophysärer Zwergwuchs). Umgekehrt kann es bei einem Hypophysentumor zu einer überschießenden Ausschüttung von Somatotropin kommen. Vor Abschluss des Wachstums führt dies zu Riesenwuchs. Nach dessen Abschluss bleibt die Körpergröße gleich. Stattdessen kommt es zu auffälligen Vergrößerungen von Kinn und Nase sowie einer Verbreiterung von Kiefer- und Backenknochen, Händen und Füßen. Dies wird **Akromegalie** genannt.

7.3.4 Hypothalamisches TRH, hypophysäres TSH und die Schilddrüsenhormone

Synthese, Speicherung und Freisetzung der Schilddrüsenhormone

Die Schilddrüse umschließt im unteren vorderen Drittel des Halses dicht unterhalb des Schildknorpels hufeisenförmig die Luftröhre. Sie ist von einer Kapsel umgeben und auf der Luftröhre verschieblich. Ihr Gewicht beträgt beim Erwachsenen 25–30 g. Histologisch besteht sie aus in Läppchenbezirke gegliederten Bläschen, den **Follikeln,** in denen die Schilddrüsenhormone enthalten sind.

Ausgangspunkt der (im Einzelnen komplexen) Hormonsynthese in den Schilddrüsenzellen ist die Bildung eines Eiweißes, nämlich des **Thyreoglobulins.** Durch Anlagerung von Jodmolekülen und Umwandlungen entstehen daraus v. a. **Thyroxin** (mit 4 Jodatomen, also **Tetrajodthyronin** oder **T_4**) und in kleineren Mengen die biologisch wesentlich stärker wirksame Form, nämlich das **Trijodthyronin, T_3** (mit 3 Jodatomen), die beide in den eingangs erwähnten Schilddrüsenfollikeln zwischengelagert werden. Der dort gespeicherte Vorrat an Schilddrüsenhormon ist in der Regel so groß, dass der Körper einige Monate ohne Jodzufuhr auskommen kann.

Bei Bedarf werden die Schilddrüsenhormone wieder aus den Follikeln in die Drüsenzellen aufgenommen und von dort diffundieren die **T_3- und T_4-Moleküle** in das Blut. Von etwa einem Drittel der T_4-Moleküle wird außerhalb der Drüsenzellen ein Jodmolekül abgespalten, sie werden also in **T_3-Moleküle umgewandelt.** Dies bedeutet, dass etwa 80–90% der biologisch wirksamsten Form des Schilddrüsenhormons, nämlich das T_3, außerhalb der Schilddrüse (extrathyreoidal) entsteht.

7

Σ Die Schilddrüsenfollikel sind Hormonspeicher. Die biologisch wirksame Form der Schilddrüsenhormone sind die T_3-Moleküle, die größtenteils extrathyreoidal aus T_4-Molekülen gebildet werden.

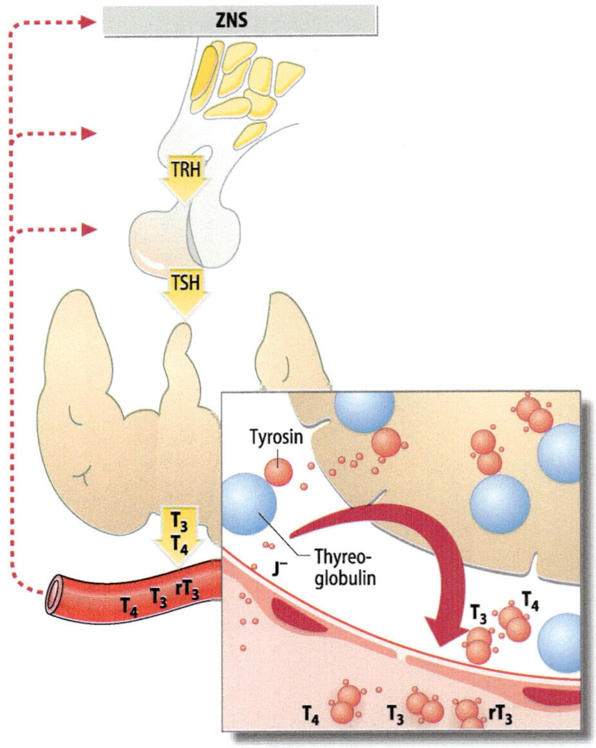

Abb. 7.11. Produktion, Speicherung, Freisetzung und Regelung der Schilddrüsenhormone. Oben ist der hypothalamo-hypophysio-thyreoidale Regelkreis gezeigt. Die Schilddrüsenhormone T_3 und T_4 wirken negativ rückkoppelnd sowohl auf den Hypothalamus wie auf die Hypophyse zurück (TRH, Thyreotropin-Releasing-Hormon; TSH, Thyreoidea-stimulierendes Hormon). Im unteren Bildteil sind die Produktion der Schilddrüsenhormone, ihre Zwischenspeicherung im Kolloid in den Schilddrüsenfollikeln und ihre endgültige Freisetzung in das Blut gezeigt. Einzelheiten sind im Text erläutert. Neben dem T_3 wird im Blut ein biologisch unwirksames reversed T_3 (rT_3) gefunden

Regulation der Schilddrüsenhormonproduktion

Der Regelkreis der Schilddrüsenhormonproduktion ist in Abb. 7.11 skizziert. Die gesamten, eben geschilderten Vorgänge der Synthese, Vorratshaltung und Freisetzung von T_3 und T_4 unterliegen dem glandotropen Hypophysenvorderlappenhormon **Thyreoidea-stimulierendes Hormon (TSH),** auch **Thyreotropin** genannt (Tabelle 7.2). Die TSH-produzierenden Drüsenzellen des HVL unterliegen wiederum der Kontrolle des hypothalamischen Releasing-Hormons **TRH** (Thyreotropin-Releasing-Hormon) (Tabelle 7.1 und Abb. 7.11).

Die Schilddrüsenhormone **T_3 und T_4 wirken negativ rückkoppelnd** sowohl auf den Hypothalamus wie auf die Hypophyse zurück (Abb. 7.11). Bei hohen Blutkonzentrationen von T_3 und T_4 ist daher die TSH-Sekretion minimal. Umgekehrt ist bei niedrigen Schilddrüsenhormonspiegeln im Blut die TSH-Sekretion sehr hoch.

TRH findet sich übrigens fast überall im Zentralnervensystem. Es greift in eine Vielzahl von Verhaltensfunktionen ein.

Σ Hypothalamisches TRH setzt aus dem HVL das TSH frei, das aus den Follikeln T_3 und T_4 freisetzt. Deren Konzentrationsanstieg im Blut wirkt wiederum hemmend sowohl auf die TRH- wie auf die TSH-Freisetzung.

Wirkungen von T_3 und T_4

Die Hauptwirkung von T_3 und T_4 ist die Beeinflussung des Energieumsatzes, die auch **kalorische Wirkung** genannt wird. Bei Ausfall der Schilddrüsenhormone sinkt der Energieumsatz im Extremfall auf die Hälfte des Grundumsatzes ab (Definition Grundumsatz Abschn. 11.2.1). Durch Zufuhr von T_3 können Steigerungen des Grundumsatzes auf fast das Doppelte erreicht werden.

Um seine Effekte zu erzielen, bindet T_3/T_4 an Rezeptormoleküle im Zellkern, welche die Genexpression in den Zielzellen modulieren. Dadurch wird in allen Zellen die **Eiweißsynthese gesteigert.** Andererseits aktiviert T_3/T_4 mitochondriale Enzyme, was den **oxidativen Abbau von Kohlenhydraten und Fetten erhöht.** Alle 3 Grundnährstoffe sind somit an der thyreogenen Umsatzsteigerung beteiligt.

Die Schilddrüsenhormone sind weiterhin unerlässlich für ein normales **Knochenwachstum.** Beim Ausfall der Schilddrüsenfunktion im jugendlichen Alter bleibt daher das Wachstum zurück. Die embryonale und postnatale **Hirnreifung** und damit die **geistige Entwicklung** eines Kindes sind ebenfalls in kritischer Weise von der normalen Funktion des Schilddrüsensystems abhängig (▶ unten).

Das T_3/T_4 steigert den Energieumsatz in allen Zellen des Körpers (kalorische Wirkung). Geistige Entwicklung und körperliche Reifung sind embryonal und postnatal auf ein normal funktionierendes Schilddrüsensystem angewiesen.

Störungen der Schilddrüsenfunktion

Unter einer **Hypothyreose** versteht man eine **Unterfunktion** der Schilddrüse, v. a. bei chronischem Jodmangel. Es bildet sich in der Regel eine starke Vergrößerung der Schilddrüse **(hypothyreotischer Kropf)** aus. Die Kropfbildung lässt sich aus ◘ Abb. 7.11 leicht verständlich machen: Infolge der fehlenden oder ungenügenden Synthese von T_3- und T_4-Hormon entfällt die negative Rückkopplung auf Hypophyse und Hypothalamus, worauf im HVL ungehemmt TSH gebildet wird. Dies steigert zwar das Wachstum der Schilddrüse, führt aber nicht zu vermehrter Schilddrüsenhormonproduktion.

Das Fehlen von Schilddrüsenhormonen im frühen Kindesalter führt zu schwerer **körperlicher und geistiger Retardierung,** genannt **Kretinismus.** In utero wird ein Fetus, der nicht genügend Schilddrüsenhormone produziert, noch ausreichend von der Mutter versorgt. Das neugeborene Kind benötigt aber eine rasche Substitutionstherapie, um irreversiblen Hirnschäden, bis hin zur völligen geistigen Retardierung (Imbezillität) vorzubeugen.

Beim Erwachsenen ist die Hypothyreose durch Verlangsamung aller Stoffwechselvorgänge und damit einer **Verminderung der körperlichen und geistigen Aktivität** gekennzeichnet. Auffällig ist die **Myxödem** genannte teigige Verdickung der Haut. Alle Symptome sind durch Gabe von Schilddrüsenhormon reversibel.

Ein hyperthyreotisches Krankheitsbild stellt die **Basedow-Krankheit** dar. Neben ausgeprägten Stoffwechselsteigerungen (die den Patienten übererregt erscheinen lassen), wird bei vielen Patienten ein starkes Hervortreten der Augäpfel **(Exophthalmus)** beobachtet. Auch kann es zu einer kropfigen Vergrößerung der Schilddrüse **(Struma)** kommen. Therapeutisch kann die gesteigerte Hormonproduktion durch Gabe von Thyreostatika normalisiert werden.

Unter- und Überfunktionen der Schilddrüse gehören zu den häufigsten endokrinen Krankheitsbildern. Beim Erwachsenen sind die Folgen von Fehlfunktionen durch Therapie voll reversibel, beim Säugling kann es bei Unterfunktion zu irreversiblen Hirnschäden kommen.

Box 7.4. Verhaltens- und Befindlichkeitsstörungen bei Fehlfunktionen des Schilddrüsensystems

Hyper- wie hypothyreotische Störungen können die Stimmungslage und die intellektuelle Leistungsfähigkeit beeinflussen, wobei in schweren Fällen tief greifende Verhaltensstörungen auftreten können, die einer melancholischen Depression und/oder einer Demenz ähneln. Mit einer Normalisierung der Schilddrüsenfunktion bilden sich auch diese psychischen Störungen in der Regel zurück. Umgekehrt sind depressive und manisch-depressive Erkrankungen oft von Störungen des Schilddrüsenhormonhaushaltes begleitet.

Diese Beobachtungen haben dazu geführt, Gaben von Schilddrüsenhormon als eine Zusatztherapie bei depressiven Erkrankungen einzusetzen. Dabei fand man in der Tat, dass T_3-Verabreichung den Beginn der Wirkung von trizyklischen Antidepressiva beschleunigt und die Wirksamkeit dieser Medikamente verstärkt. Die hochdosierte Gabe von T_4 kann ebenfalls die Symptome und den Verlauf einer Depression verbessern und zwar besonders bei Frauen, die auf übliche Medikation nicht ansprechen (Kap. 27).

7.3.5 Hypothalamisches CRH, hypophysäres ACTH und die Nebennierenrindenhormone

Synthese, Speicherung und Freisetzung der Nebennierenrindenhormone

Die Nebennieren sind zwei kleine Drüsen, die den oberen Nierenpolen aufliegen. Jede wiegt beim Menschen etwa 4 g. Jede Nebenniere besteht aus zwei morphologisch und funktionell völlig unterschiedlichen Anteilen, nämlich der **Nebennierenrinde** und dem bereits im vorigen Kapitel behandelten **Nebennierenmark** (Abschn. 6.1.3).

Die **Nebennierenrinde (NNR)** hat einen dreischichtigen Aufbau. Jede Schicht bildet bevorzugt eine chemisch und funktionell zusammengehörige Gruppe von Hormonen aus, nämlich die äußere Schicht (Zona glomerulosa) v. a. **Mineralokortikoide,** die mittlere und zugleich breiteste Schicht (Zona fasciculata) hauptsächlich **Glukokortikoide** und die innerste Schicht (Zona reticularis) überwiegend männliche Geschlechtshormone oder **Androgene** (zu letzteren Abschn. 7.4.1).

Die Hormone der NNR sind Steroide (Abschn. 7.1.4). Ihre Synthese geht immer vom **Cholesterin** aus, das mit der Nahrung aufgenommen oder in der Leber synthetisiert wird. Die Speicherung der stereoidalen NNR-Hormone erfolgt im Zytoplasma der Drüsenzellen (Abschn. 7.1.1), aus dem sie auch freigesetzt werden.

Der beim Menschen wichtigste Vertreter der **Mineralokortikoide** ist das **Aldosteron.** Es ist an der Harnbildung der

Nieren beteiligt, daher werden seine Wirkungen nicht hier, sondern in Abschn. 12.3.3 erörtert.

Der wichtigste Vertreter der **Glukokortikoide** ist das **Kortisol**. Glukokortikoide haben vielerlei Aufgaben im Stoffwechsel, im Immunsystem und beim Verhalten. Auf sie konzentrieren sich die nachfolgenden Erörterungen.

Σ Die NNR-Hormone sind aus dem Cholesterin in den Zellen der verschieden Schichten der NNR synthetisierte Steroide, die im Zytoplasma (nicht in Vesikeln!) gespeichert und aus diesem freigesetzt werden. Dies gilt für Mineralokortikoide, Glukokortikoide und Androgene.

Regulation der Glukokortikoidproduktion

Der Regelkreis der Glukokortikoidproduktion und -freisetzung ist am Beispiel des Kortisols in ◘ Abb. 7.12a skizziert. Die Kortisolfreisetzung wird von einem der vier glandotropen Hormone des HVL, nämlich dem **adrenokortikotropen Hormon, ACTH,** reguliert (◘ Tabelle 7.2), das seinerseits der Kontrolle des hypophysären Releasing-Hormons **Kortikoliberin, CRH,** unterliegt (◘ Tabelle 7.1, ◘ Abb. 7.9). In der Abbildung ist zu sehen, dass das freigesetzte Kortisol in Form einer negativen Rückkopplung **hemmend** auf die weitere Freisetzung von hypothalamischen CRH und hypophysären ACTH wirkt und damit den Regelkreis an diesen beiden Stellen schließt.

Die der zirkadianen Periodik (Kap. 22) folgenden **tagesrhythmischen Schwankungen des Kortisolspiegels** im Blut sind ebenfalls durch entsprechende Schwankungen der ACTH-Freisetzung verursacht (◘ Abb. 7.12b). Diese wiederum sind wahrscheinlich durch die zirkadiane Periodik der CRH-produzierenden Neurohormonzellen des Hypothalamus bedingt. Die dabei beteiligten zentralen Neurotransmitter sind wahrscheinlich Noradrenalin (hemmende Wirkung auf CRH-Neurone) und Serotonin (5-HT, erregende Wirkung auf CRH-Neurone; ◘ Abb. 8.8).

Σ Hypothalamisches CRH setzt aus dem HVL das ACTH frei, das aus der NNR Glukokortikoide, besonders Kortisol, freisetzt. Dies wirkt wiederum rückkoppelnd hemmend sowohl auf die CRH- wie auf die ACTH-Freisetzung. Zusätzlich unterliegt die Sekretion von Kortisol auch tageszeitlichen Schwankungen.

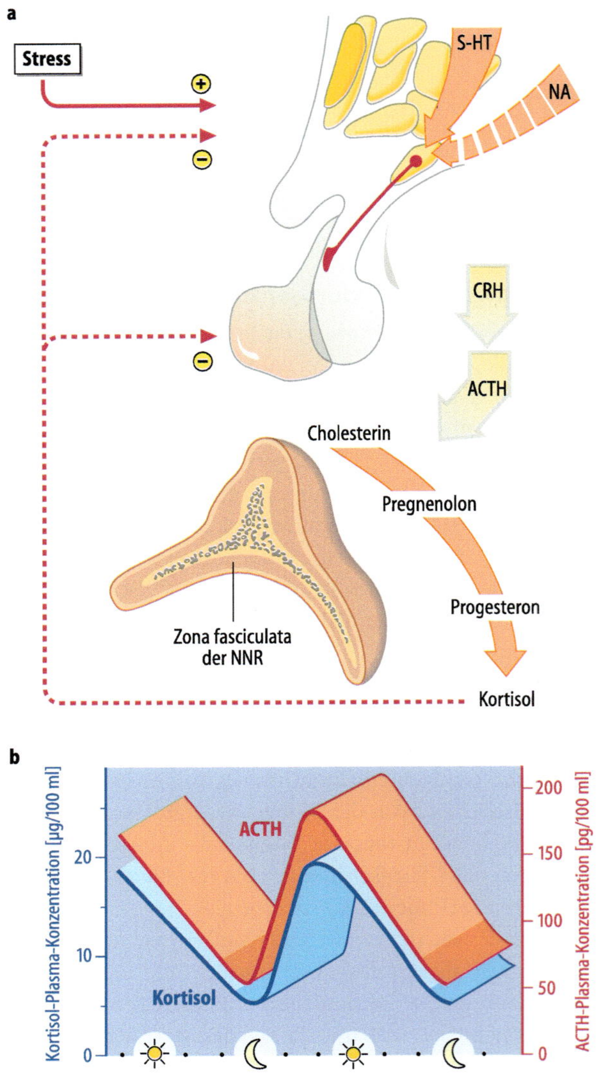

◘ Abb. 7.12a, b. Regelung der Glukokortikoidfreisetzung am Beispiel des Kortisols und deren Abhängigkeit von der zirkadianen Periodik. a Hypothalamo-hypophysio-adrenaler Regelkreis. Die Kortikoide der Nebennierenrinde werden wie alle Steroidhormone aus Cholesterin gebildet, wobei das Pregnenolon die Ausgangssubstanz aller dort gebildeten Hormone ist. Das Kortisol wird in der Zona fasciculata synthetisiert. Die Regelung seiner Freisetzung über ACTH, das wiederum von CHR kontrolliert wird, ebenso wie die übergeordneten Einflüsse sind im Text erläutert. **b** Blutplasmakonzentrationen von ACTH und Kortisol beim Menschen im Tagesverlauf. Am Morgen ist die Konzentration beider Hormone am höchsten, um Mitternacht am tiefsten. Die Veränderungen des ACTH-Spiegels gehen denen des Kortisol voraus

Metabolische Wirkungen der Glukokortikoide, v. a. des Kortisols

Die Stoffwechselwirkungen der Glukokortikoide zielen auf die **Bereitstellung von Glukose bei erhöhtem Energiebedarf.** Zu diesem Zweck regen sie die **Glukoneogenese** in der Leber an (Umwandlung von Aminosäuren in Glukose), um beispielsweise beim Hungern nach Erschöpfen der Glykogenvorräte einen möglichst konstanten Blutzuckerspiegel aufrecht zu erhalten.

Die für die Glukoneogenese notwendigen Aminosäuren werden durch Abbau von Körpereiweiß gewonnen **(eiweißkatabole** Wirkung). Kortisol aktiviert dabei auch die Freisetzung von Glyzerin und Fettsäuren aus den Fettvorräten des Körpers **(Lipolyse),** um weiteren Zellbrennstoff bereitzustellen. Das Kortisol wirkt also in die gleiche Richtung wie das Glukagon (Abschn. 7.2.1) und ist insoweit auch ein Gegenspieler des Insulins.

Die Glukokortikoide dienen in erster Linie der Mobilisierung von Glukose bei erhöhtem Energiebedarf. Sie fördern dazu die Glukoneogenese und haben eine eiweißkatabole und lipolytische Wirkung.

Immunologische Wirkungen der Glukokortikoide, v. a. des Kortisols

Kortisol in pharmakologischen, d. h. hohen Dosen, verursacht eine drastische Unterdrückung des Aufbaus und der Aktivität des lymphatischen Gewebes. Insgesamt werden dadurch die Abwehr körperfremder Eiweiße und damit die **Infektabwehr geschwächt.** Diese, im allgemeinen unerwünschte Wirkung, wird heute als eine Form der **immunsuppressiven Therapie** ausgenutzt, um bei Organtransplantationen eine Abstoßung des verpflanzten Gewebes zu verhindern.

In diesem Zusammenhang sind auch die **entzündungshemmenden (antiphlogistischen) Wirkungen** des Kortisols zu sehen. Die Gefäßerweiterung im Entzündungsgebiet (sichtbar an der Rötung) wird ebenso reduziert wie die lokale Schwellung (Ödembildung durch erhöhte Durchlässigkeit der Blutkapillarwände). Schließlich gehört zu den immunologischen Wirkungen des Kortisols auch seine starke **antiallergische Wirkung,** die im Wesentlichen darauf zurückzuführen ist, dass die Entzündungsreaktion, die durch die Antigen-Antikörper-Reaktion normalerweise ausgelöst wird (Abschn. 9.1.3), vom Kortisol unterdrückt wird.

Die Glukokortikoide schwächen in hohen Dosen die Infektabwehr, was zur immunsuppressiven Therapie genutzt wird. Sie wirken außerdem antiphlogistisch (entzündungshemmend) und antiallergisch.

Wirkungen der Glukokortikoide auf Nervensystem und Sinnesorgane

Die Glukokortikoide haben starke, aber im einzelnen schwer voraussagbare **Effekte auf das Nervensystem.** Insuffizienz der Nebennieren ist oft von einer Verlangsamung der EEG-Aktivität begleitet. Erhöhte Kortisolspiegel erniedrigen die Erregbarkeitsschwelle. Die **erhöhte Krampfbereitschaft** von Epilepsiepatienten **nach Kortisolzufuhr** ist möglicherweise auf diesen Mechanismus zurückzuführen. Hohe Dosen von Kortisol führen auch zu **Schlaflosigkeit**.

Bei vielen Patienten kommt es zu Beginn einer Kortisoltherapie zu **Euphorie,** während im Laufe einer Langzeittherapie psychische Störungen manifest werden können. **Depressionen** sind ein häufiges Problem (Kap. 8).

Membranrezeptoren für Kortisol kommen an vielen Stellen des Gehirns vor, ihre Funktionen sind sehr unterschiedlich und werden in den jeweiligen Kapiteln (z. B. Kap. 26) besprochen.

Einen erheblichen Einfluss haben die Glukokortikoide auch auf die **Funktion der Sinnesorgane.** Die Qualitätsunterscheidung, z. B. »süß« bei Zuckerlösung und »salzig« bei Salzlösung, ist bei Nebennierenrindeninsuffizienz verschlechtert, d. h. es werden höhere Konzentrationen der Stoffe benötigt, wenn zwischen »süß« und »salzig« unterschieden werden soll. Vergleichbare Schwellenänderungen der Sinnesleistungen finden sich auch in anderen Modalitäten, so beim Geruch und beim Gehör (Kap. 18 und 19).

Die Glukokortikoide haben vielfache Wirkungen auf das ZNS und die Sinnesorgane. Hohe therapeutische Dosen begünstigen die Krampfbereitschaft bei Epileptikern und führen oft zu Schlafstörungen und Depressionen.

CRH, ACTH, Kortisol und Stress

Als Stress lässt sich jede Situation auffassen, die den Organismus aus seinem homöostatischen Gleichgewicht bringt. Zu diesen Situationen können unphysiologische Umstände zählen, wie extreme Hitze oder Kälte, aber auch eine Vielfalt unangenehmer und bedrohlicher Situationen. Daher ist es angesichts der oben geschilderten Stoffwechselwirkungen der Glukokortikoide nicht überraschend, dass **Stresssituationen aller Art** neben ihren vielen anderen Wirkungen zu einer Aktivierung des Hypothalamus führen, der daraufhin **vermehrt CRH freisetzt** (Abb. 7.12a, links oben).

Die erhöhte CRH-Freisetzung bewirkt in Folge eine **vermehrte Freisetzung von ACTH** und diese wiederum von **Kortisol** und anderen Glukokortikoiden. Der Regelkreis für diese NNR-Hormone wird also durch die stressbedingte vermehrte Freisetzung von CRH deutlich verstellt. Die dadurch induzierte ACTH-Freisetzung kann in starken Stresssituationen so intensiv sein, dass **mehr ACTH** im Blut auftaucht, als für eine **maximale Kortisolsekretion** notwendig ist. Die Zusammenhänge zwischen Stress und Stresshormonen wird ausführlich in Kap. 8 besprochen (für die Beteiligung des Nebennierenmarks Abschn. 6.1.3, für die Folgen von Über- und Unterproduktion der Gluko- und Mineralokortikoide Box 7.5).

Stress verstellt den Glukokortikoid-Regelkreis auf höhere CRH-, ACTH- und Glukokortikoidproduktion und -freisetzung.

7.4 Sexualhormone und die Regulation der Gonadenfunktion

7.4.1 Hypothalamisches GnRH, hypophysäres LH + FSH und die Sexualhormone

Männliche und weibliche Sexualhormone: Struktur, Vorkommen, Begriffsbestimmung

Die **Gonaden- oder Sexualhormone,** also die Hormone der männlichen und weiblichen Keimdrüsen (Hoden und Eierstöcke), sind **Steroide.** Sie werden alle aus dem Cholesterin

Box 7.5. Über- und Unterfunktionen der Nebennierenrinde

Erhöhte Kortisolspiegel, Cushing-Syndrom: Die wichtigsten klinischen Zeichen einer chronischen Steigerung des Kortisolspiegels sind: Fettsucht mit charakteristischer Fettverteilung (Stammfettsucht, Mondgesicht), erhöhter Blutzuckerspiegel (prädiabetogene Stoffwechsellage), vermehrter Eiweißabbau, Wasser- und Kochsalzretention (Ödembildung), Entkalkung der Knochen (Osteoporose), hoher Blutdruck (Hypertonie) und Depressionen sowie kognitive Störungen. Die erhöhte Kortisolfreisetzung kann Folge einer Geschwulst der Nebenierenrinde oder des HVL sein (»peripheres« bzw. »zentrales« Cushing-Syndrom).

Verminderte Kortisolspiegel, adrenogenitales Syndrom (Abschn. 26.4.4): Hier bewirkt ein genetischer Defekt, dass statt Kortisol ein Androgen in der Nebennierenrinde gebildet wird. Das Androgen wirkt bei Mädchen virilisierend und ruft bei Knaben eine vorzeitige Pubertät hervor. Durch die fehlende Rückkopplung wird vom HVL vermehrt ACTH freigesetzt, das die falsche Hormonsynthese der Nebennierenrinde nur noch weiter antreibt. Therapeutische Gaben von Kortisol unterbrechen diesen Circulus vitiosus. Da aber vor und nach der Geburt eine Maskulinisierung des Gehirns erfolgte, haben periphere Kortisolgaben oft keinen Einfluss mehr auf die sexuelle Orientierung, die bei Frauen häufiger auf das weibliche Geschlecht gerichtet ist, unabhängig vom genetischen oder äußerlich sichtbaren Geschlecht.

Verminderte Aldosteronspiegel, Addison-Krankheit: Eine Verminderung aller Hormone der Nebennierenrinde kennzeichnet die Addison-Krankheit, bei der jedoch der Ausfall der Mineralokortikoide das Krankheitsbild beherrscht. Es kommt zu schweren Störungen im Salz-Wasser-Haushalt (Aufgaben des Aldosterons in Abschn. 12.3.3). Zusätzlich tritt eine vermehrte Hautpigmentierung (»Bräune«) der Haut auf. Diese ist dadurch bedingt, dass bei der ACTH-Synthese ein Polypeptid »nebenher« entsteht, nämlich das Melanozyten-stimulierende Hormon, MSH. Da die ACTH-Freisetzung mangels hemmender Rückkopplung stark erhöht ist, wird auch vermehrt MSH freigesetzt. Dies bewirkt die verstärkte Pigmentierung der Haut, die durch Therapie wieder verschwindet.

7

synthetisiert, sind also in Herkunft und Struktur eng mit den Hormonen der Nebennierenrinde verwandt (Abschn. 7.3.5). Dies gilt auch für ihre intrazellulären Rezeptoren (Abschn. 7.1.3).

Die männlichen Sexualhormone werden **Androgene** genannt, die weiblichen **Östrogene** und **Gestagene.** Von beiden Geschlechtern werden **sowohl männliche als auch weibliche** Gonadenhormone gebildet, allerdings im jeweils anderen Geschlecht in vernachlässigbaren Mengen.

Von den Androgenen ist der wichtigste und hier ausschließlich erwähnte Vertreter das im Hoden produzierte **Testosteron.** Von den in den Eierstöcken produzierten Hormonen ist das wichtigste Östrogen das **Östradiol** und das wichtigste Gestagen das **Progesteron.** Die enge chemische Verwandtschaft dieser Hormone illustriert Abb. 7.13.

Sexualhormone werden nicht nur in den Gonaden synthetisiert. So werden **Androgene in der Nebennierenrinde** produziert (beim Mann stammt 1/3 des Testosterons von dort, Abschn. 7.3.5) und während der Schwangerschaft bildet die **Plazenta** große Mengen von **Progesteron** (Abschn. 7.4.4).

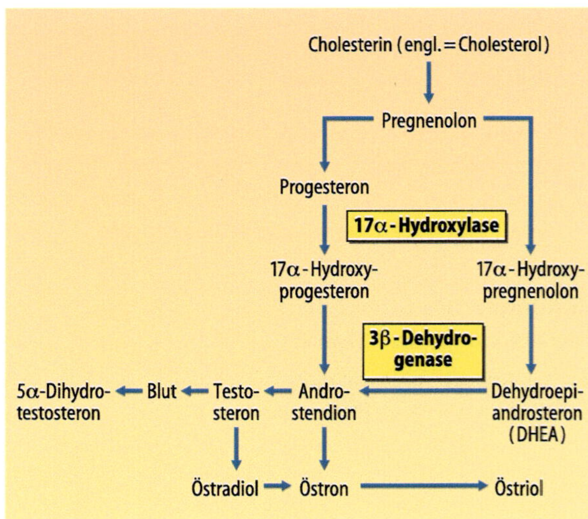

Abb. 7.13. Synthesewege der gonadalen Steroidhormone. Alle stammen vom Cholesterin ab und sind chemisch nahe verwandt. Gelb unterlegt sind die beiden wichtigsten Enzyme angegeben

Die Sexualhormone sind aus Cholesterin gebildete Steroide. Wichtigster Vertreter der Androgene ist das Testosteron, wichtigstes Östrogen das Östradiol und wichtigstes Gestagen das Progesteron.

Beteiligung von Hypothalamus und Hypophyse an der Regulation der Sexualhormone

Auch die Sexualhormone stehen bei Mann und Frau unter der Kontrolle des hypothalamisch-hypophysären Systems, das bereits im Abschn. 7.3 vorgestellt wurde. Im Hypothalamus wird das **Gonadotropin-Releasing Hormon, GnRH** (Synonym: Luteotropin-Releasing-Hormon, LHRH, und Gonadoliberin, Tabelle 7.1), gebildet, das in der Hypophyse zwei Hormone freisetzt, nämlich das **Luteinisierende Hormon, LH,** und das **Follikel-stimulierende Hormon, FSH** (Tabelle 7.1).

Die unterschiedlichen Aufgaben von LH und FSH bei Mann und Frau werden in den nachfolgenden Abschnitten deutlich. Die von ihnen jeweils freigesetzten Sexualhormone koppeln in jedem Fall negativ auf Hypothalamus und Hypophyse zurück. Es gibt also sowohl **hypothalamo-hypophysäre-testikuläre** wie **hypothalamo-hypophysäre-ovarielle** geschlossene Regelkreise, wie sie auch bei den anderen im Abschn. 7.3 betrachteten Hormonen vorkommen.

Das **hypothalamische GnRH** wird bei Mann und Frau mehrfach pro Tag **in Pulsen** ausgeschüttet. Nur wenn die hypophysären Drüsenzellen in regelmäßigen, zeitlich gut koordinierten Abständen durch GnRH stimuliert werden, schütten sie normale Mengen von LH und FSH aus. Diese Tatsache lässt sich klinisch-therapeutisch zur **unblutigen und reversiblen Kastration** durch die Dauergabe von GnRH-Agonisten mit langer Wirkungsdauer nutzen, denn unter deren Anwendung kommt die hypophysäre LH- und FSH-Freisetzung zum Erliegen.

Die Sexualhormone sind in hypothalamisch-hypophysäre Regelkreise eingebunden. Das pulsativ ausgeschüttete hypothalamische GnRH bewirkt im HVL die Freisetzung von LH und FSH, die ihrerseits die Sexualhormone freisetzen. Diese wiederum koppeln negativ auf Hypothalamus und Hypophyse zurück.

7.4.2 Produktion und Wirkungen der Androgene und die Spermatogenese

Hauptwirkungen des LH und des Testosterons beim Mann

Beim Mann hat das hypophysäre **LH** die Aufgabe, die **Leydig-Zwischenzellen** der Hoden zur Synthese von **Testosteron** (und anderen Androgenen) anzuregen. Dieses wird anschließend in das Blut abgegeben, über das es seine zahlreichen Zielzellen erreicht.

Diese Zielzellen des Testosteron schließen die bereits erwähnten GnRH- wie LH- und FSH-produzierenden Zellen in Hypothalamus bzw. Hypophyse ebenso ein wie **Prostata, Nebenhoden** und die **Anhangsdrüsen** zu den Samenausführungsgängen, die an der Reifung, Aufbewahrung und Ejakulation der Spermien beteiligt sind (▶ unten).

Darüber hinaus wirken die Androgene **eiweißanabol,** d. h. sie stimulieren die Eiweißsynthese. Deshalb ist der männliche Habitus in aller Regel größer (verstärkte Knochenbildung) und muskulöser ausgeprägt als der weibliche. Auch für den maskulinen Behaarungstyp sind die Androgene verantwortlich (für deren psychischen Wirkungen Kap. 8, für ihre Rolle beim Sexualverhalten Kap. 26).

Hauptwirkung des FSH beim Mann

Unter dem **Einfluss des FSH** und unter Beteiligung des im Hoden gebildeten Testosterons (▶ oben) erfolgt die **Spermatogenese,** also die Bildung der männlichen Samenzellen (Spermien) in den Samenkanälchen des Hodens. Es ist ein mehrstufiger, langsamer Prozess, der insgesamt etwa 70 Tage dauert.

Einmal ausgereift werden die Spermien in den Hoden gespeichert. Sie bleiben dort über Monate befruchtungsfähig. Bei der Ejakulation wird ihnen Flüssigkeit aus Samenblase, Prostata und mukösen Drüsen entlang der samenausführenden Gänge beigemischt.

LH ist hauptverantwortlich für die Androgenproduktion in den Hoden, FSH und Androgene zusammen für die Spermatogenese. Die anabolen Wirkungen der Androgene, besonders des Testosterons, bedingen das maskuline Erscheinungsbild.

7.4.3 Östrogen- und Gestagenproduktion und der Menstruationszyklus

Erste Zyklusphase (Follikelphase, 1. bis 12. Tag)

Die beiden Eierstöcke (Ovarien) der Frau enthalten beim Eintritt der Pubertät je etwa 300 000 unreife Eier, die jedes von einer Hülle, dem **Follikel,** umgeben sind. Zu Beginn eines Zyklus beginnen einige Hundert von ihnen einen Reifeprozess, der sich aber nur bei einem zur Freisetzung des reifen Eies (Ovulation) vollendet. Während dieser **10- bis 14-tägigen Reifephase** produzieren die Follikel **Östradiol**, wobei der Östradiolspiegel stetig ansteigt (Abb. 7.14, dritte Kurve von oben).

In dieser Zeit wirkt das **Östradiol zweifach negativ rückkoppelnd** auf die LH- und FSH-Zellen der Hypophyse, einmal indem sie deren Freisetzung direkt hemmen und zum anderen indem sie die LH- und FSH-produzierenden Zellen unempfindlich für das hypothalamische GnRH machen. Als Folge werden **in dieser Zeit diese Hormone kaum freigesetzt** (Abb. 7.14 oben).

Zweite Zyklusphase (Ovulationsphase, 12. bis 15. Tag)

Um den 12. Zyklustag steigen die Östradiolspiegel schließlich stark. Dies lässt, aus bisher unklaren Gründen, die negativ hemmende Wirkung auf die LH- und FSH-Zellen in eine **positiv rückkoppelnde umschlagen**. Der LH-Gipfel (oberste Kurve in Abb. 7.14) wird für die Auslösung des Follikelsprungs verantwortlich gemacht, der eine befruchtungsfähige Eizelle freisetzt (Ovulation).

Das **LH bewirkt weiterhin,** dass der Follikel schon kurz vor dem Eisprung beginnt, sich zum Gelbkörper (Corpus luteum) umzuwandeln (Luteinisierung). Im Gelbkörper wird – neben der Weiterproduktion von Östradiol – besonders nach dem Eisprung (dritte Zyklusphase) eine **zuneh-**

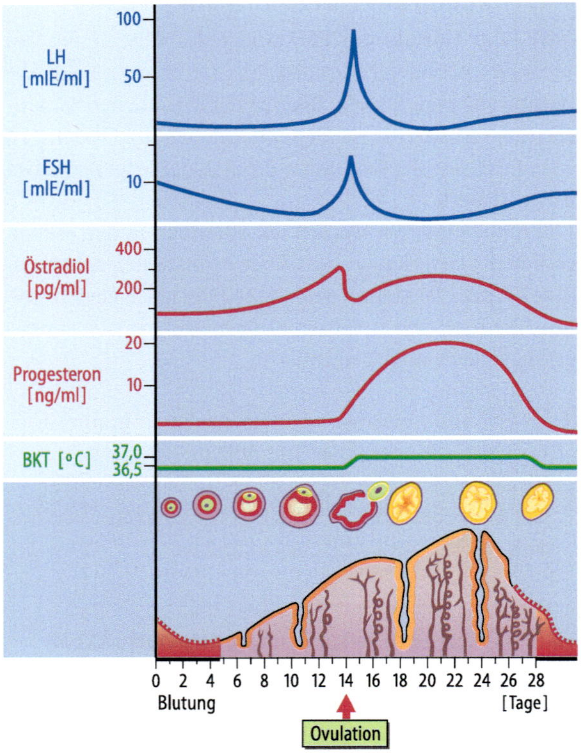

Abb. 7.14. Ablauf eines Menstruationszyklus. Ausführliche Erläuterung im Text. *BKT* Körperkerntemperatur

Box 7.6. Zyklusstörungen: Amenorrhö (Ausbleiben der Monatsblutung) und prämenstruelles Syndrom

Ein Ausbleiben der Monatsblutung ist häufig durch psychologische Einflüsse auf den steilen Anstieg der LH-Produktion im Zyklus bedingt. Psychische Belastung kann durch Unterdrückung oder Abschwächung des LH-Anstiegs sowohl Eisprung als auch Monatsblutung verhindern. Auch bei **Anorexie** fehlt der LH-Anstieg, häufig bedingt durch den Nahrungsmangel. Neben der psychologisch oder ernährungsbedingten Amenorrhö kann diese auch durch Krankheiten (z. B. Tumor) mit einem Ausfall der pulsatilen GnRH-Ausschüttung verursacht sein. Wenn die Ausschüttungsfrequenz unregelmäßig und nicht im vorgegebenen Rhythmus erfolgt, bleiben Follikelreifung und Ovulation aus.

Die Ursachen des **prämenstruellen Syndroms,** bei dem einige Tage vor der Menstruation Depressivität, Reizbarkeit und erhöhte Aggressivität bei einem gewissen Prozentsatz der Frauen auftreten, sind unklar. Psychologische Faktoren (Antizipation der Menstruation) sind hier untrennbar mit den hormonellen verbunden.

mende Synthese des Gestagens Progesteron aufgenommen (Abb. 7.14, vierte Kurve von oben). Beide Hormone wirken jetzt wieder negativ rückkoppelnd auf die FSH- und LH-Zellen, sodass, wie zu sehen, deren Hormonausschüttungen absinken.

In der ersten Zyklusphase (1. bis 12. Tag) reift ein Follikel heran, der zunehmend Östradiol produziert. In der 2. Zyklusphase (13. bis 15. Tag) wird das befruchtbare Ei aus dem Follikel freigesetzt, dieser wandelt sich zum Corpus luteum und beginnt mit der Progesteronproduktion.

Dritte Zyklusphase (Lutealphase, 16. bis 28. Tag)

Während der beiden ersten Zyklusphasen wird die Uterusschleimhaut (Endometrium) unter dem Einfluss der Östrogene und des Progesterons für die Einnistung eines befruchteten Eies vorbereitet. Die Schleimhaut wird zunächst wesentlich dicker **(Proliferationsstadium)** und es bilden sich in ihr anschließend Drüsen aus **(Sekretionsphase).**

Erfolgt keine Befruchtung (Abschn. 7.4.4) so beendet das Corpus luteum nach etwa 14 Tagen seine Hormonproduktion (Luteolyse). Das Endometrium geht zugrunde, wird abgestoßen und schließlich in die Vagina ausgeschwemmt: Es kommt zur **Menstruationsblutung.** Mit deren Beginn startet auch wieder die erste Zyklusphase neu.

Mit der Ovulation erhöht sich abrupt der Progesteronspiegel im Blut. Dies führt zu einem **Anstieg der basalen Körpertemperatur** um ca. 0,5°C (thermogenetischer Effekt des Progesteron, unterste Kurve in Abb. 7.14). Dieser Temperaturanstieg kann zur **Konzeptionskontrolle** (Vermeiden bzw. Optimieren der Befruchtungschancen) genutzt werden (Box 7.7).

Box 7.7. Orale Kontrazeption

Durch die Verabreichung von synthetischen Östrogen- und Gestagenagonisten wird ein schwangerschaftsähnlicher Zustand erzeugt, indem durch diese beiden Agonisten wie bei der Schwangerschaft im Hypothalamus der GnRH-Pulsgenerator gehemmt und in der Hypophyse die Antwortbereitschaft auf GnRH reduziert wird. Dadurch bleibt der Reifungsvorgang der Follikel aus. Grundsätzlich unterscheiden sich die diversen oralen Kontrazeptiva nicht voneinander, die Minipille besteht allerdings nur aus einem Gestagen, d. h. es wird der Zustand nach dem Eisprung nachgebildet. Mit Mehrphasenpräparaten werden lediglich zyklusähnlichere Zustände angestrebt.

Da die Östrogene die Blutgerinnung fördern und damit Thrombosen begünstigen, ist bei entsprechend vorbelasteten Patientinnen auf dieses Risiko zu achten.

Östradiol und danach Progesteron bereiten die Uterusschleimhaut auf die Eieinnistung vor (Proliferations- gefolgt von Sekretionsphase). Bleibt diese in der 3. Zyklusphase aus, wird die Schleimhaut etwa 14 Tage nach der Ovulation abgestoßen.

7.4.4 Befruchtung, Schwangerschaft, Geburt, sexuelle Differenzierung

Befruchtung im Eileiter, Einnistung im Uterus

Die Befruchtung des reifen Eies erfolgt normalerweise im **Eileiter** (Tube), der den Eierstock mit dem Uterus verbindet. Das befruchtete Ei, jetzt **Trophoblast** genannt, wandert in den nächsten 6–8 Tagen in den Uterus und bettet sich dort ein. Dieser Prozess heißt **Nidation.** Schon vor der Nidation hat sich die befruchtete Eizelle bereits mehrfach geteilt.

Nach der Nidation beginnt der Trophoblast mit der Produktion eines Hormons, des **Choriongonadotropins, HCG,** das wie das LH wirkt, und daher den Gelbkörper, anders als ohne Befruchtung (3. Zyklusphase), zur **weiteren Produktion und Sekretion von Progesteron** stimuliert. Damit wird die Abstoßung des Endometriums verhindert und **die Menstruationsblutung bleibt aus** – was häufig das erste Zeichen einer Schwangerschaft ist.

Schwangerschaftsverlauf

Zur Versorgung des rasch wachsenden Embryos bildet sich die **Plazenta** (der Mutterkuchen) aus, der von mütterlichem wie kindlichem Blut durchflossen wird. Durch die **Plazentaschranke,** eine dünne Gewebeschicht zwischen beiden, werden Sauerstoff und Nährstoffe zum Embryo und Kohlendioxid und Stoffwechselendprodukte in das mütterliche Blut teils durch Diffusion, teils durch aktiven Transport befördert.

Normalerweise **dauert eine Schwangerschaft** 10 Menstruationszyklen, also **280 Tage oder 40 Wochen.** Bereits in den ersten 8 Wochen bildet sich der Embryo mit Kopf, Augen und Extremitäten mit Händen und Füßen aus. Nach 12 Wochen ist der ab dem 61. Schwangerschaftstag **Fetus** genannte Embryo etwa 10 cm lang, nach 20 Wochen 25 cm und zum Geburtstermin etwa 53 cm (s. Kap. 24).

Das **Herz** beginnt in der 4. Woche zu schlagen und alsbald funktioniert der **fetale Kreislauf** vollständig. Über die **Nabelschnur** ist dieser mit der Plazenta verbunden. Nach dem 4. Monat entsprechen die Organe des Fetus dem des späteren Neugeborenen, die übrige Zeit bis zur Geburt dient der Ausreifung und Differenzierung.

Geburt und neonatale Umstellungen

Bei der normalen Geburt wird der Fetus mit dem Kopf voraus aus dem Uterus durch die Scheide ausgepresst. Aus immer noch nicht völlig bekannten Gründen beginnt die **Wehentätigkeit,** also Uteruskontraktionen, etwa mit dem 280. Schwangerschaftstag. Unter anderem ist daran das **HHL-Hormon Oxytozin** beteiligt (Abschn. 7.3.2), aber auch andere wehenauslösende Hormone wie die Prostaglandine. Nach dem Kind wird anschließend noch die Plazenta ausgetrieben und damit ist der Geburtsvorgang beendet.

Mit der Geburt bricht die Versorgung des Kindes mit Sauerstoff und Nährstoffen über die Plazenta ab. In relativ raschen Umstellungsreaktionen muss sich das Neugeborene an die **Lungenatmung** und an die **orale Nährstoffzufuhr** anpassen (Abschn. 7.3.2 und 7.3.3 über die Rolle von Oxytozin und Prolaktin für die Ernährung mit Muttermilch).

Wird ein Ei befruchtet, bleibt dank des Choriongonadotropins die Menstruationsblutung aus. Im Laufe der 40-wöchigen Schwangerschaft wird aus dem Trophoblasten ein lebensfähiges Neugeborenes, das bis zur Geburt über die Plazenta ernährt wird.

Sexuelle Differenzierung bei und nach der Befruchtung

Bei der Befruchtung vereinigt sich eine weibliche Eizelle (Ovum) mit einer Samenzelle (Spermie). Alle Eizellen weisen ein X-Chromosom auf, die Samenzellen entweder ein X- oder Y-Chromosom. Nur wenn sich eine Samenzelle mit einem Y-Chromosom mit einer Eizelle vereint, kann ein **männlicher Organismus (XY)** entstehen, in allen anderen Fällen entsteht ein weiblicher.

Bis zur 8. Schwangerschaftswoche ist das Schwangerschaftsprodukt bisexuell. Erst danach bilden sich die Vorläufer der inneren und äußeren Sexualorgane getrennt für beide Geschlechter unter dem Einfluss der **Sexualhormone.** Bei Vorhandensein des XY-Komplements bilden sich in der 7. und 8. Schwangerschaftswoche Vorstufen der Hoden (Testes).

Die von den Testes produzierten **Androgene** sind anschließend für die Differenzierung zum männlichen Organismus entscheidend. Ohne ausreichende Androgenproduktion entwickeln sich äußerlich weibliche Geschlechtsorgane (**»Eva-Prinzip«** über **»Adam-Prinzip«**). Abb. 7.15 zeigt die Entwicklung der äußeren Genitalien (primäre Geschlechtsmerkmale, Abschn. 26.4.2 und 26.4.3).

Einfluss der Sexualhormone auf das Gehirn

Geschlechtsspezifisches Verhalten wird zu einem erheblichen Teil vom Aufbau unterschiedlicher ZNS-Strukturen unter Hormoneinfluss determiniert. Besonders in der pränatalen Entwicklungsperiode wirken die Androgene auch auf das ZNS und formen die geschlechtsspezifischen Unterschiede v. a. im **Hypothalamus** und **limbischen System.** Damit legen sie auch die Grundlage für späteres geschlechtstypisches Verhalten und den **sexuellen Status** (hetero-, homo- oder bisexuell, Kap. 26).

Ein entscheidender Unterschied in der Struktur des Hypothalamus (speziell des **Nucleus präopticus**) ist die Ausbildung von Zellsystemen, die ab der Pubertät beim

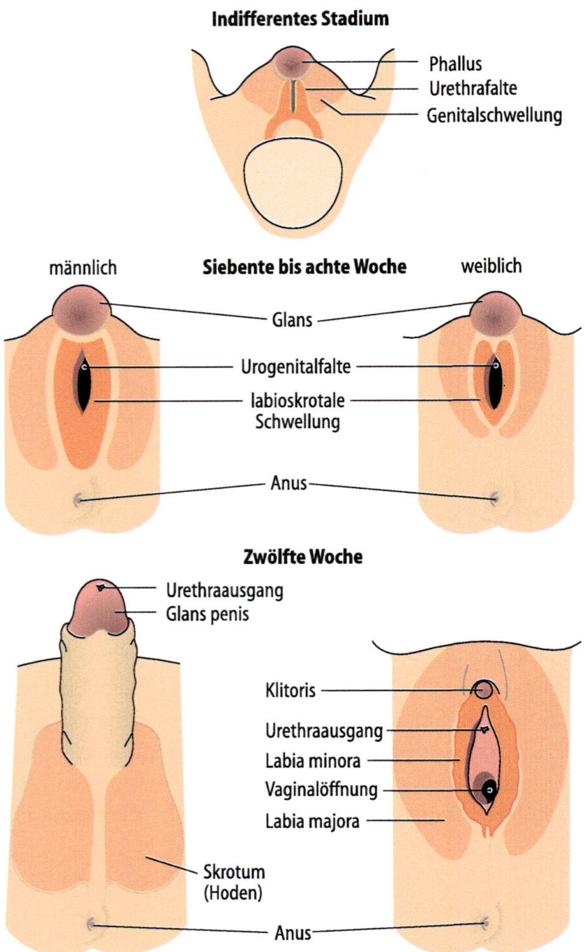

Abb. 7.15. Entwicklung der äußeren Genitalien bei Mann und Frau. Bis zur siebenten, achten Schwangerschaftswoche ist der sich entwickelnde Organismus nicht nach dem Geschlecht differenzierbar. Danach bilden sich Vorstufen der Sexualorgane, die unter Androgeneinfluss männliche Sexualorgane bilden. Im weiblichen Fetus schließt sich die Urogenitalfalte nicht und es bilden sich die Labia minora und die Labia majora. Der Genitalhügel (Glans) formt die Klitoris. Beim Mann schließt sich die Urogenitalfalte, aus der labioskrotalen Schwellung entwickelt sich das Skrotum und aus dem Genitalhügel der Penis

weiblichen Geschlecht zu der oben beschriebenen typischen zyklischen (beim Menschen meist 28-tägigen) Aktivität der **gonadotropen Hormone** des Hypophysenvorderlappens (luteinisierendes Hormon, LH, und Follikel-stimulierendes Hormon, FSH) führen. Das **männliche Gehirn** dagegen weist ein stabiles Niveau der LH-Ausschüttung auf.

Σ Vereinigt sich eine Y-Chromosom-Samenzelle mit einer Eizelle entsteht ein männlicher Organismus (XY), sonst ein weiblicher (XX). Die hormonal gesteuerte sexuelle Differenzierung männlicher und weiblicher Feten, auch ihrer Gehirne, setzt etwa ab der 8. Schwangerschaftswoche ein.

7.4.5 Pubertät und Menopause

Endokrinologie der männlichen Pubertät

Die Pubertät, also die **Reifung zur Fortpflanzungsfähigkeit,** setzt beim Jungen zwischen 9–11 Jahren damit ein, dass die hypothalamischen **GnRH-Drüsenzellen** beginnen, aktiv zu werden. Zunächst erfolgt die pulsative Freisetzung von GnRH (Abschn. 7.3.3) nur in den ersten 3 Nachtstunden während des Tiefschlafs (Kap. 8 und 23), später auch tagsüber. Dies bewirkt die Freisetzung von LH und FSH, ersteres, wie oben beschrieben (Abschn. 7.4.1), fördert die Androgenproduktion, letzteres die Spermatogenese.

Die **Androgene maskulinisieren** den Jungen psychisch und somatisch. Ihre eiweißanabole Wirkung (Abschn. 7.4.2) bewirkt das Längenwachstum und den Aufbau der Muskulatur. Androgenbedingt ist auch das **Tieferwerden der Stimme** durch das Wachstum des Kehlkopfes, bei dem die Stimmbänder länger werden und der **männliche Behaarungstyp.**

Manche sekundären Geschlechtsorgane können z. T. auch im späteren Leben unter dem Einfluss der Sexualhormone verändert werden: Männer unter (z. B. therapeutischem) Östrogeneinfluss entwickeln Brüste, die Stimmlage bleibt aber tief, weil sich die Larynx nicht mehr verkleinert.

Als **Hermaphroditen** bezeichnen wir Personen, bei denen es durch einen Defekt in der Entwicklung zu externen und/oder internen Geschlechtsorganen kommt, deren Geschlecht unklar ist.

Endokrinologie der weiblichen Pubertät

Die zwischen dem 8. und 10. Lebensjahr beginnende weibliche Pubertät wird ebenfalls durch die beginnende pulsatile Tätigkeit der GnRH-Neurone angestoßen. Tritt diese schließlich nicht nur im Schlaf, sondern auch tagsüber auf, beginnen die Menstruationszyklen (Abschn. 7.4.3), die zunächst noch ohne völlige Eireife, also **anovulatorisch** ablaufen können und erst spätpubertär vollständig werden.

Die **Östrogene** sind **schwächer eiweißanabol** als die Androgene, entsprechend milder fällt der Wachstumsschub der jungen Frau gegenüber dem Mann aus. Die Ausbildung der sekundären Geschlechtsmerkmale (Brüste, breitere Hüften) geschieht zu dieser Zeit ebenfalls unter dem Einfluss der Östrogene.

Σ Pubertät setzt bei beiden Geschlechtern mit der Aufnahme der pulsatilen Aktivität der GnRH-, LH- und FSH-(Neuro-)Drüsenzellen ein. Die resultierenden Androgene maskulinisieren und die Östrogene feminisieren die Knaben bzw. Mädchen.

Menopause und Postmenopause

Die Menstruationszyklusaktivität hört auf, sobald in den Eierstöcken der Vorrat an Follikeln erschöpft ist. Dieser Zeitpunkt wird **Menopause** genannt. Danach ist die Frau im postmenopausalen Zustand. Damit fällt die rückkoppelnde Wirkung der von den reifenden Follikeln gebildeten Östrogenen zu den hypothalamischen (GnRH-) und hypophysären (LH- und FSH-Drüsenzellen) aus, die weiterhin und eher verstärkt pulsativ aktiv bleiben.

Diese pulsative Aktivität ist für die **klimakterischen Beschwerden** verantwortlich. So kann es mit jeder LH-Episode zu **Hitzewallungen mit Herzklopfen** kommen, weil die großen Mengen an LH im Hypothalamus zur Miterregung der dort liegenden kreislaufregulierenden Neurone und damit zur Vasodilation der Hautblutgefäße und Herzfrequenzsteigerung (Tachykardie) führen.

Der **Ausfall der leicht eiweißanabolen Östrogene** ist auch für den Abbau von Knochenmatrix, also die häufig bei älteren Frauen beobachtete **Osteoporose** verantwortlich. Der Östrogenmangel bedingt auch die **leichte Virilisierung** der postmenopausalen Frau, da sich dadurch die in der Nebennierenrinde gebildeten Androgene etwas stärker bemerkbar machen können.

Box 7.8. Hormonsubstitutionstherapie in der Postmenopause

Östrogene lindern sehr effektiv klimakterische Beschwerden wie die Hitzewallungen und sie beugen der Osteoporose vor. Diesem deutlichen Gewinn an Lebensqualität steht, v. a. bei jahrelanger Einnahme, eine leichte Erhöhung des Brustkrebs-, Thrombose- und Herzinfarkt- bzw. Hirnschlagrisikos gegenüber, so dass nach Abwägen der Vor- und Nachteile diese Therapie nicht länger als 2–3 Jahre durchgeführt werden soll.

Σ Mit Erschöpfung des Follikelvorrats in den Ovarien setzt bei der Frau die Menopause ein, die von Östrogenmangelerscheinungen begleitet ist.

Zusammenfassung

Hormone sind von Drüsenzellen produzierte (primäre) **Botenstoffe,** die ihre Signale teils

- an weit entfernte Stellen im Körper, teils
- in unmittelbare Umgebung (parakrin), teils
- auf sich selbst zurück (autokrin) senden.

Um von einem Hormon angesprochen zu werden, muss die Körperzelle einen entsprechenden Rezeptor besitzen, mit dem sich das Hormon verbindet, um seine Nachricht zu überbringen. Diese **Hormonrezeptoren** liegen entweder

- in der Zellmembran oder
- im Zytoplasma der Zelle oder
- im Zellkern.

Nach ihrer **chemischen Struktur** gehören die Hormone 2 großen Substanzklassen an, nämlich

- fettunlösliche Hormone aus Aminosäuren (die Mehrzahl aller Hormone) und
- fettlösliche (lipophile) Hormone (Steroide), die vom Cholesterin oder der Arachidonsäure abstammen.

Hormone sind meist **Teile von Regelkreisen,** die über negative Rückkopplungen Störgrößen kompensieren.

Die **Langerhans-Inselzellen** des Pankreas sind Drüsenzellen, von denen

- die A-Zellen das Hormon **Glukagon**,
- die B-Zellen das Hormon **Insulin** und
- die D-Zellen das Hormon **Somatostatin** produzieren und freisetzen.

Insulin und **Glukagon** sind in einen Regelkreis eingebunden, der den **Blutzuckerspiegel konstant** hält, wobei Insulin den Zuckerspiegel senkt und Glukagon ihn erhöht. **Mangel** oder **mangelnde Wirksamkeit von Insulin** führt zu überhöhten Zuckerspiegeln mit vielfältigen Symptomen und Folgen. Die beiden Haupt-Diabetes-Formen sind:

- **Typ-1-Diabetes mellitus** mit völligem Ausfall der B-Zellen und absolutem, nur durch Insulingaben therapierbarem Insulinmangel und
- **Typ-2-Diabetes mellitus** (»Altersdiabetes«), bei dem je nach Schweregrad die Insulinwirkung mehr oder weniger versagt und die Therapie sich daher auf Diät und orale Antidiabetika beschränken kann.

Das hypothalamisch-hypophysäre Hormonsystem umfasst

- 8 (Neuro)hormone des Hypothalamus,
- 2 Hormone des Hypophysenhinterlappens, HHL (der Neurohypophyse) und
- 6 Hormone des Hypophysenvorderlappens, HVL (der Adenohypophyse),

die in mehr oder weniger komplexen Regelkreisen eine Vielzahl von Körperfunktionen regeln. ◻ Tabelle 7.1 und 7.2 geben einen Überblick über die **glandotropen** und **nichtglandotropen** Hormone dieses Systems und ihre **Zielorgane**.

▼

Als Hauptwirkungen der **direkt auf Erfolgsorgane** wirkenden HHL- und HVL-Hormone sind festzuhalten:
- **HHL-Hormon ADH** (Antidiuretisches Hormon, Adiuretin): Hemmt die Wasserausscheidung in der Niere
- **HHL-Hormon Oxytozin:** Löst den Milchejektionsreflex aus
- **HVL-Hormon Prolaktin:** Regelt die Milchsynthese
- **HVL-Hormon Somatotropin** (Wachstumshormon): unabdingbar für normale kindliche Entwicklung

Die anderen HVL-Hormone sind in **Regelkreise** eingebunden, **die weitere Drüsen einschließen.** Es handelt sich um:
- **Regelkreis für die Schilddrüse:** An der Regelung der Freisetzung der Schilddrüsenhormone T3 und T4 sind das hypothalamische TRH und das hypophysäre TSH beteiligt;
- **Regelkreise für die Nebennierenrinde, NNR:** Hypothalamisches CRH und hypophysäres ACTH regeln die Freisetzung der NNR-Hormone, nämlich der Gluko- und Mineralokortikoide mit ihren manigfaltigen Wirkungen;
- **Regelkreise für die Sexualdrüsen:** Hypothalamisches GnRH und hypophysäres LH und FSH regeln die Tätigkeit der Sexualdrüsen mit deren Hormonen, den Androgenen (besonders Testosteron), Östrogenen (besonders Östradiol) und den Gestagenen (besonders Progesteron), in der für Männer und Frauen jeweils charakteristischen Weise.

Die **Tätigkeit der Sexualdrüsen bestimmt bei der Frau** alle Lebensabschnitte von der Geburt über die **Pubertät**, die Zeit der Geschlechtsreife mit ihren **Ovulationszyklen** und die **Menopause** mit der postmenopausalen Zeit danach.

Für den Mann gilt vergleichbares, doch ist der Ablauf nach Abschluss der Pubertät wesentlich gleichförmiger.

Literatur

Allolio B, Schulte HM (1996) Praktische Endokrinologie. Urban & Schwarzenberg, München Wien Baltimore

Conn PM, Freeman ME (1999) Neuroendocrinology in Physiology and Medicine. Humana Press, Totowa, New Jersey

Greenspan FS, Strewler GJ (1997) Basic & Clinical Endocrinology, 5th edn. Appleton & Lange

Henderson VW (1999) Hormone Therapy and the Brain. A clinical perspective on the role of estrogen. The Partenon Publishing Group, New York London

Larsen PR, Kronenberg HM, Melmed S, Polonsky KS (eds) (2003) Williams Textbook of Endocrinology, Saunders, Philadelphia

Leidenberger FA (1998) Klinische Endokrinologie für Frauenärzte. Springer, Berlin Heidelberg New York

Nieschlag E, Behre HM (Hrsg) (2000) Andrologie. Grundlagen und Klinik der reproduktiven Gesundheit des Mannes. Springer, Berlin Heidelberg, New York

8 Psychoneuroendokrinologie

N. Birbaumer (et al.), *Biologische Psychologie*, Springer-Lehrbuch,
https://doi.org/10.1007/978-3-540-95938-0_8

Bei Kindern, die aus einem verwahrlosten oder extrem belastenden Elternhaus stammten, fiel dem großen Entwicklungspsychologen Réne Spitz auf, dass die Kinder häufig kleinwüchsig waren. Im Verhalten waren diese Kinder durch völlige Apathie gekennzeichnet, ein Syndrom, das heute als **gelernte Hilflosigkeit** bezeichnet wird. Spitz führte diese Symptome auf die psychologische Ausnahmesituation dieser Kinder zurück. Später erkannte man, dass der Kleinwuchs insbesondere mit der belastungsbedingten Schlaflosigkeit der Kinder zusammenhängt. Der Ausfall der ersten Tiefschlafphasen führt zur Unterdrückung der Produktion und Ausschüttung von Wachstumshormon. Nachdem die Kinder von einer Bezugsperson konsistent und liebevoll betreut und in eine anregende, aber vorhersagbare soziale Umgebung aufgenommen wurden, normalisierte sich der Schlaf und sie holten innerhalb relativ kurzer Zeit ihr Körperwachstum nach. Dieses Beispiel zeigt deutlich den unauflösbaren Regelkreis zwischen psychologisch-sozialen Bedingungen, endokrinem System, Schlaf und Verhalten, der in diesem Kapitel näher behandelt wird.

8

8.1 Umwelt, Körperrhythmen und Hormone

8.1.1 Wahrnehmung und Hormonsekretion

Organisierende und aktivierende Wirkung von Hormonen

◘ Abb. 8.1 zeigt die wichtigsten Mechanismen und Organsysteme, die an der Interaktion zwischen Verhalten und Neuroendokrinium beteiligt sind. Dabei wird der spezifische **organisierende** Einfluss der Hormone in der **Entwicklung** des Organismus vom **aktivierend-mobilisierenden** unterschieden, der zu allen Zeitpunkten des Lebens wirkt.

Über die zentralnervöse Verarbeitung im Zentrum der ◘ Abb. 8.1 kann ein Reiz ein Verhalten und/oder eine neuroendokrine Reaktion auslösen und die ausgeschütteten Hormone wirken als Rückmeldung (Feedback, unterer Pfeil auf ◘ Abb. 8.1) wiederum auf Verhalten und das Hormonniveau zurück. Zusätzlich beeinflussen Hormonreaktion und Verhalten sowohl die Reizverarbeitung als auch die sozialen Interaktionen (rechts auf ◘ Abb. 8.1).

◘ Abb. 8.2 fasst das **Zusammenwirken von Gehirn und endokrinen Regelkreisen** zusammen. Daraus erkennt man, dass neben Neurotransmittern und -peptiden auch andere Stoffe das ZNS beeinflussen, aber Neuropeptide (besonders die Hormone aus Aminosäuren, Abschn. 7.1.4) neben den Neurotransmittern eine herausragende Stellung haben, da sie direkt im Gehirn (und auch in der Peripherie des Körpers) hergestellt werden und wirken. Etwa 100 Neuropeptide sind im ZNS vorhanden, die an den verschiedensten Funktionen beteiligt, aber nur für einige wenige aufgeklärt sind. ◘ Tabelle 8.1 gibt die Wirkungen einiger wichtiger Neuropeptide auf verschiedene psychologische Funktionen wieder, ein Teil dieser Wirkungen wird in den einzelnen Abschnitten dieses Kapitels oder in anderen Kapiteln besprochen.

Entwicklung und psychologische Prozesse (das ZNS) regeln die Hormonsekretion und die Hormone wiederum steuern oder modulieren Wahrnehmung und Verhalten. Neuropeptide spielen in der Steuerung hormoneller Abläufe durch das Nervensystem eine wichtige Rolle.

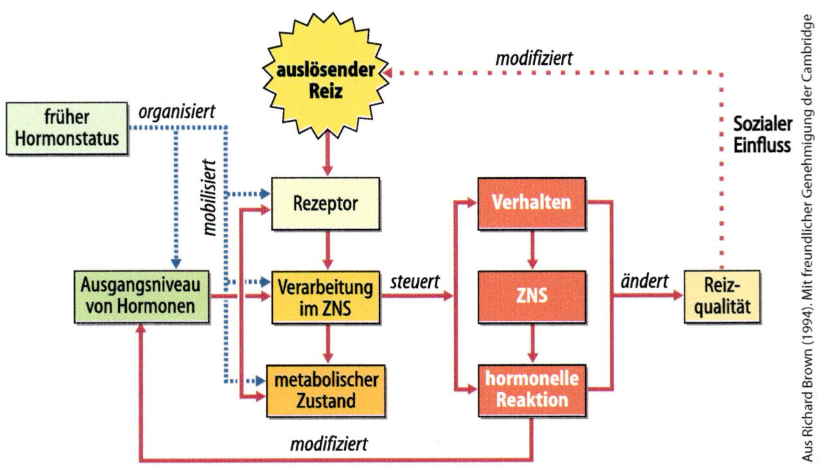

◘ **Abb. 8.1. Organisierende und aktivierende Wirkungen von Hormonen auf Verhalten und Wahrnehmung.** Eingezeichnet sind auch die rückwirkenden (Feedback) Effekte von Verhalten auf Hormone (Pfeil unten), sowohl auf das Ausgangsniveau wie auch auf die hormonelle Reaktion (links Ausgangsniveau, rechts hormonelle Reaktion, eng punktierte Pfeile zeigen die Einflüsse früher (vor- und nachgeburtlicher) Hormonniveaus und durchgezogene Pfeile die Beziehungen innerhalb des erwachsenen Individuums)

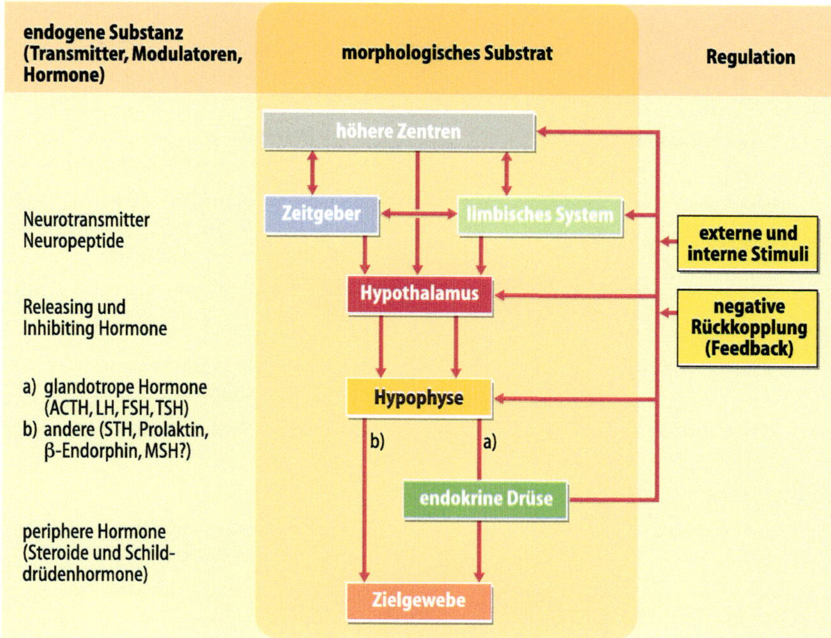

Nach Voigt KH, Fehm H (1993). Mit freundlicher Genehmigung von Lippincott Williams & Wilkins.

Abb. 8.2. Neuroendokrine Regelkreise. Der Terminus »Zeitgeber« soll die verschiedenen rhythmischen Zentren (zirkadian, episodisch, zyklisch) und deren Rhythmusgeber in der Umwelt andeuten. Nicht berücksichtigt ist die efferente neuronale Steuerung einiger peripherer endokriner Organe, z. B. der Nebennierenrinde (▶ Text)

Wahrnehmungsschwellen und Hormone

Hormone, die Verhalten direkt oder indirekt beeinflussen, entfalten ihre Wirkung in der Regel dadurch, dass sie in den neuronalen Zielgeweben die **synaptische Stärke** der neuronalen Verbindungen (Kap. 4) und/oder die **Entladungseigenschaften** von Nervenzellen modulieren. Da die Ausschüttung der meisten Hormone endogenen oder kombiniert endogen-exogenen Zeitgebern (Kap. 22) unterliegt, ändern sich in den betroffenen sensorischen und motorischen Zielorganen die Sensitivität und Erregungsschwellen. Wenn bestimmte Schwellen unter- oder überschritten werden, so kann dies erhebliche Änderungen in Wahrnehmung und Motorik bewirken. Bei Invertebraten mit ihren einfachen Nervensystemen führt dies bis zur völligen Abhängigkeit von Lokomotion und Reproduktion von der Gegenwart einzelner Hormone. Beispielsweise können Magen und Herz bei Hummern keine aufeinander abgestimmte, synchrone Tätigkeit entfalten, wenn nicht ein Pigmenthormon die Steuerneurone beider Organe verbinden würde (»binding«, Abschn. 25.2).

Glukokortikoide und Wahrnehmung

Wie wir im vorausgehenden Kapitel gesehen haben, sind Glukokortikoide der Nebennierenrinde, hier v. a. Kortisol (das in der zweiten Nachthälfte ausgeschüttet wird), Bestandteil eines komplizierten Regelkreises zwischen Gehirn und Körperperipherie, dessen Einzelfunktionen weit über eine einfache Stressantwort hinausgehen (Abschn. 7.3.5). Unterschieden werden muss dabei stets zwischen den durch CRH → ACTH → Kortisol (Abkürzungen Kap. 7) verursachten zentral → peripheren Wirkungen und den von peripher nach zentral gerichteten Effekten von Glukokortikoiden. Im Gehirn finden sich an vielen Stellen Glukokortikoidrezeptoren, v. a. im limbischen System und dort speziell im Hippokampus, die vermutlich ganz unterschiedliche Funktionen für Verhalten aufweisen.

Im Geschmacks- und Geruchssinn, den phylogenetisch ältesten Sinnesmodalitäten, zeigen sich deutliche Wirkungen von Kortisol auf die **Wahrnehmungsschwellen**, die ebenso wie die Unterschiedsschwellen bei Kortisolanstieg **zunehmen**, d. h. die äußeren Reize benötigen eine deutlich höhere Intensität, um noch wahrgenommen zu werden. Dexamethason, das den Kortisolspiegel reduziert, hat gegenteilige Effekte. Addison-Patienten (Box 7.5), bei denen die negative Rückmeldung des peripheren Kortisols auf das Gehirn ausfällt, zeigen unbehandelt extrem erniedrigte Wahrnehmungsschwellen in allen sensorischen Modalitäten.

Das akustische System scheint bereits auf peripherer Ebene des ZNS durch Kortisol beeinflusst zu sein: der **Stapediusreflex**, bei dem u. a. eine Versteifung der Steigbügel im Innenohr die Druckübertragung bei lauten Tönen dämpft (Kap. 18), wird durch Kortisol gehemmt, was für intensive Töne die Wahrnehmungsschwelle anhebt.

Diese Ergebnisse stützen die allgemeine Feststellung, dass eine psychologische Funktion von Glukokortikoiden bei **Kurzzeitstress** darin bestehen könnte, **Überschießen** von peripheren und zentralnervösen Reaktionssystemen zu verhindern. Die Erhöhung der Wahrnehmungsschwelle »schützt« das ZNS vor weiterem Aufschaukeln der Erregung nach Belastung.

8

Tabelle 8.1. Einige der viszeralen, kognitiven und Verhaltenseffekte der Neuropeptide

Neuropeptid	Wirkort	Funktion
Endogene Opioide	Rückenmark und Hirnstamm	Verursachen Analgesie; reduzieren die Schmerzwahrnehmung; senken den Blutdruck; beeinflussen das kardiovaskuläre System
	Hypothalamus und limbisches System	Senken die Körpertemperatur; erhöhen die Nahrungs- und Flüssigkeitsaufnahme; hemmen sexuelles Verhalten; reduzieren Stress (hervorgerufen durch Isolation)
	Ventrales Tegmentum, Striatum	Verursachen Euphorie; regulieren lokomotorisches Verhalten
Neurohypohysenhormone		
Oxytozin	Thalamus und Hirnstamm	Stimuliert mütterliches Verhalten; moduliert Sexualverhalten; reduziert Gedächtnisspanne
Vasopressin	Thalamus und limbisches System, insbesondere im Hypothalamus	Reguliert Blutdruck; fördert Lernen und Gedächtnis
Hypothalamische hypophysiotrope Hormone		
Somatostatin	Cortex cerebri und Hippokampus	Reguliert lokomotorische Aktivität; reguliert Körpertemperatur; fördert Lernen und Gedächtnis
GHRH (»growth hormone releasing hormone«)	Gehirn	Stimuliert die Nahrungsaufnahme, wirkt neuroprotektiv und antidepressiv
CRH (»corticotropin releasing hormone«)	Cortex cerebri, Hippokampus, Hypothalamus und andere Gehirnteile	Koordiniert viszerale Stressreaktion; erhöht Erregung und Emotionalität; hemmt Sexualverhalten; beeinflusst Lernen
TRH (»thyreotropin releasing hormone«)	Thalamus, Lobus olfactorius, Hirnstamm	Antidepressiv; erhöht Aktivierung, Körpertemperatur und Blutdruck
LHRH (Luteinisierendes-Hormon-Releasing-Hormon)	Olfaktorisches und limbisches System	Erhöht Sexualverhalten und neuroendokrine Reaktionen auf primäre Pheromone
Adenohypophysenhormone		
Prolaktin	MPOA-vordere hypothalamische Dopaminfasern	Hemmt männliches Sexualverhalten; fördert weibliches Aufzuchtverhalten
ACTH und α-MSH	Limbisches System, Hippokampus	Fördert Aufmerksamkeit, Lernen und Gedächtnis
Gastrointestinale Peptide		
Substanz P	Gehirn, Rückenmark, Hypothalamus	Vermittelt Schmerzsignale; erhöht Erregung und Aktivität; fördert Sexualverhalten
VIP (vasoaktives intestinales Peptid)	Cortex cerebri und limbisches System	Fördert Vermeidungslernen; hemmt angstmotiviertes Verhalten
CCK-8 (Cholezystokinin)	Cortex cerebri, olfaktorisches und limbisches System	Analgesie: reduziert Schmerz; reduziert Hunger; schlafanstoßend
Neurotensin	Limbisches System und Rückenmark	Reduziert Körpertemperatur, lokomotorische Aktivität und Nahrungsaufnahme; hemmt Schmerz
Insulin	Olfaktorisches und limbisches System, Hypothalamus	Hemmt Hunger und Nahrungsaufnahmeverhalten; im ZNS aufmerksamkeitsfördernd
Andere Neuropeptide		
Angiotensin	Hypothalamus	Verursacht Durst und Trinkverhalten; erhöht Blutdruck; reguliert Flüssigkeitsgleichgewicht
Bombesin	Hypothalamus und Mittelhirn	Temperaturregelung; hemmt Nahrungsaufnahme; erhöht Blutdruck
Bradykinin	Limbisches System und Rückenmark	Leitet Schmerz
Neuropeptid Y	Hypothalamus und Thalamus	Fördert Ess- und Trinkverhalten; reduziert Blutdruck und Körpertemperatur; fördert Gedächtnis
Delta-Schlaf-induzierendes Peptid	Gehirn, Hypothalamus	Schlafanstoßend
Atrialer natriuretischer Faktor	Limbisches System und Gehirn	Reduziert Blutvolumen; reguliert Flüssigkeitsgleichgewicht, Durst und Trinkverhalten

Die Organisation und Bedeutung von Umweltreizen einschließlich der Wahrnehmungsschwellen und die Bildung spezifischer assoziativer Verbindungen (»Binding«) hängt von der Gegenwart von Hormonen ab.

8.1.2 Biologische Rhythmen und Hormone

Schlaf und Homöostase

Der regelmäßige Wechsel von Tiefschlaf (SWS, »slow wave sleep«) und REM-Schlaf (»**R**apid-**e**ye-**m**ovement«-Schlaf, »Traumschlaf«, Kap. 22) ist sowohl für die endokrinen Systeme wie für das Immunsystem ein unverzichtbarer Reiz. Viele endokrine Systeme, z. B. das Wachstumshormon (Abschn. 7.3) sind während des Schlafs aktiver als im Wachzustand. Schlaf hat also auch die Funktion, endokrine Prozesse anzuregen, die tagsüber nicht auslösbar sind. Jede Veränderung des Schlafrhythmus, sei es im Laufe der ontogenetischen Entwicklung des Individuums, sei es durch externe Einflüsse wie Schlafdeprivation und Schlafstörungen, beeinflussen die physiologischen und psychologischen Regulationsprozesse wichtiger Hormone und des Immunsystems.

In der Chronobiologie sprechen wir daher auch von **»prädiktiver Homöostase«** des Schlafes, also seiner Eigenheit, im Voraus zu erwartende Regulationsvorgänge während des Tages in der Nacht zu »antizipieren«. Es ist also denkbar, dass eine der wichtigsten oder sogar **die** wichtigste **Funktion des Schlafes** die Regelung von endokrinen und immunologischen Prozessen darstellt, was verständlich macht, warum Schlafverlust bei allen Vertebraten zu lebensbedrohlichen oder im Extremfall tödlichen Folgezuständen führt (Kap. 22).

Schlaf, v. a. Tiefschlaf am Beginn der Nacht, ist für die prädiktive Homöostase vieler Organfunktionen notwendig.

Wachstumshormon und Kortisol

Wachstumshormon (GH, »growth hormone«) und Kortisol haben nicht nur viele einander entgegengesetzte physiologische und psychologische Eigenschaften, sie zeigen auch eine genau entgegengesetzte ultradiane Periodik. ◘ Abb. 8.3 zeigt den Verlauf von GH und Kortisol (Kap. 7) im Verlauf eines etwa 7- bis 8-stündigen Schlafes. GH wird dabei nur während der ersten beiden Schlafzyklen ausgeschüttet. Nicht der Tiefschlaf selbst (also Stadium 3 und 4, SWS, Kap. 22) wirkt als Auslöser der Ausschüttung, sondern der **Beginn** des 1. und 2. Schlafzyklus.

Das Maximum der GH-Produktion im ersten Teil der Nacht erklärt viele der negativen Effekte der **Schlafdeprivation** (Kap. 22) gerade dieser auch als »Kernschlaf« bezeichneten Abschnitte der zirkadianen Periodik: Hemmung des Körperwachstums und der kognitiven Entwicklung und Lernfähigkeit, da GH im ZNS am Wachstum der Verbindungen zwischen den Nervenzellen wesentlich beteiligt ist. Extreme körperliche Aktivität, Stress und Depression (► unten) gehen häufig mit Störungen des Schlafes, v. a. des Kernschlafes (Kap. 22), GH-Unterdrückung und Kortisolanstieg einher.

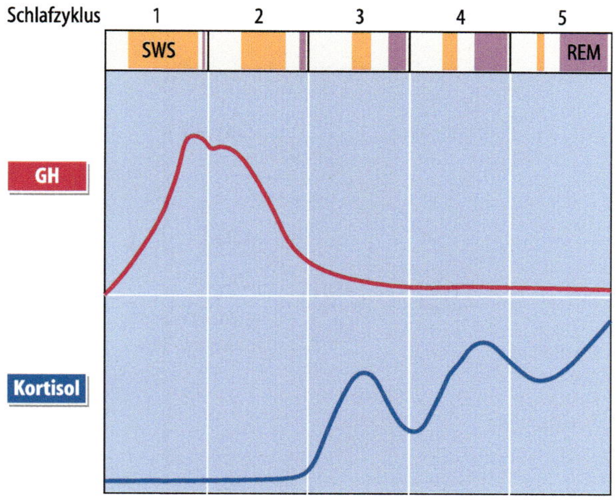

◘ **Abb. 8.3. Schlaf und Hormone.** Schematische Darstellung der Beziehung zwischen der zyklischen Infrastruktur des Schlafes und der ultradianen Rhythmik von GH (Wachstumshormon) und Kortisol. *SWS* »slow wave sleep« (langsamer Wellen- oder Tiefschlaf, rot). *REM* »rapid eye movement« (REM-Schlaf, blau)

Die pulsatile ACTH- und Kortisolausschüttung beginnt mit dem Nadir (Tiefpunkt) des GH-Spiegels mit dem 3. Schlafzyklus, allerdings nicht mit einer REM-Phase. Während der REM-Phasen in der **zweiten Nachthälfte** wird der Kortisolanstieg gebremst, er erfolgt nur in den Zwischenstadien 2 und 1 zunehmend intensiv bis zum Aufwachen (◘ Abb. 8.3).

Wachstumshormon wird in den ersten beiden Nachtstunden im Tiefschlaf, Kortisol mit zunehmender Präsenz der Schlafstadien 1 und 2 (»oberflächlicher Schlaf«) gegen Morgen ausgeschüttet.

Kortisol und Immunsuppression

Während Glukokortikoide in physiologischer Konzentration die Freisetzung vieler Zytokine hemmen (Kap. 9) und somit etwas verallgemeinert **immunsuppressiv** (Abschn. 7.3.5) wirken, hat GH einen immunstimulierenden Effekt. Dieser gegenläufige Zusammenhang könnte die erhöhte Krankheitsanfälligkeit im Alter (»Kernschlaf« und GH reduziert) und nach lang anhaltender Hilflosigkeit und Depression erklären (Abschn. 26.3). Der Kortisolanstieg in der 2. Nachthälfte begünstigt auch das Auftreten der mit verstärkter REM-Tätigkeit einhergehenden Labilisierung des kardialen Systems, Herz-Kreislauf-Störungen kommen daher in der 2. Nachthälfte häufiger vor.

Mit Verlust des Kern- oder Tiefschlafes geht eine Schwächung des Immunsystems einher.

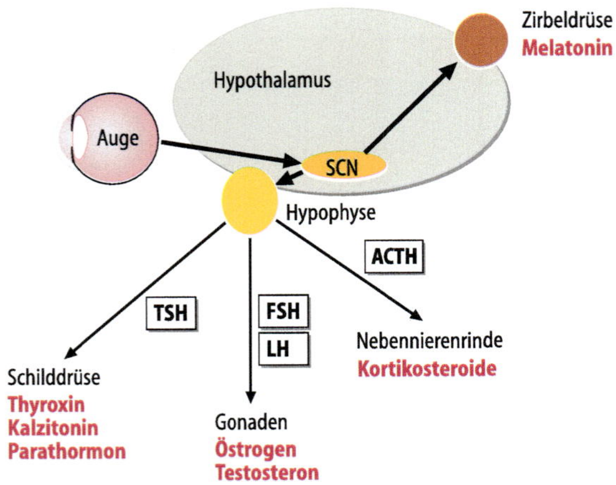

Abb. 8.4. Körperrhythmen und Hormone. Schematische Darstellung des endokrinen Systems und seiner Beziehung zu rhythmusgebenden Strukturen. Hormone im Blutkreislauf sind rot gedruckt. *SCN* Nucleus suprachiasmaticus, *TSH* Thyroid-stimulierendes Hormon, *FSH* Follikel-stimulierendes Neuron, *LH* luteinisierendes Hormon, *ACTH* adrenokortikotropes Hormon

8

Melatonin

Das Peptidhormon der Zirbeldrüse wird beim Menschen nur in Dunkelheit ausgeschüttet und steht bei Säugern unter Kontrolle des **N. suprachiasmaticus** (Kap. 22), des stärksten zirkadianen Oszillators, der primär die zirkadianen Schlaf-Wach-Zyklen, weniger die infradianen Zyklen der Körpertemperatur und des Kortisols regelt. Licht unterdrückt die Melatoninausschüttung, was in Abb. 8.4 durch die Verbindungen Retina → N. suprachiasmaticus, Zirbeldrüse und die Hypophyse symbolisiert wird. Abb. 8.4 zeigt, dass der N. suprachiasmaticus nicht nur das Melatonin, sondern auch die zeitliche Rhythmisierung der Ausschüttung der Schilddrüsenhormone, Sexualhormone und Stresshormone bestimmt.

Die Wirkungen von Melatonin auf das Immunsystem besprechen wir in Kap. 9. Auf noch unbekannte Art scheint Melatonin die verschiedenen Körperrhythmen, einschließlich der Hormonrhythmen zu **synchronisieren**: seine Gabe unmittelbar vor oder nach langen Flügen mit verkürzten Nächten (Jetlag, Kap. 22) resynchronisiert bei manchen Personen die verschiedenen Körperrhythmen, allerdings bisher in nur geringem Ausmaß (bezüglich seines Einflusses auf affektive Störungen Kap. 22 und 27). Insgesamt hat also Melatonin einen synchronisierenden Einfluss auf endogene Rhythmen. Unterfunktion könnte daher zu Desynchronisation von Rhythmen mit Schlafstörungen und affektiven Störungen, Überproduktion zu hypersynchronen, inflexiblen Rhythmen führen, wie z. B. Jetlag.

Σ Melatonin synchronisiert unter dem Einfluss des zirkadianen Oszillators endogene Rhythmen und trägt zur Erholung der Immunkompetenz in der ersten Nachthälfte bei.

8.2 Emotionen und Hormone

8.2.1 Soziale Bindung, Bindungsverhalten

Bindung und Lernen

Obwohl Entstehung und Aufrechterhaltung sozialer Bindungen primär gelernt werden, wird die Wahrscheinlichkeit (aktivierend) und Art (organisierend) von Bindungsreaktionen von unterschiedlichen Hormonen determiniert und umgekehrt führen Bindungsverhaltensweisen zu einem charakteristischen Muster hormoneller Reaktionen. Der Aufbau von Bindungsverhalten, der beim Menschen sofort nach der Geburt beginnt, hat durchaus den Charakter eines angeborenen nicht-homöostatischen Triebes (Kap. 25), wird aber sofort nach der Geburt durch Lernvorgänge weitgehend bestimmt. Da Bindungsmotivation Voraussetzung für das Zusammenleben in Gruppen ist und das soziale Zusammenleben auch **unabhängig** von Reproduktions- und Sexualtrieb sichert, muss seine physiologische und neurochemische Grundlage universell in allen höheren Tieren vorhanden sein, die dauerhaft oder vorübergehend in Gruppen überleben müssen.

Die Auflösung von Bindung durch **Trennung** erzeugt Hilf- und Hoffnungslosigkeit, wie sie beim Menschen in schweren **Depressionen** zum Ausdruck kommt. Hilf- und Hoffnungslosigkeit sollten daher exakt die gegenteiligen physiologischen Prozesse aufweisen wie Bindungsreaktionen und sich gegenseitig hemmen.

Beim Menschen und höher entwickelten Säugern sind die angeborenen physiologischen Prozesse für Bindungsverhalten **Voraussetzung für Lernprozesse**, die v. a. im Jugend- und Erwachsenenalter Bindungs»trieb« und Bindungsfertigkeiten dominierend bestimmen. Untersuchungen an depressiven Menschen und Menschenaffen haben gezeigt, dass in der Entwicklung der gesamte Kontext (örtliche und zeitliche Zusammenhänge) früher Bindungserfahrung im Gedächtnis niedergelegt wird und kontinuierlich mit den aktuellen sozialen Situationen **verglichen** wird. Verlust oder Trennung verletzen die im Gedächtnis gespeicherten **Bindungserwartungen** und führen zu Hilflosigkeit und Depression (► unten und Kap. 27).

Σ Mit Verlust oder Trennung von sozialen Bindungen gehen Schädigungen von Lern- und Gedächtnisprozessen einher.

Oxytozin und Bindungsverhalten

Oxytozin (OT) ist ein Neuropeptid (Abschn. 7.3.2), das in der Evolution erst mit der Entwicklung von Säugetieren auftritt. Wie in Kap. 7 dargestellt, erfüllt es die Funktion der Auslösung der Milchejektion in der weiblichen Brust und der Uteruskontraktionen bei Geburt und im Sexualverkehr. Es wird primär im N. paraventricularis (PVN) und dem N. supraopticus (SON) des Hypothalamus synthetisiert (Kap. 5). Deren Neurone projizieren in den Hypophy-

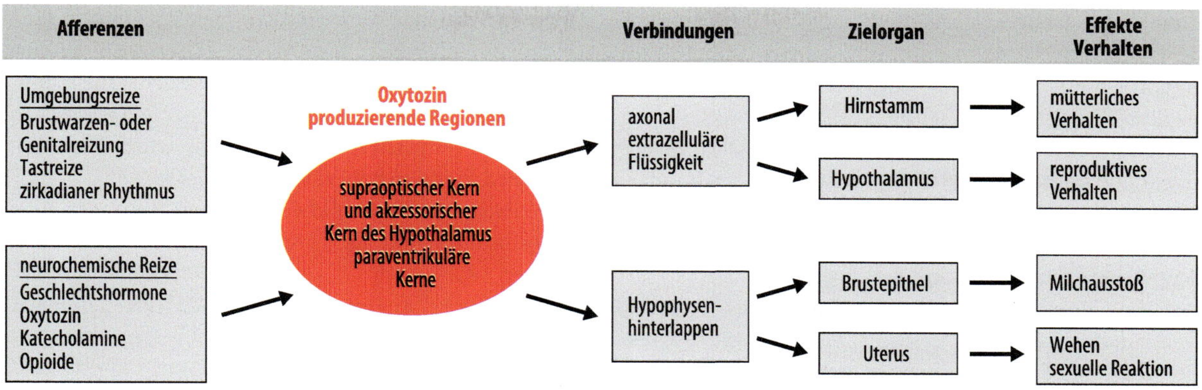

Abb. 8.5. Funktionen des Hormons Oxytozin (Erläuterung ▶ Text)

senhinterlappen. Neben diesem »Hauptproduktionsweg« findet sich aber OT auch im limbischen System und den autonomen Kernen des Hirnstamms. Diese extrahypothalamischen Fasern und Kerne sind von dem hormonellen Weg zur Hypophyse und in den Blutstrom teilweise unabhängig.

Abb. 7.9 zeigt den engen Zusammenhang zwischen neuronaler, hormonaler und motorisch-psychologischer Aktivität beim Saugverhalten, das als prototypische Situation zur Entwicklung von Bindung beiträgt. Zumindest im Tierversuch ist es aber der auf den hypophysären Anstieg der Ausschüttung **folgende Anstieg des zentralen OT, der das Interesse des Muttertiers auf das Junge lenkt.** Für die Entwicklung des Bindungsgefühls, das beim Erwachsenen häufig mit sexueller Aktivität einhergeht, ist ebenfalls das zentrale OT verantwortlich. Während sexueller Aktivität erhöht sich die Verfügbarkeit von OT an den Synapsen in beiden Geschlechtern, ausgelöst durch Reizung der Sexualorgane. Sexuelles Interesse wird durch Mikroinjektionen von OT in den PVN in beiden Geschlechtern (bei der Ratte) erhöht. Andererseits steigt OT in der Refraktärphase des Orgasmus an (Abschn. 26.3). Abb. 8.5 gibt eine Zusammenfassung der wichtigsten physiologischen Mechanismen von OT und deren Effekte auf Verhalten.

Σ Die Entwicklung und Aufrechterhaltung sozialer Bindungen hängt vom Vorhandensein von Oxytozin (OT) im ZNS ab.

Soziale Bindung und Partnerschaft

Obwohl Oxytozin und Vasopressin (das antidiuretische Hormon, ADH) völlig unterschiedliche periphere Funktionen haben, fördern beide Sexualverhalten und soziale Bindung. Oxytozin- und Vasopressin-Knock-Out-Mäuse (Kap. 23), denen die Gene zur Synthese dieser beiden Neuropeptide fehlen, zeigen **soziale Amnesie**: Sie können oder »wollen« ihre Partner nicht mehr erkennen. Besonders aufschlussreich sind vergleichende Studien über die Rolle des OT für die Bindung von Partnern. Monogame Tiere, die ihren Partner lebenslang beibehalten und auch physisch-geographisch mit ihm verbunden bleiben, zeigen in limbischen und hypothalamischen Hirnregionen eine deutliche vermehrte Anzahl von OT-Rezeptor-Bindungsorten, wobei zwischen beiden Geschlechtern in der Regel kein Unterschied besteht. Auch die innerartliche Aggression ist bei diesen Tierarten geringer.

Insgesamt scheint die Gegenwart des Neuropeptids OT im ZNS sozialen Kontakt jeder Art, nicht nur sexuellen, **belohnend** zu machen und dies in Kooperation mit opioiden Peptiden und Opioidstrukturen: die positiv verstärkende Wirkung der intrakraniellen Reizung von opioiden Hirnstrukturen wird im sozialen Kontext bei der Ausbildung von Bindungen wahrscheinlich durch die gemeinsame Wirkung von OT und β-Endorphinen erzeugt. Jedenfalls steigen in den Belohnungsstrukturen (Kap. 26 und 27) beide Neuromodulatoren in solchen sozialen Situationen an. Auch Kurzzeitstress (▶ unten) mit Anstieg von Kortisol, Vasopressin und Oxytozin fördert mütterliches und väterliches Sorgeverhalten und Bindung, sowohl vor wie auch nach der Geburt eines Kindes.

Σ Ohne das Oxytozin-Gen kommt es zu sozialer Amnesie, während Oxytozin zusammen mit endogenen Opioiden sozialen Kontakt belohnend erleben lässt.

8.2.2 Aggressives Verhalten

Medialer Hypothalamus und Aggression

Die neuronalen und psychophysiologischen Grundlagen von Aggression besprechen wir ausführlich in Kap. 27. An dieser Stelle soll nur der Zusammenhang mit männlichen und weiblichen Sexualhormonen diskutiert werden. Wie wir in Kap. 26 sehen werden, sind die verschiedenen Formen aggressiven Verhaltens, die ganz unterschiedliche Funktionen im sozialen Kontext haben, zum Großteil gelernt, benötigen aber neben spezifischen Schlüsselreizen aus der Umwelt (z. B. männlicher Konkurrent um ein weibliches Tier) eine Senkung innerorganismischer Schwellen für diese Reize. Diese Schwellensenkung wird bei innerartlicher physischer Aggression v. a. von Kernen des **medialen Hypothalamus** bewirkt, der als oberste Koordinationsstruktur für aggressives Verhalten dient.

Zur Vereinfachung wollen wir hier nur zwischen **defensivem** und **beutebezogenem (»predatory«) Angriff** unterscheiden und uns auf beutebezogene Aggression konzentrieren; wie in Kap. 27 ausgeführt, sind die verschiedenen Aggressionsformen auch mit verschiedenen neurophysiologischen Prozessen korreliert. Angesichts der Tatsache, dass in industrialisierten Gesellschaften physische Aggression weitgehend ihre Funktion verloren hat, ist die beutebezogene Aggression, wie sie beim Menschen (primär beim jungen Mann) in kriegerischen und kriminellen Akten zum Ausdruck kommt, besonders wichtig.

Σ Die Schwellensenkung für beutebezogene Aggression findet im medialen Hypothalamus statt.

Geschlecht, Testosteron und Aggressivität

Die Sexualhormone Testosteron und die Östrogene kommen im ZNS selbst als Neuromodulatoren vor, können aber auch leicht die Blut-Hirn-Schranke überschreiten und binden sich in den verschiedensten Hirnregionen an die passenden Rezeptoren. ◘ Abb. 26.17 zeigt, dass Testosteron- und Östrogenrezeptoren weit verbreitet sind und v. a. im limbischen System und Hypothalamus ihre höchste Konzentration erreichen. Sie sind aber auch im Großhirn und Hippokampus vorhanden. Der Großteil von Gewalttätigkeiten, die die Menschheit seit ihrem Bestehen, besonders aber in ihrer »technisierten Version« belastet, geht von **jungen Männern** aus, die eine hohe Produktion von Testosteron aufweisen (Abschn. 26.3.4). Andererseits korreliert beim erwachsenen Mann das Testosteronniveau schwach positiv mit beobachtbarem physisch-gewalttätigem Verhalten. Für die Bedeutung des Testosterons auch bei antisozialem Verhalten von Erwachsenen spricht, dass Kastration oder reversible Blockade von Testosteronausschüttung oder Testosteronrezeptoren mit **Zyproteronazetat** oder **Medroxiprogesteronsäure (MPA)** bei Gewaltverbrechern mit hohem Testosteronniveau eine Reduktion von physisch aggressivem Verhalten bewirkt, wenngleich unklar bleibt, inwieweit dieser Effekt nicht **auch** auf die allgemeine Lethargie und gedämpfte Stimmung nach Kastration zurückgeht. Unbestritten bleibt, dass ein **minimaler** Testosteronspiegel **vor und nach der Geburt** vorhanden sein muss, damit aggressives Verhalten überhaupt auftreten kann.

Σ Der Zusammenhang zwischen Testosteronproduktion und Aggression ist beim Erwachsenen nur schwach positiv.

Weibliche Aggression

»Du Hyäne!« Dieser oft als Fluch gegenüber Frauen gebrauchte Ausdruck hat eine »wahre« ethologische Wurzel. Tierarten, bei denen die weiblichen Tiere ein hohes Testosteronniveau aufweisen, wie **Hyänen**, zeigen auch deutlich erhöhtes Aggressionsverhalten. Sie dominieren die männlichen Mitglieder der Horde, die gegenüber den weiblichen submissives Verhalten zeigen. Die Interpretation dieser Tatsache wird aber durch 2 Faktoren schwierig:

- Weibliche und männliche Organismen mit erhöhtem Testosteron sind auch körperlich in der Regel überlegen.
- Erfolgreiche Aggression erhöht bei Säugetieren wie dem Menschen selbst wieder das Androgenniveau.

Eine dauerhaft submissive Rolle eines Tieres reduziert permanent dessen Androgenspiegel unabhängig vom Geschlecht, soziale Überlegenheit, bzw. beim Menschen die Attribution (kognitive Zuschreibung) sozialer Dominanz erhöht die Androgenproduktion.

Die Gabe weiblicher Sexualhormone, v. a. von Östradiol hemmt bei den meisten untersuchten Tierarten die Aggressivität, unabhängig davon, ob das Östradiol systemisch in den Blutkreislauf oder direkt in den Hypothalamus gegeben wird. Beim Menschen ist dies aber bisher nicht ausreichend untersucht.

Σ Weibliche Tiere mit hohem Testosterongehalt wie einige Hyänenarten weisen neben maskulinen Körpermerkmalen auch erhöhte Aggressivität auf.

Androgene und fetale Entwicklung

Die Zirkulation von Androgenen während der Schwangerschaft hat zweifellos einen **organisierenden Einfluss** auf die anatomisch-physiologische Zusammensetzung limbischer und hypothalamischer Kerne und Verbindungen und wirkt damit spezifisch auf Verhalten. Diese Aussage gilt für sexuelle Orientierung, ist aber für aggressive Reaktionen nicht gesichert (Kap. 26). Erhalten z. B. schwangere Rhesusaffen während der ersten 100–130 Tage der Schwangerschaft Androgene, so zeigen die pseudohermaphroditischen weiblichen Affen typisch männliche »raue« Spielarten, Drohungen und Besteigungsversuche. Werden die Androgene dagegen früher (40–60 Tage) gegeben, so sind erwartungsgemäß die männlichen Genitalien deutlicher ausgebildet und auch das sexuelle Verhalten und die Orientierung deutlich »männlicher«, wenngleich das Ausmaß aggressiven Verhaltens von sozialen Gruppeneinflüssen (z. B. dominantes Tier) mehr bestimmt wird.

Σ Je nach Zeitpunkt der Wirkung von Androgenen während der Schwangerschaft, sind die organisierenden Einflüsse auf Gehirn und Verhalten verschieden.

Sieg und Niederlage

Im erwachsenen männlichen und weiblichen Affen (und Menschen?) wird zwar der soziale Rangplatz nur teilweise von Aggression bestimmt (Kap. 26), wohl aber steigt der Testosteronspiegel **nach** Erreichen eines »Führungsranges« und Alpha-Tiere behalten einen erhöhten Spiegel bei, bis sie ihren Rangplatz wieder verlieren. Dies gilt allerdings nur für jene Tiere, deren Rangposition durch Konkurrenz gefährdet ist.

Untersuchungen in der natürlichen Umgebung von Rhesusaffen zeigen, dass die subjektive **Bewertung** und **Bewältigung** von Sieg oder Niederlage den entscheidenden Einfluss auf das Androgenniveau erwachsener Tiere hat: bringt man ein männliches Tier von seiner angestammten, vertrauten in eine neue Gruppe, in der es sich durch Kampf zu behaupten hat und lässt die Unterlegenen danach allein, so bleibt deren Androgenspiegel niedrig, der Kortisolrhythmus ist wie in der Depression gestört, Kortisol erhöht und es treten somatische Symptome auf. Erlaubt man diesen Tieren aber nach der Niederlage mit einem weiblichen Tier oder der vertrauten Horde zu interagieren, so steigt das Testosteronniveau rasch wieder auf Normalwerte an. Die überlegenen Tiere (»Sieger«) dagegen behalten ein erhöhtes Androgenniveau bei. Andererseits zeigte sich, dass stark aggressive Reaktionen, auch über Stunden des Kampfes, keinen Effekt auf Testosteron zeigten, wenn das aggressive Verhalten zu keinem klaren Ergebnis, Sieg oder Niederlage, führte. Diese Ergebnisse stimmen auch mit Humanuntersuchungen an Sportlern überein, die zeigen, dass eher die subjektive Stimmung und Gewinnerwartung vor, während und nach dem Wettkampf das Androgenniveau bestimmte als das Ergebnis der Auseinandersetzung.

Σ Das Androgenniveau wird auch durch Antizipation und Bewertung von Sieg und Niederlage bestimmt.

8.3 Stress und Hilflosigkeit

8.3.1 Stressbewältigung

Wirkung von Stressreizen

Wir werden uns in Kap. 26 noch ausführlich mit Stress, Angst und Hilflosigkeit auseinandersetzen, in Abschn. 7.3.5 haben wir die wichtigsten hormonellen Reaktionen auf belastende Ereignisse bereits definiert. In Kap. 9 befassen wir uns ausführlich mit der Wirkung von Stress auf das Immunsystem. In diesem Abschnitt wollen wir uns mit den **adaptiven Wirkungen** von durch Stress ausgelösten Hormonen auf Physiologie und Verhalten befassen.

Die **Wirkung von Stressreizen** (in der Regel aversive Reize) beim Menschen hängt von verschiedenen Faktoren ab, die miteinander interagieren:

- objektive, physikalische Intensität der aversiven Reize,
- subjektiv-psychologische Intensität der aversiven Reize (Bewertung und Ursachenzuschreibung),
- Vermeidungs- und Bewältigungsmöglichkeit (»coping«) der Reizsituation,
- Vorerfahrung mit Stress (Immunisierung versus »Überwältigtsein«), die Lerngeschichte einer Person (z. B. frühe Vernachlässigung, Missbrauch),
- Dauer und Häufigkeit von Stressreizen,
- konstitutionelle psychologische und physiologische Faktoren (»Stressempfindlichkeit«, Persönlichkeit),
- tonischer Ausgangs-(Aktivierungs-)zustand des Lebewesens vor und während Stressreizen (einschließlich zirkadianer und ultradianer und anderer Periodizitäten und Schlafstadien),
- soziale Stützung und Bindung (»social support«),
- motorische »Abfuhrmöglichkeiten« (z. B. regelmäßiger, nicht-kompetitiver Sport).

Diese Aufzählung zeigt deutlich, dass bis auf den ersten Einflussfaktor die subjektive Bewertung durch das Zentralnervensystem der entscheidende Parameter für das Ausmaß der Stressreaktion ist. Eine »objektive« Messung ist daher ohne Beachtung und Erfassung dieser subjektiven, zentralnervösen Ursachefaktoren nicht möglich.

Σ Die Wirkung von Stressreizen auf das Nervensystem und Hormone hängt mehr von subjektiv-psychologischen als objektiv-physikalischen Bedingungen ab, besonders von der Verfügbarkeit von Bewältigungsverhalten.

Gelernte Hilflosigkeit

Ein Modellbeispiel für die Konsequenzen anhaltender erfolgloser Bewältigung von Stress ist gelernte Hilflosigkeit oder **gelernte Unkontrollierbarkeit**.

Die **experimentelle Anordnung** zur Untersuchung der Effekte gelernter Hilflosigkeit ist dabei prinzipiell für verschiedene Spezies und Menschen ähnlich: Die Tiere der Experimentalgruppe (EG) erhalten vor dem eigentlichen Test für Hilflosigkeit (meist 24 h vorher) mehrere unkontrollierbare, intensive schmerzhafte Reize, denen sie weder entfliehen, noch die sie vermeiden können. Die Kontrollgruppe (KG1) erhält keine aversiven Reize und die KG2 exakt dieselben aversiven Reize (**Jochkontrolle**, »yoked control«) mit Fluchtmöglichkeit, das Tier kann eine Taste bewegen. (Die Fluchtmöglichkeit stellt in diesem Fall nur eine »Illusion« dar, da dieselben unangenehmen Reize wie in der EG gegeben werden).

In der **Testbedingung** 1–24 Stunden später, werden die Tiere aller Gruppen in dieselben Käfige gebracht und erhalten Vermeidungsmöglichkeiten (z. B. zwei-Weg-aktives Vermeiden: auf ein Lichtsignal über die Barriere in das »sichere« Abteil springen). Dabei treten im Wesentlichen 2 Effekte in der Experimentalgruppe (EG) auf:

- motorische Defizite (Bewegungslosigkeit oder Bewegungsstereotypien) und
- assoziative Defizite (kein Vermeidungslernen für bestimmte Zeitspanne; Leistungsabfall in Lern- und Konzentrationsaufgaben beim Menschen).

Die negativen Folgen von gelernter Hilflosigkeit sind am stärksten, wenn ein bisher erfolgreiches Vermeidungsverhalten plötzlich bestraft wird, also negative Konsequenzen hat.

Σ Gelernte Hilflosigkeit führt zu motorischen und kognitiv-assoziativen Störungen.

Das generelle Adaptationssyndrom

Bereits die Vorsokratiker und später Hippokrates sahen die Entstehung von Krankheit als Konsequenz des **Verlustes des harmonischen Gleichgewichts** zwischen Organismus und Umwelt. Die Vorstellung einer Harmonie zwischen den Umweltanforderungen und Möglichkeiten des Individuums darauf zu reagieren, beherrscht bis heute die verschiedenen Versuche, Stress zu definieren. Diese Vorstellung eines allgemeinen Gleichgewichts wurde im 20. Jahrhundert durch den Begriff der **Homöostase** von Walter Cannon ersetzt (Kap. 6 und 7). Cannon (1871–1945) und Hans Selye (1907–1982), der den Stressbegriff entwickelte, sahen Stress als **unspezifische Antwort** des Organismus auf die Störung des homöostatischen Gleichgewichts und als den Versuch, dieses Gleichgewicht wiederherzustellen. Selye sprach daher von einem **generellen Adaptationssyndrom** (Abb. 8.6), da die Stressreaktionen auf unterschiedliche Reize scheinbar ähnlich ausfielen. Dabei betonte er, dass weniger physikalisch definierbarer Stress (z. B. Lärm) als die **subjektiv erlebte** Belastung darüber entscheidet, ob eine dauerhafte Störung der Körperhomöostasen und Krankheit oder ob Adaptation eintritt.

Angesichts der Schwierigkeit, eine allgemeine Homöostase für den gesamten Organismus anzugeben, werden heute **spezifische** physiologische und pathophysiologische Reaktionen in Abhängigkeit von ebenso spezifischen psychologisch definierten aversiven Umgebungsbedingungen beschrieben.

Abb. 8.6 zeigt die von Selye postulierten 3 Phasen der Stressreaktion Alarm, Widerstand und Erschöpfung. Da Erschöpfung, die mit Entleerung der Hormone aus ihren Speichern und Veränderungen an den Rezeptoren einhergeht, selten auftritt, unterscheidet man heute eher **Kurzzeit- und Langzeitfolgen** von Belastung. Pathophysiologische Konsequenzen treten nur auf, wenn die Stressreaktion **zu lange** (chronische Stressoren), **zu häufig** oder **ohne physiologische Notwendigkeit** (z. B. ohne Fluchtmöglichkeit) wie bei psychologisch-sozialen Stressoren auftritt.

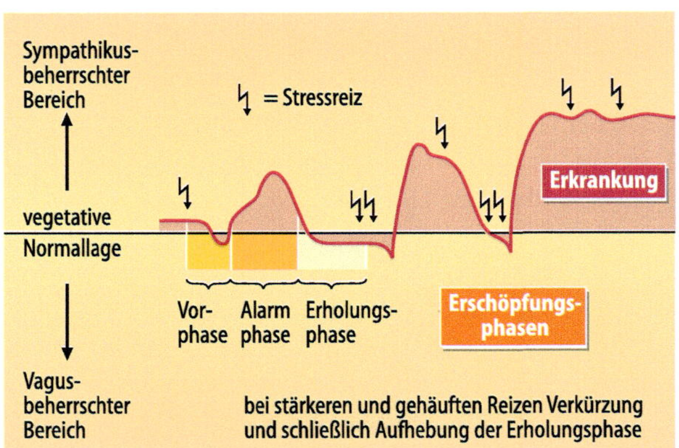

Abb. 8.6. Die Phasen der Stressreaktionen

Σ Stress führt erst nach längerer Zeit zu Störungen von spezifischen homöostatischen Körpervorgängen. Das ursprünglich als generell angesehene Stressadaptationssyndrom ist aber sehr spezifisch vom Kontext und den Stressreizen und Bewältigungsverhaltensweisen abhängig.

Kurzzeit- und Langzeitstress

Zur Kurzzeit-Bewältigung sind rasch **Energie mobilisierende Stressreaktionen** und die Hemmung von **Langzeit-Energiespeicherung** notwendig: die Aktivierung der Hypothalamus-Hypophysen-Nebennierenrindenachse (Abschn. 7.3.5) erfolgt innerhalb von Minuten, die des sympathischen Nervensystems und der Katecholamine in Sekunden. Die Insulinsekretion (Speicherung von Glukose) wird gehemmt und Glukose im Blutstrom der Muskulatur vermehrt zur Verfügung gestellt (erhöhter Zucker unter Stress). Zusammen mit den kardialen sympathischen Erregungen wird so die Effizienz von Muskelarbeit (Kampf – Flucht) erhöht.

Sexuelle Reproduktionseffizienz, ein »optimistischer« **Langzeitmechanismus**, wird durch Unterdrückung der Sexualhormone reduziert. Schmerzwahrnehmung (Stressanalgesie, ▶ unten und Kap. 16) und Langzeit-Entzündungsprozesse werden ebenfalls gehemmt, sie würden die Kurzzeitadaptation nur behindern (Kap. 9).

Σ Kurzzeitstress mobilisiert Energiereserven, Langzeitstress unterdrückt sie.

Verlauf der Stressbewältigung

Bei wiederholten Stresssituationen hängt der Verlauf körperlicher und ZNS-Änderungen vom **Resultat der Bewältigungsversuche** ab. Untersucht wurde dies z. B. bei Fallschirmspringern, Lärm am Arbeitsplatz oder Ängsten und Depressionen.

Während der ersten Konfrontationen mit dem negativen Ereignis kommt es zu deutlichem **Anstieg der Hypophysen-Nebennierenrinden- und Nebennierenmarkaktivität** (Abb. 8.7), sowie entsprechender peripher-autonomer physiologischer Prozesse. Herzrate, Hautwiderstand, Blutdruck, Muskelaktivität, periphere Glukokortikoide, peripheres Adrenalin, Noradrenalin, Wachstumshormon, Endorphine und ACTH steigen, Hautwiderstand sinkt, Testosteron und Insulin werden gehemmt.

Mit zunehmend erfolgreicher Bewältigung (z. B. erfahrene Fallschirmspringer) verschiebt sich der Zeitpunkt erhöhter Aktivierung vom erwarteten Stressereignis zeitlich nach **vorne** und die Intensität der Aktivierung lässt nach und geht subjektiv in positive Bereiche (»Freude an der

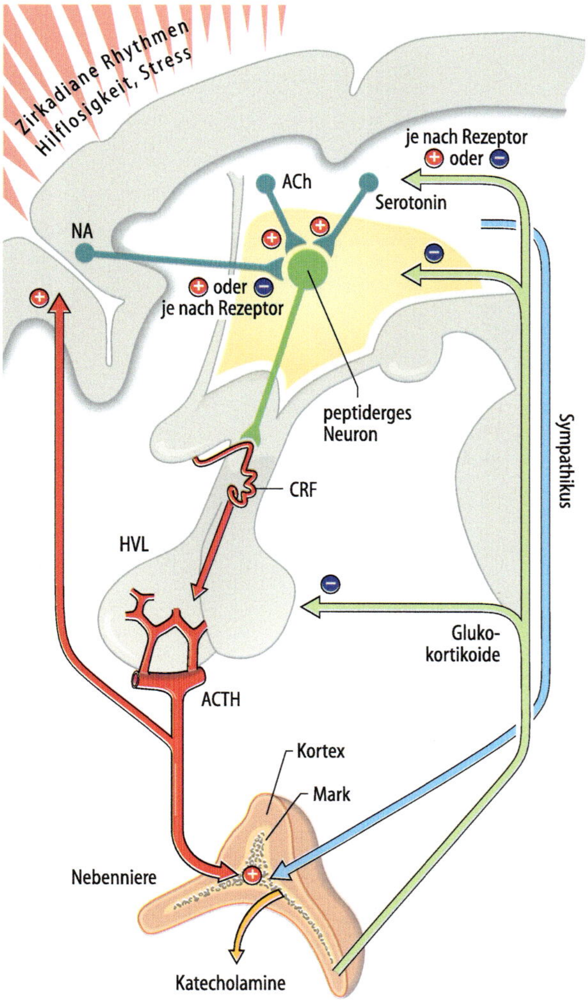

Abb. 8.7. Das Hypothalamus-Hypophysen-Nebennierenrinden-system. Noradrenerge *(NA)*, cholinerge *(ACh)* und serotonerge Einflüsse in den Hypothalamus beeinflussen die Ausschüttung des Kortikotropin-Releasing-Factors *(CRF)*, der die Ausschüttung von ACTH aus dem Hypophysen-Vorderlappen *(HVL)* veranlasst. ACTH wiederum regt die Glukokortikoidausschüttung der Nebennierenrinde an. Gleichzeitig erregt es die hemmenden NA-Neurone des Hypothalamus. Die Glukokortikoide selbst hemmen die Ausschüttung sowohl von CRF als auch ACTH und die Nebennierenrindenaktivität. Stress und Hilflosigkeit stimulieren die CRF-Ausschüttung, zirkadiane Rhythmen bestimmen die Schwankungen der Grundkurve der Hormone (Abb. 7.11). Die schnelle sympathische Aktivierung des Nebennierenmarks ist rechts eingezeichnet

Gefahr«) über, was mit Anstieg des Sexualhormons Testosteron einhergeht. **Bei Bestehenbleiben der Belastung** und neuen Vermeidungsversuchen bleiben einige der hormonellen und autonomen Reaktionen erhöht, auch in Zwischen- und Ruhezeiten, Immunsuppression (reduzierte T-Lymphozyten-Zellaktivität) und eine Reihe anderer – oft durch anhaltende Kortikosteroidaktivität verursachte – Organschäden treten auf (somatische Krankheiten, früher oft als psychosomatisch bezeichnet, ▶ unten).

Ist der (vergebliche) Bewältigungsversuch mehr somatisch-muskulär orientiert (Kampf-Flucht-Reaktion) so nennen wir dies **aktive Bewältigung** (»active coping«), und es treten nach erfolglosen oder bestraften Bewältigungsversuchen bevorzugt Schäden des kardiovaskulären Systems, Erkrankungen im Muskel und Halteapparat (chronische Muskelschmerzen z. B.) auf; erfolgt die Bewältigung mehr durch Rückzug und Passivität, so nennen wir dies **passive Bewältigung** (»passive coping«) und die Organschäden sind mehr im Einflussbereich der Kortikosteroide auf die intestinalen Systeme, einschließlich des Immunsystems konzentriert (z. B. Zwölffingerdarmgeschwüre, Asthma).

Die Konsequenzen der Bewältigung von Stress bestimmen den Verlauf der physiologischen Anpassung an Stress. Vor allem aktive Bewältigung und Konfrontation mit der Belastung reduziert die Stressantwort. Wiederholt erfolglose oder bestrafte Bewältigung führt zu Krankheit.

8.3.2 Stress und Gehirn

Allostase

Wie wir gesehen haben, wird die Aktivität des Hypothalamus-Hypophysen-Nebennierensystems durch die Stärke, Dauer und Häufigkeit der Stressreize, ihrer subjektiven Bewertung (Attribution) und Bewältigung, die genetische Vulnerabilität des Individuums, Vorerfahrung (Gedächtnis) mit Stress und die zirkadiane Periodik bestimmt. In all diesen Vorgängen nimmt das Gehirn die entscheidende Stelle in dem komplexen Wirkungsgefüge ein, wie auf Abb. 8.8 dargestellt. Im Gehirn wirkt v. a. das hypothalamische CRF-System angstauslösend, erregend und immunosupressiv. Die Glukokortikoide als negativer Feedbackreiz bewirken die **Begrenzung** und **Gegenregulation** der Hyperaktivität dieses Systems. Bei wiederholtem oder anhaltendem Stress versagt allerdings die Gegenregulation, wobei dieses **Versagen** von plastischen Veränderungen der daran beteiligten Hirnregionen als Folge von Lernprozessen verursacht wird.

Dabei wird die Störung der Homöostase (Kap. 7) auch häufig als **Allostase** (von griech. Ungleichgewicht) und die Langzeitfolgen von Stress und der Übergang zu Krankheit als **allostatische Belastung** bezeichnet. **Schlaf, Gedächtnis und Stressbewertung und -bewältigung** sind im Gehirn miteinander verbunden, was ihre hormonellen Gemeinsamkeiten deutlich machen. Die hinter diesen Verhaltenskategorien wirkenden Prozesse bestimmen, ob Krankheit entsteht.

Bei Langzeitstress ohne Bewältigung brechen die homöostatischen Gegenregulationen der Hormonsysteme zusammen und es kommt zu Allostase und Krankheit.

Stress, Noradrenalin und Zellverlust

Unkontrollierbarer Stress verlängert die periphere und zentrale Katecholaminproduktion. Tyrosin, die Vorstufe

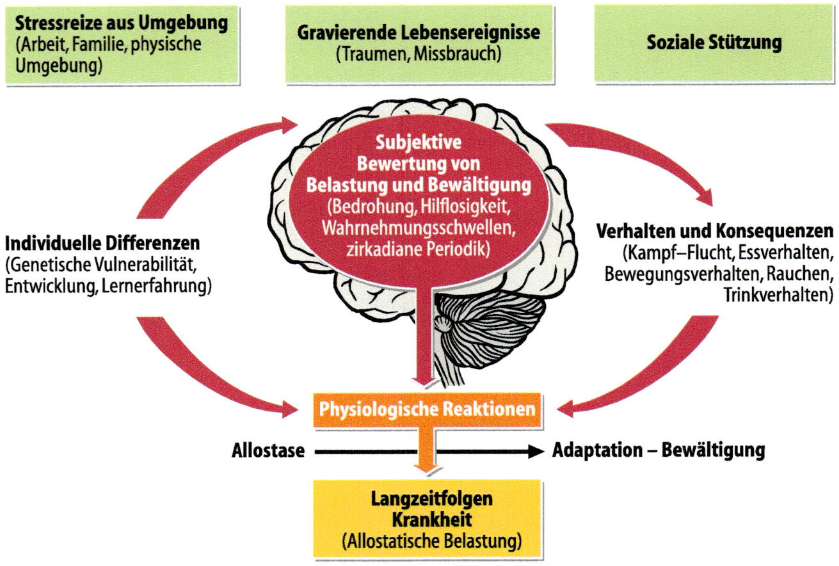

Abb. 8.8. Krankheitsentstehung durch psychosoziale Einflüsse (▶ Text)

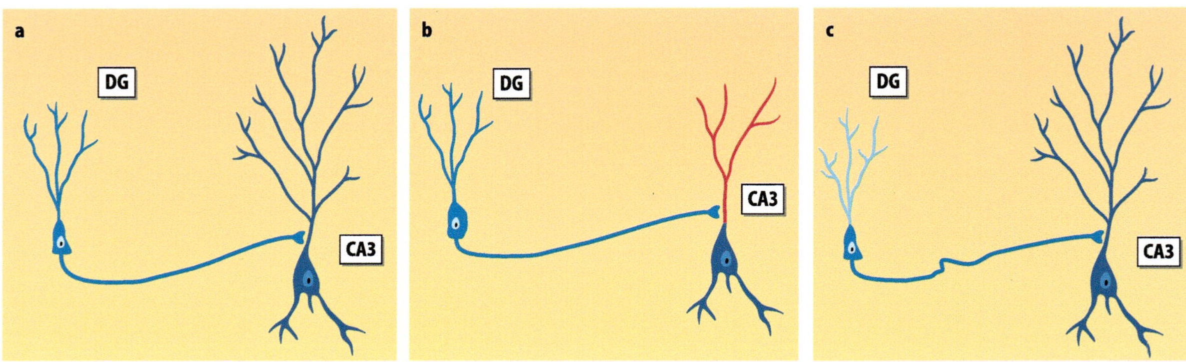

Abb. 8.9a–c. Stress und Zellverlust im Hippokampus. Projektion vom G. dentatus (DG) auf CA3-Pyramidenneurone des Hippokampus. **a** Normale Verbindungen. **b** Chronische Gabe von Kortikosteron oder wiederholter Stress durch Bewegungseinschränkung bewirkt Atrophie der apikalen Dendriten der CA3-Zellen. **c** Adrenalektomie bewirkt Absterben der Neurone im DG, die durch neue ersetzt werden, aber CA3-Neurone bleiben ausgespart

der Katecholamine, wird im Locus coeruleus und den Kernen des Sympathikus (Kap. 5) bei wiederholtem, andauernden Stress vermehrt synthetisiert. Neben der Erhöhung der selektiven Aufmerksamkeit für die Stressreize wird dadurch auch die Erregbarkeit im Hippokampus gesteigert und damit die implizite **Einprägung der emotionalen Reize** verstärkt. Dasselbe passiert in der Amygdala, wo durch die erhöhte Vermeidungstendenz (mit verbesserter Einprägung der traumatischen Situationen) Symptome von Depression, Angst und posttraumatischer Stressstörung (PTSD) erzeugt werden. Bei extrem intensivem und anhaltendem Stress im Tierversuch wurde allerdings auch als Endzustand eine Entleerung der NA-Speicher im Gehirn berichtet, was allerdings stets auf die Erhöhung der NA-Produktion folgte. Dieser Endzustand, bei dem auch reversible oder permanente **Atrophie mit Zellverlust** im Hippokampus (Abb. 8.9, Box 8.1) und bei melancholischer Depression auch in der Amygdala und im präfrontalen Kortex gefunden wurde, könnte beim Menschen mit den als »Muselmanen« in Auschwitz beschriebenen apathischen Syndromen mit Verlust der expliziten Gedächtnisspeicherung (Amnesien) einhergehen (Box 8.1).

Desensibilisierung (oder auch Immunisierung genannt) des Organismus durch langsame und vermehrt intensive und wiederholte Konfrontation mit den Stressreizen und der Möglichkeit der Bewältigung begrenzt die allostatische Auslenkung der Nebennieren-Hypophysen-Achse.

Σ Bei extremen Stressreizen kann es bei genetischer Verletzlichkeit des Individuums zu Noradrenalin-bedingter verstärkter emotionaler Einprägung und zu Zellverlust im Hippokampus kommen (Posttraumatische Belastungsstörung).

Stress und Serotonin

Innerhalb des Serotoninsystems (Kap. 4 und 5) muss man mit gegensätzlichen Effekten bei Aktivierung rechnen: während bei starken und anhaltenden Stressoren Serotonin des dorsalen Raphe-Kerns (Abschn. 5.4.4) die 5-HT_2-Rezeptoren in Amygdala, Hippokampus und Neokortex aktiviert und angstauslösend wirkt, stimuliert das Serotonin des medialen Raphe-Kerns 5-HT_{1A}-Rezeptoren im Hippokampus, welche früher gelernte emotionale assoziative Verbindungen auflösen und damit eher »therapeutisch« auf Stressstörungen wirken, indem sie Vergessen ermöglichen.

Zirkulierende Glukokortikoide bei chronischem Stress erhöhen die 5-HT-Syntheserate speziell für das 5-HT_2-System und hemmen die 5-HT_1-Rezeptoren und verstärken den Circulus vitiosus aus Angst/Stress und verbesserter Einprägung der Stresssituationen. Deshalb kann man nicht die absolute Serotoninproduktion oder -menge betrachten, sondern primär die Syntheseraten der Rezeptoren.

Unteraktivität des Serotoninsystems im ZNS dagegen hängt mit Anstieg an **Feindseligkeit, Suizidalität** und erhöhtem **Herzinfarktrisiko** sowie Gewalttätigkeit zusammen (Kap. 27).

Neurochemisches Ungleichgewicht

Es wird angenommen, dass die relative **Balance von katecholaminerger** und **serotonerger Stimulation**, welche die CRH-Produktion bestimmt, darüber entscheidet, ob die Hypophysen-Nebennierenachsen-Aktivität bei wiederholtem Stress habituiert (sich gewöhnt) oder sensibilisiert (sich aufschaukelt). Erliegen oder Abfall der CRH-Stimulation und der Stressantwort, wie es bei Tieren nach extremen sozialem Stress und Statusverlust beobachtet wurde, führt zu Apathie und/oder – wenn das Serotoninsystem ebenfalls entleert wird – zu exzessiver Gewalt oder Suizid.

Box 8.1. Posttraumatische Belastungsstörung bei eineiigen Zwillingen

Im Tierversuch führt schwerer und anhaltender Stress zu Atrophie und Zelltod im Hippokampus und die Neubildung (Neurogenese) von Nervenzellen im Hippokampus unterbleibt. Erhöhte Kortikosteroidausschüttung, welche auf den Hippokampus neurotoxisch wirkt, wird dafür verantwortlich gemacht. Beim Menschen scheint die Situation nicht so einfach zu sein. Die Abbildung zeigt, dass Vietnam-Veteranen mit posttraumatischer Belastungsstörung (»posttraumatic stress disorder«, PTSD) ein deutlich geringeres Hippokampusvolumen (ca. 10%) aufweisen (Punktsäule ganz links; jeder Punkt repräsentiert eine Person) als Vietnam-Veteranen ohne PTSD (dritte Punktsäule von rechts). Die Abbildung zeigt aber auch, dass die eineiigen Zwillingsbrüder der Vietnam-Veteranen, die nie im Krieg waren und keine PTSD aufwiesen, ein erniedrigtes Hippokampusvolumen haben. Dies bedeutet, dass erniedrigtes Hippokampusvolumen ein genetischer Risikofaktor für den Erwerb einer PTSD ist und/oder dass ein vererbtes größeres Hippokampusvolumen einen Schutzfaktor für den Einfluss extremer Belastung darstellt. Dafür spricht, dass auch Tiere mit verringertem Hippokampusvolumen **vor** der Stresserfahrung stärkere Kortisolausschüttung und verstärkte Hypophysen-Nebennierenaktivität und mehr Angst bei Stress zeigen, was unter bestimmten Umständen zu weiterer Zerstörung der Hippokampusneurone führen könnte.

Die Abbildung zeigt das Volumen des Hippokampus bei Vietnam-Veteranen mit und ohne PTSD und ihren eineiigen Zwillingen (jeder Punkt eine Person). Man erkennt, dass auch ohne Kriegstrauma die Zwillinge der PTSD-Veteranen ein verringertes Hippokampusvolumen aufweisen. Daraus kann man schließen, dass verringertes Hippokampusvolumen auch ein Risiko für die Entwicklung von PTSD darstellt

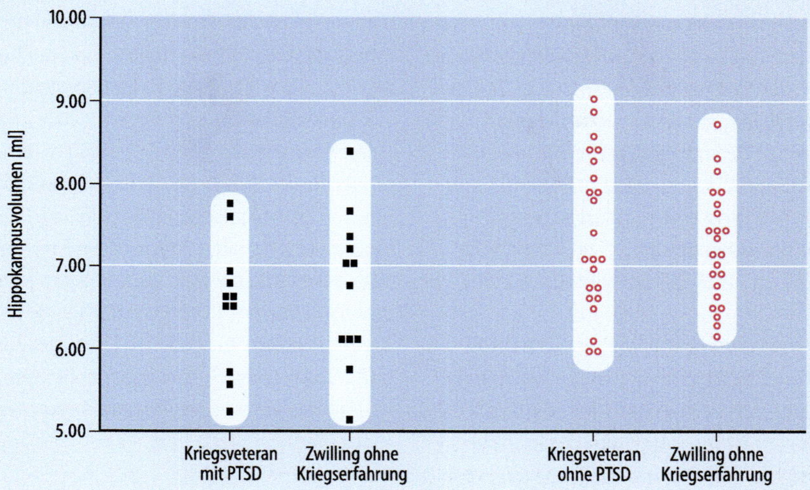

Σ Die Balance von serotonergem und katecholaminergem Einfluss auf die CRH-Produktion bestimmt die Adaptation und begrenzt das Aufschaukeln der Nebennierenrindenachse bei wiederholtem Stress.

Stress und Opioide

Abb. 8.7 zeigt einige der Einflüsse zentraler Neurotransmitter auf die Aktivität des ACTH-Nebennierenrindensystems. Aktivität β-noradrenerger Afferenzen zum Hypothalamus hemmt die ACTH-Produktion durch Beeinflussung des entsprechenden Vorläufer-Releasing-Faktors (Kap. 7), während α-adrenerge Stimulation die CRH-Produktion erhöht. Das ausgeschüttete ACTH-Stresshormon wird aus dem Vorläufermolekül Proopiomelanokortin (POMC) abgespalten, das auch als Vorläufer der endogenen Opiate β-Endorphin, γ-Endorphin, α-Endorphin und Met-Enkephalin fungiert (Kap. 4, 16 und 26). ACTH und β-Endorphinausschüttung bei Stress ist für die **Stressanalgesie** nach Hilflosigkeit und die Immunsuppression verantwortlich. Beim Menschen spricht man oft von Stressanalgesie, z. B. nach Unfällen treten häufig keine Schmerzen auf.

8

Σ Mit ACTH werden auch Opiate bei Stress ausgeschüttet, welche zu Stressanalgesie (Schmerzunempfindlichkeit) führen können.

8.3.3 Stress und Krankheit

Psyche – Soma, ein Scheingegensatz

Eine Unterscheidung zwischen psychosomatischen und rein somatischen Krankheiten, wie sie bis heute in der Medizin und Psychologie üblich ist und wie sie in der sog. »psychosomatischen Medizin« zum Ausdruck kommt, kann weder theoretisch noch empirisch eingehalten werden (Box 8.2).

Psychische Störungen, wie z. B. die Depression (Kap. 27), weisen massive hormonell-physiologische Änderungen auf, die bei häufiger Wiederholung zu dauerhaften pathophysiologischen Konsequenzen führen. So genannte **psychosomatische Störungen** wie die essenzielle Hypertonie (Kap. 10), chronische Schmerzzustände (Kap. 16), Magen- und Zwölffingerdarmgeschwüre (Kap. 12) und andere entwickeln sich aus einem komplizierten Gefüge aus Belastungsereignissen, endogenen Rhythmusstörungen und molekulargenetischen Veränderungen, in dem die Grenzen zwischen Umgebungseinfluss und Körperphysiologie oft nicht mehr erkennbar sind. Dagegen weisen »rein« **organische Störungen** (wie z. B. manche Herzkrankheiten, Epilepsieformen, Immunschwächeerkrankungen, Diabetes II u. a.) psychologische Auslöser auf, die auch keine strenge Trennung zwischen psychisch versus organisch erlauben. Zum Beispiel werden epileptische Anfälle meist von plötzlichen Änderungen des Aktivierungsniveaus (nach oben oder unten) ausgelöst. Solche raschen Erregungsänderungen sind oft von sozialen Umgebungsreizen oder raschen Gefühlsänderungen abhängig.

Für die meisten Erkrankungen lässt sich heute der psychologische Verursachungsfaktor genauso präzise angeben wie der organmedizinische und die spezifische Krankheit wird nur aus der psychophysiologischen Interaktion beider verständlich. Tabelle 8.2 fasst einige der bisher bekannten pathophysiologischen Konsequenzen chronischer Belastung und Hilflosigkeit zusammen.

Σ Psychologische und physiologische Ursachefaktoren von Stress-bedingten Erkrankungen sind so eng miteinander verwoben, dass sie meist weder konzeptuell noch experimentell trennbar sind.

Stress, Altern und Hippokampus

Glukokortikoide führen, in hoher Dosis über längere Zeit gegeben, im Tierversuch zur Zerstörung hippokampaler Neurone. Zerstörung des Hippokampus beeinträchtigt das explizite Kurzzeitgedächtnis (Kap. 25) und verhindert die Einspeicherung neuer Kontext-bezogener (expliziter) Information. Früher gespeicherte Stressreize können da-

Box 8.2. Magengeschwüre und Stress

1940 wurde von dem Neurologen Harold Wolff ein Junge, Tom, beschrieben, der nach einer Zerstörung der Speiseröhre über eine große Magensonde ernährt werden musste. Über diese Sonde konnten Veränderungen der Durchblutung und Säurebildung direkt beobachtet und registriert werden. Während emotional belastender Gespräche zeigte Tom einen dramatischen Anstieg der Magensäure und einen Abfall der Schleimhautdurchblutung.

Obwohl wir heute wissen, dass Magen- und Zwölffingerdarmgeschwüre häufig von den Bakterien **Helicobacter pylori** mitverursacht sind, bewirken die durch Belastung ausgelösten Einschränkungen des Immunsystems der Magenschleimhaut und die Hemmung der Prostaglandinsynthese den Anstieg der Säureempfindlichkeit und erleichtern die Einnistung der Bakterien.

Diese Situation ist typisch für viele sog. psychosomatische Krankheiten: ein psychologisch-emotionaler Reiz erhöht das Risiko für den Ausbruch einer körperlich bedingten pathologischen Veränderung. Durch den psychologisch-emotionalen Reiz wird eine Hirnregion aktiviert oder gehemmt, die über das autonome Nervensystem das innere Milieu eines Organsystems ändert: z. B. verschlimmern Läsionen des medialen Kerns des Amygdala (Kap. 5 und 26) stressbedingte Magengeschwüre, während Gaben von hohen Dosen eines Dopaminagonisten ins Gehirn sie reduzieren.

Tabelle 8.2. Pathophysiologische Wirkungen von anhaltender Belastung

Belastungsreaktion (Stress)	Pathophysiologische Konsequenzen
Unterdrückung von Immunreaktivität und Entzündung	Reduzierte Resistenz gegenüber einer Vielzahl von Krankheiten
Erhöhung der Muskelanspannung in spezifischen Muskelgruppen	Rücken-, Gesichts-, Kopfschmerzen, »Weichteilrheumatismus«
Erhöhter kardialer Output	Essenzielle Hypertonie
Mobilisierung von Energie bei Unterdrückung der Energiespeicherung	Diabetes, Myopathien, Asthma
Unterdrückung der Verdauung	Geschwüre
Hemmung des Wachstums	Psychogener Zwergwuchs, Knochenentkalkung
Hemmung der Reproduktionsfunktionen	Infertilität, Anovulation, Impotenz, Libidoverlust
Neuronale Reaktionen und Änderungen der Wahrnehmungsschwellen	Beschleunigtes Altern kognitiver Funktionen und des Gedächtnisses, einige Epilepsieformen
Periphere Vasokonstriktion oder Dilatation	Essenzielle Hypertonie, Raynaud-Erkrankung, Migräne

gegen nicht vergessen werden. Im Alter findet man generell einen Anstieg der Serumglukokortikoide, was auch mit der Reduktion der ersten Tiefschlafphasen (»Kernschlaf«, Kap. 22) einhergeht. Auch dieser Anstieg geht mit den Gedächtnisdefekten im Alter parallel. Im Alter wird sowohl beim Tier wie beim Menschen die Feedback-Regelung der Hypophysen-Nebennierenrindenachse schwächer; das bedeutet, die hormonelle Reaktion bleibt nach Stressreizen länger bestehen. Im Tierversuch lässt sich diese Alterung des Gedächtnisses durch Entfernung der Nebennieren verhindern.

Erhöhte Glukokortikoidspiegel durch Stress beschleunigen auch das **Altern des Gedächtnisses** durch raschere Zerstörung der Hippokampusneuronen (v. a. in der Region CA3 (Kap. 5, Abb. 8.9, Box 8.1).

Diese Situation wird noch dadurch dramatisiert, dass der Hippokampus einen **hemmenden Einfluss** auf die Ausschüttung von Kortikotropin-Releasing-Hormon (CRH) hat, das ja die ACTH-Ausschüttung bewirkt. Wenn also die CA3-Region des Hippokampus teilweise zerstört ist, kommt es zu einem Anstieg von CRH, mehr ACTH und weiterem Glukokortikoidanstieg, ein **Circulus vitiosus aus Altern → Stressanstieg → und Gedächtnisverlust**. Offensichtlich scheint dieser Circulus vitiosus zumindest im Tierversuch verhinderbar: Tiere, die in ihrer »Kindheits- und Jugendentwicklung« gut behandelt und schrittweise mit Stress konfrontiert (immunisiert) wurden, zeigen im Alter keine Hippokampuszellenverluste und keine Gedächtnisstörungen (Box 8.1 und Kap. 27). Man wird dabei zweifellos an die Beispiele alter Menschen erinnert, die ihre geistige Produktivität bis ins hohe Alter erhalten können und an jene, die nach schweren bedeutenden Lebensereignissen (Krieg, Konzentrationslager, Folter) dauerhafte Gedächtnisstörungen und akzeleriertes Altern aufweisen.

Zusammenfassung

Psychoneuroendokrinologie, Umwelt, Körperrhythmen und Hormone:
- Hormone aktivieren und organisieren Verhalten.
- Sie verändern Wahrnehmungs- und Erregungsschwellen von der Nervenzelle bis zu komplexen Verhaltensweisen.
- Glukokortikoide und Kortisol heben die Schwellen aller Sinnessysteme.

Die Ausschüttung von Hormonen erfolgt meist in zirkadianen oder ultradianen Rhythmen:
- Wachstumshormon wird v. a. in den ersten 3 Schlafstunden produziert.
- Die Erholung des Immunsystems geht mit Melatoninausschüttung in den Tiefschlafstadien einher.
- Kortisol wird gegen Morgen im Schlafstadium 1 und 2 produziert.

Emotionen und Hormone:
- Soziale Bindung hängt von der Gegenwart von Oxytozin ab.
- Aggressives Verhalten und männliche Sexualhormone (Androgene) sind schwach positiv korreliert.

Stress und Hilflosigkeit:
- Gelernte Hilflosigkeit führt zu Depression, Immunschwäche und somatischen Störungen.
- Extremer Stress und psychologische Traumen führen zu Verlust explizit bewusster Erinnerung und Hippokampusdegeneration.

Literatur

Becker JB, Breedlove JM, Crews D, McCarthy M (eds) (2002) Behavioral endocrinology, 2nd ed. MIT Press, Cambridge

Brown RE (1994) An introduction to neuroendocrinology. Cambridge University Press, Cambridge

Ehlert U (HRsg) (2003) Verhaltensmedizin. Springer, Berlin Heidelberg New York

Fehm-Wolfsdorf G (1994) Streß und Wahrnehmung, Huber, Bern

McEwen BS, Seeman T (2002) Stress and affect. In: Davidson R (ed) Handbook of affective neuroscience. Oxford Univ. Press, Oxford

Nelson RS (2000) An introduction to behavioral endocrinology, 2nd ed. Sinauer, Sunderland

Pfaff DW (ed) (2002) Hormones, brain and behaviour, vol 1–5. Elsevier, Amsterdam

Schulkin J (1999) The neuroendocrine regulation of behavior. Cambridge University Press, Cambridge

9 Psychoneuroimmunologie

N. Birbaumer (et al.), *Biologische Psychologie*, Springer-Lehrbuch,
https://doi.org/10.1007/978-3-540-95938-0_9

Frau L. erhielt zur Behandlung ihres Brustkrebses einmal pro Woche in der Klinik eine hohe Dosis zytostatischer Medikamente injiziert. 5 Stunden danach wurde ihr übel, sie erbrach sich und ekelte sich vorm Essen. Nach dem dritten Zyklus trat Übelkeit und Erbrechen bereits Stunden vor ihrer Behandlung in der Klinik auf, sie entschuldigte sich immer häufiger und nahm die Termine nur mehr selten wahr, so dass die Therapie abgebrochen wurde. Frau L. starb ein Jahr nach dieser Episode an den Folgen metastasierenden Brustkrebses.

Die Psychoneuroimmunologie untersucht die Zusammenhänge zwischen Verhalten und Immunsystem. Immunvorgänge werden entweder direkt vom Zentralnervensystem (ZNS) oder indirekt über die endokrinen Systeme gesteuert. Umgekehrt beeinflussen immunologische Prozesse das ZNS und verändern damit Verhalten. Wie andere vom ZNS innervierten Systeme sind auch Immunvorgänge durch Lernen modifizierbar. Dies bedeutet, dass durch psychologische Reize – wie schwere und anhaltende Belastung (»Stress«) – entweder direkt oder indirekt (z. B. vor dem Hintergrund eines erblichen Risikos) Erkrankungen auftreten können. Dies werden v. a. Erkrankungen sein, die durch ein intaktes Immunsystem verhindert werden: Infektionen, Tumorwachstum, Entzündungen und schlechte Wundheilung, Allergien.

9

9.1 Aufbau und Arbeitsweise des Immunsystems

9.1.1 Produktions- und Reaktionsorte des Immunsystems

Eintrittspforten des Körpers und ihre Barrieren

Das Immunsystem hat die Aufgabe, den Körper vor **pathogenen Eindringlingen** von Außen (Viren, Bakterien, Pilzen, Parasiten) und vor **Tumorzellen,** also Zellen des Körpers, die unkontrolliert wachsen, zu schützen. Diese Schutzfunktion wird als **Immunität** bezeichnet. Ein Teil dieser Immunität ist **angeboren,** ein anderer Teil wird im Laufe des Lebens **erworben** (Abb. 9.1).

Der Immunabwehr sind an den möglichen Eintrittspforten (Haut, Magen, Atemwege, Vagina, Harnwege) für Krankheitserreger Barrieren vorgelagert, die deren Eindringen erschweren, nämlich:

- **Haut:** Normalerweise undurchlässig, Schutz wird durch Verletzungen, Hautkrankheiten, Insektenstiche etc. durchbrochen.
- **Magen:** Salzsäure tötet die meisten Erreger ab.
- **Atemwege:** Schleimauskleidung bietet wirksamen Schutz.
- **Vagina:** Milchsäure tötet die meisten Erreger ab.

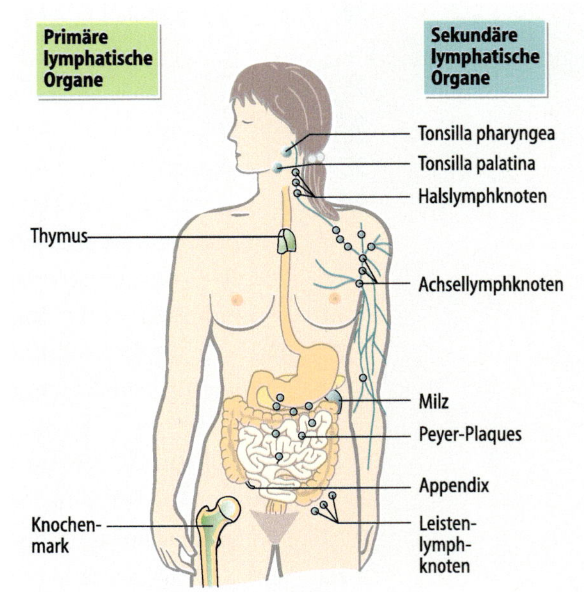

Abb. 9.1. Die Organe des menschlichen Immunsystems. Lage und Bezeichnung der primären und sekundären lymphatischen Organe im Körper des Menschen

- **Harnwege:** Urin ist ebenfalls meist sauer und damit erregerfeindlich.

Gelingt es Krankheitserregern, die zusammengefasst als **Antigene** bezeichnet werden, diese Barrieren zu überwinden, werden sie zunächst von der **angeborenen** Immunität attackiert. Wie Tabelle 9.1 zeigt, besteht diese – genau wie die erworbene Immunität (Abschn. 9.1.2) – aus 2 Anteilen, nämlich aus **Zellen des Immunsystems** und aus im Blut schwimmende Molekülen, die von Zellen des Immunsystems gebildet und dann in das Blutplasma abgegeben wurden **(humorale Immunität).**

Das Immunsystem schützt vor Antigenen, seien es eingedrungene Krankheitserreger oder Tumorzellen. Es ist teils angeboren, teils wird es im Laufe des Lebens erworben. Beide Teilsysteme haben sowohl im Blut gelöste (molekulare) wie zelluläre Anteile. Chemische und mechanische Barrieren an den Eintrittspforten erschweren den Krankheitserregern das Eindringen in den Körper.

Primäre lymphatische Organe: Produktionsorte Knochenmark und Thymus

Alle Zellen des Immunsystems (und damit auch die von ihnen produzierten löslichen Anteile) stammen von sich selbst erneuernden **hämopoetischen Stammzellen** aus dem Knochenmark ab, das der Bildungsort aller weißen (Leukozyten und Lymphozyten) und roten Blutkörperchen (Erythrozyten) ist (Abschn. 10.1.1 und 11.1.2).

Tabelle 9.1. Anteile und Eigenschaften des angeborenen und des erworbenen (adaptiven) Immunsystems

	Angeborenes Immunsystem	Erworbenes Immunsystem
Spezifität	Breit	Hoch
Reaktionskinetik	Rasch	Verzögert
Gedächtnisbildung	Nein	Ja
Humorale Anteile	Enzyme, Komplement, Akute-Phase-Proteine	Antikörper (von B-Lymphozyten gebildet)
Zelluläre Anteile	Monozyten, Makrophagen, Granulozyten, NK-Zellen	T-Lymphozyten (T-Helfer- und T-Killerzellen)

Aus den Stammzellen entwickeln sich zwei Hauptlinien von Immunzellen, nämlich einmal die **Leukozyten,** die im Knochenmark ausreifen, und zum zweiten die **Lymphozyten,** die teils im Knochenmark ausreifen, teils in einer Vorstufe das Knochenmark verlassen und endgültig im **Thymus** ausreifen. Erstere werden **B-Lymphozyten** (von engl. »bone marrow« = Knochenmark), letztere **T-Lymphozyten** genannt. Dazu gibt es eine dritte Sorte von Lymphozyten, die als **NK-Zellen** (NK = natürliche Killer) bezeichnet werden (Abschn. 9.1.2).

Das **Knochenmark** und der **Thymus** sind also die Produktions- und Reifungsorte aller Immunzellen. Sie werden daher als **primäre lymphatische Organe** bezeichnet.

Σ Die primären lymphatischen Organe, also Knochenmark und Thymus, sind die Produktionsorte aller Anteile des Immunsystems, also der Leukozyten und der NK-, B- und T-Lymphozyten.

Sekundäre lymphatische Organe: Reaktionsorte Lymphknoten und Milz

Neben dem Blutgefäßsystem besitzt der Mensch ein weiteres Gefäßsystem, nämlich das **Lymphgefäßsystem** (Abb. 9.1). Dieses beginnt mit feinsten Gefäßen in den verschiedenen Körpergeweben, sammelt dort aus den Blutkapillaren ausgetretene Flüssigkeit (Abschn. 10.1.2) und führt diese Flüssigkeit, die als **Lymphe** bezeichnet wird, den jeweiligen **regionalen Lymphknoten** zu. Nach der Passage durch die Lymphknoten wird die Lymphe schließlich über größere Lymphgefäße zurück in die venösen Blutgefäße geleitet (Abschn. 10.6.1).

Die Lymphknoten sind die **Filterstationen des Immunsystems,** in denen die Antigene, also körperfremde Eindringlinge bzw. körpereigene Tumorzellen mit den zellulären und humoralen Anteilen des Immunsystems konfrontiert werden. Die oben genannten Erregereintrittspforten haben jeweils ihre eigenen regionalen Lymphknoten, nämlich z. B. die **Tonsillen** (Rachenmandeln) an den Eintrittspforten für Luft und Nahrung, die **Peyer-Plaques** entlang dem Dünndarm, oder die **Hals-, Achsel- und Leistenlymphknoten,** die als »Wächterstationen« für Kopf-, Hals- und Beinbereich dienen.

Zu den »Wächterstationen« des Immunsystems gehört auch die im linken Oberbauch liegende **Milz,** in der die Immunreaktionen **gegen Antigene** eingeleitet werden, die **in die Blutbahn eingedrungen** sind. Lymphknoten und Milz sind also die **Reaktionsorte des Immunsystems.** Sie werden zur Abgrenzung von den Produktionsorten der Immunität als **sekundäre lymphatische Organe** zusammengefasst.

Σ Regionale Lymphknoten und die Milz sind als sekundäre lymphatische Organe die Orte, an denen Antigene dem Immunsystem »präsentiert« und damit die Immunreaktionen eingeleitet werden.

9.1.2 Angeborene Immunität

Zelluläre angeborene Immunität: Phagozytose und Apoptose

Die zelluläre angeborene Immunabwehr wird von 3 Typen von **Leukozyten** wahrgenommen, nämlich den **Monozyten,** den **Makrophagen** und den **Granulozyten** (Tabelle 9.1). Diese Leukozyten können Krankheitserreger in sich aufnehmen und anschließend verdauen, ein Vorgang der als **Phagozytose** bezeichnet wird (Abb. 9.2). Dabei gehen sie oft selbst zugrunde. Die verbleibenden Gewebstrümmer bezeichnet man als **Eiter.**

Die **natürlichen Killerzellen** (NK-Zellen) gehören zur angeborenen zellulären Immunabwehr (Tabelle 9.1). Sie sind darauf spezialisiert, **bereits infizierte oder tumorös veränderte Körperzellen** zu erkennen und in ihnen ein »Selbstmordprogramm« auszulösen, das die Zellen absterben lässt. Diese Form des Zellsterbens wird **Apoptose** genannt. Apoptosen kommen im Körper sehr häufig vor, z. B. bei der Entwicklung und Reifung des Gehirns (Abschn. 24.3.1).

Humorale angeborene Immunität

Wie Tabelle 9.1 auflistet, sind es 3 Typen von Eiweißen, die sich bei der **angeborenen** Immunität an der Abwehr von Antigenen beteiligen, nämlich

- **Enzyme**
- **Komplement**
- **Akute-Phase-Proteine**

Die Zellen des angeborenen Immunsystems, besonders die Granulozyten setzen **bei Kontakt mit Bakterien** verschiedene **Enzyme** frei, die sich an die eingedrungenen Bakterien anheften und deren **Zellmembran durch Verdauungsprozesse** so **schädigen,** dass die Bakterien absterben. Als Beispiel sei das Zucker-spaltende **Lysozym** genannt, das die in

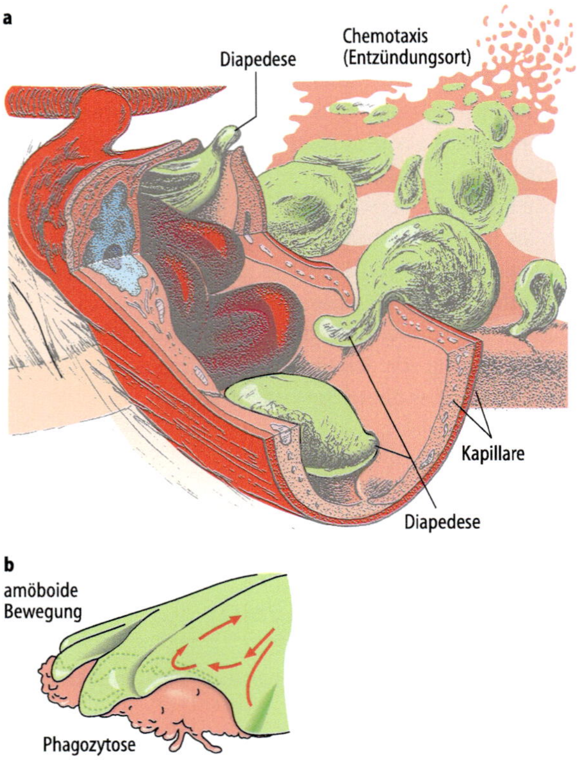

Abb. 9.2a, b. Arbeitsweise der Leukozyten bei der Beseitigung von Schadstoffen. a Angelockt durch chemische Reize verlassen Leukozyten die Kapillaren (Diapedese) und wandern entlang dem chemischen Gradienten auf die Schadstoffe zu (Chemotaxis). **b** Bei der Diapedese stülpt sich in einer fließenden Bewegung die Zellflüssigkeit in die Bewegungsrichtung aus, so dass eine kettenraupenförmige Bewegung zustande kommt, ähnlich wie bei einzelligen Amöben. Die Fremdkörper werden umflossen, in die Zelle aufgenommen (Phagozytose, eine Form der Endozytose, Abb. 2.2.1) und dort mit Hilfe der Lysosomen verdaut

die Zellmembran von Bakterien eingebauten Polysaccharide aufspaltet.

Das **Komplementsystem** besteht aus mehreren Proteinen, die **kaskadenähnlich aktiviert** werden und letztlich in der Erregermembran eine Pore bilden. Mit diesem »Loch« in der Membran (► auch oben die Wirkung der NK-Zellen) ist der Krankheitserreger nicht mehr lebensfähig und stirbt ab.

Die **Akute-Phase-Proteine** gehören zur Gruppe der Globuline. Sie werden zu Beginn einer bakteriellen Infektion v. a. von Leberzellen gebildet. Sie haben die Aufgabe, sich an die Oberfläche der Bakterien anzuheften. Diese »**Markierung**« regt die **Phagozytoserate** von Makrophagen und Granulozyten an, ein Prozess, der als **Opsonierung** bezeichnet wird.

Σ Die angeborene zelluläre Immunität erwehrt sich teils durch Phagozytose, teils durch Apoptose eingedrungener Erreger oder tumorös veränderter Zellen.
▼

Die angeborene humorale Immunität verfügt über Enzyme, das Komplementsystem und Akute-Phase-Proteine, um als fremd erkannte Strukturen zu eliminieren.

Unterscheidung zwischen »Selbst« und »Fremd« im angeborenen Immunsystem

Die Zellen und Moleküle des angeborenen Immunsystems »erkennen« von außen eingedrungene Erreger oder körpereigene Tumorzellen daran, dass in deren Zellmembranoberfläche **Moleküle** eingebaut sind, **die bei normalen Körperzellen nicht vorkommen.** Diese »fremden« Moleküle werden an Moleküle des angeborenen Immunsystems gebunden, und durch diese Verbindung werden die eben beschriebenen zellulären und humoralen angeborenen Abwehrmechanismen in Gang gesetzt. Die **Erkennung der Fremdmoleküle** erfolgt v. a. durch Rezeptoren auf der Zelloberfläche der Leukozyten.

Die NK-Zellen (»natural killer cells«, ► oben), sind andererseits darauf spezialisiert, zu überprüfen, ob Zellen bestimmte, von Mensch zu Mensch etwas verschiedene Moleküle an der Zelloberfläche tragen (diese werden **HLA-Moleküle** genannt, von »humane Leukozytenantigene«). **Zellen mit HLA-Molekülen** auf ihrer Oberfläche werden **als körpereigen akzeptiert,** während Zellen, die keinen »HLA-Ausweis« vorzeigen können, von den NK-Zellen angegriffen und abgetötet werden.

Ein eingedrungener Erreger oder eine tumorös veränderte Zelle kann also vom angeborenen Immunsystem entweder **durch normalerweise nicht vorhandene** oder **durch fehlende Oberflächenstrukturen** als fremd erkannt werden. Die Erkennung der Fremdstrukturen ist dabei **breit angelegt,** d. h. das angeborene Immunsystem kommt mit einer relativ geringen Zahl von Rezeptoren aus, die einerseits auf der Oberfläche spezialisierter Zellen oder andererseits als zirkulierende lösliche Moleküle stets für sofortige Abwehrreaktionen bereitstehen.

Σ Fremde oder tumorös veränderte Zellen werden als Antigene daran erkannt, dass sie entweder normalerweise nicht vorhandene Oberflächenmoleküle besitzen oder dass ihnen individual-spezifische HLA-Moleküle auf der Zelloberfläche fehlen.

9.1.3 Humorale erworbene (adaptive) Immunität

Genmechanismus zur Bildung des milliardenfachen Antikörperreservoirs

Die im Knochenmark (»bone marrow«) reifenden B-Lymphozyten produzieren und präsentieren auf ihrer Oberfläche Eiweißmoleküle, die **Antikörper** genannt werden. Da es eine fast unbegrenzte Vielfalt möglicher Antigene gibt, muss das Immunsystem eine ebenfalls sehr hohe Zahl (10^{11}–10^{14}) verschiedener Antikörper exprimieren, die in ihrer Gesamtheit als **Antikörperrepertoire** bezeichnet werden.

Da das menschliche Erbgut aber nur etwa 40 000 Gene für die Eiweißproduktion besitzt, wird die große Zahl der unterschiedlichen Antikörper dadurch erreicht, dass in jedem reifenden B-Lymphozyten die für die Antikörperbildung zuständigen **Gensegmente neu gemischt** werden, so dass im Endeffekt **jede B-Zelle ein genetisches Unikat** wird, das nur eine, für eine Art von Antigen spezifische Form von Antikörper exprimiert.

Vom Antigen-Antikörper-Kontakt zur massiven Antikörperproduktion

Schon vor dem ersten Antigenkontakt, also in »Lauerstellung« in den **regionalen Lymphknoten** und der **Milz** (Abschn. 9.1.1), tragen also die B-Lymphozyten auf ihrer Zelloberfläche ihre antigenspezifschen Antikörper. Sobald diese in Kontakt mit »ihrem« Antigen kommen und sich mit ihm verbinden, wird der **Antikörper-Antigen-Komplex in das Zellinnere** eingeschleust. Dort wird das Antigen verdaut.

Gleichzeitig wandelt sich der **B-Lymphozyt in eine Plasmazelle** um. Diese wandert in das Knochenmark und dort wird die Produktion der zu sezernierenden Antikörper angeworfen (jede Plasmazelle gibt pro Sekunde bis zu 2000 Antikörper ab). Auf dem Blutweg können diese Antikörper dann ihr spezifisches Antigen überall im Körper erreichen und unschädlich machen.

Σ B-Lymphozyten bilden ein großes Repertoire von Immunglobulinen oder Antikörpern, die an den Lymphozytenoberflächen für den Kontakt mit körperfremden Eiweißen, den Antigenen, bereitstehen, um nach Bildung eines Antigen-Antikörper-Komplexes die Produktion und Freisetzung von großen Mengen dieses Antikörpers zu veranlassen.

Molekülstruktur und Wirkweise der Antikörper

Die Antikörper sind **Immunglobuline,** von denen es **5 Klassen** (IgM, IgG, IgA, IgD und IgE) mit etwas unterschiedlichen Aufgaben gibt. Alle sind ähnlich aufgebaut, nämlich aus je **2 kleineren** (leichten) und **2 größeren** (schwereren) **Polypeptidketten** in Y-förmiger Anordnung (◘ Abb. 9.3). Alle Antikörper haben konstante und variable Anteile.

Die **variablen Anteile der Immunglobuline** dienen der **Erkennung von und Verbindung mit den Antigenen,** also z. B. einem körperfremden Eiweißmolekül auf der Oberfläche eines Bakteriums. Die auf der Zelloberfläche der B-Lymphozyten »lauernden« Antikörper stoßen dann, wie schon gesagt, die Produktion und Sezernierung der Antikörper für dieses Antigen an, wobei es einige Tage dauert, bis eine optimale Antikörperproduktion erreicht ist.

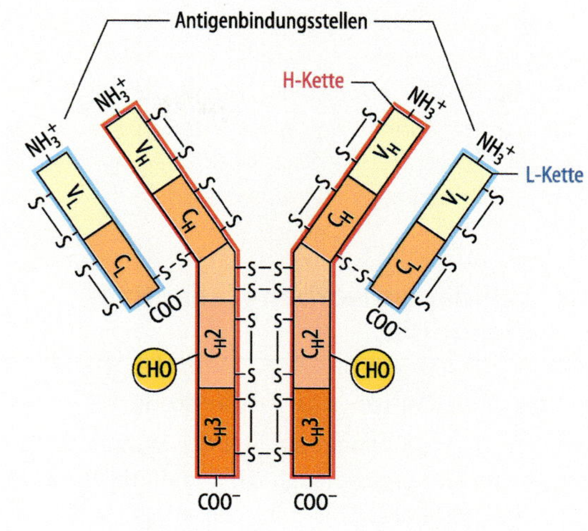

◘ **Abb. 9.3. Grundstruktur der Antikörper.** Das Beispiel zeigt ein Immunglobulin vom IgG-Typ. Wie alle Antikörper ist es aus 2 schweren (H-Kette, für »heavy«) und 2 leichten Ketten (L-Ketten, für »light«) in Y-förmiger Form aufgebaut. Sie werden durch Schwefelatome (S, chemisch gesehen Disulfidbrücken) zusammengehalten und stabilisiert. Die üblichen Bezeichnungen der einzelnen Kettenabschnitte (Domänen, farbig voneinander abgesetzt) sind eingetragen. Jede Domäne umfasst etwa 120 Aminosäuren. Die V_L-Domänen der L-Ketten sind die Antigenbindungsstellen

Die **konstanten Anteile der Immunglobuline** dienen der Kommunikation mit denjenigen Komponenten des Immunsystems, die für die Beseitigung des Antigen-Antikörper-Komplexes zuständig sind. Nach der Bindung eines Antikörpers an ein Antigen werden die folgenden **Effektormechanismen** (je nach den Umständen in wechselndem Ausmaß) **zur endgültigen Beseitigung** der körperfremden Mikroorganismen ausgelöst:

- **Komplementsystem-Aktivierung.** Wie bei der angeborenen Immunität (► oben) aktiviert der Antigen-Antikörper-Komplex diese kaskadenförmig interagierenden Serumfaktoren, die Apoptose und Opsonierung (► nächster Punkt) anregen.
- **Opsonierung.** Dieser Begriff sagt aus, dass die mit den Antikörpern beladenen Mikroorganismen ein Signal sind, die Phagozytose durch Makrophagen und Granulozyten zu beschleunigen (Abschn. 9.1.2, Wirkweise der Akute-Phase-Proteine).
- **Degranulation.** Damit wird gekennzeichnet, dass während der Opsonierung von den phagozytierenden Zellen vermehrt verdauende (lysierende) Enzyme und entzündungsfördernde Faktoren ausgeschüttet werden.
- **NK-Zell-Aktivierung.** Auch die NK-Zellen des angeborenen Immunsystems (► oben) beteiligen sich an der Zerstörung von Antikörper-beladenen Strukturen.
- **T-Killerzellen-Aktivierung.** Die für Zellen toxische Version der nachstehend zu beschreibenden T-Lymphozyten ist ebenfalls an der Beseitigung der Antigen-Antikörper-Komplexe beteiligt.

Jeder Antikörper ist aus 2 leichten und 2 schweren Polypeptidketten aufgebaut und besitzt (für jede Immunglobulinklasse charakteristische) feste und variable Teile. Die variablen Teile dienen der Erkennung von und Bindung an die Antigene, die festen Anteile lösen die zur endgültigen Beseitigung führenden Effektormechanismen aus.

9.1.4 Zelluläre erworbene (adaptive) Immunität

Reifung der T-Helfer- und T-Killerzellen

Wie oben dargelegt, macht ein Teil der Lymphozyten bei seiner Reifung im ungeborenen Kind und jungen Säugling im Thymus (ein anderer Teil, wie oben gesagt, im Knochenmark) einen Prozess durch, **Lymphozytenprägung** genannt, der diese Lymphozyten auf ihre Rolle bei der zellulären Immunabwehr vorbereitet (Entfernen der Thymusdrüse beim Erwachsenen beeinflusst das Immungeschehen nicht mehr). Wie gesagt, diese Lymphozyten werden **T-Lymphozyten** genannt.

Bei dieser Reifung wird ein Teil der T-Lymphozyten zu **T-Killerzellen** geprägt, die ähnlich wie die NK-Zellen sich an der Zerstörung antigenbeladener Zellen beteiligen (▶ die oben gelisteten Effektormechanismen).

9

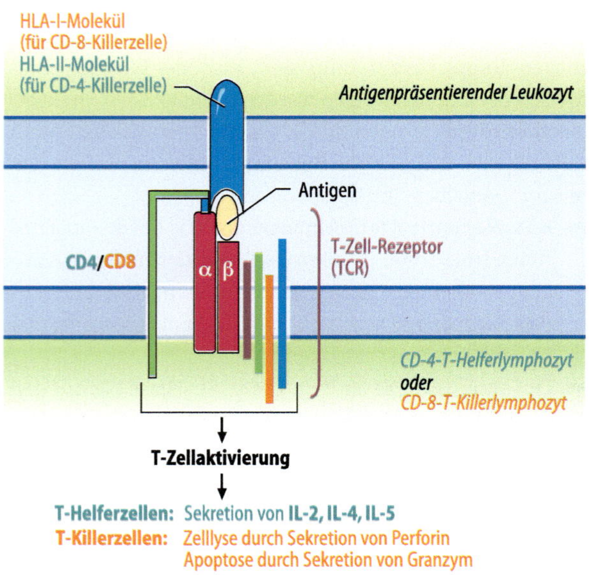

Abb. 9.4. Aktivierung von T-Killer- und T-Helferzellen durch antigenpräsentierende Leukozyten. Der T-Zell-Rezeptor (TCR) besteht aus mehreren Aminosäureketten, von denen die α- und die β-Ketten variabel sind und der Antigenbindung dienen (die vier übrigen, rechts davon liegenden Ketten sind bei allen TCR relativ konstant). Wird das Antigen mit einem HLA-Klasse-II-Molekül präsentiert, wird es von einer CD-4-T-Helferzelle erkannt, die daraufhin über Interleukinproduktion die Zerstörung des antigeninfizierten Leukozyten einleitet. Wird das Antigen mit einem HLA-Klasse-I-Molekül präsentiert, wird es von einer CD-8-T-Killerzelle erkannt, die daraufhin die Apoptose einleitet (▶ Text)

Die übrigen T-Lymphozyten werden zu **T-Helferzellen** geprägt, die, wie noch zu beschreiben, im Immungeschehen die Aufgabe haben, »Unterstützungsarbeit« bei der Erkennung und Beseitigung von Antigenen zu leisten (Abb. 9.4).

Alle Zellen des Immunsystems besitzen Oberflächenmoleküle oder **»Marker«,** mit deren Hilfe sie samt ihrem jeweiligen Reifungszustand unterschieden (differenziert) werden können. Diese Marker werden nach der **CD-Nomenklatur** (von »cluster of differentiation«) benannt. Derzeit sind mehr als 200 CD-Marker bekannt. **T-Killerzellen** tragen z. B. den Marker **CD-8, T-Helferzellen** den Marker **CD-4**, und auf beiden Formen kommt der CD-3-Marker vor (er dient daher in der klinischen Diagnostik als Marker für alle Lymphozyten).

Die Vorstufen der T-Lymphozyten reifen im Thymus zu CD-8-T-Killerzellen oder CD-4-T-Helferzellen aus. CD-8- und CD-4-T-Lymphozyten sind die zellulären Anteile der erworbenen (adaptiven) Immunität. Der CD-3-Marker ist allen Lymphozyten gemeinsam.

Bildung und Wirkweise von T-Zellrezeptoren

Die T-Lymphozyten tragen – genau wie die B-Lymphozyten – an ihrer Oberfläche Immunglobuline, **T-Zellrezeptoren** (TCR, »T-cell-receptor«), genannt, die Antigene erkennen und an sich binden können. Ihre genau wie bei den Antikörpern nahezu unbegrenzte Vielfalt entsteht auf Grund derselben Umlagerungen ihrer verschiedenen Gensegmente, die für die Antikörper beschrieben wurden. Die TCR bleiben lebenslänglich – auch nach Antigenkontakt auf ihren Zelloberflächen.

Die TCR können **Antigene an sich binden,** aber nur dann, wenn diese bereits durch Leukozyten aufgenommen, **in den Leukozyten »vorverdaut«** und anschließend an der Zelloberfläche der Leukozyten den **TCR »präsentiert«** werden (angeborene und erworbene Immunität arbeiten hier also zusammen).

Klassen und Bindungsverhalten von HLA-Molekülen

Um das »vorverdaute« Antigen an die Leukozytenoberfläche zu transportieren wird es mit einem körpereigenen Eiweißmolekül verbunden, das als **MHC-,** beim Menschen synonym als **HLA-Molekül** (von »major histocompatibility complex« bzw. »human leucocyte antigen«) bezeichnet wird. Die TCR »erkennen« also nur solche Antigene, die sich zusammen mit einem HLA-Molekül auf der Oberfläche eines Leukozyten »präsentieren«. Wie bei den Antikörpern ist es dabei so, dass es **für jedes Antigen nur einen passenden TCR** gibt.

Bei den HLA-Präsentationsmolekülen lassen sich 2 Typen unterscheiden, die als HLA-Klasse-I- und HLA-Klasse-II-Proteine bezeichnet werden. Die TCR von **CD-8-T-Killerzellen** erkennen nur Antigene, die an **HLA-Klasse-I-Proteine** gebunden sind, während die TCR von **CD-4-T-Helferzellen** nur Antigene binden, die sich mit **HLA-Klasse-II-Proteinen** präsentieren. Neben den Leukozyten können auch die B-Lymphozyten, wie anschließend beschrieben, HLA-Klasse-II-Proteine exprimieren und präsentieren.

Die T-Lymphozyten tragen auf ihrer Oberfläche Antigenerkennende Rezeptoren (TCR = T-cell-receptors), die aber nur an Antigene binden, die vorher in Leukozyten mit HLA-Molekülen verbunden und an der Zelloberfläche »präsentiert« werden. HLA-Klasse-I-gebundenes Antigen wird von T-Killerzellen erkannt, HLA-Klasse-II-gebundenes von T-Helferzellen.

Immunantworten der T-Lymphozyten

Aktivierung von **T-Helferzellen** (CD-4-Lymphozyten) induziert die Vermehrung dieser Lymphozyten, die dabei Zytokine (Abschn. 9.1.5) freisetzen, insbesondere **Interleukin 2 (IL-2),** das **autokrin** deren weitere Vermehrung und zusätzlich die von **T-Killerzellen** bewirkt, die dann die Zerstörung der antigenbehafteten Zellen aufnehmen (Abb. 9.4).

Die T-Helferzellen reagieren auch auf Antigene, die von B-Lymphozyten aufgenommen und anschließend, wie oben beschrieben, mit Klasse-II-HLA-Molekülen auf der Zelloberfläche präsentiert werden. Die aktivierte T-Helferzelle setzt daraufhin Interleukine frei, die die B-Zelle aktivieren und zur Vermehrung und Antikörperbildung anregen. Es handelt sich hier um eine **T-Helferzellen-abhängige Aktivierung von B-Zellen** (T-B-Kooperation).

Die **T-Killerzellen** (CD-8-Lymphozyten) erkennen, wie gesagt, Antigene im Komplex mit HLA-Klasse I. Dadurch wird ihr »Killerprogramm« direkt aktiviert. Auch die Aktivierung der T-Helferzellen bewirkt, wie oben beschrieben, die Aktivierung entsprechender T-Lymphozyten, die sich dann an der **Antigeneliminierung,** also z. B. der **Apoptose** virusinfizierter Zellen beteiligen.

Antigenaktivierte T-Helferzellen setzen Interleukine frei, die ihre eigene Vermehrung und die von T-Killerzellen induzieren. Wird auf einem B-Lymphozyt ein Antigen-HLA-Komplex erkannt, dann aktiviert die T-Helferzelle den B-Lymphozyt zur Vermehrung und Antikörperproduktion. Aktivierte T-Killerzellen beteiligen sich an der Antigeneliminierung.

Unterscheidung zwischen »Selbst« und »Fremd« im erworbenen (adaptiven) Immunsystem

Da die Generierung der milliardenfachen Antikörperspezifitäten nach dem Zufallsprinzip erfolgt, entstehen im Knochenmark auch **B-Zellen mit Oberflächenantikörpern für körpereigene Proteine.** Die Ausreifung dieser gegen körpereigenes Eiweiß gerichteten B-Lymphozyten wird dadurch verhindert, dass sie schon im Knochenmark zerstört werden, sobald sie dort ein körpereigenes Eiweißmolekül an sich binden.

Auch die **T-Lymphozyten** bilden im Thymus **gegen körpereigenes Eiweiß** gerichtete **TCR** aus, die in der Prägungsphase eliminiert werden müssen, damit sie später kein körpereigenes Eiweiß angreifen können. Dies geschieht in einer Weise, die mit der bei den B-Lymphozyten (► oben) eng verwandt, allerdings noch etwas komplexer ist (hier nicht detailliert).

Die Fähigkeit zwischen »**Selbst**« und »**Fremd**« zu unterscheiden muss in jedem Organismus im Laufe der Entwicklung **erlernt** werden. Diese Vorgänge bezeichnet man als **Induktion von Toleranz.** Da die oben beschriebene Zerstörung der gegen körpereigenes Eiweiß gerichteten Lymphozyten während der Reifung nicht hundertprozentig gelingt, verfügt das Immunsystem über zusätzliche Mechanismen zur Unterdrückung von Immunreaktionen gegen »Selbst«. Diese, als **Anergie** und **Suppression** bezeichneten Prozesse, an denen »regulatorische« T-Helferzellen beteiligt sind, werden hier nicht detailliert.

Gegen körpereigene Eiweiße (Autoantigene) gerichtete Antikörper und TCR werden bereits während des Reifungsprozesses in Knochenmark bzw. Thymus, aber auch anschließend unschädlich gemacht.

9.1.5 Kommunikation im Immunsystem

Zytokine: lösliche Botenstoffe im Immunsystem

Zytokine sind lösliche Botenstoffe, die die Kommunikation zwischen Körperzellen steuern. Sie werden von Immun- und anderen Körperzellen freigesetzt und beeinflussen **im Immunsystem Vermehrung, Differenzierung und Migration.** Ihre Eigenschaften sind in nahezu jeder Hinsicht mit der von Hormonen vergleichbar, wenn sie auch oft mehr **parakrin** und **autokrin** (Abschn. 7.1.2) als Hormone tätig sind.

Folgende Zytokine und Zytokinfamilien sind im Immunsystem steuernd tätig:

- **Interleukine (IL):** So nennt man Zytokine, die von Lymphozyten produziert werden. Es gibt **über 2 Dutzend** Interleukine. Am prominentesten sind IL-1, -2, -4 und -6, die bei den verschiedenen Immunreaktionen als Botenstoffe dienen.
- **Interferon-γ (IFN-γ):** INF-γ ist ein von NK- und CD-8-T-Lymphozyten freigesetzter Botenstoff, der verschiedene Immunprozesse aktiviert. Dieses Zytokin erhielt seinen Namen von seiner **antiviralen** (das Virenwachstum hemmenden) Wirkung.
- **Tumornekrosefaktor-α (TNF-α):** Dieses Zytokin wird von Makrophagen (Tabelle 9.1) freigesetzt. Es stimuliert die Produktion von Akute-Phase-Proteinen (Abschn. 9.1.2) und induziert die Apoptose von Tumorzellen.
- **Transformierender Wachstumsfaktor-β (TGF-β):** Dieses Zytokin wird von Tumorzellen produziert. Es fördert die Vermehrung von Tumorzellen indem es die **Immunantworten gegen die Tumorzellen hemmt.** Es sind mehrere Zytokine bekannt, die von Tumorzellen produziert werden, um sich gegen die Zerstörung durch das Immunsystem zu wehren.

- **Kolonie-stimulierende Faktoren (CSF):** Fördern das Wachstum von Zellkulturen (in vitro). Für diese wie alle Zytokine gilt aber, dass sie neben ihrer namensgebenden Funktion auch andere, z. T. noch unbekannte Funktionen im Immunsystem ausüben.
- **Chemokine:** Dies sind Zytokine mit chemotaktischer Wirkung, d. h. sie **stimulieren die Migration** (Wanderung) von Leukozyten an zu phagozytierende Zellen. Sie spielen eine zentrale Rolle bei lokalen Entzündungsvorgängen (Abschn. 9.1.2).

Zellinteraktionsmoleküle: membranständige Botenstoffe im Immunsystem

Zellinteraktionsmoleküle dienen der unmittelbaren Kommunikation zwischen den Zellen des Immunsystems, bilden also **Liganden-Rezeptor-Paare,** die 3 verschiedene Funktionen ausüben können:

- **Migration:** Zellen des Immunsystem werden durch Zellinteraktionsmoleküle von Ort zu Ort »weitergereicht«.
- **Adhäsion:** Zusammenlagerung von Immunzellen, z. B. von T-Helferzellen mit B-Lymphozyten bei der T-B-Kooperation (▶ oben).
- **Aktivierung oder Deaktivation:** An- und Abschalten von Immunprozessen, z. B. bei der Induktion von Apoptose.

9

Σ Zytokine sind die löslichen Botenstoffe des Immunsystems, die mannigfaltige Aufgaben ähnlich wie die Hormone haben. Es gibt zusätzlich viele Zellinteraktionsmoleküle, die als Liganden-Rezeptor-Paare der Vermittlung von Migration, Adhäsion, Aktivierung und Deaktivierung im Immunsystem dienen.

9.1.6 Impfung, Allergie, Immunschwäche

Aktive Immunisierung vor Erkrankung

Die Antikörperbildung benötigt einige Tage. In dieser Zeit können in den Körper eingedrungene Bakterien, Viren oder Toxine bereits erheblichen Schaden stiften. Durch **vorausgehende Impfung** ist es aber möglich, die Antikörperbildung anzuregen und dadurch **den Körper** gegen die betreffenden Krankheitserreger **zu immunisieren.**

Als Impfstoffe kommen in Frage:

- **abgetötete Erreger,** die keine Krankheit mehr auslösen können, deren Antigene aber noch erhalten sind. Diese Art von Impfung wird z. B. bei Keuchhusten, Diphtherie, Typhus und anderen bakteriellen Krankheiten angewandt.
- **chemisch vorbehandelte Toxine,** die nicht mehr giftig sind, aber noch Antigenwirkung besitzen. Das bekannteste Beispiel dafür ist die Impfung gegen Tetanus (Wundstarrkrampf).
- **»abgeschwächte« Virenstämme,** die nach einer entsprechenden Vorbehandlung nicht mehr zur Erkrankung führen, aber eine volle Antikörperbildung anregen. Auf diese Weise wird gegen Poliomyelitis (spinale Kinderlähmung), Masern, Pocken (durch Impfung ausgerottet) und viele andere Viruskrankheiten geimpft. Eine wiederholte Impfung ist oft notwendig, um einen optimalen Schutz zu erzielen oder eine vorhandene Immunität wieder aufzufrischen.

Passive Immunisierung nach Infektion

Bei der aktiven Immunisierung wird durch das Impfen mit Antigenen die Antikörperbildung im Körper selbst angeregt. Einen **sofortigen,** allerdings nur Tage bis Wochen anhaltenden **Schutz** kann man aber auch erzielen, indem man die Antikörperbildung in anderen Menschen oder Tieren anregt, die so gewonnenen Antikörper aus dem Blut isoliert und bei drohender oder schon erfolgter Infektion **diese Antikörper dem Patienten einspritzt.**

Dieses Vorgehen bezeichnet man als **passive Immunisierung.** Ist z. B. ein Patient mit einer verschmutzten Wunde nicht gegen Wundstarrkrampf geimpft, so muss zum sofortigen (vorbeugenden) Schutz eine passive Immunisierung gleichzeitig mit der aktiven Impfung erfolgen. Passive Immunisierung wird auch häufig als Erkrankungsschutz bei plötzlich ausbrechenden, seltenen (evtl. eingeschleppten) Infektionskrankheiten eingesetzt.

Σ Antikörperbildung durch Impfung kann zeitweise oder dauernd Infektionen verhindern (aktive Immunisierung); fremdgezüchtete Antikörper können akut schützen (passive Immunisierung).

Allergien: Hypersensitivitätsreaktionen

Bei manchen Menschen führt die Antigen-Antikörper-Reaktion unter besonderen Umständen zu lokalen oder allgemeinen Reaktionen des Organismus, die als **Allergien** zusammengefasst werden. Zugrunde liegt meist eine an die Antigen-Antikörper-Reaktion gekoppelte **Zerstörung bestimmter Leukozyten,** wodurch große Mengen chemischer Substanzen, besonders **Histamin,** freigesetzt werden.

Die aus den Leukozyten freigesetzten Substanzen führen entweder zu einer allgemeinen Gefäßerweiterung und damit zu einem lebensbedrohenden Absinken des Blutdrucks **(anaphylaktischer Schock)** oder zu quaddeligen Hautrötungen und -schwellungen **(Nesselsucht, Urtikaria)** oder zu starken Absonderungen der Nasenschleimhaut (beim **Heuschnupfen)** oder zu Atembeschwerden (beim **Asthma).** Den Histamineffekten kann durch entsprechende Medikamente (Antihistaminika) entgegengewirkt werden. Langfristig ist oft eine Beseitigung der allergischen Reaktionen durch eine gezielte immunologische Umstimmung **(Desensibilisierung)** möglich.

Immunparalyse, Immunsuppression

Verliert der Körper die Fähigkeit zur Antikörperbildung (z. B. bei starker radioaktiver Bestrahlung des lymphatischen Gewebes oder bei dessen leukämischer Entartung), so ist er möglichen **Schädigungen durch körperfremde Stoffe schutzlos ausgesetzt.** Diese gefährliche Form der oben in Bezug auf das eigene Körpergewebe geschilderten Immuntoleranz wird **Immunparalyse** genannt (s. Box 9.1).

Eine solche Immunparalyse wird gelegentlich in therapeutischer Absicht künstlich herbeigeführt, z. B. zur Verhinderung oder Verzögerung der Abstoßung körperfremden Eiweißes von Transplantaten. Diese gezielte Ausschaltung des Abwehrsystems bezeichnet man als **Immunsuppression.**

Σ **Manchmal kommt es zu Hypersensitivitätsreaktionen des Immunsystems (Allergien), die sich z. B. als Heuschnupfen oder Asthma äußern können. Beim Versagen des Immunsystems (Immunparalyse) ist der Organismus schutzlos Infektionen ausgesetzt.**

9.1.7 Immunologische Besonderheiten der Blut- und Organtransplantation

Antigene auf Erythrozyten

Die Blutübertragung (Bluttransfusion) ist im chirurgischen Alltag eine unentbehrliche Routine, denn mit keiner anderen Methode kann ein Verlust an roten Blutzellen und damit eine verminderte Sauerstofftransportkapazität des Blutes behoben werden. Bei ihrer Anwendung ist zu berücksichtigen, dass besonders die Membran der Erythrozyten Antigene enthält, die zu einem Verklumpen (**Agglutinieren**) der Erythrozyten und ihrer anschließenden Zerstörung (**Hämolyse**) führen, sobald Blut auf einen Menschen übertragen wird, der im Blutplasma Antikörper gegen diese Antigene besitzt.

Rund **30 solcher angeborener, also vererbter Antigene** sind auf menschlichen Erythrozytenmembranen gefunden worden. Klinisch wichtig sind davon v. a. das **AB0-System** und das **Rhesus-System.**

AB0-System

Für das AB0-System gilt: Die **Blutgruppenbezeichnungen** richten sich nach dem **Erythrozytenantigen**. Bei

- **Blutgruppe A** besitzen die Erythrozyten das Antigen A,
- **Blutgruppe B** besitzen die Erythrozyten das Antigen B,
- **Blutgruppe 0** (Null) fehlen diese beiden Antigene,
- **Blutgruppe AB** besitzen die Erythrozyten die Antigene A und B.

Bei Menschen mit **Blutgruppe A** schwimmen **im Blutplasma** Antikörper gegen B, bei **Blutgruppe B** gegen A, bei **Blutgruppe 0** gegen A und B, und bei **Blutgruppe AB** sind keine Antikörper im Plasma vorhanden.

Box 9.1. HIV-(HTLV-III-)Infektion und AIDS-Erkrankung

Seit einigen Jahrzehnten breitet sich weltweit eine Infektionskrankheit aus, die zu einem **Zusammenbruch der Immunabwehr** des Organismus führt. Die Infektion erfolgt mit Viren, die zur Familie der Retroviren gehören. Das Virus wird in erster Linie durch unmittelbare Aufnahme in das Blut von infiziertem Sperma (v. a. über Schleimhautverletzungen beim analen Geschlechtsverkehr) oder infiziertem Blut (z. B. bei Bluttransfusionen oder gemeinsamer Nutzung von Injektionsbestecken) übertragen. Infektionen sind aber auch mit infiziertem Körpersekret (Speichel, Vaginalsekret, Tränenflüssigkeit, Muttermilch) denkbar, wenn auch nur unter besondern Bedingungen, da die Viruskonzentration in diesen Flüssigkeiten sehr gering ist. Bisher konnte ein solcher Infektionsweg nicht zweifelsfrei nachgewiesen werden. Es gibt keine Tröpfcheninfektion, auch Infektionen durch Wasser, Lebensmittel und Insektenstiche können ausgeschlossen werden. Auch soziale Kontakte stellen keine Infektionsquelle dar.

Die Gefährlichkeit der HIV-Viren resultiert aus der Art und Weise mit der diese das Immunabwehrsystem des befallenen Organismus ausschalten. Dazu dringen sie in bestimmte T-Lymphozyten ein (daher der Name humanes T-lymphotropes Virus, Typ III, HTLV-III), verändern deren Erbsubstanz und beginnen sich erst dann explosionsartig zu vermehren, wenn der Lymphozyt durch eine weitere Infektion zu einer Immunantwort angeregt wird. Die riesige Anzahl von Viren reißt Löcher in die Zellmembran des Lymphozyten und dieser stirbt ab (unter Freisetzung der in ihm enthaltenen Viren, die jetzt andere Zellen befallen). Nach einiger Zeit bricht die gesamte Immunabwehr des befallenen Organismus zusammen. Der Patient stirbt schließlich an Infektionen, die für eine gesunde Person nicht bedrohlich wären. Das Virus heißt wegen dieser Wirkweise auch **humanes Immun-Defekt-Virus, HIV.**

Das resultierende Krankheitsbild wird **akquiriertes Immun-Defekt-Syndrom, AIDS (»acquired immunodeficiency-syndrome«)** genannt. Zwischen der HIV-Infektion und seinem Auftreten vergehen durchschnittlich 6 Jahre, mit einer sehr großen Schwankungsbreite bis zu 15 Jahren. Das Krankheitsbild ist außerordentlich vielfältig. Eine kausale Therapie gibt es derzeit nicht. Auch eine Impfung steht noch nicht zur Verfügung. Daher kommt der Vorbeugung eine entscheidende Bedeutung zu.

Bei vielen, wenn nicht allen AIDS-Patienten kommt es auch zu einer **Erkrankung des Nervensystems.** Die Symptome umfassen ein großes Spektrum von neurologischen und psychischen Störungen, von Symptomen wie bei einer multiplen Sklerose bis hin zur AIDS-Demenz mit dem Verlust aller intellektuellen Fähigkeiten.

Die durch diese Verhältnisse bestehenden Immunitätsbarrieren werden auf die einfachstmögliche Weise umgangen, indem **nur blutgruppengleiches** Blut übertragen wird.

Die Antikörper des AB0-Systems werden wegen ihrer zusammenklumpenden (agglutinierenden) Wirkung auch **Agglutinine** genannt, die Antigene A und B entsprechend auch Agglutinogene. Während die **Agglutinogene A** bzw. **B** beim Neugeborenen vorhanden sind, entwickeln sich die Agglutinine **Anti-B** (bei Blutgruppe A) bzw. **Anti-A** (bei Blutgruppe B) bzw. **Anti-A plus Anti-B** (bei Blutgruppe 0) im Laufe der ersten Lebensmonate. Anders als bei der sonstigen Antikörperbildung ist also zur Bildung der Agglutinine **kein Kontakt mit dem fremden Antigen** notwendig. Als Folge davon ist schon bei der ersten »falschen« Bluttransfusion mit einem Verklumpen der übertragenen Erythrozyten zu rechnen.

Σ Erythrozyten tragen auf ihrer Oberfläche zahlreiche vererbte Antigene. Klinisch wichtig ist das AB0-System, da die entgegengerichteten Agglutinine (Antikörper) ebenfalls vorhanden sind. Eine erste »falsche« Bluttransfusion führt also schon zur Agglutination und Hämolyse.

9

Rhesus-System (Rh-System)

Rund 85% aller Europäer besitzen in den Membranen der Erythrozyten ein weiteres Antigen, das als **Rhesus-Faktor** bezeichnet wird; sie sind **Rhesus-positiv** (abgekürzt **Rh+** oder **Rh**). Die anderen 15% besitzen dieses Antigen nicht; sie sind Rhesus-negativ (**Rh– oder rh**).

Das **Plasma Rh-negativer Menschen** enthält normalerweise (anders als im AB0-System) **keine** Antikörper gegen das Rhesus-Antigen. Deren Bildung wird aber durch die Infusion von Rh-positivem Blut angeregt (die erste »falsche« Transfusion würde also nicht zu Verklumpungen führen).

Unfreiwillig kann die Bildung von **Rh-Antikörpern bei der Schwangerschaft** vorkommen: Infolge von Durchlässigkeiten der Austauschflächen (Austauschmembranen) im Mutterkuchen (Plazenta) treten nämlich kleine Mengen von Erythrozyten vom kindlichen in den mütterlichen Kreislauf und umgekehrt über. Bei einem (vom Vater her) **Rh-positiven Kind** können diese Erythrozyten im Blut der **Rh-negativen Mutter die Bildung von Rh-Antikörpern** auslösen.

Diese so gebildeten **mütterlichen Rh-Antikörper** werden bei einer erneuten Schwangerschaft mit einem Rh-positiven Kind nach plazentarem Übertritt vom mütterlichen in den kindlichen Kreislauf auf die **kindlichen Rh-positiven Erythrozyten** wirken und diese schädigen. (Eine vorbeugende Blockierung dieser Antikörperbildung ist heute möglich, es droht sonst der intrauterine oder postnatale Kindstod.)

Σ Werden im Verlauf einer Schwangerschaft im mütterlichen Blut Rh-Antikörper gebildet, so können diese bei nachfolgenden Schwangerschaften kindliche Rh-positive Erythrozyten agglutinieren.

Organtransplantation und Immunität

Die **Bluttransfusion** ist nur ein Spezialfall der heute immer häufigeren Organübertragungen **(Organtransplantationen)**, mit denen ein defektes Organ durch ein gesundes eines anderen Menschen oder eines Tieres ersetzt werden soll. Von der chirurgischen Technik her gibt es dabei heute kaum noch Probleme. Fremdes Körpergewebe ist aber **mit zahlreichen Antigenen besetzt,** die praktisch regelmäßig eine Antikörperbildung auslösen. Dadurch wird innerhalb von drei bis zehn Wochen unweigerlich der Tod der übertragenen Zellen herbeigeführt, es sei denn, die Antikörperbildung wird verhindert oder wenigstens abgeschwächt.

Je genetisch ähnlicher sich die Zellen von Empfänger und Spender sind, desto besser sind die Chancen für ein Einheilen des übertragenen Organs. Am besten liegen die Verhältnisse bei **eineiigen Zwillingen,** die den gleichen Chromosomenbesatz haben. Schon bei Übertragungen zwischen Vater bzw. Mutter und Kind trifft das nicht mehr zu. Hier, wie bei allen anderen Transplantationen, versucht man, mit einer Reihe von Maßnahmen die **Bildung der unerwünschten Antikörper zu unterdrücken.**

Alle derzeitigen **Maßnahmen der Immunsuppression** (Abschn. 9.1.6), wie der Gebrauch von Anti-Lymphozyten-Serum oder die Gabe von Hormonen und Pharmaka, die die Antikörperbildung verzögern, oder die Schwächung des lymphatischen Gewebes durch radioaktive oder Röntgenstrahlung, haben aber den ernsten Nachteil, dass sie gleichzeitig die **Infektionsabwehr des Organempfängers schwächen** (Abschn. 9.6.1, Immunparalyse). Während einer immunsuppressiven Therapie müssen daher alle Infektionsmöglichkeiten sorgfältig gemieden werden (Box 9.2).

Box 9.2. Marihuana und Immunsuppression

Marihuana und Marihuanarezeptoren finden sich überall im Körper, besonders aber im Nerven- (Kap. 26) und im Immunsystem. Marihuana ist an der Regelung eines ausgeglichenen Gleichgewichts zwischen Immunsuppression und Immunabwehr beteiligt. Wird allerdings mehr Marihuana dem Körper (z. B. durch Rauchen) zugeführt, überwiegen die immunsuppressiven Effekte. Dies macht Konsumenten von Marihuana aber nicht anfälliger für Krankheiten, mit Ausnahme für die durch Inhalation von Schadstoffen ausgelösten pulmonalen Krankheiten wie Asthma und Lungenkrebs. Die Gründe für diese Resistenz sind unklar. Im Tierversuch zeigt Marihuanagabe therapeutische Wirkung auf Autoimmunkrankheiten wie die multiple Sklerose und auf verschiedene Virusinfektionen und Entzündungen.

Σ Organtransplantationen erfordern in der Regel Maßnahmen der Immunsuppression, um die Abstoßung des übertragenen Gewebes durch das Immunsystem zu verhindern. Maximaler Schutz vor Infektionen ist dabei notwendig.

9.2 Physiologische Verbindungen zwischen Zentralnervensystem und Immunsystem

9.2.1 Psychoneuroimmunologie

Nervensystem, endokrines System und Immunsystem

Voraussetzung für einen Zusammenhang zwischen psychischen Prozessen, Verhalten und immunologischen Vorgängen sind anatomische und physiologische **Verbindungen zwischen Nervensystem und Immunsystem.** Viele der Wechselwirkungen zwischen Nervensystem (Psyche) und Immunsystem laufen über die **endokrinen Systeme**, deren Einflüsse müssen daher in der Psychoneuroimmunologie besonders berücksichtigt werden (◘ Abb. 9.5; Kap. 7 und 8).

Die Pfeile in ◘ Abb. 9.5 symbolisieren die Tatsache, dass immunologische Vorgänge nicht, wie oft dargestellt, »autonom«, d. h. unabhängig vom Zentralnervensystem (ZNS) ablaufen, sondern dass das Nervensystem in die Tätigkeit des Immunsystems eingreift und umgekehrt Vorgänge im ZNS durch Einflüsse aus dem Immunsystem verändert werden. Dasselbe gilt für die endokrinen Systeme, die wie das Immunsystem über eine vom ZNS unabhängige **Autoregulation** verfügen, im intakten Organismus aber stets vom ZNS und peripheren Nervensystem mitgesteuert werden. Während die Immunologie primär diese autoregulativen Prozesse zwischen und innerhalb der Zellen des Immunsystems untersucht, befasst sich die Psychoneuroimmunologie mit den **Wechselwirkungen zwischen** den in ◘ Abb. 9.5 abgebildeten Systemen.

Σ Unter Psychoneuroimmunologie verstehen wir die Wissenschaft von den Wechselwirkungen zwischen Verhalten (»Psycho«), Nervensystem (»Neuro«) und Immunsystem (»Immunologie«).

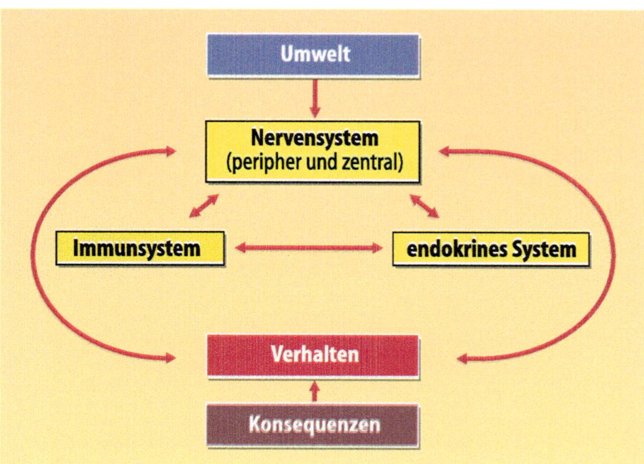

◘ **Abb. 9.5. Beziehungen zwischen Nervensystem, Immunsystem und endokrinem System.** Die reziproken Beziehungen zum Nervensystem steuern indirekt Verhalten, wie auch die Umweltkontingenzen (Reiz-Reaktion-Konsequenz-Beziehungen) einen Einfluss auf das Immunsystem ausüben

Geschichte der Psychoneuroimmunologie

Der Begriff **Psychoimmunologie** wurde 1964 von G.F. Solomon und Mitarbeitern in einem Artikel geprägt, der sich mit dem **Zusammenhang zwischen Emotionen, Immunsystem und Krankheit** befasste. Für die rheumatoide Arthritis, eine Autoimmunerkrankung, konnte man zeigen, dass für den Ausbruch der Erkrankung psychologische Dispositionen (»Bewältigungsstile«) und psychische Belastung bei sonst gleicher Funktionslage des Immunsystems mitverantwortlich waren. Familienmitglieder, die positive Rheumafaktoren im Blut aufwiesen, aber nicht erkrankt waren, wurden mit erkrankten Familienmitgliedern verglichen. Die **erkrankten** Familienmitglieder zeigten deutlich **mehr psychische Belastungen**, denen sie hilflos gegenüberstanden.

Bereits in den 20er-Jahren des 20. Jahrhunderts hatten russische Wissenschaftler aus der Schule Iwan Pawlows entdeckt, dass Immunreaktionen klassisch konditionierbar waren (Kap. 25 und Abschn. 9.3.1), eine Entdeckung, die in Vergessenheit geriet, da zu dieser Zeit noch kein Wissen über mögliche **Mechanismen** eines solchen Lernprozesses bestand. Erst in den 70er-Jahren haben R. Ader und N. Cohen durch besser kontrollierte Untersuchungen an Mäusen diese Entdeckung wiederbelebt und die Bezeichnung »**Psychoneuroimmunologie**« eingeführt.

Σ Die Psychoneuroimmunologie begann mit Forschungen zur Entstehung von Krankheiten nach Belastungen und der Konditionierung von Immunfaktoren.

Krankheit und Immunsystem

Die seit den Anfängen der Zivilisation immer wieder vermutete Auslösung, Aufrechterhaltung und Beeinflussung mancher Krankheiten durch psychische (sprich: neuronale) Faktoren erhält durch die Psychoneuroimmunologie eine **naturwissenschaftliche Grundlage**. Obwohl heute am Menschen nur ein kleiner Teil der vielfältigen Ursache-Wirkungs-Verkettungen von Verhalten über Zentralnervensystem, Immunsystem bis hin zu Krankheit bekannt ist, besteht kein Zweifel mehr an der Existenz einer solchen Verbindung.

Grundsätzlich können Immunreaktionen auf 4 Wegen zu Krankheit führen. Diese sind in ◘ Tabelle 9.2 dargestellt. Das Zentralnervensystem und das Hormonsystem können auf alle vier Möglichkeiten der pathologischen Entwicklung Einfluss nehmen. Da jedem psychologischen Vorgang ein Hirnprozess zugrunde liegt, werden solche Hirnvorgänge, die mit dem Immunsystem in Verbindung stehen, **psychologisch ausgelöste Immunreaktionen** bewirken.

Die Beziehungen zwischen den psychologischen (neurophysiologischen) Vorgängen und den immunologischen Prozessen sind in der Regel **nicht linear**: in den meisten Fällen bestehen Grenz- und Schwellenwerte, deren Überschreiten sprungartig zu pathologischen Entwicklungen führt (z. B. bestimmte bösartige Tumoren). Solche Entwicklungen werden als **deterministisch-chaotisch** bezeich-

Tabelle 9.2. Immunreaktion und Krankheit

		Immunreaktion	
		Zu schwach	Zu stark
Pathologischer Einfluss	Von Außen	Infektionskrankheiten, Aids, Wundheilung Magengeschwüre	Allergien, Asthma, Abstoßung von Geweben
	Von Innen	Krebs	Autoimmunkrankheiten, z. B. chronische Polyarthritis, multiple Sklerose, Lupus

net und können mit modernen mathematischen Verfahren beschrieben werden.

Die Beziehungen zwischen Nervensystem und Immunsystem sind oft nicht-linear, was es schwierig macht, Ursache-Wirkungs-Verkettungen zu beweisen.

9

Direkte und indirekte psychologische Einflussfaktoren

Die auf Tabelle 9.2 dargestellten Einflussfaktoren beziehen sich auf **direkte Effekte**, die das ZNS, das autonome NS und die Hormone auf das Immunsystem haben: z. B. kann ein Belastungsreiz direkt ein Areal im Hypothalamus aktivieren, dieser stimuliert einen bestimmten Rezeptortyp an Immunzellen, die ihre Arbeitsweise daraufhin verändern.

Sehr viel häufiger und für das Gesundheitssystem wichtiger sind allerdings die **indirekten psychologischen Faktoren**: z. B. Bluthochdruck, Diabetes durch falsche Nahrungsgewohnheiten, Rauchen und Substanzmissbrauch, Mangel an Bewegung. Jeder dieser Faktoren hat unterschiedliche, aber gravierende Einflüsse auf den Immunstatus und kann eine Vielzahl ganz unterschiedlicher Krankheitssymptome nach sich ziehen. Alle genannten indirekten Faktoren sind aber in letzter Konsequenz auf Lernprozesse (vor dem Hintergrund konstitutioneller Risiken, die in Kap. 23, 24 und 25 besprochen werden) rückführbar.

Die meisten psychoimmunologisch bedingten Erkrankungen sind indirekt und nicht direkt von psychologischen Einflüssen ausgelöst, z. B. erhöht Fettleibigkeit das Krebsrisiko.

9.2.2 Hormone, Neurotransmitter und Immunsystem

Wirkung der Tachykinine auf das Immunsystem

Einige Neuropeptide und die Katecholamine greifen direkt in die Arbeitsweise von immunkompetenten Organen, wie Milz, Lymphknoten, Schilddrüse und Immunzellen ein. Substanz P, vasoaktives intestinales Peptid, Kortikotropin-Releasing-Hormon und einige Hypophysenpeptide, wie ACTH und β-Endorphine **reduzieren die Immunkompetenz**. Alle genannten Substanzen treten als Reaktion des Organismus auf psychisch oder physisch belastende Reize (»Stress«) auf.

Substanz P und **vasoaktives intestinales Peptid (VIP)** spielen eine große Rolle in der Entstehung sog. **psychosomatischer Krankheiten**, bei denen Entzündungen der Gelenke oder innerer Organe vorliegen. Sie werden deshalb auch als **Tachykinine** (griech: tachos = schnell, kinin = bewegen) bezeichnet: Arthritis, Colitis ulcerosa (Darmentzündung), Ekzeme, Asthma und bösartige Tumoren des Dickdarms werden von ihnen begünstigt (Abb. 9.6).

Die **Tachykinine** kommen im Gehirn, Rückenmark, peripherem Gewebe und Gefäßen sowie den Schleimdrüsen vor; sie werden sowohl an den peripheren Nervenendigungen als auch teilweise von Immunzellen selbst sezerniert.

Tachykinine begünstigen Organerkrankungen durch stressbedingte Reduktion der Immunkompetenz.

Dosisabhängigkeit der Immunreaktion

Dabei spielt allerdings die Konzentration der ausgeschütteten Neuropeptide eine oft gegensätzliche Rolle. Beispielsweise besitzen Lymphozyten beim Menschen Rezeptoren für körpereigene Opiate, β-Endorphine und Enkephaline, die sich aber von den im ZNS vorkommenden stereochemisch unterscheiden. Wie wir in Kap. 6 und 7 gesehen haben, werden körpereigene Opiate als Reaktion auf Stress- und Schmerzreize ausgeschüttet. Kleine Mengen dieser endogenen Opiate **verstärken**, während hohe Dosen die zelluläre und humorale Immunreaktion **schwächen**. Dies könnte erklären, warum bestimmte Belastungs- und Stressbedingungen oft zu gegensätzlichen immunologischen Effekten führen.

Abb. 9.6 gibt eine Zusammenfassung einiger peripherer Faktoren, die die Überempfindlichkeit der Gewebe für nozizeptive Reize und Allergene und Immunität beeinflussen. Dabei zeigt der rechte Teil der Abbildung, dass der Effekt der Schmerz- und Stressreize von der **Balance** zwischen hemmenden (rot strichliert) und erregenden (schwarz) Einflüssen der verschiedenen Neuropeptide und Immunzellen abhängen wird; diese Balance hängt auch von der Dauer des Stressreizes und der Zeit nach Beendigung des Stressreizes ab.

Ein- und dieselben durch Stress ausgeschütteten, immunologisch wirksamen Hormone können in niedriger Dosierung zu gegensätzlichen Effekten als in hoher Menge führen.

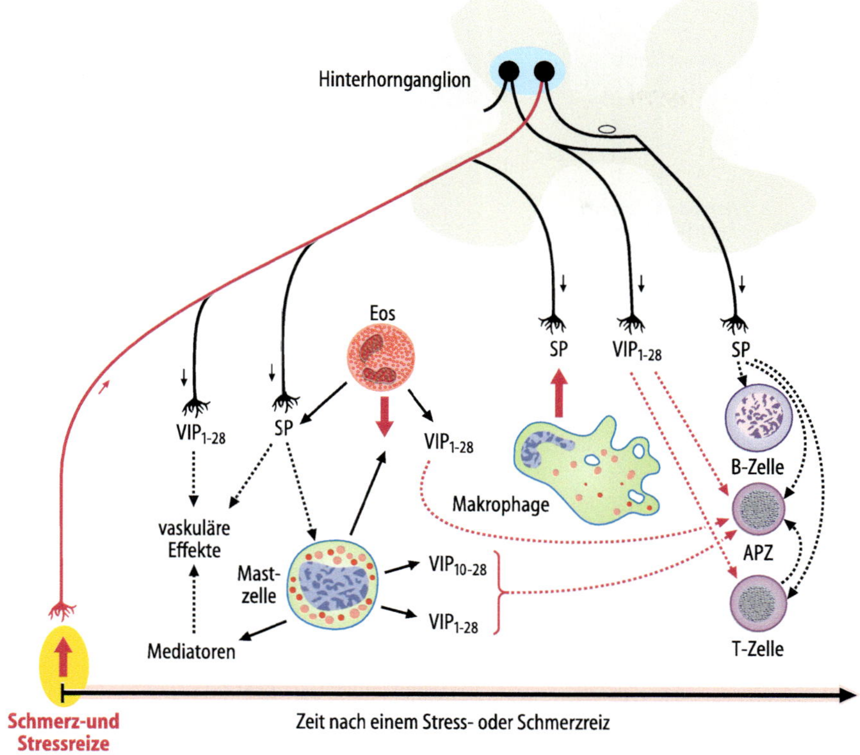

Nach Goetzl E, Turck C & Streedhasan, S (2001). Mit freundlicher Genehmigung von Elsevier.

Abb. 9.6. Einflüsse des peripheren Nervensystems auf Hypersensibilität (Schmerz) und Immunität. Ein Hinterhornganglion des Rückenmarks mit den verschiedenen neuralen (durchgehende) und endokrinen (gestrichelte) Verbindungen ist dargestellt. Hemmende Beziehungen rot strichliert. Von links nach rechts ist die zeitliche Abfolge der einzelnen Abläufe dargestellt. Diese kann von Sekunden *(links)* bis Stunden *(rechts)* variieren. *APZ* antikörperproduzierende Zelle, *Eos* eosinophiler Granulozyt (Leukozyt), *VIP* vasoaktives intestinales Peptidhormon, VIP_{1-28} und VIP_{10-28} zeigt VIP-Moleküle mit jeweils unterschiedlicher Zahl von Aminosäuren; *SP* Substanz P. Erläuterungen ► Text

Wirkung der Katecholamine auf das Immunsystem

Es ist außerordentlich schwierig abzuschätzen, ob eine in vitro oder in vivo festgestellte Änderung der Immunreaktivität für die Entstehung einer Krankheit relevant ist. Dies wird besonders bei den **Katecholaminen** deutlich, die sowohl in den sympathischen Nervenendigungen wie im Nebennierenmark produziert (Kap. 6) und bei Angst und Defensivverhalten aktiviert werden. Sie spielen eine zentrale Rolle in der **Regulation der cAMP-Spiegel von Lymphozyten** und modifizieren damit dosisabhängig eine Vielzahl von Immunfunktionen, wie Lymphozytenproliferation (Zellteilung), Antikörperausschüttung und Zellauflösung (Apoptose). Hohe cAMP-Spiegel bei gleichzeitiger Stimulation von β-adrenergen und T-Zellen-Rezeptoren durch Katecholamine an T-Zellen reduzieren die Proliferation der Immunzellen.

Besonders wichtig ist dabei die Tatsache, dass die **Balance** zwischen T-Helferzell- und T-Suppressorzell-Aktivität **von Noradrenalin** und **Adrenalin verschoben** werden kann. Die Stärke der immunologischen Antwort sollte proportional der Menge der eingedrungenen Antigene sein und nach deren Neutralisierung »rechtzeitig« aufhören. Ist das übliche Gleichgewicht zwischen Helfer- und Suppressorzellen verschoben, so kommt es zu verspäteten, überschießenden oder überlangen Immunreaktionen, je nachdem, welcher Zelltyp überwiegt.

Σ **Katecholamine, die als Kurzzeitreaktion bei Stress ausgeschüttet werden, können die Balance zwischen T-Helfer- und T-Suppressorzellen verschieben.**

Rolle der Zytokine

Zytokine oder Zellinteraktionsmoleküle fungieren im Immunsystem als die Transmitter, also Botenstoffe zu Organen und Zellen (Abschn. 9.1.5). Sie steuern die **Migration** der Immunzellen ins Gewebe, sie ermöglichen die **Bindung (Adhäsion)** von kooperierenden Zellen und sie können Zielzellen aktivieren oder hemmen. Sie bestehen wie bereits geschildert aus Interleukinen (IL), Interferonen (IFN), Tumornekrosefaktoren (TNF) und transformierenden Wachstumsfaktoren (TGF) und wirken pro- oder antiinflammatorisch. Sie werden von den Immunzellen gebildet und können lokal sehr spezifisch über **Zytokinrezeptoren** oder **systemisch** auf viele Zielzellen wirken.

Zytokine existieren sowohl im ZNS wie auch in der Körperperipherie und können somit komplexe Regelkreise innerhalb und zwischen ZNS, endokrinem System und Im-

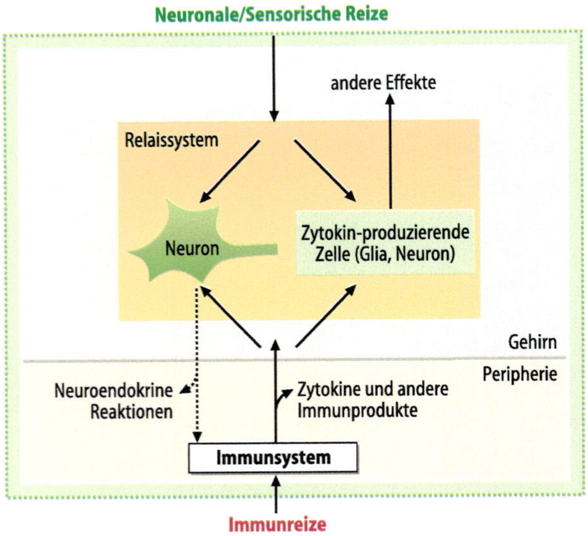

Abb. 9.7. Zytokine und Nervensystem. Zusammenhänge zwischen ZNS, Zytokine produzierenden Zellen im ZNS und peripherem Immunsystem. Ein Relaissystem integriert periphere Immunreize mit neuronal/sensorischen Reizen und beeinflusst die neuroendokrinen Funktionen. Das System besteht aus Neuronen und Zytokin-produzierenden Zellen des Gehirns, die miteinander interagieren (▶ Text)

9

munsystem bilden (Abb. 9.7). Zum Beispiel aktiviert IL-1 die Hypothalamus-Nebennierenrinden-Achse und ihre Hormone auf allen Ebenen und ist daher an der Entstehung stressbedingter Krankheiten beteiligt. IL-1 und IL-6 bewirken **Krankheitsverhalten** mit Rückzug, Appetitmangel, Gliederschmerzen, Müdigkeit und Desinteresse durch ihre Wirkung auf das ZNS. Sie erleichtern damit das Freiwerden von Energie zur Bekämpfung des Pathogens, z. B. des Virus. Abb. 9.7 gibt eine Zusammenfassung dieser Interaktion.

Σ Zytokine funktionieren wie Neurotransmitter und regeln die Tätigkeit des Immunsystems durch Einflüsse auf Hormonausschüttung oder direkte Beeinflussung von Zielzellen im ZNS und Vegetativum. Krankheitsverhalten z. B. wird durch Zytokineinfluss auf das ZNS mitbestimmt.

9.2.3 Zentralnervensystem und Immunsystem

Die Verbindungen zwischen ZNS und Immunsystem laufen v. a. über das **autonome Nervensystem**, das physiologisch für körperinterne Homöostasen (Kap. 6) und psychologisch für emotionale und motivationale Prozesse (Gefühl und Antrieb) verantwortlich ist. Dementsprechend sind jene Anteile des ZNS, die mit dem Immunsystem interagieren, meist auch Strukturen, die an der Regulation des autonomen Nervensystems beteiligt sind, nämlich der **Hypothalamus**, das **limbische System** und **autonome Kerne des Stammhirns.** Der **Neokortex** scheint insofern eine Rolle zu spielen, als er in die subkortikale Regelung von autonomen und damit emotionalen Mechanismen eingreift (bezüglich der Anatomie dieser Hirnregionen Abschn. 5.3 und Kap. 6).

Rolle von Hypothalamus und limbischem System

Läsionen oder Erkrankungen im **vorderen Hypothalamus** lösen eine Vielzahl von immunologischen Veränderungen aus, die klar machen, dass der vordere Hypothalamus sowohl in die zelluläre wie humorale Immunreaktivität eingreifen kann. Die meisten Änderungen sind kurzfristig und über die endokrinen Verbindungen zur Hypophyse vermittelt (▶ unten). Die Zahl der T-Lymphozyten und natürlichen Killerzellen (NK, Abb. 9.4) sinkt nach Zerstörung oder Inaktivierung des vorderen Hypothalamus ebenso wie die Antikörperproduktion ab.

Läsionen im **limbischen System** führen dagegen meist zu einer **Anregung** immunologischer Aktivität. Aber auch hier bleibt unklar, welche Effekte von den endokrinen Systemen des Hypothalamus und der Hypophyse und welche durch **direkte** Verbindungen zum autonomen NS entstehen. Sowohl im limbischen System wie im Hirnstamm sind v. a. jene Regionen an der Immunmodulation beteiligt, die mit dem zentralen noradrenergen System (Kap. 5 und 6) in Verbindung stehen. **Zerstörung noradrenerger Zellsysteme** erhöht z. B. die T-Suppressor-Zell-Aktivität und hemmt damit die Antikörperreaktion auf verschiedene von extern eingeführte Antigene.

Σ Der vordere Hypothalamus und Teile des limbischen Systems steuern direkt oder indirekt einzelne Subkomponenten des Immunsystems. Läsionen des Hypothalamus senken die Immunkompetenz, Läsionen limbischer Anteile steigern oft die Antikörperantwort.

Beteiligung der Großhirnrinde

Generell führen Hirnläsionen, v. a. im Großhirn in der **akuten** Phase z. B. nach Schlaganfall, zu einer Immunsuppression. Infektionen sind daher die häufigste Todesursache nach Hirnläsionen. Zytokine steigen (proinflammatorische Zytokine wie IL-1, IL-6. TNF-α und IL-8 ▶ unten) und die T-Zell-Aktivität sinkt. Nach Chronifizierung allerdings, v. a. bei Schlaganfällen nach ca. 90 Tagen und wenn frontale und basale Regionen (Putamen, Kap. 13) betroffen sind, ist die Immunantwort sogar häufig verbessert, vermutlich weil diese Läsionen die Aktivität des sympathischen NS schwächen.

Die beiden **Hemisphären des Neokortex** haben unterschiedliche Wirkungen auf das Immunsystem, ein Anstieg der **Aktivität der rechten** Hirnhemisphäre führt zu **Immunsuppression**. Das könnte damit zusammenhängen, dass aus noch unbekannten Gründen die rechte Hemisphäre die Aufnahme und Verarbeitung emotional **negativer** Reize und Reaktionen erleichtert. **Linkshänder** weisen z. B. mehr Immundefizite wie Allergien und reduzierte Resistenz gegenüber Infektionen als Rechtshänder auf. Interessanterweise haben Läsionen der beiden Hemisphären keinen Einfluss auf die humorale B-Lymphozyten-, sondern nur auf die T-Lymphozytenaktivität.

Wenngleich die Situation sicher keine einfache Dichotomie: **rechte** Hemisphäre = **Immunsuppression** und **linke** Hemisphäre = **Immunkompetenz** zulässt, führen Läsionen der rechten Hemisphäre zu Anstieg der T-Lymphozyten- und NK-Aktivität, während Läsionen der linken diese eher unterdrücken. Im Tierversuch sind die Veränderungen nicht nur statistisch, sondern auch pharmakologisch bedeutsam: Das Medikament Imuthiol, ein wichtiger Immunstimulator, der krebsartige Zellteilung und Virusausbreitung verhindern kann, verliert nach Läsion einer Hemisphäre seine Wirkung im ganzen Körper. Obwohl man solche Befunde schwer interpretieren kann, weil man die Zwischenschritte vom Großhirn zum Immunsystem nicht kennt, belegen sie doch die Bedeutung der Hemisphärendominanz für die Immunkompetenz.

Σ Je nach Ort der Hirnläsion oder -dysfunktion kann es zu Abfall oder Anstieg der Immunkompetenz kommen. Das Großhirn übt einen starken Einfluss auf das Immunsystem aus. Akute Läsionen stören die Immunkompetenz und die rechte Hemisphäre wirkt immunsuppressiv.

Immuneffekte auf das ZNS

Die **Beeinflussung des ZNS** durch Substanzen des Immunsystems ist unbestritten. Jeder, der einmal Fieber hatte, litt unter den Folgen der ins Gehirn eingedrungenen Entzündungsstoffe. Im gesunden Zustand genießt das ZNS eine gewisse immunologische Ausnahmestellung, es ist weitgehend von Einflüssen des Immunsystems getrennt. Wenn aber die im ZNS zirkulierenden T-Lymphozyten auf ein Antigen im ZNS stoßen, entwickelt sich innerhalb von Tagen eine volle Entzündungsreaktion.

Von besonderer Bedeutung für die Psychoneuroimmunologie war der Nachweis, dass spezifische Zellsysteme des Hypothalamus während verschiedener Phasen einer Immunreaktion eine deutliche Änderung des Entladungsverhaltens zeigen. Die immunaktivierten Zellen wiederum bewirken einen Abfall der Übertragungswirkung von Noradrenalin (NA) im Hypothalamus, was selbst wieder zu vielfältigen endokrinen Konsequenzen in der Tätigkeit der Hypophyse führt (Kap. 7 und 8): Am 4. und 5. Tag nach der Aktivierung einer Antigenwirkung ist auch das Maximum der Sekretion von Glukokortikoiden, die direkt die Sensibilität der Lymphozyten steuern, erreicht. Somit gehört ein Anstieg von ACTH/Kortisol zu jeder Immunreaktion. Die Funktion des Kortisol besteht dabei darin, die Immunreaktion zu terminieren und ein Überschießen zu verhindern. Die **Gabe von Kortikosteroiden** ist daher die wirksamste Therapie autoimmuner oder extern verursachter Überaktivität des Immunsystems.

Interleukin-1 (IL-1), eines der bestuntersuchten Zytokine, **stimuliert im Hypothalamus die CRH-(Kortikotropin-Releasing-Hormon)-Freisetzung.** Darüber hinaus führt IL-1 zu vermehrtem Delta-Schlaf (s. Kap. 22).

Σ Die Aufnahme von immunreaktiven Zellen im Kortex und Hypothalamus beeinflussen die Tätigkeit der Hypothalamus-Nebennierenrinden-Achse: Tage nach Einwirkung eines Antikörpers werden ACTH und Glukokortikoide vermehrt ausgeschüttet, um ein Überschießen der Immunantwort in der Peripherie zu verhindern.

Schlaf-Wach-Rhythmus und Immunkompetenz

Der Schlaf-Wach-Rhythmus wird von immunaktiven Substanzen ebenso beeinflusst wie umgekehrt Schlaf zum restaurativen Aufbau von immunkompetenten Zellen notwendig ist. Chronische Schlafdeprivation führt daher zu raschem Absinken der Immunkompetenz mit Anstieg von Neoplasien (krebsartiger Entartung), Infektionen und Tod. Zirkadiane Rhythmusstörungen wie Nachtarbeit und das Überfliegen von Zeitzonen (»Jetlag«) erhöhen ebenfalls die Infektionsanfälligkeit (Kap. 22). Interleukine, z. B. IL-1, die von T-Helferzellen abgegeben werden und das Lymphozytenwachstum beschleunigen, haben schlafanstoßende Wirkung im Gehirn.

Die immunologischen Effekte des Schlafens scheinen u. a. von der zirkadianen Rhythmik des Zirbeldrüsenhormons **Melatonin** bedingt zu sein. Melatonin ist während des Tiefschlafes erhöht, seine Konzentration im Kindesalter ist hoch und sinkt mit der Dauer des Tiefschlafs im Alter ab (Kap. 2 und Abschn. 8.1.2). Vor dem Einschlafen verabreicht, reduziert es Belastungseffekte (»Stress«) und kann bei Jetlag den Rhythmus resynchronisieren. Melatonin bewirkt in antigenaktivierten T-Helferzellen die Ausschüttung **kleiner Mengen endogener Opioide** (Kap. 7 und 8). Im Tierversuch wurde damit das Wachstum von Tumoren gebremst und die vielfältigen hormonellen Effekte von Belastung (»Stress«) neutralisiert.

Σ Ein regulärer Schlaf-Wach-Rhythmus ist Voraussetzung für ausreichende Kompetenz des Immunsystems. Das Melatonin scheint der Vermittler der zirkadianen Effekte auf das Immunsystem zu sein.

9.2.4 Autonomes Nervensystem und Immunreaktion

Immunreaktion und Emotionen

Wie wir noch in Kap. 26 und Kap. 27 darstellen werden, ist die Entstehung und Aufrechterhaltung von Gefühlen und Antriebszuständen an die Existenz des autonomen Nervensystems gebunden (Kap. 6). Emotionen sind an der Aufrechterhaltung der körperinternen Homöostasen durch das autonome Nervensystem genauso beteiligt wie andere

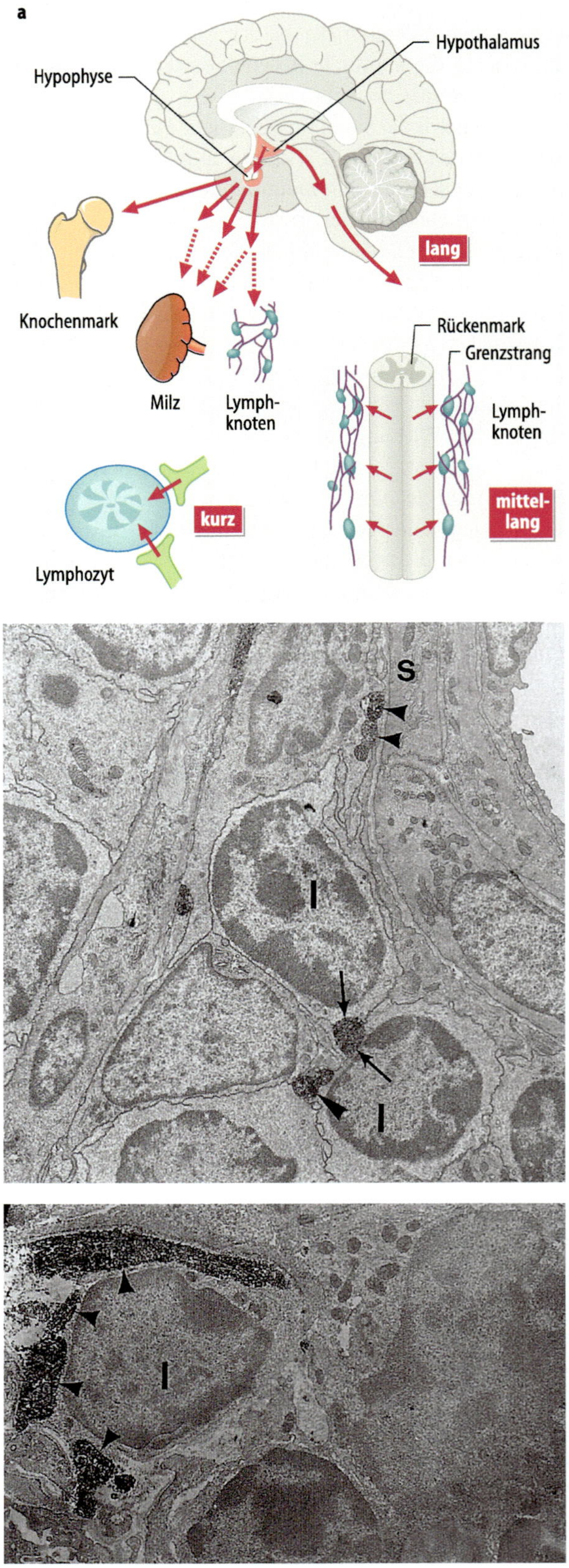

Aus Felten S, Felten DL (2001). Mit freundlicher Genehmigung von Elsevier.

Abb. 9.8a, b. Autonomes Nervensystem und Immunsystem. **a** Lange, mittellange und kurze Verbindungen zwischen autonomem Nervensystem und Immunsystem. **b** Nervenendigung (Pfeile) in direktem Kontakt mit 2 Lymphozyten *(oben)*. Die kleinen Pfeile oben rechts zeigen Nervenendigungen an den glatten Muskeln eines Gefäßes. Die untere Abbildung zeigt einen Lymphozyten, der von Nervenendigungen (dunkel) umgeben ist (alle Tyrosinhydroxylase-immunoreaktiv)

nichtphysiologische Faktoren, wie z. B. Außentemperatur oder Energiezufuhr. Wenn das Immunsystem oder wichtige Anteile desselben vom autonomen Nervensystem gesteuert werden können, so müssen emotionale Verhaltensweisen ebenfalls direkt in die Tätigkeit des Immunsystems und damit in die Abwehr von Fremdstoffen und andere Funktionen des Immunsystems eingreifen können.

Kommunikation zwischen Immunsystem und autonomem Nervensystem

Die Verbindungen zwischen autonomem und Immunsystem sind vielfältig. Dabei muss man **kurze, mittellange und lange Kommunikationswege** zwischen beiden Systemen unterscheiden. **Kurze** betreffen die unmittelbare anatomische Nachbarschaft von Zellen, **mittellange** jene zwischen entfernter liegenden Teilen des autonomen Systems, z. B. den Grenzstrangganglien und den Lymphknoten, **lange** Verbindungen z. B. jene zwischen autonomen Teilen des Zentralnervensystems oder endokrinen Drüsen und den verschiedenen lymphatischen Geweben (Abb. 9.8).

Das autonome NS beeinflusst direkt das Knochenmark, den Thymus, die Milz, die Lymphknoten und die Lymphgewebe des Magen-Darm-Traktes. Abb. 9.8b zeigt eine Nervenendigung in direktem Kontakt mit zwei Lymphozyten (die Nervenendigungen mit Pfeilen gekennzeichnet). Im oberen Teil der Abbildung liegen synaptische Endigungen (kleine Pfeile) im glatten Muskel eines Gefäßes: die Kommunikation zwischen der autonomen Innervation und den hoch mobilen Zellen des Immunsystems findet daher oft im Gefäßsystem statt. Die dabei beteiligten Neurotransmitter sind die Katecholamine, Azetylcholin, Substanz P, vasoaktives intestinales Peptid (VIP), Neuropeptid Y und verschiedene andere Neuromodulatoren (Abb. 9.7). Alle haben **auch vasoaktive** Funktionen und können damit Blutfluss, Perfusionsdruck und Lymphozytenbewegung beeinflussen.

Σ Die Drüsen und Rezeptoren des Immunsystems werden direkt von autonomen Synapsen und deren Transmitter versorgt.

Synaptisches Wechselspiel

Sowohl auf Lymphozyten wie auf Makrophagen befinden sich **Rezeptoren für die Neurotransmitter** des autonomen Nervensystems, allen voran Rezeptoren für die verschiedenen Katecholamine (Kap. 6). Die Lymphzelle antwortet auf die Bindung mit dem Rezeptor wie jede andere Zelle mit

Aktivierung der »second messengers« und ihrer intrazellulären Folgeprozesse (Kap. 2). Und umgekehrt, Lymphokine und Interleukine können rückwirkend die Nervenendigungen kontrollieren. Das Immunsystem, speziell Lymphozyten stellen sogar selbst Neurotransmitter wie adrenokortikotropes Hormon (ACTH) und β-Endorphin her, die dann in Zusammenarbeit mit Zytokinen wie Interleukin-1 und -2 synergistisch die Tätigkeit des ZNS modifizieren können. Umgekehrt können Nerven- und Gliazellen, wie wir gesehen haben (Abschn. 9.2.3), Immunprodukte wie die Zytokine herstellen.

Immunkompetente Zellen besitzen Rezeptoren für die Katecholamine des autonomen NS und Immunzellen stellen Neurotransmitter und Hormone her.

Immunreaktivität und Alter

Im Alter nehmen sowohl die Infektionsanfälligkeit wie auch die Wahrscheinlichkeit für krebsartige Entartung und Autoimmunkrankheiten zu (Abb. 9.12). Die Reduktion der Immunreaktivität mit dem Lebensalter ist eng an die abnehmende noradrenerge Innervation von Lymphgewebe gekoppelt. T-Helfer-Zellen, zytotoxische T-Zellen- und natürliche Killerzellen-(NK-)Aktivität nehmen ebenso ab wie die Zahl der T-Lymphozyten insgesamt. Diese Alterungsprozesse des Immunsystems und des autonomen Nervensystems sind in zelluläre und metabolische Altersvorgänge wie reduzierten cAMP- und cGMP-Spiegel, verringerte DNA-Reparatur und Zellmembraninstabilität eingebettet, und es ist schwer, klare Ursache-Wirkungs-Beziehungen herzustellen.

Die **Veränderung des Schlafprofils** im Alter (Kap. 22) hängt eng mit dem immunologischen Altern zusammen. Hinzukommt, dass externe Faktoren außerhalb des Immun- und Nervensystems, wie Thymus-, Hypophysen- und Sexualhormone sowie Nahrungsgewohnheiten und Körpertemperatur die Alterungsprozesse des Immunsystems mit beeinflussen.

Mit dem Alter und Verlust des Tiefschlafs und abnehmender noradrenerger Innervation sinkt die Kompetenz des Immunsystems und steigt die Krankheitsanfälligkeit.

9.3 Verhalten und Immunsystem

9.3.1 Lernen und Immunsystem

Klassische Konditionierung: Geschichte

In vielen klinischen Anekdoten vor Entdeckung der klassischen Konditionierung durch Iwan Pawlow am Beginn des 20. Jahrhunderts waren gelernte allergische Reaktionen auf neutrale Reize beschrieben worden. Zum Beispiel bekam ein Patient, der auf Rosenpollen und -geruch allergisch mit einer Asthmaattacke reagierte, auch Attacken auf den Anblick einer künstlichen Rose. Ja selbst das Aussprechen des Wortes »Rose« konnte einen Anfall provozieren (semantische Konditionierung höherer Ordnung, Kap. 25). Der Anblick der Rose war durch zeitliche Paarung (Kontiguität) mit den asthmaauslösenden Pollen als unkonditionierter Reiz (US) zu einem konditionierten Reiz (CS) für die konditionierte, gelernte Reaktion (CR) einer Asthmaattacke geworden. Durch erneutes Auftreten des Wortes »Rose« **kurz vor** oder gleichzeitig mit dem Geruch und den Pollen wurde schließlich auch dieser ursprünglich völlig neutrale Reiz zu einem konditionierten Reiz (CS). (Bezüglich der Lerngesetze Kap. 25.)

Konditionierte Unterdrückung der Immunreaktion

Ader und Cohen (Abschn. 9.2.4) paarten einen neutralen CS, saccharinhaltiges Wasser, mit Zyklophosphamid (CY), einer immunsuppressiven Substanz, als US, das den Ratten nach 10–15 min Trinken injiziert wurde. Diese Prozedur wurde an mehreren aneinanderfolgenden Tagen wiederholt. Die Tiere der Kontrollgruppen erhielten CS (Trinken von saccharinhaltigem Wasser) und US in zeitlich ungepaarten, d. h. ungeordneter Abfolge, z. B. den US vor dem CS oder den US alleine (Abb. 9.9).

Die Darbietung des CS allein führte nur in der Experimentalgruppe, in welcher der CS **vor** dem US zeitlich gepaart dargeboten worden war, zu einer deutlichen **Reduktion** der Antikörperzahl bei der Autoimmunkrankheit Lupus erythematosus im Blut der Tiere. Dadurch überlebten die Tiere die Autoimmunkrankheit sehr viel länger. Dies, obwohl alle Tiere dieselbe Menge von CY erhalten hatten und bei der Immunisierung die Bedingungen für alle Tiere gleich sind. Entscheidend war also die **Lerngeschichte** (CS wird kurz **vor** US dargeboten) und nicht die objektiv physiologisch zu erwartende Immunreaktion! Dasselbe wurde für zelluläre Immunantworten gezeigt, die sich der T-Lymphozyten bedienen.

Konditionierte Unterdrückung der Immunantwort verlängert das Leben bei einer Autoimmunerkrankung.

Konditionierung der Abstoßungsreaktion

Natürliche Killerzellen-Aktivität, Lymphozytenproliferation, verschiedene Immunglobuline, T-Helfer- und Suppressorzellen, arthritische Entzündung u. a. immunologische Reaktionen konnten klassisch konditioniert werden. Die erzielten Effekte sind nicht auf Stressfaktoren und die Hypophysen-Nebennierenrinde-Achse zurückzuführen, die für sich allein genommen Immunsuppression oder -verbesserung bewirken können.

Seit diesem Experiment sind mehr als 100 Untersuchungen erschienen, welche die Konditionierbarkeit einer Vielzahl ganz unterschiedlicher Immunreaktionen auch am Menschen zeigen konnten. Sowohl Anstieg wie Abfall der Immunkompetenz verschiedener immunologischer Zellgruppen als auch die Lernbarkeit der Abstoßungsreaktion

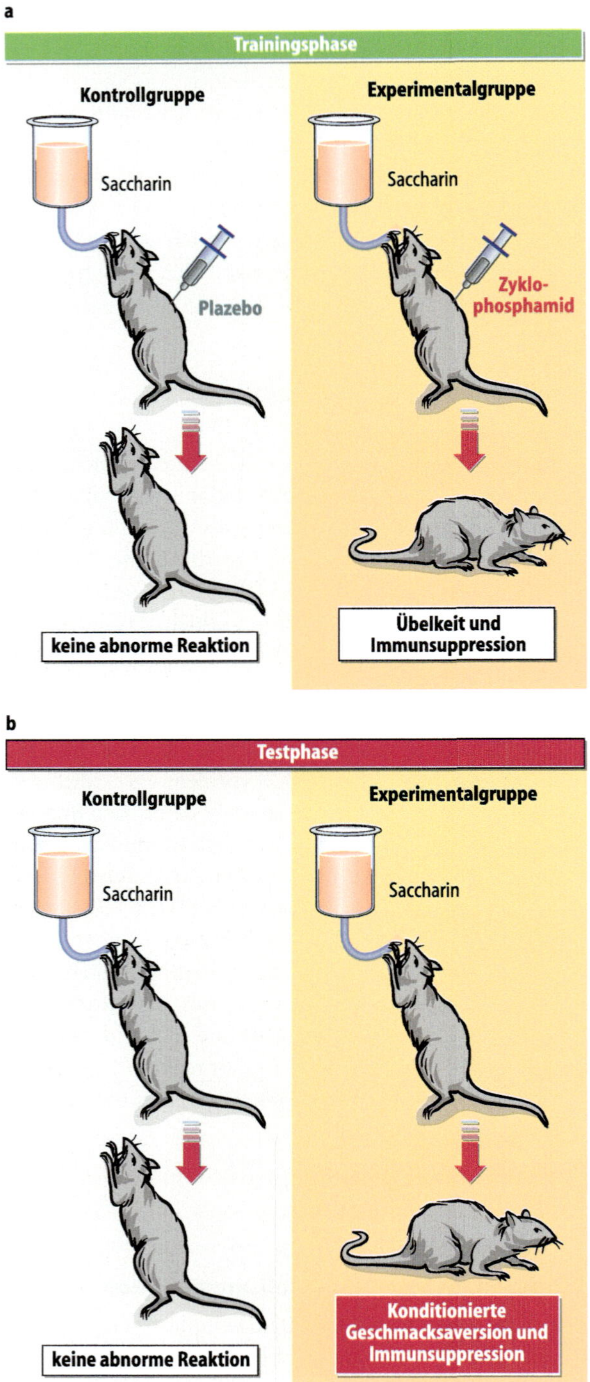

Abb. 9.9a, b. Klassische Konditionierung des Immunsystems (nach Ader und Cohen). a In der Trainingsphase erhielten durstige Tiere nach einer kurzen Phase des Trinkens von Saccharin-haltigem Wasser (CS) ein Plazebo (US; Kontrollgruppe, KG) oder die Experimentalgruppe (EG) Zyklophosphamid als unkonditionierter Reiz (US) injiziert. Zyklophosphamid bewirkt Übelkeit und Immunsuppression. **b** In der Testphase erhalten die Tiere wieder Saccharin-haltiges Wasser (CS). Die KG trinkt ohne jede negativen Effekte, die EG dagegen vermeidet Saccharin nach anfänglichen Versuchen (konditionierte Geschmacksaversion) und entwickelt konditionierte Immunsuppression (▶ Text)

auf körperfremdes Gewebe wurde an verschiedenen Tierarten und am Menschen demonstriert. Zum Beispiel wurden den Tieren, die in der oben beschriebenen Art und Weise auf saccharinhaltiges Wasser konditioniert wurden, körperfremde Leukozyten am Testtag bei gleichzeitiger Darbietung des CS alleine injiziert (mit den in Abb. 9.9 abgebildeten Kontrollbedingungen). Dies führte schon nach wenigen Konditionierungsdurchgängen zu fast völliger **Unterdrückung der Abstoßungsreaktion,** auch ohne Gabe des immunsuppressiven US.

Σ Sowohl konditionierter Anstieg wie Abfall von vielen Immunantworten konnte in all jenen Geweben erzielt werden, die eine autonome oder somatische Nervenverbindung zum Immunorgan aufwiesen.

Lupus erythematodes und Lernen

Beim Lupus erythematodes werden u. a. Autoantikörper gegen im Blut zirkulierende Antigene gebildet. Daraus entstehen Antigen-Antikörper-Verbindungen, die sich v. a. im Gefäßsystem, der Haut, der Niere und den Gelenken ablagern und diese zerstören.

Normaltiere lernen sehr rasch eine Vermeidungsreaktion (z. B. in eine bestimmte Käfigecke laufen), wenn sie damit der Einnahme oder Injektion von Zyklophosphamid entgehen können. Tiere mit Lupus aber lernen sehr viel langsamer, wenn sie eine instrumentelle Vermeidungsreaktion (Kap. 25) auf Zyklophosphamid entwickeln sollen; sie nehmen also mehr Zyklophosphamid »in Kauf«, so als würden sie »erkennen«, dass der immunsuppressive Effekt dieser Substanz günstig den Verlauf der Krankheit beeinflusst oder als würden sie erkennen, dass die Vermeidung von Zyklophosphamid, das zu Übelkeit führt, die Krankheitsprogression beschleunigt. Dies zeigt, **dass Lernen an der Aufrechterhaltung der körperinternen Homöostasen beteiligt** ist.

Die Tiere bevorzugen auch in der klassischen Konditionierung Gerüche als CS (unabhängig, ob »gut« oder »schlecht« riechend), die das Auftreten von Zyklophosphamid signalisieren und vermeiden Gerüche, die das Fortschreiten der Krankheit, z. B. Entzug von Zyklophosphamid, anzeigen. **Das Verhalten des Organismus spiegelt den Zustand seines Immunsystems wider,** womit z. B. in diesem Fall durch das Verhalten das Auftreten der Krankheitssymptome (z. B. Lymphadenopathie) deutlich verzögert oder überhaupt beseitigt wird.

Σ Tiere lernen ihr Verhalten so zu ändern, dass ein dem Organismus vorteilhafter Zustand des Immunsystems erreicht wird.

Kompensatorische Konditionierung und Immunantwort

Wie wir noch in Kap. 26 sehen werden, reagieren viele physiologische Systeme nach mehrmaliger Paarung von CS (konditionierter Reiz, auch z. B. Saccharin) und UCS (unkonditionierter Reiz, auch US abgekürzt, z. B. Zyklophosphamid) nicht mit der unkonditionierten Reaktion (UCR, z. B. Unterdrückung von Immunfaktoren), sondern mit der gegenteiligen Reaktion (z. B. Stimulierung von Immunfaktoren). Diese **kompensatorische konditionierte Reaktion** erfolgt nach Konditionierung, also Paarung von CS und US auf Darbietung des CS allein (ohne US) und sie kompensiert **antizipatorisch** den antihomöostatischen Effekt des US (Unterdrückung der Immunantwort). Die antizipatorische kompensatorische Immunantwort hilft, die Homöostase wiederherzustellen.

In »Erwartung« eines die Homöostase störenden Effekts kann es zu sehr starken Gegenreaktionen kommen: Der »evolutionäre Zweck« von klassischer Konditionierung besteht ja gerade darin, plastisch und voraussehend auf Anpassungsstörungen zu reagieren. Deshalb kann ein- und derselbe Reiz, je nach seiner Lerngeschichte und je nach der physiologischen Funktion der konditionierten Reaktion 2 gegensätzliche physiologische Antworten erzeugen. Wie wir in Kap. 26 zeigen werden, ist kompensatorische Konditionierung besonders für die Entwicklung von Sucht wichtig; aber auch die Immunantworten muss man stets darauf prüfen, ob sie gleichsinnige oder gegensinnige Reaktionen auf Umgebungsreize ausbilden.

Σ Neben der gleichsinnigen konditionierten Immunantwort (US erhöht Immunantwort, CS ebenfalls) findet man auch kompensatorische konditionierte Immunreaktionen (US erhöht, CS erniedrigt Immunantwort), wenn damit ein homöostatischer Gleichgewichtszustand hergestellt werden kann.

9.3.2 Negative Emotionen und Immunsystem

Stress und Immunsystem

▫ Abb. 9.10 symbolisiert die verschiedenen Wege, auf denen Stress die Immunität beeinflusst: Kurzfristiger Stress führt vorerst zu einem **Anstieg der Immunkompetenz**, die vom autonomen NS verursacht wird; nach 30–60 Minuten kommt es zur Ausschüttung der Glukokortikoide (Kap. 7 und 8). Die Glukokortikoide bewirken, dass die Immunreaktionen wieder auf ihre Ausgangswerte zurückkehren. Ohne die Stresshormone würde es zu einer sich aufschaukelnden Spirale pathologischer Überaktivierung vieler Immunantworten und damit zu Autoimmunkrankheiten kommen (»Bremswirkung« der Glukokortikoide).

Bei der Vorhersage der Wirkungen von Stress auf das Immunsystem muss man stets auch an **kompensatorische Lerneffekte** denken, die das Verhalten des Immunsystems ins Gegenteil verkehren können: z. B. fand man bei **Prüfungsstress** manchmal Absinken und manchmal Anstieg protektiver Immunantworten wie z. B. von CD4+-Lymphozyten, je nachdem, ob man die Probanden in derselben

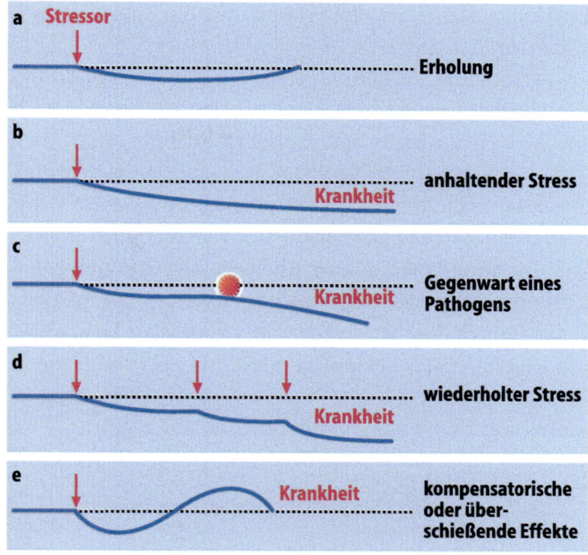

▫ **Abb. 9.10a–e. Einfluss von chronischem Stress auf Immunfunktion und Krankheit.** Einige Zeit nach Stress tritt Erholung ein **(a)**. Bleibt der Stress länger bestehen, kommt es zu Krankheit **(b)**. Ein zusätzliches Pathogen führt im bereits geschwächten Immunsystem zur Krankheit **(c)**, wiederholter Stress zur Krankheit in kürzeren Abständen **(d)**. **e** Die Stressbelastung führt vorerst zu Unterdrückung der Immunreaktion und danach zu einem kompensatorischen Überschiessen, z. B. bei Entzündungen

Situation (CS) des Prüfungsortes, oder einem völlig neuen Ort untersuchte: beim Wiederaufsuchen des Prüfungsortes (oder Vorstellung desselben) ohne Prüfung (CS alleine) trat CD4+-Anstieg (kompensatorisch) auf, während der Prüfung selbst kam es zu CD4-Abfall.

Subjektiv erlebter Prüfungsstress führt zu Modifikation des molekular gesteuerten Zellsuizids (»Apoptose«). **Apoptose** ist ein Prozess innerhalb von Zellen, bei dem Brüche oder Beschädigungen der DNA (nach Strahlung oder anderen Einflüssen) zu einer Selbstzerstörung der Zelle führen. Damit werden defekte DNA-Reparaturen eliminiert. Es wird angenommen, dass chronischer Stress Apoptose reduziert und damit zur Anhäufung von Gendefekten mit nachfolgenden Krebsgeschwüren oder anderen Zelldefekten führt.

Σ Kurzer Stress führt zu Anstieg, anhaltender zu Abfall der Immunkompetenz und zu Beeinträchtigung der Apoptose mit Anhäufung von Gendefekten.

Depression und Angst

Depressionen und Angst erhöhen die Produktion **proinflammatorischer Zytokine**, v. a. **IL-6**. Die NK-Aktivität und Lymphozytenzahl ist reduziert. Lange anhaltendes hohes Niveau von proinflammatorischen Zytokinen begünstigt Altern, kardiovaskuläre Erkrankungen, Osteoporose, Arthritis, Typ-2-Diabetes, einige lymphoproliferative Krebsarten wie Myelome, Lymphome, chronische lymphozytäre

Leukämie, Alzheimersche Erkrankung und Zahnfleischerkrankungen.

Personen mit erhöhtem IL-6, das die Produktion des sog. C-reaktiven Proteins anregt, haben ein bis zu 3-fach erhöhtes Herzinfarkt- und Embolierisiko. Bei Angst wird IL-6 durch die Stimulation von β-adrenergen Rezeptoren im autonomen Nervensystem produziert. IL-6 ist selbst wieder ein potenter Stimulator der Kortikotropin-Releasing-Hormone und verstärkt noch die ohnehin schon bestehende **Überproduktion von Kortisol** bei chronischen Depressionen. Das Steigen des Kortisolniveaus kann selbst wieder depressive Symptome erzeugen und somit einen Circulus vitiosus aus Zytokininproduktion/Hyperkortisolismus und Depressionen verursachen.

Σ IL-6 und andere proinflammatorische Zytokine sind bei anhaltender Angst und Depression erhöht.

Depression und IL-6

Das genetische Risiko für Depression und für Dysregulation des endokrinen und immunologischen Systems hängt offensichtlich mit Genen zusammen, die die zirkadiane Periodik regeln: Personen, die in den ersten drei Tief-Schlafphasen zu wenig Wachstumshormon ausschütten, haben ein erhöhtes Risiko in Zukunft an Depression zu erkranken. Es ist daher nicht verwunderlich, dass IL-6 einer der besten Prädiktoren für Erkrankung und Tod im Alter darstellt. 6 Jahre nach der Diagnose einer Depression bei älteren weiblichen Patienten waren bereits 73% im Vergleich zur Kontrollgruppe schwer behindert (in der Kontrollgruppe nur wenige).

Die **immunologischen Risikofaktoren** haben in der Regel denselben Vorhersagewert für Überleben wie die bekannten **Standardrisikofaktoren** hohes Cholesterinniveau, Rauchen, Bewegungsarmut und Übergewicht und existieren unabhängig von diesen. Da aber die Standardrisikofaktoren meist mit Depression korreliert sind, steigt die Mortalität und Morbidität bei Personen mit beiden Risikofaktorgruppen noch um das Vielfache.

Σ Depression, Zytokinniveau und Störungen der zirkadianen Periodik könnte auf dieselben genetischen Polymorphismen zurückzuführen sein.

Sozialpsychologische Faktoren der Vulnerabilität des Immunsystems

Die Verletzlichkeit (Vulnerabilität) des Immunsystems durch psychologische Einflüsse ist **früh** und **spät** im Leben erhöht. Früher Missbrauch, Armut und Entwurzelung führt zu höherem Risiko späterer Depression, Krankheit und Lebensverkürzung durch Immunsuppression oder Entzündung. Im Alter wird die Vulnerabilität durch **Verlust sozialer Stützung** und das geschwächte Immunsystem und den teilweisen Verlust von Tiefschlaf und GH-Anstieg und Kortisolunterdrückung verstärkt.

Sozioökonomisch niedrige soziale Schichten weisen ein erhöhtes Risiko für immunbedingte Störungen auf, aber auch Personen, die ihren sozialen Rangplatz (z. B. durch Arbeitslosigkeit, Vertreibung, Emigration, Katastrophen) verlieren.

Persönlichkeitsfaktoren und **Bewältigungsstile** haben bedeutsame Einflüsse auf das Immunsystem und Krankheit. Als wichtiger Faktor wurde **Typ D** identifiziert: Neigung zu Depression, negative Gedanken, soziale Hemmung und Feindseligkeit (früher auch als kardiovaskulärer Risikofaktor **Typ A** genannt, Kap. 10). Im Gegensatz dazu sind positive Gefühle, Optimismus, positive Umdeutung von Belastung und Stress (positive Illusionen) risikosenkend.

Soziale Isolation, Trennung und Partnerverlust (letzterer besonders bei Männern) beeinträchtigen eine Vielzahl von Immunfunktionen und beschleunigen den Ausbruch und Verlauf von AIDS, beeinflussen negativ Knochenmarktransplantation und Immunreaktionen auf Impfung.

Σ Die Standardrisikofaktoren Stress, Bewegungsmangel, Übergewicht, Schlafstörungen und erhöhtes Cholesterin gehen mit Dysfunktionen des Immunsystems einher und werden durch Persönlichkeitsfaktoren und soziale Risiken verstärkt.

9.4 Krankheit und Immunsystem

9.4.1 Infektion, Wundheilung und Tumorbildung

Psychologische Krankheitsentstehung

Die verschiedenen Möglichkeiten der Krankheitsentstehung aus psychologischen Ursachen sind auf ◘ Abb. 9.11 dargestellt: Der **direkte Weg** ist beim Menschen schwer zu beweisen, wenngleich wir dafür viele Möglichkeiten bereits besprochen haben; ein emotionaler Reiz (z. B. Katastrophe) kann direkt über das autonome Nervensystem eine Immunfunktion dauerhaft schädigen. Die **indirekten Wege** sind leichter zu objektivieren. Der **kumulative** Weg wird gerade in den Entwicklungs- und Wachstumsperioden im Kindesalter und im hohen Alter häufig sein. Wir haben ein ähnliches Modell schon unter dem Begriff **Allostase** in Kap. 8 und ◘ Abb. 8.8 vorgestellt. Ein Beispiel sind respiratorische Infekte bei Kindern nach Eintritt in den Kindergarten, die erst nach einem zusätzlichen Stressor (z. B. Erdbeben, Tsunami) bei einer Subgruppe auftraten. In **kritischen Lebensperioden** können die Effekte von Stress plötzlich wirksam werden. Fast alle Autoimmunerkrankungen und manche Krebsformen werden nach dem **Kofaktormodell** erfolgen: Kinder mit einem genetisch erhöhten Asthma-Risiko erleiden Asthma-Anfälle erst dann, wenn ein familiäres Belastungsereignis als **katalytischer Kofaktor** aufgetreten ist.

Beispiel AIDS

Die enorme Variabilität des Krankheitsverlaufes nach HIV-Infektion hat schon früh den »Verdacht« auf psychologische

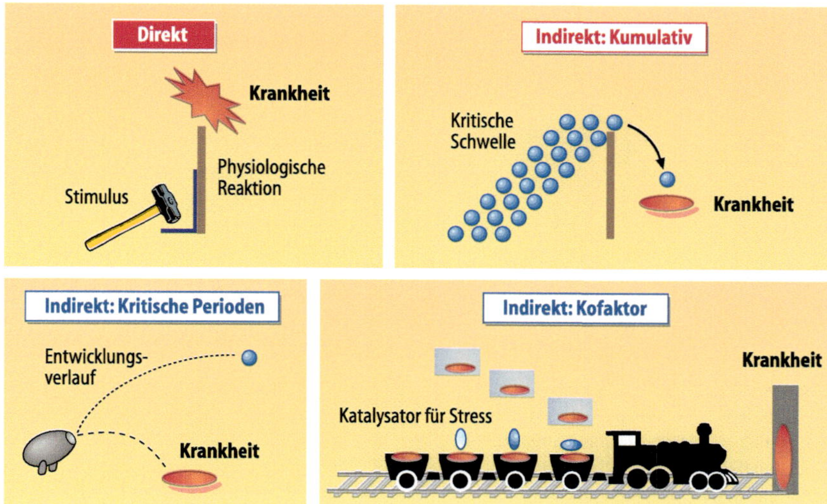

Abb. 9.11. Direkte und indirekte Beziehungen zwischen Stress, Immunität und Krankheit (► Text)

und soziale Faktoren gelenkt. Dabei zeigte sich der lebenserhaltende Einfluss der positiven und negativen psychologischen Einflüsse (Abschn. 9.3) auf die Immunresistenz und Krankheitseintritt. Negative und negativistische Einstellungen führen zu Zytokinüberproduktion, CD4+-Abfall und CD8+-Anstieg, reduzierter Lymphozytenproliferation, Abfall der NK-Zellen und schlechtem Ansprechen auf antivirale Therapie (Box 9.1).

Zusätzlich wird der direkte Einfluss der psychologischen Bewältigung durch **mangelnde Compliance** (nicht Einhalten der ärztlichen und psychologischen Therapien) und riskanten Sexualpraktiken verstärkt oder abgeschwächt. Verhaltenstherapeutische Behandlung der negativ-depressiven Verhaltensstile von HIV-Infizierten führt zu einer parallel feststellbaren Verbesserung der Immunkompetenz und positivem Bewältigungsverhalten.

Σ Die AIDS-Überlebensdauer hängt stark von positiven Einstellungen und der Compliance ab.

Krebsausbreitung im Alter

Auf Abb. 9.12 ist der exponentielle Anstieg von Krebs ab dem 50. Lebensjahr dargestellt. Maligne Entartung des Epithelgewebes (Krebs im Alter betrifft fast nur Epithelgewebe wie Brust, Prostata, Kolon und Lunge, während Kinder Lymphome, Leukämie, ZNS-Tumoren, Knochenkrebs u. a. entwickeln) ist der Endpunkt sukzessiver genetischer Läsionen. Epithelgewebe muss sich das ganze Leben erneuern und Brüche an den **Telomeren der Chromosomen** (Kap. 23) führen explosiv zu chromosomaler Instabilität und rapidem Anwachsen von Mutationen. Ein wichtiger Auslöser für diese Entwicklung ist das Nachlassen der Immunüberwachung. Diese wiederum kann häufig durch psychologische Faktoren verstärkt oder abgeschwächt werden.

Während noch vor 15 Jahren die Hinweise auf eine **Rolle psychologischer Faktoren** bei der Entstehung, Ausbreitung und Unterdrückung von malignen Tumoren widersprüchlich waren, sind sie heute sowohl im Tier- als auch im Humanexperiment **positiv**, lassen sich aber epidemiologisch in Reihenuntersuchungen großer Stichproben bisher **nicht** nachweisen. Dies gilt v. a. für Ausbreitung und Unterdrückung der Erkrankung; der Beweis für die Entstehung bleibt ohnehin dem Tierversuch vorbehalten.

Aktivität natürlicher Killerzellen

Die NKCA (»natural killer cell activity«, Abschn. 9.1.2) scheint entscheidend für die Ausbreitung und Metastasierung einiger Krebsformen. **Katecholamine** und **Glukokortikoide,** die wesentlichen endokrinen Antworten auf **psychologischen Stress,** beeinflussen die Verbreitung von NK-Zellen (zytotoxische T-Lymphozyten, »natural killer cells«) in den Körpergeweben. Dabei ist NKCA wichtiger als die absolute Anzahl der NK-Zellen selbst, deren Zytotoxizität nicht unbedingt mit ihrer Zahl korreliert.

Abb. 9.13 zeigt den Einfluss von 2 Stressarten (30 min Schwimmen und eine gastrointestinale Operation unter An-

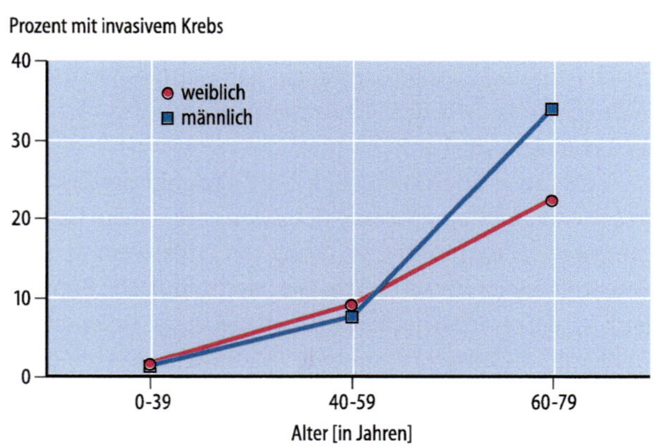

Abb. 9.12. Inzidenz von Krebs in verschiedenen Altersstufen. Von 40–80 exponentieller Anstieg, danach Plateau

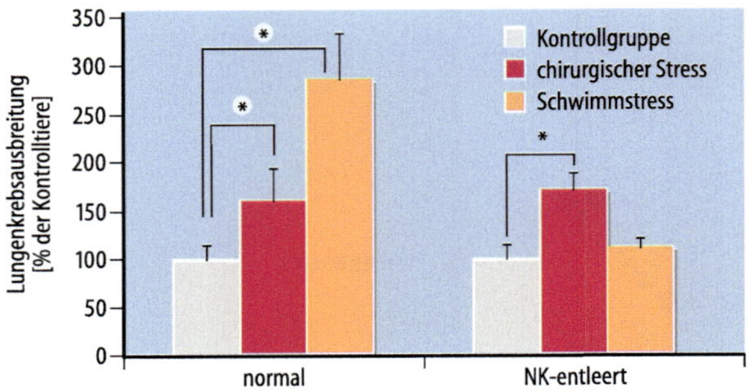

Abb. 9.13. Stress und Tumorbildung. Die Wirkung von Schwimmstress und Operationsstress auf die Ausbreitung von Lungenkrebs bei normalen Ratten und Ratten ohne natürliche Killerzellen *(rechts)*. Nicht gezeigt ist, dass die NK-entleerten Ratten *(rechts)* eine bereits 60-fache Ausbreitung des Tumors aufwiesen. Schwimmstress erhöht Tumorausbreitung am stärksten bei gesunden Ratten, aber nicht bei Ratten ohne NK. Dies bedeutet, dass die Wirkung von Schwimmstress auf NK zurückzuführen ist, während Operationsstress zusätzlich durch andere Mechanismen wirken muss

ästhesie) auf die Metastasierung von Lungenkrebs bei Ratten. Die Tiere ohne NK-Zellen hatten eine 60-mal höhere Ausbreitung von Metastasen (hier nicht dargestellt), aber chirurgischer Stress beeinflusst die NKCA-Wirkung auf Metastasen nicht, während die Metastasierung bei Schwimmstress hoch mit der Unterdrückung der NKCA korreliert.

9

Σ Die Aktivität natürlicher Killerzellen kann durch Hilflosigkeit und Stress beeinflusst werden.

Stress und Tumorwachstum

Die obigen Befunde bedeuten, dass unterschiedliche psychologische Belastungen unterschiedliche Krebsarten über verschiedene immunologische und nicht-immunologische Wege beeinflussen können (Abschn. 9.3.2). Ein wichtiger Faktor für die Verteilung der NK-Zellen nach Stress ist die **Ausschüttung von Noradrenalin,** die die NKCA in einzelnen Körpergeweben unterdrücken kann. Dabei zeigte sich, dass der **Operationsstress** bei metastasierenden Tumoren auch beim Menschen zu erneuter und verstärkter Metastasierung führen kann. Je belastender die Operation ist, je mehr Schmerzen und je weniger soziale Unterstützung durch Arzt und Familie der Patient hat, umso höher ist die Wahrscheinlichkeit für Metastasierung und umso kürzer die Lebenserwartung.

Bei Frauen spielt auch noch der **Zeitpunkt der Zyklusphase** eine Rolle: Am Anfang des Zyklus mit hohem Östrogenspiegel ist die negative Wirkung von intensivem Operationsstress besonders deutlich. **Die psychologische Betreuung** ist dann **entscheidend für den Erfolg.** Präemptive Analgesie (schmerzhemmende Maßnahmen vor dem eigentlichen Eingriff), wie sie bei der Verhinderung von Phantomschmerz eingesetzt wird, könnte vermutlich eine wirksame Strategie zur Vermeidung von psychisch mitbedingter Metastasierung sein.

Σ Tumorausbreitung und -wachstum, v. a. Operationsstress begünstigt Metastasierung.

Tumorwachstum und endogene Opiate

Wie schon mehrmals betont, führt chronische **gelernte Hilflosigkeit** (z. B. lang anhaltende, immer wiederkehrende schmerzhafte Reize im Tierexperiment, die nicht vermeidbar sind, Kap. 6) zu Analgesie und Anstieg des Tumorwachstums, beides kann durch Naloxongabe verhindert werden. Naloxon blockiert die Ausschüttung endogener Opiate (Kap. 16 und 26). Wir sprechen daher auch von **Opiodstress** im Gegensatz zu nichtopioiden Stressformen, wie z. B. kürzer anhaltende schmerzhafte Reizung, die Tumorwachstum verzögert.

Chronische Opiatgabe oder Reizung jener zentralen Systeme, die den Spiegel einzelner Endorphine erhöhen (Abb. 26.31), beschleunigen Metastasenbildung und unterdrücken die Aktivität **natürlicher Killerzellen (NKCA)** und zytotoxischer T-Lymphozyten, die für die Hemmung von Tumorwachstum verantwortlich sind.

Ob nun Tumorwachstum durch Hilflosigkeit beschleunigt oder gehemmt wird, hängt auch von individualtypischen »Persönlichkeitsfaktoren« ab: So erhöhen Opioide die NK-Aktivität in Tieren, die eine niedrige Immunkompetenz haben und erniedrigen sie in Tieren, die kompetent sind.

Σ Tumorwachstum kann auch durch anhaltenden Stress, der mit endogener Opioidproduktion und Analgesie einhergeht, gefördert werden.

9.4.2 Autoimmunerkrankungen

Unbewältigbare Lebensereignisse

Die Bedeutung von Lernen im Immunsystem haben wir bereits im Abschn. 9.3.1 am Beispiel der Autoimmunerkrankung **Lupus erythematodes** besprochen. Manche der heute bekannten Autoimmunerkrankungen, bei denen das Immunsystem auf seine eigenen Antigene reagiert, wurden früher als **psychosomatische Krankheiten** bezeichnet. Man behauptete – meist in der Tradition psychoanalytischer Glaubensbekenntnisse – dass psychische Konflikte zu einer Autoaggression gegen den eigenen Körper führen würden. Heute wissen wir, dass Autoimmunerkrankungen auftreten, wenn das Immunsystem gegenüber körpereigenen Antigenen, die ja stets vorhanden sind, intolerant wird und Antigen-Antikörper-Komplexe in bestimmten Geweben ablagert; diese, zusammen mit sog. Komplementbildung (Abschn. 9.1.3), führen zu Entzündungen der Blutgefäße, Gelenke, Niere, Lunge, Haut, des endokrinen und gastrointestinalen Systems und des ZNS.

Obwohl der Ort und Mechanismus, an dem die physiologischen Begleitreaktionen emotionaler Prozesse die Toleranz des Immunsystems gegenüber spezifischen körpereigenen Antigenen zerstören, unbekannt ist, fällt auf, dass die ersten Manifestationen und Verschlechterungen sehr häufig von bedeutsamen und **unbewältigten negativen Lebensereignissen** (»life-events«) ausgelöst werden; in der rheumatoiden Arthritis in 85% der Fälle. Sowohl in der rheumatoiden Arthritis wie beim Lupus erythematodes und Überfunktion der Schilddrüse **(Morbus Basedow)** verschlechtern depressive Verstimmungen das Krankheitsbild. Ähnliche Zusammenhänge zwischen unbewältigten Belastungen und Depression wurden bei der **Colitis ulcerosa** und beim **Morbus Crohn** gefunden, schubartig verlaufenden Entzündungen und Blutungen des Darmes. Unklar bleibt, ob die psychischen Veränderungen immer den Krankheitsschüben vorausgehen oder nur (verständliche) Begleiterscheinungen darstellen.

Σ Als psychosomatisch bezeichnete Erkrankungen sind oft Autoimmunerkrankungen, die aber von unbewältigbaren Lebensereignissen begünstigt werden.

Asthma bronchiale

Asthma besteht aus verschiedenen heterogenen Erkrankungen, die eine gemeinsame Symptomatik, nämlich anfallsartige, exzessive Konstriktion der Bronchien und Bronchiolen aufweisen. ◘ Abb. 9.14 gibt einen zusammenfassenden Überblick der beteiligten physiologischen Vorgänge. Asthmatiker mit einer starken psychologischen Komponente weisen erhöhte parasympathische Reaktionen der glatten Muskel der Bronchien bei emotionalen Reizen auf, und ihre Bronchokonstriktion ist **leichter klassisch konditionierbar**; sie sprechen therapeutisch besser auf psychologische Therapien an als diejenigen mit einer allergisch bedingten. Bei vielen Patienten überlagern sich aber die zwei Ursachefaktoren wie auf ◘ Abb. 9.14 sichtbar. Im oberen Teil sind die immunologischen Einflussfaktoren, im unteren die autonom-emotionalen wiedergegeben.

Beim **kindlichen Asthma** spielen in 30% der Fälle lernpsychologische Faktoren die entscheidende Rolle. Kurzfristige Trennung von den Eltern führt bei dieser Subgruppe zu wesentlichen Besserungen, da instrumentelle Lernprozesse (Zuwendung, Vermeidung ungewollter Tätigkeiten) von Seiten der Eltern die Bronchokonstriktion aufrecht erhalten. 30% der Fälle weisen allergische Reaktionen, meist jahreszeitlich bedingt auf, und Trennung von den Eltern hat konsequenterweise keinen Effekt. Bei den übrigen Kindern sind infektiöse Ursachen verantwortlich.

Σ Asthma besteht aus exzessiven Bronchialkonstriktionen, die direkt vom autonomen Nervensystem ausgelöst werden können oder aber indirekt durch Infektionen, die das Immunsystem stimulieren.

Alzheimer-Erkrankung, Altern und Autoimmunität

Die Tatsache, dass Antikörper spezifische Veränderungen im ZNS und im Verhalten auslösen können, hat den Verdacht verstärkt, dass auch die Alzheimer-Erkrankung und andere chronische neurologische Krankheitsbilder entweder mit der **Schwächung der Immunkompetenz** im Alter oder einem spezifischen entzündlichen **Autoimmunprozess**, ähnlich dem Lupus erythematodes, der multiplen Sklerose oder der Myasthenia gravis zusammenhängen könnten.

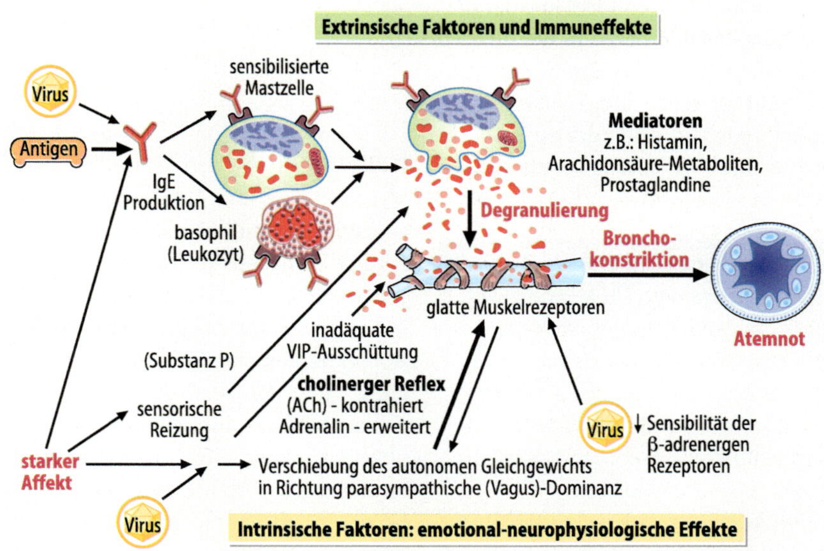

◘ **Abb. 9.14. Entstehung von Asthma.** Zusammenhang zwischen immunologischen *(oben)* und psychologischen (neuronalen) Prozessen *(unten)*, die an der Entstehung eines Asthmaanfalls beteiligt sind. Ein Antigen aus der Umgebung löst antigenspezifische IgE-Produktion und Antikörper-Verbindungen mit Mastzellen aus, die sich auflösen und sog. Mediatorsubstanzen in den Blutstrom ausschütten, die an der glatten Muskulatur der Bronchiolen zusammen mit den parasymphatischen Effekten eine massive Bronchokonstriktion auslösen. Diese Effekte können durch vorhandene virale Infekte und starke Emotionen verstärkt werden

Dabei existiert eine Vielzahl von Möglichkeiten, wie und wo das Immunsystem das ZNS schädigen kann. Als wahrscheinlicher Mechanismus werden **Hirnantikörper** im Serum, in der Zerebrospinalflüssigkeit (CSF) oder im Gehirngewebe selbst angenommen, die mit Hirnantigenen reagieren, Antigen-Antikörper-Komplexe bilden und Hirngewebe zerstören. Mit zunehmendem Alter steigt die Zahl der Hirnantikörper, die an Hirngewebe binden, von 12% im Alter von 30 Jahren auf 74% im Alter von 65–70 Jahren, wobei dieser Anstieg bei der Alzheimer-Erkrankung noch ausgeprägter ist. Besonders Immunglobuline, die die **cholinerge** synaptische Übertragung angreifen und wesentlich für den Gedächtnisverlust verantwortlich sind, wurden gefunden (Abschn. 25.4.3). Auch die Tatsache, dass entzündungshemmende Medikamente wie Aspirin in einigen Untersuchungen den Verlauf der Erkrankung verlangsamten, könnte ein Indiz für einen immunologischen Prozess sein.

Σ An der Alzheimer-Erkrankung sind entzündliche Vorgänge beteiligt, die durch den Verlust von Immunkompetenz und dem Anstieg von Hirnantikörpern im Alter begünstigt werden.

9

9.4.3 Bewegungs- und Krankheitsverhalten

Bewegungsverhalten

Es besteht eine J-förmige Beziehung (▫ Abb. 9.15) zwischen Ausmaß an Bewegungsaktivitäten (Sport) und Infektionen der oberen Atmungswege. Moderate Bewegung fördert die Immunkompetenz, extremer Hochleistungssport schädigt sie (Box 9.3). Inwieweit das auch auf andere Immunerkrankungen generalisierbar ist, bleibt unklar, da jede Sportart unterschiedliche Immunparameter beeinflusst und darüber hinaus große interindividuelle Differenzen in der optimal geeigneten Sportart existieren. Wenn aber eine Bewegungsform regelmäßig und moderat geübt und darüber hinaus **subjektiv positiv** bewertet wird, so sind positive Einflüsse auf das Immunsystem nachweisbar; allerdings nur, solange die Übungen fortgesetzt werden.

Box 9.3. Athleten und Infektionen der oberen Atemwege

Nach einer exzessiven Anstrengung (z. B. kompetitiver Marathonlauf) oder extremen Training kommt es zu einer Immunsuppression, die einige Stunden bis zu einer Woche anhält. Danach kommt es leichter zu viralen und bakteriellen Erkrankungen der oberen Atemwege (Lunge, Bronchien). Allerdings konnte man bisher keine langfristigen Schäden des Immunsystems nach solchen »Sportexzessen« nachweisen, sie sind aber nicht ausgeschlossen.

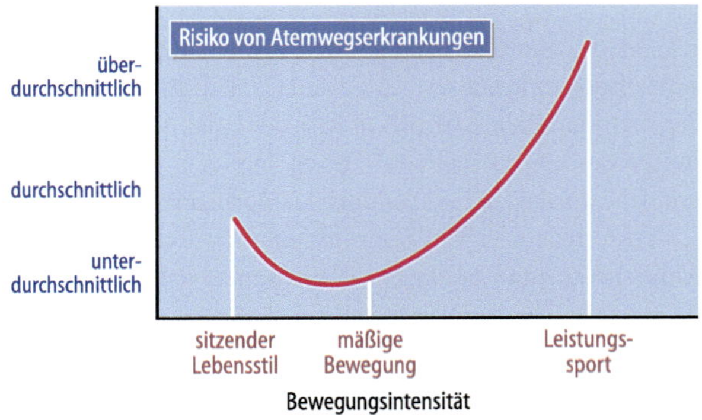

▫ **Abb. 9.15. Bewegung und Immunantwort.** Beziehung zwischen Bewegungsintensität und Risiko für Infektionen des oberen Atmungstraktes

Die physiologischen und psychologischen Wirkungen mäßigen, aber regelmäßigen Sports sind den Wirkungen **antidepressiver** pharmakologischer und verhaltenstherapeutischer Behandlungsmethoden vergleichbar: die Verfügbarkeit von Monoaminen und Serotonin an zentralen Synapsen des limbischen Systems steigt, β-Endorphin und Glukokortikoide sind leicht erhöht, die Lymphozytenzahl und sekretorisches IgA steigt in den Schleimhäuten, letzteres hebt die Immunkompetenz auch der oberen Atemwege. Makrophagenzahl, IL-1 und CD4+ und NKCA sind ebenfalls angehoben. Für Prostata-, Darm- und Brustkrebsrisiko wurde auch häufig ein positiver Effekt gefunden, den man auf die verbesserte Abwehr von Metastasierungen zurückführt.

Diese positiven Effekte von Sport sind in Zeiten »offener Fenster« (z. B. einer Infektion) besonders ausgeprägt: NK-Zellen und andere Lymphozyten werden ins Blut aus ihren Speichern Knochenmark, Lymphknoten, Milz, Lungen transportiert. Sport verbessert diese Verteilung besonders in Zeiten der Immunabwehr (Infektion).

Σ Mäßige, aber regelmäßige Bewegung und Sport stärken das Immunsystem direkt oder indirekt über seine antidepressive Wirkung.

Hyperaktivität

Hyperaktivität und **Aufmerksamkeitsstörungen** (ADDH, »attention deficit disorder and hyperactivity«) stellen eine häufige Verhaltensstörung von Knaben dar; die Symptome treten meist unmittelbar nach der Geburt auf und gehen mit extremer **Unruhe, Schlafstörungen,** im Kindesalter mit **Ablenkbarkeit** und **Selbstwertproblemen** einher. Man hat dafür meist den elterlichen Erziehungsstil verantwortlich gemacht. Neurophysiologische und neuropsychologische Untersuchungen zeigen aber, dass die Tätigkeit von Hirnstrukturen, die Aufmerksamkeit und Zielmotorik steuern, bereits früh beeinträchtigt ist. Die kindliche Aufmerksamkeitsstörung stellt ein bedeutsames Risiko für die Entwicklung von Kriminalität und Drogen- und Alkoholabhängigkeit dar.

Eine Untergruppe von 50–60% dieser Kinder weist **immunologische Beeinträchtigungen** auf: Allergien auf Nahrungsmittel, auf Pollen, Asthma, Heuschnupfen und Ekzeme der Haut (atopische Dermatitis) und andere dermatologische Störungen sind häufig. Diese Veränderungen werden mit einer **Entleerung des Noradrenalinspeichers** und Störungen des zentralnervösen und peripheren Katecholaminstoffwechsels in Verbindung gebracht.

Die pharmakologische oder verhaltenstherapeutische Behandlung erhöht nicht nur das allgemeine kortikale Aktivierungsniveau, sondern beruhigt die motorische Übererregung. Die Reduktion der peripheren vegetativen und motorischen Erregung durch Gabe von **Amphetamin (Ritalin)**, das den zentralnervösen Katecholaminspiegel hebt, führt sowohl zu Besserung der Hyperaktivität wie auch der Immunstörung. Umgekehrt beeinflussen diese stimulierenden Substanzen ganz unabhängig vom Verhaltenseffekt Hautkrankheiten wie die atopische Dermatitis positiv, was zumindest indirekt für einen Zusammenhang zwischen dem Verhalten, Hyperaktivität, der zentralnervösen Katecholaminverfügbarkeit und Teilen des Immunsystems spricht.

Σ Das Aufmerksamkeits-Hyperaktivitätssyndrom geht häufig mit Allergien, reduzierter Noradrenalinwirkung (NA) im ZNS einher. Mit Anstieg der NA-Verfügbarkeit verbessern sich sowohl das Verhalten wie auch die Immunstörung.

Zusammenfassung

Das Immunsystem schützt vor
- eindringenden Fremdstoffen,
- Bakterien und Viren,
- Entgleisungen des genetischen Apparates.

Leukozyten entstehen im
- Knochenmark und
- lymphatischen Gewebe.

Unspezifische zelluläre Immunität
- ist angeboren;
- vernichtet unterschiedliche Fremdkörper.

Spezifische Immunität
- wird erworben;
- benötigt Konfrontation mit körperfremden Antigenen.

Antikörper
- sind Eiweißmoleküle (Immunglobulin);
- werden im Blut oder an Leukozyten als Reaktion auf Antigene gebildet;
- machen durch Antigen-Antikörper-Bindung das Antigen unschädlich;
- benötigen in der Regel Tage zur Bildung und Wirkung;
- können durch Impfung zur Bildung angeregt werden.

Kommunikation von Nervensystem und Immunsystem erfolgt
- direkt über das autonome NS,
- direkt über das Hormonsystem,
- indirekt über Verhaltensvariablen (z. B. Sport, Überessen).

Als synaptische Überträger und Modulatoren fungieren
- Tachykinine,
- Katecholamine,
- Zytokine.

Die Kommunikation zwischen Immunsystem und ZNS erfolgt im
- Hypothalamus,
- limbischen System,
- Kortex,
- Regionen, die die zirkadiane Periodik steuern,
- Steuerregionen des autonomen NS und der Emotionen.

Verhalten und Immunsystem beeinflussen sich in beide Richtungen wechselseitig über
- klassische Konditionierung mit Lernen von Unterdrückung oder Verstärkung einzelner Elemente des Immunsystems (z. B. Konditionierung der Abstoßungsreaktion),
- instrumentelles Lernen von Verhaltensweisen, die die Immunbalance fördern,
- kompensatorische klassische Konditionierung von Gegensatzreaktionen,
- Stress,
- Depression und Angst,
- soziale Einflüsse.

Pathologische Prozesse, die psychoimmunologisch (mit)verursacht oder beeinflusst werden, sind
- Verlauf von AIDS,
- Krebsausbreitung,
- Tumorwachstum.

Autoimmunerkrankungen, die oft als psychosomatisch bezeichnet werden, sind
- Lupus erythematodes,
- Asthma bronchiale
- Alzheimer-Erkrankung (Ausbruch).

Literatur

Ader R, Felten D, Cohen N (eds) (2001) Psychoneuroimmunology, 3rd ed. Academic Press, San Diego
Ader R, Cohen N (1985) CNS-immune system interactions: conditioning phenomena. Behav Brain Sci 8:379–426
Kiecolt-Glaser J, McGuire L, Robles T, Glaser R (2002) Emotions, Morbidity, and Mortality. New Perspectives from Psychoneuroimmunology. Ann Rev Psychol 53:83–107
Metal'nikov S, Chorine V (1926) Rôle des réflexes conditionelles dans l'immunité. Annales de l'Institute Pasteur 40:893–900
Mrazek DA, Klinnert M (1991) Asthma: psychoneuroimmunologic considerations. In: Ader R, Felten D, Cohen N (eds) Psychoneuroimmunology, 2nd ed. Academic, San Diego
Pawlow I (1927) Conditioned reflexes. Oxford University Press, London
Schmidt RF, Lang F (Hrsg) (2007) Physiologie des Menschen, 30. Aufl. Springer, Berlin Heidelberg New York Tokyo
Solomon GF, Moos RH (1964) Emotions, immunity, and disease: a speculative theoretical integration. Arch Gen Psychiatry 11:657–674

II Periphere Systeme und ihre Bedeutung für Verhalten

»Könnte man die Sprünge der Aufmerksamkeit messen,
die Leistungen der Augenmuskeln,
die Pendelbewegungen der Seele und alle Anstrengungen,
die der Mensch vollbringen muß,
um sich im Fluß einer Straße aufrecht zu halten,
es käme vermutlich – so hatte er gedacht
und spielend das Unmögliche zu berechnen versucht –
eine Größe heraus,
mit der verglichen die Kraft,
die Atlas braucht, um die Welt zu stemmen, gering ist,
und man könnte ermessen,
welche ungeheure Leistung
heute schon ein Mensch vollbringt,
der gar nichts tut.«

R. Musil: Der Mann ohne Eigenschaften

10 Blut, Herz und Kreislauf

N. Birbaumer (et al.), *Biologische Psychologie*, Springer-Lehrbuch,
https://doi.org/10.1007/978-3-540-95938-0_10

Herz und Blutkreislauf gleichen in ihrer Arbeitsweise dem Wasserversorgungssystem einer Stadt: Die Pumpen des Wasserwerks halten den Druck in den Wasserleitungen so hoch, dass die Abnehmer jederzeit beliebig viel Wasser zapfen können. Die Abwasserrohre sind außerdem so ausgelegt, dass kein Rückstau in den Abflussrohren auftritt. Gleiches gilt für den Blutkreislauf: Die Pumpe Herz hält den Druck in den Versorgungsleitungen, den Arterien, so hoch, dass die Organe jederzeit mit dem notwendigen Blut durchströmt werden können. Die Venen sind als Abflussrohre in der Lage, auch große Blutmengen ohne Rückstau zurück zum Herzen fließen zu lassen.

Solange das Wasser in der Leitung unter Druck steht, solange fließt es aus dem Hahn. Versagt aber die Pumpe oder ist der Wasservorrat erschöpft, so fällt der Druck, und die Wasserversorgung bricht zusammen. Wiederum gilt das gleiche für das Herz-Kreislauf-System: Bleibt das Herz stehen oder fehlt ihm Blut zum Nachpumpen, sinkt der Blutdruck, und die Durchblutung der Organe nimmt ab und hört schließlich auf. Ein solcher Stillstand des Kreislaufs ist fast sofort tödlich: Schon nach 8–12 s kommt es zur Bewusstlosigkeit. Bleibt die Durchblutung für mehr als 8–10 Minuten unterbrochen, so ist das Gehirn unrettbar geschädigt, auch wenn Kreislauf und (künstliche) Atmung wieder in Gang kommen. Das Gehirn ist tot, der Körper (der es etwas länger ohne Durchblutung aushalten kann) lebt weiter (Box 2.1 in Abschn. 2.1.3).

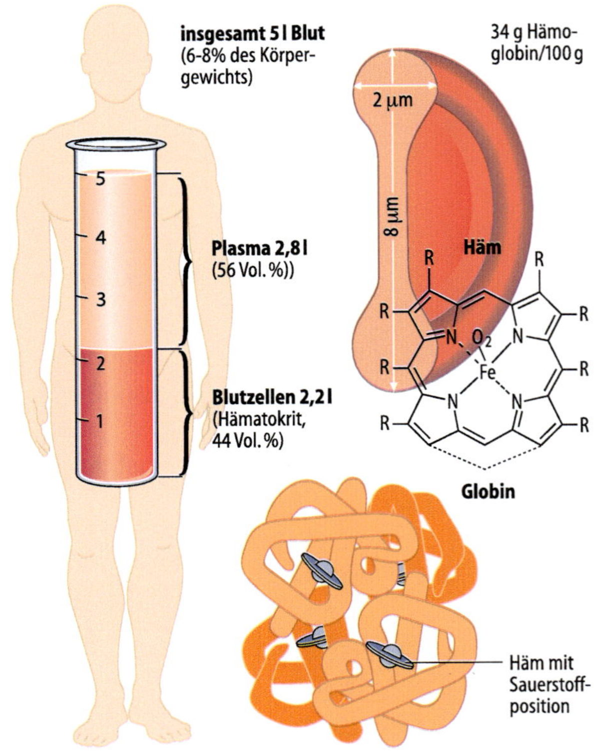

Abb. 10.1. Zusammensetzung des Blutes, Form der Erythrozyten und des Hämoglobins. Blut besteht aus 56 Volumen-Prozent (Vol.%) Plasma und 44 Vol.% im Plasma aufgeschwemmter Blutkörperchen (Hämatokrit). Der Mensch hat etwa 5 l Blut, das sind 6–8% seines Körpergewichts. Die roten Blutkörperchen oder Erythrozyten sind beidseitig in der Mitte eingedellte Scheiben, deren wichtigster Bestandteil der Blutfarbstoff Hämoglobin ist. Letzteres besteht aus einem Eiweißteil, dem Globin, und dem Häm, dessen Strukturformel angegeben ist. Das zentrale Eisenatom *(Fe)* des Häm bindet den Sauerstoff *(O_2)* auf dem Weg von der Lunge in die Gewebe. Die Erythrozyten sind weich und leicht verformbar. Sie können daher auch feinste Blutgefäße (Kapillaren) passieren, deren Innendurchmesser kleiner als 8 µm ist

10.1 Blut als Transportmedium

10.1.1 Zusammensetzung und Volumen des Blutes

Aufgaben des Blutes

Das Blut transportiert **Sauerstoff** (O_2) von den Lungen zu den atmenden Geweben und **Kohlendioxid** (CO_2) von dort zu den Lungen zurück (Kap. 11). Es schafft die **Nährstoffe** von den Orten ihrer Resorption (Darm) oder Speicherung (Leber, Fettdepots) zu denen des Verbrauches (Kap. 12). Es bringt von dort die **Stoffwechselzwischenprodukte** oder **-schlacken** zu den Ausscheidungsorganen (Nieren, Kap. 12) oder den Stätten ihrer weiteren Verwendung (wie z. B. in die Leber).

Blut dient auch als Transport- und damit als **Kommunikationssystem** für körpereigene Wirkstoffe, wie die **Hormone,** wobei das Blut die Wirkstoffe an den Orten ihrer Bildung oder Speicherung aufnimmt und an die spezifischen Wirkorte anschwemmt (Kap. 7 und 8). Blut verteilt die im Stoffwechsel gebildete Wärme und sorgt für ihre Abführung über die Atmung und über die äußere Körperoberfläche (Kap. 11). Daneben hat das Blut die Fähigkeit, Blutungen aus verletzten Gefäßen durch Gerinnung zum Stillstand zu bringen (▶ unten). Das Blut ist schließlich an der **Abwehr eingedrungener Fremdkörper und Krankheitserreger** beteiligt (Kap. 9).

Blutanteile, Blutvolumen, Hämatokrit

Das Blut ist eine undurchsichtige, rote Flüssigkeit, die aus dem schwach gelblichen **Plasma** und den darin schwimmenden roten Blutzellen (den **Erythrozyten,** dienen dem Sauerstofftransport), den weißen Blutzellen (den **Leukozyten,** dienen der Infektabwehr) und den Blutplättchen (den **Thrombozyten,** dienen der Blutgerinnung) besteht. Der Anteil des Organs Blut am Körpergewicht beträgt etwa 6–8%. Für den Erwachsenen entspricht das einem **Blutvolumen von 4–6 l.** Davon sind gut 40% zelluläre Bestandteile (**Hämatokrit,** Abb. 10.1).

Blutplasma und interstitielle Flüssigkeit (Interstitium) bilden praktisch einen einheitlichen Flüssigkeitsraum, nämlich den **Extrazellulärraum** (Abschn. 2.2.1). Dieser macht etwa 34% der gesamten Körperflüssigkeit aus, das übrige Wasser findet sich in den Zellen (Intrazellulärraum). Die Extrazellulärflüssigkeiten innerhalb und außerhalb der Kapillaren enthalten praktisch die gleiche Menge und Zusammensetzung an gelösten Salzen (Elektrolyten, ◘ Tabelle 3.1 in Abschn. 3.1.2).

Σ Das im Kreislauf zirkulierende Blut ist in erster Linie ein Transportmedium; Erwachsene haben 4–6 l Blut; gut 40 Vol.% davon sind zelluläre Bestandteile, der Rest Plasma. Das Plasmawasser ist das ideale Transportmedium für alle wasserlöslichen Substanzen, insbesondere für Elektrolyte.

10.1.2 Bluteiweiße und ihre Aufgaben

Albumine und Globuline im Plasma und ihre Funktionen

Jeder Liter menschlichen Plasmas enthält **65–80 g Eiweiß.** Dadurch ist das Plasma etwa doppelt so zähflüssig (viskös) wie Wasser. Das Plasmaeiweiß selbst ist ein Gemisch von verschiedenen mittelgroßen bis großen Eiweißmolekülen, deren Molekulardurchmesser zwischen 1 und 100 nm liegt. Moleküle dieser Größe werden auch als **Kolloide** bezeichnet.

Das Eiweiß **Albumin** kommt am häufigsten vor (rund 60% der Plasmaeiweißmenge), Seine relativ kleinen Moleküle dienen als Aminosäurevorrat und als Transportmoleküle für Substanzen, die an die Albuminmoleküle binden. Die übrigen Bluteiweiße gehören zur Gruppe der **Globuline.** Auch sie haben teils Transportfunktion, z. B. für Hormone, teils sind sie an der Immunabwehr beteiligt (Abschn. 9.1.2 und 9.1.3)

Anders als die Elektrolyte und andere kleinmolekulare gelöste Teilchen können die Plasmaeiweiße nicht aus den Kapillaren in das Interstitium diffundieren. In Bezug auf sie besteht daher ein osmotisches Druckgefälle aus dem Interstitium in Richtung Kapillarinnenraum von etwa 25 mmHg. Diesen Druck nennt man wegen der Größe der Eiweißmoleküle den **kolloidosmotischen Druck.**

Kapilläre Flüssigkeitsbewegungen; Lymphentstehung

Der **kolloidosmotische Druck** würde zur Aufnahme von Wasser in die Kapillaren führen, wenn ihm nicht der durch das Herz erzeugte **Blutdruck** entgegenwirkte. Dieser ist zu Beginn der Kapillare (am arteriellen Ende in ◘ Abb. 10.2a und links in 10.2b) sogar größer als der kolloidosmotische Druck, sodass dort sogar eine **Filtration** von Flüssigkeit in den interstitiellen Raum erfolgt.

Am venösen Ende der Kapillare (rechts in ◘ Abb. 10.2b und rechts oben in ◘ Abb. 10.2a) ist der Kapillarblutdruck auf rund 17 mmHg abgefallen. Dadurch überwiegt der nach innen gerichtete kolloidosmotische Druck, und es wird Flüssigkeit in die Kapillare wieder aufgenommen (reabsorbiert). Diese Verhältnisse bewirken, dass am arteriellen Kapillarabschnitt rund 0,5% des durchfließenden Plasmavolumens filtriert werden. Von diesem Filtrat werden, wie ◘ Abb. 10.2a zeigt, 90% am venösen Ende reabsorbiert, der Rest fließt als **Lymphe** über ein eigenes Gefäßsystem, die **Lymphgefäße,** in den Kreislauf zurück (Abschn. 10.6.1 und Box 10.1).

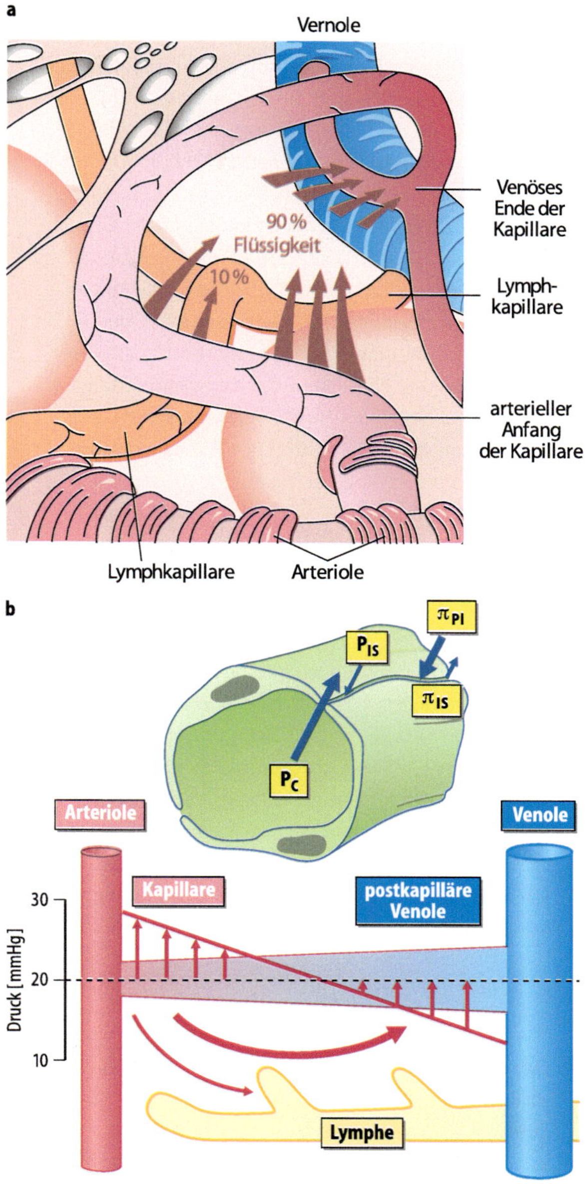

◘ Abb. 10.2a, b. Flüssigkeitsbewegungen aus den und in die Blutkapillaren. a Die bildliche Darstellung des Gefäßsystems zeigt den Flüssigkeitsaustritt am arteriellen Beginn der Kapillare und die spätere Reabsorption am venösen Ende und in die Lymphkapillaren (rote Pfeile). **b** Druckkomponenten und deren Änderung im Kapillarverlauf. P_c kapillärer Druck; P_{IS} Druck im interstitiellen Raum; π_{PI} kapillärer kolloidosmotischer Druck; π_{IS} kolloidosmotischer Druck im interstitiellen Raum. Etwa in der Mitte der Kapillare sinkt der effektive Filtrationsdruck unter den effektiven kolloidosmotischen Druck und die Filtration geht in die Reabsorption über

Box 10.1. Eiweißmangel- und Stauungsödeme

Die durch Filtration und Reabsorption verschobenen Flüssigkeitsvolumina sind gering (ca. 14 ml/min). Dennoch kann doch eine Störung ihres »Fließgleichgewichts« sich sehr rasch bemerkbar machen. Wenn sich z. B. der Eiweißgehalt des Blutplasmas vermindert, dann reduziert sich auch der kolloidosmotische Druck. Damit nimmt die Filtrationsrate zu und die Reabsorptionsrate ab, wodurch sich zusätzliche Flüssigkeit im Interstitium ansammelt, d. h. es bilden sich Ödeme. Solche Eiweißmangelödeme finden sich bei schweren Verbrennungen (Eiweißverlust durch die geschädigten Gefäße), bei der Nephrose (einer Nierenerkrankung, bei der täglich bis zu 20–30 g Eiweiß im Urin ausgeschieden werden) und bei chronischer Unterernährung (Hungerödem).

Kann ein Herz nicht schnell genug das in den Venen zu ihm strömende Blut wegpumpen, staut sich das Blut in den Venen, und der venöse Druck steigt an. Damit vermindert sich die Reabsorptionsrate am venösen Kapillarende, und es resultieren daraus wieder Ödeme. Diese entwickeln sich besonders in den abhängenden Körperpartien (Füße, Unterschenkel), da von dort der venöse Rückstrom zusätzlich gegen die Schwerkraft erfolgen muss. Während der nächtlichen Ruhezeit gelingt es dem Herzen oft, den venösen Stau »abzubauen« und damit die Ödeme rückzubilden. Das überschüssige Wasser wird über die Nieren ausgeschieden und führt bei diesen Kranken zu nächtlichem Harndrang.

Σ Das Plasmaeiweiß besteht aus Albumin und verschiedenen Globulinen. Die Albuminmoleküle sind für 80% des kolloidosmotischen Drucks verantwortlich; dieser ist eine wichtige Kraft beim transkapillären Flüssigkeitsaustausch. Die Globuline dienen teils als Transportmittel, teils nehmen sie Schutz- und Abwehrfunktionen wahr (humorale Immunität).

10.2 Herzmechanik

10.2.1 Bau des Herzens, Funktion der Pumpen

Rechtes und linkes Herz als Doppelpumpe

Das Herz (◘ Abb. 10.3, 10.5a, 10.15a) stellt eine doppelte Pumpe mit jeweils 2 muskulären Hohlkammern dar. Die rechte wie die linke Seite hat jeweils einen **Vorhof** (Atrium) und eine **Herzkammer** (Ventrikel). In jeder Herzhälfte sind die beiden Pumpräume durch **Ventilklappen** voneinander getrennt.

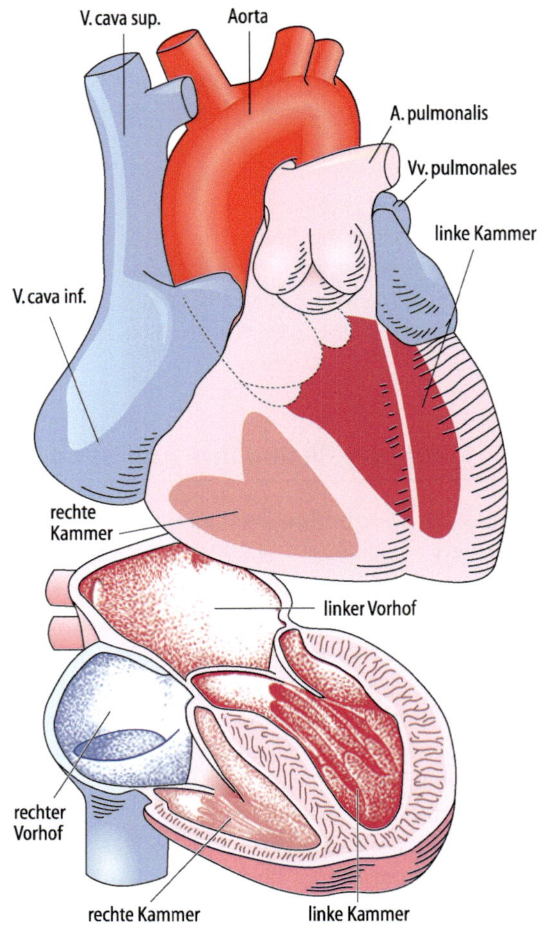

◘ **Abb. 10.3. Skizze des aufgeschnittenen Herzens.** Das Blut fließt aus den großen Körpervenen (Vena cava sup. und Vena cava inf.) über den rechten Vorhof in die rechte Kammer und von dort in die Arteriae pulmonales. Entsprechend fließt das aus den Lungen zurückströmende Blut über den linken Vorhof in die linke Kammer und wird vorn dort in die Aorta (Körperhauptschlagader) gepumpt

Das Muskelgewebe des Herzens wird als **Myokard** bezeichnet. Beim untrainierten Erwachsenen ist das Herz etwa faustgroß und 300 g schwer (◘ Abb. 10.12a). Es ist im linken Brustraum verschieblich in einen serösen Sack, den **Herzbeutel,** eingebettet.

Richtung des Blutflusses im Herzen

Das **linke Herz** dient dazu, das Blut in das arterielle Versorgungssystem des Körpers zu pumpen (linkes Herz und Körperarterien entsprechen also dem Wasserversorgungssystem in unserem obigen Vergleich), während das **rechte Herz** über die Körpervenen das Blut aus dem Körperinneren aufnimmt und über die Lungenarterien in die Lungen schickt. Von dort fließt es über die Lungenvenen zum linken Herzen zurück und steht für einen neuen kompletten Kreislauf bereit.

Die beiden **Klappen** zwischen den Vorhöfen und Kammern und die beiden weiteren (bisher noch nicht genannten) **zwischen den Kammern und Arterien**

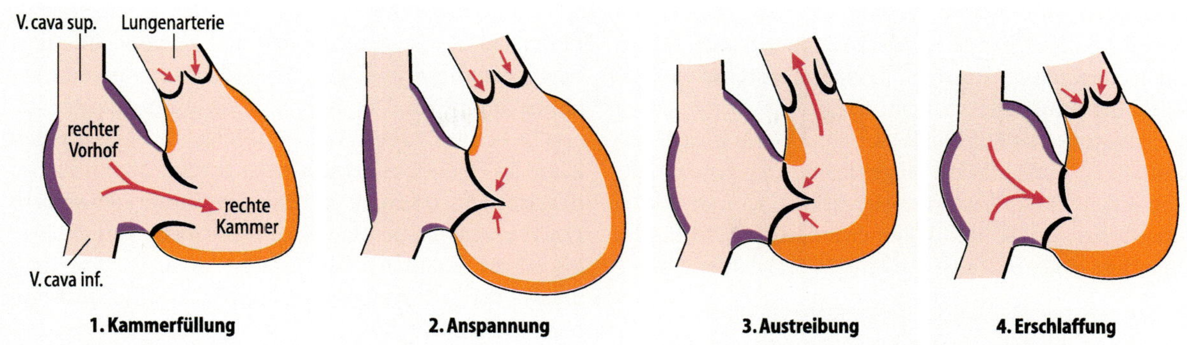

Abb. 10.4. Die 4 Phasen jedes Herzschlages, dargestellt am Beispiel des rechten Herzens. Die erste und die vierte Phase werden als Diastole, die zweite und die dritte als Systole zusammengefasst. Die entsprechenden Vorgänge im linken Herzen sind in Abb. 10.10 zusammengestellt

(Abb. 10.4) arbeiten wie Pendeltüren, die nur in der Flussrichtung des Blutes aufgehen. Sie stellen also wie technische Rückschlagventile sicher, dass das Blut nicht »rückwärts« fließt.

Aufbau und Speicherung der Energie für den Blutdruck

Die **Kammern** der beiden Herzhälften drücken bei jedem Herzschlag Blut in die Körper- bzw. Lungenarterien und **»pumpen diese auf«**, genau wie eine Fahrradpumpe bei jeder Kolbenbewegung einen Fahrradschlauch aufpumpt. Hat ein solcher Schlauch einige feine Löcher, so lässt sich dennoch ein Druck in dem Schlauch aufbauen und aufrechterhalten, wenn man nur genug Luft in den Schlauch pumpt. Die **elastischen** Schlauchwände **speichern** nämlich die **Druckenergie** und sorgen dafür, dass trotz der stoßartigen Luftzufuhr aus der Pumpe der Luftausstrom aus den Löchern nahezu gleichmäßig erfolgt.

Genau dies geschieht auch im großen (linken) und im kleinen (rechten) Kreislauf: Die **elastischen Wände der Arterien** werden durch das aus dem Herzen gepumpte Blut gedehnt und **speichern damit Druckenergie,** die zwischen den einzelnen Herzschlägen dafür sorgt, dass der Blutfluss durch die Organe des Körpers praktisch gleichmäßig erfolgt.

Σ **Das Herz ist eine doppelkammerige Druck-Volumen-Pumpe. Sie verfügt zwischen den Vorhöfen und den Kammern und zwischen den Kammern und den Arterien über Klappen, die den Blutstrom nur in eine Richtung möglich machen. Das aus dem Herzen gepumpte Blut dehnt die Arterienwände auf. Auf diese Weise wird Druckenergie gespeichert und ein gleichmäßiger Blutfluss sichergestellt.**

10.2.2 Arbeitszyklus des Herzens, Herztöne, Herzspitzenstoß

Die vier Phasen des Herzzyklus

Die Bildserie in Abb. 10.4 zeigt:

1. Jeder Herzschlag wird durch eine **Füllung der Kammern** eingeleitet. Dabei fließt das in den Vorhöfen angesammelte Blut durch die Vorhof-Kammer-Klappen in die Kammern. Zum Schluss dieser Füllphase kontrahieren sich die Muskelfasern der Vorhofwand und drücken durch diese **Vorhofkontraktion** soviel Blut wie möglich in die Kammern. Die Klappen zwischen den Kammern und den Arterien sind zu dieser Zeit verschlossen.
2. Die Kammern beginnen sich zu **kontrahieren.** Das heißt, die Muskelfasern spannen sich an und versuchen sich zu verkürzen. Durch den Druckanstieg in den Kammern schlagen sofort die Vorhof-Kammer-Klappen zu. Für eine kurze Zeit, die der **Anspannung der Herzmuskelfasern,** sind dann alle 4 Klappen des Herzens geschlossen.
3. Die Anspannungszeit endet wenn durch die Kammerkontraktion der Druck in den Kammern den Druck in den Arterien übersteigt. In diesem Augenblick öffnen sich die Arterienklappen, und Blut wird **aus den Kammern in die Arterien ausgeworfen.** Dabei steigt gleichzeitig der Druck weiter an, um den Druckabfall in den Arterien seit der letzten Auswurfphase wieder auszugleichen.
4. Nach der Kontraktion **erschlafft die Kammermuskulatur.** Sobald dadurch der Druck in den Kammern unter den in den Arterien sinkt, schlagen die Klappen zwischen ihnen zu. In den Vorhöfen hat sich unterdessen venöses Blut angestaut. Es beginnt, in die Kammern zu fließen. Der nächste Arbeitszyklus wird eingeleitet.

Systole und Diastole

Die zweite und dritte Phase des Arbeitszyklus, also Anspannungsphase und Austreibung des Blutes durch die Herzkontraktion, wird **Systole** genannt, die Pause dazwischen **Diastole.** Entsprechend heißt der maximale Blutdruck (auf dem Höhepunkt der Austreibungsphase) **systolischer Blutdruck,** der minimale, der beim Öffnen der Aortenklappe liegt, **diastolischer Blutdruck.** Auf diese Werte wird in Abschn. 10.5.1 ausführlicher eingegangen. Der genaue zeitliche Ablauf der 4 Phasen des Herzzyklus, samt den dabei auftretenden Druck- und Volumenänderungen, ist für das linke Herz in ◘ Abb. 10.10 (Abschn. 10.5.2) dargestellt.

Σ Jeder Arbeitszyklus der Ventrikel besteht aus 4 Phasen, nämlich Kammerfüllung, Anspannung, Austreibung und Erschlaffung. Anspannung und Austreibung werden als Systole zusammengefasst, die übrige Zeit als Diastole.

Ursache der Herztöne und des Herzspitzenstoßes

Die Herztöne lassen sich mit einem auf den Brustkorb aufgesetzten **Stethoskop** abhören. Der **erste Herzton** zu Beginn der Systole wird durch die Schwingungen des ganzen Herzens bei der Anspannungskontraktion verursacht. Der **zweite Herzton** entsteht bei der Erschlaffung der Ventrikel durch das ruckartige Schließen der Klappen zwischen Arterien und Kammern. Physikalisch sind die Herztöne keine Töne, sondern Geräusche. Der Begriff **Herzgeräusche** ist aber für denjenigen Herzschall reserviert, der durch krankhafte Veränderungen des Herzens bedingt ist (► unten).

10

Die Schwingungen des ersten Herztons können auch, besonders bei mageren Menschen, auf dem Brustkorb mit den Fingerspitzen gefühlt und links zwischen der fünften und sechsten Rippe als **Herzspitzenstoß** gesehen werden. Nach größeren Anstrengungen, wenn das Herz besonders kräftig schlägt, können wir sogar spüren, wie unser Herz im Brustkorb »pocht«. Auch die eigenen Herztöne kann man in einem ruhigen Zimmer mit dem Kopf auf dem Kissen hören. Näheres zur Wahrnehmung der Herztätigkeit bei der Besprechung der Interozeption (Abschn. 15.4.2).

Σ Der erste Herzton und der Herzspitzenstoß signalisieren die Anspannungskontraktion, der zweite den Klappenschluss bei der Erschlaffung. Herzschall aus pathologischer Ursache wird Herzgeräusch genannt.

10.2.3 Suffiziente und insuffiziente Herztätigkeit

Definition des suffizienten Herzzeitvolumens

In Ruhe schlägt das Herz eines Erwachsenen etwa 70-mal in der Minute. Bei jedem Herzschlag werden rund 70 ml Blut aus der rechten und aus der linken Kammer ausgeworfen und damit von dem einen in den anderen Teilkreislauf verschoben. Also werden in Ruhe pro Minute 70×70=4900 ml oder **rund 5 l Blut »umgewälzt«.** Das ist etwa die gesamte im Körper vorhandene Blutmenge (Abschn. 10.1.1).

Das in einer bestimmten Zeit vom Herzen umgepumpte Blutvolumen wird **Herzzeitvolumen** genannt. Im Allgemeinen wird, wie in obigem Beispiel, das Herzminutenvolumen angegeben. Dieses ist in Ruhe am niedrigsten und erhöht sich bei Arbeit. Wie in Abschn. 10.5.2 geschildert, kann das Herz eines Erwachsenen, je nach Alter und Trainingszustand, **bis zu 25–35 l Blut pro Minute »umwälzen«.** Das Herzzeitvolumen kann sich also etwa im Verhältnis 1:5 bis 1:7 an wechselnde Bedürfnisse anpassen. Ein Herzmuskel, der diese Anforderungen erfüllt, wird als **suffizient** bezeichnet.

Definition der Herzmuskelinsuffizienz

Dauernde Überlastungen des Herzmuskels, sei es durch die anschließend geschilderten Klappenfehler, sei es aus anderen Ursachen (wie einem chronisch zu hohen Blutdruck, z. B. Abschn. 10.6.4 und 10.7.3), führen früher oder später zu einem Nachlassen der Herzleistung. Zunächst fällt diese Herzmuskelschwäche oder **Herzmuskelinsuffizienz** nur bei Anstrengungen auf. Schließlich ist das Herz schon bei leichter Arbeit nicht mehr in der Lage, genügend Blut in die Arterien zu pumpen: Aus einer **kompensierten** Herzmuskelinsuffizienz wird eine **dekompensierte** mit deutlicher Einschränkung der körperlichen Leistungsfähigkeit (z. B. schon beim Treppensteigen Atemnot und »Herzbeschwerden« oder auch Stauungsödeme, Box 10.1, zur Therapie Box 10.2).

Box 10.2. Therapie der Herzmuskelinsuffizienz

Sie erfolgt v. a. durch Digitalispräparate (Extrakte des Fingerhuts), die die Kraft der Kontraktion eines geschädigten Herzmuskels deutlich steigern können. (Am gesunden Herzmuskel wirkt Digitalis nicht.) Ein durch jahrzehntelange Überlastung völlig erschöpfter Herzmuskel kann aber auch durch Digitalis nicht mehr zu ausreichenden Kontraktionen angeregt werden. Ohne eine Herztransplantation sind diese Patienten verloren.

Herzklappeninsuffizienz und -stenose

Wenn die Klappe zwischen linkem Vorhof und linker Kammer nicht völlig schließt, strömt das Blut während der Systole nicht nur in die Aorta, sondern auch in den linken Vorhof und in die Lungenvenen zurück. Die Folgen unvollkommen schließender Klappen, **Herzklappeninsuffizienz** genannt, kann man sich für alle 4 Ventile leicht vorstellen. Für die linke Vorhof-Kammer-Klappe haben wir sie eben schon genannt. Als zweites Beispiel sei die Insuffizienz der Aortenklappe erwähnt. Sie führt dazu, dass während der Diastole das vorher in die Aorta ausgeworfene Blut teilweise wieder in die Kammer zurückfließt. Um dennoch ausreichend Blut in den großen Kreislauf zu pumpen, muss das linke Herz schon in Ruhe deutlich mehr Blut fördern, nämlich die normale plus die rückfließende Menge.

Abb. 10.5a–d. Elektrische Vorgänge bei der Herztätigkeit und die Entstehung des normalen Herzschlags. a Die Erregungen des Herzens entstehen in spezialisierten Herzmuskelzellen, die im Vorhof (Sinusknoten) und am Übergang zwischen Vorhof und Kammer (AV-Knoten) liegen. Die Kammern besitzen Herzmuskelzellverbände, die auf die Erregungsleitung im Herzen spezialisiert sind. Zu diesen gehören die Purkinje-Fäden, die auch Schrittmacherpotenziale ausbilden können. **b–d** Verlauf des Membranpotenzials einzelner Herzmuskelzellen (intrazelluläre Ableitung mit Mikroelektroden) aus den angegebenen Herzarealen, nämlich dem aktuellen Schrittmacher **(b)**, einem potenziellen Schrittmacher **(c)** und dem Arbeitsmyokard **(d)**

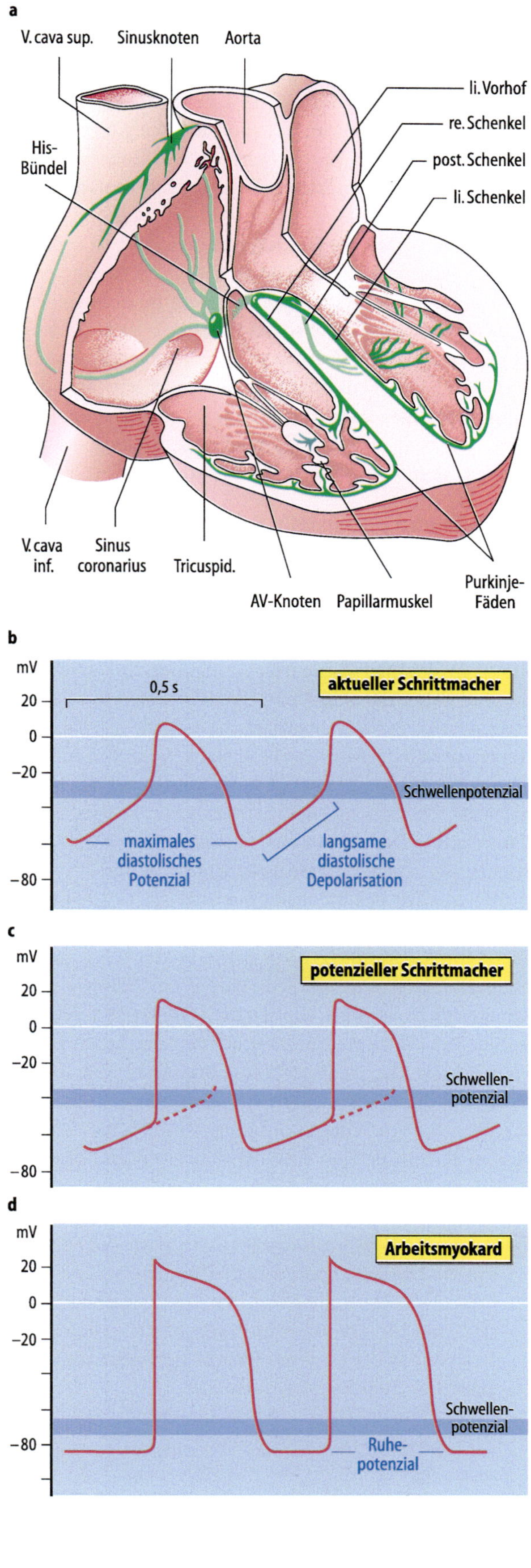

Sind die Klappen verengt **(stenotisch)** und öffnen sich nur unvollkommen, dann bilden sie ein Hindernis für den freien Blutdurchfluss. Stenosen zwischen Vorhöfen und Kammern führen zu Blutstau vor der Verengung und zu mangelhafter Füllung des Herzens in der Diastole. Verengungen zwischen den Kammern und den Arterien, z. B. die **Aortenstenose,** erfordern eine erheblich höhere Druckentwicklung des Herzens bei der Kontraktion, um die notwendige Blutmenge auszuwerfen.

Ein Herz, das den normalen Anforderungen des Alltags gewachsen ist, wird als suffizient bezeichnet. Herzmuskelinsuffizienz nennt man mehr oder weniger ausgeprägte Herzmuskelschwächen. Häufige Ursachen sind lange bestehende Klappeninsuffizienzen oder -stenosen und chronischer Bluthochdruck.

10.3 Erregungsbildung, Erregungsleitung und elektromechanische Kopplung im Herzen

10.3.1 Erregungsbildung in Schrittmacherzellen

Herz als Synzytium mit Spontanerregung

Zwei Besonderheiten der Herzmuskelfasern bilden die Voraussetzungen für die automatische Herztätigkeit: Erstens sind die Herzmuskelzellen alle netzförmig, elektrisch leitend miteinander verknüpft, sie bilden also miteinander ein **funktionelles Synzytium** (s. 4.5.2). Eine einmal an irgendeiner Stelle des Herzens ausgelöste überschwellige Erregung breitet sich daher immer rasch über das gesamte Herz aus und bringt es damit **nahezu gleichzeitig zur Kontraktion.**

Die zweite Besonderheit des Herzmuskels liegt in der Fähigkeit eines Teils seiner Zellen zur **Spontanerregung** und zur besonders **raschen Ausbreitung** der Signale, die bei der spontanen Erregungsbildung ausgelöst werden. Das Signal der Erregung ist dabei ein kurzer elektrischer Impuls, das **Aktionspotenzial der Herzmuskelfaser** (► unten).

Ablauf des Schrittmacherpotenzials

Die zur Erregungsbildung fähigen Herzmuskelzellen sind in ◘ Abb. 10.5a grün eingetragen (die Mehrzahl aller Herzmuskelfasern bilden also keine Schrittmacherpotenziale aus!). Normalerweise geht die spontane Erregungsbildung von einem Stückchen der rechten Vorhofmuskulatur, dem **Sinusknoten,** aus, dieser ist also der **Schrittmacher des Herzens.**

Der **Zeitverlauf der Erregungsbildung** in einer spontan aktiven Herzmuskelzelle ist in ◘ Abb. 10.5b zu sehen: Im Anschluss an jedes Aktionspotenzial kommt es, ausgehend vom **maximalen diastolischen Potenzial,** zu einer langsamen Depolarisation, die das Schwellenpotenzial erreicht und damit eine neue Erregung auslöst. Diese **langsame diastolische Depolarisation** ist ein lokaler Erregungsvorgang, der nicht wie das anschließende Aktionspotenzial über das gesamte Herz fortgeleitet wird.

Aktuelle und potenzielle Schrittmacher

Die langsamen diastolischen Potenziale werden als **Schrittmacherpotenziale** bezeichnet. Normalerweise haben die Zellen im Sinusknoten des Herzens das steilste Schrittmacherpotenzial, das deswegen am schnellsten die Schwelle für die Auslösung fortgeleiteter Aktionspotenziale erreicht. Sie sind daher die **aktuellen Schrittmacher.** Alle anderen Herzmuskelzellen mit langsamen diastolischen Depolarisationen werden genauso wie alle übrigen Herzzellen auf dem Weg der Fortleitung erregt, d. h. sie werden aus der Nachbarschaft schon überschwellig erregt, bevor ihre langsamen diastolischen Depolarisationen das Schwellenpotenzial erreichen. Sie sind also **potenzielle Schrittmacher.**

10

Bei Ausfall des aktuellen Schrittmachers (meist des Sinusknoten) kann ein potenzieller Schrittmacher, z. B. der Atrioventrikularknoten (AV-Knoten, ◘ Abb. 10.5a) die Erregungsbildung übernehmen. Wegen der bei ihm langsameren diastolischen Depolarisation (◘ Abb. 10.5c) dauert es hier jedoch länger bis die Schwelle erreicht wird: Das Herz schlägt dann entsprechend langsamer. Oft ist der Rhythmus dieser **sekundären Schrittmacher** auch unregelmäßiger (bezüglich der Zuordnung der in ◘ Abb. 10.5 gezeigten Potenziale zum EKG: ◘ Abb. 10.10 und zugehöriger Text).

Σ **Das Herz ist ein funktionelles Synzytium, das rhythmische Erregung spontan ausbildet. Normalerweise geht die Herzerregung von den Schrittmacherzellen des Sinusknotens im rechten Vorhof aus. Fallen diese aus, können auch andere Herzmuskelzellen die Schrittmacherrolle übernehmen.**

10.3.2 Erregungsausbreitung, Aktionspotenziale des Arbeitsmyokards

Rolle des AV-Knotens und des Erregungsleitungsgewebes

Das im Sinusknoten generierte Aktionspotenzial breitet sich zunächst über die beiden Vorhöfe aus und bringt diese damit zur Kontraktion. Anschließend pflanzt sich die Erregung über eine schmale Muskelbrücke in der Herzmitte, den **Atrioventrikularknoten** (AV-Knoten, »Vorhof-Kammer-Knoten«, ◘ Abb. 10.5a), auf die Kammerseite fort. Einen anderen Weg gibt es nämlich nicht, da ansonsten Vorhöfe und Kammern durch eine **bindegewebige Platte** voneinander getrennt sind; in dieser Platte sind die **Herzklappen** aufgehängt.

Nach dem Atrioventrikularknoten, in dem die Erregungswelle nur langsam vorankommt, greift diese schnell entlang dem in ◘ Abb. 10.5a grün gezeichneten **Erregungsleitungsgewebe** auf beide Kammern über (◘ Abb. 10.7). Die Verzögerung im AV-Knoten stellt dabei sicher, dass sich die Kammern deutlich nach den Vorhöfen kontrahieren (für die genauen Zeitverhältnisse ◘ Abb. 10.10), damit die Schlussfüllung der Kammern durch die Vorhofkontraktion bei Beginn der Kammerkontraktion abgeschlossen ist.

Aktionspotenzialablauf im Arbeitsmyokard

Ausgehend vom Ruhepotenzial (ca. –82 mV in ◘ Abb. 10.5d) beginnt das **Aktionspotenzial** mit einem raschen »Aufstrich« zur initialen Spitze (bei ca. +20 mV). An diese **schnelle Depolarisationsphase,** die nur 1–2 ms dauert, schließt sich als besonderes Charakteristikum der Herzmuskulatur ein **Plateau** an, bevor die **Repolarisation** zum Ruhepotenzial erfolgt.

In Abhängigkeit von der Herzfrequenz beträgt die **Dauer des Herzaktionspotenzials** ca. 200–400 ms. Bei **hoher** Herzfrequenz ist das Aktionspotenzial **kurz,** bei geringer ist es lang. Während der Dauer des Aktionspotenzials ist der Herzmuskel nicht weiter erregbar, er ist **refraktär.** Damit ist eine Überlagerung von Kontraktionen, wie sie beim quergestreiften und beim glatten Muskel regelmäßig vorkommen, nicht möglich. Der Herzmuskel kann also **ausschließlich Einzelkontraktionen** ausführen.

Σ **Die vom Sinusknoten sich ausbreitende Erregungswelle erreicht über den AV-Knoten die Herzkammermuskulatur. Das Aktionspotenzial des Arbeitsmyokards weist ein Plateau von 200–400 ms auf. Es ist umso kürzer, je schneller das Herz schlägt. Während des Plateaus ist das Herz refraktär.**

Ionenmechanismen der Ruhe- und Aktionspotenziale des Herzens

Das **Ruhepotenzial** der Herzmuskelzellen des Arbeitsmyokards ist im wesentlichen ein K^+-Potenzial, das nahe beim K^+-Gleichgewichtspotenzial liegt. Es beträgt –80 bis –90 mV (Abschn. 3.1.2). Der **Aufstrich des Aktionspotenzials** ist durch eine starke Zunahme der Membranleitfähigkeit für Na^+-Ionen erzeugt, die einen kräftigen **Na^+-Einstrom** zur Folge hat. Der initiale Na^+-Einstrom wird jedoch sehr schnell inaktiviert (Abschn. 3.2.2), so dass sofort eine Teilrepolarisation eintritt.

Die charakteristische **Plateauphase** des Herzaktionspotenzials ist darauf zurückzuführen, dass die **Membranleitfähigkeit für Ca^{2+}-Ionen** für längere Zeit **erhöht** und die Leitfähigkeit für K^+-Ionen in dieser Zeitspanne erniedrigt ist, so dass sich die Effekte eines langsamen Ca^{2+}-Einstroms und eines entsprechenden K^+-Ausstroms etwa die Waage halten.

Die **Repolarisation** beginnt, sobald die erhöhte Ca^{2+}-Leitfähigkeit ab- und die **K^+-Leitfähigkeit wieder zunimmt.** Am Ende der Repolarisation stellt das Membranpotenzial seinen konstanten Ruhewert solange ein, bis eine erneute Erregung beginnt.

Σ Am Aktionspotenzial der Herzmuskelfaser sind aufeinander folgende Änderungen der Na^+- (Aufstrich), der Ca^{++}- (Plateau) und der K^+-Leitfähigkeit (Repolarisation) beteiligt. Das Ruhepotenzial ist im Wesentlichen ein K^+-Gleichgewichtspotenzial.

10.3.3 Elektromechanische Kopplung

Ablauf der elektromechanischen Kopplung

Aufgabe der Herzaktionspotenziale ist es, Vorhöfe und Kammern zur Kontraktion zu bringen. Die Übertragung der von den Aktionspotenzialen übermittelten »Kontraktionsbotschaften« auf den zur Zuckung fähigen (kontraktilen) Apparat der Herzmuskelzellen wird **elektromechanische Kopplung** genannt.

Der Prozess der elektromechanischen Kopplung ist am Herzmuskel analog dem an der Skelettmuskulatur, der anhand der ◘ Abb. 13.2 in Abschn. 13.3.1 geschildert wird. Auf diese Beschreibung wird hier verwiesen.

Hier wie dort werden durch das Aktionspotenzial **aus intrazellulären Speichern Ca^{2+}-Ionen freigesetzt,** so dass sich ihre intrazelluläre Konzentration schlagartig um etwa das 100-fache erhöht. Dadurch werden am kontraktilen Apparat diejenigen Prozesse aktiviert, die zur Kontraktion führen. Der Kontraktionsvorgang wird dadurch beendet, dass die Ca^{2+}-Ionen aus dem Sarkoplasma aktiv (also unter Energieaufwand) in ihre Speicher zurückgepumpt werden.

Trigger- und Auffülleffekt der Kalziumionen

Beim Freisetzen und Zurückpumpen der Ca^{2+}-Ionen aus ihren intrazellulären Speichern gehen jedes Mal Ca^{2+}-Ionen »verloren«. Diese werden durch die während des Plateaus einströmenden Ca^{2+}-Ionen ersetzt. Das Aktionspotenzial erfüllt daher 2 wichtige Aufgaben im Dienst der Kontraktion, nämlich, erstens, einen **Triggereffekt**, d. h. die Auslösung der Kontraktion (▸ oben) und zweitens einen **Auffülleffekt,** d. h. eine mit der Erschlaffung einhergehende Bereitstellung von Ca^{2+}-Ionen in den intrazellulären Speichern für die nachfolgenden Kontraktionen.

Elektromechanische Entkopplung und Verstärkung

Bei dieser Sachlage ist es nicht erstaunlich, dass Wirkstoffe, die den Ca^{2+}-Einwärtsstrom während des Plateaus hemmen (und die deswegen **Kalzium-Antagonisten** genannt werden, z. B. Verapamil, Nifedipin, Diltiazem) die Kontraktionskraft des Herzens abschwächen. Dieser Vorgang wird **elektromechanische Entkopplung** genannt. Er wird bei der Behandlung des Bluthochdrucks eingesetzt, um die systolische Druckentwicklung abzuschwächen.

Umgekehrt ist eine Steigerung der Kontraktionskraft durch Wirkstoffe möglich, die zu einer Anreicherung von Ca^{2+} im Zellinneren führen. Bei der **Therapie der Herzinsuffizienz** (▸ oben) dienen dazu v. a. die **Herzglykoside** (Digitalis, Strophantin), die indirekt, auf eine hier nicht erläuterte Weise, eine Zunahme der Ca^{2+}-Ionen in den intrazellulären Speichern bewirken.

Σ Die elektromechanische Kopplung wird durch Ca^{2+}-Ionen bewerkstelligt, die während des Aktionspotenzial aus dem sarkoplasmatischen Retikulum freigesetzt werden. Pharmakologische Reduzierung der intrazellulären Ca-Konzentration schwächt die Kraft der Kontraktion, Steigerung stärkt sie.

10.4 Das Elektrokardiogramm, EKG

10.4.1 Grundlagen der EKG-Registrierung

Ableitung des EKG von der Körperoberfläche

Wie die Darstellungen der Aktionspotenziale in ◘ Abb. 10.5 gezeigt haben, besteht zwischen einer erregten und einer unerregten Stelle des Herzmuskels ein elektrischer Spannungsunterschied von rund 120 mV. Dieser Spannungsunterschied erzeugt in der Umgebung des Herzens **ein elektrisches Feld, das sich bis zur Körperoberfläche ausbreitet.** Dabei treten zwischen einzelnen Punkten der Körperoberfläche, also beispielsweise dem rechten Arm und dem linken Bein, Spannungsunterschiede der elektrischen Felder bis zu 1 mV auf. Diese, im Vergleich zu den verursachenden Aktionspotenzialen recht geringen Spannungsunterschiede können mit Elektroden aufgenommen und über einen Verstärker als **Elektrokardiogramm, EKG,** auf einem Schreiber oder Bildschirm (Oszillograph) sichtbar gemacht werden. Das EKG ist also ein **Ausdruck der am Herzen ablaufenden Erregung**.

Σ Elektrokardiographie ist das Aufzeichnen von elektrischen Potenzialdifferenzen von der Hautoberfläche, die durch die Depolarisation und Repolarisation des Herzmuskels entstehen.

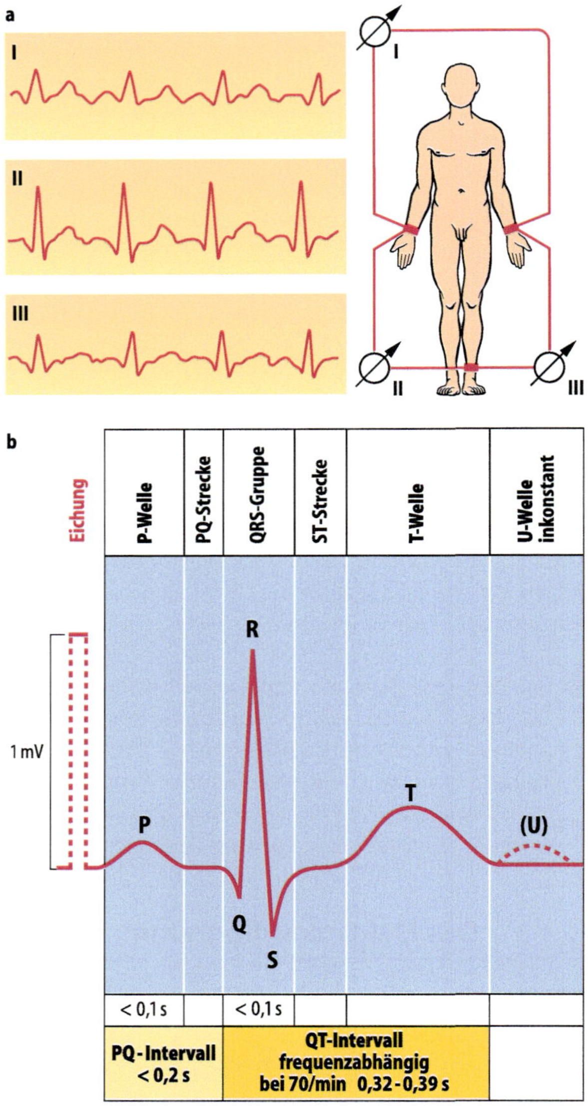

Abb. 10.6a, b. Ableitung des Elektrokardiogramms (EKG). a Ableiteorte der EKG-Standardableitungen I, II, und III (Extremitätenableitungen nach Einthoven) samt Registrierbeispielen. **b** Idealisierte Normalform des EKG bei Standardableitung II (rechter Arm gegen linkes Bein). Die vereinbarten Bezeichnungen der wichtigsten Wellen, Zacken und Strecken samt deren Dauer sind angegeben. Die Dauer des QT-Intervalls wird mit steigender Herzfrequenz kürzer

Standardisierung der Extremitätenableitungen

Die **Form des EKG** hängt also wesentlich von den Ableiteorten ab. Um dennoch eine gewisse Einheitlichkeit und Vergleichbarkeit zu erzielen, haben sich einige **Standardableitungen** international durchgesetzt. So zeigt die Abb. 10.6a die Extremitätenableitungen I–III. Beispiele der zugehörigen EKG-Formen sind links daneben angeordnet. Auch sie sind keinesfalls bei allen Menschen gleich, da **Körperbau** (schlank, gedrungen, mager, beleibt) und **Lage des Herzens im Brustkorb** (steil oder flach, mehr nach links oder mehr nach rechts verschoben) die Form des EKG beeinflussen.

Terminologie des EKG, Zuordnung zum Erregungsablauf des Herzens

Auch die Bezeichnungen des EKG sind international standardisiert. Die vereinbarten Bezeichnungen der wichtigsten Wellen, Zacken und Strecken samt deren Dauer sind in Abb. 10.6b angegeben. Als **Strecken** (oder Segmente) bezeichnet man die zwischen 2 Zacken oder Wellen gelegenen Abschnitte, ein **Intervall** umfasst Zacken (bzw. Wellen) und Strecken. Das RR-Intervall entspricht der Dauer einer Herzperiode (dient zur Bestimmung der Herzfrequenz). Positive Ausschläge werden nach oben abgebildet, im **QRS-Komplex** wird der positive Ausschlag **R-Zacke** genannt.

Eine Deutung des EKG-Verlaufs bei der Erregungsausbreitung und -rückbildung gibt Abb. 10.7. Sie zeigt, dass beispielsweise die **P-Welle** während der Erregungsausbreitung in den Vorhöfen und die **QRS-Zacken** zu Beginn der Kammererregung auftreten. Die **T-Welle** signalisiert das Ende der Kammerregung. Die Zeit von Anfang P bis Anfang Q, das **PQ-Intervall,** gibt in etwa an, wie lange die Überleitung der Erregung vom Vorhof auf die Kammer braucht, und von Anfang Q bis Ende T dauert die Kammererregung (**QT-Intervall,** stark frequenzabhängig, ► oben).

Σ Die P-Welle signalisiert die Vorhoferregung, die QRS-Zacken die Erregungsausbreitung in den Ventrikeln und die T-Welle die dortige Erregungsrückbildung.

10.4.2 Vektorielle Interpretation des EKG

Dipolnatur der Einzelerregung und Bildung eines Integralvektors

Wie schon mehrfach gesagt, besteht bei der Erregung einer Herzmuskelfaser zwischen der erregten und der unerregten Stelle eine rund 120 mV große Potenzialdifferenz in Richtung des anatomischen Verlaufs der Faser. Eine solche lokale Potenzialdifferenz kann als ein **Dipol** aufgefasst werden, dessen jeweilige Größe und Richtung sich durch einen gerichteten Pfeil, also einen **Vektor,** symbolisieren lässt. Da sich die Erregung im Herzen über viele Tausende von Herzmuskelfasern ausbreitet, müssen sich alle diese Einzelvektoren in jedem Augenblick zu einem **Summations- oder Integralvektor** summieren.

Man kann sich die **Entstehung des Integralvektors** wie die Bildung einer Resultante im Parallelogramm der Kräfte vorstellen. Ein großer Teil der Vektoren werden sich dabei in ihrer **Wirkung nach außen gegenseitig aufheben,** da sie in entgegengesetzte Richtungen weisen. Man hat geschätzt, dass bei der Erregung des Herzens zeitweise 90% der Einzelvektoren einander gegenseitig auslöschen. Dies ist ein wesentlicher Grund für die relativ kleinen Amplituden der verschiedenen EKG-Ausschläge.

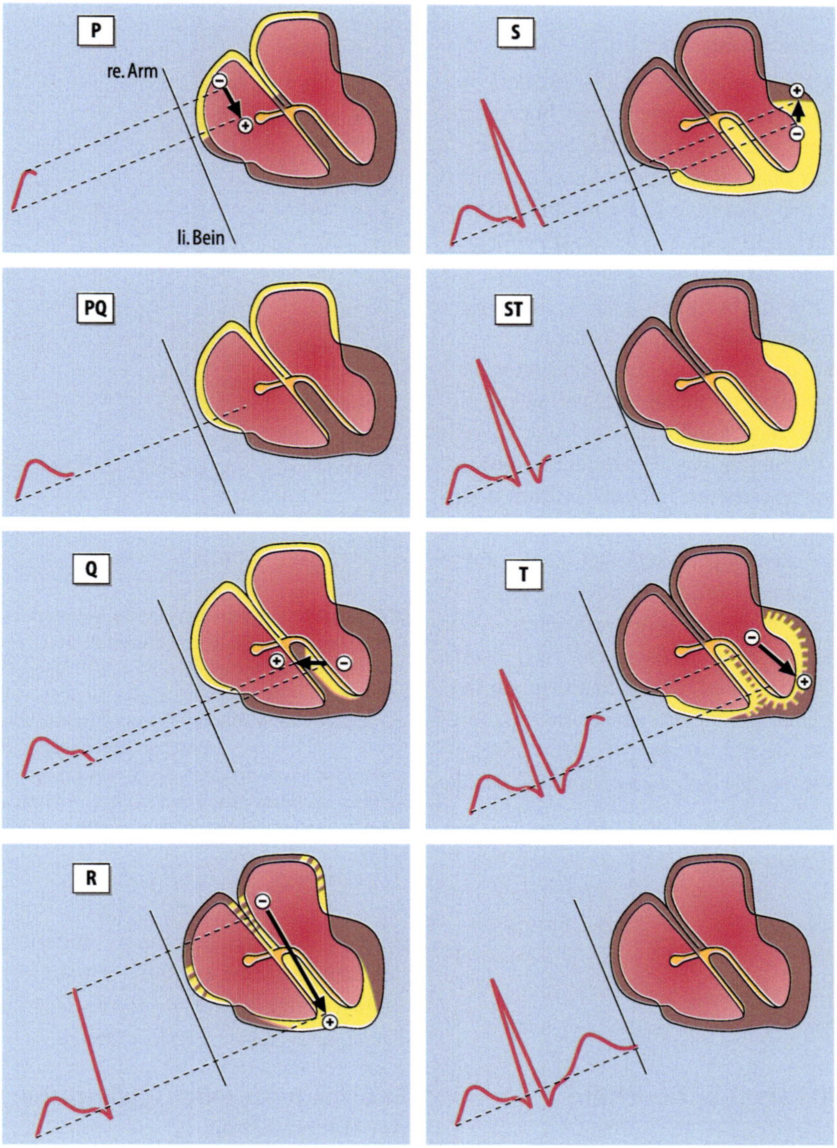

Abb. 10.7. Vereinfachte Deutung des EKG-Verlaufs. Erregte Myokardanteile sind gelb gekennzeichnet. Die Potenzialdifferenzen an der Erregungsfront werden nach Größe und Richtung durch einen Integralvektor (schwarze Pfeile) dargestellt, dessen Projektion auf die Ableitungsrichtung (rechter Arm – linkes Bein) die EKG-Amplitude bestimmt. *P* Erregungsausbreitung in den Vorhöfen; *PQ* vollständige Vorhoferregung, Überleitung im AV-Knoten auf die Kammern; *Q* Erregungsausbreitung in der Kammerscheidewand; *R* Erregung erfasst große Teile der Ventrikel bis zur Herzspitze; *S* Erregungsausbreitung in den Ventrikelwänden in Richtung auf die Herzbasis; *ST* vollständige Ventrikelerregung; *T* Erregungsrückbildung in den Ventrikeln

Verlauf des Integralvektors bei der Erregungsausbreitung

In Abb. 10.7 sind die **momentanen Integralvektoren** und die daraus **resultierenden Ausschläge im Extremitäten-EKG** dargestellt. Die zu verschiedenen Zeitphasen von dem Erregungsprozess erfassten Herzmuskelanteile sind rot markiert. Die Pfeile stellen den jeweiligen Integralvektor dar, der sich durch Addition der einzelnen Lokalvektoren an der Ausbreitungsfront ergibt.

Für die EKG-Registrierung hat man vereinbart, dass ein **positiver Ausschlag** (Ausschlag nach oben) einer **Vektororientierung zur Herzspitze** entsprechen soll. Es ist deutlich zu sehen, dass während der Erregungsausbreitung über die Vorhöfe **(P-Zacke)** die Erregungswellen überwiegend von oben nach unten laufen. Gleiches gilt noch ausgeprägter zum Zeitpunkt der **R-Zacke,** wenn sich nämlich die Erregung im Reizleitungssystem und der Kammerscheidewand überwiegend herzspitzenwärts ausbreitet.

Verlauf des Integralvektors bei der Erregungsrückbildung

Sobald die gesamte Kammer erregt ist **(ST-Strecke),** verschwinden für kurze Zeit (ebenso wie bei der Vorhoferregung, PQ-Strecke) die gesamten Potenzialunterschiede, da sich alle Fasern in der Plateauphase des Aktionspotenzials befinden. Während der folgenden Erregungsrückbildung der Ventrikel (T-Welle) ändert sich die Richtung des Integralvektors kaum. Er zeigt während der gesamten Dauer der Erregungsrückbildung nach unten. Damit nimmt die **T-Welle einen positiven Verlauf** (wie die R-Zacke).

Dies überrascht, da die Erregungsrückbildung sich zur Erregungsausbreitung spiegelbildlich verhalten, also eine negative T-Welle zeigen sollte. Die positive T-Welle kommt aber dadurch zustande, dass die **Dauer des Aktionspotenzials in den verschiedenen Herzabschnitten unterschiedlich lang ist.** So repolarisieren, wie das vorletzte Bild in ◘ Abb. 10.7 zeigt, die Herzmuskelzellen an der Herzspitze, die als letzte erregt wurden, deutlich schneller als die an der Basis (»apiko-basaler Erregungsrückgang«), und die Herzmuskelzellen an der Oberfläche des Herzens, die ebenfalls erst nach den inneren Schichten erregt wurden, repolarisieren schneller als die im Herzinneren. Beide Faktoren resultieren, wie die Abbildung zeigt, zum Zeitpunkt T in einem Vektor, der die gleiche Richtung wie die R-Zacke hat.

10

Σ Die Zacken und Wellen des EKG lassen sich als Projektionen des resultierenden elektrischen Dipols (Integralvektor genannt) auf die Verbindungslinie zwischen den Ableitestellen auffassen. Der Integralvektor spiegelt den Ablauf der Herzerregung in Vorhof und Kammer wider.

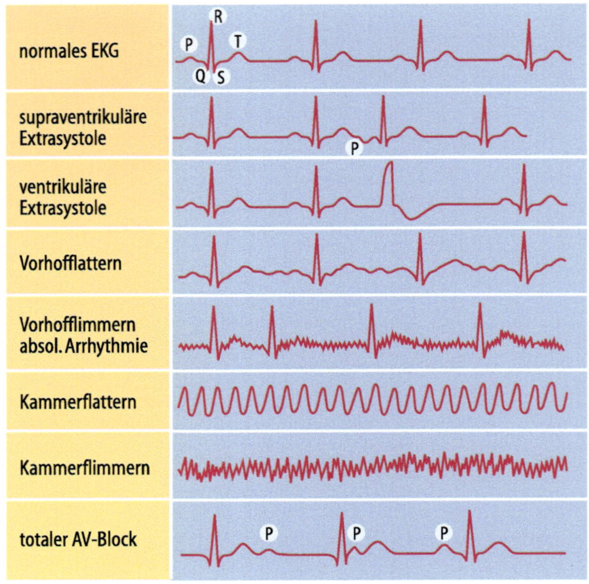

◘ **Abb. 10.8. Typische EKG-Veränderungen bei Störungen der Erregungsbildung und Erregungsleitung.** Die supraventrikuläre Extrasystole nimmt vom Vorhof ihren Ausgang. Die negative Polarität der Vorhofwelle *P* zeigt aber, dass nicht der Sinusknoten Ausgangspunkt der extrasystolischen Erregung ist. Die ventrikuläre Extrasystole ist von einer kompensatorischen Pause gefolgt, da die normale Vorhoferregung auf refraktäres Herzleitungsgewebe traf. Beim totalen AV-Block schlagen Vorhof und Kammern unabhängig voneinander. Die Kammerfrequenz ist dabei wesentlich niedriger als die Vorhoffrequenz

Beispiele für typische EKG-Veränderungen bei Störungen der Erregungsbildung und -ausbreitung zeigt ◘ Abb. 10.8. Extrasystolen sind z. B. Herzerregungen, die zwischen 2 normalen Herzschlägen auftreten.

10.4.3 Das EKG als Diagnosehilfe

EKG-Veränderungen und ihre möglichen Bedeutungen

Das EKG ist v. a. dazu brauchbar, Störungen der Herzerregung, insbesondere der **Bildung**, der **Ausbreitung** und des **Rückgangs** der Erregung am Herzen aufzudecken. Aus den EGK-Ableitungen können u. a. folgende Informationen gewonnen werden:

- **Frequenz:** Ist eindeutig ablesbar, gemessen wird in der Regel der Abstand zwischen 2 R-Zacken.
- **Rhythmusstörungen:** Ebenfalls eindeutig erkennbar, oft auch die Ursache (Entstehung im Sinus- oder AV-Knoten oder anderswo).
- **Leitungsstörungen:** Auch die Störungen der Erregungsausbreitung sind meist gut sichtbar, z. B. ein gelegentlicher oder völliger Block der Erregungsausbreitung im AV-Knoten oder im Erregungsleitungssystem.
- **Ursprung der Erregung:** Entscheidung, ob eine Sinuserregung vorliegt oder der Schrittmacher im AV-Knoten oder in den Kammern liegt.

EKG-Diagnose lebensgefährlicher Störungen der Herztätigkeit

Lebensgefährliche Erregungszustände, wie eine zu hohe Herzfrequenz **(Kammerflattern),** bei der das Herz nicht mehr ausreichend gefüllt wird und daher mehr oder weniger »leer« pumpt, oder das Auftreten von **Kammerflimmern** (Herzflimmern), bei dem das Herz überhaupt kein Blut mehr fördert, weil es sich nicht mehr gleichzeitig kontrahiert, sondern viele kleine Herzabschnitte unabhängig und zeitlich versetzt voneinander schlagen, sind im EKG eindeutig festzustellen. **Herzflimmern** oder **-fibrillieren** erfordert wegen des damit verbundenen Kreislaufstillstandes sofortige **Herzmassage** und – so vorhanden – den Einsatz eines **»Defibrillators«.** Dieses Gerät liefert intensive Stromstöße, mit denen alle Herzmuskelzellen sozusagen »mit Gewalt« auf eine einheitliche elektrische Membranspannung gebracht werden, um danach wieder einen gleichzeitigen Erregungsablauf zu ermöglichen.

EKG-Diagnose von Hypoxie und Anoxie des Herzmuskels

Ein Missverhältnis zwischen Sauerstoffangebot (Hypoxie = mangelndes O_2-Angebot, Anoxie = fehlendes O_2-Angebot) und Sauerstoffbedarf des Herzmuskels – v. a. infolge einer lokalen Durchblutungseinschränkung beim **Herzinfarkt** – verursacht im EKG, je nach Ausmaß des Infarkts und der Zeit nach seinem Eintritt, Senkungen und Hebungen der ST-Strecke unter oder über die 0-Linie sowie eine Abflachung oder Negativierung der T-Welle. Aus diesen EKG-Veränderungen können therapierelevante diagnostische Schlüsse gezogen werden.

Σ Das EKG ist ein wichtiges diagnostisches Hilfsmittel bei der Beurteilung von Bildung, Ausbreitung und Rückgang der Erregung am Herzen. Ausmaß und Verlauf von Herzinfarkten lassen sich z. B. über die dabei auftretenden EKG-Veränderungen abschätzen.

10.5 Die Anpassung der Herzleistung an den Bedarf

10.5.1 Der Blutdruck und seine Messung

Blutdrucknormwerte in Ruhe und bei Arbeit

Der Druck, den die **linke Kammer** beim Auswerfen des Blutes in die Aorta aufbaut, nennt man den **Blutdruck** (► auch Einleitung und Abschn. 10.2.2). Dieser wird durch jeden Herzschlag auf seinen systolischen Wert getrieben und sinkt zwischen den Herzschlägen auf den diastolischen Wert ab. Der **systolische Blutdruck** liegt bei jungen Erwachsenen normalerweise **bei 120 mmHg,** der **diastolische bei 80 mmHg** (der mittlere Blutdruck liegt also bei 100 mmHg). Die Differenz von 40 mmHg ist die **Blutdruckamplitude.**

Im Alter steigt der **systolische** Blutdruck um **20–30 mmHg** an, während der diastolische Blutdruck annähernd konstant bei 80 mmHg bleibt. Diese **Zunahme der Blutdruckamplitude** beruht im Wesentlichen auf einem Elastizitätsverlust der arteriellen Blutgefäße.

Bei Arbeit bleibt der diastolische Druck etwa gleich oder nimmt wenig zu, während der **systolische Blutdruck** und damit die Blutdruckamplitude und der mittlere Blutdruck ansteigen. Es werden systolische Werte bis zu 200 mmHg gemessen.

Σ Bei jungen Erwachsenen liegt der systolische Blutdruck bei 120 mmHg, der diastolische bei 80 mmHg. Ihre Differenz ist die Blutdruckamplitude. Im Alter und bei körperlicher Arbeit steigt v. a. der systolische Blutdruck an.

Fortleitung des systolischen Druckanstiegs als Pulswelle

Der durch die Austreibung des Schlagvolumens in der Aorta erzeugte Druckanstieg wird als **Druckpulswelle** in den Aorta- und Arterienwänden von Gewebsteilchen zu Gewebsteilchen viel schneller als der Blutfluss weitergeleitet. Die Pulswelle nach einem Herzschlag ist **schon nach 0,2 s in den Fußarterien** anlangt, während ein gleichzeitig aus dem Herzen ausgeworfenes Blutkörperchen in dieser Zeit erst 30 cm in der Aorta weitergeschwemmt worden ist.

Mit **zunehmender Entfernung** vom Herzen **steigt** die Pulswellengeschwindigkeit an, was durch die geringere Dehnbarkeit der dünneren Arterien und die größere Wanddicke relativ zum Gefäßdurchmesser bedingt ist. Auch **im Alter** nimmt die Pulswellengeschwindigkeit zu (in der Aorta von 4–6 m/s auf bis zu 9 m/s), was v. a. auf dem Altersumbau der Arterienwand mit Abnahme des elastischen und Zunahme des kollagenen Gewebes beruht.

Die Druckpulswelle, meist der **Puls** genannt, kann an den oberflächlich liegenden Körperarterien (wie am Hals oder am Handgelenk) mit den Fingerspitzen leicht getastet werden. Aus seinen **Qualitäten** lassen sich wichtige Informationen über den Zustand des Herz-Kreislauf-Systems herleiten: So kann v. a. die **Herzfrequenz** gemessen und ein regelmäßiger oder unregelmäßiger **Rhythmus** des Herzschlags gefühlt werden.

Σ Der Blutdruckanstieg in der Aorta während der Systole pflanzt sich als Druckpulswelle in 0,2 s über alle Arterien fort. Dünne Arterien mit dicken Wänden leiten die Pulswelle schneller fort als die Aorta mit ihrer dünnen und elastischen Wand.

Messung des Blutdrucks nach Riva-Rocci im medizinischen Alltag

Der Blutdruck wird in der Regel **in Millimeter Quecksilber (mmHg) angegeben,** weil das in ◘ Abb. 10.9a gezeigte Quecksilber-Manometer seit jeher zur (ursprünglich ausschließlich blutigen, d. h. invasiven) Blutdruckmessung im Tierversuch verwendet wurde. Wenn man sagt, der Blutdruck sei 100 mmHg, dann heißt das nichts anderes, als dass die auf die Gefäßwände ausgeübte bzw. dort in den elastischen Strukturen »gespeicherte« Kraft ausreicht, eine Quecksilbersäule um 100 mm in die Höhe zu drücken.

Beim Menschen wird im medizinischen Alltag das in ◘ Abb. 10.9b illustrierte Verfahren zur nichtinvasiven (unblutigen) **Messung des Blutdrucks nach Riva-Rocci** angewandt. Details des Messverfahrens sind in der Legende beschrieben. Der Nachteil dieser auskultatorischen Methode des Blutdruckmessens besteht in der Tatsache, dass der kontinuierliche (Schlag-zu-Schlag-) Blutdruck nicht gemessen werden kann. Gleiches gilt für die automatisierten Messverfahren mit einer aufblasbaren Oberarm- oder einer Handgelenkmanschette, bei denen die Druckschwankun-

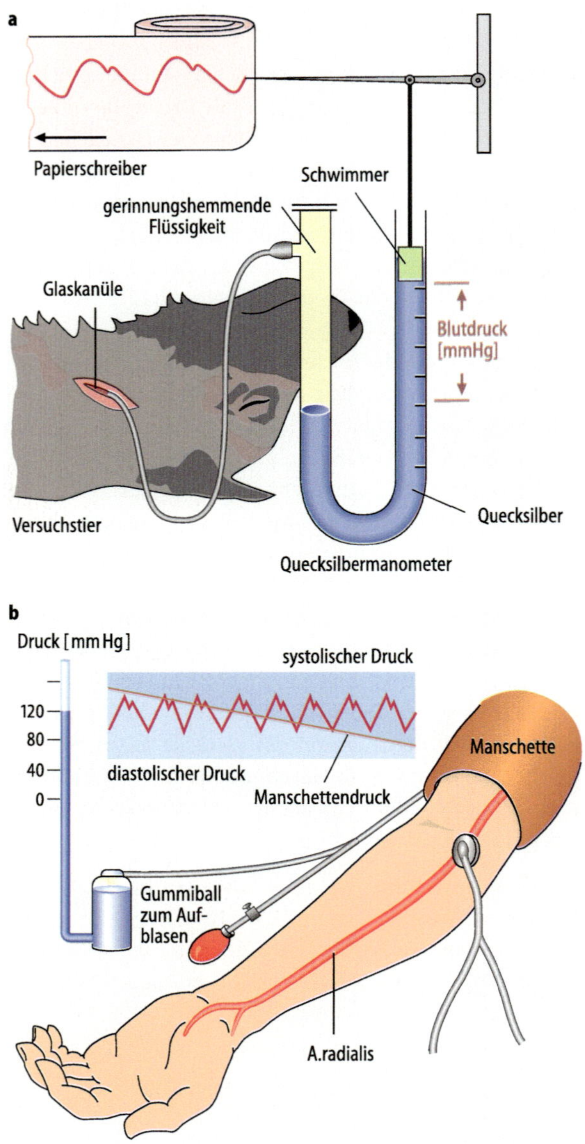

Abb. 10.9a, b. Messen des Blutdrucks in den großen Körperarterien. a Direkte (blutige) Messung mit einem Quecksilbermanometer. Eine Kanüle ist in die Halsschlagader eines betäubten Versuchstieres eingebunden. **b** Indirekte (unblutige) Blutdruckmessung am Menschen nach der 1896 erstmals beschriebenen Methode von Riva-Rocci (Blutdruckwerte werden daher oft mit *RR* bezeichnet). Eine Manschette um den Oberarm wird so lange aufgepumpt, bis sie die Oberarmarterie zudrückt. Beim langsamen Absenken des Manschettendrucks lässt sich mit dem Stethoskop in der Ellenbeuge hören, wann der systolische Druck gerade den Manschettendruck überwindet und etwas Blut in den Unterarm spritzt. Dieses nach seinem Entdecker benannte Korotkov-Geräusch tritt so lange bei jedem Herzschlag auf, bis der Manschettendruck gerade unter den diastolischen Druck fällt; denn dann kann das Blut wieder ungehindert fließen. Bei der Aufzeichnung in **b** würde ein Korotkov-Geräusch also ab dem 3. Herzschlag von *links* einsetzen (der eingetragene Manschettendruck fällt dort gerade unter den systolischen Blutdruck) und 3–4 Herzschläge später wieder verschwinden

10

gen in der Manschette registriert werden: Der Manschettendruck wird zunächst über den systolischen Blutdruck erhöht und anschließend langsam abgelassen. Das Auftreten von pulsativen Schwankungen signalisiert den systolischen, deren Verschwinden den diastolischen Druck.

Kontinuierliche nichtinvasive Blutddruckmessung, z. B. in der Psychophysiologie

Die nichtinvasive, kontinuierliche Blutdruckmessung ist eine der wichtigsten psychophysiologischen Methoden zur **Erfassung der kardiovaskulären Reagibilität.** Es gibt dazu verschiedene, jeweils in der einen oder anderen Hinsicht unbefriedigende Verfahren. Als zuverlässig und wenig belastend wird die Messung über **FINAPRES** (»finger arterial pressure«) angesehen, bei der der Fingerarteriendruck nichtinvasiv und kontinuierlich gemessen wird. Dabei wird der Druck in einer aufblasbaren Fingermanschette so lange erhöht, bis er dem systolischen Blutdruck in den Fingerarterien entspricht. Dies erkennt das Gerät daran, dass keine Pulswelle mehr registrierbar ist. Steigt der Blutdruck fährt die Manschette den Druck höher, bis die Pulswelle wieder verschwindet – und umgekehrt. Unterschiedliche Arbeiten berichten Korrelationen zwischen FINAPRES und dem arteriell gemessenen Blutdruck bis zur Höhe von r=0,95. Da für das Messergebnis die relative Lage des gemessenen Fingers zum Herzen relevant ist, sind die absolut erhaltenen Werte wenig informativ. FINAPRES dient demzufolge primär der reliablen **Erfassung von Veränderungen** des Blutdrucks **innerhalb einer Person.**

Σ Der Blutdruck wird meist nach der Methode von Riva-Rocci gemessen. FINAPRES erlaubt eine kontinuierliche, nichtinvasive Blutdruckmessung, z. B. zur Erfassung der kardiovaskulären Reagibilität.

10.5.2 Herzarbeit und Herzleistung

Arbeitswerte des Herzzeitvolumens, Herzleistung

In Ruhe werden vom Herzen, wie in Abschn. 10.2.3 beschrieben, rund 5 l Blut pro Minute gefördert. Bei leichter Arbeit verdoppelt sich das Herzzeitvolumen auf rund 10 l/min, bei mittlerer verdreifacht und bei schwerer verfünffacht bis versiebenfacht es sich. Das Herz pumpt dann **25–35 l/min** durch den Kreislauf. Das größere Herzzeitvolumen wird über eine **Vergrößerung des Schlagvolumens** (von 70 bis auf etwa 140 ml) und durch eine **Erhöhung der Herzfrequenz** bis auf etwa 180 Schläge pro Minute erreicht, also z. B. bei einem Schlagvolumen von 140 ml und einer Herzfrequenz von 180 Schlägen pro min werden vom Herzen 140 ml × 180 min^{-1} = 25.200 ml/min = 25,2 l/min Blut gefördert.

Herzarbeit ist also nach dem bisher Gesagten in erster Linie **Druck-Volumen-Arbeit.** Dazu kommt ein relativ unbedeutender Anteil (ca. 1%) an **Beschleunigungsarbeit,** da das in den Kammern während der Anspannungsphase »ruhende« Blut bei der Austreibung auf eine Geschwindigkeit von ca. 1 m/s beschleunigt werden muss. Die **Arbeitsleistung des Herzens** errechnet sich, wie bei anderen Maschinen auch, als das Produkt aus Arbeit x Zeit. Sie liegt in der Größenordnung von 1 W (0,1 kpm/s).

Synopsis der Herzaktion im linken und rechten Herzen

Einen Gesamtüberblick über die wesentlichen Vorgänge in den verschiedenen Aktionsphasen des Herzens **in korrekter zeitlicher Beziehung** zueinander gibt die ◘ Abb. 10.10. Nicht alle der dort eingezeichneten Messgrößen bzw. Vorgänge wurden bisher im Einzelnen diskutiert. Ihre Bedeutung ergibt sich aber in den meisten Fällen von selbst. Erwähnt werden sollte aber, dass sowohl die linke wie die rechte Herzkammer sich **bei Kontraktion nicht völlig entleeren,** sondern dass ein **Restvolumen** zurückbleibt, das in der gleichen Größenordnung wie das Schlagvolumen, also jeweils bei ca. 70 ml liegt. Das Herz ist also am Ende der Austreibungsphase immer noch etwa »zur Hälfte« gefüllt.

Die in ◘ Abb. 10.10 für das linke Herz dargestellten Aktionsphasen laufen in ähnlicher Weise auch am rechten Herzen (kleiner Kreislauf oder Lungenkreislauf) ab. Wegen des **geringeren Gefäßwiderstandes im Lungenkreislauf** kommt das **rechte Herz** jedoch mit wesentlich **kleineren Drücken** aus. In der Arteria pulmonalis beträgt der systolische Druck ca. 20 mmHg, der diastolische Druck ca. 8 mmHg und der mittlere Druck ca. 13 mmHg. Da also vom rechten Herzen sehr viel weniger Druckarbeit als vom linken gefordert wird, ist seine **Muskelwand entsprechend dünner** (◘ Abb. 10.3 und 10.5).

Σ Das Herzminutenvolumen beträgt in Ruhe 5 l/min, bei Arbeit das bis zu 7-fache. Herzarbeit ist nahezu ausschließlich Druck-Volumen-Arbeit. Die Volumenarbeit der beiden Herzkammern ist gleich, die Druckarbeit des rechten Herzens ist jedoch viel geringer als die des linken.

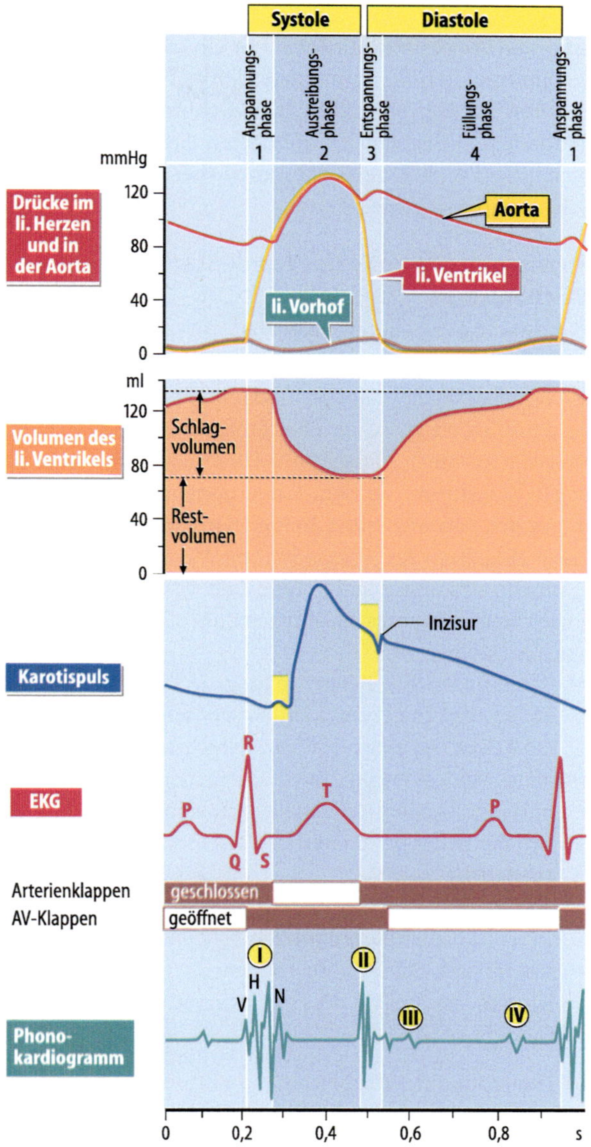

◘ **Abb. 10.10. Zeitliche Zuordnung einiger Messgrößen bzw. Vorgänge zu den Aktionsphasen des linken Herzens.** 1. Anspannungsphase. 2. Austreibungsphase. 3. Entspannungsphase. 4. Füllungsphase. Die grauen Querbalken im mittleren Teil des Diagramms markieren die Dauer des Verschlusses der betreffenden Klappen. Gelb unterlegte römische Zahlen kennzeichnen den 1. bis 4. Herzton. Der 1. Herzton besteht aus den Segmenten V, H, N (Abschn. 10.2.2)

10.5.3 Anpassung der Herzarbeit über den Frank-Starling-Mechanismus

Autoregulation von Schlagvolumen und Blutdruck

Die Anpassung der Herzleistung an erhöhte Anforderungen wird teils vom Herzen selbst geleistet, teils von den Herznerven (Abschn. 10.5.4) gesteuert. Die Selbstanpassung läuft über einen ebenso einfachen wie wirkungsvollen Mechanismus: Wird das Herz durch einen **erhöhten venösen Zustrom** stärker gefüllt, so werden die Muskelfasern der Herzwände stärker gedehnt. Diese **Dehnung führt zu einer kräftigeren Kontraktion** und damit zu einem größeren Schlagvolumen.

Das mit konstanter Frequenz schlagende Herz kann also aus sich heraus, **autoregulatorisch,** eine **vermehrte diastolische Füllung** durch den Auswurf eines größeren Schlagvolumens bewältigen. Dieser Anpassungsmechanismus wird nach seinen Entdeckern als **Frank-Starling-Mechanismus** bezeichnet.

Derselbe Mechanismus wird auch aktiviert, wenn das Herz eine **erhöhte Druckarbeit** zu leisten hat, weil der Widerstand der Kreislaufgefäße ansteigt (z. B. bei einer durch Nikotin verursachten Gefäßverengung). In diesem

Fall kann das Herz bei einer gegebenen Füllung **gegen den erhöhten Widerstand zunächst nur ein kleineres Schlagvolumen** auswerfen. Damit bleibt Schlag für Schlag mehr **Restblut** im Herzen zurück, **wodurch das Herz stärker gedehnt** und damit zu einer höheren Arbeitsleistung, in diesem Fall zu höherer Druckarbeit (bei normalisiertem Schlagvolumen) gebracht wird.

Physiologische Rolle des Frank-Starling-Mechanismus

Da beide Herzkammern mit derselben Frequenz schlagen und da sie mittel- bis langfristig das absolut gleiche Herzzeitvolumen fördern müssen (damit es nicht zu Blutverschiebungen zwischen dem großen und dem kleinen Kreislauf kommt), müssen ihre Förderleistungen aufeinander abgestimmt werden. Diese **gegenseitige Abstimmung der Förderleistung beider Kammern** ist eine der Hauptaufgaben des Frank-Starling-Mechanismus. Beispiele für kurzfristig auftretende und anschließend auszugleichende Volumenänderungen im großen oder kleinen Kreislauf sind:

- Änderungen der Körperstellung, z. B. Hinlegen nach Stehen und umgekehrt, die den venösen Rückstrom beeinflussen (im ersten Fall vorübergehend erhöhen),
- akute Vergrößerung des zirkulierenden Blutvolumens bei einer Blutübertragung (Transfusion),
- Erhöhung des peripheren Widerstandes (wie oben beschrieben).

Auch bei **transplantierten Herzen** bleiben die autoregulatorischen Frank-Starling-Mechanismen erhalten. Sie fallen dann wegen des Ausfalls der Herzinnervation sogar stärker ins Gewicht.

Σ Dehnung der Herzkammern (durch vermehrten venösen Zustrom oder erhöhtes Restblut) regt die Arbeitsmuskulatur zu erhöhter Leistung an. Das Herz kann sich über diesen Frank-Starling-Mechanismus autonom an wechselnde Anforderungen anpassen.

10.5.4 Anpassung der Herzarbeit über die Herznerven

Afferente Innervation

Die sensible (afferente) Innervation des Herzens dient zum ersten dazu, mit Hilfe von **Mechanosensoren** (Abschn. 15.1.3), deren afferente Nervenfasern im Vagusnerven (► unten) laufen, die Dehnung der Herzvorhofwände, also die Füllung der Vorhöfe zu messen (diese Information wird bei der Kreislaufregelung verwendet). Zum zweiten ist das gesamte Herz mit **Nozisensoren** versorgt (Abschn. 16.2.1), deren Afferenzen in den sympathischen Herznerven verlaufen. Sie sind für die Übermittlung von Herzschmerzen (Angina pectoris) verantwortlich.

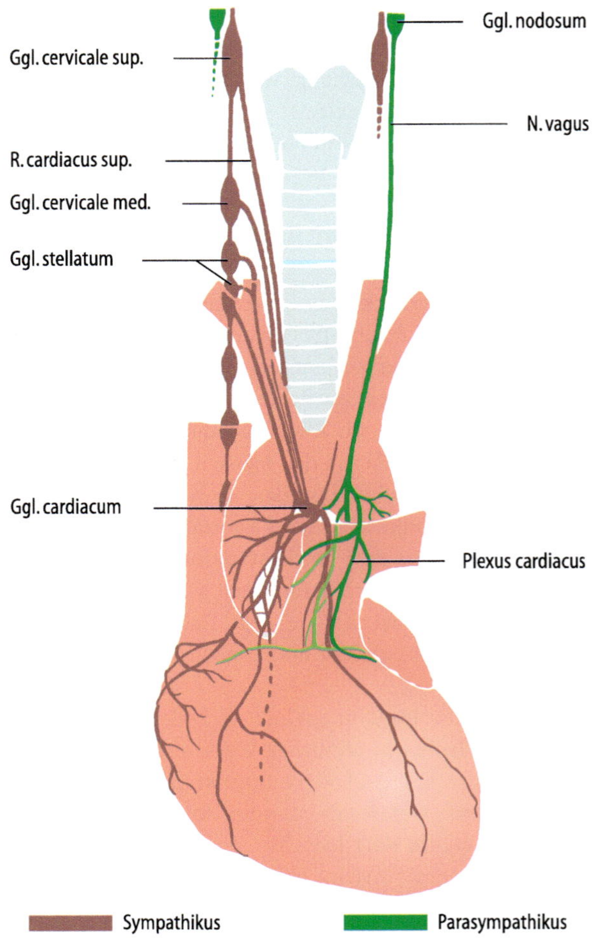

Abb. 10.11. Efferente Innervation des Herzens in schematischer Darstellung. Infolge der unterschiedlichen Verteilung sympathischer und parasympathischer Efferenzen auf Vorhöfe und Ventrikel differieren die nervalen Wirkungen in den verschiedenen Herzabschnitten. Die autonome Innervation ist doppelseitig angelegt, aber in der Abbildung ist jeweils nur eine Seite von Parasympathikus und Sympathikus gezeigt

Sympathische Innervation

Die für eine Zunahme des Herzzeitvolumens notwendige **Erhöhung der Herzfrequenz** (**positiv-chronotrope** Wirkung) wird durch die sympathischen Herznerven bewirkt (Abb. 10.11, Kap. 6). Diese setzen bei ihrer Erregung den Überträgerstoff Noradrenalin frei, der das **Schrittmacherpotenzial versteilert** und damit schneller an die Schwelle für ein Aktionspotenzial heranführt.

Das Noradrenalin hat noch eine zweite wichtige Wirkung auf das Herz: Es **erhöht die Kraft der Kontraktion** (**positiv inotrope** Wirkung). Diese erhöhte Kontraktionskraft kann sowohl zur Erhöhung des Schlagvolumens als auch des Blutdrucks genutzt werden.

Als Mechanismus der positiv inotropen Wirkung des Sympathikus und seiner Überträgerstoffe Noradrenalin und (in geringer Menge) Adrenalin wird eine **Verstärkung des langsamen Ca^{2+}-Einwärtsstroms** während der Plateauphase der Herzaktionspotenzials (Erhöhung der Ca^{2+}-Leitfähigkeit) angesehen. Sie erklärt die Steigerung der Kontraktionskraft durch Intensivierung der elektromechanischen Kopplung (Abschn. 10.3.3).

Parasympathische Innervation

Die Gegenspieler der sympathischen, frequenzsteigernden Herznerven sind die parasympathischen Herznervenfasern des Vagusnerven (in Abb. 10.11 grün eingezeichnet). Ihre Überträgersubstanz, das Azetylcholin, senkt die Herzfrequenz durch Abflachung des Schrittmacherpotenzials **(negativ-chronotrope Wirkung).**

Tatsächlich ist es normalerweise **in Ruhe** (also wenn der Organismus keine Arbeit leistet) so, dass der Einfluss der **parasympathischen Herznerven überwiegt**. Schneidet man nämlich im Tierexperiment alle Herznerven durch (oder verhindert man die Wirkung ihrer Überträgersubstanzen durch entsprechende »blockierende« Pharmaka), steigt die Ruheherzfrequenz an. Das Herz ist also in Ruhe unter dem dauernden dämpfenden Einfluss der vagalen, parasympathischen Herznerven.

Die sensible Innervation des Herzens dient teils der Messung der Vorhoffüllung (über Mechanosensoren, Afferenzen im Vagus), teils der Übermittlung von Herzschmerzen (über Nozizeptoren, Afferenzen im Sympathikus). Die efferente sympathische Innervation wirkt positiv-chronotrop und inotrop, die parasympathische hauptsächlich negativ-chronotrop.

10.5.5 Optimierung der Herzarbeit durch Ausdauertraining

Günstigster Arbeitsbereich des Herzens

Auf den ersten Blick erscheint es gleichgültig, ob eine bestimmte Auswurfleistung des Herzens von einem langsam schlagenden Herzen mit einem hohen Schlagvolumen oder, umgekehrt, von einem schnell schlagenden Herzen mit entsprechend kleinem Schlagvolumen gefördert wird. Der **Energieverbrauch des Herzens** ist aber **im ersten Fall wesentlich geringer** als im zweiten. Mit anderen Worten, im Herzen ist der **Wirkungsgrad** für ein gegebenes Herzzeitvolumen umso **besser, je geringer die Frequenz und je höher das Schlagvolumen** ist. Es ist also energetisch am günstigsten, immer mit einer möglichst geringen Herzfrequenz zu arbeiten.

Wirkung von Ausdauertraining

Ausdauertraining (Langlauf, Skilanglauf, Fahrradwandern etc.) **vergrößert das Herz.** Ein ausgeprägtes Sportherz wiegt etwa 500 g, das Herz eines untrainierten Erwachsenen, wie in Abschn. 10.2.1 schon erwähnt, etwa 300 g (Abb. 10.12a). Je größer das Herz durch Training wird, desto geringer wird seine Frequenz bei Ruhe (Abb. 10.13a) und bei körperlicher Arbeit (Abb. 10.13b), während sein

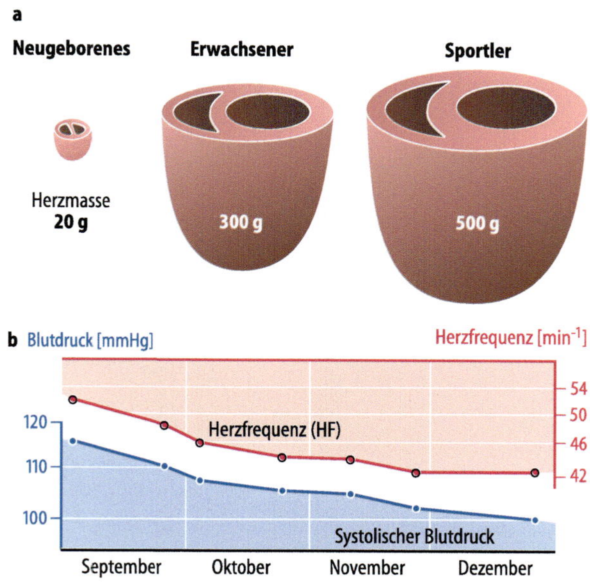

Abb. 10.12a, b. Arbeitsweise des trainierten und des untrainierten Herzens. a Schema zur Veranschaulichung des Sportherzens (nach Linzbach). Das Herz wird größer, weil die einzelnen Herzmuskelzellen an Dicke und Länge zunehmen. **b** Abnahme der Herzfrequenz (rote Kurve und rotes Koordinatensystem mit den rechten Ordinatenwerten) und des systolischen Blutdrucks (blau, linke Ordinatenskala) bei einem Leistungssportler im Verlauf einer viermonatigen zusätzlichen Trainingsperiode

Schlagvolumen entsprechend zunimmt. Auch bei einem schon vortrainierten Dauerleistungssportler sinkt im Verlauf einer Trainingsperiode die Herzfrequenz noch über Monate langsam ab (rote Kurve in Abb. 10.12b). Zusätzlich **sinken** bei Ausdauertraining der **systolische** und damit auch der **mittlere Blutdruck** (blaue Kurve in Abb. 10.12b). Die Druckarbeit des Herzens wird durch Ausdauertraining daher ebenfalls geringer.

Eine Abnahme der Herzfrequenz bedeutet auch, dass die Diastole (Erschlaffungs- und Füllungszeit) relativ zur Systole (Anspannungs- und Kontraktionszeit) immer länger wird. Die **Durchblutung des Herzmuskels** wird dadurch **entscheidend verbessert,** denn nur während der Diastole kann Blut durch die Kapillaren zwischen den Herzmuskelfasern fließen. Während der Systole werden die Kapillaren dagegen durch die Kraft der Kontraktion praktisch völlig zusammengepresst. Zum höheren Wirkungsgrad kommt bei niedriger Herzfrequenz also noch der Vorteil eines durch die erhöhte Durchblutung verbesserten Angebots.

Alle diese Vorteile des trainierten gegenüber dem untrainierten Herzen werden bei der **Rehabilitation** von Herz-Kreislauf-geschädigten Patienten systematisch und oft mit großem Erfolg auszunutzen versucht. Das **Ausdauertraining** kann dabei pharmakologisch unterstützt (z. B. durch herzfrequenz- und blutdrucksenkende Mittel), aber nicht ersetzt werden.

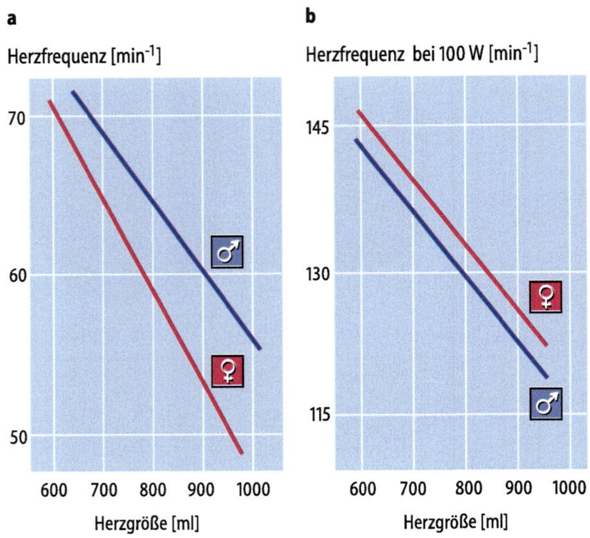

Abb. 10.13a, b. Schlagfrequenzen des Herzens in Ruhe und bei Belastung in Abhängigkeit vom Geschlecht und vom Trainingszustand. a Das Verhalten der Ruheherzfrequenz mit zunehmender Sportherzbildung bei Männern (♂) und bei Frauen (♀). Die Herzgrößen beziehen sich auf das mit Blut gefüllte Herz. **b** Das Verhalten der Herzfrequenz bei leichter körperlicher Arbeit (100 Watt pro Minute) mit zunehmender Sportherzbildung bei Männern und bei Frauen

Σ **Bei großem Schlagvolumen und geringer Herzfrequenz hat das Herz seinen besten Wirkungsgrad. Ein regelmäßiges, lebenslängliches Ausdauertraining hält das Herz in Ruhe und Arbeit im optimalen, niederfrequenten Arbeitsbereich.**

10.6 Akute Anpassung des Kreislaufs an den Bedarf

10.6.1 Arterielle und venöse Kreisläufe im Überblick

Blutvolumina in Körper- und Lungenkreislauf

Diese beiden Teilkreisläufe sind in Abb. 10.14a schematisch dargestellt. Das Gesamtblutvolumen von rund 5 l (Abschn. 10.1.1) ist auf die beiden Kreisläufe verteilt, wobei **über die Hälfte** des Blutes sich in deren **Venen** findet, nur knapp ein Fünftel in den großen Körper- und Lungenarterien und der Rest in den Kapillaren und in den Herzhöhlen.

Von der Hauptschlagader des Körpers, der **Aorta,** zweigen sich zahlreiche Arterien ab, um die verschiedenen **Teilkreisläufe des Organismus** zu versorgen. Wie diese Verteilung des Blutstromes auf die einzelnen Organe bei einem ruhenden Organismus aussieht, zeigt die linke Kolumne der Abb. 10.14b. Es fällt auf, dass unter diesen Bedingungen die Skelettmuskulatur, die 40–50% des Körpergewichts ausmacht (Abschn. 13.1.1), nur rund ein Fünftel des Blutstromes in Anspruch nimmt, nicht mehr als die Nieren, die beide zusammen nur 300 g wiegen und doch von 20% des Ruhe-Herzminutenvolumens, also von rund 1 l Blut pro Minute, durchflossen werden (Abschn. 12.3.1).

Σ **Das Blut verteilt sich auf 2 Teilkreisläufe, den Körper- und den Lungenkreislauf, wobei die Venen das meiste Blut enthalten. Die Verteilung des Herzzeitvolumens auf die einzelnen Organkreisläufe ist sehr unterschiedlich.**

Box 10.3. Signifikante Senkung von Herz-Kreislauf-Komplikationen ohne Verlust von Lebensqualität

Eine 3,8 Jahre dauernde internationale Studie (Hypertension Optimal Treatment Study, HOT Study) an etwa 19.000 Patienten (aus 26 Ländern) mit chronisch erhöhtem Blutdruck (medizinische Diagnose: essenzielle Hypertonie, Abschn. 10.7.3) hatte zum Ziel, den diastolischen Blutdruck dieser Patienten vom durchschnittlichen Ausgangswert von 105±4,7 mmHg auf Werte unterhalb von 90 mmHg zurückzuführen (der systolische Wert lag vor der Behandlung im Durchschnitt bei 160 mmHg). Die Behandlung war rein pharmakologisch (zur Verhaltenstherapie Box 10.4), beginnend mit einem Kalzium-Antagonisten (schwächt die Kraft der Kontraktion des Herzmuskels, Abschn. 10.3.3) und eventueller Gabe eines oder zweier weiterer blutdrucksenkender Mittel, wie β-Blocker (reduzieren die Sympathikuswirkung), ACE-Hemmer (blocken die Umwandlung von Renin in Angiotensin, Abb. 10.19; Angiotensin-Rezeptorantagonisten wurden noch nicht eingesetzt) oder Diuretika (zur Senkung des intravasalen Volumens, Abb. 10.20). In der Studie gelang es, bei 89% der Patienten den diastolischen Blutdruck ≤90 mmHg zu senken und damit das Risiko, an einer kardiovaskulären Komplikation (Schlaganfall, Herzinfarkt etc.) zu erkranken oder daran zu sterben, um 30% zu reduzieren. Der dafür optimale diastolische Blutdruck lag bei ungefähr 83 mmHg (der systolische Druck lag nach der Behandlung im Schnitt bei 139 mmHg). Eine weitere Senkung des Blutdrucks brachte keine weitere Risikoabnahme, aber auch keine -zunahme. Diese und andere Studien haben die Deutsche Hochdruckliga zu der Empfehlung geführt, in jedem Lebensalter, auch im höheren, den Blutdruck auf Werte von 140/90 mmHg, bei Selbstmessung besser noch auf 135/85 mmHg zu senken. Die HOT-Studie hat gezeigt, dass dies fast immer möglich ist[1]. Ein weiteres wichtiges Ergebnis war, dass die Lebensqualität der Patienten durch die Therapie eher zu- als abnahm[2].

Literatur: [1]Hannsson L, Zanchetti A, Carruthers SG et al, for the HOT Study Group (1998) Benefits of intensive blood pressure lowering and acetylsalicylic acid in hypertensive patients. Lancet 351:1755–1762

[2]Wiklund I, Halling K, Ryden-Bergsten T et al (1997) Does lowering the blood pressure improve the mood? Quality-of-life result from the Hypertension Optimal Treatment (HOT) Study. Blood Pressure 6:357–364

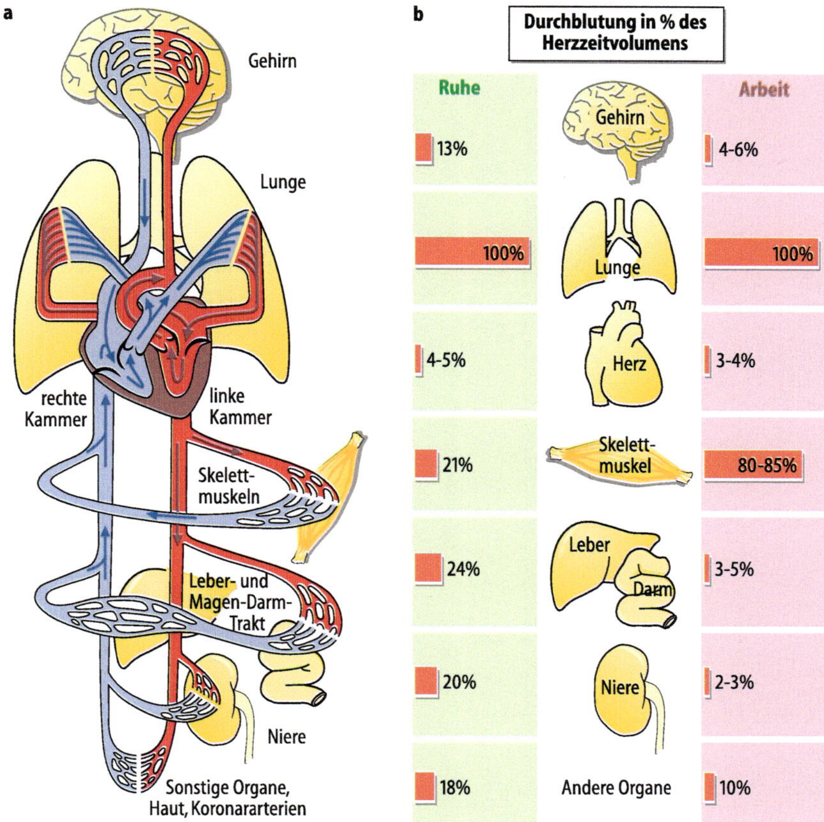

Abb. 10.14a, b. Die wichtigsten Organkreisläufe (Teilkreisläufe) des Menschen und die Verteilung des Herzzeitvolumens in Ruhe und bei Arbeit. a Lungenkreislauf (kleiner Kreislauf) und Organkreisläufe des Körperkreislaufs (großer Kreislauf) in schematisierter Darstellung. Die Gefäßabschnitte mit sauerstoffgesättigtem, arteriellem Blut sind rot, die Gefäßabschnitte mit teilweise entsättigtem, venösem Blut sind blau gezeichnet. Beachte, dass die Lungenarterien venöses, die Lungenvenen arterielles Blut enthalten. **b** Prozentualer Anteil der verschiedenen Organkreisläufe am Herzzeitvolumen in Ruhe (links) und bei Arbeit (rechts). Beachte bei der Bewertung, dass das Herzzeitvolumen bei Arbeit erheblich ansteigt, so dass eine prozentuale Verminderung also durchaus mit einer konstanten oder wenig verminderten Durchblutung einhergehen kann

Flusswiderstände und Druckverteilung in Körper- und Lungenkreislauf

Durch die großen Gefäße fließt das Blut leicht hindurch. Die dünnen Arterien, besonders die präkapillären **Arteriolen,** setzen aber wegen ihres kleinen Durchmessers dem Blutstrom einen **großen Widerstand** entgegen, der nur durch einen entsprechend hohen Blutdruck auf der arteriellen Seite überwunden werden kann. Dieser Druck liegt im **Körperkreislauf**, wie in Abschn. 10.5.1 beschrieben, im Mittel bei 100 mmHg. Im **Lungenkreislauf** wird dagegen aus den in Abschn. 10.5.2 genannten Gründen nur ein mittlerer Blutdruck von 13 mmHg benötigt, um das Blut durch die Lungengefäße zu drücken.

Die aus den stark unterschiedlichen Gefäßwiderständen sich ergebende **Druckverteilung im Gesamtkreislauf** ist in Abb. 10.15 zu sehen: Der Druck in der **linken Herzkammer** schwankt zwischen nahezu 0 mmHg (Füllung des Herzens in der Diastole) und 120 mmHg (Systole), der in der Aorta und den Arterien zwischen dem systolischen und dem diastolischen Wert (120/80 mmHg). In den Arteriolen und Kapillaren sinkt der Blutdruck rasch ab. Das **rechte Herz** baut anschließend in den Lungenarterien einen systolischen Druck von etwa 20 mmHg auf, der während der Diastole auf etwa 10 mmHg abfällt. Dieser Druck wird bei der Überwindung des Strömungswiderstandes in den Lungenarteriolen und -kapillaren fast völlig verbraucht. In den großen **Lungen- wie Körpervenen** liegt der Druck also jeweils nur noch wenige mmHg über Null.

Der Blutdruck dient zur Überwindung der Flusswiderstände im Kreislauf. Der größte Widerstand liegt in den dünnen Arteriolen. Der Gesamtwiderstand des Lungenkreislaufs ist wesentlich kleiner als der des Körperkreislaufs. Entsprechend weniger Druck wird benötigt.

Strömungsgeschwindigkeiten in Körper- und Lungenkreislauf

Die **Strömungsgeschwindigkeiten** der einzelnen Kreislaufabschnitte sind ebenfalls in Abb. 10.15 dargestellt. Es

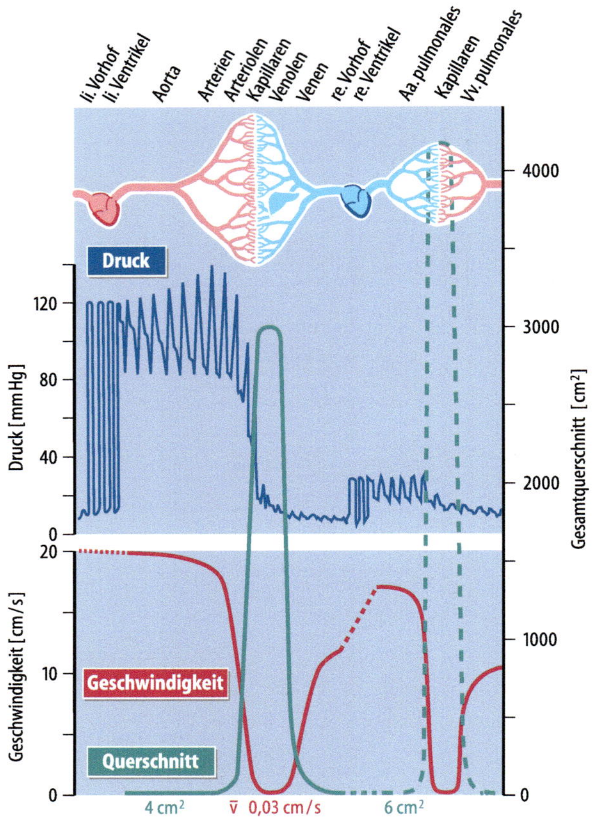

Abb. 10.15. Schematische Darstellung der Beziehungen zwischen Gesamtquerschnitt (grüne ausgezogene und gestrichelte Kurven, rechte Ordinate), Blutdruck (blau, linke, obere Ordinate) und mittlerer linearer Strömungsgeschwindigkeit (rot, linke untere Ordinate) im Herz-Kreislauf-System. Oben sind die aufeinander folgenden Kreislaufabschnitte, beginnend mit dem linken Vorhof, hintereinander angeordnet. Abschnitte mit sauerstoffreichem, arteriellem Blut sind rot aufgerastert, die mit sauerstoffarmen, venösen Blut erscheinen hellblau. In den Kapillaren sinkt die Strömungsgeschwindigkeit bis auf 0,05–0,03 cm/s ab (unterer Bildrand). Der Durchmesser der Aorta liegt bei 4 cm², der der Pulmonalarterien bei 6 cm²

10

gibt nur eine Hauptschlagader, die **Aorta**. Sie hat einen Querschnitt von etwa 4 cm². Dagegen teilen sich die **Arteriolen** und **Kapillaren** schließlich in so zahlreiche Äste auf, dass sie sich zu einem **Gesamtquerschnitt von über 3000 cm²** addieren. Entsprechend nimmt die Strömungsgeschwindigkeit bis auf 0,05 cm/s ab. Auch in den kleinen Venen, den **Venolen,** in die die Kapillaren münden, ist die Strömungsgeschwindigkeit wegen ihres großen Gesamtquerschnittes noch sehr gering. Erst in den großen **Venen,** die zum rechten Vorhof ziehen, steigt die Strömungsgeschwindigkeit wieder auf Werte bis zu 10 cm/s an.

Im **Lungenkreislauf** sind die entsprechenden **Strömungsgeschwindigkeiten** wegen des großen Gesamtquerschnittes der jeweiligen Gefäße **alle etwas geringer** (Abb. 10.15, rechte Hälfte). Andererseits ist der Gesamtweg des Lungenkreislaufs kürzer als der des Körperkreislaufs. Da die Umwälzzeiten in Körper- und Lungenkreislauf wegen der Geschlossenheit des Gesamtkreislaufs identisch sein müssen (Abschn. 10.5.3), wird der kürzere Weg durch die längere Flusszeit ausgeglichen.

Σ Die Strömungsgeschwindigkeit des Blutes ist umso langsamer, je größer der Gesamtquerschnitt des jeweiligen Kreislaufabschnitts ist. Es strömt am schnellsten in der Aorta und am langsamsten in den Kapillaren.

10.6.2 Lokale Modulation der Organdurchblutung

Einfluss des Gefäßdurchmessers auf die Durchflussmenge

Benötigt ein Organ, z. B. ein Muskel bei Arbeitsaufnahme, mehr Sauerstoff und mehr Nährstoffe, muss seine Organdurchblutung zunehmen. Dazu kann entweder der **arterielle Blutdruck ansteigen** oder der **Gefäßwiderstand abnehmen.** Die Erhöhung des Blutdrucks ist nur beschränkt hilfreich: Erstens würde damit die Durchblutung aller Organe zunehmen, und zweitens müsste der Blutdruck schon auf das Doppelte gesteigert werden (also auf 240/160 mmHg), um eine Verdopplung der Durchblutung zu erreichen.

Eine Abnahme des Durchflusswiderstandes über eine **Erweiterung der lokalen Gefäße,** insbesondere der **Arteriolen,** wird dagegen, wie Abb. 10.16a zeigt, zu **großen Änderungen der Durchblutung** führen. Wird nämlich der Radius (Halbmesser) eines Gefäßes verdoppelt, so strömt bei konstant gehaltenem Druck 16-mal soviel Blut in einer Zeiteinheit hindurch; wird der Radius vervierfacht, sogar 256-mal soviel. Dieser Zusammenhang, dass nämlich die Durchflussmenge von der vierten Potenz des Radius (r^4) abhängt, ist als das **Gesetz von Hagen-Poiseuille** bekannt.

Festzuhalten bleibt, dass die **Änderung** des **Durchmessers** der **Arteriolen** (und auch der anderen, etwas dickeren Arterien) die entscheidende Maßnahme ist, mit der die **Durchblutung** der einzelnen Organe an den **jeweiligen Bedarf angepasst** werden kann.

Σ Nach Hagen-Poiseuille hängt der Flusswiderstand eines Gefäßes von der 4. Potenz seines Radius ab. Änderungen der Gefäßweite, v. a. der Arteriolen, sind daher am besten zur Anpassung des regionalen Blutangebots an den aktuellen Bedarf geeignet.

Autoregulation der Durchflussmenge bei Arteriolen (Bayliss-Effekt)

Die eben beschriebene, starke Abhängigkeit der Durchflussmenge vom Gefäßdurchmesser könnte bei abrupten Blutdruckänderungen zur Aufdehnung der Gefäßwand und einer beträchtlichen Zunahme des Blutflusses führen. Dies wird dadurch verhindert, dass die Aufdehnung der Gefäßwand für die dort liegenden glatten Muskelfasern als **Kontraktionsreiz** wirkt, die daraufhin ihren Spannungszustand oder **Tonus** erhöhen und damit der Gefäßerweiterung entgegen wirken. Diese myogene Antwort, die **Bayliss-**

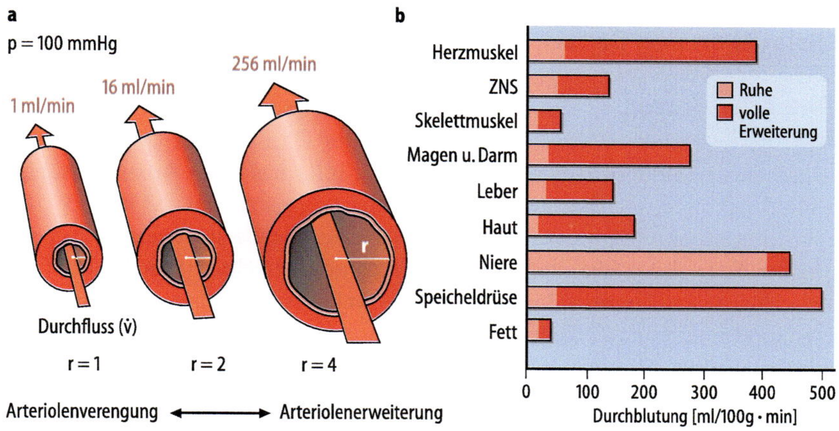

Abb. 10.16a, b. Anpassung des Kreislaufs an den Bedarf. **a** Kleine Veränderungen des Halbmessers r der Arteriolen führen zu dramatischen Änderungen des Gefäßwiderstandes und damit (bei konstantem Blutdruck) der Durchblutung. **b** Durchblutung wichtiger Organe des Körpers in Ruhe (hellrote Säulen) und bei maximaler Erweiterung der versorgenden Gefäße (dunkelrote Säulen). Die Durchblutung ist in ml Blut/100 g Gewebe/Minute (ml/100 g min) angegeben

Effekt genannt wird, ist der Grundmechanismus für die **Autoregulation der Organdurchblutung,** mit der in vielen Organen, v. a. in den **Nieren** (Abschn. 12.3.1) und im **Gehirn**, die Durchblutung unabhängig von Blutdruckschwankungen weitgehend konstant gehalten wird.

Lokale Modulation der Gefäßweite durch Sympathikus, Metabolite, Hormone und NO

Wenn notwendig kann der Tonus der Gefäßwand der Arteriolen und damit der Gefäßdurchmesser durch lokale nervöse und andere Einflüsse verändert werden. Wichtig sind:

- Einmal die **sympathischen Gefäßnerven**, die die glatten Muskelfasern innervieren. Ihre Entladungsraten bestimmen die jeweilige Tonuslage der Gefäßwand (hohe Entladungen führen zu maximaler **Vasokonstriktion**, Reduktion der Entladungen zur **Vasodilatation**, Abb. 6.7 in Abschn. 6.3.1).
- Zum zweiten wirken eine Reihe von **Stoffwechselprodukten (Metabolite)**, die im Gewebe bereits unter Ruhebedingungen und verstärkt während vermehrter Tätigkeit der Organe anfallen, z. B. Milchsäure und CO_2, vasodilatierend.
- Der Tonus der peripheren Gefäße wird auch von **zirkulierenden Hormonen** (z. B. den Katecholaminen und von dem unten dargestellten Renin-Angiotensin-System) beeinflusst.
- Schließlich wird aus den Wandzellen der Arteriolen, den Endothelzellen, kontinuierlich **Stickstoffmonoxid (NO)** freigesetzt, das stark vasodilatierend wirkt.

Σ Die Weite der Arteriolen wird durch den myogenen Gefäßtonus vorgegeben. Dieser wird v. a. in Nieren und Gehirn autoregulatorisch konstant gehalten. Wenn und wo notwendig, lässt sich die Gefäßweite durch die sympathischen Gefäßnerven sowie durch Metabolite, Hormone und NO verändern.

Abstimmung der lokalen Durchblutung auf den Bedarf

Auf die eben geschilderte Weise steuert sich die **lokale Durchblutung bedarfsabhängig** selbst. Daneben bietet die nervöse Kontrolle die Möglichkeit einer übergreifenden, auch das Ganze berücksichtigenden Steuerung: So wird bei hoher Muskelarbeit die Darmdurchblutung weitgehend gehemmt, um das Herz nicht zu überlasten, oder es wird bei Fieber die Hautdurchblutung zur Wärmeabfuhr gesteigert.

Zwischen welchen **Extremwerten** sich die **Organdurchblutung verändern** kann, ist in Abb. 10.16b illustriert (vgl. dazu auch Abb. 10.14b, rechte Säule). Die Länge der hellroten Säulen gibt an, wie viele Milliliter Blut durch je 100 g des betreffenden Gewebes pro Minute in Ruhe fließen; die dunkelroten Säulen zeigen, auf welche Werte die Durchblutung bei maximaler Dilatation zunehmen kann.

Bemerkenswert ist, dass in den Gefäßgebieten mit stark **wechselnden funktionellen Anforderungen** (Muskulatur, Magen-Darm-Trakt, Leber, Haut) die relativ größten Durchblutungsänderungen (vgl. Verhältnis der hell- zu den dunkelroten Säulenanteilen) auftreten können, d. h. diese Organe können ihre Durchblutung auf das Mehrfache des Ruhewertes steigern.

Demgegenüber wird die **Durchblutung von Organen** mit ständig **hohen,** aber relativ weniger stark wechselnden Anforderungen durch spezielle Regulationsmechanismen **weitgehend konstant** gehalten und innerhalb bestimmter Grenzen sogar von stärkeren Änderungen des arteriellen Drucks und des Herzzeitvolumens nur wenig beeinflusst. Dies gilt v. a. für die Nieren (maximale Durchblutung kaum über der Ruhedurchblutung), im geringeren Ausmaß auch für das Gehirn.

Σ Die Durchblutung der Organe richtet sich einmal nach deren mehr oder weniger wechselnden lokalen Bedürfnissen, zum anderen nach der Gesamtsituation des Organismus, da die Förderkapazität des Herzens beschränkt ist.

10.6.3 Reflektorische Anpassung des Kreislaufs an den Bedarf

Blutdruck als Sollwert der akuten Kreislaufregulation

Eine Erhöhung der Durchblutung eines einzelnen Muskels wird den zentralen Blutdruck nicht messbar verändern. Werden aber bei körperlicher Arbeit große Muskelgruppen über eine Weitstellung der Arteriolen stärker durchblutet, fließt zwischen 2 Herzschlägen deutlich mehr Blut aus der Aorta und den anderen großen Arterien ab. Folglich sinkt der diastolische Blutdruck auf einen niedrigen Wert. Wirft das Herz nicht alsbald mehr Blut aus, werden auch der systolische Druck und damit der arterielle Mitteldruck absinken. Auf diese Weise würde die Blutversorgung der Gewebe sehr schnell abnehmen und schließlich zusammenbrechen. Jede deutliche **Zunahme des Blutbedarfs** in der Peripherie muss also von einer **Steigerung des Herzzeitvolumens** begleitet sein, **damit der Blutdruck aufrechterhalten bleibt.** Für diese Aufgabe steht eine Reihe von Reflexsystemen zur Verfügung.

Arbeitsweise der Barorezeptorreflexe

Die wichtigsten reflektorischen Anpassungsvorgänge des Kreislaufs an wechselnde Belastungen sind in ◻ Abb. 10.17 zusammengefasst: Der Blutdruck in der Aorta und in den Halsarterien wird fortlaufend über spezielle Druckaufnehmer in den Arterienwänden, genannt **Barosensoren** (synonym: Barorezeptoren, Pressorezeptoren, Pressosensoren) gemessen und nach zentral gemeldet. In den **Kreislaufzentren** des Hirnstammes (Abschn. 6.4.1) werden anhand dieser Information die **Arbeitsleistung des Herzens** (Frequenz, Schlagvolumen und Kraft der Kontraktion) und die **Weite der Gefäße** so gesteuert, dass der normale **mittlere Blutdruck aufrechterhalten** bleibt.

Sinkt also beispielsweise **der Blutdruck** durch einen vermehrten Blutabfluss aus der Aorta ab, so wird

- das **Herz** über die sympathischen Herznerven zu **vermehrter Leistung** angeregt (Abschn. 10.5.4).
- Gleichzeitig wird die **Durchblutung der ruhenden Organe** durch Vasokonstriktion **eingeschränkt** (Abschn. 10.6.2).
- Ferner wird über eine **Vasokonstriktion aller Venen** ein Teil des dort vorrätigen Blutes (Abschn. 10.6.1) dem Herzen zur sofortigen Erhöhung des Herzzeitvolumens (Frank-Starling, Abschn. 10.5.3) zugeschoben.

Diese 3 Maßnahmen werden bei Übergang in körperliche Aktivität normalerweise schon **vor einem Abfall des Blutdruckes vorbeugend in Gang gesetzt.** Dies geschieht dadurch, dass die motorischen Zentren des Gehirns den Kreislaufzentren Kopien ihrer Befehle **(Efferenzkopien)** an

10

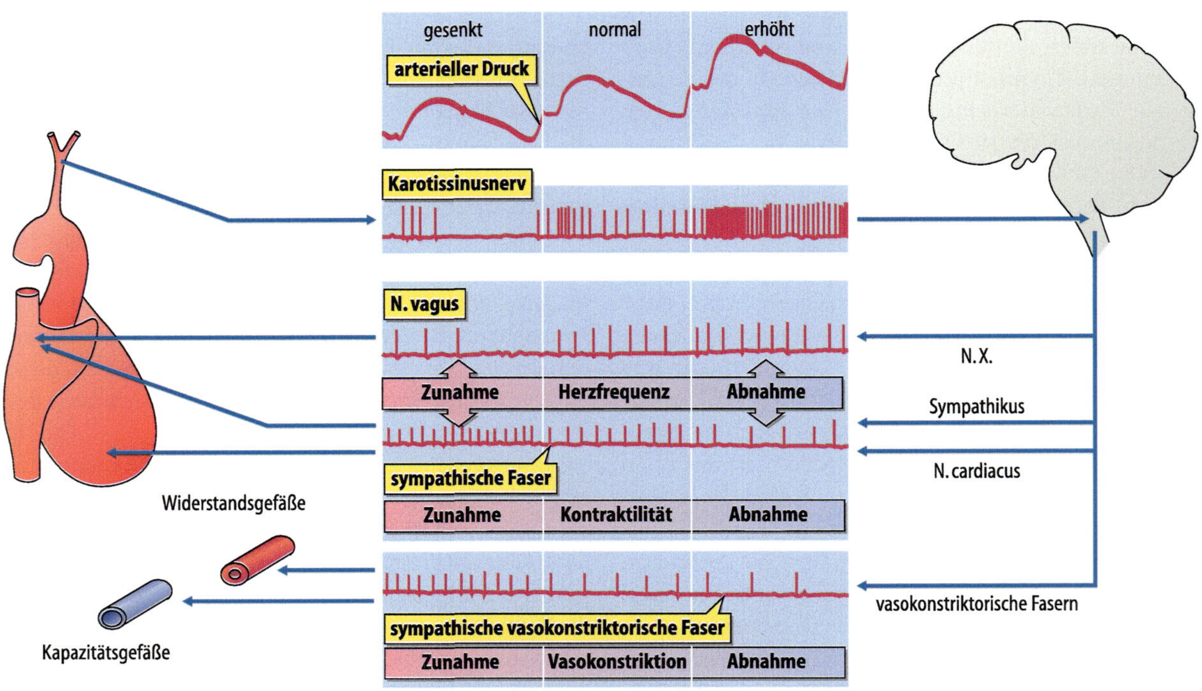

◻ **Abb. 10.17. Arbeitsweise des Karotissinusreflexes zur Konstanthaltung des mittleren Blutdruckes bei wechselnden Belastungen.** Die Drucksensoren (Barosensoren) in den Wänden der Aorta und der Halsschlagadern (besonders in einem Gabelungsbereich, dem Karotissinus, daher der Name des Reflexes) melden fortlaufend über elektrische Impulse (Aktionspotenziale) im Karotissinusnerven den mittleren Blutdruck an die Kreislaufzentren im Hirnstamm. Sinkt der Blutdruck ab (linke Säule), wird von dort die Aktivität der Vagusnerven gedrosselt, die der sympathischen Nerven gesteigert. Herzfrequenz, Kraft der Kontraktion und peripherer Gefäßwiderstand steigen an, damit auch der Blutdruck. Bei erhöhtem Blutdruck (rechte Säule) ist es umgekehrt. Die mittlere Säule zeigt die Verhältnisse bei ruhendem, unbelastetem Kreislauf die Muskulatur übersenden und sie damit über die bevorstehende Arbeitsaufnahme unterrichten.

Die überregionale, akute Anpassung des Kreislaufs an den Bedarf geschieht reflektorisch. Die von den Barorezeptoren gelieferte Blutdruckinformation wird in den Kreislaufzentren des Hirnstamms ausgewertet und in Steuerbefehle an Herz und Gefäßsystem umgesetzt. Ziel ist, den Blutdruck im Normbereich zu halten.

10.6.4 Wirkung der Barorezeptoraktivität auf die Hirnaktivität

Induktion von motorischer Inaktivität, Schlaf und kortikaler Hemmung

Wenn man **bei wachen Tieren** durch Dehnung eines (über einen Katheter chronisch implantierten) Gummiballs im Karotissinus die **Entladungsrate** der Barosensoren **stark erhöht,** so führt dies zu **motorischer Inaktivität und Schlaf.** Dieser Befund erinnert daran, dass Anthropologen bei Naturvölkern Techniken der Halsmassagen beschrieben haben, mit denen Beruhigung und Schlaf erreicht wurden.

Experimentell lässt sich **beim Menschen** durch Anlegen einer elastischen Halsmanschette, in der über Ventile ein Unterdruck (»Saugen«) am Karotissinus erzeugt wird, ebenfalls eine **verstärkte Aktivität der Barorezeptoren** erzeugen (Abb. 10.18). Dabei zeigen sich im EEG und den evozierten Potenzialen der Hirnrinde **deutliche Zunahmen von Hemmung,** d. h. das EEG wird verlangsamt und die Potenzialamplituden, v. a. bei schmerzhaften oder unangenehmen Reizen nehmen ab. Gleichzeitig werden die dargebotenen Reize als **weniger intensiv** erlebt. Dies bedeutet, dass die Aktivierung der retikulären Vaguskerne im Hirnstamm zu einer vorübergehenden Hemmung auch der darüber liegenden Hirnstrukturen führt.

»Erlernen« eines Bluthochdrucks über Barorezeptoraktivierung

Personen, die ein erhöhtes genetisches Risiko für die Entwicklung von Bluthochdruck aufweisen und starkem chronischen Stress ausgesetzt sind, zeigen diesen Mechanismus in verstärktem Maße. Offensichtlich »setzen« sie ihn unbewusst, reflexhaft, zur Abwehr von unangenehmen Ereignissen ein. Je besser ihnen dies »gelingt«, umso eher entwickeln solche Personen einen Bluthochdruck. Die Erhöhung des Drucks wird durch ihren Effekt, die Beseitigung von Belastung, verstärkt (Gesetz des Effekts in der Lernpsychologie, Kap. 24). Dies ist ein gutes Beispiel für die **verhaltensgesteuerte Veränderung eines physiologischen Reflexes.**

Stimulation der Barosensoren führt auch zu zentralnervöser Hemmung und damit zur Abnahme des Muskeltonus, zum Anstieg von Wahrnehmungsschwellen und evtl. zu Schlaf; die Entstehung einer Bluthochdruckerkrankung kann über diesen Mechanismus begünstigt werden.

10.7 Mittel- und langfristige Regulation des Kreislaufs

10.7.1 Mittelfristige Regulationen

Aufgaben der mittel- und langfristigen Blutdruckregulation

Neben dem in Abschn. 10.6.3 geschilderten nervösen Blutdruck-Kontrollsystem benötigt der Körper aber auch eine

Abb. 10.18. Auswirkungen der Manipulation der Barorezeptoren auf die kontingente negative Variation (CNV, negative kortikale Gleichspannungsverschiebung) und die Herzfrequenz (HF). Auf der linken Seite der Abbildung wird die Barorezeptorenaktivität durch Infusion eines den sympathischen Tonus erhöhenden Medikaments angeregt. Man erkennt, dass die negativen kortikalen Gleichspannungsverschiebungen, die ein Indikator kortikaler Mobilisierung sind, nach Infusion reduziert sind. Noch deutlicher ist der Effekt der Barorezeptorenaktivität bei mechanischer Reizung des Karotissinus. Innerhalb von 500 ms kommt es an der Hirnrinde zu einer starken Hemmung, sichtbar an der nach positiv verlaufenden CNV der langsamen Gleichspannungsverschiebungen des EEG (Kap. 21)

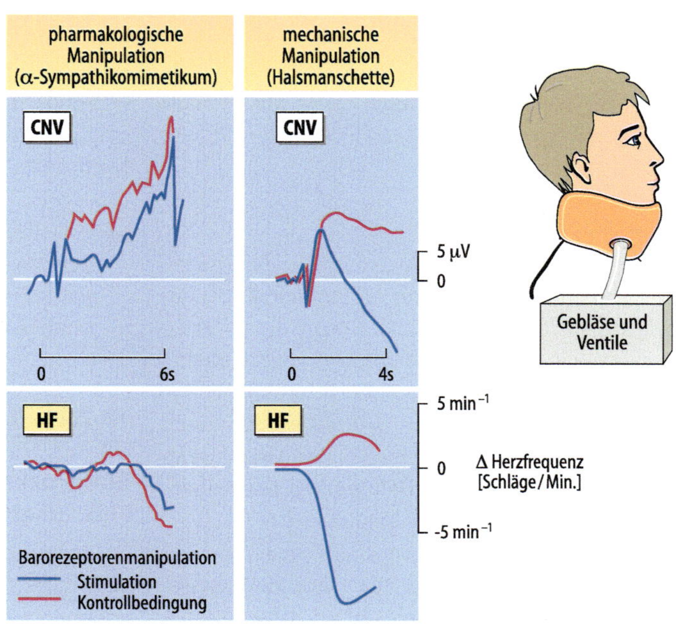

mittel- bis langfristig arbeitende Blutdruckkontrolle, die seinen mittleren Blutdruck über das ganze Leben möglichst konstant hält. Dazu ist es zusätzlich unbedingt notwendig, das **Blutvolumen** jederzeit in einem **angemessenen Verhältnis zur Volumenkapazität,** also zum »Fassungsvermögen« der Blutgefäße zu halten.

Die 3 **mittelfristigen** Regulationsmechanismen **wirken im Minuten- bis Stundenbereich.** Es handelt sich um

- das **Renin-Angiotensin-System,** das v. a. bei einem plötzlichen Abfall des Blutdruckes wirksam wird,
- die **Stressrelaxation der Gefäße,** die Zunahmen der Gefäßvolumina abpuffert, und
- **transkapilläre Volumenverschiebungen** durch veränderte Fließgleichgewichte bei der transkapillären Filtration und Reabsorption.

Die **langfristigen** Regulationsmechanismen regeln das **extrazelluläre Volumen** und damit die Füllung des Gefäßsystems, d. h. v. a. den **zentralen Venendruck.**

Renin-Angiotensin-System (RAS)

Jede Minderdurchblutung der Niere löst dort die Freisetzung des Enzyms **Renin** aus. Dieses wandelt ein im Blut zirkulierendes Globulin, das **Angiotensinogen,** in das Peptid **Angiotensin I** um (Abb. 10.19). Dieses wird durch ein weiteres Enzym (v. a. im Lungenkreislauf) in das Peptid **Angiotensin II** überführt. Letzteres löst sehr starke, direkte **vasokonstriktorische** Reaktionen an Arterien und in abgeschwächter Form auch an Venen aus. Gleichzeitig wird durch Angiotensin das gesamte **sympathische Nervensystem aktiviert,** was ebenfalls vasokonstriktorisch wirkt. Damit steigt der totale periphere Widerstand an, wodurch in Folge der **Blutdruck ansteigt.**

Der Renin-Angiotensin-Mechanismus trägt bei pathologisch erniedrigtem Blutdruck und bzw. oder bei reduziertem Blutvolumen wesentlich zur Normalisierung der Kreislauffunktionen bei. Er erreicht seine volle Wirksamkeit nach etwa 20 min. Die Freisetzung von Renin und das Auftreten von Angiotensin II **löst auch Durst aus** (starkes Durstgefühl nach größeren Blut- und Flüssigkeitsverlusten, Abschn. 25.2.1).

Stressrelaxation der Gefäße

In den elastischen Wänden der Arterien wird die Energie gespeichert, die in der Diastole zur Aufrechterhaltung des Blutdruckes dient (Abschn. 10.2.1). Sollen die Arterien übernormal gefüllt werden, so ist zu ihrer »Aufdehnung« eine entsprechende Zunahme des Blutdruckes notwendig. Diese Steigerungen des arteriellen Druckes werden durch die Eigenschaft der Gefäße abgeschwächt, im Anschluss an die druckbedingte Dehnung **ihre Dehnbarkeit zu erhöhen,** also etwas »nachzugeben«. Bei Abnahmen des intravaskulären Volumens nimmt die Dehnbarkeit wieder ab (und damit steigt der Blutdruck wieder an). Diese als **Stressrelaxation** bzw. **»reverse stress-relaxation«** bezeichneten

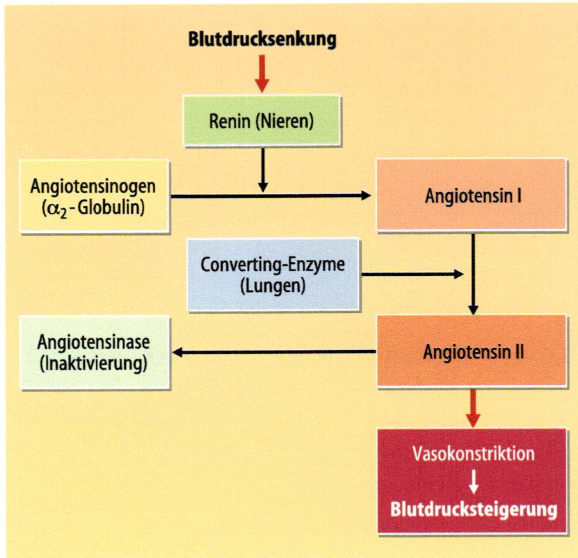

Abb. 10.19. Aktivierung des Renin-Angiotensin-Systems (RAS) zur mittelfristigen Blutdruckregelung bei einer Blutdrucksenkung (z. B. durch Blutverlust). Die Blutdrucksenkung führt zu einer Minderdurchblutung der Nieren. Dies bewirkt dort die Freisetzung des Renins. Die Abfolge der anschließenden Reaktionen ist im Text beschrieben. Nicht gezeigt ist, dass durch Angiotensin II auch das sympathische Nervensystem aktiviert und erheblicher Durst ausgelöst wird

Eigenschaften helfen mit, dass selbst bei größeren Volumenzu- oder -abnahmen die Drücke im Verlauf von 10–60 min wieder in den Normbereich zurückkehren.

Transkapilläre Volumenverschiebungen

Bei Erhöhung des Blutdruckes und damit des effektiven Filtrationsdruckes in den Kapillaren (Abschn. 10.1.2) wird eine vermehrte Filtration in den interstitiellen Raum bewirken, dass das intravasale Volumen abnimmt. Diese Verschiebung von Flüssigkeit aus dem Gefäßsystem in das Gewebsinterstitium **reduziert den venösen Rückfluss** (das »venöse Angebot«) zum Herzen und senkt damit über ein vermindertes Herzzeitvolumen, also eine reduzierte Füllung des arteriellen Systems, den erhöhten Blutdruck zur Norm zurück.

Mittelfristig, d. h. im Minuten- bis Stundenbereich, sorgen das Renin-Angiontensin-System, die Stressrelaxation der Gefäße und transkapilläre Volumenverschiebungen für die Konstanthaltung des Blutdrucks.

10.7.2 Langfristige Regulationen

Blutdruckerhöhung durch extrazelluläre Flüssigkeitszunahme

Die langfristigen Regulationsmechanismen des Kreislaufs passen, wie oben erwähnt, das **intravasale Flüssigkeitsvolumen** an die **Gefäßkapazität** an. Eine Zunahme des

Herzzeitvolumens über das notwendige Maß hinaus würde nämlich den Blutdruck und damit die Durchblutung der Organe erhöhen, und diese unnütz hohe Organdurchblutung würde von den Organen über ihre Autoregulationsmechanismen durch eine **Verengung ihrer Gefäße beantwortet.** Dies erhöht aber den peripheren Gesamtwiderstand des Organismus. Und das hat zur Folge, dass der Blutdruck weiter steigt. Damit ist ein Teufelskreis in Gang gesetzt, über den **kleine Zunahmen des Blutvolumens zu großen Zunahmen des Blutdruckes** führen.

Renales Volumenregulationssystem

Da die **intravasale Kapazität** nur in geringem Umfang und kaum auf Dauer verändert werden kann, kann nur über eine **Regulation des extrazellulären Volumens** eine langfristig befriedigende Blutdruckeinstellung erzielt werden. Gleichzeitig sorgt diese Volumenregulation auch für einen ausgeglichenen Wasser- und Elektrolythaushalt. An ihr sind 3 Mechanismen beteiligt:

- das **renale Volumenregulationssystem,**
- das **Adiuretinsystem** (Abschn. 7.3.2 und 25.2.1) und
- das **Aldosteronsystem** (Abschn.12.3.3).

Da die beiden letzteren in den obigen Abschnitten diskutiert werden, wird hier nur auf das renale Volumenregulationssystem eingegangen.

Die Nieren können am wirkungsvollsten das Entstehen des oben geschilderten Teufelskreises verhindern. Die dabei ablaufenden Vorgänge sind schematisch in ◘ Abb. 10.20 gezeigt: Jede **Zunahme des Blutvolumens** wird von den Nieren, wenn auch mit einer Verzögerung von einigen Stunden, durch eine erhöhte Harnausscheidung beantwortet. Diese **erhöhte Harnausscheidung** reduziert das Blutvolumen. Damit nehmen der venöse Rückstrom zum Herzen und das Herzminutenvolumen ab. Die Abnahme des Herzminutenvolumens lässt schließlich den Blutdruck wieder auf seinen normalen Wert absinken. Umgekehrt führt **Fallen des Blutdrucks zur Abnahme der Harnproduktion;** damit nimmt das Blutvolumen wieder zu und damit das venöse Angebot, Herzzeitvolumen und Blutdruck.

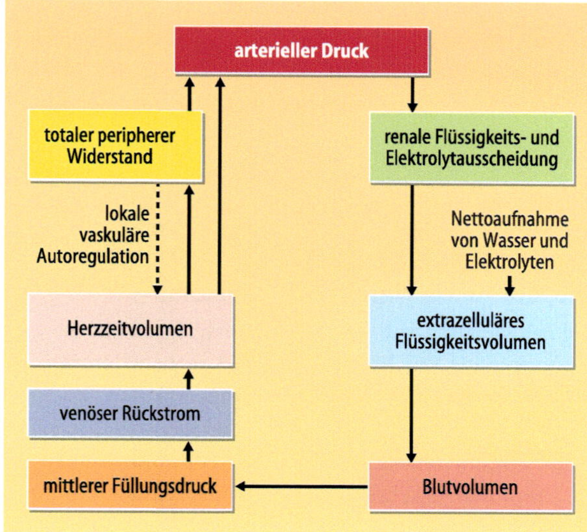

◘ **Abb. 10.20. Langfristige Regulation des arteriellen Blutdrucks über das renale Volumenregulationssystem nach einem Vorschlag von Guyton.** Eine Zunahme des Blutdrucks durch eine vermehrte Füllung der Blutgefäße (über eine Nettoaufnahme von Wasser und Salzen [Elektrolyten] und damit einem erhöhten venösen Angebot) führt zu einer entsprechenden Ausscheidung von Wasser und Elektrolyten durch die Nieren

Box 10.4. Verhaltensmedizin von Herz-Kreislauf-Erkrankungen

In der Verhaltensmedizin von Herz-Kreislauf-Erkrankungen wird versucht, die Hauptrisikofaktoren präventiv und ursächlich zu behandeln. Die präventive Behandlung von Bluthochdruck, Stress und Fettleibigkeit kann nur über Eingriffe in das soziale Netz der Betroffenen zu dauerhaften Verbesserungen führen. Da aber die ersten Symptome von Herz-Kreislauf-Erkrankungen meist lange (oft Jahre) nach den auslösenden Bedingungen auftreten und viele der Symptome, wie z. B. der erhöhte Blutdruck, sogar als angenehm erlebt werden (Abschn. 10.6.4), haben Aufklärung und Einsicht in die verursachenden Faktoren kaum eine Wirkung.

Aber auch spät einsetzende verhaltensmedizinische Maßnahmen verbessern die Überlebensrate zusammen mit den kardiologischen und rehabilitativen Therapien (Abschn. 10.5.5) erheblich. Zur Reduktion der Stressbelastung wird ein Stressbewältigungs- und Selbstbehauptungstraining eingesetzt. Dabei wird der Betroffene mit den realen belastenden Ereignissen (soweit möglich) konfrontiert und übt unter Anleitung des Psychologen alternative sprachliche und nicht-verbale Verhaltensweisen ein, die unvereinbar mit negativen Emotionen (wie z. B. längerer Ärger, Anspannung, Hilflosigkeit) sind. Dazu gehören muskuläre Entspannung, positive selbstbehauptende Reaktionen, Gesichts- und Körperausdrucksübungen, Biofeedback von Blutdruck und Muskelaktivität, Partnertraining u. a.

Zur Vorbeugung negativ-depressiver Reaktionen auf Situationen der Hilflosigkeit wird kognitive Verhaltenstherapie mit Sozialtraining (wie oben beschrieben) kombiniert: Durch Neuformulierung wiederholt negativer Gedanken (»ich schaffe es nie«, »ich versage«) und intensives Üben der Alternativen in den auslösenden Situationen wird eine Neubewertung solcher Situationen erreicht, die die exzessive autonome Aktivierung unterbindet.

Literatur: Bellack A, Hersen DM (eds) (1998) Comprehensive clinical psychology. Elsevier, Amsterdam

Die langfristigen Regulationsmechanismen wie das renale Volumenregulationssystem regeln das extrazelluläre Volumen und damit die Füllung des Gefäßsystems, d. h. vor allem den zentralen Venendruck.

10.7.3 Risikofaktoren für Fehlregulationen im Herz-Kreislauf-System

Potenzierende Wirkung der Risikofaktoren

Die Entwicklung von koronaren Herzerkrankungen, v. a. die Verengung der Koronargefäße (Koronarsklerose) mit der Gefahr des Herzinfarkts durch einen akuten Totalverschluss hängt von einer Reihe von Faktoren ab, die **jeder für sich wenig bedeutsam** sind, in ihrer **Kombination** aber die Erkrankungswahrscheinlichkeit beträchtlich erhöhen. Zu diesen **Risikofaktoren** zählen:

- starke **chronische psychische oder soziale Belastung** ohne Möglichkeit ihrer Bewältigung (»Hilflosigkeit«),
- **Bluthochdruck** (»essenzielle Hypertonie«),
- **abdominale Fettleibigkeit** (◻ Abb. 10.21).

Die Bedeutung erhöhter Blutkonzentrationen von **Low-density-Lipoproteinen** (»Cholesterol«) ist umstritten; sie erhöhen zwar das Risiko für koronare Verschlusserkrankungen, umgekehrt hängt aber ihre Senkung mit einem erhöhten Krebsrisiko und einem Risiko für Hirnblutungen zusammen.

10

Psychophysische Belastung als Risikofaktor

Epidemiologische Untersuchungen an eineiigen Zwillingen mit identischem genetischen Risiko zeigen, dass nur jener Zwilling an einer koronaren Herzkrankheit (Stenose, Infarkt) erkrankt, der über längere Zeiträume starken psychischen Belastungen (»Stress«) ohne Bewältigungsmöglichkeit ausgesetzt ist (z. B. Arbeitslosigkeit, Partnerverlust, Arbeitsplatzprobleme, täglicher »Ärger«). Diese Faktoren übertreffen an Bedeutung alle anderen Risikofaktoren.

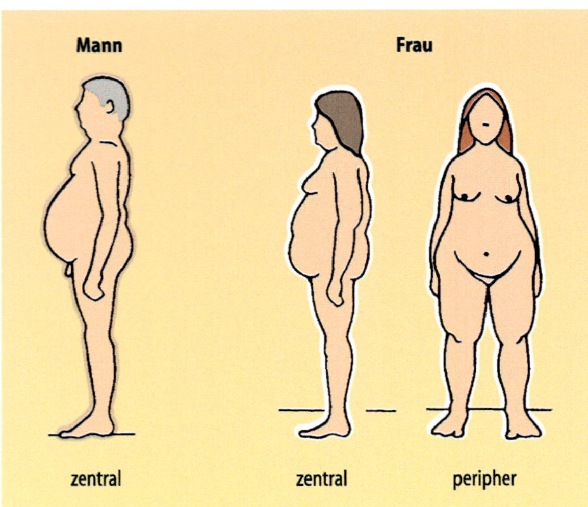

◻ **Abb. 10.21. Illustration der verschiedenen Arten von Fettleibigkeit.** Männer entwickeln v. a. abdominale oder androide Fettleibigkeit. Bei Frauen gibt es 2 Typen, eine, die den Männern ähnelt (zentral) und eine periphere oder gynoide Fettleibigkeit um Hüften und Oberschenkel

Bluthochdruck als Risikofaktor

Die Entwicklung einer **essenziellen Hypertonie** (Bluthochdruck) wird neben einer gewissen erblichen Belastung und dem Barosensorenmechanismus (Abschn. 10.6.4) durch erhöhte psychische Belastung (»Stress«) und eine feindselige Haltung (»Hostility«, Typ A) gegenüber der sozialen Umwelt begünstigt. Alle diese Faktoren erhöhen den Sympathikotonus und die kardiovaskuläre Reagibilität.

Die Dauerbelastung des Herz-Kreislauf-Systems durch einen chronisch über die Norm erhöhten Blutdruck ist selbst wiederum ein starker Risikofaktor für die Entwicklung von Herz-Kreislauf-Erkrankungen, insbesondere – wegen des Elastizitätsverlusts der Arterien (»Verkalkung«) – von **Herz- und Hirninfarkten** und anderen Durchblutungsstörungen. Die Überlastung des Herzmuskels kann diesen in die **Insuffizienz** treiben (Abschn. 10.2.3).

Fettleibigkeit als Risikofaktor

Die **Neigung zu Fettleibigkeit** ist zu einem erheblichen Teil genetisch bedingt, das aktuelle Gewicht ist aber von den Essgewohnheiten abhängig (Abschn. 26.2.5). Für die Entwicklung koronarer Herzkrankheiten ist die Ansammlung von Körperfett im Bauchbereich von Bedeutung (◻ Abb. 10.21). Fett im Hüft- und Gesäßbereich, wie es bei Frauen vor der Menopause häufig ist, hat wenig oder keine Bedeutung.

Das erhöhte **koronare Risiko für Männer** hängt z. T. mit dieser Verteilung der Fettreserven zusammen. Die Ansammlung der Fette im Abdominalbereich wird durch Stress verstärkt, da die ausgeschütteten Glukokortikoide Fett in dieser Region binden. Extremes Zigarettenrauchen und häufige Diäten (»cycling«) erhöhen die Fettablagerung im Abdominalbereich.

Übergewicht stellt den zentralen Risikofaktor von **nicht-insulinabhängigem Typ-II-Diabetes** (Abschn. 7.2.2) dar. Es trägt sowohl darüber als auch direkt über die Erhöhung des Gefäßwiderstandes wesentlich zur Entwicklung koronarer Herzkrankheiten, Infarktrisiko und Bluthochdruck bei.

Für alle genannten Risikofaktoren wurden **verhaltensmedizinische Präventions- und Therapieverfahren** entwickelt, die als Methode der Wahl zur Reduktion des koronaren Risikos betrachtet werden können. Für Beispiele s. Box 10.4. Trotz ihrer hohen Effizienz werden sie in der Praxis leider noch zu wenig angewandt, da sie eine interdisziplinäre Zusammenarbeit von experimentellen Psychologen und Medizinern erfordern, die nur selten in größerem Rahmen realisiert wird.

Psychophysiologische Faktoren stellen, neben dem Bluthochdruck und dem Übergewicht, das bedeutsamste Risiko zur Entwicklung von Herz-Kreislauf-Erkrankungen dar. Effektive verhaltensmedizinische Präventions- und Therapieverfahren sind verfügbar, werden aber wenig angewandt.

Zusammenfassung

Blut ist in erster Linie Transportmedium für die Atemgase, für die Nähr- und Abfallstoffe und für körpereigene Wirkstoffe wie die Hormone. Die **4–6 l Blut** des Erwachsenen bestehen aus

- **Blutzellen,** nämlich den roten Blutkörperchen (Erythrozyten), den weißen Blutkörperchen (Leukozyten) und den Thrombozyten, und
- **Blutplasma** mit den Bluteiweißen, die viele Transportaufgaben haben und Schutz- und Abwehrfunktionen wahrnehmen.

Mit Hilfe des als **Doppelpumpe gebauten Herzens** kreist das Blut durch den großen (Körper-) und kleinen (Lungen-) Kreislauf.

- Die **linke Kammer** pumpt das Blut in den großen Kreislauf, von dem es über die Venen in den rechten Vorhof fließt.
- Die **rechte Kammer** erhält ihr Blut vom rechten Vorhof und pumpt es in den Lungenkreislauf, von dem es in den linken Vorhof und von dort (erneut) in die linke Kammer fließt.
- **Klappen** zwischen den Vorhöfen und den Kammern und Klappen zwischen den Kammern und der Aorta bzw. den Lungenarterien bedingen, dass das Blut nur in der eben beschriebenen Weise zirkuliert
- Das Herz arbeitet rhythmisch und synchron, d. h. die Vorhöfe werfen ihr Blut gleichzeitig in die Kammern aus (Vorhofkontraktionen), worauf sich diese kontrahieren und das Blut in die Arterien auswerfen **(Systole).** Danach erschlafft das Herz wieder **(Diastole).**
- Der **Blutdruck** auf dem Höhepunkt der Kammerkontraktion wird systolischer Druck genannt, der vor dem Einsetzen der Kammerkontraktionen diastolischer.

Die rhythmischen Kontraktionen verdankt das Herz seiner **Spontanerregbarkeit** und seinem Aufbau als **funktionelles Synzytium,** das eine schnelle Erregungsausbreitung über das gesamte Herz ermöglicht.

- Die **Erregungsbildung** startet im rechten Vorhof (Schrittmacher des Herzens) und breitet sich von dort zunächst über die beiden Vorhöfe, anschließend durch den Atrioventrikularknoten auf die Herzkammern aus.
- **Ruhe- und Aktionspotenzial** des Herzens beruhen auf Ionenmechanismen, die denen der Nervenzellen vergleichbar sind mit der Ausnahme, dass die Dauer des Herzaktionspotenzial wesentlich länger als die des Aktionspotenzials von Nervenzellen ist.
- Das **Plateau des Herzaktionspotenzial** ist durch eine vorübergehenden Zunahme der Ca^{2+}-Ionen-Permeabilität bedingt. Es sorgt dafür, dass das Herz in dieser Zeit refraktär ist, so dass es erst nach der nächsten Füllung wieder zur Kontraktion gebracht werden kann.
- Die **elektromechanische Kopplung,** d. h. die Auslösung der Herzkontraktion durch das Aktionspotenzial, erfolgt ebenfalls über Ca^{2+}-Ionen, die durch das Aktionspotenzial aus intrazellulären Speichern vorübergehend freigesetzt werden.

Als **Elektrokardiogramm, EKG,** werden die elektrischen Spannungen bezeichnet, die von der Körperoberfläche als Folge der Herzerregung abgegriffen werden können.

- Die **Form des EKG** hängt wesentlich von den Ableiteorten ab. Standardisiert sind die Extremitäten-EKG und die Brustwandableitungen, die eine international verbindliche Nomenklatur besitzen.
- Die **Ausschläge des EGK** lassen sich als Projektionen des resultierenden elektrischen Dipols (Integralvektor genannt) auf die Verbindungslinie zwischen den Ableitestellen auffassen.
- Das EKG ist ein **wichtiges diagnostisches Hilfsmittel** bei der Beurteilung von Bildung, Ausbreitung und Rückgang der Erregung am Herzen.

Das Herz leistet **Druck-Volumen-Arbeit.** Für die **Druckarbeit** gilt:

- Da die Wege länger und damit die Widerstände höher sind, muss das **linke Herz** eine wesentlich größere **Druckarbeit** leisten als das rechte.
- Der **normale systolische Druck** liegt beim Erwachsenen in Ruhe bei 120 mmHg, der **diastolische** bei 80 mmHg.
- **Bei Arbeit** kann der systolische Druck deutlich ansteigen, der diastolisch nimmt nur wenig zu.

▼

- **Dauernde Erhöhungen** v. a. des diastolischen Drucks sind pathologisch und müssen wegen der damit verbundenen Risiken (»Arterienverkalkung« mit der Gefahr von Herz- oder Hirninfarkt) unbedingt behandelt werden.

Die **Volumenarbeit des Herzens** ist für das linke und das rechte Herz absolut identisch.

- **In Ruhe** schlägt das Herz etwa 70-mal und fördert dabei jeweils etwa 70 ml Blut, so dass pro Minute etwa 5 l Blut vom Herzen umgepumpt werden.
- **Bei Arbeit** steigt dieses Herzzeitvolumen um das 5- bis 7-fache an, d. h. auf etwa 25–35 l. Dabei verdoppelt sich das Schlagvolumen (auf 140 ml) und die Herzfrequenz nimmt bis auf 180 Schläge pro min und mehr zu.
- Die Anpassung der Herzleistung an den Bedarf wird z. T. vom Herzen selbst über den **Frank-Starling-Mechanismus** geleistet, der Druck- und Volumenarbeit an die Erfordernisse anpasst.
- Die **Herznerven** beteiligen sich an diesen Vorgängen, in dem sie die Herzfrequenz erniedrigen (N. vagus, **negativ-chronotrope** Wirkung) oder erhöhen (Sympathikus, **positiv-chronotrope** Wirkung) und indem der Sympathikus die Kraft der Kontraktion der Kammermuskulatur erhöht **(positiv inotrope** Wirkung).
- Ausdauertraining optimiert die Leistungsfähigkeit des Herzens durch **Vergrößerung des Schlagvolumens** und **Absenken der Herzfrequenz**, was beides den Wirkungsgrad der Herzarbeit verbessert.

Bei der **Anpassung der Herzarbeit an den Bedarf**

- führen kleine Änderungen des Durchmessers der Arteriolen zu beträchtlichen Änderungen der lokalen Durchflussmengen, da der Flusswiderstand der Gefäße von der 4. Potenz ihrer Radien abhängt **(Gesetz von Hagen-Poiseuille);**
- überwachen Barorezeptoren (Pressorezeptoren) den Blutdruck und bewirken über **Barorezeptorreflexe** akute reflektorische Anpassungen, wenn dieser den Normbereich verlässt;
- sind als **mittelfristige Anpassungsmechanismen** das Renin-Angiotensin-System, die Stressrelaxation der Gefäße und transkapilläre Volumenverschiebungen tätig;
- wird **langfristig das extrazelluläre Volumen** über das renale Volumenregulationssystem, das Adiuretinsystem und das Aldosteronsystem dazu eingesetzt.

Zu den **Risikofaktoren für Fehlregulation im Herz-Kreislauf-System** zählen insbesondere:

- starke chronische **psychische oder soziale Belastungen bei »Hilflosigkeit«,** d. h. ohne Bewältigungsmöglichkeit,
- **Bluthochdruck** (»essenzielle Hypertonie«), der Herz- und Gefäßsystem überlastet, sowie
- **abdominale Fettleibigkeit,** die nicht nur das Auftreten von Herz-Kreislauf-Erkrankungen, sondern auch von Typ-II-Diabetes begünstigt.

Literatur

Astrand PO, Rodahl K, Dahl HA, Stromme SB (eds) (2003) Textbook of work physiology, 4th ed. Human Kinetics Europe, Leeds

Bellack A, Hersen DM (eds) (1998) Comprehensive clinical psychology. Elsevier, Amsterdam

Berne RM, Levy MN (2001) Cardiovascular physiology, 8th ed. Mosby, St. Louis

Cowley AW Jr (1992) Long-term control of arterial blood pressure. Physiol Rev 72:231–300

Erdmann E (Hrsg) (2005) Klinische Kardiologie. Krankheiten des Herzens, des Kreislaufs und der herznahen Gefäße. Springer, Berlin Heidelberg New York Tokyo

Gatchel R, Blanchard E (eds) (1993) Psychophysiological disorders. American Psychological Association, Washington D.C.

Hannsson L, Zanchetti A, Carruthers SG et al for the HOT Study Group (1998) Benefits of intensive blood pressure lowering and acetylsalicylic acid in hypertensive patients. Lancet 351:1755–1762

Hierholzer K, Schmidt RF (Hrsg) (1998) Pathophysiologie des Menschen. Thieme, Stuttgart

Levick JR (2000) An introduction to cardiovascular physiology, 4th ed. Butterworths, London

MacFarlane PW, Lawrie TDV (eds) (1989) Comprehensive electrocardiology: theory and practice in health and disease. Pergamon, New York

Schmidt RF (2001) Physiologie kompakt, 4. Aufl. Springer, Berlin Heidelberg New York Tokyo

Schmidt RF, Lang F (Hrsg) (2007) Physiologie des Menschen, 30. Aufl. Springer, Berlin Heidelberg New York Tokyo

Wiklund I, Halling K, Ryden-Bergsten T et al (1997) Does lowering the blood pressure improve the mood? Quality-of-life result from the Hypertension Optimal Treatment (HOT) Study. Blood Pressure 6:357–364

Zipes DP, Jalife J (eds) (2000) Cardiac electrophysiology – from cell to bedside, 3rd ed. Saunders, Philadelphia

11 Atmung, Energie- und Wärmehaushalt

N. Birbaumer (et al.), *Biologische Psychologie*, Springer-Lehrbuch,
https://doi.org/10.1007/978-3-540-95938-0_11

Frau S., 26jährig, erlitt im Supermarkt einen »Anfall«, der dazu führte, dass der Notarzt gerufen wurde. Sie wurde auf einem Stuhl sitzend gefunden, die Hand ans Herz gepresst, tief und hechelnd atmend, den Mund gespitzt und beide Hände in »Pfötchenstellung«. Der Notarzt befürchtete einen Infarkt und wies sie in die Kardiologiestation ein. Dort fand man keinerlei Herz- oder Blutdruckanomalien und diagnostizierte eine »stressbedingte Hyperventilationstetanie«, ausgelöst durch anhaltend gesteigerte und vertiefte Atmung (Box 3.3 in Abschn. 3.2.3 zum Auslösemechanismus und zur Therapie).

Der Körper gewinnt die benötigte Energie durch den oxidativen Abbau der Nahrungsstoffe, also durch ihre Verbrennung. Er ist daher auf die ständige Zufuhr von Sauerstoff (O_2) angewiesen. So verbraucht der Mensch in Ruhe etwa 300 ml Sauerstoff pro Minute und erzeugt dabei rund 250 ml Kohlendioxid (CO_2), die an die Außenluft abgegeben werden müssen.

Da die meisten Körperzellen weit von der Außenluft entfernt liegen, muss ihnen der Sauerstoff gebracht und das Kohlendioxid abgeholt werden. Diese Serviceleistung nennen wir Atmung. Sie hat Anfang und Ende in der Lunge, bedient sich des Blutes als Transportmittel und versorgt jede einzelne Zelle von der nächstgelegenen Gewebskapillare aus.

Die beim oxidativen Abbau der Nahrungsmittel freiwerdende Energie steht den Zellen für ihre Aufgaben (Baustoffwechsel, Betriebsstoffwechsel, spezifische Zellleistungen) zur Verfügung. Die dabei als Abfallprodukt entstehende Wärme wird dazu genutzt, die Körpertemperatur dauernd auf einem Wert zu halten, der meist erheblich über der Umgebungstemperatur, nämlich bei rund 37°C liegt.

11

11.1 Lungen- und Gewebeatmung

11.1.1 Lungenatmung in Ruhe und bei Arbeit

Atmung in Atemmittellage

Wird nach maximaler Einatmung in einen Luftballon maximal ausgeatmet, so füllt man diesen je nach Alter, Geschlecht und Körperbau mit 3–5 l Luft (trainierte Sportler bis zu 8 l). Normalerweise wird diese Luftmenge, genannt **Vitalkapazität**, mit dem in ◘ Abb. 11.1a gezeigten **Spirometer** oder auch mit einer Gasuhr gemessen.

Auch nach maximalem Ausatmen verbleiben noch 1–2 l Luft in der Lunge. Sie wird **Residualvolumen** (Residualluft) genannt. Frischluft vermischt sich also immer mit in der Lunge verbliebener Luft. Dies gilt besonders für die normale Atmung, die sich immer in einer Mittellage zwischen maximaler Ein- und Ausatmung bewegt (◘ Abb. 11.1b). So sind nach normalem, ruhigen Ausatmen noch immer 2–4 l Luft in der Lunge, nämlich die eben schon erwähnte **Residualluft** und zusätzlich die bei forcierter Ausatmung noch abgebbare Luft, die **exspiratorisches Reservevolumen** genannt wird (◘ Abb. 11.1c).

Vorteil der funktionellen Residualkapazität

Exspiratorisches Reservevolumen und Residualvolumen werden als **funktionelle Residualkapazität** zusammengefasst (zusammen ca. 3 l Luft). Da wir in Ruhe nur rund 500 ml Luft einatmen und davon etwa 150 ml in den Atemwegen (Mundhöhle, Nasenrachenraum, Luftröhre, Bronchien, Bronchiolen) für den Gasaustausch ungenutzt bleiben (»anatomischer Totraum«), mischen sich 350 ml Frischluft mit knapp der 10-fachen Menge der in der Lunge vorhandenen Luft, nämlich mit der Luft in den für den Gasaustausch zuständigen **Lungenbläschen (Alveolen,** ◘ Abb. 11.2). Dadurch treten trotz des kontinuierlichen Gasaustausches zwischen Alveolen und Lungenkapillaren nur noch **geringe Schwankungen in der Zusammensetzung** der Alveolarluft auf (Details in Abschn. 11.1.2).

Die normale Atmung erfolgt in Atemmittellage. Auch nach dem Ausatmen verbleibt noch reichlich Luft in der Lunge. Die eingeatmete Frischluft vermischt sich mit der in der Lunge verbliebenen Luft, genannt funktionelle Residualkapazität. Dadurch bleibt die Zusammensetzung der Alveolarluft im Laufe eines Atemzyklus nahezu konstant.

Box 11.1. Die Entdeckung der Bedeutung des Sauerstoffs für das Leben.

Antoine Laurent Lavoisier verdanken wir u. a. die Erkenntnis, dass Sauerstoff mit der Atmung aus der Luft in den Körper aufgenommen wird und die Lebensvorgänge von Menschen und Tieren unterhält.

Lavoisier, der zu den genialsten Naturwissenschaftlern des 18. Jahrhunderts zählt, wurde am 8. Mai 1794 mit der Guillotine hingerichtet. Das Revolutionstribunal hatte befunden: »Wir brauchen keine Gelehrten mehr«.

Normales und maximales Atemzeitvolumen

Das in einer bestimmten Zeit ein- und ausgeatmete Gasvolumen, also das **Atemzeitvolumen,** ergibt sich als **Produkt aus Atemzugvolumen und Atemfrequenz.** Die Atemfrequenz des Erwachsenen liegt unter Ruhebedingungen im Mittel **bei 14 Atemzügen pro Minute.** Wenn man das oben genannte durchschnittliche Atemzugvolumen von 500 ml zugrunde legt, ergibt sich also für den Erwachsenen **in Ruhe** ein Atemzeitvolumen von **7 l/min.** Die **Atemfrequenz in Ruhe** ist allerdings stark **altersabhängig.** Neugeborene atmen 40- bis 50-mal in der Minute, Kleinkinder 30- bis 40-mal und Kinder 20- bis 30-mal.

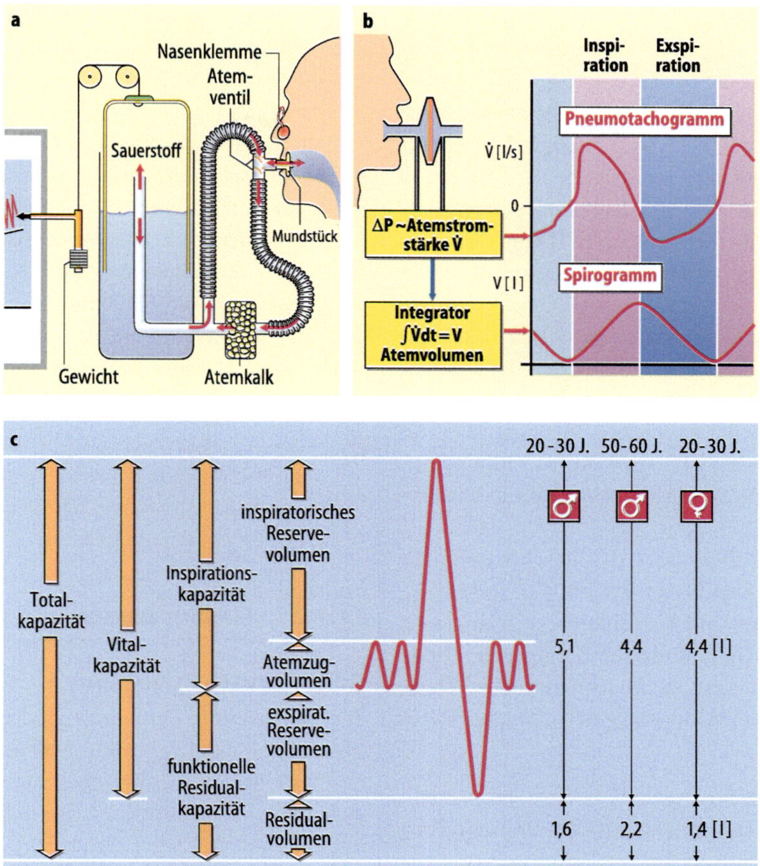

Abb. 11.1a–c. Lungenvolumina und -kapazitäten und deren Messung. a Spirometer (geschlossenes spirometrisches System) zur Lungenfunktionsprüfung. **b** Messprinzip des Pneumotachographen (offenes spirometrisches System), wie er heutzutage in lungendiagnostischen Laboratorien eingesetzt wird. Die Druckdifferenz an einer Widerstandsstrecke des Atemmundstückes ist der Atemstromstärke $\dot{V}$ proportional (Pneumotachogramm). Die zeitliche Integration von $\dot{V}$ liefert die ventilierten Volumina V (Spirogramm). **c** Volumeneinteilung der Lunge. Alle Werte bis auf das Residualvolumen können mit Hilfe des Spirometers ermittelt werden. Zusammengesetzte Volumina werden als Kapazitäten gekennzeichnet. Wie die Zahlenangaben im *rechten Bildteil* verdeutlichen, nimmt die Vitalkapazität mit dem Alter, insbesondere nach dem vierzigsten Lebensjahr, ab. Dies ist auf den Elastizitätsverlust der Lunge und die zunehmende Einschränkung der Beweglichkeit des Brustkorbes zurückzuführen. Wie ebenfalls gezeigt, haben Frauen durchschnittlich eine etwa 25% kleinere Vitalkapazität als Männer

Bei körperlicher Arbeit steigt das Atemzeitvolumen an, wobei **bei schwerer Arbeit** die Atemfrequenz auf etwa 40 Atemzüge/min und das Atemzugvolumen auf 2 l ansteigen kann, was ein Atemzeitvolumen von **80 l/min** ergibt.

Das Atemzeitvolumen liegt in Ruhe bei ca. 7 l/min, bei schwerer Arbeit kann es um mehr als das 10-fache zunehmen. Neugeborene und Kinder haben in Ruhe höhere Atemfrequenzen als Erwachsene.

Elastizität der Lunge

Die beiden Lungenflügel des Menschen liegen normalerweise der Wand des Brustkorbs und dem Zwerchfell an. Sie sind aber dort nicht angewachsen, sondern durch eine **sehr dünne Flüssigkeitsschicht** von der Innenauskleidung des Brustkorbs getrennt. Da diese Flüssigkeitsschicht nicht dehnbar ist, müssen die Lungenlappen allen Bewegungen von Brustkorb und Zwerchfell folgen.

Sticht man aber eine Kanüle in den als **Pleuralspalt** bezeichneten Flüssigkeitsraum, dann wird über diese Kanüle Luft in den Pleuralspalt gesaugt und die Lunge »schnurrt« in Richtung auf die Lungenwurzel »zusammen« **(Pneumothorax).** Im Pleuralspalt herrscht also gegenüber der Außenwelt ein negativer Druck (»Unterdruck«). Er zeigt, dass die **Lunge elastisch** ist und dass sie auf die Brustkorbwand und das Zwerchfell eine **konstante Zugkraft in Richtung auf die Lungenwurzeln** ausübt.

Als **Lungenwurzel** bezeichnet man dabei die in der Mitte des Brustkorbs liegende Region, an der sich die **Luftröhre (Trachea)** in die beiden, **Bronchien** genannten Zweige, zur rechten und linken Lunge aufteilt. Diese Bronchien teilen sich anschließend in immer kleiner werdende **Bronchiolen** auf, die schließlich in den Alveolen münden (Abb. 11.2).

Atemwiderstände

Wird **beim Einatmen** (Inspiration) der **Brustkorb erweitert** und das **Zwerchfell gesenkt,** dann werden die Lungen weiter gedehnt. Um dabei die eben beschriebenen **elastischen Kräfte der Lunge** zu überwinden, müssen wir entsprechende **muskuläre Kräfte** aufwenden. Die Inspiration ist also ein Vorgang, für den wir Muskeln des Brustkorbs und den Zwerchfellmuskel einsetzen. Diese Muskeln werden als **Inspirationsmuskeln** (Einatmungsmuskeln) zusammengefasst.

Nach Abschluss der Inspiration erschlaffen die Einatmungsmuskeln. Damit können die **elastischen Zugkräfte der Lunge** den Thorax (Brustkorb) wieder in die Ausgangsstellung zurückführen. Bei gesteigerter Atmung (z. B. bei starker körperlicher Aktivität) wird die Ausatmung zusätzlich durch die **Kontraktion der Ausatmungsmuskeln** unterstützt.

Beim Ein- und Ausatmen wird die Atemluft durch die Atemwege befördert. Das Röhrensystem der Atemwege, also **Trachea, Bronchien und Bronchiolen** (▶ oben), setzt dieser Luftströmung einen Widerstand entgegen. Dieser **Atemwegswiderstand** muss beim Atmen **zusätzlich** zu dem obigen elastischen Widerstand des Lungengewebes überwunden werden.

Σ Die Elastizität des Lungengewebes zieht die Lungenflügel in Richtung Lungenwurzeln. Zur Überwindung dieses und des Atemwegswiderstandes muss v. a. bei der Einatmung Kontraktionsarbeit der Atemmuskeln geleistet werden.

11

Box 11.2. Lähmung der Inspirationsmuskeln führt zum Tod durch Ersticken

Wird die neuromuskuläre Übertragung z. B. durch Kurare blockiert, so können die Einatmungsmuskeln nicht mehr erregt werden (Box 4.4 in Abschn. 4.3.2 und Abschn. 13.1.3 mit Box 13.1). Ohne künstliche Beatmung erstickt der Mensch. Vergleichbares gilt bei einer chronisch degenerativen Erkrankung des ZNS wie der amyotrophen Lateralsklerose, ALS, bei der schleichend, aber unaufhaltsam die motorischen Nerven zur Skelettmuskulatur ausfallen (Kap. 13 [Einleitung]).

Psychophysiologie der Atmung

Messungen der **Atemtiefe,** der **Atemfrequenz** und des **Gasaustauschs** sind wichtige Methoden der Psychophysiologie und der Verhaltensmedizin. Bis vor wenigen Jahren maß man die **Atemfrequenz** mit einem Atemgürtel, welcher der Versuchsperson um den Brustkorb gelegt wurde. Dehnungsmessstreifen im Inneren des Gürtels formten die Längenänderungen des Brustkorbes in ein elektrisches Signal um. Mit dieser Methode ließ sich aber kaum eine Aussage über Atemtiefe machen, da der Gürtel während einer Messung ständig seine Grundspannung ändert. Heute messen **Gasanalysatoren vollautomatisch alle Kennzeichen der Atemtätigkeit** (Luftentnahme über kleine Plastikröhrchen in einem oder beiden Nasenlöchern).

Als Beispiel sei angeführt: Die **Atemfrequenz steigert sich unter psychischer Erregung** bis zu einer über die Stoffwechselbedürfnisse gesteigerten Atmung (Hyperventilation). Bei einer solchen **Hyperventilation** wird zuviel Kohlensäure (CO_2) abgeatmet, wodurch das Blut alkalischer wird, was wiederum die Ionisation der Calcium-Ionen reduziert. Dadurch wird die neuronale Erregbarkeit eventuell soweit steigert, dass **Krämpfe** auftreten (Hyperventilationstetanie, ▶ Einleitung und Box 3.3 in Abschn. 3.2.3).

Σ In der Psychophysiologie und der Verhaltensmedizin zählt die Messung der Atemtätigkeit zu den wichtigen Methoden. Psychische Erregung kann eine Hyperventilationstetanie auslösen.

11.1.2 Gasaustausch und Gastransport

Gasaustausch in der Lunge

Die Bauelemente der Lunge sind die ca. 300 Millionen **Alveolen** beider Lungenflügel (◘ Abb. 11.2). Jeweils mehrere von ihnen sind, wie oben beschrieben, über immer dicker werdende Luftröhren (Bronchiolen und Bronchien) mit der Hauptluftröhre (Trachea) und schließlich mit der Außenwelt verbunden. In ihre dünnen Wände ist ein dichtes **Netzwerk von Kapillaren** eingebettet, durch die das Lungenblut fließt (◘ Abb. 11.2). Die Oberfläche aller Alveolenwände beträgt 70–80 m^2. Über diese große Oberfläche tritt unser Blut mit der Alveolenluft in Kontakt.

Durch die Mischung der eingeatmeten mit der in der Lunge verbliebenen Luft (Abschn. 11.1.1) liegt die O_2-Konzentration der **Alveolarluft** bei 14 Vol% (normale Luft 21 Vol%), und durch den Übertritt der Kohlensäure (CO_2) aus dem Blut in die Alveolen liegt deren Konzentration bei 5,6 Vol% (normale Luft 0,03 Vol%). Da jedes Gas in einem Gasgemisch einen Partialdruck (Teildruck des Gesamtluftdruckes, normal 760 mmHg) ausübt, der seinem Anteil am Gesamtvolumen, d. h. seiner Konzentration, entspricht (Dalton-Gesetz), liegt in den Alveolen der durchschnittliche **O_2-Partialdruck bei 100 mmHg,** der durchschnittliche **CO_2-Partialdruck bei 40 mmHg.**

Das **venöse Blut** hat beim Eintritt in die Lungenkapillaren einen O_2-Partialdruck von 40 mmHg und einen CO_2-Partialdruck von 46 mmHg, denen die obigen Partialdrücke dieser Gase in den Lungenalveolen gegenüberstehen. Die **Partialdruckdifferenzen** von 60 mmHg beim O_2 und 6 mmHg beim CO_2 stellen die (gut ausreichenden) **treibenden Kräfte** für die O_2- und CO_2-Diffusion und damit für den **pulmonalen Gasaustausch** dar.

Durch den Gasaustausch in der Lunge wird aus dem sauerstoffarmen, kohlensäurereichen, venösen Blut das arterielle Blut mit seinem hohen O_2- und seinem geringen

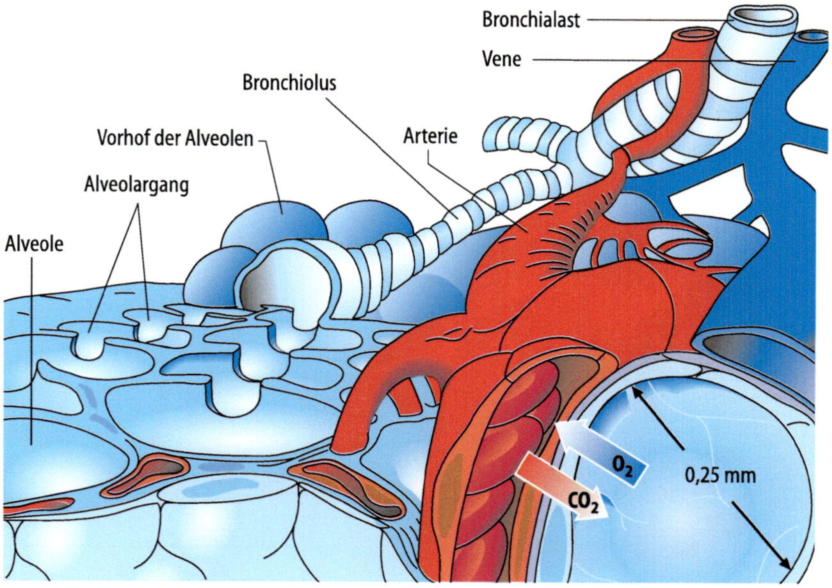

Abb. 11.2. Gasaustausch in den Lungenbläschen (Alveolen). Aus der Hauptluftröhre (Trachea) gelangt die Luft über immer feinere Verzweigungen des Luftröhrensystems (Bronchialbaum) in die Alveolen, deren Wand nur noch aus einer Lage sehr dünner Zellen besteht. Die Wände der Alveolen sind außen von einem dichten Kapillarnetz überzogen, dessen ebenfalls einzellige Wand nur durch eine sehr dünne Flüssigkeitsschicht von der Alveolarwand getrennt ist. *Rechts unten* in der Abbildung ist durch den blauen Pfeil gezeigt, dass der Sauerstoff (O_2) aus der Alveole lediglich durch die Alveolarwand, die anschließende Flüssigkeitsschicht und durch die Kapillarwand (Gesamtdicke <1 µm) diffundieren muss, um in das Blut und die dort schwimmenden Erythrozyten zu gelangen. Gleiches gilt umgekehrt für das Kohlendioxid (CO_2, roter Pfeil). Jeder Erythrozyt schwimmt für etwa 0,3 s an einer Alveolenwand vorbei (Kontaktzeit). Dies reicht zur Sauerstoffsättigung des Blutes völlig aus

CO_2-Gehalt. Nach dem bisher Gesagten hängt der Grad dieser Arterialisierung von mindestens 3 Faktoren ab, die in Abb. 11.3 als **Distribution, Diffusion** und **Perfusion** bezeichnet sind, also von

- der **Güte der Belüftung** der Alveolen (Distribution)
- der **Geschwindigkeit des Gasaustauschs** durch die Alveolen- und Blutkapillarwände (Diffusion) und
- dem **Ausmaß der Durchblutung** der Kapillaren (Perfusion).

Σ Die Lungenalveolen haben eine Gesamtoberfläche von 70–80 m², die dem Austausch der Atemgase dient. Die Partialdruckdifferenzen zwischen O_2 und CO_2 in der Alveolarluft und im venösen Blut sind die treibenden Kräfte für den pulmonalen Gasaustausch.

Transport von Sauerstoff (O_2) von der Lunge zum Gewebe

Bei normaler Körpertemperatur sind **pro ml Blut** etwa **0,003 ml O_2** physikalisch gelöst. Dies ist ein sehr kleines Volumen, gemessen an der insgesamt zu transportierenden Sauerstoffmenge von mindestens 300 ml/min (▶ Einleitung). Die Natur hat daher ein besonderes Sauerstofftransportmolekül, das **Hämoglobin**, »erfunden«, das in den **Erythrozyten** (roten Blutkörperchen) liegt und diesen und damit dem Blut die rote Farbe gibt.

Die roten Blutkörperchen oder **Erythrozyten** (Abb. 10.1) machen den größten Anteil der rund 44 Vol% zellulärer Bestandteile des Blutes aus (Abschn. 10.1.1). Im Mikroliter Blut finden sich beim **Mann rund 5,1 Millionen,** bei der **Frau rund 4,6 Millionen** Erythrozyten. Ihre Gesamtoberfläche beträgt beim erwachsenen Mann etwa 3800 m².

Normale Erythrozyten enthalten etwa 34 g Hämoglobin pro 100 g, das entspricht etwa **15 g Hämoglobin pro 100 ml Blut.** Das Hämoglobin besteht aus einer Eiweißkomponente, dem Globin, und dem eigentlichen Farbstoff, dem Häm. Das Häm ist, wie in Abb. 10.1 skizziert, eine ringförmig aufgebaute Verbindung, in deren Zentrum ein Eisenatom (Fe) angeordnet ist. An dieses Eisen wird in der Lunge ein Molekül Sauerstoff (O_2) so lose angebunden, dass es im Gewebe leicht wieder abgegeben werden kann.

Bei dem Kontakt von Hämoglobin mit dem O_2 in den Lungenkapillaren wird das **Hämoglobin in Oxyhämoglobin überführt,** wobei es vom O_2-Partialdruck abhängt, welcher Anteil des Hämoglobins in Oxyhämoglobin überführt wird (Abb. 11.4). Jedes Gramm Hämoglobin kann etwa 1,33 ml Sauerstoff an sich binden, so dass bei der normalerweise vollkommenen Sättigung in der Lunge **je 100 ml Blut etwa 20 ml Sauerstoff** transportieren.

Die Sauerstoff-Bindungskurve mit ihrem **S-förmigen Verlauf** stellt nämlich sicher, dass in den Alveolen das Blut nahezu 100%ig mit Sauerstoff gesättigt wird, und bei der Sauerstoffabgabe im Gewebe hat der steile Verlauf im Mittel-

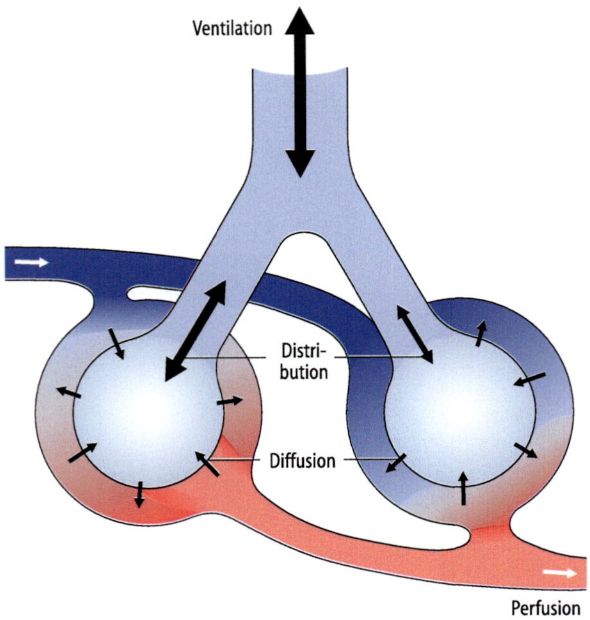

Abb. 11.3. Faktoren, die das Ausmaß der Sauerstoffsättigung des Blutes (seine Arterialisierung) bestimmen. Diese Arterialisierungsfaktoren sind im Wesentlichen: 1) die Güte der Ventilation oder Belüftung der Alveolen (Distribution), 2) die Geschwindigkeit des Gasaustauschs durch die Alveolen- und Blutkapillarwände (Diffusion), und 3) das Ausmaß der Durchblutung der Kapillaren (Perfusion). Die unterschiedlich großen Pfeile am Eingang der beiden Alveolen verdeutlichen, dass normalerweise nicht alle Alveolen gleich gut belüftet sind. Dies mindert den maximal möglichen Arterialisierungsgrad

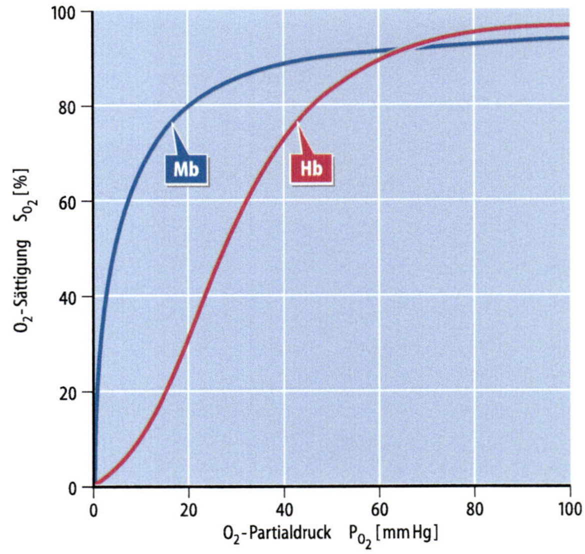

Abb. 11.4. Sauerstoffsättigung des Hämoglobins, Hb (Ordinate), in Abhängigkeit von dem jeweils gegebenen O_2-Partialdruck (Abszisse). Die Kurve ist bei den in der Lunge herrschenden Bedingungen aufgenommen. Zum Vergleich ist auch die Sauerstoffbindungskurve des roten Muskelfarbstoffs Myoglobin, *Mb*, dargestellt. Der Muskelfarbstoff kann den Sauerstoff bei wesentlich geringeren Partialdrücken, wie sie im peripheren Muskelgewebe vorkommen, noch speichern. Dies erleichtert die »Übernahme« des Sauerstoffs aus dem Kapillarblut in das Muskelgewebe

11

teil den Vorteil, dass kleine Abnahmen des Partialdruckes große Mengen von O_2 freisetzen.

Ob Blut **sauerstoffreich oder -arm** ist, lässt sich **an seiner Farbe** leicht erkennen. Das **sauerstoffbeladene** Hämoglobin hat nämlich eine **hellrote,** das unbeladene eine dunkelblaurote Farbe. Fließt sauerstoffarmes Blut durch die Haut und die Lippen, so nehmen auch diese den bläulichen Farbton an. Wir nennen dies eine **Zyanose.**

Die physikalische Löslichkeit des Sauerstoffs im Blut reicht nicht aus, die notwendigen Volumina an O_2 zu transportieren. Dazu dient der rote Blutfarbstoff Hämoglobin in den roten Blutkörperchen. Jedes Gramm Hämoglobin kann etwa 1,33 ml Sauerstoff an sich binden; 100 ml Blut können daher etwa 20 ml Sauerstoff transportieren.

Box 11.3. Blockade des Hämoglobins durch Kohlenmonoxid (CO)

Das Hämoglobin verbindet sich leicht mit dem Sauerstoff, noch leichter aber mit dem CO, einem farb- und geruchlosen Gas, das bei einer **unvollständigen Verbrennung** entsteht und z. B. in den Auspuffgasen von Automotoren und im Tabakrauch vorkommt. Da seine Bindung an das Hämoglobin rund 200-mal fester als die des O_2 ist, können bereits 0,5 Vol% CO-Gas in der Einatmungsluft 90% des Hämoglobins blockieren. Schon normalerweise liegt daher 1% des Hämoglobins im Blut als CO-Hämoglobin vor; bei Rauchern findet man 3%, nach einem tiefen Lungenzug sogar bis zu 10% CO-Hämoglobin. Bei Taxifahrern in Großstädten hat man bis zu 20% CO-Hämoglobin, das eine **kirschrote Farbe** hat, gemessen.

Transport von Kohlendioxid (Kohlensäure, CO_2) vom Gewebe zur Lunge

Ähnlich wie der Sauerstoff wird das bei der oxidativen Verbrennung im Stoffwechsel der Gewebe entstehende Kohlendioxid in **physikalisch gelöster** (bei normaler Körpertemperatur **pro ml Blut** etwa **0,026 ml CO_2**) und in **chemisch gebundener Form** im Blut transportiert. Allerdings ist der Vorgang der chemischen Bindung für das CO_2 etwas komplexer angelegt als für das O_2. Er wird hier nur kurz skizziert.

Im Blut bleiben nur 12% des aus dem Gewebe eindiffundierenden CO_2 physikalisch gelöst. Der überwiegende Anteil (77%) wird zu **Kohlensäure** (H_2CO_3) umgesetzt. Diese Reaktion läuft im Plasma sehr langsam, im Erythrozyten dank des

Enzyms **Karboanhydrase** dagegen mit einer etwa 10.000-mal größeren Geschwindigkeit ab. Aus diesem Grunde müssen praktisch alle an der chemischen Umsetzung beteiligten CO_2-Moleküle den Weg über den Erythrozyten nehmen.

Dies gilt auch für die zusätzliche Möglichkeit der CO_2-Bindung, nämlich die der **direkten Anlagerung** an die Eiweißkomponente des Hämoglobins (11% des CO_2). Das Reaktionsprodukt wird **Karbaminohämoglobin** oder kurz **Karbhämoglobin** genannt. In der Lunge laufen alle für das Gewebe genannten Prozesse in der umgekehrten Richtung ab.

Σ Der Kohlendioxidtransport erfolgt im Blut v. a. nach Umwandlung in Kohlensäure, die die Karboanhydrase der Erythrozyten vermittelt. Ein kleiner Teil wird teils physikalisch gelöst, teils als Karbhämoglobin zur Lunge transportiert.

Gasaustausch im Gewebe

Die mit dem Blutstrom herantransportierten O_2-Moleküle wandern **dem O_2-Partialdruckgefälle folgend** aus den Erythrozyten und dem Plasma in das umgebende Gewebe. Gleichzeitig diffundiert das **Kohlendioxid aus den Zellen in das Blut** (▶ oben).

In Abhängigkeit vom Sauerstoffbedarf des Gewebes wird das **O_2-Angebot in den einzelnen Organen unterschiedlich genutzt,** d. h. der im Blut antransportierte Sauerstoff mehr oder weniger verbraucht. Man bezeichnet diesen Grad der Ausschöpfung des Sauerstoffes aus dem Blut als die **O_2-Utilisation.** Beispielsweise beträgt der **Sauerstoffverbrauch der Großhirnrinde,** des Herzmuskels und der ruhenden Skelettmuskulatur ca. 40–60% der angebotenen O_2-Menge. **Höchstwerte,** die im Extremfall ca. 90% erreichen, beobachtet man in der Skelettmuskulatur und im **Herzmuskel** (Myokard) bei schweren körperlichen Belastungen. Umgekehrt ist z. B. in den Nieren die O_2-Utilisation sehr gering (8%), da diese sehr stark durchblutet sind (Abschn. 12.3.1) und das reichliche O_2-Angebot nur zum geringen Teil benötigen. Ähnliches gilt für die Milz, deren O_2-Utilisation nur 5% beträgt.

Σ Der Austausch der Atemgase zwischen dem Kapillarblut und den Zellen eines Gewebes erfolgt in gleicher Weise wie in der Lunge, nämlich durch Diffusion. Je nach Gewebe und Bedarf schwankt die O_2-Utilisation zwischen 5 und 90%.

11.1.3 Atemregulation und Atemantriebe

Zentrale Rhythmogenese der Atmung

Der Grundrhythmus der Atmung wird durch **Neuronenpopulationen im Hirnstamm** unterhalten, die zusammen die **Atemzentren** bilden (◘ Abb. 11.5a). Von diesen Neuronen, deren spontane, salvenartige Entladungen sich wechselseitig erregend und hemmend beeinflussen, ist ein Teil, wie ◘ Abb. 11.5b zeigt, vorwiegend während der Einatmung tätig **(inspiratorische Neurone),** andere feuern während der Ausatmung **(exspiratorische Neurone).**

Die Neurone der Atemzentren sind also für den **primären Atemrhythmus** verantwortlich. Neben den in ◘ Abb. 11.5b gezeigten Aktivitätsmustern gibt es viele andere. Inspiratorische Neurone sind wesentlich zahlreicher und vielfältiger als exspiratorische Neurone (die **Inspiration** ist der deutlich **aktivere** Vorgang, Abschn. 11.1.1).

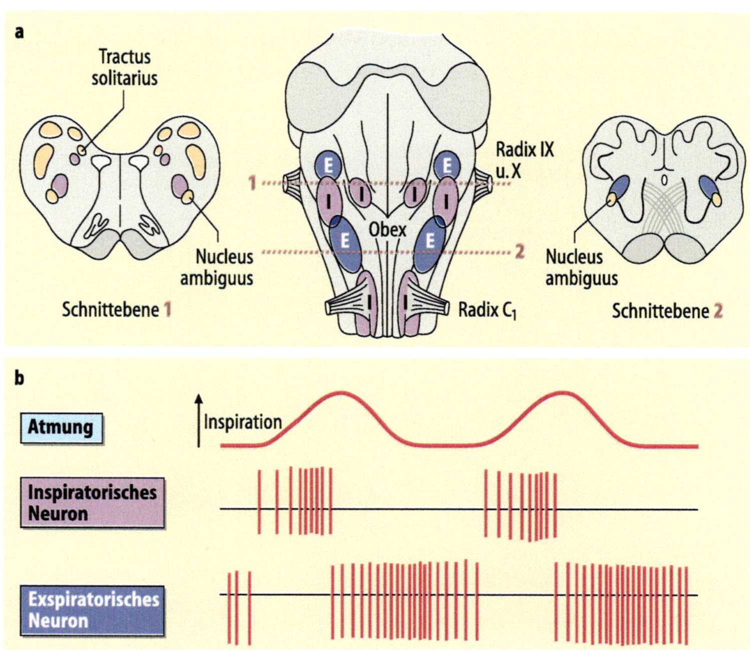

◘ Abb. 11.5a, b. Lokalisation und Entladungsmuster respiratorischer Neurone. **a** Lokalisation der respiratorischen Neurone (Atemzentren) im Hirnstamm der Katze. Die *Bildmitte* zeigt eine Aufsicht auf den Hirnstamm von dorsal mit den Schnittebenen der *rechts* und *links* gezeigten Querschnitte. Von den inspiratorischen Neuronen *(I)* liegt eine dorsale Gruppe am Kerngebiet des Tractus solitarius und eine ventrale Gruppe in der Nähe des Nucleus ambiguus sowie zervikal (C_{1-2}). Von den exspiratorischen Neuronen *(E)* liegt eine dorsale Gruppe neben den Nucleus ambiguus und eine ventrale Gruppe am Nucleus retrofacialis. **b** Entladungsmuster inspiratorischer und exspiratorischer Neurone im Verlauf von 2 Atemzyklen

Die Atmungsneurone erregen und hemmen in rhythmischem Wechsel die **Motoneurone der Brustmuskulatur und des Zwerchfells**, wobei zusätzlich Modifikationen des Grundrhythmus der Atmung eingebracht werden müssen, da die Atmung sich zahlreichen anderen motorischen Vorgängen ein- und unterordnen muss. Diese reichen von Reflexen (z. B. Schlucken, Husten, Niesen) bis zu komplexen Ausdruckshandlungen (Sprechen, Singen, Mimik). Der Grundrhythmus kann außerdem durch die Aktivität von Mechano- und Chemosensoren an die jeweiligen Bedürfnisse angepasst werden (▶ unten).

Σ Der Atemrhythmus wird durch Schrittmacherneurone der Atmung im Hirnstamm erzeugt. Erregende und hemmende Atemneurone aktivieren in rhythmischem Wechsel die Atemmuskulatur und stimmen die Atembewegungen mit der übrigen Tätigkeit der Kopf-, Hals-, Brust- und Zwerchfellmuskulatur ab.

Rolle der Mechanosensoren im Lungengewebe und der Atemmuskulatur

Bei einer tiefen Inspiration oder einer experimentellen passiven Aufblähung der Lungen werden die inspiratorischen Neurone des Atmungszentrums reflektorisch gehemmt und damit eine Exspiration eingeleitet. Dieser Vorgang wird nach seinen Entdeckern **Hering-Breuer-Reflex** genannt. Bewirkt wird er von **Dehnungssensoren der Lunge,** die bei zunehmender Inspiration immer stärker entladen, die inspiratorischen Neurone hemmen und damit die Amplitude der Atemexkursionen begrenzen. Dies hilft mit, die Atemtiefe den jeweiligen Bedingungen anzupassen und im Extremfall eine Überdehnung der Lungen zu verhindern.

Die **afferenten Bahnen des Hering-Breuer-Reflexes** (Lungendehnungsreflex) verlaufen im **Nervus vagus.** Eine beidseitige Durchschneidung des Vagusnerven unterbricht daher diesen Reflex. Nach einer solchen **Vagotomie** tritt eine verlangsamte und inspiratorisch vertiefte Atmung auf.

Neben den Dehnungsrezeptoren der Lunge nehmen auch die **Dehnungsrezeptoren der Atemmuskeln** (Muskelspindeln, Sehnenorgane, Abschn. 13.4.3) an der Steuerung der Atembewegungen teil. Diese Sensoren messen teils die Muskellänge, teils die Muskelspannung und können daher die Kraft der Kontraktion der Atemmuskeln an die jeweiligen Atemwiderstände anpassen.

Σ Mechanosensoren des Lungenparenchyms und der Atemwege werden bei der Inspiration aktiviert und hemmen reflektorisch die weitere Einatmung. Auch Mechanosensoren der Atemmuskulatur nehmen an der Steuerung der Atemexkursionen teil.

Chemische und weitere Atemantriebe

Bei körperlichen Anstrengungen kann das Atemzeitvolumen auf 80 l/min und mehr zunehmen (Abschn. 11.1.1). Der Antrieb dafür ist dabei weniger die Abnahme der Sauerstoffkonzentration im Blut und im Gewebe, sondern der vermehrte Anfall von Kohlendioxid. Der **arterielle CO_2-Partialdruck** ist also die **führende Regelgröße** bei der Einstellung des Atemzeitvolumens. Als Beispiel sei erwähnt, dass bei Anstieg des normalen CO_2-Partialdruckes im Blut von 40 mmHg auf 60 mmHg das Atemzeitvolumen von 7 l/min auf etwa 65 l/min ansteigt.

Eine **Abnahme des arteriellen O_2-Partialdruckes,** also eine Hypoxie, stellt zwar auch einen Atemantrieb dar, er macht sich aber nur unter pathologischen Bedingungen, und zwar wenn die CO_2-Regulation ausgeschaltet oder abgeschwächt ist, deutlich bemerkbar.

Der Gehalt des Blutes und der Extrazellulärflüssigkeit an Kohlendioxid und Sauerstoff wird von peripheren und zentralen Chemosensoren gemessen (◻ Abb. 11.6). Die **peripheren Chemosensoren** liegen beiderseits im Glomus caroticum, das an der Teilungsstelle der A. carotis communis in die Aa. carotis interna und externa liegt. Das Glomus caroticum wird vom Sinusnerven, einem Ast des N. glosso-

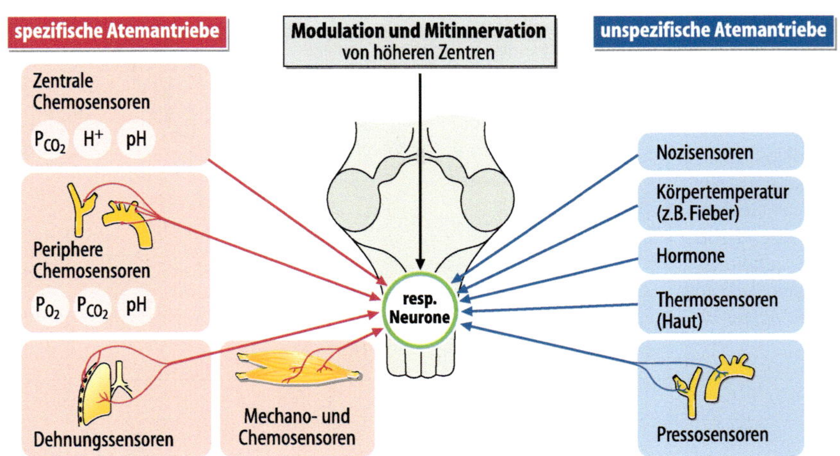

◻ **Abb. 11.6. Periphere und zentrale Atmungsantriebe in schematischer Übersicht.** Die spezifischen Atemantriebe sind *links*, die unspezifischen *rechts* angeordnet. Die ausführliche Würdigung der einzelnen Komponenten erfolgt im Text pharyngeus innerviert. Weitere, vom N. vagus versorgte Chemosensoren sind in der Nähe des Aortenbogens lokalisiert. Diese peripheren Chemosensoren antworten mit Aktivitätszunahme bei einer **Zunahme des CO_2-Partialdruckes** (durch vermehrte Produktion von CO_2 bei Arbeit) und bei einer **Abnahme des O_2-Partialdruckes** (durch vermehrte Ausschöpfung des O_2 im Blut).

Die für die Atmungsregulation wichtigen **zentralen Chemosensoren** finden sich im Hirnstamm in und bei den Atemzentren. Diese zentralen Chemosensoren sprechen kaum oder überhaupt nicht auf Sauerstoffmangelzustände an. Dagegen werden sie durch **Zunahme des CO_2-Partialdruckes stark aktiviert.** Mit anderen Worten, der überwiegende Teil des Einflusses des Kohlendioxids auf die Atmung wird über diese Chemosensoren im Hirnstamm ausgeübt. Der erregende Reiz ist teilweise der **CO_2-Partialdruck** selbst, teils die Ansäuerung durch die Kohlensäure (**Zunahme der H^+-Ionen** und damit **Abnahme des pH** (links oben in der Abb. 11.6).

Abb. 11.6 zeigt noch eine Reihe weiterer Atemantriebe, die z. T. nur unter besonderen Umständen Einfluss auf das Atemzeitvolumen nehmen. Wichtig ist vor allem der **Atemantrieb bei Muskelarbeit,** der schon **mit dem Beginn** der Arbeit einsetzt und in seinem Ausmaß deutlich größer ist als durch den verzögert einsetzenden Anstieg des Kohlendioxids im Blut zu erklären ist. Hier muss man annehmen, dass die Atemzentren rechtzeitig über eine **zentrale Mitinnervation** (Efferenzkopie) von den motorischen Zentren über Beginn und geplantes Ausmaß der Muskelarbeit informiert werden.

Σ Die chemisch-reflektorische Kontrolle der Atmung erfolgt in erster Linie über den CO_2-Partialdruck im Blut, der von peripheren und zentralen Chemosensoren registriert wird. Der Einfluss des O_2-Partialdruckes ist wesentlich geringer. Andere Atemantriebe kommen in spezifischen Situationen, z. B. bei Fieber, zum Zuge.

11.2 Energieumsatz des Menschen

11.2.1 Energieumsatz in Ruhe

Gesetz von der Erhaltung der Energie

Jede Energieform kann in eine andere umgewandelt werden, z. B. chemische (Benzin, Kohle etc.) in mechanische, elektrische oder thermische und umgekehrt. Bei diesen Umsetzungen entsprechen sich die umgesetzten Energiemengen quantitativ, d. h. es geht dabei keine Energie verloren (Gesetz von der Erhaltung der Energie = **I. Hauptsatz der Thermodynamik,** Erhaltungssatz). Daraus folgt, dass die **verschiedenen Energieformen einander äquivalent sind** und daher alle in der Einheit der mechanischen Energie, dem **Joule, J** (Dimension: $m^2 \cdot kg \cdot s^{-2}$ = Newtonmeter, Nm), ausgedrückt werden können. Ein Joule (J) ist eine sehr kleine Energiemenge. Im physiologischen Alltag wird daher meist das **Kilojoule (kJ),** also die tausendfach größere Einheit benützt.

Ursprünglich hatte man eine besondere Wärmemengeneinheit eingeführt, und zwar die **Kalorie.** Sie ist diejenige Energie- oder Wärmemenge, die 1 ml Wasser von 14,5°C auf 15,5°C erwärmt. (Der Temperaturbereich muss angegeben sein, da das Wasser seine Eigenschaften mit der Temperatur ändert.) Einer solchen Kalorie (cal) entsprechen 4,187 J. Tausend Kalorien, also **1 kcal** (früher häufig auch »große Kalorie« genannt), entsprechen also **4 187 kJ.** Umgekehrt ergibt der Kehrwert den Äquivalenzfaktor 1 kJ = 0,239 kcal.

Das **Gesetz von der Erhaltung der Energie gilt uneingeschränkt** auch für Pflanzen, Tiere und **Menschen.** Man kann also Energie nur »verbrauchen«, wenn dafür Energie von einer anderen Stelle oder einer anderen Energieform zur Verfügung gestellt wird. Ein **Perpetuum mobile,** das Energie liefert, ohne dafür Energie zu »verbrauchen«, d. h. in Anspruch zu nehmen, ist unmöglich.

Σ Die Energiegesetze der unbelebten Natur gelten ohne Einschränkung auch für den Menschen. Alle Energieformen können in der Einheit der mechanischen Energie, dem Joule, J (Dimension: $m^2 \cdot kg \cdot s^{-2}$ = Newtonmeter, Nm), ausgedrückt werden. In der Medizin spielt die Kalorie, 1 cal = 4,187 J, eine historisch bedingte Rolle als Energiemaß.

Zelluläre Energieumsätze

Den **Energieumsatz** einer aktiven Körperzelle, z. B. **einer Gehirnnervenzelle,** lässt sich 3 Ebenen zuordnen (Abb. 11.7a), nämlich:

- **Tätigkeitsumsatz,** wenn die Zelle normal aktiv ist
- **Bereitschaftsumsatz,** wenn die Zelle ruht, aber arbeitsbereit bleibt. Dafür sind etwa 50% der für eine uneingeschränkte Tätigkeit notwendigen Energie notwendig
- **Erhaltungsumsatz,** wenn Energiemangel eine zunehmende Funktionsminderung erzwingt, die Zelle aber überlebt. Erst wenn das Nährstoffangebot nicht einmal mehr für etwa 15% des Tätigkeitsumsatzes ausreicht, geht die Zelle zugrunde.

Diese Betrachtung gilt aber nicht für alle Zellen des Organismus. Denn viele, wie z. B. die Herzmuskelzellen und die Zellen der Atemmuskulatur, **müssen zeitlebens tätig sein.** Deswegen ist der Energieumsatz eines ruhenden Organismus auch nicht identisch mit der Summe der Bereitschaftsumsätze aller Zellen, zumal neben den eben genannten weitere Organe, wie **Gehirn, Leber und Nieren, auch bei Körperruhe tätig** sind.

Σ Lebende Zellen verbrauchen auch in Ruhe Energie, um ihre Leistungsbereitschaft, zumindest ihre Struktur, aufrechtzuerhalten. Einige lebenswichtige menschliche Organe (z. B. Gehirn, Herz, Nieren) sind immer aktiv. Ihre Zellen kennen keine völlige Ruhe.

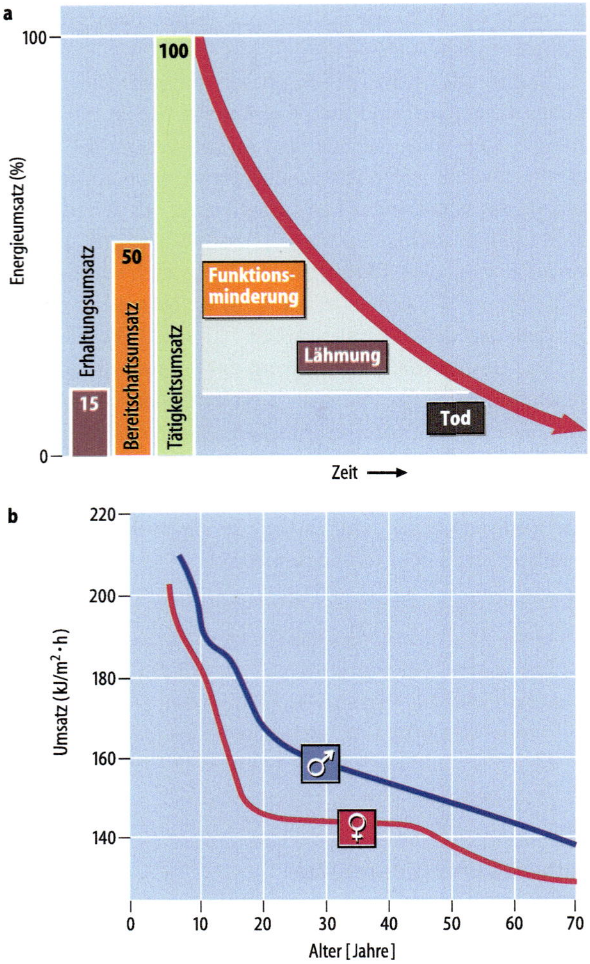

Abb. 11.7a, b. Energieumsatz des Menschen. a Darstellung der Funktionseinschränkungen von Körperzellen bei Sauerstoff- oder Nahrungsmangel. Besprechung im Text. **b** Abhängigkeit des Grundumsatzes vom Alter bei Männern und bei Frauen. Es ist der relative Umsatz in Kilojoule pro Quadratmeter Körperoberfläche und Stunde ($kJ/m^2 \cdot h$) angegeben, um die Unterschiede in Körpergröße und -gewicht vernachlässigen zu können. Man beachte den besonders starken Rückgang des Energiebedarfs nach Abschluss des Wachstums

Ruhe- und Grundumsatz des Menschen

Der geistig und körperlich ruhende Erwachsene benötigt etwa 4 kJ Energie pro Kilogramm Körpergewicht und pro Stunde. Wie sehr dieser **Ruheumsatz** von Alter und Geschlecht abhängt, zeigen die Kurven in Abb. 11.7b. Besonders die **starke Altersabhängigkeit** ist zu beachten.

Der eben angegebene Wert für den Ruheumsatz ergibt bei einem 70 kg schweren Menschen rund 7000 kJ pro Tag (1700 kcal/Tag). Der Tagesumsatz eines nicht körperlich arbeitenden Menschen (**»Freizeitumsatz«**) liegt mit rund 10.000 kJ (etwa 2300 kcal) nur mäßig darüber. Weite Teile der Bevölkerung, die keinen wesentlichen körperlichen Belastungen unterliegen, haben keinen höheren täglichen Gesamtumsatz.

Grundumsatz wird ein Ruheumsatz genannt, der unter vereinbarten Bedingungen gemessen wird, nämlich:

- **morgens,**
- **liegend in Ruhe,**
- **nüchtern,**
- **bei normaler Körpertemperatur** ohne zu frieren oder zu schwitzen.

Diese Bedingungen spiegeln die Variablen wider, die Einfluss auf den Energieumsatz nehmen.

- **Erstens** unterliegt dieser **tageszyklischen Schwankungen** mit einem Anstieg am Vormittag und einem Abfall während der Nacht.
- **Zweitens** steigt der Energieumsatz bei **körperlicher und geistiger Arbeit** an (▶ unten).
- **Drittens** steigt der Energieumsatz nach **Nahrungsaufnahme** an. Diese Zunahme hängt nicht nur von der Verdauungstätigkeit ab, sondern auch von den sich anschließenden Stoffwechselprozessen.
- **Viertens** steigt der Energieumsatz **bei Fieber** und in **zu kalter** und **zu warmer** Umgebung, also **außerhalb der thermischen Neutralzone** (Indifferenzzone). Kalte Umgebung führt zu Muskelzittern (Abschn. 11.3.1), in zu warmer Umgebung benötigt die Wärmeabfuhr (Schwitzen mit erhöhter Kreislaufleistung durch vermehrte Hautdurchblutung) zusätzliche Energie.

Die Verteilung des Grundumsatzes auf die einzelnen Organe zeigt Tabelle 11.1. Leber und Skelettmuskulatur sind jeweils mit einem Viertel am Grundumsatz beteiligt. Deshalb kann der Energieumsatz des Menschen **im Schlaf oder in Narkose** durch Abnahme des Muskeltonus **unter den Grundumsatz** sinken. Ähnliches gilt für die Abnahme des Leberumsatzes beim Hungern.

Σ Der Ruheumsatz des Menschen hängt v. a. von seinem Geschlecht und seinem Alter ab. Wird der Ruheumsatz unter definierten Bedingungen gemessen, wird er Grundumsatz genannt. Leber und Skelettmuskulatur verbrauchen dabei je ein Viertel der benötigten Energie.

11.2.2 Energieumsatz bei Arbeit

Umsätze bei körperlicher Arbeit

Bei **leichter** körperlicher Arbeit steigt der Umsatz zusätzlich zum Ruheumsatz um 1×2.000 kJ pro Tag, bei **mäßiger** Arbeit um 2×2.000, bei **mittelschwerer** um 3×2.000 und bei **Schwerstarbeit** um 5 × 2.000 kJ pro Tag an. Bei körperlicher

Tabelle 11.1. Anteil verschiedener Organsysteme am Grundumsatz des Menschen

Organ	Leber	Muskel	Gehirn	Herz	Nieren	Rest
Anteil	26%	26%	18%	9%	7%	14%

11

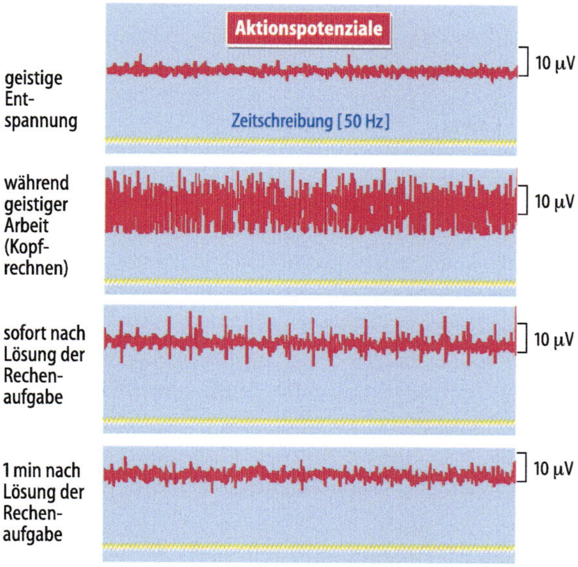

Abb. 11.8. Reflektorische Erhöhung des Muskeltonus bei geistiger Arbeit. Anhand der vom Unterarm abgeleiteten Muskelaktionspotenziale (EMG) erkennt man deutlich die erhöhte Muskelaktivität während geistiger Arbeit

Schwerstarbeit finden wir demnach Energieumsatzwerte bis zu 20.000 kJ pro Tag. Das ist rund **das Dreifache des Ruheumsatzes** (also etwa das Doppelte des Freizeitumsatzes).

Bei **Frauen** liegt dieser Maximalwert wegen des geringeren Körpergewichts in der Nähe von 15.000 kJ pro Tag. Bei **sportlichen Aktivitäten** werden erheblich höhere Energieumsätze als bei beruflichen Tätigkeiten erreicht, allerdings für kürzere Zeiträume.

Umsätze bei geistiger Arbeit

Bei **geistiger Arbeit** beobachtet man ebenfalls eine Zunahme des Energieumsatzes. Diese ist nur zum geringeren Teil durch die höhere Aktivität des Gehirns bedingt. Der größte Teil der Zunahme rührt von einer reflektorisch erhöhten Grundanspannung der Muskulatur her, also von einem **erhöhten Muskeltonus** (Abb. 11.8).

Zur Messung der Hirndurchblutung bei der funktionellen Magnetresonanztomographie (fMRT) und der Nah-Infrarot-Spektroskopie (NIRS, Abschn. 20.6.3) macht man sich aber die oft nur wenige Prozent betragenden Anstiege des Energieverbrauchs bei geistiger Arbeit zunutze.

Σ Der Arbeitsumsatz bei körperlicher Arbeit kann das Doppelte des Freizeitumsatzes von 10.000 kJ betragen. Bei geistiger Arbeit steigen der Muskeltonus und damit der Energieverbrauch ebenfalls an. Der bei geistiger Arbeit geringfügig ansteigende Energieverbrauch des Gehirns läßt sich mit Nah-Infrarot-Spektroskopie, NIRS, nachweisen.

11.2.3 Energiegehalt der Nahrungsmittel

Energieäquivalent der Nährstoffe

Die von den einzelnen Nährstoffen (Eiweiße, Fette, Kohlenhydrate, Abschn. 2.1.2) bei der **Verbrennung im Körper freigesetzte Energie** lässt sich

- aus der Art und Menge der aufgenommenen Nährstoffe,
- aus dem Sauerstoffverbrauch und
- aus den abgegebenen Stoffwechselendprodukten exakt angeben.

Die pro Liter verbrauchten Sauerstoffs bei der Verbrennung der einzelnen Nährstoffe freigesetzte Energie wird als das **Energieäquivalent** oder **kalorisches Äquivalent** der jeweiligen Nährstoffe bezeichnet (Tabelle 11.2). Da die verschiedenen Energieäquivalente eng beieinander liegen (zwischen 18,8 und 21,1 kJ), ist es eine für praktische Zwecke völlig ausreichende Annahme, dass bei normalen Ernährungsgewohnheiten und normalem Stoffwechsel im Körper **pro Liter verbrauchten Sauerstoffs rund 20 kJ Energie** freigesetzt werden. Damit ist über die Messung des Sauerstoffverbrauchs in der Atemluft der Energieverbrauch eines Menschen berechenbar. Auch lässt sich darüber berechnen, wieviel Sauerstoff für die Besatzung einer Weltraumkapsel mitgeführt werden muss.

Biologischer Brennwert der Nährstoffe

Die bei der Verbrennung von je 1 g eines Nährstoffs freiwerdende Energie wird als ihr **Brennwert** bezeichnet. Die Brennwerte der in einer gemischten mitteleuropäischen Kost enthaltenen **Fette, Eiweiße und Kohlenhydrate** (Stärke, hochmolekulare Zucker) sowie des einfachsten Kohlenhydrats, der **Glukose** (Traubenzucker, Blutzucker) sind ebenfalls in Tabelle 11.2 angegeben. Der gegenüber den Kohlenhydraten und dem Eiweiß gut doppelt so hohe Brennwert der Fette rührt daher, dass in ihre Moleküle kaum Sauerstoff eingebunden ist.

Der **biologische Brennwert der Eiweiße** ist kleiner als der, der bei vollständiger Verbrennung »im Reagenzglas« beobachtet wird. Dies kommt daher, dass die **Eiweißverbrennung im Organismus unvollständig** bleibt. Die im Eiweiß enthaltenen Stickstoffmoleküle werden nämlich nicht oxidiert, sondern teils als **Harnstoff**, teils

Tabelle 11.2. Energieäquivalent (kJ/l O_2) und biologischer Brennwert (kJ/g) der Nährstoffe. Die biologischen Brennwerte der Fette, Eiweiße und Kohlenhydrate gelten für eine gemischte mitteleuropäische Kost

	Fette	Eiweiße	Kohlenhydrate	Glukose
kJ/l O_2	19,6	18,8	21,1	21,1
kJ/g	38,9	17,2	17,2	15,7

als **Harnsäure** und teils als **Kreatinin** mit dem Harn ausgeschieden.

Wie können wir feststellen, ob unsere tägliche **Energiezufuhr unserem Bedarf entspricht?** Beim gesunden Erwachsenen ist dies ganz einfach: durch **Messen des Körpergewichts.** Bleibt dieses im Mittel über lange Zeit konstant, so entspricht die Energiezufuhr in der Nahrung unserem Verbrauch. Nehmen wir aber an Gewicht zu, ist unsere Energiezufuhr zu groß, und der Körper speichert diese Energie in Form von Fett. Nehmen wir dagegen an Gewicht ab, so ist unsere Energiezufuhr zu gering, und unser Körper greift zur Deckung seines Energiebedarfs auf seine Fettvorräte zurück.

Σ Um 20 kJ Energie zu gewinnen, wird etwa 1 l Sauerstoff verbraucht. Anders als bei den Kohlenhydraten und Fetten liegt der biologische Brennwert der Eiweiße unterhalb dem chemisch möglichen, da ihre Stickstoffmoleküle nicht vollständig oxidiert werden. Bleibt das Körpergewicht konstant, entspricht die Energiezufuhr dem Verbrauch.

11.3 Wärmebildung und Wärmeabgabe

11.3.1 Wärmebildung

Stoffwechselbedingte und fakultative Wärmebildung

11

Nach den Gesetzen der Thermodynamik entsteht bei der Arbeitsleistung des Körpers zwangsläufig Wärme. Diese Wärme wird beim Menschen dazu genutzt, die Körpertemperatur dauernd auf einem Wert zu halten, der in den meisten Klimazonen erheblich über der Umgebungstemperatur liegt. Der Mensch gehört also zur Gruppe der **homoiothermen Lebewesen** (Warmblüter). Diese (Vögel, Säugetiere) können unabhängig von der Außentemperatur eine **gleichförmige Körpertemperatur** und damit eine **gleichförmige Aktivität** aufrecht erhalten.

Reicht die bei der Arbeitsleistung des Körpers entstehende Wärme zur Konstanthaltung der Körpertemperatur in kalter Umgebung nicht aus, werden Wärmeverluste durch **entsprechende Bekleidung** und **Absenken der Körperschalentemperatur** (über eine verringerte Hautdurchblutung, ▶ unten) reduziert und der Körper bildet **zusätzliche Wärme.** Letzteres geschieht

- durch **aktive Betätigung** seines Bewegungsapparates, also z. B. Joggen
- durch unwillkürliche tonische und rhythmische Muskelaktivität ohne äußere Arbeitsleistung, also durch **Kältezittern** und
- durch Steigerung anderer Stoffwechselvorgänge, z. B. zusätzliche Fettverbrennung in der Leber. Letzteres wird als **zitterfreie Wärmebildung** bezeichnet.

Σ Die bei der Arbeitsleistung des Körpers entstehende Wärme wird zur Aufrechterhaltung der Körpertemperatur genützt; reicht sie dazu nicht aus, bildet der Körper zusätzlich Wärme, z. B. durch Kältezittern.

Körperkern- und Körperschalentemperatur

Die in den Körperzellen gebildete Wärme strömt über die Körperoberfläche zur Umgebung hin ab. Schon aus diesem Grunde haben die oberflächlichen Teile des Körpers eine niedrigere Temperatur als die zentralen. Infolge der unregelmäßigen Gestalt des Körpers und unter dem Einfluss der normalerweise getragenen Bekleidung ergibt sich insgesamt ein kompliziertes **Temperaturfeld,** von dem man vereinfachend sagen kann, dass es aus einem »gleichwarmen«, also **homöothermen Körperkern** und einer »wechselwarmen«, also **poikilothermen Körperschale** besteht.

Solche **Temperaturfelder** illustriert ◘ Abb. 11.9 bei kalter (a) und warmer Umgebungstemperatur (b). Als normale Körperkerntemperatur sind 37°C angegeben. In kalter Umgebung ist diese Temperatur nur in der Tiefe des Körpers anzutreffen (Verlauf der 37°C-Isotherme in ◘ Abb. 11.9a und b). An den Händen und Füßen wird durch eine verringerte Durchblutung Wärme »eingespart« und

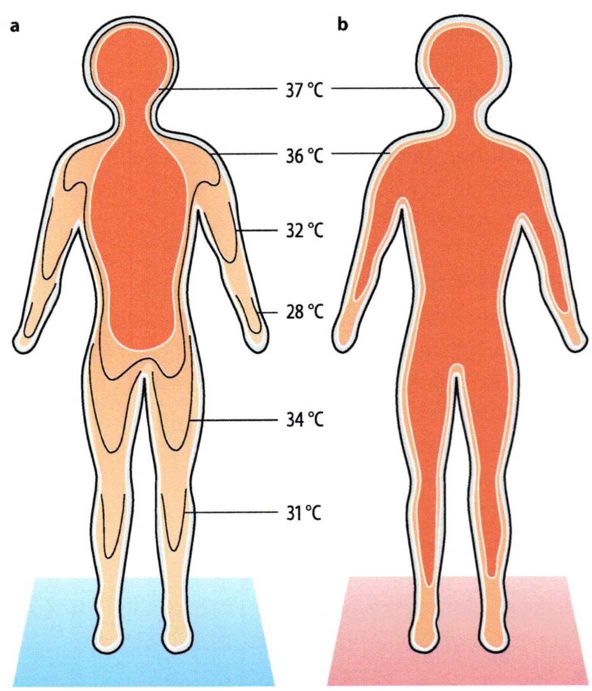

◘ **Abb. 11.9a, b. Kern- und Schalentemperatur des menschlichen Körpers.** Dargestellt sind die Verbindungslinien von Messpunkten gleicher Temperatur auf der Körperoberfläche in kalter **(a)** und in warmer Umgebung **(b).** Sie geben ein Abbild des Temperaturfeldes des menschlichen Körpers unter diesen Umgebungsbedingungen. Der homöotherme Körperkern (rot in **a)** wird im Wesentlichen vom Brust- und Bauchraum sowie dem Schädelinneren gebildet. In warmer Umgebung steigt auch in großen Bereichen der poikilothermen Körperschale die Temperatur auf die des Kerns an die Temperaturen liegen dadurch auch in der Tiefe des Gewebes um bis zu 10°C unter dem Körperkern.

Schon in normaler Umgebung findet man Unterschiede in der Körperkerntemperatur von 0,2–1,2°C. Selbst das **Gehirn** weist eine **radiales Temperaturgefälle** zur Hirnrinde auf, das mehr als 1°C beträgt. Die höchsten Temperaturen werden im Rektum gefunden. Es ist daher nicht möglich, die Körperkerntemperatur durch eine einzige Zahl auszudrücken. Für praktische Zwecke reicht es aus, eine an einem bestimmten Ort (Rektum, Mundhöhle) gemessene Temperatur als repräsentativ für die Körperkerntemperatur zu erklären.

Σ Das Temperaturfeld des menschlichen Körpers hat einen temperaturkonstanten (homöothermen) Kern und eine temperaturvariable (poikilotherme) Schale; aber auch die Kerntemperatur ist weder räumlich noch zeitlich völlig homogen.

11.3.2 Wege der Wärmeabgabe

Innerer Wärmestrom durch Konduktion und Konvektion

Zwei **Wege des Wärmeaustauschs** stehen im Körperinneren zur Verfügung, um Wärme zur Körperoberfläche zu transportieren: zum einen die unmittelbare »Weitergabe« der Wärme von einem Gewebeteilchen zum nächsten und zum anderen der »Transport« von Wärme durch das zirkulierende Blut. Ersteres wird **Wärmekonduktion,** letzteres **Wärmekonvektion** genannt. Es liegt auf der Hand, dass von diesen beiden die Konvektion der bei weitem wichtigere Wärmetransportweg ist.

Wärmeabgabe durch Strahlung und Evaporation

Unser Körper strahlt in Abhängigkeit von seiner Temperatur infrarote Strahlen ab. Dies kann man sich verdeutlichen, indem man die Handfläche in kleinem Abstand gegen das Gesicht hält: Man verspürt sofort eine Wärmeempfindung, die auf der verminderten (Netto-)Wärmeabstrahlung beruht. Das Nettoausmaß der **Wärmeabgabe durch Strahlung** ist also durch die Differenz zwischen der Hauttemperatur und der Temperatur der umgebenden Flächen (z. B. Zimmerwände) bestimmt.

Unsere Haut ist von innen her nicht absolut wasserdicht. Es gelangt daher immer etwas Wasser durch Diffusion auf die Hautoberfläche und verdunstet dort. Dabei wird der Haut Wärme entzogen, denn die Verdunstungswärme des Wassers beträgt 2400 kJ/l. Unter Normalbedingungen in Ruhe beträgt diese **Perspiratio insensibilis** oder **extraglanduläre Wärmeabgabe** (d. h. ohne Beteiligung der Schweißdrüsen) etwa **20% der Gesamtwärmeabgabe.**

Bei Arbeit kommt die erhebliche **glanduläre Wärmeabgabe** durch die **Schweißsekretion** hinzu. Nur diese glanduläre Wasserabgabe ist neuronal über **sudomotorische sympathische Nervenfasern** steuerbar. Bei Umgebungstemperaturen oberhalb der Körpertemperatur (Hochsommer, Tropen) kann Wärme nur noch auf evaporativem Wege abgegeben werden.

Σ Die Verteilung der Wärme im Körper erfolgt weitgehend über das Blut; die Abgabe der Körperwärme an die Umgebung erfolgt in Ruhe überwiegend durch Strahlung, bei körperlicher Arbeit und in heißer Umgebung v. a. durch Schweißverdunstung.

11.3.3 Thermographie und Hautwiderstandsmessungen als psychophysische Methoden

Messungen der Hauttemperatur

Mit Hilfe von **Videokameras**, die für das Erfassen infraroter Strahlen eingerichtet sind, kann die **Wärmestrahlung** der menschlichen Haut aufgezeichnet werden. Als Beispiel für diese Art von Untersuchungen zeigt ◘ Abb. 11.10a–d solche **Thermogramme** von einem menschlichen Unterarm **vor und nach intradermaler Injektion von Histamin.** Das Histamin bewirkt eine lokale Vasodilatation, die zu einer Erhöhung der Lokaldurchblutung (zusätzlich in ◘ Abb. 11.10e mit Hilfe eines Laser-Doppler-Flussmessers aufgezeichnet) führt. Daneben tritt mit kurzer Verzögerung im Injektionsgebiet ein deutlicher **Juckreiz** auf, dessen Intensität und Zeitverlauf (rote Messkurve in ◘ Abb. 11.10e) weitgehend, aber nicht vollständig parallel der Vasodilatation bzw. der Hauterwärmung sind.

Die **Messung der Hauttemperatur** mit Thermistoren, die an die Hautoberfläche geklebt werden, spielt in der **Psychophysiologie des Schlafes** (Abschn. 22.4) und der Verhaltensmedizin eine große Rolle. In der **Verhaltensmedizin** wird über biologische Rückmeldung (Biofeedback) der Handtemperatur der psychische Spannungs- und Entspannungszustand vom Patienten selbst beeinflusst. Dies hat sich in der Behandlung der Raynaud-Erkrankung, von Bluthochdruck und Migräne als wirksam erwiesen (z. B. Box 6.6 in Abschn. 6.3.2).

Σ Die thermographische Messung der Wärmestrahlung der Haut und die direkte Messung der Hauttemperatur sind Methoden der Psychophysiologie, die z. B. bei der Schlafanalyse und in der Verhaltensmedizin zum Einsatz kommen.

Messen des emotionalen Schwitzens

Die Sekretion der Schweißdrüsen wird durch cholinerge sympathische Nervenfasern gesteuert. Sie ist daher durch Atropin hemm- und durch Parasympathikomimetika auslösbar. Bei **starker psychischer Anspannung** kann eine **Vasokonstriktion** im Bereich der Hände und Füße **mit Schweißsekretion** an den Palmar- und Plantarflächen von Händen und Füßen verbunden sein. Thermoregulatorisch

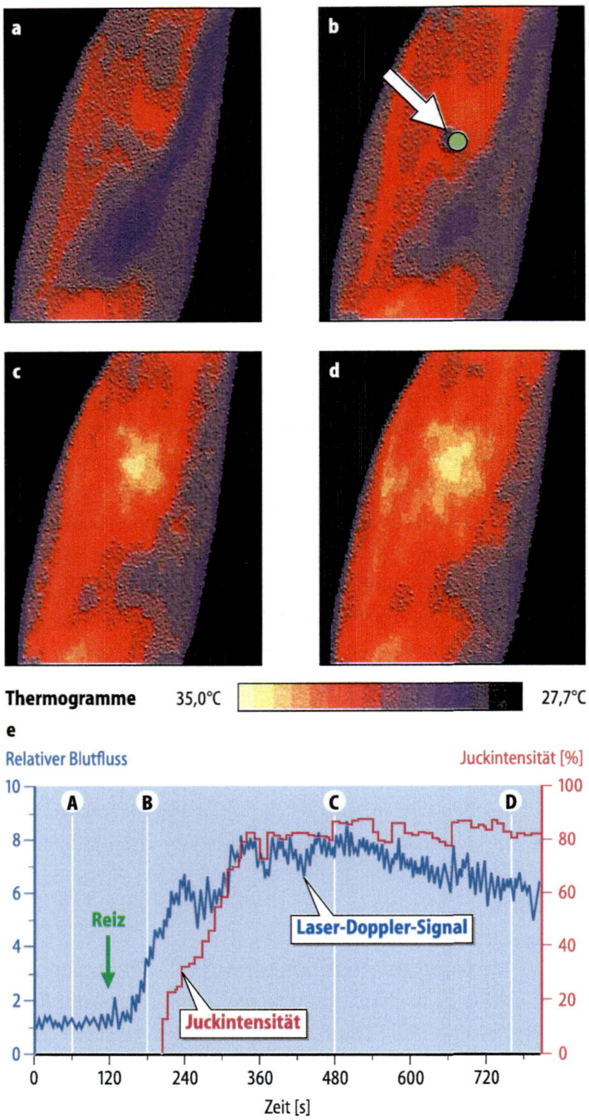

Abb. 11.10a–e. Thermographische Messung der Wärmestrahlung der menschlichen Haut zum Studium psychophysischer Zusammenhänge. In diesem Experiment wurde ein Juckreiz durch intrakutane Applikation von Histamin am Unterarm einer freiwilligen Versuchsperson ausgelöst. Kurz nach dem Reiz, der zum Zeitpunkt 120 s in **e** gegeben wurde (grüner Pfeil), nimmt die Durchblutung des betroffenen Hautbereiches stark zu, was mit Hilfe eines Laser-Doppler-Flussmesser registriert wird (blaue Messkurve in **e**). Dieser erhöhte Blutfluss bewirkt, wie in der Thermographiebildfolge **a–d** zu erkennen, eine deutliche Erwärmung des injizierten Areals und seiner Umgebung. Die weißen Linien **A–D** in **e** markieren die Zeitpunkte, an denen die zugehörigen Thermogramme registriert wurden. Der Ort der Histamininjektion ist in **b** markiert. Die subjektive Juckempfindung der Versuchsperson (rote Messkurve in **e**) setzt verzögert ein und erreicht ihr Maximum etwa 4 min nach Injektion des Histamin

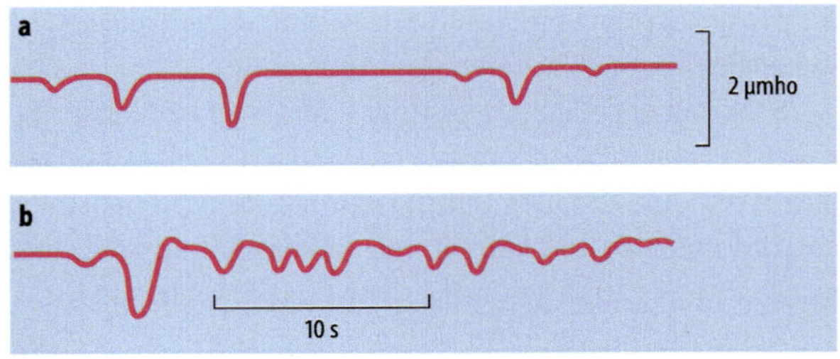

Aus Schandry R (1998). Mit freundlicher Genehmigung von Beltz.

Abb. 11.11a, b. Spontanfluktuationen des elektrischen Hautwiderstandes. Die Messung erfolgte an der Handinnenseite und ist dargestellt als Leitfähigkeit (Kehrwert des Widerstands). Die beiden Kurvenstücke (30 s Dauer) stammen von derselben Versuchsperson und wurden während einer Sitzung aufgenommen. Spur **a** wurde während einer Ruhephase, Spur **b** während einer Vorbereitungsphase (auf eine Übung in freier Rede) aufgezeichnet. Die Zunahme der Spontanfluktuationen in **b** ist deutlich erkennbar

ist dieses **emotionale Schwitzen** (»kalter Schweiß«) eine paradoxe Reaktion, da es anders als das **thermische Schwitzen** nicht mit einer Vasodilatation einhergeht.

Durch das emotionale Schwitzen **sinkt der Hautwiderstand** innerhalb von 1–4 s deutlich ab. Dies lässt sich durch Anlegen eines schwachen, nicht spürbarer elektrischen Stromes an der Haut, z. B. der Handinnenfläche, als **Zunahme der Membranleitfähigkeit** dokumentieren. Gleichzeitig nehmen die **Spontanfluktuationen** des Hautwiderstandes zu (vgl. Abb. 11.11a mit Abb. 11.11b).

Ausmaß und Funktion emotionalen Schwitzens

Vor allem das **Ausmaß negativ getönter emotionaler Erregung** spiegelt sich in der Hautleitfähigkeit (Abb. 11.11b), da als oberste Steuerstrukturen vor allem Amygdala und sympathische Kerne fungieren. Peripher-physiologisch wird die Leitfähigkeitsänderung durch **cholinerge Reizung** vom sekretorischen Ende der Schweißdrüsengänge ausgelöst. Die aktuelle Füllung der Schweißdrüsengänge, nicht das Schwitzen an der Hautoberfläche, spielt für das Zustandekommen dieser Reaktion eine große Rolle. Durch die Erhöhung der Salzkonzentration (hauptsächlich Kochsalz, NaCl) in den Schweißdrüsenkanälen der Haut sinkt der elektrische Widerstand.

Die **physiologische Funktion der Hautleitfähigkeit** (SCR, »skin conductance response« und SCL, »skin conductance level«) ist bis heute rätselhaft geblieben. Ob sie mit der Verbesserung der Griffsicherheit durch innere Elastizitätserhöhung oder der Temperaturregulation zu tun hat, bleibt unklar.

In der Psychophysiologie wird die Hautleitfähigkeit vor allem verwendet bei

- Frühdiagnose der **Schizophrenie**,
- der Messung der **Angstreaktion** bei verschiedenen Verhaltensstörungen,
- beim **Lügendetektor** und
- der Diagnose der **Psychopathie** (Soziopathie, Abschn. 27.4.4)

Σ Die Messung des Hautwiderstandes ist eine wichtige Methode zur Erfassung psychophysischer Zusammenhänge. Die Hautleitfähigkeit ändert sich z. B. nach emotionalen Reizen; ihre Messung spielt daher eine große Rolle in der Erforschung der Psychophysiologie der Emotionen.

11.4 Regelung der Körpertemperatur

11.4.1 Regelkreis Thermoregulation

Anteile des Regelkreises

Der Regelkreis der Thermoregulation ist im Blockschaltbild der ◻ Abb. 11.12 skizziert. Links sind die **Stellgrößen** angeordnet, deren »Verstellung« zu einer Veränderung der **Regelgröße** Körpertemperatur führt. Die Körpertemperatur wiederum wird von **Messfühlern,** nämlich den Thermosensoren (Thermorezeptoren) überwacht, die ihre Meldungen (Messgrößen in ◻ Abb. 11.12) dem **zentralen Regler** zuführen. Dieser stellt fest, ob die Körpertemperatur (der Istwert) unter dem Einfluss von **Störgrößen** (z. B. vermehrte Wärmebildung bei Arbeit) von ihrem **Sollwert** abgewichen ist und verstellt entsprechend über die Aussendung von Steuersignalen die Stellgrößen so lange, bis die Messgrößen den Ausgleich der Abweichung (im Beispiel also den Rückgang der erhöhten Körpertemperatur) signalisieren.

Das wesentliche Merkmal dieser (wie jeder anderen Regelung, Abschn. 7.1.5) ist der geschlossene Regelkreis mit einer Polung derart, dass **jede Störung der Regelgröße selbsttätig** über **negative Rückkopplung** korrigiert wird.

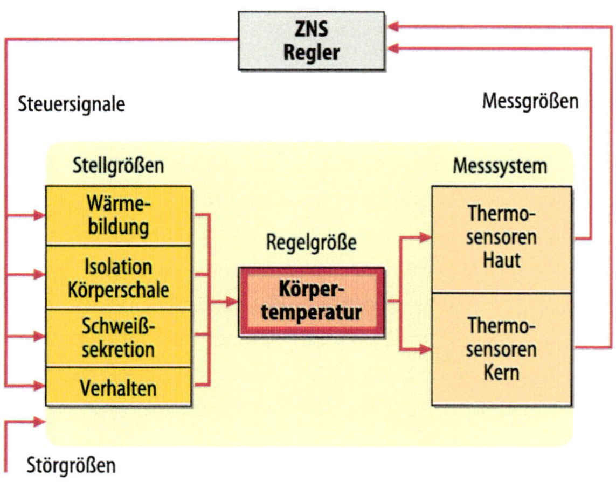

◻ **Abb. 11.12. Blockschaltbild des Regelkreises der Thermoregulation.** Das Messsystem besitzt 2 Gruppen von Messfühlern zur Messung der Körperkern- (innere Thermorezeptoren) und der Schalentemperatur (kutane Thermorezeptoren). Über die von ihnen übermittelten Messgrößen kann der zentralnervöse Regler Abweichungen des Sollwertes vom Istwert (z. B. durch die Einwirkung von Störgrößen) feststellen und anschließend über Steuersignale entsprechende Änderungen der Stellgrößen zur Temperaturkorrektur einleiten

Σ Die Thermoregulation ist ein geschlossenes Regelsystem mit negativer Rückkopplung. Ihre Stellgrößen stehen unter dem Einfluss des autonomen und des somatomotorischen Nervensystems.

Innere und äußere Thermosensoren

Die **Körperkerntemperatur** wird an verschiedenen Stellen durch temperaturempfindliche Nerven- bzw. Sinneszellen gemessen. Solche **innere Thermosensoren** (innere Thermorezeptoren), v. a. solche, die auf Temperaturanstieg mit einer Zunahme ihrer Entladungen reagieren (daher auch Wärmeneurone genannt), liegen vor allem im **vorderen Hypothalamus**, im **unteren Hirnstamm** (Mittelhirn und Medulla oblongata) und im **Rückenmark.**

Die **Körperschalentemperatur** wird durch Thermosensoren **in und unter der Haut** gemessen. Es handelt sich hier um **spezifische Kalt- und Warmsensoren,** deren Eigenschaften in Abschn. 15.3.4 beschrieben werden. Ihre Entladungen werden nicht nur zur (unbewussten) Messung der Körperschalentemperatur herangezogen, sondern sie dienen auch dem (bewussten) Temperatursinn zur **Wahrnehmung der Kalt- bzw. Warmempfindungen.**

Σ Die Messfühler für die Thermoregulation sind Thermosensoren im ZNS (innere Thermosensoren zum Messen der Körperkerntemperatur) und in der Haut (äußere Thermosensoren zum Messen der Körperschalentemperatur). Letztere liefern auch Signale für bewusste Kalt- und Warmempfindungen.

11.4.2 Zentralnervöse Regulation der Körpertemperatur

Das hypothalamische Integrationszentrum der Temperaturregulation

Durchtrennung des Hirnstammes unmittelbar rostral des Hypothalamus lässt bei Katzen die Thermoregulation vollkommen intakt. Nach Durchschneidungen kaudal des Hypothalamus verhalten sich die Tiere jedoch auch nach Wochen und Monaten noch poikilotherm (wechselwarm, Abschn. 11.3.1). Aufgrund dieser und zahlreicher anderer experimenteller Indizien wird der Hypothalamus, insbesondere die **Area hypothalamica posterior,** die selbst keine nennenswerte Thermosensitivität besitzt, als **Integrationszentrum für die Thermoregulation** angesehen. Diese hypothalamischen »Zentren« sind auch für andere Regelvorgänge (z. B. zirkadiane Periodik, Abschn. 22.1.1) und für die Steuerung von Antrieb und Motivation (Abschn. 25) verantwortlich.

Im Vergleich zu technischen Regelsystemen, z. B. einer Zentralheizung (Abschn. 7.1.5), handelt es sich hier um ein **sehr aufwendiges Regelsystem,** das durch seine zahlreichen Messfühler auf der Eingangsseite den thermischen Gesamtzustand des komplizierten Temperaturfeldes des menschlichen Körpers (◻ Abb. 11.9) berücksichtigen kann,

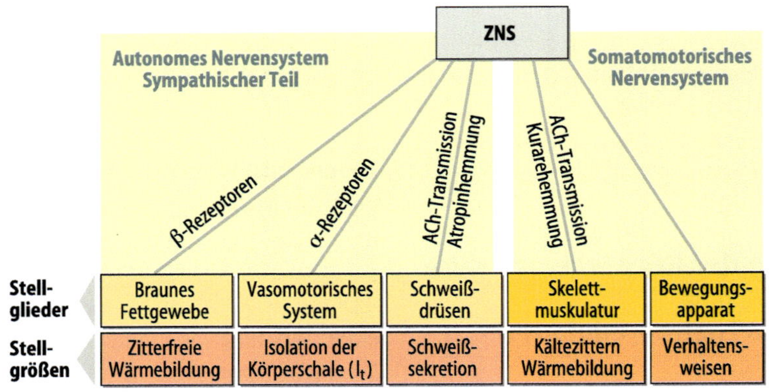

Abb. 11.13. Stellglieder der Thermoregulation und ihre nervale Kontrolle über das autonome und das somatomotorische Nervensystem. Die zitterfreie Wärmebildung im braunen Fettgewebe kann durch β-Rezeptoren-Blocker aufgehoben werden. Ausschaltung der Sympathikuswirkung an den Hautgefäßen (mit α-Rezeptoren-Blockern) führt zur maximalen Vasodilatation und zur Eröffnung von arteriovenösen Anastomosen (Steigerung des konvektiven Wärmetransports). Die cholinerge sympathische Innervation der Schweißdrüsen kann durch Atropin gehemmt werden. Die cholinerge neuromuskuläre Übertragung wird durch Kurare blockiert. *ACh* Azeytlcholin

wobei außerdem zwei Arten von Sensoren, nämlich Kalt- und Warmsensoren, antagonistisch zusammenwirken. Und mit den zahlreichen Stellgliedern auf der Effektorseite (Abb. 11.13) ist das System in der Lage, Abwehrvorgänge gegen Kälte oder Wärme (»Stellvorgänge«, Abb. 11.12 und 11.13) sehr gezielt und mit kurzer Latenz einzuleiten.

Im REM-Schlaf (Abschn. 22.4.1) ist das Regelsystem aber teilweise außer Kraft, so dass wir gelernt haben, uns antizipatorisch vor Kälte zu schützen, indem wir uns zudecken.

11

Ansteuerung der Stellglieder durch das periphere Nervensystem

Abb. 11.13 illustriert die **nervale Ansteuerung der verschiedenen Stellglieder,** die die Stellgrößen der Temperaturregulation liefern (vergleiche Abb. 11.12 mit Abb. 11.13).

Das **autonome Nervensystem** steuert (von links nach rechts in Abb. 11.13)
- die **zitterfreie Wärmebildung** im braunen Fettgewebe,
- das **Ausmaß der Isolation der Körperschale** über die Regelung der Hautdurchblutung und
- die **Sekretion der Schweißdrüsen.**

Das **somatomotorische Nervensystem** ist zuständig für
- die **Wärmebildung durch Muskelzittern** und
- die Steuerung der **Wärmeabgabe über Verhalten** (z. B. An- oder Ablegen von Kleidung und Decken).

Σ Das Temperaturregelsystem liegt in der Area hypothalamica posterior. Seine Signale werden teils über das autonome, teils über das somatomotorische periphere Nervensystem an die Stellglieder der Thermoregulation übertragen.

Box 11.4. Maligne Hyperthermie

Bei chirurgischen Eingriffen mit gasförmigen Narkotika (»Inhalationsnarkotika«, wie z. B. Halothan) und der Anwendung von Muskelrelaxanzien (Box 13.1 in Abschn. 13.1.3) kommt es sehr selten zu einer starken Körpertemperaturzunahme, die nicht auf fiebersenkende Medikamente anspricht und ohne Behandlung lebensbedrohend ist. Dieses Krankheitsbild wird maligne Hyperthermie genannt.

Es kommt bei diesen Personen zu einer spontanen Freisetzung von Kalziumionen aus dem sarkoplasmatischen Retikulum in das Zytosol der Skelettmuskelfasern, einem Vorgang, der normalerweise nur bei der elektromechanischen Kopplung (Abschn. 13.1.3) auftritt. Es resultiert eine lang andauernde, alle Skelettmuskeln erfassende Muskelaktivierung, die sich in Muskelverspannung und v. a. in hohem Energieumsatz mit der zugehörigen Wärmeentwicklung äußert.

Die Anlage zur malignen Hyperthermie wird autosomal-dominant vererbt. Dantrolen, eine Hemmsubstanz für die Kalziumfreisetzung, kann bei diesen »MHS-Personen« (»malignant hyperthermia susceptible«) eine einsetzende Hyperthermie kupieren, präventiv gegeben verhindert es die Hyperthermie. Koffein setzt wie bei der malignen Hyperthermie, also unter Umgehung der elektrischen Erregung, Kalziumionen aus dem sarkoplasmatischen Retikulum frei. Die Schwellenkonzentration für eine solche »Koffeinkontraktur« ist bei MHS-Personen reduziert. Darauf beruht der Standardtest der »European Hyperpyrexia Group« mit biopsiertem Muskelgewebe, der vor einer anstehenden Vollnarkose bei Verdacht auf Anlage zur malignen Hyperthermie angewandt wird.

Literatur: The European Malignant Hyperpyrexia Group (1984) A protocol for the investigation of malignant hyperpyrexia susceptibility. J Anaesth 56:1267

11.4.3 Langfristige und pathophysiologische Aspekte der Thermoregulation

Temperaturregelung beim Neugeborenen

Beim **menschlichen Neugeborenen** sind alle thermoregulatorischen Reaktionen unmittelbar nach der Geburt auslösbar, selbst bei Frühgeburten mit Geburtsgewichten um 1000 g. Die vielfach vertretene Auffassung, das Neu- oder Frühgeborene sei poikilotherm (wegen fehlender Reife seines zentralen Temperaturregelsystems), kam auf, weil das Neugeborene bei der Kälteregulation kein Zittern, sondern **zitterfreie Wärmebildung** (Abschn. 11.3.1) einsetzt, die nicht zu sehen ist. Die Wärmebildung kann auf zitterfreiem Wege verdoppelt bis verdreifacht werden. Erst bei sehr extremer Kältebelastung tritt auch Zittern hinzu.

Relativ zum Körpergewicht hat das Neugeborene eine **sehr große Körperoberfläche,** von der es sehr viel Wärme verlieren kann. Ein Ausgleich der Wärmebilanz auf dem Niveau des Minimalumsatzes (Behaglichkeitstemperatur) erfordert daher eine **höhere Umgebungstemperatur** als beim Erwachsenen oder **zusätzliche Bekleidung**. Bei sehr kleinen Frühgeborenen ist der Regelbereich noch weiter eingeschränkt. Sicherheitshalber werden sie daher **in thermostatisierter Umgebung** (Inkubatoren) aufgezogen.

Σ Beim Neugeborenen wird die zitterfreie Wärmebildung zur Aufrechterhaltung der Körpertemperatur eingesetzt. Wegen seiner relativ großen Körperoberfläche ist das Neugeborene wesentlich weniger kältebelastbar als der Erwachsene.

Hitzeadaptation

Bei regelmäßiger **starker körperlicher Leistung in mäßig warmer Umgebung** (z. B. Marathonläufer) kommt es zu einer um einen Faktor zwei zunehmenden Schweißsekretionsrate, die bei Hochtrainierten 1–2 l/h erreichen kann. Die Schweißsekretion beginnt überdies bei einer niedrigeren Schalen- und Kerntemperatur, d. h. die Schwelle für die Auslösung des Regelmechanismus wird zu tieferen Werten verschoben.

Durch diese **Adaptationsvorgänge** stellt sich die mittlere Körpertemperatur für eine gegebene Wärmebelastung auf einen niedrigeren Wert ein, wodurch der Organismus vor kritischen Anstiegen der Herzfrequenz und der peripheren Durchblutung bewahrt wird, die in den Hitzekollaps (▶ unten) münden würden. Ferner nimmt im Verlauf der Adaptation der Salzgehalt des Schweißes erheblich ab, was schädlichen Salzverlusten vorbeugt.

Bei anhaltender **Hitzebelastung in feucht-heißem Tropenklima** nimmt nach einiger Zeit profusen Schwitzens die Schweißsekretionsrate wieder ab. Das unnütze Abtropfen von Schweiß, das dem Körper keinerlei Wärme entzieht, wird dadurch vermieden. Der Hitzeadaptierte wird auch durstiger als ein Nichtadaptierter bei gleichem Schweißverlust (wahrscheinlich wegen der verminderten Salzkonzentration seines Schweißes, was zu osmotisch ausgelöstem Durst führt, Abschn. 25.2.1). Der vermehrte Durst begünstigt den Ausgleich der Wasserbilanz, wodurch ein »Austrocknen« des Körpers mit der Gefahr einer Hyperthermie (▶ unten) vermieden wird.

Σ Die langfristige Anpassung an thermische Belastungen erfolgt teils über Änderungen im Regelmechanismus, teils über Verhaltensanpassungen.

Hyper- und Hypothermie

Die häufigste Form einer erhöhten Körpertemperatur ist das **Fieber**. Bei ihm führen von außen in den Körper eindringende fiebererzeugende Stoffe **(exogene Pyrogene,** z. B. Bakterientoxine) im Körper zur Produktion eines **endogenen Pyrogens** (Interleukin I, Mediator unspezifischer Immunreaktionen, Abschn. 9.1.5), was über eine **Sollwertverstellung des Temperaturregelsystems** zu einer höheren Körpertemperatur führt. Dieser neue Sollwert wird im **Fieberanstieg** durch eine Steigerung der Wärmebildung über Kältezittern (Schüttelfrost) und eine maximale Vasokonstriktion der Hautgefäße erreicht.

Umgekehrt treten beim **Fieberabfall** Schweißsekretion und Vasodilatation auf, genauso, als wenn beim Gesunden eine Überhöhung der Körpertemperatur aufgetreten wäre. Während des anhaltenden Fiebers werden äußere thermische Störungen durch entsprechende Stellvorgänge kompensiert. Die Stellvorgänge der Thermoregulation bleiben also intakt. Die Temperatur wird lediglich auf ein erhöhtes Niveau eingeregelt.

Sobald bei extremer Wärmebelastung (z. B. Marathonlauf, Sauna) die Mechanismen der Wärmeabgabe überfordert sind, führt dies zu einem Anstieg der Körpertemperatur, also zur **Hyperthermie.** Kurzfristig können hier (wie auch beim Fieber) Körperkerntemperaturen um 42°C ertragen werden. Bei andauernder Hyperthermie treten bei Temperaturen ab 39,5–40°C schwerste, meist rasch zum Tode führende **Schädigungen des Gehirns mit Gehirnödem** auf, die von Desorientiertheit, Delirium und Krämpfen begleitet sind. Man spricht von einem **Hitzschlag.**

Zum wesentlich harmloseren **Hitzekollaps** kommt es durch längeres Stehen (bzw. Stehenbleiben nach körperlicher Aktivität) unter Hitzebelastung. Die extreme Vasodilatation der Hautgefäße führt zum »Versacken« größerer Blutmengen in den Hautvenen. Dies führt zu einem ungenügenden Herzminutenvolumen und damit zum raschen Blutdruckabfall mit daraus resultierender Bewusstlosigkeit. Die Körpertemperatur ist dabei nur wenig über normal erhöht.

Wenn bei extremer Kältebelastung die Kälteabwehrmechanismen überfordert sind, kommt es zwangsläufig zu einem Absinken der Körpertemperatur, genannt **Hypothermie.** Bei Körpertemperaturen um 26–28°C kann dann der Tod durch **Herzflimmern** eintreten. Vor Einleitung einer zu therapeutischen Zwecken **induzierten Hypothermie** (z. B. bei Herzoperationen) muss das Temperaturregelsystem vorher pharmakologisch (durch Narkose) ausgeschaltet werden.

Σ Fieber ist die Folge der Verstellung des Sollwerts der Kerntemperatur auf einen abnorm hohen Wert durch Pyrogene. Hyperthermie und Hypothermie sind Folgen der Überforderung des Temperaturregelsystems.

Zusammenfassung

Für die **Lungenatmung** in Ruhe und bei Arbeit gilt:
- Das **maximale Atemzugvolumen,** genannt **Vitalkapazität**, wird auch bei extremer körperlicher Beanspruchung nicht ausgeschöpft.
- Atmung geschieht immer in **Atemmittellage,** in Ruhe sind beim gesunden Erwachsenen ca. 14 Atemzüge zu je 500 ml normal (7 l/min), bei Arbeit kann dies auf 40 Atemzüge zu je 2 l ansteigen (80 l/min).
- Die **Einatmung** geschieht gegen den Widerstand des elastischen Lungengewebes und den Atemwegswiderstand über Hebung des Brustkorbs und Senkung des Zwerchfells. Die dazu nötige Arbeit wird von den Inspirationsmuskeln geleistet. Die **Ausatmung** ist in der Regel passiv.
- **Psychische Prozesse** verändern markant das Atemverhalten.

Der **Gasaustausch** in der Lunge und der **Transport** der Atemgase im Blut
- ist in der Lunge passiv entlang den Partialdrucken des Sauerstoffs und des Kohlendioxids. Das funktionelle Residualvolumen der Lunge stellt dabei sicher, dass die Partialdruckdifferenzen ausreichend konstant sind;
- erfolgt im Blut für den Sauerstoff mit Hilfe des Blutfarbstoffs Hämoglobin, der dafür in der Lunge vollständig in Oxyhämoglobin umgewandelt wird, wodurch 100 ml Blut rund 20 ml Sauerstoff transportieren können;
- erfolgt im Blut für das Kohlendioxid hauptsächlich nach Umwandlung in Kohlensäure durch die Karboanhydrase, kleinere Anteile werden ans Hämoglobin gebunden und sind physikalisch im Plasma gelöst.

Der **nervöse Antrieb der Atmung** wird durch Neuronenpopulationen im Hirnstamm (»Atemzentren«) unterhalten. Sie produzieren den **primären Atemrhythmus,** der an die jeweiligen Erfordernisse angepasst wird.
- **Dehnungsrezeptoren** im Lungengewebe und den Inspirationsmuskeln hemmen bei Einatmung die »Inspirationsneurone« in den Atemzentren und leiten dadurch die Ausatmung ein
- Zentrale und periphere **Chemosensoren** messen die Partialdrücke des Kohlendioxids und die Protonenkonzentration (pH-Wert) in Blut und Extrazellulärflüssigkeit und regeln die Atemtiefe und -frequenz so ein, dass diese Werte im Normbereich bleiben.
- Der **Sauerstoffpartialdruck** wird zwar auch gemessen, spielt aber nur unter pathophysiologischen Umständen eine Rolle
- Als **unspezifische Atemantriebe** gelten physische und psychische Einflüsse auf die Atmung

Der **Energieumsatz des Menschen**
- folgt den physikalischen Gesetzen der Erhaltung der Energie der unbelebten Natur,
- lässt sich unter standardisierten Bedingungen (z. B. Grundumsatzbedingungen) messen,
- steigt bei körperlicher und geistiger Arbeit deutlich an, ebenso bei Nahrungsaufnahme, in zu kalter und zu warmer Umgebung und bei Fieber,
- muss durch Nahrungsaufnahme gedeckt werden, wobei zu berücksichtigen ist, dass Fette einen etwa doppelt so hohen Brennwert wie Kohlenhydrate und Eiweiße haben,
- ist dann optimal, wenn dabei das Körpergewicht konstant bleibt.

Der Mensch ist **homoiotherm,** d. h. er muss eine in etwa konstante Körpertemperatur sicherstellen. Dies geschieht über die **Prozesse der Wärmebildung und Wärmeabgabe.**
- Reicht die Wärmebildung durch die Stoffwechselprozesse der Organe nicht aus, wird Wärme durch Bekleidung und **Absenken der Körperschalentemperatur** (verringerte Hautdurchblutung) zurückgehalten und zusätzliche Wärme durch Zittern und zitterfreie Wärmebildung gebildet.
- Ist die Wärmebildung größer als für die Homoiothermie erforderlich, wird die Wärme v. a. durch **Schwitzen** verbunden mit verstärkter Hautdurchblutung und erhöhter Wärmestrahlung abgeführt.
- Schwitzen verändert durch die Durchfeuchtung der Haut auch deren elektrischen Widerstand. Emotionales Schwitzen kann daher über dessen Messung erfasst werden. **Hautleitfähigkeitsmessungen** sind daher eine wichtige Methode der Psychophysiologie.

▼

Die **Regelung der Körpertemperatur** erfolgt über vermaschte **Regelkreise**

- Als Messfühler dienen äußere (in der Haut gelegene) und innere **Thermosensoren** (an verschiedenen Stellen im ZNS), die teils auf steigende (Warmsensoren), teils auf sinkende Temperaturen (Kaltsensoren) ansprechen.
- Die **neuronalen Zentren** für die Thermoregulation liegen im hinteren Hypothalamus in der Nähe und in Zusammenarbeit mit anderen lebenswichtigen Kontrollzentren (z. B. für zirkadiane Periodik, Hunger und Durst).
- **Vegetative und somatosensorische Anteile** des Nervensystems beteiligen sich gemeinsam an der Ansteuerung der verschiedenen Stellglieder der Thermoregulation (wie Regelung der Hautdurchblutung, Muskelzittern etc.).
- **Fehlregulationen** und Überforderungen der Thermoregulation, z. B. bei extremem Fieber, können zu Hitzekollaps und Hitzschlag führen, extreme Kältebelastungen (z. B. eiskaltes Seewasser) zum Absinken der Körpertemperatur in lebensgefährliche Bereiche (Herzflimmern bei Körpertemperaturen um 26–28°C).

Literatur

Gerthsen C, Kneser HO, Vogel H (2003) Physik, 22. Aufl. Springer, Berlin Heidelberg New York Tokyo

Matthys H, Seeger W (2001) Klinische Pulmonologie. Springer, Berlin Heidelberg New York Tokyo

Schmidt RF, Lang F (2007) Physiologie des Menschen, 30. Aufl. Springer, Berlin Heidelberg New York Tokyo

Taylor EW, Jordan D, Coote JH (1999) Central control of the cardiovascular and respiratory systems and their interactions in vertebrates. Physiol Rev 79: 855–916

Ulmer WT, Nolte D, Lecheler J (2003) Die Lungenfunktion, 7. Aufl. Thieme, Stuttgart

12 Stoffaufnahme und -ausscheidung

N. Birbaumer (et al.), *Biologische Psychologie*, Springer-Lehrbuch,
https://doi.org/10.1007/978-3-540-95938-0_12

Beschwerden im und Erkrankungen des Magen-Darm-Trakts sowie der Nieren und der ableitenden Harnwege sind, noch weit vor den Erkrankungen des Herz-Kreislauf-Systems, die häufigsten Anlässe, warum ärztliche Hilfe in Anspruch genommen wird. Die mannigfaltigen Ursachen dieser Beschwerden bilden den Hauptinhalt der Lehrbücher der Inneren Medizin, wobei sich die Betrachtung weitgehend auf die somatischen Aspekte konzentriert. Aber, wie schon der Volksmund weiß (»es ist mir auf den Magen geschlagen«, »er hat vor Angst in die Hose gemacht« etc.), sind viele akute und noch mehr chronische Krankheitssymptome dieser Organe Ausdruck psychischer Störungen. Dies zu erkennen und zu behandeln setzt voraus, die normalen Abläufe menschlicher Nahrungsaufnahme und -ausscheidung in ihren Grundzügen zu beherrschen. Dazu liefert das vorliegende Kapitel einen Beitrag.

12.1 Die Bestandteile menschlicher Nahrungsmittel und der Bedarf an Nährstoffen

12.1.1 Nährstoffe und ihr Mindestbedarf

Brenn- und Baustoffwechsel

Der physiologische **Brennwert der Nährstoffe,** also von Kohlenhydraten, Fett und Eiweiß, wurde bereits an Hand der Tabelle 11.2 in Abschn. 11.2.3, diskutiert. Für den **Brennstoffwechsel** (also für die Energie verbrauchenden Prozesse, z. B. ATP-Synthese) sind die verschiedenen Nährstoffe gegenseitig austauschbar, für den **Baustoffwechsel** (also für den Aufbau körpereigener Substanzen) gilt dies aber nicht, so dass Mindestmengen aller 3 Nährstoffe zugeführt werden müssen (► unten).

Nährstoff Kohlenhydrate

Über die chemische Struktur der Kohlenhydrate und ihre Rolle im Zellstoffwechsel wurde bereits in Abschn. 2.1.2 das Wesentliche gesagt. Die Kohlenhydrate werden vom Menschen zum größten Teil in Form von **pflanzlicher Stärke** aufgenommen. Obst, Gemüse, Kartoffeln, Getreide und Hülsenfrüchte enthalten jedoch neben verdaulichen auch unverdauliche Kohlenhydrate wie Zellulose.

Einen Überblick über die von der Deutschen Gesellschaft für Ernährung empfohlenen Richtwerte für eine ausreichende Nährstoffzufuhr gibt Tabelle 12.1. Der dort angegebene **Mindestbedarf an Kohlenhydraten** ist im Wesentlichen durch den **Gehirnstoffwechsel** bedingt, der fast ausschließlich auf Glukose (ca. 100 g/Tag) angewiesen ist.

Nährstoff Fette

Fette bestehen hauptsächlich aus einem Gemisch verschiedener **Triglyzeride,** deren chemische Struktur in Abschn. 2.1.2 angesprochen wurde. Fette kommen als Begleitsubstanz in fast allen Nahrungsmitteln tierischer Herkunft vor, in geringerem Umfang in Pflanzensamen, z. B. in Nüssen.

Tabelle 12.1. Nährstoffe. Empfohlene Zufuhr für Erwachsene sowie Mangel- und Überdosierungserscheinungen. *KG* Körpergewicht

	Empfohlene Zufuhr/Tag	Erhöhter Bedarf	Depots	Mangelerscheinungen	Überdosierungserscheinungen
Eiweiße	0,8 g/kg KG (bei genügendem Gehalt an essenziellen Aminosäuren, d. h. möglichst die Hälfte als tierisches Eiweiß)	Bei Alten und Kindern 1,2–1,5 g/kg KG; bei Schwerarbeit, Muskelaufbautraining, Schwangeren und Schwerkranken bis zu 2 g/kg KG	Kurzfristig verfügbarer Pool: 45 g (Muskel 40 g, Blut und Leber 5 g)	Hungerödeme, Infektanfälligkeit, Apathie, Muskelatrophie; bei Kindern Entwicklungsstörungen	Überwiegen der Fäulnis im Darm, bei Disposition: Gicht durch Verzehr von Fleisch und Innereien
Kohlenhydrate	Mindestens 100 g (für das Gehirn); alternativ 200 g Eiweiß (Glukoneogenese)	Bei körperlicher Arbeit	300–400 g Glykogen	Untergewicht, verminderte Leistungsfähigkeit, Stoffwechselstörungen, Hypoglykämie, Ketose	Überwiegen der Gärung im Darm, Kohlenhydratmast, Fettsucht
Fette a) gesättigte und einfach ungesättigte Fettsäuren	für a) und b): 25–30% des Energiebedarfs	Bei körperlicher Arbeit	Sehr variabel	Untergewicht, verminderte Leistungsfähigkeit, Mangelerscheinungen durch Fehlen fettlöslicher Vitamine	Hypertriglyzeridämie und Hypercholesterinämie mit nachfolgender Atherosklerose, Fettsucht
b) essenzielle Fettsäuren	Etwa 1/3 des aufgenommenen Fettes	Bei körperlicher Arbeit	Sehr variabel	Hämaturie, Veränderungen an Haut und Mitochondrien, Stoffwechselstörungen	Erhöhter Tokopherolbedarf (Vitamin E)

12

Etwa die Hälfte des Nahrungsfettes wird als **sichtbares Fett** (Butter, Speck etc.), der Rest als **verborgenes Fett** (z. B. in Wurst, Käse) verzehrt. Die mitteleuropäische Durchschnittskost enthält einen aus ernährungsphysiologischer Sicht zu hohen Fettanteil. Nicht im Betriebsstoffwechsel verbranntes Fett wird im Gewebe in Form von **Depotfett** gespeichert.

Der in Tabelle 12.1 genannte **Mindestbedarf an Fetten** beruht auf dem Bedarf an fettlöslichen Vitaminen, sowie auf dem Bedarf an **essenziellen** Fettsäuren, also von Fettsäuren, die für den Baustoffwechsel der Körperzellen notwendig sind, aber nicht im Körper synthetisiert werden können.

Nährstoff Eiweiße

Die Eiweiße oder **Proteine** sind aus Aminosäuren aufgebaut, von denen 8 als essenzielle Aminosäuren mit der Nahrung aufgenommen werden müssen (Abschn. 2.1.2). Je nach Herkunft unterscheidet man tierisches und pflanzliches Eiweiß. **Tierisches Eiweiß** findet sich hauptsächlich in Fleisch, Fisch, Milch und Milchprodukten sowie Eiern. **Pflanzliches Eiweiß** wird in nennenswerten Mengen mit Brot, Hülsenfrüchten und Kartoffeln aufgenommen, in geringen Mengen mit fast allen Obst- und Gemüsesorten. Das aufgenommene Eiweiß dient größtenteils dem **Baustoffwechsel,** wie dem Aufbau und Umbau von Muskulatur, Enzymen und Plasmaeiweißen.

Der **Mindestbedarf an Eiweißen** beträgt täglich etwa 30–40 g. Bei diesem **Bilanzminimum** (d. h. der Verlust an Eiweiß im Baustoffwechsel entspricht exakt der Zufuhr) ist zwar ein Überleben, aber keine normale körperliche Leistungsfähigkeit gegeben. Für eine optimale Versorgung des Organismus wird als **funktionelles Eiweißminimum** eine tägliche Zufuhr von 0,8 g Eiweiß pro kg Körpergewicht empfohlen, wovon etwa die Hälfte tierischen Ursprungs sein sollte.

Σ Kohlenhydrate, Fette und Eiweiße bilden die Nährstoffe der menschlichen Nahrung. Abgesehen von den essenziellen Aminosäuren und den essenziellen Fetten sind sie gegeneinander austauschbar. Allerdings benötigt der Mensch für den Baustoffwechsel pro Tag mindestens 0,8 g Eiweiß pro kg Körpergewicht, um seine volle Leistungsfähigkeit zu erhalten.

12.1.2 Vitamine, Spurenelemente, Wasser und Salze

Definition und Klassifizierung der Vitamine

Als **Vitamine** bezeichnet man in der Nahrung vorkommende, lebenswichtige organische Substanzen, die der Organismus nicht oder nicht in genügender Menge synthetisieren kann und deren Energiegehalt ohne Bedeutung ist.

Die chemische Struktur der Vitamine ist sehr uneinheitlich. Man unterscheidet **fettlösliche** (A, D, E, K) und **wasserlösliche** Vitamine (B-Gruppe, C). Eine weitere Unterscheidung erfolgt historisch bedingt nach Buchstaben und bei den in neuerer Zeit entdeckten Vitaminen nach der chemischen Bezeichnung (z. B. Folsäure, Niacin).

Vorkommen der Vitamine

Vitamine kommen in pflanzlichen und tierischen Nahrungsmitteln vor. Nicht jedes Vitamin muss unmittelbar mit der Nahrung zugeführt werden. **Vitamin K** wird z. B. von den Darmbakterien hergestellt; andere Vitamine werden im Körper aus mit der Nahrung aufgenommenen Vorstufen, den **Provitaminen**, synthetisiert. So kann **Vitamin A**

Tabelle 12.2. Fettlösliche Vitamine. Systematik, wichtige Quellen, biologische Funktionen, Bedarf, Mangelerscheinungen, Depots und empfohlene Zufuhr bei Erwachsenen

Bezeichnung und Synonyma	Wichtige Quellen	Typische biologische Funktionen	Mangelerscheinungen	Depots	Empfohlene Zufuhr/Tag
Vitamin A Retinol Provitamin: β-Karotin	Leber und Milchfett Karotten	Epithelzellen- und Skelettwachstum Rhodopsinsynthese	Nachtblindheit, atypische Epithelverhornung, Wachstumsstörungen	Große Mengen in der Leber	0,8–1,1 mg Vitamin A ≈ 1,6–2,2 mg β-Karotin
Vitamin-D-Gruppe (antirachitische Vitamine)	Leber, Lebertran, Fische, Milchfett, Eigelb	Ca^{++}-Resorption und -Stoffwechsel, Wechselwirkungen mit dem Parathormon	Rachitis, Störungen des Knochenwachstums	Geringe Mengen in Leber, Nieren, Darm, Knochen, Nebennieren	5,0 µg; Kinder und Schwangere 10 µg
Vitamine E Tokopherol	In fast allen Lebensmitteln, besonders in Pflanzenöl	Antioxidans, speziell beim Stoffwechsel der ungesättigten Fettsäuren	Muskelstoffwechsel- und Gefäßpermeabilitätsstörungen	Mehrere Gramm in Leber, Fett, Hypophyse, Nebennieren	12 mg Tokopherol
Vitamin K (antihämorrhagisches Vitamin)	Grüngemüse, Darmflora	Beteiligt an der Synthese von Blutgerinnungsfaktoren	Verzögerte Blutgerinnung, Spontanblutungen	Sehr geringe Mengen in Leber und Milz	Bei intakter Darmflora Ø, sonst ca. 1 mg

im Körper aus Karotinoiden gebildet werden. Die **Vitamine D_2 und D_3** entstehen in der Haut aus ihren Provitaminen unter dem Einfluss des in der Sonne enthaltenen ultravioletten Lichts.

Bedarf an Vitaminen

Richtwerte für die Zufuhr sind in den Tabellen 12.2 und 12.3 festgehalten. Sie geben auch eine Übersicht über Vitaminmangelsymptome. Bei normaler gemischter Kost ist in Europa eine ausreichende Vitaminzufuhr gewährleistet.

Ein **erhöhter Vitaminbedarf** kann bei körperlicher Arbeit und bei Erkrankungen auftreten. Ersterer wird meist durch die mit der Arbeit verbundene erhöhte Nahrungsaufnahme abgedeckt. Gehen aber Krankheiten mit Appetitlosigkeit und verringerter Nahrungsaufnahme einher, können vorbeugende Vitamingaben sinnvoll sein. Auch bei sehr einseitiger Kost, wie z. B. bei strengen Vegetariern, sind Vitaminmangelzustände nicht selten.

Σ Als Vitamine bezeichnet man in der Nahrung vorkommende, lebenswichtige organische Substanzen, die der Organismus nicht oder nicht ausreichend synthetisieren kann und deren Energiegehalt ohne Bedeutung ist. Jedes Vitamin hat wichtige biologische Funktionen und zieht bei seinem Fehlen Mangelerscheinungen nach sich.

Spurenelemente

Unter **Spurenelementen** versteht man chemische Elemente, die nur in äußerst geringen Mengen in der Nahrung und im Organismus vorkommen. Für einige besteht ein regelmäßiger Bedarf, wie z. B. für **Eisen** (Baustein des Blutfarbstoffs, Abschn. 11.1.2), **Jod** (Baustein der Schilddrüsenhormone, Abschn. 7.3.4), **Kupfer** (notwendig für die Eisenresorption) und **Fluor** (zur Kariesprophylaxe). Andere sind toxisch (z. B. Arsen, Blei, Quecksilber, Thallium) oder ohne erkennbare biologische Bedeutung (z. B. Gold).

Bei normaler gemischter Kost werden die biologisch benötigten Spurenelemente ausreichend zugeführt. Ist dies nicht der Fall, so resultieren typische und klinisch relevante Mangelerkrankungen, von denen Box 12.1 ein Beispiel gibt.

Wasser und Salze

Über den **Salz-Wasser-Haushalt** wird in Abschnitt 12.3 berichtet. Hier sei nur festgehalten, dass die meisten Lebensmittel mehr als 50% Wasser enthalten. Der Gehalt der Nahrungsmittel an **Kochsalz** (NaCl) und anderen Salzen reicht in unseren Breiten meist völlig aus, den Bedarf des Organismus an **Kationen,** v. a. Natrium (Na^+), Kalium (K^+), Kalzium (Ca^{2+}) und Magnesium (Mg^{2+}) sowie an **Anionen** wie Chlorid (Cl^-) und Phosphat (PO_4^{3-}) zu decken.

Der **Kalziumbedarf** ist bei gesteigertem Knochenwachstum erhöht, so für Schwangere und Säuglinge. Der Mindest-

Tabelle 12.3. Wasserlösliche Vitamine. Systematik, wichtige Quellen, biologische Funktionen, Bedarf, Mangelerscheinungen, Depotmengen und Depots sowie empfohlene Zufuhr bei Erwachsenen

Bezeichnung und Synonyma	Wichtige Quellen	Typische biologische Funktionen	Mangelerscheinungen	Depotmengen und Depots	Empfohlene Zufuhr/Tag
Vitamin B_1 Aneurin Thiamin	Schweinefleisch, Vollkornprodukte	Bestandteil der Pyruvat-Kokarboxylase	Beriberipolyneuritis, ZNS-Störungen	Ca. 10 mg; Leber, Herz, Gehirn	1,1–1,5 mg, bei Alkoholikern erhöht
Vitamin B_2 Laktoflavin Riboflavin	Milch, Fleisch, Eier, Fisch, Vollkorn	Bestandteil der Flavinenzyme (gelbe Atmungsfermente)	Wachstumsstillstand, Hauterkrankungen	Ca. 10 mg; Leber, Skelettmuskel	1,5–1,8 mg
Vitamin-B_6-Gruppe Pyridoxingruppe	Fleisch, Korn, Fisch, Milch, Hülsenfrüchte	Koenzym verschiedener Enzymsysteme	Dermatitis, Polyneuritis, Krämpfe	Ca. 100 mg; Muskel, Leber, Gehirn	2,0–2,6 mg oder 0,02 mg/g Nahrungsweiweiß
Vitamin B_{12} Cyanocobalamin	Leber, andere tierische Nahrungsmittel	Bestandteil von Enzymen	Perniziöse Anämie, funikuläre Myelose	1,5–3 mg; besonders in der Leber	5 µg
Biotin (Vitamin H)	Leber, Niere, Eigelb, Soja	Bestandteil von Enzymen	Dermatitis	Ca. 0,4 mg; Leber, Nieren	Bei intakter Darmflora Ø
Folsäuregruppe	Gemüse, Fleisch, Milch, Soja	Purin- und Methioninsynthese	Perniziöse Anämie	12–15 mg; Leber	0,4 mg
Niazin Nikotinsäure	Fleisch, Fisch, Milch	Koenzym vieler Dehydrogenasen	Pellagra, Photodermatitis	Ca. 150 mg; Leber	15–20 mg
Pantothensäure	In fast jeder Nahrung	Bestandteil des Koenzym A	ZNS-Störungen	Ca. 50 mg; Nieren, Leber	8 mg
Vitamin C Askorbinsäure	Frisches Obst und Gemüse	Mitwirkung bei Hydroxylierungen	Skorbut, Psychosen	1,5 g; Gehirn, Leber	75 mg

Box 12.1. Zinkmangelsyndrom

Fallbericht: Eine allein stehende 52-jährige Alkoholikerin ernährte sich seit Monaten von Wein, gekochten Eiern und Essiggurken. Sie fühlte sich müde, depressiv und antriebslos, litt an Durchfällen und Appetitlosigkeit. Zusätzlich stellten sich nässende, eitrig-krustige Ekzemherde ein, weswegen sie die Klinik aufsuchte. Die Durchuntersuchung ergab u. a. eine deutliche Reduktion des Plasmazinkspiegels. Nach Zinkgaben gingen alle Symptome im Laufe einiger Wochen zurück.

Zink (Zn) ist ein wenig bekanntes essenzielles Spurenelement. Es ist Bestandteil von DNA- und RNA-Polymerasen und Transkriptionsfaktoren sowie von mehr als 300 Enzymen, z. B. von der den Trinkalkohol in der Leber abbauenden Alkoholdehydrogenase. Es spielt daher eine Schlüsselrolle in Stoffwechsel, Wachstum und Entwicklung. Sein Tagesbedarf liegt bei etwa 15 mg, der bei normaler, gemischter Kost jederzeit gedeckt wird.

Zinkmangelerscheinungen können auf angeborenen (reduzierte Resorption) oder erworbenen Störungen (z. B. einseitige Diät, ► oben) beruhen. Neben Hautentzündungen (Ekzemen), Haarausfall und Durchfall, kommt es bei Kleinkindern zu Wachstumsstörungen, Anorexie, Immundefizienz, Photophobie (Lichtscheu) und gestörter emotioneller und geistiger Entwicklung. Orale oder intravenöse Zufuhr von 3-mal täglich 30–50 mg Zink ist die Therapie der Wahl. (Für die Mangelerscheinungen des besser bekannten Spurenelements Jod Abschn. 7.3.4, für die Rolle des Eisens Abschn. 11.1.2.)

bedarf an **Kochsalz** liegt bei 1,4 g/Tag; 5 g/Tag sind auf jeden Fall ausreichend. Der Mitteleuropäer nimmt im Durchschnitt mehr als 10 g auf. Bei Gesunden ist dies unbedenklich.

Σ Wichtige Spurenelemente sind Eisen, Jod, Kupfer und Fluor, die in normaler Kost ausreichend enthalten sind. Gleiches gilt für den Bedarf an Salzen, also Kationen und Anionen. Kochsalz wird in der Regel im Überfluss aufgenommen.

12.1.3 Normal-, Ideal-, Über- und Untergewicht

Normalgewicht, Idealgewicht

Für das wünschenswerte Gewicht eines Menschen werden in der Literatur vielfältige Empfehlungen gegeben. Als **Normalgewichte** werden dabei die Durchschnittswerte in einer Bevölkerung angesehen, als **Idealgewicht** meist das Gewicht mit der statistisch höchsten Lebenserwartung.

Für lange Zeit galt der **BROCA-Index** (Körperhöhe in cm minus 100 = normales Körpergewicht in kg, also z. B. bei einer Körpergröße von 170 cm ergibt sich 170–100 = 70 kg Körpergewicht) als bester Referenzwert. Dabei liegt das Idealgewicht für Männer etwa 10% und für Frauen etwa 15–20% unter dem nach dem BROCA-Index berechneten Gewicht. Die Broca-Formel trifft für den Bereich mittlerer Körpergrößen am besten zu.

Normal- und Idealgewichte korrelieren nicht gut mit der Fettmasse eines Körpers und damit mit dem gesundheitlichen Risiko von Über- und Untergewicht. Sie werden daher heute nicht mehr verwendet. Stattdessen wird v. a. der **Body Mass Index (BMI)** angewandt. Er ist ein um die Körpergröße korrigiertes Maß der Körperwichts und definiert als

$$\text{BMI} = \text{Körpergewicht (kg)}/\text{Körpergröße (m)}^2$$

Bei einem 1,70 m großen und 72 kg schweren Mann errechnet sich der BMI also zu

$$\text{BMI} = 72/(1{,}7 \times 1{,}7) = 24{,}91$$

Nach der WHO-Klassifikation liegt der normale BMI-Wert zwischen 18,5 und 24,9, das obige Beispiel liegt also am oberen Rand des Normalbereichs. Als **Idealgewicht** gilt ein BMI von 23.

Übergewichtig ist man danach zwischen einem BMI von 25 und 29,9, von **Fettsucht** wird bei einem BMI >30 ausgegangen. Überschreitet der BMI gar 40, wird von einer krankhaften Fettsucht gesprochen.

Offensichtlich hat der BMI für unterschiedliche Altersstufen unterschiedliche Bedeutung: So ist ein **hoher BMI im Kindesalter** ein extremer Risikofaktor für die Entstehung eines Typ-II-Diabetes und für eine verkürzte Lebenserwartung. Dies gilt für ältere Menschen nur mehr sehr eingeschränkt, und bei verschiedenen Gruppen ist leichtes Übergewicht sogar lebensverlängernd.

Σ Das Idealgewicht, also das Gewicht mit der höchsten Lebenserwartung, liegt bei einem BMI von 23, der Normalbereich zwischen 18,5 und 24,9. Fettsucht beginnt bei einem BMI von >30. Die Risiken eines hohen BMI sind bei jüngeren Menschen größer als bei älteren.

Adipositas und Gesundheitsrisiko

In Mitteleuropa wird derzeit deutlich mehr Nahrung als notwendig verzehrt. So sind ein Viertel aller Erstklässler und 3/4 aller 55- bis 64-Jährigen in Deutschland übergewichtig. Übergewicht mit einem BMI >30 (► oben) stellt bei Männern ein bedeutsames Risiko für koronare Herzerkrankungen dar: Das Risiko an einer solchen zu sterben ist bis zu 4-mal höher als bei Normalgewichtigen. Bei beiden Geschlechtern erhöht sich das Risiko, an einem nichtinsulinabhängigen Diabetes und/oder an einer Hypercholesterinämie zu erkranken (Abschn. 26.2.5).

Die **Verteilung der Fettzellen am Körper** scheint übrigens für das Gesundheitsrisiko eine größere Rolle zu spielen als das absolute Gewicht: Bauchfett (Fettsucht vom »**Schürzentyp**«) prädisponiert zu erhöhtem Risiko für Diabetes, Bluthochdruck und koronarer Herzerkrankung verglichen mit der Ablagerung von Fett an Oberschenkel und Hüfte (Fettsucht vom »**Hosentyp**«, ◘ Abb. 10.24 in Abschn. 10.7.3). Das geringere Risiko adipöser Frauen, an koronarer Herzerkrankung zu leiden, könnte u. a. damit zusammenhängen, dass Frauen Fett häufig an Hüften und Oberschenkeln speichern. **Starke Gewichtsschwankungen,** v. a. durch erfolglose Diäten, erhöhen ebenfalls das Krankheitsrisiko von Adipösen. Leichtes Übergewicht ist den Diät-induzierten Schwankungen vorzuziehen.

Σ Bei Übergewicht und Adipositas wird das gesundheitliche Risiko nicht allein durch den BMI, sondern auch durch die Fettverteilung bestimmt: bauchbetonte Fettverteilung ist risikoreicher als hüft- und oberschenkelbetonte.

Verhaltenstherapeutische Behandlung von Adipositas

Obwohl die Risiken, Übergewicht zu entwickeln zu großen Teilen genetisch bestimmt sind, kann eine **stabile Gewichtsreduktion über verhaltenstherapeutische Methoden** erzielt werden. Diäten alleine haben in der Regel keine anhaltenden Effekte bei Personen mit starkem Übergewicht (>30% des Idealgewichts bzw. BMI >25). Chirurgische oder pharmakologische Eingriffe haben negative Nebeneffekte, die schwerer wiegen als der Vorteil der Gewichtsreduktion. Medikamente, z. B. Amphetaminabkömmlinge, haben trotz ihrer weiten Verbreitung keine anhaltende Wirkung. Auch in Kombination mit verhaltenstherapeutischen Methoden erweist sich pharmakologische Behandlung als nachteilig für die Wirkungen der psychologischen Behandlung.

Die **deutlichsten Effekte** (mehr als 20 kg Abnahme über 2 Jahre stabil) erzielen **intensive verhaltenstherapeutische Programme, kombiniert mit extrem kalorienarmer, proteinreicher Diät** (2500 kJ pro Tag) über die ersten Wochen und einem Bewegungsprogramm (Abschn. 25.2.5). Aber auch hier sind die Rückfallquoten nach 2 Jahren hoch und ohne lernpsychologische Hilfen der Rückfallprävention bleiben die Effekte selten stabil. Dies gilt übrigens für alle suchtartigen Verhaltensstörungen. Die Ursachen für die hohe Rückfallgefahr liegen sowohl in physiologischen (Konstanthalten der Fettzellen) als auch in psychologischen Mechanismen, die in Kap. 26 näher beschrieben werden. (Bezüglich der Folgen von Mangel- und Fehlernährung Box 2.2 in Abschn. 2.1.3.)

Σ Adipositas ist einer der gravierendsten Risikofaktoren für eine Vielzahl von Erkrankungen. Verhaltenstherapie kombiniert mit kalorienarmer, aber eiweißreicher Diät und einem Bewegungsprogramm kann Übergewicht (BMI >25) und Adipositas (BMI >30) dauerhafter beseitigen als Diäten und Medikamente.

12.2 Aufgaben und Arbeitsweise des Magen-Darm-Trakts

12.2.1 Funktionen von Mundhöhle, Rachen und Speiseröhre

Anteile des Gastrointestinaltrakts

Die beim Essen aufgenommenen Nahrungsmittel müssen in Bestandteile umgewandelt werden, die in das Blut aufgenommen (resorbiert) werden können. Dies ist die Aufgabe des **Magen-Darm-Traktes,** der auch **Gastrointestinaltrakt** genannt wird. Er besteht, wie ◘ Abb. 12.1 in einer Übersicht zeigt, aus einem durchlaufenden Rohr vom Mund bis zum Anus, in welches die Organe mit sekretorischer Funktion einmünden: Mundspeicheldrüsen, Pankreas und Leber (über die Gallenwege). Einige Teile des Magen-Darm-Traktes dienen hauptsächlich dem Weitertransport (Mundhöhle, Speiseröhre), andere haben vorwiegend Speicherfunktion, wie Magen und Dickdarm. Der Dünndarm ist der Hauptort für die Verdauung und Resorption.

Kauakt

Das Kauen ist ein rhythmischer Reflexablauf, der durch die Einnahme fester Speisen ausgelöst, aber auch willkürlich initialisiert und modifiziert werden kann. Die **motorischen Zentren dieses Automatismus** liegen im Hirnstamm (Kauen kann daher auch beim großhirnlosen Tier und Mensch beobachtet werden). Beim Menschen scheinen die Hirnstammzentren für Kaubewegungen besonders unter der Kontrolle der frontalen und temporalen Hirnrinde zu sein. Bei Patienten mit ausgedehnten Läsionen dieser Hirnabschnitte können **Kauautomatismen** unkontrolliert, d. h. spontan und auch im falschen Kontext auftreten.

Beim Kauen wird die feste Nahrung zerschnitten, zerrissen und zermahlen. Dies erleichtert die Reizung der Geschmacks- und Geruchsorgane und die anschließende Verdauung. Zunge und Wangen halten die Bissen zwischen und innerhalb der Kauflächen. Feste Nahrung wird bis zu **wenigen mm^3 messenden Partikeln** zerkleinert.

Σ Der Gastrointestinaltrakt erstreckt sich vom Mund bis zum Anus. Seine Arbeit wird durch sezernierende Organe unterstützt, deren Ausführungsgänge in ihn münden. Die Zerkleinerung der Nahrung durch Kauen ist der erste Schritt des Verdauungsprozesses.

12

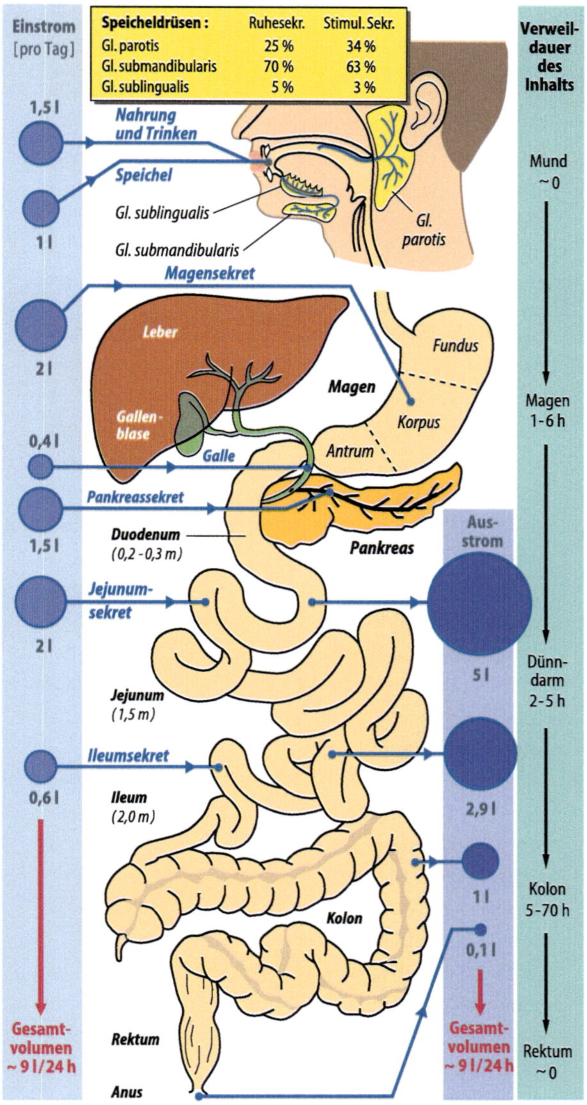

Abb. 12.1. Übersicht über die Organe des Magen-Darm-Trakts. Angegeben sind die Verweildauer des Speisebreis (Chymus) in seinen verschiedenen Abschnitten, die Sekretionsraten der Verdauungsdrüsen und die gastrointestinale Flüssigkeitsbilanz

Box 12.2. Kommunikation mit Speichel

Bei Patienten, die völlig gelähmt sind und keine Möglichkeit der Kommunikation mehr besitzen (Locked-in-Syndrom), kann durch Messung des Speichel-pH-Wertes (also seines Gehalts an H^+-Ionen) zumindest eine digitale Ja-nein-Kommunikation erreicht werden. Der Patient stellt sich auf entsprechende Fragen z. B. entweder Zitronengeschmack (mehr Speichel, weniger sauer) oder Milchgeschmack (weniger, aber saurer Speichel) vor. Zitrone bedeutet »nein«, Milch bedeutet »ja«. In der Regel erfolgt in Sekunden bis innerhalb einer Minute eine klare Antwort in Form einer Erhöhung oder Erniedrigung des pH-Wertes, der mit einem pH-Meter gemessen wird.

Speichelsekretion

Der Speichel wird von 3 großen paarigen Drüsen gebildet und sezerniert, nämlich der **Ohrspeicheldrüse** (Glandula parotis), der **Unterkieferdrüse** (Glandula submandibularis) und der **Unterzungendrüse** (Glandula sublingualis). Zusammen produzieren diese Drüsen **etwa 1 Liter Speichel pro Tag.** Dieser hält auch zwischen den Mahlzeiten den Mund feucht und erleichtert das Sprechen. Er hat eine reinigende und desinfizierende Wirkung und schützt durch seine alkalische Zusammensetzung die Zähne vor Karies.

Dem Speichel kommen beim Essen im Wesentlichen 3 Aufgaben zu:

- Er macht die **Nahrungsbissen gleit- und schluckfähig.**
- Er fördert durch die Lösung und Aufschwemmung fester Bestandteile die **Geschmackswahrnehmung.**
- Er leitet durch das v. a. im Parotissekret enthaltene Enzym **α-Amylase** die **Verdauung der Stärke** ein, die durch die Amylase in Zucker (Glukose, Maltose) aufgespalten wird.

Die **nervöse Kontrolle** der Speichelsekretion erfolgt über das **autonome Nervensystem**. Die für die Steuerung der Sekretion verantwortlichen Zentren liegen v. a. in der **Medulla oblongata.** Die Speichelsekretion kann besonders leicht **klassisch konditioniert** werden (Kap. 25). Die Grundlagen der Lernpsychologie und -physiologie wurden von I. Pavlov mit diesem Reaktionssystem entwickelt.

Σ Durch Kauen und Einspeicheln wird die feste Nahrung in einen gleit- und damit schluckfähigen Zustand überführt, der auch die Geschmackswahrnehmung fördert. Der Speichel übt Schutzfunktionen im gesamten Mund- und Rachenbereich aus. Die α-Amylase des Speichels leitet die Stärkeverdauung ein.

Schlucken

Die Abb. 12.2 und ihre Legende fassen die einzelnen Phasen des Schluckens zusammen. Sobald der Bissen (Bolus) unter willkürlicher Kontrolle der Kaumuskulatur die Wand des Rachens (Pharynx) erreicht hat und dort die Mechanosensoren reizt, setzt ein **unwillkürlicher Schluckakt** ein, der nicht mehr abgebrochen werden kann.

Die Schlundmuskulatur schiebt dabei zusammen mit der Zunge den Bissen in die Speiseröhre (Ösophagus). Von dort wird der Bolus durch eine Kontraktionswelle der glatten Muskulatur der Speiseröhrenwand **innerhalb weniger Sekunden in den Magen** weiterbefördert (auch auf dem Kopf stehend kann man essen und trinken). Der untere Schließmuskel der Speiseröhre öffnet sich jeweils kurz vor Ankunft eines Bissens. Nach dessen Passage in den Magen schließt er sich sofort wieder. Damit ist der Schluckvorgang beendet.

Die **zentralnervöse Steuerung des Schluckaktes** ist im **Hirnstamm** in den motorischen Kernen derjenigen Hirn-

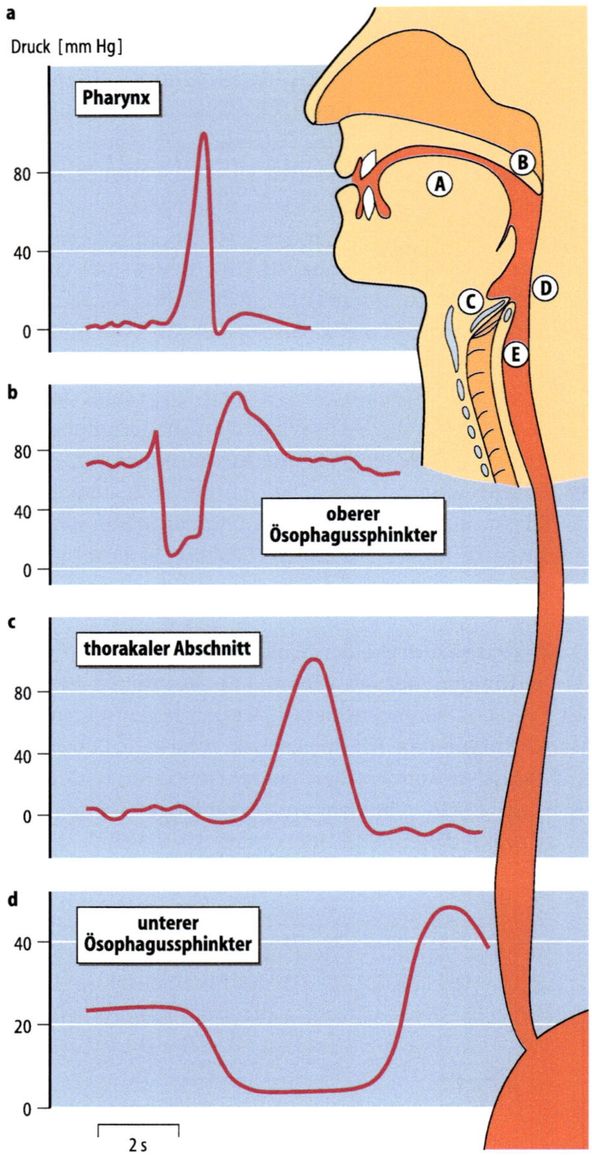

Abb. 12.2a–d. Oropharyngeale und ösophageale Phasen des Schluckaktes. Der Sagittalschnitt des Kopfbereichs in **a** zeigt die beim Schluckakt ablaufenden Vorgänge, nämlich: **A** Pressen der Zunge nach oben gegen den harten Gaumen, **B** Verschluss des Nasopharynx durch den weichen Gaumen, **C** Anheben des Larynx und Umbiegen der Epiglottis über den Eingang der Luftröhre, **D** Peristaltik der Pharynxmuskulatur. **E** Reflektorisches Öffnen des oberen Ösophagussphinkters. Die Druckänderungen beim Schlucken sind für den Pharynx (**a**), den oberen Ösophagussphinkter (**b**), das Corpus oesophagi (**c**) und den unteren Ösophagussphinkter (**d**) als rote Kurven dargestellt

nerven konzentriert, die die Muskulatur von Mund, Rachen und Schlund innervieren, also v. a. in den Kernen der Nervi trigemini, facialis, hypoglossus und vagus sowie in den oberen Zervikalsegmenten des Rückenmarks.

Der Kau- und Schluckapparat besitzt wie der gesamte Magen-Darm-Trakt Sinnesfühler (Mechano-, Chemo- und Thermorezeptoren sowie Nozizeptoren), die ihre Signale an **subkortikale und kortikale Analysatoren** melden. Im Kortex sind dafür v. a. die postzentrale Rinde (Kap. 5) und die obere Parietalstruktur zuständig

Σ Das Schlucken wird durch eine willkürliche orale Phase eingeleitet. In Rachen und Speiseröhre löst der Bissen durch Reizung von Mechanorezeptoren einen reflektorischen Schluckakt aus, der ihn in Sekunden in den Magen befördert.

Box 12.3. Psychophysiologische Behandlung von Erbrechen und Würgen

Das Erbrechen ist ein motorischer Automatismus, der als Schutzreflex der Entleerung des Magens dient, bevor eine dem Körper schädliche Substanz in Magen und Blutstrom eine gefährliche Konzentration erreicht. Dazu werden die Bauchmuskeln kontrahiert und gleichzeitig der untere Schließmuskel der Speiseröhre entspannt (relaxiert). Neurophysiologisch ist das Erbrechen ein dem **Atmen verwandter motorischer Automatismus,** der unter peripherer und zentraler chemosensorischer Kontrolle steht. Die Auslösung und Kontrolle des Brechakts erfolgt von einer als **Brechzentrum** bezeichneten Kernregion in der lateralen Medulla oblongata nahe dem Nucleus Tractus solitarius.

Bei Kleinkindern und geistig Retardierten kommt es häufig zu unkontrollierbarem oder selbst ausgelöstem Erbrechen und Würgen (Rumination, willentliches Aufstoßen der Nahrung vom Magen in den Mund). Dies kann zu lebensbedrohlichen Mangelzuständen führen. Durch **operante Therapien** können diese Zustände beseitigt werden: Mit mehreren elektromyographischen Ableitungen vom Bauch bis zum Schlundareal wird die vom Würgeakt entstehende Spannungswelle registriert und beobachtet. Beim ersten Anzeichen des Würgeakts in Bauch- oder Brustraum erfolgt ein stark aversiver elektrischer oder Geschmacksreiz (Zitronensaft oder Tabasco-Sauce-Ersatz). Dies verhindert, dass der selbstverstärkende Erbrechensakt ausgeführt werden kann.

12.2.2 Aufgaben des Magens

Speicherung im proximalen Magen

Der in den Magen eintretende Speisebrei wird zunächst in den oberen (proximalen) Anteilen des Magens, **Fundus** genannt (Abb. 12.1 und 12.3), eingelagert. Die festen Nahrungsbestandteile stapeln sich schichtweise übereinander, während die aufgenommene Flüssigkeit und der Magensaft an der Innenwand des Magens in den distalen Magen abfließen.

Der Binnendruck des Magens erhöht sich bei zunehmender Füllung. Die Drucksteigerung bleibt aber wesentlich geringer, als von der Volumenzunahme her zu erwarten wäre, da sich der **Kontraktionszustand** (Tonus) der glatten

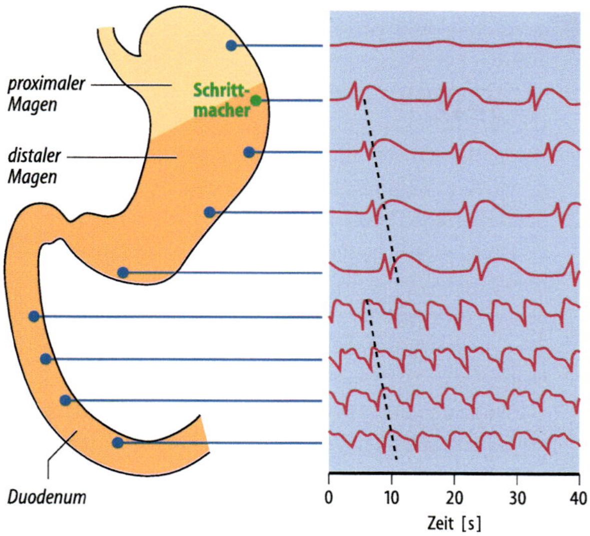

◘ Abb. 12.3. Potenzialwellen (»slow waves«) in Magen und Duodenum. Der proximale Magen ist ohne Potenzialwellen tonisch kontrahiert. Von der Schrittmacherregion aus wandern »slow waves« mit einer Frequenz von 3–4 min nach unten und sind daher nach distal phasenverschoben. Im Duodenum haben die »slow waves« eine Frequenz von ca. 12/min, auch sie zeigen eine Phasenverschiebung nach distal. Muskelkontraktionen erfolgen, wenn durch die Potenzialwellen Aktionspotenziale ausgelöst werden

Muskulatur der Magenwand fortlaufend **reflektorisch an die Volumenzunahme anpasst.** Der verbleibende Binnendruck und langsame, sich überlagernde Kontraktionswellen schieben den Speisebrei langsam in Richtung Dünndarm.

Durchmischung und Entleerung im distalen Magen

Im distalen Teil des Magens, dem Corpus, wird der Speisebrei durch rhythmische Kontraktionswellen **(peristaltische Wellen)** der Magenwandmuskulatur durchmischt und durch die Reibungskräfte weiter zerdrückt und zermahlen (die Speisebreipartikel sind beim Verlassen des Magens zu 90% kleiner als 0,25 mm). Anschließend wird er portionsweise in den Zwölffingerdarm (Duodenum) entleert, wobei die **Verweildauer der Speisen** im Magen zwischen **1 und 5 Stunden** liegt. Flüssigkeit wird schnell in das Duodenum weitergepresst.

Die Muskulatur des Fundus bildet spontan rhythmische **Schrittmacherpotenziale** aus, die zu den in ◘ Abb. 12.3 gezeigten **»slow waves«** führen. Diese Membranpotenziale wandern mit einer Häufigkeit von 3–4/min bis zum Pylorus hinab. Sie lösen die peristaltischen Wellen aus, v. a. wenn erregende Faktoren nervöser und humoraler Art hinzukommen.

Σ Im Magen wird der Speisebrei zunächst gespeichert, danach weiter durchmischt und zerkleinert. Anschließend wird er innerhalb von 1–5 Stunden portionsweise in den duodenalen Teil des Dünndarms entleert.

Box 12.4. Das Elektrogastrogramm (EGG) in der Psychophysiologie

Die Messung der Magenbewegungen an der Hautoberfläche über dem Magen stellt eine wichtige Untersuchungsmethode der Psychophysiologie dar. Die Kontraktionen des Magens werden von Muskelaktionspotenzialen der glatten Muskulatur ausgelöst (◘ Abb. 12.3), die sich an der Körperoberfläche mit Elektroden ableiten lassen. Dem Grundrhythmus von etwa 3 Kontraktionen pro Minute sind langsamere und schnellere Kontraktionen überlagert. Diese summierten Muskelaktionspotenziale des Magens reagieren sehr sensitiv auf emotionale Reize, auf Vorstellungen und auf vestibulär-visuelle Wahrnehmungsdiskrepanzen (z. B. Karussell oder Schwerelosigkeit im All).

Bestandteile und Aufgaben des Magensafts

Der gesamte Magen ist durch eine 0,6–0,9 mm dicke, in Falten gelegte Schleimhaut ausgekleidet, die den Magensaft produziert und deswegen als ein weit ausgedehntes Drüsenfeld angesehen werden kann. Die Magenschleimhaut produziert **täglich 2–3 l Magensaft**, der neben dem **Magenschleim** v. a. **Salzsäure, HCl**, ferner ein Gemisch aus Proteasenvorstufen, die **Pepsinogene** und auch Hormone, v. a. **Gastrin,** enthält.

Aufgabe der **Salzsäure** im Magen ist:

- Bakterien abzutöten,
- die Eiweißmoleküle der Nahrung zu denaturieren (also wie beim Eierkochen auszufällen) und damit für die spätere Verdauung vorzubereiten,
- die Pepsinogene zu eiweißspaltenden Pepsinen umzuwandeln und
- den Säuregrad des Speisebreies so einzustellen, dass das Pepsin optimal wirken kann.

Der **Magenschleim**

- schützt die Magenwände vor Selbstverdauung durch die eiweißspaltenden Pepsine (► oben),
- trägt zur Gleitfähigkeit des Chymus (Speisebreis) bei,
- dient als Lösungsmittel für Nahrung und Drüsenprodukte.

Sekretionsphasen des Magensafts

Nahrungsaufnahme steigert die geringe Ruhemagensaftsekretion bis auf das Zehnfache. Zeitlich und vom Wirkmechanismus her lassen sich dabei 3 Phasen abgrenzen, die **kephalische**, die **gastrale** und die **intestinale.** Die ◘ Abb. 12.4 zeigt links, auf welcher Höhe sich diese Phasen abspielen und welche Parameter dabei die wichtigsten sind. Rechts davon ist erläutert, auf welchen neuronalen und humoralen Wegen (rote Pfeile erregend, blaue hemmend) die Magensaftsekretion angestoßen bzw. wieder abgestellt wird. Im Einzelnen:

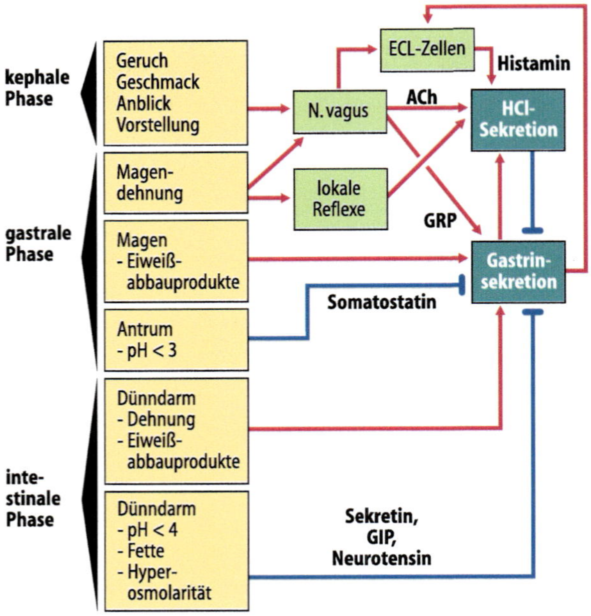

Abb. 12.4. Phasen und regulative Vorgänge bei der HCl-Sekretion (Salzsäure-Sekretion) der Magenschleimhaut in schematischer Darstellung. *ACh* Azetylcholin; *ECL-Zellen* »enterochromaffin-like cells«; *GIP* »gastric inhibitory peptide; *GRP* »gastrin releasing peptide«. Hemmende Einflüsse sind blau, fördernde sind rot eingetragen

- Die initiale **kephalische Phase** wird durch die Vorstellung, den Anblick und den Geruch und Geschmack der Nahrung ausgelöst (Abb. 12.4). Diese Phase wurde von Pavlov ausführlich untersucht, der bei Hunden mit einer Ösophagus- und einer Magenfistel den **bedingten Reflexcharakter dieser Sekretion nachwies** und dieses Modell zu seinen Lernversuchen nutzte (Abschn. 25.1.2).
- Die anschließende **gastrale Phase** der Magensaftsekretion (Abb. 12.4). wird bei der Füllung und Dehnung des Magens über Mechanosensoren der Magenwand reflektorisch ausgelöst.
- Die **intestinale Phase** nimmt ihren reflektorischen Ausgang von den Mechano- und Chemosensoren des oberen Dünndarms, die aktiviert werden, sobald Speisebrei in den oberen Teil des Dünndarms gelangt. Dies führt zunächst zu einer Förderung des Magensaftsekretion, später dann zur Hemmung (Abb. 12.4).

12

Σ **Die Magenschleimhaut produziert täglich 2–3 l Magensaft, der u. a. Salzsäure, Enzymvorstufen (Pepsinogene), Hormone (Gastrin) und Schleim enthält. Die kephalische Phase der dreiphasigen Magensaftsekretion wird reflektorisch bereits durch Vorstellung, Anblick, Geruch und Geschmack von Speisen ausgelöst (Pavlovs Modell für seine Lernversuche).**

Box 12.5. Magen- und Zwölffingerdarmgeschwür

10% der Bevölkerung erkranken im Laufe ihres Lebens an einem Magen- oder einem Zwölffingerdarmgeschwür (Ulcus ventriculi bzw. Ulcus duodeni). Zwölffingerdarmgeschwüre sind 7-mal häufiger als Magengeschwüre. Meist heilen die Geschwüre ohne Konsequenzen ab. Sie treten stets an Grenzflächen zwischen verschiedenen Schleimhäuten auf (über oder unter dem Pylorus). Beim Zwölffingerdarmgeschwür scheint eine erhöhte Azidität zu einer Erosion und Perforation der Schleimhäute beizutragen, beim Magengeschwür findet man in der Regel keinen erhöhten Säurespiegel.

An Ratten und Affen konnte gezeigt werden, dass die Ulzeration **von psychologischen Faktoren ganz entscheidend mitbestimmt** wird. Das Ausmaß der Ulzeration hängt dabei von zwei Bedingungen ab:

- Anzahl der notwendigen Vermeidungsreaktionen in einer aversiven Versuchs- oder Umgebungsbedingung (z. B. Anzahl von Hebelbewegungen, um einen schmerzhaften elektrischen Reiz abzustellen);
- der unmittelbaren Rückmeldung über den Erfolg oder Misserfolg der Vermeidungs- oder Fluchtreaktion. Die Ulzeration ist ausgedehnter, wenn keine oder negativ-bestrafende Rückmeldung erfolgt und geringer bei positiver Rückmeldung.

Beim Menschen sind bisher allerdings keine schlüssigen Beweise für die Abhängigkeit der Ulzeration von psychologischen Einflüssen erbracht worden, wenngleich dies zumindest bei Zwölffingerdarmgeschwüren durchaus wahrscheinlich ist. Ein Teil der Magen- und Zwölffingerdarmgeschwüre wird von Bakterien (Heliobacter pylori) (mit)verursacht, die durch Antibiotika bekämpft werden können. Ob und wie die Bakterien wirken, hängt aber auch wieder z. T. von den genannten psychophysischen Faktoren ab.

12.2.3 Aufgaben des exokrinen Pankreas und der Lebergalle

Aufgaben des exokrinen Pankreas (Bauchspeicheldrüse)

Der Verdauungssaft produzierende **exokrine Pankreas** mit seinem Ausführungsgang in den Dünndarm (Abb. 12.1, der endokrine Anteil wird in Abschn. 7.2 besprochen) sezerniert eine **basische** (alkalische) Flüssigkeit, gekennzeichnet durch ihren hohen Gehalt an **Bikarbonat.** Dieses neutralisiert zusammen mit dem Bikarbonat des Dünndarmsekrets und der Galle die aus dem Magen übertretende Salzsäure, so dass der Chymus im Dünndarm einen neutralen bis leicht alkalischen Charakter annimmt. Hierdurch wird ein günstiges Milieu für die Pankreas-

Enzyme geschaffen, deren Wirkoptimum in diesem Bereich liegt.

Das Pankreassekret enthält zahlreiche **Enzyme zur Verdauung** von **Eiweißen** (z. B. Trypsin), **Fetten** (z. B. Lipase) und **Kohlenhydraten** (z. B. Amylase). Manche von ihnen werden nur als Vorstufe sezerniert. Sie müssen im Darm erst aktiviert werden. Der Vorteil der Vorstufen ist es, dass nicht schon im Pankreas eine Selbstverdauung des Organs einsetzt (der Dünndarm ist durch seine Schleimschicht vor Selbstverdauung geschützt).

Ähnlich wie beim Magensaft wird die Sekretion des Pankreassaftes teils neural, teils humoral beeinflusst. Auch hier lässt sich eine **kephale, gastrale und intestinale Phase der Sekretion** voneinander abgrenzen.

Σ Die Bauchspeicheldrüse (Pankreas) liefert dem oberen Dünndarm täglich bis zu 2 l alkalisches Sekret, das zahlreiche Verdauungsenzyme bzw. ihre Vorstufen enthält. Die Sekretion wird wie beim Magen nerval und humoral in 3 Aktivitätsphasen gesteuert.

Aufgaben der Lebergalle

Die Galle wird von den Leberzellen gebildet und in die Gallenkapillaren sezerniert. Von dort fließt die Galle über immer größer werdende Gänge schließlich in den ausführenden Gallengang, den **Ductus hepaticus.** Dieser teilt sich auf, so dass die Galle entweder direkt in den Dünndarm fließen kann (während der Verdauungsphase) oder zwischen den Mahlzeiten zur Speicherung in die Gallenblase geleitet wird (Abb. 12.1). Die **Sekretion der Lebergalle** (0,5–0,6 l/Tag) läuft kontinuierlich ab. Die Galle ist von goldgelber Farbe und leicht alkalisch (basisch). Die zur Gallenblase geleitete Galle wird dort eingedickt. Dadurch ist die Gallenblase in der Lage, bei einem Fassungsvermögen von nur 50–80 ml nahezu die gesamte **Lebergalle** aufzunehmen. Zur Verdauung strömt die konzentrierte, grünbraune **Blasengalle** in den Dünndarm.

Die für die Verdauung wichtigsten Bestandteile der Galle sind die **Gallensäuren,** die als **Emulgatoren** (das sind Stoffe, die die Löslichkeit eines anderen Stoffes erhöhen) bei der Fettverdauung dienen. Sie erleichtern über die Bildung von Molekülaggregaten mit den Fettsäuren, genannt Mizellen, die **Resorption der Fettsäuren** in die Darmzellen.

Σ Die Galle wird kontinuierlich produziert und z. T. in der Gallenblase gespeichert und eingedickt, um bei der Verdauung in den Dünndarm entleert zu werden. Die in der Galle enthaltenen Gallensäuren dienen als Emulgatoren bei der Fettverdauung.

12.2.4 Aufgaben des Dünndarms

Anteile, Bau, Motilität und Innervation

Der Dünndarm ist mit etwa 4 m Länge der längste Abschnitt des Verdauungskanals. Der kurze Anfangsteil wird

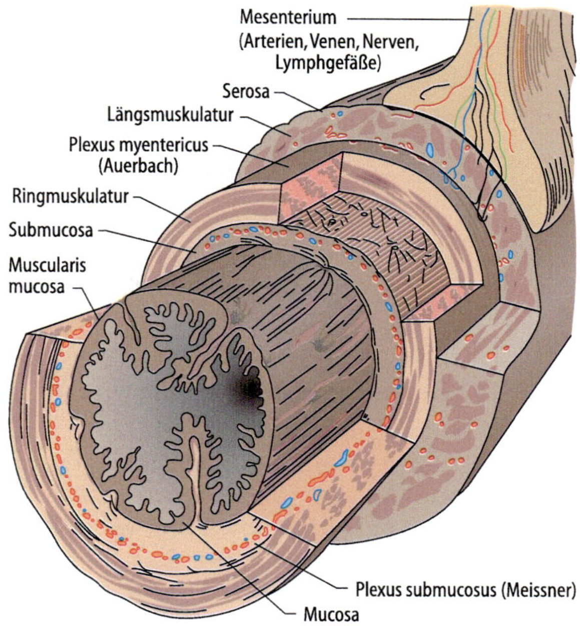

Abb. 12.5. Aufbau der Wand des Dünndarms. Gezeigt sind Schleimhaut (Mucosa), Bindegewebsschichten (Submucosa), Längs- und Ringmuskulatur und die Anteile des Darmnervensystems (Plexus myentericus, Auerbach, und Plexus submucosus, Meissner). Der gesamte Darm wird über das Mesenterium mit Gefäßen und Nerven versorgt. Zur Verdeutlichung ist die Darmwand relativ zum Darmlumen hier wesentlich dicker als in Wirklichkeit gezeichnet

Duodenum (Zwölffingerdarm) genannt (20–30 cm lang). In ihn münden der Pankreasgang und der Gallengang (Abb. 12.1). Es schließt sich das **Jejunum** an, das nach 1,5–2,5 m in das **Ileum** (2–3 m Länge) übergeht. Letzteres mündet in den Dickdarm (► unten).

Der in allen Anteilen des Dünndarms prinzipiell gleiche **Aufbau der Wandschichten und der Schleimhaut** ist in Abb. 12.5 skizziert. Letztere bildet durch eine enorme Gewebsauffältelung und die Zellausstülpungen der Darmzellen eine **600 m^2 große Resorptionsfläche.**

Der Dünndarm ist in dauernder, durch die Längs- und Ringmuskelschichten seiner Wand verursachter Bewegung. Diese **Darmmotilität** dient teils der gründlichen **Durchmischung des Chymus,** teils der **Beförderung des Speisebreis** in Richtung Dickdarm. Zeitlich gesehen beginnt die Entleerung einer Mahlzeit aus dem Dünndarm in den Dickdarm frühestens 4 h nach der Nahrungsaufnahme. Nach weiteren 4–6 h (also 8–10 h nach dem Essen) ist sie abgeschlossen.

Der Dünndarm verfügt über ein eigenes nervöses Netzwerk. Es wird **Darmnervensystem** oder auch enterisches oder intrinsisches Nervensystem genannt (Abschn. 6.1.1). Seine **Bedeutung** lässt sich schon daran erkennen, dass es beim Menschen aus insgesamt etwa 10^8 Neuronen besteht. Diese Zahl ist etwa genauso groß wie die Gesamtzahl der Neurone im Rückenmark.

Die meisten Neurone des Darmnervensystems liegen, wie in Abb. 12.5 zu sehen, zum einen zwischen Längs-

und Ringmuskulatur im **Plexus myentericus** (Auerbach-Plexus) und zum anderen zwischen Ringmuskulatur und den glatten Muskelfasern unter der Schleimhaut (Submukosa) im **Plexus submucosus** (Meissner-Plexus).

Σ **Die Kontraktionen der Längs- und Ringmuskulatur des Dünndarms dienen der Durchmischung des Speisebreis mit den Verdauungssäften sowie seinem Weitertransport zum Dickdarm. Das Darmnervensystem kann die Dünndarmmotilität weitgehend unabhängig steuern.**

Verdauung und Resorption der Kohlenhydrate

Stärke, Polysaccharide und Disaccharide (chemischer Aufbau dieser Substanzen Abschn. 2.1.2) werden nicht resorbiert. Sie müssen daher bei der Verdauung zu Monosacchariden, insbesondere zu **Glukose,** aufgespalten werden. Kohlenhydrate nehmen wir hauptsächlich in Form von **Stärke** (60% der Aufnahme) und von **Saccharose** (normaler Rüben- oder Rohr-»Zucker«, 30% der Aufnahme) zu uns. Die Stärke wird durch das Enzym (Synonym: Ferment) **α-Amylase,** das, wie in Abschn. 12.2.1 erwähnt, v. a. im Speichel und im Pankreassaft enthalten ist, zu Polysacchariden zerlegt. Diese und die Disaccharide werden durch **Oligosaccharidasen** bzw. **Disaccharidasen** bis zu den Monosacchariden Glukose, Galaktose und Fruktose gespalten (◘ Abb. 12.6a).

Verdauung und Resorption der Fette

Die Fette werden hauptsächlich durch die **lipidspaltenden Enzyme (Lipasen) des Pankreassaftes abgebaut** (◘ Abb. 12.6b). Da die Fettbestandteile schlecht wasserlöslich sind, erfolgt ihre Lösung in der wässrigen Phase des Darminhalts durch die Aufnahme in die oben bereits beschriebenen Mizellen. Nach Aufnahme in die Mikrozotten lösen sich die Fettbestandteile von den Mizellen und diffundieren in das Zytoplasma der **Enterozyten** genannten Zellen der Darmschleimhaut. Die Mizelle ist dann wieder frei und kann neue Fettbestandteile aufnehmen.

In den Enterozyten werden die Fettbestandteile wieder zu verschiedenen Fetten, insbesondere zu den am häufigsten vorkommenden **Triglyzeriden** (Abschn. 2.1.2) resynthetisiert. Die neugebildeten Fette und Lipide können allerdings wegen ihrer Wasserunlöslichkeit erst dann die Enterozyten verlassen, wenn sie in eine Glykoproteinhülle eingehüllt wurden und auf diese Weise die **Chylomikronen** bilden. Diese werden dann in die Lymphe (Abschn. 10.6.1) und von dort in das Blut abgegeben. Nach einer fettreichen Mahlzeit sind die Chylomikronen in solchen Mengen im Blutplasma enthalten, dass dieses milchig-trüb erscheint.

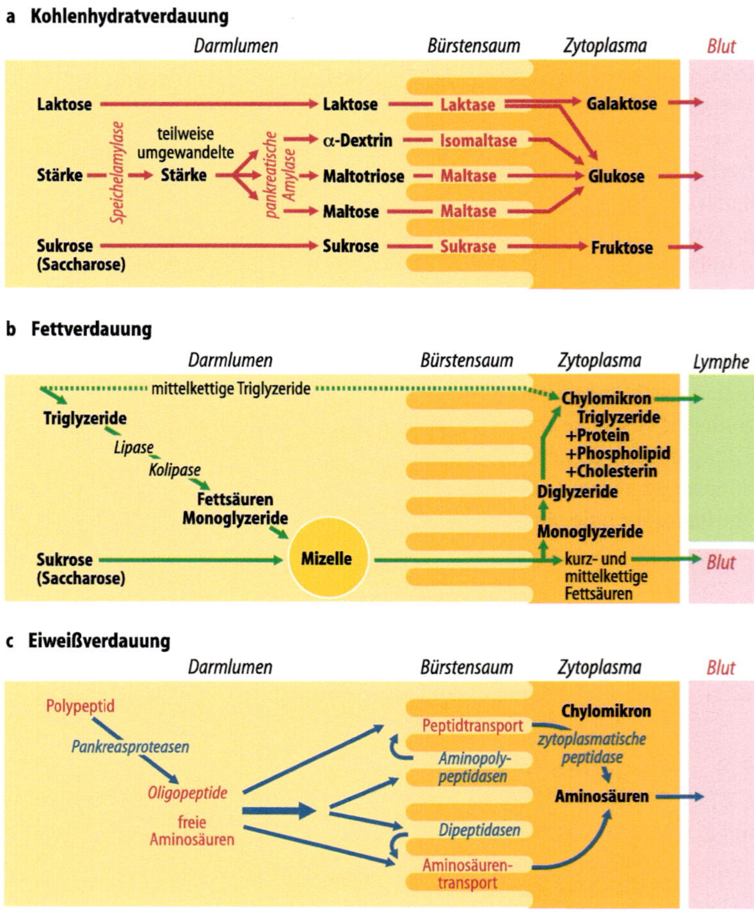

◘ **Abb. 12.6a–c. Verdauung und Resorption der Nahrungsstoffe im Dünndarm.** Schematisierte und stark vereinfachte Darstellung der wesentlichen enzymatischen Verdauungsschritte und der Resorptionswege durch die Zellen der Darmschleimhaut. Die beteiligten Enzyme sind jeweils farbig von den zu verdauenden (aufzuspaltenden) Molekülen unterschieden. **a** Verdauung und Resorption der Kohlenhydrate. Die Verdauung setzt bereits im Mund ein. Endprodukte sind die 3 Monosaccharide Glukose, Galaktose und Fruktose. **b** Verdauung und Resorption von Fetten. Die Gallensalze emulgieren die Zwischenprodukte der Fettverdauung, indem sie mit ihnen Mizellen zur leichteren Resorption durch die Darmschleimhaut bilden. **c** Verdauung und Resorption der Eiweiße. Resorbiert werden die Aminosäuren. Weitere Details im Text

Verdauung und Resorption der Eiweiße

Der Vorgang der Eiweißverdauung und Resorption ist in schematischer Darstellung in ◘ Abb. 12.6c gezeigt. Die Proteine und Peptide werden durch **Pepsine, Trypsin** und **Chymotrypsin** in verschieden große Bruchstücke (Poly- und Oligopeptide, Abschn. 2.1.2) zerlegt. Die Eiweißverdauung beginnt im Magen (Pepsin), wird durch den Pankreassaft (Trypsin, Chymotrypsin) fortgesetzt und durch **Peptidasen des Dünndarms** zu Ende geführt. Im Anschluss daran erfolgt die Aufnahme der Spaltstücke (Aminosäuren, Abschn. 2.1.2) in die Enterozyten. Der weitere Abtransport erfolgt auf dem Blutweg.

Σ Zur Resorption werden im Dünndarm die Kohlenhydrate zu Monosacchariden, die Fette zu Glyzeriden und Fettsäuren und die Eiweiße zu Oligopeptiden und Aminosäuren aufgespalten. Neben den Nährstoffen wird übrigens im Dünndarm v. a. Wasser resorbiert.

12.2.5 Aufgaben des Dickdarms (des Kolons)

Aufbau des Dickdarms

Der Dickdarm (das Kolon) ist etwa 120–150 cm lang. Sein Durchmesser beträgt am Anfang 6–9 cm und nimmt nach distal ab. Die Längsmuskulatur des Kolons ist in Form von 3 Längsbändern von etwa 0,8 cm Breite, den **Taenien,** ausgebildet. Der Tonus der Tänien und lokale Kontraktionen der Ringmuskulatur lassen Einschnürungen entstehen, zwischen denen jeweils Ausbuchtungen, die **Haustren,** hervortreten. Dies gibt dem Kolon sein charakteristisches Aussehen (◘ Abb. 12.1 und 12.7).

Dickdarmbewegungen

Die Kontraktionen der Dickdarmmuskulatur erfolgen weitgehend ungeregelt und an verschiedenen Stellen gleichzeitig, d. h. sie durchmischen den Inhalt, befördern ihn aber nicht weiter **(nichtpropulsive Motilität).** Daneben treten selten peristaltische Wellen mit Kontraktionen und vorauslaufender Relaxation auf, die den Inhalt über etwa 20 cm weiterbefördern. Nur **3- bis 4-mal täglich** kommt es zu **Massenbewegungen,** die den Inhalt über lange Strecken befördern. Alle beschriebenen Motilitätsabläufe werden durch Nahrungsaufnahme gesteigert (gastrokolischer Reflex). Die **Transitzeit** des Chymus durch das Kolon beträgt bei unserer faserstoffarmen Diät 2–3 Tage (◘ Abb. 12.1). Bei sehr faserreicher Kost kann sich diese Zeit halbieren. Beim schmerzhaften Colon irritabile (Reizdarm) sind die Darmbewegungen in ihrer Amplitude erhöht (Box 12.6).

Bildung der Faeces (des Kots)

Der vom Dünndarm in den Dickdarm weitergegebene Chymus (ca. 200–500 ml pro Tag) wird dort durch die **Resorption von Wasser eingedickt.** Gleichzeitig werden Elektrolyte (Salze) und Vitamine resorbiert. Die insgesamt im Dickdarm resorbierten Mengen an Wasser, Elektrolyten und Vitaminen sind im Vergleich zum Dünndarm sehr gering (◘ Abb. 12.1). Die bei ausgewogener Kost täglich ausgeschiedenen **100–200 g Faeces (Kot)** bestehen zu 75–80% aus Wasser und zu 20–25% aus festen Bestandteilen. Die festen Bestandteile enthalten variable Mengen an Zellulose und weiteren unverdaulichen Bestandteilen, ca. 10–30% Bakterien, ca. 10–15% anorganisches Material (unlösliche Kalzium- und Eisensalze) sowie ca. 5% Fett aus Enterozyten und geringe Mengen abgeschilferter Epithelien und Schleim.

Σ Der Darminhalt (Chymus) wird im Dickdarm weiter durchmischt, eingedickt und vorübergehend gespeichert; 3- bis 4-mal täglich werden die eingedickten Faeces durch Massenbewegungen zum Enddarm weiter verschoben.

Box 12.6. Colon irritabile: Reizkolon und Belastung

B.S. war bis zu seinem 45. Lebensjahr gesund. Kurz nach seinem 45. Geburtstag wurden in seiner Firma ein Teil der Arbeitsplätze »abgebaut«. Er durfte seinen Arbeitsplatz behalten, aber die Auftragslage blieb schlecht, so dass er ständig in der Angst lebte, ebenfalls entlassen zu werden. In derselben Zeitspanne verliebte er sich in eine 15 Jahre jüngere Arbeitskollegin und blieb zunehmend von seiner Familie fern, konnte sich aber nicht entschließen, diese zu verlassen. Wenige Stunden nach einer Auseinandersetzung mit seiner Freundin nach einem ausgiebigen Abendessen wachte er nachts mit extremen Bauchschmerzen auf, glaubte an einen Blinddarmdurchbruch und wurde in die Klinik eingeliefert. Obwohl sich dort die Schmerzen sofort besserten, keine organischen Störungen gefunden wurden und er den Aufenthalt als entlastend erlebte, ließ er sich intensiv weiter untersuchen. Er glaubte weiter an eine lebensbedrohliche Erkrankung (Krebs). Nach seiner Entlassung traten die Schmerzen krampfartig nach dem Essen zunehmend häufiger auf, Durchfälle kamen hinzu, verordnete Medikamente zeigten keine Wirkung. Auch eine Magen- und Darmspiegelung erbrachte kein Resultat. Eine psychophysiologische Untersuchung ergab eine deutliche Erhöhung der Darmbewegungen nach Vorstellung belastender Situationen. Die wiederholte Vorstellung aller ihn bedrückenden Erlebnisse während tiefer Entspannung (systematische Desensibilisierung) brachte schließlich eine Beseitigung der Schmerzen.

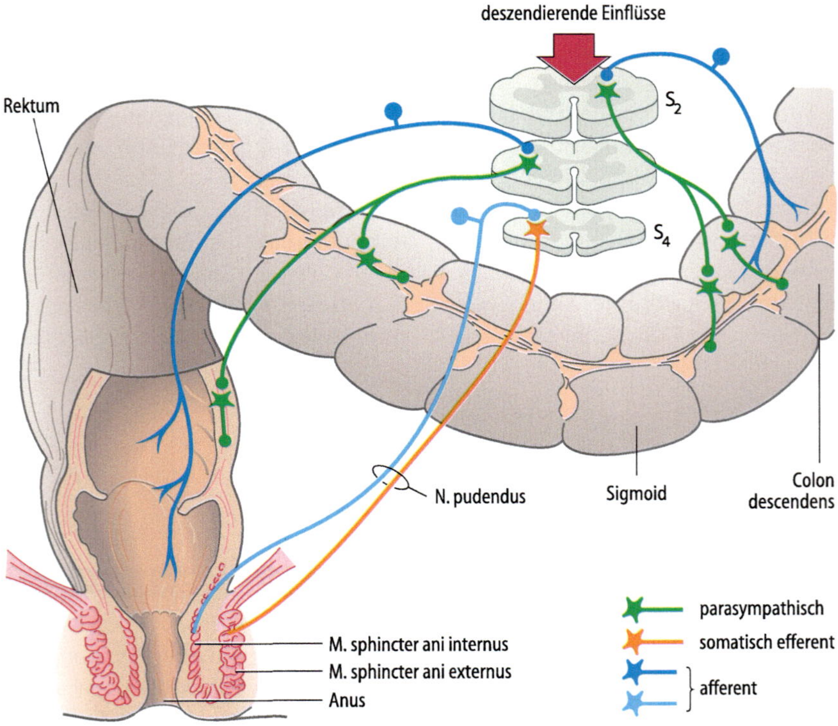

Abb. 12.7. Neuronale Kontrolle von Darmkontinenz und Defäkation. Diese beiden Funktionen werden durch das intrinsische Darmnervensystem, durch parasympathische sakrale (Rückenmarkssegmente S2 bis S4) und durch somatomotorische nervöse Mechanismen kontrolliert. Welche Rolle der sympathischen Innervation des Enddarmes zukommt, ist nicht bekannt. Zerstörung des Sakralmarks führt zum vollständigen Ausfall der Defäkationsreflexe. Weitere Besprechung im Text

12.2.6 Aufgaben des Enddarms (des Rektums)

12

Kontinenz

Die Abb. 12.7 (auch Abb. 12.1) gibt einen Überblick über die bei den Aufgaben des Enddarms und des Anus beteiligten Strukturen und neuronalen Schaltkreise. Das Rektum wird durch **2 Ringmuskeln** (Mm. sphincter ani internus et externus) verschlossen. Der **innere** besteht aus glatter Muskulatur und unterliegt nicht willkürlicher Kontrolle. Der **äußere** ist quergestreift und kann willkürlich kontrolliert werden. Sein normaler tonischer Schließzustand wird im Zusammenspiel von tonischen deszendierenden Einflüssen aus dem ZNS mit spinal vermittelten afferenten Impulsen aus dem Muskel und vom umgebenden Gewebe, insbesondere von der Analhaut, aufrechterhalten.

Füllung des Rektums mit Darminhalt (Abschn. 12.2.5) führt reflektorisch zur Erschlaffung des inneren Schließmuskels bei gleichzeitig verstärkter Kontraktion des äußeren. Gleichzeitig kommt es zum **Stuhldrang,** also zu bewussten Empfindungen, ausgelöst durch die afferenten Impulse von **Sensoren in Kolon- und Rektumwand.** Die bewussten Empfindungen entstehen durch die afferenten Signale, die im **Gyrus postcentralis** und der **oberen Parietalregion** enden. Kommt es nicht zur sofortigen Darmentleerung, nimmt die Erschlaffung des inneren Schließmuskels wieder ab, und das Rektum paßt sich an den vermehrten Inhalt an. Damit verschwindet auch der Stuhldrang. Durch diesen Mechanismus kann beim Gesunden die Kontinenz bis zu einer Rektumfüllung von etwa 2 l gewahrt werden (jedoch Box 12.7).

Box 12.7. Fäkale Inkontinenz

Eine Vielzahl von Erkrankungen im Kindes- und Erwachsenenalter führen zu zeitweiser oder anhaltender fäkaler Inkontinenz. Im Kindesalter sind davon v. a. Geburtsdefekte wie **Spina bifida** betroffen: Durch Spaltbildung der unteren Wirbelsäule wird das Rückenmark geschädigt, und der externe Sphinkter kann nicht mehr auf Druckveränderungen des Rektums und des internen Sphinkters mit Kontraktion (Stuhl halten) reagieren. Bei **diabetischer Neuropathie,** einer Komplikation bei der Zuckerkrankheit (Abschn. 7.2.2), und im Alter kommt es ebenfalls zu teilweiser Degeneration der nervösen Versorgung des Sphinkters und damit zur Inkontinenz. Neben operativen Eingriffen hat sich zur Wiedererlangung von Kontinenz **Biofeedback der Kontraktion des externen Sphinkters** gut bewährt. Die dabei verwendete Methode ist in Abschn. 13.7.2 und Abb. 13.25 beschrieben.

Defäkation

Die Entleerung des Enddarmes setzt normalerweise unter willkürlicher Unterstützung ein. Supraspinale Förderung der spinalen parasympathischen Reflexwege zum Enddarm (Abb. 12.7) führt zur reflektorischen Kontraktion der Endabschnitte des Kolons bei gleichzeitiger Erschlaffung beider Schließmuskeln. Dies muss durch die Erhöhung des Druckes im Bauchraum (Bauchpresse) unterstützt werden. Beide Mechanismen zusammen führen unter Senkung des Beckenbodens zum Ausstoßen der Kotsäule.

Innerer und äußerer Ringmuskel des Anus sorgen für die Kontinenz des Rektums. Ein- bis mehrmals täglich wird die Kontinenz durch die Defäkation unterbrochen, d. h. der im Rektum gespeicherte Kot wird durch Kontraktionen des Enddarms und willkürliche Bauchpresse entleert.

12.3 Aufgaben und Arbeitsweisen der Nieren, der Harnblase und der harnableitenden Wege

12.3.1 Grob- und Feinbau der Nieren

Hauptaufgaben der Nieren

Neben der Ausscheidung von **Stoffwechselendprodukten,** wie z. B. Harnstoff und Harnsäure, und von **Fremdstoffen,** wie Medikamenten, Giften und Drogen, scheiden die Nieren **v. a. Wasser** aus.

Umgekehrt, wie unten geschildert, **verhindern sie den Verlust von lebenswichtigen Molekülen,** wie Proteinen, Glukose, Aminosäuren, Fettsäuren und von zuviel Wasser entweder durch **Verhindern der Filtration** in den Glomeruli oder durch **Rückresorption** der gefilterten Moleküle in den Tubuli. Ähnliches gilt für die verschiedensten Salze einschließlich derer, die für den Säure-Basen-Haushalt verantwortlich sind.

Schließlich haben die Nieren auch **endokrine Funktionen,** denn sie sind nicht nur Zielorgane für verschiedene Hormone (► unten), sondern sie metabolisieren Hormone, z. B. Kortikosteroide, und sie synthetisieren einige Hormone, v. a. das Erythropoetin für die Bildung der roten Blutkörperchen.

Hauptaufgaben der Nieren sind das Ausscheiden der meisten im Körperstoffwechsel anfallenden Abfallstoffe und das Konstanthalten der Menge und der Elektrolytzusammensetzung der Extrazellulärflüssigkeit.

Lage und Form der Nieren

Die beiden Nieren liegen in der Lendengegend beiderseits der Wirbelsäule hinter der Bauchhöhle. Eine Niere wiegt etwa 150 g, ist etwa 12 cm lang, 6 cm breit und 3 cm dick. Sie hat die Form einer Bohne. An der eingedellten Seite, dem **Nierenhilus,** treten die Gefäße und der Nierennerv in die Niere ein. Dort wird auch der Harn im **Nierenbecken** gesammelt und in den **Ureter** (Harnleiter) weitergeleitet (Abb. 12.8).

Feinbau der Nieren

Die beiden Nieren sind aus je 1,2 Millionen **Nephronen** aufgebaut (3-mal so viele wie unbedingt benötigt werden), die jedes für sich Harn bilden. Ihre Lage in der Niere veranschaulicht die Explosionszeichnung in Abb. 12.8 und die Form, Bezeichnung und Hauptaufgaben jedes Nephrons sind in Abb. 12.8 und in Abb. 12.9 illustriert. Jedes **Nephron** beginnt mit seinem Glomerulus (1. in Abb. 12.9a), der 2. in den proximalen Tubulus, 3. in die Henle-Schleife, 4. in den distalen Tubulus und schließlich 5. in das Sammelrohr mündet, also in eine gemeinsame Sammelrohrstrecke, die den Harn zum Nierenbecken leitet.

In jeden Glomerulus tritt eine **Arteriole** ein und verzweigt sich zu einem **Kapillarknäuel** (Abb. 12.8, 12.9a), aus dem der Primärharn, genannt Ultrafiltrat, abgefiltert wird. Anders als in allen übrigen Geweben münden die Glomeruluskapillaren aber nicht in Venolen, sondern in eine zweite, abführende Arteriole, die sich anschließend in ein **zweites Kapillarnetz** aufsplittert, das, wie in Abb. 12.8 und 12.9a zu sehen, den Tubulus versorgt.

Die harnbereitenden Bauelemente der beiden Nieren, sind die 2,4 Millionen Nephrone. Jedes Nephron besteht aus einem Glomerulus mit anschließenden Tubulusabschnitten. Jedes Nephron hat seine eigene Blutversorgung mit einem Kapillarknäuel im Glomerulus und einem Kapillarnetz um den Tubulus.

Nierendurchblutung und deren Autoregulation

Die Nieren machen mit ihren 300 g Gewicht nur 0,4% des Körpergewichts eines 70 kg schweren Menschen aus. Ihre Durchblutung beträgt aber rund 1,2 l/min, also etwa **25% des Herzzeitvolumens in Ruhe.** Dieser hohe Blutstrom fließt vornehmlich durch die **Nierenrinde.** Dort liegen, wie in Abb. 12.8 und 12.9 zu sehen, die Glomeruli und die proximalen Tubulusknäuel, in denen der Umsatz an extrazellulärer Flüssigkeit hauptsächlich stattfindet.

Ähnlich wie das Gehirn zeichnet sich die Niere durch die Besonderheit aus, dass ihre afferenten Arteriolen auf eine **Erhöhung des Blutdruckes mit einer Widerstandszunahme** (Gefäßverengung) und auf eine Blutdruckabnahme mit einer Widerstandsabnahme so reagieren, dass die Durchblutung der Niere praktisch konstant bleibt. Diese **Autoregulation** koppelt die Niere (und, wie gesagt, auch das Gehirn) von der allgemeinen Kreislaufregulation weitgehend ab. Damit ist gewährleistet, dass die Bildung des Primärharns (Ultrafiltrats) in den Glomeruli unter praktisch allzeit konstanten Druckbedingungen verläuft.

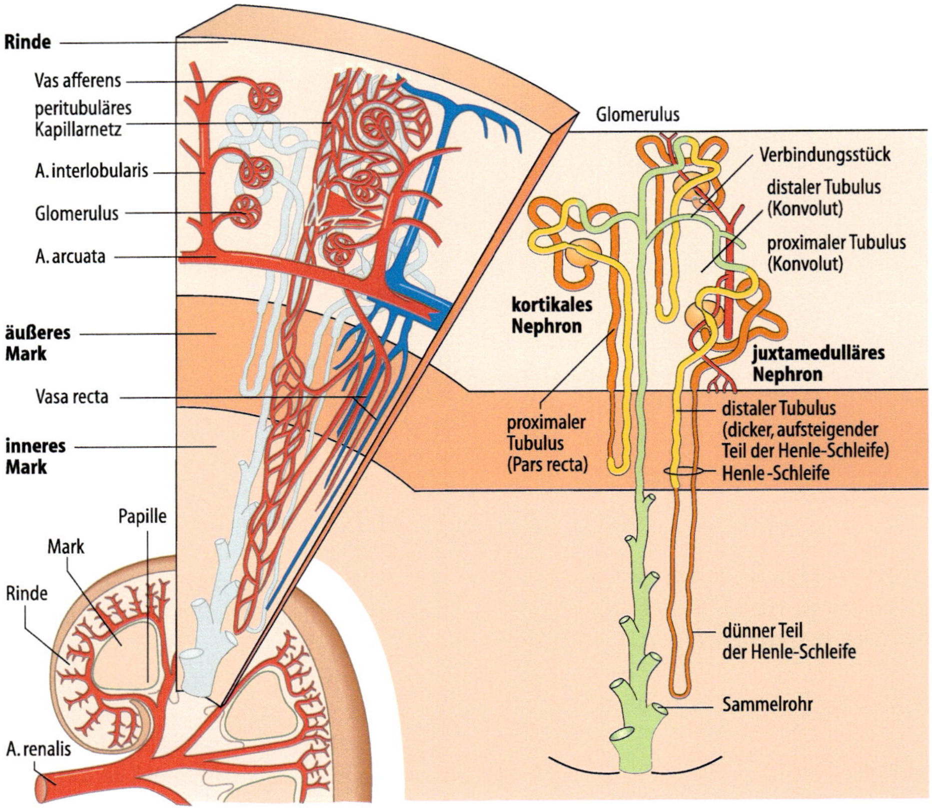

Nach Levey A S, Perrone R D, Madias N E (1998). Mit freundlicher Genehmigung des Annual Review of Medicine.

Abb. 12.8. Überblick über den Aufbau der Niere und ihrer Nephrone sowie der Blutgefäßversorgung. Bei dieser ist zu beachten, dass 2 Arteriolenstrecken (afferente und efferente Arteriole) und 2 Kapillarnetze (in den Glomeruli und um die Tubuli) hintereinander geschaltet sind. Die Glomeruli liegen überwiegend in der Nierenrinde und im Grenzbereich zwischen Rinde und Mark (juxtamedullär). Die Tubuli durchziehen das Mark. Rechts sind zwei kortikale und ein juxtamedulläres Nephron zu sehen, die alle drei in dasselbe Sammelrohr münden

Σ Die weniger als 1% des Körpergewichts wiegenden Nieren benötigen 1,2 l Blut pro Minute, d. h. 25% des Herzzeitvolumens in Ruhe. Dieser Blutfluss wird autoregulatorisch konstant gehalten.

12.3.2 Glomeruläre Filtration und tubuläre Resorption und Sekretion

Glomeruläre Ultrafiltration des Primärharns

In den Glomeruli wird aus dem Blut **Extrazellulärflüssigkeit** (ohne die Bluteiweiße und ohne zelluläre Bestandteile) in den Kapselraum als **Primärharn** abgepresst, der von dort in die Tubuli fließt (Abb. 12.8 und 12.9). Das Abfiltern des Primärharns im Glomerulus ist dem Abfiltern von Blutplasma in den übrigen Kapillaren des Körpers völlig analog: Der **Filtrationsdruck** ist als treibende Kraft die Differenz aus dem Blutdruck minus dem kolloidosmotischen Druck (Abb. 10.3 in Abschn. 10.1.2). Der Vorgang wird **Ultrafiltration** genannt.

Die hohe Durchblutung der Nierenrinde (► oben) ist die Voraussetzung für die Bildung großer Mengen von Primärharn, also für eine hohe **glomeruläre Filtrationsrate (GFR).** Etwa 20% des renalen Plasmaflusses werden dabei ständig abfiltriert. Pro Minute beträgt die GFR 120 ml, pro Tag summiert sie sich auf 170 l.

Σ In den Glomeruli wird täglich durch Ultrafiltration 170 l Primärharn gebildet, das sind etwa 20% des Blutplasmaflusses durch die Nieren. Die treibende Kraft ist der Blutdruck minus dem kolloidosmotischen Druck.

Aktive und passive tubuläre Resorption

Jeden Tag werden nur rund 1% der GFR, nämlich **etwa 1,5 l, als Urin ausgeschieden.** Die anderen 99% werden im Tubulussystem wieder resorbiert. An dieser Resorption sind die einzelnen Tubulusabschnitte ganz unterschiedlich beteiligt (2. bis 4. Abschnitt in Abb. 12.9a). Die Hauptlast liegt beim Anfangsteil des Nephrons, wo bereits im proximalen Tubulus 65% des Filtratvolumens wieder zurückgenommen werden. Das übrige Volumen wird im absteigenden Teil der Henle-Schleife, im distalen Konvolut und in den Sammelrohren rückresorbiert.

Die **Resorption** von Stoffen und Wasser aus dem Tubulusinneren in das Blut erfolgt entweder **aktiv,** also unter Energieaufwand (»Pumpen«, Abschn. 2.2.1), oder **passiv,** d. h. die Moleküle diffundieren entlang einem elektrischen

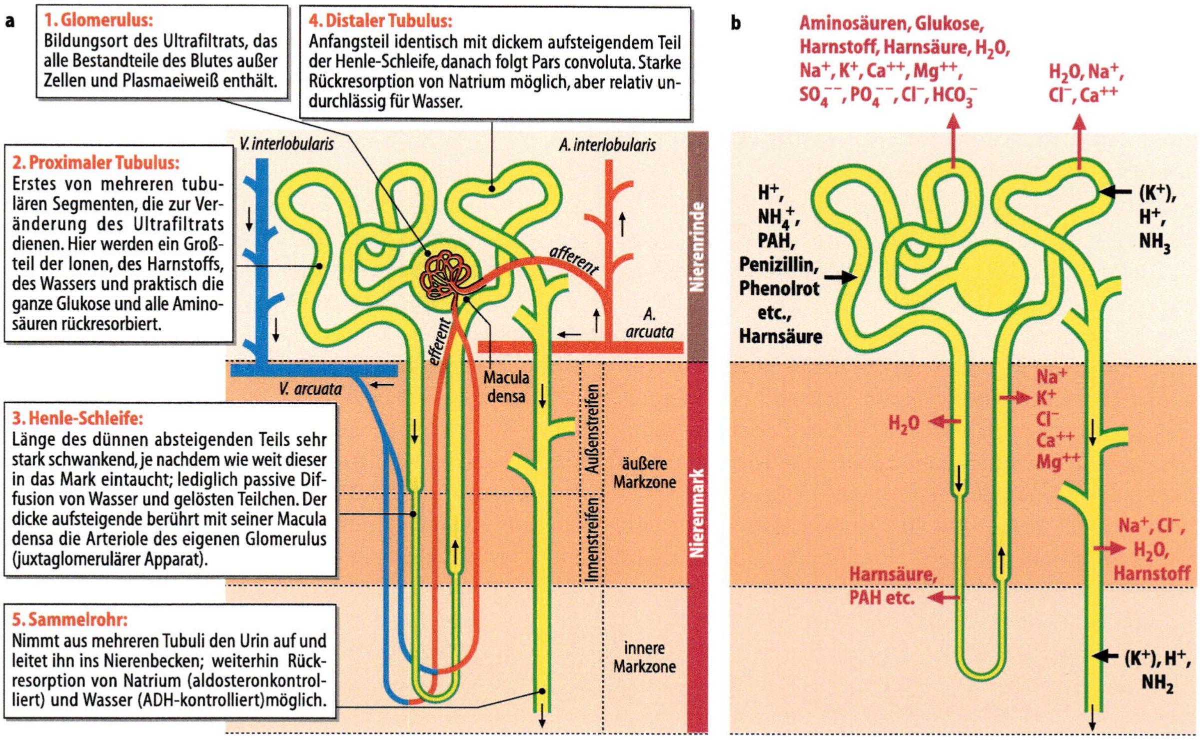

Abb. 12.9a, b. Hauptaufgaben der einzelnen Nephronenabschnitte und Überblick über die Lokalisation der Transportvorgänge im Nephron. a Zusammenfassung der Aufgaben der einzelnen Nephronenabschnitte (1. bis 4.) und des Sammelrohrs (5.). **b** Lokalisation der Transportvorgänge im Neuron. Substanzen, die aus dem im Glomerulus ultrafiltrierten Primärharn anschließend wieder resorbiert werden, sind rot eingetragen, die in den Harn sezernierten Substanzen schwarz

(Abschn. 3.2.1) oder osmotischen Gefälle (Abschn. 2.2.1) durch die Tubuluszellen in das Blut. Insgesamt ist es so, dass nur **wenige Substanzen aktiv** aus den Tubuli in das Blut resorbiert werden, allen voran die **Natriumionen des Kochsalzes.** Diesen folgen dann passiv die anderen Substanzen, in unserem Beispiel aus Gründen der Elektroneutralität die Chlorionen und aus osmotischen Gründen das Wasser (wobei die Wasserdiffusion wiederum weiteres Kochsalz mitreißt und natürlich auch die Diffusion anderer Stoffe nach sich zieht).

Stoffe, die wegen ihres Nährwertes überhaupt nicht ausgeschieden werden sollen, werden durch **aktive Transportsysteme** (»Pumpen«) praktisch **vollständig resorbiert.** Zu diesen Stoffen zählen z. B. Glukose, Aminosäuren und kleine Eiweißmoleküle. Sie können allerdings, wie für die Glukose in Abschn. 7.2.2 bereits angesprochen, dann im Urin auftauchen, wenn die Blutspiegel der Stoffe so hoch werden, dass die Pumpkapazität nicht mehr ausreicht.

Σ In den Tubuli wird der Primärharn um rund 99% auf die Endharnmenge reduziert. Der transtubuläre Transport von Wasser und Salzen erfolgt in allen Tubulusabschnitten, allerdings dominieren die proximalen Tubulusabschnitte; die distalen Tubulusabschnitte dienen v. a. der Feineinstellung.

Tubuläre Sekretion

Die Tubuluszellen verfügen in ihren Membranen über eine Vielzahl von Transportprozessen (»Pumpen«, Abschn. 2.2.1), mit deren Hilfe Ionen sowie organische Säuren und Basen aus dem Blut in das Tubuluslumen unter Energieaufwand sezerniert werden können. Solche sezernierenden Transportprozesse dienen auch der **Entfernung von Fremdstoffen** (Xenobiotika), wie z. B. Giftstoffen und Pharmaka.

Eine Übersicht über die Resorptions- und Sekretionsvorgänge an den verschiedenen Stellen des Nephrons zeigt Abb. 12.9b. Der **proximale Tubulus** dominiert nicht nur bei der (teils passiven, teils aktiven) Resorption (rote Pfeile) von Wasser und Salzen, sondern auch bei der (immer aktiven) Sekretion (schwarze Pfeile) von Ionen, Medikamenten etc.

Σ Überflüssige Ionen sowie organische Säuren und Basen, ferner Pharmaka, Gifte und weitere Fremdstoffe (sog. Xenobiotika) werden durch Sekretion in die Tubuli eliminiert.

12.3.3 Hormonelle Kontrolle von Harnkonzentrierung und -verdünnung

Rolle des Aldosterons und des Atriopeptins bei der Resorption der Na^+-Ionen

Im täglichen Primärharn sind rund 1,2 kg Kochsalz enthalten. Damit der Salzgehalt des Körpers konstant bleibt, dürfen davon nicht mehr als die täglich mit der Nahrung aufgenommenen 8–15 g (Abschn. 12.1.2), also rund 1%, im Urin ausgeschieden werden. Bei kochsalzarmer Nahrung müssen es sogar weniger sein. Die **aktive Resorption von Natrium** ist daher, wie in Abschn. 12.3.2 schon angesprochen, die größte Aufgabe der Niere. Um die dabei notwendige Genauigkeit zu erzielen, arbeitet die Niere in einem Zwei-Stufen-Verfahren: Im proximalen Tubulus und in der Henle-Schleife werden gut 90% des Kochsalzes ohne hormonelle Kontrolle resorbiert. Im distalen Tubulus erfolgt dann die Feineinstellung mit Hilfe des Mineralokortikoids **Aldosteron** (aus der Nebennierenrinde, Abschn. 7.3.5).

Flüssigkeitsmangel im Extrazellulärraum und Kochsalzmangel bewirken die Freisetzung von Aldosteron. Dieses **steigert den aktiven Transport von Natrium-Ionen aus der Tubulusflüssigkeit** zurück ins Blut. Die Natrium-Ionen werden zum großen Teil gegen Kalium-Ionen ausgetauscht, die wir normalerweise im Übermaß mit der Nahrung aufnehmen (v. a. bei sehr fleischreicher Nahrung) und wieder »loswerden« müssen.

Umgekehrt wird durch Drosselung der Aldosteronfreisetzung eine **Natriurese** (vermehrte Ausscheidung von Natrium im Urin) bewirkt (z. B. bei sehr salzhaltiger, flüssigkeitsreicher Kost). Diese Natriurese kann auch aktiv hormonal verstärkt werden, und zwar durch den **atrialen natriuretischen Faktor (ANF).** ANF ist ein Polypeptid, das auch **Atriopeptin** genannt wird, da es in den Muskelzellen des Herzvorhofs vorkommt. ANF **hemmt die aktive Natriumresorption** am Ende des Nephrons und erhöht damit die Kochsalzausscheidung (und führt damit aus osmotischen Gründen zu mehr Urin). ANF wird nerval und durch Dehnung der Vorhöfe freigesetzt.

12

Σ Bei zu wenig Flüssigkeit im Extrazellulärraum und/oder bei Kochsalzmangel wird Aldosteron freigesetzt, das die Rückresorption von Kochsalz aus den Tubuli in das Blut steigert. Umgekehrt bewirkt eine verminderte Aldosteronausschüttung eine Natriurese, die durch Atriopeptin (ANF) noch verstärkt werden kann.

Rolle des Adiuretin bei der Harnkonzentrierung

In der normalen täglichen Urinmenge von rund 1,5 l sind die von den Nieren auszuscheidenden »harnpflichtigen« Substanzen so konzentriert, dass der **Urin etwa dreimal hypertoner als das Blutplasma** ist. Für diese Konzentrationsleistung werden im Wesentlichen die in Abschn. 12.3.2 beschriebenen aktiven Resorptionsprozesse (»Pumpen«) eingesetzt. Zur Energieeinsparung und um eine hormonale Steuerung zu ermöglichen, bedient sich die Niere dabei eines Konzentrierungsmechanismus (Gegenstrommultiplikation genannt, hier nicht erläutert), der im Ergebnis dazu führt, dass in der Umgebung der Sammelrohre im Nierenmark (▫ Abb. 12.8) ein sehr hoher osmotischer Druck herrscht, so dass jetzt dem Harn **Wasser in großen Mengen auf osmotische Weise entzogen** werden kann (diesen Vorgang einer Verminderung der Harnmenge wird als **Antidiurese** bezeichnet, **Diurese** ist das Gegenteil, also die normale oder vermehrte Harnmengenbildung).

Dies setzt voraus, dass die **Wände der Sammelrohre** durch die Wirkung eines Hormons wasserdurchlässig gemacht werden können. Das dafür zuständige Hormon ist das **Adiuretin** oder **ADH** (**a**nti**d**iuretisches **H**ormon). Es wird im Hypothalamus gebildet, durch neuroaxonalen Transport in die Hypophyse gebracht und dort im Hinterlappen gespeichert (Abschn. 7.3.2).

Die Freisetzung von ADH aus der Hypophyse erfolgt in Abhängigkeit von der Konzentration der Natrium-Ionen im Extrazellulärraum (gemessen von Osmosensoren, v. a. im Hypothalamus). Eine **Erhöhung der Na^+-Konzentration führt zur Freisetzung von ADH** und damit zu einer Antidiurese, die so lange durchgehalten wird, bis die Na^+-Konzentration durch die Rückdiffusion von Wasser in das Blut und damit auch den Extrazellulärraum ihren Normalwert wieder erreicht hat. Das Umgekehrte geschieht bei Na^+-Mangel. Dieses Regelsystem hält also die Kochsalzkonzentration und damit den osmotischen Druck im Extrazellulärraum konstant.

Wasser können wir soviel trinken, wie wir wollen. Jeder Flüssigkeitsüberschuss wird mit einer Verzögerung von wenigen Stunden wieder ausgeschieden. Verantwortlich dafür ist der aus dem Absinken des osmotischen Drucks der Extrazellulärflüssigkeit resultierende starke **Rückgang der ADH-Freisetzung,** der zusammen mit einer **erhöhten Primärharnbildung** (durch den volumenbedingten Blutdruckanstieg, Abschn. 10.7.2) für einen außerordentlich verdünnten Harn sorgt.

Σ Die Urinbildung von rund 1,5 l/Tag wird als Antidiurese bezeichnet. Das Hormon ADH (antidiuretisches Hormon, Adiuretin) regelt das Ausmaß der Urinkonzentrierung, indem es die Wände der Sammelrohre für Wasser durchlässig macht. Trinken von reichlich Flüssigkeit führt zur Hemmung der ADH-Freisetzung und damit zur Diurese, d. h. der Bildung großer Mengen verdünnten Urins.

Box 12.8. Diabetes insipidus

Bei eingeschränkter oder fehlender ADH-Produktion (z. B. angeboren oder bei Tumoren im Hypophysen-Hypothalamus-Bereich) kommt es zur vermehrten Urinausscheidung und damit zu andauerndem Durst. Dies führt zu exzessiven Trinken, dessen zwanghafter Charakter die gesamte Lebensweise des Patienten bestimmt. So wird berichtet, dass der Tiroler Zwerg Klemens Perkeo (Hofnarr am kurfürstlichen Schloss in Heidelberg um 1720–1730 bei Karl Philipp von der Pfalz), der wahrscheinlich unter einem angeborenen ADH-Mangel litt, täglich 20–30 l Flüssigkeit, v. a. Wein trank.

12.3.4 Niereninsuffizienz

Akutes Nierenversagen durch ungenügende Durchblutung

Entscheidend für die Gesamtfunktion der Nieren ist eine **ausreichende Filtration von Primärharn** in den Glomeruli. Wenn nicht mehr ausreichend filtriert wird, ist es bedeutungslos, ob die tubulären Mechanismen der Resorption und Sekretion (Abschn. 12.3.2) intakt sind oder nicht, denn nur bei einer genügend großen Primärharnmenge können die zahlreichen oben geschilderten Austauschprozesse in den Tubuli funktionsgerecht ablaufen.

Die ungenügende Nierendurchblutung ist meist Folge eines Kreislaufzusammenbruchs (z. B. bei einer akuten Herzinsuffizienz oder einem starken Blutverlust). Die Reduktion der GFR (glomeruläre Filtrationsrate, Abschn. 12.3.2) führt zu einem stark reduzierten Harnfluss **(Oligurie)** oder dieser versiegt völlig **(Anurie).** Sekundär kommt es durch die mangelnde Sauerstoffzufuhr zur Schädigung der Nierenzellen, so dass häufig auch nach Wiederherstellen der Nierendurchblutung die Oligurie und Anurie bestehen bleiben. Oder die Niere verliert die Fähigkeit, den Harn zu konzentrieren oder zu verdünnen. Sie scheidet dann den größten Teil des Filtrates aus **(Polyurie)** und ist damit nicht mehr in der Lage, den Salz-Wasser-Haushalt zu regulieren (► unten).

Σ **Dem akuten Nierenversagen liegt meist eine ungenügende Nierendurchblutung zugrunde, die zu einer drastischen Reduzierung der GFR führt.**

Chronisches Nierenversagen durch Ausfall von Nephronen

Unter normalen Umständen reicht ein Drittel der 2,4 Millionen Nephrone unserer beiden Nieren aus, um den Körper von allen »harnpflichtigen« Substanzen zu befreien (Abschn. 12.3.1). Der **Verlust einer Niere** ist ohne weiteres zu verschmerzen, solange die verbleibende Niere gesund bleibt. Sinkt aber die Zahl der Nephrone auf weniger als 800 000 ab, beginnen sich die Abfallprodukte im Körper anzuhäufen. Weniger als eine halbe Million Nephrone ist mit dem Leben nicht mehr vereinbar.

Fallen im Verlauf einer fortschreitenden Erkrankung, z. B. bei einer chronischen Glomerulonephritis, immer mehr Nephrone aus, nehmen aus unbekannten Gründen der Blutstrom und die Primärharnbildung in dem übrig gebliebenen Nierengewebe oft bis auf das Doppelte zu. Da außerdem die Konzentration der harnpflichtigen Substanzen im Blutplasma und damit im Primärharn unter diesen Bedingungen erhöht ist, steigt damit die Menge der nicht rückresorbierten Stoffe stark an. Ihre osmotische Kraft hindert dabei auch die Resorption von Wasser aus den Tubuli: Es kommt zu einer **osmotischen Diurese** und das **einzelne Nephron** bildet bis zu **zwanzigmal mehr Urin** als normal. Dennoch bleibt die Entgiftungsfunktion der Niere ungenügend, so dass sich schließlich die anschließend geschilderten Vergiftungssymptome einstellen.

Diese lassen sich am besten anhand eines **vollkommenen Nierenversagens** erläutern. Geht man davon aus, dass der Kranke mäßig isst und trinkt,

- so nehmen, erstens, Wasser- und Kochsalzgehalt des Körpers so stark zu, dass es zu einem immer ausgeprägteren, **generalisierten Ödem** kommt.
- Zweitens bewirkt die fehlende Ausscheidung der im Stoffwechsel im Überschuss produzierten Säuren eine **Übersäuerung** (Azidose).
- Drittens kommt es innerhalb von wenigen Tagen zu einem **Anstieg der Konzentrationen von Harnstoff** und von anderen **harnpflichtigen Substanzen** auf toxische Werte.

Das Krankheitsbild wird als **Urämie** bezeichnet. Beim vollständigen Nierenversagen führt die Urämie nach wenig mehr als einer Woche zu Bewusstseinstrübungen, tiefer Bewusstlosigkeit (urämisches Koma) und zum Tod. Bei partiellem Versagen stellen sich die urämischen Symptome schleichend ein.

Σ **Chronisches Nierenversagen tritt auf, sobald die Zahl der Nephrone auf weniger als ein Drittel reduziert ist. Wichtiges Anfangssymptom ist der Verlust der Fähigkeit, den Urin angemessen zu konzentrieren. Ein völliges Nierenversagen führt in wenigen Tagen zum Tode.**

Dialyse mit künstlichen Nieren

Bei einem vorübergehenden oder dauernden Ausfall beider Nieren muss der Patient regelmäßig (im Schnitt dreimal pro Woche für 4–5 Stunden) von den harnpflichtigen Substanzen befreit werden. Dies geschieht mit Hilfe von »künstlichen Nieren«. Die Arbeitsweise dieser Geräte ist im Prinzip einfach (Abb. 12.10): Blut wird durch dünne Zello-

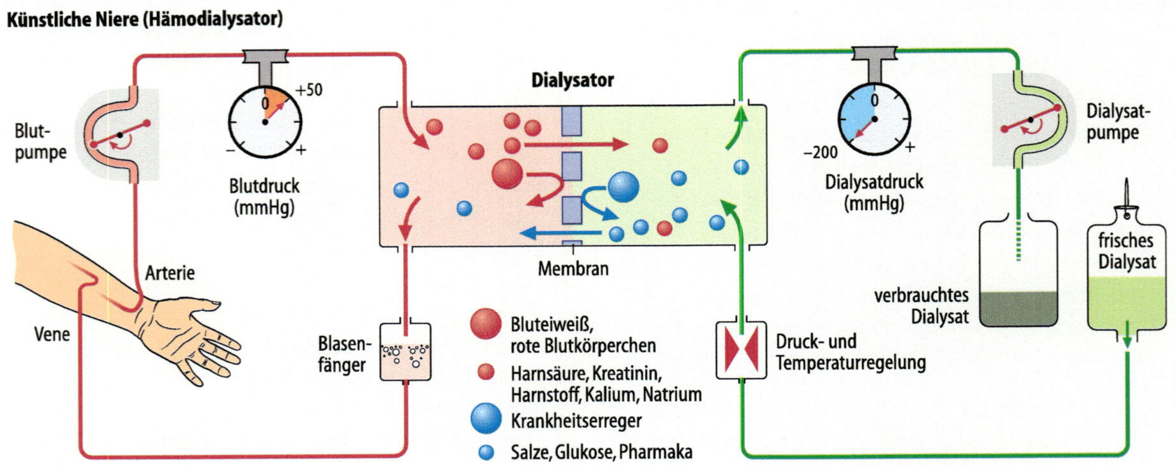

Abb. 12.10. Arbeitsweise künstlicher Nieren bei der Blutwäsche (Dialyse) von Patienten mit akutem oder chronischem Nierenversagen. Im Dialysator (Austauscher) ist Blut durch eine feinporige Membran (Zellophanmembran) von einer Blutersatzlösung (Dialysat) getrennt. Durch die Poren der Membran diffundieren die harnpflichtigen Abfallprodukte (Harnstoff, Kreatinin, Harnsäure usw.) und überflüssige Salze sowie Wasser in das Dialysat, nicht jedoch die größeren zellulären Bestandteile des Blutes und die Eiweißmoleküle. Weitere Besprechung im Text

phanschläuche geleitet, die auf ihrer Außenseite von einer Austausch- oder Dialysierflüssigkeit umspült werden, in die die **harnpflichtigen Substanzen abdiffundieren** können. Die Zellophan-Membranen der Austauschflächen haben Poren, die gerade so groß sind, dass die harnpflichtigen Substanzen frei hindurch diffundieren können, die großmolekularen Eiweißkörper und die Blutkörperchen aber zurückgehalten werden.

Art und Ausmaß der Diffusion werden dabei von den **Konzentrationsunterschieden zwischen Blutplasma und Dialysat** bestimmt. Ist also im Dialysat kein Harnstoff gelöst, wird dieser in großen Mengen aus dem Blut abdiffundieren. Ist andererseits die Kochsalzkonzentration in beiden Flüssigkeiten gleich, wird trotz Hin- und Herdiffundierens von Na^+- und Cl^--Ionen keine Nettoverschiebung auftreten. Und ist schließlich ein Stoff im Dialysat in höherer Konzentration als im Blutplasma gelöst, so wird er in das Blut übertreten. Auf diese Weise können dem Patienten z. B. Calcium, Bikarbonat oder Glukose zugeführt werden.

Die **Transplantation einer Fremdniere** ist die **optimale Lösung** eines dauernden Nierenversagens. Der Bedarf an Spendernieren ist aber viel höher als ihre Verfügbarkeit. Ein möglicher Ausweg ist die Xenotransplantation (Box 12.9).

12

Box 12.9. Xenotransplantation: Ausweg aus dem Mangel an Spenderorganen?

Sowohl die Nieren- wie auch die Herz-, Leber- und Lungentransplantationen sind aufgrund ihrer positiven Ergebnisse zu etablierten klinischen Therapieverfahren geworden. Der Mangel an Spenderorganen (für ein Nierentransplantat besteht eine Wartezeit von mehreren Jahren) ist aber das zentrale Problem der Transplantationsmedizin. Eine mögliche Lösung könnte die Xenotransplantation darstellen, d. h. die Verwendung von tierischen Organen, Geweben oder Zellen für die Transplantation beim Menschen. Nachdem die immunologischen Hürden, v. a. das Risiko der Abstoßung, lange Zeit als unüberwindbar galten, haben Forschungsergebnisse der letzten Jahre diesen Ansatz realistischer erscheinen lassen. Die genetische Veränderung von Spendertieren, das heißt v. a. von Schweinen, ist eine entscheidende Voraussetzung, um die immunologischen Hürden der Xenotransplantation zu überwinden. Dies wird derzeit in präklinischen Tiermodellen, d. h. der Transplantation von Schweineorganen auf Primaten, getestet. Dabei ist insbesondere zu beachten, dass die Xenotransplantation mit dem Risiko einer Infektionsübertragung vom Spender auf den Empfänger verbunden ist. Dies gilt v. a. für Virusinfektionen. Da es andererseits keine oder kaum rechtliche und ethische Einwände gegen die Xenotransplantation gibt, würde die breite Verfügbarkeit von Xenotransplantaten vielen Menschen helfen können und die schwierige Problematik der gerechten Allokation (Zuteilung) menschlicher Spenderorgane lösen (viele Herz-, Leber- und Lungenkranke versterben auf der Warteliste).

Σ Die Dialyse mit der künstlichen Niere beruht auf der passiven Diffusion der harnpflichtigen Substanzen aus dem Blut durch semipermeable Membranen in die Dialysierflüssigkeit.

12.3.5 Neuronale Kontrolle der Harnblasenentleerung

Bau und Funktion der ableitenden Harnwege

Wie in Abschn. 12.3.1. berichtet, wird der in den Nieren gebildete Urin in den **Nierenbecken** gesammelt. Anschließend wird er über die etwa 25 cm langen **Harnleiter** (Ureteren) in die Harnblase geleitet (◘ Abb. 12.8). Die Harnleiterwände bestehen aus glatter Muskulatur, deren peristaltische Kontraktionen (2–3 pro Minute) den Urin bis in die Blase vorwärts treiben.

Die **Harnblase** liegt als muskulomembranöser Behälter für den Urin im kleinen Becken. Beim Mann befindet sich die Blase vor dem Rektum und liegt der Vorsteherdrüse auf (◘ Abb. 25.12). Bei der Frau ist sie der Gebärmutter und der Scheide vorgelagert (◘ Abb. 25.13). Ihre **normale Fassungskraft** beträgt zwischen 150 und 500 ml. Bei stärkster Füllung kann die Harnblase 1 l oder mehr enthalten. Der Abfluss des Harns wird durch 2 Schließmuskeln gehemmt. Der **innere Ringmuskel** (M. sphincter internus) besteht aus glatter Muskulatur und kann nicht willkürlich beeinflusst werden. Der **äußere Ringmuskel** (M. sphincter externus) wird von quergestreifter, willkürlich innervierter Muskulatur gebildet.

Die **Harnröhre (Urethra)** ist **beim Mann** 20 bis 25 cm lang. Der erste Teil der Harnröhre läuft durch die Prostata, der zweite Teil läuft durch den bindegewebigen Beckenboden und der dritte Abschnitt liegt im Inneren des Harnröhrenschwellkörpers des männlichen Gliedes (◘ Abb. 25.12). Im Grunde handelt es sich bei der Harnröhre des Mannes um eine Harn-Samen-Röhre. Es ist der gemeinsame Endabschnitt sowohl des Harn- wie des Geschlechtssystems. **Bei der Frau** ist die Harnröhre kurz (2,5–4 cm) und gestreckt. Sie mündet auf einer kleinen Vorwölbung im Scheidenvorhof (◘ Abb. 25.13).

Innervation der Harnblase

Die Innervation der Harnblase samt ihres inneren Schließmuskels (M. sphincter internus) erfolgt durch das autonome Nervensystem (◘ Abb. 12.11a). Die **Blasenwandmuskulatur** wird **erregt durch parasympathische Fasern,** die im Nervus splanchnicus pelvinus laufen und den 2. bis 4. Sakralsegmenten entspringen. Diese Innervation ist Voraussetzung für die normale Blasenentleerung.

Die **sympathische Innervation** wirkt hemmend auf die Blasenwandmuskulatur und erregend auf den inneren Schließmuskel. Ihre Aufgabe ist die Verbesserung der **Kontinenz** der Harnblase, die hauptsächlich vom **äußeren Schließmuskel** gewährleistet wird. Dieser ist somatisch (Nervus pudendus) innerviert, also unter willkürlicher Kontrolle. In der Blasenwand liegen Dehnungssensoren, die den Füllungsgrad der Blase messen und an den postzentralen und parietalen Kortex melden (zu dessen Beteiligung an der Miktion ► unten).

Σ Der Urin fließt aus den Nierenbecken über die beiden Harnleiter in die Harnblase. Diese fasst normalerweise 150–500 ml. Zwei Schließmuskeln hemmen den Abfluss des Urins über die Harnröhre ins Freie. Die Blasenwandmuskulatur und der innere Schließmuskel sind vegetativ, der äußere Schließmuskel ist somatisch innerviert.

Blasenentleerung (Miktion)

Bei der Harnblase wechseln sich lange Sammelphasen und kurze Entleerungsphasen ab. Man nennt die Fähigkeit der Blase, den Urin zu speichern, **Kontinenz** und die Fähigkeit, sich aktiv zu entleeren, **Miktion.**

Während der **Sammelphasen** wird die Entleerung reflektorisch verhindert. In dieser Zeit kommt es nur zu geringen Zunahmen des Blaseninnendrucks. Hat die Füllung der Harnblase etwa 250–500 ml erreicht, setzt normalerweise die **Entleerungsphase** ein. Es kommt zu einem raschen Anstieg des Blaseninnendrucks, verbunden mit starkem Harndrang. Die zugehörigen **neuronalen Schaltkreise der Miktion** sind in ◘ Abb. 12.11b links skizziert. Der ungestörte Ablauf der Miktion ist an die Unversehrtheit des **pontinen Miktionszentrums** im Hirnstamm gebunden.

Die Blasenentleerung erfolgt bei Säuglingen und Kleinkinder zunächst reflektorisch (bis zum 3. Lebensjahr, meist kürzer). Danach unterliegt sie einer **willkürlichen Kontrolle,** die auf Grund der afferenten Signale aus der Blasenwand (► oben) vom Großhirn ausgeht und an der die in ◘ Abb. 12.11b gezeigten pontinen Miktionszentren mitwirken. Die willkürliche Kontrolle des äußeren Schließmuskels (Musculus sphinkter externus) ermöglicht umgekehrt auch eine **willkürliche Blasenkontinenz** trotz starker Füllung der Blase (um eine ungelegene Miktion zu vermeiden).

Σ Die Kontinenz der Harnblase wird durch 2 Schließmuskeln gewährleistet. Die Blasenfüllung wird über Dehnungssensoren in der Blasenwand zum Kortex gemeldet. Von dort wird die Miktion willkürlich eingeleitet oder gegebenenfalls auch temporär unterdrückt.

Miktionsstörungen

Harnverhaltung tritt auf entweder bei Lähmung oder Schädigung der Blasenwandmuskulatur, durch Entzündung oder traumatische Nervenschädigung, bei Verlegung der Harnröhre, z. B. durch einen Prostatatumor, oder durch einen Krampf der Schließmuskeln.

Bei Kindern und Jugendlichen kommt es zu **Harnreflux** in die Nierenbecken und zu **Restharn** in der Blase, wenn die Kindern den Harn zu lange anhalten oder nicht vollständig

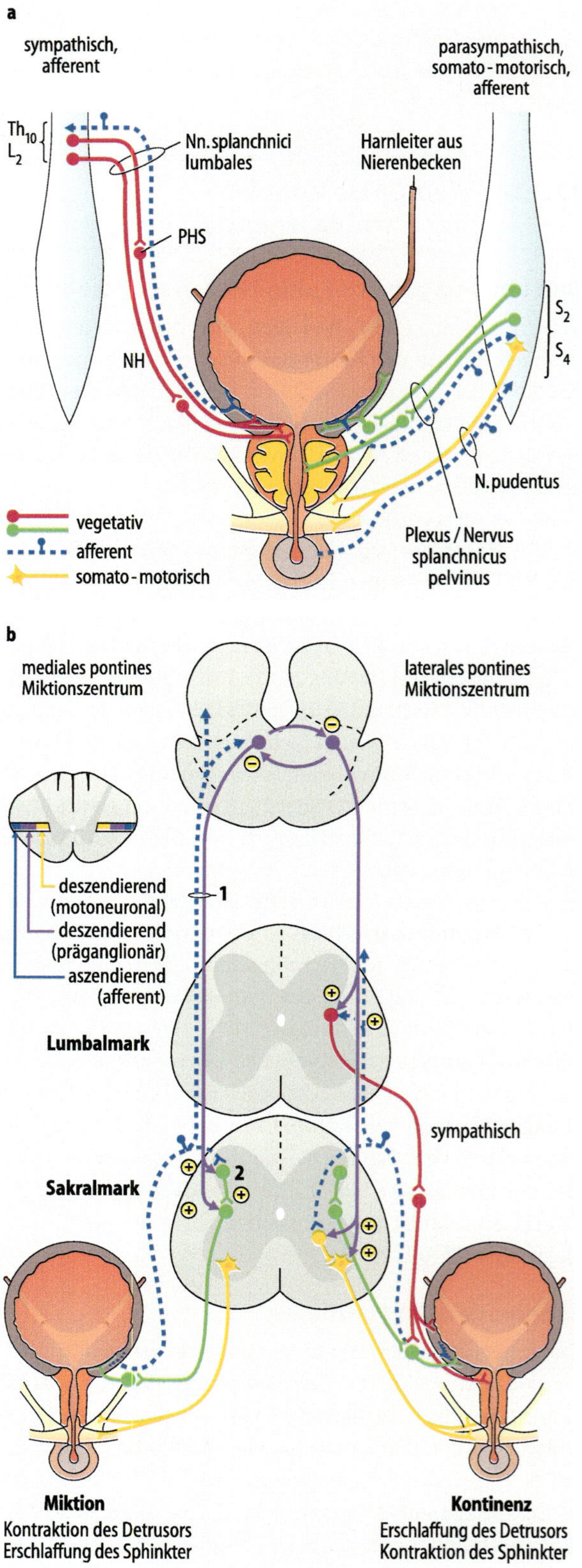

Abb. 12.11a,b. Innervation der Harnblase und nervöse Regulation von Blasenkontinenz und Miktion. a Innervation der Harnblase. Der Farbschlüssel links unten zeigt, dass sowohl Sympathikus wie Parasympathikus beteiligt sind. *PHS* Plexus hypogastricus, *NH* Nervus hypogastricus. **b** Neuronale Verschaltungen für die nervöse Regulation von Kontinenz (rechts im Bild) und Miktion (links). Erregung ist mit (+), Hemmung mit (–) gekennzeichnet. Die pontinen Miktionszentren stehen unter kortikaler Kontrolle (nicht eingezeichnet). Die Einsatzfigur zeigt die Lokalisation der auf- und absteigenden Bahnen im Rückenmark. Bei Querschnittslähmungen erfolgt die Blasenentleerung über den spinalen Reflexbogen 2

entleeren. Dies kann Entzündungen mit lebensgefährlichen Folgen nach sich ziehen. Nach der antibiotischen Behandlung sollte daher ein **verhaltenstherapeutisches Training der Miktion** erfolgen.

Harninkontinenz, also das Unvermögen, den Harn willkürlich zurückzuhalten, tritt besonders bei Frauen nach der Geburt (durch Beckenbodenschwäche), bei hirnorganischen Erkrankungen (z. B. multiple Sklerose, Arteriosklerose der Hirngefäße), im hohen Alter und auch psychologisch bedingt auf.

Bei einer **Querschnittslähmung** kann auf Blasenfüllung zunächst keine Miktion mehr beobachtet werden, d. h. die Harnblase muss regelmäßig über einen Katheter entleert werden. Korrekte Pflege vorausgesetzt, bildet sich aber nach 1–5 Wochen wieder eine reflektorische Entleerung heraus. Der Reflexbogen dieser **Reflexblase** verläuft spinal (Reflexweg 2 in Abb. 12.11b). Dieser Reflexweg wird auch vom normalen Säugling benutzt. Er wird später durch den supraspinalen Weg überlagert. Querschnittsgelähmte können es lernen, den spinalen Reflexweg durch äußere Reize (z. B. Beklopfen des Unterbauches) zu aktivieren und damit eine gewisse Kontrolle der Miktion zurückzugewinnen (Box 6.5 in Abschn. 6.3.1 und 13.5.3). Bei einer Zerstörung des Spinalmarks fällt allerdings die willkürliche wie reflektorische Entleerung (Abb. 12.11a, rechte Bildhälfte) für immer aus.

Σ Miktionsstörungen treten teils als Harnverhaltungen, teils als Harninkontinenz auf. Nach Querschnittslähmung kann sich eine kontinente Reflexblase bilden, bei der durch Bauchdeckenreizung Miktionen ausgelöst werden können.

Box 12.10. Psychophysiologische Behandlung der Harninkontinenz und von Enuresis nocturna

Sofern nervale Afferenzen und Efferenzen zu den Schließmuskeln ganz oder teilweise erhalten sind, so z. B. bei Inkontinenz nach Geburten und nach Operationen oder bei alten Menschen, kann durch Biofeedback des externen Sphinkters, wie auf ◘ Abb. 13.30 dargestellt, die Harnkontinenz wieder gelernt werden. Dabei wird die in ◘ Abb. 13.30 gezeigte elektromyographische oder mechanische Sonde in den Anus eingeführt. Kontraktionen der Schließmuskeln der Harnröhre können dort registriert werden. Wie in Abschn. 13.7.2 beschrieben, werden die Patienten für Kontraktionen des externen Sphinkters positiv verstärkt und können dieses auch am Bildschirm beobachten.

Enuresis nocturna (nächtliches Einnässen) tritt häufig im Kindes- und Jugendalter in Schlafphasen 3 und 4 auf (Kap. 22). Die Behandlung erfolgt durch eine Klingelmatratze, bei der kleine Mengen ausgeschiedenen Urins einen elektrischen Kontakt schließen, der das Kind sofort weckt.

Zusammenfassung

Für seinen **Brenn- und Baustoffwechsel** nimmt der Mensch folgende 3 **Nährstoffe** zu sich (◘ Tabelle 12.1):

- **Kohlenhydrate** (größtenteils in Form von pflanzlicher Stärke) v. a. für den Brennstoffwechsel;
- **Fette** (hauptsächlich tierische Triglyzeride) v. a. für den Brennstoffwechsel;
- **Eiweiße** (sowohl in tierischer wie pflanzlicher Form) v. a. für den Baustoffwechsel, wobei acht der Aminosäuren, aus denen die Eiweiße aufgebaut sind, unbedingt mit der Nahrung aufgenommen werden müssen (essenzielle Aminosäuren).

Zusätzlich zu den obigen Nährstoffen sind noch folgende Stoffe **für die menschliche Ernährung unentbehrlich**:

- **Fettlösliche Vitamine** (v. a. A, D, E, K), weswegen auch eine gewisse Menge Fett gegessen werden muss (◘ Tabelle 12.2).
- **Wasserlösliche Vitamine** (v. a. B-Gruppe, C), deren chronischer Mangel zahlreiche Störungen im ZNS auslösen kann (◘ Tabelle 12.3).
- **Spurenelemente,** von denen insbesondere Eisen, Jod, Kupfer und Fluor in kleinen Mengen unentbehrlich sind.
- **Wasser und Salze,** die bei normaler Ernährung in ausreichender Menge aufgenommen werden.

Zur Bestimmung des **Idealgewichts,** also des Körpergewichts mit der höchsten Lebenserwartung wird der **Body-Mass-Index** herangezogen.

- Er ist **definiert** als Körpergewicht (kg)/Körpergröße (m)^2.
- Als **optimaler Wert** wird ein BMI von 23 angesehen, mit einem Normalbereich von 18,5–24,9.
- **Übergewichtig** ist man bei einem BMI von 25–29,9
- Bei einem BMI >30 spricht man von **Fettsucht (Adipositas),** >40 von krankhafter Fettsucht, beide sind mit vielen Krankheitsrisiken behaftet.
- Neben dem BMI ist bei Adipositas auch die **Fettverteilung** wichtig, Bauchfett ist mehr risikobehaftet als Fett an Hüfte und Oberschenkeln.

Der **Magen-Darm-Trakt (Gastrointestinaltrakt)** beginnt mit dem Mund und bildet ein durchlaufendes Rohr bis zum Anus. Seine Anteile und deren Hauptaufgaben sind:

- **Mundhöhle, Rachen** und **Speiseröhre** dienen der Nahrungsaufnahme (samt Geschmacksbildung), deren Zerkleinerung, Einspeichelung und Transport in den Magen.
- Im **Magen** wird die Speise zwischengelagert, weiter durchmischt, zerkleinert, zur Vorbereitung der Verdauung mit Magensaft durchmischt und portionsweise an den Dünndarm abgegeben.
- Im **Dünndarm** werden dem Speisebrei aus exokrinem Pankreas, Leber und seinen eigenen Drüsenzellen zahlreiche Enzyme zum Verdauen (Zerlegen in resorbierbare Moleküle) der Nahrung beigemischt, die anschließend über die Darmwand in das Blut aufgenommen und abtransportiert werden.
- Im **Dickdarm** wird aus den Überresten des Speisebreis unter Resorption von Wasser der Kot zubereitet.
- Im **Enddarm** wird dieser bis zur Defäkation aufbewahrt.

Die **Nieren** scheiden Stoffwechselendprodukte (z. B. Harnstoff), Fremdstoffe (z. B. Medikamente) und v. a. Wasser (etwa 1,5 l/Tag) aus. Ihr Grundbaustein ist das **Nephron,**von dem jede Niere 1,2 Millionen besitzt. Seine verschiedenen Abschnitte sind wie folgt an der Harnbereitung beteiligt:

- In den **Glomeruli** wird per Ultrafiltration pro Tag etwa 170 l Primärharn gebildet.
- In den **proximalen Tubuli** wird das Meiste davon wieder rückresorbiert, wobei die passive Rückresorption (entlang osmotischen und elektrischen Gradienten) überwiegt. Aktive Rückresorption (»Pumpen«)

▼

sorgt dafür, dass lebenswichtige Moleküle (z. B. Glukose) vollständig resorbiert werden.

- Die **distalen Tubuli** dienen der Feineinstellung der Urinzusammensetzung.
- In allen Tubulusabschnitten können durch **aktive Sekretion** Salze, Säuren und Fremdstoffe aus dem Blut in den Urin eliminiert werden.
- Das Hormon **Aldosteron** ist an der Feineinstellung im distalen Tubulus beteiligt, in dem es, sobald dem Körper Salzmangel droht, den aktiven Transport von Natrium-Ionen aus den Tubuli in das Blut steigert. Sein Gegenspieler ist das **Atriopeptin** (atrialer natriuretischer Faktor, ANF). Beiden zusammen obliegt es, die Kochsalzmenge des Körpers konstant zu halten.
- Im **Sammelrohr** wird schließlich mit Hilfe des Hormons **Adiuretin** die Rückdiffusion von Wasser so gesteuert, dass der osmotische Druck der Extrazellulärflüssigkeit konstant bleibt.

Völliges **Nierenversagen** ist mit dem Leben nicht vereinbar. Bei akuten wie chronischen Formen muss das Blut mit Hilfe der **Dialyse** von den toxisch wirkenden harnpflichtigen Substanzen befreit werden, sonst tritt der Tod durch **Urämie** ein. Die beste Langzeittherapie ist eine **Nierentransplantation**.

Der **Harn**

- fließt über die Ureteren in die Harnblase, die bis zu einen Liter und mehr speichern kann;
- wird von dort periodisch über den Vorgang der **Miktion** entleert, der teils willkürlich, teils unwillkürlich abläuft.
- **Harninkontinenz** kann organisch (z. B. Beckenbodenschwäche nach Geburten), hirnorganisch (z. B. multiple Skerose) oder psychologisch (z. B. Enuresis nocturna) bedingt sein. Therapeutisch sind verhaltensmedizinische Verfahren oft erfolgreich.

Literatur

Deutsche Gesellschaft für Ernährung (2000) Referenzwerte für die Nährstoffzufuhr, 1. Aufl. Umschau/Braus, Frankfurt

Jequier E, Tappy L (1999) Regulation of body weight in humans. Physiol Rev 79:451–480

Mann J, Stewart Truswell A (eds) (2000) Essentials of human nutrition. Oxford University Press, Oxford

Schmidt RF, Lang F (Hrsg) (2007) Physiologie des Menschen, 30. Aufl. Springer, Berlin Heidelberg New York

Schmidt RF, Unsicker K (Hrsg) (2003) Lehrbuch Vorklinik, Teile A–D. Deutscher Ärzte Verlag, Köln

Schwartz WM, Woods SC, Porte D Jr, Seeley RJ, Baskin DG (2000) Central nervous control of food intake. Nature 404:661–671

Seldin DW, Giebisch G (eds) (2000) The kidney, physiology and pathophysiology, 3rd ed. Raven Press, New York

13 Bewegung und Handlung

N. Birbaumer (et al.), *Biologische Psychologie*, Springer-Lehrbuch,
https://doi.org/10.1007/978-3-540-95938-0_13

Frau R., 41 Jahre, war eine sportliche und beruflich engagierte Sekretärin, hatte Familie und 2 Söhne (14 und 16). Beim Ballspiel merkte sie eines Tages, dass sie häufig nicht mehr den Ball fing, sondern daneben griff. Auch das Laufen fiel ihr schwerer. Als sich nach 2 Monaten Schluckbeschwerden einstellten, ging sie zum Arzt. Nach Überweisung zum Neurologen diagnostizierte dieser »Motoneuronenerkrankung, wahrscheinlich ALS (amyotrophe Lateralsklerose)«. Mehr wollte er ihr nicht mitteilen. Frau R. informierte sich aber im Internet und versuchte durch Gymnastik die fortschreitenden Lähmungen an allen Gliedern aufzuhalten. Zwei Jahre später war Frau R. fast vollständig gelähmt, wurde künstlich beatmet und ernährt und konnte nur noch »ja« und »nein« durch eine Augenbewegung signalisieren.

13.1 Molekulare Mechanismen der Muskelkontraktion

13.1.1 Aufbau und Feinbau des Skelettmuskels

Aufbau des Skelettmuskels

Die Skelettmuskulatur ist, wie die einleitende Fallgeschichte eindrucksvoll zeigt, das (über)lebenswichtige Effektororgan des motorischen Systems. Sie hat **40–50% Anteil am Körpergewicht,** d. h. sie ist das größte Organ des Körpers. Sie ist nicht nur verantwortlich für lebenserhaltende Bewegungen wie Atmen oder Schlucken, sondern auch für die gesamte Kommunikation mit der Umwelt. Zusätzlich ist sie der wichtigste Wärmelieferant des Körpers (Abschn. 11.3.1).

Die Skelett- oder Körpermuskulatur besteht aus einzelnen Muskeln, von denen der Musculus biceps des Oberarms ein bekanntes Beispiel ist. Ein solcher **Muskel** ist ein langgestrecktes Fleischpaket in einer bindegewebigen Hülle (**Epimysium** in ◘ Abb. 13.1), das an beiden Enden in bindegewebige **Sehnen** ausläuft. Über diese festen Sehnen wird der Muskel an die Knochen des Skeletts geknüpft und kann auf dieses Kraft ausüben. Je nach Größe, Lokalisation und Funktion sind die Muskeln des Menschen von unterschiedlichster Gestalt, ihr Aufbau ist aber im Prinzip immer gleich.

Wie ◘ Abb. 13.1 zeigt, setzt sich jeder Muskel aus **Faserbündeln (Faszikel)** zusammen, die wiederum von einer bindegewebigen Hülle, dem **Perimysium** eingescheidet sind. Die Faszikel sind mit freiem Auge noch gut sichtbar (z. B. die Faserbündel gekochten Rindfleisches). Die einzelnen **Muskelfasern** der Faszikel sind fadenartige, oft viele Zentimeter lange **Zellen** mit einem Durchmesser von 10–100 µm (0,01–0,1 mm). Diese Muskelfasern oder -zellen durchlaufen meist die Gesamtlänge des Muskels und gehen an beiden Enden in die Sehnen über.

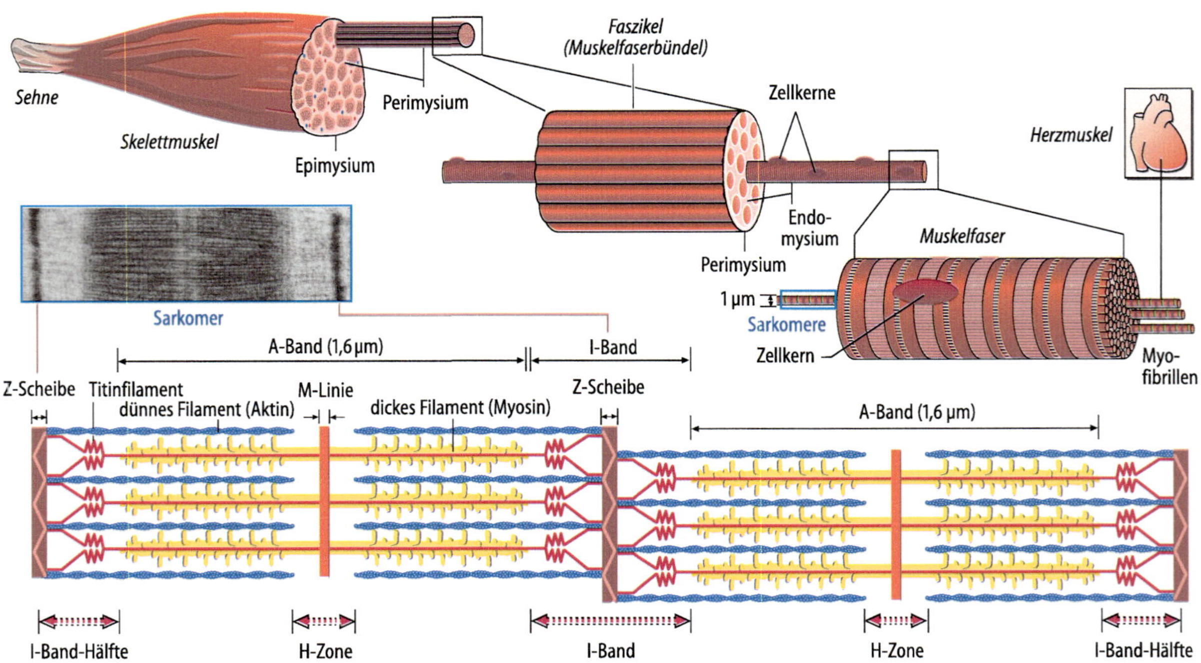

◘ **Abb. 13.1. Grob- und Feinbau des Skelettmuskels.** Jeder Skelettmuskel ist aus vielen Faserbündeln (Faszikeln) zusammengesetzt, die jeweils in bindegewebige Hüllen eingescheidet sind (Epi-, Peri- und Endomysium). Jedes Faserbündel besteht wiederum aus zahlreichen Muskelfasern. In den Muskelfasern sind die kontraktilen Elemente, Sarkomere genannt, in den Myofibrillen hintereinander angeordnet und jeweils durch die Z-Scheiben begrenzt. Der Aufbau der Sarkomere ist unten zu sehen. Zwischen den Aktinfilamenten liegen dicke Myosinfilamente, die über Titinfilamente an die Z-Scheiben angeheftet sind. Die roten Pfeile unten zeigen an, dass in den Sarkomeren nur die als I-Bande und H-Zonen bezeichneten Abschnitte, nicht aber die A-Bande (die Bezeichnungen stammen aus der Lichtmikroskopie, sie werden im Text nicht verwendet) ihre Länge bei Kontraktion bzw. Dehnung des Muskels verändern. Ausführliche Diskussion im Text

In ihrem allgemeinen Aufbau gleichen die Muskelfasern den übrigen Zellen des Körpers, in ihren elektrophysiologischen Eigenschaften (Ruhe- und Aktionspotenzial, Erregbarkeit) den Nervenzellen. Als entscheidende Besonderheit liegen aber in den Muskelzellen in hoher Anzahl die als **Myofibrillen** bezeichneten Strukturen, die sich bei Erregung der Muskelfasern zusammenziehen oder **kontrahieren.** Die kontraktilen Myofibrillen sind also die Minimotoren der Skelettmuskulatur, von denen Abertausende gleichzeitig tätig sind, wenn sich ein Muskel verkürzt oder Spannung entwickelt.

Σ Skelettmuskeln sind aus Faserbündeln (Faszikeln) aufgebaut, die jeweils viele Muskelfasern (= Muskelzellen) enthalten. Jede Muskelfaser enthält Hunderte von Myofibrillen. Letztere stellen den kontraktilen Apparat der Muskelzellen dar.

Feinbau der Sarkomere

Die eben als Minimotoren bezeichneten Myofibrillen sind sehr lange, etwa 1 μm dünne Schläuche, die durch Trennwände, die **Z-Scheiben,** in zahlreiche, etwa 2,5 μm lange Fächer, die **Sarkomere,** unterteilt sind. Ihr Bau ist unten in ◘ Abb. 13.1 schematisch gezeigt: In der Mitte jedes Sarkomers liegen an die 1000 **dicke Filamente** aus dem Eiweiß **Myosin** (gelb), die über ein zweites Eiweiß, das **Titin** (rot) an den Z-Scheiben befestigt sind. In sie hinein ragen, ebenfalls an den Z-Scheiben befestigt, je etwa 2000 **dünne Filamente** aus dem Eiweiß **Aktin** (blau).

Die regelmäßige Anordnung der Aktin- und Myosinfilamente und die ebenfalls in den einzelnen Muskelfasern völlig einheitliche Anordnung aller Myofibrillen zeigen sich im Lichtmikroskop als gleichmäßige Hell-Dunkel-Bänderung der Muskelfasern, die dem Skelettmuskel auch den Namen **quergestreifter Muskel** eingetragen hat (◘ Abb. 13.1). Auch der **Herzmuskel** zeigt diese Querstreifung (daran wird rechts oben in ◘ Abb. 13.1 erinnert), nicht aber der **glatte Muskel** der Gefäßwände und der Eingeweide. Er ist zwar auch aus Myofibrillen aufgebaut, diese sind aber unregelmäßig gegeneinander angeordnet.

Σ Myofibrillen sind aus Sarkomeren aufgebaut. Sarkomere werden von Z-Scheiben begrenzt. Sie enthalten in ihrer Mitte dicke Myosinmoleküle, in die dünne Aktinmoleküle hineinragen. Das Myosin ist über Titin, das Aktin direkt an den Z-Scheiben befestigt.

13.1.2 Die Kontraktion des Sarkomers

Gleitfilamenttheorie der Sarkomerkontraktion

Unsere Vorstellung über das Zusammenwirken von Aktin und Myosin bei der Kontraktion wird durch die **Gleitfilamenttheorie** beschrieben: Im ruhenden Muskel überlappen sich die Enden der dicken Myosin- und dünnen Aktinfilamente nur wenig (b in ◘ Abb. 13.2). Bei der Kontraktion gleiten die dünnen Filamente aus Aktin zwischen die dicken Filamente aus Myosin (◘ Abb. 13.2d). Dadurch verkürzt sich das Sarkomer, ohne dass sich die Aktin- und Myosinfilamente selbst verkürzen. Umgekehrt wird bei Dehnung des Muskels das Bündel der dünnen Aktinfilamente aus der Anordnung der dicken Myosinfilamente mehr oder weniger herausgezogen, wodurch die Filamentüberlappung abnimmt.

Die Verschiebung zwischen den Filamenten des Sarkomers erfolgt über die in ◘ Abb. 13.1 eingezeichneten **Querfortsätze,** die entlang der Myosinfilamente als kleine Verdickungen herausragen. Jeder dieser »**Myosinköpfe**« verbindet sich als Querbrücke mit einem benachbarten Aktinfilament. Bei der Kontraktion **rudern die Köpfe** durch eine Kippbewegung mit vereinten Kräften die Aktinfilamente in Richtung zur Sarkomermitte. Der molekulare Mechanismus dieser Ruderbewegung ist bekannt, seine Aktivierung durch das Aktionspotenzial wird in 13.1.3 geschildert.

Durch eine **einmalige Kippbewegung** verkürzt sich ein Sarkomer allerdings nur um etwa **1% seiner Länge.** Um eine stärkere Verkürzung zu erzielen, müssen also die Querbrücken die eben beschriebene Ruderbewegung nicht einmal, sondern vielmals, für eine **maximale Verkürzung etwa 50-mal,** schnell hintereinander ausführen. Erst durch dieses wiederholte Loslassen und Anfassen der Myosinköpfe werden die Aktinfilamente schließlich zur Sarkomermitte hingezogen, etwa so wie ein langes Stück Seil durch das wiederholte Nachgreifen von einer Seilmannschaft zu sich herangezogen wird. Bei der Muskelerschlaffung lösen sich die Myosinköpfchen vom Aktinfaden, und die Aktinfilamente gleiten leicht und passiv aus den Myosinfilamenten heraus.

Σ Die Gleitfilamenttheorie beschreibt den Elementarprozess der Kontraktion im Sarkomer als ein teleskopartiges Ineinanderschieben von Bündeln dünner (Aktin) und dicker (Myosin) Filamente. Bei Erschlaffung und Dehnung gleiten die Faserbündel passiv auseinander.

ATP als Energielieferant der Sarkomerkontraktion

Das »Rudern« der Querbrücken ist ein aktiver Prozess, der Energie benötigt. Diese kann nur aus dem Stoffwechsel der Zelle stammen. **Adenosintriphosphat, ATP,** ist der **alleinige Energielieferant für die Ruderschläge** der Myosinquerbrücken. Diesen universellen biologischen Treibstoff haben wir bereits in Abschn. 2.1.3 kennen gelernt. Dort ist auch beschrieben, dass bei Energiebedarf, hier also für einen Ruderschlag, immer nur die letzte energiereiche Phosphatverbindung ausgeklinkt wird und anschließend die Spaltprodukte wieder unter Energieaufwand in der Zelle verknüpft werden müssen (◘ Abb. 2.2). Diesem Resynthetisieren von ATP dienen alle anderen energieliefernden Reaktionen im Muskel (Abschn. 13.2.2 mit ◘ Tabelle 13.1).

Ohne ATP im Muskel bleibt der Querbrückenkopf am Aktin angeheftet, und der Muskel wird starr. Eine völlige

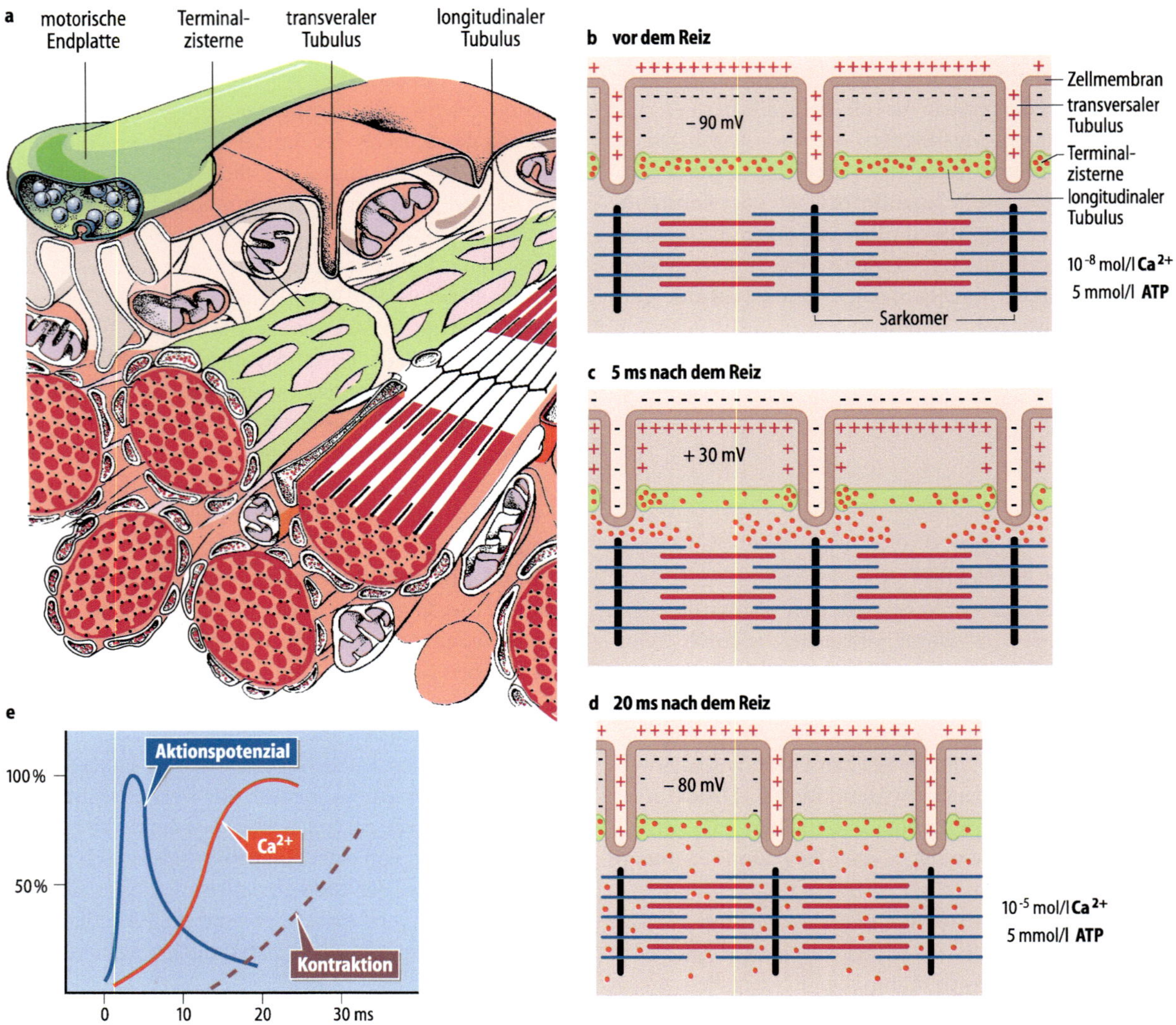

Abb. 13.2a–e. Elektromechanische Kopplung und Sarkomerverkürzung. a Feinbau einer Skelettmuskelfaser. *Oben* die Zellmembran, auf ihr eine motorische Endplatte. Jeweils auf Höhe der Z-Scheiben stülpt sich die Zellmembran als transversaler Tubulus in die Muskelfaser ein. Zwischen den Z-Scheiben breiten sich parallel zu den Myofibrillen die longitudinalen Tubuli aus. Letztere grenzen mit sackförmigen Erweiterungen, den Terminalzisternen, an die transversalen Tubuli an. **b–d** Vorgänge bei der elektromechanischen Kopplung. **b** Zustand bei erschlaffter Muskelfaser. Die als rote Punkte dargestellten Ca^{++}-Ionen liegen in hoher Konzentration im sarkoplasmatischen Retikulum (Ionenkonzentration intrazellulär daher lediglich $<10^{-7}$ molar). **c** Bei der Erregung der Muskelfaser wird die Membran des sarkoplasmatischen Retikulums auf Grund der Depolarisation der transversalen Tubuli durchlässig für Ca^{++} und diese beginnen auszuströmen. **d** Die intrazelluläre Ca^{++}-Konzentration hat am Ende des Aktionspotenzials etwa 10^{-5} molar erreicht. Die Sarkomere kontrahieren sich. **e** Zeitliche Abfolge der Vorgänge bei der elektromechanischen Kopplung während der Latenzzeit und zu Beginn der Kontraktion (M. sartorius des Frosches bei 0°C)

Erschöpfung der ATP-Vorräte im Muskel wird nach dem Tode beobachtet: Je nach den Umständen tritt früher oder später **Totenstarre** (Rigor mortis) als Folge des ATP-Mangels in den Muskelzellen ein. Die Totenstarre löst sich wieder, sobald die Gewebsstruktur insgesamt zu zerfallen beginnt.

Σ Das Adenosintriphosphat, ATP, ist der Energielieferant für die Kippbewegungen der Myosinköpfchen bei der Kontraktion. Ohne ATP wird der Muskel starr (z. B. Totenstarre, Rigor mortis).

13.1.3 Elektromechanische Kopplung im Skelettmuskel

Bauelemente der Endplatte

Die Erregungsübertragung von den Motoneuronen auf die Muskelfasern erfolgt über Synapsen, die von den Axonen der motorischen Vorderhornzellen des Rückenmarks (α-Motoaxone) auf den Skelettmuskelfasern gebildet werden. Aufgrund ihrer Form werden diese Synapsen, die etwa in der Mitte zwischen den beiden Endigungen der Muskelfaser ansetzen, als **neuromuskuläre Endplatten** bezeichnet.

Sie besitzen alle typischen morphologischen Merkmale chemischer Synapsen (◘ Abb. 13.2a, links oben). Die präsynaptische Endigung enthält die synaptischen Vesikel und ist durch den synaptischen Spalt von der subsynaptischen Membran der postsynaptischen Seite getrennt. Die postsynaptische Seite, die durch Einfaltungen vergrößert ist, enthält die Rezeptoren für die freigesetzte Überträgersubstanz. Bei dieser handelt es sich um **Azetylcholin (ACh)**. Der subsynaptische Rezeptor ist ein ligandengesteuerter Ionenkanal, der durch das indianische Pfeilgift **Kurare blockiert** und durch **Nikotin aktiviert** werden kann, also ein ionotroper nikotinerger ACh-Rezeptor (Abschn. 4.3.2).

Ablauf des Endplattenpotenzials

Jedes in die präsynaptische Endigung (Endplatte) eines Motoaxons einlaufende Aktionspotenzial setzt aus dieser – entsprechend dem in Abschn. 4.1.2 geschilderten Ablauf der präsynaptischen Transmitterfreisetzung – soviel ACh frei, dass das anschließende postsynaptische Potenzial, das **Endplattenpotenzial** genannt wird, ein **überschwelliges Aktionspotenzial** in der Muskelfaser auslöst, das sich über die Muskelfaser ausbreitet.

Wird das Endplattenpotenzial experimentell, z. B. durch Zugabe des Antagonisten Curare, auf unterschwellige Werte verkleinert, so zeigt sich, dass sein **Anstieg** 1–2 ms, der **Abfall** 5 bis maximal 20 ms dauert. Es entspricht also in jeder Hinsicht den EPSP wie sie an Motoneuronen und anderen Nervenzellen beobachtet werden (Abschn. 4.1.2).

Σ Die neuromuskuläre Synapse wird entsprechend ihrer Form Endplatte genannt. Einlaufen eines Aktionspotenzials in ihre präsynaptische Endigung führt in der Skelettmuskelfaser zu einer lokalen Depolarisation, dem Endplattenpotenzial. Es ist normalerweise überschwellig, entsteht in 1–2 ms und klingt in 5–20 ms wieder ab.

Übertragungsweg für das Aktionspotenzials zu den Sarkomeren

Für die schnelle Übertragung des **Kontraktionssignals Aktionspotenzial** auf das kontraktile System hat sich bei den verhältnismäßig dicken Skelettmuskelfasern ein spezieller Komplex von Strukturen herausgebildet. Er besteht zum einen aus zahlreichen röhrenförmigen Einstülpungen der Muskelfasermembran senkrecht zur Längsachse in das Faserinnere, den **transversalen Tubuli** (◘ Abb. 13.2a). Diese verlaufen jeweils in Höhe der Z-Scheiben in die Tiefe der Fasern und können sie ganz durchqueren.

Senkrecht zu diesem Transversalsystem, also parallel zu den Myofibrillen, schließt sich, zum zweiten, ein longitudinales System von Schläuchen an, die **longitudinalen Tubuli.** In Höhe der Z-Scheiben weiten sich diese zu den **Terminalzisternen** auf.

Die **Terminalzisternen** dienen v. a. als **Speicher für Ca^{2+}-Ionen.** Die Ca^{2+}-Ionen werden dort durch spezielle **Kalziumpumpen** angereichert, die in die Membranwände des sarkoplasmatischen Retikulums eingebaut sind. Diese Pumpen sorgen dafür, dass die Kalziumionenkonzentration im Inneren der Muskelfaser in Ruhe sehr niedrig liegt, nämlich bei etwa 10^{-8} mol/l (◘ Abb. 13.2b).

Box 13.1. Klinische Nutzanwendung des Blocks der synaptischen Übertragung an der Endplatte

Das indianische Pfeilgift Kurare blockt die neuromuskuläre Synapse indem es sich als Antagonist mit dem subsynaptischen muskarinergen ACh-Rezeptor verbindet. Das ACh wird von seinem Wirkort verdrängt und die Lähmung der Atemmuskulatur führt zum Tod durch Ersticken. In der Klinik wird diese Form der Blockierung der neuromuskulären Übertragung während Narkosen in weitem Umfang eingesetzt. Der Patient, der in dieser Zeit künstlich beatmet wird, benötigt dann nur eine relativ flache Narkose, die Bewusstsein und Schmerzempfindung ausschaltet, bei der sich aber ohne neuromuskuläre Blockade (meist neuromuskuläre Relaxation genannt) motorische Reflexe und eine hohe Muskelspannung (Muskeltonus) störend bemerkbar machen würden. Die Vorteile der flachen Narkose liegen in ihrer geringen Toxizität, ihrer leichten Steuerbarkeit und ihrer schnellen Reversibilität. Die zur Blockierung eingesetzten, synthetischen Pharmaka werden Relaxanzien genannt.

Σ Transversale und longitudinale Tubuli bilden ein intrazelluläres Röhrensystem in den Skelettmuskelfasern, das zusammen mit den Ca^{++}-haltigen Terminalzisternen die Strukturen bildet, welche die Erregungsübertragung zu den Sarkomeren ermöglichen.

Ablauf der elektromechanischen Kopplung

Das von der Endplatte ausgehende Aktionspotenzial breitet sich entlang dem intrazellulären transversalen und longitudinalen Röhrensystem in die Tiefe der Muskelfaser aus und bewirkt dort eine **abrupte Freisetzung** der in den Terminalzisternen gespeicherten **Ca^{2+}-Ionen** in die Zellflüssigkeit um die Myofibrillen (◘ Abb. 13.2c, d). Damit erhöht sich die **intrazelluläre Ca^{2+}-Konzentration etwa um das Tausendfache,** also von 10^{-8} auf 10^{-5} mol/l. Dies ist das Signal für die Kontraktion der Sarkomere (Abschn. 13.4.2).

Mit dem Ende des Aktionspotenzials hört die Freisetzung der Kalziumionen aus den Zisternen auf. Gleichzeitig werden die ausgeströmten **Ca^{2+}-Ionen** durch die Kalziumpumpen **in die Terminalzisternen zurückgepumpt.** Damit sinkt die Ca^{2+}-Konzentration im Faserinneren fast so schlagartig ab, wie sie mit dem Aktionspotenzial anstieg: Der »Kalziumschalter« wird ausgeschaltet, d. h die Kontraktion des Sarkomers kann sich nicht mehr fortsetzen, und die Erschlaffung (Relaxation) setzt ein (zur wichtigen

Rolle der Kalziumionen im Erregungsgeschehen z. B. Box 3.3 in Abschn. 3.2.1).

Sobald sich ein Aktionspotenzial über die intrazellulären Tubuli zu den Terminalzisternen ausbreitet, werden von dort Ca^{2+}-Ionen freigesetzt, die als Signal (second messengers) für die Sarkomerkontraktion dienen. Mit dem Ende des Aktionspotenzials werden die Ca^{2+}-Ionen zurückgepumpt und damit die Kontraktion beendet.

13.2 Muskelmechanik

13.2.1 Formen der Muskelkontraktion

Grundformen: isotonische und isometrische Kontraktion

Wird ein isolierter, ruhender Muskel durch einen direkten elektrischen Reiz oder über seinen Nerven erregt, so **kontrahiert** er sich, d. h. er versucht sich zu verkürzen, wobei er an seinen Befestigungen zieht. Ob bei dieser Kontraktion eine Verkürzung des Muskels eintritt, hängt davon ab, ob die Befestigung nachgeben kann. Ist der Muskel z. B. an einem Ende fest eingespannt, während an dem anderen Ende eine **konstante Last** und ein Hebel zur Registrierung der Muskellänge befestigt sind (Abb. 13.3a), so kann sich der Muskel mit konstanter Muskelspannung gegen diese Last verkürzen. Die unter diesen Bedingungen gemessene Verkürzung des Muskels bei konstanter Belastung wird **isotonische Kontraktion** genannt (Abb. 13.3b). Der Muskel leistet dabei mechanische Arbeit (Hubhöhe mal Last).

Wird der Muskel an beiden Enden fest eingespannt, so dass er sich bei seiner Kontraktion nicht verkürzen kann (Abb. 13.3c), so entwickelt er nur Spannung ohne Längenänderung. Dies lässt sich mit einem Kraftmesser registrieren. Wir nennen eine solche Muskelanspannung eine **isometrische Kontraktion,** eben weil die Länge (Meter) konstant bleibt (Abb. 13.3d).

Auch bei einer isometrischen Kontraktion verkürzen sich die Sarkomere etwas, und zwar nicht nur, weil das Sehnengewebe elastisch ist. Vielmehr können die kontraktilen Strukturen (Myosinköpfchen) die von ihnen entwickelte Kraft nur über **intramuskuläre elastische Strukturen** weitergeben. Diese werden von den **Titinmolekülen** gebildet, mit denen die Myosinfilamente an die Z-Scheiben angeheftet sind (Abb. 13.1 unten). Das Titin ist die wichtigste elastische Struktur der Sarkomere, aber auch die Aktinfilamente, die Z-Scheiben und die Sehnen sind etwas elastisch.

Verkürzung bei konstanter Last (isotonische Kontraktion) und Spannungsentwicklung bei konstanter Länge (isometrische Kontraktion) sind die beiden Grundformen der Skelettmuskelkontraktion.

Kraftübertragung auf das Skelett

Das Zusammenwirken von elastischen und kontraktilen Kräften lässt sich an einem Analogmodell verdeutlichen (Abb. 13.3), das aus **in Serie** geschalteten **elastischen** (SE, v. a. das Titin, aber auch die Sehnen) und **kontraktilen** Elementen (CE) besteht. Indem bei der Aktivierung die kontraktilen Elemente sich verkürzen, spannen sie die serienelastischen Elemente an, und dadurch erst entsteht die messbare Muskelkraft. Zusätzlich ist dabei zu berücksichtigen, dass den kontraktilen Elementen auch **elastische Strukturen parallel** geschaltet sind (Parallelelastizität PE in Abb. 13.3a bis d). Zu diesen gehören v.a. die Bindegewebe um die Muskelfasern (Epi-, Peri- und Endomysium, Abb. 13.1). Diese Parallelelastizität ist für die Ruhespannung des passiv gedehnten Muskels verantwortlich (die Sarkomere selbst sind im erschlafften Zustand fast widerstandslos dehnbar).

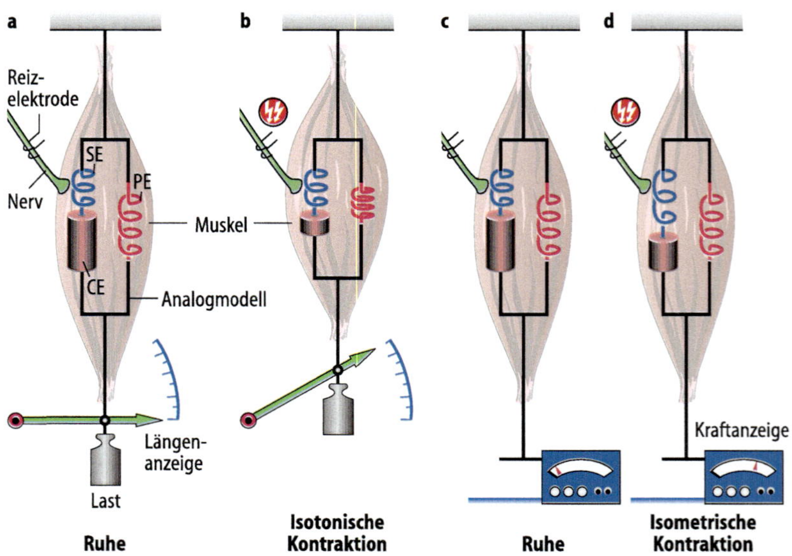

Abb. 13.3a–d. Grundformen der Muskelkontraktion. a Passive Dehnung eines ruhenden Muskels durch eine konstante Last. **b** Isotonische Kontraktion nach Erregung des Muskels durch tetanische Reizung seines motorischen Nerven (Pfeile). Der Muskel hebt eine konstante Last, registriert wird die Änderung der Muskellänge. **c, d** Isometrische Kontraktion. Der Muskel ist nach Vordehnung beidseitig befestigt (**c**). Er kann sich nach tetanischer Reizung (Pfeile in **d**) zwar nicht verkürzen, aber Spannung (Kraft) entwickeln. Ein Analogmodell des Muskels aus elastischen und kontraktilen Elementen ist in die Muskulatur eingezeichnet. Besprechung im Text. *CE* kontraktiles Element, *SE* serienelastisches Element, *PE* parallelelastisches Element

Die bei der Kontraktion entwickelten Kräfte werden über in Serie geschaltete elastische Elemente (Titin, Sehnen) auf das Skelett übertragen. Parallel liegendes elastisches Bindewebe ist für die Ruheelastizität verantwortlich.

13.2.2 Einzelne und tetanische Kontraktionen

Schnelle und langsame Einzelzuckungen

Wird eine Muskelfaser erregt, so kontrahiert sie sich kurz, sie zuckt. Die **Dauer einer solchen Einzelzuckung** ist, wie in Abb. 13.4a der Vergleich zwischen der oberen und der unteren Registrierung zeigt, rund **100-mal länger** als die des **auslösenden Aktionspotenzials,** das in 1–2 ms beendet ist. Dieser langsamere Verlauf der Muskelzuckung spiegelt den trägeren Ablauf all der Vorgänge wider, die bei der Kontraktion im Inneren der Muskelfaser ablaufen. Dennoch ist eine einzelne Muskelzuckung ein sehr schneller Vorgang, der in Bruchteilen einer Sekunde beendet ist.

Nicht alle Muskeln zucken gleich schnell. Die in Abb. 13.4a gezeigte Kontraktionskurve eines Daumenmuskels ist ein Beispiel für einen **schnellen** Warmblütermuskel. Es gibt auch **langsame** Warmblütermuskeln, deren Kontraktion wesentlich träger abläuft, z. B. die Rückenmuskeln.

Genau genommen, sind es nicht die Muskeln an sich, die schnell oder langsam sind, vielmehr gibt es **2 Grundtypen von Muskelfasern: schnelle und langsame.** Kein Muskel enthält nur den einen oder anderen Typ, sondern jeweils einen mehr oder weniger großen Anteil der einen oder anderen Sorte.

Muskelfasern können umso schneller kontrahieren, je schneller sich ihre Querbrücken bewegen, d. h. je öfter pro Zeiteinheit sie rudern. Da jede Ruderbewegung ATP verbraucht (► oben), benötigen **schnelle Muskeln mehr Energie als langsame.** Schnelle Muskeln sind daher bei Halteleistungen weniger energiesparend als langsame.

Langsame Muskelfasern enthalten große Mengen des roten Muskelfarbstoffes **Myoglobin,** der in schnellen Muskelfasern seltener ist. Wir können daher schon an ihrer Farbe die **langsamen roten Muskeln** von den **schnellen weißen Muskeln** unterscheiden. Erstere werden vorwiegend für Haltearbeiten (z. B. Rückenmuskulatur), letztere für schnelle Bewegungen (z. B. Augenmuskulatur) eingesetzt.

Eine Einzelzuckung dauert deutlich länger als das Aktionspotenzial. Muskeln mit Haltefunktion zucken langsamer als solche, die rasche Bewegungen ausführen müssen. Langsame Muskelfasern haben mehr Myoglobin als schnelle. Sie erscheinen daher rot, die schnellen heller (weiß).

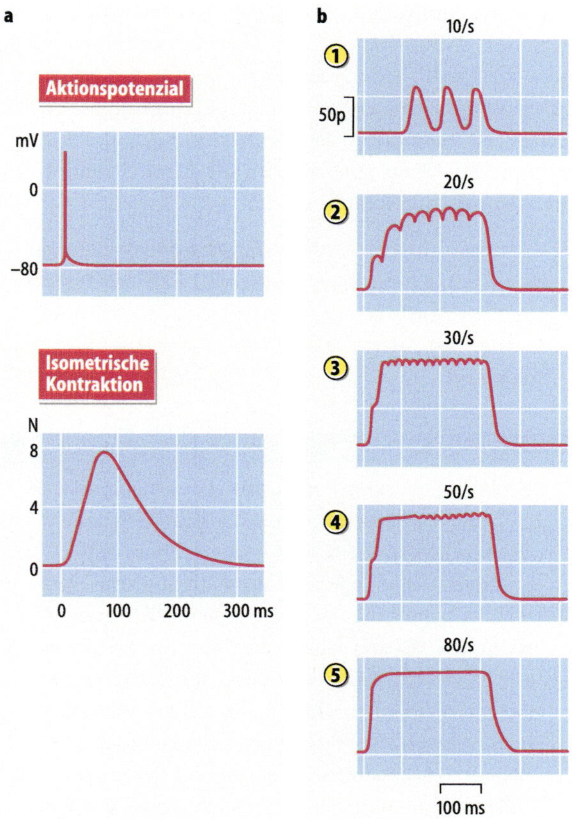

Abb. 13.4a, b. Kontraktionsverhalten der Muskulatur von Säugern bei Einzelreiz und bei tetanischer Reizung. a Zeitlicher Zusammenhang zwischen Aktionspotenzial und Einzelzuckung am Beispiel eines menschlichen Daumenmuskels. Die Kontraktion beginnt 2 ms nach dem Aufstrich des Aktionspotenzials und erreicht erst nach 80 ms ihr Maximum. **b** Summation von Einzelkontraktionen bis zum vollständigen Tetanus. Die Abbildungen zeigen Kontraktionen eines schnellen Katzenmuskels. Registrierungen 2 bis 5 zeigen Kontraktionsserien, erzeugt durch Reize von der jeweils über der Kurve angegebenen Reizfrequenz. In 2 und 3 wurden ein unvollständiger, in 4 und 5 ein vollständiger Tetanus erreicht

Unvollständiger und vollständiger Tetanus

Soll sich ein Muskel länger als für die Dauer einer Einzelzuckung kontrahieren, müssen seine Muskelfasern mehrfach kurz hintereinander **repetitiv** oder **tetanisch** erregt werden. Sobald dabei, wie in Abb. 13.4b zu sehen, die nächste Erregung schon kommt, bevor die vorhergehende abgeklungen ist, setzt sich erstere auf den Kontraktionsrückstand ihres Vorgängers auf und bewirkt durch diese **Summation** nicht nur eine **längere,** sondern auch eine **stärkere** Kontraktion.

Bei genügend hoher Folgefrequenz der Aktionspotenziale, beim Menschen bei etwa 50–100 Hz, geht der zunächst **unvollkommene** Tetanus (2 und 3 in Abb. 13.4b) in einen **vollkommenen** über (4 und 5 in Abb. 13.4b), bei dem die **Einzelzuckungen nicht mehr unterscheidbar** sind und die **maximale Kraft** der Muskelfaser erzeugt wird. Hier ist der oben geschilderte Kalziumschalter dauernd in Aktivierungsstellung, da in den kurzen Pausen zwischen den einzelnen Aktionspotenzialen die Kalziumionen nicht mehr vollständig in die Bläschen die Terminalzisternen zurückgepumpt werden können. Die Kraft im vollkommenen Tetanus ist etwa gleich der 10-fachen Kraft der Einzelzuckung. **Im Alltag** kontrahieren die Muskeln meist mit **unvollkommenen Tetani.**

Für eine anhaltende und verstärkte Muskelkontraktion ist eine repetitive (tetanische) Aktivierung des Gleitfilamentmechanismus erforderlich. Beim vollkommenen Tetanus erreicht der Muskel seine maximale Kraft.

Box 13.2. Muskelkrampf und Muskelkater

Bei Überanstrengung des Muskels, bei zu niedrigem Ca^{2+}-Spiegel im Blut (Abschn. 3.2.3), aber auch ohne offensichtlichen Grund, kann es zu hochfrequenten, repetitiven Entladungen der Motoneurone eines Muskels und damit zu einem anhaltenden vollkommenen Tetanus des Muskels, häufig des Wadenmuskels, kommen. Dieser »Muskelkrampf« erregt die Nozizeptoren (»Schmerzrezeptoren«, Abschn. 16.2.1) des Muskels, wahrscheinlich teils mechanisch, teils chemisch (Mangel an Sauerstoff und Ansäuerung des Muskels, da die Durchblutung durch den Krampf unterbrochen ist), und es kommt zu starken Schmerzen. Hört der Krampf auf, enden auch die Schmerzen.

Wird ein Muskel überanstrengt, schmerzt er wenige Stunden nach der Überanstrengung bei Bewegungen, aber auch bei lokalem Druck oder bei Dehnung. Dieser »Muskelkater« hält, je nach Ausmaß der Überanstrengung, für ein bis zwei Tage an. Zu Grunde liegen wahrscheinlich kleine Einrisse bei Muskelfasern und den umgebenden Hüllen (Abb. 13.1), die zu einer lokalen, sterilen Entzündung mit der Freisetzung von Entzündungsmediatoren führen (Abb. 16.8 in Abschn. 16.2.1). Diese sensibilisieren und erregen die Muskelnozizeptoren.

Beziehung zwischen Verkürzungsgeschwindigkeit und Kraftentwicklung

Unsere Muskeln können nur dann ihre **maximale** Kraft ausüben, wenn sie sich dabei nicht oder nur sehr wenig verkürzen, z. B. wenn wir stemmen oder drücken. Sehr **schnelle** Bewegungen können wir dagegen nur bei sehr geringer Belastung des Muskels, bei entspannter Muskulatur, ausführen, z. B. beim Klavierspielen.

Auch diese **Abhängigkeit der Muskelkraft von der Geschwindigkeit der Kontraktion** (die wiederum von der Last abhängt) ist durch die Arbeitsweise der kontraktilen Proteine in den Sarkomeren bestimmt: Bei **schneller Verkürzung** gleiten die Filamente rasch aneinander vorbei, und das dauernde Nachgreifen der Querbrücken bedingt, dass pro Zeiteinheit immer eine relativ große Anzahl von diesen gerade losgelassen hat; es kann daher nur eine geringe Kraft entfaltet werden. Bei **isometrischer Kontraktion** können dagegen praktisch alle Querbrücken nahezu gleichzeitig ziehen, denn ein Nachgreifen ist nicht erforderlich.

Aus diesem Grund ist bei schnellen Bewegungen (Klavierspiel, Sport) eine entspannte Muskulatur vor Bewegungsantritt so wichtig. Psychische Belastung (Stress) führt gerade bei diesen Leistungen oft zu starker Muskelverspannung. **Entspannungstraining** stellt eine wichtige Methode zur Behebung solcher Verspannungsstörungen dar.

Die Verkürzungsgeschwindigkeit eines Muskels ist umso größer, je geringer die zu hebende Last ist. Umgekehrt entwickelt der Muskel bei tetanischer isometrischer Kontraktion seine maximale Kraft.

Stoffwechsel und Energieumsatz des Skelettmuskels

Wie bereits geschildert, ist ATP der unmittelbare Energielieferant der Muskelkontraktion (Abschn. 13.4.3). Seine Spaltung zu Adenosindiphosphat (ADP) und Phosphorsäure liefert die mechanische Energie und die bei der Muskeltätigkeit freigesetzte Wärme. Diesem Prozess nachgeschaltet sind weitere energieliefernde Reaktionen, die dazu dienen, aus ADP und Phosphorsäure wieder ATP aufzubauen und für die weitere Muskelarbeit bereitzustellen. Diese Reaktionen sind in Tabelle 13.1 zusammengestellt.

Bei andauernder stetiger Muskeltätigkeit erfolgt die Regeneration des ATP **aerob (unter Sauerstoffverbrauch).** Das System ist im Gleichgewicht, wenn die Geschwindigkeit der ATP-Spaltung genauso groß ist wie die ATP-Bildung. Die maximale ATP-Bildungsrate stellt also die **Dauerleistungsgrenze** bei muskulärer Arbeit dar. Bei einem **gut trainierten Dauerläufer** wird diese Grenze etwa bei einer Laufgeschwindigkeit von 6 m/s (21,6 km/h) ausge-

Tabelle 13.1. Die unmittelbare und die mittelbaren Energiequellen im Skelettmuskel (Mensch)

Energiequelle	Gehalt (μMol/g Muskel)	Energieliefernde Reaktion
Adenosintriphosphat (ATP)	5	$ATP \rightarrow ADP + P_i$
Kreatinphosphat (PC)	11	$PC + ADP \rightleftharpoons ATP + C$
Glukose-Einheiten im Glykogen	84	*anaerob:* Abbau über Pyruvat zu Laktat (Glykolyse) *aerob:* Abbau über Pyruvat zu CO_2 und H_2O
Triglyzeride	10	Oxydation zu CO_2 und H_2O

ADP Adenosindiphosphat, *C* Kreatin, P_i anorganisches Phosphat

13

schöpft. Der Sauerstoffverbrauch des Muskels ist dabei 50- bis 100-mal so hoch wie in Ruhe. Entsprechend nimmt die Muskeldurchblutung bis auf das 20-fache zu, und Herzminutenvolumen (Pulsfrequenz mal Schlagvolumen) und Atemminutenvolumen (Atemfrequenz mal Atemtiefe) steigen stark an.

Bei **kurzfristigen Höchstleistungen** – über die Dauerleistungsgrenze hinaus – wird die dazu notwendige Energie **anaerob** auf dem Weg der sog. **Glykolyse** gewonnen. Hierbei erfolgt die ATP-Bildung 2- bis 3-mal so schnell wie bei der oxidativen Phosphorylierung. Damit ist auch eine 2- bis 3-mal so hohe Leistung der Muskeln möglich. Im Sprint lassen sich daher Laufgeschwindigkeiten um die 10 m/s erzielen.

Eine solche hohe Leistung kann aus 2 Gründen nur sehr kurzfristig (etwa 30 s) erbracht werden. Erstens sind die anaerob verfügbaren Energiereserven begrenzt, und zweitens bildet sich bei der anaeroben Glykolyse **Milchsäure,** die sich in der Zellflüssigkeit und im Blut anreichert. Dies führt zur **metabolischen Azidose (Ansäuerung)** und damit zur raschen Ermüdung.

Σ Bei dauernder Arbeit erfolgt die Resynthese von ATP aerob (unter Sauerstoffverbrauch). Die maximal mögliche aerobe ATP-Synthese begrenzt die Dauerleistung. Kurzfristige Höchstleistungen sind anaerob (ohne Sauerstoffverbrauch) über Glykolyse möglich.

13.3 Zentralnervöse Kontrolle der Muskelkraft; Registrierung mit dem EMG

13.3.1 Abstufung der Muskelkraft

Rolle kleiner und großer motorischer Einheiten

In einem Muskel liegen je nach seiner Größe einige hundert bis viele tausend Muskelfasern. Sie werden immer dann erregt, wenn aus dem sie versorgenden Motoneuron über die motorische Nervenfaser (Motoaxon) ein Aktionspotenzial in die Endplatte einläuft und ein Endplattenpotenzial mit darauf folgendem Aktionspotenzial auslöst (Abschn. 13.1.3). Jedes Motoaxon versorgt aber nicht eine, sondern **über Axonkollateralen mehrere bis viele Muskelfasern.** Ein Aktionspotenzial in einem Motoneuron wird also eine Zuckung aller von diesem Motoneuron versorgten Muskelfasern auslösen: Das Motoneuron und das von ihm innervierte Kollektiv von Muskelfasern bilden eine **motorische Einheit.**

Je kleiner eine motorische Einheit ist, desto kleiner ist die von ihr entwickelte Kraft und desto feiner abstufbar sind die Kontraktionen eines Muskels und umgekehrt. Muskeln, die sehr fein arbeiten müssen, wie die **äußeren Augenmuskeln,** die die Augäpfel bewegen, haben motorische Einheiten mit nur etwa einem **halben Dutzend Muskelfasern.** In anderen Muskeln, wie denen des Rückens, zählt die von einer Nervenfaser versorgte Fasergruppe oft über 500 bis zu 1700 Muskelfasern. Beim menschlichen **Bizepsmuskel** mit rund 770 motorischen Einheiten hat jede **motorische Einheit etwa 750 Fasern.**

Σ Jedes Motoneuron und die von ihm innervierten Muskelfasern bilden eine motorische Einheit; je kleiner die motorische Einheit, desto feiner abstufbar ist die Kontraktion. Beispielsweise haben äußere Augenmuskeln sehr kleine, die Haltemuskeln des Rückens sehr große motorische Einheiten.

Tetanisierung und Rekrutierung

Aus dem bisher Gesagten lässt sich folgern, dass es zwei Möglichkeiten gibt, die **Kraft der Kontraktion** eines Muskels abzustufen: einmal **über die Erregungsfrequenz** (von der Einzelzuckung bis zum vollkommenen Tetanus) und zum anderen über **die Anzahl der jeweils aktivierten motorischen Einheiten.**

Beide Wege werden im Alltag dauernd benutzt. Über die Anzahl der gleichzeitig aktivierten motorischen Einheiten kann auch die **Geschwindigkeit der Kontraktion** verändert werden, denn bei einer konstanten Last ist der von einer motorischen Einheit zu leistende Teilbetrag umso kleiner, je mehr Einheiten sich kontrahieren. Entsprechend nimmt, wie oben gerade ausgeführt, die Kontraktionsgeschwindigkeit zu.

Haltefunktion der Muskeln; Muskeltonus

Beim aufrechten Stehen und bei vielen anderen alltäglichen Situationen, ist eine dauernde leichte Muskelanspannung notwendig, die ohne Längenänderung der beteiligten Muskeln gerade ausreicht, um eine bestimmte Gelenk- und damit Körperstellung aufrechtzuerhalten. Dies wird durch eine **asynchrone,** also zeitlich immer etwas versetzte **Summation von Einzelzuckungen** vieler motorischer Einheiten erreicht. Daraus resultiert eine kaum schwankende **Grundanspannung** des Muskels, die **Tonus** genannt wird.

Alle Muskeln im lebenden Organismus haben einen Tonus, der in seiner Höhe ständig wechselt. Er erreicht normalerweise im REM-Schlaf (Traum-Schlaf, Kap. 22) sein Minimum. Am wachen Menschen ist der jeweils vorhandene Tonus als passiver Widerstand bei der Bewegung eines Armes oder eines Beines deutlich spürbar (Routineprüfung bei der neurologischen Untersuchung). Bei **geistiger Anspannung** oder bei **Aufregung** (Stress) steigt der Tonus unwillkürlich an, d. h. die Grundspannung aller Muskeln erhöht sich (▶ unten und ◻ Abb. 11.9 in Abschn. 11.2.2). Durch **Entspannungstraining,** durch **EMG-Biofeedback** (▶ unten) oder pharmakologisch durch **Muskelrelaxantien** lässt sich eine Verminderung des Tonus erreichen.

Σ Die Abstufung der Kontraktion im Alltag und die Ausbildung des Muskeltonus erfolgen durch Tetanisierung und Rekrutierung. Über diese beiden Mechanismen hält die Muskulatur eine aufgabengerechte Grundspannung, den Muskeltonus, aufrecht.

Box 13.3. Willentliche Aktivierung motorischer Einheiten

Sowohl im Tierversuch wie beim Menschen lässt sich durch instrumentelles (operantes) Lernen (Kap. 24) die Aktivität einer einzelnen motorischen Einheit willentlich steuern. Dazu wird z. B. beim Menschen eine Mikroelektrode in ein Axon eines Motoneurons eingestochen (transkutane Mikroneurographie, Abschn. 15.1.5) und die Person kann die Aktionspotenziale des Motoneurons auf einem Bildschirm beobachten. Sie wird dann für Anstieg oder Abfall der Aktionspotenzialsalven belohnt. Nach kurzer Zeit lernt die Person, die efferenten Signale, je nach Instruktion, willentlich zu beeinflussen und erreicht damit eine höchst fein abgestufte Kontrolle einzelner motorischer Einheiten. Dies kann die Grundlage für die lernpsychologische Rehabilitation von Lähmungen oder Übererregung (Spastik) der Muskulatur bilden (EMG-Biofeedback, Abschn. 13.7.2 und 16.6.3).

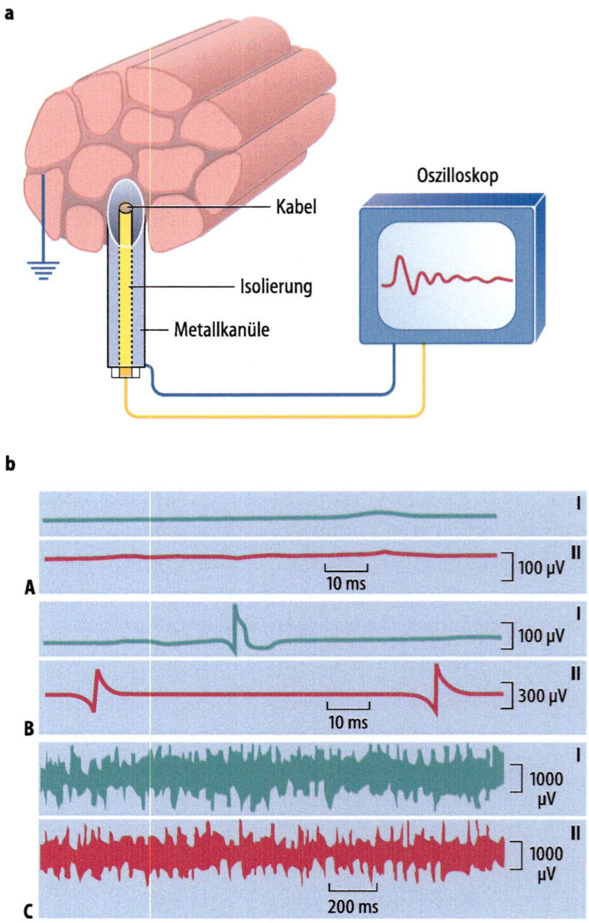

Abb. 13.5a, b. Elektromyographie (EMG). a Extrazelluläre Ableitung mit einer konzentrischen Nadelelektrode, die in den Muskel eingestochen wird. Sie registriert extrazellulär die Aktionspotenziale der motorischen Einheit in unmittelbarer Nähe der Elektrodenspitze. **b** Gleichzeitige Ableitung über 2 Nadelelektroden von 2 verschiedenen motorischen Einheiten (I und II) in demselben Muskel. **A** Erschlaffter Muskel, **B** Schwache willkürliche Kontraktion (beachte die asynchrone Aktivität der beiden motorischen Einheiten, **C** Maximale willkürliche Kontraktion

13.3.2 Das Elektromyogramm, EMG

Registriertechnik

Die Tätigkeit eines Muskels kann an der mechanischen Arbeit gemessen werden, die er leistet. Für klinische und experimentelle Zwecke ist es oft besser, die Aktivierung des Muskels und seiner einzelnen motorischen Einheiten mit dem **Elektromyogramm,** abgekürzt **EMG,** zu registrieren. Dies ist eine extrazelluläre Potenzialableitung vom Muskel, die der extrazellulären Elektroneurographie, ENG, am Nerven entspricht (Abschn. 3.3.3).

Die **Elektroden** liegen entweder als **kleine Scheiben auf der Haut** über dem Muskel, oder sie werden in **Injektionskanülen** eingebaut und in den Muskel eingestochen, d. h. extrazellulär zwischen die Muskelfasern geschoben, wie das in Abb. 13.5a zu sehen ist. Die in Abb. 13.5b gezeigten EMG-Registrierungen zeigen die gleichzeitigen Ableitungen von 2 motorischen Einheiten bei völliger Erschlaffung (A), leichter (B) und maximaler willkürlicher Kontraktion (C).

Anwendung des EMG bei Muskelerkrankungen

Störungen der muskulären Tätigkeit, bei denen das EMG als wichtiges diagnostisches Hilfsmittel dient, sind einerseits Lähmungen oder abgeschwächte Kraftentwicklungen, die unter dem Oberbegriff **Myasthenie** zusammengefasst werden, und andererseits unkontrolliert starke Kontraktionen, **Myotonien** genannt. Bei vielen dieser Krankheitsbilder spiegeln die Reaktionen der Muskulatur Schädigungen oder Erkrankungen des motorischen Nervensystems wider, in anderen Fällen ist die neuromuskuläre Übertragung betroffen.

Als Beispiel diene die **spinale Kinderlähmung (Poliomyelitis**). Bei ihr gehen in wechselnder Anzahl die Motoneurone im Rückenmark zugrunde. Fallen wenige motorische Einheiten eines Muskels aus, resultiert daraus eine leichte Kontraktionsschwäche. Fallen alle oder nahezu alle aus, ist der Muskel für immer gelähmt (durch Schluckimpfung zu vermeiden).

Anwendung des EMG in der Psychophysiologie

Die Registrierung des EMG mit Oberflächenelektroden ist ein wichtiges Maß auch für **psychologisch bedingte Anspannung** (Abb. 11.9 in 11.2.2). Bevorzugt benutzt werden die Stirnmuskulatur **(Frontalis-EMG),** die Nackenmuskulatur und die Muskeln des Unterarms. Dabei ist zu beachten, dass eine Erhöhung der Anspannung (Zunahme der Aktionspotenzialfrequenz) in einem bestimmten Muskel keine gesicherte Aussage über die Anspannung der übrigen Muskeln erlaubt, da auch in psychischen Belastungssitua-

13

tionen (Stress) einzelne Muskelgruppen mehr als andere angespannt werden **(Reaktionsstereotypie).**

In der Verhaltensmedizin wird die **Rückmeldung des EMG** von einzelnen Muskelgruppen (EMG-Biofeedback) zur psychologischen Behandlung **spannungsbedingter Schmerzen** (Spannungskopfschmerz, Rückenschmerzen) und in der **Rehabilitation** schlaffer und spastischer Lähmungen eingesetzt.

Mechanische Registrierung des Muskeltonus

Statt mit dem EMG kann der Tonus eines Muskels auch als **Mikrovibration** mit empfindlichen Schwingungsaufnehmern registriert werden. In Ruhe lässt sich so eine **Schwingung von 8–12 Hz** registrieren, deren Frequenz **unter psychischer Belastung ansteigt** und daher für psychophysiologische Untersuchungen geeignet ist.

Σ Das Elektromyogramm, EMG, misst extrazellulär die Aktivierung der motorischen Einheiten eines Muskels. Damit können Tonusänderungen unter psychophysiologisch bedingter Anspannung gemessen werden. Die Methode findet auch im Biofeedback ihren Einsatz.

13.4 Nervöse Kontrolle von Haltung und Bewegung im Überblick

13.4.1 Funktionelle Organisation der Motorik

Reflexgesteuerte und programmgesteuerte Bewegung

Entfernt man bei einem narkotisierten Frosch das Großhirn, lässt aber das Rückenmark intakt (der Frosch kann danach viele Wochen weiterleben), so führt Kneifen einer Hinterpfote zum Wegziehen des Beines. Legt man ein säuregetränktes Stückchen Filterpapier auf die Rückenhaut, so wird es nach kurzer Zeit mit dem nächstgelegenen Hinterbein zielsicher weggewischt. Für solche **automatischen, wiederholbaren** und **zweckgerichteten Antworten** des Organismus auf **Störreize** wurde 1771 von Unzer der Begriff **Reflex** in die Physiologie eingeführt. Zerstören des Rückenmarks lässt alle Reflexe verschwinden. Sie sind also auf die Tätigkeit zentralnervöser Strukturen zurückzuführen.

Auch am intakten Tier und beim Menschen lösen Reize aus der Umwelt häufig stereotype Reaktionen aus. Eine Vielzahl von Beispielen von solchen **angeborenen** oder **erlernten Reflexen** sind uns geläufig. So lässt Anfassen eines heißen Gegenstandes uns die Hand zurückziehen, noch bevor uns der Hitzeschmerz bewusst wurde und Berühren der Hornhaut des Auges führt immer zu einem Lidschlag.

Schon Anfang des 20. Jahrhunderts fiel auf, dass großhirnlose (dezerebrierte) Hunde auch **nach Ausschalten aller Reizzuflüsse zum Rückenmark** (durch Durchschneiden der betreffenden Nerven bzw. Hinterwurzeln) **rhythmische Bewegungen,** wie Kratzen mit der Hinterpfote auf dem Rücken oder **Laufbewegungen** ausführen können – was sich mit einer reinen Reflexorganisation von Bewegungen nicht vereinbaren lässt. Auch die **Atmung** ist ein rhythmischer Vorgang, der ohne äußere Einflüsse nervös gesteuert läuft. Wir bezeichnen solche Bewegungsfolgen, die vom Zentralnervensystem ohne das Zutun äußerer Reize unterhalten werden, als **programmgesteuert.**

Σ Ein Reflex ist eine unwillkürliche, stereotyp (immer gleich oder fast gleich) ablaufende Reaktion auf einen spezifischen Reiz. Bewegungsfolgen, die ohne das Zutun äußerer Reize unterhalten werden, sind programmgesteuert.

Instinktive und geplante, unwillkürliche und willkürliche Bewegung

Eine weitere Betrachtungsweise des motorischen Systems geht davon aus, dass jedes Tier sein charakteristische Verhaltensrepertoire hat, das z. T. angeboren ist und auch als **instinktives Verhalten** bezeichnet wird. Diese Verhaltensmuster werden oft durch **Schlüsselreize** ausgelöst (Abschn. 26.1.3).

Auch beim Menschen kann instinktives motorisches Verhalten, z. B. in seiner **Mimik,** beobachtet werden. Daneben hat der Mensch auch die Fähigkeit, seine Handlungen zu planen. Seine Motorik ist also zukunftsorientiert und die **Bewegungsplanung** geht der Bewegungsausführung **voraus.** Die zugehörigen Prozesse im Gehirn können heute durch das Elektroenzephalogramm (Abschn. 20.4) und bildgebende Verfahren (Abschn. 20.6.2) sichtbar gemacht werden.

In der Klinik wird häufig von **»unwillkürlichen«** und **»willkürlichen«** Bewegungen gesprochen. Gemeint ist dabei, dass diese nach Auffassung des Beobachters und der Aussage des Patienten »ungewollt« bzw. »gewollt« ausgeführt werden. Der Beobachter stützt sich dabei auf **Verhaltensmerkmale,** der Patient auf sein **subjektives Erleben.**

Der englische Neurologe Hughlings Jackson hat schon vor rund 100 Jahren vorgeschlagen, alle Bewegungen auf einer **hierarchischen Skala** zwischen den Endpunkten **»am meisten automatisch«** und **»am wenigsten automatisch«** anzuordnen. Diese auch heute noch brauchbare Einteilung gibt die ◘ Abb. 13.6 wieder. Aus ihr wird deutlich, dass die mehr automatischen Bewegungen weitgehend auf angeborenen zentralen Verhaltensmustern (Programmen) beruhen, die weniger oder am wenigsten automatischen dagegen im Laufe des Lebens erlernt werden. Als typisches Beispiel ist unten angegeben, bei welchen »am meisten« und »am wenigsten automatischen« Bewegungen die Brustmuskulatur des Menschen beteiligt ist.

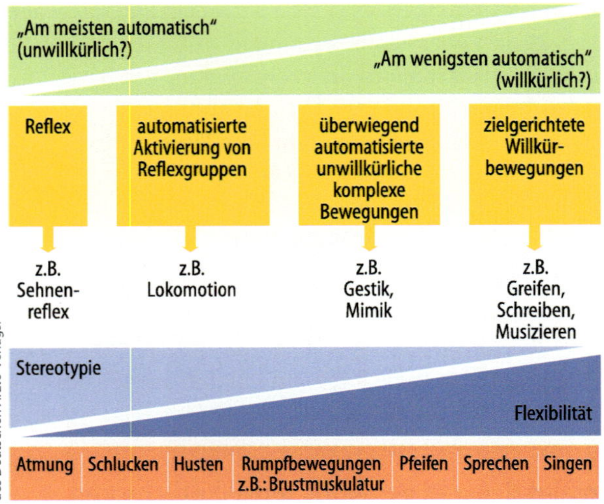

Abb. 13.6. Hierarchische Bewertung von Bewegungen durch Hughlings Jackson (um 1900). Die Bewegungen werden auf einer Skala zwischen »am wenigsten automatisch« und »am meisten automatisch« angeordnet. Sie reichen von Reflexen zu zielgerichteten Willkürbewegungen. Am Beispiel der Brustmuskulatur ist gezeigt, dass Skelettmuskeln an den unterschiedlichsten Bewegungen teilnehmen können. Weitere Diskussion im Text

Σ Motorisches Verhalten reicht von instinktiven Reaktionen auf Schlüsselreize bis zu zielgerichteten, meist erlernten Willkürbewegungen, oder, anders ausgedrückt, von am meisten bis am wenigsten automatisierten Bewegungen.

Aufgaben der Stütz- und Zielmotorik

Unabhängig von der Betrachtung der Motorik als reflex- oder programmgesteuert, oder als mehr oder weniger instinktiv oder geplant (willkürlich), ist ein wichtiger dritter Aspekt, dass ein Großteil unserer Muskeltätigkeit sich nicht in erster Linie als Bewegung nach außen, in die Umwelt hinein richtet, sondern dazu dient, **Haltung und Stellung des Körpers im Raum** zu bewerkstelligen und aufrechtzuerhalten. Diesen Anteil der Motorik bezeichnen wir als **Stützmotorik.** Ohne diese wären wir nichts anderes als ein hilflos am Boden liegender Klumpen, wie der Anblick k. o.-geschlagener Boxer immer wieder deutlich vor Augen führt (Abschn. 13.6.1).

Der Stützmotorik kann man als **Zielmotorik** all die motorischen Funktionen gegenüberstellen, die sich als **gerichtete Bewegung äußern.** Die Zielmotorik wird dabei immer auch von Aktionen und Reaktionen der Stützmotorik begleitet sein, sei es zur Vorbereitung der Bewegung, sei es zur Korrektur der Haltung während und nach der Bewegung. Trotz dieser engen Verknüpfung von Stütz- und Zielmotorik ist deren getrennte Betrachtung von Vorteil: Es wird sich bei der Besprechung der Aufgaben und der zentralen Organisation der verschiedenen motorischen Zentren nämlich zeigen, dass ihnen teils vorwiegend stützmotorische, teils vorwiegend zielmotorische Funktionen übertragen sind (Abschn. 13.6.2 bis 13.6.4).

Σ Die Motorik dient einerseits der Haltung und Stellung des Körpers im Raum (Stützmotorik), andererseits gerichteten Bewegungen (Zielmotorik). Zielmotorische Bewegungen erfordern aber immer eine Mitarbeit der Stützmotorik.

13.4.2 Neuronale Kontrolle von Haltung und Bewegung

Hierarchische und partnerschaftliche Anordnung

Die Strukturen, die für die nervöse Kontrolle von Haltung und Bewegung verantwortlich sind, genannt **motorische Zentren,** erstrecken sich über die verschiedensten Abschnitte des Zentralnervensystems **von der Hirnrinde bis zum Rückenmark.** Dabei zeigt sich eine auf den ersten Blick ausgeprägte **hierarchische Ordnung,** die aus der fortschreitenden entwicklungsgeschichtlichen Anpassung der Motorik an komplexere Aufgaben zu verstehen ist.

Es erfolgte **phylogenetisch** anscheinend weniger ein Umbau der vorhandenen motorischen Systeme als vielmehr ein Überbau mit zusätzlichen immer flexibleren Steuersystemen. Parallel dazu entwickelte sich aber eine ausgeprägte Spezialisierung einzelner motorischer Zentren, so dass bei der Bewältigung der motorischen Aufgaben neben der hierarchischen zunehmend eine **partnerschaftliche (parallele) Zusammenarbeit** zwischen den einzelnen Zentren zu beobachten ist.

Die linke Säule der Abb. 13.7 gibt einen ersten Überblick über den Aufbau der motorischen Zentren. Um der Übersichtlichkeit willen und zur ersten Orientierung ist hier eine überwiegend **hierarchische** Darstellung gewählt. Mit gewissen Einschränkungen lassen sich diesen **Zentren bestimmte motorische Leistungen zuweisen,** die in der mittleren Säule der Abb. 13.7 aufgeführt sind. Die rechte Säule gibt außerdem stichwortartig die bei einer geplanten **Bewegung ablaufenden zentralnervösen Vorgänge** wieder.

Σ Motorische Zentren liegen auf praktisch allen Ebenen des ZNS; sie arbeiten teils hierarchisch, teils partnerschaftlich (parallel) zusammen. Die einzelnen Zentren übernehmen schwerpunktmäßig bestimmte motorische Aufgaben.

Spinalmotorik

Im Rückenmark existiert zwischen den sensorischen Afferenzen und den Motoneuronen eine Vielzahl von neuronalen Verschaltungen, bei deren Aktivierung es entweder zur Förderung und Auslösung von Bewegungen oder zu ihrer Hemmung kommt. Diese Schaltwege (Reflexbögen), welche die Grundlage für die **spinalen Reflexe** bilden, sind zwar jeweils anatomisch festgelegt, ihre Funktion lässt sich aber von anderen spinalen oder auch höheren Zentren weitgehend steuern, indem die **Erregbarkeit** der verschiedenen Reflexwege unterschiedlich **verändert** werden kann.

13

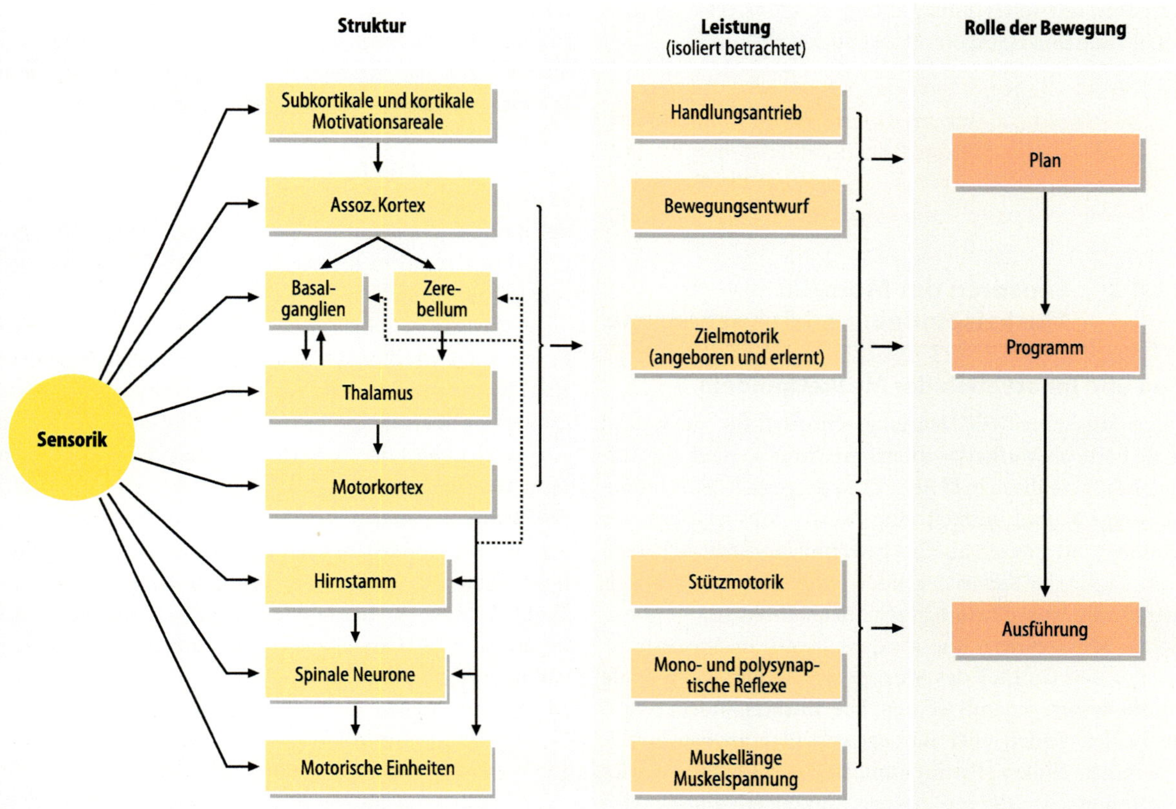

Abb. 13.7. Motorisches System im Überblick. Die wichtigsten Strukturen und ihre Hauptverbindungen sind in der linken Säule angeordnet. Der Einfachheit halber wurden alle sensorischen Zuflüsse ganz links zusammengefasst. Die mittlere Säule betont die bei isolierter Betrachtungsweise herausragenden Leistungen der einzelnen links daneben angeordneten Abschnitte des motorischen Systems, die rechte Säule gibt die Rolle bei der Initiierung und Durchführung einer Bewegung wieder. Auf die parallele Position der Basalganglien und des Kleinhirns und die Einordnung des Motorkortex am Übergang zwischen Programm und Ausführung sei hingewiesen

Die ursprünglich für den **Reflex** namengebende Definition, die davon ausging, dass jede Reflexbewegung eine stereotype, vom Rückenmark wie von einem Spiegel reflektierte Äußerung auf einen bestimmten sensorischen Zustrom sei (▶ oben), lässt sich also nicht mehr halten. Eine auch die hemmenden Reflexe einbeziehende Definition muss sehr viel weiter gefasst werden. Danach wäre ein spinaler motorischer Reflex eine von sensorischen Afferenzen auf der Rückenmarksebene ausgelöste Aktivitätsänderung von Neuronen, die zu einer Förderung oder Hemmung von Bewegungen führt. Die spinalen Reflexe stellen so gesehen einen **Vorrat elementarer Haltungs- und Bewegungsabläufe** dar, die in weitem Maß an die Bewegungsintention angepasst werden können.

Σ **Das Rückenmark verfügt über einen als motorische Reflexe verschalteten Vorrat an elementaren Haltungs- und Bewegungsprogrammen, deren Ablauf von der beabsichtigten Bewegung mitbestimmt wird.**

Höhere Motorik

Der Spinalmotorik wird die motorische Kontrolle durch supraspinale Zentren als höhere Motorik gegenübergestellt. Während die Stützmotorik und ihre Koordination mit der Zielmotorik vorwiegend über Strukturen des Hirnstamms kontrolliert werden, ist für die Durchführung zielgerichteter Bewegungen eine Beteiligung höherer Zentren erforderlich. Wie Abb. 13.7 zeigt, werden die in den subkortikalen Motivationsarealen und im assoziativen Kortex entstehenden **Handlungsantriebe** und **Bewegungsentwürfe** anschließend in **Bewegungsprogramme** umgesetzt. An deren Ausarbeitung sind die Basalganglien und das Kleinhirn beteiligt, die beide über thalamische Kerne auf den motorischen Kortex einwirken. Dieser übernimmt zusammen mit den tiefergelegenen motorischen Strukturen in Hirnstamm und Rückenmark die **Bewegungsausführung.**

Verknüpfung von Sensorik und Motorik

Sensorische Information und motorische Aktion sind miteinander verwoben. Für die funktionsgerechte Ausführung von Bewegungen benötigen und erhalten alle an der Motorik beteiligten Strukturen **Informationen aus der Peripherie,** die ihnen über die jeweilige Körperstellung und über die Ausführung der angestrebten Bewegungen Auskunft gibt (Abb. 13.7 links). Zum anderen sind bestimmte Sinnesinformationen, z. B. vom Gesichtssinn oder vom

Tastsinn, nur unter Einschaltung differenzierter motorischer Akte funktionsgerecht zu erzielen.

Σ Der spinale Vorrat an elementaren Haltungs- und Bewegungsprogrammen wird von den motorischen Zentren in Hirnstamm, Basalganglien, Kleinhirn und Motorkortex unter sensorischer Kontrolle für die Bewegungsausführung eingesetzt.

13.4.3 Sensoren der Motorik: Muskelspindeln und Sehnenorgane

Bau und Innervation der Muskelspindeln

Jeder Muskel enthält Dehnungssensoren, die auf Grund ihrer Form als **Muskelspindeln** bezeichnet werden. Ihr Aufbau ist schematisch in ◘ Abb. 13.8a dargestellt. Eine bindegewebige Kapsel umhüllt eine Anzahl Muskelfasern, die dünner und kürzer als die gewöhnlichen Muskelfasern sind. Die in der Kapsel liegenden Muskelfasern werden als **intrafusale Muskelfasern** bezeichnet, während die gewöhnlichen Muskelfasern, die als die eigentliche Arbeitsmuskulatur den Großteil des Muskels ausmachen, **extrafusale Muskelfasern** genannt werden. Die Muskelspindeln setzen an beiden Enden über Bindegewebszüge an den bindegewebigen Hüllen (Perimysium, ◘ Abb. 13.1) extrafusaler Faserbündel an (die intrafusalen Muskelfasern liegen also **parallel** zur extrafusalen Arbeitsmuskulatur).

Die **sensible Innervation der Muskelspindeln** wird durch eine afferente Nervenfaser gebildet, die sich als **annulospirale Endigung** mehrmals um das Zentrum der intrafusalen Muskelfasern herumschlingt (◘ Abb. 13.8a). Die afferente Faser ist eine dicke markhaltige Nervenfaser, die als **Ia-Faser** bezeichnet wird (◘ Tabelle 2.1 in Abschn. 2.3.3).

Viele Muskelspindeln besitzen eine **zweite dehnungssensible Innervation.** Ihre afferenten Fasern sind dünn. Man bezeichnet diese Sensorstrukturen als **sekundäre Muskelspindelendigungen** (II-Fasern in der Abb.). Ihre Form und ihre rezeptiven Eigenschaften ähneln denen der primären Endigungen.

Außer der sensiblen besitzen die intrafusalen Muskelfasern genau wie die extrafusalen eine **motorische Innervation.** Die Motoaxone der intrafusalen Muskelfasern sind dünner als normale Motoaxone. Letztere werden meist als Aα-Fasern, abgekürzt α-Fasern (= alpha), bezeichnet, während man die Motoaxone der intrafusalen Muskulatur **Aγ-Fasern,** abgekürzt γ-Fasern (γ = gamma), nennt. Die γ-Motoaxone bilden endplattenähnliche synaptische Verbindungen auf den intrafusalen Muskelfasern, die, wie ◘ Abb. 13.8a zeigt, meist in den lateralen Dritteln der Muskelfasern liegen (die spinale Verschaltung der Spindelinnervation wird unten anhand der ◘ Abb. 13.11 bis 13.14 und 13.17 besprochen).

Σ Muskelspindeln sind Dehnungssensoren, die parallel mit den Arbeitsmuskelfasern in allen Skelettmuskeln liegen. Sie sind sowohl afferent (sensorisch, v. a. Ia-Fasern) wie efferent (motorisch mit γ-Fasern) innerviert.

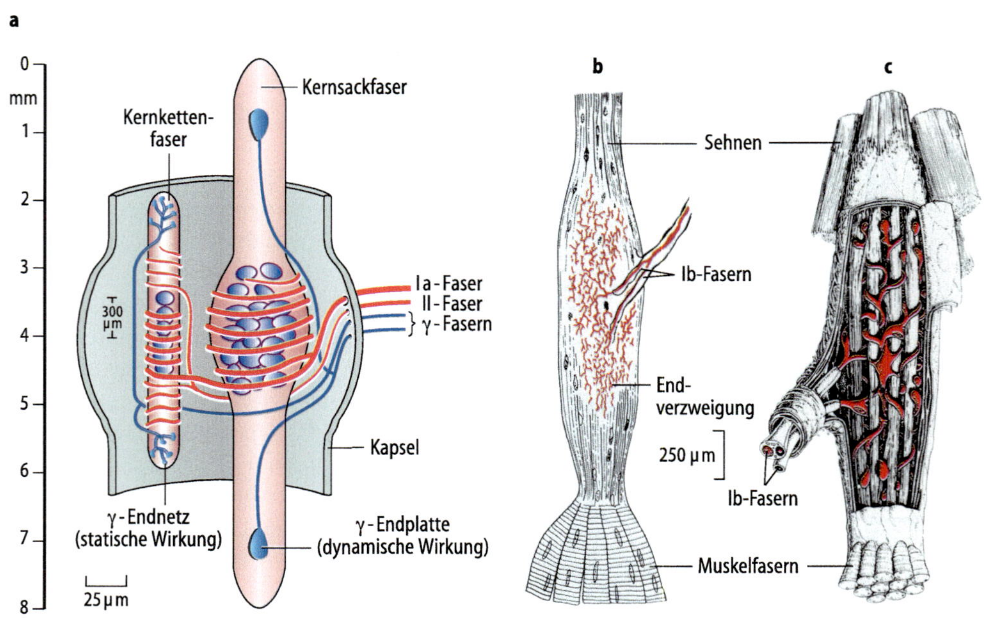

◘ Abb. 13.8a–c. Aufbau von Muskelspindeln und Sehnenorganen. a Schema des Aufbaus einer Muskelspindel. Die afferente Innervation ist rot, die efferente blau gezeichnet. Die unterschiedlichen Maßstäbe in Längs- und Querrichtung geben einen ungefähren Anhalt über die Größenverhältnisse. Zusammengestellt nach histologischen und physiologischen Daten zahlreicher Autoren. **b** Lichtmikroskopische Zeichnung eines Golgi-Sehnenorgans durch Ramon y Cajal (1906). Die Ib-Faser und ihre Endverzweigungen sind rot gezeichnet. **c** Rekonstruktion der Endverzweigung (rot) einer Ib-Faser im Inneren eines Golgi-Sehnenorgans

Funktion der Muskelspindeln

Schon bei Dehnung eines Muskel etwa auf seine Ruhelänge (▣ Abb. 13.9a), entladen die meisten seiner primären Muskelspindelendigungen. Bei weiterer **Dehnung** (▣ Abb. 13.9b) nimmt die Entladungsfrequenz der Ia-Fasern zu. **Kontraktion** der extrafusalen Muskulatur (▣ Abb. 13.9c) entlastet die Muskelspindel, und ihre Entladungen hören daher auf. Aus diesen Befunden ist zu folgern, dass die **Muskelspindeln vorwiegend die Länge** des Muskels messen.

Neben des Dehnung der intrafusalen Muskelfasern (▣ Abb. 13.9a und b) gibt es eine zweite Möglichkeit, die primären Muskelspindelendigungen zu erregen, nämlich eine **Kontraktion der intrafusalen Muskelfasern,** die über die γ-Motoneurone ausgelöst wird (▣ Abb. 13.9d). Eine solche intrafusale Kontraktion reicht aus, den **zentralen Anteil der intrafusalen Fasern zu dehnen** (▣ Abb. 13.9d) und damit Erregungen in den primär sensiblen Endigungen zu induzieren. Dies führt dann, ebenso wie die Dehnung des gesamten Muskels, zu afferenten Aktionspotenzialen in Ia-Fasern.

Die **beiden Wege der Spindelaktivierung** können sich auch in ihrer Wirkung addieren. Andererseits kann durch **intrafusale** Kontraktion die Wirkung **extrafusaler** Kontraktion **kompensiert** werden, so dass die Muskelspindeln auch bei extrafusaler Kontraktion ihre Messfunktion erhalten können. Über die intrafusale Vorspannung des Dehnungssensors Muskelspindel können also seine **Schwelle** und sein **Empfindlichkeitsbereich** verstellt werden. Deshalb nimmt man lange anhaltende Spannungen oft nicht mehr wahr, was dann zu Muskelschmerzen, z. B. Rückenschmerzen, führen kann (Kap. 16).

Σ Muskelspindeln messen die Länge des Muskels. Über ihre efferente Aγ-Faser-Innervation können ihre Schwelle und ihr Empfindlichkeitsbereich an die Muskellänge angepasst werden.

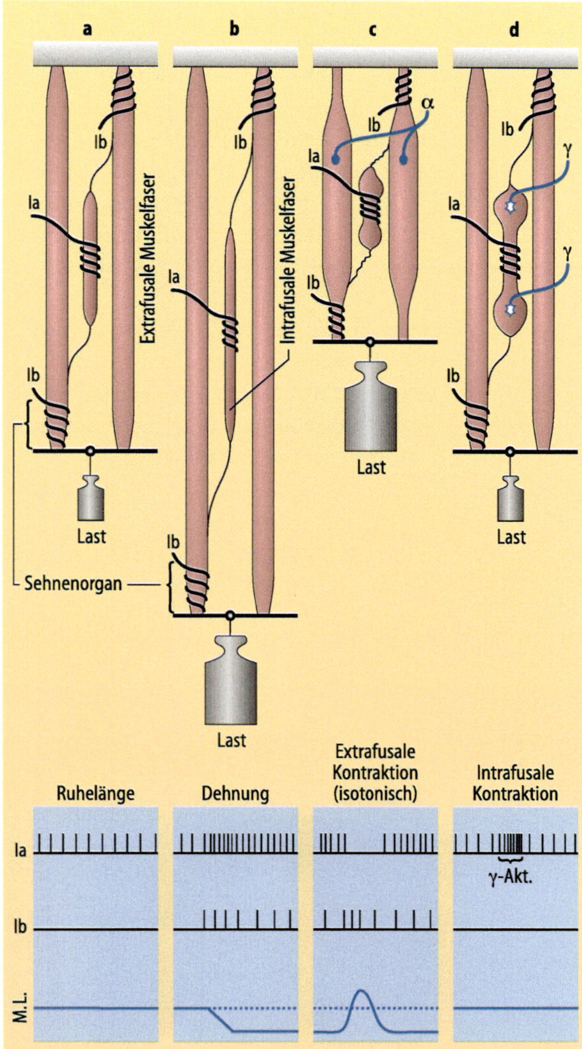

▣ **Abb. 13.9a–d. Schematische Zeichnung der Lage und der Entladungsmuster der Muskelspindeln und der Golgi-Sehnenorgane.** Lage im Muskel in Ruhe **(a)** und ihre Formveränderungen bei passiver Dehnung **(b),** bei isotonischer Kontraktion der extrafusalen Muskelfasern **(c)** und bei alleiniger Kontraktion der intrafusalen Muskelfasern **(d,** γ-Aktivierung). Kombination von **b** mit **d** führt zu besonders starker Aktivierung der Muskelspindelafferenzen. *Ia* Entladungsmuster der primären Muskelspindelafferenzen über ihre Ia-Fasern, *Ib* Entladungsmuster der Sehnenorgane über Ib-Fasern. *M.L.* Muskellänge

Bau und Funktion der Sehnenorgane

In den Sehnen aller Warmblütermuskeln kommen nahe dem muskulären Ursprung der Sehnen Sensoren vor, die aus den Sehnenfaszikeln von etwa 10 extrafusalen Muskelfasern bestehen, von einer bindegewebigen Kapsel umhüllt sind und von ein bis zwei dicken myelinisierten Nervenfasern versorgt werden, die **Sehnenorgane** (Synonym: Golgi-Sehnenorgane, ▣ Abb. 13.8b, c). Die afferenten Nervenfasern werden als **Ib-Fasern** bezeichnet. Diese teilen sich nach Eintritt in die Kapsel in dünnere Äste auf, werden schließlich marklos und enden reich verzweigt zwischen den Sehnenfaszikeln (▣ Abb. 13.8b, c).

Bei Dehnung (▣ Abb. 13.9b) beginnen die bei Ruhelänge (▣ Abb. 13.9a) meist schweigenden Sehnenorgane zu entladen. Auch bei isotonischer Kontraktion bleiben die Sehnenorgane, da sie »in Serie« mit den extrafusalen Muskelfasern liegen, gedehnt und entladen weiter (▣ Abb. 13.9c). Daraus ist zu folgern, dass die **Sehnenorgane vorwiegend die Spannung** registrieren, die im Muskel herrscht. Es ist also zu erwarten, dass bei **isometrischer** Kontraktion die Entladungsfrequenz der **Sehnenorgane** stark zunimmt, während die der **Muskelspindeln** gleich bleibt (zur spinalen Verschaltung Abschn. 13.5.1 mit ▣ Abb. 13.15 und Abschn. 13.5.2 mit ▣ Abb. 13.17).

Σ Sehnenorgane messen am Übergang zwischen extrafusaler Muskulatur und Sehnen die im Muskel herrschende Spannung. Sie werden von dicken myelinisierten Fasern innerviert, die Ib-Fasern genannt werden.

Folgen von Deafferenzierung

Werden nur die ins Rückenmark über Hinterwurzeln eintretenden afferenten (sensiblen) Nervenbündel durchtrennt (z. B. beim Menschen durch Hinterwurzelausriss im Halsbereich bei Unfall, beim Affen durch Durchschneiden der Hinterwurzeln), so kommt es **zu einer Art Lähmung** des betroffenen Gliedes **trotz völlig intakter Motorik.** Dieses Phänomen ist allerdings gelernt und wird als **gelernte Vernachlässigung** (»learned disuse«) des Gliedes bezeichnet.

Die Entwicklung einer gelernten Vernachlässigung wird folgendermaßen erklärt: Die Patienten bzw. die Affen versuchen, das deafferenzierte Glied zu bewegen, die **mangelnde sensorische Rückmeldung** führt aber zu Misserfolgen, während umgekehrt die Benutzung der gesunden Extremität unverändert erfolgreich ist. Der mangelnde Bewegungserfolg des deafferenzierten und die gelungene Bewegung des gesunden Gliedes verstärken den Organismus, das deafferenzierte Glied nicht mehr zu benutzen.

Diese Tatsache ist in der **Rehabilitation einseitiger Lähmungen** von Bedeutung. Wenn man nämlich das **gesunde** Glied fixiert und so den Organismus zwingt, die deafferenzierte Hand zu bewegen (Abb. 13.10), so lernt er dies wieder und benützt dabei z. B. die visuelle Beobachtung der Bewegung als Rückmeldung. Diese »Therapie« ist auch bei Menschen nach Deafferenzierung sehr erfolgreich. Sie wird **»physical restraint therapy«** genannt (Box 13.8 in Abschn. 13.7.2).

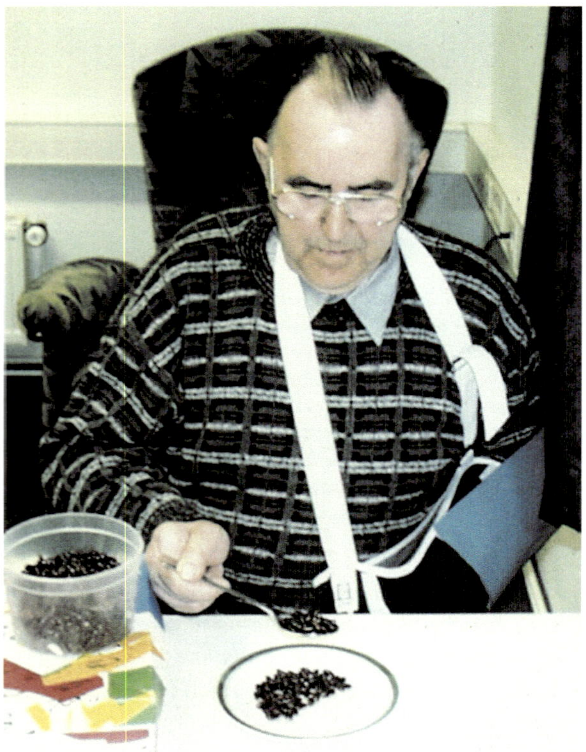

Abb. 13.10. Rehabilitation nach Deafferenzierung. Schlaganfallpatient in der Rekonovaleszenz mit unilateraler Armparese rechts. Der Schlaganfall führte links zur Läsion des postzentralen sensomotorischen Hirnareals, so dass der Patient keine Empfindungen aus der rechten Hand und dem rechten Arm besitzt. Dem Patienten wurde der gesunde linke Arm fixiert und er wird trainiert, mit der kranken rechten Hand die Kaffeebohnen umzufüllen. (Abb. von W. Miltner, Univ. Jena)

Σ Deafferenzierung einer Extremität führt zu gelernter Vernachlässigung, da mangels sensorischer Rückmeldung die Bewegungserfolge wesentlich unbefriedigender als die der gesunden Extremität sind. Mit »physical restraint therapy« lässt sich die Benutzung des deafferenzierten Gliedes wieder erlernen.

13.5 Spinale motorische Reflexe

13.5.1 Mono- und disynaptische Dehnungsreflexe

Anteile eines Reflexbogens

Auf die allgemeine Definition von Reflexen wurde bereits eingegangen (Abschn. 13.4.1). Die sensorischen, neuronalen und effektorischen Stationen, die beim Ablauf eines Reflexes nacheinander aktiviert werden, bezeichnet man als seinen **Reflexbogen.** Ein Reflexbogen hat, wie Abb. 13.11a zeigt, neben dem peripheren Sinnesrezeptor (Sensor) einen afferenten Schenkel, ein oder mehrere zentrale Neurone, einen efferenten Schenkel und einen Effektor.

Alle **Sensoren** sind an Reflexen der einen oder anderen Art beteiligt, und dementsprechend dienen ihre afferenten Fasern als **afferente Schenkel** in diesen jeweiligen Reflexbögen. Die Zahl der **zentralen Neurone** eines Reflexbogens ist, mit Ausnahme des monosynaptischen Dehnungsreflexes (▶ unten), immer größer als eins. Als **efferente Schenkel** dienen entweder die Motoaxone oder die postganglionären Fasern des autonomen Nervensystems, als **Effektoren** die Skelettmuskulatur, respektive die glatte Muskulatur, das Herz oder die Drüsen.

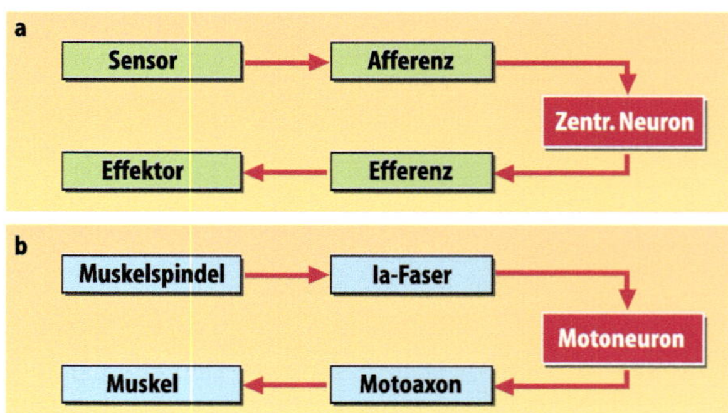

Abb. 13.11a, b. Anteile eines Reflexbogens. a Allgemeine Bezeichnungen der Anteile eines Reflexbogens. **b** Die Reflexbogenanteile des monosynaptischen Dehnungsreflexes

Jeder Reflexbogen besteht aus den gleichen fünf Anteilen, nämlich Sensor, Afferenz, zentralen Neuronen, Efferenz und Effektor. Effektoren der Motorik sind die Skelettmuskeln. Im autonomen Nervensystem sind es glatte Muskulatur, Herz oder Drüsen.

Der monosynaptische (erregende) Dehnungsreflex

Es ist bei der Besprechung der zentralen erregenden Synapsen in Abschn. 4.1.2 (Abb. 4.3a) bereits gesagt und gezeigt worden, dass die Ia-Fasern erregende Synapsen auf homonymen Motoneuronen bilden. **Aktivierung der primären Muskelspindelendigungen** durch Dehnung des Muskels muss also zu einer **Erregung der homonymen Motoneurone** führen. Ein entsprechender Versuch ist in Abb. 13.12 aufgezeichnet. Kurzfristige Dehnung des Muskels durch einen leichten Hammerschlag auf den mit dem Muskel über die Sehne verbundenen Registrierhebel führt, wie die Registrierkurve links unten im Bild zeigt, nach einer kurzen Latenz zu einer Kontraktion des Muskels. Diesen Reflex, der nur eine zentrale Synapse besitzt, nämlich die der Ia-Fasern auf die homonymen Motoneurone, nennt man den **monosynaptischen Dehnungsreflex** der Muskulatur. Er ist, wie Abb. 13.11b zeigt, das einfachste Beispiel eines kompletten Reflexbogens.

Da beim monosynaptischen Dehnungsreflex die Sensoren (Muskelspindeln) und die Effektoren (extrafusale Muskelfasern) im gleichen Organ (Muskel) liegen, wird er oft auch als monosynaptischer **Eigenreflex** bezeichnet. Der Ausdruck Dehnungsreflex ist ihm aber angemessener. Daneben wird v. a. im englischen Sprachraum auch häufig der Ausdruck **myotatischer Reflex** benutzt.

Der monosynaptische Dehnungsreflex kann in erster Linie als Teil eines **Regelmechanismus zur Kontrolle der Muskellänge** aufgefasst werden: Dehnung des Muskels führt zu einer Kontraktion, also einer der Dehnung entgegenwirkenden Verkürzung des Muskels. Diese reflektorische Konstanthaltung der Muskellänge ist von besonderer Bedeutung für die Aufrechterhaltung des **Haltetonus** in der Stützmotorik. So wird z. B. jedes leichte, noch nicht sicht- und merkbare Einknicken der Kniegelenke zu einer Dehnung des auf der Vorderseite des Oberschenkels liegenden M. quadriceps (Abb. 13.13) und damit zu einer verstärkten Aktivierung seiner primären Muskelspindelendigungen führen (Abb. 13.12). Dadurch kommt es zu einer zusätzlichen Erregung der α-Motoneurone des M. quadriceps (Abb. 13.13)

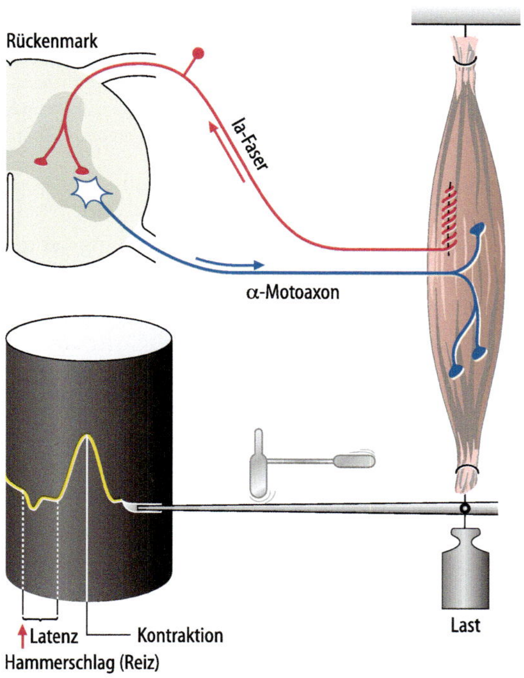

Abb. 13.12. Der Reflexbogen und die Arbeitsweise des monosynaptischen Dehnungsreflexes. Ein leichter Hammerschlag auf den Zeiger des Messinstrumentes, der mit dem Muskel verbunden ist (Ausschlag nach unten auf dem berußten Registrierpapier des Kymographen), führt nach kurzer Latenz zu einer Kontraktion des Muskels. Der Reflexbogen dieses Reflexes von den Muskelspindeln über die Ia-Fasern zu den Motoneuronen und zurück zum Muskel ist angegeben (Abb. 13.11b). Die hier gezeigten Verhältnisse sind denen beim Schlag mit dem Reflexhammer auf die Kniesehne (Patellarsehnenreflex) analog

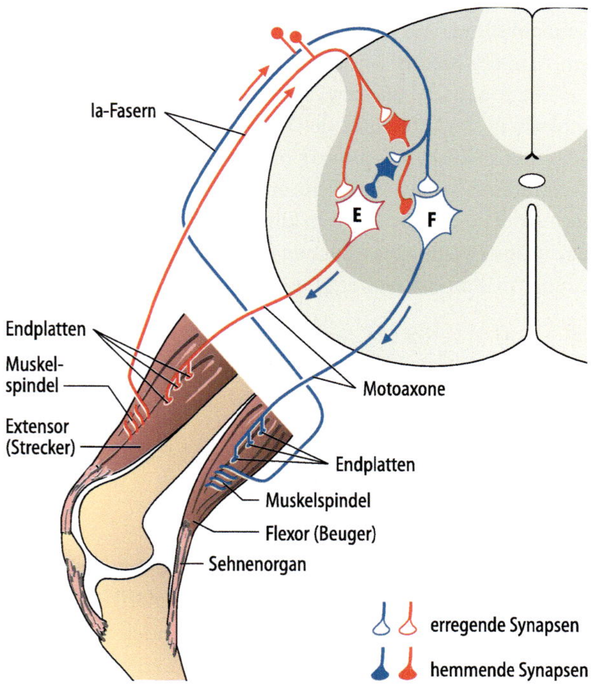

Abb. 13.13. Reflexwege des Dehnungsreflexes und der reziproken antagonistischen Hemmung. *F* Flexormotoneuron, *E* Extensormotoneuron des Kniegelenks. Die Beugemuskeln (Flexoren, Beuger) und die Streckmuskeln (Extensoren, Strecker) dieses Gelenks und die erregenden bzw. hemmenden Wirkungen der Synapsen sind in der Abbildung angegeben. Die hemmenden Reflexwege enthalten je ein spinales Interneuron

und damit zu einem erhöhten Muskeltonus, der das beginnende Einknicken sofort wieder ausgleicht. Über diesen Regelkreis wird also die **Länge des Muskels konstant** gehalten.

Der monosynaptische Reflexbogen (Eigenreflex, myotatischer Reflex) ist das einfachste Beispiel eines kompletten motorischen Reflexbogens. Der monosynaptische Dehnungsreflex dient v. a. zur Konstanthaltung der Muskellänge

Klinische Bedeutung der Eigenreflexe

Die Auslösung monosynaptischer Dehnungsreflexe (Eigenreflexe) **mit dem Reflexhammer** dient der Exploration der Erregbarkeit des Reflexbogens. Da die Muskeln jeweils durch einen **Schlag auf eine ihrer Sehnen** gedehnt werden, nennt man die monosynaptischen Dehnungsreflexe in der Klinik auch (etwas irreführend) **Sehnenreflexe.**

Das bekannteste Beispiel ist der **Patellarsehnenreflex:** Der M. quadriceps femoris wird durch einen leichten Schlag auf seine Sehne unterhalb der Patella (Kniescheibe) kurzfristig gedehnt. Nach kurzer Latenz kommt es zu einer leichten Zuckung des Muskels. Monosynaptische Dehnungsreflexe, die durch Beklopfen einer Sehne ausgelöst werden, werden in der Klinik auch als **T-Reflexe** (engl. Tendon-Reflex = Sehnenreflex) bezeichnet. Andere typische Sehnenreflexe sind am Bein der **Achillessehnenreflex** und am Arm der **Bizeps-** und der **Trizepssehnenreflex.**

Diagnostisch wichtig sind eventuelle **Seitenunterschiede in der Intensität** der Reflexantwort. So wird man bei einer Halbseitenlähmung nach einem Schlaganfall auf der kranken, spastischen Seite einen viel lebhafteren Reflex als auf der gesunden auslösen können. Umgekehrt kann das **einseitige Fehlen** eines solchen Reflexes auf eine Unterbrechung im afferenten oder efferenten Schenkel hinweisen.

13

Die Auslösung von »Sehnenreflexen« mit dem Reflexhammer dient der Aufdeckung von Störungen und Unterbrechungen der monosynaptischen Reflexbögen des untersuchten Muskels. Seitenunterschiede (Übererregung oder Ausfall) zeigen neuronale Störungen an.

Aktivierung des monosynaptischen Dehnungsreflexes durch intrafusale Kontraktion

Eine Aktivierung der primären Muskelspindelendigungen durch **intrafusale Kontraktion** (Abb. 13.9d) wird genau wie eine Dehnung des Muskels zu einem **monosynaptischen Dehnungsreflex** führen. Eine Kontraktion der extrafusalen Muskulatur kann also von den Muskelspindeln ausgelöst werden,

- wenn der Muskel gedehnt wird oder
- wenn die intrafusalen Muskelfasern sich kontrahieren.

Die supraspinalen motorischen Zentren haben also zwei Möglichkeiten, eine Kontraktion der extrafusalen Muskulatur auszulösen: erstens durch **direkte Erregung der α-Motoneurone** und zweitens über eine **Erregung der γ-Motoneurone,** die ihrerseits über eine intrafusale Kontraktion eine Aktivierung des Dehnungsreflexbogens bewirken und dadurch die extrafusale Muskulatur zur Kontraktion bringen. Letztere Möglichkeit wird als **Gamma-(γ-)Spindel-Schleife** bezeichnet (Abb. 13.14a).

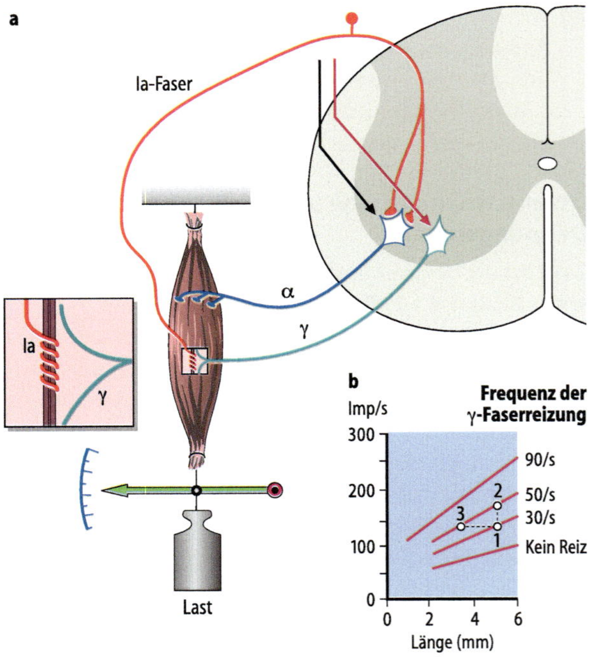

Abb. 13.14a, b. Die γ-Spindel-Schleife. Reflexweg der γ-Spindel-Schleife (in **a**) und der Einfluss der fusimotorischen Aktivität auf die Entladungsrate einer primären Muskelspindelendigung (Ordinate in **b**). Bei supraspinaler Aktivierung der γ-Spindel-Schleife kommt es meist zu einer gleichzeitigen deszendierenden Aktivierung der zugehörigen (homonymen) α-Motoneurone (α-γ-Koaktivierung, durch die rote und die schwarze absteigende Bahn angedeutet). Die Muskelspindel von **b** stammte aus dem M. soleus der Katze. Es wurde, wie in der Abszisse angegeben, die Ruhelänge variiert und die Frequenz der Reizung der γ-Motoaxone wie rechts angegeben geändert

Die **direkte** Aktivation der α-Motoneurone von supraspinalen Zentren hat den Vorteil der kurzen Latenz, aber den Nachteil, dass das sorgfältige Gleichgewicht des über den Dehnungsreflex arbeitenden Längenkontrollsystems empfindlich gestört wird. Dagegen bewirkt **Aktivierung der γ-Schleife** eine Verkürzung des Muskels ohne oder mit geringer Veränderung der Entladungsfrequenz der Muskelspindelafferenzen, die damit trotz der Verkürzung des Muskels in ihrem **optimalen Arbeitsbereich** belassen werden (Abb. 13.9a, c und d).

Der Dehnungsreflex kann auch durch intrafusale Kontraktion aktiviert werden; dieser Weg wird γ-Spindel-Schleife genannt. Sein Vorteil ist, dass die Dehnungsrezeptoren der Muskelspindel in ihrem optimalen Messbereich belassen werden.

Der disynaptische hemmende Dehnungsreflex

Die Ia-Fasern bilden nicht nur monosynaptische erregende Verbindungen mit homonymen Motoneuronen (Reflexbogen des Dehnungsreflexes), sondern auch **disynaptische hemmende** Verbindungen zu den antagonistischen Motoneuronen (◻ Abb. 13.13). Dieser Reflexbogen enthält also **ein zentrales Interneuron.** Es ist der kürzeste hemmende Reflexbogen, den wir kennen. Man nennt diese Hemmung daher auch **direkte Hemmung.** Besser ist ihre Bezeichnung **reziproke antagonistische Hemmung,** die beinhaltet, dass die Motoneurone antagonistischer Muskeln (z. B. Beuge- und Streckmuskeln am selben Gelenk) wechselseitig über diesen Reflexbogen gehemmt werden können.

Funktionell gesehen unterstützt die reziproke antagonistische Hemmung die durch Ia-Faser-Aktivität hervorgerufene oder geförderte Kontraktion homonymer und agonistischer Muskeln durch gleichzeitige Hemmung der am selben Gelenk angreifenden Antagonisten. Da die Ia-Fasern des antagonistischen Muskels entsprechende Verknüpfungen besitzen (◻ Abb. 13.13), werden durch passive, d. h. von außen erzwungene Änderungen der Gelenkstellung **vier Reflexbögen** in ihrer Aktivität modifiziert (2 werden aktiviert und 2 gehemmt, ◻ Abb. 13.13), was insgesamt bewirkt, die Änderungen der Gelenkstellung weitgehend rückgängig zu machen, also die **vorgegebene Muskellänge konstant** zu halten. Diese 4 Reflexbögen bilden also zusammen ein **Längenkontrollsystem des Muskels.**

Σ Die disynaptische reziproke antagonistische Hemmung durch die Ia-Afferenzen ergänzt deren erregende Wirkung auf die Agonisten. Damit sind alle von den Muskelspindeln der Muskeln eines Gelenks ausgehenden Reflexbögen so verschaltet, dass sie zusammen die Länge der Muskeln konstant halten.

Reflexverbindungen der Sehnenorgane

In erster Annäherung ist die **spinale Verschaltung der Ib-Fasern** spiegelbildlich zur Verschaltung der Ia-Fasern (vgl. ◻ Abb. 13.13 mit 13.15). Die Sehnenorgane haben disynaptische hemmende Verbindungen zu ihren eigenen (agonistischen) Motoneuronen (diese Hemmung wird **autogene Hemmung** = Selbsthemmung genannt) und disynaptische erregende Verbindungen zu antagonistischen Motoneuronen.

Da die Sehnenorgane die Spannung des Muskels messen (Abschn. 13.4.3), wird eine **Zunahme der Muskelspannung** durch Kontraktion des Muskels (was die Muskelspindeln entlastet, ▶ oben) über die Aktivierung von Ib-Afferenzen zu einer **Hemmung der eigenen (agonistischen) Motoneurone** führen.

Umgekehrt wird eine **Abnahme des Muskeltonus** eine Disinhibition (Abnahme von Hemmung) und damit eine **Aktivierung der eigenen Motoneurone** bewirken. Mit anderen Worten: Der Reflexbogen der Sehnenorgane ist auf

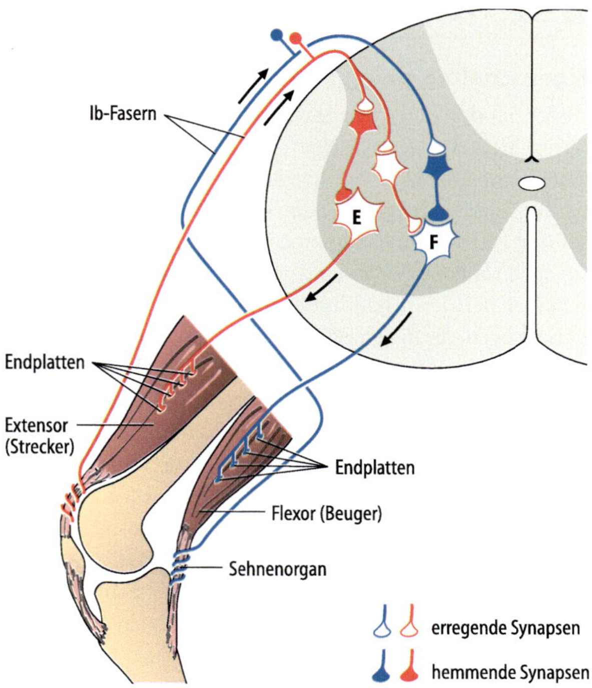

◻ **Abb. 13.15. Spinale segmentale Verschaltung der Ib-Fasern von den Golgi-Sehnenorganen im Muskel.** Darstellung analog ◻ Abb. 13.13. Die erregende Verbindung der Flexor-Ib-Faser zum Streckermotoneuron E ist weggelassen, da eine entsprechende Reflexwirkung nicht regelmäßig beobachtet wird

spinaler Ebene so verschaltet, dass er dazu dienen kann, die **Spannung des Muskels konstant** zu halten.

Jeder Muskel besitzt also 2 Rückkopplungs-(feedback-) Systeme (Regelkreise): ein **Längenkontrollsystem** mit den Muskelspindeln als Fühlern und ein **Spannungskontrollsystem** mit den Sehnenorganen als Fühlern.

Σ Die motorischen Reflexbögen mit Sehnenorganafferenzen sind disynaptisch. Sie sind so verschaltet, dass sie die Spannung des Muskels konstant halten können.

Box 13.4. Sherringtons Reflexlehre

Der englische Neurophysiologe Sir Charles S. Sherrington (Nobelpreis 1932) führte Ende des 19. Jahrhunderts Verhalten auf hierarchisch aufgebaute, zunehmend komplexere Reflexbögen zurück, siehe sein Hauptwerk: The Integrative Action of the Nervous System (1906), Yale Univ. Press, New Haven–London. Seine Experimente und Theorien hatten einen großen Einfluss auf Pawlows gelernte, konditionierte Reflexe (Kap. 24).

13.5.2 Polysynaptische Reflexe

Eigenschaften polysynaptischer Fremdreflexe

Außer bei den obigen Reflexen sind bei allen anderen Reflexen mehrere zentrale Neurone im Reflexbogen hintereinandergeschaltet. Diese Reflexe sind also **polysynaptisch.** Ferner sind bei den polysynaptischen Reflexen häufig Sensor und Effektor im Organismus räumlich getrennt, so dass sie auch als **Fremdreflexe** bezeichnet werden. Man unterscheidet bei den Fremdreflexen **vegetative Reflexe** mit Reflexbögen, die in den Effektoren des autonomen Nervensystems enden (Abschn. 6.3.3) von **polysynaptischen motorischen Reflexen,** deren Effektoren die Skelettmuskeln sind. Letztere spielen in der gesamten Motorik eine große Rolle, so z. B. bei der Fortbewegung (Lokomotionsreflexe), bei der Nahrungsaufnahme (Nutritionsreflexe) und bei der Abwehr schädigender Einflüsse (Schutzreflexe).

Als Beispiel der Eigenschaften polysynaptischer Reflexe sei der **Hustenreflex** gewählt, ein typischer **Schutzreflex.** Von diesem wissen wir, dass ein leichtes Kitzeln oder Kratzen im Hals nicht sofort, wohl aber nach einer Weile zum Husten führt. Bei polysynaptischen Reflexen können sich also unterschwellige Reize zu einem überschwelligen Reiz summieren. Diese **Summation** ist ein **zentrales Phänomen,** d. h. sie findet an den Interneuronen und Motoneuronen des Reflexbogens statt. Die subjektiven Missempfindungen (Kitzeln, Kratzen) vor der Reflexauslösung sind nämlich ein klares Zeichen dafür, dass die für den Reflex verantwortlichen Rezeptoren schon erregt sind.

Bei zunehmender Reizintensität wird die Zeit zwischen Reizbeginn (Kitzeln) und Reflexauslösung (Husten), also die **Reflexzeit,** kürzer. Dies zeigt, dass beim polysynaptischen Reflex die **Reflexzeit von der Reizintensität abhängig** ist: Je stärker der Reiz, desto früher beginnt der Reflex. Die Verkürzung der Reflexzeit ist eine Folge der schnelleren, überschwelligen Erregung der zentralen Neurone des Reflexbogens durch die zahlreicher und intensiver aktivierten Sensoren: Sie ist also **hauptsächlich durch zeitliche und räumliche Bahnung** verursacht.

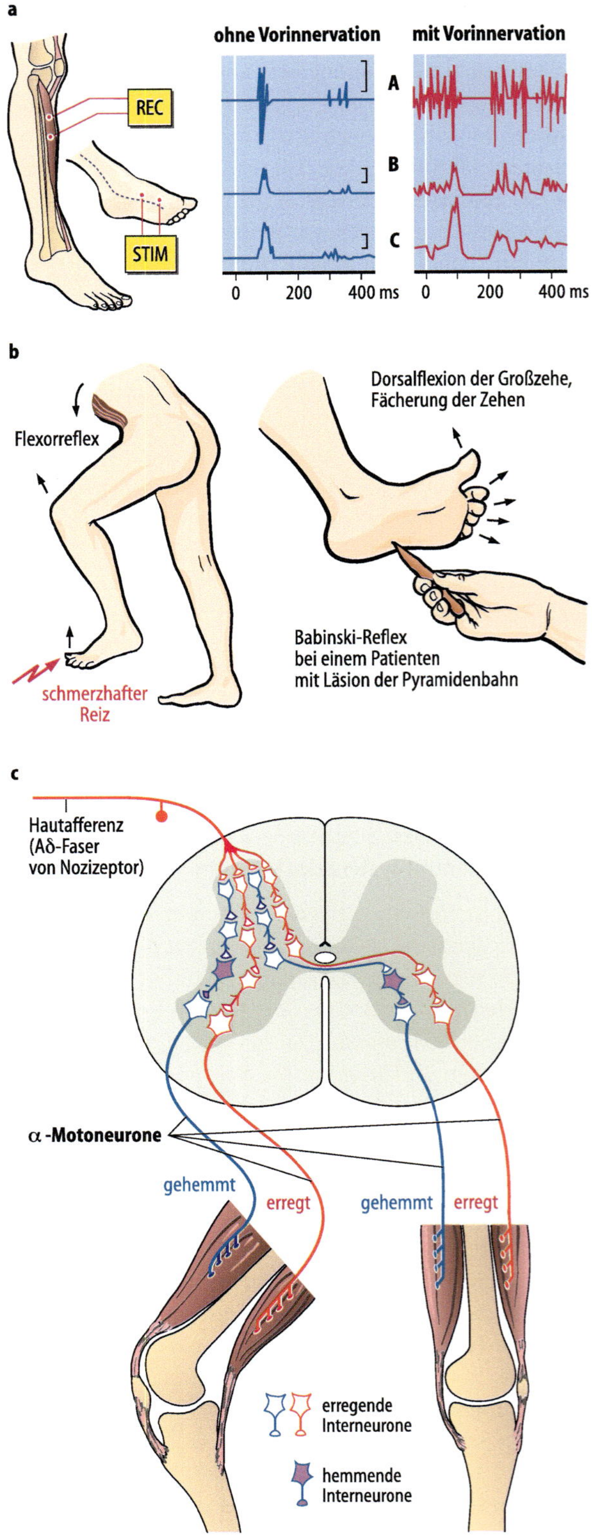

Abb. 13.16a–c. Elektromyographische Analyse und spinale Verschaltung des Flexorreflexes. a Auslösung des Flexorreflexes durch elektrische Reizung von plantaren Hautnerven *(links)*. Die in den Fußhebern (M. tibialis ant.) ausgelöste Aktivität besteht aus einer deutlichen ersten und einer kleinen späten Antwort (*Mitte,* ohne Vorinnervation). Bei Vorinnervation erfolgt eine starke Bahnung beider Komponenten. Spur **A** zeigt das Original-EMG, Spur **B** sein Aussehen nach Gleichrichtung und Spur **C** die über 32 Reizfolgen gemittelte Antwort. **b** *Links:* Beugesynergie des linken Beines bei einem schmerzhaften Reiz der Fußsohle mit Dorsalflexion der Großzehe; das rechte Bein wird kompensatorisch versteift. *Rechts:* Auslösung des Babinski-Reflexes durch Bestreichen der Plantarfläche bei einem Patienten mit Läsion der Pyramidenbahn; Dorsalflexion der Großzehe und Fächerung der anderen Zehen. **c** Spinale intrasegmentale Verschaltung einer afferenten Faser von einem Nozizeptor der Haut des menschlichen Fußes. Die Aδ-Afferenz und die Reflexwege des ipsilateralen Beuge-(Flexor-)reflexes und des kontralateralen Streck-(Extensor-)reflexes sind rot eingetragen

Husten kann in seiner Intensität vom leichten Räuspern bis zum langanhaltenden Würgehusten reichen, wiederum in Abhängigkeit von der Reizintensität. Auch diese **Zunahme des Reflexerfolges bei steigender Reizintensität** ist eine typische Eigenschaft des polysynaptischen motorischen Reflexes. Dabei greift der Reflex auch auf bisher unbeteiligte Muskelgruppen über, ein Phänomen, das als **Ausbreitung** oder **Irradiation** bezeichnet wird.

Σ Die meisten motorischen Reflexe sind polysynaptisch, d. h. ihr Reflexbogen besitzt 3 und mehr zentrale Neurone. Dank zentraler Bahnung sind die Reflexzeit und die Reflexamplitude stark von der Reizintensität abhängig.

Flexorreflex und gekreuzter Extensorreflex

Hand oder Fuß werden bei einem Schmerzreiz reflektorisch angezogen. Ein typisches Beispiele ist das in ◘ Abb. 13.16b gezeigte Wegziehen des Beines, also eine **Beugung** (Flexion) im Sprung-, Knie- und Hüftgelenk **bei schmerzhafter Reizung** der Fußsohle. Dieses Phänomen bezeichnet man als den **Flexorreflex**. Der Flexorreflex ist ein typischer **Schutzreflex.** Er besitzt einen spinalen, polysynaptischen Reflexbogen (◘ Abb. 13.16c).

Der Flexorreflex eines Beines ist immer von einer Streckung (Extension) des anderen (kontralateralen) Beines begleitet. Dieser **gekreuzte Streckreflex** ist Teil einer sinnvollen **Automatik zur Erhaltung des Gleichgewichts,** wenn ein Flexorreflex beim Gehen oder Stehen ausgelöst wird.

Klinische Bedeutung der Fremdreflexe am Beispiel des Babinski-Reflexes

Bei der **klinischen Untersuchung** kann ein Flexorreflex auch durch elektrische Reize ausgelöst und **elektromyographisch analysiert** werden (◘ Abb. 13.16a mit Details in der Legende). Auch gehört zur klinischen Reflexprüfung immer der **Fußsohlenreflex,** der durch mittelstarkes Bestreichen der Fußsohle mit einem spitzen Gegenstand ausgelöst wird. Die Reaktion besteht aus einer Plantarflexion (Beugung zur Fußsohle hin) aller Zehen, einer Dorsalflexion (Beugung zum Unterschenkel hin) des Fußes und, bei starker Reizung, einer Flexion im Knie- und Hüftgelenk.

Bei einer Schädigung der Pyramidenbahn ändert sich das Antwortverhalten des Fußsohlenreflexes: Die Zehen werden fächerartig gespreizt und die Großzehe geht in Dorsalflexion (◘ Abb. 13.16b). Diese diagnostisch bedeutungsvolle **Reflexumkehr** beruht wahrscheinlich auf einer Erregbarkeitsveränderung der Interneurone des Flexorreflexbogens. Diese pathophysiologische Variante des Flexorreflexes wird nach ihrem Entdecker **Babinski-Reflex** genannt.

Σ Flexorreflexe sind typische Fremdreflexe, deren Latenz und Intensität von der Reizstärke abhängen. Am Bein ist ein Flexorreflex immer von einem gekreuzten Extensorreflex begleitet, der die höhere Last des Standbeins auffängt. Abweichungen vom normalen Reflexmuster, wie beim Babinski-Reflex, deuten auf zentrale neurologische Schädigungen.

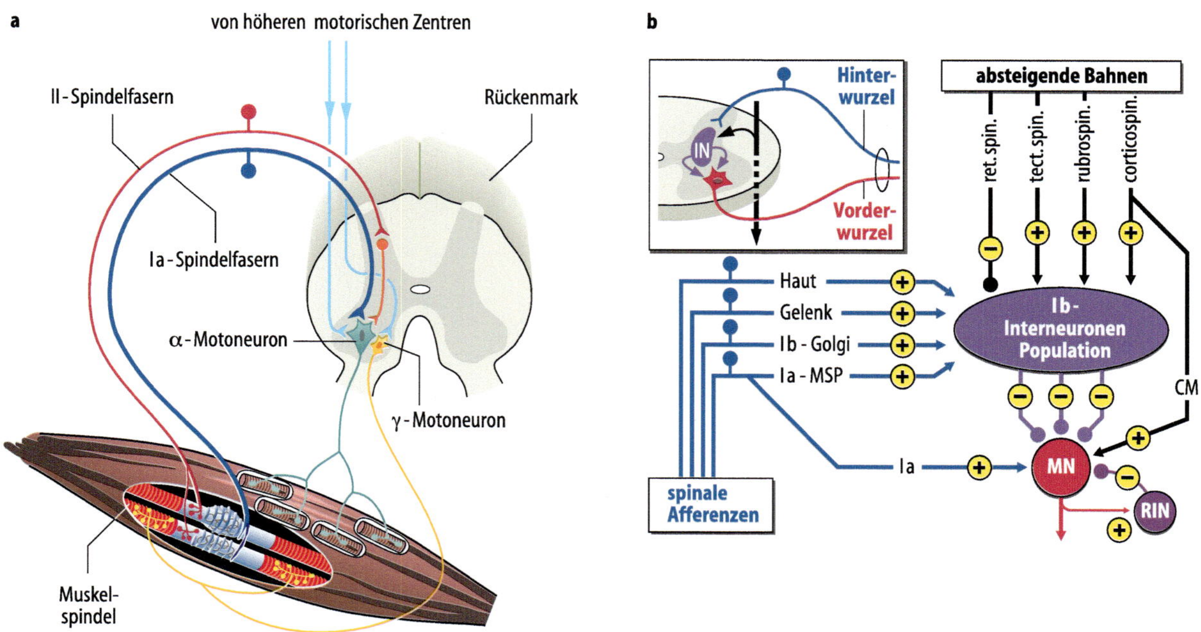

◘ Abb. 13.17a, b. Das Motoneuron als gemeinsame Endstrecke der Motorik. a Lage im Muskel und spinale Verschaltung der afferenten und efferenten Verbindungen der Muskelspindeln. **b** Erregende und hemmende Zuflüsse auf ein Motoneuron des Rückenmarks. Die wesentlichen spinalen, über die Hinterwurzel eintretenden, und die wichtigsten absteigenden Bahnen sind angegeben. Erregende Synapsen sind mit (+), hemmende mit (-) gekennzeichnet. Mit Ausnahme der Ia-Fasern der Muskelspindeln (Abb. 13.18a) und eines Teils der Pyramidenbahn (CM = kortikomotoneuronal) erreichen die Zuflüsse nur über lokale Interneurone (spinale Interneuronenpopulation) das Motoneuron

Die Motoneurone als gemeinsame Endstrecke der Motorik

Auf alle Motoneurone wirken nicht nur die in den ◻ Abb. 13.13 bis 13.16 gezeigten afferenten Zuflüsse ein, sondern, wie ◻ Abb. 13.17a und b illustriert, noch zahlreiche weitere lokale sowie absteigende erregende und hemmende Zuflüsse.

In ◻ Abb. 13.17a sind die Ia-Zuflüsse aus den Muskelspindeln ergänzt durch die der **Gruppe-II-Spindelafferenzen** (◻ Abb. 13.8a), die über ein Interneuron erregende Verbindungen zu ihren Motoneuronen haben. Dort ist auch gezeigt, dass die von den höheren motorischen Zentren **absteigenden Bahnen** sowohl direkt an den α-Motoneuronen, wie an den γ-Motoneuronen angreifen können, wie dies im Zusammenhang mit der ◻ Abb. 13.14 bereits diskutiert wurde.

Der Bildteil b ergänzt weiter, dass auf jedes Motoneuron weitere Zuflüsse sowohl auf spinaler Ebene wie über absteigende Bahnen konvergieren. Es ist zu sehen, dass die **Zuflüsse teils erregender (+), teils hemmender Natur (-)** sind, weiter, dass nur 2 Zuflüsse (die Ia-Fasern und der kortikospinale Trakt, CM) unmittelbar auf das Motoneuron zugreifen, während alle anderen, also die **allermeisten, nur über lokale Interneurone** Zugang zum Motoneuron haben.

Schließlich ist zu sehen, dass von den Motoaxonen (schon im Rückenmark) Kollaterale abgehen, die erregend auf ein spinales Interneuron (RIN in der ◻ Abb. 13.17b) wirken, das wiederum eine hemmende Synapse auf dem Motoneuron hat. Diese **negativ rückkoppelnde Hemmung** wird nach ihrem Entdecker **Renshaw-Hemmung** genannt. Sie verhindert ein zu hochfrequentes Entladen des Motoneurons.

Der in Box 13.4 vorgestellte Physiologe Sir Charles Sherrington war sich der zentralen Stellung des Motoneurons bereits bewusst und nannte es deshalb »die gemeinsame Endstrecke der Motorik«.

Σ Alle für die Motorik relevanten Zuflüsse konvergieren letztendlich auf den Motoneuronen, die so die gemeinsame Endstrecke der Motorik bilden, also kontinuierlich alle erregenden und hemmenden Zuflüsse »integrieren«.

Ganzkörperreflexe und ihr Einsatz in der Psychophysiologie

Bei einem plötzlichen, lauten Geräuch, wie z. B. einem Pistolenschuss, kommt es zu einer **Lidschlussreaktion** und einer vom Kopf zu den Beinen gehenden **Flexorreaktion.** Die Latenz dieses **Schreckreflexes (startle reflex)** beträgt beim Menschen etwa 30–40 ms.

Die **Registrierung der Blinkreaktion mit dem EMG** (Abschn. 13.3.2) eignet sich hervorragend zur Quantifizierung dieses Schreckreflexes (◻ Abb. 13.18 und ◻ Abb. 26.12). Die subkortikale Umschaltstation des Schreckreflexes, der pontine Nucleus reticularis, wird von darüber liegenden zentralen Kernen beeinflusst (◻ Abb. 27.14). Vor allem die **Amygdalae**, die an der Steuerung von **Furcht und Angst** beteiligt sind, potenzieren den Reflex. **Positive Gefühle hemmen** die Reflexstärke.

In verschiedenen psychopathologischen Zuständen ist der Schreckreflex verändert: Bei Furcht ist er erhöht, bei »angstlosen« Psychopathen wirken negative Gefühle nicht als Verstärkung des Reflexes, sondern als Herabsetzung (◻ Abb. 27.15). Bei **Schizophrenen** wird der Reflex nicht gehemmt, wenn man kurz vorher (120 ms) einen akustischen Reiz darbietet (fehlende Prä-Puls-Inhibition). Dies zeigt, dass bei dieser Erkrankung schon auf **subkortikalem** Niveau die **Hemmung** durch zusätzliche Reize **ausfällt** und somit die Reize ungehemmt ins ZNS kommen. Daraus resultieren die extreme Ablenkbarkeit und die losen Assoziationen dieser Patienten.

Σ Ein Beispiel für einen in der Psychologie wichtigen polysynaptischen Ganzkörperreflex ist der Schreckreflex, der nach plötzlichen lauten Geräuschen auftritt. Er lässt sich mit Hilfe des EMG gut quantifizieren. Er wird durch negative Gefühle potenziert und durch positive gehemmt.

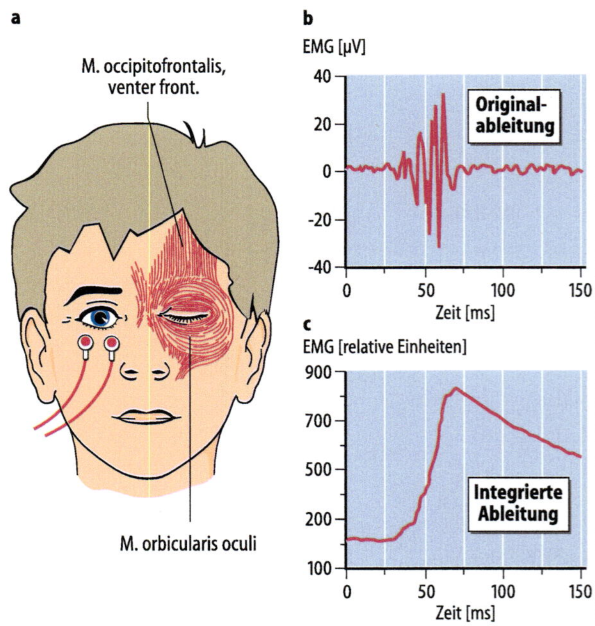

◻ **Abb. 13.18a–c. Blinkreflex. a** zeigt um das linke Auge die am Blinkreflex beteiligte oberflächliche Gesichtsmuskulatur und am rechten Auge die Lage der Ableitelektroden. **b** Extrazellulär abgeleitetes Massenaktionspotenzial des M. orbicularis oculi während eines Blinkreflexes. **c** Integration des in **b** registrierten Signals nach mehreren Durchläufen. EMG, Elektromyogramm

13.5.3 Leistungen des isolierten Rückenmarks

Spinale Lokomotion

Stellt man ein **querschnittsgelähmtes Tier** (Tier mit rostral des Halsmarks durchtrennten und damit vom übrigen ZNS isolierten Rückenmark) **unterstützt auf ein Laufband,** so kann es unter bestimmten Bedingungen **koordinierte Laufbewegungen** ausführen, die den Bewegungen eines freilaufenden Tieres ähneln. Das Rückenmark verfügt also über **lokomotorische Zentren.**

Beim Menschen werden ebenfalls spinale lokomotorische Zentren angenommen. So wird der **Schreitreflex des Neugeborenen** als ein Ausdruck der durch Hautreize aktivierten **lokomotorischen spinalen Zentren** gesehen. Im Laufe der Ausreifung des Nervensystems kommen diese Zentren jedoch unter eine so starke **supraspinale Kontrolle,** dass sie, wie nachfolgend erläutert, keine eigenständige Aktivität mehr entwickeln können.

Σ Das Rückenmark verfügt über lokomotorische Zentren, die aber beim Erwachsenen nicht selbständig tätig sein können.

Querschnittslähmung

Beim Menschen führt nämlich eine **komplette Durchtrennung** des Rückenmarks zu einer **sofortigen und permanenten Lähmung** aller Willkürbewegungen derjenigen Muskeln, die von den kaudal gelegenen Rückenmarkssegmenten versorgt werden (Querschnittslähmung). **Bewusste Empfindungen** aus den betroffenen Körpergebieten sind ebenfalls **für immer unmöglich** geworden.

Auch alle **motorischen** und **vegetativen** (autonomen) **Reflexe** sind **zunächst erloschen** (komplette Areflexie). Die **motorischen Reflexe** erholen sich in den nächsten Wochen und Monaten. Korrekte Pflege vorausgesetzt, lassen sich im Laufe eines halben bis eines Jahres bestimmte Grundmuster des Erholungsverlaufes erkennen, aus denen auch prognostische Schlüsse gezogen werden können. Auch die **vegetativen Reflexe** kehren nach Wochen und Monaten in wechselndem Umfang wieder (Box 6.5 in Abschn. 6.3.1 und Abschn. 12.3.5).

Die reversible motorische und autonome Areflexie nach Rückenmarksdurchtrennung wird als **spinaler Schock** bezeichnet. Im Tierexperiment ruft auch eine **funktionelle Durchtrennung** durch lokale Abkühlung oder Lokalanästhesie einen spinalen Schock hervor. Entscheidend für sein Auftreten ist also der Verlust der Verbindung zum übrigen ZNS.

Über die **Ursachen des spinalen Schocks** und über die Mechanismen, die zur Rückkehr der Reflexe führen, besitzen wir kaum Kenntnisse. Darauf lässt es sich wahrscheinlich zurückführen, dass die Auslösung einer koordinierten Lokomotion nach einer Querschnittslähmung beim Menschen bisher nicht gelungen ist.

Σ Eine Querschnittslähmung führt zum permanenten Verlust der Willkürmotorik und der bewussten Sensorik der betroffenen Körperregionen. Nach einer Zeit kompletter Areflexie erholen sich die motorischen und vegetativen Reflexe im isolierten Rückenmark.

Box 13.5. Handlungen aus Gedanken

Gehirn-Computer-Interfaces (»brain-computer-interfaces«, BCI) übersetzen die elektrische Aktivität von einzelnen Neuronen oder Neuronenensembles oder die Aktivität des EEG in Signale, welche für die Steuerung externer Geräte, Prothesen oder Computer geeignet sind. Sehr gut geübte, automatisierte Bewegungen sind in den Populationsvektoren (◻ Abb. 13.28) nur weniger Zellen verschlüsselt und können von lernenden neuronalen Netzen (auf der Abb. rechts in der Mitte schematisch eingezeichnet) nach einfachen Klassifikationsalgorithmen entschlüsselt und in Impulse für Bewegungsrichtungen umgewandelt werden. Damit könnte man das durchtrennte Rückenmark (auf der Abb. im Halsmark) umgehen und die Bewegungssignale aus den motorischen Arealen direkt an die Muskeln oder Muskelersatz (Prothese) leiten. Dieser Ansatz, querschnittsgelähmten Menschen selbstkontrollierbare Beweglichkeit zurückzugeben, wird derzeit intensiv verfolgt. Erste Versuche, auch nicht-invasiv, aus dem menschlichen EEG zumindest einfache Befehle (»auf – zu«) zu klassifizieren, verliefen erfolgreich (Kap. 28 und Box 28.3).

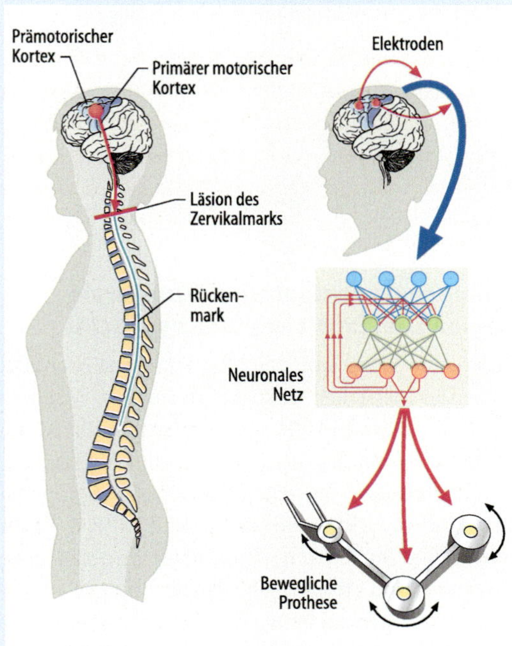

13.6 Stütz- und Zielmotorik

13.6.1 Stehen, Gehen und andere Aufgaben der Stützmotorik

Stützmotorische Funktionen des Hirnstamms

Beim Menschen gewährleistet die **Stützmotorik** die im Schwerefeld der Erde für das **aufrechte Stehen** und das **zweibeinige Gehen** kritische Körperstabilität und bildet damit die Voraussetzung für die natürliche, zielgerichtete Lokomotion des Menschen, die sowohl geplantes wie instinktives Verhalten umfasst (Abschn. 13.4.1). Diese Stützmotorik ist **weitgehend eine Leistung des Hirnstamms,** die dieser normalerweise automatisch, also ohne Einschaltung des Bewusstseins, mit Hilfe von Informationen aus den entsprechenden Sensorsystemen, insbesondere des Gleichgewichtsorgans und der Halsregion erbringt.

Die eben beschriebenen Leistungen des Hirnstammes bei der Stützmotorik erfassen aber nur einen Teil seiner Bedeutung für die Gesamtmotorik. Dies lässt sich schon daran erkennen, dass bei einem großhirnlosen Tier durch umschriebene, schwache elektrische Reizung mesenzephaler Areale (»locomotor strip«) **koordinierte Laufbewegungen ausgelöst** werden können. Der Rhythmus der so induzierten Laufbewegungen ist von der Reizintensität und -frequenz abhängig. In ähnlicher Weise werden Gehbewegungen auch dann ausgelöst, wenn das großhirnlose Tier mit den Pfoten ein Laufband berührt und dieses in Bewegung gesetzt wird. Steigt die Geschwindigkeit des Laufbands an, erhöht sich auch der Rhythmus der Lokomotion. Bei höherer Laufbandgeschwindigkeit wechselt der Schreitrhythmus in einen Trott und schließlich in einen Galopp.

Σ Die unwillkürliche Kontrolle der Körperstellung im Raum wird von den motorischen Zentren des Hirnstamms geleistet. Diese Zentren können auch Laufbewegungen generieren, was anzeigt, dass sie zur Abstimmung der Stütz- mit der Zielmotorik beitragen.

13

Posturale und antizipatorische posturale Synergien zum Erhalt des Gleichgewichts

Der aufrechte Gang mit der relativ kleinen Standfläche der Füße des Menschen ist schon an sich ein Wunder der Regulation, da sowohl die Atmung sowie alle Manipulationen und Rumpfbewegungen ständige Verlagerungen des Schwerpunkts bewirken, die aktiv kompensiert werden müssen. Elektromyographische Analysen (**Posturographie** beim Stehen auf einer Plattform, die gekippt werden kann) und mechanische Registrierungen der Stabilität des aufrechten Stehens bzw. der dabei auftretenden Verlagerungen des Körperschwerpunktes als **Stabilogramm** zeigen, dass tatsächlich jede Störgröße (wie z. B. das Anheben des Brustkorbes bei der Atmung) eine Kette von reflektorischen muskulären Reaktionen in Rumpf- und Beinmuskeln zur Folge hat, die als **posturale Synergien** bezeichnet werden.

Die größten und funktionell wichtigsten Komponenten der posturalen Synergien treten nach einer **Latenzzeit von 100–150 ms** auf. Die langen Reflexzeiten (zum Vergleich: Schreckreflex hat eine Latenz von 30–40 ms, Abschn. 13.5.2) deuten auf eine komplexe Verrechnung im ZNS hin, an der supraspinale Strukturen beteiligt sind. Mit anderen Worten: Den **lokalen Reflexmechanismen** sind **lange Funktionsschleifen** übergeordnet, die supraspinale Zentren einschließen. Die supraspinalen Reflexe (**»long loop reflexes«** im englischen Sprachraum) laufen ebenfalls ohne Mitwirkung des Bewusstseins ab.

Posturale Synergien bei Zielbewegungen erfolgen nicht wie bei äußeren Störungen mit einer reflektorischen Verzögerung, sondern gleichzeitig oder sogar **antizipatorisch zur Zielbewegung**. Durch eine entsprechende Zu- oder Abnahme des erregenden Zustroms zur Haltemuskulatur, etwa gleichzeitig mit der Aktivierung der Bewegungsmuskulatur, wird dafür gesorgt, dass die erwartete Störung des Gleichgewichts minimiert wird. Dieser Befund führt zur Schlussfolgerung, dass **posturale Synergien sowohl reflex- als auch programmgesteuert** sein können.

Σ Der aufrechte Gang des Menschen erfordert eine besonders feine Abstimmung von Stand, Haltung und Bewegung. Sie geschieht mit Hilfe von posturalen und antizipatorischen posturalen Synergien. Den spinalen Synergien sind supraspinale Funktionsschleifen (»long loop reflexes«) übergeordnet.

13.6.2 Rolle der Basalganglien bei der Zielmotorik

Einbindung der Basalganglien in das motorische System

Die Stellung der **Basalganglien** als ein wichtiges **subkortikales Bindeglied** zwischen der (nicht-motorischen) assoziativen Großhirnrinde und dem motorischen Kortex (via motorische Kerne des Thalamus) ist in ◘ Abb. 13.7 bereits schematisch gezeigt. Im Abschn. 5.2.4 ist in ◘ Abb. 5.14 die **Lage der Basalganglien** einem Frontalschnitt des Gehirns, zu entnehmen, und der Text des Abschnitts erläutert an Hand der ◘ Abb. 5.15 die **Bestandteile** der Basalganglien, deren **Verknüpfungen** miteinander und die **Zuflüsse** in die und **Ausgänge** aus den Basalganglien.

An die ◘ Abb. 5.15 knüpfen hier die ◘ Abb. 13.19 und 13.20 an, welche die in ◘ Abb. 5.15 gezeigten Verbindungen um weitere Einzelheiten und um die Transmitter der Synapsen ergänzen. Die ◘ Abb. 13.19 betont die **schleifenförmige Verbindungen der Basalganglien mit den übrigen Anteilen des motorischen Systems,** während in der ◘ Abb. 13.20 die **erregende oder hemmende Wirkung der einzelnen Synapsen** samt ihrer Transmitter deutlich wird. In den hemmenden Neuronen des Putamens sind mit GABA

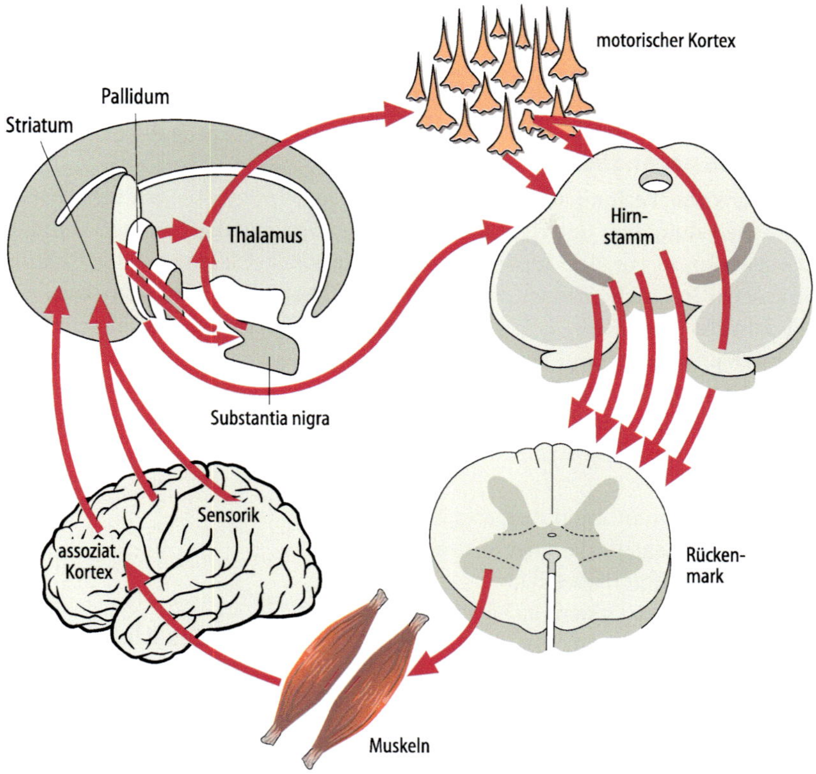

Abb. 13.19. Einbindung der Basalganglien in das motorische System. Schematisierte Darstellung des Informationsflusses zwischen den motorischen Zentren, der Körperperipherie (Muskeln) und der Gesamtheit der Sinnesorgane (Sensorik). Parallel zu den Basalganglien ist das Kleinhirn in das motorische System eingebunden (Abb. 13.7). Diese Einbindung ist in der nachfolgenden Abb. 13.21 gezeigt, deren rechte und untere Bildanteile identisch mit denen in dieser Abbildung sind. Die Ausgänge der Basalganglien projizieren teils über den Thalamus zum Motorkortex, teils unmittelbar zum Hirnstamm (Abb. 13.7). Der vom motorischen Kortex bis ins Rückenmark durchziehende Pfeil symbolisiert den Tractus corticospinalis, die 4 vom Hirnstamm ausgehenden Pfeile diejenigen motorischen Bahnen, die von Hirnstammzentren ihren Ursprung nehmen und ins Rückenmark deszendieren (z. B. Tractus rubrospinalis, Tractus reticulospinalis)

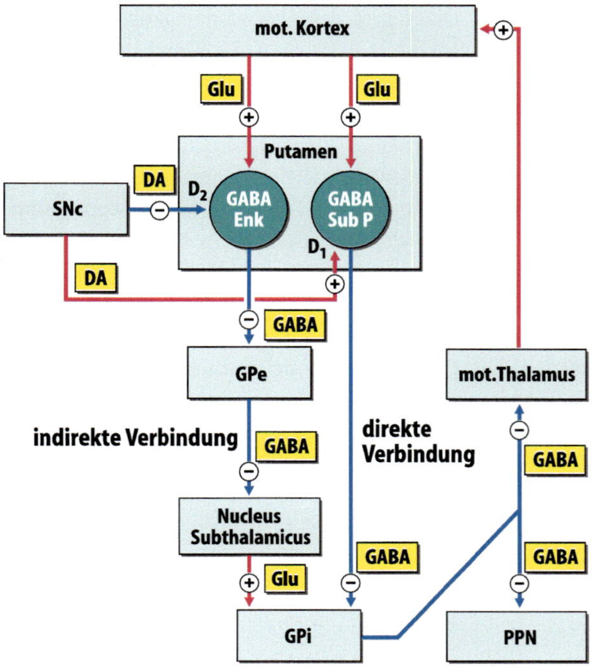

Abb. 13.20. Überträgersubstanzen und Verbindungswege im motorischen System, insbesondere zwischen den verschiedenen Anteilen der Basalganglien. Die Abbildung ergänzt und erweitert die vorhergehende. Vom Putamen führt nämlich 1. eine direkte Verbindung zu Pallidum (Pars interna, GPi) 2. eine indirekte über den Nucleus subthalamicus. Hemmende Bahnen sind mit blauen Pfeilen, erregende mit roten Pfeilen gekennzeichnet. Zu beachten ist ferner, dass von der Substantia nigra *(SNc)* jeweils durch Dopamin *(DA)* der indirekte Weg über D_2-Rezeptoren gehemmt, der direkte Weg über D_1-Rezeptoren erregt werden kann

die angegebenen peptidergen Transmitter Enkephalin und Substanz P kolokalisiert. Die hemmende Wirkung der Substantia nigra, Pars compacta (SNc) auf die GABAergen Neurone des Putamen ist dopaminerg. Schließlich ist das Striatum auch reich an cholinergen Interneuronen, die über muskarinerge ACh-Rezeptoren erregend wirken.

Die Basalganglien empfangen ihre Zuflüsse aus den assoziativen Kortexarealen. Ihre Ausgänge ziehen hauptsächlich zum motorischen Thalamus und von

▼

dort zum Motorkortex. Ihre erregenden und hemmenden Synapsen und deren Transmitter sind für das Verständnis motorischer Erkrankungen wie des Morbus Parkinson von Bedeutung.

Funktionsschleifen der Basalganglien

Die Basalganglien sind in **funktionelle Kompartimente mit eigenständigen motorischen Aufgaben** unterteilt. Diese Kompartimente sind wiederum in parallele funktionelle Schleifen eingebunden, deren Informationsfluss getrennt abläuft. Bekannt sind **5 Schleifen,** nämlich:

- **Skelettomotorische Schleife:** Ausgehend von prämotorischen, motorischen und somatosensorischen Kortexarealen sind die Anteile dieser Schleifen somatotopisch geordnet (»Armsäule« nur mit Armbewegungen korreliert etc.).
- **Okulomotorische Schleife:** Nimmt ihren Ausgang in den frontalen und parietalen Augenfeldern des Kortex. Ist an der **Steuerung der Blickmotorik** beteiligt.
- **Komplexe (assoziative) Schleifen:** Es werden **3 Schleifen** unterschieden, die ihren Ursprung im **dorsolateralen Präfrontalkortex,** im **orbito-frontalen** und im **limbischen Kortex** haben, also in verschiedenen Arealen des assoziativen Kortex ihren Ausgang nehmen. Sie spielen eine Rolle für langfristige **Aktionsplanung und motivierte Willkürbewegungen** und zeigen, dass die Basalganglien auch an diesen »höheren« Aufgaben beteiligt sind (▶ unten).

Σ **Die parallel und unabhängig voneinander arbeitenden Funktionsschleifen der Basalganglien sind teils für Extremitäten- und Rumpfbewegungen, teils für Augenbewegungen und teils für Aktionsplanung und motivierte Willkürbewegungen zuständig.**

13

Aufgaben der Basalganglien

Die Aufgaben der Basalganglien liegen in der Mitwirkung bei der Umsetzung der im assoziativen Kortex entstehenden Bewegungsplanung in **Bewegungsprogramme,** also in der Ausarbeitung zeitlich-räumlicher nervöser Impulsmuster, welche die ausführenden motorischen Zentren steuern. Die Basalganglien sind insbesondere bei der **Festlegung der Bewegungsparameter,** wie der Amplitude, der Richtung, der Geschwindigkeit und der Kraft einer Bewegung entscheidend beteiligt.

Daneben erlaubt die den Basalkernen zur Verfügung gestellte **sensorische Information** auch eine Beteiligung an der **Kontrolle der gerade ablaufenden Bewegungen.** Die Bevorzugung einer bestimmten Bewegung bei gleichzeitiger Hemmung anderer, unwichtiger Bewegungsabläufe ist eine der wichtigen Leistungen der Basalganglien. Sie spielen somit eine entscheidende Rolle in der motorischen Aufmerksamkeit (Kap. 21).

Wie aus ◘ Abb. 13.19 und 13.20 ersichtlich, wird der Erregungszustand fast des gesamten Kortex den Basalganglien mitgeteilt, die dann ihrerseits wieder die Erregungszustände des Kortex lokal über selektive Hemmung der thalamischen sensorischen und motorischen Kerne steuern können. Die Basalganglien sind somit ein System zur **Regulation lokaler kortikaler Erregungsschwellen.** Wird die Erregung einzelner kortikaler Zellensembles (Kap. 21) zu hoch, so hemmen die Basalkerne den weiteren Erregungsanstieg über die thalamischen Verbindungen. Damit spielen die Basalkerne eine wichtige Rolle in der **Steuerung von Bewusstsein und Aufmerksamkeit** und der flexiblen Änderung einmal in Gang gekommener Bewegungen und von Bewegungsprogrammen (**»switching«,** Kap. 21).

Σ **Die Basalganglien setzen die Bewegungspläne aus dem assoziativen Kortex in Bewegungsprogramme, also in zeitlich und räumlich organisierte Impulsmuster um. Sie regulieren dabei die kortikalen Erregungsschwellen und greifen damit in die Steuerung von Bewusstsein und Aufmerksamkeit ein.**

13.6.3 Rolle des Kleinhirns bei der Zielmotorik

Einbindung des Kleinhirns in das motorische System

Wie die linke Säule in ◘ Abb. 13.7 (in Abschn. 13.4.2) zeigt, ist auch das Kleinhirn (Zerebellum) ein wichtiges Bindeglied zwischen der assoziativen Großhirnrinde und dem motorischen Kortex. Die Lage des Kleinhirns ist den ◘ Abb. 5.3 bis 5.5 und anderen Abbildungen des Kap. 5 zu entnehmen, eine Aufsicht auf die verschiedenen Anteile des Kleinhirns gibt ◘ Abb. 5.20, Abschn. 5.3.3.

Das Kleinhirn ist aus zwei sehr unterschiedlichen Teilen aufgebaut, nämlich der Kleinhirnrinde und den Kleinhirnkernen. Das Diagramm der Kleinhirneingänge und -ausgänge in ◘ Abb. 13.21 zeigt, dass die **Kleinhirnrinde** ihre **afferenten Zuflüsse** außer aus dem **assoziativen Kortex** im Wesentlichen aus der **Sensorik** (vom Gleichgewichtsorgan und v. a. der Haut- und Tiefensensibilität) bezieht. Diese Zuflüsse treten auf zwei parallelen Wegen in die Kleinhirnrinde ein, nämlich einmal als weit verzweigte **Moosfasern** und zum anderen als eng umschriebene **Kletterfasern.**

Von den verschiedenen, hier nicht erwähnten Neuronen der Kleinhirnrinde senden nur die **Purkinje-Zellen** ihre Axone aus der Rinde heraus, und zwar zu den **Kleinhirnkernen.** Diese wiederum projizieren, wie in ◘ Abb. 13.21 eingezeichnet, sowohl über den Thalamus zum primären motorischen Kortex als auch direkt zu den motorischen Zentren des Hirnstamms. Auch in dieser Hinsicht ähnelt der Informationsfluss durch das Kleinhirn dem durch die Basalkerne (◘ Abb. 13.19 und 13.20).

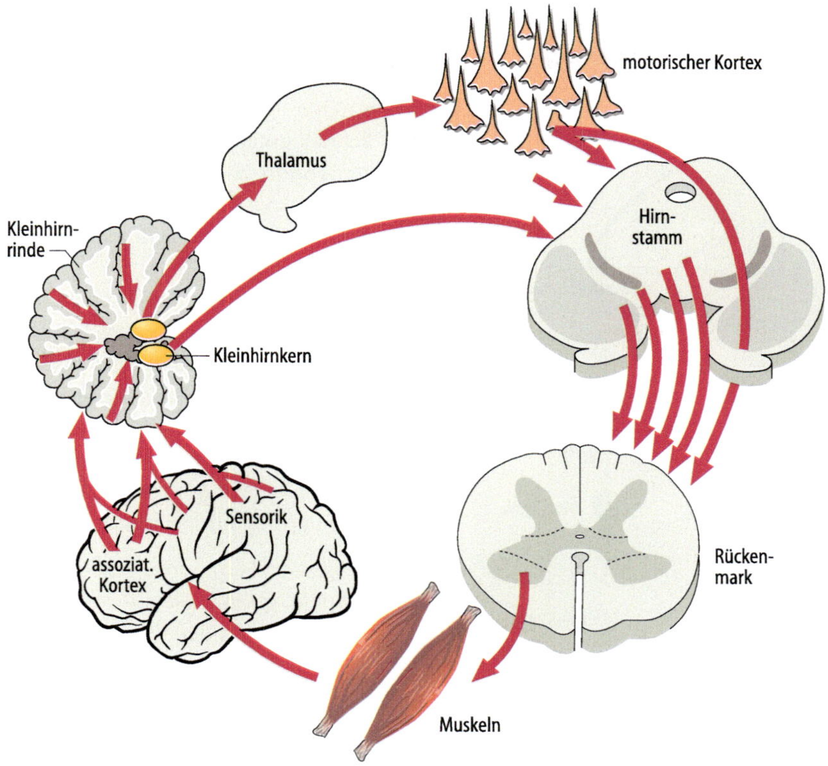

Abb. 13.21. Einbindung des Kleinhirns in das motorische System. Die Darstellung entspricht der in Abb. 13.19. Die Zuflüsse in das Kleinhirn erfolgen durch die Moosfasern und die Kletterfasern, hier symbolisiert durch Doppelpfeile. Die Kleinhirnkerne bilden den Ausgang des Kleinhirns. Sie projizieren teils über den Thalamus zum motorischen Kortex, teils unmittelbar zum Hirnstamm (Abb. 13.7 und die analogen Ausgänge der Basalganglien in Abb. 13.19). Für die übrigen Bildanteile wird auf die Legende der Abb. 13.19 verwiesen

Wie die Basalganglien ist auch das Kleinhirn Bindeglied zwischen assoziativem und primär motorischem Kortex. Die Zuflüsse aus assoziativem Kortex ebenso wie die aus der Sensorik treten über Moos- und Kletterfasern in die Kleinhirnrinde ein. Deren Ausgang zu den Kleinhirnkernen sind die Axone der Purkinje-Zellen.

Funktionelle Kompartimente des Kleinhirns und ihre Aufgaben

An Hand ihrer unterschiedlichen Zuflüsse und Ausgänge lassen sich die in Abb. 5.20 und in Abb. 13.22 durch unterschiedliche Farbgebung gekennzeichneten Anteile des Kleinhirns voneinander abgrenzen und **funktionell ordnen.**

Der phylogentisch älteste Teil ist das sehr kleine Archizerebellum, das sich aus **Flocculus** und **Nodulus** zusammensetzt (Lob. flocc. nod. in Abb. 13.22a) und das zusammen mit dem mittig liegenden **Vermis** zum **Vestibulozerebellum** zusammengefasst wird. Dieses empfängt seine sensorischen Eingänge hauptsächlich von den Gleichgewichtsorganen und den Muskelspindeln der äußeren Augenmuskeln (rote Eingangsbox in Abb. 13.22a. Diese Teile des Zerebellums beeinflussen über ihre Ausgänge (links in Abb. 13.22b) v. a. die **Okulomotorik,** aber auch über die vestibulospinale Bahn die **Stützmotorik** und den **Gang.**

Rechts und links vom Vermis, also paarig angelegt, liegt das ebenfalls phylogenetisch recht alte Palaeozerebellum, das seine sensorischen Eingänge hauptsächlich aus den aufsteigenden Bahnen des Rückenmarks empfängt (orange Eingangsbox in Abb. 13.22a) und daher den funktionellen Namen **Spinozerebellum** trägt. Seine Ausgänge (Mitte in Abb. 13.22b) ziehen ebenfalls zu den Vestibulariskernen und von dort zu den motorischen Kerngebieten von Hirnstamm und Rückenmark. Ihm obliegt die **Koordination von Haltung und Bewegung.**

Lateral an das Spinozerebellum schließt sich beidseits das beim Menschen bei weitem am größten ausgebildete Neozerebellum an, das seine Zuflüsse überwiegend aus dem assoziativen Kortex erhält (grüne Eingangsbox in Abb. 13.22a, Abb. 13.21), die über die im Hirnstamm gelegenen Pons (Brückenkerne) in das Kleinhirn einlaufen. Daher sein Name **Pontozerebellum.** Seine Ausgänge (rechts in Abb. 13.22b) projizieren über die Kleinhirnkerne zum **motorischen Thalamus** und damit zum **Motorkortex.** Diese Anteile des Kleinhirns sind zuständig für die Koordination langsamer zielmotorischer Bewegungen mit der Stützmotorik und v. a. für die reibungslose **Durchführung der schnellen (ballistischen) Zielmotorik.**

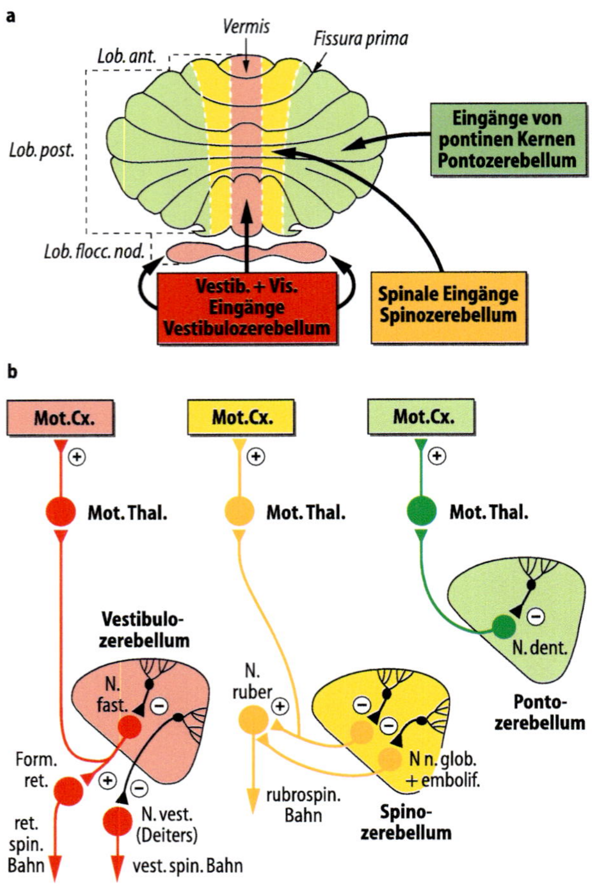

Abb. 13.22a, b. Funktionelle Kompartimente des Kleinhirns. Funktionell lässt sich das Kleinhirn aufgrund seiner afferenten Zuflüsse **(a)** und seiner efferenten Ausgänge **(b)** in Vestibulozerebellum, Spinozerebellum und Pontozerebellum (Hemisphären) unterteilen. Diese Einteilung entspricht auch der phylogenetischen Entwicklung, die im Text angesprochen wird. Die funktionellen Hauptaufgaben dieser 3 Kompartimente werden ebenfalls im Text erläutert. Alle Ausgänge aus der Kleinhirnhirnde werden von Purkinje-Zellen gebildet, die inhibitorisch auf die Kleinhirnkerne wirken (mit GABA als Transmitter)

Σ Hauptaufgabe des Vestibulozerebellums ist die Okulomotorik, das Spinozerebellum ist zuständig für Halte- und Stützmotorik beim Stehen und Gehen und die Hemisphären sind für schnelle (gelernte, ballistische) Bewegungen verantwortlich.

Motorisches Lernen im Kleinhirn

Der zerebelläre Schaltplan mit den doppelten, oben erwähnten Zuflüssen aus dem Moosfaser- und Kletterfasersystem hat zu zahlreichen Hypothesen über seine **Beteiligung am motorischen Lernen** geführt. Allen Hypothesen ist die Vorstellung gemeinsam, dass die beiden Eingänge sich wechselseitig beeinflussen, insbesondere, dass das Kletterfasersystem die synaptischen Verbindungen des Moosfasersystem **bei gleichzeitiger Aktivierung** verstärkt und stabilisiert.

Die unterschiedlichen Hypothesen betonen entweder die Bedeutung des Kleinhirns für die **zeitliche Abfolge** einer Bewegungssequenz (Zerebellum als eine Uhr im Millisekundenbereich) oder seine Rolle beim **Erlernen motorischer Programme** (»Lernhypothese«). Dafür 2 Beispiele (Box 13.6):

- **Schnell aufeinander folgende, hochkoordinierte Bewegungen,** wie z. B. Klavierspielen, sind ohne Mitwirkung des Kleinhirns nicht erlernbar und bei Läsionen des Kleinhirn nicht mehr durchführbar sind (Abschn. 13.7.1).
- Wird der Sehvorgang durch Vorsetzen von Prismengläsern gestört, können visuell geführte Bewegungen zunächst nicht mehr korrekt ausgeführt werden. Innerhalb weniger Tage kann die Versuchsperson aber erlernen, die korrekten Bewegungen wieder durchzuführen. An dieser **motorischen Adaptation** ist der vestibulo-okuläre Reflexweg wesentlich beteiligt, denn die Adaptation gelingt nur bei intaktem Zerebellum.

Σ Langfristiges motorisches Lernen und die Anpassung (Adaptation) der Motorik an geänderte Bedingungen bedarf der Mitwirkung des Kleinhirns. Dies gilt v. a. für schnelle, hochkoordinierte Bewegungen (Sport, Musikausübung). Die neuronalen und molekularen Mechanismen dieser Lernprozesse sind noch nicht völlig verstanden.

Box 13.6. Motorisches Lernen und Zeittakt

Das Kleinhirn ist, wie in Abschn. 13.6.3 ausgeführt, für den Erwerb einzelner motorischer Fertigkeiten und deren zeitlichen Ablauf verantwortlich. Menschen und Säugetiere erlernen z. B. nicht mehr die klassisch-konditionierte Lidschlagreaktion nach Läsionen des Kleinhirns: Dabei wird ein Ton 0,8 s vor einem Luftstoß auf das Auge mehrmals dargeboten und danach nur noch der Ton (Kap. 25 zur Konditionierung). Das Augenlid schließt sich nach mehreren Paarungen bereits vor dem Luftstoß und schließlich auch beim Ton allein. Dies ist nach Läsionen des Kleinhirns nicht der Fall, obwohl die Patienten ganz bewusst und korrekt die Reizsequenz wahrnehmen. Die Assoziation Reiz → motorische Reaktion gelingt nicht mehr, wenn der Zeittakt durch die ursprünglichen äußeren Reize fehlt. Ein Patient beschreibt sein Problem folgendermaßen: »Die Bewegungen meines gesunden Armes kann ich unbewusst machen, aber bei meinem rechten, kranken Arm, muss ich jedes Mal nachdenken. Wenn ich ihn bewege, bleibe ich stecken und muss die Bewegung nochmals denken und es wieder versuchen«.

13.6.4 Rolle der motorischen Kortexareale bei der Zielmotorik

Einbindung der motorischen Kortexareale in das motorische System

Seit mehr als einem Jahrhundert ist bekannt, dass elektrische Reizung umschriebener Areale der Großhirnrinde, insbesondere des **Gyrus praecentralis,** Bewegungen der kontralateralen Extremitäten auslöst. Diese Areale wurden und werden als **primäre motorische Kortexareale** bezeichnet.

Was die Stellung der motorischen Kortexareale im motorischen System angeht, so erhalten sie ihre **Zuflüsse**

- von den **motorischen Kernen des Thalamus** (Abb. 13.7), die ihrerseits ihre Hauptzuflüsse aus Basalganglien (Abschn. 13.6.2) und Kleinhirn (Abschn. 13.6.3) erhalten,
- von präfrontalen und parietalen kortikalen Arealen **(kortikokortikale Eingänge)**,
- in geringerem Umfang von **sensorischen Thalamuskernen** (»Sensorik« in Abb. 13.7),
- von aufsteigenden, extrathalamischen Fasersystemen, besonders von **noradrenergen Fasern** aus dem Locus coeruleus und **dopaminergen Fasern** aus der Substantia nigra und anderen dopaminergen Kernen des Hirnstamms.

Die **Ausgänge der Motorkortexareale** bilden die Pyramidenbahn und eine Reihe extrapyramidaler Bahnen, die nachfolgend angesprochen werden.

Σ Die Zuflüsse der motorischen Kortexareale kommen teils von den motorischen Thalamuskernen, teils von anderen kortikalen Arealen sowie vom sensorischen Thalamus. Hinzu kommen noradrenerge und dopaminerge Zuflüsse aus dem Hirnstamm.

Pyramidale Ausgänge der Motorkortexareale

Der **Tractus corticospinalis** zieht vom Motorkortex ununterbrochen bis ins Rückenmark (Abb. 13.23a). Er durchläuft dabei im Hirnstamm eine Struktur, die als Pyramide bezeichnet wird. Daher heißt die kortikospinale Bahn auch

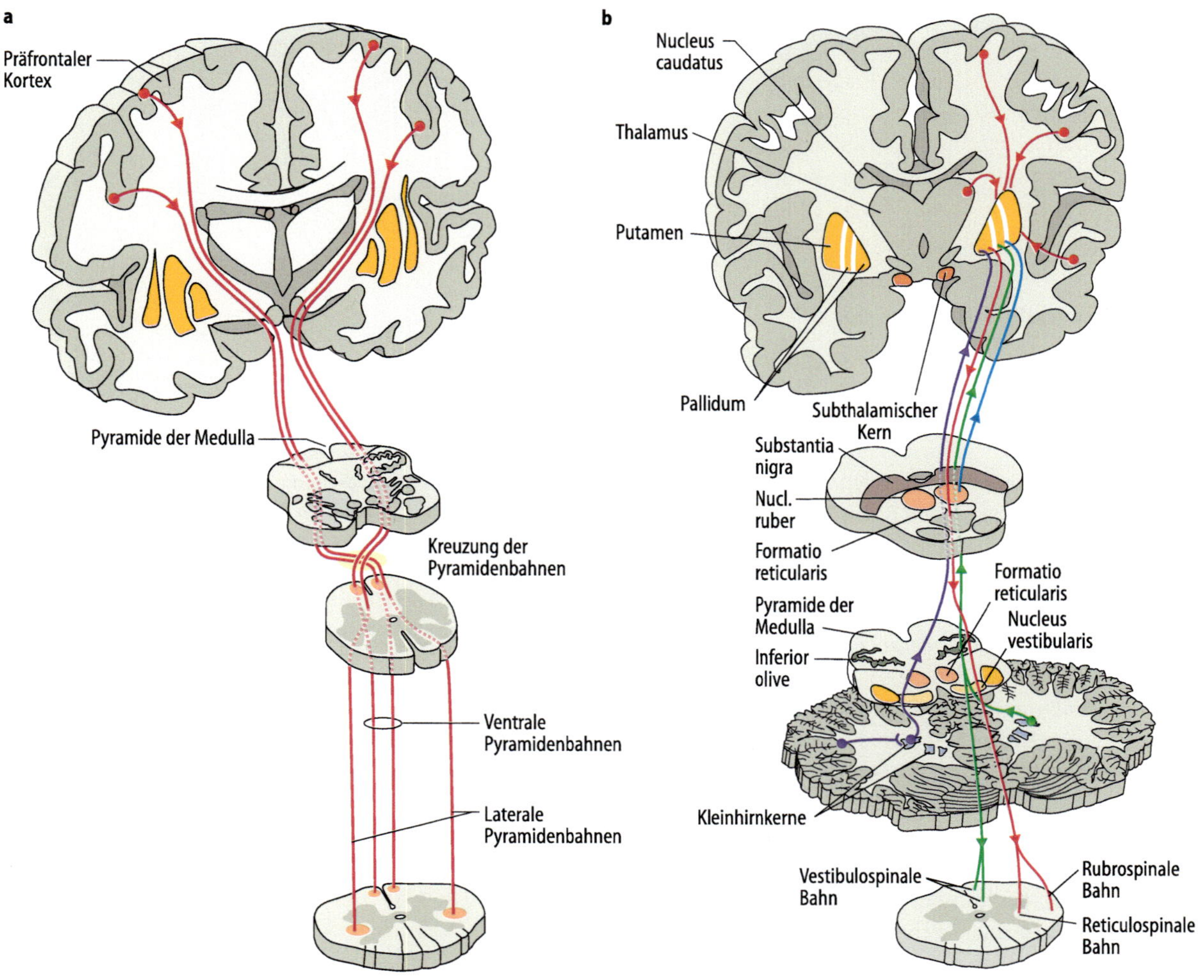

Abb. 13.23a, b. Kortikospinalmotorische Bahnen. a Verlauf der Pyramidenbahn. Sie kreuzt überwiegend im Hirnstamm, zum geringeren Teil auf Rückenmarksebene. **b** Verlauf der extrapyramidalen Bahnen. Weitere Erläuterung von Verlauf und Funktion im Text.

Pyramidenbahn. Ein Großteil der Axone der Pyramidenbahn **kreuzt im Hirnstamm auf die andere Seite** und zieht nach der Kreuzung im Rückenmark abwärts. Der Rest verläuft ungekreuzt nach kaudal. Von den etwa eine Million Fasern jedes Trakts kreuzen im unteren Teil des Hirnstamms 75–90%. Unterbrechung einer Pyramidenbahn und der anderen motorischen efferenten Bahnen wird also vorwiegend zu klinischen **Symptomen auf der kontralateralen Seite** der Schädigung führen.

Im **Rückenmark** endet der Tractus corticospinalis. Die bisher ungekreuzten Axone kreuzen dabei ebenfalls zum Großteil auf die kontralaterale Seite. Die Pyramidenbahnaxone enden nur zum geringen Teil direkt an Motoneuronen, zum größeren Teil wirken sie **über lokale Interneurone** (spinale Neurone in ◘ Abb. 13.7) auf die Motoneuronenkerngebiete ein.

Auf ihrem Weg ins Rückenmark geben die Pyramidenbahnaxone **zahlreiche Kollateralen** zum Thalamus, zu den Basalganglien und zu den motorischen Kernen der Brückenregion (Pons) des Hirnstamms ab. Auf diese Weise erhalten diese motorischen Strukturen jeweils eine **Kopie des motorischen Befehls,** also eine **Efferenzkopie.** Ihre Bedeutung liegt wahrscheinlich in der Optimierung der motorischen Ausführung.

Σ Die Pyramidenbahn ist der Ausgang der primären Motorkortexareale. Sie kreuzt größtenteils im Hirnstamm und läuft ohne synaptische Umschaltung bis ins Rückenmark. Die ungekreuzten Bahnanteile kreuzen dort. Alle motorischen Befehle werden über Efferenzkopien im motorischen System verbreitet.

Extrapyramidale Ausgänge der Motorkortexareale

13

Dieselben motorischen Areale, aus denen der Tractus corticospinalis entspringt, sind auch der Ursprungsort derjenigen kortikalen motorischen Efferenzen, die, großteils **über die Basalganglien,** zu den motorischen Zentren des Hirnstamms ziehen. Diese Bahnen **kreuzen nicht** in der Pyramide. Man fasst sie daher als **extrapyramidale Bahnen** zusammen (◘ Abb. 13.23b). Läsionen dieser Bahnen beeinträchtigen nicht die Bewegungen in einzelnen Gelenken und Extremitäten, aber sie verändern die spinalen Reflexe, die meist gesteigert werden.

Die **extrapyramidalen Bahnen** kommunizieren mit dem Rückenmark über 2 Hauptbahnen, die retikulospinale und die rubrospinale Bahn. Die motorischen Neurone der Formatio reticularis modulieren verschiedene Aspekte der Motorik. Einige Areale bahnen Bewegungen, andere hemmen sie. Die Signalübertragung erfolgt über den **Tractus reticulospinalis,** der von der Formatio reticularis zu den spinalen Interneuronen zieht und dort Einfluss auf das motorische Geschehen nimmt. So nehmen Teile der Formatio reticularis Einfluss auf die Atemmuskulatur. Die zweite wichtige Bahn ist der **Tractus rubrospinalis,** der vom Nucleus ruber (**ruber** = lateinisch rot) des Mittelhirns seinen Ausgang nimmt. Die Beiträge aus dem Kleinhirn und dem Gleichgewichtsorgan kommen über den **Tractus vestibulospinalis.**

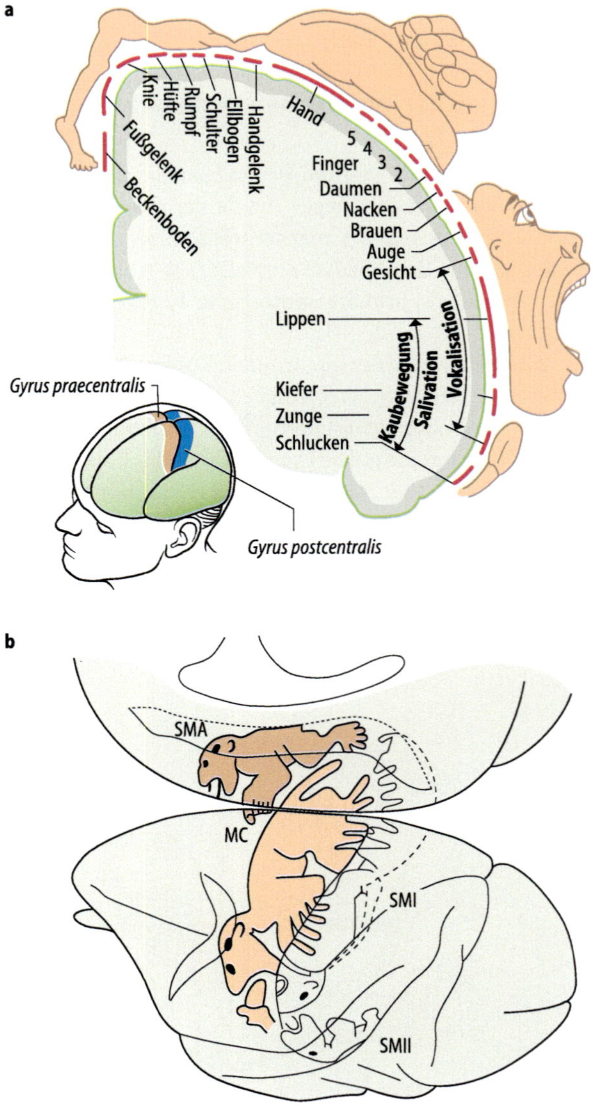

◘ **Abb. 13.24a, b. Verschiedene Darstellungsarten der motorischen Karten des Kortex. a** Motorischer Homunculus mit verzerrter Darstellung der Körperteile entsprechend der ungleichen kortikalen motorischen Repräsentation. In **b** sind die Körperumrisse eines Äffchens entsprechend der motorischen Repräsentation eingezeichnet. *MC* motorischer Kortex. *SMA* Supplementär-motorische Area. *SM I* und *SM II* bezeichnen postzentrale somatosensorische Areale, von denen bei hoher Reizstärke auch motorische Effekte ausgelöst werden können

Σ Die extrapyramidalen Bahnen stammen aus den motorischen Kortexarealen und den Basalganglien. Sie erreichen das Rückenmark über die Tractus reticulo-, rubro- und vestibulospinalis und nehmen dort Einfluss auf die spinalmotorischen Aktivitäten.

Somatopie und multiple Repräsentation

Zwei Aspekte der motorischen Kortexareale sind funktionell besonders wichtig: erstens ihre **somatotopische Organisation**, d. h. eine geordnete räumliche Zuordnung zwischen Körperperipherie und motorischem Kortex, und zweitens eine **multiple Repräsentation** der Körperperipherie in mehreren motorischen Arealen (◘ Abb. 13.24).

Das bekannteste kortikale motorische Areal des Menschen ist der **Gyrus praecentralis** (Feld 4 nach Brodmann, ◘ Abb. 5.17f in Abschn. 5.3.1). Seine somatotopische Organisation ist in ◘ Abb. 13.24a dargestellt. Diejenigen Körperstellen, die besonders häufig willentlich benutzt werden, wie z. B. **Finger, Hand, Lippen, Zunge,** nehmen **weit überproportionale Anteile** des Gyrus praecentralis ein, während Rumpf und proximale Extremitäten nur relativ klein repräsentiert sind (»motorischer Homunculus«).

Neben dem eben beschriebenen **primär motorischen Kortex** (abgekürzt **MI**) findet sich ein ebenfalls somatotopisch gegliederter sekundär motorischer Kortex (MII) in der Tiefe der Fissura interhemisphaerica im Anschluss an den primär motorischen Kortex und etwas rostral davon (Teil der Area 6, ◘ Abb.13.24b). Dieses Areal wird meist als **supplementär-motorisches Areal, SMA,** bezeichnet Dazu kommt der **prämotorische Kortex, PMK** (weiterer Teil der Area 6), der anterior zum primären motorischen Kortex liegt.

Bei Patienten mit **Läsionen des prämotorischen Kortex** bleibt die Feinmotorik der Finger erhalten, aber Stehen und Gehen sind gestört, ebenso die Koordination bei zweihändigen Bewegungen. Patienten mit **beidseitigen Läsionen des SMA** können sich nicht mehr willkürlich bewegen, während automatische und reflektorische Bewegungen teilweise noch erhalten sind. Dies spricht dafür, dass SMA an der initialen Ausarbeitung der willkürlichen Bewegungsprogramme beteiligt ist.

Σ Der Gyrus praecentralis ist der primär motorische Kortex. Dazu kommen das supplementär motorische Areal, SMA, und der prämotorische Kortex, PMK. Die motorischen Areale sind somatotopisch organisiert und die Körperperipherie ist multipel, d. h. in mehreren Kortexarealen, repräsentiert.

Aufgaben der motorischen Kortexareale

Der Motorkortexareale sind, wie ◘ Abb. 13.7 schon zeigt, zuständig für die Umsetzung der in den assoziativen Kortexarealen entstandenen **Bewegungsentwürfe in Bewegungsprogramme.** Gleichzeitig, wie ebenfalls in ◘ Abb. 13.7 zu sehen, beginnt mit ihnen die Kette derjenigen Strukturen, die v. a. die **Bewegungsausführung** übernehmen. Dabei sei allerdings daran erinnert, dass viele komplexe Bewegungsabläufe subkortikal verlaufen (Abschn. 13.4 und 13.5).

Die spezielle Rolle der einzelnen kortikalen motorischen Felder wird derzeit so gesehen, dass **MI vorwiegend der Feinkontrolle von Bewegungen,** insbesondere von Einzelbewegungen der distalen Körpermuskulatur dient (Abschn. 13.6.5), während **SMA** und **PMK** in die zentrale Generierung der Abfolge von komplex zusammengesetzten **willkürlichen Bewegungsprogrammen** eingebunden sind (► oben).

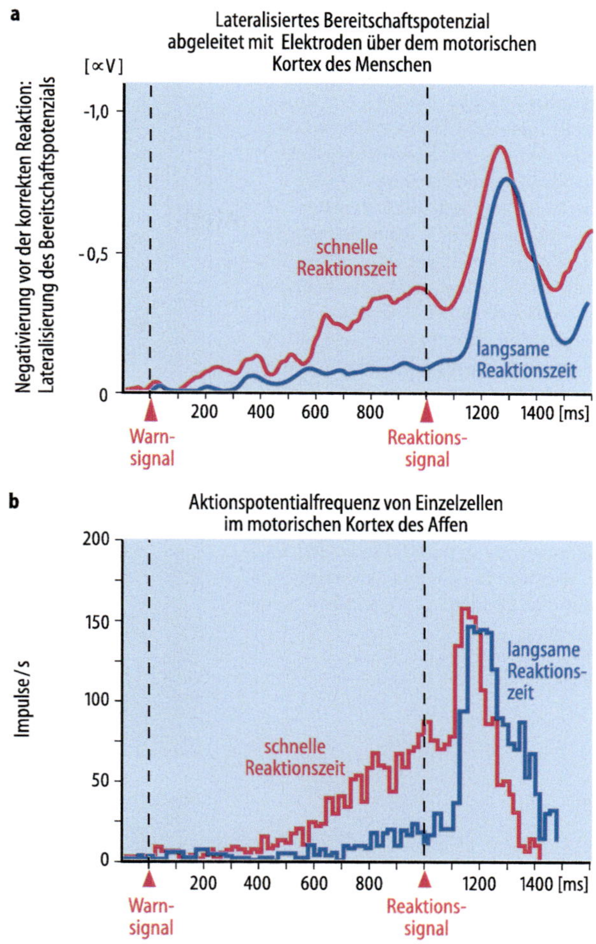

◘ **Abb. 13.25a, b. Bereitschaftspotenziale des menschlichen Kortex (a) und Einzellzellableitungen aus motorischen Kortexzellen vom wachen Affen in derselben Situation (b).** Nach einem Warnsignal ertönt 1 s später ein Reaktionssignal, auf das eine Fingerbewegung ausgeführt wird. Schnelle Reaktionszeiten werden von höherer Negativierung des Bereitschaftspotenzials kontralateral zur Bewegung und verstärkter Entladung der Zellen vor der Entladung bewirkt. Das Bereitschaftspotenzial ist als Differenz zwischen rechter und linker Hemisphäre wiedergegeben. Weitere Erläuterung ► Text

Σ Die Motorkortexareale besorgen die Umsetzung der Bewegungsentwürfe in Bewegungsprogramme und steuern die Bewegungsausführung. Der MI ist v. a. für die Ausführung feinmotorischer Bewegungen verantwortlich, SMA und PMK beteiligen sich an der Generierung willkürlicher Bewegungen.

Kortikale Bereitschaft zum Handeln

Mehrere hundert Millisekunden vor einer willkürlichen Bewegung, d. h. vor der Aktivierung der motorischen Kor-

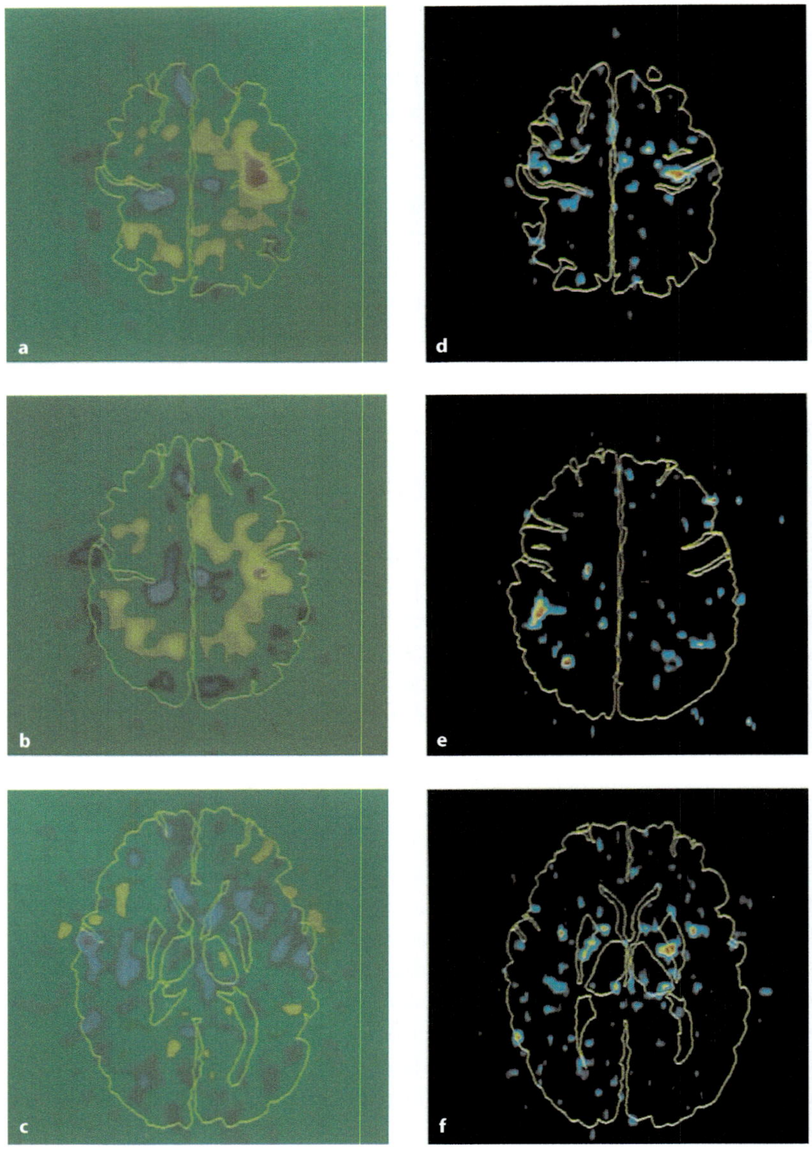

Abb. 13.26a–f. Motorisches Lernen und regionale Hirndurchblutung, gemessen mit Positronenemissionstomographie (PET, Kap. 20). Die 9 Versuchspersonen, deren PET hier gemittelt wurden, erlernten eine komplizierte Fingerbewegung mit der rechten Hand. Rechts auf der Abbildung bedeutet links in Realität. **a** Lernbeginn: Schnitt durch prämotorische Handregion. Man sieht erhöhte Durchblutung (mehr rot und gelb) in dieser Region kontralateral der benutzten Hand. **b** Lernbeginn: Schnitt durch somatosensorische Handareale, ebenfalls kontralateral erhöht, auch in den sensorischen Assoziationsarealen. **c** Schnitt durch den Nucleus ventrolateralis des Thalamus. **d** Wie **a**, aber nach Erlernen der Bewegung; die Aktivitätserhöhung ist beträchtlich fokussiert und auf MI eingeschränkt. **e** Wie **b**, die somatosensorischen Areale sind still geworden. **f** Wie **c**, zeigt aber nur erhöhte Aktivität im Putamen und Pallidum nach erfolgter Automatisierung

texareale, setzt bereits die **Vorbereitung der kommenden Bewegung** ein. So zeigt Abb. 13.25a den **Verlauf langsamer Hirnpotenziale** des Menschen von einem Warnsignal bis zu einem Reaktionssignal (für eine Handbewegung) rund 600 ms danach, gemittelt über viele gleichartige Reaktionen. Darunter sind in Abb. 13.25b die Aktionspotenzialfrequenzen eines Neurons im motorischen Kortex des wachen Affen während der gleichen Warnsignal-Reaktions-Sequenz zu sehen.

Das Bereitschaftspotenzial ist in Abb. 13.25a als Differenz zwischen den Potenzialen der linken und rechten Hemisphäre aufgezeichnet, da einmal die rechte und das andere Mal die linke Hand benutzt wurde. Es wird daher als **lateralisiertes Bereitschaftspotenzial** bezeichnet. Man sieht, dass mit stärkerer Negativierung kontralateral der benützten Hand die Reaktionszeit schneller wird. Gleiches zeigen die Reaktionen der Einzellzelle: Je höher die Entladungsrate vor der Bewegung, desto schneller wird diese ausgeführt (bezüglich langsamer Hirnpotenziale und ihrer Bedeutung Kap. 20 und 21).

Der Begriff **Bereitschaftspotenzial** wird häufig synonym mit **Erwartungspotenzial** verwendet, obwohl man streng genommen unter Bereitschaftspotenzial nur die Negativierung vor einer spontanen, nicht signalisierten Bewegung versteht, während Erwartungspotenzial die Negativierung vor signalisierten Handlungen oder Gedanken bezeichnet.

Die **Plastizität des motorischen Systems** beim Erlernen komplexer Bewegungsabläufe wird in Abb. 13.26 deutlich. Sie zeigt den Verlauf der Durchblutungserhöhung in verschiedenen Hirnregionen beim **Erlernen einer komplizierten Bewegungssequenz** mit den Fingern der rechten Hand. (Die Erhöhung der regionalen Hirndurchblutung zeigt eine vermehrte Aktivität der beteiligten Hirnstrukturen an, Abschn. 20.6.1.) Aus Abb. 13.26 wird auch deutlich, dass nicht nur motorische, sondern v. a. parietale und somatosensorische Regionen an Erwerb und Durchführung sowie an der Automatisierung von Bewegungsfolgen beteiligt sind (Kap. 21 und 28).

Erwartungs- und Bereitschaftspotenziale signalisieren die Vorbereitung einer willkürlichen Bewegung. Automatisierung von Bewegungen durch Üben führt zu plastischen Veränderungen der beteiligten Hirnstrukturen.

13.6.5 Ziel- und Greifbewegungen von Arm und Hand

Grundformen des Greifakts, Durchführen einer gezielten Handbewegung

Die Entwicklung des aufrechten Ganges hat die **Hände praktisch zu einem eigenständigen Sinnesorgan** werden lassen, mit dem wir die Beschaffenheit der Dinge, die wir in die Hand nehmen, ertasten und begreifen und dazu mit Gesten kommunizieren können. Dazu kommt, dass dem Greifakt meist die **visuelle Erfassung des Objekts vorausgeht,** wobei dieses fixiert, d. h. auf den fovealen Anteil der Netzhaut projiziert wird. Dies löst seinerseit vom parietalen Kortex her bereits gezielte Hand- und Armbewegungen zum Objekt aus. Die **Handfertigkeit** ist also eine sensomotorische, insbesondere eine **visuomotorische** und eine **kognitive Leistung.**

Die zahlreichen Griffarten, zu denen die menschliche Hand fähig ist, lassen sich auf 2 Grundformen zurückführen, nämlich den **Kraftgriff** für schwere und größere Objekte und den **Präzisionsgriff** für delikate, kleine Gegenstände und Instrumente (Abb.13.27a, b). Bei ersterem wird durch globalen Fingerschluss ein festes Zupacken ermöglicht, während beim Präzisionsgriff durch Gegenüberstellen (Opposition) von Daumen und Zeigefinger eine fein abgestimmte Anpassung der Greifkraft möglich ist.

Die **Entstehung des Bewegungsprogramms** beim Greifen, die, wie eben schon erwähnt, im visuellen Bezugssystem des Zentralnervensystems beginnt, erfordert zunächst eine Umsetzung aus dem visuellen in das körperbezogene oder **egozentrische Koordinatensystem** und die **Entwicklung eines motorischen Programms** zur Vororientierung der Hand- und Fingerstellung in Richtung auf das Ziel. Die Zielbewegung startet schnell und in ihrer Präzision relativ ungenau, um gegen das Ziel hin abgebremst und dabei genauer zu werden. In dieser langsamen Phase nahe beim Ziel erfolgen auch die Öffnung der Hand und deren endgültige Anpassung an das folgende Zugreifen (Abb. 13.27c). Die Treffgenauigkeit einer Zielbewegung ist also umgekehrt proportional ihrer Geschwindigkeit; mit anderen Worten, es muss **zwischen Geschwindigkeit und Präzision gewählt** werden.

Die Handfertigkeit ist eine visuomotorische und kognitive Leistung. Dem Greifakt geht die visuelle Erfassung des Objektes voraus. Grundformen des Greifakts sind der Kraftgriff und der Präzisionsgriff. Ungeübte Zielbewegungen sind umso genauer, je langsamer sie sind.

Einstellen der Greifkraft

Das **antizipatorische Einstellen der Greifkraft** beruht auf unserer Erfahrung, d. h. es ist **proaktiv** auf Grund des sensomotorischen Gedächtnisses. An den nachfolgenden Korrekturen sind die Mechano- und Temperatursensoren der Haut so entscheidend beteiligt, dass die Hand, wie oben gesagt, als ein eigenständiges Sinnesorgan angesehen werden muss. So wird, wie in Abb. 13.27d illustriert, die Griffkraft für das Halten eines Glases fortlaufend dem Füllungsgrad des Glases angepasst. Dies geschieht dadurch, dass die durch das Füllen ausgelösten winzigen Rutschbewegungen des Glases von den Pacini-Körperchen registriert und die Griffstärke anschließend reflektorisch verstärkt wird. Diese **reflektorische Anpassung der Griffstärke** erfolgt mit einer typischen Latenz von ca. 60 ms, d. h. es handelt sich nicht um monosynaptische, sondern um **polysynaptische Reflexe,** möglicherweise unter Einschluss supraspinaler Strukturen.

In vergleichbarer Form sind auch die anderen Sensoren der Hand, kutane wie muskuläre, in die Einstellung der Greifkraft und ihre **fortlaufende Anpassung an die sich ändernden Verhältnisse** eingebunden. Ein Patient mit völligem Verlust der taktilen und propriozeptiven Sensibilität kann z. B. nicht aus einem Plastikbecher trinken, da er die Greifkraft nicht an die Weichheit des Bechers anpassen kann. Die in Abschn. 13.4.3 beschriebene **gelernte Nichtbenutzung** deafferenzierter Glieder hängt natürlich auch damit zusammen: Die Misserfolge von Bewegungsversuchen bestrafen diese und führen zur Vernachlässigung des Gliedes.

Das Einstellen der Greifkraft erfolgt zunächst proaktiv auf Grund des sensomotorischen Gedächtnisses. Die fortlaufende Anpassung der Griffstärke an die jeweiligen Notwendigkeiten geschieht über polysynaptische Reflexe.

Die Pyramidenbahn als Voraussetzung für die Handgeschicklichkeit

Die Arme, insbesondere die Hände, sind, ähnlich wie der Mund, in den motorischen Kortexarealen überproportional repräsentiert (vgl. den **motorischen Homunculus** in Abb. 13.24a). In diesen Handarealen werden die Bewegungsprogramme generiert, deren anschließende Übertragung zu den Motoneuronen der mehr als 30 Handmuskeln weitgehend über die **Pyramidenbahn** erfolgt.

Die Aktivität der Pyramidenbahn ist sehr viel stärker mit dem Präzisionsgriff als mit dem Kraftgriff korreliert. Daraus und aus der Tatsache, dass das menschliche Neu-

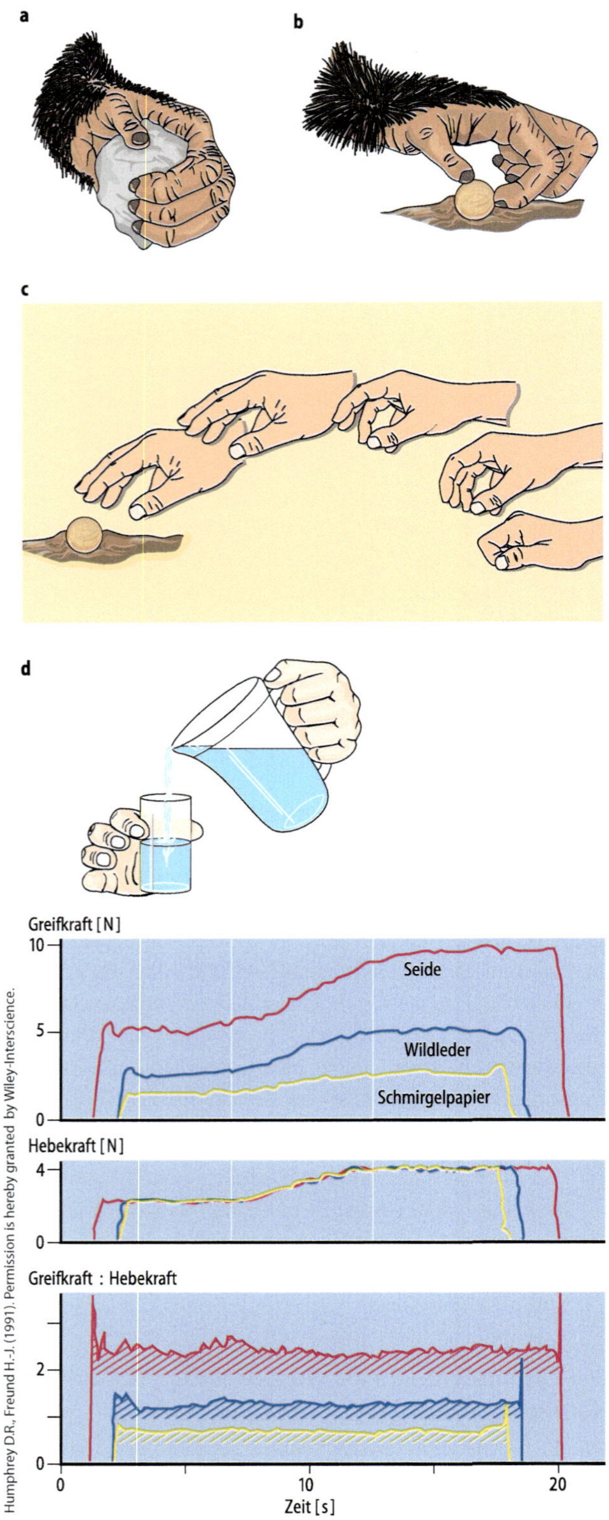

Abb. 13.27a–d. Zielgerichtetes Greifen der Hand. a Kraftgriff mit globalem Fingerschluss. **b** Präzisionsgriff mit Opposition von Daumen und Zeigefinger. **c** Transportphase und Formierung des Präzisionsgriffs bei einer gezielten Greifbewegung der Hand mit einer dem Objekt angepassten proaktiven Feineinstellung bei der Annäherung. **d** Fortlaufendes Anpassen der Griffkraft für das Halten eines Glases bei dessen Füllung. Die quantitative Untersuchung dieser Aufgabe bestätigt die präzise Koordination der Griffkraft, die genau parallel mit der Belastung ansteigt (und damit entsprechend der Hebekraft der Armbeuger). Wie die unteren Kurven zeigen, bleibt das Verhältnis Greifkraft zu Hebekraft beim Einschenken stabil, wobei die Greifkraft umso größer ist, je glatter die Oberfläche des Glases beschaffen ist (Schmirgelpapier < Wildleder < Seide), während die Hebekraft konstant bleibt. Der Unterschied zwischen Belastung und Greifkraft (schraffierte Flächen im untersten Diagramm) entspricht der Sicherheitsmarge, die für eine bestimmte Reibung zwischen Hand und Glas notwendig ist, damit das Glas nicht abrutscht

geborene, dessen Pyramidenbahn noch nicht ausgereift ist, über keinen Präzisionsgriff verfügt, lässt sich folgern, dass die **Pyramidenbahn eine Voraussetzung für den Präzisionsgriff und für die Handgeschicklichkeit** überhaupt ist. Damit stimmt auch überein, dass nach Läsionen der Pyramidenbahn insbesondere die Handgeschicklichkeit eingeschränkt ist: Unabhängige Fingerbewegungen (wie für den Präzisionsgriff notwendig) lassen sich nicht mehr durchführen, die Bewegungen sind allgemein verlangsamt, und die Mobilisierung der Kraft beim Greifen ist verzögert.

Den **zeitlichen Ablauf** und den **Schwerpunkt der Programmbildung** in den kortikalen Handarealen zeigen Mikroelektrodenableitungen aus diesen Arealen bei trainierten, wachen Affen: Schon **100–200 ms vor Beginn** einer Armbewegung beginnt sich die Aktivität in einer großen Population kortikaler Neurone zu ändern, um im Laufe der Bewegung wieder abzuklingen. Dabei scheint insbesondere die **Bewegungsrichtung programmiert** zu werden. Abb. 13.28 ist gewonnen aus dem Entladungsverhalten von über 200 kortikalen Neuronen während den in der Mitte der Abbildung durch Pfeile angegebenen 8 Handbewegungen. Wie in der Legende beschrieben, wurde für jedes Neuron die Bewegungsrichtung mit der höchsten Entladungsrate und die Entladungsrate bei jeder der 8 Bewegungen registriert und aus diesen beiden Parameter die rot eingetragenen Vektoren für jedes Neuron bestimmt. Aus diesen Vektoren wurde dann für jede Bewegungsrichtung der Gesamtvektor bestimmt, der als dunkler gestrichelter Pfeil eingetragen ist. Diese 8 **Populationsvektoren** stimmen mit der tatsächlichen Bewegungsrichtung sehr gut überein, und damit wird klar, dass nicht die Einzelzelle, sondern die Neuronenpopulation die Bewegungsrichtung bestimmt.

Σ Das Programm einer Bewegung wird im primär motorischen Kortex entworfen. In diesen Arealen setzt 100–200 ms vor Beginn einer Bewegung eine vermehrte neuronale Aktivität ein, in deren Verlauf der über die Pyramidenbahn auszusendende Bewegungsbefehl entsteht.

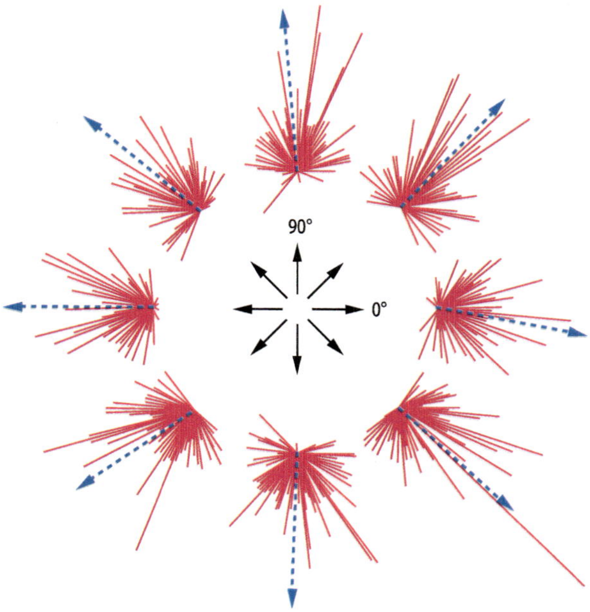

Abb. 13.28. Bewegungsrichtungsspezifische Entladungen kortikaler Neurone. Darstellung des Populationsvektors an Hand der Entladungsraten von über 200 Neuronen des Armareals im primären motorischen Kortex MI eines Affen. Dieser führte sukzessive die 8 im Zentrum als schwarze Pfeile gezeigten Handbewegungen aus, wobei 2 Parameter für jedes Neuron bestimmt wurden: 1. Vorzugsrichtung (höchste Entladungsrate) und 2. Entladungsrate bei jeder der getesteten Bewegungsrichtungen. Mit diesen Größen wurden Vektoren für jedes Neuron und für jede Bewegungsrichtung eingetragen (Länge proportional zur Entladungsfrequenz, Winkel = Vorzugsrichtung). Die lineare Vektorsumme ergibt den Populationsvektor (gestrichelte blaue Pfeile). Diese Populationsvektoren stimmen ziemlich gut mit den durchgeführten Bewegungsrichtungen (vgl. die schwarzen Pfeile mit den blauen) überein

Spiegelneurone und die Imitation von Bewegungen

Wenn Affen die Handbewegungen von anderen Affen oder von Menschen beobachten, oder wenn sie nur Töne hören, die mit diesen Bewegungen verbunden sind, feuern spezialisierte Neurone im Areal F5, dem prämotorischen Handareal. Beim Menschen überlappt sich dieses Areal auf der linken Hemisphäre mit dem motorischen **Sprachzentrum von Broca** (Area 44, Abb. 5.17). Diese Neurone feuern auch, wenn der Affe seine eigenen Handbewegungen im Spiegel beobachtet, und diese Spiegelneurone werden selbst aktiv, wenn der Affe (oder Mensch) vollkommen ruhig die Bewegungen anderer beobachtet oder begleitende Töne von Bewegungen wie kratzen, reiben etc. hört.

Auch schon bei gedachter **Absicht für Bewegungen** oder **vermuteten** Bewegungen von anderen wird dieses Areal aktiv. In der Evolution vom Affen zum Menschen haben sich diese Neurone von ihrer rein motorischen bzw. ideomotorischen Funktion bei visuellen und auditorischen Gesten bis zur **abstrakten** Kommunikation in der **Sprache** und **Empathie** (sich in die Absichten anderer hinein zu versetzen) entwickelt.

Σ Spiegelneurone kodieren Handlungen und Bewegungen auf Grund von visuellen oder akustischen Signalen. Sie feuern ebenso bei Absichten von eigenen (gedachten) oder bei anderen vermuteten Bewegungen, d. h. sie kodieren abstrakte Inhalte, nämlich die Bedeutung von Bewegungen.

13.7 Pathophysiologie und Rehabilitation des motorischen Systems

13.7.1 Pathophysiologie des motorischen Systems

Folgen von peripheren versus zentralen Störungen

Die in Abb. 13.7 vorgestellte Struktur des motorischen Systems lässt zwei Grundtypen pathophysiologischer Veränderungen erwarten. Einmal **Störungen in der Ausarbeitung eines Bewegungsprogramms,** wie z. B. beim Parkinson-Syndrom (► unten), und zum anderen **Störungen in der Bewegungsausführung,** die dann auftreten, wenn ein normal entworfenes Programm durch Defekte des peripheren motorischen Apparates, also z. B. eine Nervendurchtrennung, nicht richtig ausgeführt werden kann.

Eine extreme Form einer solchen **Verhinderung der Ausführung** haben wir bereits kennen gelernt, nämlich die **spinale Querschnittslähmung** (Abschn. 13.5.3). Dieses Beispiel ebenso wie die Beschreibung der Arbeitsweise der motorischen Zentren des Hirnstamms (Abschn. 13.6.1) haben deutlich gemacht, zu welchen erheblichen eigenständigen Leistungen diejenigen motorischen Zentren fähig sind, denen beim Menschen die Bewegungsausführung zukommt. Auf diese Ausführungen wird verwiesen. Zusätzlich werden im Folgenden einige in der Neurologie häufige Symptome oder Krankheitsbilder erläutert, für die eine pathophysiologische Grundlage angegeben werden kann und die auf neuropsychologische oder neuropharmakologische Behandlung angewiesen sind.

Auch die **Unterbrechungen von Motoaxonen** (z. B. Nervendurchtrennungen bei einem Unfall) oder **Ausfälle von Motoneuronen** (z. B. bei Poliomyelitis) verhindern die Bewegungsausführung. Es kommt zu **schlaffen Lähmungen,** die von folgenden Symptomen begleitet werden:
- **Hypotonus,** d. h. ein verminderter Muskeltonus,
- **Atrophie,** d. h. Degeneration der nicht mehr innervierten Muskelfasern,
- **Parese** (Verminderung) oder **Paralyse** (Ausfall) der groben Kraft und entsprechende Beeinträchtigung der Feinmotorik.

Die monosynaptischen Dehnungsreflexe sind abgeschwächt oder erloschen. Alle Symptome sind aus der Art der Schädigung ohne weiteres einsichtig.

Pathophysiologische Störungen des motorischen Systems lassen sich entweder zentralen oder peripheren Schädigungen zuordnen. Periphere Nervendurchtrennungen oder der Untergang von Motoneuronen führen zu schlaffen Lähmungen mit Hypotonus, Atrophie und Parese bis Paralyse.

Parkinson-Syndrom als Beispiel einer Erkrankung der Basalganglien

Parkinson-Patienten fallen durch ihre mimische Starre, ihre geringen oder fehlenden Ausdrucksbewegungen, ihren zögernden, kleinschrittigen Gang und durch Zittern ihrer Hände auf (▫ Abb. 13.29). Die Untersuchung zeigt in wechselnder Ausprägung die Symptome

- **Bradykinesie** bis hin zur **Akinese,** d. h. eine motorische Verlangsamung und Gebundenheit, in der die Kranken große und oft unüberwindliche Schwierigkeiten haben, eine Bewegung in Gang zu bringen und zu Ende zu führen,
- **Rigor,** d. h. einen erhöhten Muskeltonus, der unabhängig von Gelenkstellung und Bewegung stets vorhanden ist und als plastischer oder **wächserner Widerstand** beschrieben werden kann. Bei passiven Gelenkbewegungen geben die Muskeln nicht gleichmäßig, sondern ruckartig nach: **Zahnradphänomen,**
- **Ruhetremor** mit einer Frequenz von 4–7 Hz, v. a. an den Händen. Er lässt bei zielmotorischen Bewegungen nach und setzt anschließend wieder ein.
- **Kognitive Störungen und Depressivität,** die im Kap. 24.3.1 angesprochen werden.

Die **Brady-** bzw. **Akinese** kann als Ausfall von Bewegung aufgefasst werden, also als **Minus-Symptom.** Umgekehrt sind **Rigor** und **Tremor** als Enthemmung der Basalkernmotorik anzusehen, also als **Überschuss-Symptome.** Letzteres gilt in stärkerem Maße für andere Erkrankungen der Basalganglien, bei denen überschießende Bewegungsstörungen der einen oder anderen Form im Vordergrund stehen (z. B. Chorea, Athetose, Hemiballismus, Box 13.7).

Wahrscheinliche **Ursache des Parkinson-Syndroms** ist der Untergang der von der Substantia nigra zum Striatum ziehenden, hemmenden Bahnen (▫ Abb. 13.19 und 13.20), deren Transmitter **Dopamin** ist. Die dopaminergen Neurone der Substantia nigra bilden weitverzweigte terminale Netze im Putamen, aus deren Varikosiäten (▫ Abb. 6.6 in Abschn. 6.2.1) kontinuierlich etwas Dopamin freigesetzt wird (tonische »Berieselung« der Basalganglien durch Dopamin). Die **Abnahme dieser Berieselung** führt, wie in Abschn. 5.2.4 diskutiert, zu Zu- bzw. Abnahmen der Aktivitäten in den indirekten bzw. direkten Verbindungen zwischen Putamen und Globus pallidum (▫ Abb. 5.15 und ▫ Abb. 13.20 in 13.6.2), was teils die Minus-, teils die Überschusssymptome verursacht.

Das Parkinson-Syndrom, v. a. die Akinese, kann **durch Gaben von L-Dopa,** der Vorstufe des Dopamins, erfolgreich

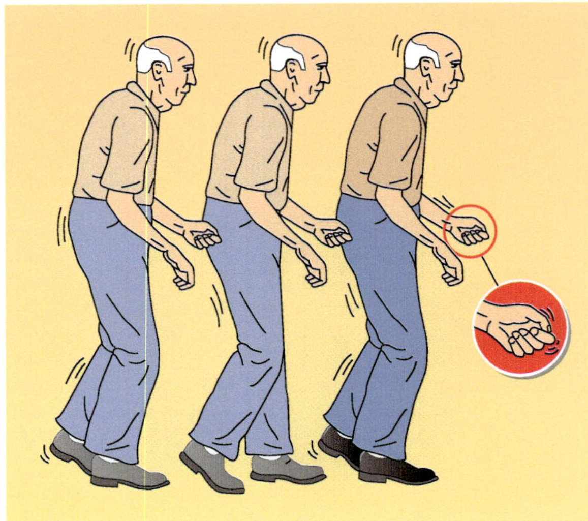

Aus Schmidt RF et al (2003). Mit freundlicher Genehmigung des Deutschen Ärzte-Verlags.

▫ **Abb. 13.29. Symptome des Morbus Parkinson im Spätstadium:** rigide, vorgebeugte Haltung, schlurfender Gang, Tremor, Ausdrucksstarre, »Pillendrehen« (in der Einsatzfigur) der Finger

behandelt werden (Dopamin selbst ist unwirksam, da es die Blut-Hirn-Schranke nicht passieren kann). Dagegen können durch **stereotaktische Ausschaltungen** im Pallidum und im Thalamus (Nucleus ventrolateralis, VL), also durch teilweises Unterbrechen der Projektion zum Motorkortex (▫ Abb. 13.19, 13.20), zwar die Überschuss-Symptome, nicht aber die Akinese gebessert werden. Die Akinese wiederum kann, wie in Abschn. 5.2.4 berichtet, durch **hochfrequente elektrische Reizung** des Nucleus subthalamicus (STN) über eingepflanzte Elektroden reduziert werden (▫ Abb. 5.15). **Neuropsychologische Behandlung und EMG-Biofeedback** (Abschn. 13.6.2) verzögern das Fortschreiten der Symptome und die begleitenden Depressionen und kognitiven Störungen (weitere Einzelheiten zur Ätiologie und Therapie Abschn. 24.3.1).

Läsionen in den Basalganglien führen zu verschiedenen Formen von Bewegungsstörungen, von denen das Parkinson-Syndrom am bekanntesten ist. Es wird durch den Untergang der dopaminergen nigrostriatalen Bahnen verursacht. Gabe von L-Dopa, stereotaktische Eingriffe, neuropsychologische Behandlung und Biofeedback können die Symptome bessern.

Erkrankung des Kleinhirns

Entsprechend den in Abschn. 13.6.3 geschilderten Funktionen des Kleinhirns stehen bei zerebellären Ausfällen die folgenden Symptome im Vordergrund:

- **Asynergie,** definiert als die Unfähigkeit, die bei einer Bewegung beteiligten Muskeln korrekt dosiert zu innervieren. Die einzelnen Anteile eines Bewegungsprogramms werden nicht gleichzeitig, sondern hintereinander ausgeführt (**Bewegungsdekomposition**), die

Box 13.7. Erbkrankheit Chorea Huntington

Während beim Morbus Parkinson die Akinese im Vordergrund steht, kommt es bei anderen Erkrankungen der Basalganglien zu Hyperkinesien, d. h. zu unwillkürlichen, abrupt einschießenden, nicht-repetitiven, distal betont am ganzen Körper auftretenden Bewegungen von kurzer Dauer. Diese sind auf Läsionen, besonders Degeneration im Striatum zurückzuführen. Die Bewegungsstörung wird durch emotionale Belastung, Zuwendung oder innere Anspannung gesteigert, sistiert dagegen im Schlaf vollkommen. Der wichtigste Vertreter ist die Huntington-Chorea. Die ersten Symptome zeigen sich meist im Alter von 30–40 Jahren mit einer großen Variabilität der Erstmanifestation zwischen dem 3. und 75. Lebensjahr. Die Patienten sterben im Mittel 14–17 Jahre nach Erkrankungsbeginn.

Die Huntington-Chorea ist eine autosomal-dominant vererbte Krankheit, d. h. sie wird von einem dominanten Gen vererbt, so dass jedes Kind mit 50%-iger Wahrscheinlichkeit erkrankt (Abschn. 23.1.2). Da die Krankheit relativ spät im Leben ausbricht, zeugen viele spätere Patienten vor dem Ausbruch der Krankheit Kinder und geben damit das kranke Gen weiter. Diese Gen, genannt HD (für Huntington's disease) liegt auf Chromosom 4 und kodiert ein Protein, das Huntingtin genannt wird. Das pathologische Gen enthält eine variable Anzahl der Trinukleotidsequenz CAG (Cytosin-Adenin-Guanidin). Während in der Normalbevölkerung 11–34 solcher CAG-Wiederholungen auftreten, ist auf dem HD-Gen die Anzahl dieser Wiederholungen pathologisch erhöht (37–121). Je mehr der Wiederholungen auftreten, desto früher beginnt die Erkrankung.

Noch ist nicht abschließend klar, warum defektes Huntingtin zu Degeneration im Striatum führt. Eine Hypothese war, dass Huntingtin nur in Neuronen der Basalganglien exprimiert wird und diese dann zerstört. Aber mittlerweile hat sich herausgestellt, dass Huntingtin überall im Gehirn sowohl in Neuronen wie Gliazellen produziert wird, ebenso im Muskel, in der Leber und im Hoden. Damit bleibt offen, warum nur die Basalneurone degenerieren.

Bewegungen geraten zu kurz oder zu weit und werden anschließend überkompensiert **(Dysmetrie)**, der Gang wird dadurch breitbeinig, unsicher, überschießend **(zerebelläre Ataxie)**, und rasch aufeinanderfolgende Bewegungen sind nicht mehr möglich oder sehr erschwert **(A-** bzw. **Dysdiadochokinese)**.

- **Tremor**, der nicht bei Ruhe, aber bei Bewegungen auftritt **(Intentionstremor)**. Er kann sich bei zielgerichteten Bewegungen vor Erreichen des Zieles zu einem so starken Wackeln steigern, dass das Ziel verfehlt wird (Störung der Kurskorrektur besonders bei Schädigungen der Kleinhirnkerne).
- **Hypotonus der Muskulatur**, also ein zu niedriger Muskeltonus, oft verbunden mit Muskelschwäche und rascher Ermüdbarkeit der Muskulatur. Dies ist v. a. ein Symptom von Hemisphärenläsionen, während isolierte Läsionen des Vermis (Lobus anterior) eher zu Hypertonus führen.
- **Nystagmus** (Abschn. 17.4.2) und **Sprachstörungen** sind weitere, bei zerebellären Läsionen beobachtete Symptome. Der französische Neurologe Charcot hatte im 19. Jahrhundert als **zerebelläre Symptomentrias** Nystagmus, Intentionstremor und skandierende Sprache angegeben. Auch Schwindel kann bei Kleinhirnerkrankungen auftreten.
- **Defizite im Zeittakt** von Bewegungsplanungen und Lernen. Die Patienten lernen z. B. nicht, auf ein Warnsignal hin das Augenlid vor einem Luftstoß zu schließen, wissen aber, dass der Luftstoß kommt (Box 13.6).

Σ **Erkrankungen des Kleinhirns führen je nach Ausmaß und Lokalisation der Läsion(en) zu Akinesie (mit Bewegungsdekomposition, Ataxie, Dysmetrie und Adiadochokinese), Intentionstremor, muskulärem Hypotonus, Nystagmus und Sprachstörungen.**

Unterbrechung der Pyramidenbahn beim Schlaganfall

Läsionen im Bereich der Motorkortexareale, die zu Reiz- (z. B. epileptischen Anfällen) oder Ausfallsymptomen führen, sowie Unterbrechungen der kortikalen motorischen Efferenzen sind selten. Eine Ausnahme bildet die völlige oder teilweise Unterbrechung der kortikalen Efferenzen etwa auf Höhe des Thalamus in der Capsula interna durch eine Blutung oder Thrombose an einer Schwachstelle der Hirngefäße (Abgang der A. lenticulostriata von der A. cerebri media). Das klinische Bild wird **Schlaganfall**, synonym auch **Hirnschlag** oder **Apoplex** genannt.

Ein Schlaganfall führt nach einem anfänglichen Schockstadium mit schlaffer Lähmung der **kontralateralen** Körperhälfte **(schlaffe Hemiplegie)** zu einer Lähmung mit deutlichem Hypertonus der Muskulatur, der sich insbesondere als zunehmender Widerstand gegen passive Bewegungen äußert **(spastische Hemiplegie)**. Es überwiegt die Spastizität derjenigen Muskeln, die gegen die Schwerkraft arbeiten, also der Extensoren der Beine und der Flexoren der Arme (beim Vierbeiner wären es die Extensoren aller Extremitäten). Eine gewisse Rückkehr der Zielmotorik ist nach einiger Zeit zu beobachten, es bleibt aber meist bei groben Massenbewegungen der Flexoren und Extensoren (Flexor- bzw. Extensorsynergie, zur Therapie Box 13.8).

Pathophysiologisch ist die spastische Hemiplegie als Folge der Unterbrechung kortikaler motorischer Efferenzen aufzufassen, und zwar immer sowohl der **Pyramidenbahn** (Tractus corticospinalis), als auch der zum Hirnstamm ziehenden **extrapyramidalen Bahnen.**

Die **kontralaterale Lähmung** ist ursprünglich weitgehend dem Ausfall der Pyramidenbahn zugeschrieben worden. Isolierte Unterbrechungen dieser Bahn bei Primaten haben aber gezeigt, dass dabei **nach der Erholungsphase** nur eine **Einschränkung der Fingerfertigkeit** übrig bleibt, keinesfalls das Bild einer Hemiplegie (Halbseitenlähmung). Um dieses in etwa zu erzeugen, ist ein weitgehendes Abtragen der motorischen Kortexareale erforderlich. Die Hemiplegie nach Schlaganfall ist also auf den gemeinsamen Ausfall der pyramidalen und extrapyramidalen Efferenzen der Motorkortexareale oder aber auf Deafferenzierung zurückzuführen (▶ auch Fallgeschichte des Schlaganfallpatienten in ◘ Abb. 13.10).

Σ Manche Schlaganfälle unterbrechen den efferenten Ausstrom aus dem Motorkortex. Es kommt dadurch zu einer kontralateralen Lähmung, die erst schlaff ist und dann spastisch wird.

13.7.2 Rehabilitation im motorischen System

Biofeedback bei peripherer Lähmung und spastischen Störungen

Obwohl nach Schädigungen des ZNS die gestörten sensorischen, motorischen und kognitiven Funktionen häufig spontan im Laufe der ersten Wochen und Monate zurückkehren (Plastizität, Abschn. 25.4.3), kann die Remission durch physische und **neuropsychologische Rehabilitation** beschleunigt oder aber, im Falle des permanenten Ausbleibens einer Funktion, teilweise oder vollständig überhaupt erst ermöglicht werden.

13

Neben der konventionellen Physiotherapie von Lähmungen, z. B. nach Durchtrennung des Rückenmarks oder nach zentralen Schädigungen des motorischen Systems (Apoplexien, spastische Lähmungen, Hemiparesen), sind **operante Trainingsverfahren,** insbesondere **EMG-Biofeedback,** zur teilweisen oder vollständigen Wiederherstellung der Funktion nützlich:

Bei spastischen Lähmungen kann beispielsweise durch allgemeines **muskuläres Entspannungstraining** die extreme Aktivierung der spastischen Muskelgruppen durch Rückmeldung der EMG-Aktivität reduziert werden. Der Patient kann dabei die EMG-Entladungsrate der betroffenen Muskeln hören oder auf einem Bildschirm sehen und wird für Reduktion der Muskelspannung (d. h. Abnahme der EMG-Impulsfrequenz) belohnt (◘ Abb. 16.25 in Abschn. 16.6.3). Soll die Beweglichkeit eines ganzen Gliedes rehabilitiert werden, so wird gleichzeitig die Muskelaktivität von Agonisten und Antagonisten (Strecker und Beuger) rückgemeldet, und der Patient lernt selektiv beide Gruppen gegensätzlich zu innervieren. Durch Biofeedback kommt es offensichtlich zu einer teilweisen Neuinnervation der verbliebenen Nervenbahnen. Operante Therapiemethoden und EMG-Biofeedback werden auch zur Rehabilitation von Parkinson (▶ oben), Torticollis und motorischen Tics eingesetzt.

Wie in Abschn. 13.4.3 beschrieben, kann nach einseitigen Läsionen der Hinterwurzeln des Rückenmarks eine Parese auftreten, obwohl die Motorik zumindest teilweise intakt ist. Diese **»gelernte Vernachlässigung«** eines Gliedes, meistens von Hand und Arm, kann durch Verhinderung der Bewegung des gesunden Arms (z. B. durch Armschlinge) wieder aufgehoben werden. Die Person muss den vernachlässigten Arm benutzen und wird für Bewegungserfolg – auch ohne Propriozeption der Bewegung – verstärkt (Box 13.8, s. auch ◘ Abb. 13.10).

Σ Bei peripheren Lähmungen und spastischen Störungen können operante Trainingsverfahren, insbesondere Biofeedback-Anwendungen, erhebliche Therapieerfolge erzielen.

Biofeedback bei Enkopresis

Die ◘ Abb. 13.30 zeigt eine Biofeedback-Anordnung zur Wiederherstellung der motorischen Kontrolle über die

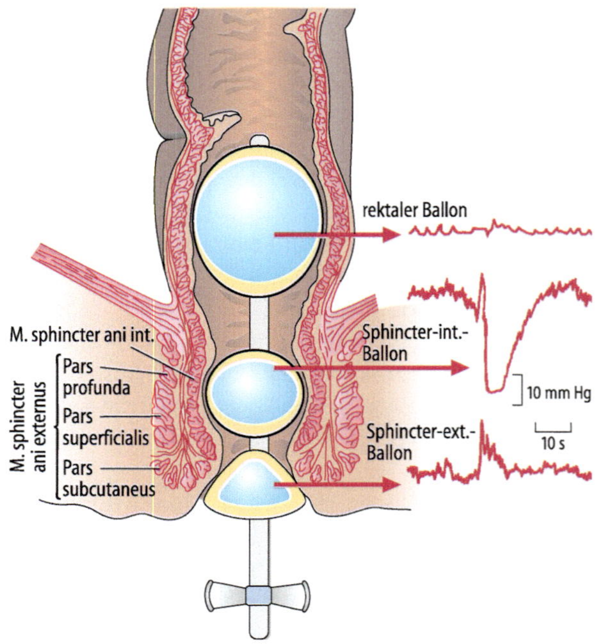

◘ Abb. 13.30. Psychologische Rehabilitation von Enkopresis (Einkoten) nach Ausfall spinaler, supraspinaler oder peripherer Motorik. Es wird die Aktivität des inneren (M. sphincter ani int.) und des äußeren (M. sphincter ani externus) Schließmuskels durch Registrierballons, die als Druckaufnehmer dienen, gemessen (rote Kurven, rechts im Bild). Ein dritter, rektaler Ballon dient zur Simulation von Stuhldruck (Eintritt von Kot in den Enddarm). In einer Biofeedback-Anordnung kann der Patient lernen, Druck auf den M. sphincter ani int. mit einem erhöhten Tonus des äußeren Sphinkters zu beantworten

Box 13.8. Plastizität im motorischen System: kortikale Reorganisation und verhaltenspsychologisches Training nach Schlaganfall

Die Abbildung zeigt links einen Horizontalschnitt und rechts einen Frontalschnitt durch das Gehirn eines Patienten, der im linken motorischen Kortex einen Schlaganfall erlitten hatte, so dass er die rechte Hand nicht mehr benutzen konnte (auf dem linken Teil der Abbildung ist oben die Frontalregion und unten die Okzipitalregion). Der Patient erhielt eine verhaltenstherapeutische Behandlung, bei der die linke gesunde Hand über mehrere Wochen fixiert wurde und der Patient extensiv die Benutzung der rechten gelähmten Hand üben musste (»physical restraint therapy« in Abschn. 13.4.3). Nach der verhaltenstherapeutischen Behandlung konnte der Patient wieder beide Hände zielgerichtet benutzen. Die farbigen Punkte und Kreise zeigen die anatomischen Repräsentationen der rechten bzw. linken Hand im Gehirn des Patienten und einer gesunden Kontrollgruppe (grüne Quadrate und Kreise) vor und nach der Behandlung an. Diese Lokalisationen der beiden Hände werden dadurch gewonnen, dass die Personen viele Male ihre Hände bewegen müssen, wobei die hirnelektrischen Potenziale vor und während der Bewegungen über zahlreiche EEG-Elektroden aufgezeichnet werden und das jeweilige Maximum der hirnelektrischen Aktivität errechnet wird (Abschn. 20.4). Die elektroenzephalographisch bestimmten Quellen der Aktivität bei Handbewegungen bzw. versuchten Handbewegungen werden auf das individuelle Gehirn der Person, das mit einem strukturellen Kernspintomogramm aufgenommen wird, überlagert. Man sieht, dass die Lokalisation der Hand vor der Behandlung (gelbes Quadrat) gegenüber der Kontrollgruppe (grünes Quadrat) in die frontalen Hirnareale verdrängt ist. Nach der Behandlung (Post-Therapie) werden weitere frontale Areale rekrutiert (rosa Quadrat), in der Nachuntersuchung nach 3 Monaten (Katamnese) werden auch ipsilaterale motorische Areale im gesunden rechten motorischen Kortex (rotes Quadrat) aktiviert und damit der ipsilaterale primäre motorische Kortex in die Ausführung der Bewegung eingeschlossen. Man erkennt auch, dass die Lokalisation der gesunden Hand (gelber und roter Kreis) durch die Behandlung nicht verändert wird und sich mit der Lokalisation der linken Hand der Kontrollgruppe (grüner Kreis) deckt. Dies entspricht der normalen Lokalisation der linken Hand in der rechten Hirnhemisphäre. Durch erfolgreiches Training kommt es also zu einer Umorganisation der Repräsentationsareale des Gehirns, die dem neu erworbenen Verhalten entspricht.

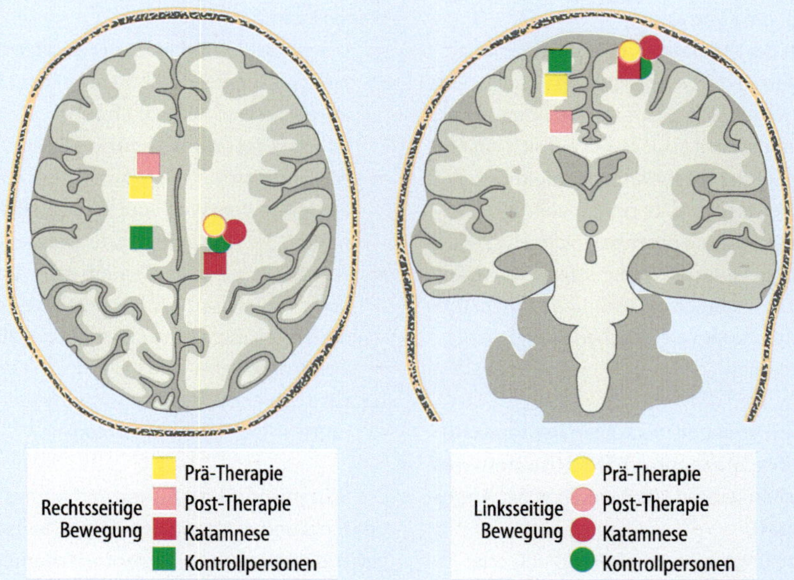

Aus Kopp B, Flor H, Mühlnickel W (1999). Mit freundlicher Genehmigung von Wolters Kluwer Health.

Ausscheidungsmuskulatur bei **Enkopresis** (Einkoten) nach partiellen Querschnittslähmungen oder anderen Schädigungen des Rückenmarks (z. B. bei Spina bifida, einem angeborenen Austritt des Rückenmarks), bei alten Personen sowie nach operativen Eingriffen. Dieselbe operante Methode wird bei **Enuresis** von Frauen angewendet (Abschn. 12.3.5 und Box 12.10). Der Patient beobachtet dabei die motorische Aktivität des internen Sphinkters (glatter Muskel) und des externen Sphinkters (quergestreifter Muskel). Der Rektalballon dient zur Simulation von Stuhldruck: Die Aufgabe der Patienten besteht darin, bei Druck auf den internen Sphinkter und Dehnung des Rektums sofort mit einer Kontraktion des externen Sphinkters zu antworten. Dafür wird er kontingent verstärkt (Abschn. 24.1.3). Bereits nach wenigen Übungsdurchgängen kann bei 60–80% der Betroffenen, sofern noch eine nervöse Restinnervation vorhanden ist, die Kontrolle über die Ausscheidung wiederhergestellt werden.

Bei Inkontinenzen von Harnblase und Mastdarm kann die Kontinenz mit Hilfe von Biofeedback-Verfahren wieder erlernt werden.

Zusammenfassung

Die kontraktile Einheit der Skelettmuskulatur ist das **Sarkomerin den Myofibrillen** der Muskelfasern. Nach der **Gleitfilamenttheorie** der Sarkomerkontraktion

- gleiten die dünnen Aktinfilamente bei der Kontraktion unter Energieverbrauch zwischen die dicken Myosinfilament, wobei das ATP der alleinige Energielieferant ist;
- gleiten die dicken und dünnen Filamente passiv wieder auseinander;
- verändert sich bei Dehnung des Muskels oder bei isometrischer Kontraktion weder die Länge des Aktins noch des Myosins, vielmehr dehnt sich das Titin, mit dem das Myosin an die Z-Scheiben angeheftet ist.

Die Skelettmuskeln werden von Motoneuronen innerviert. Deren Aktionspotenziale werden an der **Endplatte** auf den Muskel übertragen und die **elektromechanische Kopplung** sorgt für die Kontraktion.

- Die Terminalen der Motoaxone, d. h. die Endplatten, setzen bei Erregung präsynaptisch Azetylcholin, ACh, frei, das in der Regel postsynaptisch ein überschwelliges Endplattenpotenzial auslöst, worauf sich ein Aktionspotenzial auf der Muskelfaser ausbreitet.
- Über die transversalen und longitudinalen Tubuli breitet sich dieses Aktionspotenzial in die Muskelfaser aus und setzt dabei aus den Terminalzisternen Kalziumionen frei. Diese dienen als sekundäre Botenstoffe für die Umwandlung des elektrischen Signals in die Sarkomerkontraktion.

Muskeln können sich entweder verkürzen **(isotonische** Kontraktion) oder ihre Spannung erhöhen **(isometrische** Kontraktion. Sie haben dabei 2 Möglichkeiten der **Abstufung der Muskelkraft:**

- Einzelzuckung bringt nur wenig Verkürzung oder Spannungsgewinn. Die Muskeln müssen daher mehrfach kurz hintereinander (tetanisch) aktiviert werden, um sich verstärkt zu kontrahieren.
- Jedes Motoneuron innerviert nur eine begrenzte Zahl von Muskelfasern in einem Muskel. Jeder Muskel hat also zahlreiche bis sehr viele motorische Einheiten. Die Muskelkraft kann daher auch durch Ändern der Anzahl der aktivierten motorischen Einheiten variiert werden.

Die elektrische Aktivität der motorischen Einheiten eines Muskels kann mit dem **Elektromyogramm, EMG,** erfasst werden.

- Es handelt sich um eine extrazelluläre Ableitung mit Elektroden, die in den Muskel eingestochen oder außen auf die Haut über dem Muskel aufgelegt werden.
- Das EMG ist ein wichtiges diagnostisches Hilfsmittel bei Muskelerkrankungen, es wird aber auch in der Psychophysiologie (Messung psychologisch bedingter Muskelanspannungen) und in der Verhaltensmedizin (EMG-Biofeedback) eingesetzt.

Als **Reflexe** werden stereotype, d. h. automatische, wiederholbare und zweckgerichtete Antworten des Organismus auf Störreize, bezeichnet. Sie können auch als ein Vorrat an **elementaren Haltungs- und Bewegungsprogrammen** bezeichnet werden, derer sich der Organismus bedienen kann.

- Der einfachste Reflex ist der monosynaptische Dehnungsreflex, der durch Dehnung der Muskelspindeln ausgelöst wird, was durch äußere Dehnung wie durch Kontraktion der intrafusalen Muskelfasern möglich ist.
- Alle anderen Reflexe haben 2 oder mehr zentrale Synapsen auf dem Weg vom Sinnesrezeptor zum Motoneuron, sie sind also di- oder polysynaptisch.
- Je mehr Synapsen auf einem Reflexbogen liegen, umso größer ist die Möglichkeit, seinen Ablauf über andere Zuflüsse zu verstärken oder abzuschwächen.
- Ganzkörperreflexe, wie z. B. der mit dem EMG erfassbare Schreckreflex, sind wichtige methodische Hilfsmittel in der Psychophysiologie.

Die **Stützmotorik** zur Aufrechterhaltung des Gleichgewichts und der normalen Körperstellung ist weitgehend eine Leistung der **motorischen Zentren des Hirnstamms**.

- Diese können auch Laufbewegungen generieren und sie tragen zur Abstimmung der Stütz- mit der Zielmotorik bei.
- Das bipedale Stehen und Gehen des Menschen erfordert eine besonders feine Abstimmung von Stand, Haltung und Bewegung mit Hilfe von posturalen und antizipatorischen posturalen Synergien.

▼

▼

- Die Bewegungsprogramme für das rhythmische Schreiten, Laufen und Rennen sind bereits auf spinaler Ebene angelegt und durch absteigende Einflüsse anzustoßen und modifizierbar.

Die **Basalganglien** teilen sich die **zielmotorischen Aufgaben** mit dem Kleinhirn und dem Motorkortex.

- Sie setzen dabei den Bewegungsplan aus dem assoziativen Kortex in ein Bewegungsprogramm, also in ein zeitlich und räumlich organisiertes Impulsmuster um.
- Sie beteiligen sich an der Kontrolle der gerade ablaufenden Bewegungen, dabei regeln sie über Rückkopplungsschleifen durch den Thalamus die Erregungsschwellen lokaler kortikaler Zellensembles.
- Läsionen in den Basalganglien führen zu Bewegungsstörungen, von denen das hypokinetische Parkinson-Syndrom mit den Hauptsymptomen Akinese, Rigor und Ruhetremor am häufigsten ist. Die hyperkinetische Chorea Huntington wird autosomal-dominant vererbt, beginnt aber meist erst im mittleren Lebensalter.

Das **Kleinhirn** ist sowohl an der **Stütz-** wie der **Zielmotorik** beteiligt.

- Das **Vestibulozerebellum** beteiligt sich v. a. an der Okulomotorik, aber auch an der Stützmotorik und dem aufrechten Gang, dem **Spinozerebellum** obliegt die Koordination von Haltung und Bewegung und das **Pontozerebellum** ist v. a. für die Durchführung der ballistischen Zielmotorik verantwortlich.
- Erkrankungen des Kleinhirns führen zu motorischen Störungen, bei denen je nach Ort und Ausmaß der Läsionen als Hauptsymptome Asynergie (mit Dysmetrie, Ataxie und Adiadochokinese), Intentionstremor und Hypotonus beobachtet werden.
- Motorisches Langzeitlernen und die Adaptation der Motorik an wechselnde Bedingungen erfordern die Mitwirkung des Kleinhirns.

Die **motorischen Kortexareale** (primär-motorischer, supplementär-motorischer und prämotorischer Kortex) liegen, funktionell gesehen, an der **Schnittstelle zwischen Bewegungsplanung und -ausführung.**

- Die Beteiligung des supplementär-motorischen Kortex an der Bewegungsplanung lässt sich an den Bereitschafts- und Erwartungspotenzialen ablesen, ebenso daran, dass bei beidseitigen Läsionen keine Willkürbewegungen mehr möglich sind.
- Der primär-motorische Kortex, der v. a. für die Feinkontrolle von Bewegungen zuständig ist, nimmt seinen Hauptausgang über die Pyramidenbahn, die ohne Unterbrechung, aber unter Abgabe zahlreicher Kollateralen, bis zu den Motoneuronen in Hirnstamm und Rückenmark führt.
- Unterbrechung der Pyramidenbahn, z. B. bei einem Schlaganfall (Apoplex, Hirnschlag), führt kontralateral zu einer zunächst schlaffen und später spastischen Lähmung (Hemiplegie).

Die **menschliche Hand** dient mit ihrer dichten sensorischen und motorischen Innervation als **Greif- und Tastorgan zugleich.**

- Grundformen des Greifakts sind der Kraftgriff und der Präzisionsgriff, wobei in beiden Fällen die Einstellung der Greifkraft teils proaktiv, teils reflektorisch erfolgt.
- Die Handgeschicklichkeit ist eng an das kortikomotoneuronale System gebunden, in dessen Neuronen das Bewegungsprogramm entworfen und über die Pyramidenbahn z. T. monosynaptisch an die Arm- und Handneurone übermittelt wird.

Nach **Läsionen im motorischen System** können neben konventionell physiotherapeutischen Verfahren auch **neuropsychologische Verfahren** (z. B. Biofeedback) zur muskulären Entspannung oder zum Wiedererlernen von Harnblasen- und Mastdarminkontinenz mit Erfolg eingesetzt werden.

Literatur

Humphrey DR, Freund JH (eds) (1991) Motor control: concepts and issues. In: Dahlem Workshop Reports Berlin (1989).Wiley-Interscience, Chichester

Gordon AM, Homsher E, Regnier M (2000) Regulation of contraction in striated muscle. Physiol Rev 80:853–924

Ito M (1984) The cerebellum and neural control. Raven, New York

Jaennerod M (1997) The cognitive neuroscience of action. Blackwell, Oxford

Jeannerod M (1994) Reichen und Greifen – die parallele Spezifikation visuomotorischer Kanäle. In: Psychomotorik (Kognition) Enzyklopädie der Psychologie, Bd. 3. Hogrefe, Göttingen

Porter R, Lemon R (1993) Corticospinal function and voluntary movement. Monogr. of the Phys Soc No. 45. Clarendon Press, Oxford

Rosenbaum DA (1991) Human motor control. Academic Press, San Diego

Rüegg JC (1992) Calcium in muscle contraction, Springer, Berlin Heidelberg New York Tokyo

Wing AM, Haggard P, Flanagan JR (eds) (1996) Hand and brain. Academic Press, San Diego

III Wahrnehmung

»Ein Mensch unterscheidet sich vom Tier dadurch, daß ihn bestimmte Empfindungen verwunden und im Innersten treffen.«

Georges Bataille

14 Allgemeine Sinnesphysiologie und Grundlagen der Wahrnehmungspsychologie

N. Birbaumer (et al.), *Biologische Psychologie*, Springer-Lehrbuch,
https://doi.org/10.1007/978-3-540-95938-0_14

Unsere Sinnesorgane übermitteln uns nur einen winzigen Ausschnitt aller in unserer Umwelt ablaufenden Vorgänge. So haben wir, um das Beispiel der elektromagnetischen Wellen zu benützen, nicht nur keine Sinneserfahrung über das ganze Spektrum der Radiowellen, sondern auch keine über radioaktive Strahlen, Röntgenstrahlen und ultraviolettes Licht. Nur Licht mit den Wellenlängen zwischen 350 und 800 nm sehen wir. Dagegen sehen wir infrarotes Licht nicht, empfinden jedoch diese langwelligen Wärmestrahlen über den Wärmesinn der Haut.

Wie kommt es zu dieser zunächst willkürlich erscheinenden Auswahl? Der Vergleich mit Tieren zeigt, dass es sich auch hier, wie bei den meisten Lebensphänomenen, um eine entwicklungsgeschichtliche Anpassung an unseren Lebensraum handelt. Wir haben nur für solche Umwelteinflüsse Sinnesorgane entwickelt, die für unser Überleben besonders nützlich sind. Einige Tierarten haben sich an sehr verschiedene Lebensräume durch eine andere Begrenzung der Leistungsfähigkeit ihrer Sinnesorgane angepasst. So besitzen beispielsweise Fische, die in trübem Wasser leben, ein sehr empfindliches Sinnesorgan für elektrische Feldstärkeänderungen. Sie registrieren damit Änderungen eines von ihnen selbst durch Stromstöße aufgebauten elektrischen Feldes und benutzen dies als Ortungsmittel, ähnlich einer Radarortung oder dem von Fledermäusen entwickelten Echolot, mit dem diese in völliger Dunkelheit absolut sicher in engsten Höhlen fliegen und auf Beutefang gehen können.

14.1 Grundbegriffe in der Sinnesphysiologie

14.1.1 Objektive Sinnesphysiologie und Wahrnehmungspsychologie

Eingrenzung der objektiven Sinnesphysiologie

Nach dem eben Gesagten erfahren wir unsere Umwelt und die Vorgänge in unserem Organismus über **Sinnesorgane**, die darauf spezialisiert sind, auf einen gewissen Bereich von Umwelteinflüssen zu reagieren und entsprechende Informationen an das Zentralnervensystem weiterzugeben. Die wichtigsten Sinnesorgane sind das Auge, das Ohr, das Geschmacksorgan der Zunge, das Riechorgan der Nase, das Tast- und das Temperaturorgan der Haut und das nozizeptive System (das »Schmerzorgan«). Organisation und Funktion dieser Sinnesorgane, ihre Verknüpfung mit den Gehirnzentren und die über die Sinnesorgane ausgelösten Reaktionen sind einander sehr ähnlich. Diesen allgemeinen, für alle Sinneswahrnehmungen gültigen Gesetzmäßigkeiten wenden wir jetzt unsere Aufmerksamkeit zu.

Die Leistungen der Sinnesorgane werden mit den gleichen Methoden beobachtet und analysiert, die auch bei der Erforschung anderer Körperorgane angewendet werden. In solchen Untersuchungen wird festgestellt, welche der Umwelteinflüsse ein Sinnesorgan als Reiz beeinflussen können, welche Veränderungen ein Reiz in den speziellen Rezeptorzellen (Sensoren) der Sinnesorgane auslöst, wie diese Veränderungen in ein neuronales Impulsmuster umgesetzt werden und wie schließlich die Verarbeitung dieser Impulsmuster in den sensorischen Anteilen des Gehirns vor sich geht. Wir fassen diese Betrachtungsweise der Sinnesorgane und ihrer Leistungen als **objektive Sinnesphysiologie** zusammen.

Eingrenzung der Wahrnehmunspsychologie

Die Aktivität der Sinnesorgane löst Empfindungen und Wahrnehmungen aus. Diese erfahren wir selbst oder sie werden uns von anderen Menschen mitgeteilt. Bei Tieren können wir aus dem Verhalten auf das Vorhandensein von Wahrnehmungen schließen. Die wissenschaftliche Analyse menschlicher oder tierischer Wahrnehmung bezeichnen wir als **Wahrnehmungspsychologie,** früher häufig auch subjektive Sinnesphysiologie genannt.

Die Wahrnehmungspsychologie befasst sich auch mit **affektiven Prozessen der Sinneswahrnehmung,** wie sie sich beispielsweise in den Begriffspaaren angenehm/unangenehm, behaglich/unbehaglich, schön/hässlich ausdrücken. Besonders ausgeprägt ist das für Gerüche, die wir oft nur ungenau als »anregend« oder »ekelhaft« bezeichnen können. Auch die **affektive Tönung von Empfindungen,** also z. B. der Grad des Unbehagens bei zu kalter oder zu warmer Hauttemperatur, lässt sich ebenso messen wie Reizstärkeempfindungen (indem beispielsweise der Grad des Unbehagens mit der Lautstärke eines Tones ausgedrückt wird). Die Ergebnisse sind auch hier von Mensch zu Mensch außerordentlich konstant. Mit anderen Worten: Wahrnehmungen sind sich bei aller Subjektivität unserer persönlichen Erfahrung von Mensch zu Mensch viel ähnlicher, als wir es im Allgemeinen einzuräumen geneigt sind, eben weil der für die Aufnahme und Verarbeitung von Sinnesreizen notwendige neuronale Apparat bei allen Individuen nach denselben Spielregeln arbeitet.

Σ Die Analyse der durch Sinnesreize ausgelösten physiologischen Prozesse wird objektive Sinnesphysiologie genannt. Die Wahrnehmungspsychologie beschäftigt sich mit den Gesetzmäßigkeiten, die zwischen Sinnesreizen und den durch sie ausgelösten Empfindungen und Verhaltensweisen bestehen.

14.1.2 Abbildungsprozesse der Wahrnehmung

Photographische und sinnesphysiologische Abbildung

Wenn wir einen Gegenstand analog oder digital photographieren, dann liegen zahlreiche Schritte zwischen dem

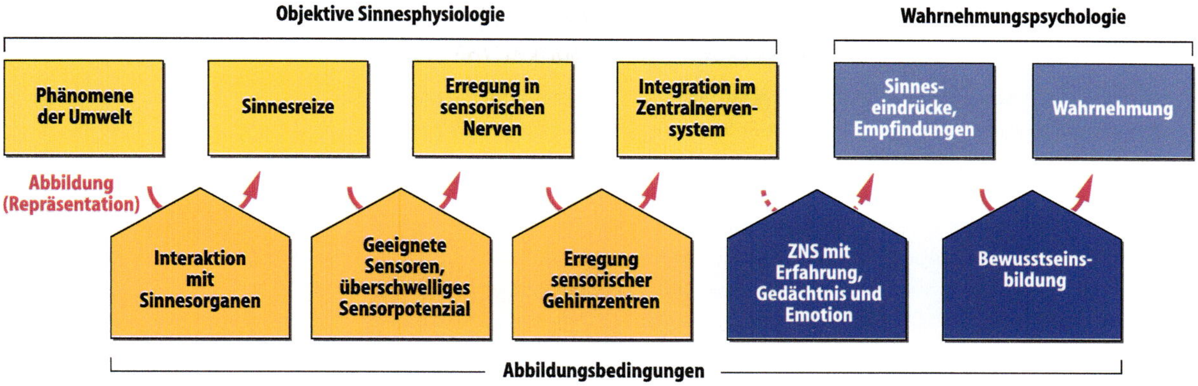

Abb. 14.1. Abbildungsverhältnisse in der Sinnesphysiologie. In den Kästchen Grundphänomene der Sinnesphysiologie, die roten Pfeile dazwischen deuten die jeweilige »Abbildung« (Repräsentation) an. Darunter sind die Abbildungsbedingungen angegeben. Die Bereiche der objektiven Sinnesphysiologie und der Wahrnehmungspsychologie bzw. subjektiven Sinnesphysiologie sind durch gelbe bzw. blaue Unterlegung zusammengefasst. Ein gestrichelter Pfeil markiert den Übergang von physiologischen zu psychischen Prozessen

Beginn der Aufnahme und dem fertigen Bild. Jeder dieser Schritte, wie z. B. die Projektion des Bildes in die Filmebene der analogen Kamera oder die fotochemischen Veränderungen in der lichtsensiblen Filmschicht, lassen sich exakt beschreiben. Keine der Zwischenstufen und auch nicht das fertige Bild sind der Gegenstand selbst; alle sind nur **Abbildungen (Repräsentationen) des vorhergehenden Prozesses,** mit dem sie aber durch die Gesetzmäßigkeiten des Abbildungsvorganges in einem so eindeutigen Zusammenhang stehen, dass wir schließlich aus der fertigen Farbvergrößerung genaue Informationen über den photographierten Gegenstand gewinnen können.

Entsprechend diesem Beispiel werden auch in unseren Sinnesorganen und den nachfolgenden Stationen des Nervensystems die als Reiz wirkenden Umweltphänomene »abgebildet«. Dies ist in Abb. 14.1 illustriert. In den rechteckigen Kästchen stehen die **Grundphänomene** der Sinnesphysiologie. Sie sind durch die geschwungenen Pfeile verknüpft. Diese Pfeile bedeuten **Entsprechung** (oder Abbildung), nicht Kausalität. So ist die Nervenerregung Abbildung eines Sinnesreizes und die Wahrnehmung Abbildung von neuronalen Impulsmustern im Kortex.

Unter den Pfeilen sind die Bedingungen vermerkt, unter denen der jeweilige Abbildungsvorgang stattfindet. So sind Phänomene der Umwelt nur dann Sinnesreize, wenn sie in Wechselwirkung mit einem geeigneten Sinnesorgan treten. Ebenso werden aus den im Zentralnervensystem verarbeiteten Erregungsmustern der Sinnesorgane nur dann bewusste Sinneseindrücke, wenn das Zentralnervensystem Bewusstsein herzustellen vermag (Kap. 21).

Eindruck, Empfindung, Wahrnehmung

Abb. 14.1 gibt auch an, welche der Abbildungsprozesse der objektiven Sinnesphysiologie und welche der Wahrnehmungspsychologie zugeordnet werden müssen. Bei der letzteren ist zu ergänzen, dass noch folgende Unterscheidungen getroffen werden:

- Als **Sinneseindruck** werden die einfachsten Einheiten, also die Elemente der Sinneserfahrung bezeichnet. Ein solcher Eindruck wäre beispielsweise der Geschmack süß.
- Wir nehmen aber solche Sinneseindrücke kaum je isoliert auf und nennen eine Summe von ihnen eine **Sinnesempfindung.** Die Aussage »Ich schmecke etwas Bittersüßes und verspüre ein Prickeln auf der Zunge« beschreibt eine solche Sinnesempfindung.
- Zur reinen Sinnesempfindung kommt aber in der Regel eine Deutung, ein Bezug auf Erfahrenes und Gelerntes. Dies wird **Wahrnehmung** genannt. Der eben geschilderten Empfindung entspricht so die Wahrnehmung: »Ich trinke einen Gin-Tonic«.

Ähnlich wie in der digitalen Photographie, werden die Sinnesreize in den Sinnesorganen und im Nervensystem in aufeinander folgenden Prozessen mehrfach abgebildet. Das Resultat wird uns über Sinneseindrücke und Empfindungen als erfahrungsgeprägte Wahrnehmung bewusst.

Hirn-Bewusstseins-Problem in der Sinnesphysiologie, Rolle der Psychophysik

Der »nahtlose« Übergang zwischen objektiver Sinnesphysiologie und Wahrnehmungspsychologie in Abb. 14.1 darf nicht darüber hinwegtäuschen, dass es keineswegs als allgemein akzeptiert anzusehen ist, dass die psychischen Phänomene der Empfindungen und Wahrnehmungen überhaupt etwas gemeinsam haben mit den materiellen Phänomenen der objektiven Sinnesphysiologie, wie den Erregungsmustern der Sensoren und Neurone. Diese Frage ist natürlich nur ein Teilaspekt der generellen Frage nach **Wesensgleichheit** oder **-verschiedenheit** von Materie und Geist oder »Hirn und Seele« (Abschn. 1.3.1). Sie tritt hier aber in einer besonders anziehenden Variante auf, denn sie gibt den Anreiz, Experimente durchzuführen, die uns vielleicht der Lösung

Box 14.1. Gibt es außersinnliche Wahrnehmungen?

Die Parapsychologie beschäftigt sich mit dem empirischen Nachweis von Phänomenen wie Gedankenlesen (Telepathie) und Hellsehen (Präkognition). Diese Phänomene werden unter dem Begriff EPS (»extra sensory perception«, außersinnliche Wahrnehmung) zusammengefasst. Ihr zweifelsfreier Nachweis wäre ein starkes Argument für die Existenz einer Psyche, die außersinnliche, also nicht von körperlichen Vorgängen abhängige Informationen aufnehmen kann (Abschn. 1.3.1). Die bisher dazu vorgelegten Untersuchungen haben allerdings noch nicht zu einem überzeugenden Beleg der Existenz von EPS-Phänomenen geführt. Anhänger der Parapsychologie bringen dazu gerne vor, dass sie als Außenseiter von der »Schulwissenschaft« nicht genügend ernst genommen würden. Es ist aber wahrscheinlicher, dass die bisher vorgelegten »Nachweise« für EPS wissenschaftlichen Kriterien nicht standhalten.

Sollte es nämlich EPS-Phänomen geben, so treten diese offenbar nur selten, unter schlecht kontrollierten Bedingungen auf und sie sind nicht unabhängig und systematisch reproduzierbar. »EPS-Begabte« entziehen sich gern experimentellen Kontrollen mit dem Hinweis, dass dies ihre »übersinnlichen« Kräfte mindere. Häufig werden auch Fehler in der Statistik gemacht. Wenn z. B. 3-mal hintereinander die »6« gewürfelt wird, hat es wenig Sinn, nachträglich auszurechnen, dass dieses Ereignis nur eine Wahrscheinlichkeit von 1/6×1/6×1/6, also weniger als 0,3% hat. Ein Beweis für außerordentliche Fähigkeiten des Würfelspielers wäre dieses Ergebnis nur, wenn der Würfler reproduzierbar voraussagen könnte, dass er die »6er«-Serie erzielen wird. Sollte er dazu in der Lage sein, müsste man zunächst nach einem Trick suchen. Denn die Parapsychologie ist bisher im Wesentlichen eine faszinierende Geschichte raffinierter Täuschungen (z. B. von professionellen Zaubertrick-Künstlern), denen auch kritisch eingestellte Wissenschaftler schon häufig zum Opfer gefallen sind.

dieses faszinierenden Rätsels näher führen können. Zwar lassen sich keine Experimente angeben, die Kausalzusammenhänge zwischen den Inhalten der physischen und der psychischen Vorgänge nachzuweisen gestatten, aber es können doch feste, d. h. **voraussagbare und mathematisch beschreib bare Korrelationen** (Beziehungen, Abbildungen) zwischen den Phänomenen der beiden Bereiche postuliert und anschließend experimentell überprüft werden.

Betrachten wir dazu ein Beispiel: Mit einer durch die intakte Haut in einen Nerven eingestochenen Mikroelektrode kann die Impulsaktivität einer einzelnen Nervenfaser, z. B. eines Drucksensors der Haut, abgeleitet werden **(transkutane Mikroneurographie,** Abschn. 15.1.5). Diese Methode erlaubt es also, die von dem Sensor nach zentral gesandten Impulse (Aktionspotenziale) aufzuzeichnen und »mitzuhören«.

14

Wird nun die Hypothese aufgestellt, dass die Frequenz dieser Impulse in einem festen, mathematisch beschreibbaren Zusammenhang steht mit der **Stärke eines Druckreizes** einerseits und mit der **Stärke der subjektiven Druckempfindung** andererseits, so lässt sich dies am wachen Menschen unmittelbar überprüfen: Auf der einen Seite erhält man Registrierungen von Impulsentladungen, die eine feste Abhängigkeit vom Reiz aufweisen, auf der anderen Seite ein Protokoll der Empfindungen der Versuchspersonen, die ebenfalls in einem eindeutigen Zusammenhang mit dem Reiz stehen. Damit lassen sich aus der Kenntnis der Impulsentladungen eindeutige Voraussagen sowohl über den auslösenden Reiz als auch über die dabei auftretenden Empfindungen machen, ganz unabhängig davon, ob die Impulse in einem ursächlichen Zusammenhang mit der Empfindung stehen oder ob die psychologischen Vorgänge nur Begleitphänomene der physiologischen sind (Epiphänomenalismus).

Das Studium der quantitativen Beziehungen zwischen Reizgröße und subjektiver Empfindungsgröße wird traditionell als **Psychophysik** bezeichnet (Abgrenzung der Psychophysiologie Abschn. 1.1.3). Dieses Gebiet gehört also gleichermaßen der Sinnesphysiologie wie der Wahrnehmungspsychologie an.

Σ **Die Beziehungen zwischen Sinnesreizen, den dadurch ausgelösten Aktivitäten im Nervensystem einerseits und den bewussten Vorgängen und Verhaltensweisen andererseits lassen sich mit den Methoden der Psychophysik studieren.**

14.1.3 Grunddimensionen der Empfindungen

Modalität und Qualität

Wie bereits angesprochen, erfahren wir unseren Körper und unsere Umwelt nicht vollständig, sondern ausschnitthaft über spezialisierte **Sinnesorgane** oder **Sinne.** Jedes dieser Sinnesorgane, also beispielsweise die Augen oder die Ohren, vermitteln jeweils gleichartige Sinneseindrücke, im Beispiel also Licht bzw. Schall. Diese werden als **Modalität** oder **Sinnesmodalität** zusammengefasst.

Innerhalb einer Sinnesmodalität lassen sich oft weitere Unterscheidungen des Sinneseindrucks voneinander abgrenzen, die als **Qualitäten** bezeichnet werden. So unterteilt man den Gesichtssinn in die Qualitäten Helligkeit (oder Grauwert) und Farben und die Qualitäten des Gehörsinns sind z. B. die Töne verschiedener Höhe.

Im Allgemeinen entsprechen den Modalitäten die verschiedenen Sinnesorgane, während die Qualitäten über die verschiedenen Sensortypen (Rezeptortypen) innerhalb

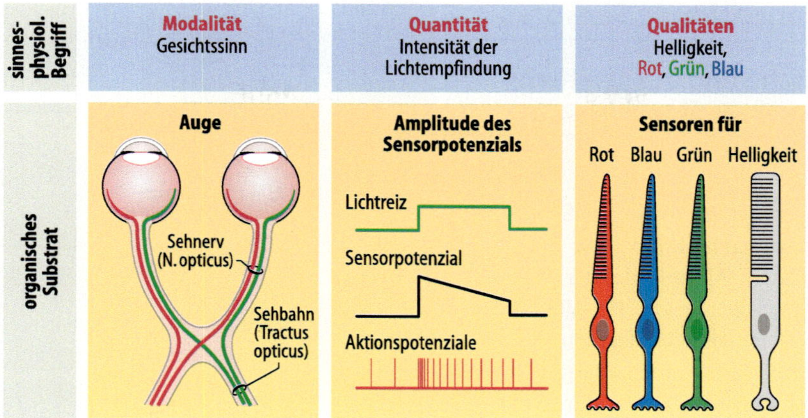

Abb. 14.2. Substrate von Modalität, Qualität und Quantität. Als Beispiel für Modalität ist der Gesichtssinn eingezeichnet. Zur Übertragung seiner Qualitäten (Helligkeit, Farben) stehen verschiedene Rezeptoren zur Verfügung. Amplitude und Zeitverlauf des Sensorpotenzials und die resultierende Frequenz der Aktionspotenziale hängen von der Quantität (Intensität) des jeweiligen Reizes ab

eines Sinnesorgans vermittelt werden. In Abb. 14.2 sind diese Verhältnisse für den Gesichtssinn deutlich gemacht.

Räumlichkeit und Zeitlichkeit

Diese beiden Dimensionen ordnen die Empfindung in die **Raum- und Zeitstruktur unseres Körpers und unserer Umwelt** ein. Wir können einen Hitzereiz auf der Haut genau lokalisieren und seinen Beginn und seine Dauer zeitlich genau angeben. Gleiches gilt für einen Lichtstrahl oder einen Ton aus der Umwelt. Die Räumlichkeit und Zeitlichkeit dieser Reize sind im Übrigen Dimensionen eines jeden materiellen Phänomens und gelten so auch für die objektive Sinnesphysiologie.

Intensität (Quantität)

Die letzte Grunddimension einer Sinnesempfindung ist ihre **Intensität** oder **Quantität.** Eine Quantität ist für den Gesichtssinn z. B. die Stärke der Helligkeitsempfindung oder für das Gehör die Lautheit eines Tones. Das organische Korrelat der Quantität eines Sinneseindruckes ist die Amplitude des Sensorpotenzials (Rezeptorpotenzials) bzw. die Frequenz der Aktionspotenziale im sensorischen Nerven (Abschn. 14.2.2 bzw. 14.2.3). Ein Beispiel einer solchen Korrelation zeigt Abb. 14.2 für den Gesichtssinn.

Σ Sinnesorgane vermitteln Sinnesmodalitäten. Jede Empfindung hat 4 Grunddimensionen, nämlich die Qualitätsdimension, ferner die Dimensionen der Räumlichkeit und der Zeitlichkeit und schließlich die Intensitätsdimension.

Sinnesmodalitäten und ihre Sensoren

Neben den klassischen »fünf Sinnen« (Sehen, Hören, Tastsinn, Geschmack und Riechen) kennen wir eine ganze Reihe weiterer Sinnesmodalitäten, z. B. den Schmerzsinn, den Temperatursinn und den Gleichgewichtssinn. Zu diesen **spezifischen Modalitäten** kommen solche hinzu, deren Sinnesorgane im Körper liegen und dessen Zustand feststellen. Bei diesen Modalitäten wird uns die Information meist nicht direkt, sondern mehr in Form eines **Allgemeingefühls** bewusst (z. B. Atemnot bei zu langem Atemanhalten). Es ist jedenfalls klar, dass die Anzahl der Modalitäten über die fünf Sinne hinausgeht.

Bei einem Versuch, die Sinnesorgane unseres Körpers zu klassifizieren, lassen sich anhand der jeweils verwendeten **Sensoren** (synonym: **Sinnesfühler, Sinnesrezeptoren)** drei große Gruppen abgrenzen:

- Sensoren, die Reize aus der Umwelt aufnehmen, also z. B. die Sensoren von Auge und Ohr, werden als **Exterozeptoren** bezeichnet.
- Sensoren, die Lage und Bewegung unseres Körpers registrieren, wie die Muskelspindeln und Sehnenorgane (Abschn. 13.4.3), nennen wir **Propriozeptoren.** Zu dieser Gruppe gehören auch die Sensoren des Gleichgewichtsorgans.
- Informationen über mechanische und chemische Ereignisse aus den Eingeweiden werden über **Enterozeptoren** vermittelt. Dazu gehören z. B. die Barorezeptoren und Chemorezeptoren aus dem Karotissinus, die den Blutdruck bzw. die Kohlensäure- und Sauerstoffspannung registrieren und an der Regelung von Kreislauf und Atmung teilnehmen (Abschn. 10.6.3 bzw. 11.1.3).

Σ Der Mensch verfügt über zahlreiche Sinnesmodalitäten (Sinne), die teils spezifische Empfindungen, teils Allgemeingefühle vermitteln. Die Sensoren der Sinnesorgane sind teils Exterozeptoren, teils Propriozeptoren und teils Enterozeptoren.

14.2 Transduktion und Transformation in Sensoren

14.2.1 Spezifische und unspezifische Reizung eines Sinnesorgans

Adäquate Reize

Die **Sensoren** (Sinnesrezeptoren) in den Sinnesorganen sind darauf spezialisiert, auf bestimmte, für sie spezifische Reize optimal zu reagieren. Meist ist das der Reiz, der eine minimale Energie benötigt, um das betreffende Sinnesorgan zu erregen. Diejenigen Reizformen, auf die ein Sinnesorgan optimal reagiert, werden **adäquate Reize** genannt. Für das Auge sind dies z. B. elektromagnetische Schwingungen mit Wellenlängen zwischen 400 und 700 nm (Abschn. 17.1.5), für das Ohr Schall(druck)wellen mit einer Frequenz zwischen 20 und 16.000 Hz (Abschn. 18.1.1).

Nichtadäquate Reize

Ein Sinnesorgan reagiert jedoch nicht nur auf adäquate Reize. So können z. B. alle Sinnesorgane durch elektrischen Strom erregt werden. Ähnlich wirken auf die meisten Sensoren starke Druckänderungen (Schlag auf das Auge: »Sterne sehen«) oder Änderungen des chemischen Milieus (z. B. Sauerstoffmangel). Bei diesen Einschränkungen der Spezifität handelt es sich um unphysiologische **nichtadäquate Reize,** jedoch werden auch Reaktionen auf physiologische nichtadäquate Reize beobachtet. So spricht ein Grün-Sensor der Augennetzhaut auch auf starkes rotes oder blaues Licht an, seine Empfindlichkeit ist aber für grünes Licht am höchsten.

Σ Für jedes Sinnesorgan gibt es adäquate Reize, d. h. Reize, auf die es optimal reagiert. Aber auch nichtadäquate, z. B. elektrische Reize, können ein Sinnesorgan erregen.

14.2.2 Der Transduktionsprozess

Ausbildung eines Sensorpotenzials, Kodierung von Reizdauer und Reizstärke

Abb. 14.3 zeigt eine schematische Darstellung eines Dehnungssensors an einem Krebsmuskel, der zu den bestuntersuchten Sensorpräparaten gehört. Er besteht aus einer Nervenzelle mit großem Soma, dessen Dendriten sich zwischen Muskelfasern schlängeln. Aus dem Soma leitet ein Axon die Aktionspotenziale zum Zentrum.

Werden die Muskelfasern gedehnt, so wird im Soma (das ein normales Ruhepotenzial besitzt) über eine Mikroelektrode (nicht eingezeichnet) ab einer bestimmten Dehnung (der Schwelle für den Sensor) eine Depolarisation gemessen, die bei Ende des Reizes wieder verschwindet. Diese Depolarisation (rechts im Bild wird als **Sensorpotenzial** bezeichnet (früher nannte man Sensorpotenziale auch **Rezeptorpotenziale;** da Sensorpotenziale in den zugehörigen afferenten Nervenfasern Aktionspotenziale generieren, ist auch der Begriff **Generatorpotenzial** gebräuchlich). Diese primäre Umwandlung des Reizes in ein Sensorpotenzial wird **Transduktion** genannt.

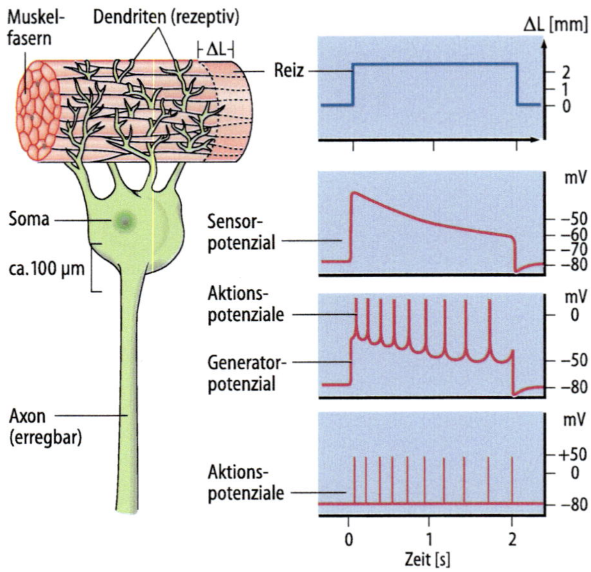

Abb. 14.3. Transduktion und Transformation am Beispiel eines Mechanosensors. Elektrophysiologische Messungen (rechte Bildhälfte) an einem Strecksensor des Krebses, dessen Dendriten als Dehnungsmessfühler zwischen den Muskelfasern liegen (linke Bildhälfte). Bei Reizung (Längenänderung des Muskels um ΔL) kann von der Sensorzelle mit einer Mikroelektrode das Sensorpotenzial (erste rote Registrierung von oben) aufgezeichnet werden. Die Umwandlung des mechanischen Reizes in das Sensorpotenzial wird Transduktion genannt. Am Übergang zwischen Soma und Axon entstehen aus dem Sensorpotenzial Aktionspotenziale (Prozess der Transformation, zweite rote Registrierung von oben). Am Axon selbst werden nur diese Aktionspotenziale nach zentral geleitet (unterste Registrierung)

Das Sensorpotenzial in Abb. 14.3 dauert so lange wie der Reiz, und seine Amplitude wächst, wie in Abb. 14.4 illustriert, mit der Reizstärke. Es ist somit **reizabbildend,** d. h. es kodiert die Reizdauer und innerhalb des Empfindlichkeitsbereiches des Sensors auch die Reizstärke (Einzelheiten und Abweichungen in 14.2.3).

Ein wichtiger Teilaspekt der Transduktion des Reizes in das Sensorpotenzial ist der energetische. Der Reiz ist nicht die Energiequelle des Sensorpotenzials. Er steuert nur, wie nachfolgend beschrieben, Ionenströme durch die Membran. So kann schon ein einzelnes Lichtquant so große Membranströme auslösen, dass das entstehende Sensorpotenzial die Aktivität der Sehzellen messbar beeinflusst. Mit der Transduktion ist also ein **Verstärkungsprozess** verbunden.

Σ Die Umwandlung eines Reizes in ein lokales Sensorpotenzial wird Transduktion genannt. Die Sensorpotenziale sind in der Regel reizabbildend, d. h. sie kodieren die Dauer und die Intensität eines Reizes. Auch sehr schwache, aber überschwellige Reize können deutliche Sensorpotenziale auslösen.

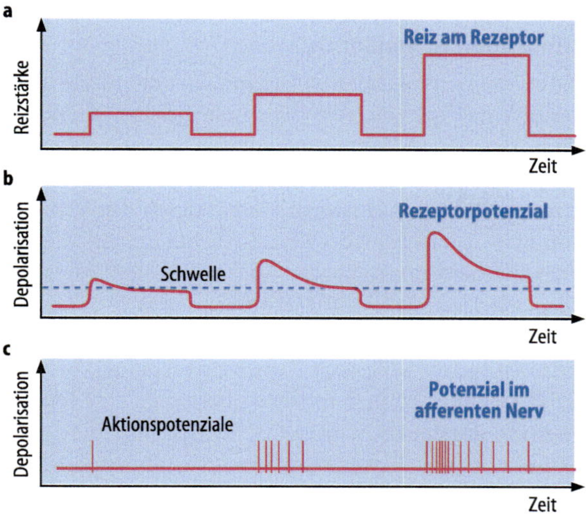

Abb. 14.4a–c. Kodierung der Reizstärke durch Sensoren und die Adaptation der Sensorpotenziale auf einen anhaltenden Reiz. **a** 3 Reize zunehmender Intensität (z. B. Druckreize), **b** die dadurch ausgelösten Sensorpotenziale, die mittelschnelle Adaptation zeigen. Die Sensorpotenziale überschreiten in verschiedenem Ausmaß die Schwelle (blau gestrichelt) für die Auslösung von Aktionspotenzialen, deren Frequenz in **c** ersichtlich ist

Molekulare Mechanismen der Transduktion bei unterschiedlichen Reizen

In der Zellmembran **mechanosensibler Sensoren** liegen mechanosensitive, nichtselektive Kationenkanäle, die normalerweise geschlossen sind. Bei mechanischer Reizung (Dehnung, Druck) ändern sie ihre Konfirmation so, dass sich diese Kanäle öffnen, wobei die **Anzahl der geöffneten Kanäle von der Stärke der Dehnung** abhängt. Der dadurch auf Grund der Ionenverteilung zwischen Intra- und Extrazellulärraum verursachte Einstrom von Na^+-Ionen erzeugt das depolarisierende Sensorpotenzial, das sich elektrotonisch auf das Soma ausbreitet.

Bei den **Chemosensoren** ist es meist so, dass die Sensormembran G-Protein-gekoppelte Rezeptoren enthält (Abschn. 4.3.4), die bei Andocken ihres Liganden über eine Second-messenger-Kette wiederum nichtselektive Kationenkanäle öffnen, worauf sich das Sensorpotenzial ausbildet.

Bei den **Thermosensoren** sind einerseits Membrankanalproteine bekannt, die auf Wärme- oder Hitzereize ihre normalerweise geschlossenen unspezifischen Kationenkanäle öffnen, andererseits wurden auch Kaltsensoren gefunden, bei denen Abkühlung zum Schließen von Kaliumkanälen führt. In beiden Fällen kommt es zu depolarisierenden Sensorpotenzialen.

Die Sensorpotenziale sind also **durchweg depolarisierende Potenziale** (das Zellinnere wird positiver, Abschn. 4.1.2 und 4.2.1). Eine Ausnahme bilden z. B. die Stäbchen und Zapfen der Netzhaut des Auges, bei deren Reizung durch Licht sich Na^+-Kanäle schließen. Dadurch nimmt der Ruheeinstrom von Na^+-Ionen ab, wodurch die Membran hyperpolarisiert (Abschn. 17.2.2).

Σ Depolarisierende Sensorpotenziale bilden sich meist durch die Öffnung nichtselektiver Kationenkanäle aus, bei Kaltrezeptoren auch durch das Schließen von Kaliumkanälen. Bei den Photorezeptoren des Auges bilden sich durch Schließen von Na^+-Kanälen hyperpolarisierende Sensorpotenziale aus.

14.2.3 Der Transformationsprozess

Umkodierung der Sensorpotenziale in Aktionspotenziale in primären und sekundären Sensoren

Im Axon des Dehnungssensors entsteht bei seiner Reizung, wie Abb. 14.3 zeigt, eine Salve von Aktionspotenzialen. Diese Aktionspotenziale werden durch das lokale Sensorpotenzial ausgelöst, das elektrotonisch in den Anfangsabschnitt des Axons geleitet wird und dort das Ruhepotenzial über die Schwelle für fortgeleitete Aktionspotenziale depolarisiert. Die anhaltende Depolarisation des Sensorpotenzials wird also in eine rhythmische Serie von Aktionspotenzialen umgewandelt. Dieser Prozess wird **Transformation** genannt.

Die Transformation des Rezeptorpotenzials in eine Serie von Aktionspotenzialen findet bei vielen Sensoren so wie in Abb. 14.3 im Anfangsabschnitt des Axons der Sensorzelle statt. Neben solchen **primären Sensoren** gibt es auch sekundäre Sensoren. Bei diesen wird das Sensorpotenzial nicht schon in der Sinneszelle in Aktionspotenziale transformiert, sondern in der Endigung einer afferenten Nervenzelle, die mit der Sensorzelle synaptischen Kontakt hat. Wichtige Typen von **sekundären Sensoren** sind z. B. die Hörzellen im Innenohr (Abb. 18.12 in Abschn. 18.2.2), die Schmeckzellen auf der Zunge und die Sehzellen in der Netzhaut.

Adaptation in Sensoren

Die oben beschriebene Abbildung des Reizes in der afferenten Impulssalve ist aber nicht absolut reizgetreu, denn das Sensorpotenzial wird auch bei konstantem Reiz im Laufe der Zeit kleiner (Abb. 14.3, 14.4). Diese **Adaptation an den Reiz** kennen wir aus der subjektiven Erfahrung.

Der **Zeitverlauf der Adaptation** ist von den Eigenschaften des Sensors abhängig: Es gibt einerseits solche, die sehr rasch adaptieren, wie die Berührungssensoren der Haut, und andererseits solche, wie die Nozizeptoren, die dies nur sehr langsam oder überhaupt nicht tun (Abschn. 16.1.4). Der Zeitverlauf der subjektiven Adaptation ist daher schon durch die Abbildungsvorgänge im Sensor vorbestimmt.

Σ Die Umkodierung des Sensorpotenzials in fortgeleitete Aktionspotenziale wird Transformation genannt. Die Abnahme der Erregung des Sensors bei gleichbleibendem Reiz bezeichnet man als Adaptation.

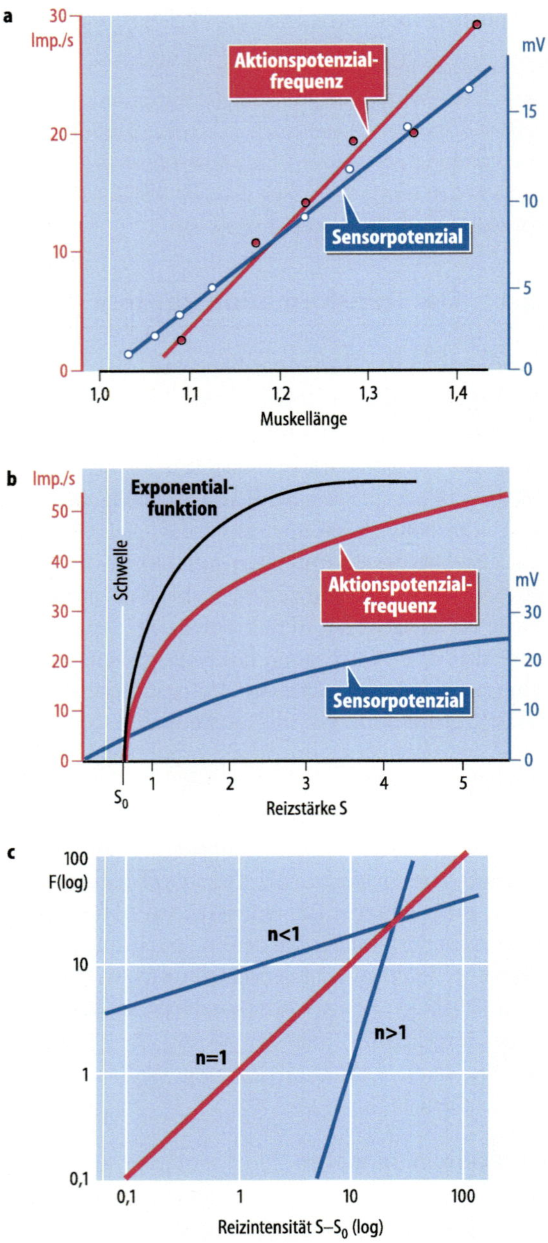

Abb. 14.5a–c. Übertragungsfunktionen bei der Transformation in Sensoren. a Lineare Übertragungsfunktion eines Dehnungssensors des Krebsmuskels. Abhängigkeit der Amplitude des Sensorpotenzials (blau, rechte Ordinate) und der Impulsfrequenz der ausgelösten Aktionspotenziale (rot, linke Ordinate) von der Länge des gedehnten Krebsmuskels. **b** Nichtlineare Übertragungsfunktion eines Sensors, ansonsten wie in **a.** S_0 bezeichnet die Schwelle des Sensorpotenzials für die Auslösung von Aktionspotenzialen. Beide Kurvenverläufe sind bei diesem Sensor Potenzfunktionen. **c** Formen von Potenzfunktionen mit Exponenten größer (>) und kleiner (<) 1 bei Darstellung in einem Koordinatensystem mit logarithmischen Skalen. Ordinate: Entladungsfrequenz eines Sensors. Abszisse: Reizstärke S vermindert um die Schwellenreizstärke S_0

Lineare und nichtlineare Übertragungsfunktionen in Sensoren

Die bei der Transformation entstehenden Aktionspotenziale werden zum Zentralnervensystem weitergeleitet. Sie enthalten in Form einer **Frequenzkodierung** Information über die Stärke und Dauer des Sensorpotenzials (Abb. 14.3). Da letzteres wiederum in seinem Verlauf durch den Reiz bestimmt wird, bildet sich der Reiz also in der Impulssalve der afferenten Nervenfaser ab. Dies ist (neben dem Prozess der Adaptation) ebenfalls in Abb. 14.4 zu sehen.

Die **Übertragungsfunktionen** sind nicht bei allen Sensoren gleich. Langsame Dehnungsrezeptoren, wie der der Abb. 14.3, können in weiten Bereichen eine **lineare Übertragungsfunktion** haben, d. h. Reizamplitude und Aktionspotenzialfrequenz des Sensors sind **proportional** (Abb. 14.5a).

Häufig sind aber auch Übertragungsfunktionen von der in Abb. 14.5b gezeigten Form: Das Sensorpotenzial und, wenn dies überschwellig wird, auch die Aktionspotenzialfrequenz steigen bei schwachen Reizen steil mit der Reizamplitude, bei stärkeren Reizen nimmt jedoch die Empfindlichkeit des Sensors zunehmend ab, die Aktionspotenzialfrequenz steigt bei großen Reizen nur noch wenig. Diese **nichtlineare Übertragungsfunktion** wird bei Sinnesorganen gefunden, bei denen die Reize einen großen Intensitätsumfang haben, z. B. bei den Lichtsensoren in der Netzhaut des Auges, die auf Beleuchtungsstärken antworten müssen, bei denen das gerade noch wahrnehmbare Licht sich vom intensivsten Licht im Verhältnis $1{:}10^6$ unterscheidet.

Selten, z. B. bei Nozizeptoren, kommt es vor, dass die **Aktionspotenzialfrequenz mit steigender Reizamplitude steiler wird.** Kleine Zunahmen der Reizintensität führen in diesem Fall also zu großen Zunahmen der Entladungsfrequenz und damit, so wird in Abschn. 14.5.3 gezeigt, zu großen Empfindungszunahmen – was der Warnfunktion des Schmerzes dienlich ist.

Σ Die Kodierung der Reizamplitude als Impulsfrequenz erfolgt bei manchen Sensoren linear (proportional), bei den meisten jedoch nichtlinear. In der Regel nimmt dabei die Empfindlichkeit des Sensors mit steigender Reizstärke ab. Nur in Ausnahmefällen, z. B. bei den Nozizeptoren, nimmt sie zu.

Potenzfunktionen zur Beschreibung der Übertragungsfunktionen

Die genannten 3 Formen der Übertragungsfunktionen zwischen überschwelligem Reiz **S** und Impulsfrequenz **F** lassen sich am besten in Form einer **Potenzfunktion** fassen:

$$F = k \times S^n$$

Dabei ist **k** eine Konstante und der Exponent **n** ein für jeden Sensortyp charakteristischer positiver Wert. Ist n=1, so wird die Potenzfunktion zu einer Geraden mit der Steigung k. Ist n kleiner als 1 (n<1), so ergibt sich in einem linearen Koordinatensystem die Kurvenform der ◘ Abb. 14.5b, und ist n größer als 1 (n>1), so steigt die Impulsfrequenz überproportional mit dem Reiz an.

Bei Auftragung der Messwerte in einem doppelt-logarithmischen Koordinatensystem lassen sich die **Werte von Potenzfunktionen durch Geraden** bestimmen, deren Steilheiten durch die Exponenten bestimmt werden. Ist n=1, so beträgt die Steilheit der Geraden, wie ◘ Abb. 14.5c zeigt, 45°, bei n<1 und n>1 liegt ihre Steilheit unter bzw. über diesem Wert. So bedeutet ein Exponent von n=0,3, dass sich die Empfindung bei einer Verzehnfachung der Reizstärke etwa verdoppelt ($10^{0,3}$=1,995262).

Potenzfunktionen charakterisieren auch die **Übertragungsfunktionen sensorischer Neurone** (Abschn. 14.3.3) und die **Beziehung zwischen Reiz- und Empfindungsstärken** (Abschn. 14.5.3). Die subjektiv empfundenen Änderungen der Reizintensität lassen sich mit Hilfe dieser Beziehungen exakt berechnen, indem man z. B. die Aktionspotenzialfrequenz zu den Angaben der Versuchsperson (z. B. in Intensitätsstufen von 1 bis 100) in Beziehung setzt.

Σ Die Kodierung der Reizamplitude als Impulsfrequenz lässt sich am besten in Form einer Potenzfunktion beschreiben. Bei linearer Übertragungsfunktion ist der Exponent n=1. Bei den meisten Sinnesorganen ist die Übertragungsfunktion nichtlinear mit n<1 oder (sehr selten) n>1.

14.3 Neuronale Verschaltungen in sensorischen Systemen

14.3.1 Erregungsausbreitung in sensorischen neuronalen Netzwerken

Divergente Erregungsausbreitung

Ein Reiz erregt normalerweise **viele tausend Sensoren gleichzeitig.** Die resultierende afferente Impulsflut enthält die Information über die **Intensität,** die **räumliche Ausdehnung** und die **zeitliche Struktur** des Reizes. Diese Information muss vom ZNS ausgewertet werden, damit der Organismus angemessen auf den Reiz reagieren kann. Die **Auswertung** erfolgt bei allen Sinnesorganen **an mehreren Stellen** zwischen dem Sensor am einen und den zugehörigen Großhirnrindenarealen am anderen Ende der sensorischen Bahnen.

Die ersten Schritte der Erregungsausbreitung in einem sensorischen System zeigt ◘ Abb. 14.6a. Dargestellt ist ein Nervennetz aus 3 Sensoren und zwei darauf folgenden synaptischen Ebenen. Der mittlere Sensor wird durch einen Reiz erregt und beeinflusst erregend die mit ihm synaptisch verbundenen 3 Neurone. Diese **Divergenz** hat zur Folge, dass das auf der Ebene der Sensoren noch eng begrenzte »erregte Gebiet« (◘ Abb. 14.6a, rechts) sich ausweitet und damit die Lokalisation des Reizes verschlechtert wird. Andererseits gewährleistet die Divergenz, dass auch die Effekte schwacher Reize auf wenige Sensoren anschließend verstärkt weitergegeben werden.

Konvergente Erregungsausbreitung

Im Neuronennetz der ◘ Abb. 14.6a kommt auch Konvergenz vor: Jedes Neuron bekommt mehrfache Afferenzen. Die **Konvergenz** der von vielen benachbarten Sensoren ausgehenden Erregungen führt zur **räumlichen Summation** oder **Bahnung** der synaptischen Potenziale in diesem Neuron (Abschn. 4.1.1). Auch dadurch wird erreicht, dass die Effekte schwacher Reize verstärkt werden.

Andererseits wird bei sehr starken und großflächigen Reizen über die Konvergenz sehr schnell der maximale Erregungszustand der Neurone erreicht. Ein solcher »Sättigungszustand« in einem Neuronenverband führt beispielsweise dazu, dass zwei eng nebeneinander liegende starke Druckreize nicht mehr voneinander unterschieden, sondern nur als einheitlicher Reiz wahrgenommen werden.

Σ Die Erregungsausbreitung in sensorischen neuronalen Netzwerken erfolgt sowohl divergent wie konvergent. Divergenz wie Konvergenz gewährleisten auf ihre Weise die Weitergabe schwacher Signale.

Hemmung im sensorischen System

Würden sich die Erregungen, wie in ◘ Abb. 14.6a angenommen, ungehindert ausbreiten, so wäre bald das ganze Gehirn erregt. Dies wird durch das Hinzutreten von Hemmung verhindert. In ◘ Abb. 14.6b ist das Nervennetz von ◘ Abb. 14.6a um **hemmende Interneurone** ergänzt.

Es ist nur ein Typ der Hemmung berücksichtigt, nämlich die **laterale Hemmung durch negative Rückkopplung,** die im sensorischen System besonders wichtig ist. Im Beispiel der ◘ Abb. 14.6b führt die laterale Hemmung dazu, dass sich um die durch den Reiz maximal erregten Neurone der Mittelachse eine Hemmzone ausbildet, die das erregte Gebiet auch auf den höheren synaptischen Ebenen stark eingrenzt. Dies führt z. B. im visuellen System zu erheblichen **Kontrastverschärfungen** (z. B. Abschn. 17.1.3).

Σ Die divergente Erregungsausbreitung wird durch hemmende Prozesse fokussiert. In den sensorischen Netzwerken dient insbesondere die negativ rückgekoppelte laterale Hemmung der Kontrastverschärfung.

14.3.2 Rezeptive Felder in sensorischen neuronalen Netzwerken

Definition rezeptiver Felder

In ◘ Abb. 14.6 haben wir, vom Sensor ausgehend, den Fluss der sensorischen Information über verschiedene synaptische Stationen betrachtet. Man geht in der Sinnesphysiologie häufig auch umgekehrt vor und bestimmt diejenigen

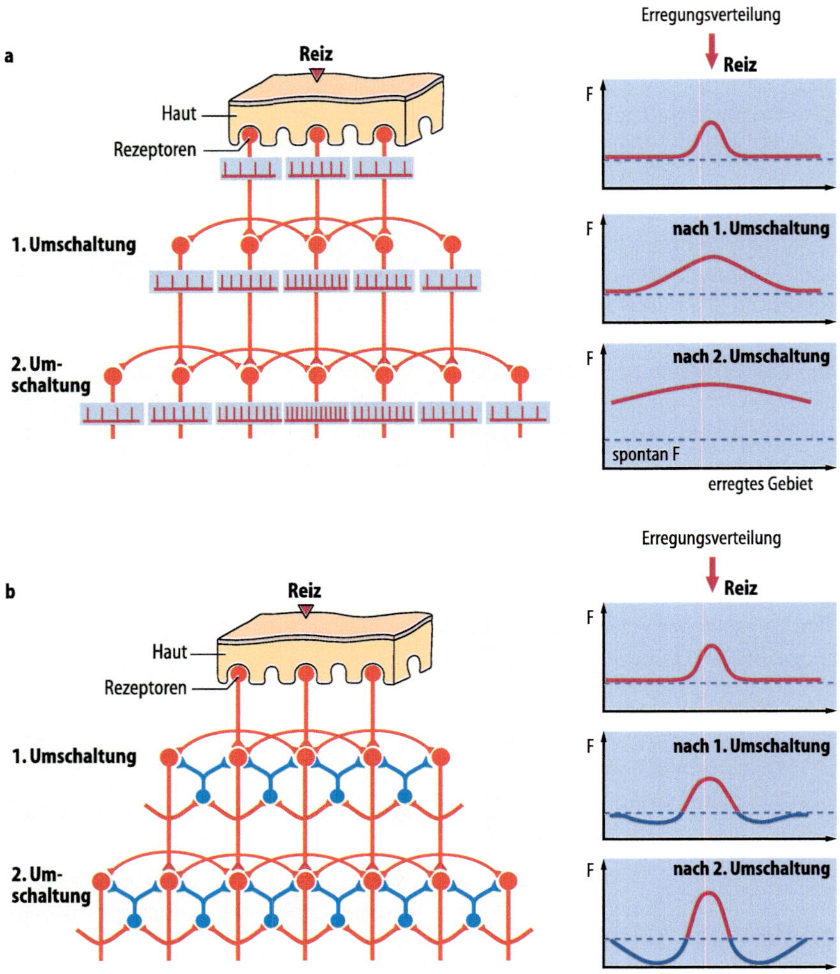

Abb. 14.6a, b. Laterale Hemmung in einem einfachen Modell eines Sinnessystems. a *Links:* Schema der erregenden synaptischen Verbindungen von 3 Sensoren und 2 darauf folgenden synaptischen Ebenen. Die blau unterlegten Einschaltungen über den Axonen deuten die entsprechenden Erregungsfrequenzen während des Reizes an. Dieses Netzwerk weist ausgesprochene Divergenz und Konvergenz auf. *Rechts:* Verteilung der Entladungsfrequenzen *F* im erregten Gebiet um den Reizort auf der Ebene der Sensoren und den beiden nachfolgenden synaptischen Ebenen. **b** Wirkung zusätzlicher hemmender Interneurone (blau). In den Entladungsverteilungen *rechts* wird lateral vom Reizort die Ruhefrequenz unterschritten. Diese laterale Hemmung ist blau eingetragen

Sensoren oder diejenigen **Punkte des Raumes,** von denen aus ein sensorisches Neuron **erregt** oder **gehemmt** werden kann. Ihre Gesamtheit bildet das **rezeptives Feld** des Neurons. Ein Beispiel zeigt Abb. 14.7 für ein zentrales sensorisches Neuron im Rückenmark (oder auf höherer Ebene, z. B. im Thalamus). Leichte Berührung der Haut löst nur von Punkten in dem rot umrandeten Bezirk des Unterarmes eine Zunahme der Impulsfrequenz aus. Dieser Bezirk ist das rezeptive Feld des Neurons.

Die **Größe der rezeptiven Felder** ist bei verschiedenen sensorischen Neuronen sehr unterschiedlich. Einige haben sehr kleine rezeptive Felder, so z. B. **Neurone des visuellen Kortex,** die nur von einer 0,02 mm^2 großen Fläche der Netzhaut durch Lichtreize beeinflusst werden können. Andere Neurone können z. B. durch Reizung sehr großer Hautareale, etwa einem ganzen Bein, erregt oder gehemmt werden, wobei das Neuron sowohl auf Berührungs-, wie auf Vibrations- und Kältereize reagiert. Ein solches **großes rezeptives Feld** umfasst also auch **verschiedene Modalitäten.** Es leuchtet ein, dass das **räumliche Auflösungsvermögen** eines Sinnesorgans **um so besser** ist, je **kleiner** die rezeptiven Felder der beteiligten Neurone sind.

Σ Die Körperperipherie und/oder der extrakorporale Raum, von dem aus ein sensorisches Neuron beeinflusst werden kann, wird sein rezeptives Feld genannt. Rezeptive Felder sind von sehr unterschiedlicher Größe.

Erregende und hemmende rezeptive Felder; Rolle der Umfeldhemmung

Wie Abb. 14.7 zeigt, können sensorische Neurone sowohl **erregende wie hemmende rezeptive Felder** aufweisen. In der Regel reagieren Zentrum und Peripherie des rezeptiven

Abb. 14.7. Erregende und hemmende rezeptive Felder zentraler sensorischer Neurone. Gezeigt sind rezeptive Felder auf der Haut des Unterarms, von denen aus Neurone im Rückenmark (oder auf höheren Ebenen, z. B. im Thalamus) erregt oder gehemmt werden können. Neuron 1 wird aus dem erregenden rezeptiven Feld (+) aktiviert, aus dem hemmenden Umfeld (–) gehemmt, wie die Registrierung der Aktionspotenziale angibt. Neuron 2 wird aus dem für Neuron 1 hemmenden Feld (–) erregt. Die hier gezeigte hemmende Verschaltung ist ein Fall der lateralen Inhibition (Abb. 14.6)

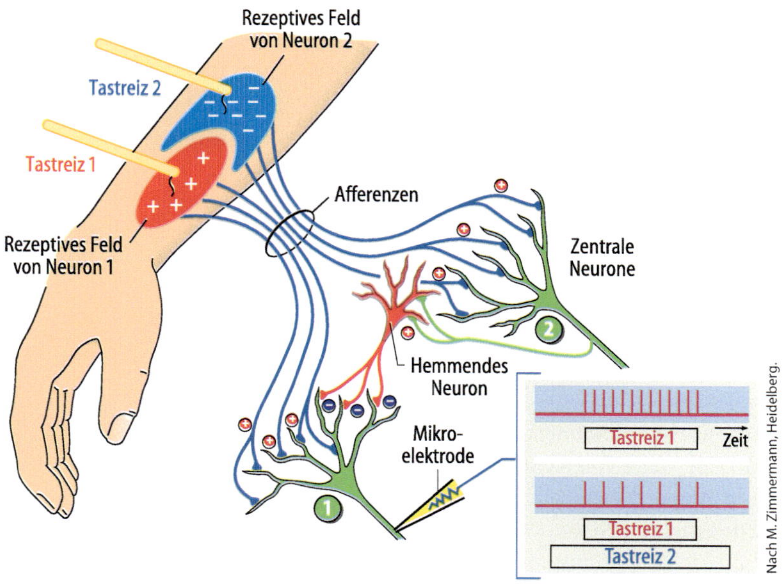

Feldes gegensätzlich. Beispiele zeigt Abb. 14.8. Dort erfolgt z. B. in einem Fall im Zentrum auf den Reiz hin eine »An-Reaktion«, d. h. die Impulsfrequenz nimmt während des Reizes zu (und wird nach dem Reiz für einige Zeit kleiner als die Ruhefrequenz). Wenn aber der Reiz im Zentrum eine »An-Reaktion« auslöst, so führen Reize in der Peripherie zu der umgekehrten »Aus-Reaktion« (Abb. 14.8, links). Man nennt ein solches rezeptives Feld ein **»An-Zentrum«-Feld** (On-Zentrum-Feld).

Genauso häufig wie die »An-Zentrum«-Felder kommen jedoch auch die umgekehrt organisierten **»Aus-Zentrum«-Felder** (Off-Zentrum-Feld) vor (Abb. 14.8, rechts). Diese Anordnung der rezeptiven Felder ist z. B. im Sehsystem verantwortlich für die Entstehung des Simultankontrastes (Abb. 17.3 in Abschn. 17.1.3).

Grundlage dieser **Organisation des rezeptiven Feldes** ist die eben schon erwähnte laterale oder **Umfeldhemmung.**

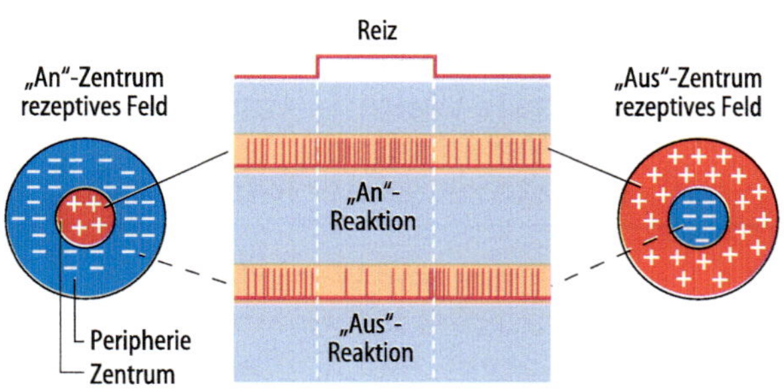

Abb. 14.8. Organisation rezeptiver Felder in sensorischen Systemen mit gegensätzlicher Polung von Zentrum und Umfeld. Diese Form der Organisation kommt häufig vor. In den konzentrischen rezeptiven Feldern rechts und links im Bild sind mit (+) alle Areale markiert (und rot hervorgehoben), deren Reizung zu einer An-Reaktion eines zentralen Neurons führt. Umgekehrt sind mit (–) und blau alle Areale markiert, deren Reizung zu einer Aus-Reaktion führt. Das Entladungsverhalten der Neurone, die eine Ruheentladung aufweisen, ist schematisiert in der Bildmitte gezeigt

Wie in Abb. 14.6 gezeigt, erzeugt diese Hemmung um ein durch den Reiz »erregtes Gebiet« eine Hemmzone. Diese Konfiguration ist äquivalent zu einem **An**-Zentrum und einer **Aus**-Peripherie. Wenn die durch den Reiz ausgelösten Erregungen über eine hemmende Synapse laufen, ergibt sich analog ein Aus-Zentrum-rezeptives Feld. Die Organisation des rezeptiven Feldes in Zentrum und umgekehrt reagierende Peripherie verschärft das räumliche Unterscheidungsvermögen im ZNS und fördert den Kontrast (Abschn. 14.5.3).

Plastizität rezeptiver Felder

Die **Größe des rezeptiven Feldes** kann durch zentral gesteuerte Hemmvorgänge **verkleinert** und durch Enthemmungsvorgänge **vergrößert** werden. Auch die relative Größe von Zentrum und Peripherie kann verschieden eingestellt werden. So ist z. B. ein wichtiger Teilaspekt der Dunkeladaptation des Auges (Abschn. 17.1.2) die relative Vergrößerung der An-Zentren der rezeptiven Felder der Retina-Ganglienzellen bei herabgesetzter Beleuchtung. **Größe und Organisation** des rezeptiven Feldes sind also **keine unveränderlichen Eigenschaften** eines sensorischen Neurons.

Σ Zentrale sensorische Neurone haben oft komplexe rezeptive Felder mit erregenden und hemmenden Anteilen, die teils nebeneinander, teils konzentrisch umeinander liegen. Ihre Größe und Organisation werden durch Umfeldhemmung und zentral gesteuerte Hemm- und Erregungsvorgänge beeinflusst.

14.3.3 Übertragungsfunktionen und Schwellen sensorischer Neurone

Potenzfunktionen zur Beschreibung der Übertragungsfunktionen

So wie dies in Abschn. 14.2.3 für die peripheren Sensoren beschrieben wurde, lässt sich die Beziehung zwischen der Impulsfrequenz **F** eines zentralen sensorischen Neurons und der überschwelligen Reizstärke **S** in seinem rezeptiven Feld am besten durch die **Potenzfunktion**

$$F = k \times S^n$$

beschreiben. Es kommen, ebenfalls wie bei Sensoren, verschiedene Werte von **n** vor: Es gibt auch bei zentralen Neuronen Proportionalität von Reiz und Reizantwort (n=1). Bei den meisten Neuronen wird aber mit steigendem Reiz der Zuwachs an Impulsfrequenz kleiner, der Exponent n ist also kleiner als 1 (◘ Abb. 14.5c).

Absolute Schwellen und Unterschiedsschwellen sensorischer Neurone

Auch an zentralen sensorischen Neuronen kann die **absolute Schwelle** für den adäquaten Reiz bestimmt werden. Dies ist die kleinste Reizstärke, für die sich eine Änderung der Impulsfrequenz des Neurons feststellen lässt. Wichtiger sind die **Unterschiedsschwellen,** d. h. die kleinste Änderung eines Reizparameters, die eine messbare Änderung der Impulsfrequenz des sensorischen Neurons hervorruft.

Die Bestimmung einer **Intensitätsunterschiedsschwelle** ist in ◘ Abb. 14.9a erläutert. Ein überschwelliger Dauerreiz führt zu einer konstanten Impulsfrequenz in einem sensorischen Neuron. Wird die Reizstärke in kleinen Schritten erhöht, so verursacht der erste Reizzuwachs keine merkliche Änderung der Impulsfrequenz. Die nächste, etwas größere Reizstärkenerhöhung bringt eine erhöhte Impulsfrequenz, diese Steigerung entspricht also der Intensitätsunterschiedsschwelle.

◘ Abb. 14.9b zeigt die Bestimmung einer **Ortsunterschiedsschwelle.** Links ist die Ausgangssituation gezeichnet, ein Reiz im Zentrum eines Achsenkreuzes (z. B. auf der Haut) verursacht eine kräftige Erhöhung der Impulsfrequenz des Neurons. Wird für den nächsten Reizversuch der Reizpunkt leicht nach rechts verschoben, so ist der Reizerfolg derselbe wie in der Ausgangssituation. Der dritte Reizort liegt noch weiter rechts, und der Reizerfolg ist merklich geringer als zuvor. Der Abstand dieses Reizortes vom Zentrum des Achsenkreuzes ist also die Ortsunterschiedsschwelle.

Ebenso wie für die Reizintensität oder die Verschiebung des Reizortes lassen sich **Unterschiedsschwellen für andere Reizparameter** bestimmen, so für Zeitunterschiede, Tonhöhenunterschiede, Farbunterschiede usw. Bei allen diesen Unterschiedsschwellen hängt der gefundene Wert nicht nur vom Sinnesorgan, sondern auch von Nebenbedingungen des Reizes (»Kontext«, Umfeld) und von der absoluten Reizstärke ab.

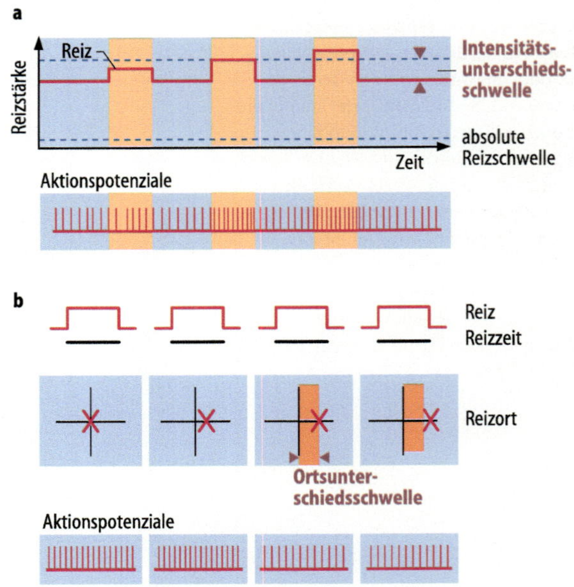

◘ **Abb. 14.9a, b. Messung von Unterschiedsschwellen an zentralen sensorischen Neuronen. a** Bestimmung einer Intensitätsunterschiedsschwelle. *Oben:* Zeitverlauf der überschwelligen Reize, darunter die durch die Reizung ausgelösten Aktionspotenziale. Die Frequenzzunahme bei der zweiten Reizerhöhung zeigt die Unterschiedsschwelle. **b** Bestimmung einer Ortsunterschiedsschwelle. *Oben:* Lage des Reizpunktes (rot) relativ zu einem Achsenkreuz. Darunter die durch den Reiz ausgelöste Salve von Aktionspotenzialen. Beim dritten Reizort ist eine eben unterschiedliche Frequenz der Aktionspotenziale bemerkbar

Σ Die Übertragungsfunktionen sensorischer Neurone lassen sich am besten durch Potenzfunktionen beschreiben. Der Exponent n ist dabei meist <1. Auch für zentrale Neurone lassen sich absolute Schwellen und Unterschiedsschwellen für Änderungen der Reizparameter bestimmen.

14.4 Zentrale Weiterleitung und Verarbeitung somatoviszeraler Information

14.4.1 Aufnahme und Weiterleitung sensorischer Information aus Körper- und Kopfnerven

Synaptische Verschaltung im Rückenmark

Die Afferenzen aus Rumpf und Extremitäten bilden im Rückenmark **erregende synaptische Verbindungen** mit spinalen Neuronen im dorsalen Teil der grauen Substanz, dem **Hinterhorn** (◘ Abb. 14.10). Ein Teil der dicken myelinisierten Afferenzen hat außerdem eine Abzweigung (Kollaterale) in den aufsteigenden Hinterstrang (► unten).

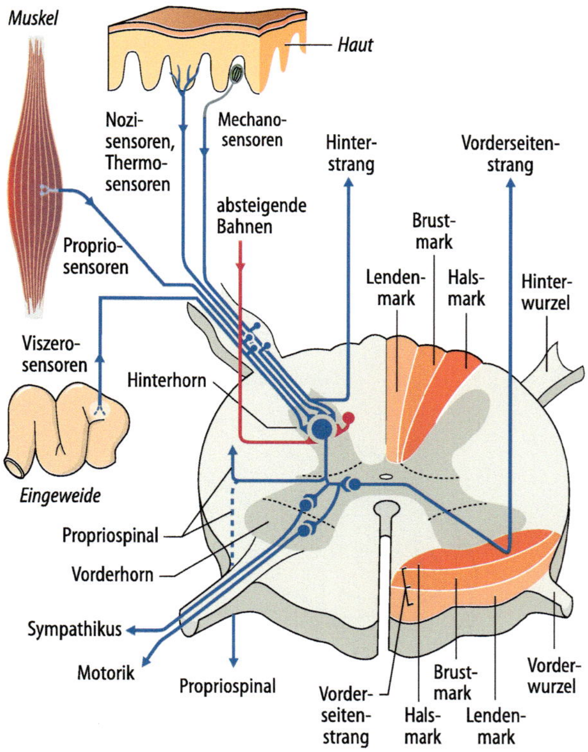

Abb. 14.10. Spinale Weiterleitung und Verarbeitung somatoviszeraler afferenter Information. Schematisierte und vereinfachte Darstellung der Verschaltung der somatoviszeralen Afferenzen im Rückenmark. Alle Afferenzen treten über die Hinterwurzel ein und werden auf Höhe des Eintrittssegments auf Interneurone umgeschaltet. Zusätzlich zweigen sich von den dicken, myelinisierten Afferenzen, die von niederschwelligen Mechanosensoren kommen, Kollateralen ab, die im Hinterstrang ohne Umschaltung bis zu den Hinterstrangkernen ziehen (Abb. 14.11). Absteigende und lokale hemmende Einflüsse sind rot eingezeichnet. Die topographische Schichtung der aufsteigenden Hinterstrang- und Vorderseitenstrangbahnen auf der Höhe des oberen Halsmarks ist eingezeichnet

Das in Abb. 14.10 abgebildete Hinterhornneuron steht stellvertretend für viele zehntausend Neurone mit den unterschiedlichsten Verbindungen und Aufgaben.

Außerdem ist zu beachten, dass es im Hinterhorn nicht nur erregende, sondern auch eine **Vielzahl von hemmenden Synapsen** gibt. Zwei solche Synapsen und ein zugehöriges Interneuron sind in Abb. 14.10a rot eingezeichnet. Sie symbolisieren im sensorischen System zwei besonders wichtigen Hemmungstypen: **afferente Hemmung** und **deszendierende (absteigende) Hemmung.** Sie dienen im Wesentlichen der Kontrolle und Modulation des afferenten Zustroms.

Weiterleitung im spinalen Hinterstrang

In Abb. 14.10 sind 2 aufsteigende Bahnen eingezeichnet, über die die Information der somatosensorischen Afferenzen zum Gehirn weitergeleitet werden: der **Hinterstrang** und der **Vorderseitenstrang.** Ihr weiterer Verlauf ist in Abb. 14.11a gezeigt. Wie alle auf- und absteigenden Bahnen liegen sie in der weißen Substanz des Rückenmarks. Relativ zu den mit ihnen verbundenen Hinterwurzelafferenzen verläuft im Rückenmark der **Hinterstrang ipsilateral** (gleichseitig), der **Vorderseitenstrang kontralateral** (gegenseitig).

Die im **Hinterstrang** verlaufenden dicken myelinisierten Afferenzen kommen ausnahmslos von niederschwelligen Mechanosensoren des Rumpfes und der Extremitäten, und zwar von Haut, Muskeln, Sehnen und Gelenken. Sie bilden ihre erste zentrale Synapse auf Neuronen der **Hinterstrangkerne** (Nucleus gracilis, Kern der oberen Extremität und Nucleus cuneatus, Kern der unteren Extremität), die im verlängerten Mark liegen. Die Axone dieser Neurone kreuzen dort zur Gegenseite und ziehen als **mediale Schleifenbahn** (Tractus lemniscus medialis) zum Thalamus.

Hinterstrang und Lemniskus bilden die markanten Bahnen des **spezifischen (lemniskalen) Systems** der Somatosensorik. **Hinterstrangläsionen,** die sich im Rückenmark vor der Kreuzung in den Hinterstrangkernen ereignen, beeinträchtigen ipsilateral Leistungen, die mit der räumlichen Lokalisation taktiler Reize zusammenhängen, wie z. B. die Zweipunktdiskrimination.

Σ Die afferenten Nervenfasern der niederschwelligen Mechanorezeptoren von Rumpf und Gliedmassen bilden teils Synapsen im Hinterhorn des Rückenmarks, teils laufen sie im Hinterstrang zu den Hinterstrangkernen des verlängerten Marks. Deren Axone kreuzen in der medialen Schleifenbahn nach kontralateral.

Weiterleitung im Vorderseitenstrang

Der Vorderseitenstrang enthält Axone, die, wie eben schon gesagt, überwiegend von Neuronen des Hinterhorns der Gegenseite stammen (Abb. 14.10). Seine Zielgebiete liegen in der Formatio reticularis des Hirnstamms sowie im Thalamus; entsprechend unterteilt man den Vorderseitenstrang in den **Tractus spinothalamicus** und den **Tractus spinoreticularis.**

Die peripheren afferenten Zuflüße der spinalen Hinterhornneurone des Vorderseitenstrangs kommen vor allem aus **Thermo- und Nozizeptoren** von Haut, Muskeln, Sehnen, Gelenken und Eingeweiden, in geringerem Maße auch von niederschwelligen Mechanosensoren der Haut. Nach **Durchtrennung des Vorderseitenstrangs** können Temperatur- und Schmerzreize aus Körperregionen, die unterhalb und **kontralateral zur Durchtrennungsstelle** liegen, nicht mehr wahrgenommen werden.

Da die Vorderseitenstrangbahnen nicht im Tractus lemniscus (▶ oben) verlaufen, werden sie als **extralemniskale Bahnen** bezeichnet. Funktionell gesehen, sind sie deutlich unspezifischer organisiert als die lemniskalen Bahnen, weswegen sie auch als **unspezifisches sensorisches System** den spezifischen lemniskalen Bahnen gegenübergestellt werden.

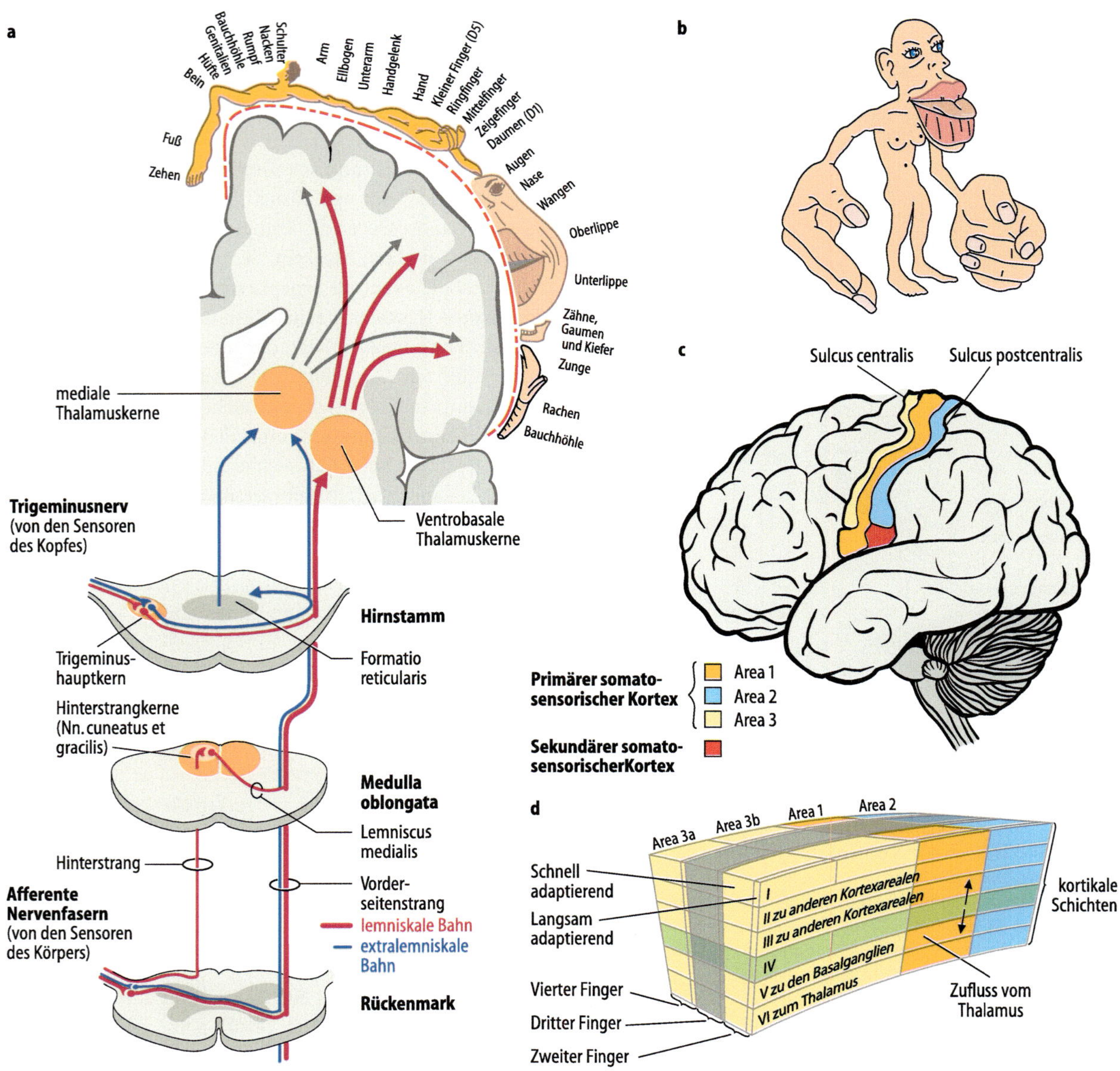

Abb. 14.11a–d. Supraspinale Weiterleitung und Verarbeitung somatoviszeraler afferenter Information. a Schematisierte und vereinfachte Darstellung des Verlaufs der somatosensorischen Bahnen samt den wichtigsten Schaltstationen. Spezifische Bahnen sind *rot*, unspezifische sind *blau* eingezeichnet. Die oben in **a** gezeigte Darstellung von Penfield und Rasmussen der topographisch geordneten Projektion der Körperperipherie auf den Gyrus postcentralis *(sensorischer Homunculus)* soll die Größenverhältnisse der Projektion der einzelnen Körpergebiete auf die Hirnrinde verdeutlichen. **b** Dreidimensionale Darstellung des in **a** gezeigten sensorischen Homunculus. **c** Seitenansicht des Gehirns zur Illustration der Lage des *Gyrus postcentralis* mit den somatosensorischen Projektionsfeldern SI (Areae 1 – 3) und SII (rot). **d** Funktionelle Organisation des somatosensorischen Kortex SI mit seinen Areae 1, 2, 3a und 3b in der Fingerregion. Weitere Besprechung im Text

Σ Das Vorderseitenstrangsystem vermittelt vor allem Signale von den kontralateralen Thermo- und Nozizeptoren des Rumpfes und der Gliedmaßen. Die Vorderseitenstränge sind Teil des extralemniskalen sensorischen Systems.

Aufnahme und Weiterleitung sensorischer Information aus dem Gesichtsbereich

Der V. Hirnnerv, der **N. trigeminus,** ist der wichtigste somatoviszerale Nerv der Gesichtsregion (Tabelle 2.2 in Abschn. 2.3.4). Er tritt in das Brückenhirn (Pons) ein (Abb. 14.11a). In 2 Kernen der dortigen grauen Substanz werden die Afferenzen synaptisch umgeschaltet, im spinalen Kern und im sensorischen Hauptkern. Der **spinale Trigeminuskern** (Nucleus spinalis) entspricht funktionell dem Hinterhorn des Rückenmarks, der **sensorische thalamische Hauptkern** (Nucleus principalis) entspricht den Hinterstrangkernen der spinalen Afferenzen. Diese Analogie erstreckt sich auch auf die weiterführenden Bahnen, die unmittelbar auf die andere Seite kreuzen, wie dies entsprechend in Abb. 14.11a eingezeichnet ist.

Somatosensorische Information aus dem Gesichtsbereich wird über den N. trigeminus in den Hirnstamm geleitet und dort synaptisch teils auf den spinalen Trigeminuskern, teils auf den Hauptkern aufgeschaltet. Die weiterführenden Bahnen kreuzen auf die andere Seite.

14.4.2 Subkortikale Schaltstellen und kortikale Areale der sensorischen Systeme

Sensorische Funktionen der Formatio reticularis

Die den **Hirnstamm durchziehende Formatio reticularis** ist eine wichtige Station des eben erwähnten aufsteigenden **extralemniskalen** Systems (Abb. 14.11a). Sie verfügt über eine Vielfalt von afferenten Verbindungen aus praktisch allen Sinnesorganen. **Afferente Zuströme** kommen auch aus zahlreichen anderen Gehirngebieten, z. B. motorische und sensorische Großhirnrinde, Thalamus, Hypothalamus. Auch die **efferenten Verbindungen** sind vielfältig: absteigend zum Rückenmark, aufsteigend über die unspezifischen Thalamuskerne zum Kortex, zum Hypothalamus, sowie zu den Kernen des limbischen Systems (zur Funktion des extralemniskalen sensorischen Systems Abschn. 21.3.2).

Der Formatio reticularis wird eine Mitwirkung an einer Reihe von Funktionen zugesprochen, die wie folgt zusammengefasst werden können:

- **Steuerung der Bewusstseinslage** durch Beeinflussung der Erregbarkeit kortikaler Neurone und damit Teilnahme am Schlaf-Wach-Rhythmus (Schlagwort: aufsteigendes retikuläres aktivierendes System, ARAS, Abschn. 21.3.2 und 22.5.1);
- Vermittlung der **affektiv-emotionalen Wirkungen sensorischer Reize** durch Weiterleitung afferenter Information zum limbischen System (Abschn. 5.2.3);
- **vegetativ-motorische Regulationsaufgaben,** besonders bei lebenswichtigen Reflexen (z. B. bei Kreislauf-, Atem-, Schluck-, Husten-, Niesreflexen), bei denen viele afferente und efferente Systeme miteinander koordiniert werden müssen; und
- **Mitwirkung an der Stütz- und Zielmotorik** über die motorischen Zentren des Hirnstammes und des Kleinhirns (Abschn. 13.6.1).

Die Formatio reticularis ist Umschalt- und Verarbeitungsstation für das unspezifische somatosensorische System. Sie ist afferent wie efferent mit zahlreichen subkortikalen und kortikalen Zentren verbunden.

Funktionen des somatosensorischen Thalamus

Im Thalamus sind alle Bahnkreuzungen abgeschlossen, so dass die rechten Thalamusneurone im Wesentlichen die Impulse aus der linken Körperhälfte verarbeiten und umgekehrt. Wie in Abschn. 5.2.2 dargestellt, ist der **Thalamus eine Anhäufung zahlreicher, funktionell verschiedener Kerngebiete,** die teils für sensorische, teils für motorische, teils für integrative Aufgaben zuständig sind (Abb. 5.8).

Allen Teilkernen ist gemeinsam, dass sie **unmittelbar in die ihnen zugehörige Hirnrinde projizieren,** so z. B., wie in Abschn. 13.6.4 schon erwähnt, die motorischen Anteile in den motorischen Kortex (Gyrus praecentralis) oder, wie in Abb. 14.11a zu sehen, die somatosensorischen Anteile (Ventrobasalkerne, Ventrolateralkerne) in den somatosensorischen Kortex (Gyrus postcentralis).

Die somatosensorischen thalamischen Kerne liegen auf dem Weg der oben geschilderten **Hinterstrangbahnen** (spezifisches lemniskales System, Abschn. 14.4.1). Dieser schnelle aufsteigende Weg enthält **nur drei synaptische Umschaltungen,** nämlich

- die **erste Synapse** liegt in den Hinterstrangkernen (Nucl. gracilis und cuneatus), von dort kreuzt der Lemniscus medialis und bildet
- die **zweite Synapse** im Thalamus;
- die **dritte Synapse** bilden die thalamokortikalen Bahnen dann im somatosensorischen Kortex (► unten).

Das Hinterstrangsystem ist beim Menschen besonders hoch entwickelt. Es ist die **zentralnervöse Basis des Tastsinns** (Abschn. 15.1.1 bis 15.1.5) und der **Tiefensensibilität** (Abschn. 15.2.1, 15.1.2). Beide Modalitäten haben ein besonders hohes zeitliches und räumliches Auflösungsvermögen, das wiederum bei der **Hand des Menschen** am besten ausgebildet ist.

Die somatosensorischen Thalamuskerne sind die zweite Relaisstation des Hinterstrangsystems, das die zentralnervöse Basis für Tastsinn und Tiefensensibilität bildet.

Organisation und Funktion des somatosensorischen Kortex

Ein besonders eindrucksvolles Abbild der sensorischen Peripherie findet sich in der Endstation der aufsteigenden Bahnen, der **sensorischen Hirnrinde.** Diese Abbildung der Körperperipherie auf der postzentralen Hirnwindung (**Gyrus postcentralis,** Abb. 14.11c) ist nicht nur im Tierversuch, sondern auch am Menschen nachgewiesen worden. Reizt man nämlich, wie dies vor allem W. Penfield und seine Mitarbeiter getan haben, bei einem wachen Patienten, dessen Gehirn aus therapeutischen Gründen in lokaler Betäubung teilweise freigelegt wurde, mit einer feinen Elektrode die sensorischen Kortexareale, dann berichtet der Patient über Empfindungen aus umschriebenen Bereichen der Körperperipherie. Den Reiz am Gehirn bemerkt er nicht; dieser ruft jedoch eine Empfindung hervor, so als ob die auf das gereizte Hirnareal projizierenden Sensoren erregt worden wären. Dasselbe passiert, wenn man magnetisch über dem Kopf reizt (Kap. 20).

Aus den Ergebnissen solcher Versuche wurde der in ◘ Abb. 14.11a und b gezeigte **sensorische Homunkulus** zusammengesetzt. Aus ihm lässt sich, ganz ähnlich wie bei dem ihm benachbart liegenden motorischen Homunkulus (◘ Abb. 13.20 in Abschn. 13.6.5), die Botschaft ablesen, dass diejenigen Körperareale, die für die Tastempfindungen besonders viel benutzt werden, wie die Mundregion und die Fingerspitzen, weit **überproportionale Areale auf der somatosensorischen Hirnrinde** einnehmen: Den dichten Sensorsystemen der Periphere ist zur optimalen Auswertung der von dort kommenden Information ein besonders großer Anteil des zentralen Apparats zur Verfügung gestellt (Box 14.3). Der Homunculus ist nicht statisch und nicht immer gleich: Es kann rasch zu Reorganisationen der Areale kommen, die stabil oder reversibel sind (Abschn. 15.2.3, 16.5.3, 24.4.4).

Die somatosensorischen Kortexareale weisen innerhalb ihrer topografischen Regionen – wie der übrige Kortex auch, Abschn. 5.3.1 – eine Organisation in **Schichten** und **Kolumnen** auf. Der in ◘ Abb. 14.11d abgebildete Ausschnitt aus der Fingerregion zeigt, dass die Kolumnen, d. h. die in ihnen enthaltenen Neuronenpopulationen, nicht nur topografisch organisiert (z. B. eigene Kolumnen für den 2. bis 4. Finger), sondern auch für die **verschiedenen Modalitäten und Submodalitäten** der Somatosensorik **spezialisiert** sind (z. B. eigene Kolumnen für schnell und langsam adaptierende Mechanorezeptoren). Die Hauptaufgaben der einzelnen Schichten sind in ◘ Abb. 14.11d eingetragen, eine detaillierte Beschreibung wurde in Abschn. 5.3.1 gegeben.

Σ In der sensorischen Hirnrinde ist die Körperperipherie somatotopisch abgebildet. Mundregion und Fingerspitzen sind weit überproportional repräsentiert. Die kortikalen Kolumnen sind nicht nur in Bezug auf die Topologie, sondern auch modalitätsspezifisch organisiert.

14.4.3 Zentrifugale Hemmsysteme in der Somatosensorik

Aufgaben und Wirkweisen absteigender Hemmung

Ein letzter genereller und wichtiger Aspekt der Abbildung von Reizen in den zentralen sensorischen Systemen ist der, dass die sensorischen Bahnen nach der bisherigen Schilderung zwar als aufsteigende Einbahnstraßen erscheinen, dies aber keineswegs sind. Vielmehr durchzieht das gesamte Nervensystem, von der Hirnrinde bis in das Rückenmark (bei manchen Sinnesorganen sogar bis in die Sensoren selbst), eine **Fülle absteigender Bahnen,** deren wesentliche Aufgabe die **Kontrolle des afferenten Zustroms** in den verschiedenen sensorischen Kerngebieten ist. Diese absteigende Kontrolle **schützt vor einer Überflutung mit unwich-**

Box 14.2. Neuronale und subjektive Zeitstruktur von Empfindungen

Eine intakte sensorische Hirnrinde ist nach allen experimentellen und klinischen Befunden eine notwendige Voraussetzung für eine räumlich geordnete bewusste Sinneswahrnehmung. Welche Vorgänge laufen aber in der sensorischen Hirnrinde im Einzelnen bei einer bewussten Empfindung ab? B. Libet und seine Mitarbeiter in San Francisco sind in der Aufklärung dieser Frage einige wichtige Schritte weitergekommen, in dem sie die von Penfield zuerst beschriebene Möglichkeit, durch direkte elektrische Reizung der sensorischen Hirnrinde bewusste Empfindungen auszulösen, systematisch ausnutzten, um diejenigen **Minimalbedingungen kortikaler Neuronenaktivität** herauszufinden, die für das **Auftreten einer bewussten** Empfindung notwendig sind. Dabei stellte sich heraus, dass ein einzelner elektrischer Reiz der Hirnrinde (Rechteckimpuls von 1 ms Dauer) nie eine bewusste Empfindung auslöst. Dazu ist immer eine Serie von Reizen (Reizfrequenz 20–120 Hz) notwendig, wobei die minimal notwendige Dauer der Reizserie von der Reizstärke abhängt. Im Schwellenbereich muss sie bei etwa 500 ms liegen, bei hoher Reizstärke können 100 ms ausreichen. Daraus ist zu folgern, dass einer bewussten Empfindung die Erregung einer ausreichend großen Zahl kortikaler Neurone für eine beträchtliche Zeit, nämlich bis zu 0,5 s, vorausgehen muss.

Nach diesen Befunden Libets kann ein zartes, aber gerade überschwelliges Berühren der Haut erst geraume Zeit nach dem Reiz bewusst empfunden werden. Trifft dies tatsächlich zu? Erleben wir die Ereignisse in unserer Umwelt genau um die Zeit verzögert, die für eine angemessene Aktivierung der kortikalen Neurone notwendig ist? Libet ist dieser Frage experimentell nachgegangen, indem er die durch zeitverschobene periphere und kortikale Reize ausgelösten Empfindungen in ihrer zeitlichen Beziehung zueinander verglich. Seine Antwort ist verblüffend: Nein, wir datieren die Ereignisse nicht erst wenn die minimal notwendigen Aktivierungsvorgänge in der Hirnrinde abgelaufen sind, sondern in die Zeit, in der die ersten Impulse aus der Peripherie im Kortex eintreffen, nämlich etwa 15–25 ms nach dem Reiz. Offensichtlich, das ist jedenfalls Libets Erklärung dieses überraschenden Befundes, wird die subjektive Empfindung, wenn sie auftritt, über einen unbekannten Mechanismus auf die Ankunftzeit der ersten Impulse rückdatiert (Box 21.1 und 21.3).

Literatur: Libet B (2004) Mind time. Harvard University Press, Cambridge

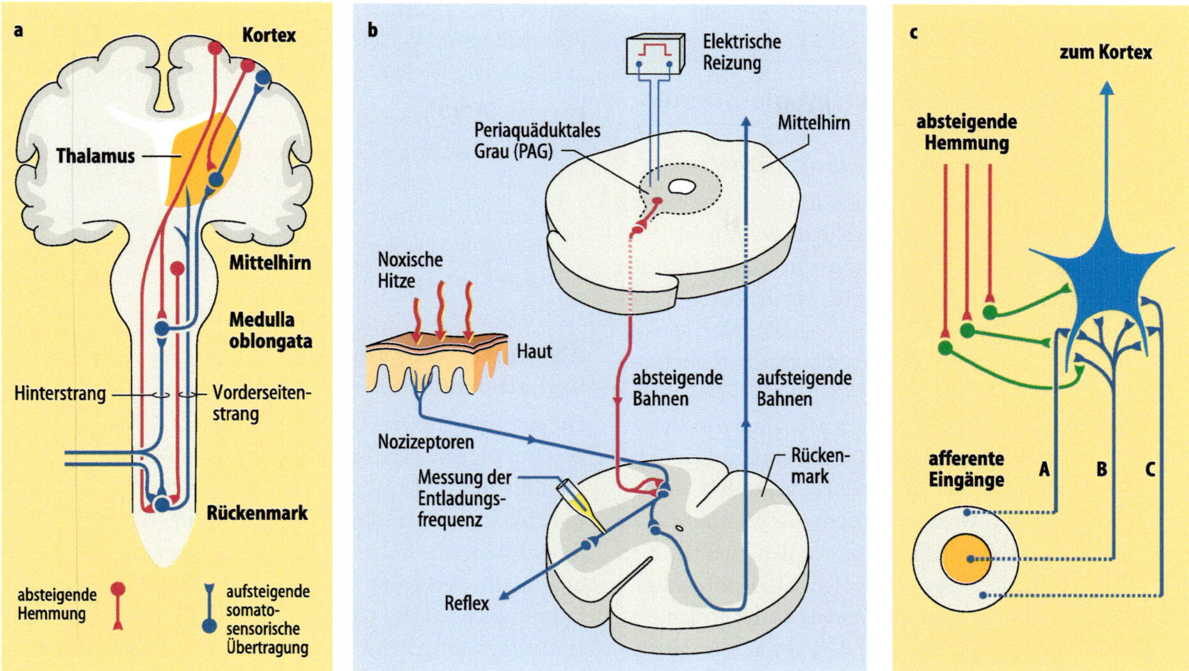

Abb. 14.12a–c. Absteigende Hemmung im somatoviszeralen afferenten System. a Schematisierter, stark vereinfachter Überblick über die deszendierenden hemmenden Bahnsysteme. Hemmende Bahnen und Synapsen sind rot gezeichnet. **b** Tierexperimenteller Nachweis eines aus dem Hirnstamm absteigenden hemmenden Bahnsystems: elektrische Reizung umschriebener Kerngebiete des zentralen Höhlengraus (PAG) über implantierte Elektroden führt zu einer Hemmung der noxischen Informationsübertragung an Hinterhornneuronen. **c** Angriffspunkte und Wirkweise deszendierender Hemmung. Die afferenten Eingänge A, B und C können entweder schon präsynaptisch gehemmt (axoaxonische Synapsen auf A und B oder in ihrer postsynaptischen Wirksamkeit (axosomatische Synapse) moduliert werden

tigen Informationen, indem sie deren Übertragung und Weiterleitung hemmt.

Die Übersicht in Abb. 14.12a zeigt absteigende Hemmsysteme des somatosensorischen Systems (rot gekennzeichnet), die von Kortex und Hirnstamm ausgehen. In Abb. 14.12b ist exemplarisch gezeigt, wie die afferente Information aus Hautsensoren bei der Umschaltung im Rückenmark durch Aktivierung entsprechender Strukturen im Mittelhirn gehemmt werden kann. Die Hemmung wird über eine absteigende Bahn vermittelt, sie kann **prä- oder postsynaptisch auf die Informationsübertragung** aus der Haut zugreifen.

Abbildung 14.12c zeigt schließlich, über welche **Angriffspunkte die absteigende Hemmung ihre Wirkung entfalten** kann. Die hier gezeigte Verschaltung könnte beispielsweise dazu dienen, die Größe des rezeptiven Feldes eines zentralen Neurons durch zunehmende deszendierende Hemmung zu verkleinern oder die Modalität eines Neurons, auf das verschiedene Arten von Afferenzen konvergieren (A und B in Abb. 14.12c), zu verändern. Mit anderen Worten, über diese deszendierenden Mechanismen ist auch eine **Empfindlichkeitskontrolle** oder **Bereichseinstellung** der afferenten Informationsübertragung möglich, womit gewährleistet wird, dass schwache Signale gut übertragen werden und sehr starke Signale die Sinneskanäle nicht übersteuern.

Wenn die in den aufsteigenden Bahnen übermittelte sensorische Information **selbst** das absteigende Hemmsystem aktiviert, liegt eine **negative Feedback-Hemmung** vor. Sie bewirkt eine **automatische Einstellung** des Empfindlichkeitsbereichs der Sinneskanäle auf die Intensität der afferenten Signale.

Beteiligung der Motorik an der Wahrnehmung

Auch über die **Motorik** wird eine **zentrifugale Wirkung** auf die Meldungen aus den Sensoren ausgeübt. Man denke etwa die Steuerung der Muskelspindeln über die Gammamotorik (Abschn. 13.5.1), die Bewegung der Finger beim Tasten (Abschn. 13.6.5) oder der Augen beim Fixieren (Abschn. 17.1.4). Sie sind ebenfalls zu den Mechanismen zentrifugaler Modifikationen im Sinneskanal zu rechnen. Die genannten Beispiele sollten verdeutlichen, dass das ZNS bei der Wahrnehmung die periphere Information nicht nur aufnimmt, sondern in einer **aktiven Leistung** diese Information auf vielfältige Weise beeinflusst und steuert.

Σ Über absteigende, teils prä-, teils postsynaptische Hemmung kann die Empfindlichkeit sensorischer Systeme moduliert werden. Feedback-Hemmung sorgt für automatische Bereichseinstellung der Sinneskanäle. Auch das motorische System beteiligt sich an der Kontrolle der afferenten Eingänge.

14.5 Allgemeine Wahrnehmungspsychologie

14.5.1 Sensorische Schwellenmessungen

Grenzwertmethode und Konstantreizmethode

Der kleinste Reiz, der gerade eine bestimmte Empfindung hervorruft, ist ein Maß für die **Absolutschwelle** oder Reizschwelle dieser Empfindung. Häufig wird dafür auch die Bezeichnung **Reizlimen**, abgekürzt **RL**, verwendet. Da jedes Sinnesorgan, wie alle biologischen Systeme, eine gewisse Variabilität aufweist, kann das RL **nur durch mehrfache Messungen** ermittelt werden.

Die Reizintensität kann bei diesen Messungen in kleinen Schritten von deutlich unterschwelligen zu deutlich überschwelligen Werten (oder umgekehrt) verändert werden (diese Methode wird **Grenzwertmethode** genannt), oder verschiedene schwellennahe Reize werden mehrfach in randomisierter Reihenfolge angeboten. Der Proband gibt bei dieser **Konstantreizmethode** jeweils an, ob er den Reiz wahrnimmt oder nicht. Dabei soll der schwächste der ausgewählten Reize so klein sein, dass er fast nie wahrgenommen wird, der stärkste so groß, dass er fast immer wahrgenommen wird. Als **Schwelle** wird diejenige Reizstärke bezeichnet, bei der **50%** der Reize **erkannt** werden.

Σ Unter Reiz- oder Absolutschwelle versteht man diejenige minimale Reizintensität, die eine Empfindung hervorruft. Sie wird oft auch als Reizlimen, RL, bezeichnet. Grenzwertmethode oder Konstantreizmethode können zur Bestimmung des RL herangezogen werden.

Absolutschwellenmessungen im Verhaltensversuch mit Tieren

Die oben geschilderte Grenzmethode lässt sich auch einsetzen, um die **sensorischen Schwellen von Tieren** zu bestimmen. Es soll hier ein Versuch geschildert werden, in dem mit Hilfe einer operanten Konditionierung (Abschn. 25.1.3) die **Sehschwelle** und die **Dunkeladaptation** bei einer Taube quantitativ bestimmt wird (die langsame Zunahme der Empfindlichkeit des Gesichtssinnes bei Abnahme der Beleuchtungsstärke heißt Dunkeladaptation, Abschn. 17.1.2). Zur Vorbereitung des Versuches werden bei der Taube 2

Box 14.3 Die primären Sinnesmodalitäten (Sehen, Hören, Tastsinn kooperieren mehr als bisher angenommen

Die getrennte und oft weit voneinander entfernte anatomische Lokalisation der primären Sinnessysteme im Gehirn (Kap. 16 bis 18) legt nahe, dass sie streng unabhängig voneinander arbeiten. Dies ist bei vielen Reizen durchaus der Fall, aber bei bestimmten Aufgaben und nach peripheren und zentralen Läsionen (Zerstörung von Nervengewebe) treten erstaunliche Überlappungen in Funktion und anatomischer Lokalisation der Verarbeitung auf. Z. B. erfolgt die Unterscheidung der Orientierung von 2 erhöht auf einer Plastikunterlage aufgebrachten Streifenmustern (nicht abgebildet), deren Richtung mit geschlossenen Augen zu ertasten ist, nicht im somatosensorischen System des Gyrus postcentralis und oberen Parietallappen, sondern im Sehsystem des Okzipitallappens. Offensichtlich kann das Tastsystem alleine die Richtungsorientierung von körpernahen Tastreizen nicht ohne Hilfe der richtungssensitiven Neurone des Sehsystems lösen.

Die Abbildung zeigt die Verteilung von Hirnaktivierung (rot, frontal oben, okzipital unten), gemessen mit langsamen Hirnpotenzialen (Kap. 21), von Blindgeborenen (rechts) und sehenden Personen beim mentalen Rotieren von vorher ertasteten geometrischen Körpern. Man erkennt, dass Blindgeborene die Tastaufgabe auch mit ihrem Okzipitalkortex lösen, wo Sehende die visuelle Welt analysieren, während Sehende die Aufgabe im Tastsystem ihres zentralen Kortex (wiederum rot) lösen können.

Literatur: Röder B, Rösler F, Henninghausen E, Näcker F (1996) Event-related potentials during auditory and somatosensory discrimination in sighted and blind subjects. Cogn Brain Res 4:77–93

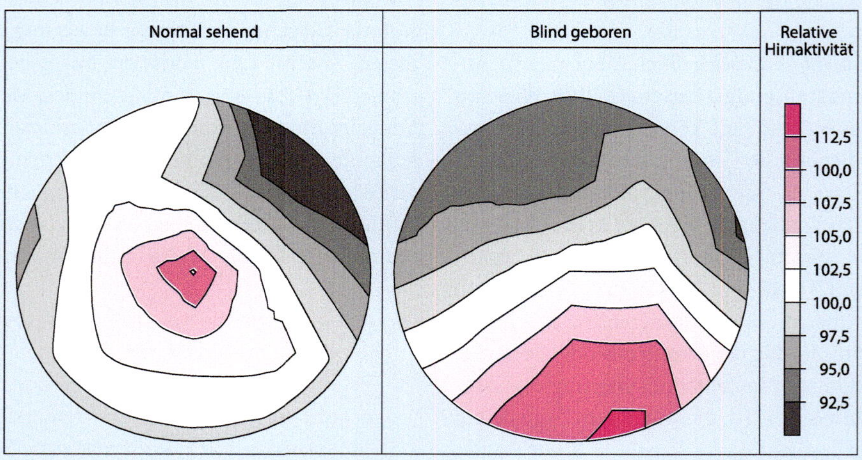

Röder B, Rösler F, Henninghausen E, Näcker F (1996). Mit freundlicher Genehmigung von Elsevier.

instrumentelle Reaktionen eingeübt: Die Taube pickt auf Taste A der Anordnung in ◘ Abb. 14.13a, wenn sie den Lichtreiz sieht, und sie pickt auf Taste B, wenn sie keinen Lichtreiz sieht. Nur dafür wird sie belohnt (▸ Legende).

Zu Versuchsbeginn sieht die Taube das relativ hell leuchtende Reizlicht. Entsprechend dem eingeübten Verhalten wird sie mehrfach die Taste A picken, und die Reizkontrolle (◘ Abb. 14.13a) wird daraufhin jeweils die Helligkeit des Reizlichtes herabsetzen. Schließlich unterschreitet die Helligkeit des Reizlichtes die Reizschwelle, worauf die Taube beginnt, Taste B zu picken. Dies erhöht wiederum über die Reizkontrolle die Lichtstärke, und Taste B wird nur so lange gepickt werden, bis die Stärke des Reizlichtes wieder überschwellig wird. Mit Hilfe der Betätigung der beiden Tasten wird also die Taube eine Lichtstärke einstellen, die **um ihre absolute Sehschwelle schwankt.**

Mit der eben geschilderten Versuchsanordnung lassen sich nun auch zeitliche Änderungen der Sehschwelle bestimmen, z. B. der **Zeitverlauf der Dunkeladaptation.** Nach dem Übergang von einer hellen Raumbeleuchtung zur Abdunkelung stellt die Taube für etwa 25 min eine relativ hohe Schwellenreizstärke von 1 µl ein (◘ Abb. 14.13b). Danach fällt die Schwellenreizstärke schnell ab und erreicht etwa 1 h nach Abdunkelung einen Minimalwert nahe 0,01 µlm. Während dieser Zeit hat also die am Verhalten der Taube ablesbare Empfindlichkeit des Sehorgans etwa um den Faktor 100 zugenommen. Die so gewonnene **Dunkeladaptationskurve** der Taube ist der entsprechenden subjektiv bestimmten Dunkeladaptationskurve des Menschen (◘ Abb. 17.2 in Abschn. 17.1.2) in Zeitverlauf und Amplitude sehr ähnlich.

Messung von Unterschiedsschwellen im Verhaltensversuch

Auch andere Schwellenwerte können bei Tieren durch die eben geschilderten Verhaltensuntersuchungen bestimmt werden. Eingehend untersucht wurde z. B. die **Abhängigkeit der absoluten Sehschwelle von der Wellenlänge des Reizlichts.** Auf diese Weise wurden die Absorptionskurven der von verschiedenen Säugetieren, Fröschen, Fischen, Vögeln, aber auch Tintenfischen benutzten Sehfarbstoffe (Pigmente) bestimmt. Es können aber auch **Ton-Unterschiedsschwellen** oder **Orts-Unterschiedsschwellen** gemessen werden (Abschn. 14.5.2).

Σ **Mit Hilfe der operanten Konditionierung können sinnesphysiologische Messungen an Tieren, z. B. die Sehschwelle und deren Änderung im Verlauf der Dunkeladaptation, durchgeführt werden. Gleiches gilt für die Messung anderer Schwellenwerte, z. B. von Ton-Unterschiedsschwellen.**

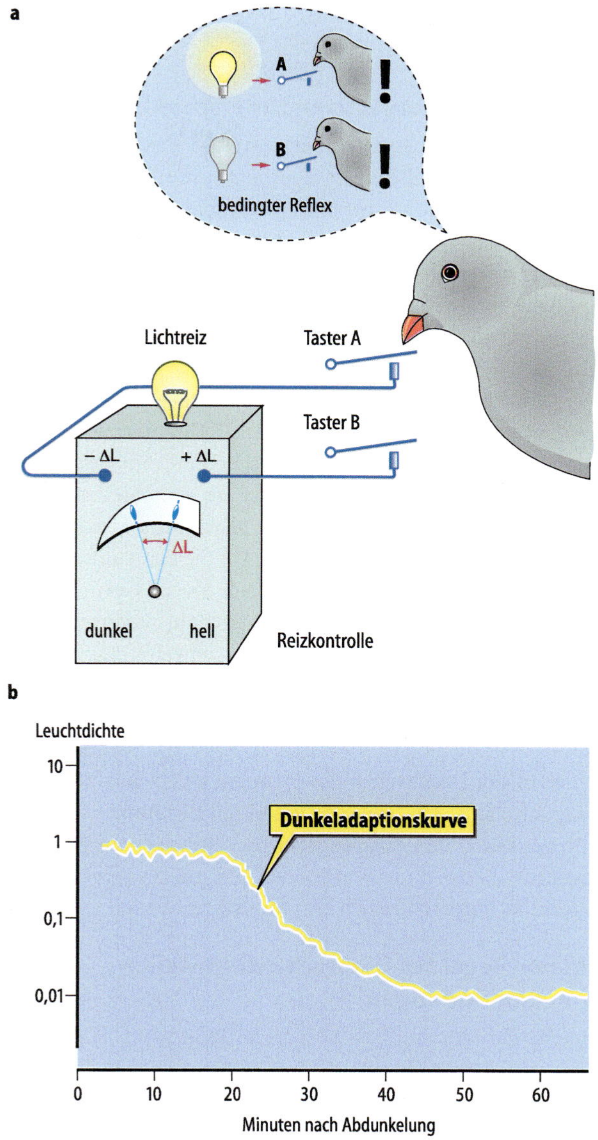

◘ **Abb. 14.13a, b. Sehschwellenbestimmung im Verhaltensversuch bei einer Taube. a** Bei diesem Experiment kontrolliert der Reiz das Verhalten der Taube und die Antworten der Taube die nachfolgenden Reize, und zwar wie folgt: Ist der Lichtreiz an, so schaltet ihn Picken der Taste A aus; gleichzeitig öffnet sich zur Belohnung eine Futterklappe. Ist der Lichtreiz aus, so führt Picken der Taste B zum Öffnen einer Futterklappe. Auf diese Weise lernt die Taube schnell, bei Lichtreiz Taste A und anschließend Taste B zu picken. Das Verhalten der Taube beeinflusst die Reizsituation dadurch, dass über einen automatisierten Schaltkreis nach jedem Picken von Taste A die Helligkeit des Lichtreizes reduziert wird, während Picken der Taste B die Helligkeit des nachfolgenden Lichtreizes erhöht. Auf diese Weise oszilliert die Helligkeit des Lichtreizes um die jeweilige Sehschwelle der Taube. **b** Verlauf der von der Taube eingestellten Schwellenreizstärke nach Abschalten einer hellen Hintergrundsbeleuchtung

14.5.2 Überschwellige psychophysische Beziehungen

Messen einer subjektiven Unterschiedsschwelle

Untersucht man deutlich überschwellige Reize, dann lässt sich eine weitere Schwelle definieren, die **Unterschiedsschwelle,** auch **Differenzlimen (DL)** genannt (» just noticeable difference«, **jnd).** Wie der englische Begriff sagt, versteht man darunter denjenigen Betrag, um den ein Reiz größer oder kleiner sein muss als ein Vergleichsreiz, damit er gerade eben merklich als stärker bzw. schwächer empfunden wird.

Betrachten wir ein Beispiel: Es wird bei einer Versuchsperson gemessen, um wie viel sich **2 Druckreize** auf die Handfläche **in ihrer Stärke** unterscheiden müssen, damit die Versuchsperson erkennt, dass sie verschieden sind. Prüft man dies, indem man völlig gleich aussehende, aber unterschiedlich schwere Gewichte auf die Haut aufsetzt, so findet man beispielsweise, dass nach einem Gewicht von 100 g ein solches von 101 g oder 102 g nicht als verschieden schwer, wohl aber eines von 103 g als schwerer empfunden wird. Beginnt man mit 200 g, so verspürt die Versuchsperson keinen Gewichtsunterschied, wenn anschließend 203 g, sondern erst wenn 206 g aufgesetzt werden. Mit anderen Worten, der Druckreiz muss nicht um einen absoluten Betrag (also z. B. 3 g), sondern **um einen bestimmten Anteil (Prozentsatz) des Ausgangsreizes verändert werden** (in unserem Beispiel um 3/100 oder 3%), um in seiner Reizstärke als **unterschiedlich** empfunden zu werden.

Weber-Regel bei Unterschiedsschwellen von Empfindungen

Solche Untersuchungen wurden ab 1834 von E.H. Weber für Druckempfindungen, später für viele Arten von Sinnesempfindungen durchgeführt. Er prüfte beispielsweise, um wie viel sich die Helligkeit zweier Lichtreize, die Frequenz zweier Töne oder die Konzentration zweier Zuckerlösungen unterscheiden mussten, um von Auge, Ohr und Geschmack gerade als merklich verschieden erkannt zu werden. Immer fand er die gleiche Spielregel: Die Unterschiedsschwelle ΔE (delta E) ist proportional (≈) dem relativen Reizzuwachs $\Delta S/S$, wobei S die Ausgangsreizstärke ist

$$\Delta E \approx \Delta S/S = \text{konstant}$$

Diesen Befund nennt man die **Weber-Regel.**

Die Weber-Regel zeigt uns, dass bei der Entwicklung der Sinnesorgane diese so angelegt wurden, dass ihre **Ansprechempfindlichkeit** sich mit dem Messbereich, in dem sie gerade arbeiten, **automatisch verändert.** Die Sinne sind also Messapparaturen mit automatischer, **von der Messgröße abhängiger Empfindlichkeitseinstellung.** Gerade wenn die zu messende Größe in weiten Bereichen schwankt, wie das praktisch bei allen Sinnen der Fall ist (denken wir nur an die enormen Helligkeitsunterschiede im Verlaufe eines Tages, 1:100.000 und mehr), ist ein sich automatisch anpassendes Messgerät einem mit starrem Messbereich überlegen.

Σ Als Unterschiedsschwelle bezeichnet man denjenigen Reizzuwachs, der nötig ist, um eine eben merkliche stärkere Empfindung auszulösen. Nach der Weber-Regel ist dieser Reizzuwachs ein konstanter Bruchteil des Ausgangsreizes.

Weber-Fechner-»Gesetz«

Auf mathematischem Wege hat G.T. Fechner im 19. Jahrhundert aus der Weber-Regel die Beziehung zwischen der Intensität der Empfindung E und der Reizstärke S hergeleitet. Er erhielt dabei (indem er die Weber-Regel über ΔS integrierte) das Weber-Fechner-»Gesetz«, nämlich die Regel, dass **die Empfindungsstärke E dem Logarithmus der Reizstärke S proportional** sei. Also

$$E \approx \log S.$$

Diese Proportionalitätsbeziehung, die auch als **psychophysisches Grundgesetz** bezeichnet wird, besagt im Grunde nichts anderes, als dass eine Verdoppelung der Reizstärke nicht zu einer Verdoppelung der Empfindung, sondern zu deutlich weniger, sagen wir zu dem 1,3 fachen der Ausgangsempfindung führt. Für eine **Verdoppelung der Empfindung** müsste dann etwa die **zehnfache Reizstärke** eingesetzt werden. Auch dies ist ein Ausdruck des oben schon angesprochenen Anpassungsmechanismus der Sinne an den weiten, von ihnen abzudeckenden Messbereich: Bei schwachen Reizen ist die Messempfindlichkeit hoch, bei starken ist sie geringer. Aber in beiden Fällen bleibt **die relative Unterschiedsempfindlichkeit** erhalten.

Σ Fechners psychophysische Beziehung beruht auf der Weber-Regel und besagt, dass einem linearen Zuwachs der Empfindungsstärke ein logarithmischer Zuwachs der Reizstärke entspricht.

Stevens psychophysische Beziehung

Die experimentelle Nachprüfung der **Weber-Fechner-Regel** ergab, dass sie in mittleren Reizstärkebereichen in etwa »stimmte«, d. h. die experimentell gefundenen Werte zeigten die geforderte **logarithmische Beziehung zwischen Reizstärke und Empfindungsintensität.** Bei sehr großen und sehr kleinen Reizstärken wichen die Ergebnisse aber deutlich von den errechneten Werten ab. Diese unbefriedigende Diskrepanz zwischen Vorhersage und Befund gab zu zahlreichen Experimenten Anlass, die zu dem Schluss führten, dass die Beziehungen zwischen Reiz und Empfindungsstärke meist besser durch **Potenzfunktionen** beschrieben werden, bei denen die Empfindungsstärke E proportional ist der n-ten Potenz der Reizstärke S, abzüglich der Schwellenreizstärke S_0. Also

$$E \approx (S - S_0)^n \text{ oder auch } E \approx k \times S^n,$$

wobei k jeweils die absolute Schwelle der Reizkategorie bestimmt (Abschn. 14.2.3 und 14.3.3 für die Übertragungsfunktionen von Sensoren und sensorischen Neuronen).

Potenzbeziehungen der obigen Art können in weiten Bereichen die Relation von Reiz- und Empfindungsintensität beschreiben. Sie heißen nach ihrem Entdecker **Stevens-Potenzfunktionen.** Ihre Übertragungseigenschaften für unterschiedliche Werte von n wurden bereits in Abschn. 14.2.3 an Hand der ◘ Abb. 14.5 ausführlich beschrieben und sind dort nachzulesen.

Die psychophysische Beziehung von Stevens besagt, dass Reizstärke und Empfindungsstärke über eine Potenzfunktion miteinander verbunden sind. Dies ist die gleiche Beziehung, wie sie für die Kodierung der Reizamplitude durch Sensoren und zentrale sensorische Neurone gefunden wurde.

14.5.3 Korrelationen zwischen physiologischen und Wahrnehmungsprozessen

Vergleich der psychophysischen mit der neuronalen Intensitätsfunktion

Zwei Beispiele für die **Schätzung des Vielfachen einer Empfindungsintensität** zeigt die ◘ Abb. 14.14. Hier wurde bestimmt, in welcher Beziehung die Konzentration einer Zitronensäure- und einer Zuckerlösung (Abszisse) zu der Stärke der Empfindung (rote Ordinate) sauer bzw. süß stehen. In beiden Fällen ließen sich die Messwerte durch (rote) Geraden verbinden, deren Steilheiten die Exponenten n=0,85 bzw. n=1,1 ergaben. Die **Süßempfindung** nimmt also bei Erhöhung der Reizstoffkonzentration rascher zu als die **Sauerempfindung**. Sie setzt außerdem erst bei einer höheren Anfangskonzentration ein. Für den Koch bedeutet dies, dass er zwischen »nicht süß genug« und »zu süß« offensichtlich nur einen schmalen Spielraum hat.

Als eine seltene Besonderheit war in dem Experiment der ◘ Abb. 14.14 ein **unmittelbarer Vergleich der subjektiven und objektiven Reizantworten** möglich. Die Versuchspersonen waren nämlich Patienten, die sich wegen einer Schwerhörigkeit einer Mittelohr-Operation (Stapes-Mobilisation) unterziehen mussten. Bei dieser Operation wird im Mittelohr ein **Chorda tympani** genannter Nerv freigelegt, in dem die **Geschmacksfasern** zum Gehirn ziehen. Von diesen Nervenfasern konnten während der Operation Aktionspotenziale abgeleitet werden und so die neurale Antwort auf Geschmacksreize verschiedener Intensität registriert werden. Diese Messwerte sind in ◘ Abb. 14.14 blau eingetragen, sie lassen sich ebenfalls durch gerade

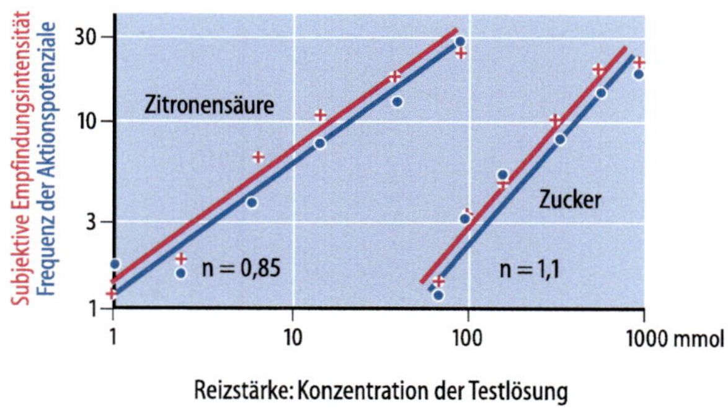

◘ **Abb. 14.14. Vergleich der psychophysischen mit der neuronalen Intensitätsfunktion.** Abhängigkeit der subjektiven Empfindungsintensität (rot, Kreuze) des Geschmacks und der Frequenz der Aktionspotenziale in Nervenfasern des Geschmacksnerven (blaue, Kreise) von der Konzentration von Zitronensäure und Zuckerlösung. Die Ableitung der Aktionspotenziale erfolgte während Operationen im Mittelohr, an dessen Wand die Chorda tympani mit den Geschmacksnervenfasern entlang zieht. Die Testlösungen wurden auf die Zunge gespült. Abszissen- und Ordinatenskalen sind logarithmisch dargestellt. Die Steilheiten der Geraden (n) sind angegeben

Linien approximieren, und diese haben die gleiche Steigung wie die entsprechenden, durch die subjektive Messung bestimmten. Bei diesen Geschmacksqualitäten lassen sich also die objektiv gemessene Reizantwort und die subjektive Empfindungsintensität durch Stevens-Potenzfunktionen mit den gleichen Exponenten n beschreiben (◘ Abb. 14.5 in Abschn. 14.2.3).

Bei Erhöhung der Reizstoffkonzentration nehmen die Süß- und Sauerempfindungen mit der gleichen exponentiellen Steigung zu wie die Aktionspotenzialfrequenzen der entsprechenden Geschmacksnervenfasern in der Chorda tympani.

Intermodaler Intensitätsvergleich

Viele Versuchspersonen haben Schwierigkeiten, in Versuchen nach Art der ◘ Abb. 14.14 die Empfindungsintensität als Vielfaches eines Standardreizes (also in Zahlenwerten) auszudrücken. Dies lässt sich nach Stevens umgehen, indem man die Empfindungsstärke von der Versuchsperson auf andere Weise ausdrücken lässt. Beispielsweise wird die Versuchsperson gebeten, die empfundene Lautstärke eines Tones durch entsprechenden Druck mit der Hand auf den Hebel eines Kraftmessers (Handdynamometer) anzugeben. Hier wird also die **Empfindungsstärke eines Sinnes** oder einer Modalität **durch die eines anderen Sinnes** (in unserem Beispiel des Kraftsinnes) ausgedrückt.

Beispiele für die Ergebnisse solcher **intermodalen Intensitätsvergleiche** zeigt ◘ Abb. 14.15. In dieser Abbildung ist für eine Reihe von Modalitäten die gemessene Empfindungsintensität dargestellt als »Handkraft« (Ordinate) in Abhängigkeit von der Reizstärke (Abszisse). Die Messpunkte für jede Modalität liegen in dem doppeltlogarithmischen Koordinatensystem jeweils auf einer Geraden,

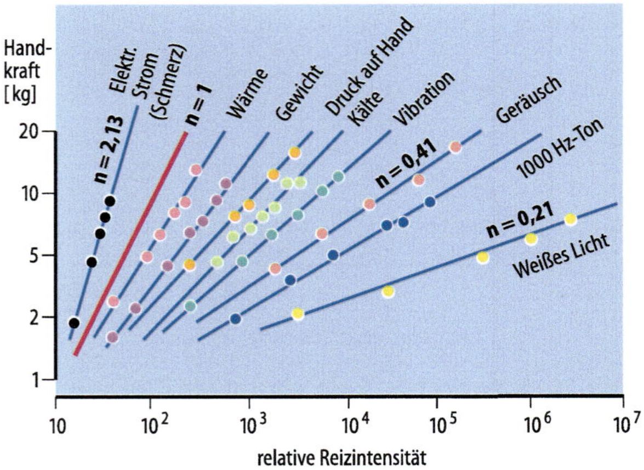

Abb. 14.15. Messung der Beziehung zwischen Reizstärke und Empfindungsstärke mit der Methode des intermodalen Intensitätsvergleichs. Die Versuchsperson zeigt durch Druck auf einen Kraftmesser (Handdynamometer) die Stärke ihrer Empfindung bei Reizen der angegebenen Modalitäten an. Deren Reizstärken sind in der Abszisse in willkürlichen Einheiten angegeben. Kleine Zunahmen der Reizstärke führen beim Schmerz zu starken Zunahmen der Schmerzempfindungen, während eine große Zunahme der Lichtintensität zu nur geringen Änderungen der Helligkeitsempfindung führt. Die anderen Sinnesmodalitäten liegen zwischen diesen Extremen

d. h. sie können durch Potenzfunktionen beschrieben werden. Die Exponenten sind an einigen Beispielen angegeben. Sie reichen von n=2,13 für den Hautschmerz bis zu n=0,21 für die Lichtempfindung (hier sei einschränkend angemerkt, dass nicht alle Schmerzreize so hohe Exponenten haben; sie sind z. T. auch <1).

Σ Beim intermodalen Intensitätsvergleich wird die Intensität der Wahrnehmung in einem Sinnessystem als Größe einer Wahrnehmung in einem anderen Sinnessystem ausgedrückt (Box 14.4).

Box 14.4. Schmerztagebücher basieren auf intermodalem Intensitätsvergleich

Chronische Schmerzpatienten werden häufig gebeten, ein Schmerztagebuch zu führen, d. h. mehrmals am Tag u. a. die Intensität ihrer Schmerzen zu dokumentieren. Ihnen wird dazu eine z. B. 10 cm lange Linie vorgelegt, deren linker Anfang »keine Schmerzen« und deren rechtes Ende »unerträgliche Schmerzen« bedeuten. Sie werden dann gebeten, auf dieser »visuellen Analogskala«, ihre Schmerzintensität anzugeben, d. h. zwischen diesen Eckpunkten anzumerken. Die Schmerzintensität wird also in die Länge eines Strichs, nämlich den Abstand vom linken Anfang, umgesetzt. Diese Art des intermodalen Intensitätsvergleichs hat sich bei Schmerztagebüchern als stabiler und aussagekräftiger erwiesen als rein verbale Schmerzangaben. Schmerztagebücher sind wertvolle Hilfen für Diagnose und Therapie chronischer Schmerzpatienten.

Zeitliches Auflösungsvermögen

Will man das zeitliche Auflösungsvermögen einer Sinnesmodalität bestimmen, so misst man dazu die **Zeitunterschiedsschwellen** von Reizen, also z. B. um wie viele Millisekunden ein Ton oder ein Lichtreiz verlängert werden muss, bis er als länger als der Ausgangsreiz erkannt werden kann.

Bei periodischen Reizen, also z. B. bei einem Flimmer- oder Flackerlicht, kann die Frequenz, bei der die Reize gerade nicht mehr getrennt wahrgenommen werden können, also die **Verschmelzungsfrequenz,** gemessen werden. Beim Auge liegt die dort **Flimmerfusionsfrequenz** genannte Verschmelzungsfrequenz in Abhängigkeit von der Leuchtdichte und der Reizfläche zwischen 22 bis maximal 80 Lichtreizen pro Sekunde (Abschn. 17.1.3). Insgesamt ist festzustellen, dass die Sinnesorgane ein **schlechtes zeitliches Auflösungsvermögen** haben. Sie sind daher für genaue Zeitmessungen nicht sehr geeignet.

Σ Das zeitliche Auflösungsvermögen einer Sinnesmodalität lässt sich an Hand von Zeitunterschiedsschwellen quantifizieren. Insgesamt ist das zeitliche Auflösungsvermögen der meisten Sinne schlecht.

Adaptation und Deadaptation

Bei länger dauernden Reizen nimmt die Empfindungsintensität ab. Dieses Phänomen bezeichnen wir als **Adaptation.** Abbildung 14.16 zeigt als Beispiel die Adaptation der **Geruchsempfindung auf Schwefelwasserstoff.** Unmittelbar nach Einschalten einer konstanten Konzentration des Riechstoffes wird von den Versuchspersonen eine Empfindungsintensität von 56 geschätzt. Die Empfindungsintensität fällt innerhalb der ersten Minuten jedoch steil ab und stellt sich nach etwa 5 min auf eine konstante Intensität von etwa 20 ein.

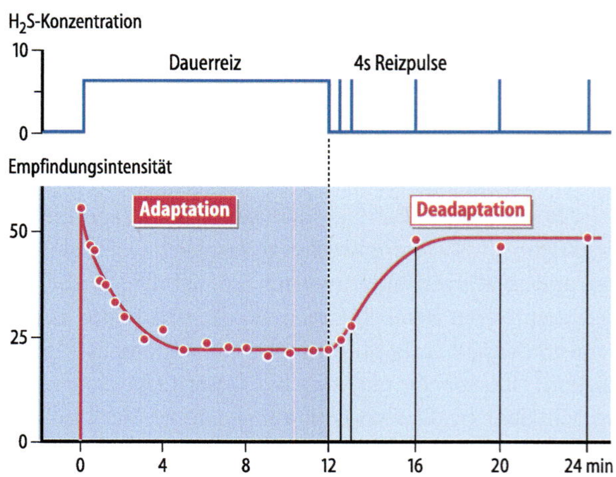

Abb. 14.16. Adaptation einer Geruchsempfindung. Oben (blau) Reizamplitude (Schwefelwasserstoffkonzentration von $6{,}5 \times 10^{-6}$ Volumenanteilen), unten (rot) Empfindungsintensität, geschätzt von 4 Versuchspersonen in je 10 Versuchen als Vielfaches einer Standardintensität

Nach Beendigung des Reizes kommt es, wie ebenfalls in ◘ Abb. 14.16 zu sehen, zur **Deadaptation,** d. h. zum Wiederanstieg der Empfindlichkeit. Diese wurde so gemessen, dass nach Abschalten des Dauerreizes der Geruchsreiz für kurze Perioden gegeben und die Empfindungsintensität bestimmt wurde. Die subjektive Empfindlichkeit für den Reizstoff kehrt mit einem ähnlichen Zeitgang zurück, wie er für die Adaptation beobachtet wurde.

Adaptation auf Sinnesreize bedeutet eine **Herabsetzung der Empfindlichkeit für lange Reize.** Sie begünstigt damit die Wahrnehmung von Änderungen von Reizen, die Sinnesorgane werden dadurch viel **empfindlicher für dynamische Vorgänge** als für statische Situationen. So spüren wir den Ring am Finger nicht, sofort aber die Fliege, die sich neben ihn setzt (s. auch 14.2.3 zur Adaptation in Sensoren).

Die Abnahme der Empfindungsintensität bei länger dauernden Reizen wird als Adaptation bezeichnet. Die Adaptation begünstigt die Wahrnehmung von Änderungen der Reize. Nach dem Ende von Dauerreizen erhöht sich die Empfindlichkeit des Sinnesorgans wieder. Dies wird Deadaptation genannt.

Zusammenfassung

Unsere Sinnesorgane erfassen einen kleinen Ausschnitt aller Umweltreize. Die wissenschaftliche Betrachtung ihrer Leistungen umfasst:

- Die **objektive Sinnesphysiologie,** die mit den gleichen Methoden beobachtet und analysiert wie bei der Erforschung anderer Körperorgane. Sie verfolgt insbesondere, in welcher Weise die Sinnesreize im peripheren und zentralen Nervensystem kodiert, d. h. in elektrische Signale umgesetzt werden
- Die **Wahrnehmungspsychologie** (subjektive Sinnesphysiologie), welche die Empfindungen und Wahrnehmungen analysiert, die durch Reizung der Sinnesorgane ausgelöst werden. Die Beziehungen zwischen beiden Gebieten werden durch die **Psychophysik** untersucht.

Beim Studium der Leistungen der einzelnen Sinne oder Sinnesmodalitäten, kurz **Modalitäten** (von denen es neben den 5 »klassischen« zahlreiche gibt) sind zu unterscheiden:

- deren **Qualitäten** (z. B. beim Auge Grauwert und Farbe)
- **Räumlichkeit** (Lokalisation eines Lichtpunkts)
- **Zeitlichkeit** (Dauer eines Lichtsignals)
- **Quantität** oder Intensität (z. B. Helligkeit)

Die Aufnahme von Reizen erfolgt durch spezielle Nervenzellen, die Sinnesrezeptoren, Sinnesfühler oder **Sensoren** genannt werden. Der für sie optimale Reiz wird **adäquater Reiz** genannt. Wir unterscheiden:

- **Exterozeptoren,** die Reize aus der Umwelt aufnehmen,
- **Propriozeptoren,** die Lage und Bewegung des Körpers registrieren, und
- **Enterozeptoren,** die Vorgänge in den Eingeweiden vermitteln.

Die **periphere Aufnahme von Sinnesreizen** durch die verschiedenen Modalitäten ist durch 2 Prozesse gekennzeichnet, nämlich

- die **Transduktion,** das ist die Umwandlung des Reizes in ein elektrisches Potenzial, das **Generatorpotenzial,** dessen molekularer Mechanismus (meist das Öffnen von Ionenkanälen) vielfach bekannt ist,
- die **Transformation,** das ist die Umwandlung des Generatorpotenzials in Aktionspotenziale, die durch ihre Frequenz und Dauer ihrer Impulssalven die Reizstärke kodieren, wobei neben linearen besonders nichtlineare, nämlich **Potenzfunktionen** vorherrschen.

Die anschließende **zentrale Verarbeitung von Sinnesreizen** ist gekennzeichnet durch

- **divergente** und **konvergente Erregungsausbreitung** (beide gewährleisten die Weitergabe schwacher Signale),
- **ausgeprägte Hemmvorgänge,** z. B. laterale Hemmung durch negative Rückkopplung (Umfeldhemmung), die der Kontrastverschärfung dienen und an der funktionellen Organisation der rezeptiven Felder teilnehmen,
- Übertragungsfunktionen, die, wie in der Peripherie, durch **Potenzfunktionen** am besten beschrieben werden können,
- **modalitätsspezifische Weiterleitung,** z. B. der somatosensorischen Modalität im Hinter- oder Vorderseitenstrang des Rückenmarks und, für den Kopfbereich, im N. trigeminus,
- **absteigende Kontrolle** des afferenten Zuflusses zur Empfindlichkeitskontrolle und Bereichseinstellung, auch unter Beteiligung des motorischen Systems.

▼

▼

Bei der supraspinalen **subkortikalen** und **kortikalen Verarbeitung** sensorischer Signale sind zu beachten

- der **Thalamus,** in dem alle sensorischen Signale auf dem Weg zur Großhirnrinde umgeschaltet werden müssen, bildet nach den Hinterstrangkernen die 2. und vorletzte Synapse des spezifischen lemniskalen Systems (Basis v.a. für Tastsinn und Tiefensensibilität)
- die **kortikalen Areale der Somatosensorik** (sensorische Hirnrinde, v. a. Gyrus postcentralis), die **somatotopisch organisiert** sind (sensorischer Homunculus). Zusammen mit dem unspezifischen System der Formatio reticularis sind sie für bewusste Wahrnehmungen verantwortlich.

Die **Wahrnehmungspsychologie** samt der **Psychophysik** misst an Mensch und an Tieren (dort mit Verhaltensversuchen) die Leistungsfähigkeit der Sinnesorgane durch die Bestimmung

- der **sensorischen Schwellen,** auch Reizlimen, RL, genannt, die mit verschiedenen Methoden gemessen werden können (Grenzmethode, Konstantreizmethode, Sensorische Entscheidungstheorie),
- der **Unterschiedsschwellen,** auch Differenzlimen, DL, genannt, die weitgehend der Weber-Regel folgen und deren Untersuchung unter Einbeziehung der **Beziehungen zwischen Reiz- und Empfindungsintensität** zum Weber-Fechner-»Gesetz« und zur Stevens-Potenzfunktion geführt haben**,**
- des **intermodalen Intensitätsvergleichs,** als der Beziehungen zwischen verschiedenen Sinnesorganen, was ergab, dass sich die Intensität einer Empfindung auch als Intensität einer anderen ausdrücken lässt,
- des **zeitlichen Auflösungsvermögens,** was bei allen Sinnesorganen recht schlecht ist und
- von **Adaptation** und **Deadaptation,** die die Sinnesorgane für dynamische Vorgänge empfindlicher machen als für langanhaltende Reize.

Literatur

Churchland PS (1986) Neurophilosophy. Toward unified science of the mind-brain. MIT Press, Cambridge

Dudel J, Menzel R, Schmidt RF (Hrsg) (2001) Neurowissenschaft – Vom Molekül zur Kognition. Springer, Berlin Heidelberg New York Tokyo

Gardner M (1983) Science good, bad and bogus. Oxford University Press, Oxford

Gescheider GA (1997) Psychophysics: the fundamentals. Lawrence Ehrlbaum Associates, Mahwah, New Jersey

Hamill OP, Martinac B (2001) Molecular basis of mechanotransduction in living cells. Physiol Rev 81:685–740

Minke B, Cook B. (2002) TRP channel proteins and signal transduction. Physiol Rev 82:42–472

Schild D, Restrepo D (2002) TRP channel proteins and signal transduction. Physiol Rev 82:429–472

Schmidt RF, Lang F (Hrsg) (2007) Physiologie des Menschen mit Pathophysiologie, 30. Aufl. Springer Berlin Heidelberg New York Tokyo

Schmidt RF, Schaible H-G (Hrsg) (2006) Neuro- und Sinnesphysiologie, 5. Aufl. Springer, Berlin, Heidelberg New York Tokyo

Stevens SS (1975) Psychophysics. Wiley, New York

15 Somatosensorik

N. Birbaumer (et al.), *Biologische Psychologie*, Springer-Lehrbuch,
https://doi.org/10.1007/978-3-540-95938-0_15

In der Haut, den Skelettmuskeln, den Sehnen, Gelenken und den Eingeweiden liegen Sensoren (Sinnesrezeptoren), die mechanische, thermische und chemische Signale (Reize) aus der Umwelt oder aus dem Körper aufnehmen und dem Zentralnervensystem mitteilen. Die Gesamtheit der Sinnessysteme, welche die von diesen Sensoren aufgenommene Information verarbeiten, bezeichnen wir als somatoviszerale Sensibilität. Es ist üblich, die Sinnessysteme der Haut, der Gelenke und der Skelettmuskeln mit ihren Sehnen als somatische Sensibilität oder Somatosensorik abzugrenzen von der Sensibilität der Eingeweide, die als viszerale Sensibilität zusammengefasst wird.

Die Sensoren (Sinnesrezeptoren) der somatoviszeralen Sensibilität können 4 Grundtypen zugeordnet werden, nämlich einerseits solchen, die entweder auf mechanische (Mechanorezeptor) oder auf thermische (Thermorezeptor) oder auf chemische Reize (Chemorezeptor) ansprechen und andererseits den Nozizeptoren, die nur auf intensive, gewebeschädigende oder bedrohende (noxische) Reize reagieren. Eine Sonderstellung nehmen die Juckrezeptoren ein, die nur in der Haut vorkommmen. Mechanorezeptoren spielen v. a. beim Tastsinn der Haut und bei der Tiefensensibilität eine wichtige Rolle, die Thermorezeptoren dienen v. a. dem Temperatursinn, und die Chemorezeptoren sind in der viszeralen Sensibilität am häufigsten anzutreffen. Der Schmerzsinn ist allen Geweben gemeinsam.

15.1 Mechanorezeption

15.1.1 Qualitäten und absolute Schwellen des Tastsinns

Qualitäten des Tastsinns

Die menschliche Haut ist sehr empfindlich für mechanische Reize. Schon das Bewegen eines einzelnen Haares auf der Oberfläche des Handrückens kann eine deutliche Empfindung auslösen. Insbesondere die Innenfläche der Hände, die Lippen und die Zunge sind so berührungsempfindlich, dass wir sie tagtäglich zur Exploration unserer Umwelt, v. a. auch unserer Nahrung einsetzen. Eine systematische Untersuchung der Mechanorezeption fördert **4 Qualitäten** zutage, die sich in der alltäglichen Erfahrung, im Experiment und in ihren rezeptiven Grundlagen deutlich voneinander abgrenzen lassen, nämlich die **Druck-, Berührungs-, Vibrations-** und **Kitzelempfindungen.**

Empfindungsschwellen für mechanische Hautreize

Die moderne Erforschung des Tastsinnes begann an der Schwelle des 20. Jahrhunderts mit der Beobachtung Max von Freys, dass die Haut nicht auf ihrer ganzen Fläche, sondern nur punktförmig mechanosensibel ist. Er überprüfte dies mit Hilfe von Haaren oder Borsten unterschiedlicher Dicke, die er auf einer Waage eichen konnte (Abb. 15.1a) und mit denen er die Haut systematisch abtastete.

Diejenigen Punkte, von denen eine taktile Empfindung ausging, nannte er **Tastpunkte.** Hautregionen mit zahlreichen Tastpunkten sind insbesondere die **Fingerkuppen** und die **Lippen,** während Oberarme, Oberschenkel und der Rücken besonders wenige Tastpunkte aufweisen.

Das Ergebnis einer Prüfung der **taktilen Empfindungsschwellen** der menschlichen Innenhand mit Hilfe eines elektronisch geführten Stößels zeigt Abb. 15.1b und c. Die minimal notwendige Eindrucktiefe der Haut, die zu einer gerade wahrnehmbaren Berührungsempfindung führt, liegt in der Größenordnung von 0,01 mm (10 µm). An den Fingerspitzen sind die Schwellen dabei deutlich geringer als in der übrigen Handinnenfläche, der Zeigefinger hat aber keine geringere Schwelle als seine Nachbarn.

Druck-, Berührungs-, Vibrations- und Kitzelempfindungen sind die 4 Qualitäten des Tastsinns (der Mechanoperzeption). Berührungsempfindungen lassen sich schon durch winzige Hauteindellungen (Größenordnung 0,01 mm) auslösen.

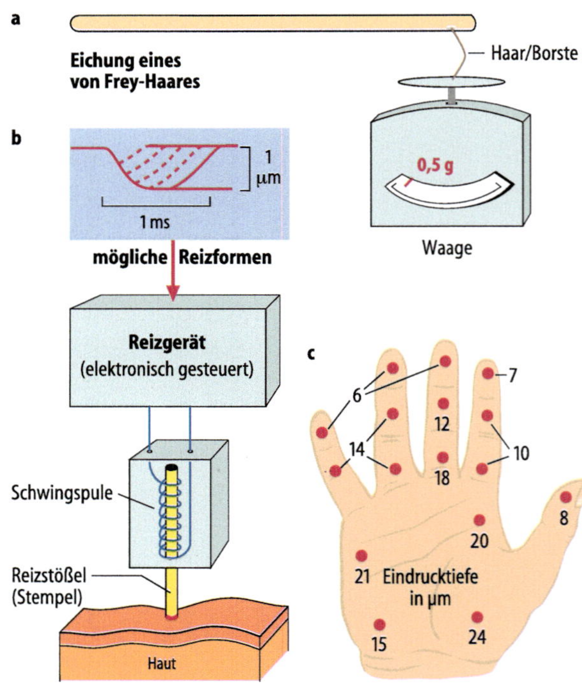

Abb. 15.1a–c. Schwelle und Verteilung der Mechanosensibilität auf der Haut. a Eichung eines Von-Frey-Haares durch Bestimmung desjenigen Drucks (in Milligramm oder Gramm), bei dem sich das Haar oder die (Nylon-)Borste gerade verbiegt. Mit Hilfe eines abgestuften Satzes solcher Reizhaare lassen sich Schwelle und Verteilung der Tastpunkte und die Schwellen und rezeptiven Felder von Mechanorezeptoren bestimmen. **b** Beispiel für mechanische Hautreizung mit Hilfe eines elektronisch geführten Stempels oder Stößels. **c** Verteilung der Empfindungsschwellen für Reize der in **b** gezeigten Form, angegeben in µm Eindrucktiefe

Schwellen der Vibrations- und der Kitzelempfindung

Vibrationsempfindungen können auf einfache Weise durch Aufsetzen einer angeschlagenen Stimmgabel auf Knochenpunkte (z. B. Ellenbogen, Schienbein) ausgelöst werden. Bei genauerer Untersuchung verwendet man von Sinusgeneratoren angesteuerte Schwingspulen. Die absolute Schwelle für eine bewusste Vibrationsempfindung hat ihren besten Wert bei einer Schwingfrequenz von etwa **150–300 Hz.** Die in diesem Bereich notwendige **Vibrationsamplitude** liegt in der **Größenordnung von 1 µm,** also, wie weiter unten gezeigt wird, im Schwellenbereich der Pacini-Körperchen. Die Unterschiedsschwelle für Änderungen der Vibrationsfrequenz ist am besten im Bereich niedriger Reizfrequenzen und steigt bei Frequenzen über 100 Hz steil an.

Was die **Kitzelempfindung** angeht, muss eingeräumt werden, dass sich ihr weder klare Schwellen noch andere klare psychophysische Parameter zuordnen lassen (weitere Einzelheiten Abschn. 15.1.4).

Σ Vibrationen auf der Haut von 150–300 Hz können schon bei einer Amplitude von nur 1 µm bewusst werden. Für die Kitzelempfindung lässt sich keine klare Schwelle angeben.

15.1.2 Räumliches Auflösungsvermögen und Intensitätsfunktionen des Tastsinns

Simultane Raumschwellen (Zweipunktschwellen)

Als Maß für das räumliche Auflösungsvermögen der Haut für taktile Reize wird seit langem die **Bestimmung der räumlichen Unterschiedsschwelle** herangezogen, d. h. das Messen des Abstandes zwischen 2 taktilen Reizen, bei dem diese **gerade noch als getrennt** wahrgenommen werden. Diese räumlichen Unterschiedsschwellen lassen sich mit einem Stechzirkel (mit abgestumpften Spitzen, um Schmerzreize zu vermeiden) leicht untersuchen. Werden beide Spitzen gleichzeitig aufgesetzt, also die simultane Raumschwelle oder Zweipunktschwelle geprüft, so ergeben sich beim Erwachsenen die in ◘ Abb. 15.2 gezeigten Werte. Sie sind ein **Maß für das räumliche Auflösungsvermögen** der Haut für taktile Reize in der jeweiligen Körperregion.

Entsprechend unserer Alltagserfahrung und in Übereinstimmung mit der oben erwähnten **Verteilung der Tastpunkte** sind die simultanen Raumschwellen der **Zungenspitze,** der **Fingerkuppen** und der **Lippen** besonders niedrig (Abstände in der Größenordnung von 1–3 mm), während auf dem Rücken und an den Oberarmen und Oberschenkeln die Abstände in der Größenordnung von 50–100 mm liegen. Das hängt aber nicht nur von der **Zahl der Mechanorezeptoren** in der Peripherie, sondern auch von der durch häufige Benutzung bedingten **Vergrößerung der zugehörigen Analysatoren** in Kortex und Thalamus ab.

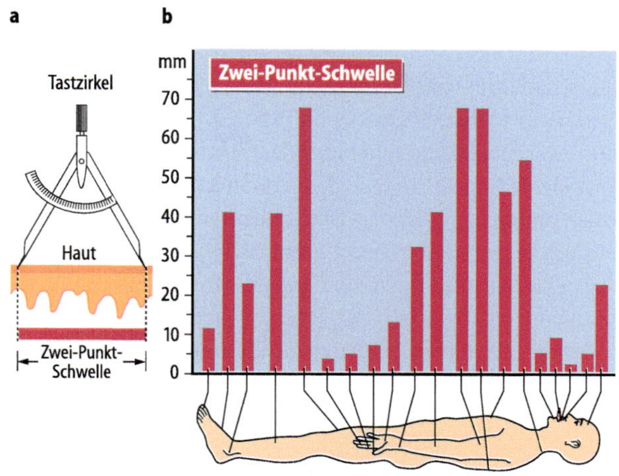

◘ **Abb. 15.2a, b. Simultane Raumschwellen (Zweipunktschwellen) des Erwachsenen. a** Messmethode: Die abgestumpften Spitzen eines Stechzirkels werden mehrmals mit unterschiedlichem Abstand auf die Haut gesetzt. Gesucht wird der minimale Abstand zwischen den Spitzen, bei dem die beiden Reizpunkte gerade noch als getrennt wahrgenommen werden können. **b** Verteilung der Zweipunktschwelle der Haut an verschiedenen Körperstellen des Menschen

Sukzessive Raumschwellen

Wird das räumliche Auflösungsvermögen eines Hautareals geprüft, indem die **Zirkelspitzen nacheinander aufgesetzt** werden, so wird die **sukzessive** Raumschwelle getestet. Diese ist deutlich besser als die simultane, oft viermal so gut, also z. B. 1 mm statt 4 mm. Die Gründe für diesen Unterschied liegen teils in den mechanischen Eigenschaften der Haut, zum größten Teil in der Art und Weise ihrer Innervation und in der zentralen Verschaltung der afferenten Nervenfasern (Abschn. 14.3).

Das **räumliche Auflösungsvermögen** der Haut für mechanische Reize kann aber **auch auf andere Weise** als durch das Messen der simultanen und sukzessiven Raumschwellen **geprüft** werden. So kann beispielsweise gemessen werden, bei welchem Längenunterschied 2 **auf die Haut aufgesetzte Kanten** als unterschiedlich lang empfunden werden oder welche Länge ein solcher Kantenreiz haben muss, damit unterschieden werden kann, ob er längs oder quer aufgesetzt wurde. Als Beispiele seien erwähnt, dass am Unterarm, bei dem die simultane Raumschwelle bei 30–40 mm liegt, die Länge zweier Kantenreize sich um 5–10 mm unterscheiden muss, um wahrgenommen zu werden und dass durchschnittlich eine minimale Kantenlänge von 17 mm erforderlich ist, um zu unterscheiden, ob die Kante in mediolateraler oder proximodistaler Richtung aufgesetzt wurde.

Σ Das räumliche Auflösungsvermögen des Tastsinns ist an der Zungenspitze, den Lippen und den Fingerkuppen besonders gut; es lässt sich als simultane oder sukzessive Raumschwelle, aber auch anders quantifizieren.

Plastizität der Raumschwellen

Das Auflösungsvermögen der Mechanorezeption ist keine unveränderbar feste Größe. So können **durch Übung,** selbst innerhalb einiger Stunden, die Raumschwellen etwa **halbiert** werden. **Blinde** sind besonders bekannt für ihre Fähigkeit, kleine Gegenstände, z. B. die Punkte der Blindenschrift, rasch und sicher durch Betasten erkennen zu können. Dabei bleiben die peripheren Empfindungsschwellen unverändert, während es zentralnervös zu einer Vergrößerung des zugehörigen Hirnareals in SI und den benachbarten parietalen somatosensorischen Hirnarealen kommt. Zusätzlich wird die Tastempfindung bei Blinden auch okzipital (d. h. in der ursprünglichen Sehrinde) analysiert (s. Box 14.3).

Wird die Raumschwelle eines Hautareals durch Übung verkleinert, so reduziert sie sich nicht nur in und um dieses Areal, sondern auch im entsprechenden Hautareal der anderen Körperseite, wenn auch nicht so ausgeprägt. Bei fehlender Übung gehen die erworbenen Verbesserungen des taktilen Auflösungsvermögens wieder verloren. Wie in Kap. 24 zu besprechen, beruhen diese plastischen Veränderungen auf plastischen Änderungen der synaptischen Verbindungen im Zentralnervensystem. Akute Verschlechterungen können z. B. durch verringerte Durchblutung, zu häufiges Testen, allgemeine Ermüdung oder Abkühlen der Haut auftreten.

Σ Durch Üben lässt sich das räumliche Auflösungsvermögen des Tastsinns verbessern. Seine psychophysische Intensitätsfunktion ist intraindividuell sehr konstant, interindividuell aber unterschiedlich.

15.1.3 Histologische Grundlagen des Tastsinns

Struktur und Lage von Mechanosensoren in der Haut

Abb. 15.3b und c gibt einen schematisierten Überblick über die **Struktur und Lage** der in der unbehaarten (Abb. 15.3b) und behaarten (Abb. 15.3c) Haut des Menschen und bei Säugetieren (z. B. Affen, Katzen) vorkommenden **Mechanosensoren.** Neben einigen Sensortypen, die in beiden Hautgeweben vorkommen, gibt es andere, wie die Meissner-Körperchen und die Haarfollikel-Sensoren, die nur in der unbehaarten bzw. behaarten Haut zu finden sind. Allen Sensortypen ist gemeinsam, dass sie von schnell leitenden, markhaltigen **Nervenfasern des Typs Aβ** versorgt werden (Tabelle 2.1 in Abschn. 2.3.3), was sicherstellt, dass jeder von ihnen ausgehende Impuls (Aktionspotenzial) in wenigen Millisekunden im Rückenmark und anschließend im Großhirn eintrifft (zur zentralen Weiterleitung Abschn. 14.4.1).

Innervationsdichte der Mechanosensoren in der menschlichen Haut

Eine auf histologischen und funktionellen Untersuchungen basierende Abschätzung gibt es bisher nur für die unbehaarte Innenhandfläche (Abb. 15.4). Diese wird von etwa 17.000 mechanorezeptiven Aβ-Nervenfasern versorgt. Der Anteil der einzelnen Typen von Mechanorezeptoren und die Dichte ihrer Anordnung in Fingerspitzen, proximalen Fingerflächen und Handinnenflächen können der rechten Seite der Abb. 15.4 entnommen werden. Bemerkenswert ist der insgesamt hohe Anteil der **Meissner-Körperchen** (43%) und deren beträchtliche Dichte (etwa 140 pro cm^2) in den Fingerspitzen. Schon daraus lässt sich vermuten, dass sie an den niederen Schwellen (Abb. 15.1) und dem guten Auflösungsvermögen dieser Hautregion (Abb. 15.2) besonders beteiligt sind.

Σ Mechanosensoren liegen in der behaarten wie der unbehaarten Haut; sie lassen sich nach histologischen und, wie anschließend in 15.1.4 beschrieben, nach funktionellen Kriterien charakterisieren. Die höchste Innervationsdichte weisen Fingerspitzen und Innenhand auf.

Box 15.1. Neurologische Prüfung der Mechanorezeption

Klinische Bedeutung hat die Analyse der Hautsensibilität zur Charakterisierung neurologischer Störungen. Die Schwellen sind bei Erkrankungen der peripheren Nerven (z. B. diabetische Polyneuropathie) erhöht. Bei der klinischen Routineuntersuchung wird gewöhnlich zur **Prüfung der Berührungsempfindung** die Haut mit einem Wattebausch o. ä. gereizt und der Patient nach seiner Empfindung befragt; ferner darüber, an welchem Ort er den Reiz lokalisiert. Das Unterscheiden von spitz und stumpf wird durch unregelmäßig abwechselndes Aufsetzen von Spitze und Kopf einer Glasstecknadel geprüft. Regelmäßig wird bei solchen Untersuchungen auch das Erkennen auf die Haut geschriebener Zahlen erfragt. Dabei werden zunächst größere, dann kleiner werdende Zahlen mit einem stumpfen Griffel (Nadelkopf, Fingerspitze) auf die Haut geschrieben. Die **Prüfung der Vibrationsempfindung** erfolgt mit einer Stimmgabel (▶ oben). Bei allen Messungen sollte möglichst ein **Seitenvergleich,** d. h. das Prüfen des gleichen Parameters auf der entsprechenden anderen Körperseite durchgeführt werden, um auch geringe Abweichungen einer Seite zu erfassen.

Eine genauere Analyse der Somatosensibilität, die allerdings klinisch nicht genutzt wird, ist mit der Ableitung evozierter Potenziale (ereigniskorrelierte Hirnpotenziale, EKP, Abschn. 20.5.1) möglich, wie sie z. B. bei der objektiven Algesimetrie (Abschn. 16.1.4), und bei Untersuchungen des Seh- (Abschn. 17.3.4) und des Hörsystems (Abschn. 18.1.3) eingesetzt wird.

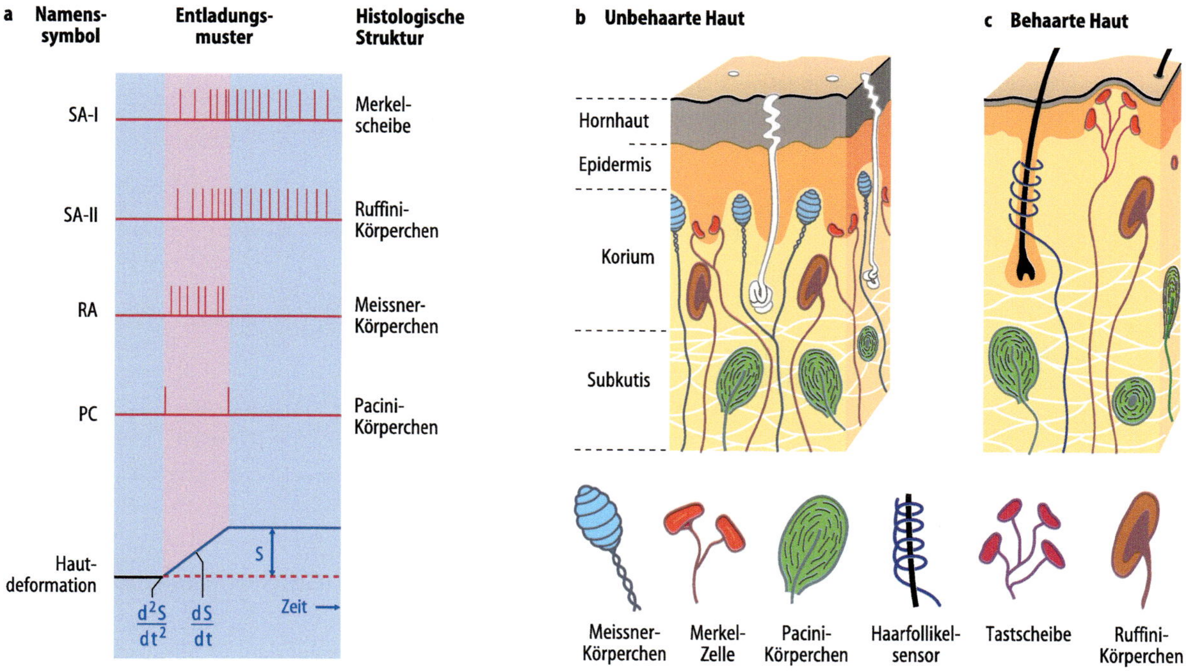

Abb. 15.3a–c. Reiz-Antwort-Verhalten und Histologie von Mechanosensoren der Haut von Primaten. a Die charakteristischen Entladungsmuster (d. h. Folgen von Aktionspotenzialen in den afferenten Fasern) der 4 Typen empfindlicher Mechanosensoren in der unbehaarten Haut (z. B. der Hand) bei einer rampenförmigen Hautdeformation sind untereinander dargestellt. Der Zeitverlauf der mit einem elektromechanischen Hautreizgerät (Abb. 15.1b) erzeugten rampenförmigen Hautdeformation mit der Eindrucktiefe S ist in der untersten Registrierung gezeigt. Die in der Physiologie gebräuchlichen funktionellen Namenssymbole (SA-I, »slowly adapting type I«; SA-II, »slowly adapting type II«; RA, »rapidly adapting«; PC, »Pacinian corpuscle«) und die Namen der histologischen Strukturen sind jeweils angegeben. **b, c** Histologie der Mechanosensoren der Haut. Lage und Struktur der verschiedenen Typen von Mechanosensoren der unbehaarten **(b)** und der behaarten **(c)** Haut sind schematisiert dargestellt

15.1.4 Funktionelle Eigenschaften der Mechanosensoren der Haut

Messen des Reiz-Antwort-Verhaltens von Mechanosensoren der Haut

Die Aufzeichnung der Aktivität der verschiedenen Typen von Mechanorezeptoren der Haut bei Reizung mit den in Abb. 15.1a und b gezeigten Methoden zeigt Abb. 15.3a. Solche Messungen mit Ableitung der Impulsaktivität von einzelnen Nervenfasern sind nicht nur im Tierversuch, sondern mit der Methode der **transkutanen Mikroneurographie am Mensche**n möglich. Bei ihr wird eine Mikroelektrode durch die Haut in einen peripheren Hautnerven eingestochen (Abb. 15.5a) und von einzelnen Nervenfasern extrazellulär abgeleitet (Abb. 15.5b).

Auf diese Weise können die wesentlichen Charakteristika eines Sensors, also sein adäquater Reiz, die Schwelle, die Beziehung zwischen Reizintensität und Entladungsfrequenz, die Größe des rezeptiven Feldes und seine Adaptation auf konstante Reize studiert werden (z. B. Abb. 15.4a). Tabelle 15.1 fasst die Ergebnisse derartiger Untersuchungen zusammen. Es zeigt sich, dass in der behaarten wie in der unbehaarten Haut jeweils Rezeptoren liegen, die einerseits **nach ihrem Verhalten auf konstante Druckreize** als langsam, mittelschnell und sehr schnell adaptierend bezeichnet werden können und die andererseits **in Bezug auf ihren adäquaten Reiz** jeweils einen der 3 Parameter eines mechanischen Reizes, nämlich Intensität, Geschwindigkeit und Beschleunigung, bevorzugt übertragen (Einzelheiten ► unten).

Σ Die Haut ist von unterschiedlichen Typen von Mechanosensoren innerviert. Einige messen insbesondere die Intensität eines Reizes (sie sind langsam adaptierend), andere dessen Geschwindigkeit (mittelschnell adaptierend) oder seine Beschleunigung (schnell adaptierend).

Drucksensoren (Intensitätsdetektoren)

Die langsam adaptierenden Sensoren messen die Stärke oder **Eindrucktiefe** eines mechanischen Hautreizes. Da sie auch nach langer Zeit nicht vollkommen adaptieren, geben sie auch die **Dauer** eines Druckreizes an. Die Drucksensoren der unbehaarten Haut sind die **Merkel-Zellen** (Abb. 15.3 und Tabelle 15.1). Sie liegen in kleinen Gruppen in den untersten Schichten der Epidermis. Auch in der behaarten Haut gibt es Merkel-Zellen. Sie liegen aber in besonderen, punktförmig über die Hautoberfläche herausragenden **Tastscheiben** (Abb. 15.3c).

In der unbehaarten wie der behaarten Haut liegen weitere langsam adaptierende Mechanosensoren, nämlich die

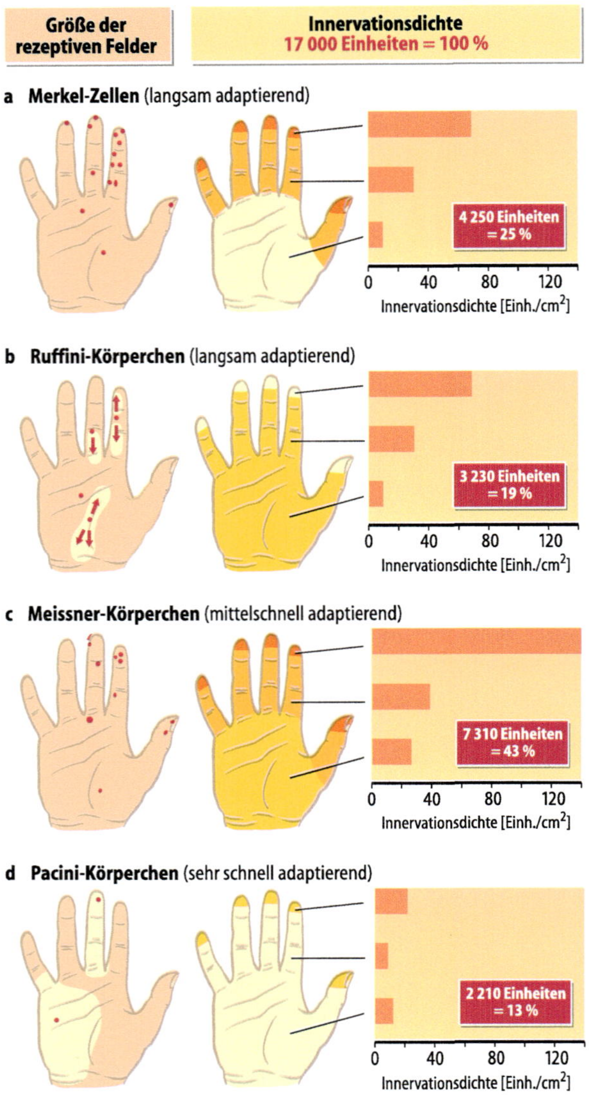

Abb. 15.4a–d. Mechanoinnervation der menschlichen Innenhand. Rezeptive Felder und Innervationsdichten von Mechanosensoren mit korpuskulären Endstrukturen wie angegeben und mit Aδ-afferenten Fasern. Die neurophysiologischen Daten wurden mit der in Abb. 15.5 gezeigten Methodik gewonnen

Ruffini-Körperchen (Abb. 15.3). Diese antworten v. a. auf Dehnung der Haut, und zwar z. T. richtungsempfindlich, d. h. Dehnen der Haut in nur einer Richtung führt zu vermehrten Entladungen (Pfeile in Abb. 15.4b). Die Ruffini-Körperchen können also Information über die Richtung und Stärke von Scherkräften vermitteln, die in der Haut und zwischen Haut und Unterhaut beispielsweise bei Gelenkbewegungen oder beim Hantieren mit Werkzeugen auftreten.

Die Merkel-Zellen in der unbehaarten Haut und die Tastscheiben und Ruffini-Körperchen der behaarten Haut messen die Intensität eines Druckreizes und, da sie sehr langsam adaptieren, auch seine Dauer.

Tabelle 15.1. Klassifikation kutaner Mechanosensoren nach ihrem Adaptationsverhalten (Säulenüberschriften) und ihrem adäquaten Reiz (Säulenunterschriften)

	Adaptation bei konstantem Druckreiz		
	Langsam	Mittelschnell	Sehr schnell
Unbehaarte Haut	Merkel-Zelle, Ruffini-Körperchen	Meissner-Körperchen	Pacini-Körperchen
Behaarte Haut	Tastscheibe, Ruffini-Körperchen	Haarfollikel-Sensor	Pacini-Körperchen
	Intensitätsdetektor	Geschwindigkeitsdetektor	Beschleunigungsdetektor
	Klassifikation nach adäquatem Reiz		

Berührungssensoren (Geschwindigkeitsdetektoren)

Bewegt man einige Haare auf dem Handrücken, ohne die Haut selbst zu berühren, und hält man die Haare anschließend in ihrer neuen Stellung fest, so entsteht nur während der Bewegung der Haare eine Empfindung. Die **Haarfollikel-Sensoren** registrieren also v. a. die Bewegung des Haares selbst, genauer die Geschwindigkeit dieser Bewegung. Auch in der unbehaarten Haut gibt es solche Sensoren, nämlich die **Meissner-Körperchen.** Der Sensor sendet nur während der rampenförmigen Stößelbewegungen Impulse aus, nicht jedoch nach Aufhören der Bewegung (Abb. 15.3a). Die Impulsfrequenz hängt dabei insbesondere von der Eindrucksgeschwindigkeit des Stößels ab. Ein solcher Sensor kann also als **Geschwindigkeitsdetektor** bezeichnet werden. Bei rechteckigen Dauerreizen adaptieren diese Sensoren innerhalb von 50–500 ms. Sie sind also mittelschnell adaptierend (Tabelle 15.1).

Sensoren wie die oben genannten Druckrezeptoren, die in erster Linie die Intensität eines Reizes übermitteln, werden in Anlehnung an technische Messfühler auch als **Proportionalrezeptoren** oder P-Rezeptoren bezeichnet. Entsprechend werden Sensoren mit dem Antwortverhalten der Berührungsrezeptoren **Differenzialrezeptoren** oder D-Rezeptoren und Mischformen PD-Rezeptoren oder **PD-Sensoren** genannt.

Haarfollikelsensoren und Meissner-Körperchen messen in erster Linie die Geschwindigkeit eines mechanischen Hautreizes. Sie sind Differenzialrezeptoren (D-Rezeptoren). Auf konstante Druckreize adaptieren sie mittelschnell.

Vibrationssensoren (Beschleunigungsdetektoren)

Die verbleibenden korpuskulären Mechanorezeptoren der Haut sind die **Pacini-Körperchen,** die sich in der Unterhaut (Subkutis) behaarter und unbehaarter Haut finden

(◘ Abb. 15.3b und c). Sie antworten auf mechanische Reize lediglich mit je einem Impuls zu Beginn und am Ende des Reizes, sie **adaptieren also sehr schnell** (◘ Abb. 15.3a, ◘ Abb. 15.6a). Andererseits lassen sie sich durch **sinusförmige Reize,** wie die Vibrationen einer Stimmgabel, besonders gut erregen, wobei die Schwelle für solche Reize im Bereich zwischen 100 und 300 Hz sehr niedrig ist und zu höheren und niedrigeren Frequenzen steil ansteigt (◘ Abb. 15.6b und c). Bei sinusförmiger Reizung folgt die Beziehung zwischen der Reizschwelle und Reizfrequenz der zweiten Ableitung der Eindrucktiefe nach der Zeit, also der Beschleunigung. Die Pacini-Körperchen sind also **Beschleunigungsdetektoren,** die v. a. Vibrationsreize aufnehmen. Außer in der Unterhaut finden sie sich noch in wechselnder Anzahl an den Sehnen und Faszien der Muskeln, an der Knochenhaut und in den Gelenkkapseln.

Σ Pacini-Körperchen haben sehr niedrige Schwellen und adaptieren rasch. Sie messen die Beschleunigung eines Druckreizes, sind also auf die Aufnahme von Vibrationsreizen spezialisiert.

Rezeptive Felder von Mechanosensoren

Für das Verhalten eines Sensors ist auch die **Größe seines rezeptiven Feldes** von Bedeutung. Als solches bezeichnet man, wie in Abschn. 14.3.2 dargelegt, dasjenige Areal, von dem der Sensor durch einen Reiz definierter Stärke erregt werden kann. Als Reizstärke benutzt man in der Regel einige wenige Vielfache, beispielsweise das 4- bis 5-fache der Schwellenreizstärke.

Die Ausdehnung auf diese Weise bestimmter rezeptiver Felder der menschlichen Innenhand ist für die 4 Typen von Mechanosensoren der unbehaarten Haut in ◘ Abb. 15.4 zu sehen. In ◘ Abb. 15.4a sind die rezeptiven Felder von 15 **Merkel-Zell-Einheiten** dargestellt. Sie sind klein, ihre Fläche beträgt gewöhnlich 3–50 mm^2, was etwa Durchmessern von 2–8 mm entspricht. Im Gegensatz dazu sind die rezeptiven Felder der **Ruffini-Körperchen** groß (◘ Abb. 15.4b). Diese Sensoren weisen außerdem, wie bereits erwähnt, eine deutliche Richtungsempfindlichkeit auf. Noch deutlicher sind die Unterschiede in der Größe der rezeptiven Felder bei den schnell adaptierenden Sensoren. Die rezeptiven Felder der **Meissner-Körperchen** (◘ Abb. 15.4c) sind ebenso klein wie die der Merkel-Zellen, während sich die der **Pacini-Körperchen** (◘ Abb. 15.4d) über eine weite Fläche, beispielsweise einen ganzen Finger oder die halbe Handinnenfläche ausdehnen.

Σ Die Hautareale, von denen die verschiedenen Mechanorezeptoren erregt werden können, also ihre rezeptiven Felder, sind klein bei Merkel-Zellen und Meissner-Körperchen, groß bei Ruffini-Körperchen und sehr groß bei Pacini-Körperchen.

Mechanosensoren mit freien Nervenendigungen und C-afferenten Fasern

Außer myelinisierten Afferenzen enthält jeder Hautnerv auch noch **50% und mehr unmyelinisierte C-Fasern.** Dies sind teils efferente postganglionäre sympathische Nervenfasern, die beispielsweise die glatte Muskulatur der Hautgefäße und der Haarbälge sowie die Schweißdrüsen versorgen. Zum Teil sind es aber auch afferente Nervenfasern, die in freien Nervenendigungen enden. Ein Beispiel in der menschlichen Haut zeigt ◘ Abb. 15.5b in der untersten Ableitung. Manche dieser freien Nervenendigungen sind Temperaturrezeptoren, viele wahrscheinlich Nozizeptoren (Abschn. 16.2.1). Einige sind auch auf mechanische Berührungsreize geringer Reizstärke empfindlich. Solche **Mechanorezeptoren mit unmyelinisierten afferenten Fasern** finden sich in der behaarten und, wenn auch nur selten, in der unbehaarten Haut.

Aus dem **Antwortverhalten** dieser Sensoren auf mechanische Hautreize ließen sich bisher keine sicheren Schlüsse auf ihre mögliche Funktion ableiten. Möglicherweise sind sie besonders an der Übermittlung schwacher, sich **auf der Haut bewegender Mechanoreize** (wie z. B. das Krabbeln eines kleinen Insekts) beteiligt. Auch wird diskutiert, dass sie, alleine oder mit anderen, bei der **Kitzelempfindung** eine Rolle spielen.

Σ Mechanosensible freie Nervenendigungen der Haut mit dünnen afferenten Fasern sind wahrscheinlich an der Übermittlung der Kitzelempfindung beteiligt. Hochschwellig mechanosensitive C-Fasern übermitteln schmerzhafte Reize.

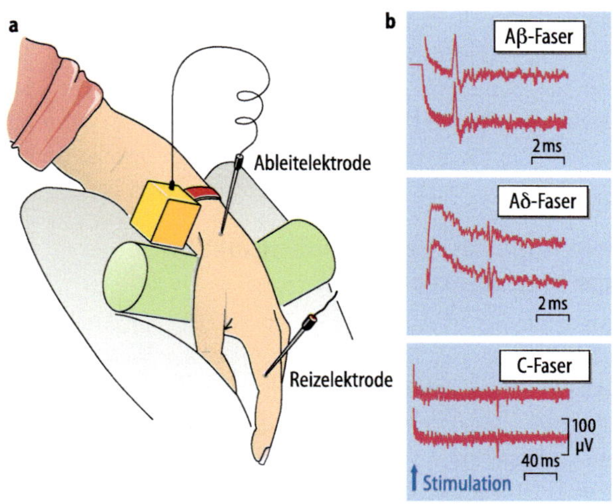

◘ **Abb. 15.5a, b. Mikroneurographische Ableitung aus dem N. radialis superficialis des Menschen.** Im Schema der Versuchsanordnung ist die Ableitelektrode wiedergeben **(a),** deren Verstärker am Handgelenk befestigt ist. Gezeigt wird außerdem eine Reizelektrode zur perkutanen Stimulation einer Nervenendigung in ihrem rezeptiven Feld. Die Ableitungen in **b** zeigen Aktionspotenziale einer schnell leitenden myelinisierten (Aβ-), einer langsam leitenden myelinisierten (Aδ-) und einer unmyelinisierten (C-) Nervenfaser auf elektrische Reizung (beachte die unterschiedlichen Zeitmarken)

15.1.5 Vergleiche zwischen objektiver Sinnesphysiologie und Wahrnehmungspsychologie beim Tastsinn

Methodischer Zugang über die Mikroneurographie

Die Technik der bereits vorgestellten **transkutanen Mikroneurographie** von einzelnen Hautsensoren (▣ Abb.15.5) bietet die Möglichkeit, gleichzeitige neurophysiologische und psychophysische Messungen durchzuführen, also z. B. zu prüfen, ob die Schwelle für eine bewusste Empfindung eines taktilen Reizes auf der Haut mit der Schwelle eines oder mehrerer der verschiedenen Mechanorezeptortypen übereinstimmt, oder ob die **Empfindungsschwelle** deutlich über der **Sensorschwelle** liegt, eine Empfindung also erst dann auftritt, wenn Mechanosensoren deutlich überschwellig erregt werden.

Sensor- versus Empfindungsschwellen

Für die **Fingerinnenflächen** der menschlichen Hand stellte sich heraus, dass die Erregung **eines einzelnen Meissner-Körperchens** bereits zu einer Berührungsempfindung führt, selbst wenn nur ein einzelner Impuls in einem solchen Sensor ausgelöst wird (Eindrucktiefe dabei 5–10 µm, ▣ Abb. 15.1c). Bei Vibrationsreizen über 60 Hz (▣ Abb. 15.6c) genügt ebenfalls die Erregung **eines oder weniger Pacini-Körperchen,** um eine Vibrationsempfindung auszulösen. Die Merkel-Zellen und Ruffini-Körperchen spielen für die Wahrnehmung solch kleiner Reize keine Rolle, da ihre Schwellen um ein Mehrfaches über denen der beiden anderen Sensortypen liegen.

Wie aus ▣ Abb. 15.1c zu sehen, liegt dagegen in der **Handinnenfläche** die Empfindungsschwelle deutlich über der Schwelle der schnell adaptierenden Mechanosensoren. In der Fingerinnenfläche wird die Empfindungsschwelle also durch die Schwelle der Mechanosensoren bedingt, während in anderen Hautarealen die Empfindungsschwelle durch zentrale Mechanismen auf einem höheren Wert liegt.

Psychophysische Intensitätsfunktion der Mechanosensibilität

Mit Hilfe der in Abschn. 15.1.1 beschriebenen Methoden (▣ Abb. 15.1) lässt sich bestimmen, in welcher Weise die **subjektive** Stärke eines taktilen Reizes von seiner Intensität abhängt. Das Ergebnis solcher Messungen an der Handinnenfläche von 3 Versuchspersonen zeigt ▣ Abb. 15.7. Für jede Person wurde diese **psychophysische Intensitätsfunktion** dreimal aufgenommen, wobei sich klar zeigte, dass diese Funktion intraindividuell bemerkenswert konstant ist, aber interindividuell große Unterschiede zeigt. Dies drückt sich deutlich in den für jede Messserie angegebenen Exponenten der an die Messpunkte angepassten Potenzfunktionen aus.

Gleichzeitige Messungen der **Entladungen von Drucksensoren** und der **subjektiven Empfindungsstärken** bei Druckreizen auf die menschliche Haut haben aber ergeben, dass die **Exponenten** für die Entladungsfunktionen **einzelner Sensoren** und für die Intensitätsfunktion der dabei auftretenden **Empfindungen** in der Regel so weit auseinander fallen, dass auf eine wesentliche **Mitwirkung des Zentralnervensystems** bei der Formung der psychophysischen Intensitätsfunktionen geschlossen werden muss. Diese Divergenzen zwischen Peripherie und Zentrum hängen mit den durch Übung oder Vernachlässigung bedingten neuroplastischen Änderungen der kortikalen Analysatoren (»Hirnkarten«) zusammen (Abschn. 25.4).

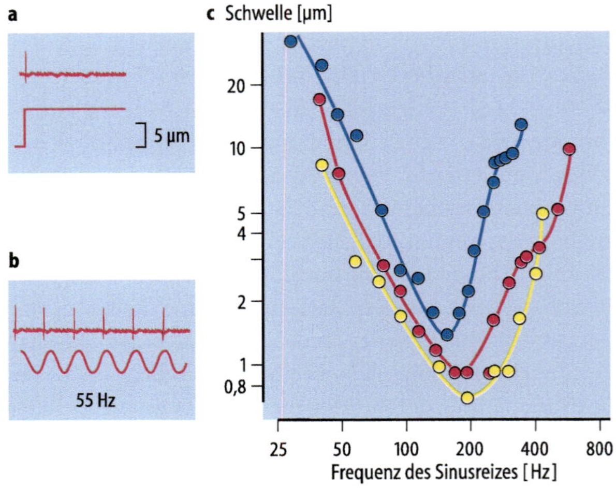

▣ **Abb. 15.6a–c. Antwortverhalten von Pacini-Körperchen (PC-Sensoren) der Subkutis bei mechanischen Hautreizen. a** Einzelimpuls (d. h. einzelnes Aktionspotenzial) als Antwort auf einen mechanischen Stufenreiz. **b** Repetitive Aktionspotenziale bei jeder Periode eines sinusförmigen mechanischen Hautreizes. **c** Schwellenreizstärken (Ordinate) von 3 PC-Sensoren in Abhängigkeit von der Frequenz des sinusförmigen mechanischen Hautreizes (Abszisse)

Σ Einzelne Impulse in Meissner- oder Pacini-Körperchen können bereits zu bewussten Empfindungen führen. Die psychophysische Intensitätsfunktion für mechanische Reize folgt einer Potenzfunktion. Ihr Verlauf wird durch zentralnervöse Verarbeitungsprozesse mitbestimmt.

15.2 Tiefensensibilität

15.2.1 Qualitäten der Tiefensensibilität

Stellungssinn

Im Wachzustand sind wir
- jederzeit über die **Stellung** unserer Glieder zueinander orientiert.
- Ferner nehmen wir passive **Bewegungen** unserer Gelenke durch von außen einwirkende Kräfte ebenso wahr wie aktive Bewegungen mit Hilfe unserer Muskeln.
- Auch sind wir in der Lage, den **Widerstand** ziemlich genau anzugeben, gegen den wir eine Bewegung ausführen.

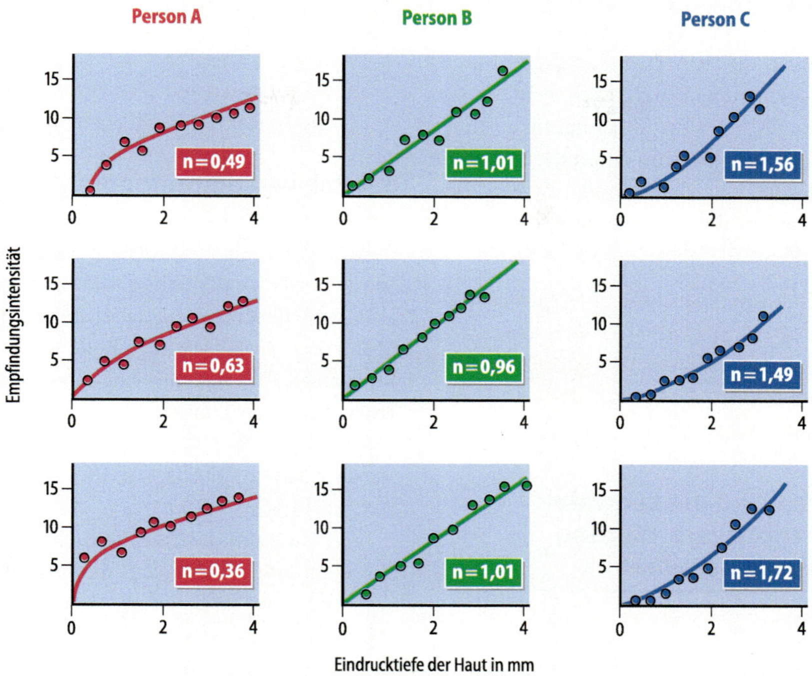

Abb. 15.7. Psychophysische Intensitätsfunktion für die Abhängigkeit der Druckempfindung von der Reizstärke. Druckpulse von einer Sekunde Dauer wurden mit der in Abb. 15.1 gezeigten Reizapparatur auf die Handinnenfläche gegeben und die Hauteindrucktiefe (Abszisse) gemessen. Die 3 Versuchspersonen (A), (B) und (C) ordneten den Reizen Zahlenwerte in Abhängigkeit von der Empfindungsintensität (Ordinate) zu. Jeder Versuch wurde 3-mal wiederholt (untereinander angeordnete Kurven). Die ausgezogenen Kurven sind an die Messwerte angepasste Potenzfunktionen mit den jeweils *rechts* im Diagramm angegebenen Exponenten

Wir fassen diese Fähigkeiten als **Tiefensensibilität** zusammen, da die dafür verantwortlichen Sensoren weniger in der Haut, als in den Muskeln, Sehnen und Gelenken liegen.

Die für die Tiefensensibilität verantwortlichen Sensoren werden, da sie ihre Reize aus dem Körper und nicht aus der Umwelt empfangen, als **Propriozeptoren** (synonym: Propriosensoren) zusammengefasst. Von der Tiefensensibilität wird daher auch als **Propriozeption** gesprochen.

Eine der Qualitäten der Tiefensensibilität ist es also, dass wir (auch im Dunkeln oder nach Schließen der Augen) in der Lage sind, uns die Stellung der einzelnen Glieder und der verschiedenen Extremitätenabschnitte zueinander zu vergegenwärtigen. Diese **Qualität der Tiefensensibilität** bezeichnen wir als **Stellungssinn.** Wenn wir längere Zeit unsere Glieder nicht bewegt haben, oder wenn wir nach längerem Schlaf aufwachen, ist unser Stellungssinn meistens gut erhalten. Der Stellungssinn **adaptiert** also **wenig** oder nicht.

Σ Der Stellungssinn ist eine der Qualitäten der Tiefensensibilität, die über die Propriozeptoren vermittelt wird. Er informiert uns kontinuierlich über die Stellung unser Glieder und der verschiedenen Extremitätenabschnitte zueinander.

Bewegungssinn

Wenn wir ohne visuelle Kontrolle eine Gelenkstellung ändern, beispielsweise den Unterarm im Ellenbogengelenk beugen oder strecken, nehmen wir sowohl die Richtung wie auch die Geschwindigkeit der Bewegung wahr. Diese Qualität der Tiefensensibilität bezeichnen wir als **Bewegungssinn.** Aktive Gelenkbewegung mit Hilfe der Muskeln wird von uns ebenso wahrgenommen wie passive Gelenkbewegung durch eine andere Person. Die **Wahrnehmungsschwelle** des Bewegungssinnes ist an den **proximalen** Gelenken (z. B. Schultergelenken) deutlich besser als an den **distalen** Gelenken (z. B. Fingergelenken).

Kraftsinn

Bindet man Fäden an eine Reihe von Gegenständen, die sich in ihrem Gewicht um 10% oder mehr voneinander unterscheiden, so kann man diese Gegenstände in bezug auf ihr Gewicht durch Anheben der Fäden leicht voneinander trennen. Wir schätzen dabei das **Ausmaß an Muskelkraft** ab, das wir aufwenden müssen, um die Gegenstände anzuheben und freischwebend zu halten. Diese Qualität der Tiefensensibilität, nämlich das Abschätzungsvermögen für die Muskelkraft, die notwendig ist, eine Bewegung durchzuführen oder eine Gelenkstellung einzuhalten, bezeichnen wir als **Kraftsinn.**

Das Unterscheidungsvermögen des Kraftsinnes ist deutlich besser als das des Drucksinns der Haut: Das Abschätzen von Gewichten durch Aufsetzen auf die Haut ist wesentlich schwieriger als das durch Aufheben der Gewichte, eine Tatsache, die jeder im Alltag häufig ausnutzt. Insgesamt zeichnet sich der Kraftsinn durch **große Genauigkeit und präzise Reproduzierbarkeit** aus. Er wird deswegen gerne beim **intermodalen Intensitätsvergleich** als Standard eingesetzt (◘ Abb. 14.15 in Abschn. 14.5.3).

Σ Neben dem Stellungssinn sind der Bewegungssinn (Wahrnehmung aktiver und passiver Gelenkbewegungen) und der Kraftsinn (Abschätzvermögen für Muskelkraftaufwendung) die beiden weiteren Qualitäten der Tiefensensibilität.

15.2.2 Sensoren und die zentrale Informationsverarbeitung der Tiefensensibilität

Gelenksensoren

Die Gelenknerven sind ähnlich zusammengesetzt wie die Hautnerven, d. h. sie enthalten jeweils eine Anzahl dicker markhaltiger (Aβ-Fasern) und dünner markhaltiger (Aδ-Fasern) afferenter Nervenfasern sowie eine meist deutlich größere Zahl markloser Afferenzen (C-Fasern). Die Aβ-Nervenfasern und einige wenige der Aδ-Fasern enden in **mechano sensitivenSensorkörperchen** ähnlich den Ruffini- und Pacini-Körperchen der Haut (◘ Abb. 15.3). Die übrigen Aδ-Fasern und alle C-Fasern bilden freie Nervenendigungen im Gelenkgewebe aus. Als Beispiel sei angeführt, dass die afferente Innervation des menschlichen Kniegelenks etwa aus 400 markhaltigen und 800 marklosen Afferenzen besteht.

Was die **rezeptiven Eigenschaften** der Gelenksensoren angeht, so scheint die Mehrzahl der **korpuskulären Sensoren** in ihrem Entladungsverhalten den mittelschnell adaptierenden Sensoren der Haut (Meissner-Körperchen, Haarfollikel-Sensoren) zu gleichen, d. h. insbesondere **Gelenkbewegungen** zu signalisieren. Der einzelne Sensor wird dabei durch unterschiedlichste Bewegungen (Beugung, Streckung, Rotation) aktiviert, so dass zumindest aus dem Entladungsverhalten eines einzelnen Sensors **keine** Schlüsse auf die **Bewegungsrichtung** gezogen werden können.

Über das **Entladungsverhalten der freien Nervenendigungen** ist wenig bekannt. Viele dieser Afferenzen haben wahrscheinlich nozizeptive Aufgaben, d. h. sie sprechen erst an, wenn die Gelenkbewegungen den physiologischen Arbeitsbereich des Gelenks zu verlassen drohen, oder wenn Verletzungen oder Entzündungen auftreten. Erregung dieser **Gelenknozizeptoren** führt zu Gelenkschmerzen.

Alles in allem lassen die bisher bekannt gewordenen Eigenschaften der mechanosensitiven Gelenksensoren es wahrscheinlich erscheinen, dass diese v. a. für die **Vermittlung des Bewegungssinnes** mitverantwortlich sind, aber für den **Stellungssinn** kaum eine Rolle spielen.

Σ Die korpuskulären Sensoren mit schnell leitenden Afferenzen in den Kapseln und Bändern der Gelenke vermitteln hauptsächlich Information über Gelenkbewegungen. Die freien Nervenendigungen der C-Fasern sind überwiegend nozizeptiv.

Muskel- und Hautsensoren

Die **Muskelspindeln** und **Sehnenorgane** der Skelettmuskulatur, deren Eigenschaften in Abschn. 14.4.3 beschrieben werden, messen die **Länge** und die **Spannung** ihrer Muskeln und übernehmen dabei neben ihrer Rolle bei der Motorik auch eine wichtige Rolle bei der Übermittlung des **Kraftsinns.** Fällt ihre Information aus, wird die betroffene Extremität nicht benutzt, auch wenn die motorische Innervation völlig intakt ist (zum Mechanismus dieser »gelernten Vernachlässigung«Abschn. 13.1.3 mit ◘ Abb. 13.10 und Box 13.8 in Abschn. 13.7.2).

Die **Haut** um die Gelenke wird bei Gelenkbewegungen gestaucht und gedehnt. Auf diese Weise werden die Hautsensoren erregt (z. B. ◘ Abb. 15.4b). Damit erscheinen **Beiträge der Hautsensoren** zur Tiefensensibilität möglich. Ihre Rolle darf aber nicht überschätzt werden, denn die Tiefensensibilität wird durch Lokalanästhesie der Hautpartien über den Gelenken nur wenig beeinträchtigt.

Σ Als Sensoren der Tiefensensibilität dienen neben den Gelenksensoren v. a. die Muskelspindeln und die Sehnenorgane der Skelettmuskulatur. Der Beitrag der Hautmechanosensoren ist gering.

Polysensorische Integration

Für die Wahrnehmung der Tiefensensibilität ist die gleichzeitige **regelhafte Aktivierung verschiedener Sensorsysteme** und die **zentrale Integration** dieser afferenten Zuflüsse erforderlich. Diese integrative Aufarbeitung setzt, ähnlich wie bei anderen Sinnesorganen, bereits in den **subkortikalen sensorischen Schaltkernen** ein. So sind beispielsweise im Thalamus Neurone gefunden worden, deren Impulsfrequenz über mehr als 90° die Gelenkstellung treu widerspiegelte. Auf ein solches Neuron muss also eine beträchtliche, präzise organisierte Konvergenz von zahlreichen propriozeptiven Meldungen erfolgt sein (◘ Abb. 15.8).

Beseitigen von Mehrdeutigkeit

Ein wichtiger Aspekt der zentralnervösen Integration ist, dass die zentralen motorischen Systeme anscheinend über die von ihnen ausgehende Aktivität einen »Durchschlag« oder eine **Efferenzkopie** an die für die Wahrnehmung der Tiefensensibilität verantwortlichen zentralen sensorischen Zentren senden (◘ Abb. 15.8, rechts). Diese Efferenzkopien unterrichten **im Voraus** über die vorgesehene Muskelaktivität und die daraus resultierenden Bewegungen. Sie können daher dazu verwendet werden, die **Mehrdeutigkeit afferenter Information zu beseitigen,** die beispielsweise bei den Muskelspindeln durch die Aktivität der γ-Motoneurone

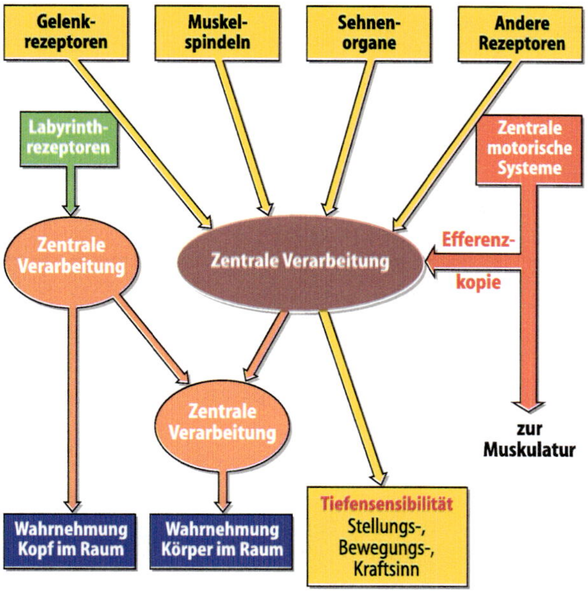

Abb. 15.8. Wahrnehmung der Tiefensensibilität. Diese erfolgt über Propriosensoren, deren afferente Zuflüsse mit den motorischen Efferenzkopien im sensorischen Nervensystem zum Stellungs-, Bewegungs- und Kraftsinn verarbeitet (integriert) werden. Die von den Sensoren des Gleichgewichtsorgans (Labyrinthrezeptoren) kommende Information dient zusammen mit der Tiefensensibilität zur Wahrnehmung der Stellung des Körpers im Raum

entsteht und die bei anderen Sensoren dadurch bedingt sein kann, dass diese sowohl durch von außen kommende Reize, als auch durch Bewegungen aktiviert werden können (z. B. die Mechanosensoren der Haut in Gelenknähe, ▶ oben).

Ein zweiter Weg zur **Ausschaltung der Mehrdeutigkeit** afferenter Information ist eine gezielte, von den motorischen Schaltkernen ausgehende **efferente Hemmung in den sensorischen Schaltkernen,** ein dritter Weg die wechselseitige Beeinflussung der rezeptiven Zuflüsse untereinander, also eine **afferente Hemmung.** Beides, efferente wie afferente Hemmung, kommt in praktisch allen sensiblen Zentren (Kernen), vom Rückenmark bis zum Thalamus, vor. Beispiele für die Verschaltung von afferenter und efferenter Hemmung sind im vorhergehenden Kap. 14 in den Abb. 14.6 und 14.12 gezeigt.

Σ Für die Wahrnehmung der Tiefensensibilität ist die polysensorische Integration der afferenten Zuflüsse erforderlich bei gleichzeitiger Beseitigung von Mehrdeutigkeit über Efferenzkopien sowie efferente und afferente Hemmung.

15.2.3 Tastwelt und Körperschema

Die Umwelt als Tastwelt und Fühlraum

Zwar sind unsere Raumvorstellungen weitgehend geprägt durch visuelle Wahrnehmungen, aber viele **Eigenschaften unserer Umwelt** sind uns vorwiegend oder ausschließlich **über die Tastfunktion** zugänglich. Man denke beispielsweise an Eigenschaften wie flüssig, klebrig, fest, elastisch, weich, hart, glatt, rau, samtartig und viele andere. Wichtig ist, dass diese Eigenschaften durch passives Betasten (Auflegen des Gegenstandes auf die unbewegte Hand oder der Hand auf den Gegenstand) schlecht oder überhaupt nicht erfasst werden können, während **bei bewegter Hand** es wenig Mühe macht, Struktur und Form zu erkennen.

Die **Überlegenheit der tastenden** gegenüber der ruhenden **Hand** beruht einmal darauf, dass durch die Bewegung wesentlich mehr Hautsensoren aktiviert werden und deren Adaptation verhindert oder vermindert wird, wodurch detailliertere Informationen über das Kontaktgeschehen an der Haut nach zentral vermittelt werden, zum anderen darauf, dass **bei bewegter Hand die Tiefensensibilität** ihren Teil zur Form- und Oberflächenerkennung beiträgt.

Bei Bewegungen im Schultergelenk mit gestrecktem Arm können wir in Armlänge einen etwa hemisphärischen extrapersonalen Raum vor uns erfassen. Dieser Raum wurde schon Ende des 19. Jahrhunderts von Loeb als **Fühlraum** von dem weiter außen liegenden Sehraum abgegrenzt. Seine Eigenständigkeit wird z. B. bei einer **visuellen Objektagnosie** (Box 17.7 in Abschn. 17.5.2) deutlich, bei der ein Gegenstand zwar noch in seiner Lage im Raum erkannt werden kann, nicht jedoch in seiner Gegenständlichkeit als Stuhl, Tisch, Krug, Hammer oder komplizierte Maschine. Diese Patienten können die Objekte zwar visuell nicht erkennen, eine **taktile** Objekterkennung ist dagegen meist **leicht** möglich.

Σ Tiefensensibilität und Mechanorezeption, in gewissem Umfang auch die kutane Thermorezeption, wirken zusammen beim Aufbau der räumlichen Tastwelt, die uns v. a. durch die tastende, d. h. die sich aktiv bewegende Hand vermittelt wird.

Körperstellung und Körperschema

Der subjektive Gesamteindruck der **Stellung des Körpers im Raum** wird im wesentlichen gewonnen aus einer integrativen Auswertung der über den Stellungssinn erhaltenen Information mit von den Labyrinthen der Gleichgewichtsorgane kommenden Informationen über die Stellung des Kopfes im Schwerefeld der Erde (Abb. 15.8). Dabei ist das Bewusstsein der räumlichen Ausdehnung unseres Körpers in der Umwelt, oft **Körperschema** genannt, ein wichtiger Teilaspekt unserer nichtvisuellen Raumvorstellung. Das Körperschema ist im primären und sekundären somatosensorischen Kortex der parietalen Hirnrinde repräsentiert.

Phantomempfindungen

Das Körperschema ist erstaunlich fest in uns verankert und anscheinend teilweise unabhängig vom afferenten Zustrom aus den Propriozeptoren. Davon zeugt, dass nach der Amputation eines Armes, Beines oder einer Brust die weit überwiegende Mehrzahl der Patienten für lange Zeit, oft für den Rest ihres Lebens, das fehlende Glied noch empfindet. Häufig ist die Täuschung so eindringlich, dass die Patienten ihr **Phantomglied** deutlicher als ihr gesundes Glied erleben.

In vielen Fällen ist der Patient in der Lage, sein **Phantomglied »willkürlich zu bewegen«,** will heißen, er erlebt eine von ihm gewollte Bewegung des Phantomgliedes so, als ob sie wirklich stattgefunden hätte. In anderen Fällen erlebt er eine unveränderte Dauerhaltung des Phantomgliedes, die er auch mit großer Willensanstrengung nicht beeinflussen kann (so wie wir ein »eingeschlafenes«Bein auch nicht bewegen können).

Häufig gehen vom Phantomglied auch somatosensorische Empfindungen aus, wie das Gefühl, beim Durchschreiten des Zimmers an eine Tischkante angestoßen zu sein. Leider sind diese Empfindungen z. T. unangenehm und gelegentlich sehr schmerzhaft (**Phantomgliedschmerz** oder **Phantomschmerz,** Abschn. 16.4.3). Seltener kommt es auch zu **übertragenen Empfindungen** (»remapping«) und sog. **Teleskopempfindungen.** Bei ersteren spürt man nach Reizung im Stumpf- oder Lippenbereich das Phantomglied, bei letzteren wächst das distale Ende des Phantomglieds (z. B. ein Finger) in den Stumpf hinein. Diesen Phänomenen, wie auch teilweise dem Phantomschmerz, liegen plastische Veränderungen im Gehirn zugrunde (◘ Abb. 16.16 in Abschn. 16.4.3).

Box 15.2. Linksneglekt und räumliche Agnosie

Die Phantomempfindungen sind eine Art »Überschussempfindung« des Körperschemas. Ihr Gegenteil, der teilweise Wegfall des Bewusstseins der Körperlichkeit, ist ein ebenfalls klinisch bekanntes, zwar seltenes, aber dann doch sehr eindrucksvolles Bild. Es tritt meist als Teilfolge eines Schlaganfalles in der rechten Großhirnhälfte auf, wenn es zu Ausfällen derjenigen Anteile der rechten Scheitel- und Schläfenlappen kommt, die denen der Wernicke-Sprachregion auf der linken Seite entsprechen. In seiner klarsten Form ignorieren die Patienten die Existenz ihrer linken Körperhälfte völlig **(Linksneglekt)** und vernachlässigen sie entsprechend (Einzelheiten in Abschn. 28.5.2, insbesondere ◘ Abb. 28.21).

Auch andere Störungen der räumlichen Abstraktions-, Synthese- und Orientierungsleistungen können bei Ausfällen und Erkrankungen der parietalen und temporalen nichtsprachdominanten Kortexareale und der ihnen zugeordneten thalamischen Kerne auftreten. So kann es zu räumlichen Orientierungsstörungen kommen, die als **räumliche Agnosie** bezeichnet werden. Die Symptome sind vielfältig. So verlaufen sich diese Patienten auch in einer ihnen völlig vertrauten Umgebung, oder es misslingt ihnen, dreidimensionale Zeichnungen einfacher Objekte, wie z. B. eines Hauses anzufertigen (Einzelheiten Abschn. 28.5.1).

Σ Tiefensensibilität und Gleichgewichtssinn vermitteln die Stellung unseres Körpers im Raum und das Körperschema; Phantomempfindungen, Linksneglekt und räumliche Agnosien können als Störungen des Körperschemas gedeutet werden.

15.3 Thermorezeption

15.3.1 Psychophysiologie der Thermorezeption

Qualitäten der Thermorezeption

Der Thermorezeption (Synonyme: Temperatursinn, Thermoperzeption) können 2 Qualitäten zugeordnet werden, nämlich **Kaltsinn** und **Warmsinn.** Dies wird durch zahlreiche subjektive und objektive Befunde gestützt. Am wichtigsten davon ist die Beobachtung, dass es in der Haut des Menschen und wahrscheinlich bei allen anderen Säugetieren spezielle **Kalt-** und **Warmsensoren** gibt (Abschn. 15.3.3). Diese dienen nicht nur als Fühler für bewusste Temperaturempfindungen, sondern sind auch an der Thermoregulation des Organismus beteiligt. In letzterer Aufgabe werden sie ergänzt und unterstützt durch Thermosensoren im Zentralnervensystem (z. B. im Hypothalamus, Abschn. 14.4.1).

Kalt- und Warmpunkte; Raumschwellen

Die Kalt- und Warmempfindlichkeit der menschlichen Haut ist nicht überall gleich ausgeprägt. Reizung der Haut mit der abgerundeten Spitze von Metallröhrchen, die mit Eiswasser oder heißem Wasser gefüllt sind, lässt analog zu den Tastpunkten **Kalt- und Warmpunkte** erkennen, die an unterschiedlichen Stellen in der Haut lokalisiert sind. Sie sind weniger zahlreich als Tastpunkte, und es gibt **deutlich mehr Kalt- als Warmpunkte.** Zum Beispiel weisen die Handflächen 1–5 Kaltpunkte pro cm^2, aber nur 0,4 Warmpunkte pro cm^2 auf. Am dichtesten sind die Kaltpunkte im temperaturempfindlichsten Gebiet der Haut, nämlich **im Gesicht** verteilt. Es finden sich hier **15–19 Kaltpunkte pro cm^2.** Einzelne Warmpunkte lassen sich im Gesicht nicht abgrenzen, wahrscheinlich weil sie zu nahe beieinander stehen. Die **Warmempfindlichkeit der Gesichtshaut** erscheint als eine einheitliche Sinnesfläche.

Im Vergleich zur Mechanorezeption sind die **simultanen Raumschwellen für Temperaturreize** groß. Kältereize werden besser aufgelöst als Wärmereize, Reize quer zur Körperachse besser als solche in Längsrichtung. Zum Beispiel ist am Oberschenkel die simultane Raumschwelle für Kältereize in Querrichtung 2,9 cm, in Längsrichtung 15,5 cm; für Wärmereize sind es 9 bzw. 26 cm.

Σ Kaltsinn und Warmsinn sind die beiden Qualitäten der Thermorezeption, für die sich auch einzelne Kalt- und Warmpunkte auf der Haut nachweisen lassen.

▼

15

Das Gesicht ist der temperaturemfindlichste Hautbereich. Die Raumschwellen für Temperaturreize sind groß.

15.3.2 Statische Temperaturempfindungen

Zone der Indifferenztemperatur

Beim Einstieg in ein warmes Bad (ca. 33°C) kommt es zunächst zu einer deutlichen Warmempfindung. Diese Warmempfindung lässt auch bei konstant gehaltener Wassertemperatur nach einiger Zeit nach. Auch das umgekehrte Phänomen ist bekannt: Wer an einem heißen Sommertag in ein Becken mit Wasser von etwa 28°C springt, empfindet das Wasser zunächst als kühl. Nach kurzer Zeit weicht aber die Kaltempfindung einer Neutralempfindung.

In einem **mittleren** Temperaturbereich führen also Erwärmung oder Abkühlung nur vorübergehend zu einer Warm- respektive Kaltempfindung. In diesem Temperaturbereich findet sich nämlich eine **vollständige Adaptation** der Temperaturempfindung auf die neue Hauttemperatur. Dieser Bereich wird **Zone der Indifferenztemperatur** genannt. In der Klimakammer liegt die Indifferenzzone **am unbekleideten Menschen** bei etwa **33–35°C.**

Messungen des **Zeitverlaufs der Adaptation** auf eine sprunghafte Änderung der Hauttemperatur **innerhalb der Indifferenzzone** ergaben, dass es viele Minuten dauert, bis die durch den Temperatursprung hervorgerufene Temperaturempfindung wieder einer Neutralempfindung weicht.

Σ Die Temperaturempfindungen der Haut bei konstanter Hauttemperatur (statische Temperaturempfindungen) adaptieren nach Temperaturänderungen in der Zone der Indifferenztemperatur vollständig.

Dauernde Warm- und Kaltempfindungen

Oberhalb bzw. unterhalb der Indifferenzzone kommt es zu **dauernden Warm-** bzw. **Kaltempfindungen,** auch wenn die Hauttemperatur für lange Zeit konstant gehalten wird (z. B. stundenlang kalte Füße). Die oberen und unteren **Temperaturgrenzen** liegen bei **36°C und 30°C** für eine Hautfläche von 15 cm^2. Bei kleineren Hautarealen wird die Zone weiter, bei größeren Flächen wird sie schmaler (Hinweis auf eine zentrale Summation der von den Thermosensoren kommenden Impulse).

Die **dauernden Warmempfindungen** bei konstanten Hauttemperaturen oberhalb 36°C sind umso intensiver, je höher die Hauttemperatur ist. Bei Temperaturen von mehr als 43–44°C macht die Warmempfindung einer schmerzhaften Hitzeempfindung **(Hitzeschmerz)** Platz. In ähnlicher Weise nimmt bei Temperaturen unterhalb 30°C die **dauernde Kaltempfindung** umso mehr zu, je kälter die Haut ist. Ausgesprochener **Kälteschmerz** setzt bei Hauttemperaturen von 17°C und weniger ein, doch besitzt die Kälteempfindung auch schon bei Hauttemperaturen unterhalb 25°C eine unangenehme Komponente.

Σ Bei konstanten Hauttemperaturen ober- bzw. unterhalb der Indifferenzzone kommt es zu dauernden Warm-, bzw. Kaltempfindungen, die bei weiterer Erwärmung bzw. Abkühlung in Hitze- bzw. Kälteschmerz übergehen.

15.3.3 Dynamische Temperaturempfindungen

Einfluss der Ausgangstemperatur der Haut

Bei niedrigen Hauttemperaturen ist die Schwelle für eine Warmempfindung groß, die für eine Kaltempfindung gering (◘ Abb. 15.9). Wird die Ausgangstemperatur zu höheren Werten gelegt, so nehmen die Warmschwellen ab und die Kaltschwellen zu. Mit anderen Worten, eine kühle Haut von beispielsweise 28°C muss nur um <0,2°C weiter abgekühlt werden, bis die Dauerkaltempfindung in die Empfindung »kälter geworden« übergeht. Die gleiche Haut muss aber nahezu 1°C erwärmt werden, bis eine Warmempfindung auftritt. Das Spiegelbildliche gilt bei warmen Ausgangstemperaturen.

Weber-Drei-Schalen-Versuch

Aus ◘ Abb. 15.9 lässt sich weiterhin entnehmen, dass es bei gleicher Hauttemperatur, in Abhängigkeit von den Reizbe-

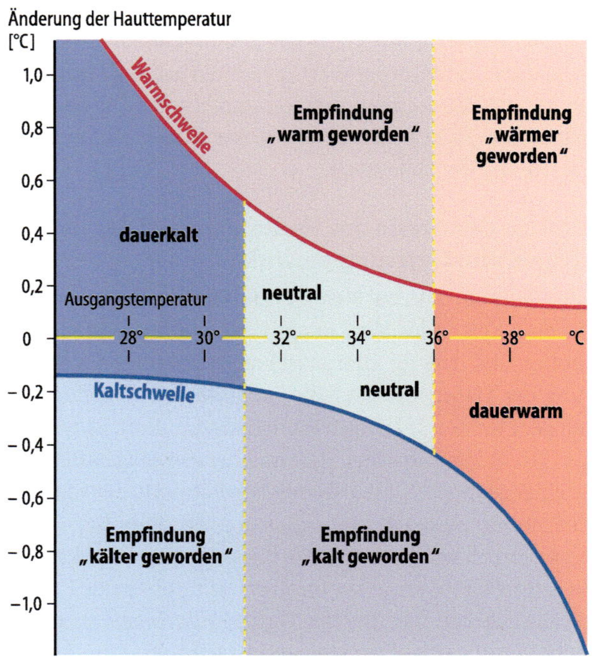

◘ **Abb. 15.9. Die Abhängigkeit der Warm- und Kaltschwellen von der Ausgangstemperatur der Haut.** Ausgehend von den in der Abszisse angegebenen Temperaturen, auf die die Haut längere Zeit adaptiert wurde, muss sich die Hauttemperatur um den von 0 in der Ordinate ausgehenden Betrag ändern, bis eine Kalt- bzw. Warmempfindung auftritt. Das Diagramm gilt für alle Temperaturänderungen, deren Geschwindigkeit größer als 6°C/min ist dingungen, entweder zu einer Warm- oder zu einer Kaltempfindung kommen kann. Zum Beispiel ausgehend von 32°C tritt bei Erwärmung auf 32,5°C eine Warmempfindung auf, während von 33°C aus Abkühlen auf 32,5°C eine deutliche Kaltempfindung hervorruft. Mit dem **Weber-Drei-Schalen-Versuch** kann man sich von dem eben geschilderten Phänomen leicht überzeugen, indem man je eine Schale mit kaltem, lauwarmem und warmem Wasser füllt und zunächst je eine Hand in das kalte und warme Wasser taucht. Werden dann beide Händen gleichzeitig in die Schale mit lauwarmem Wasser getaucht, so kommt es an der einen Hand zu einer Warm- und an der anderen zu einer Kaltempfindung.

Die Schwellen für Temperaturempfindungen hängen von der Ausgangstemperatur ab: Je kälter die Haut, umso niedriger ist die Schwelle für eine (weitere) Kaltempfindung und umso höher für eine Warmempfindung und umgekehrt. Je nach den Umständen kann dieselbe Hauttemperatur zu einer Kalt- oder einer Warmempfindung führen.

Einfluss der Geschwindigkeit einer Temperaturänderung

Dieser Einfluss auf die Lage der Warm- und Kaltschwellen ist **gering**, solange die Temperaturänderungsgeschwindigkeit **größer als 0,1°C/s** (6°C/min) ist. Bei langsameren Temperaturänderungen nehmen beide Schwellen kontinuierlich zu. **Bei sehr langsamer Abkühlung der Haut** können also unbemerkt große Hautgebiete **beträchtlich abkühlen** (und damit dem Körper Wärme verloren gehen), insbesondere wenn die Aufmerksamkeit durch andere Dinge abgelenkt ist. Es ist denkbar, dass dieser Faktor auch bei der **Erkältung** eine Rolle spielt.

Einfluss der Größe des Hautareals, auf das eine Temperaturänderung einwirkt

Hier ist es so, dass **bei kleinen Hautflächen** die Schwellen für eine Kalt- oder Warmempfindung **höher sind als bei großen** und dass für eine gegebene, überschwellige Änderung der Hauttemperatur die Intensität der Empfindung mit der Fläche des gereizten Hautareals zunimmt. Es kommt also sowohl im Schwellen- wie im überschwelligen Bereich zu einer zentralnervösen **räumlichen Bahnung** der von den Thermorezeptoren kommenden Impulse. Dies ist besonders deutlich bei Versuchen mit bilateraler Reizapplikation: So zeigen z. B. Warmreize, die gleichzeitig auf beide Handrücken gegeben werden, eine geringere Schwelle, als wenn jeder Reiz für sich allein angewendet wird.

Die Schwellen für das Auftreten von dynamischen Temperaturempfindungen hängen außer von der Ausgangstemperatur auch von der Geschwindigkeit der Temperaturänderung und der Größe des Hautareals, auf das der Reiz einwirkt, ab.

15.3.4 Kalt- und Warmsensoren

Histologische Struktur der Thermosensoren

Bei den Thermosensoren handelt sich wahrscheinlich um **freie Nervenendigungen,** wobei in der menschlichen Haut die **Kaltsensoren** mehr oberflächlich, nämlich in und dicht unter der Epidermis, die **Warmsensoren** etwas tiefer, nämlich mehr in den oberen und mittleren Schichten des Koriums liegen (Abb. 15.3 für die Schichtenstruktur der Haut).

Die **Kaltsensoren** werden hauptsächlich von dünnen markhaltigen Aδ-Nervenfasern, die **Warmsensoren** von marklosen C-Nervenfasern versorgt. Die **Reaktionszeiten** auf Kaltreize sind anscheinend aus diesem Grunde schneller als die auf Warmreize. Die Leitungsgeschwindigkeiten von kutanen Thermosensoren liegen also unter 20 m/s.

Entladungsverhalten bei konstanter Hauttemperatur

Mittelwerte des Antwortverhaltens von Kalt- und Warmsensoren bei **konstanter Hauttemperatur** zeigt Abb. 15.10a. Die mittleren statischen Entladungsfrequenzen der beiden Populationen bilden »glockenförmige Kurven«, wobei die **maximale Aktivität der Kaltsensoren** bei etwa 30°C, die der **Warmsensoren** bei etwa 43°C liegt. (Das individuelle Aktivitätsmaximum einzelner Kaltsensoren liegt zwischen 17°C und 36°C, das einzelner Warmsensoren zwischen 41°C und 47°C.)

In den eben genannten Temperaturbereichen zeigen also die kutanen Thermosensoren Dauerentladungen bei konstanter Hauttemperatur, wobei die **Entladungsrate proportional der Hauttemperatur** ist (proportionale oder statische Antwort). Gegen andere als thermische Reize sind die Thermosensoren weitgehend unempfindlich.

Entladungsverhalten während Temperaturänderungen

Wie die Abb. 15.10b am Beispiel eines Kaltsensors zeigt, reagieren Thermosensoren mit einer überschießenden ansteigenden (oder fallenden) Entladungsrate während einer Temperaturänderung, also mit einer dynamischen Antwort. die spezifischen Thermosensoren sind also **Proportional-Differenzial-Sensoren** (PD-Rezeptoren, Abschn. 15.1.4).

Die **Schwellenempfindlichkeit** der Thermosensoren ist vergleichbar mit den menschlichen Empfindungsschwellen für thermische Hautreize. Sie haben kleine rezeptive Felder (1 mm^2 oder weniger), wobei jede afferente Faser nur ein oder wenige Warm- bzw. Kaltpunkte versorgt.

In der menschlichen Haut liegen nicht-korpuskuläre spezifische Kalt- und Warmsensoren mit dünnen afferenten Fasern, die auf thermische Reize mit einem proportional-differenzialen Entladungsverhalten antworten. Ihre Schwellen stimmen weitgehend mit den Empfindungsschwellen überein.

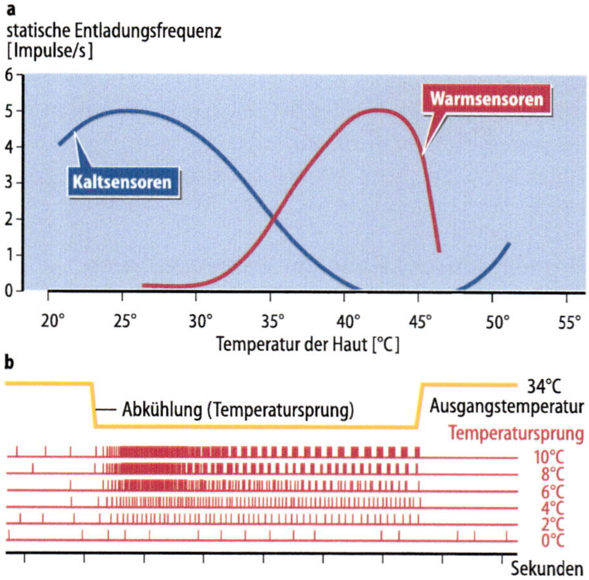

Abb. 15.10a, b. Antwortverhalten von Thermosensoren. **a** Mittelwerte des Antwortverhaltens je einer Population von Kalt- (blaue Kurve) und Warmsensoren (rote Kurve) der Affenhaut bei konstanter Hauttemperatur (statische Kennlinien). Extrazelluläre Ableitung der Aktionspotenziale von dünnen Filamenten der zugehörigen Nerven. **b** Verhalten eines Kaltsensors bei kurzen, abkühlenden Temperatursprüngen. Die Ausgangs- und Rückkehrtemperatur betrug immer 34°C. Die Größe des Abkühlungssprunges ist jeweils rechts in °C angegeben. Ableitung von einem Filament des N. medianus der Affenhaut

15.3.5 Weiterleitung und zentrale Verarbeitung von Temperatursignalen

Spinale und supraspinale Weiterleitung

Die aus den Thermosensoren stammende Information wird über das **Vorderseitenstrangsystem** zum **Thalamus** und zum **somatosensorischen Kortex** übertragen. Dieses System, dessen Verlauf bereits im vorigen Kapitel vorgestellt wurde (Abschn. 14.1.1), überträgt auch die Information aus den Nozizeptoren (Abb. 16.10 in Abschn. 16.3.1).

Im Unterschied zum Hinterstrang kreuzt der Vorderseitenstrang, wie in Abschn. 14.1.1 bereits berichtet, auf der Eintrittsebene der afferenten Nervenfasern nach der ersten Synapse im Hinterhorn des Rückenmarks (bzw. den korrespondierenden Trigeminusfasern im Hirnstamm, Abb. 14.10 und 14.11) auf die kontralaterale Seite, um dann teils im Hirnstamm (Tractus spinoreticularis), teils im Thalamus (Tractus spinothalamicus) weitergeschaltet zu werden (Box 15.3). Von dort aus erreichen die afferenten Informationen viele Hirngebiete.

Σ Die Temperatursignale aus den Thermosensoren werden über den Vorderseitenstrang und den Thalamus zum somatosensorische Kortex geleitet.

Box 15.3. Neurologische Ausfälle nach halbseitiger Durchtrennung des Rückenmarks (Syndrom nach Brown-Séquard)

Bei einer halbseitigen Durchtrennung des Rückenmarks (z. B. bei einem Unfall) kommt es durch die Durchtrennung der ab- und aufsteigenden Bahnen in der weißen Substanz des Rückenmarks durch deren unterschiedlichen Kreuzungswege (Abschn. 14.1.1 und 16.6.4) zu motorischen und sensorischen Ausfällen, die in der Abbildung beispielhaft für eine Durchtrennung in Höhe des unteren Brustmarks gezeigt sind (8. Thorakalwirbel = T8, die betroffenen Bahnen sind farbig hervorgehoben). Die Willkürmotorik ist auf der Seite der Läsion (ipsilateral) gelähmt. Die Sensibilitätsstörungen sind auf beiden Körperhälften ungleich: Ipsilateral treten Störungen des Tastsinns auf (z. B. starker Anstieg der Zweipunktschwelle), kontralateral sind Thermorezeption und Nozizeption gestört oder völlig ausgefallen. Dies wird als dissoziierte Empfindungsstörung bezeichnet. Das Syndrom ist nach seinem Erstbeschreiber benannt.

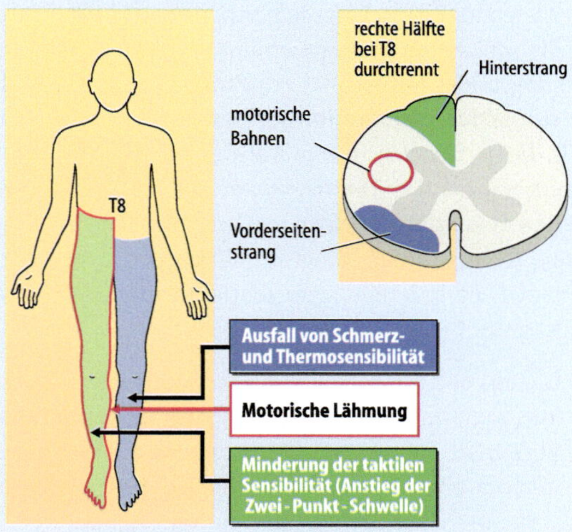

Zentralnervöse Integration, Beseitigung von Mehrdeutigkeit

Bei konstanter Hauttemperatur entladen innerhalb der subjektiven Indifferenzzone (31–36°C) sowohl Warm- als auch Kaltsensoren (Abb. 15.10). Aktivität in Thermosensoren führt also, zumindest bei geringen Entladungsraten, nicht notwendigerweise zu subjektiven Empfindungen. Diese treten nur auf, wenn genügend viele Impulse über eine ausgedehnte kortikale Fläche das Zentralnervensystem erreichen. Die **dauernden (tonischen) Warmempfindungen oberhalb 36°C** lassen sich entsprechend als Folge der mit zunehmender Temperatur sich stetig erhöhenden Entladungsraten der Warmsensoren auffassen, wobei oberhalb 43°C durch die zusätzliche Erregung von Hitzesensoren die

Warmempfindung in eine schmerzhafte Hitzeempfindung übergeht. Schon diese Befunde zeigen, dass sich die Sensoraktivität erst nach einer **anhaltenden zentralnervösen Integration** des von peripher kommenden Zuflusses im Bewusstsein abbildet.

Die **dauernden Kaltempfindungen unterhalb 31°C** lassen sich nicht ähnlich einfach mit der Zunahme der statischen Entladungen der Kaltsensoren in Verbindung bringen, da das untere Ende der Indifferenzzone und die Lage der maximalen mittleren Entladungsrate der Kaltsensoren praktisch übereinstimmen. Außerdem sind beispielsweise die mittleren Entladungsraten bei 25°C und 33°C etwa gleich, jedoch kommt es bei der niedrigen Temperatur zu einer dauernden Kaltempfindung, bei der höheren zu einer Neutralempfindung. Es ist also hier zusätzliche Information nötig, um zu entscheiden, auf welcher Seite der glockenförmigen Kurve die Hauttemperatur liegt. Dazu könnten beispielsweise die gleichzeitigen Entladungen der Warmsensoren ausgewertet werden, oder das Zentralnervensystem könnte davon Gebrauch machen, dass **viele Kaltrezeptoren** in ihrem mittleren Entladungsbereich **gruppierte Entladungen** zeigen (▣ Abb. 15.10b).

Als letztes Beispiel für die zentralnervöse Modifikation, die die peripheren Prozesse erfahren, ehe sie im Bewusstsein abgebildet werden, sei erwähnt, dass der Zeitverlauf der **subjektiven Adaptation** auf eine neue Hauttemperatur (z. B. beim Einstieg in ein warmes Bad) viele Minuten dauert, während die **Thermosensoren** schon innerhalb von **einigen Sekunden** auf einen neuen Temperaturwert adaptieren. Offensichtlich klingt die durch den dynamischen afferenten Zufluss induzierte zentralnervöse Aktivität nur langsam ab.

Σ Die aus den kutanen Thermosensoren stammende Information wird erst nach längerer zentralnervöser Verarbeitung bewusst. Diese dient u. a. dazu, aus den peripheren Signalen die Mehrdeutigkeit herauszurechnen, um zu einer eindeutigen Temperaturwahrnehmung zu kommen.

15

15.4 Viszerale Sensibilität

15.4.1 Lokalisation und Funktion der Viszerosensoren

Anzahl der Viszerosensoren (Eingeweidesensoren)

Genau wie die somatischen Nerven zu Haut, Skelettmuskeln und Gelenken enthalten auch die **viszeralen Nerven** zu den Eingeweiden in Brustkorb und Bauchraum einen großen Prozentsatz afferenter Nervenfasern. Im parasympathischen **Nervus vagus** zu den Brust- und Baucheingeweiden sollen 80–90% der Fasern afferent sein, im sympathischen **Nervus splanchnicus** des Bauchraumes 50% und in den parasympathischen **Nervi pelvici** des Beckens mindestens 30%. Bei den afferenten Nervenfasern dieser Sensoren handelt es sich praktisch durchweg um unmyelinisierte, langsam leitende C-Fasern. Die **Sensoren der Eingeweide** mit ihren afferenten Nervenfasern bilden also einen beträchtlichen Teil der **somatoviszeralen Sensibilität.**

Homöostatische Rolle der Viszerozeptoren

Anders als bei den somatischen Nerven wird uns die zentripetale Impulsaktivität in den afferenten Nervenfasern der viszeralen Nerven nur zu einem sehr geringen Teil und häufig nur unter speziellen Umständen bewusst. Dies mag darauf hindeuten, dass der viszerale Anteil der somatoviszeralen Sensibilität vorwiegend andere Aufgaben hat als die Vermittlung von Sinnesempfindungen aus unseren Eingeweiden. Diese Aufgaben können am besten als die **homöostatische Rolle der Eingeweidesensoren** bezeichnet werden.

Damit ist gemeint, dass die von den Viszerozeptoren kommenden Meldungen von den autonomen Anteilen des Zentralnervensystems dazu genutzt werden, **Abweichungen von den Sollwerten des »inneren Milieus«** des Körpers, also beispielsweise einen abgesunkenen Blutdruck oder einen zu hohen Kohlensäuregehalt des Blutes **zu erkennen,** um entsprechende **Gegenmaßnahmen** zum Erhalt der Homöostase **einleiten** zu können (zur Begriffsdefinition und Aufgabenbeschreibung der Homöostase Kap. 7). Durch Wahrnehmungstraining, z. B. über Biofeedback (z. B. Box 10.4 in Abschn. 10.7.2, Abschn. 11.3.3, Box 12.7 in Abschn. 12.2.6 sowie Abschn. 13.7.2), kann aber die normalerweise unbewusst bleibende viszerale Afferenz bewusst wahrgenommen werden.

Homöostatische Rolle von Somatosensoren

Selbstverständlich werden auch zahlreiche Meldungen aus somatischen Sensoren zur Kontrolle der Homöostase eingesetzt, unabhängig davon, ob diese Meldungen gleichzeitig als Sinnesempfindungen bewusst werden oder nicht. So liegen in den Skelettmuskeln Sensoren, die auf die Anhäufung von Stoffwechselprodukten (Metaboliten) bei Muskelarbeit ansprechen (**»Metabosensoren«**) und eine erhöhte Durchblutung zum Abtransport der Metabolite einleiten. Die Tätigkeit dieser Sensoren wird uns **nicht bewusst.** Andererseits wird durch die Aktivierung von Wärmesensoren der Haut eine ebenfalls reflektorische Durchblutungssteigerung der Haut ausgelöst, wobei aber gleichzeitig eine Warmempfindung auftritt.

Σ In den Eingeweidenerven sind 30–90% der meist unmyelinisierten Nervenfasern afferent. Die von ihren Sensoren stammende Information wird meist nicht bewusst, sondern v. a. zur homöostatischen Kontrolle des inneren Milieus genutzt. Daran sind auch somatische Sensoren beteiligt.

15.4.2 Viszerozeption im kardiovaskulären System

Kardiovaskuläre Mechanosensoren

Die Anpassung des vom Herzen geförderten Blutvolumens an den wechselnden Bedarf des Körpers und die damit verknüpfte Konstanthaltung des Blutdruckes geschieht im kardiovaskulären oder **Herz-Kreislauf-System,** unter der Mitarbeit spezieller Mechanosensoren, die den Blutdruck in den großen Gefäßen und die Füllung der Vorhöfe des Herzens dauernd messen (**Drucksensoren** im Aortenbogen und in den Karotissinuskörperchen, **Dehnungssensoren** in den Vorhofwänden). Die lebenslange Tätigkeit dieser Sensoren, deren Aufgaben in Abschn. 10.5.4 berichtet werden, wird uns allem Anschein nach nicht bewusst. Dennoch können wir die Herztätigkeit, besonders in Extremsituationen, also z. B. bei großer körperlicher Anstrengung oder bei starker psychischer Anspannung (»Herz klopft bis zum Halse«), wahrnehmen. Wie unten geschildert, werden diese **Wahrnehmungen des Herzschlags** durch somatische Sensoren vermittelt.

Mangel an viszeraler Wahrnehmung kann bedrohliche Konsequenzen, z. B. den **stillen Herzinfarkt** haben: Diese Personen merken weder die Aktivierung ihrer kardialen Nozizeptoren noch starke Schlagvolumen- und Druckänderungen. Durch Biofeedback-gestütztes Wahrnehmungstraining kann diese Störung behoben werden.

Σ **Im kardiovaskulären System werden Schwankungen des arteriellen Blutdruckes und des Vorhofvolumens über viszerale Druck- und Dehnungssensoren erfasst. Ihre Tätigkeit wird in der Regel nicht bewusst.**

Herzschlaginduzierte mechanische Ereignisse

Im Laufe eines Herzzyklus kommt es zu erheblichen **Form-, Volumen- und Lageänderungen** des Herzens. Wie in Abschn. 10.5.2 ausführlicher dargestellt, werden während eines Herzschlages von der linken und rechten Herzkammer je 70 ml Blut ausgeworfen. Das Herz wird also um dieses Volumen verkleinert und in seiner Form verändert. Dabei steigt in der linken Kammer der Druck von nahe 0 mmHg auf 120 mmHg (systolischer Blutdruck) und in der rechten Kammer auf 25 mmHg an. Die **Druckwellen** werden als **Pulswellen** in die Körperperipherie (vom linken Herz) und in die Lungen (rechtes Herz) geleitet (Abschn. 10.5.1).

Die ruckartig systolische Kontraktion des Herzens ist als »**Herzspitzenstoß**« an der linken Brustwand (im 5. Interkostalraum) zu fühlen und häufig auch zu sehen. Sie erzeugt auch den ersten **Herzton,** während der zweite am Ende der Systole durch das Zuschlagen der Aorten- und Pulmonalklappen entsteht (Abschn. 10.2.2). Im Gehirn wird dieser mechanische Reiz des Herzens kontinuierlich bis in die obersten Regionen des Frontalkortex registriert, wenngleich dies uns nur bewusst wird, wenn wir die Aufmerksamkeit darauf richten. Die evozierten Hirnpotenziale nach dem Herzspitzenstoß sind aber auch am Kortex kontinuierlich vorhanden. Damit werden auch die höchsten informationsverarbeitenden Zentren von metabolisch oder emotional bedingten Veränderungen der Herztätigkeit informiert (Kap. 27).

Herzschlaginduzierte Erregung somatischer Mechanosensoren

Die mit der Herztätigkeit verbundenen mechanischen Erschütterungen des Brustkorbes erregen wahrscheinlich zahlreiche **Mechanosensoren** der Muskeln, Sehnen, Gelenke und des subkutanen Gewebes der Brustwand und der Wirbelsäule, besonders wenn bei Zunahme der Herzarbeit die oben genannten Druckwerte erheblich ansteigen und das Herzzeitvolumen durch Zunahme von Schlagvolumen und Herzfrequenz auf ein Mehrfaches des Ruhewertes (von 5 l/min, Abschn. 10.2.3) zunimmt. Auch die **Pulswellen** erregen in der Körperperipherie zahlreiche Mechanosensoren, besonders **Pacini-Körperchen.** Die Erregung all dieser somatischen Sensoren wird uns im Alltag nicht bewusst. Erst bei intensiver Herztätigkeit und dem damit verbundenen vermehrten afferenten Zustrom oder bei Aufmerksamkeitszuwendung nach Training der viszeralen Wahrnehmung nehmen wir den Herzschlag wahr.

Σ **Die Wahrnehmung des Herzschlags erfolgt über somatische Mechanosensoren, die bei der Systole durch die Erschütterungen des Brustkorbs und durch die Pulswellen aktiviert werden.**

15.4.3 Viszerozeption im pulmonalen System

Mechanosensoren

Die rhythmische Tätigkeit des pulmonalen Systems wird uns **im Alltag nicht bewusst,** obwohl bei jedem Atemzug zahlreiche somatische Mechanosensoren des Brustkorbs und Zwerchfells sowie viele viszerale Mechanosensoren des Brust- und Bauchraumes aktiviert werden. Wir können aber jederzeit unsere **Aufmerksamkeit auf die Atmung lenken,** dabei die Atembewegungen wahrnehmen und willkürlich in den Atemablauf eingreifen.

Chemosensoren

Die zentralnervöse reflektorische Steuerung der unwillkürlichen Atembewegungen erfolgt zum einen unter der Mithilfe der eben angesprochenen Mechanosensoren, die Angaben über Dauer und Tiefe von Ein- und Ausatmung liefern, zum anderen über **Chemosensoren,** die **Kohlensäure- und Sauerstoffspannung des Blutes** melden und damit anzeigen, ob das Atemzeitvolumen dem jeweiligen Stoffwechsel angemessen ist (Abschn. 11.1.1). Die Tätigkeit dieser Chemosensoren wird normalerweise nicht wahrgenommen. Beim stärkeren Ansteigen der Kohlensäurespannung (CO_2-Partialdruck, Abschn. 11.1.2) kommt es zum **Gefühl der Atemnot** (Lufthunger, Erstickungsgefühl), das wahrscheinlich nicht direkt durch die Chemosensoren, sondern **indirekt** durch die zunehmende Anstrengung bei der reflektorisch gesteuerten motorischen Atmungstätigkeit wahrgenommen wird (Abschn. 11.1.3).

Nozizeptoren

In den Schleimhäuten der Atemwege, also Nase, Rachen, Luftröhre, Bronchien und Bronchiolen finden sich zahlreiche Sensoren, die auf schädliche mechanische (Fremdkörper, Schleim) und chemische Reize reagieren und **Hustenreflexe** auslösen. Für die Eigenschaften dieser Nozizeptoren wird auf die entsprechenden Ausführungen in Abschn. 16.2.1 verwiesen.

Σ Das Atmen wird nur bewusst, wenn die Aufmerksamkeit darauf gelenkt wird oder wenn durch zu starkes Ansteigen des CO_2-Partialdrucks Atemnot auftritt. Noxische Reize in den Atemwegen lösen Hustenreize mit entsprechenden Empfindungen aus.

15.4.4 Viszerozeption im gastrointestinalen System

Mechanoperzeption

Der Magen-Darm-Kanal stellt einen **Teil der Körperoberfläche** dar, auch wenn er an Anfang und Ende durch Mund und After verschlossen ist (Abschn. 12.2.1). Seine mit Schleimhaut ausgekleidete »innere Oberfläche« ist daher von außen kommenden Reizen, nämlich den durch Essen und Trinken aufgenommenen Stoffen und ihren Abbauprodukten, deutlich mehr als die übrigen Eingeweide ausgesetzt. Aus dieser Sicht ist es nicht verwunderlich, dass wir mechanische, thermische und chemische Vorgänge im Magen-Darm-Bereich mehr als in anderen Eingeweiden wahrnehmen. Soweit diese Vorgänge zu **Durst-, Hunger- und Sättigungsgefühlen** führen, sind sie im Kap. 26 besprochen. Im Folgenden wird auf einige andere Aspekte der Magen-Darm-Sensibilität aufmerksam gemacht (Darmnervensystem Abschn. 6.1.1).

Von der Speiseröhre (Ösophagus) bis zum Mastdarm (Rektum) lösen Berührungen des Magen-Darm-Kanals keine Empfindungen aus. Erst im Ausgang des Mastdarms, dem Analkanal, werden Berührungsreize wahrgenommen. Dehnung der Hohlwände (experimentell z. B. durch Aufblasen eines Ballons, ◘ Abb. 13.29 in Abschn. 13.7.2) scheint dagegen im gesamten Magen-Darm-Kanal empfunden zu werden, allerdings mit unterschiedlichen Wahrnehmungen. So wird Dehnung der Magenwände als **Sättigungs- oder Völlegefühl** wahrgenommen, während die Dehnung des Mastdarms **Stuhldrang** auslöst (Abschn. 12.2.6).

Dehnung von Dünn- oder Dickdarm wird ebenfalls bemerkt und häufig Darmgasen zugeschrieben, wobei der Ort der Dehnung nicht genau lokalisiert werden kann. Überdehnung und Spasmen (Krampfkontraktionen der glatten Muskulatur) scheinen im gesamten Magen-Darm-Kanal **Schmerz** hervorzurufen. Wie bei anderen viszeralen Systemen kann die Sensibilität der Wahrnehmung der Magen-Darm-Afferenzen durch Lernen verbessert werden (z. B. ◘ Abb. 13.29 und zugehöriger Text). Einzelne Krankheitsbilder, wie z. B. das **irritable Kolon** (Box 12.6 in Abschn. 12.2.5), bestehen aus einer solchen gelernten Überempfindlichkeit.

Σ Am Eingang (Mund, Rachen) und am Ausgang (Mastdarm, Analkanal) des Magen-Darm-Trakts, aber nicht dazwischen, werden Berührungsreize wahrgenommen. Dehnung wird überall bemerkt, Überdehnung schmerzt.

Thermoperzeption

Warm- und Kaltreize werden in der gesamten Speiseröhre und im Analkanal wahrgenommen, nicht aber in Magen oder Darm. **Alkohol** kann dagegen auch im Magen ein wärmendes oder brennendes Gefühl auslösen.

Nozizeption

Nach alter chirurgischer Erfahrung treten am nicht-narkotisierten Menschen beim Berühren von Magen, Dünndarm, Dickdarm und Blinddarm mit warmen und kalten Instrumenten, Kauterisieren (Schneiden mit einem glühenden Draht), beim Quetschen mit einer Pinzette oder Klemme oder beim Schneiden mit einem Skalpell keinerlei Empfindungen auf. Bei den heute üblichen anästhesiologischen und chirurgischen Techniken lassen sich diese Angaben nicht nachprüfen (Weiteres zum viszeralen Schmerz ► unten).

Σ Ähnlich wie mechanische werden auch thermische Reize fast nur am Anfang und am Ende des Magen-Darm-Kanals wahrgenommen. Chirurgische Eingriffe am Magen-Darm-Kanal scheinen nicht zu schmerzen.

15.4.5 Viszerozeption im renalen System

Mechanoperzeption

Die Zubereitung des Urins in den Nieren und sein Transport durch die Harnleiter in die Harnblase lösen keinerlei Empfindungen aus, obwohl Nieren und Harnleiter über eine ausgeprägte afferente Innervation verfügen. Wird dagegen die Harnblase durch den sich dort ansammelnden Urin gedehnt, so wird diese Füllung wahrgenommen und es kommt zu **Harndrang** (Abschn. 12.3.5). Es ist allerdings eine alltägliche Erfahrung, dass die Wahrnehmungsschwelle in Abhängigkeit von unserer Aufmerksamkeit und Tätigkeit über einen sehr weiten Bereich schwanken, Harndrang also schon bei sehr kleinen Füllungen oder erst bei nahezu maximal gefüllter Blase auftreten kann.

Nozizeption

Behinderung des Harnabflusses aus den Nierenbecken in die Blase ruft schwere Schmerzen **(Nierenkoliken)** hervor. Sie werden v. a. durch »Nierensteine« verursacht, die sich aus ihrem Lager im Nierenbecken gelöst haben und auf dem Weg durch den Harnleiter »steckenbleiben«. Entzündungen der Harnblase und der ableitenden Harnwege führen ebenfalls zu Schmerzen, die meist von dem Gefühl des dauernden Harndrangs begleitet sind.

Σ Im renalen System wird die Aktivität der Nieren- und Harnleitersensoren nicht bewusst. Aktivität von Harnblasensensoren führt zu Harndrang. Aktivierung von Nozisensoren tritt nur bei Überdehnung und entzündlichen Erkrankungen auf.

Zusammenfassung

Als **somatoviszerale Sensibilität** werden alle Sinnesmodalitäten zusammengefasst, deren Sensoren entweder als **somatische Sensoren** in der Haut oder in den Skelettmuskeln, ihren Sehnen und den Gelenken liegen, während die Sensoren der Eingeweide als **viszerale Sensoren** zusammengefasst werden.

Der **Tastsinn der Haut** (die Mechanorezeption) umfasst 4 Qualitäten, nämlich **Druck-, Berührungs-, Vibrations- und Kitzelempfindung.** Er

- hat **Empfindungsschwellen,** die an den Fingerspitzen mit rund 0,01 mm Eindrucktiefe sehr gering sind;
- ist noch empfindlicher auf **Vibrationsreize,** deren minimale Amplitude bei Frequenzen von 150–300 Hz bei etwa 1 µm liegen;
- **basiert auf verschiedenen Typen von Mechanorezeptoren,** die darauf spezialisiert sind, die Intensität (Drucksensoren), die Geschwindigkeit (Berührungssensoren) oder die Beschleunigung (Vibrationssensoren) mechanischer Reize zu signalisieren;
- besitzt **psychophysische Intensitätsfunktionen,** die Potenzfunktionen folgen, deren Formung teils von den Mechanorezeptoren, teils von Prozessen der zentralen Informationsverarbeitung bestimmt wird.

Die **Tiefensensibilität** (die Propriozeption) umfasst 3 Qualitäten, nämlich **Stellungs-, Bewegungs-** und **Kraftsinn**. Sie

- signalisiert über den **Stellungssinn** die Stellung der Gliedmassen untereinander und zusammen mit dem Gleichgewichtssinn die Stellung des Körpers im Raum;
- signalisiert über den **Bewegungssinn** Richtung und Geschwindigkeit der Gelenkbewegungen;
- signalisiert über den **Kraftsinn** die Muskelkraft, die aufgewendet wird, um eine Bewegung durchzuführen oder eine Gelenkstellung einzuhalten (z. B. gegen die Schwerkraft);
- bezieht ihre Signale v. a. aus **Gelenk- und Muskelsensoren,** deren afferente Zuflüsse im ZNS verarbeitet werden, wobei über Efferenzkopien aus dem motorischen System und über afferente Hemmung potenzielle **Mehrdeutigkeiten ausgeschaltet** werden;
- ist zusammen mit dem Tastsinn an dem Erleben unserer Umwelt als **Tastwelt** und **Fühlraum** und in Zusammenarbeit mit diesen und den Gleichgewichtsorganen für das bewusste Erleben des Körpers im Raum, das **Körperschema,** verantwortlich.

Der **Temperatursinn** (die Thermorezeption) umfasst 2 Qualitäten, den **Kaltsinn** und den **Warmsinn.** Er

- adaptiert in einem mittleren Temperaturbereich, der **Zone der Indifferenztemperatur, vollständig auf konstante Temperaturreize;**
- führt bei konstanten Hauttemperaturen unterhalb bzw. oberhalb der Zone der Indifferenztemperatur zu dauernden Kalt- bzw. Warmempfindungen;
- **führt bei dynamischen Änderungen der Hauttemperatur** zu Temperaturempfindungen, deren Intensität und Richtung (Weber-Drei-Schalen Versuch!) von der **Ausgangstemperatur**, der **Geschwindigkeit** der Temperaturänderung und der **Größe** des gereizten Hautareals abhängen;
- verfügt über spezielle **äußere** und innere **Kalt-** und **Warmrezeptoren,** die freie Nervenendigungen im Gewebe ausbilden und von dünnen Nervenfasern versorgt werden;
- bezieht seine Information über konstante (statische) bzw. sich ändernde (dynamische) Hauttemperaturänderungen über das entsprechende **Entladungsverhalten der Thermosensoren,** wobei die zentrale Verarbeitung der afferenten Signale dafür sorgt, dass **Mehrdeutigkeiten beseitigt** werden.

Die Nerven zu den Eingeweiden, die viszeralen Nerven des **parasympathischen** und des **sympathischen** Nervensystems enthalten vorwiegend **afferente** Nervenfa-

▼

sern. Sie werden mit ihren Sensoren als **viszerale Sensibilität** zusammengefasst. Für sie gilt:

- Ihre Aufgaben liegen nicht so sehr in der Vermittlung bewusster Sinnesempfindungen als in ihrer **Beteiligung an der Homöostase** (Aufrechterhaltung) des »inneren Milieus«, indem sie Abweichungen von dessen Sollwerten melden und damit Korrekturvorgänge einleiten
- Die Viszerorezeptoren weisen eine **erhebliche Spezifität in Bezug auf die von ihnen innervierten Organe**, wie z. B. Herz, Lunge, Magen-Darm-Trakt und Niere auf, so dass sich in diesen Organen die unterschiedlichsten **Mechano-, Thermo-** und v. a. **Chemorezeptoren** und **Nozizeptoren** finden

Literatur

Cervero F, Morrison FB (eds) (1986) Visceral sensation. Elsevier, Amsterdam (Progress in Brain Research, Vol. 67)

Hölzl R, Whitehead WE (eds) (1983) Psychophysiology of the gastrointestinal tract. Plenum Press, New York

Schmidt RF, Lang F (Hrsg) (2007) Physiologie des Menschen, 30. Aufl. Springer, Berlin Heidelberg New York Tokyo

Urban L (ed) (1994) Cellular mechanisms of sensory processing. The somatosensory system. Springer, Berlin Heidelberg New York Tokyo

16 Nozizeption und Schmerz

N. Birbaumer (et al.), *Biologische Psychologie*, Springer-Lehrbuch,
https://doi.org/10.1007/978-3-540-95938-0_16

Fall 1: Als Säugling erschien Christiane D. ihrer Umgebung völlig normal. Sie entwickelte sich aber zu einem äußerst reizbaren Mädchen, das bei seinen Wutausbrüchen rücksichtslos seinen Kopf auf den Fußboden hämmerte, sodass sich häufig große Blutergüsse bildeten. Beim Kauen biss sie sich oft die Zunge blutig. Die Zungenspitze fehlte schließlich völlig. Schon mit 3 Jahren erlitt sie schwere Verbrennungen, als sie sich längere Zeit auf einen eingeschalteten Heizstrahler kniete. Von ihrer frühesten Kindheit an traten immer wieder schwere Gelenk- und Knochenentzündungen auf. C. D. starb mit nur 29 Jahren an den schweren, von den Gelenken und Knochen auf den gesamten Körper übergreifenden Infektionen. Sie litt an einer völligen **angeborenen Schmerzunempfindlichkeit.**

Fall 2: Bei dem jetzt 55-jährigen Patienten K. L. traten vor etwa 5 Jahren erstmals in der linken Wange und dem linken Mundwinkel kurze Schmerzepisoden auf, die im weiteren Verlauf immer häufiger und quälender wurden. K. L. hat bei jedem Schmerzanfall den Eindruck, sein Gesicht werde von einem glühenden Eisen durchbohrt. Jede Schmerzattacke dauert zwar nur wenige Sekunden, aber manchmal treten ganze Salven davon auf. Da die Anfälle durch Berühren oder Bewegen des linken Mundwinkels, z. B. beim Waschen, Rasieren, Essen oder Sprechen ausgelöst werden können, isst, trinkt und spricht der Patient so wenig wie möglich. Er empfindet sein Leben als Folter und denkt daran, ihm ein Ende zu setzen. Herr K. L. leidet an einer **idiopathischen Trigeminusneuralgie,** einer seltenen, aber besonders schweren und therapieresistenten Form chronischer Schmerzen.

Der Schmerz ist also einerseits für ein normales Leben als Warner unentbehrlich. Andererseits können chronische Schmerzen das Leben so zur Hölle machen, dass es den Betroffenen als nicht mehr lebenswert erscheint.

16.1 Wahrnehmungspsychologie des Schmerzes

16.1.1 Schmerzcharakterisierung

Schmerzempfindung und Nozizeption

Nach einer Definition der internationalen Schmerzgesellschaft IASP ist »Schmerz ein **unangenehmes Sinnes- und Gefühlserlebnis**, das mit aktueller oder potenzieller Gewebsschädigung verknüpft ist oder mit Begriffen einer solchen Schädigung beschrieben wird«. Danach ist Schmerz eine **elementare Sinnesempfindung**, die spezifisch beim Einwirken gewebeschädigender (noxischer) Reize ausgelöst wird. Dieses ist verbunden mit einem **unlustbetonten Gefühlserlebnis** (Abschn. 16.1.2). Die Definition besagt ferner, dass Schmerz immer als Ausdruck einer Gewebeschädigung empfunden wird, selbst wenn eine solche nicht (oder nicht mehr) vorliegt (Abschn. 16.5.1).

Während Schmerz also ein bewusstes Sinnes- und Gefühlserlebnis ist, umfasst der Ausdruck **Nozizeption** die objektiven Vorgänge, mit denen das Nervensystem noxische Reize aufnimmt und verarbeitet. **Noxische Reize** sind mechanische, thermische oder chemische Reize, die das Gewebe potenziell oder aktuell schädigen. An der Nozizeption beteiligte Nervenzellen sind **nozizeptive Neurone**. Sie bilden zusammen das **nozizeptive System,** das in Abschn. 16.2 und 16.3 vorgestellt wird.

Schmerz als Antrieb zur Vermeidung

Der Schmerz wird zwar in der Regel im Rahmen von Sinnesphysiologie und Wahrnehmungspsychologie besprochen, unterscheidet sich aber fundamental von allen anderen Sinnessystemen: Schmerz hat, wie es auch in der obigen Schmerzdefinition anklingt, fast immer eine motivational-emotionale Komponente, d. h. er wirkt als ein **Antrieb zur Vermeidung** (Kap. 26). Dies bedeutet, dass die Entstehung von Schmerz nicht allein physiologisch, sondern nur unter **Einbezug der Psychophysiologie von Antrieb und Gefühl** (Kap. 26 und 27) verstanden werden kann. Dies gilt v. a. für **chronische** Schmerzen, gilt aber auch für akute Schmerzzustände, wie z. B. ausgedehnte Verletzungen.

Der Schmerz ist eine eigenständige Sinnesmodalität, die über einen eigenständigen peripheren und zentralen nervösen Apparat, das nozizeptive System, vermittelt wird. Schmerzen, insbesondere chronische Schmerzen, wirken immer als Antrieb zur Vermeidung.

Somatischer und viszeraler Schmerz

Der Schmerz (Synonym: Schmerzsinn) lässt sich im Hinblick auf seinen Entstehungsort in eine Reihe von Qualitäten einteilen. In ◘ Abb. 16.1 sind diese Qualitäten in den roten Kästchen wiedergegeben. Die Modalität **Schmerz** umfasst zunächst die beiden Qualitäten **somatischer** und **viszeraler** Schmerz.

Kommt der somatische Schmerz von der Haut, so wird er als **Oberflächenschmerz** bezeichnet; kommt er aus den Muskeln, Knochen, Gelenken und Bindegeweben, so bezeichnet man ihn als **Tiefenschmerz**. Oberflächen- und Tiefenschmerz sind also Subqualitäten des somatischen Schmerzes.

Sticht man zur Auslösung eines **Oberflächenschmerzes** die Haut mit einer Nadel, so empfindet man einen Schmerz von »hellem« Charakter, der gut lokalisierbar ist und der nach Aufhören des Reizes schnell abklingt. Diesem **ersten Schmerz** des Nadelstiches folgt oft mit einer Latenz von 0,5–1,0 s ein **zweiter Schmerz** von dumpfem (brennenden) Charakter, der schwerer zu lokalisieren ist und nur langsam abklingt. Diesen Schmerz kann man besonders gut durch Quetschen einer Interdigitalfalte auslösen.

Box 16.1. Spezifitätstheorie des Schmerzes

Heute wird davon ausgegangen, dass der Schmerz eine selbständige Empfindung ist. Dies wurde im 19. Jahrhundert und weit ins 20. Jahrhundert hinein angezweifelt. Einer der Vorkämpfer der **Spezifitätstheorie des Schmerzes** war der Würzburger Physiologe **Max von Frey** (1852–1932), der mit den vom ihm eingesetzten, heute noch zur Prüfung der Hautsensibilität üblichen Reizhaaren und Stachelborsten herausfand, dass die Haut in Analogie zu den Befunden bei der Mechano- und Thermoperzeption auch für den Schmerz nicht gleichmäßig empfindlich ist, sondern **Schmerzpunkte** besitzt. Diese sind deutlich häufiger als Druckpunkte. Da die Kalt- und Warmpunkte der Haut noch weniger zahlreich als die Druckpunkte sind, ist das Verhältnis der Schmerzpunkte zu diesen noch größer. Schon aufgrund dieser Befunde erschien es wahrscheinlich, dass der Schmerz über eigene Sensoren, also spezielle Nozizeptoren verfügt, die Nozizeption also nicht über Mechano- oder Thermorezeptoren vermittelt wird (wie es damals von den diversen Intensitäts- und Mustertheorien gefordert wurde).

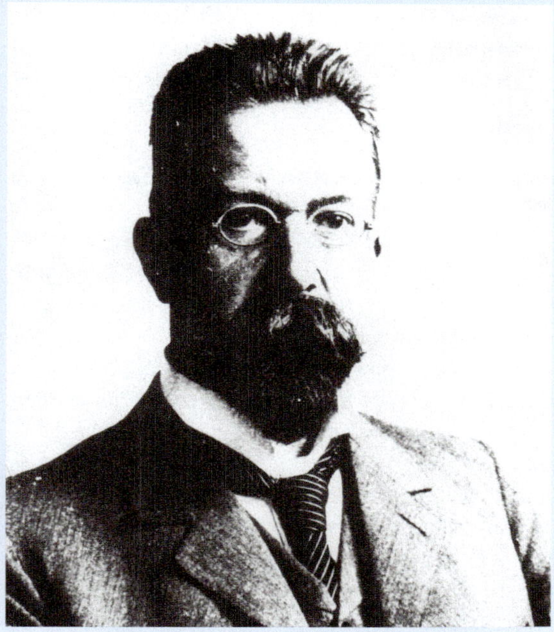

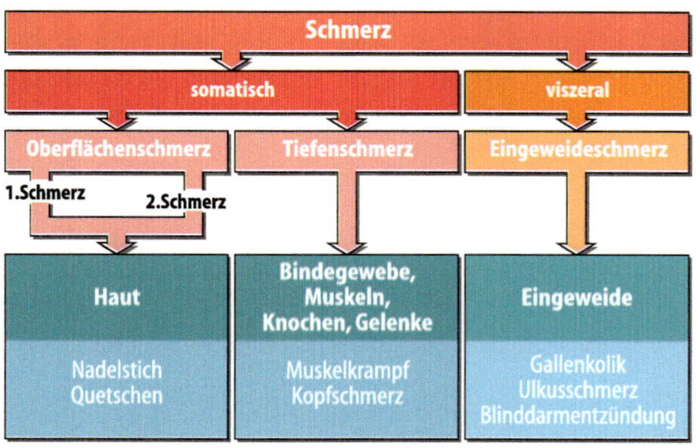

Abb. 16.1. Qualitäten des Schmerzes nach ihrem Entstehungsort. Die Qualitäten sind mit roten und orangen Farbtönen unterlegt, die Entstehungsorte grün. Schmerzbeispiele sind unten auf hellblauem Grund angegeben (Einzelheiten ▶ Text)

Der **Tiefenschmerz** ist von dumpfem Schmerzcharakter, er ist in der Regel schlecht lokalisierbar und er neigt dazu, in die Umgebung auszustrahlen. Wir kennen solche Schmerzen beispielsweise als Gelenkschmerzen, die beim Menschen zu den häufigsten Schmerzformen gehören.

Neben dem somatischen Schmerz und seinen Subqualitäten zeigt Abb.16.1 als weitere wichtige Schmerzqualität den **viszeralen** oder **Eingeweideschmerz**. Solche Schmerzen treten beispielsweise bei rascher und starker Dehnung der Hohlorgane (z. B. der Gallenblase oder des Nierenbeckens, ▶ oben) auf. Ferner sind Spasmen oder starke Kontraktionen schmerzhaft, besonders wenn sie mit fehlender Durchblutung (Ischämie) verbunden sind.

Σ Die Modalität Schmerz umfasst die beiden Qualitäten somatischer und viszeraler Schmerz. Somatische Schmerzen sind der Oberflächen- und der Tiefenschmerz, die aus der Haut bzw. den tieferen Geweben stammen. Viszeraler Schmerz stammt aus den Eingeweiden. Der Schmerzcharakter hängt bei allen Schmerzen in typischer Weise vom Entstehungsort ab.

Akute und chronische Schmerzen

Neben dem Entstehungsort ist auch die **Dauer eines Schmerzes** ein für seine Beurteilung wesentlicher Aspekt. Bei **akuten Schmerzen**, beispielsweise bei einem Unfall, einer Blinddarmentzündung oder einer Zahnkaries, ist der Schmerz in der Regel auf den Ort der Schädigung begrenzt, dieser Ort ist für uns eindeutig lokalisierbar, und das Ausmaß des Schmerzes hängt direkt von der Intensität des Reizes ab. Diese Schmerzen weisen auf eine drohende oder bereits eingetretene Gewebsschädigung hin. Sie haben also eindeutig eine **Signal- und Warnfunktion** (Fall 1 in der Einleitung). Nach Beseitigung der Schädigung klingen sie rasch wieder ab.

Außer den akuten Schmerzen gibt es zahlreiche Schmerzen, die für **lange Zeit anhalten** (z. B. Rückenschmerzen, Tumorschmerzen) oder in mehr oder weniger regelmäßigen Abständen **immer wiederkehren** (z. B. Migränekopfschmerzen, Herzschmerzen bei Angina pectoris, Trigeminusneuralgie). Diese Schmerzformen, den Dauerschmerz und den immer wiederkehrenden Schmerz, fasst man als **chronische Schmerzen** zusammen. Im Allgemeinen wird ein Schmerz erst dann als chronisch angesehen, wenn die Beschwerden **länger als ein halbes Jahr** bestehen.

Sinnesphysiologisch gesehen besteht beim chronischen Schmerz **häufig keine eindeutige Beziehung** zwischen dem **Ausmaß der Organschädigung** und der **Schmerzintensität**, v. a. wenn der Schmerz für lange Zeit fortbesteht (Fall 2 in der Einleitung). Mit anderen Worten, es kommt beim chronischen Schmerz im Verlauf der Zeit häufig zu einer deutlichen Lösung des Schmerzerlebnisses von der ursprünglich zugrunde liegenden Störung. Diese »Verselbständigung« lässt den chronischen Schmerz als ein **eigenständiges Krankheitssyndrom** erscheinen, das sich deutlich vom akuten Schmerz abhebt.

Eine physiologische Aufgabe kann dem chronischen Schmerz meist nicht zugeschrieben werden. So gesehen sind **viele chronische Schmerzen sinnlos** und sollten daher gelindert werden. Man darf aber nicht übersehen, dass chronische Schmerzen eine **soziale Funktion** haben können, die mindestens in einigen Fällen einer Schmerzbeseitigung entgegensteht, z. B. wenn dadurch das soziale Gefüge, in dem der Schmerzkranke lebt, bedroht würde (Abschn. 16.5.2).

Σ Nach der Dauer des Schmerzes unterscheidet man akute und chronische Schmerzen. Akute Schmerzen sind als Warnsignale für ein normales Leben unentbehrlich, chronische Schmerzen dagegen oft sinnlos.

16.1.2 Schmerzkomponenten

Sensorische Komponente

Beim Eintauchen einer Hand in Wasser über 45°C werden Nozizeptoren (Abschn. 16.2.1) der Haut erregt. Ihre afferenten Impulse vermitteln Information über die Lokalisation des Hitzereizes, über seinen Beginn, seine Intensität (die von der Wassertemperatur abhängt) und über sein Ende, sobald die Hand aus dem Wasser gezogen wird. Diese Information wird uns als **Sinnesempfindung** genauso bewusst wie andere Sinneseindrücke auch, beispielsweise wenn wir die Hand in lauwarmes oder kühles Wasser getaucht und damit eine Warm- oder Kaltempfindung ausgelöst hätten. Wir nennen diesen Aspekt des Schmerzes die **sensorische** oder **sensorisch-diskriminative Komponente** des Schmerzes (Abb. 16.2).

Affektive Komponente

Wenn wir, um im Beispiel zu bleiben, an einem sehr heißen Sommertag in ein Bad von 25°C eintauchen, empfinden wir nicht nur einen Kältereiz auf der Haut, sondern die Abkühlung löst in uns gleichzeitig ein angenehmes Gefühl der Erfrischung aus. An einem kalten Wintertag würde das gleiche Bad jedoch als unangenehm kühl empfunden werden. Ein Sinneseindruck kann also, **je nach Ausgangslage** und Umständen, **lust- oder unlustbetonte Gefühle** in uns hervorrufen. Dies gilt praktisch für alle Sinnesempfindungen, z. B. vom Auge, vom Ohr, vom Geruch oder vom Geschmack. Eine Ausnahme macht der Schmerz. Er löst fast immer nur unlustbetonte Affekte oder Emotionen in uns aus, unser Wohlbefinden wird durch ihn gestört, kurz, der Schmerz tut weh, wir leiden an ihm und trachten, ihn zu vermeiden (Abschn. 16.1.1). Wir bezeichnen diesen Aspekt des Schmerzes als die **emotionale** oder **affektive Komponente** (Kap. 27).

Vegetative Komponente

Eintauchen der Hand in heißes Wasser löst aber nicht nur Schmerzen und Unlust aus, sondern führt auch zur **Erweiterung der Hautgefäße** und damit erhöhter Durchblutung,

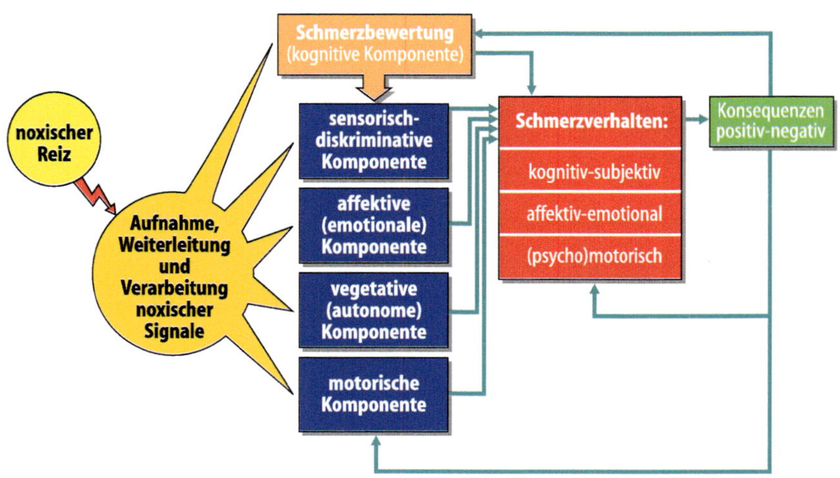

Abb. 16.2. Schematische Darstellung der durch noxische Signale aktivierten Komponenten des Schmerzes. In die resultierende Schmerzbewertung (kognitive Komponente) und das Schmerzverhalten gehen die sensorischen, affektiven und vegetativen Komponenten, je nach Art des Schmerzes, in unterschiedlichem Ausmaß ein. Umgekehrt beeinflussen Schmerzbewertung und -verhalten ihrerseits die Ausprägung der affektiven und vegetativen Schmerzkomponenten. Das Schema gilt auch für Schmerzen, die nicht durch Nozizeptoren oder neuralgische Erregungen bedingt sind

sichtbar an der **Rötung** der Haut. Umgekehrt verengt Eintauchen in Eiswasser die Hautgefäße, und die Durchblutung nimmt entsprechend ab. In beiden Fällen steigt in der Regel auch der **Blutdruck** an, die **Herzfrequenz** nimmt zu, die **Pupillen** erweitern und die **Atmung** verändert sich.

Diese Reaktionen auf die schmerzhafte Reizung werden **reflektorisch** über das autonome oder vegetative Nervensystem abgewickelt, wir sprechen daher von der **autonomen** oder **vegetativen Komponente** des Schmerzgeschehens. Die vegetative Komponente kann besonders bei **viszeralen Schmerzen** sehr ausgeprägt sein und sich, z. B. bei einer Gallenkolik, als Übelkeit mit Erbrechen, Schweißausbruch und Blutdruckfall äußern.

Motorische Komponente

Schließlich ist uns gut vertraut, dass beim unabsichtlichen Eintauchen einer Hand in heißes Wasser oder beim Berühren einer heißen Herdplatte die Hand schon zurückzuckt, lange bevor uns ein Hitzeschmerz bewusst wurde und wir willkürlich darauf hätten reagieren können. Diese **motorische Komponente** des Schmerzes ist uns als **Flucht- oder Schutzreflex** in einer Vielzahl von Beispielen bekannt (Kap. 13). Sie spielt v. a. bei von außen kommenden noxischen Reizen eine wichtige Rolle.

Aber auch bei Tiefenschmerzen und viszeralen Schmerzen können motorische Komponenten, z. B. in der Form von **Muskelverspannungen**, beobachtet werden. Im weiteren Sinne sind auch andere Verhaltensäußerungen auf den Schmerz, beispielsweise Mimik, Wehklagen oder willkürliche Bewegungen, die aus der Schmerzbewertung (▶ unten) resultieren, als motorische oder besser **psychomotorische Komponenten** des Schmerzes anzusehen (▫ Abb. 16.2, untere rechte Bildhälfte).

Σ Das Sinneserlebnis Schmerz ist von affektiven, vegetativen und motorische Reaktionen des Körpers begleitet. Die beiden letzteren laufen reflektorisch über das autonome und das motorische Nervensystem ab, sie können meist nicht willkürlich beeinflusst werden.

16.1.3 Schmerzbewertung

Beiträge der diversen Schmerzkomponenten zur Schmerzbewertung

Ob wir einen Schmerz z. B. als mild, unangenehm, beunruhigend, heftig oder unerträglich empfinden, wird von den sensorischen, affektiven und vegetativen Komponenten des Schmerzes in je nach Schmerzursache und Begleitumständen variierendem Ausmaß mitbestimmt (▫ Abb. 16.2). Beispielsweise wird bei akuten Oberflächenschmerzen häufig die **sensorische** Komponente im Vordergrund stehen, bei akuten viszeralen Schmerzen wird die **vegetative** Komponente eine große Rolle spielen, und bei chronischen Schmerzen wird die **affektive** Komponente für die Schmerzbewertung oft ausschlaggebend sein.

Beitrag des Schmerzgedächtnisses zur Schmerzbewertung

Entscheidend für die Schmerzbewertung ist v. a., dass der aktuelle Schmerz an den im Kurz- und Langzeitgedächtnis **gespeicherten Schmerzerfahrungen gemessen** und entsprechend diesen Erfahrungen bewertet wird (Abschn. 16.5.2). Die Schmerzbewertung kann daher als die erkennende oder **kognitive Komponente** des Schmerzes bezeichnet werden. Sie geschieht zeitlich parallel mit der Verarbeitung der oben beschriebenen 4 Schmerzkomponenten und kann daher **sehr schnell vorbewusst** wie auch **langsam bewusst** erfolgen.

Das Ergebnis dieses kognitiven Prozesses beeinflusst alle 4 Schmerzkomponenten und führt zu entsprechenden **Schmerzäußerungen** (psychomotorische Komponente, z. B. Mimik, Wehklagen, Verlangen nach schmerzstillenden Medikamenten). Es fließt also in die Ausprägung der affektiven, vegetativen und motorischen Komponenten ein, d. h. diese Komponenten sind nicht nur für die Bewertung des Schmerzes bedeutsam, sondern ihr Ausmaß hängt auch von der Gesamteinschätzung des aktuellen Schmerzes ab: Wir leiden mehr an einem Schmerz, den wir im Hinblick auf unser Wohlergehen als »wichtig« einschätzen, als an einem, der uns (bei gleicher Intensität) banal erscheint.

Σ Die diversen Schmerzkomponenten tragen je nach den Umständen in unterschiedlichem Ausmaß zur Schmerzbewertung bei. An dieser ist auch das Schmerzgedächtnis wesentlich beteiligt.

Sozialer Kontext der Schmerzbewertung

In die Schmerzbewertung und die daraus resultierenden Schmerzäußerungen geht noch eine Reihe anderer Faktoren ein, auf die hier nur kurz hingewiesen wird. So hängt das Ausmaß einzelner Schmerzkomponenten z. B. sehr von der aktuellen **sozialen Situation,** vom **familiären Herkommen**, von der **Erziehung** und auch von der **ethnischen Herkunft** ab. Ein nordamerikanischer Indianer am Marterpfahl verhält sich in Bezug auf seine Schmerzäußerungen völlig anders als eine süditalienische Hausfrau mit einer Gallenkolik, auch dann, wenn beide an Schmerzen gleicher Intensität leiden.

Σ Schmerzbewertung und resultierende Schmerzäußerung hängen auch vom sozialen Umfeld ab, in dem sich der Schmerz ereignet.

Psychologischer Kontext der Schmerzbewertung

Außerdem ist für eine **Schmerzbewertung** oft entscheidend, **unter welchen Umständen** ein Schmerzereignis auftritt. So ist gut bekannt, dass bei Kriegsverwundungen der Bedarf an schmerzstillenden Mitteln geringer ist als bei vergleichbaren Verletzungen im Zivilleben. Anscheinend vermindert die Aussicht auf die alsbaldige Heimreise und das Glücksgefühl, die Schlacht überlebt zu haben, Schmerzwahrnehmung und -bewertung in einem erheblichen Ausmaß.

Entgegen den Erwartungen fanden sich aber nur schwache **Zusammenhänge zwischen Schmerzverhalten** und überdauernden **Persönlichkeitseigenschaften** (wie z. B. bei einem Vergleich zwischen extravertierten versus introvertierten Personen). Aus einer Analyse der Persönlichkeitsvariablen lässt sich also für das Schmerzverhalten kaum eine brauchbare Voraussage machen.

Frühkindliches Schmerzlernen

Zweckmäßiges Verhalten und gefühlsmäßig **normale Reaktionen auf schmerzhafte Reize** sind anscheinend zum großen Teil nicht angeboren, sondern müssen vom jugendlichen Organismus in einer frühen Phase seiner Entwicklung **erlernt werden**. Bleiben diese frühkindlichen Erfahrungen aus, so lassen sie sich später nur schwer erlernen: Junge Hunde, die in den ersten 8 Lebensmonaten vor allen schädigenden Reizen bewahrt wurden, waren unfähig, auf Schmerzen angemessen zu reagieren, und lernten dies nur langsam und unvollkommen. Sie schnupperten immer wieder an offenen Flammen und ließen sich Nadeln tief in die Haut stechen, ohne mehr als lokale reflektorische Zuckungen zu zeigen. Vergleichbare Beobachtungen wurden auch an jungen Rhesusaffen erhoben.

Σ Die Schmerzbewertung hängt auch vom psychologischen Kontext ab, unter dem der Schmerzreiz einwirkt: Kriegsverwundungen tun z. B. weniger »weh« als vergleichbare zivile Verletzungen. Schmerzverhalten muss frühkindlich erlernt werden.

16.1.4 Schmerzmessung

Subjektive Algesimetrie

Die klassischen Methoden der Psychophysik lassen sich beim Menschen auch auf das experimentelle Studium der Zusammenhänge zwischen noxischem Reiz und Schmerz anwenden, wobei bei dieser experimentellen Algesimetrie sowohl subjektive wie objektive Methoden angewandt werden. Zur Schmerzauslösung kommen thermische, elektrische, mechanische und chemische Reize in Frage. Gemessen wird in der subjektiven Algesimetrie

- die **Schmerzschwelle**, also diejenige Reizstärke, bei der eben eine Schmerzempfindung auftritt, weiterhin
- die **Schmerzintensität** (die verbal oder über eine andere Anzeigemethode ausgedrückt wird, Abschn. 14.5.3, intermodaler Intensitätsvergleich) und schließlich
- die **Schmerztoleranzschwelle**, also diejenige Reizintensität, bei der die Versuchsperson den Abbruch des Reizes verlangt.

Abbildung 16.3 zeigt als Beispiel die Messung der subjektiven Schmerzintensität bei Applikation eines Hitzereizes zunehmender Intensität auf die Haut. Die Schmerzintensität wird dabei auf einer visuellen Analogskala (VAS) angegeben, wobei die beiden Endpunkte der VAS definiert sind als »kein Schmerz« bzw. »unerträglicher Schmerz«.

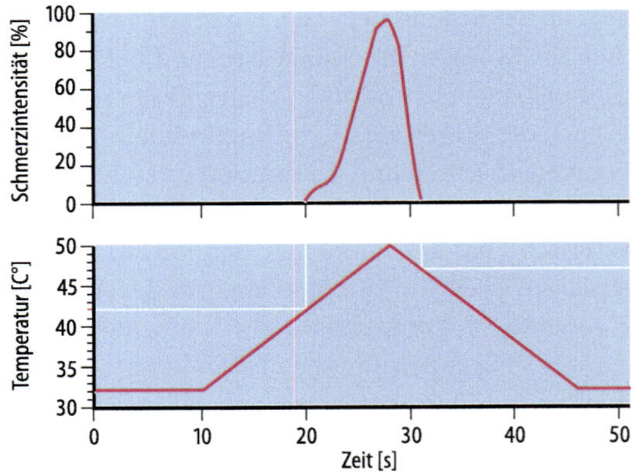

Abb. 16.3. Schmerzmessung beim Menschen bei Applikation eines Hitzereizes auf die Haut. Die untere Kurve zeigt den Anstieg und den Abfall der Reiztemperatur (um 1°C pro Sekunde), die obere Kurve zeigt, welche Schmerzintensität der Proband auf einer visuellen Analogskala (VAS) angibt. Die Schmerzempfindung beginnt bei 42°C, nimmt mit steigender Temperatur weiter zu und geht bei Abnahme der Reiztemperatur wieder zurück

Messen der Schmerzadaptation

Neben der Schmerzintensität ist klinisch v. a. noch wichtig, ob die Schmerzempfindung adaptiert. Die subjektive Erfahrung weist eher auf **fehlende Adaptation** hin (z. B. stundenlange Kopf- oder Zahnschmerzen). Auch bei der experimentellen **Messung der Schmerzadaptation beim Hitzeschmerz** (Abb. 16.4) finden sich keine Anhaltspunkte für eine Schmerzadaptation. Die Abnahme der Schmerzschwellentemperatur im Verlauf der Messung weist sogar **eher auf eine Sensibilisierung** der Nozizeptoren im bestrahlten Hautareal durch den andauernden Hitzereiz hin. (Bei wiederholten, alltäglichen nozizeptiven Reizen und elektrischen Schmerzreizen ist allerdings in der Regel eine **Habituation** zu beobachten.)

Objektive Algesimetrie

Die objektive Algesimetrie bedient sich beim Menschen v. a. der **Messung motorischer und vegetativer Reaktionen** auf den Schmerz und der **Registrierung evozierter Hirnrindenpotenziale** (der Ausdruck »objektiv« bedeutet lediglich, dass nicht die »subjektiven «Aussagen des Probanden, sondern vom Beobachter registrierte Variablen gemessen werden). Abb. 16.5 zeigt den engen Zusammenhang zwischen subjektiv erlebter Schmerzintensität und der Amplitude des evozierten kortikalen Potenzials 150–210 ms nach Applikation eines elektrischen Schmerzreizes auf den Daumen. Häufig werden verschiedene Methoden eingesetzt (z. B. Messung evozierter Potenziale bei gleichzeitiger Messung des Pupillendurchmessers als Maß für den Sympathikustonus), oft werden auch subjektive und objektive

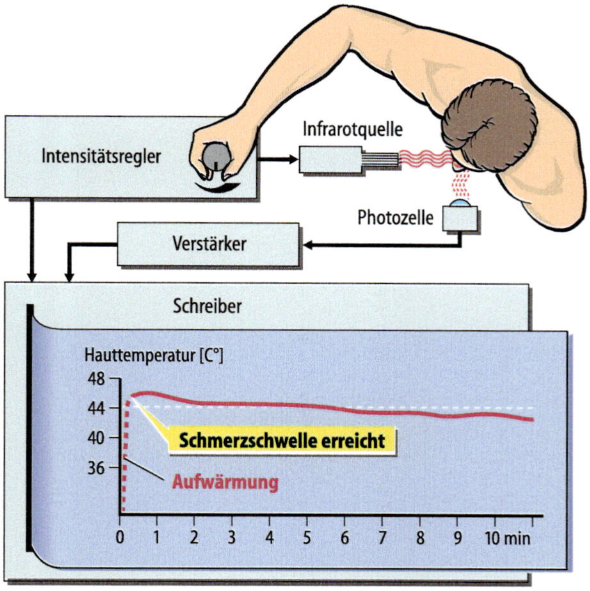

Abb. 16.4. Experimentelle Messung der thermischen Schmerzschwelle. Infrarote Strahlen erwärmen ein geschwärztes Hautfeld auf der Stirn der Versuchsperson. Die Hauttemperatur wird über einen Temperaturfühler (Photozelle) aufgenommen und auf einem Schreiber registriert. Die rote Kurve zeigt die Abhängigkeit der Schmerzschwelle (Mittelwerte zahlreicher Personen) von der Dauer des Hitzereizes. Die Versuchspersonen wurden angehalten, die Strahlungsintensität selbst so zu regulieren, dass die Hauttemperatur für die Dauer des Versuchs gerade als schmerzhaft empfunden wurde. Das anfängliche Überschießen der Hauttemperatur über die Schmerzschwelle hinaus ist durch die Trägheit der Versuchsanordnung bedingt

Methoden miteinander kombiniert (**mehrdimensionale Algesimetrie**). Die experimentelle Algesimetrie ist ein derzeit rasch wachsendes Arbeitsgebiet, von dem noch wesentliche Aufschlüsse über die Natur des Schmerzes erwartet werden können.

Klinische Algesimetrie

Die klinische Algesimetrie benutzt auf der subjektiven Ebene einerseits **Verhältnisschätzmethoden**, wie beispielsweise die oben beschriebene VAS, bei der der Patient das Ausmaß seines Schmerzes zwischen 2 Endpunkten (kein Schmerz/unerträglicher Schmerz) zu verschiedenen Zeiten einträgt. Andererseits werden Fragebögen eingesetzt, wie der vielfach benutzte McGill-Pain-Questionnaire von Ronald Melzack. Schließlich kann die klinische Schmerzstärke auch zu einem experimentellen Schmerz in Bezug gesetzt werden, wie beispielsweise bei der Bestimmung des Tourniquet-Schmerzquotienten, bei dem der Patient die Intensität eines experimentellen ischämischen Muskelschmerzes im Vergleich zu seinem klinischen Schmerz abschätzt (Abschn. 14.5.3).

Σ Mit Hilfe der objektiven und subjektiven Algesimetrie lassen sich Schmerzschwelle, Schmerzintensität, Schmerztoleranzschwelle und der Verlauf der Schmerzadaptation beim Menschen messen.

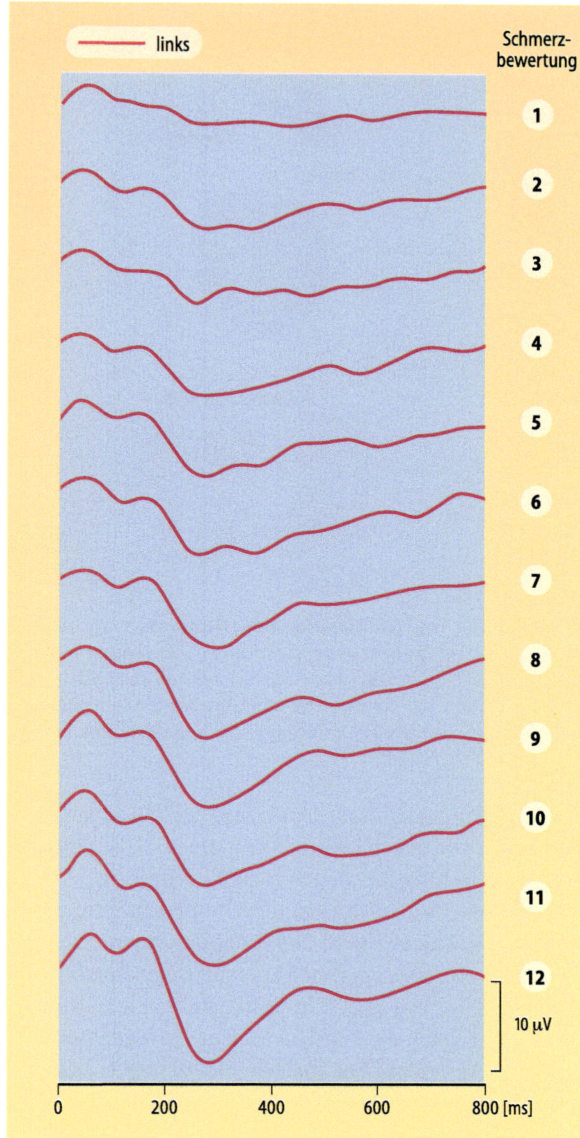

Abb. 16.5. Schmerzevozierte ereigniskorrelierte Hirnpotenziale. Die roten Kurven zeigen die Antworten auf zunehmend intensive Schmerzreize. Rechts daneben ist jeweils die subjektive Beurteilung durch die Versuchspersonen angegeben. Das ereigniskorrelierte Potenzial ist proportional zur subjektiv erlebten Schmerzintensität

16.2 Das periphere nozizeptive System

16.2.1 Bau und Funktion der Nozizeptoren

Struktur der Nozizeptoren

Praktisch alle Gewebe des Menschen sind von speziellen Sensoren innerviert, die eine so hohe Schwelle haben, dass sie nur durch gewebsschädigende oder bedrohende Reize (»Noxen«, lat. noxa = Schaden) erregt werden. Diese Rezeptoren werden als **Nozizeptoren** (synonym: Nozisensoren) bezeichnet. Ihre Erregung löst in der Regel Schmerzen aus,

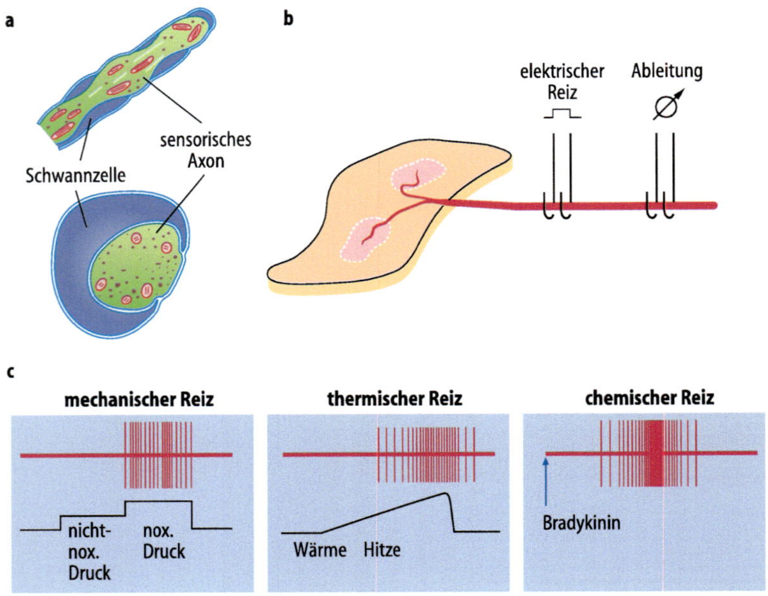

Abb. 16.6a–c. Bau und Funktion eines Nozizeptors. a Schematischer Längs- und Querschnitt der sensorischen Endigung einer nozizeptiven C-Faser (grün). Das Axon ist von Schwannzellen (blau) bedeckt, aber in den Auftreibungen hat das Axon direkten Kontakt zur Umgebung. **b** Schematische Darstellung eines Nozizeptors mit 2 rezeptiven Feldern. Bei Reizung der rezeptiven Felder werden Aktionspotenziale ausgelöst, die am Axon abgegriffen werden können. Die elektrische Reizung des Axons dient der Bestimmung der Leitungsgeschwindigkeit. **c** Antworten eines polymodalen Nozizeptors auf noxischen Druck, noxische Hitze und chemische Reizung mit Bradykinin

die wiederum signalisieren, dass entweder von außen (z. B. Hitze) oder von innen kommende Reize (z. B. bei Entzündungen) dem Körper Schaden zuzufügen drohen.

Histologisch handelt es sich bei den Nozizeptoren um **nicht-korpuskuläre (freie) Nervenendigungen**, die sich ausgehend von einer einzelnen afferenten Nervenfaser weit im Gewebe verzweigen. Ein schematischer Längs- und Querschnitt durch die Endstruktur eines Nozizeptors ist in Abb. 16.6a gezeigt. Die meisten Nozizeptoren besitzen unmyelinisierte Axone (C-Fasern, Leitungsgeschwindigkeit um 1 m/s, Tabelle 2.1 in Abschn. 2.3.3), ein Teil der Nozizeptoren hat dünn myelinisierte Axone (Aδ-Fasern, Leitungsgeschwindigkeit 2,5–30 m/s).

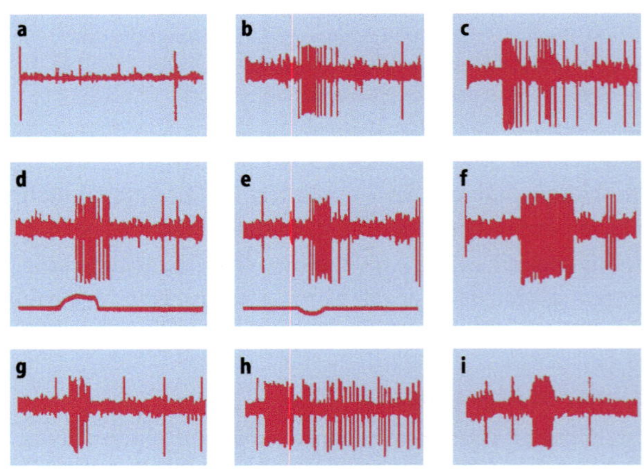

Aus Torebjörk HE (1974). Mit freundlicher Genehmigung von Wiley-Blackwell.

Abb. 16.7a–i. Antwortverhalten eines einzelnen polymodalen Nozizeptors; Ableitung am wachen Menschen. Die Impulsaktivität wurde mit einer transkutanen Metallmikroelektrode am N. peronaeus in Höhe des Kniegelenks während Hautreizung des rezeptiven Feldes auf der großen Zehe abgeleitet. **a** Antwort auf einen einzelnen elektrischen Reiz. **b** Reizung mit einem Von-Frey-Haar von 2 g. Dieser Reiz wurde 2 s nach Beginn als Kribbeln empfunden. **c** Wiederholtes festes Überstreichen des rezeptiven Feldes mit einem dünnen Stift führt zu leichtem Schmerz. **d** Reizung mit einem Stab (15 g Gewicht) wird als Druck empfunden. **e** Druck mit einem spitzen Stab von 5 g ruft leichten Schmerz hervor. **f** Ein Nadelstich evoziert ersten und zweiten Schmerz. **g** Anwendung von Juckpulver auf das rezeptive Feld führt zu brennendem Jucken. **h** Brennnesselkontakt führt zu Schmerz, gefolgt von Jucken. **i** Eine heiße Thermode führt zu anfänglichem scharfen Schmerz, der später brennend wird

Antwortverhalten der Nozizeptoren

In der Haut des Menschen wurden bisher überwiegend Nozizeptoren gefunden, die sowohl auf **mechanische** (z. B. Nadelstich, Quetschen), wie auf thermische (Hitze, Kälte) und **chemische** Reize (z. B. Bradykinin, Prostaglandin) antworten. Diese Nozizeptoren sind also **polymodal**. Auch in der Skelettmuskulatur, ihren Sehnen und im Gelenkgewebe kommen anscheinend vorwiegend polymodale Nozizeptoren vor. Abbildung 16.6b zeigt die Technik der Ableitung von Aktionspotenzialen eines Nozizeptors im Tierexperiment und Abb. 16.6c sein Antwortverhalten auf mechanische, thermische und noxische Reize. Die Abb. 16.7 illustriert das Antwortverhalten eines menschlichen polymodalen Nozizeptors auf eine Vielzahl von Reizen (► Legende).

Es gibt auch, wenn auch in geringerer Anzahl, Nozizeptoren, die lediglich auf eine Form, manchmal auch 2 Formen noxischer Reize, also z. B. spezifische **Mechanonozizeptoren** oder **Hitzenozizeptoren** oder **Mechano-Hitzenozizeptoren** antworten.

Eine weitere Untergruppe der Nozizeptoren besteht aus sensorischen Nervenfasern, die unter normalen Bedingungen weder durch mechanische noch durch thermische Reize zu erregen sind. Sie werden stumme oder **»schlafende« Nozizeptoren** genannt (für ihr »Aufwachen« ► unten). Ihr Anteil liegt in der menschlichen Haut bei 20–30% der Nozizeptoren (für andere Gewebe gibt es noch keine quantitativen Abschätzungen).

Σ Die meisten Nozizeptoren besitzen nicht-korpuskuläre (freie) Endigungen. Nozizeptoren sind meist polymodal, kleine Subpopulationen sind mehr spezifisch. Alle Gewebe sind auch von stummen »schlafenden« Nozizeptoren innerviert.

Plastizität des Antwortverhaltens von Nozizeptoren

Wie in ◻ Abb. 16.8a illustriert, werden in entzündetem Gewebe in verschiedenen Entzündungszellen, in Thrombozyten und im Plasma zahlreiche Moleküle gebildet und anschließend freigesetzt, die insgesamt als **Entzündungsmediatoren** bezeichnet werden. Die meisten dieser Mediatoren, wie z. B. die **Prostaglandine**, wirken so auf polymodale Nozizeptoren, dass deren **Schwellen abgesenkt**, ihre Empfindlichkeit also erhöht wird. Diese **Sensibilisierung** bewirkt, dass die Nozizeptoren bereits durch normalerweise nicht-noxische Reizintensitäten (Berührung, Wärme) erregt werden, und ihre Antworten auf noxische Reize nehmen zu (◻ Abb. 16.8b).

Subjektiv kommt es zu einer **erhöhten Schmerzempfindlichkeit im entzündeten Gebiet** (einfachstes Beispiel ist ein Sonnenbrand). Zusätzlich entwickeln viele Nozizeptoren im entzündeten Gebiet Spontanaktivität. Diese ist die Basis für **Ruheschmerzen**.

Neben den polymodalen werden auch **stumme Nozizeptoren sensibilisiert**. Sie werden dadurch für mechanische und thermische Reize erregbar und verstärken den nozizeptiven Zustrom in das Rückenmark. Die Sensibilisierung stummer Nozizeptoren ist auch ein wichtiger neuronaler **Mechanismus viszeraler Schmerzen**, z. B. Angina pectoris (Herzschmerz durch Kontraktion unter ischämischen Bedingungen).

Σ Entzündungsmediatoren, wie z. B. Prostaglandine, sensibilisieren Nozizeptoren und induzieren Spontanaktivität. »Schlafende« Nozizeptoren »wachen« durch die Sensibilisierung »auf« und verstärken dadurch den nozizeptiven afferenten Zustrom in das ZNS.

Efferente Wirkungen der Nozizeptoren; neurogene Entzündung

Nozizeptoren sind einerseits afferente Nachrichtenkanäle (► oben). Andererseits werden bei ihrer Erregung aus

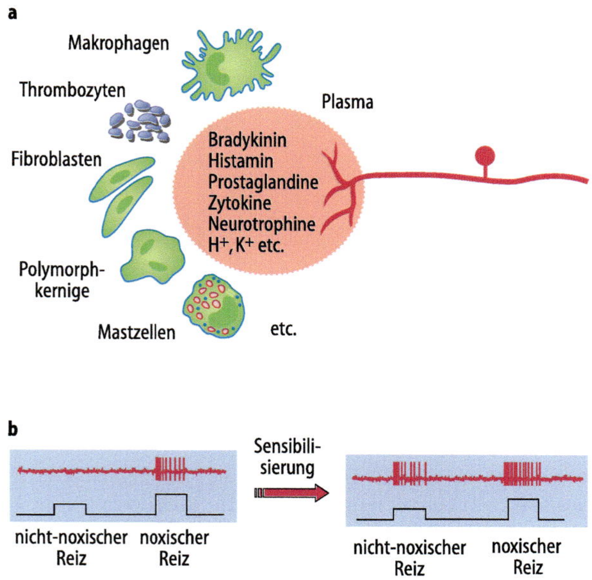

◻ **Abb. 16.8a, b. Sensibilisierung eines Nozizeptors bei Entzündung. a** Bildung und Freisetzung von Entzündungsmediatoren aus Entzündungszellen, Thrombozyten und dem Plasma. Diese bilden im Bereich der sensorischen Nervenendigung ein entzündliches chemisches Milieu. **b** Senkung der Antwortschwelle eines Nozizeptors im Laufe des Sensibilisierungsprozesses: die Nervenendigung wird so empfindlich für mechanische und thermische Reize, dass auch normalerweise nicht noxische Reize die Faser erregen

ihren **peripheren Endigungen Neuropeptide freigesetzt** (z. B. Substanz P, SP, oder »calcitonin gene-related peptide«, CGRP). Diese Neuropeptide bewirken eine lokale Weiterstellung der kleinen Blutgefäße (**Vasodilatation**, auf der Haut als Rötung sicht- und als Temperaturanstieg fühlbar) und den Austritt von Blutplasma in das Gewebe (**Plasmaextravasation**, imponiert als Ödem). Gleichzeitig tragen diese Neuropeptide zur **Sensibilisierung** der Nozizeptoren bei. Diese 3 Vorgänge erhöhen als **neurogene Komponente** die Wirkung der lokalen Entzündungsmediatoren und beeinflussen damit den Entzündungsverlauf.

Σ Die Freisetzung von Neuropeptiden wie SP und CGRP aus aktivierten Nozizeptoren führt zu Vasodilatation, Plasmaextravasation und Nozizeptorsensibilisierung (neurogene Entzündung).

16.2.2 Molekularbiologie der Nozizeptorfunktion

Ionenkanäle und Rezeptoren in nozizeptiven Endigungen

◻ Abb. 16.9 zeigt in einem schematischen Überblick alle bisher bekannten oder aus guten experimentellen Gründen wahrscheinlichen Ionenkanäle und Rezeptoren der Terminalregion von Nozizeptoren. Dabei ist für die weitere Be-

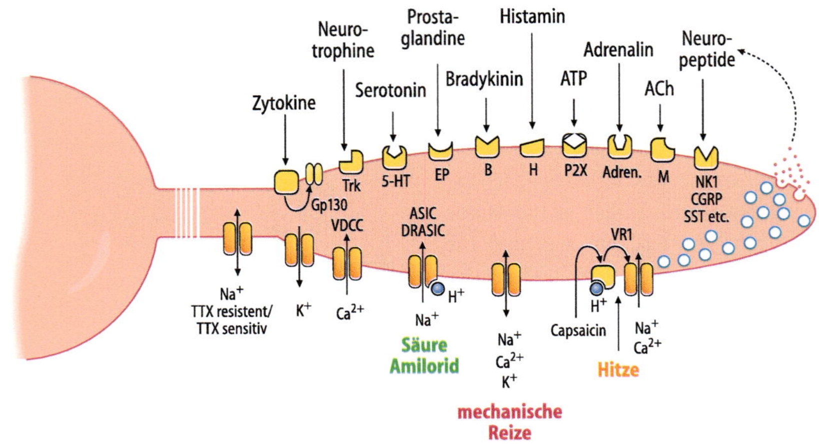

Abb. 16.9. Ionenkanäle und Rezeptoren für Mediatoren in Nozizeptoren. *Oben:* Darstellung der Rezeptoren für Mediatoren. *Unten:* Darstellung der vermuteten Ausstattung an Ionenkanälen. Die Kreise in der Endigung stellen mit Botenstoffen gefüllte Vesikel dar. Auf die Rezeptoren in der Endigung wirken Mediatoren, die aus verschiedenen Zellen freigesetzt werden. *Gp130* Glykoprotein 130 (Bestandteil von Rezeptoren für Zytokine), *Trk* Tyrosinkinaserezeptor, *5-HT* Serotoninrezeptor, *EP* Prostaglandin-E-Rezeptor, *B* Bradykininrezeptor, *P2X* purinerger Rezeptor für ATP, *H* Histaminrezeptor, *Adren* adrenerger Rezeptor, *NK1* Neurokinin-1-Rezeptor für Substanz P, *CGRP* »Calcitonin gene-related peptide«-Rezeptor, *SST* Somatostatinrezeptor, *TTX* Tetrodotoxin, *VR1* Vanilloid-1-Rezeptor, *VDCC* (»voltage-gated calcium channels«), spannungsgesteuerte Kalziumkanäle. Zu beachten: die meisten Endigungen besitzen nur einen Teil der dargestellten Rezeptoren

sprechung festzuhalten, dass **nicht alle Rezeptoren und Ionenkanäle auf allen Nozizeptorterminalen** vorkommen, sondern je nach Art der Polymodalität oder Spezifität nur eine gewisse Auswahl, wie das vom Antwortverhalten der verschieden Nozizeptortypen zu erwarten ist (Abschn. 16.2.1).

Oben in der Abbildung sind die Membranrezeptoren für Mediatoren angeordnet, unten die Ionenkanäle. Über die Membranrezeptoren aktivieren und/oder sensibilisieren die ebenfalls eingetragenen Gewebsmediatoren die nozizeptiven Terminalen. Wobei viele der Rezeptoren, wie z. B. die für Prostaglandine, ihre Wirkung über G-Proteine weitergeben (Abschn. 2.2.2 für den Wirkmechanismus). Andere wiederum, wie z. B. für Serotonin) sind direkt mit Ionenkanälen besetzt.

In die Membran der Nozizeptorterminalen sind zahlreiche Rezeptoren und Ionenkanäle eingebaut, wobei die jeweilige Ausstattung eines Nozizeptors seine mehr oder weniger spezifische Modalität bestimmt.

Transduktion in Nozizeptoren

Für die **Transduktion noxischer Reize** ergibt sich derzeit folgendes molekularbiologisches Bild:

- **Mechanische Noxen**, d. h. mechanische Reize hoher Intensität, öffnen mechanosensible, unspezifische Kationenkanäle, wodurch über den Einstrom v. a. von Na^+-Ionen die Terminalmembran depolarisiert wird.
- **Chemische Noxen**, wie z. B. das Bradykinin und die schon genannten Prostaglandine, vermitteln ihre sensibilisierende und/oder erregende Wirkung über G-Protein-gekoppelte Rezeptoren (▶ oben).
- **Gewebsansäuerung** aktiviert spezifische natriumpermeable Ionenkanäle (ASIC, »acid sensing ion channel«) sowie den nachfolgend genannten Vanilloidrezeptor und führt damit zur Sensibilisierung oder auch Erregung.
- **Hitzereize** aktivieren den **Vanilloidrezeptor, VR-1**, der zusätzlich auf Säurereize (▶ oben) und für die aktive Substanz des Paprikas, das **Capsaicin**, empfindlich ist. Dem VR-1 ähnliche Membranproteine werden als **TRP-Familie** (von »transient receptor potential«) zusammengefasst.
- **Kältereize** führen zum Schließen von Kalium-Kanälen, was netto ebenfalls zur Depolarisation der Terminalen führt.

Noxische Reize wirken über rezeptive Membranproteine so ein, dass die Nozizeptormembran depolarisiert und damit sensibilisiert oder erregt wird. Einige Reize wirken direkt auf Ionenkanäle, andere aktivieren diese über G-Protein-Vermittlung.

Transformation in Nozizeptoren

Wie überall in erregbaren Membranen sind auch in die Terminalmembranen der Nozizeptoren spannungsgesteuerte Natrium-, Calcium- und Kalium-Ionenkanäle eingelagert (Abb. 16.9, links unten). Wird also durch die Transduktion noxischer Reize ein hinreichend großes **Sensorpotenzial** ausgelöst (Abschn. 14.2.2), so öffnen sich diese Ionenkanäle und es kommt, v. a. durch das Einströmen von Natrium-Ionen, zur Ausbildung von Aktionspotenzialen, was bekanntlich als **Transformation** bezeichnet wird (Abschn. 14.2.3).

Die meisten spannungsgesteuerten Natriumkanäle (zur Struktur und Arbeitsweise Abschn. 3.2.2) können durch

16

das Gift der Pufferfisches, das **Tetrodotoxin, TTX**, geblockt werden. Es gibt aber auch **TTX-resistente** spannungsgesteuerte Ionenkanäle. Diese kommen besonders häufig bei Nozizeptoren vor und sind deshalb auch in der ◘ Abb. 16.9 eingezeichnet. (Blockierung der TTX-resistenten Kanäle könnte evtl. die Erregbarkeit der Nozizeptoren herabsetzen, also als Schmerzmittel dienen).

Σ Überschwellige Sensorpotenziale führen über die Aktivierung spannungsgesteuerter Ionenkanäle zur Transformation der Sensorpotenziale zu Aktionspotenzialen, wobei TTX-resistente Na-Kanäle überdurchschnittlich zahlreich beteiligt sind.

16.2.3 Stumme Nozizeptoren als Juckrezeptoren

Beziehungen zwischen Jucken und Schmerz

Die Juckempfindung ist nur von den **äußersten Schichten der Epidermis** der Haut und der **Übergangsschleimhäute** auslösbar. Mit entsprechender Technik ist es möglich, alle Grade von Juckreiz ohne Schmerz und umgekehrt zu erzeugen. Das **Jucken** ist nach diesen Befunden möglicherweise eine **vom Schmerz unabhängige Empfindung**. Andererseits gab und gibt es auch Hinweise, dass die Juckempfindung lediglich eine besondere Form der Schmerzempfindung ist, die bei bestimmten Reizzuständen auftritt. Dafür sprechen, dass anscheinend eine Reihe von Juckreizen bei stärkerer Reizintensität zu Schmerzempfindungen führen und dass eine Unterbrechung der nozizeptiven **Vorderseitenstrangbahnen** des Rückenmarks von einem **Ausfall der Juckempfindung** begleitet ist.

Juckrezeptoren in der menschlichen Haut

Mit der Technik der transkutanen Mikroneurographie (Abschn. 14.1.2 und 15.1.5) hat eine deutsch-schwedische Arbeitsgruppe in den letzten Jahren gezeigt, dass es innerhalb des Spektrums der stummen nozizeptiven Afferenzen in menschlichen Hautnerven wahrscheinlich eine kleine Population (ca. 5% aller C-Fasern) von Afferenzen gibt, die besonders leicht durch **lokale Applikation von Histamin** erregt werden können, wobei gleichzeitig starkes Jucken auftritt.

Gegenüber praktisch allen anderen Reizen bleiben diese Rezeptoren stumm, mit Ausnahme von Substanzen, die auch Jucken auslösen, v. a. **Prostaglandin E_2, Azetylcholin und Serotonin**. Dieser Befund spricht für die Existenz **eigenständiger Juckrezeptoren**, zumal mittlerweile auch spinale Neurone gefunden wurden, die spezifisch von diesen Afferenzen innerviert werden.

Σ Bei einer kleinen Subpopulation stummer Nozizeptoren der menschlichen Haut scheint es sich um spezifische Juckrezeptoren zu handeln, deren spinale Endigungen auf ebenso spezifische Neurone aufgeschaltet werden.

16.3 Zentrale nozizeptive Systeme

16.3.1 Verarbeitung noxischer Signale in Rückenmark und Medulla oblongata

Spinale Weiterleitung und Verarbeitung

Im **Rückenmark** enden die nozizeptiven Afferenzen an Neuronen des **Hinterhornes**. Diese Nervenzellen sind Ausgangspunkt der in Kapitel 14 ausführlich dargestellten **Vorderseitenstrangbahnen** (Abschn. 14.4.1), die in Richtung Hirnstamm aufsteigen, um sich dort mit den nozizeptiven, weitgehend aus dem **Nervus trigeminus** stammenden Afferenzen aus dem Kopfbereich auf dem Weg zum **Thalamus** zu vereinigen (◘ Abb. 16.10a, ◘ Abb. 14.10b und den zugehörigen Text in Abschn. 14.4.1). Andere Neurone sind in **motorische** und **vegetative Reflexbögen** eingebunden (motorische und vegetative Komponente des Schmerzes, Abschn. 16.1.2). Ein Teil dieser Reflexe ist spinal organisiert, andere sind über supraspinale Reflexbögen vermittelt (Kap. 9 und 13). (Die an spinalen und supraspinalen nozizeptiven Vorgängen beteiligten Transmitter und Modulatoren werden im Zusammenhang mit der zentralen Sensibilisierung in Abschn. 16.4.3 vorgestellt.)

Σ Die nozizeptiven Afferenzen werden in Rückenmark und Hirnstamm auf Neurone geschaltet, die in motorische und vegetative Reflexe eingebunden sind und/oder zum Thalamus und Kortex projizieren.

Transmitter und Rezeptoren der nozizeptiven synaptischen Übertragung in Rückenmark und Medulla oblongata

◘ Abb. 16.11a zeigt ein spinales Neuron, an dem ein Nozizeptor (C-Faser) und ein inhibitorisches Interneuron enden. Die nozizeptive präsynaptische Endigung schüttet bei Aktivierung **Glutamat** aus. Zusätzlich werden eventuell vorhandene Kotransmitter, z. B. die erregenden **Neuropeptide Substanz P** und **CGRP** freigesetzt (Abschn. 4.3.2).

Das Glutamat aktiviert auf der postsynaptischen Seite **ionotrope NMDA-** und **non-NMDA-Rezeptoren** (AMPA- und Kainatrezeptoren; Abschn. 4.3.2) sowie **metabotrope Glutamatrezeptoren** (Abschn. 4.2.1 und 4.3.3). Die erregenden Neuropeptide (Substanz P, CGRP) verstärken die synaptische Übertragung durch Glutamat.

Inhibitorische Interneurone schütten an ihren Synapsen **GABA** und/oder **Glyzin** oder hemmende Neuropeptide, insbesondere Opioidpeptide wie Enkephalin (Enk) aus. Die postsynaptische Membran der Rückenmarkzelle besitzt Rezeptoren für diese Mediatoren (◘ Abb. 15.8c, Abschn. 4.2.2). Ihre Aktivierung wirkt den erregenden Vorgängen entgegen.

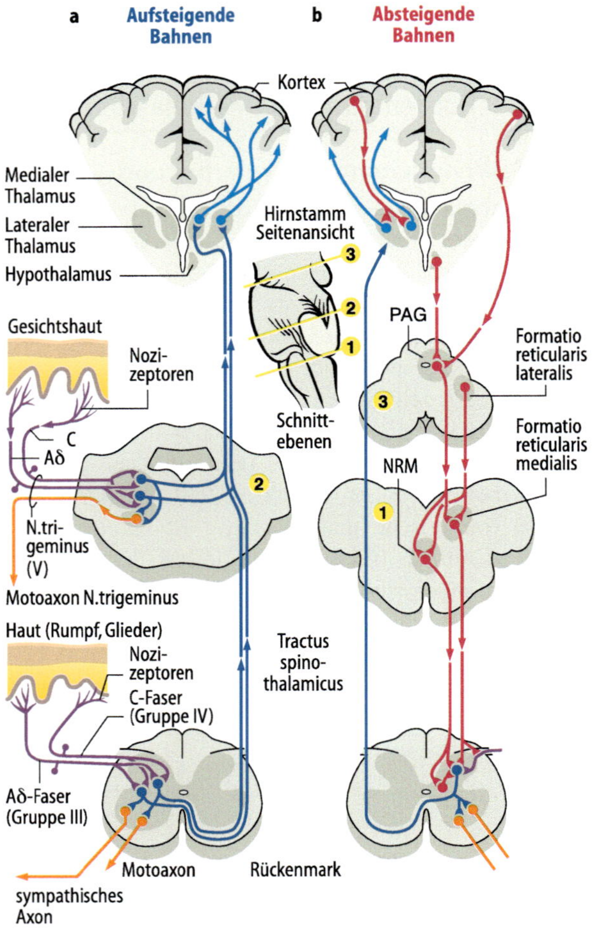

Abb. 16.10a, b. Bahnen und Schaltstellen des zentralen nozizeptiven Systems. Schematische Übersicht über den Verlauf der aufsteigenden nozizeptiven Bahnen **a** und der deszendierenden Bahnsysteme, die den nozizeptiven Zustrom modulieren **b**. Von den aufsteigenden Bahnsystemen sind nur der Tractus spinothalamicus und die sich ihm anschließenden trigeminothalamischen Zuflüsse gezeigt. Andere, an der aszendierenden Konduktion nozizeptiver Information beteiligte Bahnen (z. B. Tractus spinoreticularis, Tractus spinocervicalis) sind der Einfachheit halber weggelassen. Vom lateralen Thalamus nehmen die spezifischen thalamokortikalen Bahnen ihren Ursprung; sie enden überwiegend im somatosensorischen Kortex. Die Efferenzen der medialen Thalamuskerne sind diffuser. Sie enden nicht nur in weiten Arealen des frontalen Kortex, sondern ziehen auch zu subkortikalen Strukturen, insbesondere des limbischen Systems (nicht eingezeichnet, ebenso nicht die starken retikulären Zuflüsse dieser Kerne). Die deszendierenden Systeme üben ihren Einfluss überwiegend auf spinaler Ebene (bzw. auf die entsprechenden trigeminalen Strukturen, nicht eingezeichnet) aus. Die Einsatzfigur gibt in einer Seitenansicht des Hirnstamms die Lage der Hirnstammschnitte an: *1* kranialer Rand der unteren Olive, *2* Mitte des Pons, *3* unteres Mesenzephalon. *PAG* periaquäduktales Grau (zentrales Höhlengrau); *NRM* Nucleus raphe magnus

Der erregende Transmitter der nozizeptiven Afferenzen ist Glutamat, der sowohl NMDA- wie non-NMDA-(AMPA-)Rezeptoren aktiviert. Die postsynaptische Hemmung wird von GABA und Glyzin übertragen. Erregende und hemmende Neuropeptide sind häufig kolokalisiert.

Box 16.2. Gate-control-Theorie (Kontrollschrankentheorie) der spinalen Verarbeitung nozizeptiver Information

Wie bei jedem anderen Sinnessystem lässt sich auch die nozizeptive Information bereits an den ersten Synapsen in Rückenmark und Hirnstamm beeinflussen. Wie dies im Einzelnen geschieht, ist größtenteils noch unbekannt (Abschn. 16.3.3, Ausführungen über die endogenen Schmerzkontrollsysteme). Einen Erklärungsvorschlag für die Arbeitsweise eines spinalen schmerzhemmenden Systems bildete die 1965 von Melzack und Wall vorgeschlagen Gate-control-Theorie. Sie postulierte als eine ihrer wesentlichen Aussagen, dass die nach zentripetal projizierenden Hinterhornneurone des nozizeptiven Systems durch Erregung dicker nicht-nozizeptiver Afferenzen gehemmt (»gate closed«: Schranke geschlossen) und durch Erregung dünner nozizeptiver Afferenzen aktiviert würden (Schranke offen). Diese Hemmung sollte in der **Substantia gelatinosa** des Hinterhorns des Rückenmarks generiert und – dies war der kritische Punkt der Theorie – nur über einen **präsynaptischen Hemmmechanismus** auf die dünnen nozizeptiven Afferenzen übertragen werden. Experimentell konnte diese Hypothese nicht bestätigt werden, ihre wesentlichen Postulate wurden sogar widerlegt. Auch die (postsynaptische) Hemmwirkung dicker nicht-nozizeptiver Afferenzen auf dünne nozizeptive Afferenzen ist bisher nicht eindeutig belegt.

Eine zweite Aussage der Gate-control-Theorie war, dass die spinalen Hemmmechanismen der Nozizeption in der Substantia gelatinosa auch durch **absteigende Hemmsysteme** aktiviert werden können und dass auf diese Weise die nozizeptive Information bereits auf spinaler Ebene einer **zentrifugalen Kontrolle** unterliegt. Die Existenz solcher deszendierender Hemmsysteme gilt unterdessen als gesichert, und zwar nicht nur im nozizeptiven, sondern auch in allen anderen somatosensorischen Systemen (Abb. 16.10b, Abb. 14.12 in Abschn. 14.4.4). Die Gate-control-Theorie im engeren Sinne hat nur noch historisches Interesse. Es bleibt aber ihr wesentliches Verdienst, sehr früh darauf hingewiesen zu haben, dass der nozizeptive Zustrom in das Rückenmark schon auf der Ebene der ersten zentralen Neurone durch lokale und deszendierende Einflüsse erheblich **moduliert** werden kann.

16.3.2 Verabeitung noxischer Signale in Thalamus und Hirnrinde

Das laterale thalamokortikale System

Nozizeptive Neurone im und unterhalb des **Ventrolateralkomplexes des Thalamus** werden über den Tractus spinothalamicus erregt, und sie projizieren in die **somatosenso-**

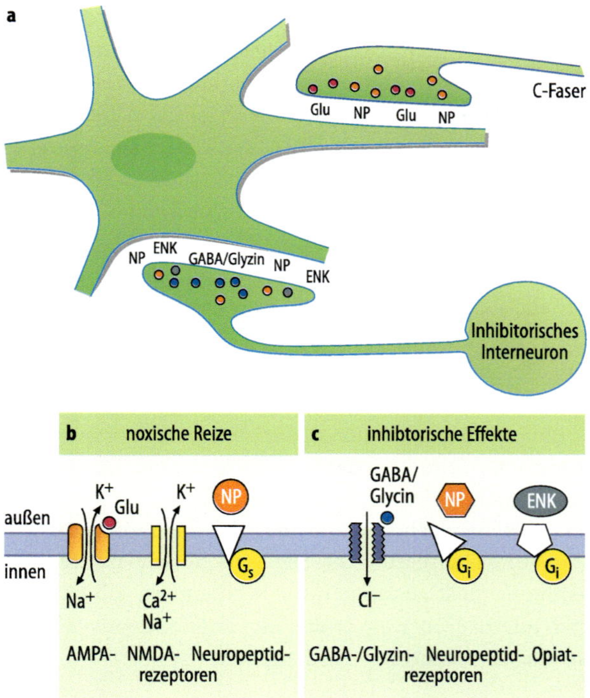

Abb. 16.11a–c. Synaptische Erregung und Hemmung an einem nozizeptiven Neuron des Rückenmarks. Das Neuron erhält einen erregenden Eingang von einem Nozizeptor (C-Faser) und einen hemmenden Eingang von einem spinalen Interneuron. Unten dargestellt sind Rezeptoren für diese Mediatoren in der postsynaptischen Membran. *Glu* Glutamat, *NP* Neuropeptid, G_s stimulierendes G-Protein, G_i G-Protein mit hemmender Wirkung, *Enk* Enkephalin

rische Hirnrinde. Diese thalamischen und kortikalen Zellen bilden das **laterale System**. Die Aktivierung des lateralen Systems ist für die **sensorisch-diskriminative Schmerzkomponente** zuständig.

Parallel dazu werden in der sensorischen Hirnrinde taktile, nozizeptive und andere sensorische Informationen zu einem Gesamtbild integriert, d. h. noxische Information wird in die **Gesamtheit unseres Bildes von Körper und Umwelt** eingeordnet.

Etwa **10-mal mehr Fasern**, als vom Thalamus zum Kortex führen, laufen **vom Kortex zu subkortikalen und limbischen Verbindungen**: Von S1 führen viele zu S2 und von dort in die Insel und den Gyrus cinguli, wo die emotionalen Komponenten des Schmerzes entstehen (Box 16.3).

Box 16.3. Bildgebung von Schmerz

Mit bildgebenden Verfahren (fMRT, PET, Kap. 20) lassen sich die **verschiedenen Schmerzkomponenten** im Gehirn des Menschen objektivieren. Auf der Abbildung wurde der Person ein längerer schmerzhafter Druckreiz auf einen Finger verabreicht und mit fMRT die Hirnaktivierung gemessen. Dabei wird das primäre somatosensorische Areal S1 kontralateral aktiviert, das die sensorisch-diskriminative Komponente des Schmerzes repräsentiert; weiterhin der sekundäre somatosensorische Kortex S2 (links oben), dessen subjektiv-psychologisches Korrelat wenig erforscht ist (vermutlich Verletzung des normalen Körperschemas durch Schmerzreize), die vordere Insel (Mitte), die die negativ affektive Komponente widerspiegelt und schließlich der posteriore Teil des anterioren Gyrus cinguli (ACC, rechts oben), der die Aufmerksamkeitszuwendung und affektive Vermeidung reflektiert.

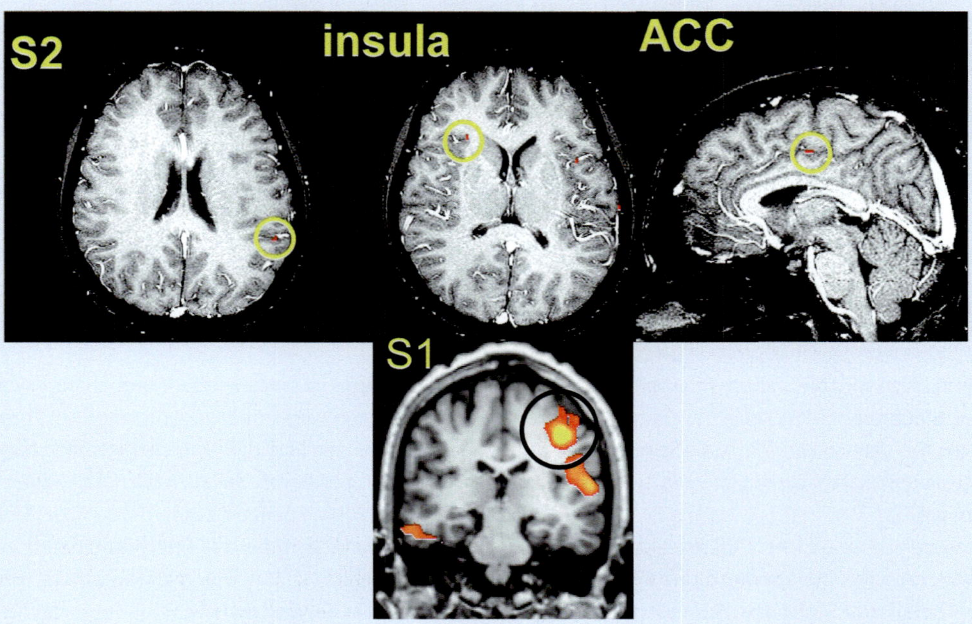

Die Aufnahmen wurden von Dr. Karen Davis, Universität Toronto zur Verfügung gestellt.

Das mediale thalamokortikale und limbisch-frontale System

Nozizeptive Neurone im posterioren Komplex und im intralaminären Komplex des Thalamus projizieren zu assoziativen Kortexarealen. Sie bilden zusammen mit den entsprechenden Kortexarealen das **mediale System.** Dieses ist z. B. für die affektive Schmerzkomponente zuständig.

Die **Insula** des Kortex wird für eine Interaktion zwischen sensorischen und limbischen Aktivitäten verantwortlich gemacht. Besonders der **Gyrus cinguli anterior** dient der Aufmerksamkeit und Antwortselektion bei noxischer Reizung. Der **präfrontale Kortex** ist in viele Aspekte von Affekt, Emotion und Gedächtnis eingebunden. Auf der kortikalen Ebene wird die Aktivität des nozizeptiven Systems in Beziehung zu zahlreichen anderen neuronalen Funktionen gesetzt.

Σ Die sensorisch-diskriminative Schmerzkomponente entsteht durch Aktivierung des lateralen thalamokortikalen Systems. Im medialen thalamokortikalen System mit den präfrontalen und insulären Regionen werden die affektive Schmerzkomponente, Gedächtnisbildung und Aufmerksamkeitsreaktionen bei Schmerzreizen erzeugt.

16.3.3 Endogene Schmerzkontrollsysteme

Absteigende, schmerzhemmende Bahnen

Der Körper verfügt über eine Reihe von Möglichkeiten, die Aktivität seiner zentralnervösen nozifensiven Systeme auf einen **mittleren Erregungszustand** einzupendeln und damit diese Systeme in einem **optimalen Arbeitsbereich** zu halten. Die Existenz dieser endogenen Schmerzkontrollsysteme (genauer, aber umständlicher: endogene Kontrollsysteme der zentralen Nozizeption) lässt sich z. B. daran erkennen, dass **elektrische Reizung** bestimmter supraspinaler Areale (wie des zentralen Höhlengraus) bei Tier und Mensch **zur Analgesie** führt (▶ unten »Elektronarkose«).

◻ Abbildung 16.10b zeigt absteigende Bahnen, die von der Hirnrinde und von Kerngebieten im Hirnstamm ausgehen. Eine Schlüsselrolle hat das **periaquäduktale Grau** (PAG, zentrales Höhlengrau). Seine Stimulation kann eine totale Analgesie erzeugen (▶ oben und »Elektro narkose« unten), die durch opioderge Fasern vermittelt wird, die großteils zum Nucleus raphe magnus, NRM, und möglicherweise auch direkt ins Rückenmark projizieren.

Vom NRM steigen Fasern im dorsolateralen Funiculus zum Rückenmark ab. Auch der **Locus coeruleus** hat neben seinen Projektionen in das Gehirn Projektionen zum Rückenmark. Die absteigenden Fasern enden v. a. an **spinalen Interneuronen,** auf denen sie **hemmende Synapsen** bilden.

Eine wichtige Funktion dieser absteigenden Fasern ist die **tonische Hemmung der Rückenmarkzellen.** Durch die deszendierende Hemmung wird die Schwelle der Rückenmarkneurone angehoben und ihre Antworten auf noxische Reize werden abgeschwächt. Die tonische deszendierende Hemmung stellt zusammen mit segmentalen inhibitorischen Interneuronen ein **endogenes antinozizeptives System** dar, das Schmerzen in Schach hält.

Σ Deszendierende Bahnen modulieren als endogene Schmerzkontrollsysteme die spinale und supraspinale nozizeptive Verarbeitung. Wichtigster Knotenpunkt ist das zentrale Höhlengrau, dessen elektrische Reizung eine totale Analgesie bewirken kann.

Schmerzhemmung über endogene Opiate

Es ist altbekannt, dass **Opiate die Schmerzempfindung hemmen,** ohne dass sie die anderen Sinnesmodalitäten wesentlich beeinflussen. Diese gezielte Wirkung der Opiate beruht auf der Existenz **spezifischer Opiatrezeptoren** an den Neuronen des nozizeptiven Systems, die es deswegen gibt, weil der Körper selbst als Teil seines internen Schmerzkontrollsystems opiatähnliche Substanzen bildet, die als Liganden dieser Rezeptoren dienen.

Box 16.4. Nozizeption und Schmerz im Schlaf und unter Narkose

Nur wenn sich das **thalamokortikale System im Wachzustand** befindet, empfinden wir Schmerzen. **Im Tiefschlaf** (Kap. 22) können zwar Nozizeptoren und nozizeptive Rückenmarkzellen aktiviert werden und über aszendierende Bahnen nozizeptive Information zum Thalamus weiterleiten, doch wird die weitere Verarbeitung **im Thalamus blockiert,** so dass keine bewussten Schmerzen erzeugt werden. Jedoch können starke Schmerzreize das aufsteigende retikuläre System aktivieren, so dass wir aufgeweckt werden.

Die meisten heute üblichen Anästhetika (z. B. Propofol) **blockieren das thalamokortikale System** und erzeugen Theta-Delta-Schlaf über Anregung GABAerger Systeme. Der Bewusstseinsverlust wird durch den hemmenden Einfluss auf den Kortex bewirkt, die Schmerzhemmung, je nach Anästhetikum durch Hemmung des Thalamus oder anderer Abschnitte der Schmerzbahnen.

In **Narkose** ist die bewusste Wahrnehmung von Schmerzreizen aufgehoben. Die nozizeptiven Vorgänge in Primärafferenzen und im Rückenmark werden dagegen oft nicht ausgeschaltet. Um auch die nozizeptiven Vorgänge auf diesen Ebenen zu unterdrücken, besteht eine moderne Narkose immer aus einer Kombination von Schmerztherapie (z. B. Rückenmarksanästhesie) und Ausschaltung des Bewusstseins.

Diese endogenen Liganden, z. B. die Pentapeptide **Methionin-** und **Leuzin-Enkephalin**, werden im Nervensystem freigesetzt, binden an die Opiatrezeptoren und erzeugen dadurch eine Hypo- oder Analgesie. Die Gabe des **Opiatantagonisten Naloxon** hebt ihre Wirkung auf, **Peptidasen** bauen sie in vivo ab. Methionin-Enkephalin ist ein Bestandteil des Polypeptids **Beta-Endorphin**, Leuzin-Enkephalin ist im Polypeptid **Dynorphin** enthalten. Beide Polypeptide wirken ebenfalls analgetisch; v. a. Dynorphin wirkt deutlich stärker als die Enkephaline.

Von den Opiatrezeptoren sind mindestens 3 Untertypen, nämlich die **μ-, δ- und κ-Rezeptoren** bekannt, die sich in ihrem Empfindlichkeitsprofil für Opiate und für die verschiedenen endogenen Liganden unterscheiden. Therapeutisch eingesetzte Opioide wirken v. a. an μ-Rezeptoren, an die auch die Endorphine und Endomorphine binden.

Σ Die körpereigenen Opiate sind Liganden der körpereigenen Opiatrezeptoren auf den Neuronen des endogenen antinozizeptiven Systems. Freisetzung der körpereigenen Opiate führt daher zur Schmerzhemmung.

Elektronarkose

Eine elektrische Reizung des gesamten Gehirns kann zu Anästhesie und Analgesie führen (**»Elektronarkose«**). Diese scheint von umschriebenen Stellen des zentralen Höhlengraues ihren Ausgang zu nehmen, denn lokale elektrische Reizung dieser Areale führt im Tierversuch zu tiefer Analgesie, die als **stimulationsproduzierte Analgesie, SPA**, bezeichnet wird. Besonders wichtige Stellen scheinen der **Nucleus raphe magnus und der Nucleus paragigantocellularis** (oder **magnocellularis**) der Formatio reticularis zu sein, denn von diesen Kernregionen führen direkte absteigende Bahnen in das Rückenmark, deren Aktivierung möglicherweise die Weiterleitung nozizeptiver Information im Hinterhorn hemmt (s. Box 16.4).

Mikroinjektionen von **Morphin in das zentrale Höhlengrau** führen genau wie elektrische Reizung zu deutlicher Analgesie. Dies weist auf die **enge Verbindung zwischen SPA und Opiatanalgesie** hin. Auch andere mit der SPA eng korrelierte Strukturen, beispielsweise in der Formatio reticularis (▶ oben), weisen eine deutliche Opiatempfindlichkeit auf. Es ist daher wahrscheinlich, dass die analgetischen Effekte der SPA und der exogenen und endogenen Opiate über dieselben neuronalen Systeme vermittelt werden.

Die interessanteste Konsequenz dieser Schlussfolgerung liegt darin, dass der Angriffspunkt auf die nozizeptiven Signale nicht nur für die SPA, sondern auch für die Opiatanalgesie im **Hinterhorn des Rückenmarks** liegen muss. Anscheinend werden die analgetischen Wirkungen aus dem Hirnstamm über mehrere absteigende Bahnsysteme vermittelt (◻ Abb. 16.10b), wobei monoaminerge Transmitter, insbesondere **Serotonin, Noradrenalin** und **Dopamin** beteiligt sind (▶ oben).

16.4 Pathophysiologie von Nozizeption und Schmerz

16.4.1 Schmerzen durch Erregung von nozizeptiven Nervenfasern

Akute projizierte Schmerzen

Nicht alle nozizeptiven Impulse entstehen in den Endigungen der Nozizeptoren. So kommt es z. B. bei heftiger mechanischer Reizung des N. ulnaris am Ellenbogen zu Missempfindungen im Versorgungsgebiet dieses Nerven (◻ Abb. 16.12). Offensichtlich wird die am Ellenbogen in den afferenten Fasern ausgelöste Aktivität von unserem Bewusstsein in das Versorgungsgebiet dieser afferenten Fasern **projiziert**, da normalerweise solche sensorischen Impulse aus den Sensoren dieses Versorgungsgebietes stammen. Die Interpretation der dabei auftretenden Empfindungen (Kribbeln o. ä.) fällt uns schwer, da das durch direkte mechanische Reizung der Nervenfasern auftretende Impulsmuster normalerweise nicht vorkommt.

Projizierte Empfindungen können im Prinzip innerhalb aller Sinnesempfindungen auftreten, aber nur der **projizierte Schmerz** ist klinisch bedeutungsvoll. Häufig treten beispielsweise solche Schmerzen bei **Kompressionen des Spinalnerven** im Rahmen eines akuten **Bandscheibensyndroms** auf. Die dabei durch die zentripetalen Impulse in nozizeptiven Fasern auftretenden Schmerzempfindungen werden in das Versorgungsgebiet des gereizten Spinalnerven projiziert. (Daneben können natürlich auch lokale Schmerzen auftreten.) Beim projizierten Schmerz ist also der Ort der Einwirkung der Noxe nicht identisch mit dem der Schmerzempfindung.

Neuralgische Schmerzen

Weit wichtiger als akute projizierte Schmerzen vom eben beschriebenen Typ sind projizierte Schmerzen, die durch fortgesetzte Reizung eines Nerven oder einer Hinterwurzel entstehen. Eine solche **chronische Nervenschädigung** führt zu **»spontanen« Schmerzen**, die häufig wellenförmig

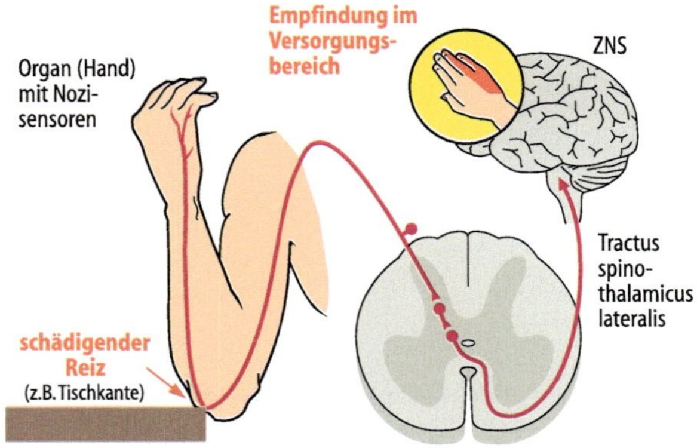

◻ **Abb. 16.12. Entstehung des projizierten Schmerzes** (schematisch, Einzelheiten ▶ Text)

oder attackenweise auftreten. Sie bleiben meist, wie vom projizierten Schmerz zu erwarten, auf das Versorgungsgebiet des erkrankten Nerven oder der geschädigten Wurzel begrenzt. Diese durch **pathophysiologische Impulsbildung an nozizeptiven Fasern** (nicht an den Nozizeptoren) entstehenden Schmerzen werden durch die Begriffe **Neuralgie** oder **neuralgischer Schmerz** gekennzeichnet.

Eine Sonderform der neuralgischen Schmerzen ist das **komplexe regionale Schmerzsyndrom** (»complex regional pain syndrom«, **CRPS**) an dem das sympathische Nervensystem mitwirkt. Es ist in Box 6.2 in Abschn. 6.1.1 beschrieben. Zusätzlich zu den vegetativen Störungen (Schwellungen, Durchblutungsveränderungen, extreme Schweißabsonderung) tritt eine kortikale und subkortikale Reorganisation ein, vergleichbar nach Deafferenzierung bei Amputation (Abschn. 16.4.3).

Σ **Aktivierung (durch Druck, Verletzung u. ä.) nozizeptiver Afferenzen führt zu Schmerzen, die in das Innervationsgebiet der Nervenfasern projiziert werden. Chronische Formen von Schmerzen nach Nervenverletzungen können besonders quälend sein.**

16.4.2 Schmerzen spinalen und supraspinalen Ursprungs

Übertragene Schmerzen

Noxische Reizung der Eingeweide wird oft nicht oder nicht nur am inneren Organ als Schmerz empfunden, sondern auch **auf der Hautoberfläche**, wobei für jedes innere Organ sich typische Hautareale angeben lassen, in die die Eingeweideschmerzen übertragen werden (z. B. Innenseite des linken Armes bei Angina pectoris). Diese Hautareale werden als **Head-Zonen** bezeichnet (Abb. 16.13a, b). Übertragene Schmerzen sind aufgrund dieses Zusammenhanges oft ein **wichtiges diagnostisches Hilfsmittel.**

Die **Zuordnung der Head-Zonen zu den Eingeweideorganen** ist dadurch bedingt, dass die Hautafferenzen jeder Hinterwurzel des Rückenmarks jeweils ein umschriebenes Hautareal innervieren. Dieses Hautareal wird **Dermatom** genannt (Abb. 16.13c). Wie in der Abbildung zu sehen, überlappen sich allerdings benachbarte Dermatome beträchtlich, weil sich die Hinterwurzelfasern beim Wachstum in die Peripherie umbündeln. Die Dermatome bleiben aber trotz aller Umbündelungen der primär afferenten Fasern gut erhalten. Gleiches ist auch für die spinale afferente Innervation der Baucheingeweide gültig. So kommt es, dass die **Head-Zone eines inneren Organs**, z. B. des Herzens oder des Magens, genau von denjenigen Dermatomen gebildet wird, deren zugehörige Rückenmarkssegmente dieses Organ afferent versorgen.

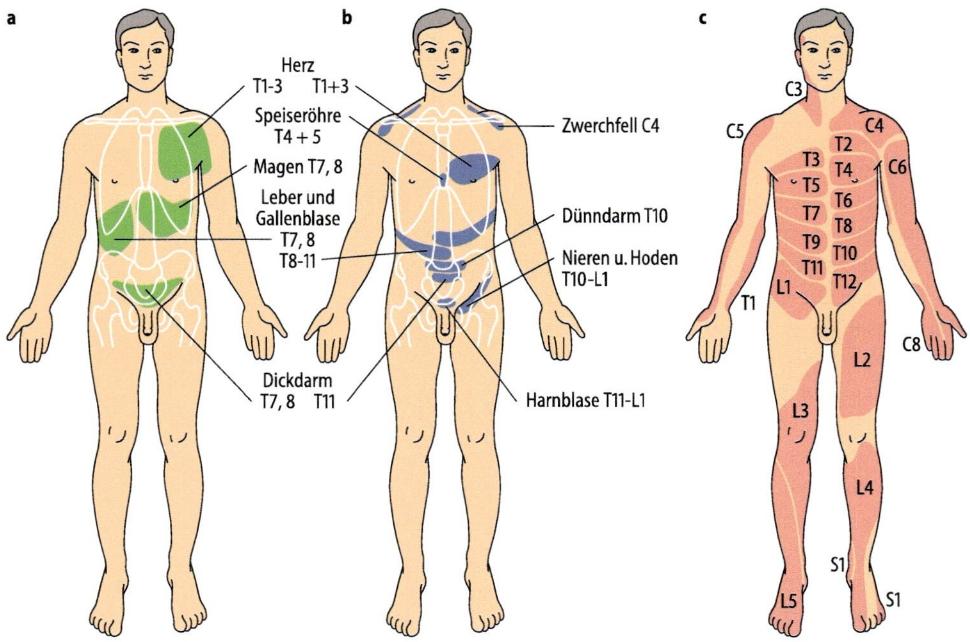

Abb. 16.13a–c. Head-Zonen und Dermatome des Menschen für den Brust- und Bauchbereich. a, b Head-Zonen (oberflächliche hyperalgetische Zonen) für die angegebenen Eingeweideorgane. Die Spinalnerven, durch welche die viszeralen Afferenzen von den Organen ins Rückenmark eintreten, sind ebenfalls angegeben. Die Head-Zonen werden in der Literatur unterschiedlich groß dargestellt (vgl. **a** mit **b,** je nach Art der Beobachtung. **c** Dermatome des Menschen. Die Innervationsgebiete der Hinterwurzeln aufeinander folgender Rückenmarkssegmente sind alternierend in jeweils einer Körperhälfte angegeben)

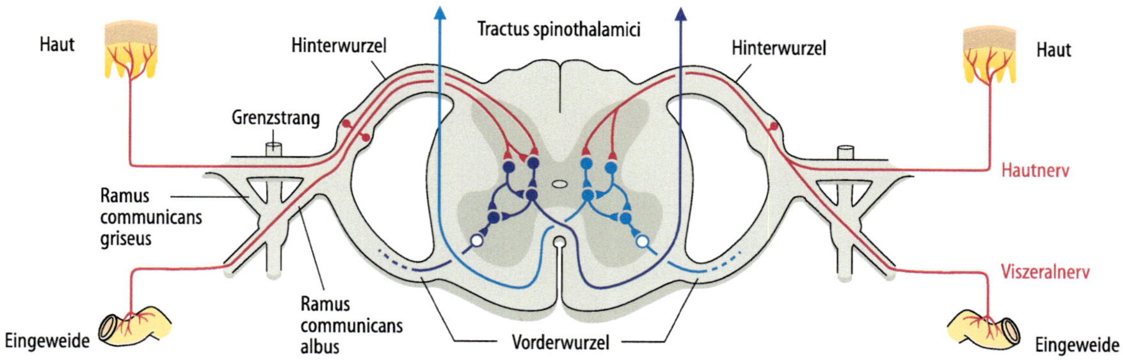

Abb. 16.14. Entstehungswege übertragener Schmerzen. *Links* ist gezeigt, dass nozizeptive Afferenzen aus den Eingeweiden zum Teil an denselben Neuronen des Hinterhornes enden wie nozizeptive Afferenzen aus der Haut. *Rechts* ist zu sehen, dass dieselbe nozizeptive Afferenz gelegentlich sowohl oberflächliches wie tiefes Gewebe versorgen kann

Das **Zustandekommen des übertragenen Schmerzes** beruht wahrscheinlich, wie Abb. 16.14 zeigt, darauf, dass einerseits nozizeptive Afferenzen aus der Haut und den tiefen Geweben auf dieselben Ursprungszellen der aufsteigenden nozizeptiven Bahnen **konvergieren** (linke Bildhälfte) und dass andererseits Axonkollateralen solcher primärer nozizeptiver Afferenzen sich bereits im Bereich des Spinalnerven in 2 oder mehrere **Kollateralen** aufzweigen, die anschließend oberflächliche und tiefe Strukturen innervieren (rechte Bildhälfte). Erregung der zentralen nozizeptiven Neurone wird als Schmerz in der Peripherie interpretiert, da wie bei den übrigen wichtigen Sinnessystemen das **Gehirn gelernt** hat, dass die **Reize von außerhalb des Körpers kommen** und nicht vom inneren Organ.

Als weitere Konsequenz der in Abb. 16.14 gezeigten zentralen Konvergenz und Divergenz nozizeptiver Afferenzen kann es zu einer **Hyperpathie** (▶ unten) oder zu einer **Hyperästhesie** (▶ unten) der Haut im betroffenen Dermatom kommen. Diese beruhen darauf, dass die Erregbarkeit der spinalen Interneurone durch die nozizeptiven Impulse aus den tiefen Geweben erhöht ist, so dass ein Hautreiz im Vergleich zum Normalzustand zu einer stärkeren Aktivierung führt. Schließlich sei daran erinnert, dass selbstverständlich auch **neuralgische Schmerzen als übertragene Schmerzen imponieren** oder zusammen mit einer übertragenen Komponente auftreten können.

Σ Noxische Reizung der Eingeweide schmerzt oft nicht oder nicht nur am inneren Organ, sondern auch in den Head-Zonen der Haut. Dies ist Folge der spinalen segmentalen Konvergenz von nozizeptiven Afferenzen aus den Eingeweiden und den zugehörigen Dermatomen.

Zentrale Schmerzen

Funktionelle Störungen oder **Läsionen der spinalen und supraspinalen nozizeptiven Systeme** können, z. B. durch die Beeinträchtigung oder den **Ausfall der endogenen Schmerzkontrollsysteme** (Abschn. 16.3.3) zu Erregbarkeitssteigerungen und zu Spontanaktivität in den aufsteigenden nozizeptiven thalamokortikalen Systemen führen, die erhebliche Schmerzen bereiten können. Diese Schmerzen werden als **zentrale Schmerzen** bezeichnet. Bekannte Beispiele sind die Schmerzen der **Anaesthesia dolorosa** nach Ausrissen von Hinterwurzeln oder der **Thalamusschmerz** nach Schädigungen sensorischer Thalamuskerne.

In vielen Fällen sind Schädigungen zentralnervöser Strukturen nicht schmerzhaft (z. B. nach Schlaganfällen oder bei Gehirntumoren), wenn diese Läsionen außerhalb der Schmerzanalysatoren liegen (s. Box 16.5).

Σ Bei Schädigungen des Zentralnervensystems kann es über die Beeinträchtigung der endogenen Schmerzkontrollsysteme zu schweren Schmerzzuständen kommen (zentrale Schmerzen), da es durch diese Enthemmung des zentralen novizeptiven Systems zu dessen Erregbarkeitssteigerung und zur Spontanaktivität kommt.

Box 16.5. Frontale Lobotomie

Nach Schädigungen der präfrontalen Hirnrinde ist die Schmerzempfindlichkeit, v. a. der emotional-affektiven Komponente und der kognitiven Komponente (Einschätzung der Bedrohlichkeit des Schmerzreizes), reduziert. Dies wurde in der Vergangenheit häufig therapeutisch ausgenutzt, indem bei chronischen Schmerzen die thalamofrontalen Bahnen chirurgisch durchtrennt wurden (frontale Lobotomie). Dieses drastische Verfahren wird heute dank besserer Schmerztherapien praktisch nicht mehr angewandt. Die sensorische Diskrimination der nozizeptiven Reize (z. B. die Unterscheidung zwischen spitzen und stumpfen Reizen) bleibt nach Frontalläsion erhalten. Der Schmerzreiz verliert nur seine vital-persönliche Bedeutung.

16.4.3 Sensibilisierung und Plastizität des zentralen nozizeptiven Systems

Zentrale Sensibilisierung durch Nozizeptorsensibilisierung

Zentrale nozizeptive Neurone zeigen bei Entzündungen und anderen Gewebsläsionen eine erheblich gesteigerte Aktivität. Diese **zentrale Sensibilisierung** ist Folge der in Abschn. 16.2.1 geschilderten Sensibilisierung der Nozizeptoren unter diesen Bedingungen. Ein Beispiel zeigt Abb. 16.15. Das abgebildete Neuron hatte unter Kontrollbedingungen ein hochschwelliges rezeptives Feld (grünes Areal in Abb. 16.15b), und Druck auf das Kniegelenk führte ebenfalls zu Entladungen (blaue Kurve in Abb. 16.15a). Druck auf Sprunggelenk und Pfote blieben dagegen »erfolglos«.

Nach Auslösen einer Kniegelenksentzündung nahmen die Antworten des spinalen Neurons nicht nur auf noxische Reizung des Kniegelenks zu, sondern es traten auch solche auf Reizung von Sprunggelenk und Pfote auf (rote bzw. gelbe Kurven in Abb. 16.15a). Auch das periphere rezeptive Feld des Neurons vergrößerte sich und seine Schwelle sank in den nicht-noxischen Bereich (oranges Feld in Abb. 16.15c).

Die zentrale Sensibilisierung wird durch die vermehrte Aktivität der sensibilisierten Nozizeptoren und die damit verbundene **erhöhte Freisetzung von Glutamat und kolokalisierten Neuropeptiden** (Abschn. 16.3.1) angestoßen. Sie verstärkt sich dann weiter selbst, wobei die entscheidenden Mechanismen dieses Vorgangs noch nicht völlig aufgeklärt sind. Am wichtigsten scheint die starke Glutamatfreisetzung aus den nozizeptiven präsynaptischen Endigungen zu sein, die zu einer **Öffnung der NMDA-Rezeptoren** führt (Abschn. 4.3.3), was eine besonders intensive neuronale Erregung bewirkt (s. Abschn. 25.5.2).

Ketamin, ein selektiver NMDA-Rezeptorantagonist, hemmt daher sowohl Schmerzen auf Rückenmarks- und Gehirnniveau, führt aber durch seine kortikale Wirkung auch zu Bewusstseinsstörungen.

Das zentrale nozizeptive System ist plastisch: Bei Gewebsentzündungen werden seine Neurone übererregbar. Die zentrale Sensibilisierung hat periphere und zentrale Ursachen. Glutamat und seine Rezeptoren spielen dabei eine Schlüsselrolle, aber auch andere Transmitter sind beteiligt.

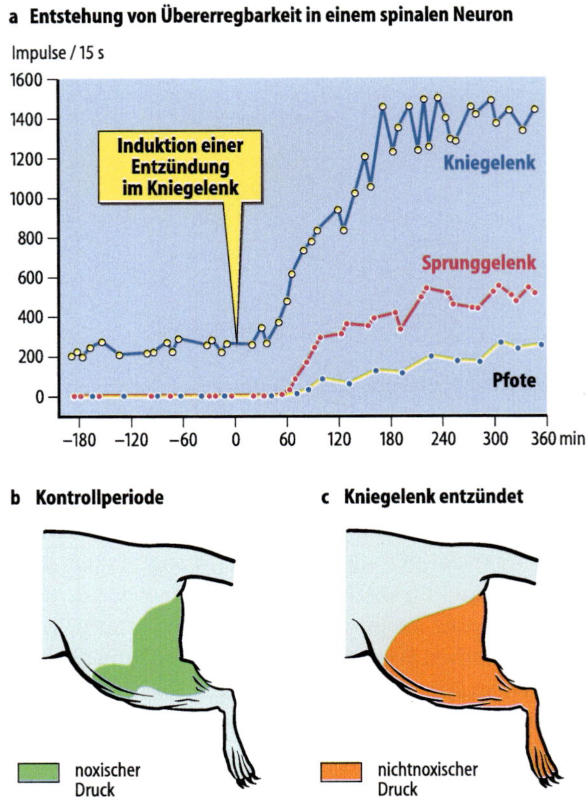

Abb. 16.15a–c. Plastische Veränderungen im nozizeptiven System bei Entzündung. a Entstehung von Übererregbarkeit (zentrale Sensibilisierung) in einem nozizeptiven Neuron aus dem Rückenmark einer narkotisierten Katze im Verlauf einer experimentellen Kniegelenksarthritis. Die Kurven zeigen die Antworten (Zahl der Aktionspotenziale) auf noxische Reize des Kniegelenks, des Sprunggelenks und der Pfote bevor (negative Zeiten) und nach der Einleitung der Arthritis (Entzündung des Gelenks durch Injektion von Kaolin und Carragenan). Das ursprüngliche rezeptive Feld des Neurons in Kniegelenk und umgebendem tiefen Gewebe ist in **b** zu sehen: das Neuron war von dort lediglich durch noxischen Druck zu erregen. **c** Das rezeptive Feld vergrößerte sich im Verlauf der Arthritis, gleichzeitig war das Neuron jetzt durch nicht-noxischen Druck erregbar

Schmerzphänomene als Folge zentraler Sensibilisierung

Je nach Art und Ausmaß der peripheren und zentralen Sensibilisierung kommt es zu klinischen Schmerzen, deren Erscheinungsformen wie folgt bezeichnet werden:

- Unter **Allodynie** versteht man eine Schmerzempfindlichkeit auf normalerweise **nicht-noxische Reize** (harmloses Beispiel: Überempfindlichkeit auf Berührung beim Sonnenbrand).
- Im Gegensatz dazu bezeichnet man mit **Hyperalgesie** eine erhöhte Empfindlichkeit auf **noxische Reize.** Klinisch wird die **primäre** Hyperalgesie im Bereich einer Schädigung von der **sekundären** Hyperalgesie im umliegenden gesunden Gewebe unterschieden.
- Die **Hyperpathie** ist ein Schmerzsyndrom, das sich durch verzögertes Einsetzen, verstärkte Antwort und eine reizüberdauernde Nachantwort auszeichnet. Es tritt besonders deutlich bei repetitiver Reizung auf.

Abnahmen der Schmerzempfindlichkeit, also **Hypo-** oder **Analgesien** kommen meist nur in Verbindung mit Störungen oder Ausfällen anderer Sinnesmodalitäten vor. Beispielsweise wird im einfachsten Fall die Durchtrennung oder Blockade (z. B. mit Novocain) eines Hautnerven zur Analgesie seines Versorgungsgebietes, aber auch zum Ausfall der anderen Hautsinnesmodalitäten, also zu einer Anästhesie, führen (bzgl. angeborener Schmerzunempfindlichkeit ► Fall 1 der Einleitung).

Allodynien, primäre und sekundäre Hyperalgesien sowie Hyperpathien signalisieren Sensibilisierung im peripheren und zentralen nozizeptiven System. Isolierte Hypo- und Analgesien sind sehr selten.

Phantomschmerz

Als Modellsystem für die Bildung eines **Schmerzgedächtnisses** kann man den Phantomschmerz ansehen. Phantomschmerzen treten bei Arm- oder Handamputierten, die vor oder während der Amputation Schmerzen hatten, in 40–70% der Fälle im amputierten Glied auf (je nach Ursache der Amputation), bei Beinamputierten und brustamputierten Frauen etwas seltener, da diese Körperregionen weniger groß am Kortex repräsentiert sind (sensorischer Homunkulus, ◘ Abb. 14.11). Auch bei hoch Querschnittsgelähmten, bei denen keinerlei nozizeptiver Einstrom ins Gehirn erfolgt, kommen Phantomschmerzen vor. Phantomschmerzen treten häufig unmittelbar nach der Amputation auf und können über ein ganzes Leben quälend stabil bleiben. Chordotomie (Abschn. 16.6.2) beseitigt sie nicht, was zeigt, dass sie nicht auf periphere Veränderung der Nozizeption rückführbar sein können. Peripher-nozizeptive Reizung (Kälte, Hitze, Verspannung durch Stress) kann aber Phantomschmerzen auslösen und verstärken, was auch erklärt, warum Lokalanästhesie des Stumpfes bei vielen Patienten **kurzfristig** den Schmerz lindern oder unterbrechen kann.

Phantomschmerzen und Schmerzen nach Querschnittsläsionen müssen im Gehirn entstehen, da sie auch ohne Afferenzen zum Gehirn bestehen bleiben.

Rezeptive Felder nach Amputation

Im Tierversuch zeigt sich bereits Stunden nach Amputation eines Fingers, dass die Neurone der Fingerregion und die der Handregion im somatosensorischen Kortex verstärkt auf somatosensorische und nozizeptive Reizung in den der Amputation nahe gelegenen Körperregionen reagieren (◘ Abb. 25.19). Ihr rezeptives Feld breitet sich in die deafferenzierten Regionen aus. Bei einzelnen Tieren (Affen) konnte auch noch 12 Jahre nach der Amputation **weit entfernt** vom rezeptiven Feld des deafferenzierten Gliedes in parietalen Regionen eine verstärkte Entladung nach Reizung in ipsilateralen, nicht deafferenzierten Körperregionen nachgewiesen werden.

Näht man 2 Finger zusammen, so wachsen nach kurzer Zeit (Tagen) die rezeptiven kortikalen Felder der beiden Finger zusammen und Reizung eines (ehemaligen) Fingers löst in beiden rezeptiven Feldern dieselbe Antwort der Neuronen aus **(Syndaktilie)**.

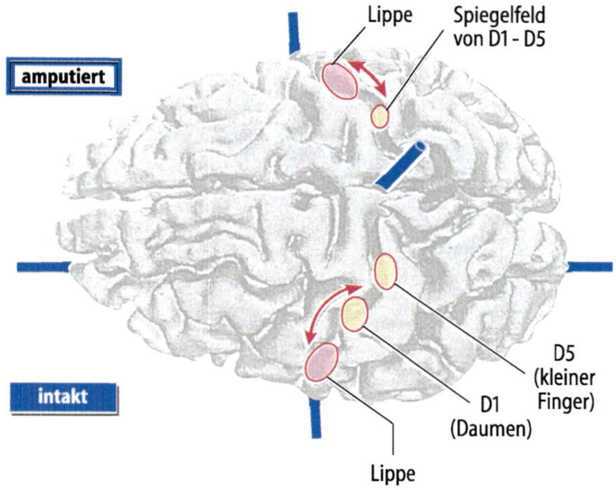

Aus Kaas JH (1991). Mit freundlicher Genehmigung des Annual Reviews.

◘ **Abb. 16.16. Kortikale Reorganisation bei einem Armamputierten mit starken Phantomschmerzen.** Das mit Hilfe der Magnetresonanztomographie aufgenommene Gehirn eines Patienten mit chronischen Phantomschmerzen (links = vorne, rechts = hinten). Die Kreise kennzeichnen jeweils die mit dem Magnetoenzephalogramm gemessenen Repräsentationen des jeweiligen Körperteils. *Oben:* die Hemisphäre kontralateral zum amputierten Arm, unten die Hemisphäre kontralateral zum intakten Arm. Bei Reizung der Lippe auf Seite des amputierten (deafferenzierten) Armes zeigt sich eine zusätzliche Aktivierung im Areal der amputierten Region (Hand, D1–D5), d. h. die Lippen-Gesichtsrepräsentation ist in die deafferenzierte, »leere« Region »eingewandert«. Das Ausmaß dieser Einwanderung (»Invasion«) ist exakt proportional den Phantomschmerzen. *Unten:* ist die Hemisphäre kontralateral zum intakten Arm mit der üblichen Anordnung des sensomotorischen Homunculus abgebildet: Lippe und Gesicht inferior und darüber die Hand mit dem Daumen und dann die übrigen Finger. Oben die »amputierte« Hemisphäre mit der von der intakten Hemisphäre gespiegelten Handregion und der in diese hineingewachsenen Lippenregion (durch roten Pfeil symbolisiert)

Nach Amputation oder Deafferenzierung findet man im Tierversuch in und außerhalb des rezeptiven Feldes massive Veränderungen des Entladungsverhaltens der Nervenzellen.

Kortikale Reorganisation nach Amputation

◘ Abb. 16.16 zeigt die kortikale Reorganisation bei einem Armamputierten mit starken Phantomschmerzen. Dabei wurde die kortikale Quelle magnetischer Felder (MEG, Kap. 20) nach taktiler Reizung des ipsilateralen und kontralateralen Lippenbereiches und des Daumens der intakten Hand verglichen. Die Dipole (Quellen) der Aktivität nach Lippenreizung (am sensorischen kortikalen Homunkulus dem Daumen benachbart, Kap. 14) kontralateral der Amputation finden sich dort, wo der Daumen repräsentiert ist (durch roten Pfeil symbolisiert). Das Lippenareal ist – symbolisch gesprochen – in das Daumenareal hineingewachsen. Häufig berichten die Patienten auch Empfindungen und Schmerzen im Phantomglied bei Reizung im Stumpf-, Schulter- und Gesichtsbereich (**»remapping«** oder **Neukartierung**).

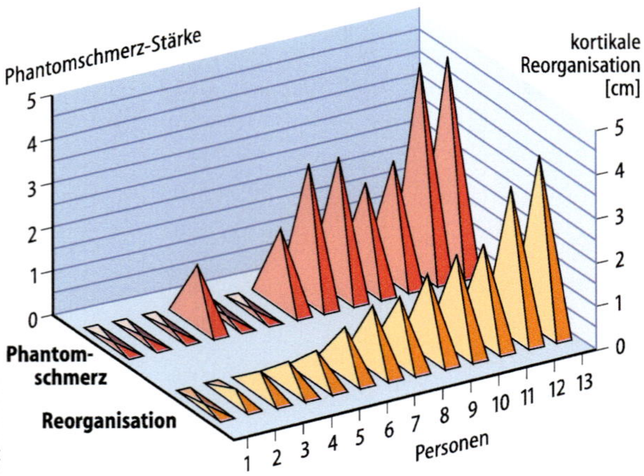

Aus Flor H, Birbaumer N (2000). Mit freundlicher Genehmigung von Lippincott Williams & Wilkins.

Abb. 16.17. Zusammenhang zwischen Phantomschmerz und dem Ausmaß der kortikalen Reorganisation. Der Phantomschmerz wurde mit einem speziellen Fragebogen gemessen. Jedes Dreieck repräsentiert einen Patienten, auf der Ordinate das Ausmaß des Phantomschmerzes (hintere Dreiecke). Vordere Dreiecke: Ausmaß der Reorganisation, gemessen in cm

Abb. 16.17 zeigt bei 13 Armamputierten das Ausmaß des Phantomschmerzes und die Größe dieser kortikalen Reorganisation (gemessen in Zentimetern) zwischen dem Ort am somatosensorischen Kortex, wo die Lippe liegen sollte und wo sie sich aktuell befindet. Man erkennt klar die Enge des Zusammenhanges. Daraus kann man schließen, dass kortikale Reorganisation durch Aktivierung deafferenzierter Hirnregionen im Kortex eine Grundlage des Schmerzgedächtnisses sein könnte (Box 16.6).

Σ Die kortikale Reorganisation bei Amputation oder Deafferenzierung der Hand besteht in einer Verschiebung des Gesichtsareals in das Handareal. Dies führt zu Sensitivierung und Schmerz.

Motorische Reorganisation

Der Ausfall eines Gliedes oder einer Körperseite (nach Schlaganfällen) bedeutet natürlich auch, dass propriozeptiver afferenter Einstrom aus Muskeln und Sehnen ausbleibt (Kap. 13), was auch zur schmerzsteigernden Reorganisation beitragen könnte, da schmerzhemmender Einstrom aus myelinisierten Aβ-Fasern fehlt. Die Beseitigung von Motorik führt parallel zur sensorischen Reorganisation zu motorischer Reorganisation der sensomotorischen Hirnareale: Mit nichtinvasiver **transkranieller Magnetstimulation** (Kap. 20) der motorischen Rinde kann man die Erregbarkeit der einzelnen Rindenareale und der zugehörigen α-Motoneurone im Rückenmark prüfen. Dabei findet sich nach Amputation durchgängig in und um das deafferenzierte Hirnareal für die Hand oder das Bein eine deutlich erhöhte Erregbarkeit. Dasselbe findet man nach Querschnittslähmungen, wobei in diesen Rindenarealen auch Tast- und Berührungsempfindungen auslösbar sind, was zeigt, dass es sich um eine zentrale Reorganisation handelt.

Σ Mit Reorganisation der sensorischen Areale reorganisieren meist auch die motorischen. Funktionelle Benutzung motorischer Einheiten kann daher sensorische Reorganisation aufheben.

Box 16.6. Asynchrone taktile Reizung zur Behandlung von Phantomschmerzen

Chronische Phantomschmerzen nach Amputationen sind auf eine Reorganisation des Kortex, bedingt durch exzessiven nozizeptiven Einstrom vor, während oder unmittelbar nach der Amputation, zurückzuführen, wie dies in Abschn. 16.4.3, Abb. 16.16 und 16.17, beschrieben wurde. Dabei verbindet sich die kortikale Repräsentation des deafferenzierten Gliedes (z. B. Hand, Arm) mit den am somatosensorischen Homunculus benachbarten Repräsentationen von Schulter und Gesicht. Um diese pathologische assoziative Verbindung wieder zu lösen, werden Stumpfregion und Lippe zeitlich versetzt asynchron taktil jeden Tag 3 Stunden über Wochen viele 1000-mal gereizt (Abb.). Damit erhält das Gehirn die Information: »Arm-Hand und Gesicht gehören nicht zusammen.« Nach Wochen bilden sich im somatosensorischen Kortex die in Abb. 16.17 gezeigte Reorganisation und die Schmerzen zurück. Dies ist eine der vielen Anwendungen der Hebb-Regel assoziativen Lernens, die wir in Kap. 25 beschreiben. Aber auch die Benutzung einer neuromuskulären Prothese, mit der man funktionell greifen kann, verbessert die Phantomschmerzen, im Gegensatz zu einer kosmetischen Prothese ohne Funktion. Die sinnvolle Benutzung des Gliedes ist der entscheidende Reiz in diesem Fall.

Literatur: Huse E, Preissl M, Larbig W, Birbaumer N (2001) Phantom limb pain. The Lancet 358:1015–1016

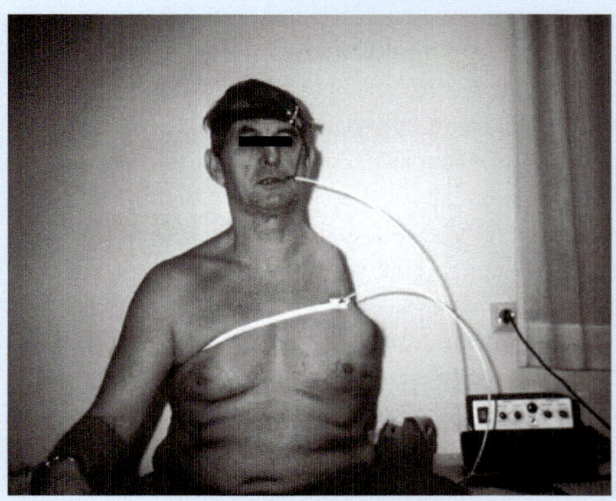

Aus Huse E, Preissl M, Birbaumer N (2001). Mit freundlicher Genehmigung von Elsevier.

16.5 Psychophysiologie chronischer Schmerzen

16.5.1 Peripher-physiologische Ursachen von Schmerz

Chronischer Schmerz

Unter **chronischen Schmerzen** versteht man Schmerzzustände mit und ohne medizinisch fassbarem Substrat, die **länger als 6 Monate bestehen**. Obwohl nur 5% aller Schmerzpatienten chronische Schmerzen entwickeln, verursachen diese die höchsten Diagnose- und Behandlungskosten unseres Gesundheitssystems. Allein in der Bundesrepublik Deutschland werden pro Jahr ca. 10 Milliarden Euro für diese Gruppe aufgebracht, ohne messbare Reduktion des Problems. Dies liegt v. a. daran, dass chronische Schmerzen in der Regel eine Kombination aus psychologischen (sprich zentralnervösen) und peripher-physiologischen Ursachen darstellen und nur eine interdisziplinäre (psychologisch-medizinische) Diagnose und Therapie wirksame Behandlung verspricht.

Die größte Gruppe von Patienten mit chronischen Schmerzen klagt über Kopfschmerzen, gefolgt von Rückenschmerzen, Gesichtsschmerzen und Tumorschmerzen. Bis auf Tumorschmerzen sind an **allen** Schmerzformen psychophysiologische Faktoren beteiligt. Bei Tumorschmerzen spielen psychophysiologische Faktoren auch eine Rolle in der Aufrechterhaltung, die Ursache liegt aber im Gewebeschaden.

Σ **Chronische Schmerzen verursachen enorme Kosten für das Gesundheitssystem, da sie selten rein medizinische Ursachen haben.**

Das Drei-Ebenen-Konzept von Schmerz

Wenn man keine fassbare medizinische Ursache für einen chronischen Schmerzzustand mehr findet, spricht man oft von **psychogenem Schmerz**. Diese Verlegenheitslösung ist deshalb **falsch**, als es keine Schmerzäußerung gibt – sei sie pathophysiologisch messbar oder nicht –, die nicht auch ein neurophysiologisches Substrat aufweist. Betrachtet man jede Schmerzreaktion als beim Menschen auf 3 Ebenen ablaufend, so löst sich das Problem des psychogenen Schmerzes von selbst. Eine Schmerzreaktion kann auf

- **subjektiv-psychologischer Ebene** (z. B. verbale Schmerzäußerung),
- **motorischer Verhaltensebene** (z. B. Schonverhalten, Schmerzausdruck) und
- **physiologisch-biologischer Ebene** (z. B. periphere Muskelspannung nach Entzündung)

gemessen werden. Wie in Kap. 27 noch ausführlich erläutert wird, müssen die Reaktionen auf diesen Ebenen nicht miteinander korrelieren. Das heißt, es kann ein Schmerzzustand auftreten, der primär auf psychologischer Ebene, z. B. in Form von Klagen auftritt und die pathophysiologische Ursache (z. B. eine Verwundung) ist schon längst abgeklungen. Solchen Schmerzempfindungen und -äußerungen liegen in der Regel **Lern- und Gedächtnisvorgänge** (Kap. 25) zugrunde, die zwar neurophysiologisch im Gehirn messbar sind, aber keine peripher-physiologischen Korrelate mehr aufweisen.

Eine **Schmerzsimulation** (z. B. zum Erreichen einer Berentung) gibt es in dieser Vorstellung nicht, als auch diese Schmerzäußerung über operantes Lernen (Abschn. 16.5.2) erworben und verstärkt wird. Gerade solche auf soziale **Verstärkung und Zuwendung** ausgerichtete Schmerzäußerungen führen häufig zu – von der ursprünglichen pathophysiologischen Schmerzursache unabhängigen – **Schonhaltungen** mit verstärkter Reizung auch der Nozizeptoren in Muskeln und Sehnen (► unten).

Genauso wenig gibt es einen rein physiologisch bedingten Schmerzzustand, da jede Reizung von Nozizeptoren entweder auch zu einer subjektiven Reaktion führt, oder – wenn sie nicht ins Gehirn gelangt – periphere Abwehrreflexe oder Fluchtverhalten auf motorischer Ebene auslöst. Nur durch eine präzise Beschreibung und Messung aller 3 Verhaltensebenen und ihres (mangelnden) Zusammenhanges in der spezifischen und individuellen Umgebung der Patienten, lassen sich chronische Schmerzzustände erklären und einer wirksamen Behandlung zuführen.

Σ **Die Unterscheidung von psychogenem und physiologisch-medizinischem Schmerz ist nicht sinnvoll, da an jedem chronischen Schmerzzustand beide Ursachenmechanismen unauflöslich miteinander verbunden sind.**

Reaktionsstereotypie

Unter einer individualtypischen physiologischen Reaktionsstereotypie versteht man die Tatsache, dass eine bestimmte Person auf psychische oder physische Belastung (Stress) mit demselben Organsystem besonders intensiv reagiert und solche Überreaktionen auch **verlängert** anhalten. Bei Schmerzpatienten ist dies primär das Muskelsystem.

◻ Abb. 16.18 zeigt die elektromyographisch gemessene Muskelspannung von Rücken- und Gesichtsschmerzpatienten und einer vergleichbaren gesunden Gruppe auf **persönliche Belastungsreize.** Dabei zeigt sich, dass Rückenschmerzpatienten auf persönliche Belastung mit erhöhter Anspannung **nur** in der Rückenmuskulatur (M. erector spinae, meist links) reagieren, während Gesichtsschmerzpatienten mit Erhöhung der Muskelspannung **nur** im Gesicht (M. masseter) reagieren. Bei allgemeinen Stressreizen zeigen sich keine Unterschiede in den Spannungsniveaus.

Die erhöhte Spannung in den betroffenen Muskelgruppen klingt bei Patienten und Risikopersonen **langsamer** ab. Dadurch kommt es zu längerem **Bestehenbleiben der Verkrampfung** mit lokalen Entzündungsprozessen und der zusätzlichen Aktivierung vorher stummer Nozizeptoren

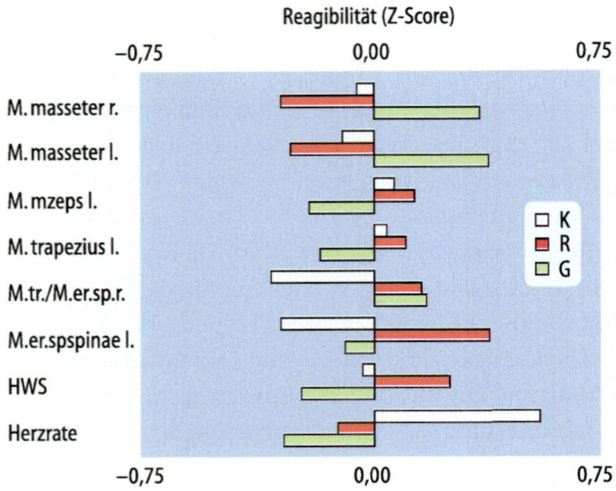

Abb. 16.18. Reaktivität des Elektromyogramms (EMG) bei Gesunden und Kranken auf die Vorstellung einer persönlich belastenden Situation. Es wurde von mehreren Muskelgruppen bei Gesunden *(K)*, Rückenschmerzpatienten *(R)* und Patienten mit Gesichtsschmerz *(G)* abgeleitet. Nach links ist Abfall der Reagibilität und nach rechts Anstieg aufgetragen. Von oben nach unten sind die verschiedenen Muskeln aufgetragen, die beiden unteren Maße beziehen sich auf Hautwiderstand *(HWS)* und Herzrate. Man erkennt, dass Gesichtsschmerzpatienten primär im Musculus masseter und Rückenschmerzpatienten primär im Musculus erector spinae reagieren. Bei Normalpersonen zeigt sich die Reagibilität primär im kardiovaskulären System. *M.* Muskel, *l.* links, *r.* rechts, *er. sp.* erector spinae, *tr.* trapezius

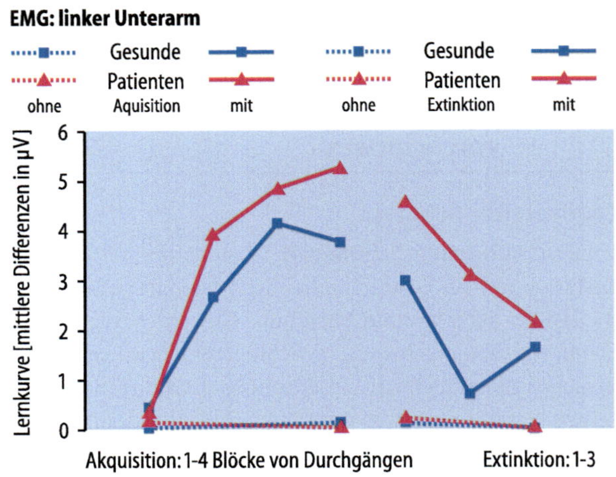

Abb. 16.19. Klassische Konditionierung der Muskelspannung; Patienten mit chronischen Rückenschmerzen und gesunde Kontrollpersonen. Gestrichelt sind die Ausgangswerte der Muskelspannung der beiden Gruppen aufgetragen. Die obere Kurve kennzeichnet den Anstieg der Muskelspannung während der Lerndurchgänge der Patientengruppe, darunter die Normalpersonen. Auf einen neutralen Reiz (Gesichtsphoto CS) folgte ein unangenehmer elektrischer Reiz (US). Hier ist die Muskelspannung zwischen CS und US aufgetragen. Der rechte Kurvenabschnitt kennzeichnet die Extinktion, in der der konditionale Reiz (CS) allein wiederholt dargeboten wurde. Man erkennt, dass Schmerzpatienten beschleunigt einen Anstieg der Muskelspannung in höhere Intensitätsbereiche lernen und sehr viel langsamer diese Reaktion wieder verlernen

(Abschn. 16.2.1). Der lokale Schmerz führt zu weiterer reflektorischer Anspannung, was wieder die Nozizeption erhöht usw. Es kommt zu einem **Circulus vitiosus zwischen Muskelspannung und Schmerz**.

Patienten mit akuten Schmerzen und Personen mit dem **Risiko, chronische Schmerzen zu entwickeln**, sind objektiv **mehr** Belastungen in ihrem täglichen Leben ausgesetzt. Daher ist bei diesen Personengruppen die Wahrscheinlichkeit zur Entwicklung chronischer Schmerzen erhöht.

Wahrnehmen der Muskelspannung

Der beschriebene Circulus vitiosus zwischen Schmerz und Spannung wird dadurch schwer auflösbar, dass Schmerzpatienten Muskelspannungen **schlechter wahrnehmen** als gesunde Vergleichsgruppen und dadurch keine kompensatorischen Korrekturreaktionen (Bewältigung) in solchen persönlichen Belastungssituationen und danach ausführen können. Sie merken die lokalen pathologischen Erregungsniveaus ihres physiologischen Systems nicht und können daher ein einmal erworbenes Fehlverhalten nicht wieder verlernen.

Σ Chronische Schmerzpatienten weisen bei persönlichen Belastungsreizen in einem bevorzugten peripheren Organsystem eine erhöhte Erregbarkeit mit verlangsamtem Abklingen der Erregung auf. Chronische Schmerzpatienten nehmen Muskelverspannungen schlecht wahr.

16.5.2 Lernen von Schmerz

Klassische Konditionierung von Reaktionsstereotypie

Abb. 16.19 zeigt den Verlauf der mit dem EMG (Elektromyogramm) gemessenen Muskelanspannung auf einen völlig neutralen Reiz (Gesichtsphoto, konditionaler Reiz, CS), wenn dieser wenige Sekunden später von einem schmerzhaften elektrischen Reiz (unkonditionierter Reiz, US) gefolgt wird (Kap. 25 bezüglich der Lerngesetze). Dabei erkennt man, dass Schmerzpatienten eine Muskelverkrampfung auf den CS **schneller lernen** (Abb. 16.19, links) und langsamer verlernen (Abb. 16.19, rechts): In den **Extinktionsbedingungen**, wo der CS ohne den US dargeboten wird, behalten die Schmerzpatienten eine erhöhte Spannung bei!

Operantes Lernen von Reaktionsstereotypien

Aber nicht nur auf physiologischer Ebene lernen Schmerzpatienten rascher Schmerz, auch auf psychologischer Ebene lernen sie durch instrumentelles Lernen (Belohnungslernen, Kap. 25) rascher und länger anhaltend Schmerz zu empfin-

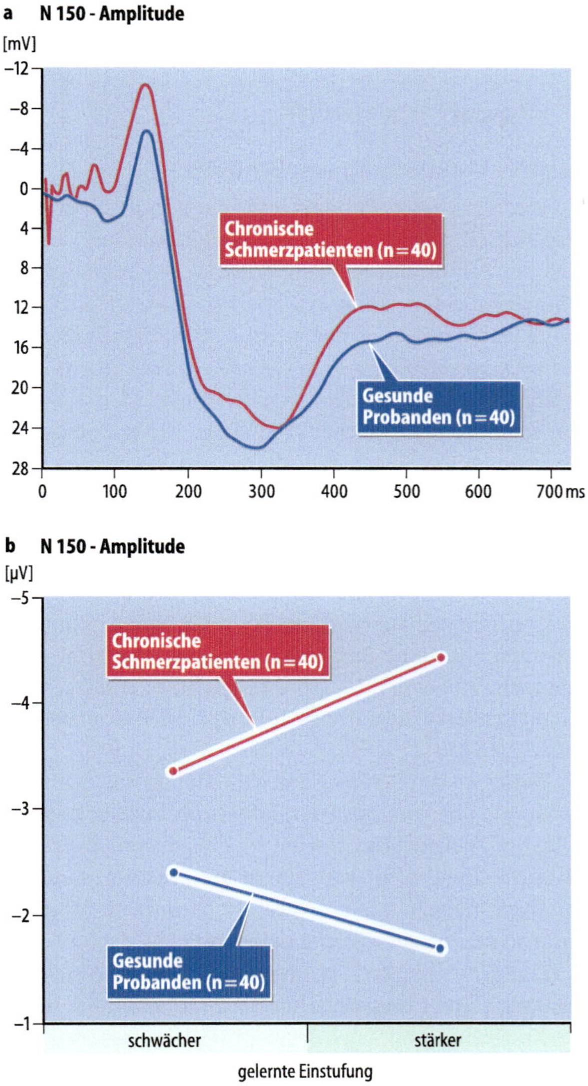

Abb. 16.20a, b. Hirnpotenziale bei Schmerzpatienten.
a Schmerzevoziertes Hirnpotenzial bei Gesunden und Patienten mit chronischen Schmerzen (gemittelt über je 40 Personen). Man erkennt bereits um 150 ms einen Anstieg der Negativierung, generell ist das Potenzial bis zu 500 ms stärker negativ, was auf eine erhöhte kortikale Erregung hinweist. **b** Höhe des in **a** abgebildeten evozierten Potenzials auf Schmerzreize gleichbleibender Intensität, nachdem die Personen gelernt hatten, den Schmerzreiz als stärker oder schwächer einzustufen. Man erkennt, dass bei Schmerzpatienten, im Gegensatz zu gesunden Personen, nach Verstärkung erhöhter Schmerzeinstufungen auch die kortikale Reaktion erhöht ist

den. Dies gilt besonders für Risikogruppen, die erst auf dem Weg zur Chronifizierung sind. Wenn man z. B. einen Schmerzreiz identischer Stärke wiederholt darbietet und die Patienten bittet, diesen subjektiv einzuschätzen und eine Gruppe für Überschätzen und die andere für Unterschätzen belohnt, so entwickelt die Überschätzungsgruppe zunehmend subjektiv erlebten Schmerz, während die Unterschätzungsgruppe diesen abbaut (trotz gleicher Reizstärke). Die Patienten behalten die Überschätzung und den Schmerz auch dann bei, wenn sie nicht mehr belohnt werden.

Aber nicht nur das, in ihrem Gehirn bildet sich der objektiv völlig gleiche Schmerzreiz unterschiedlich ab: Abb. 16.20 zeigt die evozierten Schmerzpotenziale, wenn die Patienten für erhöhtes Schmerzempfinden belohnt wurden: Ihre hirnphysiologische Reaktion ist deutlicher ausgeprägt. Dies zeigt eindrücklich, wie subjektive und neurophysiologische Ebene interagieren: Ein physikalisch völlig gleicher Schmerzreiz wird durch Lernen subjektiv verstärkt, und **in der Folge** ändert sich auch das neurophysiologische Substrat in die Richtung des psychologischen Geschehens. Dies als **psychogenen Schmerz** zu bezeichnen, wäre irreführend.

Menschen mit chronischen Schmerzen oder einem Risiko hierfür lernen rascher schmerzhafte Reaktionen und auch die physiologischen Korrelate der Schmerzreaktion vergrößern sich nach positiver Verstärkung von Schmerzverhalten.

Schmerzgedächtnis

Menschen, die chronische Rücken-, Gesichts- oder Kopfschmerzen entwickeln und Patienten mit neuropathischen Schmerzen (CRPS, Abschn. 16.3), besitzen ein ausgeprägteres Gedächtnis sowohl für Schmerzreize selbst als auch für kognitiv-emotional schmerzhafte Gedächtnisinhalte. Obwohl Schmerzempfindungen selbst meist **implizit**, d. h. nicht bewusst behalten werden (Kap. 25), prägen sich die Situationen und Umstände und damit zusammenhängende semantische Bedingungen (z. B. Worte) besser ein und können v. a. bei Vorhandensein einer negativen Stimmung leichter erinnert werden (Gefühls-Gedächtnis-Effekt oder **»state-dependent learning«**, Kap. 25 und 28). Dies spricht dafür, dass die kortikalen Strukturen, die für Behalten von negativen Gedächtnisinhalten generell verantwortlich sind, wie auch die spezifischen für das Behalten von Schmerz zuständigen somatosensorischen Strukturen **sensibilisiert** und **plastischer** sind als bei Gesunden.

Schmerzpatienten behalten negative Gefühlszustände und Schmerzen länger im Gedächtnis. Lernen von Schmerz erfolgt meist implizit, ist also der bewussten Kontrolle nicht zugänglich.

Gelernte Stress-Analgesie

Wie wir in Kap. 8 und 9 gesehen haben, werden sowohl hormonelle wie immunologische Reaktionen durch Lernen beeinflusst. Dasselbe gilt für jene endokrinen Systeme, die wesentlich für die Schmerzhemmung verantwortlich sind: **Endogene Opiate** (Abschn. 16.3.3), die auf allen Ebenen des schmerzverarbeitenden Systems von den Nozizeptoren bis zum Thalamus zu finden sind, können durch Lernprozesse sowohl verstärkt wie auch abgeschwächt werden, was dann natürlich kurz- oder langfristige Konsequenzen für die Schmerzwahrnehmung hat. Eindrucksvolles Beispiel für dauerhafte Störung des schmerzhemmenden Systems ist die **gelernte Hilflosigkeit** und Depression, die wir in Kap. 8 und 27 besprechen.

Die kurzfristige Schmerzhemmung nach starken Belastungen und psychischem Schock nennen wir **Stress-Analgesie**. Sie ist auf einen raschen Anstieg der Ausschüttung von **endogenen Opiaten** aus der Hypophyse (Kap. 6 und 7) zurückzuführen. **Naloxon**, das die Rezeptoren für Endorphine blockiert, hebt die Stress-Analgesie auf.

Dieser Effekt kann auch klassisch konditioniert (Kap. 25) werden. Experimentell wurde dies dadurch bewiesen, dass man Personen unter psychische Belastung in einer bestimmten räumlichen Umgebung setzte und danach eine reduzierte Schmerzempfindlichkeit fand (z. B. sind die Schmerzschwellen für elektrische Reize erhöht). Dies wird **unkonditionierte Stress-Analgesie** genannt. Bringt man dieselben Personen später wieder in die Umgebung (z. B. Raum, in dem eine Prüfung stattfand), so zeigen sie auch ohne Belastung die Unempfindlichkeit in dieser Situation (**konditionierte Stress-Analgesie**). Erhalten die Personen Naloxon, so tritt der Effekt nicht auf, was zeigt, dass sowohl konditionierte wie unkonditionierte Stress-Analgesie von den endogenen Opiatsystemen abhängt.

Σ Konditionierte, opioiderg vermittelte Stress-Analgesie ist ein besonders dramatisches Beispiel für gelernte Schmerzhemmung: Bei starkem Stress tritt Schmerzunempfindlichkeit auf, die an die auslösende Situation assoziativ gebunden wird.

Operantes Lernen von chronischem Schmerz

Neben den eben besprochenen Mechanismen klassischer Konditionierung, die v. a. für Lernen im Muskelsystem (Schmerz-Spannungs-Zyklus, ► oben) verantwortlich sind, wird die Chronifizierung von Schmerz, v. a. auf subjektiv-kognitiver wie zentralnervöser Ebene primär durch **instrumentell-operantes Lernen** beeinflusst. Dabei sind sowohl **positive Verstärkung von Schmerzverhalten** (z. B. durch Zuwendung) wie auch **negative Verstärkung** in Form von Schonhaltungen, **Vermeiden von belastenden Situationen** und Gedanken und Reaktionen wie reflektorische Verspannungen für **Bestehenbleiben** eines ursprünglich vielleicht biologisch sinnvollen, später aber pathophysiologisch vollkommen nutzlosen Schmerzzustandes verantwortlich.

Aus Unkenntnis der beteiligten Lernmechanismen wird dabei besonders gerne von psychogenem Schmerz gesprochen. Dies ist begrifflich und wissenschaftlich insofern problematisch, als klassische und instrumentelle Konditionierung in der Regel **implizit** (► oben und Kap. 25) ohne Mitwirkung des Bewusstseins ablaufen, also streng genommen gar keine psychogenen, d. h. hier bewusst-kontrollierbare Prozesse ablaufen, man solche aber dem Patienten und seiner Umgebung **unterschiebt** (z. B. in Form von Diagnosen wie: Der Patient drückt einen Konflikt aus oder der Patient **möchte** die ungeliebte Arbeit vermeiden etc.).

Σ Neben klassischer Konditionierung sind positives und negatives Verstärkungslernen und Schonhaltungen für das Bestehenbleiben von chronischen Schmerzen verantwortlich.

Positive Verstärkung von Schmerz

▪ Abb. 16.21a zeigt ein Beispiel für die Wirkung von **kontingenter** (d. h. zeitlich unmittelbarer) **Zuwendung** innerhalb der Familie auf die Schmerzschwellen von Rückenschmerzpatienten. Patienten mit Partnern, die sich bei Schmerzäußerungen systematisch dem Schmerzpatienten **positiv zuwenden**, weisen in Gegenwart des Partners eine deutliche Senkung der Schmerzschwelle auf (d. h. sie werden schmerzempfindlicher); Patienten, die eher muskelverspannungsbedingte Schmerzen – von Stressreizen ausgelöst – haben, zeigen diesen Effekt nicht.

▪ Abb. 16.21b zeigt die Wirkung der Partnerinteraktion auf das Gehirn: In Gegenwart des positiv-verstärkenden Partners tritt eine **zusätzliche Dipolquelle** präfrontal und im Gyrus cinguli auf (rot), die bei chronischen Schmerzpatienten ohne eine Biographie positiver Partnerinteraktion nicht vorhanden ist. Bei dieser Gruppe erkennt man nur die verstärkte Reaktion (blau) am primären somatosensorischen Kortex.

Dieser Zusammenhang von Zuwendung und Schmerz muss sorgfältig vom **positiven Effekt** von **sozialer Zuwendung** und **sozialer Stützung** unterschieden werden: Erfolgt die Zuwendung **nicht-kontingent** auf Schmerz, sondern auf alternatives Verhalten, wird der chronische Schmerz und sein neuronales Korrelat **gehemmt**.

Eine der wichtigsten Ursachen von Chronifizierung stellt vermutlich unser **medizinisches Versorgungssystem** selbst dar: Zuwendung von Seiten des medizinischen Personals, der Ärzte, diagnostische Maßnahmen, vergebliche Therapieversuche und v. a. Analgetika (► unten) stellen eine kontinuierliche Quelle positiver Verstärkung des Schmerzverhaltens dar und fördern bei bereits chronifizierten Schmerzen ohne klare pathophysiologische Grundlage deren Bestehenbleiben **(iatrogene Schmerzen)**. Der beste Indikator für den voraussichtlich weiterhin negativen Verlauf einer Schmerzkrankheit stellt die Anzahl der bisherigen Arztbesuche und die Anzahl bisheriger Behandlungsbemühungen dar.

Σ Positive Partnerinteraktion zeitlich kontingent auf Schmerzzustände kann zu Anstieg chronischer Schmerzen und deren zentralnervöser Korrelate führen.

Negative Verstärkung von Schmerz

Die unmittelbar auf Schmerzempfinden folgende **Einnahme von Analgetika** führt zwar bei akuten und pathophysiologisch klar begründeten Schmerzen zu deren Hemmung, bei vielen chronischen Schmerzzuständen aber zu deren Verstärkung: Die zeitlich kontingente Reduktion des Schmerzes durch die Medikamenteneinnahme verstärkt

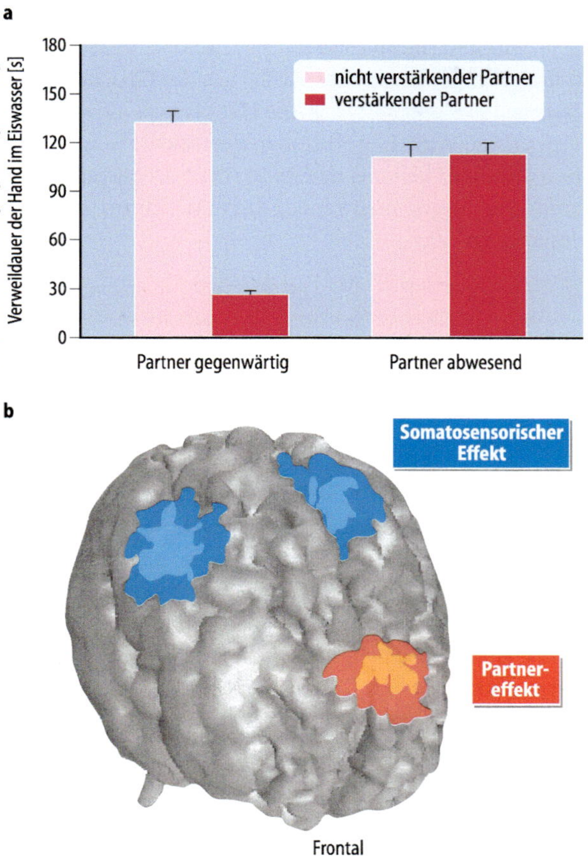

Abb. 16.21a, b. Partnerinteraktion, Schmerz und Gehirn. **a** Schmerzschwellen im Kaltwassertest, gemittelt über 16 Schmerzpatienten, bei denen der Partner schmerzverstärkend wirkt (rot), und Patienten, bei denen sich der Partner neutral verhält (rosa). Die Messungen wurden einmal in Gegenwart der Partner (linkes Säulenpaar) und einmal in deren Abwesenheit durchgeführt (rechts). Auf der Ordinate abgetragen die Zeit in Sekunden, in der die Patienten ihre Hand in Eiswasser halten können, bevor eine deutliche Schmerzempfindung auftritt. Man erkennt das dramatische Absinken der Schmerzschwelle in Gegenwart eines verstärkenden Partners. **b** Magnetoenzephalographische Reaktionen auf taktile Reize auf den schmerzenden Rücken. Blau: somatosensorische MEG-Antworten; rot: präfrontal-zinguläre Antworten (nur bei Gegenwart positiv verstärkender Partner). Einzelheiten ► Text

die Wiedereinnahme und den vorausgegangenen Schmerz. (In der psychologisch-operanten Therapie solcher Schmerzen wird deshalb ein Schmerz-Cocktail mit nach Zeitplänen erfolgender Einnahme und Plazebomedikamenten verabreicht, Abschn. 16.6.3.)

Wie wir gesehen haben, kann die klassische Konditionierung von anhaltender Muskelspannung zur Chronifizierung von Schmerzen beitragen. Eine **kurzzeitige** reflektorische Anspannung der Muskeln ist aber eine gesunde und natürliche Abwehrreaktion auf einen akuten Schmerzreiz. Solche kurzen Verspannungen senken die subjektive Intensität des Schmerzes über die Aktivierung hemmender, schnell leitender propriozeptiver Nervenfasern bereits auf Rückenmarksniveau.

Nach Chronifizierung ist bei muskelbedingten Schmerzen als Schmerzantwort natürlich **Entspannung** der Muskulatur wichtig.

Σ Schmerzkontingente Einnahme von Schmerzmitteln bei chronischen Schmerzen führt zu Anstieg der Schmerzen. Kurzzeitige Anspannung der Muskulatur kann den Schmerz reduzieren.

16.5.3 Neuronale Grundlagen von Schmerzgedächtnis

Zelluläre Prozesse

Alle in Kap. 25 beschriebenen neurophysiologischen und neurochemischen Prozesse, die Lernen und Gedächtnis zugrunde liegen, können auch auf das Schmerzsystem angewandt werden; wir besprechen sie daher hier nicht gesondert.

Intensive Schmerzreize können bereits **nach Minuten** zu anhaltenden strukturell-anatomischen und neurophysiologischen Veränderungen führen, die Weiterleitung und Verarbeitung von Schmerzreizen intensivieren. Abb. 16.22 zeigt die Zellkörper und Dendriten der Lamina-I-Neurone des Rückenmarks der Ratte nach wenigen Minuten von Capsaicin-Applikation auf die Haut der Ratte, was eine schmerzhafte Entzündungsreaktion auslöst. Jene Neuronen, die **Substanz P** als Transmitter aufweisen und die noxischen Signale zum Gehirn weiterleiten, **ändern Form** und **Reaktivität** sowie die dendritischen Verbindungen: Die intrazelluläre Aktivität von Substanz P wird erhöht und die Dendriten bilden geschwollene Varikositäten (Verdickungen, die besonders reich mit Membranrezeptoren für synaptische Überträgerstoffe besetzt sind).

Neben den deutlichen morphologischen Veränderungen der Dendriten (Abb. 16.22a, d, vergleiche die Dendriten), kommt es nach der Freisetzung der Substanz P und ihrer Interaktion mit den Membranrezeptoren (diese werden **NK-1-Rezeptoren** genannt) zu einer Verlagerung der NK-1-Rezeptoren aus der Plasmamembran in das Zellinnere. Dieser Vorgang wird als **Rezeptorendozytose** bezeichnet. Auch dies ist im Vergleich von a, b mit c, d in der Abbildung deutlich zu sehen. Innerhalb etwa 1 h kehren die NK-1-Rezeptoren aus dem Zytosol in die Plasmamembran zurück. Beide Vorgänge, die Formveränderung und die Rezeptorendozytose, sind wahrscheinlich an den Prozessen der neuronalen Plastizität beteiligt.

Σ Bei längerer schmerzhafter Reizung kann eine Sensibilisierung der nozizeptiven Neurone im Rückenmark auftreten. Dafür ist Substanz-P-Ausschüttung und Rezeptorendozytose verantwortlich.

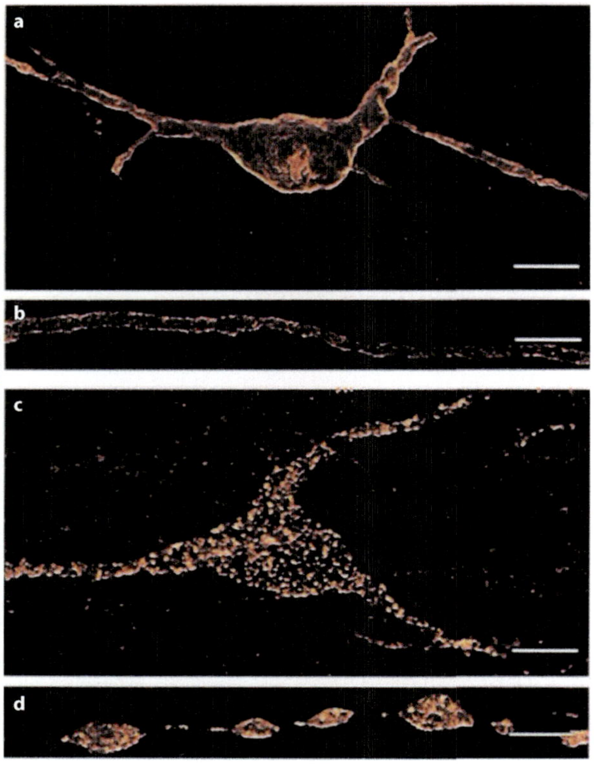

▪ **Abb. 16.22a–d. Neuroplastizität bei Schmerzzuständen.** Morphologische Änderungen im Soma und in den Dendriten von Nervenzellen des Rückenmarks mit nozizeptivem afferenten Zustrom nach Applikation von Capsaicin (Wirksubstanz des Paprika) auf die Haut des zugehörigen Dermatoms (zur Auslösung eines Entzündungsschmerzes). **a** Nervenzelle in Lamina I des Hinterhorns vor Capsaicinapplikation. **b** ein zugehöriger Dendrit. **c** Veränderung des Zellsomas nach Capsaicinapplikation. Die Substanz P-haltigen Zellbestandteile sind hier und in den anderen Teilabbildungen goldgelb gefärbt. **d** ein zugehöriger Dendrit

Posttetanische Potenzierung und Schmerzchronifizierung

Im Kortex fand man zusätzlich, dass vormals stille synaptische Verbindungen durch intensive Schmerzreize aktiv werden und ihre Aktivität in oft weit entfernte Zellanhäufungen senden, die dann selbst wieder, ähnlich einem Schneeballeffekt ihre Aktivität dauerhaft erhöhen. Der Mechanismus der **assoziativen posttetanischen Potenzierung (PTP)**, wie er in Kap. 25 beschrieben ist, wird dafür ebenso verantwortlich gemacht wie kollaterales, aktivitätsabhängiges Aussprossen von Synapsen (Kap. 24) in benachbarte Hirnregionen.

Deshalb ist Blockade oder Unterbrechung des NMDA-Rezeptoren gesteuerten Konsolidierungsprozesses mit einem **NMDA-Rezeptor-Blocker** (z. B. Ketamin oder Memantin) eine wirksame Behandlung von Deafferenzierungsschmerz (z. B. Phantomschmerz) und neuropathischen Schmerzen.

Sind aber die chronischen Schmerzen durch strukturelle Wachstumsprozesse nach Lernen bedingt oder schon abgeschlossen, dann ist eine Behandlung mit Memantin nicht wirksam. Beispielsweise zeigt sich bei vielen Phantomschmerzpatienten, dass Axone aus der Gesichtsregion (▪ Abb. 16.16 und 16.17) in die Handregion **einwachsen** (»Invasion«) oder stille Neuronen **demaskiert** werden und feuern, weil der hemmende Einfluss der Nachbarzellen verloren geht (durch mangelnden Impulseinstrom aus dem amputierten Glied).

Σ Eine Vielzahl von strukturellen und funktionellen neuroplastischen Veränderungen ist für die Einprägung und Chronifizierung von Schmerz verantwortlich. Besonders häufig sind Sensibilisierung oder Demaskierung von NMDA-Rezeptoren.

Vorbewusste Schmerzverarbeitung

▪ Abb. 16.23a zeigt eine magnetoenzephalographisch registrierte Schmerzantwort (Kap. 20) eines gesunden Menschen, ▪ Abb. 16.23b die eines Schmerzpatienten. In c sind die beiden Gruppen einander gegenüber gestellt, wenn sie einmal am Schmerzort (dem Rücken), das andere Mal am Finger gereizt werden. Die magnetischen Felder sind am somatosensorischen Kortex bereits **70–80 ms nach Reizdarbietung**, also lange **vor** deren Bewusstwerdung (erst ab 180–250 ms), erhöht, wenn sie am Schmerzort dargeboten werden (spezifische Antwort). Später, also nach 150 ms, sind sowohl elektrische Potenziale wie auch magnetische Felder über weiten Teilen des Kortex bei Schmerzpatienten erhöht (unspezifische Antwort).

Dies zeigt, dass im somatosensorischen kortikalen Empfangssystem die Zellensembles, die für die Schmerzverarbeitung und -speicherung zuständig sind, verstärkt auf Berührungsreize reagieren. Der durch C-Fasern in den Kortex geleitete Schmerz kann zu einem so frühen Zeitpunkt noch gar nicht im Großhirn angekommen sein.

Da Empfangsneuronen am Kortex sowohl aus C-Fasern wie auch Aβ- und Aδ-Fasern Information erhalten, verwundert diese generelle Erhöhung der Erregbarkeit nicht. Sie erklärt uns auch, warum Schmerzpatienten kaum einen bewussten Einfluss und Kontrolle auf ihr verstärktes Schmerzempfinden haben, da so frühe Verarbeitungsprozesse (um 100 ms) der kontrollierten Aufmerksamkeit und Steuerung nicht zugänglich sind. Vermutlich ist eine gelernte kortikale (oder auch subkortikale) Reorganisation des Gehirns als das neurophysiologische Substrat des Schmerzgedächtnisses anzusehen.

Σ Die neuroplastischen Veränderungen bei chronischen Schmerzen führen zu sehr frühen Sensibilisierungen der Schmerzwahrnehmung, die bewusst nicht kontrollierbar sind.

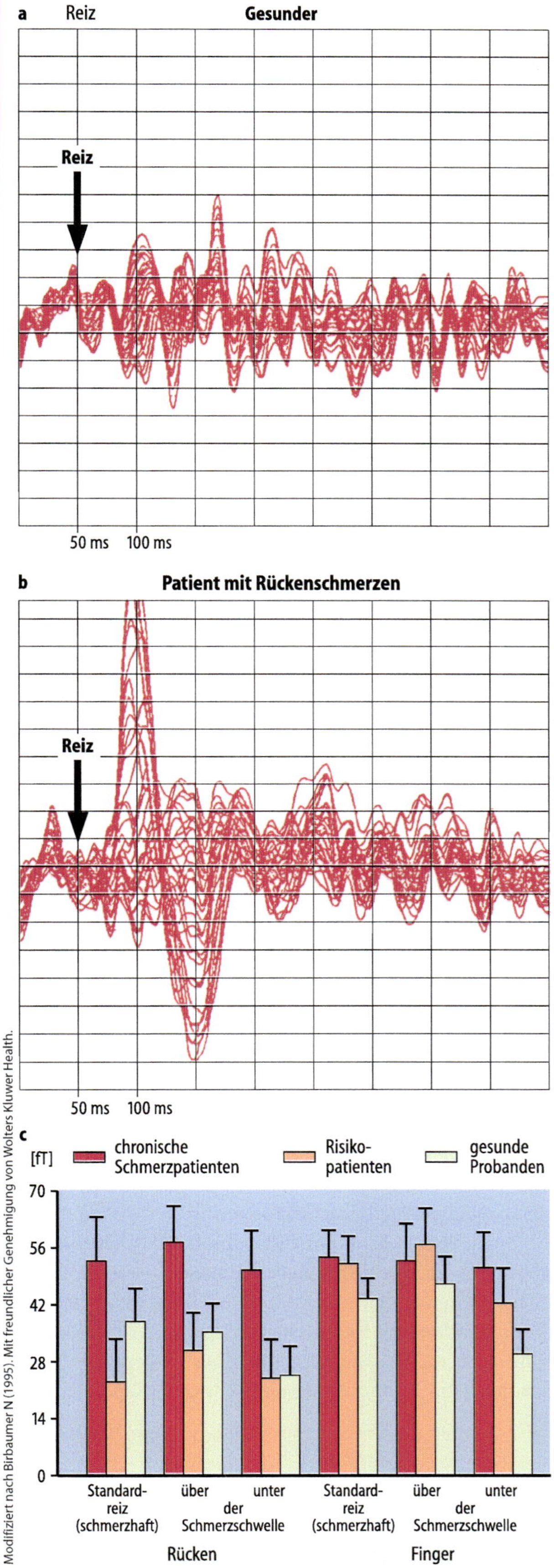

Modifiziert nach Birbaumer N (1995). Mit freundlicher Genehmigung von Wolters Kluwer Health.

Abb. 16.23a–c. Magnetische Hirnantworten auf Schmerzreize. Magnetisch evozierte Felder auf Schmerzreize bei einer Normalperson **(a)** und einem Patienten mit chronischen Schmerzen **(b).** Man erkennt sehr viel stärkere und ausgedehntere Felder bei dem Schmerzpatienten. Jede Linie stellt eine Antwort auf einen Reiz dar. **c** Stärke der gemittelten magnetischen Felder (in femto-Tesla, fT) nach Reizung des Rückens (Schmerzort) und eines Fingers bei 12 Schmerzpatienten, 12 Patienten mit beginnenden Schmerzen (Risikopatienten) und 12 gesunden Kontrollen. Man erkennt eine stärkere Antwort des Kortex nach Reizung am Schmerzort

16.6 Schmerztherapien

16.6.1 Pharmakologische Schmerztherapie

Überblick über Schmerztherapien

Schmerzen zu lindern ist eine der wesentlichen Aufgaben der Heilberufe. Kann die schmerzauslösende Ursache beseitigt werden, verschwindet damit auch der Schmerz. Ist dies nicht möglich, ist eine symptomatische Schmerzbehandlung notwendig. Einen Überblick über die **wesentlichen Schmerzbehandlungsverfahren** gibt Abb. 16.24. Sie zeigt einmal die pharmakologischen Verfahren (1–4), die entweder dazu dienen, Aufnahme (1) und Weiterleitung (4) noxischer Signale zu verhindern, oder die zentrale Verarbeitung zu hemmen (2) und die affektive Anteilnahme am Schmerzgeschehen abzuschwächen (2, 3). Zweitens zeigt Abb. 16.24 die physikalischen Behandlungsverfahren (5–8), die auf den verschiedensten Wegen und an unterschiedlichsten Stellen in den Schmerz eingreifen. Drittens wird auf die psychologischen Verfahren hingewiesen (9–12), die oft vereinfacht als **Schmerzbewältigungsstrategien** zusammengefasst werden, aber auch häufig einen direkten physiologischen Effekt auf die periphere und zentrale Schmerzverarbeitung haben. Im Folgenden wird auf die **Wirkweise dieser verschiedenen Behandlungsansätze** in der in Abb. 16.24 gegebenen Reihenfolge kurz eingegangen.

Wir unterscheiden pharmakologische, psychologische und physikalische, einschließlich chirurgische Schmerztherapien.

Nicht-narkotische Schmerzmittel

Dies sind Stoffe, die **analgetisch** (schmerzhemmend) wirken, ohne zu einer deutlichen Einschränkung oder Ausschaltung **(Narkose)** des Bewusstseins zu führen. In diese Gruppe fallen die nichtsteroidalen Analgetika (»nonstereoidal antiinflammatory drugs«, NSAID), wie z. B. die **Azetylsalizylsäure** oder **COX-2-Hemmer**. Ein Teil dieser Analgetika hemmt den Entzündungsprozess und reduziert dadurch die Aktivierung und Sensibilisierung von Nozizeptoren durch Entzündungsmediatoren (z. B. Prostaglandine). Sie haben aber auch davon unabhängige aktivitätsmindernde Wirkungen an den Nozizeptoren und wahrscheinlich auch an nozizeptiven Neuronen des zentralen Nervensystems (von

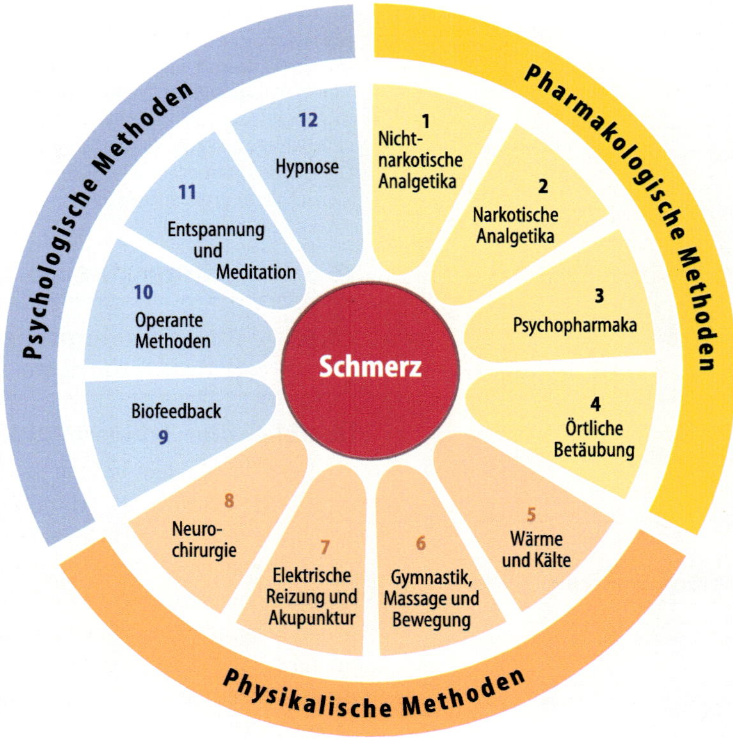

Abb. 16.24. Spektrum der wesentlichen pharmakologischen, physikalischen und psychologischen Methoden zur Behandlung von Schmerzen (Erläuterung im Text)

daher kann man nicht mehr von rein peripher wirkenden Analgetika sprechen).

Σ Nicht-narkotische Schmerzmittel beseitigen entweder einen Entzündungsprozess an den Nozizeptoren oder aber wirken direkt auf nozizeptive Neuronen.

Narkotische Schmerzmittel: Morphin

Diese sind in der Lage, auch starke Schmerzen zu lindern, haben aber eine so stark beruhigende, schläfrig machende Wirkung, dass v. a. bei höherer Dosierung narkoseähnliche Zustände auftreten können. Ältester Vertreter ist das **Morphin,** ein Bestandteil des Opiums. Daher die Bezeichnungen **Opiate oder Opioide** für alle dem Morphin vergleichbaren Stoffe. Ihre analgetische Wirkung beruht auf deren Bindung an Opioidrezeptoren des μ-Typs im Rückenmark und in supraspinalen Strukturen (▶ unten) und einer daraus folgenden Unterdrückung neuronaler Aktivität im Zentralnervensystem. Inzwischen wurden auch Opioidrezeptoren im peripheren Nervensystem gefunden, sodass man die Opiate nicht mehr uneingeschränkt als rein zentralnervös wirkende Analgetika bezeichnen kann.

Neben der analgetischen haben die Morphine auch atemdepressive, antitussive (hustenhemmende) und obstipierende Wirkungen. Bei längerer Anwendung kommt es zudem zur Gewöhnung (Toleranzentwicklung), aber selten zu physischer und psychischer Abhängigkeit (Kap. 26). Um diese systemischen Wirkungen der Opioide bei chronischer Zufuhr zu vermeiden, wird in dafür geeigneten Fällen Morphin peridural über einen Dauerkatheter appliziert. Dabei diffundiert anscheinend genügend Morphin in den spinalen Liquorraum, um die Morphinrezeptoren des Rückenmarks zu erreichen und die nozizeptive Informationsverarbeitung zu dämpfen oder zu blockieren. Die für Tage anhaltende lokale Analgesie unterstützt diese Annahme. Die systemischen Nebenwirkungen des Morphins sind bei dieser Applikationsweise gering.

Einen Platz in der Schmerztherapie haben auch **Psychopharmaka**, im Speziellen **Antidepressiva**. Diese Medikamente greifen in den Stoffwechsel der Transmitter ein, die die **deszendierende Hemmung** vermitteln. Darüber hinaus kann auch die Bekämpfung von Angst, Depression und Spannung zur Schmerzlinderung beitragen (Kap. 27).

Σ Psychopharmaka und Morphin beseitigen affektive Begleiterscheinungen von Schmerzen.

Örtliche Betäubung

Eine örtliche Betäubung mit einem Lokalanästhetikum kann man mit einem **Nervenblock** oder durch eine **Infiltra-**

tionsanästhesie erzielen. Auf Schleimhäute kann ein Lokalanästhetikum zur **Oberflächenanästhesie** auch aufgesprüht oder aufgepinselt werden. Um eine kleine Hautstelle für kurze Zeit zu betäuben, kann man sie durch Aufsprühen von rasch verdampfendem Chloräthyl vereisen, d.h. so tief abkühlen, dass die Sensoren ihre Arbeit einstellen.

In der Behandlung umschriebener Schmerzzustände kann ein Nervenblock vorübergehend (einige Stunden) eine erhebliche Erleichterung bringen. In seltenen Fällen hält die schmerzlindernde Wirkung länger an als von der Wirkdauer des Lokalanästhetikums zu erwarten ist. Eine örtliche Betäubung mit dem Ziel, das Krankheitsgeschehen selbst positiv zu beeinflussen, wird **therapeutische Lokalanästhesie,** in Deutschland teilweise auch **Neuraltherapie** genannt.

Σ Lokalanästhesie und Nervenblockaden unterbrechen kurzfristig die Fortleitung der Schmerzsignale.

16.6.2 Physikalische Maßnahmen der Schmerzbehandlung

Ruhe und Bewegung

Als **physikalische Schmerzbehandlung** werden Einwirkungen zusammengefasst, die von Massage und Gymnastik bis zur Anwendung elektrischer Reize und zur Neurochirurgie reichen. Die einfachsten physikalischen Maßnahmen, nämlich **Ruhe und Entspannung,** sind in der Schmerztherapie oft eine große Hilfe; sie können aber auch, wie in Abschn. 16.5 dargelegt, chronische Schmerzen verstärken. Die Ruhigstellung verhindert in vielen Fällen die Aktivierung von sensibilisierten Nozizeptoren durch mechanische Reize.

Krankengymnastik und Bewegungstherapie werden v. a. eingesetzt, um Heilungsprozesse an Gelenken, Muskeln, Sehnen, Bändern und Knochen zu fördern. Der Beitrag dieser Therapien zur Schmerzbekämpfung ist in der Regel indirekt, und kontrollierte Studien zur Indikation und zur Wirksamkeit fehlen. Ähnliches gilt für die verschiedenen Formen der **Massage.**

Wie wir beim Phantomschmerz schon gesehen haben, ist nur **funktionelle**, d. h. zu positiven Konsequenzen führende Bewegung schmerzlindernd. Auch **Sport** hat nur Sinn, wenn er positiv motiviert ist und in das tägliche Leben des Schmerzpatienten als Routine verankert wird.

Wärme und Kälte

Wärme ist wahrscheinlich die am häufigsten angewandte physikalische Schmerzbehandlung. Bei der lokalen Wärmeanwendung werden nur die oberflächlichen Schichten der Haut erwärmt. Dennoch kann **reflektorisch** auch die Blutzirkulation tiefer liegender Organe erhöht werden. Eine direkte Wärmezufuhr in tiefere Gewebe ist durch **Diathermie** (Kurzwellenbestrahlung) möglich.

Wärmeanwendungen wirken v. a. bei solchen Schmerzen, die durch mangelnde Gewebedurchblutung bedingt sind oder durch diese begünstigt werden. Umgekehrt gibt es Schmerzen, z. B. bei akut entzündlichen Prozessen, die mit einer Weitstellung der Gefäße einhergehen (z. B. Migräneanfall). Dieser muss dann durch die Anwendung von **Kälte** entgegengewirkt werden. Durch Kälte wird auch die Entwicklung einer Entzündung (über eine reduzierte Durchblutung und einen abgesenkten Stoffwechsel) gebremst.

Σ Ruhe und Bewegung sind nur dann schmerzlindernd, wenn sie auf die neuronalen Ursachen des Schmerzes abgestimmt sind und funktionell, d. h. positiv verstärkend auf Schmerzreduktion wirken. Wärme und Kälte haben schmerzhemmende Wirkung, wenn am Schmerz vaskuläre Prozesse beteiligt sind.

Elektrische Schmerztherapie und Akupunktur

Die **elektrische Reizung zur Schmerztherapie** macht sich die Beobachtung zunutze, dass Schmerzen oft durch andere, gleichzeitige Sinnesreize, wie Reiben, Kratzen, Wärme und Kälte (► oben), vermindert werden **(Verdeckung, Gegenirritation).** In diesen Situationen ist es keineswegs so, dass der Strom von nervösen Impulsen aus den Nozizeptoren aufhört. Vielmehr wird seine Weiterleitung an seinen zentralnervösen Schaltstationen gehemmt. Diese **afferente Hemmung** kann bereits im Rückenmark geschehen (► oben), sie kann aber auch weiter zentral, etwa im Hirnstamm oder Thalamus, einsetzen.

Am meisten wird die elektrische Reizung von Nerven durch die Haut eingesetzt, die als **transkutane elektrische Nervenstimulation (TENS)** bezeichnet wird. Eine Variante dieser Methode ist die **Hinterstrangreizung,** bei der die Elektroden operativ in den Wirbelkanal eingepflanzt werden. Man verspricht sich davon eine besonders intensive Reizung der afferenten Faserbündel im Hinterstrang des Rückenmarks und damit eine besonders starke afferente Hemmung.

Drittens versucht man, die afferenten Hemmzentren im Hirnstamm über eingepflanzte Elektroden direkt zu aktivieren. Diese **elektrische Gehirnreizung** ist die gezielte Anwendung der zu Beginn dieses Abschnittes vorgestellten stimulationsproduzierten Analgesie (SPA). Für die Beseitigung chronischer Schmerzen eignet sich die von Patienten selbst durchgeführte elektrische Reizung des Nucl. ventralis posterolateralis über dorthin implantierte Elektroden. Die Reizung dieser Umschaltstation für somatosensorische Information hemmt sowohl aufsteigende wie absteigende Schmerzsysteme (Abschn. 16.3).

Auch die **Akupunktur** wird von manchen Seiten als eine Methode angesehen, die über **afferente Hemmung** ihre analgetische Wirkung entfaltet. Dies trifft möglicherweise für die intensive **Elektroakupunktur** neuroanatomisch definierter Reizareale zu, die anscheinend eine über Plazeboeffekte hinausgehende kurzfristige analgetische Wirkung hat. Für die **klassische Akupunktur** und ihre Spielarten, z. B. die **Ohrakupunktur**, gibt es aber nach wie vor keine Anhaltspunkte ihrer Wirksamkeit.

Neurochirurgische Läsionen

Neurochirurgische Läsionen zur Schmerzbekämpfung sind Notbehelfe, die nur noch in Ausnahmefällen angewandt werden. Von gewisser praktischer Bedeutung ist v. a. die Durchschneidung des Vorderseitenstrangs des Rückenmarks (**Chordotomie**). Sie unterbricht die Weiterleitung nozizeptiver Signale aus der kontralateralen Körperhälfte. Mit ihr können bei schweren chronischen Schmerzen, z. B. aus dem Bereich des kleinen Beckens, kurz- bis mittelfristig (Wochen bis Monate) gute Erfolge erzielt werden. Angesichts der zentralen Plastizität und der Bedeutung von Lernen und Gedächtnis muss man bei solchen Maßnahmen mit Rückfällen rechnen (► unten).

Σ Elektrische Reizung von schmerzhemmenden Nervenfasern, Elektroakupunktur und elektrische Gehirnreizung sind wirksame neurochirurgische Maßnahmen bei chronischen Schmerzen. Sie müssen aber die neuroplastischen Veränderungen berücksichtigen, die die therapeutischen Veränderungen rückgängig machen und die Schmerzen sogar verstärken können.

16.6.3 Psychologische und psychophysiologische Schmerztherapien

Verhaltensanalyse

Da die Ursachen für chronische Schmerzen unabhängig von den pathophysiologischen Veränderungen zu mehr als 60% von kognitiven und lernpsychologischen Mechanismen verursacht sind, müsste bei den meisten Schmerzkrankheiten eine **psychophysiologische Diagnostik** und Therapie erfolgen. Dabei werden die physiologischen und psychologischen Ursachen des Schmerzes als Einheit behandelt und ihre Abhängigkeit von Lernprozessen, meist sozialer Natur, analysiert. Diesen diagnostischen Prozess, in dem alle 3 in Abschn. 16.5.1 beschriebenen Verhaltensebenen quantitativ erfasst werden, nennt man **Verhaltensanalyse.**

Aus der Verhaltensanalyse **folgen** direkt individuelle Behandlungsstrategien, je nach den psychologischen und physiologischen Ursachen der Schmerzzustände. Die wichtigsten Behandlungsverfahren, in denen Prinzipien der Biologischen Psychologie zur Anwendung kommen, wollen wir kurz anführen.

Psychophysiologische Behandlungsmethoden beseitigen in der Regel die Ursachen der Schmerzkrankheit und stellen nicht nur eine Strategie zur besseren psychischen Bewältigung der Schmerzen dar, wie häufig geglaubt wird. Dass mit einer Beseitigung oder Reduktion des Schmerzleidens auch eine bessere psychosoziale Bewältigung einhergeht, ist ein wünschenswerter Nebeneffekt psychologischer Behandlungen.

Σ Die Verhaltensanalyse bestimmt Auslöser, Entwicklung und physiologische, motorische und subjektive Schmerzreaktionen und deren aufrechterhaltende Bedingungen.

EMG-Biofeedback

Bei den in Abschn. 16.5 beschriebenen Schmerzzuständen wird der Circulus vitiosus aus Schmerz und Anspannung klassisch und instrumentell erlernt. Die Wahrnehmung der schmerzverursachenden pathophysiologischen Prozesse ist in einem spezifischen Körpersystem gestört. Dies gilt v. a. bei Rückenschmerzen für die Rückenmuskulatur, bei Spannungskopfschmerzen für die Hals-, Nacken- und Schultermuskulatur, bei Gesichtsschmerzen für die Gesichtsmuskulatur, bei Migräne für die Kopf- und Hirndurchblutung.

◻ Abb. 16.25 gibt eine typische Therapiesituation zur Beseitigung erhöhter Rückenverspannung in persönlichen Belastungssituationen wieder. Der Patient sitzt vor einem Bildschirm, auf dem er in leicht fasslicher Form die **elektromyographisch** am befallenen Rückenmuskel gemessene elektrische Aktivierung (EMG) beobachten kann. Gleichzeitig erhält er die in der Verhaltensanalyse bestimmten **persönlichen Belastungssituationen** entweder in der Vorstellung, in Videofilm oder im Rollenspiel oder in Realität dargeboten. Er beobachtet die **ersten Anzeichen von erhöhter Muskelaktivität** am Bildschirm und hat die Aufgabe, diese sofort auf das Ruhe-Ausgangsniveau zurückzuführen. Dies wird viele Male wiederholt, bis der Patient sehr

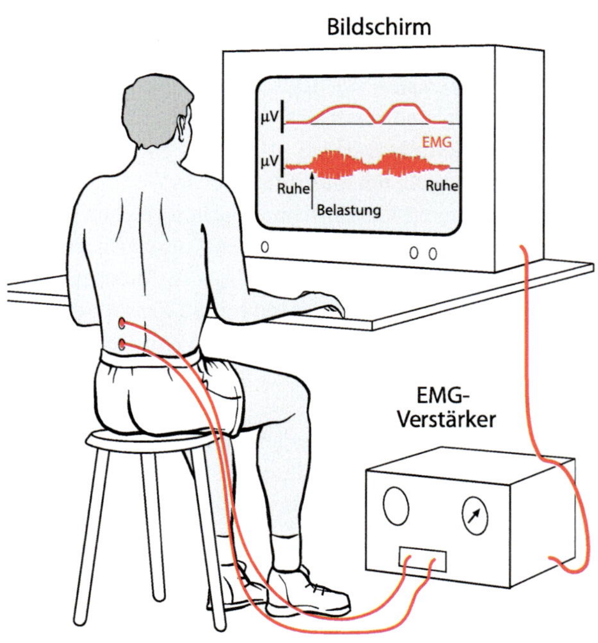

◻ Abb. 16.25. Versuchsanordnung zum Training des EMG-Biofeedbacks (► Text)

schnell, fast reflektorisch, das Anwachsen der Erregung der spezifischen Muskulatur **in Gegenwart der auslösenden Situation** wahrnimmt und verhindert. Danach werden dieselben Bedingungen ohne Rückmeldung und Computer so lange erneut wiederholt, bis diese gelernte **Extinktion** (Kap. 25) auch in der sozialen Wirklichkeit des Patienten gelingt. Durch diese Behandlung werden 60% der genannten Schmerzpatienten schmerzfrei, suchen weniger häufig den Arzt auf und reduzieren oder eliminieren die Analgetika.

Σ EMG-Biofeedback ist bei Schmerzen mit Muskelverspannungen das wirksamste therapeutische Verfahren. Die schmerzauslösenden Reize müssen aber während der Behandlung dargeboten werden.

Temperatur- und Durchblutungsbiofeedback

Vor allem bei **vaskulär** bedingten Kopfschmerzen (Migräne) hat sich die Rückmeldung der Durchblutung einer Kopfarterie (z. B. A. temporalis) als sehr nützlich erwiesen. Bei der **Migräne** kommt es vor dem Anfall in der Regel zu einer Unterdurchblutung großer Arterien und während des Schmerzanfalles zu einer verstärkten Durchblutung.

Durch psychophysiologische Registrierung der Durchflussgeschwindigkeit mit der sog. **Doppler-Sonographie** oder der Durchblutung mit einem Infrarotlicht-Aufnehmer **(Infrarot-Plethysmographie)** kann man dem Patienten die Gefäßweite und Durchblutung rückmelden. Extreme Erweiterungen oder Kontraktionen der Gefäße muss der Patient lernen, rechtzeitig mit einer Gegenreaktion zu beantworten.

Auch die **Rückmeldung der Hauttemperatur** über einen einfachen, auf die Haut geklebten Temperatursensor hat sich bei der Migräne als nützlich erwiesen. Dabei lernt man allerdings in den migränefreien Intervallen die Hauttemperatur zu **erhöhen**, um ein Anwachsen der sympathischen Konstriktion zu verhindern.

Σ Temperatur- und Durchblutungsbiofeedback ist besonders bei der Migräne indiziert, da es die Vasokonstriktion zwischen den Anfällen reduziert und damit das Ansteigen der sympathischen Überaktivierung vor dem Anfall verhindert.

Operante Schmerztherapie

Wenn in der Verhaltensanalyse festgestellt wurde, dass der Schmerzzustand primär durch seine unmittelbaren Konsequenzen erzeugt und aufrecht erhalten wird, so müssen diese Konsequenzen entfernt und positive Konsequenzen für mit Schmerz unvereinbarem Verhalten eingeführt werden. Für dieses Ziel kommen, je nach individueller Entstehungsgeschichte und Biographie, unterschiedliche Strategien in Frage:

- Relevante Bezugspersonen lernen, sich bei Schmerzäußerungen nicht mehr zuzuwenden, sondern nur schmerzfreie Phasen oder schmerzinkompatible Verhaltensweisen zu verstärken.
- Schonhaltungen werden durch ein **Aktivitätstraining** ersetzt, das nicht benutzte Muskelgruppen aktiviert und überanspruchte ausschaltet (learned non-use Kap. 13).
- **Schmerzkontingente Medikamenteneinnahme** wird durch den Schmerzcocktail ersetzt. Die Patienten erhalten zunehmend weniger aktiven Wirkstoff in ihren Medikamenten und dürfen die Medikamente nur nach Tageszeit und nicht nach Bedarf nehmen.
- Arztbesuche werden auf Notmaßnahmen begrenzt.
- Durch ein **Training sozialer Fertigkeiten** werden Verhaltensweisen und Gefühlsausdruck geübt, die im sozialen Umfeld zu einer Zunahme positiver sozialer Verstärkungen führen.
- **Kontrakt-Management** schreibt durch Verträge ansteigende motorische und soziale Aktivitäten des Patienten und seiner Bezugspersonen vor.

Operantes Training ist das erfolgreichste Verfahren zur Beseitigung chronischer Schmerzen, bei denen instrumentelles Lernen die zentrale Rolle spielt (Box 16.7). Da es aber zu schwierigen Umstellungen des gesamten sozialen Lebens eines Patienten führt und einen hohen Arbeitsaufwand von Seiten des Therapeuten verlangt, wird es selten angewandt.

Box 16.7. Operante Therapie der Fibromyalgie

Die Fibromyalgie ist ein chronisches Schmerzleiden unbekannter Ursache, bei der v. a. sog. Tender-Punkte (meist an Gelenken) extrem schmerzempfindlich sind. Viele der Patienten sind auch depressiv. Die Abbildung zeigt die Wirksamkeit einer operanten Therapie dieses Schmerzsyndroms. Man sieht, dass v. a. die kostensteigernden Arztbesuche stark zurückgehen.

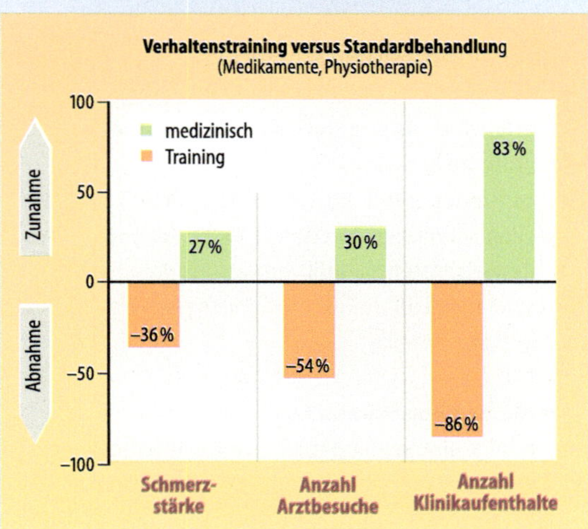

Σ Die operante Schmerztherapie beseitigt durch aktive Verhaltensänderung die positiven und negativen Verstärker für Schmerzreaktionen.

Kognitive Bewältigung

Die sog. kognitiven Therapien, zu denen man auch die **Hypnose** zählen kann, gehen davon aus, dass manche Schmerzzustände durch fehlende oder fehlangepasste kognitive Bewältigungsversuche entstehen und versuchen daher die gedankliche und sprachliche Bewältigung durch folgende Übungen zu verbessern:

- muskuläre und mentale Entspannung bei Schmerzen,
- katastrophisierende Gedanken durch positive zu ersetzen,
- Ablenkung durch positive körperbezogene Vorstellungen in einer anderen Sinnesmodalität,
- wiederholte Paarung der schmerzauslösenden Situationen oder Gedanken mit Entspannung,
- Autosuggestion von schmerzunvereinbaren Vorstellungen,
- Stressbewältigung durch wiederholte Vorstellung der Belastungssituationen.

Diese kognitiven Therapien haben sich als weniger wirksam als Biofeedback und operantes Training erwiesen und sind – wie auch die übrigen **verbalen Psychotherapieformen** (z. B. Psychoanalyse, Gesprächspsychotherapie, Körpertherapien, Gestalttherapien etc.) – kaum von Plazeboeffekten zu unterscheiden. Trotzdem werden sie auch bei Schmerzleiden am häufigsten angewandt, da sie sowohl von Seiten des Patienten wie auch von Seiten des Therapeuten einen minimalen Arbeits- und Energieaufwand erfordern und genauso oder besser bezahlt werden als die wirksamen, aber mühsamen operanten und physiologischen Verfahren.

Σ Kognitive Therapien versuchen durch verbale Beeinflussung der kognitiven Bewertung des Schmerzerlebens dieses positiv zu beeinflussen. Ihre Wirksamkeit ist trotz ihrer häufigen Anwendung begrenzt.

Zusammenfassung

Schmerz ist eine eigenständige Sinnesmodalität, die über das nozizeptive System vermittelt wird.

- Akute Schmerzen werden durch gewebeschädigende oder potenziell gewebeschädigende Reize (Noxen) ausgelöst.
- Akute Schmerzen sind in der Regel mit einem unlustbetonten Gefühlserlebnis verknüpft.
- Akute Schmerzen wirken deshalb als ein Antrieb zur Vermeidung.
- Eine einfache Klassifizierung des Schmerzes ist nach dem Ort seiner Entstehung (somatischer und viszeraler Schmerz etc.) möglich.
- Schmerzen, die mehr als 6 Monate anhalten oder immer wiederkehren, werden als chronische Schmerzen bezeichnet.

Bei der **Bewertung von Schmerzen**

- sind in wechselndem Ausmaß die **sensorische**, die **affektive**, die **vegetative** und die **motorische** Komponente beteiligt;
- kommt es entscheidend auf den Vergleich der aktuellen Schmerzen mit den im **Schmerzgedächtnis** gespeicherten Vorerfahrungen an;
- sind auch soziale Faktoren (Partnerschaft, Belastungen etc) beteiligt.

Das **Messen von Schmerzen**

- erfolgt einmal mit den klassischen Methoden der Psychophysik als **subjektive Algesimetrie;**
- erfolgt als **objektive Algesimetrie** mit der Messung motorischer und vegetativer Reaktionen und von evozierten Hirnrindenpotenzialen;
- bedient sich in der **klinischen Algesimetrie** Verhältnisschätzmethoden (z. B. visuelle Analogskala, VAS) und Fragebögen.

Nozizeptoren

- sind nicht-korpuskuläre **freie Nervenendigungen;**
- antworten zum Großteil **polymodal** auf diverse noxische Reize;
- sind z. T. auf **eine** Modalität spezialisiert (z. B. Hitzenozizeptoren, Mechanonozizeptoren);
- haben keine konstante Schwelle, sondern können **sensibilisiert** (z. B. bei Entzündungen) und **desensibilisiert** (z. B. durch Analgetika) werden;
- haben durch die Freisetzung von Peptiden auch **efferente Wirkungen** (neurogene Entzündung);
- haben für die verschiedenen noxischen Reize spezielle **Membranrezeptoren** wie z. B. den Vanilloidrezeptor aus der TRP-Familie;
- haben z. T. so hohe Schwellen, dass sie in normalem Gewebe unerregbar sind **(schlafende Nozizeptoren)**;
- haben eine Untergruppe, die als **Juckrezeptoren** dienen.

Die **zentrale Verarbeitung noxischer Signale**

- beginnt im **Hinterhorn des Rückenmarks,** wo die nozizeptiven Afferenzen auf Neurone aufgeschaltet

▼

16

werden, die in motorische und vegetative Reflexe eingebunden sind und/oder zum Thalamus und Kortex ziehen;
- erfolgt im Rückenmark unter Beteiligung von **Glutamat** als erregendem und **GABA** und **Glyzin** als hemmenden Transmitter, die praktisch alle mit Peptiden kolokalisiert sind;
- setzt sich mit der Weiterleitung der noxischen Signale in den Thalamus über die **lateralen** und **medialen thalamokortikalen Bahnen** fort;
- ist durch **absteigende schmerzhemmende Bahnen** kontrolliert, an denen auch die **endogenen Opiate** beteiligt sind.

Sensibilisierung und Plastizität im **zentralen** nozizeptiven System
- sind oft eine Folge der **peripheren** Sensibilisierung von Nozizeptoren;
- können zu **Allodynie** führen, d. h. zu einer Überempfindlichkeit auf Berührung durch nicht-noxische Reize;
- kann zu **Hyperalgesie** führen, d. h. zu einer erhöhten Empfindlichkeit auf noxische Reize;
- kann auch eine **Hyperpathie** auslösen, v. a. bei repetitiver Reizung.

Phantomschmerzen
- müssen im Gehirn entstehen, da sie auch ohne Afferenzen zum Gehirn bestehen bleiben;
- führen in und außerhalb des rezeptiven Feldes zu massiven Änderungen des Entladungsverhaltens der Neurone;
- bewirken eine **kortikale Reorganisation** bei der sich bei Handamputierten das Gesichtsareal in das Handareal verschiebt.

Eine große Rolle bei **chronischen Schmerzzuständen** spielen
- Reaktionsstereotypien mit Hypererregbarkeit einzelner Körpergebiete auf persönliche Stressreize,
- mangelnde Wahrnehmung der Hypererregungen,
- klassische Konditionierung der Reaktionsstereotypien.

Lernprozesse beeinflussen zusätzlich chronischen Schmerz über
- gelernte Stress-Analgesie,
- operantes Lernen,
- negative Verstärkung und Schonhaltungen.

Die **neuronalen Grundlagen** des **Schmerzgedächtnisses** sind nicht anders als die aller übrigen Lernprozesse. **NMDA-Rezeptorbindungen** und **Langzeitpotenzierung** sind besonders wichtig.

Pharmakologische Schmerztherapien benutzen
- nicht-narkotische Schmerzmittel, v. a. nichtstereoidale Analgetika,
- Morphin,
- Psychopharmaka,
- Lokalanästhesien.

Physikalische Schmerztherapien benutzen
- Ruhe und Entspannung,
- funktionelle Bewegung und Sport,
- elektrische Nervenreizung,
- Akupunktur,
- Nervenläsionen.

Psychologische Schmerztherapien bestehen aus
- Verhaltensanalyse,
- EMG- und Temperaturbiofeedback,
- operanter Therapie,
- kognitiver Therapie.

Literatur

Basbaum AI, Jessell TM (2000) The perception of pain. In: Kandel ER, Schwartz JH, Jessell TM (eds) Principles of neural science, 4th ed, pp 472–491. McGraw-Hill, New York

Handwerker HO (1999) Einführung in die Pathophysiologie des Schmerzes. Springer, Heidelberg Berlin New York Tokyo

Millan MJ (1999) The induction of pain: an integrative review. Progr Neurobiol 57:1–164

Schaible H-G, Schmidt, RF (2000) Pathophysiologie von Nozizeption und Schmerz. In: Fölsch UR, Kochsiek K, Schmidt RF (Hrsg) Pathophysiologie, S 55–68. Springer, Heidelberg Berlin New York Tokyo

Schmidt RF, Lang F (Hrsg) (2007) Physiologie des Menschen, 30. Aufl. Springer, Berlin Heidelberg New York Tokyo

Schmidt RF, Willis WD (eds) (2007) Encyclopedia of pain. Springer, Berlin Heidelberg New York Tokyo

17 Das visuelle System

N. Birbaumer (et al.), *Biologische Psychologie*, Springer-Lehrbuch,
https://doi.org/10.1007/978-3-540-95938-0_17

Der Jenaer Philosoph und Physiker J.F. Fries (1773–1843) schrieb 1818 in seinem »Handbuch der psychischen Anthropologie« über das Sehen: »Für die Kenntnis der Natur ist der Mensch ein Zögling des Auges. Nur das Sehen führt uns über die Oberfläche der Erde hinaus zu den Gestirnen, und auch auf der Erde führt dieser Sinn uns die meisten Anschauungen aus den größten Entfernungen mit der größten Leichtigkeit der Auffassung zu… Der Sehende fasst das ganze Leben der Natur um sich her durch Licht und Farbe, das Auge ist unser Weltsinn.«

Allein in Deutschland erblinden jedes Jahr 17.000 Patienten, für die es keine wirksame Behandlung und keine Heilung gibt (häufige, aber nicht alleinige Ursache: Durchblutungsstörungen der Netzhaut durch Diabetes-bedingte Gefäßschäden bei lange Zeit schlecht eingestellter Zuckerkrankheit, Abschn. 7.2.2). Ihnen das Augenlicht wieder zu geben, ist das Ziel von Forschergruppen, die Mini-Implantate aus Chip-Systemen als Sehhilfen einsetzen wollen. Verschiedene Systeme sind in der tierexperimentellen bzw. klinischen Erprobung, sodass zu hoffen ist, dass schon in den nächsten Jahren einem Teil der erblindeten Patienten ein gewisses Sehvermögen zurückgegeben werden kann.

17.1 Wahrnehmungspsychologie des photopischen und skotopischen Sehens

17.1.1 Photopisches Gesichts- und Blickfeld und seine Sehschärfe

Tageslicht- und Dämmerungssehen

Bei Tageslicht sehen wir die Umwelt hell und farbig. Sobald die Dämmerung einsetzt, lassen sich Farben immer weniger erkennen und es fällt z. B. beim Lesen einer Zeitung in zunehmender Dämmerung auf, dass zunächst das Kleingedruckte nicht mehr gelesen werden kann. Offensichtlich ist die **Sehschärfe** von den Beleuchtungsbedingungen abhängig und nimmt mit abnehmender Helligkeit rasch ab. Schließlich ist überhaupt keine Lektüre mehr möglich, auch wenn der Mond am Himmel steht. Farben lassen sich jetzt auch nicht mehr erkennen: Das Farbensehen des Tages **(photopisches Sehen)** hat dem Schwarz-Weiß-Sehen der Dämmerung **(skotopisches Sehen)**, also einer **funktionellen Farbenblindheit**, Platz gemacht (»nachts sind alle Katzen grau«).

Σ Farbensehen bei Tageslicht wird photopisches Sehen genannt. Das Schwarz-Weiß-Sehen in der Dämmerung nennt man skotopisches Sehen.

Gesichtsfeld und Blickfeld

Bedeckt man bei hellem Tageslicht mit der Hand ein Auge und sieht man mit dem anderen Auge einen Punkt im Raum fest an, so erscheint dieser **fixierte Punkt scharf** und etwa im Mittelpunkt eines gleichzeitig wahrgenommenen Ausschnittes aus unserer Umwelt, den wir das **einäugige** oder **monokulare Gesichtsfeld** nennen.

Fixieren wir den selben Punkt anschließend mit beiden Augen, so erweitert sich unser Gesichtsfeld auf der Seite des zusätzlich geöffneten Auges. Das **zweiäugige** oder **binokulare Gesichtsfeld** ist also deutlich größer als das monokulare. Es ist aber nicht doppelt so groß, weil sich die beiden monokularen Gesichtsfelder in der Mitte zu einem erheblichen Teil überlappen **(binokulares Deckfeld)**.

Durch **Bewegen der Augen** können wir das Gesichtsfeld nach beiden Seiten um maximal etwa 60°, sowie nach oben und unten um etwa je 40° verschieben. Bei unbewegtem Kopf ist also unser **Blickfeld horizontal um 120°, vertikal um 80° größer** als das Gesichtsfeld. Jede darüber hinausgehende Verschiebung des Gesichtsfelds muss durch Kopf- oder Körperbewegungen erfolgen.

Σ Der von einem Auge gesehene Raum wird Gesichtsfeld genannt. Die Gesichtsfelder beider Augen überlappen sich in der Mitte. Durch Bewegen der Augen erweitert sich das binokulare Gesichtsfeld zum Blickfeld.

Perimetrie

Die exakte augenärztliche Ausmessung des photopischen Gesichtsfelds wird **Perimetrie** genannt. Dazu werden in einer Perimeterapparatur (Abb. 17.1a) weiße oder farbige Leuchtpunkte von außerhalb des Gesichtsfelds zum fixierten Punkt hin bewegt, und der Patient oder Proband gibt ein Zeichen, sobald er den Punkt sieht. Dabei zeigt sich, dass das Gesichtsfeld **für weiße Leuchtpunkte größer ist als für farbige.** Wir sind also an den Rändern des Gesichtsfelds farbenblind (Abb. 17.1b).

Skotom

Der Verlust der visuellen Empfindung in einem Teil des Gesichtsfeldes wird **Gesichtsfeldausfall** oder **Skotom** genannt. Im Gesichtsfeld jedes Auges gibt es ein physiologisches Skotom, den **blinden Fleck**. Er liegt dort, wo der Sehnerv die Netzhaut verlässt bzw. in sie eintritt (Abb. 17.12). Der Leser kann seinen blinden Fleck an Hand der Abb. 17.1c selbst feststellen (▶ Legende). Dieser blinde Fleck wird im Alltag nicht bemerkt, da das zentrale Sehsystem aus dem Gesamtmuster der jeweiligen optischen Eindrücke eine **Wahrnehmungsergänzung** für die blinden Flecke beider Augen durchführt.

Σ Die monokularen Gesichtsfelder können mit Hilfe der Perimetrie ausgemessen werden. Das Gesichtsfeld ist für weißes Licht größer als für farbiges. Der blinde Fleck bleibt normalerweise durch Wahrnehmungsergänzung unbemerkt.

17

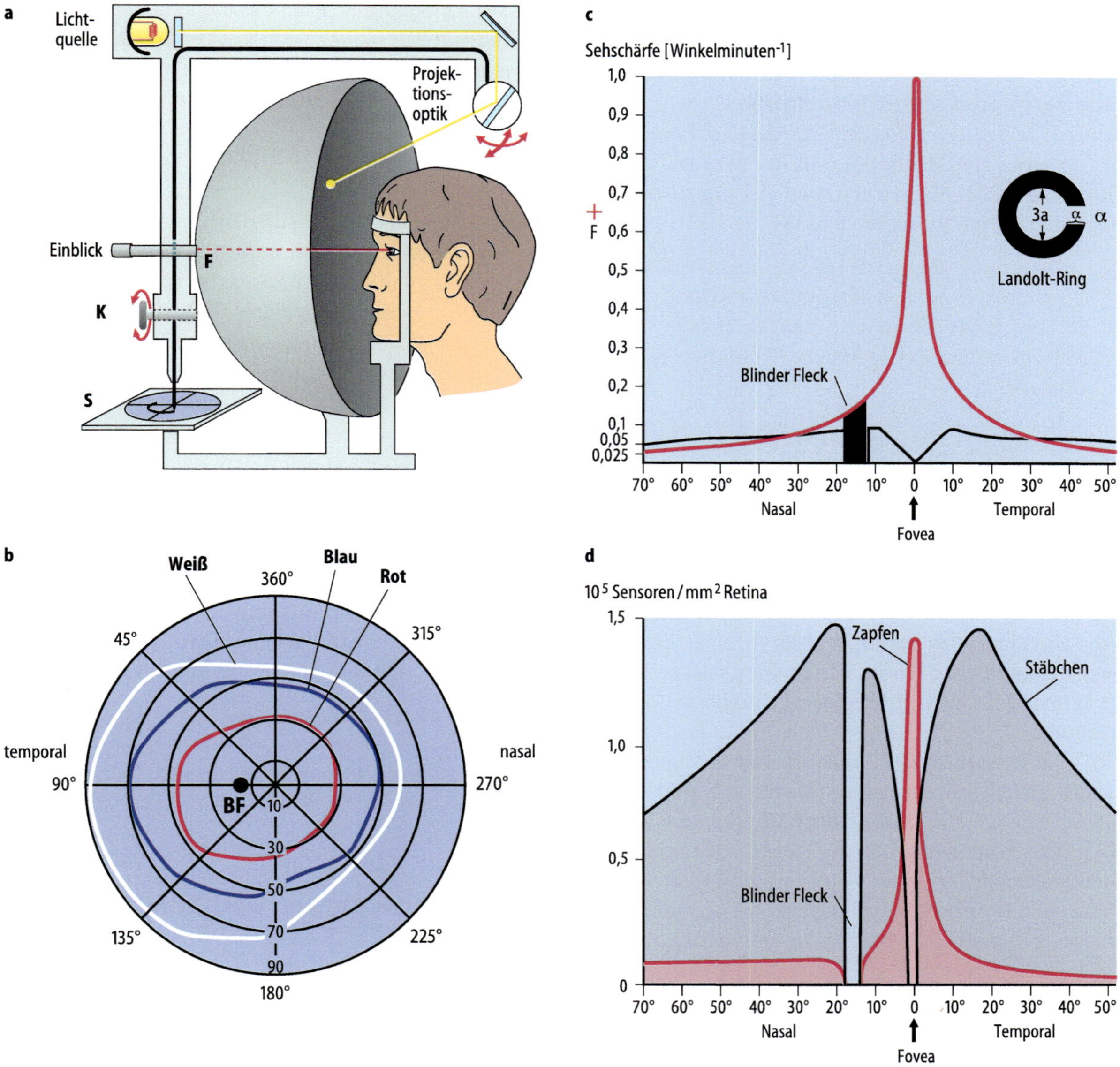

Abb. 17.1a–d. Gesichtsfeldmessung mit dem Perimeter und Bestimmung der Sehschärfe im Gesichtsfeld bei photopischem und skotopischem Sehen. a Perimeterapparatur, schematisiert. Die Messung des Gesichtsfelds wird monokular durchgeführt. **b** Resultat einer Bestimmung der normalen Gesichtsfeldgrenzen mit weißen, blauen und roten Lichtpunkten. *BF* blinder Fleck. Der Fixationspunkt der Perimeterapparatur entspricht dem Mittelpunkt der Kreise, die den Abstand der Prüfmarken vom Fixationspunkt in Winkelgraden angeben. Moderne Perimeterapparaturen sind teilautomatisiert und an Digitalrechner angeschlossen. **c** Die rote Kurve gibt die Verteilung der Sehschärfe bei Tageslicht (photopisches Sehen) wieder, die schwarze zeigt die Sehschärfe beim Dämmerungssehen (skotopisches Sehen). Als Einsatzfigur ist ein Landolt-Ring zu sehen, wie er zur Bestimmung der Sehschärfe eingesetzt wird. An dieser Figur kann der Beobachter den blinden Fleck feststellen, wenn er aus etwa 25 cm Entfernung das Kreuz *F* am linken Bildrand mit dem rechten Auge monokular fixiert. Der Landolt-Ring fällt dann auf den blinden Fleck und wird nicht mehr gesehen. **d** Verteilung der Zapfen und Stäbchen an verschiedenen Stellen der Netzhaut (schematisch). Offensichtlich ist die Verteilung der Sehschärfe weitgehend eine Folge der Anordnung der Photosensoren

Sehschärfenmessung (Visusbestimmung)

Wenn man monokular oder binokular einen Gegenstand fixiert und darauf achtet, wie deutlich man andere Gegenstände im Gesichtsfeld erkennt, bemerkt man, dass die Deutlichkeit mit der seitlichen Entfernung der Gegenstände vom Fixationspunkt immer weiter abnimmt und wir die Gegenstände am Rande nur schemenhaft erkennen. Wollen wir diese deutlich erkennen, so müssen wir dorthin blicken, also unseren Fixationspunkt ändern. **Fixationspunkt** und **Stelle des schärfsten Sehens** im Gesichtsfeld **stimmen also bei Helligkeit überein.**

Die Sehschärfe für die Stelle des schärfsten Sehens wird mit **Leseprobetafeln** geprüft und als **Visus** bezeichnet. Die physiologische Definition des Visus **V** erfolgt meist mit Hilfe der **Landolt-Ringe** (Einsatzfigur in Abb.17.1c) als

$$V = 1/\alpha \text{ (Winkelminuten}^{-1}\text{)},$$

wobei α die Lücke in Winkelminuten ist, die von der Versuchsperson in einem **Landolt-Ring** gerade noch erkannt wird. Der Visus ist also 1, wenn α=1 Winkelminute ist. Diese Tageslichtsehschärfe hat die Mehrheit der normalsichtigen Bevölkerung. Von der Stelle des schärfsten Sehens fällt der Visus zum Rande des Gesichtsfeldes steil ab (rote Kurve in Abb. 17.1c), genau wie wir dies von unserer subjektiven Erfahrung zu erwarten hatten.

Σ Bei Tageslicht stimmen Fixationspunkt und Stelle des schärfsten Sehens überein. Die Messung der Sehschärfe erfolgt mit Sehprobentafeln und wird als Visus ausgedrückt. Normal ist ein Visus von 1.

17.1.2 Skotopisches Sehen in der Dämmerung

Zeitverlauf der Dunkeladaptation

Wenn wir aus einem sehr hellen in einen nur schwach erleuchteten Raum treten, nehmen wir zunächst kaum etwas wahr. Erst allmählich passt sich unser Auge an die verringerte Helligkeit an, die Sehschärfe nimmt wieder zu, und wir können einzelne Gegenstände mindestens in Umrissen erkennen.

Der **Zeitverlauf dieser Dunkeladaptation** kann experimentell leicht bestimmt werden (Abb. 17.2, Abb. 14.13 in Abschn. 14.5.1). Die **Dunkeladaptationskurve** zeigt, dass die größte Empfindlichkeit des Auges erst nach einem Dunkelaufenthalt von über 30 min erreicht wird. Wie der Ordinate in Abb. 17.2 zu entnehmen ist, ist das dunkeladaptierte Auge mehr als 1000-mal so empfindlich auf Licht wie das helladaptierte.

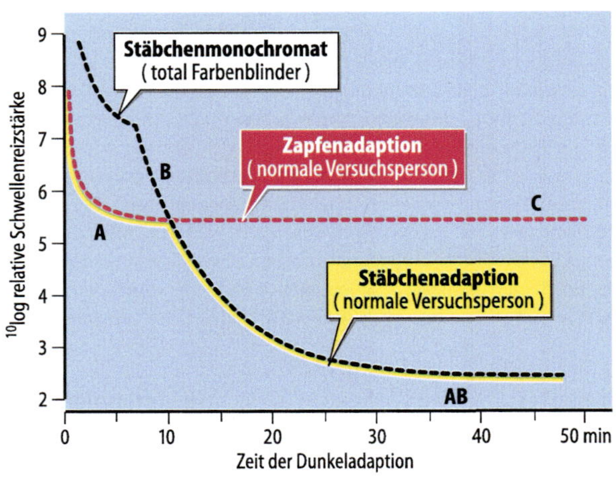

Abb. 17.2. Dunkeladaptationskurve des Menschen. *A* Kurve der Mittelwerte von 9 normalen Versuchspersonen. *B* Dunkeladaptationskurve eines total Farbenblinden, gemessen für den retinalen Ort 8° oberhalb der Fovea centralis. *C* Dunkeladaptationskurve für das Zapfensystem des normal farbentüchtigen Menschen (Fovea centralis, rote Lichtreize). Für die Kurve *B* ist die Zeitachse (Abszisse) um 2 min nach rechts zu verschieben

Σ Die Lichtempfindlichkeit des Auges nimmt beim Übertritt von sehr heller in dunkle Umgebung innerhalb von etwa 30 min auf etwa das 1000-fache zu. Dies wird Dunkeladaptation genannt.

Skotopische Sehschärfe und das Purkinje-Phänomen

Die **Verteilung der skotopischen Sehschärfe** im Gesichtsfeld zeigt die schwarze Linie in Abb. 17.1c. Dort wo das Maximum des photopischen Sehens ist, hat das skotopische Sehen einen (weiteren) **blinden Fleck (Zentralskotom)**. Dies kann man sich in einer sternklaren Nacht sehr leicht verdeutlichen, in dem man versucht, einzelne, sehr lichtschwache Sterne zu fixieren: Der Stern verschwindet mit jeder Fixation, taucht jedoch sofort wieder auf, wenn man einen Fixationsort etwas neben dem Stern wählt.

Beim Übergang vom photopischen zum skotopischen Sehen verschiebt sich auch die **Lichtempfindlichkeit** des Auges **vom roten zum blauen Licht**. Dies wird nach seinem Entdecker als **Purkinje-Phänomen** bezeichnet, denn diesem fiel auf, dass in der Dämmerung, also nach Verlust des Farbensehens, der rote Mohn eines Kornfeldes sehr dunkel erscheint, die blaue Kornblume dagegen sehr hell.

Σ Beim skotopischen Sehen gibt es 2 physiologische Skotome: den Austrittsort des Sehnerven und die Fovea centralis. In der Dämmerung ist das Auge für blaues Licht empfindlicher als für rotes (Purkinje-Phänomen).

17.1.3 Anpassung an wechselnde Sehreize

Helladaptation, Blendung

Hat das Auge nach einem längeren Aufenthalt im Dunkeln seine maximale Empfindlichkeit erreicht, so kommt es beim abrupten Übergang in eine sehr helle Umgebung zunächst zu einer sehr starken Aktivierung der Netzhautrezeptoren, die sich subjektiv als **Blendung** bemerkbar macht. Danach passt sich das Sehsystem in weniger als einer Minute an die neue Umgebungshelligkeit an. Die Helladaptation verläuft also wesentlich schneller als die Dunkeladaptation.

Eigengrau und Graustufen

Die ständige Anpassung des Sehsystems an wechselnde Reizbedingungen geht auch aus folgender Beobachtung hervor: Wenn wir uns längere Zeit im Dunkeln aufhalten, so ist unsere visuelle Wahrnehmung nicht »schwarz«, sondern eher ein mittleres Grau, das **Eigengrau** genannt wird. Auch dieses Eigengrau ist in seiner Helligkeit nicht konstant, sondern fließend, und es gehen häufig die verschiedensten **Sinnestäuschungen** (Sehen von Gesichtern, Gestalten, Geistern) von ihm aus.

Wird in einer solchen Situation plötzlich ein vor uns liegendes Schachbrett schwach angeleuchtet, so sehen wir sofort die hellen Felder heller als das vorhergehende Eigengrau und die dunklen Felder dunkler, obwohl auch von diesen **dunkleren Felder jetzt mehr Licht in die Augen fällt** als in der vorhergehenden Dunkelheit. Mit anderen Worten, dank der Mechanismen der **Kontrastüberhöhung** (▶ unten) hat sich das Sehsystem sofort auf die neue Reizsituation so angepasst, dass eine gegenüber der objektiven Reizsituation verbesserte Deutung des visuellen Sinneseindruckes möglich ist.

Σ Beim Übertritt von sehr dunkler in sehr helle Umgebung passt sich die Lichtempfindlichkeit des Auges nach kurzer Blendung in weniger als einer Minute an die Helligkeit an. Auch in kompletter Dunkelheit gibt es Lichtempfindungen, wie z. B. das Eigengrau.

Negative und positive Nachbilder

Die Lichtempfindlichkeit des Auges als Ganzes kann also über einen sehr weiten Bereich schwanken (◘ Abb. 17.2). Mit Hilfe der ◘ Abb. 17.3a lässt sich schnell klarmachen, dass auch umschriebene Abschnitte der Netzhaut unterschiedlich stark an Licht adaptiert werden können. Diese **Lokaladaptation** führt zu Nachbildern, da beispielsweise beim Wechseln der Fixation von der rechten auf die linke Zeichnung in ◘ Abb.17.3a der gleichmäßige Lichtreiz des weißen Papiers auf unterschiedlich adaptierte Netzhautstellen trifft und damit bei den dunkeladaptierten eine stärkere Erregung auslöst. Das subjektive Resultat ist ein **negatives Nachbild**. Eine Lokaladaptation durch farbige Reizmuster löst **Nachbilder in der Gegenfarbe** (rot/grün, blau/gelb, Abschn. 17.1.5) aus.

Intensive Belichtung der Netzhaut (z. B. Blick in die Sonne) löst **langanhaltende** Nachbilder aus. Nach kurzen Lichtblitzen nimmt man dagegen eine rasche Folge von hellen, also **positiven** periodischen Nachbildern wahr (2–4 Nachbilder innerhalb von 2 s). Diese sind wahrscheinlich durch oszillatorische Erregungsprozesse in der Netzhaut bedingt.

Σ Positive und negative, je nach Umständen schwarzweiße oder farbige Nachbilder treten als Folge unterschiedlich lichtadaptierter Abschnitte der Netzhaut auf.

Simultankontrast, Mach-Bänder

Das Sehsystem besitzt Eigenschaften, die es befähigen, aus der Fülle der optischen Reize besonders auf diejenigen zu achten, die **für eine Interpretation** der visuellen Empfindungen von besonderer Bedeutung sind. Ein Beispiel ist die starke Beachtung und Unterstreichung von Konturen und Kontrasten, die sowohl im Schwarz-Weiß- wie im Farbensehen dafür sorgen, dass **Reizänderungen bevorzugt wahrgenommen** werden.

Das graue Feld in ◘ Abb. 17.3b erscheint auf dunklem Hintergrund deutlich heller als auf hellem. Der physikalisch

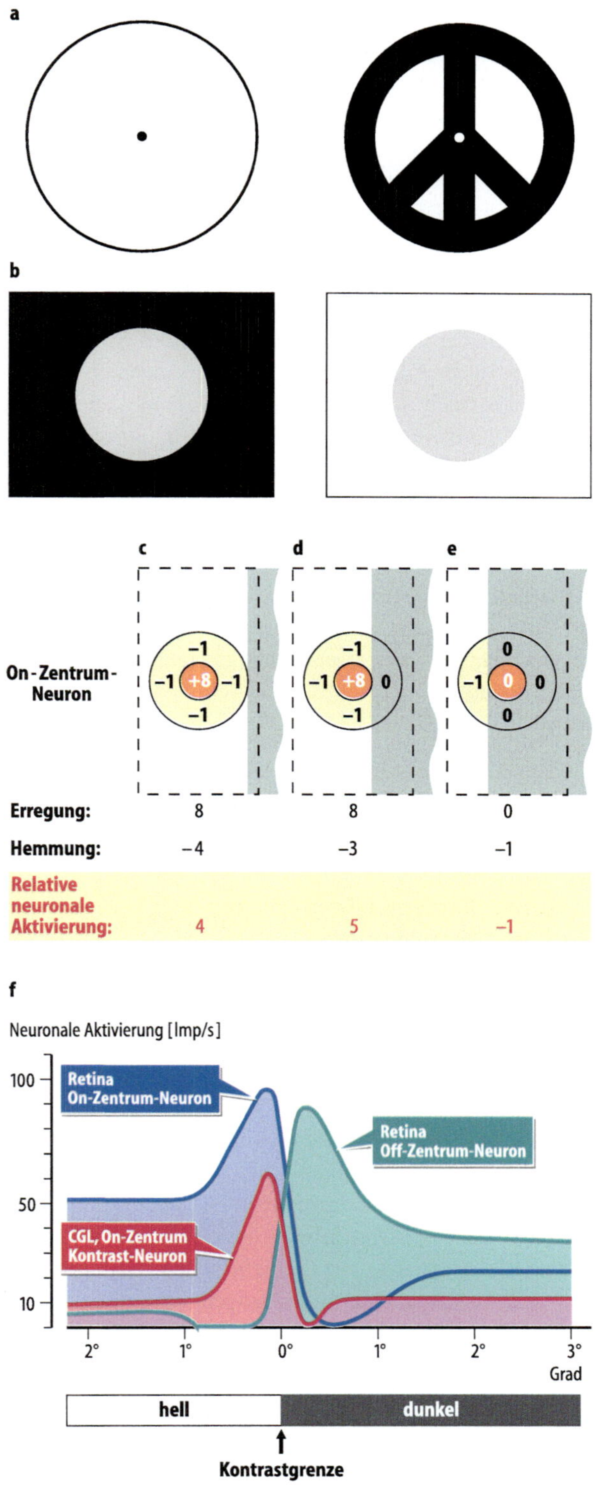

◘ **Abb. 17.3a–f. Nachweis von Nachbildern und Simultankontrast. a** Vorlage zur Beobachtung eines Nachbildes. Fixiert man für etwa 30 s das Zentrum der geometrischen Figur rechts und blickt anschließend auf das Zentrum des Kreises links, so sieht man ein negatives Nachbild der rechten Figur. **b** Vorlage zur Beobachtung des Simultankontrastes. Das identisch graue Feld erscheint auf dunklem Hintergrund deutlich heller als auf hellem. **c–e** Erklärung des Grenzkontrastes, der bei Neuronen des afferenten visuellen Systems unterschiedlich stark ist **(f)**

identische Reiz wird also in Abhängigkeit von seiner Umgebung unterschiedlich wahrgenommen, und zwar in dem Sinne, dass der **Unterschied zur Umgebung** ausdrücklich **betont** wird. Wir bezeichnen dieses Phänomen als **Simultankontrast**.

Eine genaue Betrachtung der beiden Vorlagen zeigt, dass bei dunklem Hintergrund der äußerste Rand des Graukreises besonders aufgehellt erscheint, während bei hellem Hintergrund ein dunkles Band den Graukreis umgibt. Diese **simultanen Grenzkontraste** werden nach ihrem Erstbeschreiber als **Mach-Bänder** oder Mach-Streifen bezeichnet. Solche Kontrastüberhöhungen lassen sich in analoger Form auch in anderen Sinnessystemen nachweisen. Der Simultankontrast ist ein wichtiger Mechanismus, der die beträchtlichen physiologischen Fehler des dioptrischen Apparats (Abschn. 17.2.1) zum Teil **funktionell kompensiert** und so die Sehschärfe und das Formensehen verbessert (die in ◘ Abb. 17.3c–f dargestellten neurophysiologischen Grundlagen des Grenzkontrastes werden in Abschn. 17.2.3 im Zusammenhang mit der Besprechung der konzentrischen Organisation der rezeptiven Felder retinaler Ganglienzellen erläutert).

Σ **Kontraste, wie z. B. Simultankontraste und simultane Grenzkontraste (Mach-Bänder), werden im visuellen System besonders gut wahrgenommen. Daraus resultiert eine Verbesserung der Sehschärfe.**

Wahrnehmen von Flimmerlicht und Scheinbewegungen

Wird ein Licht zuerst langsam und dann schneller ein- und ausgeschaltet, so kann man den Hell-Dunkel-Wechsel beim skotopischen Dämmerungssehen bis zu einer Frequenz von 22–25 Lichtreizen pro Sekunde, beim photopischen Tagessehen bis zu einer Lichtwechselfrequenz von etwa 30 pro Sekunde noch auflösen. Danach erscheint das Licht als Dauerlicht, wobei im photopischen Bereich die **Flimmerfusionsfrequenz** deutlich von der Intensität des Lichtreizes abhängt (Talbot-Gesetz): Je heller das Licht, desto höher die kritische Flimmerfrequenz (bei sehr hellem Licht erreicht sie Werte bis maximal 90 Lichtreize pro Sekunde).

Die Trägheit des Sehvorganges macht sich die Film- und Fernsehtechnik heute in weitem Umfang zunutze. Dabei nutzt sie noch einen zweiten Effekt aus, nämlich die als **Phi-Phänomen** bezeichnete Scheinbewegung, die sich am einfachsten bei Lichterketten beobachten lässt, die so geschaltet sind, dass kurz nach Erlöschen des einen Lichtes das benachbarte angeht (z. B. hin- und herspringende Blinker bei Straßenbahnen). Dabei erhält man den Eindruck, dass das Licht hin- und herspringt und nicht, dass 2 Lichter abwechselnd aufleuchten.

Niederfrequentes Flimmern kann dagegen eigenartige Effekte hervorrufen, wie z. B. verschiedene Farbschattierungen sowie bewegte und ruhende Gestalten. Bei photosensitiv veranlagten Menschen kann auch ein **epileptischer Anfall** ausgelöst werden, wenn nämlich das Licht in der Frequenz der epileptischen Entladungen flackert.

Eine völlig andere, in ihren Ursachen noch nicht aufgeklärte Scheinbewegung ist das als **autokinetisches Phänomen** bezeichnete »wandernde Licht«, das sich z. B. mit einer glühenden, auf einem Aschenbecher liegenden Zigarette leicht beobachten lässt. Beobachtet man das glühende Ende länger als einige Sekunden, dann beginnt es in der Regel, in einer seltsamen, regellosen Art herumzuwandern oder zu schwingen. Von den vielen Theorien, die bisher zur Erklärung dieses Phänomens herangezogen wurden, fand keine bisher allgemeine Anerkennung (Abschn. 17.4.3).

Σ **Bei schnellem Wiederholen von Flimmerlicht erscheint dieses als Dauerlicht; dies wird beim Film, beim Fernsehen und an Computerbildschirmen ausgenutzt. Als Phi-Phänomen bezeichnet man Scheinbewegungen, die z. B. bei Lichterketten durch sequenzielles Ein- und Ausschalten erzeugt werden.**

17.1.4 Sehen und Wahrnehmen mit zwei Augen

Konvergenz als Entfernungsmesser

Das beidäugige Sehen ist dem einäugigen in mehrfacher Hinsicht überlegen. Zum einen **erweitert** es, wie wir schon gesehen haben, **Gesichts- und Blickfeld**. Zum anderen ermöglicht es uns, den Abstand zu den Gegenständen im Raum besser zu messen und aus den etwas unterschiedlichen Bildern, die die beiden Augen wegen ihres seitlichen Abstandes von etwa 7 cm sehen, ein **dreidimensionales plastisches Abbild der Umwelt aufzubauen**.

Die optischen Achsen jedes Auges treffen sich immer im fixierten Punkt. Liegt dieser im Unendlichen, so stehen die optischen Achsen parallel. Je näher der fixierte Punkt rückt, desto stumpfer wird der Winkel, den die beiden Sehachsen miteinander bilden (die Augen »wenden sich nach innen«). Dieser **Konvergenzwinkel** kann vom Gehirn festgestellt und als **Maß für die Entfernung des fixierten Punktes** ausgewertet werden. Dieses Meßprinzip wird auch in zahlreichen technischen Entfernungsmessern, z. B. in Photoapparaten, ausgenutzt.

Querdisparation und Tiefenwahrnehmung

Die Entfernungsmessung über den Konvergenzwinkel hält immer nur die Entfernung zum fixierten Punkt fest. Zusätzlich hat das Gehirn aber auch ein Verfahren entwickelt, die Entfernung von Gegenständen zu messen, die näher und ferner als der fixierte Punkt liegen. Dabei werden die geringen Unterschiede ausgewertet, die die beiden Netzhautbilder dadurch aufweisen, dass die beiden Augen die Umwelt von verschiedener Position aus, nämlich seitlich etwas verschoben, betrachten.

Diese seitliche Verschiebung, genannt **Querdisparation**, kann man sich selbst vor Augen führen, indem man in

Box 17.1. Helligkeitswahrnehmung und Bildsegmentierung

Die 4 Scheiben auf den beiden Abbildungen oben sind ebenso identisch wie die Scheiben auf den beiden unteren Abbildungen. In den beiden oberen Abbildungen erscheinen aber die linken 4 Scheiben dunkler als die rechten 4 Scheiben. Die kritische Variable ist nur die Richtung und Stärke des Kontrastes zwischen der (wolkenartigen) Umgebung und den Scheiben. In dem Bild links oben mit heller Umgebung erscheinen die Scheiben schwarz, sichtbar durch transparente helle Wolken, in dem Bild rechts oben mit dunkler Umgebung erscheinen sie weiß. In den beiden Abbildungen darunter wurde nichts anderes geändert, als dass der Hintergrund um 90° gedreht wurden, also die Scheiben nun **vor** den Wolken und dem Hintergrund liegen: Die Täuschung verschwindet, beide Scheibengruppen entsprechen nun der Realität und unterscheiden sich nicht mehr, obwohl der helle und dunkle Hintergrund beibehalten wurde. Was fehlt, ist nur die **Transparenz** der Bildebenen durch die Manipulation des Kontrastes, der bei den oberen linken Scheiben an den Scheibengrenzen stets von Dunkel nach Hell und rechts stets von Hell nach Dunkel reicht.

Diese Täuschung belegt, dass die Helligkeitsunterschiede, die man in den Abbildungen oben wahrnimmt, auf einem Segmentierungsprozess der Transparenzbildung beruhen müssen. Wenn die Wahrnehmung der Transparenz durch die Hervorhebung der Scheiben aufgehoben wird, verschwindet der Helligkeitsunterschied. Viele Figur-Hintergrund-Eindrücke und -Täuschungen beruhen auf Manipulationen der Transparenz von Figur oder Hintergrund. Solche Täuschungen können nicht auf einem peripheren Mechanismus der Kontrastbildung (z. B. durch laterale Hemmung oder rezeptive Feldorganisation, Abschn. 17.3.1) beruhen, wie im unteren Teil der Abbildung sichtbar: Die Kontrastverhältnisse heller Hintergrund links und dunkler rechts sind gleich wie auf den oberen Bildern, die nur die Bildebenen durch die Wolkenkontraste vertauscht haben.

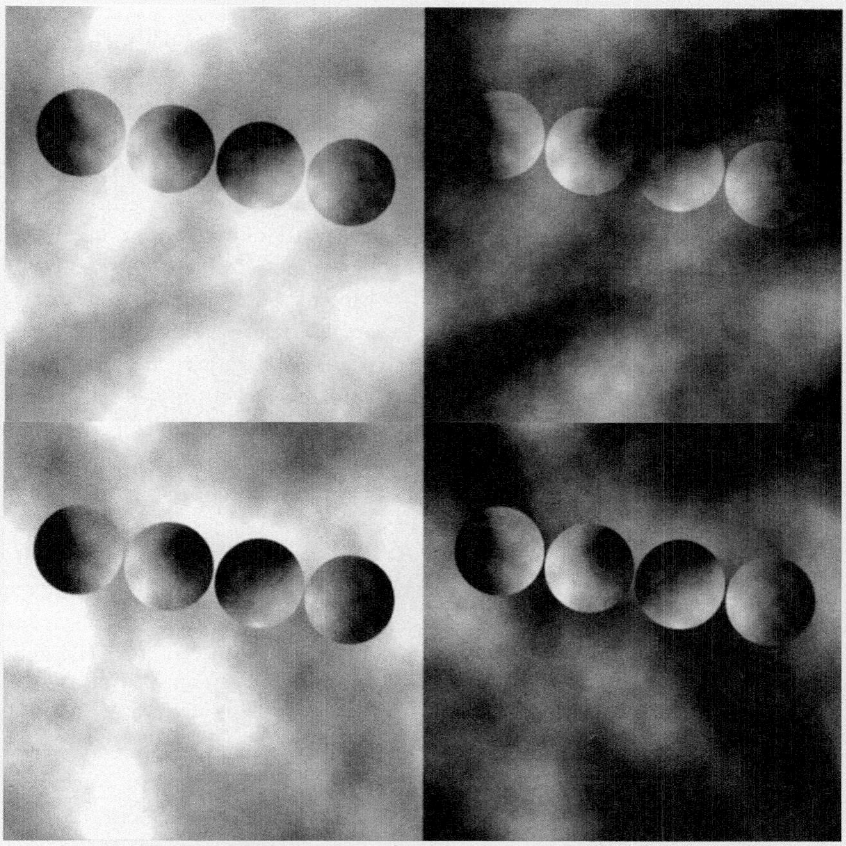

der Gesichtsfeldmitte seine beiden Daumen hintereinander anordnet, nämlich einen in etwa 25 cm Abstand, den anderen am ausgestreckten Arm. Fixiert man nun den nahen Daumen und schließt wechselseitig das eine und das andere Auge, dann wird der fernere Daumen vom linken Auge links vom fixierten Daumen und vom rechten Auge rechts gesehen. Wiederholt man diesen Versuch mit Fixation des fernen Daumens, dann sieht das linke Auge den nahen Daumen rechts vom fixierten Daumen und umgekehrt.

Die Querdisparation bedingt also, dass alle Gegenstände, die **näher** als der fixierte Punkt liegen, als **gekreuzte Doppelbilder** erscheinen müssten, alle Gegenstände, die ferner als der fixierte Punkt liegen, als **ungekreuzte.** Das Gehirn verrechnet aber diese Information zu einem einheitlichen Bild, wobei bei dieser **binokularen Fusion** aus den Doppelbildern ein **räumlicher Tiefeneindruck** aufgebaut wird.

Box 17.2. Pathologische Doppelbilder, Schielen

Stört man durch einen leichten Druck auf einen Augapfel das komplexe Zusammenspiel von Konvergenz und Querdisparation, so zerfällt die binokulare Fusion, und es werden Doppelbilder wahrgenommen. Solche Doppelbilder treten auch bei Lähmungen der äußeren Augenmuskeln auf (Abschn. 17.4.1, insbesondere die Legende der ◘ Abb. 17.25), wobei aus der Art ihres Auftretens diagnostische Schlüsse auf die Schädigung gezogen werden können. Wenn infolge von Koordinationsstörungen der Augenbewegungen schon in früher Kindheit die beiden Augachsen nicht auf dem fixierten Punkt zur Deckung gebracht werden können, das Kind also **schielt**, wird zur Vermeidung von Doppelbildern die Information des einen Auges weitgehend unterdrückt. Besteht eine solche **Schielamblyopie** einige Zeit fort, nimmt die **Sehleistung** des »unterdrückten Auges« rasch und alsbald **irreversibel ab.** Dies kann und muss durch eine rechtzeitig einsetzende Schieltherapie verhindert werden (Abschn. 17.2.1, Schielen bei Weitsichtigkeit). Durch eine zeitweise Klappe über dem gesunden Auge wird das »unterdrückte Auge« zum Sehen angehalten, was alsbald seine Sehleistungen verbessert und auch dazu führt, dass die degenerativen Veränderungen des ungenutzten Sehkortex rückgängig gemacht werden.

Monokulares Tiefensehen

Stereoskopisches Sehen lässt sich zur Gewinnung eines räumlichen Tiefeneindruckes nur bei nahen Gegenständen ausnutzen. Bei entfernteren Gegenständen verringert sich die Querdisparation zu vernachlässigbar kleinen Werten, so dass wir etwa **ab 6 m Entfernung praktisch einäugig** sind. Zur Wahrnehmung der Tiefe in größerer Entfernung oder mit nur einem Auge nutzen wir daher zusätzliche Informationen aus, die uns vom Sehsystem zur Verfügung gestellt werden. Dazu zählen die Größenunterschiede bekannter Gegenstände, Überdeckungen, Schatten, perspektivische Verkürzungen, die Konturunschärfe der Sehdinge bei Dunst und Nebel und v. a. die parallaktische Verschiebung der Gegenstände relativ zueinander bei Kopfbewegungen (▶ unten).

Σ Das stereoskopische Tiefensehen beruht auf der Auswertung des Konvergenzwinkels der Sehachsen und der unterschiedlichen Abbildung der Gegenstände auf den Netzhäuten beider Augen (Querdisparation). Bei Entfernungen >6 m werden monokulare Signale zum Tiefensehen herangezogen.

17.1.5 Visuelle Gestaltwahrnehmung

Gestaltwahrnehmung durch Erfahrung

Verliert ein Mensch in früher Kindheit sein Augenlicht und kann ihm dieses später operativ zurückgegeben werden, so hat er in der Regel für lange Zeit – und oft für immer – Schwierigkeiten, das was er sieht, richtig zu deuten. Auch vertraute Gegenstände des Alltags kann er zunächst **nicht erkennen**, während deren **Identifikation beim Betasten sofort** gelingt. Umgekehrt ist es auch im späteren Leben im gewissen Umfang noch möglich, sich an lang dauernde Veränderungen des Gesehenen, z. B. beim **Tragen von Umkehrbrillen** (Prismenbrillen, die die Welt »auf den Kopf stellen«) so zu gewöhnen, dass die visuell wahrgenommene Umwelt wieder »normal« erscheint und mit der Tastwelt übereinstimmt.

Die Augen liefern also kein eindeutiges Abbild der Umwelt an das Gehirn, sondern letzteres muss auf dem Hintergrund seiner durch Lernen gewonnenen Erfahrungen eine **Interpretation (Deutung)** der über die Sehnerven einströmenden Impulse vornehmen, damit wir nicht sinnlose visuelle Reizmuster »sehen«, sondern **Objekte mit Bedeutung** in der Umwelt **wahrnehmen**.

Ausnutzen der Größenkonstanz

Wie bei einem Photoapparat nimmt auch auf der Netzhaut des Auges das Abbild eines Gegenstandes bei jeder **Verdoppelung** der Entfernung auf die **Hälfte** der ursprünglichen Größe ab. Dennoch wird der Gegenstand immer in etwa der gleichen Größe gesehen. Das Sehsystem verfügt also über einen Mechanismus, mit dem von der Sehdistanz abhängige Veränderungen der Netzhautbilder wieder ausgeglichen werden. Von seiner Wirksamkeit kann man sich z. B. in einem Konzertsaal leicht überzeugen: Alle Gesichter scheinen die gleiche Größe zu haben, während tatsächlich die Netzhautbilder der entfernt sitzenden Zuhörer wesentlich kleiner als die der näher sitzenden sind. Wie ◘ Abb. 17.4 zeigt, gilt auch das Umgekehrte: Gleich große Figuren erscheinen unterschiedlich groß, wenn ihre perspektivische Umgebung dies als wahrscheinlich erscheinen lässt.

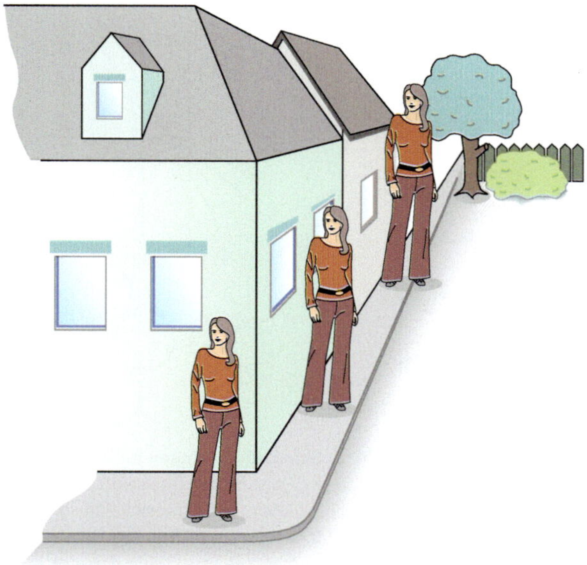

Abb. 17.4. Einfluss der Umgebung auf die Größenwahrnehmung. Die gleich großen Figuren wirken unterschiedlich groß, da dies als die wahrscheinlichste Auflösung zwischen perspektivischer Umgebung und Gestaltgröße erscheint

Ausnutzen der Formkonstanz

Uns bekannte Gegenstände oder Personen werden von uns immer wieder als die Gleichen erkannt, unabhängig davon, unter welchen Bedingungen wir sie sehen. Diese **Formkonstanz** ist also beispielsweise unabhängig von der Intensität und der Farbe der Beleuchtung, von der Entfernung und der perspektivischen Verzerrung, von der Stelle des Gesichtsfeldes, an der wir die Person oder den Gegenstand wahrnehmen und von den Stellungen, die sie relativ zu uns einnehmen.

Offensichtlich treten bei der visuellen Wahrnehmung zahlreiche **Ergänzungs- und Kontrastprozesse** auf, die zusammen mit den oben besprochenen Mechanismen der Entfernungsmessung und der Tiefenwahrnehmung sowie unter Ausnutzung der Perspektive und der Verwertung von Konturen, Konturüberschneidungen und -unterbrechungen dazu beitragen, dass die **Wahrnehmung einer geschlossenen Gestalt** zustande kommt.

Systematische Untersuchungen der **Gestaltpsychologie**, besonders im ersten Viertel des 20. Jahrhunderts, haben die Regelhaftigkeit der visuellen Wahrnehmung komplexer Gestalten nachgewiesen. Mit anderen Worten, das Gehirn setzt bei jedem visuellen Sinneseindruck seine durch Lernen erworbene Erfahrung ein, um zu einer befriedigenden **Interpretation** des Gesehenen zu kommen (Abschn. 17.5.2 und Kap. 24 zu den physiologischen Grundlagen der Gestaltwahrnehmung).

Σ Zur Gestaltwahrnehmung wird eine Deutung des Gesehenen unter Einsatz der Erfahrung vorgenommen. Größen- und Formkonstanzmechanismen spielen dabei zusammen mit Ergänzungs- und Kontrastprozessen eine große Rolle.

Sinnestäuschungen durch Mehrdeutigkeit

Im Allgemeinen wird beim Suchen nach der Interpretation des Sinneseindrucks die beste Wahl getroffen, und wir sehen die Dinge mehr oder weniger korrekt. Manchmal ist aber keine befriedigende Deutung möglich, wie beispielsweise beim Necker-Würfel oder den beiden anderen »unmöglichen« Figuren in Abb. 17.5. Das wahrnehmende System kann dann auch nicht zu einem eindeutigen Schluss kommen und **springt** daher **zwischen alternativen Lösungen** hin und her.

Auch die zahlreichen optischen Täuschungen, von denen einige bekannte Beispiele in Abb. 17.6 zu sehen sind, sind wahrscheinlich nichts anderes als **Fehlinterpretationen des Wahrnehmungssystems**. Sie unterlaufen, weil normalerweise zuverlässige Hinweise auf die den Reizen zugrunde liegenden Gestalten in diesen besonderen Fällen nicht stimmen. Das visuelle System fällt also hier nicht seiner mangelnden Analyse- und Deutungsfähigkeit zum Opfer, sondern im Gegenteil, die Fehlinterpretationen der optischen Illusionen weisen eindringlich auf seine überragende Fähigkeit hin, **normalerweise aus wenigen Hinweisen eine zuverlässige Interpretation** der Umwelt zu geben.

Σ Sinnestäuschungen bei der Gestaltwahrnehmung beruhen auf der Mehrdeutigkeit oder auf Fehlinterpretationen des Gesehenen.

Augenbewegungen beim Gestaltwahrnehmen

Wie sehr die oben besprochene Deutung des Gesehenen die Vorgänge bei der visuellen Wahrnehmung beeinflusst, zeigt sich eindrucksvoll bei der Messung der **Augenbewegungen beim normalen Umherblicken.** Unter diesen Bedingungen wechseln sich Fixationsperioden mit raschen Augenbewegungen (Sakkaden, Abschn. 17.4.1) ab, wobei die Augen v. a. durch Konturen, Konturunterbrechungen und Konturüberschneidungen festgehalten werden. Dabei werden v. a. solche Stellen »angeblickt«, die für die **Bedeutung des Gesehenen besonders wichtig** sind. Beim menschlichen Gesicht sind dies anscheinend v. a. Augen und Mund, denn diese werden immer als erstes und – wie Abb. 17.7 eindrucksvoll zeigt – wesentlich häufiger als andere Stellen des Gesichts angesehen. Außerdem ist zu sehen, dass die rechte Hälfte der Portraitaufnahme deutlich mehr Aufmerksamkeit findet als die linke, eine Tatsache, die anscheinend generell für das Betrachten von Bildern gilt und von Malern beim Aufbau ihrer Gemälde beachtet wird.

Σ Beim aufmerksamen Betrachten eines Objektes werden die schnellen Augenbewegungen (Sakkaden) von den Strukturmerkmalen und von den besonders wichtigen Teilen des Objektes gesteuert.

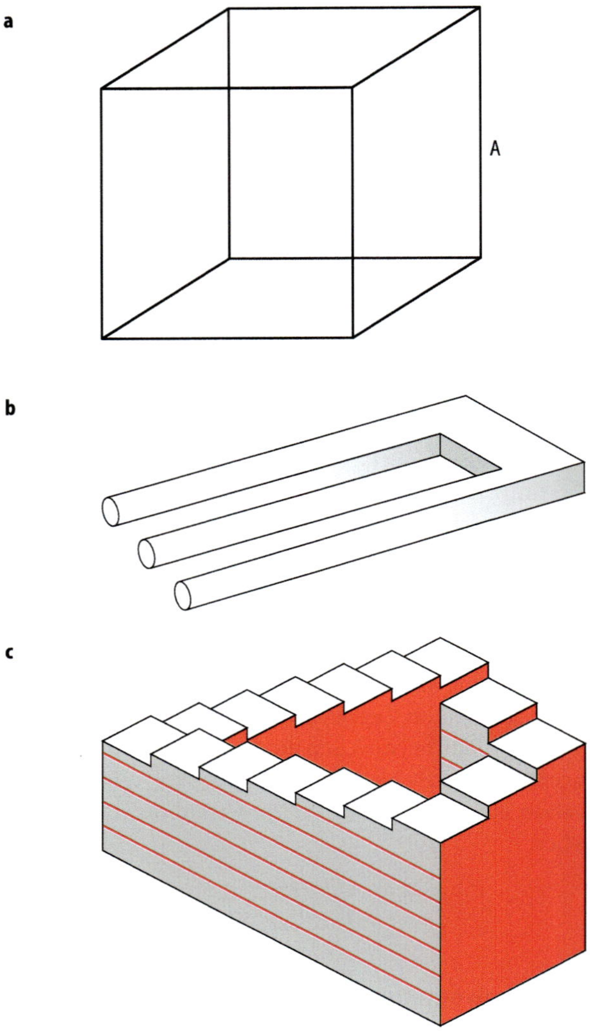

Abb. 17.5a–c. Mehrdeutige und unmögliche Figuren. a Necker-Würfel. In diesem Bild kehrt sich die Tiefenanordnung fortwährend um. Die mit *A* markierte Würfelfläche erscheint manchmal als Vorder-, manchmal als Rückseite des Würfels. **b, c** Unmögliche Figuren. Man kann sie zwar zeichnen, aber existieren können sie nicht und sie können auch nicht als eindeutige Gegenstände gesehen werden. Die Störung kommt von der Doppeldeutigkeit der Tiefenwahrnehmung (**b**) und von der Tatsache, dass das Wahrnehmungssystem eine dreidimensionale Welt aus einer nicht eindeutigen zweidimensionalen Information aufzubauen hat (unten). In allen 3 Fällen gibt es keine eindeutige Lösung und das Gehirn kann sich daher nicht zu einer endgültigen Entscheidung aufraffen

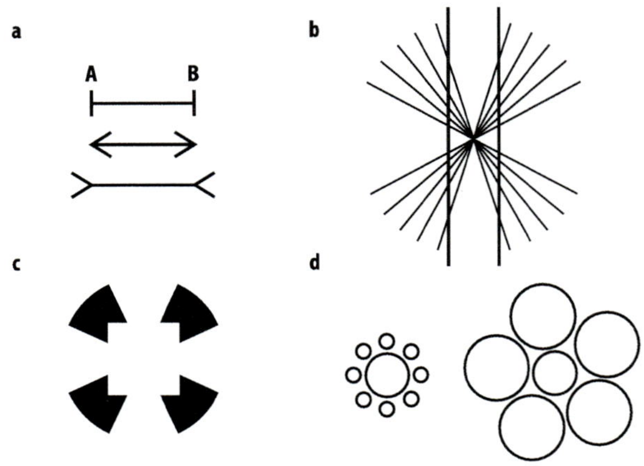

Abb. 17.6a–d. Beispiele für Sinnestäuschungen bei der Gestaltwahrnehmung. a Die Strecke AB ist für den Doppelpfeil und die Doppelgabel objektiv gleich, erscheint jedoch verschieden groß. **b** Die beiden vertikalen dicken Striche sind parallel und gerade. **c** Das weiße Quadrat in der Mitte existiert nicht, sondern entsteht durch Gestaltergänzung. **d** Die beiden Kreise in der Mitte sind jeweils gleich groß

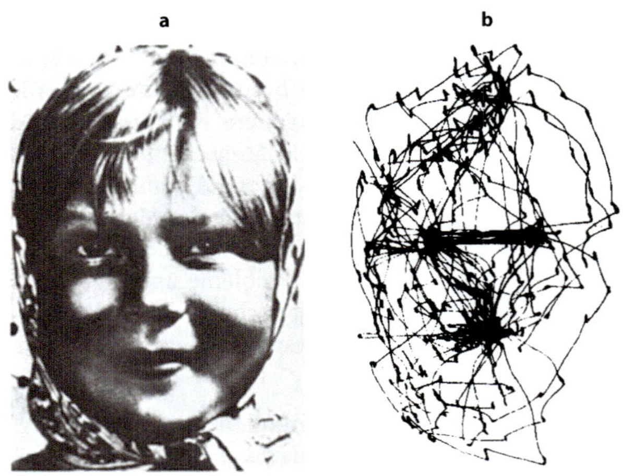

Abb. 17.7a, b. Blickbewegungen in Abhängigkeit von der Bedeutung des Gesehenen. a Photographische Aufnahme eines Mädchengesichtes und **b** die zweidimensionale Aufzeichnung der Augenbewegungen beim kurzzeitigen, aufmerksamen Betrachten der Photographie

17.1.6 Wahrnehmungspsychologie des Farbensehens

Spektralfarben

Die Untersuchung des Farbensehens begann mit Newtons Entdeckung, dass weißes Sonnenlicht aus allen Spektralfarben zusammengesetzt ist. Heute wissen wir, dass **sichtbares Licht** eine elektromagnetische Strahlung ist, deren Wellenlänge zwischen 400 und 700 Nanometer (nm) liegt, und dass die Newtonsche Zerlegung des Sonnenlichts in seine Spektralfarben mit Hilfe eines Prismas deswegen gelingt, weil das **Ausmaß der Brechung** von der **Frequenz der elektromagnetischen Wellen** abhängt: Kurzwelliges Licht wird stärker gebrochen als langwelliges (chromatische Aberration).

Der **langwellige** Teil des Lichtes erscheint uns als **»rot«**, der **kurzwellige** als **»violett«**, die dazwischenliegenden Anteile in einem kontinuierlichen Übergang als »orange«, »gelb«, »grün« und »blau« (Abb. 17.8b). Wir bezeichnen Licht, das nur aus einer einzigen Wellenlänge oder aus einem sehr engen Spektrum besteht, als **monochromatisches Licht**. Monochromatisches Licht ist im Alltag selten, die meisten Farben, die wir sehen, sind aus Licht verschiedenster Wellenlängen gemischt.

Box 17.3. Visuelle Neuroästhetik

Betrachtet man Bilder mit unterschiedlichen ästhetisch-perzeptuellen Inhalten, so zeigt sich (z. B. mit fMRT gemessen, Kap. 20), dass unterschiedliche Regionen des visuellen Systems aktiviert sind: Das statische, farbenfrohe Bild eines Mondrian aktiviert Area V4, während bewegte Bilder, z. B. Duchamps »Nackte, eine Stiege herabsteigend« V3 und V5 aktiviert. Die einzelnen unterscheidbaren Elemente im Vordergrund der Bildkomposition verbinden sich nur dann zu einem größeren Areal der Aktivierung, wenn sie gemeinsam gesehen werden. Aber auch dabei geht oft ein Element (z. B. Farbe) dem anderen (z. B. Bewegung) voraus oder oszilliert zwischen der Wahrnehmung beider hin und her, je nachdem, welche anatomische Bahn benutzt und welche schneller durchlaufen wird.

Diese Untersuchungen von Zeki u. Mitarbeitern zeigen, dass visuelle Wahrnehmung parallel und modular organisiert ist; parallel und modular, weil an jedem einzelnen Verarbeitungsschritt verschiedene Aspekte eines Wahrnehmungsinhaltes, z. B. Farben in zunehmender Mischung, völlig getrennt vom anderen, z. B. zunehmend schnelle Bewegungen, bearbeitet und auch – wenn die Aktivität im jeweiligen Areal hoch genug ist – getrennt bewusst werden.

Literatur Zeki S, Bartels A (1998) The asychrony of consciousness. Proc R Soc London 265:1583–1585

Mischfarben

Farben können durch physiologische Mischung erzeugt werden. Dies legt den Gedanken nahe, dass die ganze Farbskala aus einigen wenigen »Grund«-Farben aufgebaut sein könnte. In der Tat zeigt die Anordnung der uns geläufigen Farbtöne in einem **Farbenkreis** in ◘ Abb. 17.8a, dass es neben den Spektralfarben eine Reihe von Mischfarben, nämlich die **Purpurtöne** gibt, die im Spektrum nicht vorkommen, sondern durch Mischung von Rot und Blau entstehen. Aber auch die Spektralfarben können durch Mischung hergestellt werden.

Bevor wir uns etwas näher mit den Mischfarben beschäftigen, sei darauf hingewiesen, dass sich das Auge in dieser Hinsicht sehr verschieden vom Ohr verhält. Aus 2 Farben kann eine dritte gemischt werden, aus der die Mischkomponenten nicht mehr identifiziert werden können. Zwei reine Töne verschmelzen aber nie zu einem anderen, dritten Ton. Stattdessen werden zusammengesetzte Töne als Akkord gehört, dessen Zusammensetzung zumindest durch geübte Musiker erkannt werden kann.

Σ Sonnenlicht kann mit einem Prisma in seine Spektralfarben zerlegt werden, die vom langwelligen »rot« bis zum kurzwelligen »violett« reichen. Die Purpurtöne sind Mischfarben, die im Sonnenlicht nicht vorkommen.

Wahrnehmung bunter und unbunter Farben

Normal farbtüchtige Menschen können etwa 7 Mio. verschiedene Farbnuancen oder **Farbwerte** wahrnehmen und unterscheiden. Diese Mannigfaltigkeit der Farbenwelt entsteht durch Mischung der **bunten** mit den **unbunten** Farben.

Die Klasse der **unbunten Farbvalenzen** besteht aus der Reihe der **Graustufen**, die vom strahlendsten Weiß bis zum tiefsten Schwarz reicht. Die Klasse der **bunten Farbvalenzen** wird von dem Kontinuum der im Farbenkreis der ◘ Abb. 17.8a gezeigten **Farbtöne** gebildet.

a

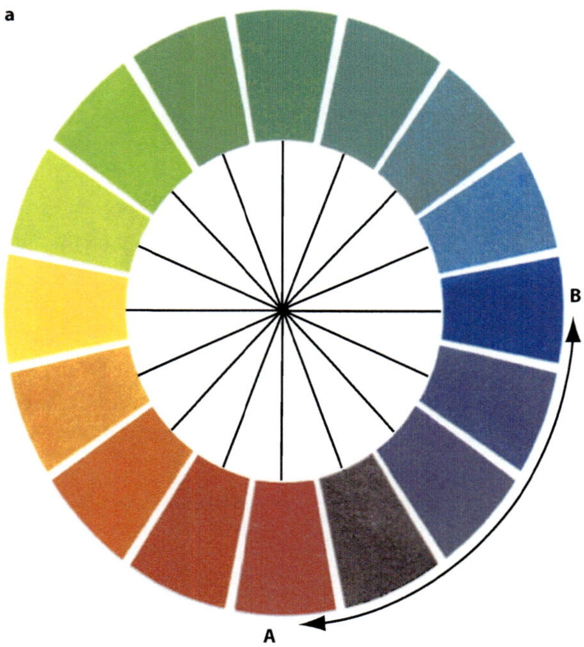

b

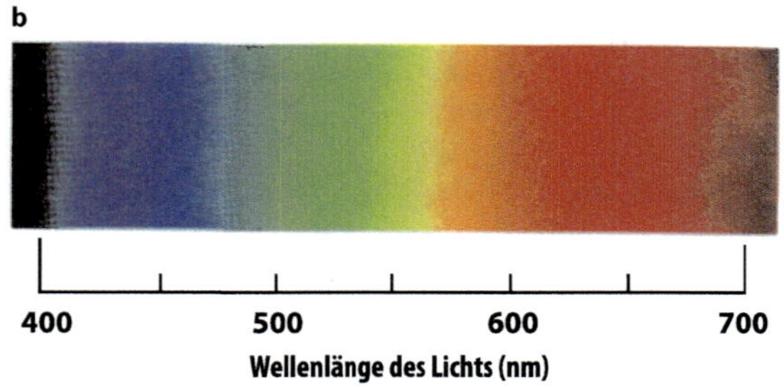

◘ **Abb. 17.8a, b. Spektralfarben und Mischfarben. a** Anordnung der Farbtöne in einem Farbenkreis. Die Farbtöne zwischen **A** und **B** (Doppelpfeil) sind keine Spektralfarben, sondern als Mischfarben von Rot und Blau entstanden. **b** Spektrum des monochromatischen Lichts, wie es z. B. bei der Zerlegung von Sonnenlicht mit Hilfe eines Prismas entsteht

Die **Sättigung** eines Farbwertes wird durch den unbunten Anteil, also den Weiß- bzw. Schwarzgehalt bestimmt. Diese Mischungen ergeben zusätzliche Farbwerte, die im Spektrum nicht vorkommen und auch aus den Spektralfarben nicht gemischt werden können. So führt beispielsweise die Mischung von spektralem Rot einerseits mit Weiß zu Rosa und andererseits mit Schwarz zu Braun.

Additive und subtraktive Farbmischung

Eine **additive Farbmischung** entsteht, wenn von einem Gesichtsfeldareal Licht unterschiedlicher Farbe (d. h. Wellenlänge) ins Auge fällt. So erhält man z. B. bei Mischung von rotem mit grünem Licht den Sinneseindruck »Gelb« (◘ Abb. 17.9a). Zu einer solchen additiven Farbmischung benötigen wir demnach **selbstleuchtende Lichtquellen**, so wie sie in ◘ Abb. 17.9a angedeutet sind. Wenn wir selbstleuchtende Lichtquellen aus dem Farbenkreis (◘ Abb. 17.8a) benutzen, so zeigt sich, dass sich für jede Farbe eine zweite Farbe findet, die **bei additiver Mischung Weiß** ergibt. Die beiden Farbtöne sind zueinander **Komplementärfarben**. Die additive Farbmischung ist also ein **physiologisches** Phänomen, das erst in den Photorezeptoren der Retina entsteht.

Wenn andererseits weißes Licht zunächst durch einen **Blaufilter** und anschließend durch einen **Gelbfilter** gesendet wird (◘ Abb. 17.9b), so resultiert **Grün**. Dies beruht darauf, dass der Blaufilter neben dem blauen Licht noch einen Teil des benachbarten grünen Spektrums, aber kein gelbes oder gar rotes Licht durchlässt, während der Gelbfilter das Blaulicht zurückhält, aber wiederum das benachbarte Grün passieren lässt. Auf diese Weise bleibt die **subtraktive Mischfarbe** Grün »übrig«. Gleiches gilt für das **Mischen von Pigmentfarben** durch den Maler. Auch hier werden subtraktive Mischfarben hergestellt, da die einzelnen Körnchen der Pigmentfarben wie Farbfilter wirken. Die subtraktive Farbmischung entsteht also durch die **physikalischen** Vorgänge der Lichtabsorption und -reflexion.

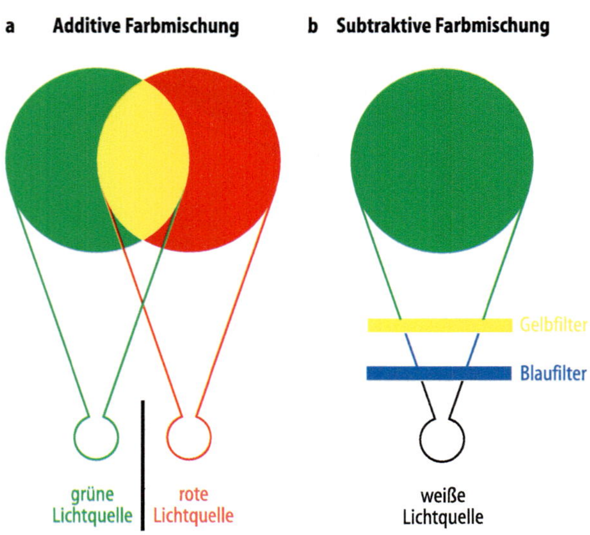

◘ **Abb. 17.9a, b. Schema einer additiven und einer subtraktiven Farbmischung. a** Eine additive Farbmischung entsteht, wenn auf die gleiche Netzhautstelle Licht verschiedener Wellenlänge fällt. **b** Die subtraktive Farbmischung ist dagegen ein rein physikalischer Vorgang, bei dem mit Hilfe von Filtern nur bestimmte Spektralfarben das Auge erreichen

Σ Bei der Farbwahrnehmung ist zwischen bunten Farben (Rot, Orange, Gelb etc.) und unbunten Farben (vom tiefsten Schwarz bis zum hellsten Weiß) zu unterscheiden. Die additive Farbmischung ist ein physiologisches, die subtraktive ein physikalisches Phänomen.

Farbsinnstörungen und ihre Untersuchung

Die häufigste Farbsinnstörung ist die **Verwechslung von Rot und Grün**. Etwa 8% aller Männer und 0,4% aller Frauen sind von dieser X-chromosomal-rezessiv vererbten Störung betroffen. Im Alltag macht sie sich oft wenig bemerkbar, weil viele Objekte nicht nur auf Grund ihrer Farbe identifiziert werden können (Gras wird von allen Menschen als grün, ein Autorücklicht als rot bezeichnet). Dennoch sind solche Rot-Grün-Verwechsler für Berufe ungeeignet, in denen eine Information überwiegend über die Farbe alleine beurteilt werden muss.

Die Verwechslung von Rot und Grün beruht entweder auf einer verringerten oder fehlenden Rot-Empfindlichkeit des Auges oder auf einer entsprechenden Störung im Grünbereich. Dies kann sehr leicht mit Hilfe eines **Anomaloskops** herausgefunden werden. In diesem Apparat wird dicht neben einem monochromatischen Gelbfeld ein rotgrünes Mischfeld angeboten, und der Beobachter wird aufgefordert, die relativen Intensitäten von Rot und Grün so zu mischen, dass der Farbeindruck des Mischfeldes dem des Gelbfeldes entspricht.

Bei einer **Rotschwäche** wird mehr Rot als normal zugemischt. Solche Rot-Grün-Verwechsler werden je nach der Art und Ausmaß der Störung als (trichromatische) **Protanomale** oder (dichromatische) **Protanope** bezeichnet. Muss bei einer **Grünschwäche** mehr Grün als normal zugemischt werden, so spricht man von **Deuteranomalen** bzw. **Deuteranopen.** Beim Protanopen ist das Spektrum am langwelligen Ende stark verkürzt, er ist »rotblind«. Er verwechselt daher Rot mit Schwarz, Dunkelgrau, Braun und eben auch mit Grün. Der Deuteranope ist dagegen »grünblind«.

Verwechslung von Gelb und Blau, **Tritanomalie** oder **Tritanopie**, ist eine äußerst seltene Farbsinnstörung. Bei diesen Menschen ist das blau-violette Ende des Farbenspektrums verkürzt, d. h. diese Farben erscheinen ihnen lediglich in Grau- und Schwarztönen.

Bei völligem Ausfall der Zapfenfunktion (**totale Farbenblindheit, Achromasie** oder **Monochromasie**) kann die Welt nur wie in einem Schwarz-Weiß-Film wahrgenommen werden (skotopisches Sehen, Abschn. 17.1.2). Sehen in der Dämmerung ist normal, am Tage müssen starke Sonnen-

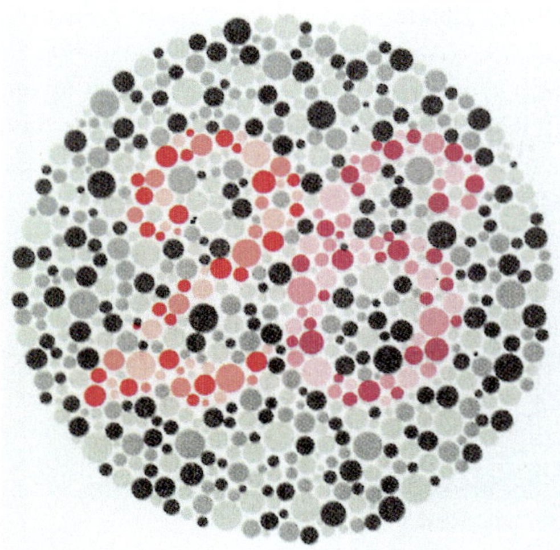

Abb. 17.10. Prüfen des Farbsehens mit Ishihara-Farbtafeln. In diesem Beispiel sind die Punkt so angeordnet, dass der Rotblinde (Protanope) 6 liest, der Grünblinde (Deuteranope) 2, der Farbtüchtige 26

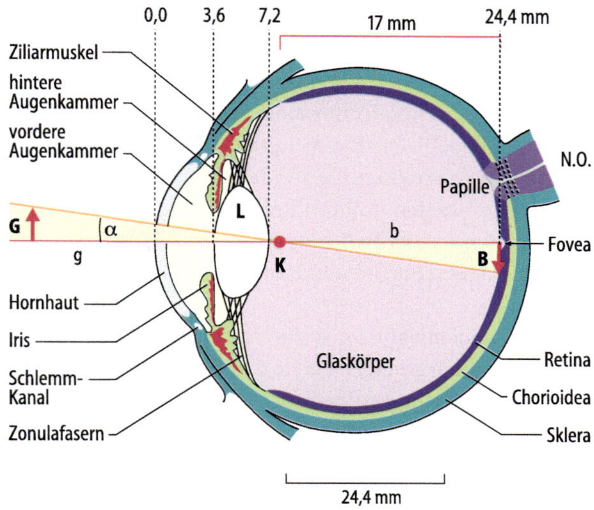

Abb. 17.11. Der Aufbau des Auges und die optische Abbildung. Horizontalschnitt durch ein menschliches Auge (Aufsicht, Blick von oben). Etwa auf der Höhe der Fovea centralis verlässt der Sehnerv (*N.O.* Nervus opticus) durch die bindegewebige Lamina cribrosa den Augapfel. An dieser Stelle fehlt die Netzhaut (Retina). Das Auge ist also hier blind. Die bindegewebige Sklera (Lederhaut) bildet die äußere Hülle des Augapfels. In der Chorioidea (Aderhaut) laufen die Blutgefäße der Netzhaut. Die Abbildung des Gegenstandes *G* auf der Retina ist im vereinfachten Strahlengang gezeigt: Gegenstandsweite *g*, Sehwinkel *α*, Linse *L*, Knotenpunkt *K*, Bildweite *b* und umgekehrtes Bild *B*. 1°Sehwinkel entspricht etwa 0,3 mm Bildgröße auf der Retina

brillen getragen werden, um Blendungseffekte zu vermeiden. Die Sehschärfe in der optischen Achse des Auges ist auf 1/10 des Normalwertes reduziert. Die Störung ist extrem selten (<0,01% der Bevölkerung).

Eine einfache, aber zuverlässige Überprüfung des Farbensinns kann mit den **pseudo-isochromatischen Tafeln** nach Stilling-Velhagen oder nach Ishihara durchgeführt werden (Abb. 17.10). Sie zeigen Zahlen, die aus zahlreichen Farbtupfen so gedruckt sind, dass der Farbtüchtige die richtige Zahl erkennt, der Farbuntüchtige aber keine oder eine falsche Zahl liest. Die weitere Diagnostik erfolgt dann am Anomaloskop.

Σ Die angeborenen Farbsinnstörungen lassen sich in die (trichromatischen) Farbanomalien und die (dichromatischen) Farbenblindheiten einteilen. Die meisten dieser Störungen werden X-chromosomal vererbt. Männer sind daher häufiger als Frauen betroffen. Pseudo-isochromatische Tafeln und das Anomaloskop dienen der Diagnose solcher Störungen.

17.2 Signalaufnahme und -verarbeitung im Auge

17.2.1 Das Auge als bildgebendes Organ

Bau des Auges

Das Auge, von dem Abb. 17.11 einen horizontalen Querschnitt zeigt, kann in vieler Hinsicht mit einem digitalen Photoapparat verglichen werden. Bei einem solchen Vergleich ist aber festzuhalten, dass die physikalisch-optischen Qualitäten des Auges so schlecht sind, dass dagegen auch die einfachsten Schnappschusskameras ein Wunder an optischer Präzision darstellen.

Wie bei einer Kamera auch, ist das »Objektiv« des Auges ein zusammengesetztes optisches System, das aus **Kornea** (Hornhaut), **vorderer Augenkammer** und **Linse** besteht. Dieses »Objektiv« entwirft auf der Netzhaut ein umgekehrtes und stark verkleinertes Bild der Umwelt. In der normalen Ruhestellung des Auges ist dieses Objektiv so eingestellt, dass Gegenstände, die unendlich weit entfernt liegen (z. B. der Sternenhimmel, aber in der Praxis alle Gegenstände, die mehr als 10 m entfernt sind), scharf auf der Netzhaut abgebildet werden. Die Achse des optischen Systems trifft auf der Netzhaut auf eine Stelle mit einer kleinen Eindellung, die als Zentralgrube **(Fovea centralis)** oder, wegen ihres Aussehens beim Augenspiegeln, auch als gelber Fleck bezeichnet wird. Dieser gelbe Fleck ist die **Stelle des schärfsten Sehens** (Abb. 17.1 in Abschn. 17.1.1).

Σ Das Auge ist ein zusammengesetztes optisches System, das auf der Netzhaut (Retina) ein umgekehrtes und stark verkleinertes Bild der Umwelt erzeugt; die physikalisch-optische Qualität des Auges ist schlecht. Die Fovea centralis (gelber Fleck) ist die Stelle des schärfsten Sehens.

Arbeitsweise der Iris

Mitten im Strahlengang des »Augenobjektivs« sitzt, wieder genau wie bei der Kamera, eine **automatische Blende mit verstellbarem Durchmesser**, nämlich die **Iris**. Diese Blende bestimmt mit Hilfe der Änderung der Pupillenweite das Ausmaß des Lichteinfalls in das Auge. Bei großer Helligkeit wird die Pupille also enger. Bei geringer Lichtstärke öffnet sich die Pupille. Diese **Lichtreaktionen** können Sie in einem schwach erleuchteten Raum durch Belichtung mit einer Taschenlampe auslösen. Sie werden dabei feststellen, dass die **beiden Pupillen** in ihren Reaktionen fest miteinander **gekoppelt** sind: Bei Belichtung eines Auges verengt sich nicht nur dessen Pupille, sondern auch die des nichtbelichteten Auges.

Die **Pupillenweite** wird durch 2 glatte Muskeln geregelt, die in die Iris eingebaut sind. Der **radial** angeordnete **Musculus dilatator pupillae** wird **sympathisch** innerviert und bei seiner Kontraktion erweitert sich die Pupille, was **Mydriasis** genannt wird.

Der **Musculus sphincter pupillae** ist **zirkulär** angeordnet und **parasympathisch** innerviert. Seine Kontraktion verengt die Pupille, was **Myosis** genannt wird. **Atropin** führt zu Mydriasis, da es die cholinerge Erregungsübertragung auf den Musculus sphincter pupillae blockiert (▶ unten).

Die **Augenfarbe** ist übrigens nicht durch die Einlagerung unterschiedlicher Farbstoffe (Pigmente) in die Iris bedingt, sondern sie hängt lediglich von der **Menge des eingelagerten Farbstoffs** ab. Bei geringer Pigmentierung erscheint die Iris blau, bei mittlerer grau und bei starker braun. Kein Wunder also, dass Menschen mit sehr heller Hautfarbe, also insgesamt geringer Pigmentierung, häufig blaue Augen haben.

Σ Die Pupillenweite passt sich über die Irismuskulatur reflektorisch an die Umweltleuchtdichte an. Belichtung eines Auges führt zur Pupillenverengung beider Augen. Atropin führt über Lähmung des Musculus sphincter pupillae zur Mydriasis.

Arbeitsweise der Linse

Da beim Auge in normaler Ruhestellung nur ferne Gegenstände scharf auf der Netzhaut abgebildet werden, muss für das scharfe Sehen in der Nähe das »Objektiv« des Auges anders eingestellt werden. Dies wird **Akkommodation** genannt. Beim Photoapparat geschieht dies, indem das Objektiv weiter von der Filmebene entfernt wird. Im menschlichen Auge wird dagegen die Brechkraft des »Objektivs« durch **Erhöhung der Brechkraft der Linse** verstärkt. Dies geschieht über eine **Zunahme der Krümmung** der Linsenoberfläche. Bei der Nahakkommodation wird die Linse also »kugelförmiger«, bei der Fernakkommodation flacht sie wieder ab.

Die **Linse des menschlichen Auges** ist ein elastischer Körper, der über Aufhängebänder, die **Zonulafasern**, an der Sklera des Augapfels befestigt ist (◘ Abb. 17.11). Durch den **Augeninnendruck** wird die Linse über diese Aufhängung flachgezogen. Werden die **Zonulafasern** an ihrem Übergang in die Augenwand durch die Kontraktion eines dort ringförmig angeordneten, parasympathisch innervierten Muskels, des **Ziliarmuskels**, entspannt, dann kann die Linse, besonders ihre Vorderfläche, sich entsprechend ihrer Eigenelastizität krümmen. Damit nimmt die Brechkraft zu. Erschlafft der Ziliarmuskel (oder wird er durch das Aufträufeln von Atropin gelähmt), dann ziehen die Zonulafasern die Linse wieder flach.

Σ Verschieden weit entfernte Gegenstände werden auf der Retina durch Änderung des Krümmungsradius der vorderen Linsenfläche scharf abgebildet. Dieser Vorgang wird Akkommodation genannt. Zur Nahakkommodation werden die Zonulafasern durch die Kontraktion des Ziliarmuskels entspannt.

Kurzsichtigkeit

Bei einem normalen Auge wird, wie oben erwähnt, in Ruhe ein unendlich weit entfernter Gegenstand scharf auf die Netzhaut abgebildet (◘ Abb. 17.12a). Bei vielen Menschen ist aber der **Augapfel (Bulbus) relativ zur Brechkraft zu lang.** Die aus dem Unendlichen kommenden (und deswegen parallelen) Lichtstrahlen eines Gegenstandes vereinigen sich dann schon vorher und gehen anschließend wieder auseinander (Ferneinstellung in ◘ Abb. 17.12b), was zur Folge hat, dass die einzelnen Punkte eines Gegenstandes nicht als Punkte, sondern als kleine Scheibchen abgebildet werden. Erst wenn der Gegenstand näher liegt, kann er scharf auf der Netzhaut abgebildet werden (Naheinstellung in ◘ Abb. 17.12b). Diese Menschen sind **kurzsichtig (myop)**. Um in die Ferne scharf zu sehen, muss ihrem Auge eine **Zerstreuungslinse** vorgesetzt werden (◘ Abb. 17.12b, –dpt-Brille und Ferneinstellung; zur Berechnung von Brillen Box 17.4).

Σ Bei einem normalen, fernakkommodierten Auge werden unendlich weit entfernte Gegenstände scharf auf der Netzhaut abgebildet. Bei der Kurzsichtigkeit (Myopie) ist der Bulbus relativ zur Brechkraft des Auges zu lang; dies muss durch eine Zerstreuungslinse ausgeglichen werden.

Box 17.4. Brillenberechnung

Das Maß für die Stärke der Brillengläser ist die **Dioptrie**. Je größer dieser Wert, desto stärker die Brechkraft des Brillenglases. Definiert ist die Dioptrie als der **Kehrwert der Brennweite** einer Linse in Metern. Hat eine Sammellinse, wie sie z. B. von Kindern zum Feueranzünden benützt wird, eine Brennweite von 0,25 m (das heißt, die Sonnenstrahlen vereinigen sich 25 cm hinter der Linse im »Brennpunkt«), dann hat diese Linse eine Brechkraft von 1/0,25 gleich 4 Dioptrien (dpt). Bei einer Brennweite von 12,5 cm wären es 8 dpt, bei 5 cm 20 dpt usw. Zerstreuungslinsen haben nur einen theoretischen Brennpunkt, der sich beispielsweise zeichnerisch bestimmen lässt. Die daraus resultierende (fiktive) Brennweite wird in negativen Dioptrien (–dpt) angegeben.

17

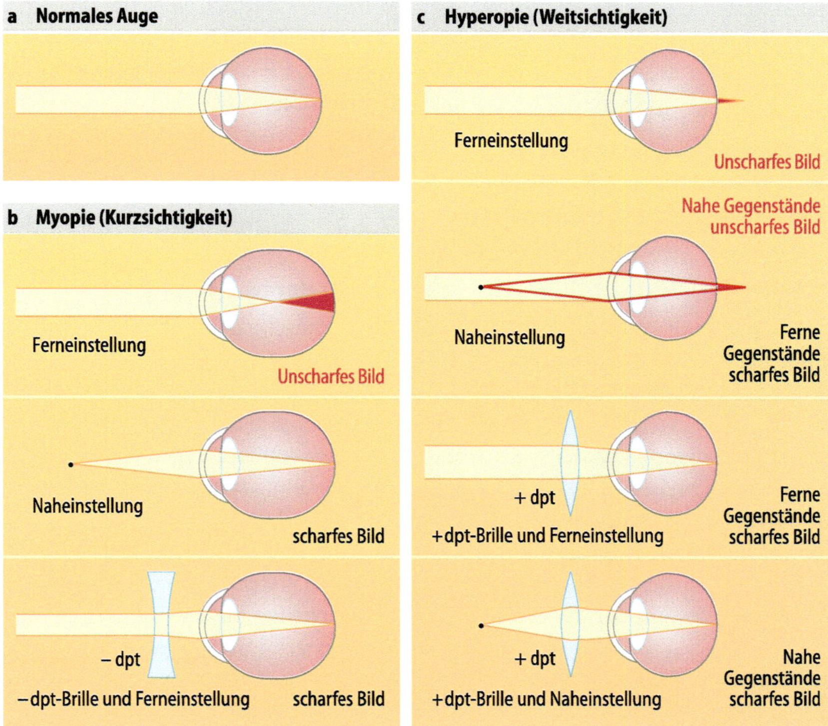

Abb. 17.12a–c. Strahlengang bei normalen und fehlsichtigen Augen. a Beim normalen Auge werden aus dem Unendlichen kommende Strahlen scharf auf der Netzhaut abgebildet. **b** Myopie (Kurzsichtigkeit). Der Augapfel (Bulbus) ist relativ zur Brechkraft des optischen Systems zu lang. Aus dem Unendlichen kommende Strahlen vereinigen sich schon vor der Netzhaut und gehen anschließend wieder auseinander (rot in **b**). Die Korrektur erfolgt durch Zerstreuungslinsen. **c** Hyperopie (Weitsichtigkeit). Der Bulbus ist relativ zu kurz. Erst bei Naheinstellung der Linse werden aus dem Unendlichen kommende Strahlen scharf auf der Netzhaut abgebildet. Nahe Gegenstände bleiben unscharf (roter Strahlengang im 2. Bild von oben). Die Korrektur erfolgt durch Sammellinsen

Weitsichtigkeit und Schielen

Ist der Augapfel zu kurz, dann sind die aus dem Unendlichen kommenden Strahlen beim Auftreffen auf die Netzhaut noch nicht zu einem scharfen Bild vereinigt (Abb. 17.12c, Ferneinstellung). Hier kann sich der Mensch zunächst selber helfen, indem er seine Augen auf Nahsehen einstellt, also die Brechkraft der Linse durch Anspannung des Ziliarmuskels erhöht. Trotz seines zu kurzen Augapfels kann er dann in der Ferne scharf sehen. Für die Nähe hat er aber, wie in Abb. 17.12c (Naheinstellung, roter Strahlengang) skizziert, nicht mehr genug Brechkraft zur Verfügung. Er ist also **weitsichtig (hyperop).** Um auch in der Nähe scharf zu sehen, muss er die **fehlende Brechkraft mit Sammellinsen ergänzen** (+Brille und Fern- bzw. Naheinstellung in Abb. 17.12c). Dies ist auch beim Sehen in die Ferne wichtig, damit die Augen nicht zu sehr durch die dauernde Kontraktion des Ziliarmuskels ermüden, was zu Kopfschmerzen führen kann.

Es gibt noch einen weiteren wichtigen Grund für das dauernde Tragen einer Brille bei Hyperopie: Da wir bei der Fixation eines Gegenstandes diesen immer auf den Sehgruben **beider** Augen abbilden, sind die nervösen Steuerzentren der äußeren Augenmuskeln so programmiert, dass der Weitsichtige beim Blick in die Ferne zusammen mit der notwendigen Akkomodation automatisch auch den **Winkel seiner Sehachsen so nach innen wendet, als ob er auf die Nähe fixieren** würde (Abschn. 17.1.3). Dadurch fällt dann der fixierte Gegenstand in einem Auge auf die zentrale Sehgrube, in dem anderen auf eine »falsche« Netzhautstelle. Ein Auge sieht also gewissermaßen am fixierten Gegenstand vorbei: Der Mensch **schielt.**

Beim Schielen müsste eigentlich der fixierte Gegenstand doppelt gesehen werden, so wie wir Doppelbilder sehen, wenn wir einen Augapfel mit dem Finger in der Augenhöhle etwas verschieben (Abschn. 17.4.3). Um dies zu verhindern, unterdrückt der Schielende das störende Bild in seinem Gehirn. Bei kleinen Kindern führt dies, wie in Box 17.2 geschildert, zu einer raschen und starken **Abnahme der Sehleistung** des unterdrückten Auges, nicht weil das Auge schlecht wird, sondern weil die von ihm kommenden Impulse **in den Sehzentren** des Gehirns **nicht mehr bearbeitet** werden. Um diese Form der »zentralen« Schwachsichtigkeit, **Schielamblyopie** genannt, zu verhindern, ist es dringend notwendig, alle schielenden Kinder (auch wenn das Schielen andere Ursachen als eine Weitsichtigkeit hat) auf jeden Fall schon im Vorschulalter wie in Box 17.2 angegeben zu behandeln. Eine einmal entstandene Schielamblyopie ist kaum mehr zu bessern. Der oder die

Betroffene bleibt für den Rest seines Lebens praktisch einäugig.

Σ Bei der Weitsichtigkeit (Hyperopie) ist der Bulbus relativ zur Brechkraft des Auges zu kurz; dies muss durch eine Sammellinse ausgeglichen werden. Ohne Brille schielen Weitsichtige bei der Nahakkommodation, was bei Kindern zur Schielamblyopie führt.

Alterssichtigkeit

Im Alter wird die Linse unelastisch. Auch wenn der Ziliarmuskel sich noch so anstrengt, die Linse bleibt in der nur für das Sehen in die Ferne geeigneten flachen Form: Der Mensch wird **alterssichtig (presbyop)**. Das heißt, der **Normalsichtige** kann weiterhin gut in die Ferne sehen (Strahlengang A in ◘ Abb. 17.12). Aber für die Nähe braucht er eine Brille mit Sammellinsen, um die fehlende Zusatzbrechkraft der Linse zu kompensieren. Meist wird das Tragen einer solchen »Lesebrille« um das 40. Lebensjahr notwendig.

Der **Weitsichtige** braucht im Alter nach wie vor seine Fernbrille und dazu eine stärkere für die Nähe. Auch der **Kurzsichtige** kann auf seine Zerstreuungsbrille für die Ferne nicht verzichten; in der Nähe muss sie aber etwas schwächer werden, also weniger zerstreuen. Getrennte Brillen für nah und fern können genausogut benutzt werden wie Fernbrillen mit eingeschliffenen Nahteilen oder kontinuierlich zunehmender Änderung der Brechkraft (»Gleitfokus«) in den unteren Brillenglashälften.

Σ Im Alter wird die Linse unelastisch. Dies führt zur Alterssichtigkeit (Presbyopie), d. h. es kann nicht mehr nahakkommodiert werden. Scharfes Sehen in der Nähe erfordert daher eine Brille mit Sammellinsen (»Lesebrille«).

17.2.2 Signalaufnahme in der Netzhaut

Aufbau der Netzhaut

Die lichtempfindliche Schicht des Augenhintergrundes, auf die der optische Apparat das Bild der Umwelt projiziert, ist die **Netzhaut** oder **Retina**. Die Netzhaut entspricht also der lichtempfindlichen Sensorschicht digitaler Kameras. Die Retina enthält 2 Typen von Photosensoren, nämlich die **Zapfen** (verantwortlich für das **photopische** Sehen bei Tageslicht) und die **Stäbchen** (verantwortlich für das **skotopische** Sehen in der Dämmerung) sowie ein Netzwerk nachgeschalteter Nervenzellen, deren letzte Schicht die **Ganglienzellen** bilden. Die Axone dieser Ganglienzellen sammeln sich zum **Sehnerven**, der etwa in Höhe der Fovea centralis das Auge verlässt, um zum Gehirn zu ziehen. Dieser Aufbau der Retina ist in ◘ Abb. 17.13 dargestellt.

Paradoxerweise ist die Netzhaut so aufgebaut, dass die Lichtstrahlen, die von der Linse und durch den klaren, gallertartigen **Glaskörper** auf sie treffen, zunächst **durch die gesamte Neuronenschicht** laufen, bevor sie auf die Photosensoren treffen. Dieser bei der entwicklungsgeschichtlichen Vorstülpung der Augen aus dem Gehirn entstandene »Konstruktionsfehler« ist neben der schlechten Abbildungs-

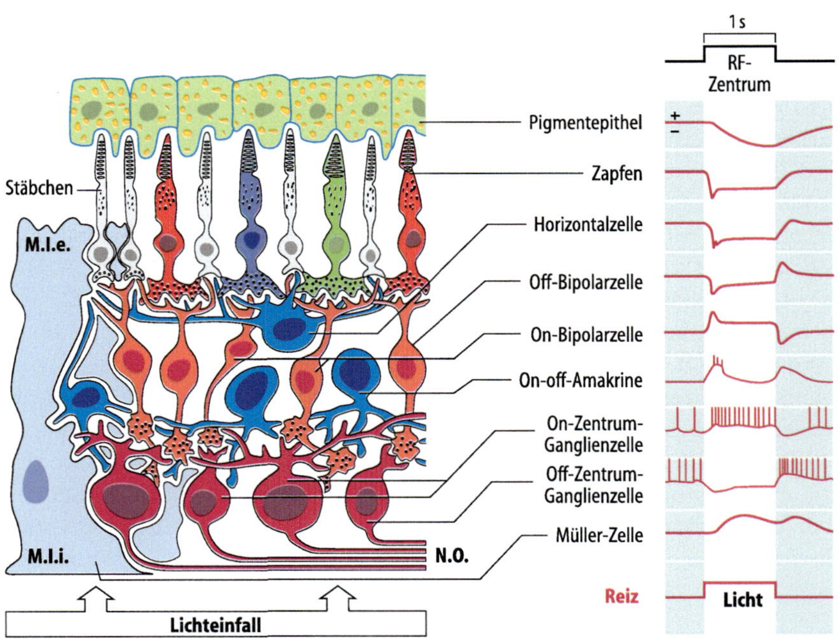

◘ **Abb. 17.13. Informationsverarbeitung in der Netzhaut des Auges.** *Links:* Schema des Aufbaues der Netzhaut beim Menschen und bei Primaten nach elektronenmikroskopischen Befunden. *M.l.e.* Membrana limitans externa, *M.l.i,* Membrana limitans interna, *N.O.* Nervus opticus (Sehnervenaxone). Die Müller-Zellen und das Pigmentepithel nehmen an der Informationsverarbeitung nicht teil. *Rechts:* Schema der Reaktion einzelner Neurone der Netzhaut auf einen Lichtreiz qualität des optischen Apparates ein weiterer Grund für die nur sehr bescheidenen Leistungen der »Kamera« Auge.

Σ Die Netzhaut (Retina) ist ein neuronales Netzwerk, das neben Zapfen (für das photopische Sehen) und Stäbchen (für das skotopische Sehen) verschiedene nachgeschaltete Neurone enthält. Die Axone der Ganglienzellen bilden den Sehnerven.

Verteilung der Zapfen und Stäbchen und der Sehschärfe auf der Retina

Die Zapfen und die Stäbchen sind **in unterschiedlicher Dichte** auf der Netzhaut verteilt (▪ Abb. 17.1d in Abschn. 17.1.1). Dort ist zu sehen, dass sich in der **Fovea centralis** nur Zapfen finden, von dort zum Rande der Netzhaut mischen sich Zapfen mit Stäbchen, am Rande der Netzhaut selbst gibt es fast nur noch Stäbchen. Dazu kommt, dass in der **Fovea centralis** (dem gelben Fleck) die gesamte Neuronenschicht der Retina zur Seite geschoben ist und die **Zapfen unmittelbar von den Lichtstrahlen getroffen werden** (daher ist die Netzhaut dort wesentlich dünner, was beim Augenspiegeln wie eine kleine Grube aussieht).

Die **Zapfen** stehen obendrein in der Fovea centralis besonders dicht (▪ Abb. 17.1d, rote Kurve). Schließlich verfügen die Zapfen der Fovea centralis über besonders zahlreiche Verbindungen zum zentralen Sehsystem. Jeder Zapfen hat sozusagen seine **eigene Telefonleitung ins Gehirn**, während überall sonst in der Netzhaut zahlreiche Photosensoren sich eine Sammelleitung teilen müssen.

Aus dieser Verteilung und Verschaltung der Sensoren ergibt sich auch die bereits in Abschn. 17.1.1 und 17.1.2 besprochene unterschiedliche **Verteilung der Sehschärfe** beim photopischen und skotopischen Sehen. Dank all der Privilegien der Zapfen, zu denen noch die bereits erwähnte Lage in der optischen Achse des Auges kommt, ist daher die **Fovea centralis bei Tageslicht die Stelle des schärfsten Sehens** (▪ Abb. 17.1c, rote Kurve). Immer wenn wir ein Objekt genau ansehen (fixieren), richten wir es »automatisch« so ein, dass sein Abbild auf die Fovea centralis beider Augen fällt. Umgekehrt hat das **skotopische Sehen** in der Fovea centralis einen, wie bereits erwähnt, (weiteren) **blinden Fleck** (▪ Abb. 17.1c, schwarze Kurve, Abschn. 17.1.2).

Σ In der Fovea centralis gibt es nur Zapfen, auf die das Licht unmittelbar fällt. Sie ist, auch dank weiterer »Privilegien« der dortigen Zapfen, die Stelle des schärfsten Tageslichtsehens. Beim Dämmerungssehen ist die Fovea centralis blind.

Anzahl und Bau der Stäbchen und Zapfen

Die Sensorschicht des menschlichen Auges besteht aus etwa 120 Mio. **Stäbchen** und 6 Mio. **Zapfen**, deren unterschiedliche Verteilung auf der Netzhaut eben anhand der ▪ Abb. 17.1d angesprochen wurde.

Stäbchen und **Zapfen** sind **ähnlich aufgebaut** (▪ Abb. 17.14a): Die **Außenglieder** der Sensorzelle bestehen aus etwa tausend Membranscheibchen (bei den Stäbchen) bzw. -einfaltungen (bei den Zapfen), in die die **Sehfarbstoffe** eingelagert sind. Über eine dünne Gewebsbrücke **(Zilium)** sind die Außenglieder mit dem übrigen Zellkörper verbunden. Dieser wiederum steht in synaptischem Kontakt mit den, vom Lichteinfall her gesehen vor ihm liegenden Neuronen (▪ Abb. 17.13 links).

Sehfarbstoffe der Stäbchen und Zapfen

Der **Sehfarbstoff der Stäbchen** heißt **Rhodopsin** (»Sehpurpur«, ▪ Abb. 17.14b, c), denn eine im Dunkeln hergestellte Lösung dieses Stoffes sieht rot aus. Rhodopsin besteht aus einem Eiweiß (Opsin) und Retinal 1, dem Aldehyd des Vitamins A (▪ Abb. 17.14c).

Bei den **farbtüchtigen Zapfen** gibt es **3 verschiedene Typen** mit unterschiedlichen Sehfarbstoffen **(Jodopsine** oder **Zapfenopsine)**. Die Empfindlichkeit dieser 3 Zapfenopsine auf Licht unterschiedlicher Wellenlänge ist in ▪ Abb. 17.14d illustriert, in die auch die Lichtempfindlichkeitsverteilung des Rhodopsins eingetragen ist. Je eines der 3 Zapfenopsine ist besonders für **»rot«**, **»grün«** oder **»blau«** maximal empfindlich. Das **Rhodopsin der Stäbchen** liegt mit seiner maximalen Empfindlichkeit im **blau-grünen** Bereich, was der optimalen Empfindlichkeit beim skotopischen Sehen entspricht (Abschn. 17.1.2, Purkinje-Verschiebung).

Σ Alle Stäbchen enthalten den Sehfarbstoff Rhodopsin. Die Zapfen enthalten jeweils einen von 3 Sehfarbstoffen (Zapfenopsinen), der entweder besonders rot-, besonders grün- oder besonders blauempfindlich ist.

Transduktion bei Lichteinfall

Bei Belichtung **zerfällt** in den Stäbchen das **Rhodopsin** (der Sehpurpur) über mehrere Zwischenstufen in das farblose Opsin und Vitamin A, aus denen es anschließend unter Energieaufwand wieder aufgebaut werden muss. Für eine gegebene Belichtungsstärke stellt sich ein **Gleichgewicht zwischen diesen beiden Prozessen, Zerfall und Wiederaufbau** ein: In großer Helligkeit ist der Sehpurpur nahezu »ausgebleicht« (die Stäbchen also kaum noch lichtempfindlich), in Dunkelheit regeneriert der Sehpurpur zu seiner Maximalkonzentration.

Je mehr Sehfarbstoff vorhanden ist, um so größer ist die Chance, dass ein Lichtquant (Photon) absorbiert wird, d. h. um so größer ist die Lichtempfindlichkeit. Das **Reaktionsgleichgewicht** zwischen dem Rhodopsin und seinen Zerfallsprodukten ist also die **physikochemische Grundlage der Hell-Dunkel-Adaptation**.

Der lichtinduzierte Zerfallsprozess des Rhodopsins leitet als erste Stufe der **Transduktion** (Abschn. 14.2.2) Änderungen der Membranpermeabilität der Photosensoren und damit Änderungen des Membranpotenzials ein, nämlich

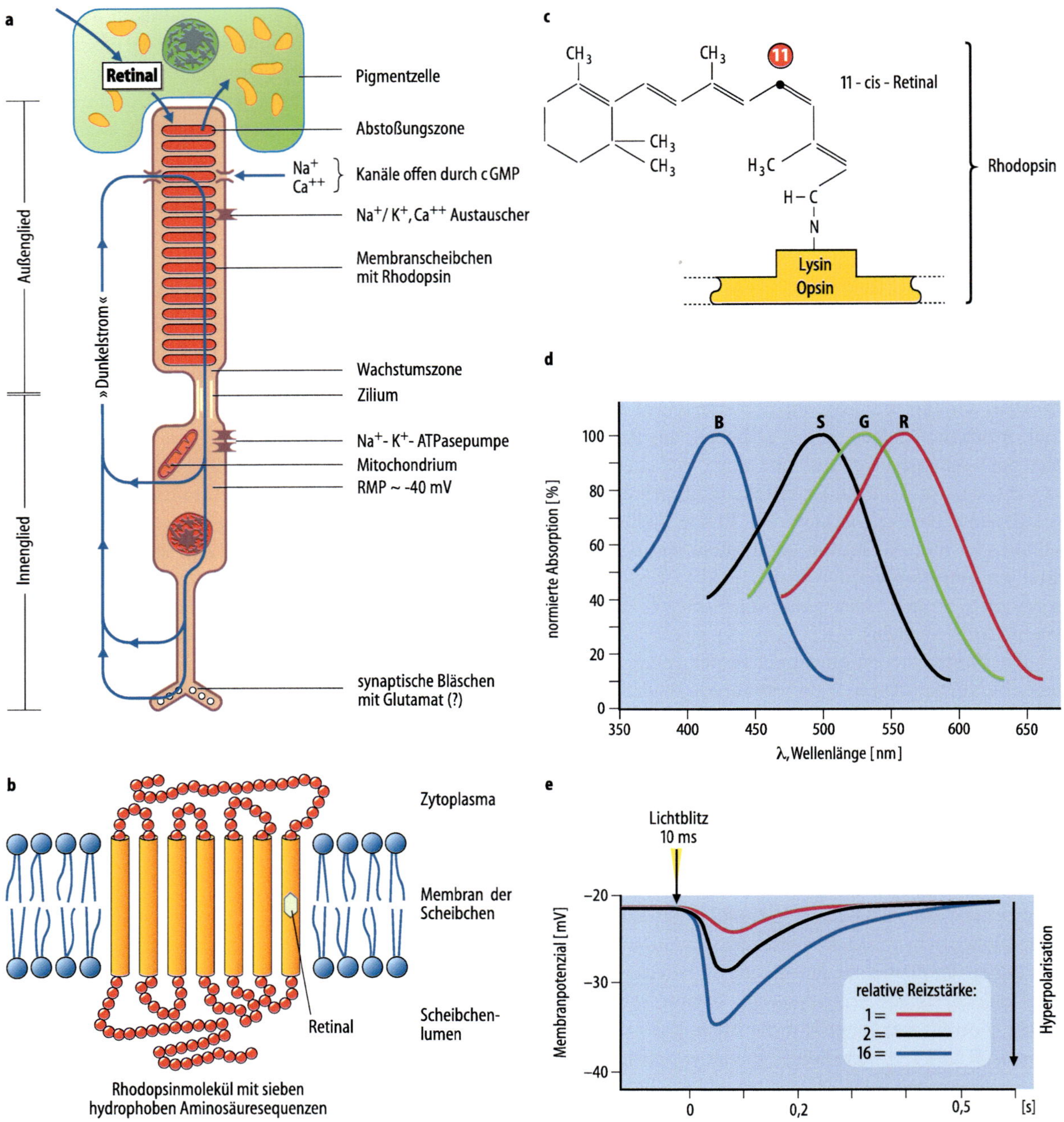

Abb. 17.14a–e. Transduktion in der Retina. a Schematischer Aufbau eines Stäbchens und einer Zelle des Pigmentepithels der menschlichen Netzhaut. Am äußeren Ende werden die Außenglieder der Photorezeptoren abgebaut und die Abbauprodukte von der Pigmentzelle aufgenommen. **b** Schema des Rhodopsinmoleküls, das mit 7 hydrophoben Aminosäuresequenzen die Lipiddoppelschicht der Scheibchenmembran durchdringt. **c** 11-cis-Retinal ist über Lysin an den Proteinteil (Opsin) des Rhodopsins gebunden. Nach Photonenabsorption tritt eine Photoisomerisation am C-Atom 11 ein (rot). **d** Normierte spektrale Absorptionskurve der Sehfarbstoffe der 3 verschiedenen Zapfentypen (B, G, R) und der Stäbchen (S) in der menschlichen Netzhaut. **e** hyperpolarisierende Sensorpotenziale eines Zapfens der Schildkrötenretina. Diese entstanden als Reaktion auf 3 kurze Lichtblitze verschiedener Reizstärke

Box 17.5. Nachtblindheit (Hemeralopie)

Da Vitamin A ein Bestandteil des Sehfarbstoffs der Stäbchen ist, behindert ein Mangel an Vitamin A die Synthese des Rhodopsins. Wird also Vitamin A nicht in ausreichender Menge mit der Nahrung aufgenommen, enthalten die Stäbchen zu wenig Rhodopsin und es kommt in der Dämmerung zu einer stark eingeschränkten Dunkeladaptation. Auch angeborene Formen solcher **Nachtblindheit** oder **Hemeralopie** sind bekannt. Berufe, die ein normales Dämmerungssehen erfordern, können von diesen Personen nicht ausgeübt werden (Abschn. 12.1.2).

das **Sensorpotenzial**. Diesem liegt eine **Schließung von Na-Kanälen** zugrunde, wodurch sich das Membranpotenzial in Richtung auf das K^+-Gleichgewichtspotenzial verschiebt. Das Sensorpotenzial der Photosensoren verläuft also in **hyperpolarisierender Richtung** (◘ Abb. 17.14e) und stellt damit eine Ausnahme unter den Sensorpotenzialen dar. Wie üblich und in e illustriert, hängt aber die **Amplitude** des Sensorpotenzials **von der Reizintensität**, seine **Dauer** von der Dauer des Lichtreizes ab. Für mittlere Intensitätsbereiche konnte gezeigt werden, dass die Amplitude des Sensorpotenzials der im **Weber-Fechner-Gesetz** formulierten logarithmischen Beziehung zwischen Reizstärke und Amplitude folgt (Abschn. 14.5.2).

In den **3 Zapfentypen** ist der Ablauf der **Phototransduktion analog** dem in den Stäbchen. Der Hauptunterschied liegt in der **wesentlich geringeren Lichtempfindlichkeit der Zapfen** gegenüber den Stäbchen. So kann ein einzelnes Lichtquant (Photon) ausreichen, um in einem Stäbchen eine elektrische Antwort auszulösen, während bei den Zapfen dafür Dutzende bis Hunderte von Quanten notwendig sind.

Σ Lichteinfall in die Außenglieder der Stäbchen und Zapfen leitet über einen Zerfall der Sehfarbstoffe den Transduktionsprozess ein; dieser führt zu einem Schließen von Na^+-Kanälen und damit zur Hyperpolarisation der Photosensoren. Die Stäbchen sind wesentlich lichtempfindlicher als die Zapfen.

17.2.3 Signalverarbeitung in der Netzhaut

Neurone des retinalen Netzwerks

Die **Photosensoren** bilden den »Eingang« in das lokale Netzwerk der retinalen Nervenzellen, die **Ganglienzellen** bilden mit ihren im Sehnerven verlaufenden Axonen den »Ausgang«. Dazwischen liegen, wie in ◘ Abb.17.13 zu sehen, 3 weitere neuronale Zelltypen, nämlich die **Horizontalzellen,** die **Bipolarzellen** und die **Amakrinen**. In diesem Neuronennetzwerk lassen sich, wie ebenfalls in ◘ Abb. 17.13 auszumachen, 2 Hauptflussrichtungen der neuronalen Signalübertragung erkennen, nämlich einmal die nach **zentripetal gerichtete Signalübertragung** von den Photosensoren über die Bipolarzellen auf die Ganglienzellen und zum zweiten ein **quer dazu verlaufender Signalfluss** in den Schichten der Horizontalzellen und der Amakrinen.

Signalweiterleitung über synaptische Potenziale

Es gehört zu den bemerkenswerten Eigentümlichkeiten der **neuronalen Signalverarbeitung in der Netzhaut**, dass sie nicht nur in den Photosensoren, sondern auch in den Horizontalzellen, Amakrinen und Bipolarzellen ausschließlich über **langsame lokale Membranpotenziale** und nicht über Aktionspotenziale verläuft (◘ Abb. 17.13, rechter Bildteil, obere Hälfte). Insgesamt ist dabei eine **starke Signalkonvergenz** zu beobachten, denn jedes Auge hat ungefähr eine Million Ganglienzellen (und damit auch **eine Million Nervenfasern** in jedem Sehnerven), aber rund 125 Mio. Photosensoren (Abschn. 17.2.2). Diese Konvergenz ist funktionell strukturiert, denn im Ergebnis erlaubt die komplexe Verknüpfung der retinalen Neurone bereits im Auge selbst eine erhebliche Aufarbeitung der von den Photosensoren ausgehenden Signale.

Σ Den Photosensoren nachgeschaltet sind 3 intraretinale Zelltypen und die Ganglienzellen. Die Signalverarbeitung in den ersten Neuronenschichten der Netzhaut erfolgt bei starker Konvergenz der Signale über lokale synaptische Potenziale.

Rezeptive Felder retinaler Ganglienzellen beim skotopischen Sehen

Zwei Besonderheiten zeichnen die retinalen Ganglienzellen gegenüber den anderen Nervenzellen der Netzhaut aus (◘ Abb. 17.13): Ihre Axone verlassen im **Sehnerven** (Nervus opticus, ◘ Abb. 17.11) das Auge, und sie bilden **Aktionspotenziale** aus (rechts unten in der Abbildung), die über den Sehnerven die visuelle Information in das Gehirn tragen. Alles, was wir mit dem Auge wahrnehmen, ist also in den Impulsmustern verschlüsselt, die von den retinalen Ganglienzellen zu den Sehzentren fließen.

Angesichts dieser Tatsache ist die **funktionelle Organisation retinaler Ganglienzellen** bemerkenswert simpel. Sie zeichnet sich nämlich im Grunde immer dadurch aus, dass die Hintergrund- oder Spontanaktivität durch Lichtreize auf einem kleinen, kreisrunden Fleck der Retina verändert wird (dieses Netzhautareal wird **rezeptives Feldzentrum** oder **RF-Zentrum** genannt), während Belichtung in einem darum herum liegenden Feld, also der RF-Peripherie, die gegenteilige Wirkung hat.

Zwei Beispiele für diese antagonistische Organisation der rezeptiven Felder retinaler Ganglienzellen zeigt ◘ Abb. 17.15 (◘ Abb. 14.8 in Abschn. 14.3.2). In **a** sind die Entladungen einer Zelle zu sehen, die bei einem Lichtreiz im RF-Zentrum ihre Entladungsfrequenz erhöht, während Belichtung der RF-Peripherie diese vermindert. Solche Neurone nennt man **On-Zentrum-Neurone**. Ihr Spiegelbild sind die **Off-Zentrum-Neurone**, deren Verhalten auf die gleiche Belichtung in ◘ Abb. 17.15b zu sehen ist. Ebenso wie Zunahme der Belichtung zu einer Erregung bzw. Hemmung der beiden Neuronentypen führt, beeinflusst auch Abnahme der Belichtung die Entladungsfrequenz, nur eben mit umgekehrten Vorzeichen: Das Ende eines Lichtreizes im Zentrum eines Off-Zentrum-Neurons erhöht dessen Entladungsfrequenz etc.

Σ Die retinalen Ganglienzellen haben konzentrisch organisierte rezeptive Felder mit On- und Off-Zentrum-Neuronen. Ihre Axone bilden den Sehnerv. Über den Sehnerv wird die in Aktionspotenzialen kodierte, vorverarbeitete visuelle Information an die zentralen Sehzentren weitergeleitet.

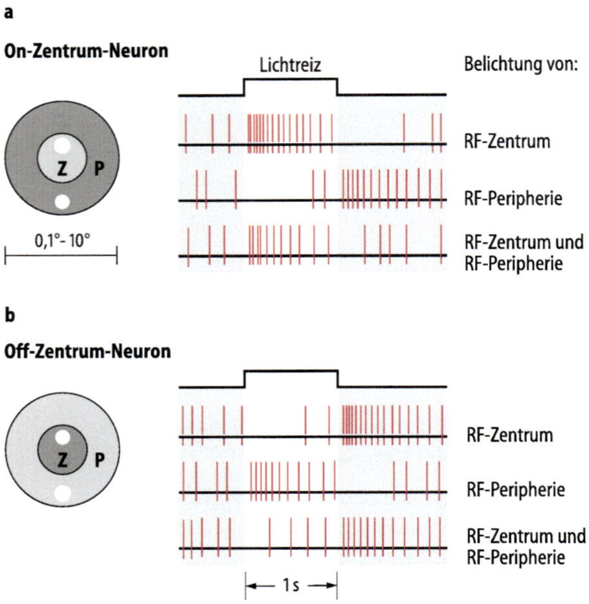

Abb. 17.15a, b. Funktionelle Organisation rezeptiver Felder (RF) der Ganglienzellen des Schwarz-Weiß-Sehens in der Säugetierretina (Abb. 17.16 für das Farbensehen). Zur Analyse der rezeptiven Felder werden weiße Lichtpunkte entweder in das RF-Zentrum, Z, oder in die RF-Peripherie, P, oder in beide Anteile gleichzeitig projiziert. **a** Reaktionen eines On-Zentrum-Neurons. **b** Reaktionen eines Off-Zentrum-Neurons. Bei beiden Neuronen überwiegt bei gleichzeitiger Reizung von Zentrum und Peripherie des RF die aus dem RF-Zentrum ausgelöste Antwort (Erregung in a, Hemmung in b)

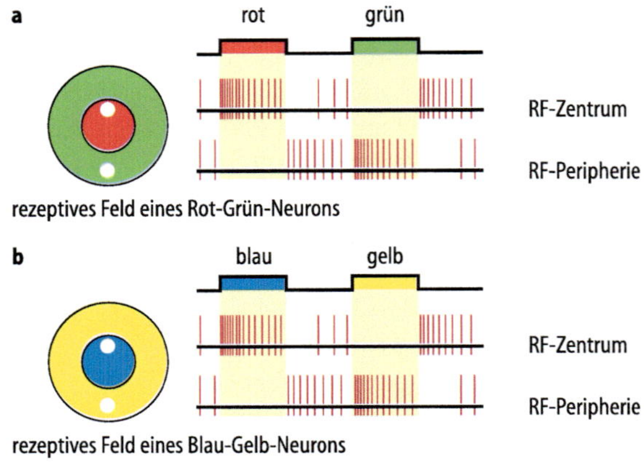

Abb. 17.16a, b. Funktionelle Organisation rezeptiver Felder (RF) visueller Neurone des Farbensehens. Solche Felder finden sich in der Retina bzw. dem Corpus geniculatum laterale des Säugetiers (Abb. 17.15 für das Schwarz-Weiß-Sehen). **a** Neuron des Rot-Grün-Systems. **b** Neuron des Gelb-Blau-Systems. Wie bei den Schwarz-Weiß-Neuronen sind Zentrum und Peripherie der RF (farb-)antagonistisch organisiert

Verarbeitung farbiger Lichtreize in retinalen Ganglienzellen

Die bisherige Diskussion der funktionellen Organisation retinaler Ganglienzellen bezog sich überwiegend auf das Schwarz-Weiß-Sehen. Die dabei erörterten allgemeinen Gesetzmäßigkeiten treffen aber auch weitgehend auf die Verarbeitung farbiger Lichtreize zu. Wie in Abb.17.16 illustriert, sind auch die rezeptiven Felder farbempfindlicher Ganglienzellen in kreisförmig antagonistischer Form organisiert, nur dass an Stelle des Hell-Dunkel-Antagonismus sich zum einen ein **Rot-Grün-Antagonismus** und zum anderen ein **Gelb-Blau-Antagonismus** in der Anlage der rezeptiven Felder zeigt. In der menschlichen Retina sind also die oben beschriebenen 3 Zapfentypen (Abb.17.14d) mit den nachfolgenden retinalen Nervenzellen so verschaltet, dass beim Tagessehen neben einem System für das »Unbunt-Sehen« (Abschn. 17.1.5) 2 farbspezifische, antagonistische Ganglienzellsysteme aktiviert werden, die ein **Vierfarbensystem** mit den Gegenfarben Gelb-Blau und Rot-Grün bilden (für die aus dieser Organisation pathophysiologisch resultierenden Farbsinnstörungen Abschn. 17.1.5).

Σ Auch die den Zapfen nachgeschalteten Ganglienzellen besitzen konzentrische rezeptive Felder. Diese sind teils in einem Rot-Grün-, teils in einem Gelb-Blau-Antagonismus organisiert. Dazu kommt ein System für das Unbunt-Sehen bei Tage.

Rezeptive Feldorganisation bedingt Simultankontrast

Im Zusammenhang mit Abb.17.3b wurde bereits das Phänomen des Simultankontrastes erläutert und darauf hingewiesen, dass dieser die Sehschärfe und das Gestaltsehen verbessert. Der dabei auftretende subjektive Sinneseindruck, dass nämlich entlang der Hell.Dunkel-Grenze der hellere Teil jeweils etwas heller und der dunklere jeweils etwas dunkler als die weitere Umgebung erscheint **(Grenzkontrast)**, lässt sich aus der funktionellen Organisation der rezeptiven Felder der retinalen Ganglienzellen (und der Neurone im nachgeschalteten Corpus geniculatum laterale, CGL, ▶ unten) ableiten. Dies ist im unteren Teil der Abb. 17.3 in Abschn. 17.1.3 zu sehen: Die konzentrische Organisation der rezeptiven Felder bewirkt bei partieller Belichtung bzw. Verdunklung der erregenden bzw. hemmenden rezeptiven Feldanteile (Abb. 17.3c–e) über laterale Hemmprozesse an der Kontrastgrenze übersteigerte neuronale Erregungen bzw. Hemmungen (Abb. 17.3f), die offensichtlich die neurophysiologische Grundlage für den Grenzkontrast darstellen.

Σ Die konzentrische Organisation der retinalen rezeptiven Felder ist wesentlich für den Simultankontrast verantwortlich.

Rolle melanopsinhaltiger Riesenganglienzellen

Einige besonders große Ganglienzellen (»**Riesenganglienzellen**«) enthalten wie die Zapfen und Stäbchen ein lichtempfindliches Photopigment, das **Melanopsin**. Dieses zerfällt bei Belichtung und erregt dabei die Ganglienzellen.

Ihre Axone übertragen die dadurch evozierten Aktionspotenziale in das Corpus geniculatum laterale des Thalamus und von dort in die höheren Stationen des Sehsystems. Sie sind allem Anschein nach besonders beteiligt an der lichtabhängigen Regulation und Synchronisation des **zirkadianen Rhythmus** und an der Steuerung des **Pupillendurchmessers** (Kap. 22).

Wie alle anderen Ganglienzellen auch, werden die Riesenganglienzellen zusätzlich von den mit ihnen verknüpften Zapfen und Stäbchen erregt, sodass die Riesen-Ganglienzellen die **ganze Breite des Farben- und Dämmerungssehens übertragen** und daher möglicherweise nicht nur an den **unbewussten** (z. B. zirkadianer Rhythmus), sondern auch an **bewussten** Sehprozessen beteiligt sind.

17.3 Signalverarbeitung in den subkortikalen und kortikalen visuellen Zentren

17.3.1 Subkortikale Signalverarbeitung

Verlauf der Sehbahn

Einen schematischen Überblick über den Verlauf der gesamten **Sehbahn** und die wichtigsten zentralen **Sehzentren** gibt ◘ Abb. 17.17. Die **Sehnerven** (Nervi optici) beider Augen laufen an der Schädelbasis aufeinander zu und tauschen in der **Sehkreuzung** (Chiasma opticum) etwa die Hälfte ihrer Nervenfasern (= Axone der retinalen Ganglienzellen, ◘ Abb. 17.13) miteinander aus. Dieser Austausch erfolgt nach einer strengen Regel: Gekreuzt wird so, dass die linken Gesichtshälften beider Augen (blau in ◘ Abb.17.17) zur rechten Hirnhälfte projizieren und umgekehrt. (Durch die seitenverkehrte Projektion im optischen Apparat wird die linke Gesichtshälfte im linken Auge auf die nasale, im rechten Auge auf die seitlich äußere Netzhaut abgebildet.) In völliger Analogie mit dem somatosensorischen System wird damit auch für das Sehsystem sichergestellt, dass alle sensorischen Eindrücke einer Seite zunächst durch die jeweils auf der anderen Seite liegende Hirnhälfte verarbeitet werden (Kap. 25).

Nach der Sehkreuzung verlaufen die Ganglienaxone zu einem Kerngebiet des Thalamus, dem **Corpus geniculatum laterale** (CGL, seitlicher Kniehöcker), an dessen Neuronen sie synaptisch enden. Dies ist die erste und einzige Schaltstelle auf dem direkten Weg zwischen Netzhaut und Hirnrinde. Der »Ausgang« des CGL führt als **Sehstrahlung** (Radiatio optica) zur primären Sehrinde (visueller Kortex) im Hinterhauptslappen der Großhirnrinde (◘ Abb. 17.17, Area 17 der Hirnrindenkarte nach Brodmann, ◘ Abb. 5.17f).

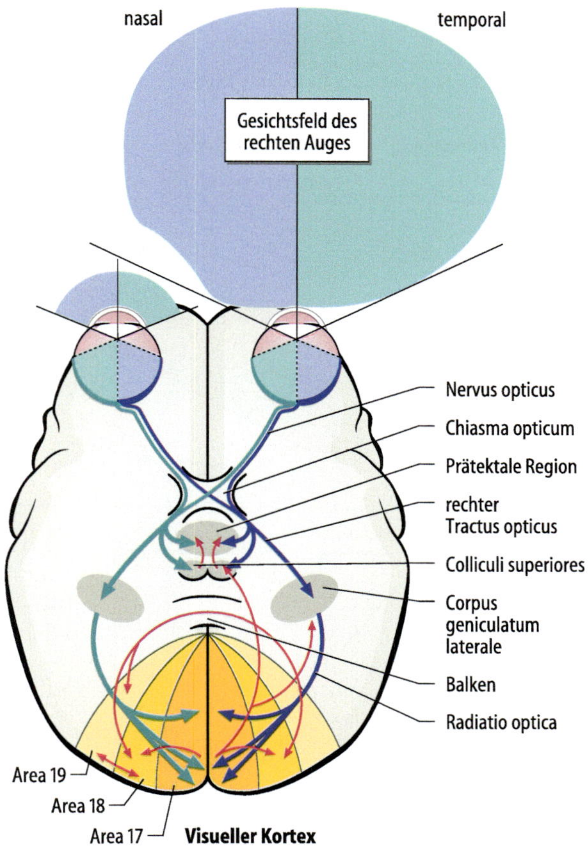

◘ **Abb. 17.17. Schema der Sehbahn im Gehirn des Menschen (Aufsicht).** Die beiden aus den Augen kommenden Sehnerven (Nervi optici) tauschen in der Sehkreuzung (Chiasma opticum) einen Teil ihrer Fasern so aus, dass die linken Gesichtsfeldhälften beider Augen in der rechten Sehrinde (visueller Kortex) abgebildet werden und umgekehrt. Nach der Sehnervenkreuzung geben die Sehnervenfasern Verzweigungen (Kollateralen) zu den augenmotorischen Zentren (prätektale Region, Colliculi superiores) ab. Anschließend enden sie im seitlichen Kniehöcker (Corpus geniculatum laterale), einem Kern des Thalamus, von dem der letzte Teil der Sehbahn, nämlich die Sehstrahlung (Radiatio optica), ihren Ausgang nimmt. Neben der primären Sehrinde (Area 17) sind schematisch auch die zweiten und dritten kortikalen Sehzentren eingezeichnet (Areae 18, 19). Die Verbindungen der Sehzentren beider Hemisphären über den Balken sind ebenfalls angegeben. Zusätzlich ist rechts mit einem Pfeil auf die efferenten Verbindungen zwischen dem visuellen Kortex und subkortikalen Strukturen aufmerksam gemacht

Σ Im Chiasma opticum kreuzen die Sehnervenfasern beider Augen so, dass die der linken Gesichtshälfte zur rechten Hirnhälfte laufen und die der rechten Gesichtshälfte zur linken Hirnhälfte. Das Corpus geniculatum laterale ist die einzige synaptische Station der Sehbahn auf dem Weg zur Großhirnrinde.

Signalverarbeitung im Corpus geniculatum laterale

Die Signalverarbeitung im Corpus geniculatum laterale (CGL) erfolgt in **6 Neuronenschichten**, die abwechselnd dem ipsilateralen und dem kontralateralen Auge zugeordnet sind. Dies bedeutet, dass die Signalverarbeitung jeweils dreier Schichten im Wesentlichen von einem Auge bestimmt wird (◘ Abb. 17.18a). Die Interaktion zwischen den

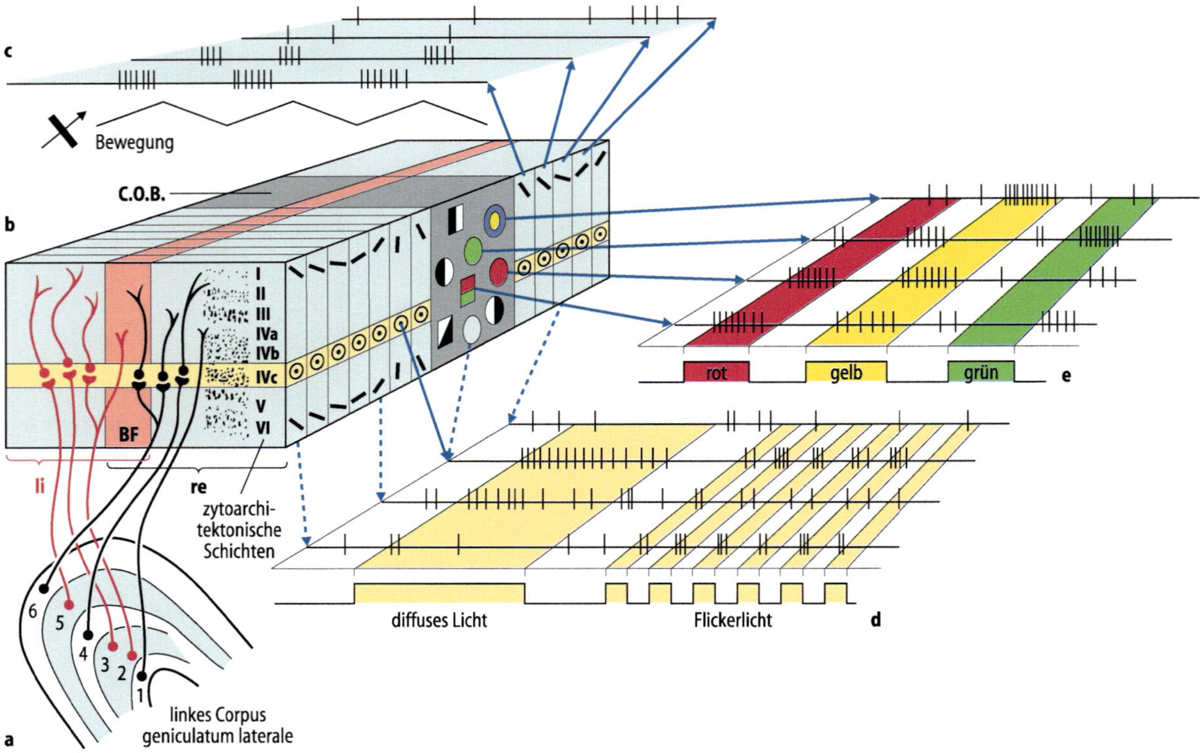

Abb. 17.18a–e. Signalverarbeitung auf den höheren Stationen der Sehbahn. a Schichtenstruktur des Corpus geniculatum laterale. Die Schichten 2, 3 und 5 erhalten praktisch nur Zuflüsse aus dem ipsilateralen Auge, die Schichten 1, 4 und 6 nur Zuflüsse aus dem kontralateralen Auge. Diese funktionelle Trennung ipsi- und kontralateraler Zuflüsse setzt sich bei der Projektion in den primär visuellen Kortex fort **(b),** wodurch sich die (senkrecht zur Kortexoberfläche stehende) Schichtenstruktur der okulären Dominanzsäulen ausbildet. Zwischen den okulären Dominanzbereichen gibt es binokulare Bereiche (rot), in denen die Nervenzellen gleich stark vom linken und rechten Auge aktiviert werden (*BF* binokulare Fusion). Wiederum senkrecht zu dieser Schichtung und zur Kortexoberfläche sind die kortikalen Neurone oberhalb und unterhalb der Schicht IVc (deren Neurone konzentrisch organisierte rezeptive Felder haben) – zusätzlich nach ihrem Antwortverhalten – auf die Richtung einer Kontur im rezeptiven Feld in regelmäßiger Sequenz angeordnet. Diese Schichtenstruktur wird als Orientierungssäulen bezeichnet. Dazwischen finden sich Säulen mit Neuronen, die keine Orientierungspräferenz für Reizkonturen, aber für Farben haben (dunkles Grau). Ihre rezeptiven Felder sind konzentrisch organisiert. Nervenzellen in den orientierungsabhängigen Säulen sind besonders empfindlich auf bewegte Kontrastgrenzen bestimmter Orientierung (Registrierungen **c**). In **d** sind Reaktionen auf diverse Lichtreize, in **e** Reaktionen auf einen roten, gelben und grünen Lichtpunkt, die jeweils in das RF-Zentrum projiziert wurden, abgebildet

sich entsprechenden, aber jeweils kontralateralen Schichten ist jedenfalls auffallend gering. Hier findet also noch keine binokulare Verarbeitung der visuellen Signale zum Zwecke des beidäugigen stereoskopischen Sehens statt. Dies erfolgt also erst im visuellen Kortex.

Die Neurone des CGL haben wie die Ganglienzellen der Retina meist einfache, konzentrisch organisierte rezeptive Felder. Mit unbunten Reizen findet man 2 verschiedene Neuronenklassen, nämlich **Kontrastneurone** und **Hell-Dunkel-Neurone**. Bei letzteren hängt das Erregungsniveau von der mittleren Leuchtdichte der Lichtreize ab. Die Kontrastneurone reagieren dagegen nur schwach oder überhaupt nicht auf diffuse Lichtreize, während sie auf Reize mit einer scharfen Hell-Dunkel-Grenze hochfrequent entladen. Die **Farbinformation** ist in den oben schon erwähnten gegenfarbig organisierten Neuronenklassen repräsentiert (Abb. 17.16).

Die 6 Neuronenschichten des CGL sind abwechselnd dem linken und dem rechten Auge zugeordnet. Die rezeptiven Felder der CGL-Neurone sind konzentrisch organisiert. Sie dienen teils der Übertragung von unbunter und teils von Farbinformation.

17.3.2 Signalverarbeitung im visuellen Kortex

Lage und Nomenklatur der visuellen Zentren

Die primäre Sehrinde wird auch als V1 (für visuell 1) bezeichnet und die sekundären und höheren Sehzentren als V2, V3 und V4. Für jede dieser Regionen lassen sich spezifische Aufgaben bei der visuellen Informationsverarbeitung nachweisen.

Von der primären Sehrinde gehen zahlreiche weitere Verbindungen aus. In unmittelbarer Nachbarschaft liegen beispielsweise die zweiten und dritten Sehzentren (Areale

18 und 19 in ◘ Abb. 17.17). Und die 3 Sehzentren einer Seite sind wiederum über den Balken (Corpus callosum, Kap. 25) mit denen der anderen Seite verbunden.

Retinotope Organisation von V1

Das Endigungsgebiet der Sehstrahlung, die bereits erwähnte primäre Sehrinde (Area oder Areal 17 oder V1), entspricht in der Organisation der primären somatosensorischen Rinde der hinteren Zentralwindung (Gyrus postcentralis, Abschn. 14.4.3). So weist die Sehrinde eine **topologische** oder **retinotope Organisation** auf, ähnlich der somatotopischen Organisation, die sich im sensorischen Homunculus der ◘ Abb. 14.11 in Abschn. 14.4.3 ausdrückt. Dort wie hier ist im Unterschied zu einer Landkarte die retinotope Projektion jedoch nicht linear. Das kleine Gebiet der Sehgrube nimmt auf der Sehrinde ein mindestens ebenso großes Areal ein wie die gesamte übrige Retina zusammen. Auch dies hat in den überproportional großen Arealen von Lippen, Zunge und Fingerspitzen des sensorischen Homunculus seine Entsprechung. (Auch die gesamte, vor dem primären visuellen Kortex liegende Sehbahn mit den oben erwähnten Schaltstationen ist retinotop organisiert.)

Σ Die primären, sekundären und höheren Sehrindenareale werden fortlaufend als V1, V2 etc bezeichnet. Die primäre Sehrinde (V1) ist retinotop organisiert, Die Fovea centralis ist dabei weit stärker repräsentiert als die übrige Retina.

Okuläre Dominanzsäulen in V1

Die primäre Sehrinde ist aus 6 deutlich unterscheidbaren **Zellschichten** aufgebaut (◘ Abb. 17.18b, ◘ Abb. 5.18). Diese Schichtenstruktur hat ihr auch den Namen **Area striata** (»gestreift«) eingetragen (alle anderen kortikalen visuellen Zentren werden daher als extrastriär zusammengefasst, ► unten). Die Nervenfasern der **Sehstrahlung enden** v. a. in der **Schicht IV**, von wo aus die **Informationsverarbeitung** im Kortex ihren Ausgang nimmt. Diese erfolgt vorwiegend **senkrecht zur Schichtung**, also in **kortikalen Säulen** von Neuronen, die retinotop benachbart sind. Dabei wechseln sich Säulen, die vorwiegend Information aus dem linken Auge verarbeiten, regelmäßig mit solchen ab, bei denen die Verarbeitung aus dem rechten Auge dominiert.

Die Säulen werden **okuläre Dominanzsäulen** genannt (◘ Abb. 17.18b, Klammern links und rechts). Dazwischen liegen binokulare Bereiche (BF und Roteinfärbung), in denen die Nervenzellen gleich stark vom linken und rechten Auge aktiviert werden (binokulare Fusion).

Orientierungssäulen in den Dominanzsäulen

Innerhalb der okulären Dominanzsäulen lässt sich eine weitere Differenzierung nachweisen, nämlich »Untersäulen«, in denen die **Neurone einander ähnliche rezeptive Felder** aufweisen. Diese Felder sind nicht mehr rund (wie in den retinalen Ganglienzellen und den Neuronen des CGL und auch noch in der gelb markierten Eingangsschicht IVc in ◘ Abb. 17.18b), sondern länglich, also vorzugsweise **in eine Richtung orientiert**. Daher der Name **Orientierungssäulen** für die Untersäulen der Dominanzsäulen.

Nervenzellen in den orientierungsabhängigen Säulen sind besonders empfindlich auf bewegte **Kontrastgrenzen bestimmter Orientierung** (Ableitungen in ◘ Abb. 17.18c), aber sie antworten z. T. auch auf diffuses und auf Flickerlicht (Ableitungen in ◘ Abb. 17.18d). Wie ◘ Abb. 17.18b auch zeigt, ändert sich der Winkel der Hauptorientierung stetig von Orientierungs- zu Orientierungssäule, sodass insgesamt eine sehr **regelhafte funktionelle Struktur** des visuellen Kortex resultiert.

Zwischen den Orientierungssäulen gibt es größere Regionen, in denen die rezeptiven Felder der Neurone keine Orientierungsspezifität erkennen lassen (dunkelgrau markiert in b). Diese Neurone sind dann besonders **auf farbige Reize empfindlich** (Ableitungen in ◘ Abb. 17.18e), reagieren z. T. aber auch auf unbunte Hell-Dunkel-Reize.

Σ Die Neurone der Area striata (V1) sind in senkrecht zur Oberfläche angeordnete okuläre Dominanzsäulen organisiert, die jeweils in Orientierungssäulen unterteilt sind. Dazwischen gibt es Säulen, deren Neurone farbspezifisch reagieren.

Einfache, komplexe und hyperkomplexe rezeptive Felder in V1 und V2

Zwar finden sich auch in V1 noch Neurone mit konzentrischen rezeptiven Feldern (v. a. in der Schicht IVc, ◘ Abb. 17.18b), aber dazu kommen Neurone mit parallel angeordneten rezeptiven Feldern (**einfache rezeptive Felder**, ◘ Abb. 17.19a) und solche, bei denen nur differenzierte Reizmuster, wie z. B. Hell-Dunkel-Konturen oder Konturunterbrechungen (**komplexe rezeptive Felder**, ◘ Abb. 17.19b) oder aneinander stoßende Konturen (**hyperkomplexe rezeptive Felder**, ◘ Abb. 17.19c) zu einer Aktivitätsänderung führen.

Neurone mit komplexen und hyperkomplexen RF reagieren **auf bewegte Reizmuster stärker** als auf unbewegte. Insgesamt kommen die einfacheren rezeptiven Felder mehr in der Eintrittszone der Sehstrahlung (Schicht IV) vor, die komplexeren in den darüber- und darunterliegenden Schichten (◘ Abb. 17.18b). Exzitatorische rezeptive Felder (ERF, ◘ Abb. 17.19b, c) sind meist von einem Areal umgeben, von dem durch Hell-Dunkel-Muster nur eine Hemmung der neuronalen Aktivität ausgelöst werden kann (inhibitorische rezeptive Felder, IRF, ◘ Abb. 17.19c). Die **Farbverarbeitung** erfolgt in getrennten Rot-Grün- und Gelb-Blau-Systemen.

Hyperkolumnen des binokularen Sehens

Die oben skizzierte funktionelle Architektonik der visuellen kortikalen Areale zeigt, dass offensichtlich eine örtliche

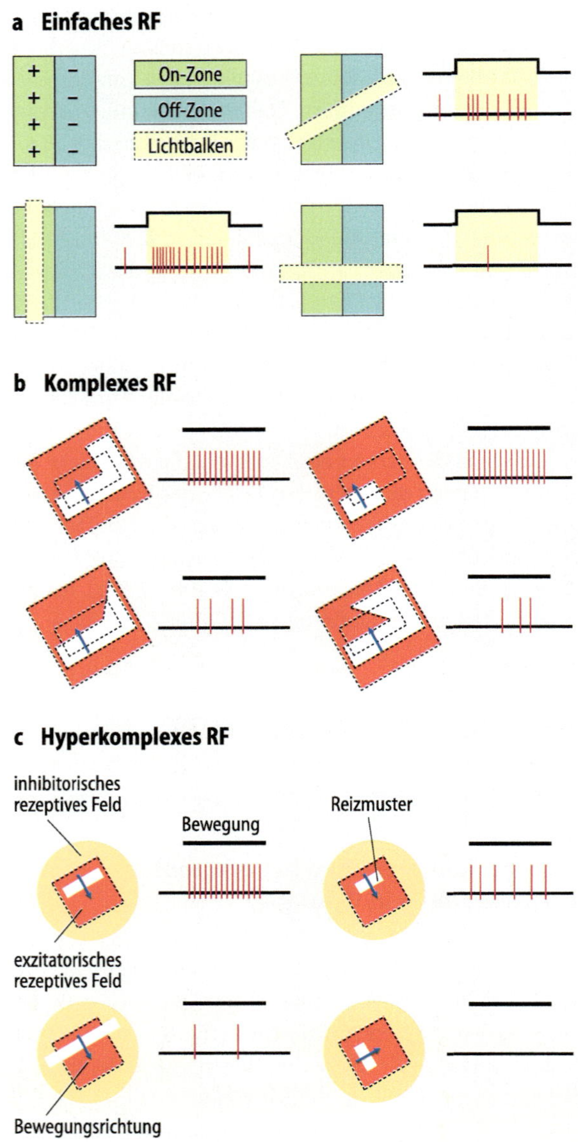

◘ Abb. 17.19a–c. Rezeptive Feldorganisation und Entladungsmuster einzelner Neurone der Areae V1 und V2. a Neuron aus Area V1 mit einfachem RF aus parallel angeordneten On- und Off-Zonen. **b** Neuron aus Area V2 mit komplexem RF. Die maximale Aktivierung wird durch 2 Kontrastgrenzen ausgelöst, die rechtwinklig aufeinanderstoßen. **c** Neuron aus Area V2. Die stärkste Aktivierung wird durch einen schräg orientierten Lichtbalken begrenzter Ausdehnung hervorgerufen (Endhemmung). Die Reizmuster sind jeweils weiß dargestellt. In **b** und **c** zeigen die Pfeile die Bewegungsrichtung des Reizmusters an

Aufteilung zur **parallelen Signalverarbeitung** nach verschiedenen Qualitäten des Sehens (Farbe, Strukturen etc.) vorliegt. Dies ist kein Widerspruch zur am Anfang dieses Abschnitts beschriebenen retinotopen Organisation von V1, denn für jeden Ort des Gesichtsfelds beider Augen existieren **Hyperkolumnen**, die bei einer Kortexoberfläche von etwa 1×1 mm sich über sämtliche Kortexschichten in die Tiefe erstrecken und alle Analysesysteme enthalten. Benachbarte Hyperkolumnen repräsentieren benachbarte Orte der Retina und damit des Gesichtsfeldes.

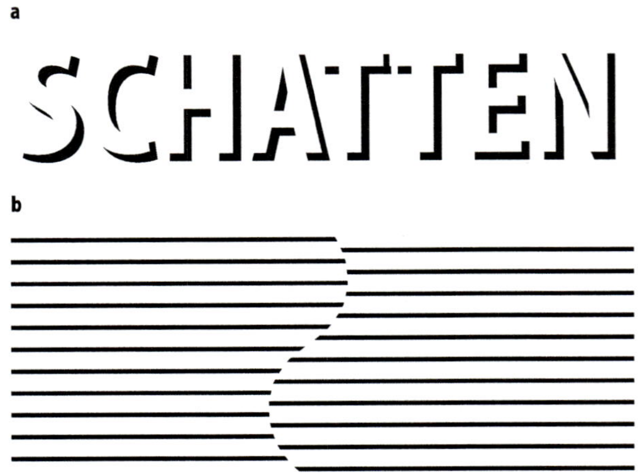

◘ Abb. 17.20a, b. Zwei Beispiele für Scheinkonturen. Neurone der Area V2 reagieren auf Reizmuster dieser Art, d. h. sie generieren diese Scheinkonturen. Die Buchstaben samt Tiefenwirkung in **a** sind objektiv nicht vorhanden, sondern werden durch die schwarzen Druckformen erzielt. In **b** entsteht der Eindruck einer Kurvenkontur in der Bildmitte, obwohl keinerlei Kurvenlinie vorhanden ist

Σ Die V1- und V2-Neurone haben neben konzentrischen auch einfache, komplexe und hyperkomplexe rezeptive Felder, die es ihnen ermöglichen, die Struktur-, Bewegungs- und Farbeigentümlichkeiten der visuellen Reizmuster zu analysieren. Hyperkolumnen sind komplette Analysemodule für umschriebene Orte im Gesichtsfeld beider Augen.

Aufgaben der höheren visuellen Areale

Die sekundären extrastriären visuellen Kortexareale V2, V3 und V4 des Hinterhauptlappens sind noch retinotop organisiert. Sie übernehmen die afferenten visuellen Signale aus den verschiedenen Neuronenklassen der Area V1. Hierbei erfolgt eine Aufteilung nach funktionellen Gesichtspunkten:

- Die **Neurone der Area V2** dienen überwiegend der **visuellen Gestalterkennung stationärer Reizmuster**. Ein Teil dieser Nervenzellen reagiert auch auf Scheinkonturen, die in Wirklichkeit nicht vorhanden sind, aber wahrgenommen werden (◘ Abb. 17.20). Bereits in Area V2 werden also funktionelle Gestaltergänzungen vorgenommen, die für die Objektwahrnehmung des Alltags wichtig sind.
- Die **Neurone der Area V3** reagieren besonders gut auf bewegte Konturen, Area V3 hat also die Aufgabe der **Gestalterkennung kohärent bewegter Objekte**.
- Die **Neurone der Area V4** sind farbspezifisch organisiert. Diesem Areal kommt die Objekterkennung aufgrund charakteristischer **Oberflächenfarben und Farbkontraste** zu.

Box 17.6. Theorien des Farbensehens

Die Tatsache, dass für den normal Farbtüchtigen alle Farbtöne selbstleuchtender Farben durch 3 Primärfarben hinreichend und eindeutig beschreibbar sind und dass die Mehrheit der Bevölkerung zur Mischung eines vorgegebenen Farbtones praktisch identische Anteile der Primärfarben mischt, hat zur **trichromatische Theorie des Farbensehens** geführt, die eine starke Stütze in dem in ◘ Abb. 17.14d gezeigten Befund hat, dass sich in der Netzhaut des Menschen 3 Zapfentypen mit unterschiedlicher spektraler Empfindlichkeit nachweisen lassen.

Beobachtungen von Kontrastphänomenen führten andererseits in der **Gegenfarbentheorie** zu dem Schluss, dass unsere Farbwelt aus den **4 Urfarben** Rot, Gelb, Grün und Blau aufgebaut ist, wobei sich die Wirkungen der Gegenfarben Rot/Grün und Blau/Gelb sowie von Schwarz/Weiß antagonistisch verhalten. Solche antagonistischen Erregungs- und Hemmprozesse lassen sich heute in der Tat nicht an den Sensoren, also den Zapfen, aber bereits an den unmittelbar nachgeschalteten Neuronen der Netzhaut und auf späteren Stationen der Sehbahn beobachten (◘ Abb. 17.16). Die trichromatische Theorie des Farbensehens und die Gegenfarbentheorie sind also auf verschiedenen Ebenen des visuellen Systems »richtig«.

Der Erfinder der Polaroidkamera, Edwin Land, hat experimentell gezeigt, dass die bisherigen Farbtheorien wahrscheinlich bestenfalls erste Annäherungen an die tatsächlichen Verhältnisse sind. Er wiederholte beispielsweise die klassischen Farbmischexperimente, wobei er aber nicht dreifarbige einfache Lichtfelder, sondern zweifarbige Diapositive von komplexen Gegenständen verwendete. Dabei fand er, dass ein überraschender Farbreichtum auch bei nur 2 wirklich vorhandenen Farben wahrgenommen werden kann. Die Technik besteht darin, dieselbe Szene durch 2 verschiedene Farbfilter aufzunehmen und die resultierenden Diapositive mit 2 Projektoren durch dieselben Farbfilter übereinander zu projizieren. Dabei nehmen wir Farben wahr, die physikalisch überhaupt nicht angeboten werden, und es kommt bei bekannten Gegenständen, z. B. einer grünen Wiese, zu einer erstaunlichen **Farbkonstanz** unter den unterschiedlichsten Lichtbedingungen. Erwartung und vorhergehende Kenntnis der normalen Farbe der Gegenstände sind also von Bedeutung. Aber auch dies ist sicher nicht die ganze Erklärung, die z. B. auch einbeziehen müsste, warum sich keine Metallfarben wie Gold und Silber aus den Spektralfarben und Weiß mischen lassen.

Die Neurone der **Area V5** (MT in ◘ Abb. 17.29) im medialen Temporallappen reagieren auf Bewegungen von Objekten (Abschn. 17.5.2).

Die Signale aus den retinotop organisierten extrastriären visuellen Elementarregionen V2–V4 werden anschließend in die übrigen in der ◘ Abb. 17.21 eingezeichneten **visuellen Assoziations-** und **Integrationsregionen** übertragen, um dort weiterverarbeitet zu werden (vermutlich gibt es mehr als 30 solcher visueller Areale). Dabei geht die retinotope Organisation bei jedem Verarbeitungsschritt zugunsten anderer Aspekte der Informationsverarbeitung mehr und mehr verloren (Abschn. 17.5.1 und 17.5.2).

Von V1 wird die visuelle Information in die verschiedenen extrastriären visuellen kortikalen Areale übertragen. Jedes der Areale analysiert spezielle Aspekte (z. B. Kontrast-, Form- und Farbmerkmale) der visuellen Reizmuster.

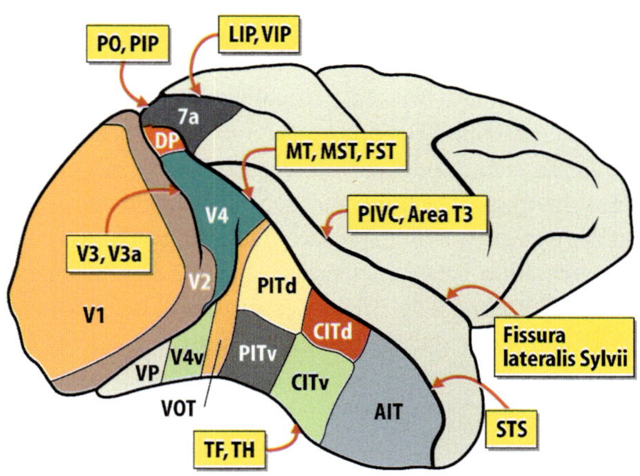

◘ **Abb. 17.21. Kortikale visuelle Areale eines Rhesusaffen.** Die an der äußeren Hirnoberfläche eingezeichneten visuellen Areale im Okzipital-, Parietal- und Temporallappen werden ergänzt durch hier nicht sichtbare visuelle Felder in der Tiefe der Sulci. Erklärung der Abkürzungen: Area V1, V2, V3 und V4 entsprechen den okzipitalen Hirnrindenfeldern. Areae PO, PIP und DP sind parietale visuelle Felder, Area VP der ventroposteriore Bereich der okzipitotemporalen Übergangsregion. PIT sind posteriore, CIT zentrale und AIT anteriore Teile des inferioren Temporallappens (v = ventral, d = dorsal). Die vestibuläre Area PIVC und eine optokinetische Area T3 liegen im Fundus der Fissura lateralis Sylvii, die Areae MT (»medial temporal«), MST (»medial superior temporal«) und FST (»Fissura superior temporalis«) in der Tiefe des Sulcus temporalis superior (STS)

17.3.3 Ontogenetische Entwicklung und Plastizität der Sehrinde

Postnataler einäugiger Lidverschluss und beidäugiges Sehen

Wird bei einem Kätzchen oder einem jungen Affen ein Augenlid kurz nach der Geburt für einige Tage verschlossen, so können von diesem Auge **später kaum noch Neurone des visuellen Kortex erregt** werden, selbst nach mehreren normalen Jahren nicht. **Beidäugiges Sehen** ist damit **nicht mehr möglich**, das **zeitweilig** verschlossene Auge bleibt **lebenslänglich** funktionslos. Im Gegensatz dazu hat eine vorübergehende Ausschaltung eines Auges im späteren Leben keine Nachwirkungen. Die Zeit, in der das visuelle System in seiner Entwicklung **auf visuelle Reize unbedingt angewiesen** ist, wird **kritische Periode** genannt. Bei jungen Katzen hat Lidverschluss während der 4. und 5. Woche den stärksten Effekt.

Die bei Katzen und Affen beobachtete Unterentwicklung des visuellen Kortex bei Lidverschluss in einer frühen Entwicklungsperiode existiert wahrscheinlich auch beim Menschen: Wie in Abschn. 17.1.4 erwähnt, haben Menschen, die z. B. durch eine Hornhauttrübung (Katarakt) in früher Jugend erblindeten, später große Schwierigkeiten, das was sie sehen, richtig zu deuten. Auch die viel häufigere **funktionelle Blindheit** eines Auges **beim Schielen** (Schielamblyopie, Abschn. 17.2.1) gehört hierher. In beiden Fällen ist eine **Unterentwicklung der okulären Dominanzsäulen** des betroffenen Auges für die Funktionseinschränkung verantwortlich.

Σ Kurzzeitiger Verschluss eines Auges in der kritischen postnatalen Periode verhindert dauerhaft die Entwicklung der okulären Dominanzsäulen und damit des zweiäugigen Sehens. Die Schielamblyopie beruht auf demselben Mechanismus.

Kompensatorische neuronale Plastizität

In Box 14.3 haben wir ein Beispiel für kompensatorische Plastizität bei blind Geborenen demonstriert: Nicht nur ist die Repräsentation des somatosensorischen Areals **aktivitätsabhängig** gewachsen, auch im nicht benützten okzipitalen visuellen System werden Tastreize analysiert. Die Kompensation ist sehr spezifisch: Blinde, die mit ihrem rechten Zeigefinger die Braille-Blindenschrift lesen, weisen eine Vergrößerung der Repräsentation dieses Fingers und eine deutliche Verstärkung der motorischen Erregbarkeit (gemessen mit transkranieller Magnetstimulation, TMS, Kap. 20) des davor liegenden motorischen Areals auf.

Blinde, die mehrere Finger benützen, verlieren die homunkuläre Topographie, d. h. dass die Finger im motorischen und somatosensorischen Kortex nicht mehr in der Reihenfolge Daumen inferior und kleiner Finger superior angeordnet sind. Die **neuronalen Reorganisationen** dieser Areale gehen mit **Verbesserungen** der motorischen und sensorischen Leistung einher (Abschn. 25.2, kortikale Karten).

Σ Früher Verlust der Sehkraft führt zu Reorganisation der multisensorischen Zusammenarbeit im Gehirn: Der Sehkortex bekommt taktile Funktionen. Durch Benutzung der Blindenschrift kommt es zu weitgehenden Um- und Reorganisationen der primären Kortizes.

Organisation der Orientierungssäulen durch Umgebungsreize

Auch das **Konturensehen** ist für seine normale Entwicklung auf entsprechende visuelle Reize angewiesen. Werden beispielsweise neugeborene Katzen in einer Umgebung aufgezogen, die nur **senkrechte** Streifenmuster aufweist, dann kommt es zu einem Überwiegen der **senkrechten Orientierung** der Neurone der **Orientierungssäulen** im visuellen Kortex (◘ Abb. 17.18 und zugehöriger Text) und einem Mangel an Neuronen mit anderen Richtungspräferenzen. Verhaltensuntersuchungen an diesen Tieren zeigten, dass diese neuronale Fehlentwicklungen sich bei diesen Tieren auch in einem **defizitären visuellen Orientieren** in der Umwelt widerspiegeln. Die Tiere sind nach der Deprivation nicht in der Lage, komplexe Richtungsunterscheidungen zu lernen.

Allerdings zeigt sich, dass junge und auch erwachsene Tiere durch intensives Training rehabilitiert werden können: Nach erfolgreichem Training kommen die fehlenden Orientierungssäulen sowohl im Kortex wie auch im Thalamus wieder. Dies zeigt, dass im primären visuellen System auch nach Abschluss der Entwicklung ein hohes Maß an neuronaler Plastizität existiert.

Einfluss der Motorik auf die Sehentwicklung

Für eine normale Entwicklung des Sehsystems ist schließlich noch wichtig, dass diese **»aktiv«**, also mit Hilfe des motorischen Systems **»erarbeitet«** wird. Werden neugeborene Katzen so aufgezogen, dass in einem entsprechend konstruierten Apparat sich das eine Kätzchen 3 Stunden am Tag frei bewegen kann, während das andere dieselbe Umgebung aus einer kleinen Gondel passiv miterlebt (die übrige Tageszeit bleiben die Kätzchen mit ihrer Mutter im Dunkeln), dann sind die »aktiven« Kätzchen schneller und wesentlich besser in der Lage, sich in einer neuen Umgebung zurechtzufinden, als die »passiven«. Anders als bei den oben geschilderten Experimenten sind die Defizite aber nicht permanent.

Σ Eine in der postnatalen Entwicklungszeit einförmig strukturierte Umgebung führt zu dauerhaft einförmigen Orientierungssäulen. Postnatales aktiv-motorisches Erleben der Umwelt trainiert das Sehen besser als passives Zusehen.

17.3.4 Diagnostik und Therapie zentraler Sehstörungen

Visuell evozierte Potenziale

Nach Lichtreizen sind über dem okzipitalen Kortex **visuell evozierte Potenziale** abzuleiten (zum Begriff der evozierten Potenziale Kap. 20). Sie gestatten, allerdings in sehr begrenztem Umfang, eine **nicht-invasive Untersuchung** des visuellen Systems. Bei den visuellen Reizen werden blitzevozierte (z. B. unstrukturierte Lichtblitze) und musterumkehrevozierte Potenziale (z. B. Schachbrettmuster bei

17

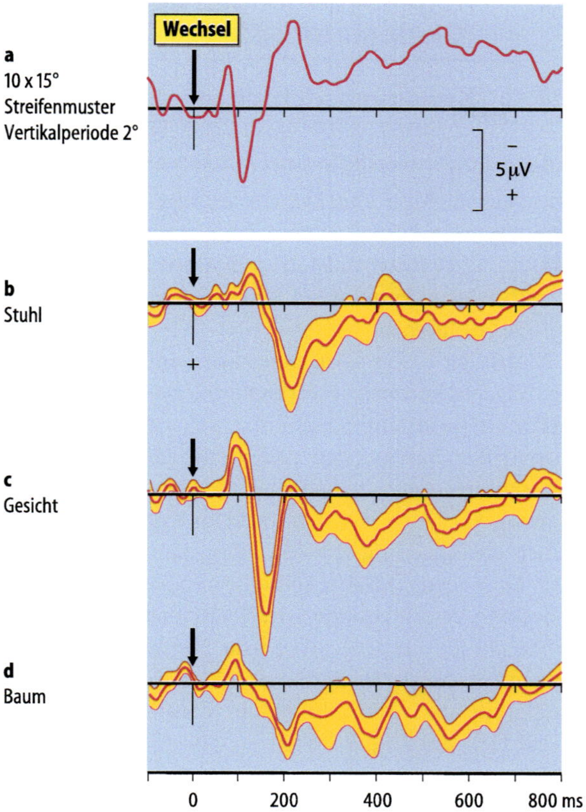

Abb. 17.22a–d. Visuell evozierte Potenziale (VEP). a Aus 40 Antworten gemitteltes VEP von einer Versuchsperson (okzipitale Elektrode). Zum Zeitpunkt des Pfeils wechselte ein vertikales Streifenmuster von 2 Perioden jeweils so, dass alle schwarzen Streifen weiß und alle weißen Streifen schwarz wurden. **b–d** Ereigniskorrelierte VEP, die durch einen Gestaltwechsel (bei Pfeil) hervorgerufen wurden (Ableitung zwischen der zentralen Elektrode *Cz* und gekoppelten Mastoidelektroden). Mittelwerte von 5 erwachsenen weiblichen Versuchspersonen und jeweils 40 Reaktionen auf jede der 3 Stimuluskategorien (Stuhl, Gesicht, Baum). Die VEP sind mit der statistischen Fehlerbreite (gelb) aufgezeichnet. Sie zeigen deutliche Unterschiede bei den verschiedenen Reizklassen. Das durch das Gesicht hervorgerufene VEP enthält gesichterspezifische Komponenten im Zeitbereich zwischen 100 und 300 ms nach Reizwechsel

dem die hellen und dunklen Anteile rhythmisch vertauscht werden) häufig registriert. Letztere haben gegenüber ersteren den großen Vorteil, dass die mittlere Leuchtdichte konstant bleibt und sich nur die Bildstruktur ändert. Abb. 17.22 zeigt typische ereigniskorrelierte Potenziale auf verschiedene optische Reize.

Zahlreiche organische Störungen und Erkrankungen des visuellen Systems können mit Hilfe der VEP besser als mit anderen Methoden diagnostiziert werden. Erwähnt seien Sehschärfebestimmung, Amblyopie, Trübungen, Störungen des Farbsinnes, Gesichtsfelddefekte und Entzündungen des optischen Nerven (z. B. bei multipler Sklerose). Auch bei funktionellen Sehstörungen, z. B. bei **Simulation**, sind sie zur Objektivierung des Befundes nützlich. **Kortikale Blindheit** geht beim Erwachsenen in der Regel mit einem Verlust der VEP einher. Wenn eine klinische Besserung eintritt, erholen sich auch die Amplituden der VEP.

Σ Mit visuell evozierten kortikalen Potenzialen (VEP) können Läsionen in der Netzhaut, in der zentralen Sehbahn und im Sehkortex diagnostiziert werden.

Box 17.7. Sehen ohne kortikale Sehrinde (»blindsight effect«)

Ein umschriebener **Ausfall des visuellen Kortex V1**, z. B. durch eine Schussverletzung, hat ein permanentes Skotom (Definition Abschn. 17.1.1) im zugehörigen (retinotopen) Gesichtsfeld zur Folge. Ist der gesamte visuelle Kortex ausgefallen, resultiert eine permanente **»zentrale« Blindheit.** Lichtblitze innerhalb des Skotoms werden von den Patienten nicht bewusst wahrgenommen, und auf Befragen verneinen sie, diese gesehen zu haben. Bittet man sie aber, mittels Fingerzeig abzuschätzen, wo im Gesichtsfeld der Lichtblitz auftrat, so können sie dies mit bemerkenswerter Genauigkeit anzeigen. Bei Lichtbalken können sie sogar angeben, ob dieser z. B. horizontal oder vertikal lag, obwohl sie ihn angeblich überhaupt nicht gesehen haben und die ganze Fragerei etwas lächerlich finden (Abb. 1.2 in Abschn. 1.3.1).

Als Ergebnis dieser Versuche ist festzuhalten, dass anscheinend auch die subkortikalen und tertiären kortikalen visuelle Zentren in der Lage sind, Information über visuelle Signale an die motorischen Zentren weiterzugeben. Allerdings erreicht diese Information nicht das Bewusstsein. Der Effekt wird **»blindsight effect«** genannt. Er unterstreicht, dass der Kortex für bewusste Wahrnehmungen, aber nicht für unbewusstes Sehen, unentbehrlich ist. Der »blindsight effect« bestätigt außerdem, dass zum Bewusstwerden eines Sinnesreizes die lokale Erregungserhöhung im primären und sekundären Projektionsfeld ebenso wichtig ist wie die diffuse Aktivierung großer Hirnareale durch die Formatio reticularis (Kap. 21).

Visuelle Rehabilitation

Blindheit befällt hauptsächlich ältere Menschen. Ungefähr 1500 von 100.000 Menschen über 65 Jahren sind blind. Einigen von ihnen kann heute in geradezu dramatischer Weise das Augenlicht zurückgegeben werden, z. B. durch eine **Linsen**- oder **Hornhauttransplantation**. Andere Rehabilitationsmöglichkeiten sind noch im Erprobungsstadium, insbesondere der Versuch, durch direkte **elektrische Reizung des visuellen Kortex** zu optischen Eindrücken zu kommen. Dazu wird von einer auf dem Kopf befestigten Miniaturfernsehkamera eine Serie von Elektroden aktiviert, die permanent auf dem visuellen Kortex eingepflanzt sind. Vielleicht wird es auf diese Weise mindestens in Einzelfällen möglich, Hinweise zur optischen Orientierung im Raum zu erhalten, oder vielleicht sogar wieder lesen zu können.

Bei inkompletten Einschränkungen des Sehvermögens lassen sich durch entsprechende Rehabilitationsmaßnahmen oft erstaunliche Verbesserungen erzielen. **Bei einem Gesichtsfeldausfall nach Hirnverletzung** ist es z. B. keinesfalls ausgemacht, dass alle Zellen des zugehörigen zentralen Sehsystems ausgefallen sind. **Training** kann hier auch noch nach Monaten und Jahren zu beachtlicher Erholung führen. Wird am Rande eines Gesichtsfeldausfalls (oder **Skotoms**, Abschn. 17.1.1) die Unterscheidung von Helligkeitsunterschieden trainiert, so kann dies zusätzlich auch zu einer Verkleinerung des Skotoms führen, v. a. bei einem graduellen Übergang zwischen dem Skotom und dem normalen Gesichtsfeld. Gleichzeitig lassen sich eventuell **Verbesserungen des Visus** und der **Farbtüchtigkeit** erzielen.

Σ Visuelle Rehabilitation kann insbesondere bei teilweise erhaltenem Sehvermögen dieses deutlich verbessern.

Perzeptuelles Lernen

Unter perzeptuellem Lernen versteht man jede länger anhaltende Änderung der Wahrnehmung eines Reizes nach Training (Übung) oder wiederholter Erfahrung mit dem Reiz. Perzeptuelles Lernen ist **implizit** (Kap. 25), d. h. es erfolgt ohne bewussten Zugriff und führt zu keinem »gewusst, dass….«, sondern nur zu einem »gewusst, wie…«. Auch assoziative Verbindungen zwischen 2 Reizen und Reaktionen sind für perzeptuelles Lernen nicht notwendig: ◘ Abbildung 17.23 zeigt die sog. Vernier-Unterscheidung, die das Erkennen von leicht versetzten senkrechten Strichen ermöglicht, die weit unter dem Durchmesser zweier benachbarter Photorezeptoren in der Fovea liegen und als »hyperacuity«(Hyperempfindlichkeit) bezeichnet werden. Diese »hyperacuity« kann durch Lernen weiter verbessert werden und beruht auf Erhöhung der Richtungsselektivität der Neurone im primären visuellen Kortex, die um 100 ms nach Reizdarbietung bereits abgeschlossen ist.

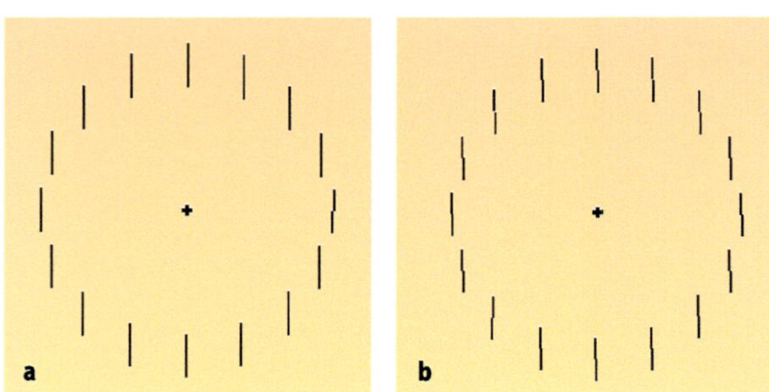

◘ **Abb. 17.23a, b. Entdecken von Vernier-Linien.** Man erkennt sofort (<100 ms) die nach links versetzte Vernier-Linie in **a**, während man in **b** zeitraubende, bewusste und serielle Suche »einschalten« muss, weil zu viele nach rechts versetzte Vernier-Linien von der einzigen Linie, die nach links versetzt ist, ablenken

17.4 Augenbewegungen beim Sehen (Okulomotorik)

17.4.1 Bewegungsrichtungen der Augen

Äußere Augenmuskeln und Mikrotremor

In der Augenhöhle (Orbita) wird jedes Auge von **6 äußeren Augenmuskeln** bewegt, deren Lage und Bezeichnung in ◘ Abb. 17.24 zu sehen ist. Diese 6 Muskeln werden von **3 verschiedenen Hirnnerven** innerviert, wie dort in der Legende beschrieben.

Mittels der äußeren Augenmuskeln kann der kugelförmige Augapfel **horizontale, vertikale** und **zyklorotatorische (torsionale)** Bewegungen ausführen, wobei durch die Kombination von horizontalen und vertikalen Bewegungen auch **schräge** Augenbewegungen möglich sind (Details ▶ unten). Aber auch wenn ein Punkt im Raum fixiert wird, bleiben die Augen nicht völlig ruhig. Einmal kommt es während längerer Fixationsperioden (0,5–2 s Dauer) zu **langsamen Verschiebungen des Fixationspunktes** geringer Amplitude. Außerdem ist jede Fixation von einem leichten Zittern oder **Mikrotremor** beider Augen überlagert (Amplitude 1–3 Winkelminuten, Frequenz zwischen 20–150 Hz).

Der unwillkürliche **Mikrotremor** ist anscheinend für das Sehen **unbedingt erforderlich**. Man kann nämlich ex-

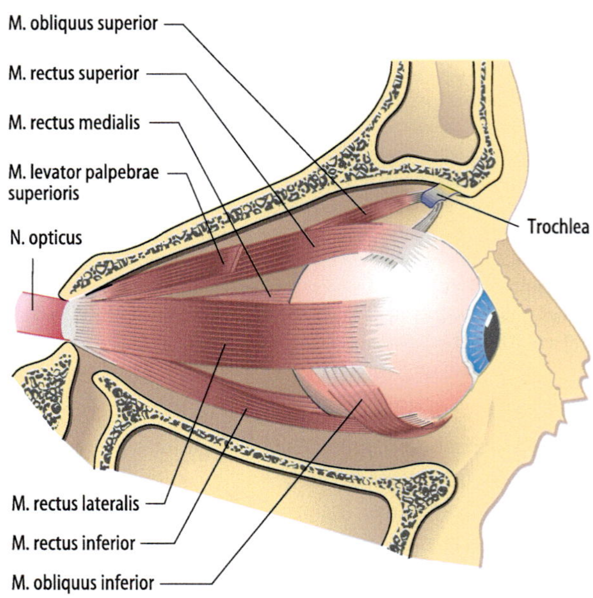

◘ **Abb. 17.24. Lage der äußeren Außenmuskeln in der Augenhöhle (Orbita).** Die 6 Muskeln werden durch 3 Hirnnerven bewegt: der Nervus trochlearis (IV) innerviert den M. obliquus superior, der N. abducens (VI) den M. rectus lateralis und der N. oculomotorious (III) die 4 übrigen (Mm. rectus med., inf., sup., M. obliq. inf.) sowie den willkürlich kontrollierbaren Heber des Augenlides, M. levator palpebrae superioris (abgeschnitten in der Abb.). Schädigung eines der genannten Hirnnerven hat eine Augenmuskellähmung zur Folge. Wichtigstes Zeichen dafür sind Doppelbilder, die der Patient sieht, wenn er in jene Richtung blickt, in die der gelähmte Muskel das Auge normalerweise bewegen würde perimentell ein Bild auf der Retina so fixieren, dass es sich bei jeder Augenbewegung mitbewegt und damit auf derselben Retinastelle projiziert bleibt. Ein derartig **optisch stabilisiertes Bild verschwindet** nach wenigen Sekunden, wahrscheinlich weil die Photosensoren auf den Dauerreiz adaptieren. Das durch den Mikrotremor bewirkte **dauernde Verschieben von Rändern und Umrissen** scheint dabei der für die Wahrnehmung ausschlaggebende Prozess zu sein.

Σ Sechs äußere Augenmuskeln, die von 3 Hirnnerven innerviert werden, bewegen den Augapfel. Der Mikrotremor während der Fixation ist anscheinend für ein stabiles Sehen unbedingt erforderlich, da er die vollständige Adaptation der Photosensoren verhindert.

Vergenzbewegungen

Wenn ein Punkt in großer Ferne fixiert wird, sind die Sehachsen parallel (Abschn. 17.1.3). Zur **Fixation in der Nähe** müssen die optischen Achsen beider Augen **konvergieren.** Bei anschließendem Blick in die Ferne ist wieder eine **Divergenzbewegung** erforderlich. Die Konvergenzbewegungen sind mit der Kontraktion des Ziliarmuskels zur Nahfokussierung fest gekoppelt (Abschn. 17.1.3). Außerdem tritt bei Nahfokussierung »automatisch« eine **Pupillenverengung** auf, die das Tiefensehen verbessert und Fehler der optischen Abbildung reduziert (vgl. »Abblenden« beim Photoapparat). Diese 3 Vorgänge werden als **Konvergenztrias** bezeichnet.

Konjugierte Augenbewegungen

Wenn wir frei im Raum umherblicken, bewegen sich beide Augen gleichzeitig miteinander in dieselbe Richtung. Bei diesen **konjugierten Augenbewegungen** bewegen sich die Augen nie langsam und gleichmäßig von einem Fixationspunkt zum anderen, sondern sie springen in raschen Rucken, genannt **Sakkaden,** von einem Fixationspunkt zum nächsten (▪ Abb.17.25a–c).

Zwischen den Sakkaden treten **Fixationsperioden** von 0,15 bis etwa 2 s Dauer auf. Die Dauer der Sakkaden selbst schwankt zwischen 15 ms und etwa 100 ms und ist näherungsweise proportional zur Sakkadenamplitude, die zwischen 3 Winkelminuten (Mikrosakkaden) und bis zu 90° liegen kann. Große Sakkaden werden in der Regel von Kopfbewegungen begleitet (▪ Abb. 17.25d).

Wird ein bewegtes Objekt mit den Augen verfolgt, so treten **gleitende Augefolgebewegungen** auf (▪ Abb. 17.25e). Vorausgesetzt die Winkelgeschwindigkeit des verfolgten Objekts ist nicht zu groß, bleibt sein Abbild auf diese Weise auf der Stelle des schärfsten Sehens, der Fovea centralis.

Σ Sehen in der Nähe erfordert Vergenzbewegungen (Konvergenz der Sehachsen beider Augen). Es gibt 2 Arten von konjugierten Augenbewegungen, nämlich Sakkaden mit Fixationsperioden und gleitende Augenfolgebewegungen.

Registrieren der Augenbewegungen

Relativ zur Retina ist die Hornhaut des Auges elektrisch positiv geladen. Dieses **korneoretinale Bestandspotenzial** ist durch (langsame) Ionenflüsse zwischen Retinazellen bedingt (▪ Abb. 17.25, Legende). Das Auge bildet also einen elektrischen Dipol, dessen elektrisches Feld mit Makroelektroden, die am äußeren Rand der Augenhöhle angeklebt werden, aufgezeichnet werden kann. Dieses **Elektrookulogramm (EOG)** stellt eine einfache und zuverlässige Methode zur Registrierung der Augenbewegungen dar (▪ Abb. 17.25h). Wird das EOG bei den anschließend besprochenen Nystagmusprüfungen eingesetzt, so nennt man es auch **Nystagmogramm** (Abschn. 17.4.2).

Das EOG darf nicht verwechselt werden mit denjenigen elektrischen Spannungsschwankungen, die auf ähnliche Weise registriert werden, aber nicht durch Bewegungen des Auges, sondern durch **Belichtung oder Verdunkelung der Netzhaut** bedingte elektrische Spannungsschwankungen sind. Diese **Elektroretinogramme (ERG)** stellen summierte Potenziale der Retinazellen dar. Man kann sie vielleicht am ehesten mit den EEG-Registrierungen der Hirnrinde vergleichen.

Σ Durch das korneoretinale Bestandspotenzial können die Augenbewegungen als Elektrookulogramm, EOG, registriert werden. Das Elektroretinogramm, ERG, spiegelt dagegen elektrische Spannungsschwankungen in der Retina wider.

17.4.2 Nystagmusbewegungen

Optokinetischer Nystagmus (Eisenbahnystagmus)

Beim Blick aus einem Seitenfenster eines fahrenden Eisenbahnzuges halten die Augen einen Fixationspunkt so lange wie möglich fest. Die Augen führen also eine **langsame Augenfolgebewegung entgegen der Fahrtrichtung** aus. Sobald der fixierte Punkt zu entschwinden droht, sucht sich das Auge mit einer **Sakkade in Fahrtrichtung** einen neuen Fixationspunkt. Ein solcher periodischer Wechsel zwischen Sakkaden und langsamen Augefolgenbewegungen wird **Nystagmus** genannt.

Da der Nystagmus in unserem Beispiel durch die Bewegung der optischen Reize ausgelöst wird, sprechen wir vom **optokinetischen Nystagmus** (manchmal auch vom **Eisenbahnnystagmus).** Die Sakkade wird auch als **Rückstellsakkade** bezeichnet. Die Richtung des Nystagmus wird vereinbarungsgemäß nach der **Bewegungsrichtung der Sakkade** angegeben.

Vestibulärer Nystagmus

Sobald wir uns auf einem Drehstuhl zu drehen beginnen, versuchen wir, den gerade fixierten Punkt mit den Augen festzuhalten, ganz ähnlich wie wir es eben bei der Eisenbahnfahrt erlebt haben. Es kommt zu einer langsamen

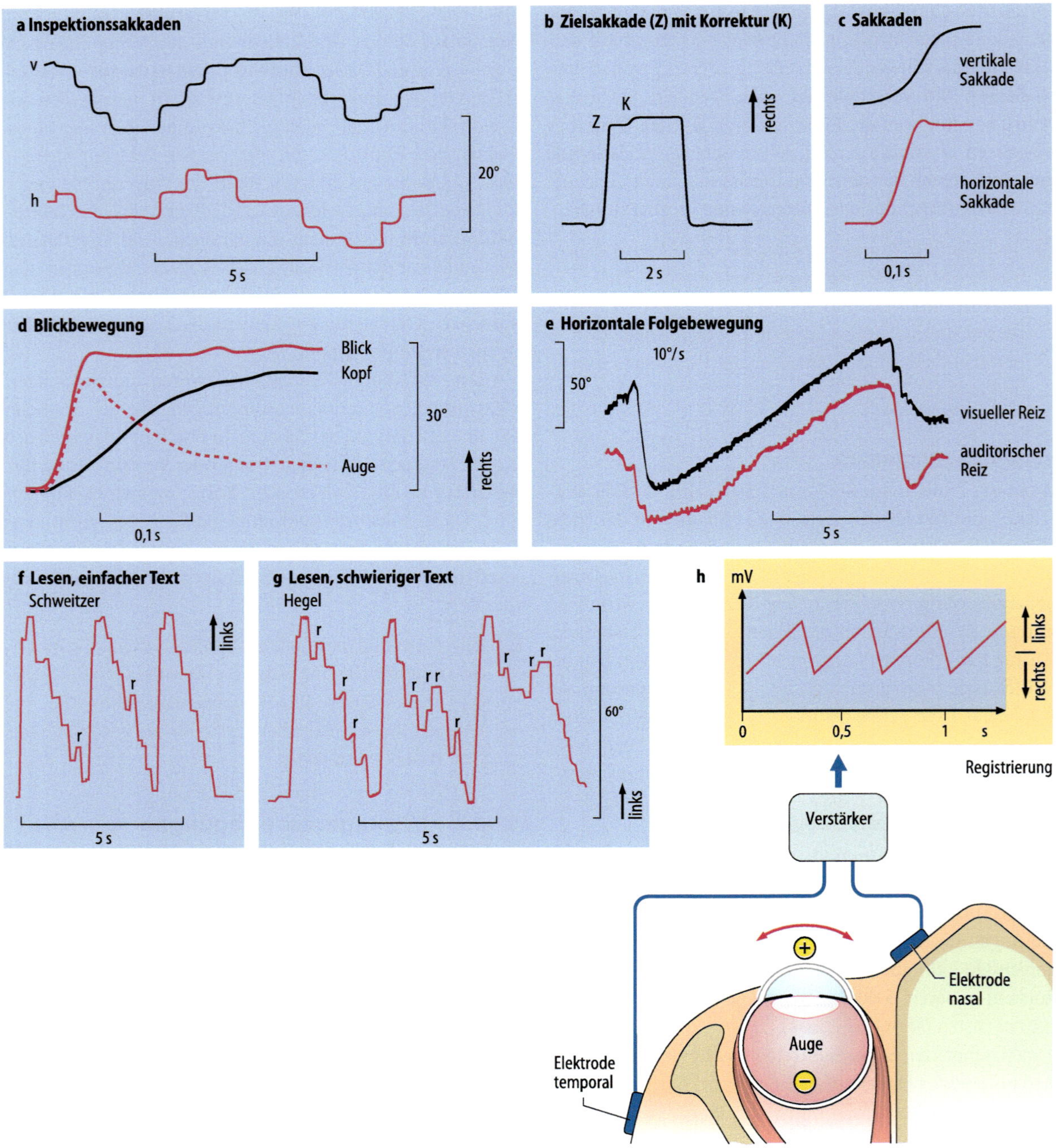

Abb. 17.25a–h. Elektrookulographische Registrierung (Elektrookulogramm, EOG) der Augenbewegungen des Menschen. Aufgrund des korneoretinalen Bestandspotenzials (verursacht durch Ionenströme zwischen den retinalen Pigmentzellen und den Photosensoren, Abb. 17.13) bildet das Auge einen Dipol (Kornea positiv gegen Retina), dessen Bewegungen mit der in **h** gezeigten Methode als EOG registriert werden können. **a** Horizontale Sakkaden beim freien Umherblicken (Inspektionssakkaden). **b** Große horizontale Zielsakkade *(Z)* mit kleiner Korrektursakkade *(K)*. **c** Horizontale und langsamere vertikale Sakkade. **d** Augen- und Kopfbewegung eines Rhesusaffen bei einem Lichtreiz im rechten Gesichtsfeld. **e** Horizontale Augenbewegung auf einen im Dunkel bewegten Lichtpunkt und auditorische Augenfolgebewegungen auf einem im Dunkeln bewegten kleinen Lautsprecher, der weißes Rauschen abgab. **f** Horizontale Augenbewegungen beim Lesen eines sprachlich und inhaltlich einfachen Textes (Albert Schweitzer »Aus meiner Kindheit und Jugendzeit«). **g** Lesen eines schwierigen Textes von G.F. Hegel

Gegenbewegung der Augen, die natürlich nur bis zu einem gewissen Punkt möglich ist. Anschließend springt das Auge **mit einer Sakkade in Drehrichtung** auf einen neuen Fixationspunkt. Es entsteht also wiederum ein Nystagmus, diesmal ein **Drehnystagmus**. Er ist einerseits durch die Relativbewegungen des optischen Reizes bedingt, insoweit also ein optokinetischer Nystagmus, aber er hat auch eine sehr starke vestibuläre Komponente, denn die Drehbewegung aktiviert die Sensoren der horizontalen Bogengänge des Gleichgewichtsorgans, die ihrerseits zu einem **horizontalen vestibulären Nystagmus** führen (Abschn. 18.5.2).

Wird nach längerer gleichförmiger Drehung plötzlich gestoppt, so kommt es noch für eine Weile zu einem **postrotatorischen Nystagmus** in die Gegenrichtung des anfänglichen Drehnystagmus, da die Gleichgewichtssensoren jetzt in der umgekehrten Richtung wie bei Andrehen aktiviert werden. Alle Formen von Nystagmus, besonders **pathologische Spontannystagmen**, gehen häufig mit **Schwindel** und **Gleichgewichtsstörungen** einher.

Der Nystagmus stellt einen periodischen Wechsel von langsamen Augenfolgebewegungen und Sakkaden dar. Optokinetische Nystagmen kommen bei Eisenbahnfahrten, rotatorische und postrotatorische bei Drehbewegungen vor. Spontannystagmen sind pathologisch, sie induzieren Schwindel.

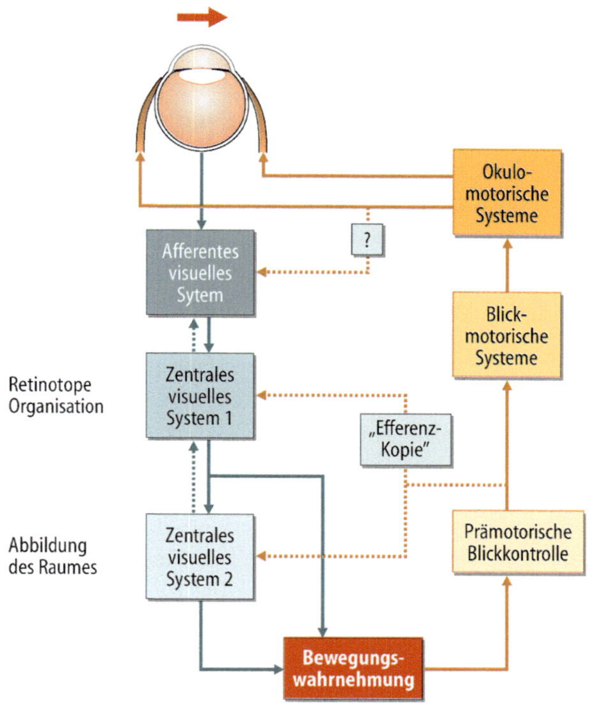

Abb. 17.26. Zentralnervöse Grundlagen des Bewegungssehens und der Umweltstabilität trotz Augenbewegungen. Dargestellt sind in einem Blockdiagramm die Verknüpfungen zwischen den einzelnen zentralnervösen Stationen, die an der Verrechnung der von der Retina kommenden Afferenz mit den Efferenzkopien der Bewegungskommandos aus den blickmotorischen Zentren beteiligt sind. Die Arbeitsweise dieser Schaltkreise ist im Text erläutert

17.4.3 Zentralnervöse Kontrolle und Verrechnung der Augenbewegungen

Okulo- und blickmotorische Zentren

Vom Tractus opticus zweigen schon kurz nach der Sehkreuzung (Chiasma opticum) Seitenäste (Kollateralen) ab, die zu denjenigen Kerngebieten des Hirnstammes ziehen, von denen die Bewegungen unserer Augen gesteuert werden (siehe entsprechende Pfeile in Abb. 17.17). Es handelt sich v. a. um die **prätektale Region** und die **vorderen 4 Hügel** (Colliculi superiores).

Von diesen Hirnstammzentren werden die Augenbewegungen zusammen mit den Kopfbewegungen gesteuert und koordiniert. Die dazu nötige Information erhalten diese Zentren nicht nur aus dem peripheren und zentralen visuellen System, sondern aus zahlreichen anderen Quellen, wie z. B. dem Kleinhirn, dem Gleichgewichtsorgan, der Tiefensensibilität oder dem Hörsystem (z. B. Abb. 17.25e, rote Kurve). Insgesamt zählen die Steuerung der **Okulomotorik** (Steuerung eines Auges) und der **Blickmotorik** (Steuerung beider Augen) zu den kompliziertesten und faszinierendsten Beispielen der **sensomotorischen Integration**.

Umweltstabilität beim Umherblicken

Bei Augen- und Kopfbewegungen bewegt sich die Umwelt nicht, obwohl sich die **Bilder der Umwelt auf der Netzhaut verschieben**. Dagegen bewirkt leichtes Bewegen des Augapfels mit einem Finger eine Verschiebung der Sehwelt in entgegengesetzter Richtung (und ein Doppelbild, sofern man das andere Auge nicht bedeckt oder geschlossen hält). Dieser einfache Versuch weist schon darauf hin, dass die zur Stabilisierung der Sehwelt ausgewerteten Signale nicht durch die Bewegung des Augapfels selbst ausgelöst werden (also z. B. aus den Dehnungssensoren der Augenmuskeln stammen). Es werden vielmehr die von den blickmotorischen Zentren zur Bewegungssteuerung der Augen ausgesandten **Kommandosignale** schon **im Gehirn** unmittelbar mit den **retinalen Bewegungsmeldungen** so **verrechnet**, dass keine Bewegung der Sehwelt wahrgenommen wird (für die zuständigen visuellen Areale Abschn. 17.5.2).

Eine Verrechnung der efferenten motorischen Kommandos für die Augen- und Kopfbewegungen mit den afferenten visuellen Signalen aus der Netzhaut wurde bereits von Helmholtz im vorigen Jahrhundert postuliert. Diese Verrechnung wurde im Modell des **Reafferenzprinzips** von v. Holst und Mittelstaedt präzise formuliert und ist in Abb. 17.26 schematisch dargestellt. Ähnliches geschieht mit Hilfe der Tiefensensibilität, dem Gleichgewichtssinn und entsprechenden Efferenzkopien aus den motorischen Zentren, um bei Kopf- und Körperbewegungen die Umwelt zu stabilisieren (Abb. 18.10 in Abschn. 18.4.1).

Bei Augen- und Kopfbewegungen werden die blickmotorischen Kommandosignale so mit den afferenten Signalen verrechnet, dass die Sehwelt subjektiv unbewegt bleibt.

Bewegungswahrnehmung

Bewegliche Augen, wie die unseren, können auf zweierlei Weise über Bewegungen unterrichten: zum einen, indem wir **mit den Augen den Bewegungen** eines Objektes auf dem Hintergrund einer stabilen Umwelt **folgen** (das fixierte Objekt selbst bleibt bei diesen gleitenden Augefolgebewegungen auf der Fovea centralis abgebildet) und zum anderen, indem wir bei ruhigem Blicken diejenige Information auswerten, die das Abbild eines sich bewegenden Gegenstandes bei seiner **Bewegung über die Netzhaut** hervorruft.

Für diese beiden Formen der Bewegungswahrnehmung stehen unterschiedliche zentralnervöse Strukturen und Analyseprogramme zur Verfügung. Zum einen ein System, das Bewegung signalisiert, wenn die Augen bewegt werden. Zum anderen ein System, das die Bewegungswahrnehmung bei Bewegung der Bilder über die Netzhäute (bei unbewegten Augen) vermittelt. Beide Systeme müssen außerdem miteinander und mit dem System zur Umweltstabilisierung (Abb. 17.26) eng zusammenarbeiten.

Bewegung eines Abbildes über die Photosensoren der Netzhaut wird **besonders am Rand des Gesichtsfeldes** deutlich wahrgenommen, ohne dass man das Objekt sofort identifizieren kann. Ein solcher Reiz löst dann **reflektorisch eine Blickbewegung** aus, die den bewegten Gegenstand in den **Bereich des zentralen Sehens** bringt. Es handelt sich hier anscheinend um entwicklungsgeschichtlich sehr alte Wahrnehmungsmechanismen, mit denen nach Art eines Vorwarnsystems sichergestellt wird, dass eventuell interessante oder gefährliche Objekte schnellstens durch das in der Fovea hochentwickelte Mustererkennungssystem weitergegeben werden.

Bewegung in der Umwelt wird wahrgenommen, wenn wir ein bewegtes Objekts mit gleitenden Augefolgebewegungen auf der Fovea centralis fixiert halten oder wenn sich das Abbild eines Gegenstandes über die Netzhaut bewegt.

Bewegungstäuschungen

Bei der Komplexität der Wahrnehmungsprozesse des Bewegungssehens verwundert es nicht, dass es gelegentlich auch zu **Bewegungstäuschungen** kommt, die (wie andere optischen Täuschungen auch, Abb. 17.6) die Leistungsfähigkeit des visuellen Systems eher unterstreichen als in Frage stellen. Das **Phi-Phänomen** und seine Rolle bei Film und Fernsehen wurde bereits erwähnt (Abschn. 17.1.4), ebenso das dort beschriebene **autokinetische Phänomen** des »wandernden Lichtes«.

Eine andere bekannte Bewegungstäuschung ist die **Wasserfalltäuschung**, die man zu Hause sehr leicht auslösen kann, indem man ungefähr eine halbe Minute das Zentrum eines rotierenden Schallplatten- oder CD-Spielers fixiert. Wird dieser dann plötzlich gestoppt, scheint er für einige Sekunden in umgekehrter Richtung zu rotieren.

Der in dieser Hinsicht eindrucksvollste Effekt wird durch eine **rotierende Spirale** hervorgerufen. Sie scheint sich während der Rotation auszudehnen und nach Anhalten der Rotation zu kontrahieren. Wenn die Rotationsrichtung umgekehrt wird, kehrt sich der Effekt um. Diese vorgetäuschten Kontraktionen und Ausdehnungen können nicht durch Augenbewegungen ausgelöst sein, da sie gleichzeitig in alle Richtungen auftreten. Sie zeigen außerdem das Paradox, dass die Scheibe sich ausdehnt oder zusammenzieht und dabei von gleicher Größe bleibt. Wir haben es hier möglicherweise mit ähnlichen Phänomenen zu tun wie bei der Betrachtung der statischen Figuren der Abb. 17.5. Das Gehirn erhält bei diesen Täuschungen aktuelle Hinweisreize, die mit gespeicherten Wahrnehmungsinhalten derselben Hinweisreize nicht vereinbar sind. Deshalb »springt« der aktuelle Wahrnehmungsinhalt zwichen den aktuellen und den gespeicherten Inhalten hin und her. Diese Interpretation wird dadurch gestützt, dass Voraussetzung für das Zustandekommen solcher Illusionen der Informationsaustausch zwischen primären und sekundären Rindenfeldern notwendig ist.

Bewegungstäuschungen beruhen auf Interpretationsschwierigkeiten des visuellen Systems bei nicht eindeutiger visueller Information, d. h. von aktuellen Wahrnehmungen, die mit überlernten, gespeicherten Hinweisreizen desselben oder ähnlichen Inhalts nicht vereinbar sind.

17.5 Hirnphysiologische Grundlagen kognitiver visueller Leistungen

17.5.1 Lokalisation und Aufbau der visuellen Assoziationsfelder

Höhere visuelle Areale des Parietal- und Temporallappens

In Abschn. 17.3.2 sind die Lage und die Aufgaben der primären Sehrinde (V1, wegen ihres sechsschichtigen Aufbaus auch Area striata genannt) und die der nachfolgenden extrastriären visuellen Elementarregionen V2–V4 erläutert, die alle noch retinotop organisiert sind. In der zugehörigen Abb. 17.21 ist bereits zu sehen, dass sich die **höheren visuellen Assoziations- und Integrationsregionen über weite Areale des Parietal- und Temporallappens** ausdehnen. Wie ebenfalls dort schon erwähnt, wird die visuelle Information aus den Elementarregionen dort weiterverarbeitet. Dabei geht mit jedem neuronalen Verarbeitungsschritt die retinotope Organisation zugunsten anderer Aspekte der Informationsverarbeitung mehr und mehr verloren.

Abgrenzungskriterien der höheren visuellen Kortizes

Die visuellen Assoziationsfelder sind durch die **zytoarchitektonische Anordnung** der kortikalen Zellschichten voneinander unterschieden, sowie durch **metabolische Charakteristika** wie die Verteilung der Zytochromoxidase-Reaktion. Auch die **Verbindungen untereinander** und mit **subkortikalen** Hirnregionen und die **Spezialisierung** ihrer Nervenzellen, die nur auf bestimmte Merkmale des visuellen Reizmusters reagieren, sind Abgrenzungskriterien der verschiedenen visuellen Hirnrindenfelder. Wichtig zum Verständnis der Funktion der visuellen Assoziationsfelder ist, dass ein nicht unerheblicher Teil ihrer Axone zu den primären und sekundären visuellen Hirnrindenfeldern im Okzipitallappen **zurückprojiziert**, wodurch eine efferente Selektion des von dort kommende Erregungszuflusses möglich wird (Kap. 21).

Σ Die höheren visuellen Kortexareale nehmen große Teile des Parietal- und des Temporallappens ein. Sie unterscheiden sich in ihrer Feinstruktur und ihren Verbindungen. Ihre Zuflüsse erhalten sie von den elementaren extrastriären Arealen (V2–V4), in die sie auch zurückprojizieren.

Phylogenetische Entwicklung visueller Hirnregionen

Bei nichtmenschlichen Primaten und beim Menschen sind 60% aller Afferenzen visuell. Primaten sind »Augentiere«. In der Phylogenese der letzten 2,5 Mio. Jahre, d. h. in der Entwicklung von Homo habilis bis Homo sapiens haben sich zusätzlich einige menschspezifische, visuelle Integrationsregionen neu entwickelt oder besonders entfaltet, Strukturen, die für die **visuell-konstruktiven Leistungen** (Malen, Zeichnen, Entwerfen von dreidimensionalen Objekten), für **räumliche Planung**, komplexe visuelle **Zeichenerfassung** und für die Wahrnehmung zahlreicher, **averbaler sozialer Zeichen** (z. B. Gesten, Abschn. 13.3.5, Spiegelneurone) zuständig sind. Neue Verbindungen zwischen diesen neokortikalen Regionen und dem limbischen System (Gyrus parahippocampalis, Hippocampus, Area entorhinalis und Amygdala), dienen dem **visuellen Gedächtnis** und der **emotionalen Bewertung** komplexer visueller Zeichen und der **visuellen Ästhetik**.

Σ Die visuellen Assoziations- und Integrationsregionen der Großhirnrinde haben sich in der Phylogenese der Primaten und des Menschen besonders stark entwickelt und differenziert.

17.5.2 Aufgabenverteilung der visuellen Assoziationsfelder

Objekterkennung und -lokalisation

Wie bei der großen Anzahl der höheren visuellen Kortexareale schon zu vermuten, funktionieren diese »arbeitsteilig«, d. h. die einströmende visuelle Information wird gleichzeitig in den verschiedenen Arealen verarbeitet. Diese **parallele visuelle Signalverarbeitung** ist in ◘ Abb. 17.27 illustriert (Box 17.8 für Läsionen in diesen Arealen):

- Die **visuelle Objektidentifikation** (»Was ist das für ein Gegenstand?«) ist v. a. eine Funktion der Assoziationsfelder des okzipitotemporalen Übergangsgebiets und des unteren Temporallappens (»ventraler Pfad«). Die Objekterkennung vollzieht sich dort im Kontext früherer visueller Erfahrungen. Dies gilt insbesondere für die **Erkennung von Gesichtern**, sowie von **mimischen Ausdrucksbewegungen** und **Gesten** als wichtigen Komponenten averbaler visueller Kommunikation (Box 5.2).
- Die **räumliche Lokalisation** der Gegenstände und die visuelle **räumliche Orientierung** (»Wo sind oder in welche Richtung bewegen sich die Objekte?«) ist dagegen eine Leistung der parietalen und der präfrontalen Assoziationsregionen (»dorsaler Pfad«).
- Die **visuell gesteuerten Bewegungen** (»Wohin richtet sich der Blick oder eine Greifbewegung?«) werden von den präfrontalen Assoziationsregionen kontrolliert (frontales Augenfeld, ◘ Abb. 17.27a, rotes Areal).
- Schließlich ist die **emotionale Bewertung** eines visuell wahrgenommenen Gegenstandes (»Wozu ist der Gegenstand gut?«) überwiegend eine Funktion der oben genannten Strukturen des limbischen Systems (Abschn. 17.5.3).

Σ Für die Objekterkennung sind ausgedehnte visuelle Assoziationsfelder im unteren Temporallappen, für die Objektlokalisation Assoziationsfelder im Parietallappen und der präfrontalen Hirnrinde zuständig.

Repräsentation des extrapersonalen Raums

Zu jedem Augenblick, d. h. während jeder neuen Fixationsperiode, werden die Objekte des extrapersonalen Raumes an anderen Stellen des Gesichtsfeldes abgebildet, wobei die retinale Bildverschiebung von den Sakkadenamplituden und -richtungen abhängig ist (Abschn. 17.4.1). Trotz dieser zwischen den Fixationsperioden auftretenden Verschiebungen des Retinabildes nehmen wir den extrapersonalen Raum und seine Richtungen unbewegt wahr (Abschn. 17.4.3). Diese **Konstanzleistung** ist überwiegend eine **Funktion des inferioren und posterioren Parietallappens.** Dort werden visuelle Signale mit der Efferenzkopie blickmotorischer Kommandos verrechnet.

Viele Nervenzellen der parietalen Area 7 des Rhesusaffen werden nur dann erregt, wenn sich visuelle Muster an bestimmten Stellen des extrapersonalen Raumes in eine

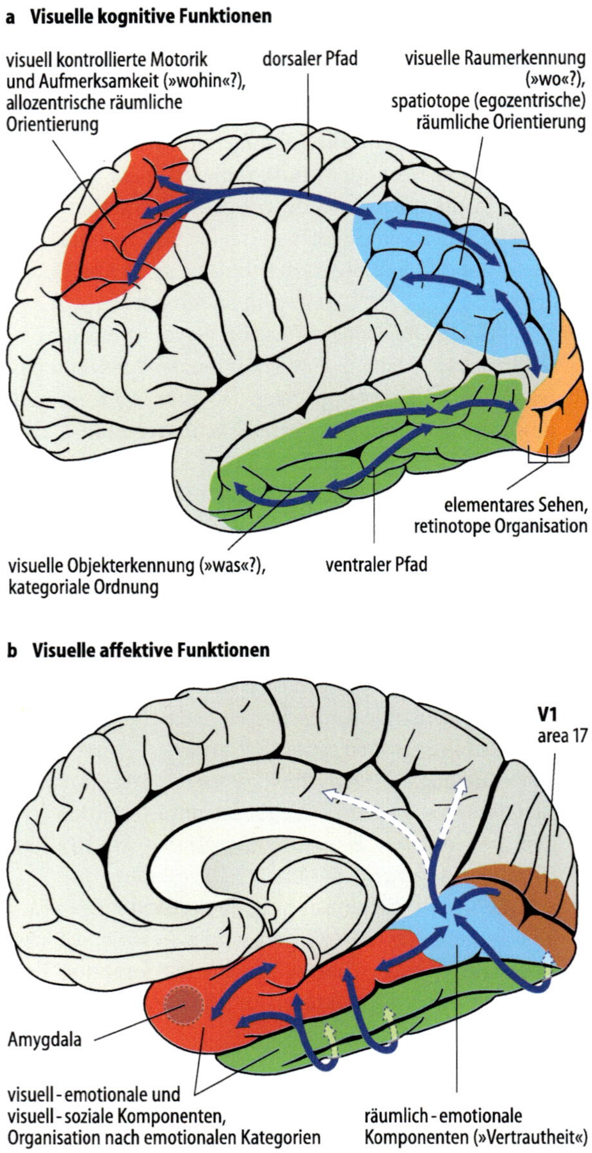

Abb. 17.27a, b. Schema der Verteilung unterschiedlicher visueller integrativer und kognitiver Funktionen über die Großhirnrinde des Menschen. a Äußere, **b** innere Hirnoberfläche. Die visuellen Elementarfunktionen sind im Okzipitallappen (orange) lokalisiert, von dem Verbindungen in den inferioren Temporallappen (grün) gehen, in dem sich Prozesse der visuellen Objektwahrnehmung abspielen. Verbindungen aus dem Okzipitalbereich in den inferioren Parietallappen (blau) dienen der Raumwahrnehmung, Verbindungen aus diesem Bereich in die präfrontale Hirnrinde (rot in **a**) den visuell-gesteuerten Blick-, Greif- und Körperbewegungen. Verbindungen aus dem parietalen und temporalen Bereich über den Gyrus fusiformis und Gyrus lingualis (blau) in Strukturen des limbischen Systems (rot in **b**) dienen der Verarbeitung der emotionalen Komponenten der visuellen Wahrnehmung

Box 17.8. Visuelle Agnosien

Bilaterale Schädigungen der Regionen für die visuelle Objekterkennung im inferioren okzipitotemporalen Übergangsgebiet und im inferioren Temporallappen bewirken eine **visuelle Objektagnosie**: Ein Gegenstand kann zwar noch in seiner Lage im Raum erkannt werden, nicht jedoch in seiner Gegenständlichkeit als Stuhl, Tisch, Krug, Hammer oder komplizierte Maschine. Die Patienten können die Objekte nur visuell nicht erkennen, eine taktile oder auditorische Objekterkennung ist dagegen meist noch möglich.

Im Bereich des Temporallappens finden sich zahlreiche Bereiche, in denen die meisten Nervenzellen selektiv auf Gesichter und/oder mimische Ausdrucksbewegungen reagieren. Ein Teil dieser »gesichterspezifischen« Nervenzellen reagiert z. B. selektiv auf den Augenbereich eines Gesichts oder die Blickrichtung des betrachteten Gesichts. Bei Rhesusaffen wurden u. a. Nervenzellen registriert, die besser auf menschliche Gesichter als auf Affengesichter reagierten und zum Teil auch stärker auf Gesichter von Personen, die dem Tier bekannt waren als auf unbekannte Gesichter.

Im menschlichen Gehirn werden die zur averbalen sozialen Kommunikation wichtigen Signale aus dem inferioren Temporallappen in den an der medialen Gehirnoberfläche im temporookzipitalen Übergangsbereich liegenden Gyrus fusiformis und den zum limbischen System gehörenden Gyrus parahippocampalis weiter geleitet (Box 5.2). Erleidet ein Patient eine bilaterale Läsion dieser Hirnregionen im mesialen temporookzipitalen Übergangsbereich, so entsteht eine **Prosopagnosie**: Der Patient kann Gesichter zwar noch als eine Kombination von Augen, Nase, Mund und Ohren erkennen, nicht jedoch verschiedene Personen unterscheiden. Alle Gesichter erscheinen ihm ähnlich, ihre Individualität ist für ihn aufgehoben. Der Patient erkennt dagegen ihm von früher bekannte Personen an der Stimme. Je nach Ausdehnung der Läsion kann zur Prosopagnosie noch eine Beeinträchtigung des Verständnisses der mimischen und gestischen Ausdrucksbewegungen der Anderen kommen. Patienten, die an einer Prosopagnosie leiden, erleben gelegentlich eine merkwürdige Veränderung der Wahrnehmung der Gesichter anderer Menschen, die einheitlich verzerrt oder verändert gesehen werden.

bestimmte Richtung bewegen. Diese Nervenzellen reagieren oft auch auf Augenbewegungen und visuell gesteuerte Greifbewegungen (Abb. 17.28). Beim Menschen sind neben der **Area 7** v. a. die **Areae 39 und 40** (Brodmann-Schema, Abb. 5.17 in Abschn. 5.3.1) für die Raumwahrnehmung zuständig. Erleidet ein Patient eine einseitige Hirnläsion dieses Bereiches, so vernachlässigt er die Signale in der zur Läsion kontralateralen Hälfte des extrapersonalen Raumes. Dieser **visuelle Hemineglekt** ist bei Läsionen im Bereich des **rechten** Parietallappens und Temporallappens stärker ausgeprägt als im Bereich des linken (weitere Einzelheiten Abschn. 21.3.4 mit Abb. 21.21, s. auch

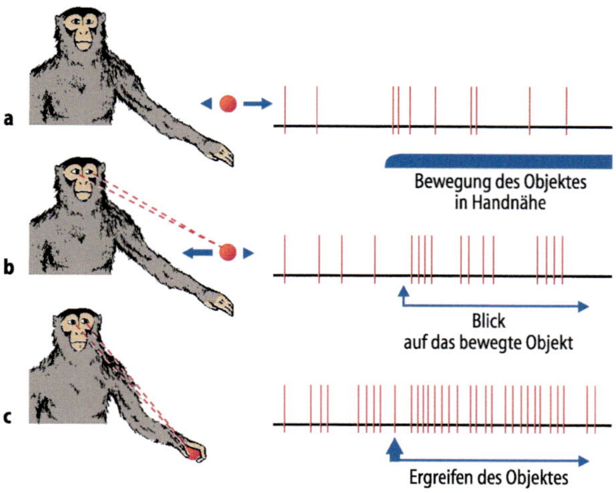

Abb. 17.28a–c. Schema der Reaktion eines Neurons in Area 7 des wachen Rhesusaffen. a In der Nähe der Hand, also im Greifraum, wird ein Objekt (rot in der Abb., z. B. eine Nuss) bewegt. Die Objektbewegung löst eine Aktivierung (Zunahme der Impulsrate) des Neurons aus. **b** Das Tier blickt auf das Objekt, die Impulsrate steigt an. **c** Das Tier greift nach dem Objekt während einer sehr starken Aktivierung des Neurons

Abschn. 28.5.2). Beim Menschen ist die rechte Großhirnhälfte für die räumliche Orientierung wichtiger als die linke, in deren Integrationsregionen sprachbezogene Leistungen dominieren (Abschn. 21.2.2, 28.1.1).

Patienten, bei denen die **Verbindungen** des **inferioren Parietallappens** mit den für das **räumliche Gedächtnis zuständigen Strukturen** des Hippokampus unterbrochen sind (z. B. durch eine Schädigung des Gyrus parahippocampalis) können zwar den äußeren Raum noch richtig wahrnehmen, das Wahrgenommene jedoch nicht mit den Erinnerungsbildern verknüpfen. Sie haben dadurch ihre räumliche Orientierung verloren und verirren sich deshalb in früher wohlbekannten Räumen, wie z. B. im eigenen Haus (**Topographagnosie**).

Σ Der extrapersonale Raum ist im unteren, posterioren Parietallappen repräsentiert; beim Menschen ist der rechte Parietallappen dafür wichtiger als der linke. Bei Zugriffsverlust zum räumlichen Gedächtnis kommt es zur Topographagnosie.

Signalverarbeitung bewegter visueller Muster

Die linke Seite der Abb. 17.29 zeigt in schematischer Form die an der Signalverarbeitung bewegter visueller Reize beteiligten höheren visuellen Zentren (dies sind v. a. die **Areae MT = V5, MST und FST**) und ihre Verknüpfungen untereinander und mit den anderen visuellen Zentren.

Der rechte Teil der Abbildung zeigt die **kortikale Lage** dieser Zentren beim Rhesusaffen im Bereich um den Sulcus temporalis superior. In der **menschlichen Großhirnrinde** liegen die Areae MT (V5) und MST in der okzipito-parietalen Übergangsregion. Während visueller Bewegungsstimulation kann man in diesen Regionen aus der Erhöhung der regionalen Hirndurchblutung (Messung mit fMRT, Abschn. 20.6.2) auf eine Zunahme der neuronalen Aktivität schließen. Eine transkranielle magnetische Stimulation der Hirnrinde jener Region unterbricht die Bewegungswahrnehmung.

Die **Area MT** steuert auch **Augenfolgebewegungen**. Dafür sprechen auch die Projektionen aus Area MT und Area MST in die pontinen Blickzentren und in den Kern des optischen Traktes im Hirnstamm. Zwischen der Area

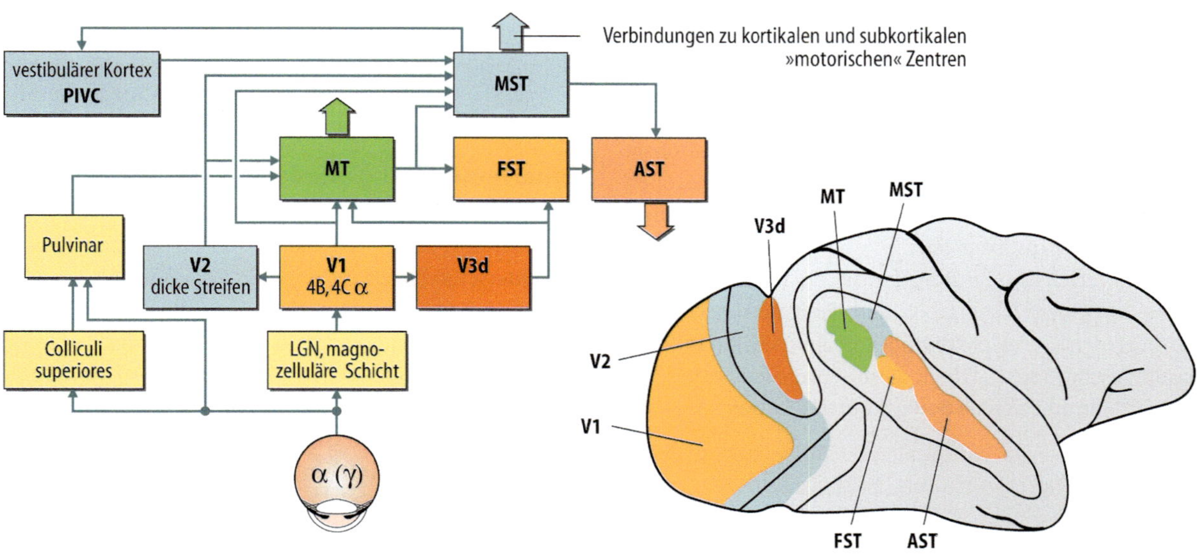

Abb. 17.29. Schema der wichtigsten Hirnrindenstrukturen zur visuellen Bewegungswahrnehmung. Axone der bewegungsempfindlichen Neurone der retinotop organisierten kortikalen Areale V1, V2 und V3 projizieren zu bewegungsspezifischen Hirnrindenfeldern im Bereich des superioren temporalen Sulcus (STS, Abb. 17.21). Die Area MT (MT für medial temporal) erhält weitere visuomotorische Eingänge über den Colliculus superioris und das Pulvinar. Für die übrigen Abkürzungen Abb. 17.21

MST und den vestibulären Arealen der Großhirnrinde, die zur **Wahrnehmung der Kopfbewegungen im Raum** unerlässlich sind, bestehen wechselseitige neuronale Verbindungen (PIVC in ◘ Abb. 17.29).

Patienten, die an umschriebenen **bilateralen Läsionen der Areae MT und MST** leiden, können Bewegungen im extrapersonalen Raum nur noch eingeschränkt wahrnehmen **(Akinetopsie = Bewegungsagnosie)**. Die Patienten berichten auch über eine Beeinträchtigung der Stabilität der visuellen Welt bei Eigenbewegungen, was auf eine Störung der »Verrechnung« zwischen Efferenzkopiesignalen der Blick- und Körpermotorik mit den afferenten visuellen Bewegungssignalen hinweist.

Σ Teile der visuellen Assoziationsregionen der okzipitoparietalen Großhirnrinde, v. a. die Areale MT, MST und FST, sind auf die Signalverarbeitung bewegter visueller Muster spezialisiert. Bei deren beidseitigem Ausfall kommt es zu Akinetopsie (Bewegungsagnosie).

Signalverarbeitung beim Farbensehen

Ein Teil der Nervenzellen in Area V4 des Rhesusaffen reagiert sehr spezifisch auf einen jeweils kleinen Ausschnitt der Farben des Farbenraumes (Abschn. 17.3.2, Box 17.3) oder auf bestimmte Farbkonturen. Die Area V4 hat eine wichtige Funktion bei der Objektwahrnehmung mit Hilfe der für bestimmte Objekte charakteristischen Farben. Die zu Area V4 des Rhesusaffen homologe Region in der menschlichen Großhirnrinde liegt an der mesialen okzipitalen Oberfläche im Bereich des Gyrus fusiformis, einer Hirnregion, die durch Äste der A. cerebri posterior versorgt wird (Box 5.2).

Eine isolierte Störung dieser Hirnregion durch einen Verschluss dieser Äste der A. cerebri posterior bewirkt eine **kortikale Hemiachromatopsie**: Die kontralateral zur Läsion gelegene Gesichtsfeldhälfte wird nur noch in Hell-Dunkel-Tönen wahrgenommen, während in der ipsilateralen Gesichtsfeldhälfte das Farbensehen erhalten ist. Eine bilaterale Läsion bewirkt eine **kortikale Achromatopsie**. Die Patienten sehen die ganze Welt nur noch in Grautönen. Entsprechend dem in Box 17.8 Gesagten leiden sie meist auch an einer Prosopagnosie.

Der Bereich des Gyrus fusiformis, der für die Wahrnehmung von Oberflächenfarben und Gesichtern wichtig ist, hat über den Gyrus parahippocampalis Verbindungen in das limbische System. Durch diese neuronalen Verbindungen wird die **emotionale Bedeutung der Farben** vermittelt.

Σ Bei Läsionen der okzipitalen Großhirnrinde im Bereich des Gyrus fusiformis (V4) entstehen Störungen des Farbensehens. Einseitige Läsionen bewirken eine Hemiachromatopsie, beidseitige eine Achromatopsie.

Signalverarbeitung beim Lesen und Schreiben

Durch Messung der regionalen Hirndurchblutung konnte nachgewiesen werden, dass beim Lesen eine besonders starke Aktivierung im Bereich des **Gyrus angularis** und **Gyrus circumflexus** der **linken** Großhirnhemisphäre auftritt. Die Bedeutung dieser Großhirnrindenregionen für das Lesen erkennt man auch an Patienten, die nach einer Läsion im inneren Bereich des Gyrus angularis der linken Hirnhälfte entweder Wörter nicht mehr lesen können **(verbale Alexie)** oder sogar Buchstaben nicht mehr erkennen **(litterale Alexie)**.

Bei einer reinen Alexie kann der Patient noch schreiben, das von ihm selbst Geschriebene jedoch nicht mehr lesen **(Alexie ohne Agraphie)**. Dehnt sich die Hirnläsion vom Gyrus angularis zum Gyrus circumflexus aus, so ist die Alexie in der Regel von einer Unfähigkeit zum Schreiben (Agraphie) begleitet. Eine Läsion im Bereich der prämotorischen Hirnrinde des Frontallappens der linken Seite kann selektiv eine Agraphie ohne Alexie zur Folge haben.

Die Fähigkeit **ideographische Schrift zu lesen** (z. B. chinesische Schriftzeichen oder Kanji im Japanischen) ist bei einer umschriebenen Läsion des linken Gyrus angularis nur wenig beeinträchtigt. Eine Alexie für diese Schriftzeichen tritt bei einer Läsion des rechten Gyrus angularis auf. Diese Beobachtung verweist auf den Umstand, dass diese menschspezifischen neokortikalen Hirnrindenfunktionen wesentlich vom Lernen in der Kindheit und Jugend abhängig sind.

Die Fähigkeit zum Lesen und Schreiben ist auch bei den verschiedenen Aphasien beeinträchtigt (Abschn. 27.4.1). Dann ist die Alexie jedoch nicht durch den Ausfall visuell-kognitiver Mechanismen bedingt, sondern durch eine Störung des Sprachverständnisses im engeren Sinne (Kap. 28).

Σ Lesen ist eine menschspezifische höhere visuelle Hirnleistung, die durch umschriebene Hirnläsionen im Bereich des Gyrus angularis und circumflexus der linken Hemisphäre gestört werden kann (Alexie).

Signalverarbeitung (Bindung durch Synchronie) bei der Gestaltwahrnehmung

Gestalten und deren Bedeutung sind im Kortex in Form von unterschiedlich ausgedehnten **Zellensembles** repräsentiert. In Kap. 25 beschreiben wir ausführlich, wie solche Ensembles gebildet werden: Der zentrale Mechanismus wird unter dem Stichwort **Bindung durch Synchronie** zusammengefasst. Häufig simultan (zeitlich und örtlich) auftretende Muster (»features«) werden durch ihre primär erregenden Synapsen verstärkt miteinander verbunden, wodurch sich die Wahrscheinlichkeit für korrelierende Entladung der beteiligten Neurone erhöht. Diese hoch korrelierenden Entladungen laufen wellenartig durch ein Ensemble, so dass sich je nach Größe des Ensembles ein **oszillierender Rhythmus der Entladungen** ausbildet, den man z. B. im EEG (Elektroenzephalogramm, Kap. 20) als

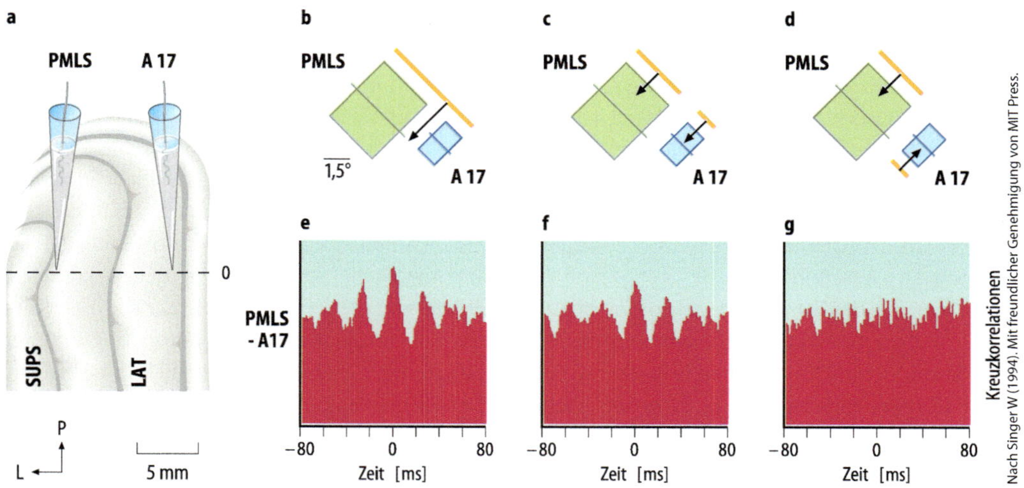

Abb. 17.30a–g. Bindung im kortikalen visuellen System. Synchronisation der Entladungen zweier Neurone verschiedener visueller Kortizes bei entsprechender Reizung ihrer rezeptiven Felder. Ableitung der Zellaktivität von 2 Arealen des visuellen Kortex **(a)**, nämlich von der Area 17 (lateraler Gyrus, LAT) und von dem posterioren mediolateralen suprasylvischen Kortex (PMLS) der Katze (SUPS, suprasylvischer Sulcus). Die Tiere erhalten bewegte Lichtbalken dargeboten, die sich gleichzeitig **(b)** oder nacheinander **(c)** in dieselbe Richtung über die rezeptiven Felder von PMLS und Area 17 bewegen, oder gleichzeitig in die Gegenrichtung **(d)**. **e–f** Kreuzkorrelationen zwischen den Zellantworten zum selben Zeitpunkt oder um bis zu ±80 ms zeitverschoben für die Reizsituationen **b–d.** Je höher die roten Ordinatenwerte, umso höher die Korrelation: wenn regelmäßige Oszillationen auftauchen **(e, f)**, ergeben sich die wellenförmigen Anstiege der Korrelation. Man erkennt, dass die stärkste Kreuzkorrelation zwischen den in Area 17 und im PMLS abgeleiteten Neuronen in der Reizsituation **b** auftritt. Bei der Reizsituation **c** ist das Kreuzkorrelogramm weniger gleichmäßig und von geringerer Amplitude. Bewegen sich die Lichtbalken in entgegengesetzte Richtung **(d)**, tritt keine signifikante Korrelation mehr auf **(g)**

Gamma-Rhythmus (Frequenz über 30 Hz) registrieren kann. Auch wenn nur ein Teil des Musters nach Bildung eines Zellensembles durch diesen Prozess der assoziativen Verstärkung dargeboten wird, entlädt das gesamte Ensemble, was sich subjektiv z. B. als **Gestaltergänzung** niederschlägt (z. B. der Rüssel über der Zoomauer erzeugt das Bild des Elefanten).

Abb. 17.30 zeigt ein typisches Experiment, das diesen Sachverhalt illustriert: 2 Registrierelektroden erfassen die Aktionspotenzialfrequenz in 2 Arealen des visuellen Kortex (links oben), wenn ein oder 2 Lichtbalken über das visuelle Feld bewegt werden. Einmal werden Balken allein oder getrennt in dieselbe (b, c), das andere Mal gegeneinander bewegt (d). Unten sind die Korrelationen zwischen den Zellen in den beiden Sehareale aufgetragen. Man erkennt bei Bewegung in dieselbe Richtung hohe, oszillierende Korrelationen, bei Bewegung gegeneinander keine Korrelation. Die Gestalt, das Ganze der bewegten Kontur, geht verloren.

Σ Im Gamma-Rhythmus oszillierende Ensembles von Neuronen (erkennbar an EEG-Wellen >30 Hz) bilden das neuronale Korrelat von Gestaltwahrnehmungen und -ergänzungen.

17.5.3 Emotionale Komponenten des Sehens

Visuelle Auslöser emotionaler Reaktionen

Wie fast alle Empfindungen und Wahrnehmungen beeinflusst die visuelle Umwelt auch unsere augenblickliche Gestimmtheit (Kap. 27). Das Sozialverhalten des Menschen wird von averbalen visuellen Signalen gesteuert (Erkennung von mimischen Ausdrucksbewegungen und Gesten, ▶ oben). Einige visuelle Gestalten (z. B. erotische Signale, »Kindchen-Schema«) lösen oft **direkt emotionale Reaktionen** aus. Gleiches gilt für die visuelle Wahrnehmung von Speisen und Getränken. Es läuft dem Hungrigen dann das Wasser im Munde zusammen. Auch die den Appetit anregende Wirkung eines schön gedeckten und geschmückten Tisches verweist auf emotionale Begleitreaktionen der visuellen Wahrnehmung; »das Auge isst mit«.

Erlernte ästhetische Reaktionen, die durch eine gut strukturierte Landschaft, eine gelungene Zeichnung, eine Skulptur oder einen Kirschblütenzweig wie auch durch wohlproportionierte Architektur ausgelöst werden, sind weitere Beispiele für Emotionen, die unsere visuelle Umwelt hervorruft.

Emotionale Bedeutung des Raumes

Die **Wirkung von Räumen und Farben** auf die subjektive **Befindlichkeit** beruht auch auf emotionalen Komponenten der zerebralen Signalverarbeitung: Das Gefühl der Bedrohung, das man beim Durchwandern einer engen Schlucht erleben kann, gehört zu diesen visuell ausgelösten emotionalen Reaktionen. Es tritt vermindert noch in den »Schluchten« der von Hochhäusern gesäumten Straßen moderner Großstädte auf. Der **Höhenschwindel**, der bei vielen Menschen mit Angstgefühlen verbunden beim Blick von einem hohen Turm oder einem hohen Berg auftritt, ist als Beeinträchtigung der visuell-vestibulären Integration zu deuten, wirkt sich jedoch auch emotional aus.

Der **Raum** hat für den Menschen auch eine **soziale Bedeutung**. Große, geschmückte Räume symbolisieren soziale Macht. Räume, deren Dimensionen weit über die des menschlichen Körpers hinausgehen (z. B. große Kathedralen, Schlösser usw.) verändern die Befindlichkeit des Besuchers; dieser kommt sich klein vor. Sehr kleine Räume bewirken dagegen bei manchen Menschen das Symptom der Klaustrophobie. Solche soziale Zuschreibungen visueller Inhalte beruhen auf den engen Verbindungen des ventralen visuellen Systems (»Was-System«) mit limbischen Strukturen (z. B. Amygdala, Kap. 27).

Verarbeitung visueller Signale im limbischen System

Die emotionalen Komponenten der visuellen Wahrnehmung kommen durch die neuronalen Verknüpfungen zwischen den visuellen Assoziations- und Integrationsregionen und den Strukturen des limbischen Systems zustande. Die Corpora amygdala, der Gyrus parahippocampalis, der Hippocampus und die Area entorhinalis (Abschn. 5.2.3) sind limbische Strukturen, in denen komplexe visuelle Signale verarbeitet werden, die der sozialen Koordination, der Nahrungsaufnahme, der Nahrungserkennung, dem räumlichen Gedächtnis, aber auch der allgemeinen visuellen Erinnerung dienen (◘ Abb. 17.27).

Σ Viele visuelle Signale lösen unmittelbare emotionale Reaktionen aus. Diese emotionalen Komponenten der visuellen Wahrnehmung sind überwiegend der Funktion von Teilen des limbischen Systems zuzuschreiben.

Zusammenfassung

Das **Farbensehen bei Tageslicht** (photopisches Sehen) zeichnet sich aus durch:
- Gesichtsfelder, die sich teilweise überlappen und sich durch die Bewegung der Augen zu Blickfeldern weiten,
- ein physiologisches Skotom, den blinden Fleck (Sehnervaustritt), das wir durch Wahrnehmungsergänzung in der Regel nicht bemerken,
- einen Visus von 1 an der Stelle des schärfsten Sehens, dem Fixationspunkt,
- Blendung beim abrupten Übergang von Dunkelheit in helles Licht, danach rasche Adaptation sowie
- Nachbilder und Kontrastphänomene, Phi- und autokinetische Phänomene.

Das **Schwarz-Weiß-Sehen in der Dämmerung** (skotopisches Sehen) zeichnet sich aus durch:
- Gesichtsfelder, die etwas größer sind als die farbigen,
- ein zusätzliches Skotom (Zentralskotom) an der Stelle des schärfsten Farbensehens,
- eine höhere Empfindlichkeit für blaues als für rotes Licht (Purkinje-Phänomen) sowie
- einen langsamen Verlauf der Dunkeladaptation.

Beim **Sehen und Wahrnehmen des dreidimensionalen Raums** wird das Sehen mit 2 Augen und das Sehgedächtnis zur **Gestaltwahrnehmung** und -deutung eingesetzt. Insbesondere
- wird die Konvergenz der Sehachsen und die Querdisparation zur Tiefenwahrnehmung im Nahbereich eingesetzt;
- werden zur Tiefenwahrnehmung in der Ferne zahlreiche monokulare Signale herangezogen (z. B. Überdeckungen, Schatten, Größenunterschiede etc.);
- wird die Größen- und Formkonstanz zur Gestaltwahrnehmung eingesetzt, wobei es bei mehrdeutigen Abbildungen zu Sinnestäuschungen kommen kann.

Beim **Farbensehen** erscheint der langwellige Teil des sichtbaren Lichts rot, der kurzwellig violett, die übrigen Spektralfarben sind dazwischen angeordnet. Dazu kommt,
- dass es zahlreiche Mischfarben gibt, z. B. die Purpurtöne,
- dass normale Menschen etwa 7 Mio. Farbwerte unterscheiden können,
- dass additive und subtraktive Farbmischung möglich ist,
- dass die häufigste Farbsinnstörung die Rot-Grün-Verwechslung ist,
- dass es dazu zahlreiche andere Farbsinnstörungen gibt, von denen wegen des Vererbungswegs Männer häufiger als Frauen betroffen sind.

▼

▼

Das **Auge ist das bildgebende Organ** des Sehsystems. Für Bau und Funktion sind zu beachten:

- Hornhaut (Kornea) und Linse entwerfen auf der Netzhaut ein stark verkleinertes Abbild der Umwelt, wobei in Ruhe unendlich weit entfernte Gegenstände in der Fovea zentralis scharf abgebildet werden.
- Die Iris ändert in Abhängigkeit vom Lichteinfall den Pupillendurchmesser und trägt dabei zur Anpassung der Augenempfindlichkeit an die Leuchtstärke bei.
- Die Linse kann zum Nahsehen über eine Verstärkung ihrer Krümmung ihre Brechkraft erhöhen. Dies ist im Alter durch Elastizitätsverlust nicht mehr möglich (Presbyopie).
- Kurz- und Weitsichtigkeit sind durch Missverhältnisse zwischen Bulbuslänge relativ zur Brechkraft des optischen Apparats (Hornhaut, Linse) bedingt.
- Weitsichtigkeit geht bei Nahakkommodation mit Schielen einher, was zur zentralen Blindheit eines Auges führen kann (Schielamblyopie).

Für die **Signalaufnahme und -verarbeitung in der Netzhaut** ist festzuhalten:

- Die Retina enthält die farbempfindlichen Zapfen für das photopische und die Stäbchen für das skotopische Sehen. In der Fovea centralis gibt es nur Zapfen, am Rande der Netzhaut fast nur Stäbchen. Den 120 Mio. Stäbchen stehen 6 Mio. Zapfen gegenüber.
- Zapfen wie Stäbchen sind ähnlich aufgebaut, enthalten aber unterschiedlich lichtempfindliche Sehfarbstoffe. Diese zerfallen bei Lichteinfall, was den hyperpolarisierenden Transduktionsprozess einleitet.
- Von den Photosensoren werden die Signale über langsame lokale synaptische Potenziale auf die übrigen Neuronenschichten der Netzhaut übertragen und schon beträchtlich verarbeitet (z. B. konzentrische Organisation der rezeptiven Felder).
- Die Ganglienzellen bilden den Ausgang des retinalen Neuronennetzwerks. Hier entstehen Aktionspotenziale, die über die Axone der Ganglienzellen (den Sehnerv) das Auge zentralwärts verlassen.

Für die **Signalverarbeitung in den subkortikalen und kortikalen visuellen Zentren** ist festzuhalten:

- Nach der Aufteilung der Sehbahn im Chiasma opticum enden die Ganglienzellaxone beidseitig im Corpus geniculatum laterale, dessen Ausgang als Sehstrahlung zum primären Sehkortex, V1, führt.
- V1 ist retinotop organisiert und weist eine Säulenstruktur (okuläre Dominanzsäulen mit Orientierungssäulen) und einfache, komplexe und hyperkomplexe rezeptive Felder auf.
- Von V1 gehen zahlreiche Ausgänge zu den sekundären (V2–V4) und den höheren Sehzentren aus, die alle sehr spezifische Aufgaben bei der Verarbeitung der visuellen Signale haben. Das V2-Areal dient der visuellen Gestalterkennung ruhender, das V3-Areal der Erkennung bewegter Objekte, das V4-Areal ist farbspezifisch organisiert.
- Eine optimale Arbeitsweise der Sehrinden setzt ihre normale ontogenetische Entwicklung und frühkindliche Nutzung voraus.

Sehen ist immer mit Augenbewegungen verknüpft. Für diese **Okulomotorik** ist festzuhalten:

- Mit Hilfe von je 6 Augenmuskeln können die Augen horizontal, vertikal und zyklorotatorisch bewegt werden. Auch bei Fixation wird durch einen Mikrotremor die vollständige Adaptation der Photorezeptoren verhindert.
- Beim Sehen in die Nähe konvergieren die Sehachsen und die Pupillen verengen sich. Beim Sehen wechseln sich meist Fixationsperioden mit Sakkaden ab, es gibt aber auch langsame Augenfolgebewegungen.
- Periodische Wechsel zwischen Augenfolgebewegungen und Sakkaden werden Nystagmus genannt (z. B. Eisenbahnnystagmus, rotatorischer oder kalorischer Nystagmus).
- Die blickmotorischen Zentren liegen überwiegend im Hirnstamm (prätektale Region, vorderen 4 Hügel). Sie sorgen für die Umweltstabilität beim Umherblicken und für die Bewegungswahrnehmung.

Die **kognitiven visuellen Leistungen** werden hauptsächlich in den **visuellen Assoziationsfeldern** des Kortex erbracht. Festzuhalten ist:

- Diese Felder erstrecken sich über weite Areale des Parietal- und Temporallappens, unterscheiden sich aber zytoarchitektonisch und in ihren Verbindungen untereinander und mit subkortikalen Strukturen.
- Die visuelle Objektidentifikation wird im okzipitotemporalen Übergangsbereich geleistet.
- Räumliche Lokalisation und Orientierung ist eine Leistung der parietalen und präfrontalen Regionen.
- Die Repräsentation des extrapersonalen Raums ist überwiegend eine Funktion des inferioren und posterioren Parietallappens.
- Auch für die Signalverarbeitung bewegter visueller Felder gibt es spezielle Kortexareale, z. B. V5 (Area MT) und die Areale MST und FST.
- Linker Gyrus angularis mit linkem Gyrus circumflexus sind besonders beim Lesen und Schreiben aktiv.
- Die Gestaltwahrnehmung erfordert das Zusammenbinden von Zellensembles (Bindung durch Synchronie).
- Emotionale Aspekte des Sehens werden im limbischen System verarbeitet.

Literatur

Grehn F (2006) Augenheilkunde, 29. Aufl. Springer, Berlin Heidelberg New York Tokyo

Hartje W, Poeck K (Hrsg) (2002) Klinische Neuropsychologie, 5. Aufl. Thieme, Stuttgart New York

Hierholzer K, Schmidt RF (Hrsg) (1991) Pathophysiologie des Menschen. VCH, Weinheim

Huber A, Kömpf D (Hrsg) (1998) Klinische Neuroophthalmologie, Thieme, Stuttgart New York

Jameson D, Hurvich LM (eds) (1972) Visual psychophysics. Handbook of Sensory Physiology, vol VII/4. Springer, Berlin Heidelberg New York Tokyo

Rosenzweig MR, Breedlove SM, Watson NV (2005) Biological psychology, 4th ed. Sinauer, Sunderland

Schmidt RF, Lang F (Hrsg) (2007) Physiologie des Menschen, 30. Aufl. Springer, Berlin Heidelberg New York Tokyo

Zeki S (1993) A vision of the brain. Blackwell, Oxford

Zeki S, Bartels A (1998) The asychrony of consciousness. Proc R Soc London 265:1583–1585

18 Hören und Gleichgewicht

N. Birbaumer (et al.), *Biologische Psychologie*, Springer-Lehrbuch,
https://doi.org/10.1007/978-3-540-95938-0_18

Es mutet auf den ersten Blick seltsam an, so unterschiedliche Modalitäten wie den Hör- und den Gleichgewichtssinn in ein und demselben Kapitel besprochen zu finden. Aber diese beiden Sinne sind entwicklungsgeschichtlich eng verwandt. Ihre Sensoren sitzen in einem gemeinsamen Organ, dem inneren Ohr, das wiederum fest in einen Schädelknochen, nämlich das Felsenbein »eingemauert« ist. Die Sensoren der beiden Sinne sind sich auch in ihrem Aufbau außerordentlich ähnlich, selbst ihre adäquaten Reize stimmen auf zellulärer Ebene noch überein, aber die lokalen Erregungsprozesse werden durch völlig unterschiedliche äußere Reize angestoßen, durch die Schallwellen auf der einen Seite und durch die Schwerkraft und andere Beschleunigungskräfte auf der anderen.

18.1 Wahrnehmungspsychologie des Hörens

18.1.1 Physikalische Voraussetzungen des Hörens

Longitudinale Schalldruckwellen

Den großen Basslautsprechern moderner HiFi-Boxen können wir es ansehen: Sie schwingen bei der Schallabgabe hin und her und regen dadurch die sie umgebende Luft zu Schwingungen, also zu rhythmisch abwechselnden **Verdichtungen und Verdünnungen der Luftmoleküle** an. In diesen Zonen ist der Luftdruck entsprechend erhöht und erniedrigt. Diese **Luft(druck)schwingungen** oder **-wellen** breiten sich von der Quelle mit einer Geschwindigkeit von etwa 340 m/s wellenförmig aus. Dies entspricht 20.400 m/min oder 1224 km/h (1 Mach).

Wenn Luft(druck)wellen mit einer Frequenz zwischen 20 und 16.000 Hz (Hertz = Schwingungen pro Sekunde, 1 kHz=1000 Hz) in einer gewissen Mindestdruckstärke auf unsere Ohren treffen, erregen sie Sensoren im Innenohr und lösen damit im Gehirn eine Schallempfindung aus. Luftdruckwellen dieses Frequenzbereichs werden daher **Schall(druck)wellen** genannt. Je höher die Schallwellenfrequenz, desto höher der Ton.

Schall unter 20 Hz **(Infraschall)** und über 16.000 Hz **(Ultraschall)** lösen keine Erregung in unseren Innenohrrezeptoren aus. Aber es gibt viele Tiere, die im Ultraschallbereich hören können. Ebenso wie die Lautsprechermembran bewegen sich die Luftmoleküle bei der Schallausbreitung nicht fort, sondern schwingen um ihre mittlere Ruhelage hin und her. Da diese Schwingungsrichtung mit der Ausbreitungsrichtung des Schalls identisch ist, sprechen wir von **Longitudinalwellen**. Schallwellen können sich nicht nur in der Luft, sondern auch als **Körperschall** in festen und flüssigen Körpern ausbreiten.

Σ Schallwellen sind longitudinale Druckschwankungen der Luft im Bereich von 16 bis 20.000 Hz (16 Hz–20 kHz), die sich mit einer Geschwindigkeit von 340 m/s ausbreiten und vom Hörorgan und seinen Rezeptoren aufgenommen werden.

Schalldruckmessung und der Schalldruckbereich

Mit einem Mikrophon kann man Schalldruckwellen aufnehmen und in ein elektrisches Signal umwandeln. Das elektrische Signal lässt sich aufzeichnen oder an einem Messinstrument sichtbar machen. Seine **Amplitude** ist ein **direktes Maß für die Intensität** des Schalldrucks.

Bei solchen Messungen stellen wir zunächst fest, dass die **Amplitude der Druckschwankungen sehr klein** ist, gemessen an dem uns umgebenden atmosphärischen Luftdruck. Selbst bei den Lautstärken einer Diskothek oder eines startenden Düsenjets liegt sie bei deutlich weniger als 1% Atmosphärendruck.

Zweitens bemerken wir bei solchen Messungen, dass zwischen dem minimalen Schalldruck, der gerade für eine Hörempfindung ausreicht, und dem, der so stark ist, dass die Hörempfindung schmerzhaft wird, ein Unterschied von mindestens 1:10.000 und manchmal mehr als 1:10.000.000 registriert werden kann, d. h. **wir hören über einen sehr großen Schalldruckbereich** (► unten).

Σ Die Amplitude der maximalen Schalldruckwellen ist <1% des atmosphärischen Luftdrucks. Die minimal hörbaren Schalldruckwellen sind noch 5–7 Zehnerpotenzen kleiner.

Schalldruckpegel und seine Dezibel-Skala

Die Stärke einer Schalldruckwelle kann in der für Drücke normalerweise verwendeten Größe von Newton pro Quadratmeter (N/m^2), abgekürzt **Pascal (Pa)**, angeben werden. Beispielsweise liegen nahe der Hörschwelle die Drücke von Tönen zwischen 1000 und 2000 Hz bei etwa 2×10^{-5} N/m^2. Wie gesagt, sehr laute Töne haben bis zu zehnmillionenfach höhere Druckamplituden.

Um mit diesem weiten Druckbereich besser umgehen zu können, hat man sich international verständigt, ein anderes, handlicheres Maß für den Schalldruck einzuführen, nämlich den in Dezibel (dB) angegebenen **Schalldruckpegel**. Bei diesem Maßsystem wird der Schalldruck von 2×10^{-5} N/m^2 (20 Mikropascal) als 0 dB gesetzt und jede **10-fache Zunahme des Schalldrucks in 20 dB-Einheiten** aufgeteilt. Der zehnmillionenfache Schalldruck der Hörschwelle von 2×10^{-5} N/m^2, also 2×10^{2} N/m^2 entspricht also einem Schalldruckpegel von 7×20 dB=140 dB SPL (der Zusatz SPL, »sound pressure level«, grenzt die hier benutzten dB von anderen technisch gebräuchlichen dB-Maßsystemen ab).

Die Angabe des Schalldrucks als Schalldruckpegel in Dezibel (dB) ergibt einfach anzuwendende Zahlenwerte zwischen 0 und ungefähr 130 dB. Wichtig ist, dass sich hinter wenigen dB eine Vervielfachung des physikalischen Schalldrucks verbirgt.

Box 18.1. Vorteile der Schalldruckpegelskala

Die Schalldruckpegelskala hat 2 wesentliche Vorteile: Erstens kann der sehr weite Intensitätsbereich des hörbaren Schalldrucks mit einer kurzen Skala handlicher Zahlen dargestellt werden und zweitens entsprechen, wie noch gezeigt wird, gleichgroße Zunahmen des Schalldruckpegels in etwa auch gleichgroßen Zunahmen der subjektiv erlebten Lautstärke. Es lohnt daher, sich mit dieser Skala noch etwas vertrauter zu machen. Es handelt sich dabei um eine Skala von Verhältniszahlen, die so gewonnen werden, dass ein gemessener Schalldruck p_x mit dem schon genannten Bezugsschalldruck $p_0=2\times10^{-5}$ N/m^2 verglichen wird. Man bildet dazu den Quotienten p_x/p_0. Dieser Quotient wird logarithmiert (dekadischer Logarithmus) und mit 20 multipliziert, so dass der Schalldruckpegel L folgendermaßen definiert ist:

$$L=20\times\log10\ (p_x / p_0)\ [\mathrm{dB}]$$

Wie »handlich« diese auf den ersten Blick recht umständlich erscheinende Definition des Schalldruckpegels in der praktischen Anwendung ist, wird sich in den folgenden Abschnitten dieses Kapitels noch zeigen.

Töne, Klänge und Geräusche

Enthält ein Schallereignis nur eine einzige Sinusschwingung bestimmter Frequenz, so sprechen wir von einem **Ton** (◘ Abb. 18.1a). Im täglichen Leben kommen reine Töne jedoch praktisch nicht vor. Hier dominieren Klänge und Geräusche.

Man spricht von einem **Klang**, wenn das Schallereignis mehrere Frequenzen enthält. Es handelt sich dabei im Allgemeinen um einen Grundton mit mehreren harmonischen Obertönen (◘ Abb. 18.1b). Der Grundton ist in der Periodik des Schalldruckverlaufes zu erkennen. Die Frequenzen der Obertöne sind ganzzahlige Vielfache der Grundfrequenz. Dies gilt insbesondere für Musikinstrumente, die im physikalischen Sinne »Klänge« abgeben. Doch erzeugen verschiedene Instrumente auch bei gleichem Grundton Obertöne in unterschiedlicher Zahl und Intensität. So entstehen die unterschiedlichen Klangbilder der Instrumente und des gesamten Orchesters.

Enthält ein Schallereignis praktisch alle Frequenzen des Hörbereiches, so nennt man das Ereignis ein **Geräusch**. Im zeitlichen Verlauf des Schalldrucks ist daher keine Periodizität mehr zu erkennen (◘ Abb. 18.1c).

Töne bestehen aus einer Schallwelle mit einer einheitlichen Frequenz. Klänge enthalten endlich viele ganzzahlige Vielfache der Frequenz des Grundtons. Geräusche enthalten unendlich viele Töne.

18.1.2 Psychophysik des Hörens (Psychoakustik)

Hörschwelle, Hörbereich und Hauptsprachbereich

Misst man bei einer größeren Gruppe gesunder Erwachsener, bei welchem Schalldruckpegel die Hörschwelle liegt, so ergibt sich der in ◘ Abb. 18.2 durch die unterste, rote Kurve gezeichnete Befund: Die **Hörschwelle** hängt stark **von der Frequenz** des Prüftons ab. Das Ohr ist im Bereich von 2000–5000 Hz (2–5 kHz) am empfindlichsten (in diesem Frequenzbereich liegen auch die Sprachlaute, Kap. 28). Dort

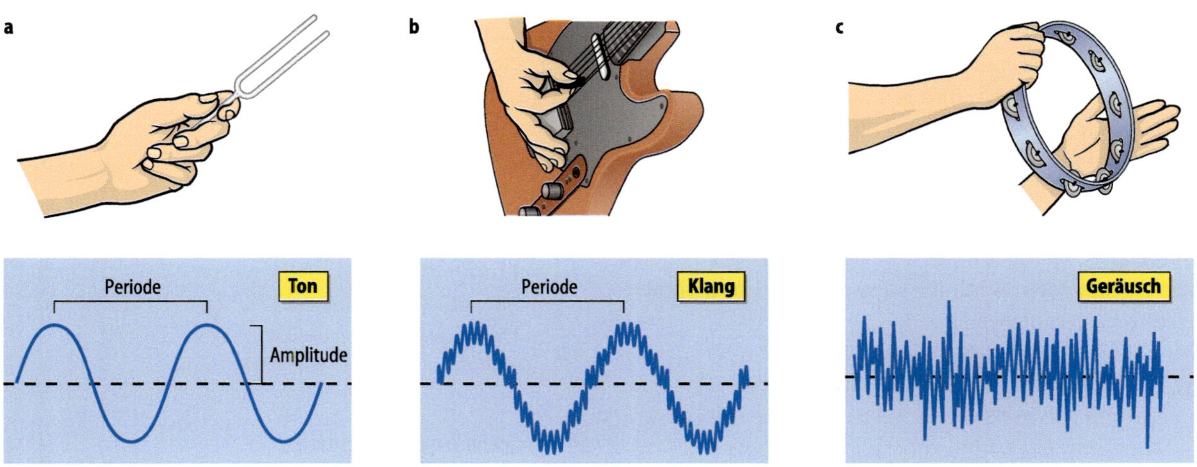

◘ **Abb. 18.1a–c. Der Schalldruckverlauf eines Tons (a), eines Klangs (b) und eines Geräuschs (c) in Abhängigkeit von der Zeit.** Die Periode lässt sich bei Ton und Klang, jedoch nicht mehr bei einem Geräusch erkennen. Im Gegensatz zum Ton erkennt man beim Klang, dass innerhalb einer Periode zusätzlich Schalldruckspitzen (Obertöne) auftreten

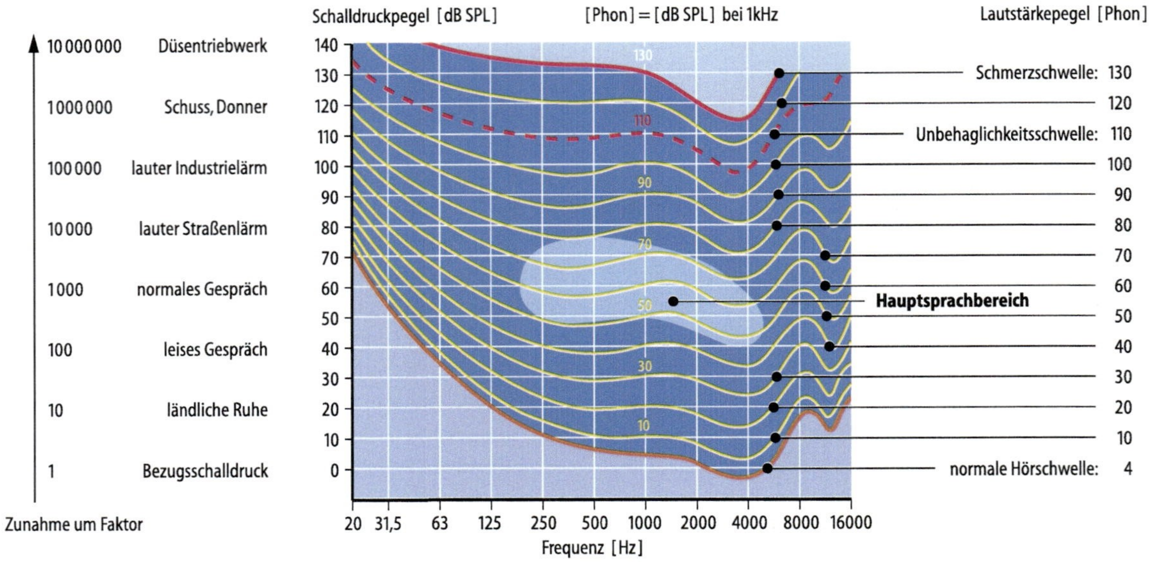

Abb. 18.2. Der Arbeitsbereich des menschlichen Hörsystems. Kurven gleicher Lautstärkepegel (Isophone) nach DIN 45630. Nur Schallereignisse, deren Frequenzen höher als rund 20 Hz und geringer als rund 16.000 Hz sind, können gehört werden. Die Hörschwelle (unterste rote Kurve) hängt stark von der Schallfrequenz ab. Lautstärkepegel über 130 Phon sind schmerzhaft (oberste rote Kurve). Der Hauptsprachbereich ist hellblau hervorgehoben. Beachte, dass per definitionem Phon und Schalldruckpegel nur bei 1 kHz übereinstimmen

genügt bereits ein sehr niedriger Schalldruckpegel, um die Hörschwelle zu überschreiten. Bei höheren und tieferen Frequenzen sind zum Überschreiten der Hörschwelle höhere Schalldruckpegel notwendig. Besonders im Bereich der tiefen Töne (Basstöne), also der sehr niedrigen Schallfrequenzen, liegen die Hörschwellen um 20–60 dB über denen bei 2000 Hz (2 kHz).

Ausgehend von der Hörschwelle kann das menschliche Ohr, wie bereits gesagt, Schalldrücke bis 130 dB SPL ohne Schmerzen hören. Dieser **Hörbereich** liegt zwischen den beiden roten Kurven der Abb. 18.2. Allerdings liegt unterhalb der Schmerzschwelle ein Hörbereich, ab dem der Schall bereits als unbehaglich empfunden wird (gestrichelte rote Linie in Abb. 18.2).

Die für uns hörbaren Schallereignisse haben also **Frequenzen** zwischen 16 Hz und 16–20 kHz (das entspricht ca. **10 Oktaven**) und **Schalldrücke** zwischen 0 und 130 dB SPL (das entspricht mehr als 6 Zehnerpotenzen, Abschn. 18.1.1).

Die beim normalen Sprechen hauptsächlich vorkommenden Frequenzen und Schalldrücke liegen mitten im Hörbereich, nämlich in dem in der Abb. 18.2 hellblau hervorgehobenen Areal, das deswegen als **Hauptsprachbereich** bezeichnet wird.

Σ Die Hörschwelle ist stark frequenzabhängig. Ihr Optimum liegt bei 2000–5000 Hz. Höhere und tiefere Töne benötigen höhere Schalldrücke, um sie gerade zu hören. Der gesamte Hörbereich reicht von der Hörschwelle bis zu Schalldrücken von ca. 130 dB SPL. Mitten im Hörbereich liegt der Hauptsprachbereich.

Lautstärke und Lautstärkepegel

Die (subjektive) Hörschwelle eines Tons und seine bei steigendem Schalldruck zunehmende (subjektive) Lautstärke hängen also nicht nur vom (physikalischen) Schalldruckpegel, sondern auch von der Frequenz des Tons ab. Dennoch kann der Zusammenhang zwischen Lautstärke und Schalldruckpegel mit psychophysischen Methoden (Abschn. 14.5.3) erfasst werden. Eine Versuchsperson kann nämlich nicht nur darüber Angaben machen, wann ein Ton hörbar wird, sondern auch darüber, wann sie **Töne gleicher oder verschiedener Frequenz als gleichlaut empfindet.**

Bei einer solchen Messung bietet man der Versuchsperson 2 Töne dar: einen **Testton** (»Anker«) beliebiger Frequenz und Intensität und einen **Vergleichston** von 1000 Hz, dessen Schalldruckpegel bekannt ist (er sei z. B. 60 dB). Über einen Lautstärkeregler kann dann die Versuchsperson den Testton so lange lauter oder leiser drehen, bis er ihr genauso laut wie der Vergleichston erscheint. Beide Töne sind dann subjektiv gleich laut. Sie haben, so sagt man, den gleichen **Lautstärkepegel**.

Σ Schalldruck wird frequenzabhängig als Lautstärke empfunden. Lautstärke und Lautstärkepegel sind physiologische Maßeinheiten. Töne, die als gleichlaut wahrgenommen werden haben definitionsgemäß den gleichen Lautstärkepegel.

Phonskala und Isophone

Der Lautstärkepegel wird in Phon angegeben (rechts in Abb. 18.2). Und zwar wurde vereinbart, dass **bei 1000 Hz (1 kHz) die Phon- und die dB-Werte übereinstimmen.** Im obigen Beispiel haben also nach dem Lautstärkeabgleich beide Töne einen Lautstärkepegel von 60 Phon. Der Schalldruckpegel des Vergleichstons von 1000 Hz ist dabei definitionsgemäß 60 dB SPL, der des Testtons kann je nach seiner Frequenz geringer oder (wie meistens) größer sein. Dies zeigen eindrucksvoll die Kurven gleicher Lautstärkepegel oder **Isophone** in ◘ Abb. 18.2. Sie wurden mit der eben beschriebenen Methode aus zahlreichen Einzelmessungen gewonnen. Auch die Hörschwelle ist eine solche Isophone; alle Töne, die auf der Hörschwelle liegen, sind nämlich gleich laut, und zwar eben überschwellig.

Die oben angesprochene **Hörschwelle** einer Gruppe gesunder Erwachsener liegt **bei 4 Phon**. Als die Hörschwelle zum ersten Mal bestimmt wurde, geschah dies aber an einer Gruppe von jungen Probanden. Bei dieser Gruppe wurde bei 1000 Hz (1 kHz) die Hörschwelle bei einem Schalldruck von 2×10^{-5} N/m^2 gemessen und diese dann, wie oben berichtet, als 0 dB SPL und als 0 Phon gesetzt. Spätere Messungen an größeren Gruppen ergaben dann, dass der Normwert für die Schwelle bei einem Ton mit 1 kHz bei 4 dB SPL und damit bei 4 Phon liegt.

Σ Der Lautstärkepegel wird in Phon angegeben. Isophone sind Kurven gleicher Lautstärkepegel, d. h. alle Töne auf diesen Kurven werden als gleichlaut empfunden. Die Hörschwelle liegt bei 4 Phon, der Hauptsprachbereich um die 60 Phon.

Lautheit

Gibt man einer Versuchsperson einen Ton von 1000 Hz mit einem **Lautstärkepegel von 40 Phon** vor und bittet sie, einen zweiten Ton von 1000 Hz so laut einzustellen, dass er ihr **genau doppelt so laut** erscheint, dann stellt sie einen Lautstärkepegel von **etwa 50 Phon** ein. Soll der Ton viermal so laut wie der Kontrollton von 40 Phon empfunden werden, wird ein Lautstärkepegel von etwa 60 Phon eingestellt. Mit anderen Worten, ein Ton wird ungefähr **doppelt so laut** empfunden, wenn sein Lautstärkepegel **um 10 Phon** ansteigt.

Bei 1000 Hz bedeutet dies umgekehrt, dass eine **Verzehnfachung des Schalldrucks** (und damit eine Zunahme des Lautstärkepegels um 20 Phon, ▶ oben) nur eine **Vervierfachung der Lautheit** bewirkt. Für andere Frequenzen gilt ähnliches. Wir haben es hier, wie bei den anderen Sinnesorganen auch, mit einer Beziehung zwischen physikalischem Reiz **(Schalldruck)** und subjektiver Empfindung **(Lautheit)** in Form einer Stevens-Potenzfunktion zu tun, deren Exponent etwa 0,6 ist (Abschn. 14.5.2). Dies gilt allerdings nur für Lautstärkepegel oberhalb 40 Phon. Unterhalb von 40 Phon wird eine Lautheitsverdopplung schon bei geringerer Zunahme des Lautstärkepegels erreicht.

Σ Ein Ton wird etwa doppelt so laut empfunden, wenn sein Lautstärkepegel um 10 Phon ansteigt. Verzehnfachung des Schalldrucks (= Zunahme des Lautstärkepegels um 20 Phon) bewirkt eine vierfache Lautheit. Der Exponent der Stevens-Potenzfunktion liegt damit bei 0,6.

Intensitäts- und Frequenzunterschiedsschwellen

Die Phonskala baut darauf auf, dass Versuchspersonen 2 Töne als **gleich laut** angeben. Es ist daher die Frage erlaubt und wichtig, wie genau der Mensch unterschiedliche Schalldruckpegel voneinander unterscheiden kann. Die Antwort lautet: erstaunlich genau! Denn 2 Töne gleicher Frequenz werden im unteren Intensitätsbereich bereits dann als **unterschiedlich laut** empfunden, wenn sich der Schalldruck **um nur 1 dB SPL** voneinander unterscheidet. Im oberen Intensitätsbereich wird dieser Wert sogar noch wesentlich geringer.

Unser Gehör ist aber nicht nur in der Lage, einen Ton nach seiner Lautstärke zu beurteilen, sondern auch nach der **Tonhöhe**, die durch die Tonfrequenz gegeben ist. Die Fähigkeit, Tonhöhen zu unterscheiden, ist erstaunlich gut.

Box 18.2. Lärmmessung und Lärmschäden

Da die subjektive Lautheit von Geräuschen und damit das Ausmaß der von ihnen ausgehenden Lärmbelästigung sehr stark von den in ihnen enthaltenen Frequenzen abhängt (◘ Abb. 18.2), gibt eine Messung des Schalldruckpegels keinen ausreichenden Anhaltspunkt für ihre Beurteilung. Man kann jedoch Schallpegelmesser durch den Einbau von Frequenzfiltern in ihrer Empfindlichkeit so verändern, dass sie eine Bewertung vornehmen, die etwa dem menschlichen Gehör entspricht, also praktisch als »Phon-Messgeräte« dienen. Die höchste Empfindlichkeit des Messinstruments liegt dann, entsprechend dem Verlauf der Hörschwelle, im mittleren Frequenzbereich, für höhere und tiefere Frequenzen ist das Gerät weniger empfindlich. Beim Einsatz des gebräuchlichsten Filters A werden die zu messenden Werte mit **dB(A)** bezeichnet. Sie stimmen also näherungsweise mit den Phonwerten überein.

Sehr hohe Lautstärkepegel lösen Ohrenschmerzen aus. Dies ist bei 120–130 Phon der Fall. Dieser Wert wird deswegen als **Schmerzschwelle** bezeichnet (obere rote Kurve in ◘ Abb. 18.2). Solch hohe Lautstärkepegel führen auch zu Hörschäden, die bei längerer Einwirkungsdauer auch schon bei viel geringeren Schallbelastungen auftreten können. So verursacht eine Dauerbeschallung (8-stündiger Arbeitstag) mit mehr als 90 Phon mit Sicherheit im Laufe von Jahren eine **Schwerhörigkeit**. Diese Lautstärkepegel werden nicht nur in einigen Betrieben (wo das Tragen von Schallschutz ab 85 dB(A) vorgeschrieben ist), sondern z. B. auch in Diskotheken regelmäßig überschritten.

Im günstigsten Bereich um 1000 Hz sind wir in der Lage, noch Frequenzen zu unterscheiden, die **nur um 0,3%, also 3 Hz, differieren**. Entsprechend kann ein geübter Sänger dargebotene Töne mit einem Fehler kleiner als 1% nachsingen.

Σ Die Intensitätsunterschiedsschwelle liegt bei 1 dB SPL oder weniger, die Frequenzunterschiedsschwelle bei 0,3%.

Maskierung (Verdeckung) und Adaptation

Wenn wir in einem fahrenden Auto Nachrichten über das Radio hören, so ist bei langsamer, ruhiger Fahrt dazu nicht allzu große Lautstärke notwendig. Bei plötzlicher Zunahme der Fahrgeräusche wird der Radiosprecher aber unhörbar. Erst wenn die Radiolautstärke gesteigert wird, kann der Sprecher wieder verstanden werden. Dieses Phänomen nennt man **Maskierung** oder **Verdeckung**.

Um die im Alltag wichtigen Effekte der Verdeckung quantitativ genau angeben zu können, wird die sog. **Mithörschwelle** gemessen. Die Mithörschwelle gibt denjenigen Schalldruckpegel eines Testschalls (beispielsweise eines sinusförmigen Testtons) an, den dieser haben muss, damit er neben dem Störschall gerade noch wahrgenommen, also mitgehört wird. Aus unserem Beispiel geht schon hervor, dass die **Mithörschwelle immer oberhalb der Ruhehörschwelle** liegt.

Wie andere Sinnessysteme zeigt das Hörsystem das Phänomen der **Adaptation**. An diesem Vorgang sind sowohl das periphere Ohr als auch zentrale Neurone beteiligt. Ausdruck der Adaptation ist ein **Anstieg der Hörschwelle** (»temporary threshold shift«, TTS). Auch die Isophone oberhalb der Hörschwelle verschieben sich »nach oben«, diejenigen geringer Lautstärkepegel allerdings mehr als die hoher Pegel, so dass insgesamt die Isophone näher zusammenrücken. Dies bedeutet praktisch, dass die **Unterschiedsschwellen abnehmen**, denn um den gleichen Unterschied im Lautstärkepegel zu erhalten, ist jetzt, also im adaptierten Zustand, ein geringerer Zuwachs im Schalldruckpegel nötig. Die Adaptation trägt also zur Differenzierung unserer Hörerlebnisse bei.

Σ Die Mithörschwelle liegt immer oberhalb der Ruhehörschwelle. Bei Dauerbeschallung steigt die Hörschwelle vorübergehend an, und die Unterschiedsschwellen werden geringer.

Schallortung und Richtungshören

Eine Schallquelle im Raum wird beide Ohren reizen. Experimente mit Kopfhörern haben gezeigt, dass über die Richtung aus der der Schall kommt, aufgrund von **Zeit- und Intensitätsunterschieden** des Hörens der beiden Ohren entschieden wird. Die Frage, wieweit sich die Schallquelle vom Hörer entfernt befindet und ob sie vor oder hinter ihm liegt, wird dagegen durch die **Klangfärbung** entschieden, die der Schall durch Resonanzen und Reflektionen an Kopf und Ohrmuscheln erfährt.

Werden beide Ohren mit Kopfhörern unabhängig voneinander gereizt, so führt eine Abschwächung des Signals zu einem Ohr von nur 1 dB schon zur Lokalisation des Schalls auf die andere Seite. Ebenso können Laufzeitunterschiede bis hinunter zu 3×10^{-5} s sicher beurteilt werden, was einer **Abweichung der Schallquelle um ca. 3° von der Mittellinie** entspricht. Unter optimalen Bedingungen kann dieser Wert noch um die Hälfte verkleinert werden. Man kann aber auch eine Schallverspätung durch eine gleichzeitige Erhöhung der Intensität am gleichen Ohr wieder »wettmachen« und so wieder einen Mitteneindruck erzeugen, was besonders deutlich zeigt, dass beide Parameter an der Richtungslokalisation beteiligt sind.

Σ Winzige Laufzeit- und Intensitätsunterschiede des auf die beiden Ohren auftreffenden Schalls werden zum Richtungshören ausgenutzt. Die Richtcharakteristik der Ohrmuschel und die Klangfärbung tragen ebenfalls zur Ortung einer Schallquelle bei.

Box 18.3. Schalleitungs- und Schallempfindungsstörungen

Die Schallübertragung im Mittelohr kann aus verschiedensten Gründen erschwert oder unterbrochen sein, z. B. wenn auf Grund einer Entzündung sich dort eitrige Flüssigkeit ansammelt oder wenn die Gelenke der Gehörknöchelchenkette versteifen oder wenn die Elastizität des runden oder des ovalen Fensters nachlässt. Es kommt zu einer Schwellenerhöhung für akustische Reize. Diese kann durch eine Hörhilfe, die den Schall verstärkt, ausgeglichen oder gebessert werden. Unter Umständen ist auch eine chirurgische Behandlung möglich, beispielsweise der Ersatz eines verknöcherten Steigbügels im ovalen Fenster.

Kommt es in der Cochlea zu einem Untergang von Haarzellen, so resultiert daraus zwangsläufig Schwerhörigkeit. Das bekannteste Beispiel einer solchen **Innenohrschwerhörigkeit** ist die des mittleren und höheren Alters. Sie wird **Presbyakusis** oder Altersschwerhörigkeit genannt. Aber auch übermäßiger Lärm, Infektionen, einige Medikamente oder ein angeborener, genetisch bedingter Defekt können für eine Schädigung des Corti-Organs verantwortlich sein. Sind die Haarzellen erst einmal zerstört, können sie nicht ersetzt werden. Die Behandlung mit Hörhilfen bringt daher nur so lange Erfolge, wie mindestens ein kleiner Teil der Haarzellen noch funktionsfähig ist.

18.1.3 Prüfung des Hörvermögens

Schwellenaudiometrie

Eine Anwendung dieses Verfahrens bei Gesunden haben wir bei der Bestimmung der Hörschwelle und der Isophone (◘ Abb. 18.2) bereits kennen gelernt. Es werden über Kopfhörer einseitig verschiedene Töne angeboten. Der Test beginnt im sicher unterschwelligen Bereich, und der Schalldruck wird so lange langsam erhöht, bis der Patient eine Hörempfindung angibt. Der dazu benötigte Schalldruck wird in ein **Audiogramm** eingetragen. Solche Formularvordrucke sind in ◘ Abb. 18.3a–d zu sehen. Ihre Darstellung unterscheidet sich von der in ◘ Abb. 18.2 erstens dadurch, dass die normale Hörschwelle als gerade Linie eingedruckt und mit 0 dB bezeichnet ist. Zweitens sind höhere Schwellenwerte nach unten und nicht nach oben abgetragen. Damit wird auf einen Blick offensichtlich, um wie viel dB die Hörschwelle eines Patienten über der normalen Hörschwelle liegt. Liegt die Hörschwelle beispielsweise um 20 dB über der normalen Hörschwelle, so spricht man von einem Hörverlust von 20 dB. Dies entspricht etwa dem Hörverlust, der beim Verschließen beider Gehörgänge mit den Fingern auftritt.

Bei der Schwellenaudiometrie mit Hilfe von Kopfhörern wird die **Luftleitung** überprüft (zum Unterschied zwischen Luftleitung und Knochenleitung Abschn. 18.2.1). Dasselbe Verfahren kann aber auch zur Prüfung der **Knochenleitung** herangezogen werden, wenn man statt des Kopfhörers einen Schwingkörper verwendet, der auf den Warzenfortsatz der zu prüfenden Seite aufgesetzt wird und der die Schädelknochen direkt zu Schwingungen anregt. Liegt eine **Innenohrschwerhörigkeit** vor, so wird das Hörvermögen sowohl bei Luft- wie bei Knochenleitung verschlechtert sein. Bei einer **Mittelohrschwerhörigkeit** wird für Luft-, aber nicht für Knochenleitung ein Hörverlust bestehen, da das Innenohr dabei nicht geschädigt ist.

Σ Der wichtigste klinische Hörtest ist die Schwellenaudiometrie; im resultierenden Audiogramm sind Hörverluste in dB nach unten aufgetragen.

Messung akustisch evozierter Potenziale

Eine objektive Hörprüfung ohne Mitarbeit der Patienten (z. B. bei kleinen Kindern, bei Sprachlosen oder bei Simulanten) kann mit Hilfe elektroenzephalographisch aufgezeichneter evozierter Potenziale oder evozierter magnetischer Felder (Magnetenzephalogramm, Kap. 20) durchgeführt werden. Dabei werden die durch mehrere akustische Einzelreize hervorgerufenen evozierten Potenziale (AEP) mit Hilfe eines Mittelwertbildners aus der Hintergrundaktivität des EEG herausgemittelt (Kap. 20). Diese Methodik wird v. a. zur Überprüfung derjenigen evozierten Potenziale angewandt, die bei der synaptischen Umschaltung in den Kernen der Hörbahn im Hirnstamm generiert werden, daher der Name »**b**rainstem **e**voked **r**esponse **a**udiometry«, **BERA**. Besonders bei Läsionen der Hörbahn (retrokochleären Schäden) kann die BERA Aufschluss über den Ort der Schädigung geben. Die frühen Potenziale haben Latenzen unter 15 ms, späte haben Latenzen von 150 ms und mehr. Beispiele sind in den ◘ Abb. 20.16 und 20.18 des Abschnitts 20.5 zu sehen.

Σ Die Messung akustisch evozierter Potenziale (AEP oder BERA) erlaubt die Prüfung der Funktionsfähigkeit der Hörbahn ohne die Mitwirkung des Patienten.

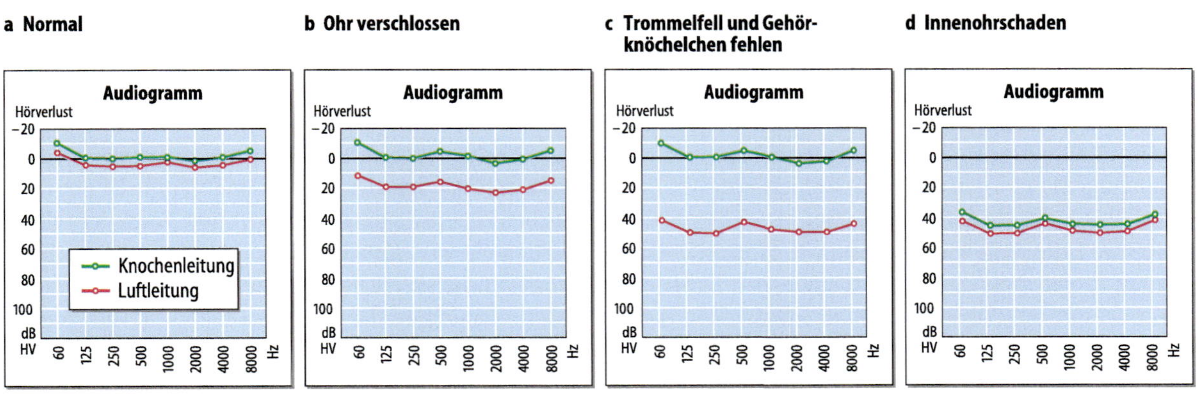

◘ **Abb. 18.3a–d. Tonschwellenaudiogramme bei Gesunden und bei Hörstörungen.** Die Schwelle bei Luftleitung (Bestimmung über aufgesetzte Kopfhörer, die Töne werden dem Untersuchten für jedes Ohr getrennt angeboten) ist rot, die Schwelle bei der Knochenleitung ist grün gezeichnet (dazu Ersatz des Kopfhörers durch einen elektrischen Vibrator, der auf den Knochen des Processus mastoideus, also den Warzenfortsatz, getrennt für jede Seite aufgesetzt wird). Beim Gesunden stimmen die Werte für Luft- und Knochenleitung überein und liegen auf der Geraden für die Hörschwellen. **a** Audiogramm eines Hörgesunden. **b** Schallleitungsstörung von ca. 20 dB bei verschlossenem Gehörgang. **c** Schallleitungsschwerhörigkeit von 40–50 dB bei Verlust der Gehörknöchelchen und Trommelfell. Da das Innenohr nicht betroffen ist, ist die Knochenleitungsschwelle normal (»air-bone gap«). **d** Hörverlust von 40–50 dB nach einer Schädigung des Innenohrs. Weder durch die Luftleitung noch durch die Knochenleitung kann das Innenohr den Schall mit normaler Schwelle wahrnehmen

Box 18.4. Hörsturz und Tinnitus

Eine plötzliche, innerhalb von Sekunden auftretende Innenohrschwerhörigkeit eines oder beider Ohren wird als **Hörsturz** bezeichnet. Die Ursache kann in der Regel nicht angegeben werden. Spontanheilungen bei geringgradigem Hörsturz sind möglich, oft kommt es aber zu einem chronischen Hörverlust.

Innenohrschäden sind häufig von ein- oder beidseitigen kurzzeitigen oder andauernden Ohrgeräuschen begleitet, die zu den quälendsten Störungen des menschlichen Wohlbefindens gehören. Ein solcher **Tinnitus** kann derzeit kaum medikamentös oder chirurgisch behandelt werden. Eine psychologische Behandlung in der ein Diskriminationstraining der dem Tinnitus benachbarten Töne sowie ein Biofeedback- und Bewältigungstraining eingesetzt werden, ist meist nach der akuten Phase sehr hilfreich, ohne eine vollständige Beseitigung der Ohrgeräusche zu erreichen. Diese sind vermutlich durch eine kortikale Reorganisation, wie wir sie ausführlich in Kap. 16 und 25 beschreiben, mitbedingt. Die kortikale Repräsentation des Tinnitustons ist vergrößert und verschiebt sich aus der tonotopen Karte (Abschn. 18.3.2) heraus.

18.2 Bau und Funktion des Hörsystems

18.2.1 Das Ohr als Schallaufnehmer

Bau des äußeren Ohrs und des Mittelohrs

Die Ohrmuschel und der äußere Gehörgang werden durch das Trommelfell als **äußeres Ohr** gegenüber dem **Mittelohr** abgegrenzt, das aus der luftgefüllten **Paukenhöhle** mit der darin enthaltenen **Gehörknöchelchenkette** (Hammer, Amboss, Steigbügel) aufgebaut ist Diese Knochenkette stellt eine »Brücke« zwischen dem Trommelfell und dem ovalen Fenster des Innenohrs dar (◘ Abb. 18.4a, b).

Die Paukenhöhle steht durch eine enge, **Tuba Eustachii** genannte Röhre mit dem Rachen hinter der Mundhöhle in Verbindung. Sie wird von dort beim Schlucken, das die Eustachi-Röhre jeweils kurz öffnet, belüftet.

Rasche Luftdruckschwankungen, z. B. beim Steig- oder Sinkflug, führen zum »Druck auf den Ohren«. Es handelt sich dabei um subjektiv unangenehm empfundene **Spannungen des Trommelfells**, die durch den Luftdruckunterschied zwischen Außenwelt und Paukenhöhle entstehen. Schlucken, also Öffnen der Eustachi-Röhre, stellt den Druckausgleich her.

Σ Das Trommelfell grenzt das äußere Ohr vom Mittelohr ab. In seiner Paukenhöhle verbindet die Gehörknöchelchenkette das Trommelfell mit dem ovalen Fenster zum Innenohr.

Aufgaben der Gehörknöchelchenkette

Die in den äußeren Gehörgang eintretenden Schallwellen treffen zunächst auf das Trommelfell (◘ Abb. 18.4a). Von dort wird der Schall auf die Gehörknöchelchenkette übertragen. Das erste Knöchelchen, der **Hammer (Malleus)**, ist am Trommelfell angewachsen und schwingt mit diesem mit. Über das zweite, den **Amboss (Incus)**, werden diese Schwingungen an das dritte, den **Steigbügel (Stapes)**, weitergegeben. Dieser bildet mit seiner Fußplatte die Grenze zum flüssigkeitsgefüllten Innenohr, das die eigentlichen Sinneszellen enthält (► unten).

Die Gehörknöchelchenkette wurde von der Natur »erfunden«, um eine **effektive Schallübertragung von der äußeren Luft auf das Innenohr** zu ermöglichen. Bei einem direkten Auftreten des Schalls von der Luft auf die Flüssigkeit des Innenohrs, also von einem Medium mit niedrigem Schallwellenwiderstand (Impedanz) auf ein Medium mit hoher Impedanz, würden die Schallwellen zum weitaus größten Teil (98%) reflektiert werden. Durch die Gehörknöchelchenkette wird eine **Impedanzanpassung** erreicht. so dass die Reduktion der Schallenergie auf ca. 35% reduziert wird und somit ca. 65% der Energie dem Innenohr zugeführt werden. Der wichtigste Faktor dabei ist die »Bündelung« der Schallwellen von der großen Fläche des Trommelfells auf die Steigbügelplatte, da sich diese beiden Flächen etwa wie 35:1 verhalten und Druck = Kraft/Fläche ist.

Σ Ohne die Gehörknöchelchenkette würde reflexionsbedingt kaum Schall in das Innenohr gelangen. Die Impedanzanpassung geschieht dabei v. a. durch Druckerhöhung wegen der großen Flächenunterschiede zwischen Trommelfell und Steigbügelplatte.

Luftleitung und Knochenleitung

Die Übertragung des Schalls vom äußeren Gehörgang über das Trommelfell und die Gehörknöchelchenkette auf das Innenohr bezeichnen wir als **Luftleitung**. Sie ist der **normale Weg der Schallaufnahme** in das Innenohr.

Eine Schallempfindung entsteht aber auch dann, wenn man einen schwingenden Körper, etwa eine Stimmgabel, direkt auf den Schädel aufsetzt und damit die Schädelknochen zu Schwingungen anregt. Diese Form der Schallübertragung wird **Knochenleitung** genannt. Sie spielt im täglichen Leben keine nennenswerte Rolle. Messungen der Knochenleitung werden aber zur Diagnostik von Hörstörungen eingesetzt (Abschn. 18.1.3).

Σ Luftleitung ist der normale Weg der Schallaufnahme in das Innenohr. Knochenleitung kommt vor, ist aber von untergeordneter Bedeutung.

18

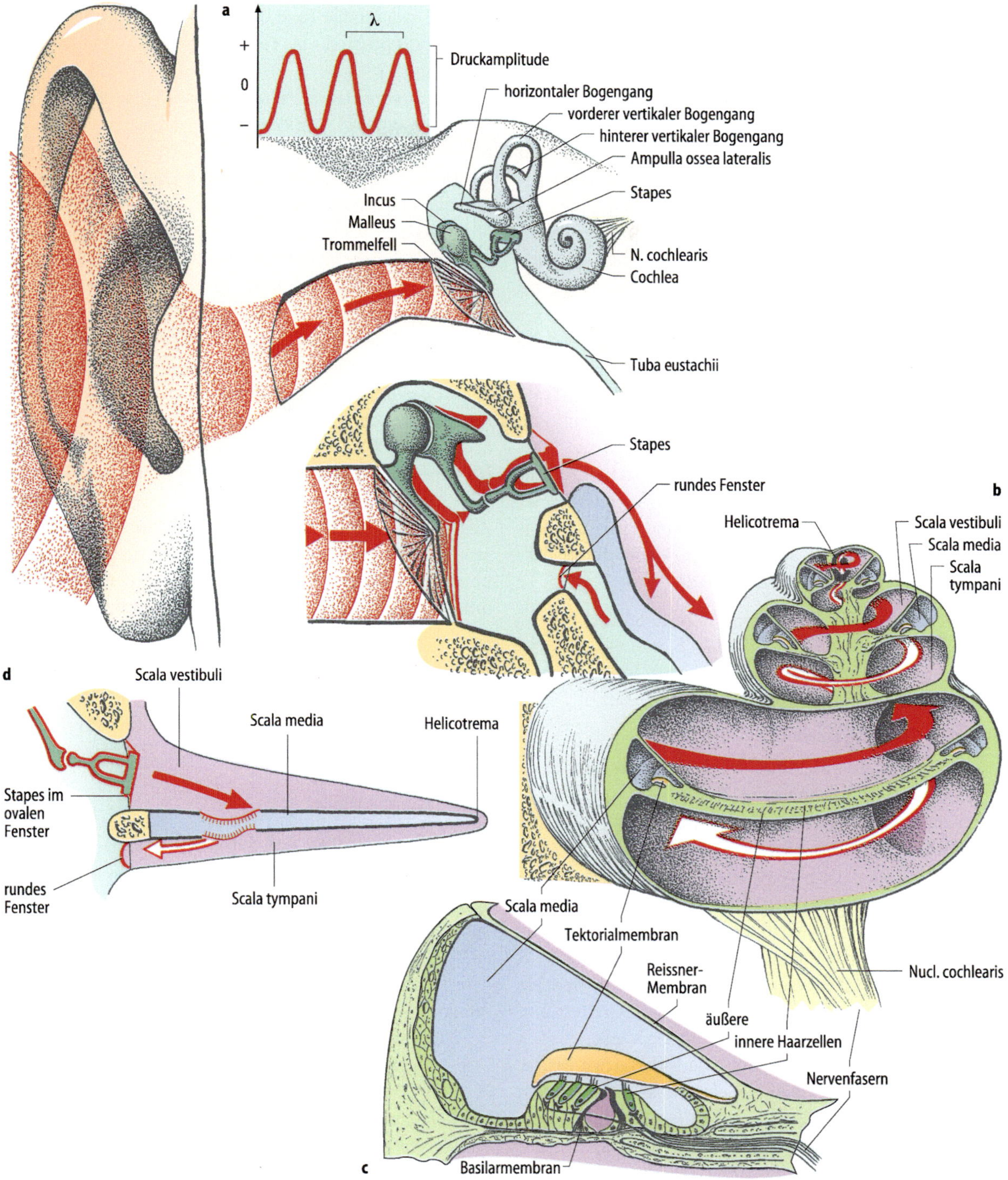

Abb. 18.4a–d. Schallaufnahme im Ohr. a Das von einer Schallquelle (z. B. einer Stimmgabel) ausgehende Schallfeld erreicht über den äußeren Gehörgang das Trommelfell. Die Schallübertragung von dort über Hammer (Malleus), Amboss (Incus) und Steigbügel (Stapes) auf das Innenohr wird im Text beschrieben. Jede Schallwelle ist, wie links oben gezeigt, durch die Frequenz λ (lambda) und ihre Druckamplitude charakterisiert. **b** Einblick in das Mittelohr und in die menschliche Hörschnecke (Cochlea), wobei die schneckenförmigen Windungen mehrfach angeschnitten sind. **c** Blick in eine Windung der Cochlea. Sie besteht aus 3 Etagen (Scalen, ► Text). Die oberste, Scala vestibuli (sie liegt dem Gleichgewichts- oder Vestibularorgan am nächsten), und die unterste, Scala tympani, gehen an der Spitze der Schnecke (Helicotrema) offen ineinander über **(d)**. In der mittleren (Scala media) liegen die Hörsensorzellen (Haarzellen) auf der Basilarmembran. Über ihnen liegt eine Abdeckung, die Tektorialmembran. **d** Weg des Schalldrucks durch die Cochlea. Schematisierte Darstellung mit »ausgerollter« Schnecke

18.2.2 Schalltransduktion im Innenohr

Bau der Schnecke (Cochlea)

Im knöchernen Labyrinth des Felsenbeins liegen Gleichgewichtsorgan und Hörorgan eingebettet in einer bindegewebigen Hülle, dem häutigen Labyrinth. Das **Hörorgan** wird wegen seiner Form auch **Schnecke** oder **Cochlea** genannt (◘ Abb. 18.4). Beim Menschen hat die Schnecke etwa zweieinhalb Windungen (◘ Abb. 18.4b), einen Basisdurchmesser von etwa 10 mm, eine Höhe von 5 mm von der Basis zur Spitze und eine (auseinandergerollte) Gesamtlänge von etwa 35 mm.

Jede Cochlea-Windung besteht aus 3 »Etagen« oder **Skalen,** die alle mit Flüssigkeit gefüllt sind. Sie werden, wie in ◘ Abb. 18.4b und c zu sehen, mit **Scala vestibuli, Scala media und Scala tympani** bezeichnet. Scala vestibuli und Scala tympani enthalten **Perilymphe**, wogegen die Scala media **Endolymphe** enthält. Erstere entspricht in ihrer Zusammensetzung mehr einer Extrazellulär-, letztere einer Intrazellulärflüssigkeit. Scala vestibuli und Scala tympani stehen an der Spitze der Schnecke, dem **Helicotrema**, miteinander in Verbindung (◘ Abb. 18.4d).

Σ Drei schneckenförmig gewundene, mit Flüssigkeit gefüllte Kompartimente (Skalen) bilden den auditorischen Teil des Innenohrs.

Bau des Corti-Organs

Das Dach der Scala media bildet die **Reissner Membran**, den Boden die **Basilarmembran** (◘ Abb. 18.4c). Auf der Basilarmembran sitzt der eigentliche sensorische Apparat, das **Corti-Organ**. Es enthält, eingebettet in Stützzellen, die Hörsensorzellen. Sie werden als **Haarzellen** bezeichnet, weil sie haarförmige Fortsätze tragen, die man **Stereozilien** nennt. Diese Zilien sind untereinander durch dünne Fäden verbunden, die »**tip links**« gennant werden (◘ Abb. 18.6c).

Drei Reihen von äußeren Haarzellen steht eine einzelne Reihe innerer Haarzellen gegenüber. Beim Menschen gibt es etwa **12.000 äußere** und **3500 innere** Haarzellen.

Über dem Corti-Organ liegt eine gallertartige Masse, die **Tektorialmembran** (◘ Abb. 18.4c). Sie ist an der inneren Seite der Schnecke befestigt. Außerdem berührt sie die **längsten Stereozilien der äußeren**, nicht jedoch die der inneren Haarzellen.

Σ Das Corti-Organ sitzt auf der Basilarmembran der Scala media. Die äußeren und inneren Haarzellen des Corti-Organs sind von der Tektorialmembran bedeckt, mit der die längsten Stereozilien der äußeren Haarzellen Kontakt haben.

Innervation der Haarzellen

Die Haarzellen im Corti-Organ sind **sekundäre Sinneszellen**, d. h. sie bilden selbst keine Nervenfortsätze aus (Abschn. 14.2.3 und ◘ Abb. 18.11). Stattdessen haben sie glutamaterge synaptische Kontakte mit Nervenfasern, die über den **Nervus acusticus** ins Gehirn laufen (Abschn. 2.3.4 mit ◘ Tabelle 2.2).

Jede **innere Haarzelle** wird von vielen afferenten Nervenfasern versorgt, von denen jede wahrscheinlich nur an einer einzigen inneren Haarzelle endet, d. h. jede innere Haarzelle wird mehrfach innerviert. Dagegen verzweigen sich die für die **äußeren Haarzellen** bestimmten afferenten Nervenfasern vielfach, und jede einzelne Afferenz versorgt viele äußere Haarzellen. Auf diese Weise laufen etwa 90% der etwa 30.000–40.000 afferenten Nervenfasern im N. acusticus zu den (relativ wenigen, ► oben) inneren Haarzellen und nur die restlichen 10% an die zahlenmäßig weit überlegenen äußeren Haarzellen. Die **afferente Innervation** der beiden Haarzelltypen ist also **außerordentlich unterschiedlich.**

Schließlich sei vermerkt, dass noch etwa 1800 **efferente Nervenfasern** in das Corti-Organ eintreten und dort **zu 90% die äußeren Haarzellen** innervieren (Transmitter: Azetylcholin). Diese sehr unterschiedliche Verteilung der sensorischen und der efferenten Innervation der inneren und äußeren Haarzellen lässt schon vermuten, dass ihnen unterschiedliche Aufgaben bei der Transduktion zukommen (► unten).

Σ Die inneren Haarzellen sind sehr dicht sensorisch innerviert, die äußeren nur spärlich. Bei der efferenten Innervation ist es genau umgekehrt. Dies lässt auf unterschiedliche Aufgaben bei der Transduktion schließen (► unten).

Schallübertragung auf das Corti-Organ

Die Fußplatte des Steigbügels sitzt im **ovalen Fenster** der Scala vestibuli. Sie überträgt die vom Trommelfell kommenden Schallwellen auf die Scala vestibuli und über das Helicotrema in die Scala tympani (► oben; ◘ Abb. 18.4d) an deren Ende über das **runde Fenster**, der Druckausgleich erfolgt.

Die vom ovalen Fenster ausgehenden Druckwellen bringen gleichzeitig die zwischen diesen beiden Skalen liegende Scala media zum Mitschwingen. In Abhängigkeit von der Schallfrequenz bilden sich entlang der Scala media **Wanderwellen** aus, ähnlich wie Wellen an einem horizontal gehaltenen Seil. Bedingt durch die mechanischen Eigenschaften der Basilarmembran und der gesamten Cochlea bilden sich für jede Schallfrequenz charakteristische Schwingungsmaxima und -minima entlang dem Endolymphschlauch aus, wie sie an einem Beispiel in ◘ Abb. 18.5 dargestellt sind. Bei Beschallung mit hohen Frequenzen liegen die Schwingungsmaxima in der Steigbügelregion, bei Beschallung mit tiefen Frequenzen mehr in der Nähe des Helicotremas. Dies nennt man das **Ortsprinzip** (Ortstheorie, Tonotopie) der Wanderwelle. Ein aus mehreren Tönen bestehendes Schallereignis wird dadurch längs der kochleären Trennwand aufgespreizt (Frequenzdispersion).

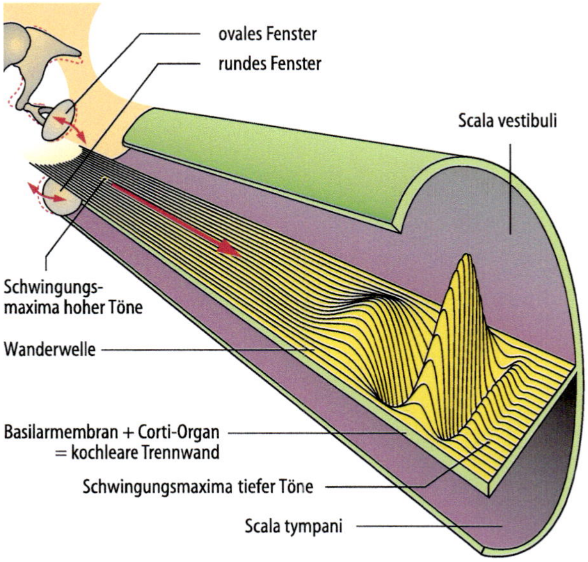

Abb. 18.5. Die Wanderwelle in den kochleären Membranen. Die Wanderwelle startet nahe den Fenstermembranen und läuft die Basilarmembran entlang in Richtung Schneckenspitze. In Abhängigkeit von der jeweiligen Frequenz des Schallsignals bilden die kochleären Membranen ein Amplitudenmaximum an einem jeweils eng umschriebenen Ort aus

Der Schall tritt über den Steigbügel in die Scala vestibuli des Corti-Organs ein und über das runde Fenster der Scala tympani wieder aus; dabei kommt es zu tonotopisch angeordneten Wanderwellen entlang der Scala media.

Erregungsmechanismen der Haarzellen

Nach dem Ortsprinzip (▶ oben) entsteht für jede Schallfrequenz nur am Schwingungsmaximum eine Bewegung des Endolymphschlauches von nennenswerter Amplitude. Dabei kommt es zu Relativbewegungen zwischen Tektorial- und Basilarmembran mit entsprechender Endolymphbewegung. Diese reicht aus, um die **Stereozilien der inneren und äußeren Haarzellen** aus dem Ruhezustand zu verbiegen oder **abzuscheren** (Abb. 18.6a und b).

Die **Abscherung der Zilien** stellt den **adäquaten Reiz** für die Haarzellen dar. Sie führt zu Änderungen der Membranpermeabilitäten der Haarzellen für kleine Ionen, zu entsprechenden Ionenflüssen und damit zur Ausbildung von **Sensorpotenzialen**. Die zugehörigen Transduktionsschritte sind in Abb. 18.6c zu sehen. Werden die Stereozilien in Erregungsrichtung deflektiert, so werden die sie verbindenden **»tip links«** gespannt. Man stellt sich vor, dass **durch den Zug K^+-durchlässige Kanäle geöffnet** werden und dass durch diese Kanäle K^+-Ionen aus der Endolymphe

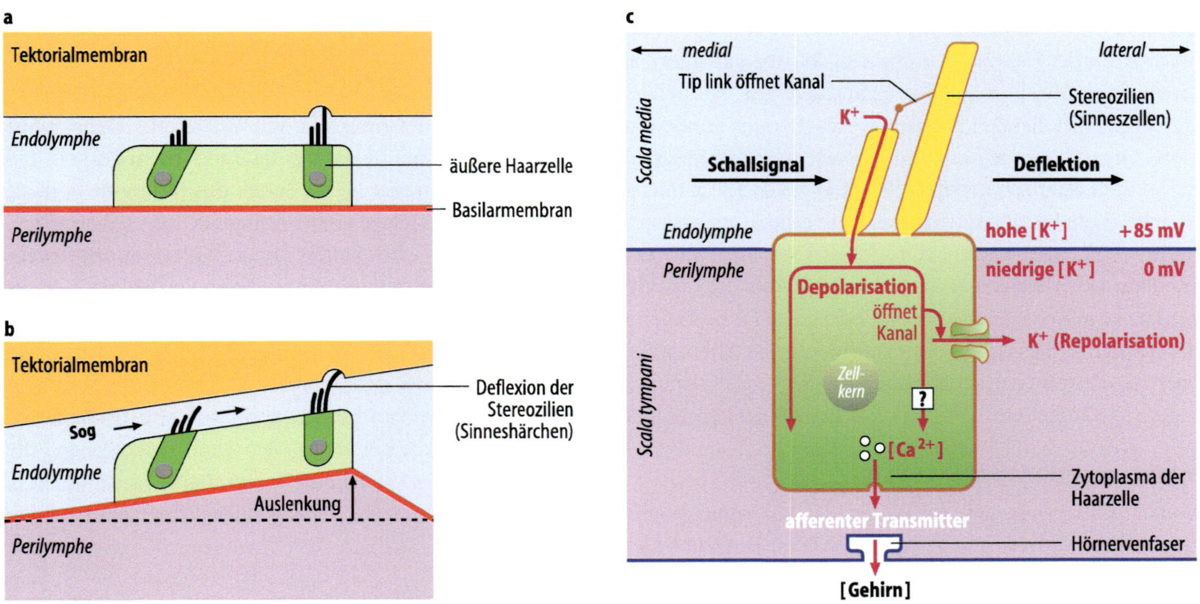

Abb. 18.6a–c. Erregungsmechanismus der Haarzellen. a und **b** zeigen schematische Ausschnitte aus der Schneckentrennwand. Abgebildet ist die Anordnung der Haarzellen zwischen Tektorial- und Basilarmembran (vergleiche dazu Abb. 18.4c und Abb. 18.9): **a** zeigt den Zustand in Ruhe; die äußeren Haarzellen berühren die Tektorialmembran, die inneren berühren sie nicht; **b** zeigt die Verhältnisse bei Auslenkung der Schneckentrennwand. Die wanderwelleninduzierte Auslenkung der Schneckentrennwand – einschließlich Haarzelle – nach oben führt zu einer Deflexion der Stereozilien. Die Stereozilien der äußeren Haarzellen werden durch die Tektorialmembran deflektiert. Die Stereozilien der inneren Haarzellen schert der Sog der Endolymphströmung (Pfeil) ab. **c** Transduktionsschritte bei Reizung der Haarzellen. Das Schallsignal führt zu einer Deflexion des Haarbündels, wodurch sich apikale Ionenkanäle öffnen. Kaliumionen strömen in die Zelle. Die Folge ist eine Depolarisation der Zelle. Die Depolarisation führt (in inneren Haarzellen) zur Freisetzung des afferenten Transmitters (vermutlich Glutamat), wodurch die afferenten Nervenfasern stimuliert werden. Bei äußeren Haarzellen führt sie zur Kontraktion der Zellen. Gleichzeitig steigert die Depolarisation die Öffnungswahrscheinlichkeit von kaliumspezifischen Kanälen in der laterobasalen Zellwand (in äußeren Haarzellen sind es z. B. Typ-C-Kanäle). Sie erlauben die Repolarisation der Zelle

in die Haarzelle einströmen und zu deren Depolarisation, d. h. zu Sensorpotenzialen führen.

Die **äußeren** Haarzellen enthalten in ihrer Wandung ein kontraktiles Protein, das **Prestin** (von »presto« = schnell), das durch die Sensorpotenziale zur Kontraktion in der Frequenz der Wanderwellenschwingungen angeregt wird, wodurch die äußeren Haarzellen rhythmisch verkürzt und verlängert werden. Diese Kontraktionen verstärken und **versteilern damit die Wanderwellen am Ort ihrer Frequenzmaxima.** Die umschriebene, bis zu **100-fache cochleäre Verstärkung** mit Formung einer scharfen Wanderwellenspitze führt dann erst sekundär zur Erregung der inneren Haarzellen, denn diese haben eine 50–60 dB geringere Empfindlichkeit als die äußeren Haarzellen.

Σ Die Wanderwellen-induzierte Abscherung der Stereozilien ist der adäquate Reiz für die Haarzellen. Die inneren Haarzellen sind die eigentlichen Sinneszellen des Hörorgans, die äußeren Haarzellen dienen mit ihren Kontraktionen der kochleären Verstärkung.

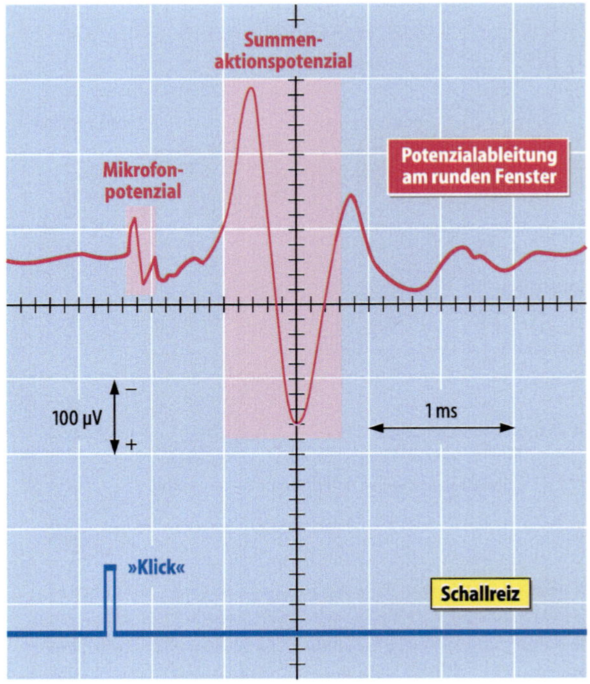

Nach Moore EJ (1983). Mit freundlicher Genehmigung von Thieme & Stratton.

Abb. 18.7. Mikrophonpotenzial der Cochlea und Summenaktionspotenzial des Hörnervs nach einem extrem kurzen Schallreiz (»Klick«) bei Ableitung am runden Fenster

18.2.3 Elektrophysiologische und akustische Korrelate der Schalltransduktion und -transformation

Mikrophonpotenzial

Bei jeder durch Schallreize hervorgerufenen Verbiegung der Stereozilien der Haarzellen kommt es, wie oben erläutert, zu Ionenströmen in und aus den Haarzellen. Die dadurch im Innenohr entstehenden Potenzialschwankungen können im Corti-Organ, aber auch am runden Fenster registriert werden. Sie werden **Mikrophonpotenziale** (**CM** = »cochlear microphonics«) genannt, da sie sich ähnlich wie die Ausgangsspannung eines technischen Mikrophons verhalten, also den **Schalldruckverlauf** genau wiedergeben (Abb. 18.7). Im Gegensatz zu anderen biologischen Potenzialen (z. B. Aktionspotenzialen, synaptischen Potenzialen) folgt das Mikrophonpotenzial dem Reiz praktisch ohne Latenz, besitzt keine Refraktärzeit, keine messbare Schwelle und ist nicht ermüdbar.

Summenaktionspotenzial

Von den gleichen Stellen, von denen sich Mikrophonpotenziale ableiten lassen, also z. B. vom runden Fenster, lassen sich bei **Beschallung mit Klicks** auch Massen- oder **Summenaktionspotenziale der Aktionspotenziale im Hörnerven** ableiten (Abb. 18.7). Solche Summenaktionspotenziale sind **nicht bei Dauerbeschallungen** registrierbar, da dann die Aktionspotenziale in den zahlreichen Nervenfasern des Nervus acusticus völlig asynchron verlaufen.

Σ Der Transduktionsprozess in den Haarzellen kann über Mikrophonpotenziale registriert werden. Das Summenaktionspotenzial spiegelt die Erregung des Hörnerven bei diskreten Reizen (»Klicks«) wider.

Otoakustische Emission

Wie oben gesagt, ist die Hauptaufgabe der schnellen Kontraktionen der äußeren Haarzellen, rhythmische Schwingungen zu produzieren, um dadurch die Wanderwellen am Ort ihrer Frequenzmaxima zu verstärken. Dabei wird offenbar soviel Energie erzeugt, dass als Nebeneffekt ein Teil der Schwingungsenergie **als Schall das Innenohr verlässt** und über das Mittelohr an die Außenwelt abgegeben wird.

Im äußeren Gehörgang können diese **transitorisch evozierbaren otoakustischen Emissionen (TEOAE)** mit hochempfindlichen Mikrophonen gemessen werden. Sie kommen bei praktisch allen Menschen vor, ihr Schalldruckpegel ist aber so niedrig, dass man seine eigenen TEOAE nicht wahrnimmt. Gleiches gilt für **spontane akustische Emissionen (SOAE)**, die bei vielen Menschen vorkommen. Die Messung von TEOAE ist eine Screeningmethode, um z. B. bei Neugeborenen nach Risikogeburten das Hörvermögen zu untersuchen.

Σ Die Kontraktionen der äußeren Haarzellen erzeugen Geräusche, die als otoakustische Emissionen im äußeren Gehörgang gemessen werden können. Auch spontane akustische Emissionen kommen vor.

18.3 Auditorische Signalverarbeitung

18.3.1 Schallkodierung im Nervus acusticus

Kodierung der Frequenz der Schallreize

Die Nervenfasern des Nervus acusticus enden alle in einem jeweils sehr kleinen Bereich des Corti-Organs, die meisten sogar, wie schon erwähnt, an nur einer **einzigen inneren Haarzelle** (Abschn. 18.2.2). Da andererseits, entsprechend der ebenfalls dort schon erläuterten Ortstheorie, jedem Ort des Corti-Organs eine bestimmte Schallfrequenz zugeordnet ist, wird jede Hörnervenfaser durch eine **entsprechend ihrem Innervationsort festliegende Schallfrequenz optimal**, d. h. mit der niedrigstmöglichen Schwelle erregt. Diese Schallfrequenz nennt man die **charakteristische Frequenz (CF)** der Faser. Hörnervenfasern, die in der Nähe des Steigbügels enden, haben also hohe charakteristische Frequenzen, während die charakteristischen Frequenzen der Hörnervenfasern um so tiefer werden, je näher ihr Innervationsort an das Helicotrema rückt.

Kodierung von Intensität und Dauer der Schallreize

Hörnervenfasern weisen oft eine Spontanaktivität auf. Werden sie mit ihrer charakteristischen Frequenz beschallt, so treten zusätzliche evozierte Aktionspotenziale auf, deren Frequenz vom Schalldruck des Schallreizes abhängt (◘ Abb. 18.8a und c). Die **Intensität eines Schallreizes** wird also durch den **Grad der Aktivierung** der afferenten Fasern kodiert.

Mit einer gewissen Adaptation (▶ unten) halten diese evozierten Impulse für die gesamte Dauer des Schallreizes an, d. h. die **Länge eines Schallreizes** wird über die **Dauer der Aktivierung** der afferenten Nervenfaser verschlüsselt. Schallfrequenzen in der Nachbarschaft der charakteristischen Frequenz können zwar dieselbe Hörnervenfaser ebenfalls erregen, sie benötigen aber für gleiche Reizeffekte höhere Schalldrücke, bzw. wie in ◘ Abb. 18.8b und d zu sehen, gleiche Schalldrücke führen zu geringerer evozierter Impulsaktivität.

Σ Die optimale Schallfrequenz zur Erregung einer Hörnervenfaser ergibt sich aus ihrem Innervationsort auf dem Corti-Organ. Die Intensität ihrer Aktivierung ist in der Frequenz der Aktionspotenziale, die Dauer in der Länge der Impulssalve abgebildet.

Abstimmkurven (Tuning-Kurven)

Man kann den minimalen Schalldruckpegel einer Hörnervenfaser bei ihrer charakteristischen Frequenz und zu beiden Seiten dieser Frequenz messen und diese Werte

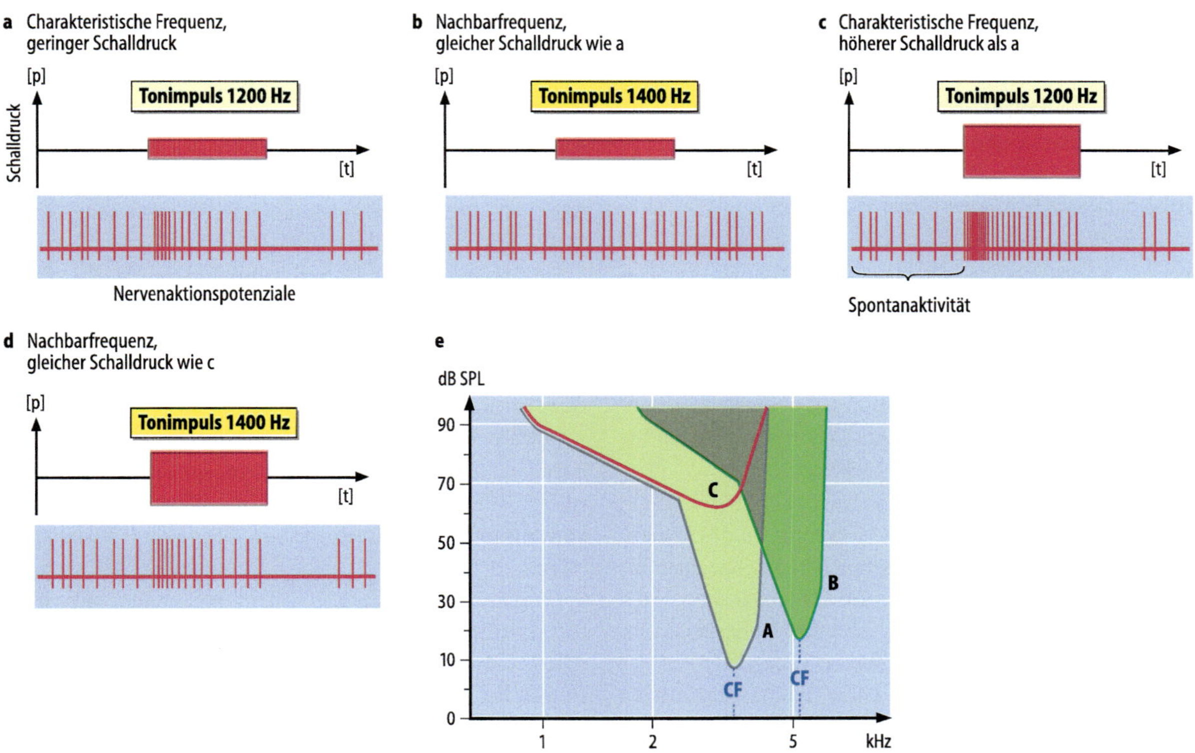

◘ Abb. 18.8a–e. Kodierung von Schallfrequenz und Schallintensität in den Nervenfasern des Hörnerven. a–d Verhalten einer Hörnervenfaser bei Beschallung mit ihrer charakteristischen Frequenz **(a, c)** sowie mit einer Nachbarfrequenz **(b, d)** bei 2 verschiedenen Schallintensitäten. **e** Tuning-Kurven (Abstimmkurven) von 2 Hörnervenfasern bei normaler **(A, B)** bzw. geschädigter **(C)** Cochlea. Wenn das Innenohr geschädigt ist (z. B. durch Lärmschaden), werden die Fasern unempfindlicher (es resultiert Schwerhörigkeit), und die Frequenzselektivität geht verloren in ein Diagramm eintragen. Die resultierenden Kurven (◘ Abb. 18.8e) nennt man **Abstimmkurven** oder meist **Tuning-Kurven**. Die von ihnen eingeschlossenen Flächen zeigen diejenigen Frequenz- und Intensitätsbereiche an, von denen die Hörnervenfaser aktiviert werden kann. Die **Steilheit** der »Kurvenflanken« ist dabei ein **Maß für die Frequenzselektivität** der Faser.

Spektralanalyse von Tönen und Geräuschen

Enthält ein überschwelliger Schallreiz mehrere Frequenzen, so werden entsprechend zahlreiche Hörnervenfasern an den jeweiligen Orten der Schwingungsmaxima und in deren unmittelbaren Nachbarschaft erregt. Mit anderen Worten, der **Schall wird in seine Frequenzkomponenten zerlegt**, wobei sich die Intensität der einzelnen Komponenten in der Entladungsrate der Hörnervenfasern widerspiegelt. Bei höheren Schalldruckpegeln erreichen die frequenzspezifischen Fasern rasch ihren Sättigungsbereich. Gleichzeitig werden aber, wie in ◘ Abb. 18.8e zu sehen, benachbarte Fasern immer stärker erregt. Damit ist auch bei höheren Schalldruckpegeln eine frequenz- und intensitätsgemäße Kodierung der Schallereignisse gewährleistet.

Σ Hörnervenfasern werden auch durch Schallfrequenzen in der Nachbarschaft ihrer charakteristischen Frequenz, allerdings schwächer, erregt. Töne und Geräusche erregen je nach den in ihnen enthaltenen Frequenzen zahlreiche Hörnervenfasern.

18.3.2 Zentrale Weiterleitung und Verarbeitung

Subkortikale Stationen der Hörbahn

Einen vereinfachten, schematisierten Überblick über die Bahnen und Kerne der Hörbahn zeigt ◘ Abb. 18.9. Der Übersichtlichkeit halber sind nur die Bahnen von einem Ohr eingezeichnet. Die des anderen Ohres verlaufen spiegelbildlich, woraus sofort hervorgeht, dass auf den meisten Stationen der Hörbahn **Information aus beiden Ohren eintrifft**, weshalb z. B. auch die lokale Läsion eines Hörkortex kaum die Wahrnehmung beeinträchtigt.

Die primären Hörnervenfasern vereinigen sich schon im Innenohr mit den primären Nervenfasern des Gleichgewichtsorgans zum **Nervus statoacusticus**, der auch als der VIII. Hirnnerv bezeichnet wird (◘ Tabelle 2.2). Nach dem Eintritt in den Hirnstamm enden die Hörnervenfasern im **Nucleus cochlearis**. Vom hinteren (dorsalen) Teil des Nucl. cochlearis entspringt eine Bahn, deren Fasern auf die andere Seite kreuzen und dort im **lateralen Schleifenkern** (Nucl. lemnisci lateralis in ◘ Abb. 18.9) enden. Vom vorderen (ventralen) Teil dieses Kernes geht eine Bahn aus, die zum **Olivenkomplex** der gleichen und der gegenüberliegenden Seite zieht. Hier, besonders im Nucl. accessorius des Olivenkomplexes, besteht also schon die erste Möglichkeit, **akustische Signale,** die auf beide Ohren einwirken, **miteinander zu vergleichen.**

Die Neurone des **Olivenkomplexes** senden ihre Axone z. T. auf der gleichen, z. T. auf der Gegenseite zu den **lateralen Schleifenkernen**. Von dort geht es über die **Colliculi inferiores** mit oder ohne Umschaltung zu den **medialen Kniehöckern** (Corp. genic. med.) und anschließend zur **primären Hirnrinde** im oberen, hinteren Temporallappen. Von den Haarzellen bis zur Großhirnrinde besteht die **Hörbahn** also aus mindestens **5–6 Neuronen.** Es gibt aber auch noch längere Wege, die nicht in der ◘ Abb. 18.9 eingezeichnet sind.

Σ Das in den Aktionspotenzialen der Hörnerven kodierte Schallereignis wird über mindestens 5–6 Synapsen zum kontralateralen auditorischen Kortex weitergeleitet. Zum Teil gelangt diese Information auch zur ipsilateralen Hörrinde.

Primärer und sekundärer auditorischer Kortex

Der **primäre auditorische Kortex (AI)** ist wie der visuelle aus hemmenden und erregenden Kolumnen von Neuronen aufgebaut. Die Frequenzselektivität ist wie in der Cochlea durch **Ortsselektivität in der Hörrinde tonotop** organisiert. Dabei scheinen zumindest für reine Töne die einzelnen Tonhöhen in der Heschl-Querwindung (Gyrus temporalis transversus) in geordneter Reihenfolge angelegt zu sein (je tiefer, umso weiter außen in der Windung).

Die **Analyse der Tonhöhe** erfolgt relativ spät nach Reizdarbietung, zwischen 70 und 100 ms, im auditorischen Kortex. Im akustisch evozierten elektrischen Hirnpotenzial oder magnetischen Feld lassen sich daher um 100 ms die stärksten Antworten ableiten (N100-Komponente oder M100 Feld, Abschn. 20.5). Je größer die Reizintensität, umso höher sind die Potenzialamplituden, die genau der subjektiven Intensitätswahrnehmung, also einer nach oben abgeflachten Kurve (Potenzfunktion) folgen: Ab einer bestimmten Reizintensität steigen sie nicht mehr, oder nur langsam an.

Der posteriore **sekundäre auditorische Kortex** (AII, Areale 42 und 22 der Einteilung von Brodmann, Kap. 20) ist bei Affen und Menschen auf die **Wahrnehmung von kommunikativen auditorischen Signalen** spezialisiert (◘ Abb. 1.1 und 28.15). Nach Läsionen in AII werden Sprachlaute (Phoneme) nicht mehr verstanden, ohne dass die akustische Unterscheidungsfähigkeit gestört ist. Bei Affen kommt es zu Störungen im Erkennen von Lautäußerungen der Artgenossen.

Im sekundären auditorischen System lässt sich wie im visuellen ein **ventrales »Was«-System** und ein **dorsales »Wo«-System** unterscheiden. Das »Wo«-System ist rechts parietal, das »Was«-System links in der superioren Temporalwindung lokalisiert. Allerdings werden prosodische Merkmale der Sprache, welche auch am Erkennen von

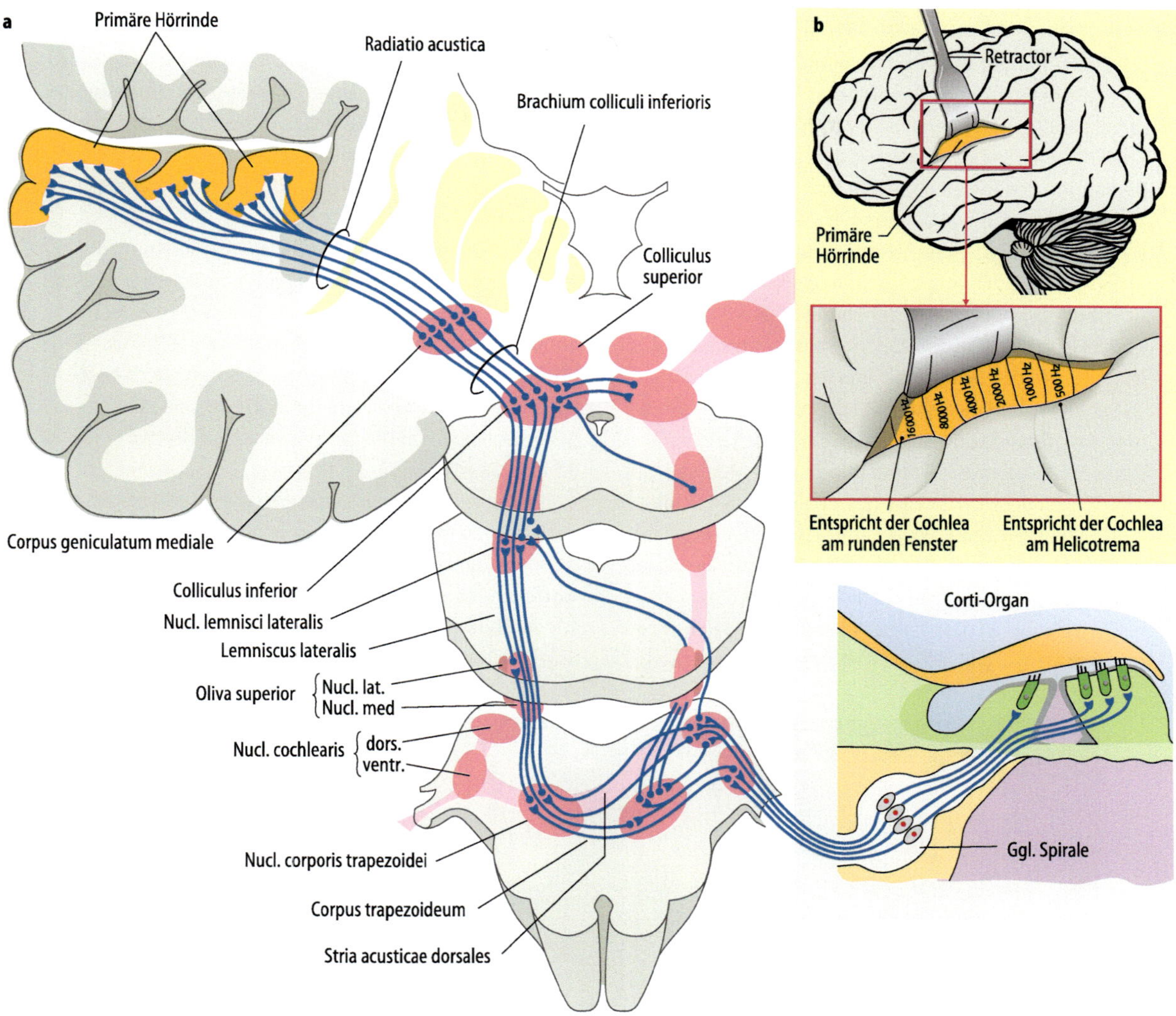

Abb. 18.9a, b. Anteile der Hörbahn und deren Verlauf. a Stark vereinfachter und schematischer Überblick. Nur die Bahnen von einem Ohr sind eingezeichnet, die des anderen Ohres verlaufen spiegelbildlich. Die zentrifugalen (deszendierenden) Bahnen des Hörsystems sind nicht eingetragen. Da in den Kernen der Hörbahn eine erhebliche Konvergenz ipsilateraler und kontralateraler Afferenzen erfolgt, gelangt die aus einem Ohr stammende Information zu der primären Hörrinde beider Hemisphären (nicht eingezeichnet); die Projektion nach kontralateral ist allerdings deutlich stärker als die ipsilaterale. **b** Lage der primären Hörrinde in der Tiefe der Fissura Sylvii und deren tonotope (frequenzselektive) Organisation

Sprachbedeutung beteiligt sind, rechts im homologen, ventralen »Was«-System analysiert (Abb. 17.27).

Wie die übrigen sensorischen sekundären Kortexareale sind auch die auditorischen äußerst plastisch, während beim bilateralen Verlust der Heschl-Querwindung (AI) permanente Taubheit auftritt.

Auditorische Mustererkennung in den Kernen der Hörbahn

Untersucht man das Antwortverhalten der Neurone auf den verschiedenen Stationen der Hörbahn auf akustische Reize, so zeigt sich sehr schnell, dass einfache Reize, wie beispielsweise reine Töne, diese Neurone im Allgemeinen weder erregen noch hemmen. Dagegen sprechen sie auf **komplexe Schallmuster** an, z. B. **amplituden- oder frequenzmodulierte Töne**. Das sind solche, bei denen sich der Schalldruck oder die Frequenz ständig ändert.

Andere Neurone sprechen **nur auf den Beginn**, wieder andere **nur auf das Ende** von Schallreizen an. Vielfach findet man, dass Neurone des Hörsystems durch manche Frequenzen **aktiviert**, durch andere **gehemmt** werden. Je weiter man sich in der Hörbahn von der Cochlea entfernt, desto komplexere Schallmuster muss man verwenden, um die Neurone aktivieren zu können.

Die **funktionelle Bedeutung** dieses Antwortverhaltens der Neurone der Hörbahn liegt offensichtlich darin, dass auf jeder Ebene des Hörsystems bestimmte Eigenschaften der Schallreize analysiert werden. Diese Arbeitsweise zur **auditorischen Mustererkennung** erinnert an

Box 18.5. Musikwahrnehmung

Die Positronenemissionstomogramme verdeutlichen die kortikale Aktivierung während Notenlesen, Hören und rechtshändigem Klavierspiel (Kap. 21). Die Bilder sind über 10 professionelle Pianisten gemittelt und von der Bedingung des Tonleiterspielens als Vergleichsbedingung subtrahiert. Die PET-Aktivierungen sind auf Horizontalschnitte der Gehirne der Personen (mit NMR gemessen) überlagert. Die Schnitte beginnen oben links (1) 29 mm über der Verbindungslinie der vorderen und hinteren Kommissuren und liegen dann jeweils 6 mm weiter oben (superior). In den Schnitten 4 und 5 ist die Aktivierung des Gyrus supramarginalis (Area 40) sichtbar, was die simultane Aktivierung von visuellen und akustischen Repräsentationen bei musikalischer Information widerspiegelt. Aktivierung des oberen Parietallappens auf den Schnitten 3–7 reflektiert die räumliche Verarbeitung der Noten und die Transformation der räumlichen Information in visuellmotorische Leistung. Die Pianisten benutzten nur ihre rechten Hände, so dass starke linksseitige Aktivierung auftrat. Trotzdem ergibt sich auch Aktivierung des rechten oberen Parietallappens (Schnitt 6). Von den Schnitten 1–6 ist auch die Aktivierung einer Zone über der Broca-Region (Area 44) sichtbar, die bis Area 6 in den supplementär motorischen Bereich (Kap. 13) reicht. Diese entspricht der Abfolge und zeitlichen Struktur der Bewegungen der rechten Hand beim Klavierspielen.

Die Verarbeitung von Musik ist zwar nicht nur eine Angelegenheit der akustischen Areale, trotzdem sind diese bevorzugt aktiviert. Während bei Musiklaien v. a. rechtshemisphärische Aktivierung beim Hören von Musik auftritt, sind bei Musikern beide Hemisphären gleich beteiligt. Musiker mit absolutem Gehör weisen ein deutlich größeres linkes Planum temporale auf als normal hörende (▪ Abb. 28.31).

Komplexität der und Geübtheit mit Musik spiegelt sich auch in hirnelektrischen Änderungen wider. Je komplexer die Musik, umso irregulärer (schwerer vorher berechenbar) wird die hirnelektrische Aktivität, einfache rhythmische Wiederholungen führen auch zu Vereinfachungen und Rhythmisierung der EEG-Wellen (▪ Abb. 28.33).

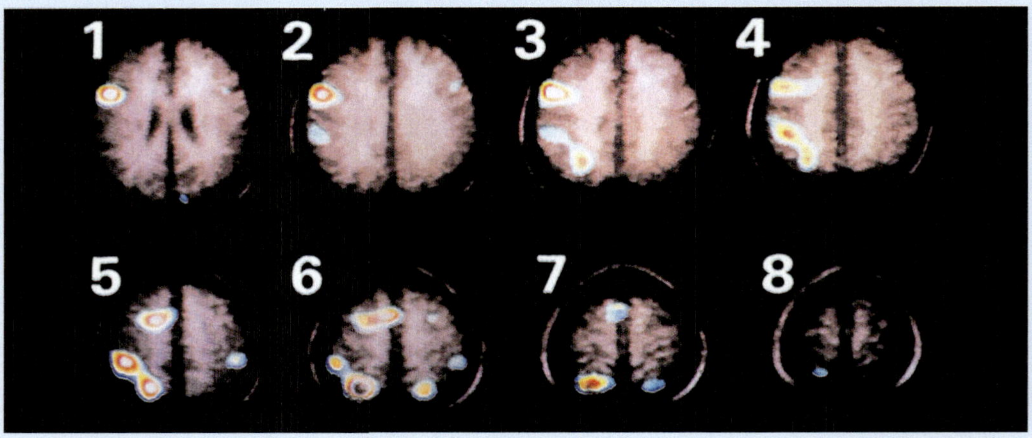

die des visuellen Systems, wo beispielsweise in der Sehrinde Neurone mit komplexen oder hyperkomplexen rezeptiven Feldern nur durch bewegte Reize bestimmter Konfiguration erregt werden können (Abschn. 17.3.2). So überrascht es nicht, dass im sekundären auditorischen Kortex von Affen Neurone gefunden wurden, die vorwiegend auf **arteigene Kommunikationslaute** reagierten, während andere unter den begrenzten Bedingungen des Experimentes überhaupt nicht aktivierbar waren, d. h. wahrscheinlich nur auf sehr komplexe Schallmuster reagieren.

Σ Die Neurone der Hörbahn sprechen häufig nicht auf reine Töne, sondern erregend und hemmend auf Schallmuster an. Auf den höheren Stationen der Hörbahn, besonders in der Hörrinde, sind oft nur sehr komplexe Schallmuster, z. B. arteigene Kommunikationslaute, wirksam.

Ersatz des Corti-Organs

Bei beidseitiger völliger Taubheit durch Ausfall der Corti-Organe werden Reizelektroden in einen der Hörnerven implantiert (eingepflanzt bzw. einoperiert), die mit einem außen hinter dem Ohr angebrachten Mikrofon verbunden werden (»**cochlear implant**«). Das Mikrofon nimmt die Schallwellen auf und setzt sie in elektrische Impulsmuster um, mit denen der Hörnerv gereizt wird. Der Patient muss lernen, diese Reizmuster zu interpretieren. Vor allem früh ertaubte Kinder können auf diese Weise rasch wieder hören lernen.

18

18.4 Wahrnehmungspsychologie des Gleichgewichtssinns

18.4.1 Wahrnehmen von Beschleunigungen

Wahrnehmen von Linearbeschleunigungen

Auch wenn wir im Inneren eines modernen Verkehrsflugzeuges sitzen und ohne jeden Blickkontakt nach außen sind, haben wir nie den geringsten Zweifel, wo »unten« und wo »oben« ist. Auch können wir jederzeit angeben, ob das Flugzeug steigt oder fällt oder ob seine Geschwindigkeit zu- oder abnimmt. Mit anderen Worten, wir verfügen anscheinend über die Möglichkeit, sowohl den Einfluss der **Schwerkraft** (Gravitationsbeschleunigung) als auch den beliebiger anderer **linearer Beschleunigungen** auf unseren Körper zu registrieren und wahrzunehmen.

Wahrnehmen von Drehbeschleunigungen

Wir können aber ohne jede visuelle Kontrolle nicht nur die eben erwähnten Linearbeschleunigungen, sondern auch **Rotationsbeschleunigungen** wahrnehmen, was jeder auf einem modernen Bürodrehstuhl oder beim Kurvenfahren in einem Auto schon erlebt hat.

Für die Aufnahme aller Formen von Beschleunigungsreizen ist das **Gleichgewichts**- oder **Vestibularorgan** zuständig, das zum Innenohr gehört und zusammen mit der Cochlea das **häutige Labyrinth** bildet (◘ Abb. 18.4 und 18.10). Auf seinen Aufbau und seine Arbeitsweise wird in Abschn. 18.5.1 eingegangen. Hier sei nur festgehalten, dass für die Aufnahme der Linear- bzw. der Drehbeschleunigungen unterschiedliche Anteile des Vestibularorgans zuständig sind, nämlich, wie in ◘ Abb. 18.10 angegeben, die **Makulaorgane** (die auch **Statolithenorgane** genannt werden) einerseits und die **Bogengangsorgane** andererseits.

Σ Beschleunigungen sind die adäquaten Reize des Gleichgewichtsorgans. Die Makula- oder Statolithenorgane sprechen auf Linearbeschleunigungen, v. a. die Schwerkraft, die Bogengangsorgane auf Drehbeschleunigungen an.

18.4.2 Wahrnehmen und Erhalten der Stellung des Körpers im Raum

Stellungswahrnehmung durch sensorische Integration

Das Gleichgewichtsorgan liefert lebenslänglich Informationen über die Stellung des Kopfes im Schwerefeld der Erde. Da der Kopf aber über den Hals beweglich mit dem Rumpf verbunden ist, ist aus der **Stellung des Kopfes alleine keine eindeutige Information** über die Stellung des **Körpers im Raum** zu gewinnen. Dafür ist, wie bereits in Abschn. 15.2.2 besprochen und in ◘ Abb. 15.8 illustriert, die **Zusammenarbeit zwischen Gleichgewichtssinn und Tiefensensibilität** notwendig. Diese Zusammenarbeit wird natürlich im Alltag durch **visuelle Information** aus dem Sehsystem ergänzt und vertieft. Es bleibt aber festzuhalten, dass wir auch nach sehr langem Aufenthalt im Dunkeln über unsere Körperstellung und die räumliche Ausdehnung unseres Körpers in der Umwelt (**Körperschema,** Abschn. 15.2.3) jederzeit informiert sind.

Σ Für die Ermittlung der Stellung des Körpers im Raum ist wegen der beweglichen Verbindung zwischen Kopf und Rumpf die Zusammenarbeit zwischen Gleichgewichtsorgan und Tiefensensibilität notwendig (multisensorische Konvergenz).

Bewusste und reflektorische Kontrolle der Körperstellung

Die Meldungen aus dem Gleichgewichtsorgan dienen nicht nur der bewussten Wahrnehmung der auf den Körper einwirkenden Beschleunigungskräfte, sondern sie werden in vielfacher Weise für die **Aufrechterhaltung des Körpergleichgewichts** eingesetzt. Dies gilt nicht nur für das bewusste Aufrechterhalten und Ändern der Stellung unseres Körpers im Raum, sondern fast mehr noch für deren Einsatz in Reflexbögen, die ohne jedes Zutun des Bewusstseins für die Aufrechterhaltung des Körpergleichgewichts und für das Festhalten des »Fixationspunktes« bei Augenbewegungen sowie die Bewegungslosigkeit der Umwelt bei Augen-, Kopf- und Körperbewegungen sorgen (zu letzterem Abschn. 17.4.3).

Als **statische Labyrinthreflexe** wird eine Gruppe von Reflexen zusammengefasst, die das Gleichgewicht beim ruhigen Stehen, Sitzen und Liegen erhalten. Für sie sind die **Makulaorgane** verantwortlich. Die Sensoren der Makulaorgane bewirken also über die motorischen Zentren des Nervensystems eine **Abstufung des Tonus** derjenigen Muskelgruppen, deren Aktivität zur Erhaltung des Gleichgewichts in den verschiedensten Körperstellungen notwendig ist. Normalerweise sind am Ablauf dieses Reflexes auch die **Tiefensensibilität** (Sensoren der Muskeln, Sehnen und Gelenke des Halses) und das **visuelle System** beteiligt.

Katzen landen immer auf den Pfoten, unabhängig davon, in welcher Stellung sie fallengelassen wurden. Dieses reflektorische Umdrehen im freien Fall ist ein Beispiel für die **statokinetischen Reflexe**, die von den **Makulaorganen** und den **Bogengangsorganen** ausgehen. Sie werden durch Bewegungen initiiert und stellen selbst Bewegungen dar. Zu ihnen gehört auch die **Liftreaktion**. Durch sie wird der Tonus der Muskeln der Extremitäten und des Rumpfes so verändert, dass es bei **Beschleunigungen in der Senkrechten** nicht zu Änderungen der Körperstellung kommt. Das bekannteste Beispiel eines statokinetischen Reflexes ist der **Nystagmus.** Auf seine verschiedenen Formen wurde bereits eingegangen (Abschn. 17.4.2). Seine klinisch-diagnostische Bedeutung wird Abschn. 18.5.2 angesprochen.

Die Information aus dem Vestibularorgan wird für die Aufrechterhaltung von Körperstabilität und Umweltstabilität genutzt. Die statischen Labyrinthreflexe sorgen für das Gleichgewicht beim ruhigen Stehen, Sitzen und Liegen. Die statokinetischen Reflexe treten während Bewegungen auf und stellen selbst Bewegungen dar.

18.5 Bau und Funktion des vestibulären Systems

18.5.1 Das periphere vestibuläre System

Bau des Gleichgewichtsorgans

Am Schema des Aufbaus des Gleichgewichts- oder Vestibularorgans (Abb. 18.10) ist die Lage der bereits erwähnten 2 morphologischen Untereinheiten zu erkennen, nämlich erstens der **Makulaorgane** (Macula utriculi und Macula sacculi) und zweitens der **Bogengangsorgane** (horizontaler, vorderer vertikaler und hinterer vertikaler Bogengang). Der von diesen Anteilen des häutigen Labyrinths umschlossene Raum ist ebenso wie die Scala media der Cochlea mit **Endolymphe** gefüllt und von **Perilymphe** umgeben. Im Bereich der Maculae und in den Bogengängen im Bereich der Ampullen (Abb. 18.10) findet sich ein Sinnesepithel, in das die Sensoren eingebettet sind.

Dem Sinnesepithel liegt eine gallertige Masse auf. Im Falle der Makulaorgane bedeckt sie kissenförmig die Sinneszellen und enthält Einlagerungen von Kalziumkarbonat (Kalzit-Kristalle), die als **Otolithen** oder **Statokonien** bezeichnet werden (Abb. 18.10 unten rechts). Die Gallerte mit ihren Otolithen wird daher auch **Otolithenmembran** genannt. Bei den Bogengängen ähnelt die Gallerte mehr einem fahnenförmigen Gebilde, das als **Cupula** bezeichnet wird (Abb. 18.10 unten links). Die Cupula enthält keine Kristalle.

Jedes der beiden Gleichgewichtsorgane besteht aus 2 Maculae und 3 Bogengängen. Ihr Sinnesepithel ist bei den Maculae mit einer Otolithen-haltigen Membran bedeckt, während die Cupulae der Bogengänge keine Otholithen enthalten.

Vestibuläre Haarzellen und ihre Innervation

Die Sinneszellen (Sensoren) des Vestibularorgans tragen an ihrer der Gallerte zugewandten Oberfläche feine **Härchen** oder **Zilien** und werden deswegen (ebenso wie die Sinneszellen der Cochlea, Abschn. 18.2.2) als Haarzellen bezeichnet (Abb. 18.11). Jede Haarzelle hat ein großes **Kinozilium** und 60–100 kleinere **Stereozilien.**

Die Haarzellen sind **sekundäre Sinneszellen**, d. h. sie besitzen keine eigenen Nervenfortsätze, sondern werden von afferenten Nervenfasern innerviert, die die Information über den Erregungszustand der Haarzellen zum Zentralnervensystem übertragen (Abschn. 14.2.3). Neben den afferenten endigen auch efferente Nervenfasern an den Haarzellen, über deren Aktivität sich möglicherweise die Empfindlichkeit der Haarzellen verstellen lässt.

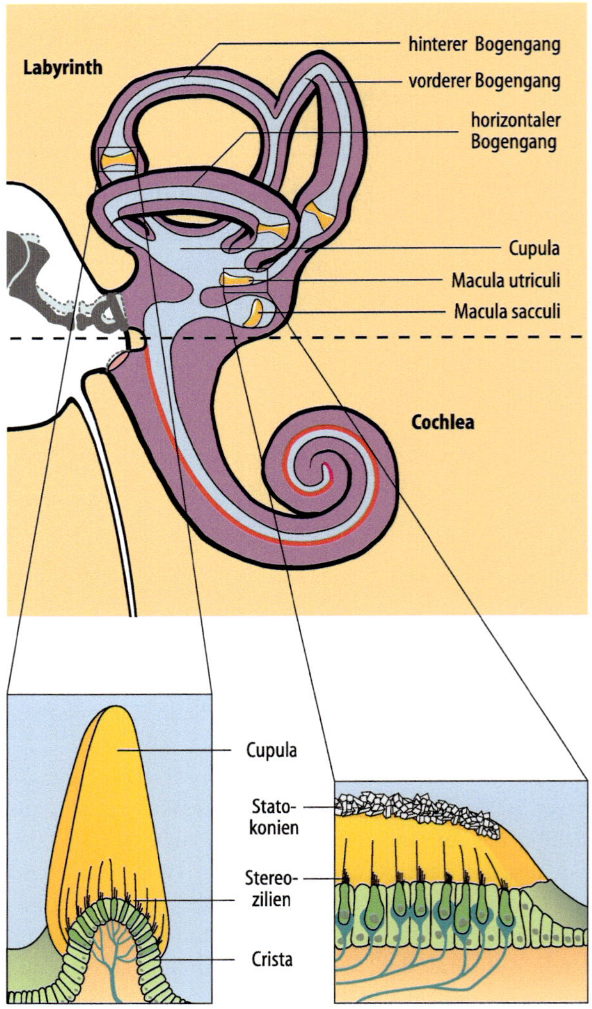

Abb. 18.10. Das Labyrinth des Innenohrs im Schema. Endolymphe (hell) und Perilymphe (dunkel) des Labyrinths und der Cochlea stehen miteinander in Verbindung

Die afferenten Nervenfasern stammen von den Nervenzellen des Ganglion vestibuli (Scarpae). Zentralwärts bilden die Nervenfasern den **Nervus vestibularis**, der sich noch im Bereich des Innenohres mit dem aus dem Ganglion spirale der Cochlea stammenden Nervus acusticus zum Nervus vestibulocochlearis, dem **VIII. Hirnnerven**, vereinigt (Tabelle 2.2 in Abschn. 2.3.4). Dieser tritt im Bereich des sog. Kleinhirnbrückenwinkels in den Hirnstamm ein.

Die Haarzellen des Gleichgewichtsorgans haben ein Kinozilium und viele Stereozilien. Sie sind sekundäre Sinneszellen, die afferent und efferent vom Nervus vestibularis innerviert werden.

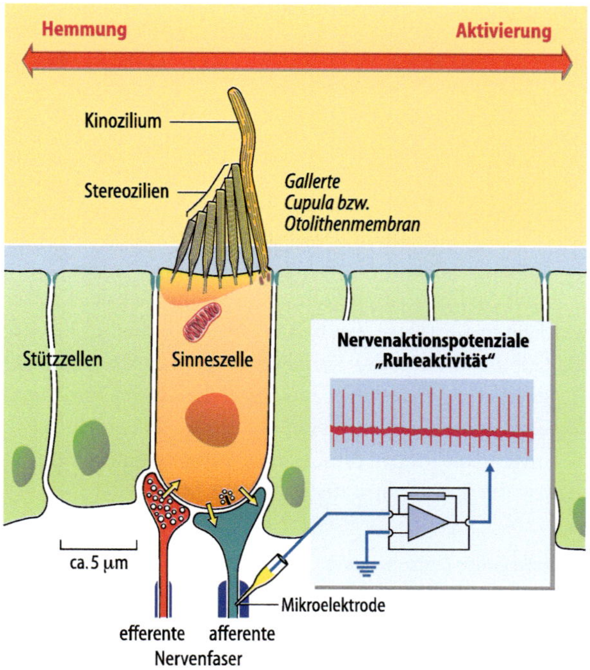

Abb. 18.11. Transduktion in den Sensoren des Vestibularorgans. Schematische Darstellung einer Sensorzelle aus dem Sinnesepithel des Gleichgewichtsorgans mit ihrer afferenten und efferenten Innervation. Diese Sensoren bzw. ihre afferenten Nervenfasern zeigen deutliche Spontanentladungen. Abbiegung des Zilienbündels in Richtung auf das Kinozilium erhöht die Entladungsrate, Abbiegung vom Kinozilium weg vermindert sie

Richtungssensitivität der Kinozilien

Die afferenten Nervenfasern des Nervus vestibularis besitzen eine hohe regelmäßige **Ruheaktivität**. Diese neuronalen Entladungen treten also auf, ohne dass äußere Reize auf die Haarzellen einwirken. Wird aber die Gallerte über dem Sinnesepithel verschoben, so kann die vorhandene Aktivität je nach Richtung der Verschiebung erhöht oder reduziert werden. Offensichtlich bewirkt die Abscherung der in die Gallerte ragenden Kinozilien diesen Effekt. Dabei lässt sich folgende Gesetzmäßigkeit beobachten (Abb. 18.11, 18.12):

- Abscherung des Zilienbündels in **Richtung auf das Kinozilium erhöht** die Entladungsrate in der zugehörigen Nervenfaser,
- Abscherung in die **Gegenrichtung vermindert** sie, und
- Abscherungen **senkrecht zu dieser Achse** bleiben **wirkungslos.**

Jede Haarzelle verfügt also über eine ausgesprochene **Richtungssensitivität**, wobei die Ruheaktivität die Voraussetzung dafür schafft, dass nicht nur die Aktivierung, sondern auch die Hemmung in abgestufter Weise nach zentral signalisiert werden können.

Σ Die Ruheaktivität der Haarzellen wird durch Verbiegen des Zilienbündels in Richtung auf das Kinozilium erhöht, in Gegenrichtung vermindert. Bei Verbiegungen senkrecht zu dieser Achse ändert sich die Ruheaktivität nicht.

Wirkung von Linearbeschleunigungen auf die Haarzellen der Maculae

Die spezifische Dichte der Otolithenmembran ist wegen der Einlagerung der Kalzit-Kristalle (Statokonien) etwa doppelt so hoch wie die der umgebenden Endolymphe. Wirken auf sie Beschleunigungskräfte ein, wie beispielswei-

Abb. 18.12. Adäquate Reizung der Makulaorgane bei Beschleunigungen. Die Haarzellen weisen alle eine Spontanaktivität auf. Diese wird je nach Lage des Makulaorgans (Maculae utriculi praktisch waagrecht, Maculae sacculi praktisch senkrecht) und nach Richtung der Beschleunigung verstärkt oder abgeschwächt. Auch bei ruhendem Kopf unterliegen die Maculae sacculi der Linearbeschleunigung der Schwerkraft (Gravitationsbeschleunigung)

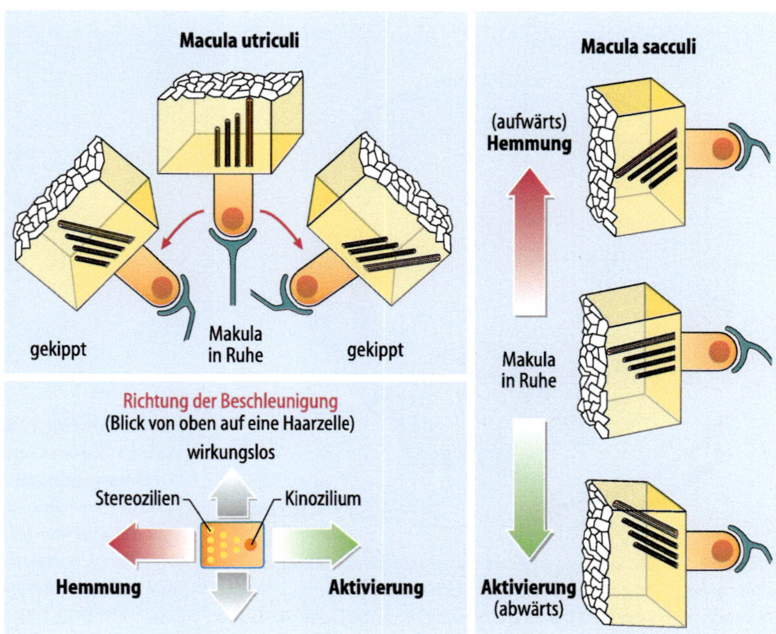

se beim Anfahren und Bremsen in einem Auto, so wirkt auf die dichtere Otolithenmembran eine größere Kraft ein als auf die umgebenden Endolymphe (Kraft = Masse × Beschleunigung). Die **Otolithenmembran rutscht** daher um einen winzigen Betrag über die Haarzellen hinweg, und die **Zilien werden entsprechend abgeschert**.

Die **Maculae utriculi** liegen bei aufrechter Körperstellung etwa **waagrecht** im Schädel. Ihre Haarzellen können also in der eben beschriebenen Weise durch lineare Beschleunigungen aktiviert werden. Da im Sinnesepithelverband einer Makula verschiedene Orientierungsrichtungen der Zilien vorkommen, wird es für jede **Form der Beschleunigung zu einer bestimmten Erregungskonstellation** der zugehörigen Nervenfasern kommen, die in den zentralen Teilen des vestibulären Systems dann ausgewertet wird. Die Haarzellen der Maculae utriculi können aber auch durch Kippung aktiviert bzw. gehemmt werden (■ Abb. 18.12), wobei zusätzlich zu den Beschleunigungskräften in der waagrechten Ebene, auch die der Schwerkraft (Gravitationsbeschleunigung) auf die Otolithenmembran und damit auf die Haarzellen einwirken.

Die **Maculae sacculi** sind **senkrecht** im Schädel angeordnet. Die Zilien ihrer Haarzellen werden daher bei aufrechter Körperstellung durch die **Gravitationsbeschleunigung** dauernd etwas abgeschert. Änderung der Kopfstellung wird zu einer Veränderung des afferenten Ausstroms führen. Der Organismus gewinnt so die Information über die **Stellung des Kopfes im Raum**. Dies ist die wichtigste Aufgabe der Makulaorgane.

Σ Die Maculae zeigen Linearbeschleunigungen des Kopfes und seine Stellung im Schwerefeld der Erde an, da die Zilien ihrer Haarzellen durch die dabei auftretenden Kräfte abgebogen werden.

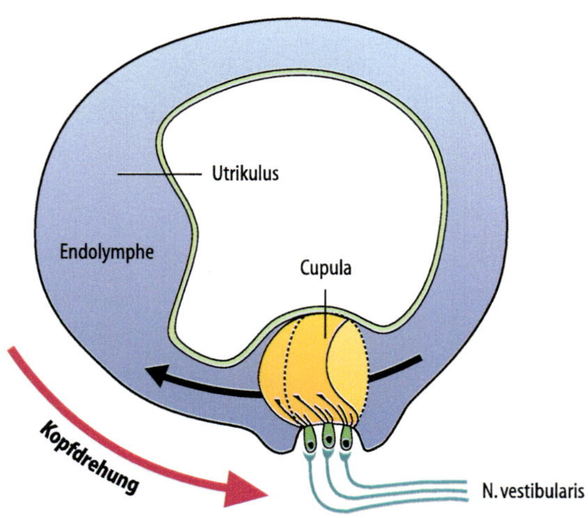

■ **Abb. 18.13. Ein Bogengang mit Cupula und Haarzellen im Schema.** Bei Kopfdrehung (Pfeil) wird auch der Bogengang gedreht. Die Endolymphe mit der Cupula bleibt jedoch zurück. Dadurch werden die Stereozilien ausgelenkt

Wirkung von Linearbeschleunigungen auf die Haarzellen der Ampullen

Anders als die Otolithenmembran besitzt die Cupula, also die gallertige Masse über dem Sinnesepithel in den Ampullen, die gleiche spezifische Dichte wie die umgebende Endolymphe. Lineare Beschleunigungen führen daher nicht zu einer Abscherung der in die Cupula ragenden Zilien. Anders ist es bei **Drehbeschleunigungen** (■ Abb. 18.13): Wird der ruhende Schädel nämlich gedreht, so bleibt wegen ihrer Trägheit die Endolymphe zunächst in Ruhe (wie der Kaffee, wenn man die Tasse zu drehen beginnt). Dadurch wird die Cupula, die mit der Kanalwand verwachsen ist, in die Gegenrichtung ausgelenkt und damit die Zilien abgeschert. Abbiegung der Cupula in eine Richtung führt zu einer Erhöhung, Abbiegung in die Gegenrichtung zu einer Verminderung der Entladungsrate (■ Abb. 18.14).

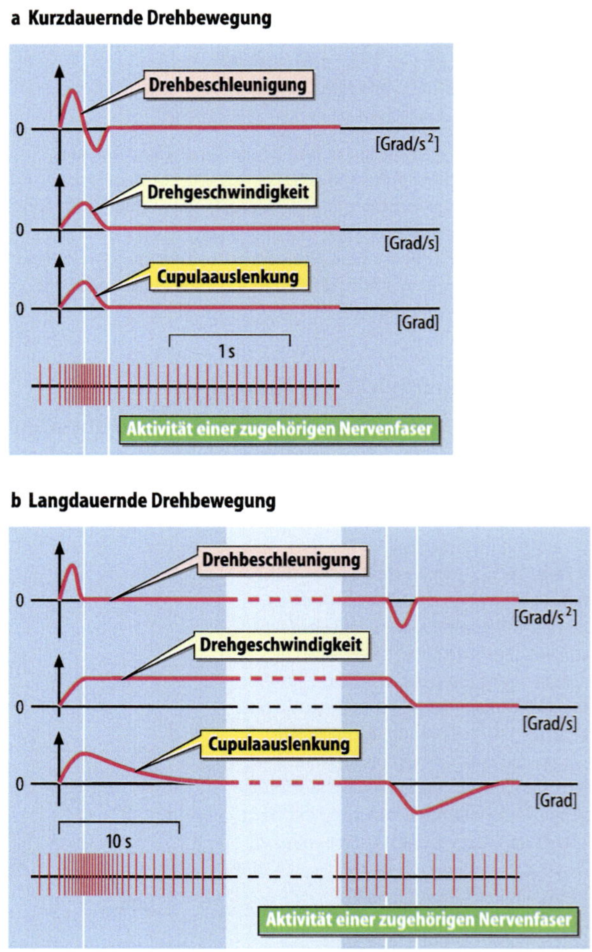

■ **Abb. 18.14a, b. Entladungsverhalten einer afferenten Nervenfaser aus dem Cupulaorgan eines horizontalen Bogenganges bei Drehbewegungen.** Zusätzlich sind neben der Winkelbeschleunigung und der Winkelgeschwindigkeit auch die Cupulaauslenkungen angegeben. **a** Wirkung einer kurzdauernden Drehbewegung (z. B. Kopfwendung). **b** Wirkung zu Beginn, während (Zeitabschnitte unmittelbar vor und nach Unterbrechung der Registrierung in der Bildmitte) und am Ende einer lang andauernden Drehbewegung (z. B. auf einem Drehstuhl). Beachte die unterschiedlichen Zeitachsen in **a** und **b**

Da wir auf jeder Seite 3 Bogengänge besitzen, die ungefähr senkrecht aufeinander stehen, lassen sich alle in den 3 Achsen des Raumes denkbaren Rotationsbeschleunigungen mit den Bogengangsorganen erfassen. Wie solche Winkelbeschleunigungen auf die Cupulaauslenkung und die Aktivität in einer zugehörigen Nervenfaser wirken, ist in ◘ Abb. 18.14 für den üblicherweise im täglichen Leben vorkommenden Fall einer kurzen Drehbewegung (◘ Abb. 18.14a) und für eine lang andauernde Drehbewegung (◘ Abb. 18.14b, Drehstuhlsituation) gezeigt (◘ Abb. 18.12). Wie nicht anders zu erwarten, wird bei langen Drehungen die Endolymphe schließlich von der Wand des häutigen Labyrinths »mitgenommen« und auf die konstante Winkelgeschwindigkeit beschleunigt. Damit hören die Cupulaauslenkung und die Abscherung auf. Beim Stillstand wird die Cupula wiederum durch die Trägheit der Endolymphe in die Gegenrichtung ausgelenkt. Es dauert 10–30 s bis die Cupula wieder ihre Ruhelage erreicht hat.

Σ Die Haarzellen in den Ampullen zeigen Rotationsbeschleunigungen in den Ebenen ihrer Bogengänge an; da diese senkrecht aufeinander stehen, erfassen die Bogengangsorgane alle Rotationsbeschleunigungen des Kopfes in den 3 Raumachsen.

18.5.2 Das zentrale vestibuläre System

Aufgaben der Vestibulariskerne im Hirnstamm

Die über den Nervus vestibulocochlearis (▶ oben) in den Hirnstamm eintretenden afferenten Nervenfasern ziehen zu den **Vestibulariskernen**, an deren Neuronen sie enden. Diese Kerngebiete erhalten außerdem zahlreiche **Zuflüsse von somatosensorischen Afferenzen**, insbesondere von Sensoren aus den Muskeln und Gelenken des Halses, ohne die, wie oben schon besprochen, eine eindeutige Information über die Stellung des Körpers im Raum nicht zu gewinnen ist.

Die Vestibulariskerne sind **efferent und reziprok** mit zahlreichen anderen Hirnarealen verbunden, die für die bewusste Raumorientierung, die Aufrechterhaltung des Gleichgewichts (Stützmotorik) und die Abstimmung von Kopf- und Augenbewegungen (Blickmotorik) zuständig sind. Beispielhaft und wegen seiner großen Bedeutung sowohl für die Stütz- wie für die Blickmotorik sei das **Kleinhirn** (Zerebellum, Abschn. 5.3.3) erwähnt, dessen entwicklungsgeschichtlich älteste Teile (Archizerebellum) z. T. sogar von primären Vestibularisafferenzen direkt, also ohne Umschaltung in den Vestibulariskernen erreicht werden.

Σ Die Vestibulariskerne im Hirnstamm dienen mit ihren Afferenzen und Efferenzen der Erhaltung des Gleichgewichts, der Steuerung von Augenbewegungen und der Stellung und Bewegung des Körpers im Raum.

Rolle der vestibulären kortikalen Areale

Neben den zahlreichen anderen Projektionen (▶ oben) projizieren die Vestibulariskerne über den Thalamus zur Großhirnrinde, speziell in die **vestibulären kortikalen Areale**. Dazu zählen Anteile des Parietallappens, besonders des insulären Kortex sowie die somatosensorischen Areale 2 und 3a.

Diese kortikalen Areale erhalten zahlreiche weitere sensorische Zuflüsse, v. a. auch aus dem visuellen System und

Box 18.6. Sinnestäuschungen beim Fahren und Fliegen durch visuell-vestibuläre Interaktionen

Die meisten Leser sind aus eigener Erfahrung mit der Linearvektion vertraut und kennen von einer Eisenbahnfahrt die Sinnestäuschung, dass der eigene, in einem Bahnhof stehende Zug abfahre, wenn ein Gegenzug anfährt und es keine weiteren Hinweise gibt, dass der eigene Waggon steht. Dreht sich das visuelle Umfeld um eine ruhig sitzende oder stehende Versuchsperson, so induzieren diese visuellen Bewegungssignale nach kurzer Latenz ebenfalls eine Sinnestäuschung, nämlich eine Drehempfindung des Körpers entgegengesetzt zur visuellen Bewegung, die Zirkularvektion genannt wird. Diese ist besonders deutlich, wenn das bewegte visuelle Muster einen Tiefeneindruck bewirkt und parallaktische Verschiebungen der Objekte im wahrgenommenen Raum simuliert, wie dies z. B. bei den visuellen Reizmustern der modernen Flugsimulatoren der Fall ist. Eine gut abgestimmte Kombination von Linear- und Zirkularvektion vermittelt den sehr natürlich wirkenden subjektiven Bewegungseindruck in den Flugsimulatoren.

Bei »wirklichen« starken Dreh- und Linearbeschleunigungen außerhalb des physiologischen Arbeitsbereichs der visuell-vestibulären Interaktion kann es zu erheblichen Sinnestäuschungen über die tatsächliche Bewegung und die Richtung der Koordinaten des extrapersonellen Raumes kommen, da wir, anders als Vögel, nicht genügend Erfahrung mit dreidimensionalen schnellen Bewegungsabläufen haben. Deswegen müssen die Piloten schneller Flugzeuge darauf trainiert werden, sich beim Kurvenfliegen bzw. beim Sturzflug nicht auf ihre visuellen, vestibulären und somatosensorischen Empfindungen zu verlassen, sondern die Flugzeugsteuerung nach den Messinstrumenten vorzunehmen. Die vestibulär-visuelle und sensomotorische Koordination spielt auch bei einigen modernen Sportarten eine wichtige Rolle (z. B. Skiabfahrtslauf, Skispringen, Wellenreiten mit dem Surfboard, Drachensegeln). Abstürze von Drachenseglern sind nicht nur durch flugtechnische Probleme dieser Fluggeräte bedingt, sondern auch durch den Umstand, dass sich ein ohne Instrumente fliegender »Drachenflieger« völlig auf die nur begrenzt »richtige« visuell-vestibuläre Koordination in seinem Zentralnervensystem verlassen muss.

der Somatosensorik. Zusammen dienen sie hauptsächliche der **bewussten Wahrnehmung** der **Stellung** des Körpers und seiner **Bewegungen im Raum**, sowie der bewussten **Unterscheidung von Eigen- und Fremdbewegungen** im Raum.

Kinetosen (Bewegungskrankheiten)

Die bekannteste Kinetose ist die **Seekrankheit**, unter der viele, aber nicht alle Menschen an Bord eines Schiffes bei mittlerem bis starkem Seegang leiden. Die Seekrankheit und andere Formen der Bewegungskrankheit (»motion sickness«) werden durch eine **ungewohnt starke Erregung des Gleichgewichtsorgans** ausgelöst, wobei Unwohlsein, Schwindel (Vertigo), Erbrechen, Schweißausbruch und Pulsanstieg die häufigsten Symptome sind. Auch Tiere können »seekrank« werden, nicht aber Säuglinge. Bei Menschen und Tieren ohne Labyrinthe oder ohne Archizerebellum sind ebenfalls keine Kinetosen mehr auslösbar.

Der **akute Ausfall eines Labyrinths** führt zu einem **Drehschwindel zur gesunden** Seite, verbunden mit einer **Fallneigung zur kranken** Seite. Gleichzeitig treten Übelkeit, Erbrechen, Schweißausbrüche und ähnliche Symptome auf. Auch lässt sich ein Nystagmus zur gesunden Seite beobachten. Ein doppelseitiger akuter Ausfall kommt beim Menschen praktisch kaum vor.

Der **chronische Ausfall** eines Labyrinths kann in der Regel gut kompensiert werden, v. a. wenn andere Sinne (visuelles System, Tiefensensibilität) ihren Beitrag zur Raumorientierung liefern können. Fehlt einer dieser Eingänge, z. B. im Dunkeln, treten wieder deutliche Ausfallserscheinungen auf.

Σ Kinetosen, wie die Seekrankheit werden durch zu starke Reizung des Gleichgewichtsorgans verursacht; akuter Ausfall eines Labyrinths löst ähnliche Symptome aus.

Untersuchung des vestibulären Systems

Da die unterschiedlichsten Sinnesorgane beim Entstehen unserer bewussten Raumempfindungen und bei der Aufrechterhaltung des Gleichgewichts zusammenwirken, lässt sich im Falle einer Störung aus dem Symptom alleine (z. B. Schwindel) nur selten auf die zugrundeliegende Ursache schließen. Eine Gleichgewichtsdiagnostik kann aber in der Regel Art und Ausmaß der Störung sehr genau eingrenzen. Beispiele einfacher Untersuchungsmethoden sind Prüfen des **Stehens und Gehens bei offenen und geschlossenen Augen** und die Beobachtung der **Fixations- und Augenfolgebewegungen** mit Hilfe eines Pendels, das der Proband fixieren und dessen Schwingen er verfolgen soll.

Wir haben den optokinetischen und vestibulären Nystagmus bereits als physiologischen Regelmechanismus zur Anpassung der Augenbewegungen an Bewegungen des Körpers und der Umwelt kennen gelernt (Abschn. 17.4.2). Neben den dort erwähnten physiologischen Nystagmusformen treten bei Erkrankungen im okulomotorischen, optischen und vestibulären System zahlreiche **pathologische Nystagmen** spontan oder bei entsprechender Provokation auf.

Die elektrophysiologische Registrierung (Elektronystagmographie, Nystagmogramme) erfolgt mit Hilfe der Elektrookulographie, EOG (zur Ableittechnik ◻ Abb. 17.21 sowie ◻ Abb. 22.12 und 22.13). Die Gleichgewichtsorgane werden dabei entweder gleichzeitig erregt, nämlich bei den **Drehprüfungen**, oder einzeln, z. B. bei der Spülung des äußeren Gehörgangs mit kaltem (30 °C) oder warmem Wasser (42°C, ◻ Abb. 18.15). Diese Spülung löst nämlich durch Erwärmen bzw. Abkühlen der Endolymphe und die damit verbundenen Druckänderungen im horizontalen Bogengang einen **kalorischen Nystagmus** aus. Warmspülung ruft einen Nystagmus zur gespülten Seite hervor, Kaltspülung einen entgegengesetzten (zur Bezeichnung der Nystagmusrichtung Abschn. 17.4.2). Beim Test wird gemessen, ob der Nystagmus symmetrisch von beiden Ohren ausgelöst werden kann. Seitenunterschiede sind pathologisch.

Ein kalorischer Nystagmus lässt sich auch in der Schwerelosigkeit des Weltraums auslösen. Die durch die Schwerkraft bedingte Endolymphströmung beim Abkühlen oder Erwärmen scheint somit nicht der einzige Faktor für die Nystagmusauslösung zu sein. Weitere mögliche Faktoren sind die lokale Expansion oder Kontraktion der Flüssigkeiten und ein direkter Temperatureffekt auf die Haarzellen oder die Transmitterausschüttung.

Σ Die Elektronystagmographie bei Drehprüfungen und beim Prüfen des kalorischen Nystagmus ist das wichtigste Hilfsmittel bei der Diagnose von Gleichgewichtsorganstörungen.

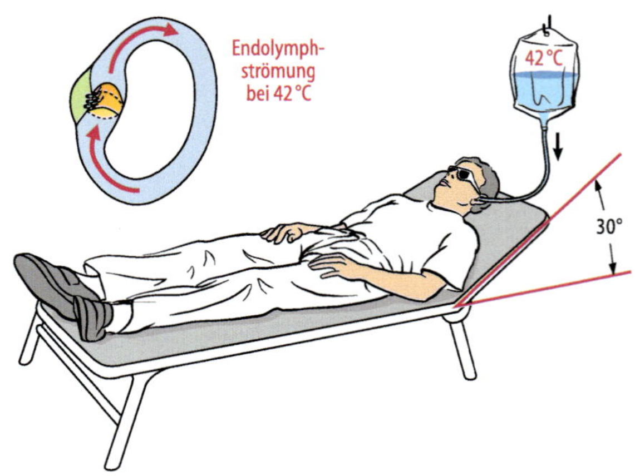

◻ **Abb. 18.15. Kalorische Labyrinthreizung in der Praxis.** 42°C warmes Wasser wird in den äußeren Gehörgang gespült und führt zur Erwärmung des Labyrinths. Die Erwärmung führt zur Aufwärtsbewegung der Endolymphe im ungefähr senkrecht stehenden horizontalen Bogengang durch Thermokonvektion. Der Bogengang steht senkrecht, weil der Kopf um 30° von der Horizontalen angehoben ist. Die Thermokonvektionsströme führen zur Auslenkung von Cupula und Stereozilien und löst einen Nystagmus zum selben Ohr aus. Bei Spülung mit 30°C kaltem Wasser ist der Effekt gegenläufig. Neben der Thermokonvektion muss es allerdings mindestens noch einen weiteren Mechanismus der Auslösung eines kalorischen Nystagmus geben (► Text)

Box 18.7. Schwerelosigkeit

Im schwerelosen Zustand der Raumfahrt entfällt der Einfluss der Gravitationsbeschleunigung auf die Maculae. Die Wirkung von Linearbeschleunigungen bleibt aber ebenso erhalten wie die der Drehbeschleunigungen auf die Bogengangsorgane, die sowieso nicht von der Schwerkraft beeinflusst werden (▶ oben). Damit entsteht eine Erregungskonstellation, die auf der Erde nicht vorkommt. Sie löst nach den vorliegenden Berichten zumindest gelegentlich Kinetosen aus.

Die Abbildung zeigt in **a** die elektrischen Potenzialschwankungen einer Person in Ruhe mit den typischen 3 pro min Schwankungen des Elektrogastrogramms (EGG, Ableitungen E1–E3) registriert mit 3 Elektroden auf der Bauchdecke. Darunter die Atmungskurve. In **b** die vergleichbare Kurve während Rotation in einer großen Trommel, die kurz der Schwerelosigkeit vergleichbare Bedingungen schafft. Beachte den Anstieg der EGG-Frequenz auf 6 Zyklen pro Minute. Das höherfrequente EGG (mit sehr variablen Amplituden) begann 4 min nach Beginn der Rotation, nach 6 min stellten sich Schwindel und Übelkeit ein (Zeitpunkt der Abb. in **b)** und die Versuchsperson ließ die Trommel nach 11 min abstellen.

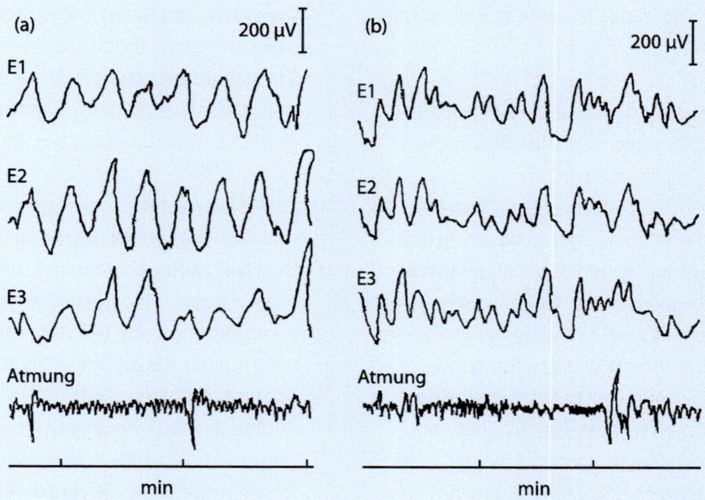

Zusammenfassung

Das Ohr nimmt periodische, longitudinale **Druckschwankungen der Luft im Frequenzbereich von 16–20.000 Hz als Schall** war.

- Schalldruckwellen breiten sich mit einer **Geschwindigkeit** von 340 m/s wellenförmig aus.
- Nur Schalldruckwellen **zwischen 20 Hz und 16.000 Hz** werden gehört. Je höher die Schallwellenfrequenz, desto höher der Ton. Infraschall (<20 Hz) und Ultraschall (>16.000 Hz) sind unhörbar.
- Die Intensität des Schalldrucks wird als **Schalldruckpegel** in Dezibel (dB SPL) angegeben.

Für die **Psychophysik** (Psychoakustik) des Hörens gilt:

- als **Hörschwelle** bezeichnet man den für eine Schallwahrnehmung notwendigen Minimalschalldruck. Die Hörschwelle ist stark frequenzabhängig, sie ist am niedrigsten zwischen 2000–5000 Hz.
- Zunahmen des Schalldrucks über die Hörschwelle werden als zunehmende **Lautstärke** empfunden.
- Wird bei unverändertem Schalldruck die Tonhöhe geändert, ändert sich auch die subjektiv empfundene Lautstärke, da nicht nur die **Hörschwelle**, sondern auch die **Lautstärke frequenzabhängig** ist.
- Sollen alle Tonhöhen gleichlaut gehört werden, so muss der Schalldruck in Abhängigkeit von der Frequenz angepasst werden. Dadurch entstehen **Kurven gleicher Lautstärkepegel (Isophone)**. Bei 1000 Hz stimmen Phonwerte und dB-SPL-Werte vereinbarungsgemäß überein.
- Beim Hören liegt die **Intensitätsunterschiedsschwelle** bei 1 dB oder weniger, die **Frequenzunterschiedsschwelle** bei 0,3%, die Mithörschwelle oberhalb der Ruhehörschwelle.
- Das **Hören mit 2 Ohren** dient der akustischen Raumorientierung und der Verbesserung der Hörbarkeit akustischer Signale in gestörter Umgebung.

Bei **Bau und Arbeitsweise des Ohres** ist zu beachten:

- Die **Gehörknöchelchenkette** des Mittelohrs dient als Impedanzwandler des Schalls beim Übergang von der Luft auf die Flüssigkeit des Innenohrs.

▼

- Im **Corti-Organ** kommt es dabei zu tonotopisch angeordneten Wanderwellen. **Hohe** Frequenzen bilden sich steigbügelnah, **tiefe** Frequenzen helicotremanah ab.
- Die Wanderwellen erregen frequenzselektiv die **äußeren Haarzellen** und bringen sie zur Kontraktion.
- Die Kontraktionen der äußeren Haarzellen versteilern lokal die Wanderwellen und führen zur **Erregung** der korrespondierenden **inneren Haarzellen**.
- Die inneren Haarzellen geben ihre Erregung synaptisch an die **afferenten Nervenfasern des N. acusticus** weiter. In diesen ist dann das Schallereignis durch die Entladungsrate und die Zeitdauer der Aktivierung verschlüsselt.

Die **Hörbahnen** führen von jedem Ohr über mindestens 5–6 synaptische Umschaltungen zu den **auditorischen Kortexgebieten** beider Hirnhälften.

- Wichtige Stationen sind Nucl. cochlearis, Olivenkerne, lateraler Schleifenkern und Corpus geniculatum mediale.
- Das zentrale auditorische System führt eine **Musteranalyse des Schallsignals** durch. Dabei werden verschiedene Charakteristika des Schallsignals analysiert. So werden in zunehmendem Maße bedeutsame Komponenten von Schallreizen (z. B. arteigene Kommunikationslaute, Sprache) herausgearbeitet.
- Der **primäre auditorische Kortex** und die mit ihm verbundenen assoziativen Kortexareale sind für die Analyse der **semantischen Bedeutung der Sprache** zuständig.

Schalleitungs- ebenso wie Schallempfindungsstörungen führen zur **Schwerhörigkeit**. Sie können diagnostisch relativ leicht voneinander abgegrenzt werden.

- Im Alter kommt es in der Regel durch Untergang von Haarzellen zu einer gewissen Schwerhörigkeit, **Presbyakusis** genannt.
- Der wichtigste klinische Hörtest ist die **Schwellenaudiometrie**.

Die **Wahrnehmung der Stellung und Bewegung des Kopfes im Raum** erfolgt über das Gleichgewichtsorgan.

- Im Gleichgewichtsorgan werden **lineare Beschleunigungen** (Translationsbeschleunigungen) durch die **4 Makulaorgane** (je 2 Maculae sacculi et utriculi auf jeder Seite) erfasst.
- **Drehbeschleunigungen** (Rotationsbeschleunigungen) werden durch die je 3 senkrecht aufeinander stehenden **Bogengänge beider häutiger Labyrinthe** erfasst.
- Die **Stellung des Körpers im Raum** wird in Zusammenarbeit zwischen dem Gleichgewichtsorgan und der Tiefensensibilität ermittelt.
- Die **statischen Labyrinthreflexe** erhalten das Gleichgewicht beim ruhigen Stehen, Sitzen und Liegen.
- Die **statokinetischen Refle**xe treten während Bewegungen auf und stellen selbst Bewegungen dar (z. B. Liftreaktion und vestibulärer Nystagmus).

Für die **Arbeitsweise** der peripheren und zentralen Anteile des **Gleichgewichtsorgans** gilt:

- Die **Haarzellen** der Maculae und der Bogengangsorgane haben eine **Ruheaktivität**, die durch Beschleunigungsreize bei Verbiegen der Zilien in Richtung auf das **Kinozilium** erhöht und in der Gegenrichtung reduziert wird.
- Infolge der Kalziteinlagerungen der Otolithenmembran wirkt die **Erdbeschleunigung** (Schwerkraft) lebenslänglich auf die **Haarzellen der Maculae** ein.
- Die **Vestibulariskerne** sind die erste synaptische Station der Afferenzen aus dem Vestibularorgan. In diese Kerne projizieren außerdem Afferenzen der Somatosensorik, insbesondere aus dem Halsbereich.
- Die Information aus den Vestibulariskernen dient der **Gleichgewichtserhaltung** beim Stehen und Gehen, der **Steuerung von Augenbewegungen**, der Feinabstimmung der Motorik im Kleinhirn und über kortikale Projektionen der **bewussten Empfindung von Körperstellungen**.
- Die Prüfung auf **Spontannystagmus**, des **postrotatorischen** Nystagmus und des **kalorischen** Nystagmus sind wichtige Methoden in der Funktionsdiagnostik des Gleichgewichtsorgans.

Literatur

Gummer AW, Zenner HP (1996) Central processing of auditory information. In: Greger R. Windhorst U (eds) Comprehensive human physiology, vol. 1, pp 729–756. Springer, Berlin Heidelberg New York Tokyo

Moore BCJ (1997) An introduction to the psychology of hearing, 4th ed. Academic Press, London

Schmidt RF (2001) Physiologie kompakt, 4. Aufl. Springer, Berlin Heidelberg New York Tokyo

Schmidt RF, Lang F (Hrsg) (2007) Physiologie des Menschen, 30. Aufl. Springer, Berlin Heidelberg New York Tokyo

Schmidt RF, Schaible H-G (Hrsg) (2006) Neuro- und Sinnesphysiologie, 5. Aufl. Springer, Berlin Heidelberg New York Tokyo

Zenner HP (1996) Hearing. In: Greger R, Windhorst U (eds) Comprehensive human physiology, vol. 1, pp 711–727. Springer, Berlin Heidelberg New York Tokyo

Zenner HP, Gummer AW (1996) The vestibular system. In: Greger R., Windhorst U (eds) Comprehensive human physiology, vol. 1, pp 697–709. Springer, Berlin Heidelberg New York Tokyo

Zenner HP, Zrenner E (1996) Physiologie der Sinne. Spektrum, Heidelberg

19 Geschmack und Geruch

N. Birbaumer (et al.), *Biologische Psychologie*, Springer-Lehrbuch,
https://doi.org/10.1007/978-3-540-95938-0_19

Geschmack und Geruch sind chemische Sinnessysteme, die entwicklungsgeschichtlich zu unseren ältesten Sinnen gehören. Selbst sehr einfache Lebewesen verfügen bereits über Chemosensoren (Chemorezeptoren), mit denen sie ihre unmittelbare Umwelt analysieren und über die sie ihr Verhalten entsprechend modifizieren. Beim Menschen fällt auf, dass die zentralen Leitungsbahnen des Geruchssinns, abweichend von allen anderen Sinnen, zunächst direkt zu phylogenetisch alten Teilen der Hirnrinde ziehen, bevor sie zum Thalamus und zum Neokortex projizieren. Dies weist ebenso auf die besondere Stellung des Geruchssinns hin wie die engen Verbindungen zum limbischen System. Insgesamt dient der Geschmack als Nahsinn, während der Geruch zusätzlich auch als Fernsinn Information aus der weiteren Umgebung vermitteln kann. Der »Geschmack« eines Gerichts hängt von der Zusammenarbeit beider Sinnessysteme ab: Selbst das herrlichste Gericht verliert ohne seine Gerüche (z. B. bei einem starken Schnupfen, dessen Sekrete den Riechstoffen den Zugang zum Riechepithel versperren) einen Großteil seines »Geschmacks«.

19.1 Wahrnehmungspsychologie des Geschmacks

19.1.1 Geschmacksqualitäten

Abgrenzung des Geschmacks vom Geruch

Die Abgrenzung des Geschmacks vom Geruch lässt sich nach morphologischen und physiologischen Kriterien durchführen. Die wichtigsten Unterscheidungsmerkmale sind in Tabelle 19.1 zusammengefasst. Morphologisch gesehen ist das wichtigste Unterscheidungsmerkmal, dass die **Geschmackssensoren ausschließlich auf der Zunge** zu finden sind, während das Geruchsepithel im Nasen- und Rachenraum angesiedelt ist. Physiologisch ist entscheidend, dass es nur **4** bzw. **5 Geschmacksqualitäten** gibt (▶ unten), während beim Geruch **Tausende verschiedener Duftstoffe** unterschieden werden können (Abschn.19.3.1).

Hauptqualitäten des Schmeckens

Jede der Grundqualitäten des Geschmacks wird bevorzugt durch bestimmte chemische Moleküle ausgelöst. Süß schmecken hauptsächlich natürlich vorkommende Zucker, salzig schmeckt Kochsalz (NaCl); andere Salze, wie z. B. KCl, schmecken salzig, zugleich aber auch bitter. Eine rein bittere Empfindung wird durch Chinin und andere pflanzliche Alkaloide ausgelöst, saure Empfindungen durch Säuren, wie Zitronensäure oder Salzsäure (Tabelle 19.2). Viele natürliche Geschmacksreize lösen **Mischempfindun-**

Tabelle 19.1. Einteilung und Charakterisierung der chemischen Sinne

	Geschmack	Geruch
Sensoren	Sekundäre Sinneszellen	Primäre Sinneszellen Enden des V. (IX. und X.) Hirnnerven
Lage der Sensoren	Auf der Zunge	Im Nasen- und Rachenraum
Afferente Hirnnerven	N. VII, N. IX	N. I, N. V (N. IX, N. X.)
Stationen im Zentralnervensystem	– Medulla oblongata (N. tractus solitarius) – Ventraler Thalamus – Kortex (Gyrus postcentralis) Verbindungen zum Hypothalamus	– Bulbus olfactorius – Endhirn (Area praepiriformis) Verbindungen zum limbischen System, Hypothalamus, orbitofrontalen Kortex und entorhinalen Kortex
Adäquater Reiz	Moleküle organischer und anorganischer, meist nicht flüchtiger Stoffe. Reizquelle in Nähe oder direktem Kontakt zum Sinnesorgan	Moleküle fast ausschließlich organischer, flüchtiger Verbindungen in Gasform, erst direkt an Rezeptoren in flüssiger Phase gelöst. Reizquelle meist in größerer Entfernung
Zahl qualitativ unterscheidbarer Reize	5 Grundqualitäten	Sehr hoch (einige Tausend), zahlreiche, schwer abgrenzbare Qualitätsklassen
Absolute Empfindlichkeit	Gering, mindestens 10^{16} und mehr Moleküle/ml Lösung	Für manche Substanzen sehr hoch (10^7 Moeküle pro ml Luft, bei Tieren bis zu 10^2 bis 10^3)
Biologische Charakterisierung	Nahsinn Nahrungskontrolle, Steuerung der Nahrungsaufnahme und -verarbeitung (Speichelreflexe) Emotionale Steuerung	Fernsinn und Nahsinn Umweltkontrolle (Hygiene), Nahrungskontrolle Bei Tieren auch Nahrungs- und Futtersuche, Kommunikation, Fortpflanzung Starke emotionale Bewertung Soziale und reproduktive Funktion

Tabelle 19.2. Einteilung charakteristischer Geschmacksstoffe und ihre Wirksamkeit beim Menschen

Qualität	Substanz	Schwelle (mol/l)
Bitter	Chininsulfat	0,000008
	Nikotin	0,000016
Sauer	Salzsäure	00009
	Zitronensäure	0,0023
Süß	Saccharose	0,01
	Glukose	0,08
	Saccharin	0,000023
Salzig	NaCl	0,01
	$CaCl_2$	0,01

gen aus, so schmeckt z. B. Orange süß und sauer, Pampelmuse sauer, süß und bitter.

Ursprünglich in Fernost wurde zusätzlich eine Geschmacksempfindung für Glutamat (Natriumsalz der Aminosäure Glutamin) postuliert, der **Umami-Geschmack**. Der Begriff »umani« stammt aus dem Japanischen und bedeutet »Wohlgeschmack«. Mittlerweile ist der Umami-Geschmack als eigenständige Geschmacksqualität anerkannt.

Nebenqualitäten des Schmeckens

Außer den eben genannten Grundqualitäten können noch 2 Nebenqualitäten, nämlich alkalisch (oder auch seifig) und metallisch, unterschieden werden. Die Empfindung alkalisch wird bei Reizung mit Pottasche (Kaliumkarbonat) hervorgerufen. Einen spezifisch metallischen Geschmack haben einige Metalle und Metallsalze.

Σ Die 5 Grundgeschmacksqualitäten sind süß, sauer, bitter, salzig und umami. Nebenqualitäten sind alkalisch und metallisch.

Wahrnehmungsschwellen des Geschmacks

Bitter schmeckende Stoffe werden schon bei sehr niedrigen Konzentrationen wahrgenommen (Tabelle 19.2). Der Schwellenwert für Chininsulfat liegt bei 0,000008 molar = 6 mg/l.

In einer ähnlichen Größenordnung liegt der Schwellenwert für **süß** des synthetischen Süßstoffes Saccharin, nämlich bei 0,000023 mol/l (5,5 mg/l). Die Schwellen der natürlichen Zucker liegen viel höher, nämlich für Rohrzucker bei 0,01 mol/l (3,42 g/l) und für Traubenzucker bei 0,08 mol/l (14,41 g/l).

Wie aus den Schwellen für Essigsäure (0,0018n = 0,108 g/l) und Kochsalz (0,01 mol/l = 0,585 g/l) hervorgeht, liegen die Schwellen für **sauer** und **salzig** schmeckende Stoffe etwa in der gleichen Größenordnung wie für die genannten Zucker (Tabelle 19.2).

Hinzuzufügen bleibt, dass die Aussagekraft von genau angegebenen Schwellenwerten beschränkt ist, da für die meisten Stoffe eine erhebliche individuelle **Variabilität** in den Schwellen besteht. Es entspräche den Gegebenheiten mehr, von **Schwellenbereichen** zu sprechen.

Die Zuordnung der **chemischen Struktur** eines Stoffes zu seiner **Schmeckwirkung** ist **nicht** möglich. So schmecken neben Zuckern auch Bleisalze süß, die wirksamsten Süßreize sind Süßstoffe wie Saccharin oder die Aminosäure Aspartam.

Σ Die Wahrnehmungsschwellen liegen besonders für bittere und saure Stoffe sehr niedrig. Die eindeutige Zuordnung chemischer Eigenschaften eines Stoffes zu seiner Schmeckwirkung ist nicht möglich.

Reizintensität und Empfindungsstärke

Die Stärke einer Schmeckempfindung hängt in erster Linie von der Konzentration des Reizstoffes ab. Im Schwellenbereich ist allerdings zu beachten, dass der Effekt einer Verdünnung einer Reizstofflösung durch **Reizung eines größeren Areals** auf der Zungenoberfläche **kompensiert** werden kann. Ebenso lässt sich die Verdünnung einer Reizstofflösung durch **Verlängerung der Reizdauer** in gewissem Umfang ausgleichen.

Zu berücksichtigen bleibt ferner, dass auch die **Temperatur** einer Reizstofflösung die Stärke der Schmeckempfindung beeinflusst.

Schließlich sei festgehalten, dass sich die **Empfindungsqualität** eines Stoffes **mit zunehmender Konzentration ändern** kann, was als **Qualitätsumschlag** bezeichnet wird. So schmeckt Kochsalz in geringer Konzentration (0,02–0,03 molar) süß und erst in höherer (0,04 molar und stärker) rein salzig.

Adaptation des Geschmacksinns

Bei langdauernden Reizen nimmt die Empfindungsstärke deutlich ab, d. h. der Geschmackssinn zeigt eine deutliche **Adaptation**. Diese ist sicher z. T. neuronal, also nicht nur durch Sensoradaptation bedingt. Es darf aber dabei nicht übersehen werden, dass durch die Sekretion der in Abb. 19.1a sichtbaren **Spüldrüsen** die Konzentration eines Reizstoffes an den Geschmacksknospen herabgesetzt und auf diese Weise eine Änderung der Empfindungsstärke verursacht werden kann.

Σ Die Stärke einer Schmeckempfindung hängt in erster Linie von der Konzentration des Reizstoffes ab. Bei langdauernden Reizen kommt es zu deutlicher Adaptation.

19.1.2 Biologische und psychologische Bedeutung des Geschmacksinns

Geschmack im Alltag

Im Alltag wird bei der Beurteilung des »Geschmacks« einer Speise in aller Regel ein viel weiteres Spektrum an Empfindungen herangezogen als die oben charakterisierten 5 Haupt- und 2 Nebenqualitäten des Geschmacks. So wird der »scharfe« Eindruck des Pfeffers und Paprikas über (nicht nur, aber v. a. nozizeptive) orale, trigeminale Afferenzen vermittelt, während beißende und stechende Empfindungen teils von nasaltrigeminalen, teils von olfaktorischen Afferenzen stammen. Auch die Mechano- und Thermorezeptoren der Mundhöhle tragen ihren Teil zum Geschmack bei (▶ oben die Abhängigkeit der Empfindung einer Reizstofflösung von ihrer Temperatur).

Funktionen des Geschmackssinns

Drei Funktionen des Geschmackssinns sind hervorzuheben

- Erstens die **Prüfung der Nahrung** auf eventuell unverdauliche oder giftige Stoffe. Auffällig ist in diesem Zusammenhang die **hohe Empfindlichkeit** des Geschmackssinns **für Bitterstoffe**. Da diese oft giftig sind (z. B. Strychnin, nikotinhaltige Pflanzen, Bitterröhrlingpilz) erscheint eine Warnung vor bereits geringen Konzentrationen bei der Wasser- oder Nahrungsaufnahme sinnvoll. Stärkere Bitterreize lösen leicht Brech- und Würgereflexe aus. Lust auf Süßes ist übrigens angeboren, ebenso Ablehnung von Bitterem.
- Zweitens eine Beteiligung an der reflektorischen **Steuerung der Sekretion** der Verdauungsdrüsen. Dabei wird nicht nur die Sekretmenge durch Schmeckreize beeinflusst, sondern auch die Zusammensetzung des Sekrets, z. B. in Abhängigkeit von der überwiegend süß oder salzig schmeckenden Nahrung. Auch Bitterstoffe können in starken Verdünnungen zu wohlschmeckenden und verdauungsfördernden Getränken (»Magenbitter«) werden, da sie reflektorisch die Sekretion der Speichel-, Magensaft- und Pankreasddrüsen anregen. Dies erfolgt nicht nur als Reaktion auf Geschmacksreize, sondern auch **antizipatorisch**, als klassisch konditionierte Reaktion (»das Wasser läuft im Munde zusammen«).
- Drittens hat der Geschmack eine besondere psychophysiologische Funktion als **primärer positiver Verstärker** oder **als primärer Bestrafungsreiz**. Der Aufbau von Hierarchien sekundärer und tertiärer Verstärker, und instrumentelles Lernen, nimmt somit auch vom Geschmackssinn seinen Ausgang. Geschmacksaversionen und -vorlieben sind häufig durch Lernen erworben. Wie in Kap. 25 ausführlich beschrieben, sind diese besonders stabil und können auch bei langen Zeitabständen zwischen Warnreizen und Geschmacks- oder Geruchsreizen assoziativ verbunden werden.

Die gleichen mimischen Lust- bzw. Unlustreaktionen auf Geschmacksstoffe, wie sie der Erwachsene zeigt, wenn er sauer schaut, eine bittere Miene macht oder süß lächelt, zeigen sich schon bei Neugeborenen. Solche angeborenen mimischen Reaktionsmuster werden als **gustofazialer Reflex** bezeichnet. Beim Menschen konnte auch ein Zusammenhang zwischen der **hedonischen Bewertung** und dem **ernährungsphysiologischen Bedarf** hergestellt werden, beispielsweise die Aversion gegen Süßes und die Lust auf Saures nach anhaltendem Genuss von Süßspeisen. Bei Mensch und Tier löst Kochsalzmangel einen starken Salzhunger aus.

Σ **Über den Geschmack wird die Nahrung auf Verträglichkeit geprüft und die Verdauungsdrüsen antizipatorisch und reflektorisch aktiviert. Lust auf Süßes ist angeboren, ebenso Ablehnung von Bitterem und gustofaziale Reflexe. Aversionen und Vorlieben können aber auch durch Lernen erworben werden.**

Box 19.1. Störungen des Geschmackssinns

Diese sind insgesamt selten. Wird z. B. der den Zungengrund innervierende Nervus glossopharyngeus (IX. Hirnnerv, ◘ Tabelle 2.2 in Abschn. 2.3.4) durchtrennt, ist im Wesentlichen die Empfindlichkeit für Bitterreize herabgesetzt. Umgekehrt führt Durchtrennung der die übrige Zunge innervierenden Chorda tympani (Ast des VII. Hirnnerven, N. facialis) zu einem Verschwinden der 3 anderen Geschmacksqualitäten, d. h. es bleibt nur die Empfindlichkeit für bitter übrig.

Läsionen der zentralen Geschmacksbahnen und -areale können zu Einschränkungen des Geschmackssinns führen. Liegen die Wahrnehmungsschwellen über dem Normalbereich, spricht man von **Hypogeusie**. Bei **Ageusien** kommt es zu keinen Geschmacksempfindungen.

Als **Dysgeusien** werden dem Reiz nicht entsprechende oder ohne Reiz auftretende, meist unangenehme Geschmacksempfindungen bezeichnet. Sie werden bei verschiedenen Krankheitsbildern beobachtet, v. a. bei Tumoren. Da sich Dysgeusien auf die Nahrungswahl und die Menge der aufgenommenen Nahrung auswirken (»Geschmacksaversion«, Kap. 25) und leicht an neutrale Umgebungsreize konditioniert werden, kann der Allgemeinzustand eines Patienten beeinflusst werden. Allerdings leiden die meisten Patienten, die über Störungen der Geschmacksempfindung klagen, in Wirklichkeit an einer Störung des Geruchssinns.

Derselbe Virus, der Windpocken verursacht, kann in seltenen Fällen einseitig die Hirnnerven befallen und bewirkt dann auf der betroffenen Seite einen völligen Ausfall des Geschmacks, genannt **Ramsey-Hunt-Syndrom**. Die Patienten bemerken dies aber nur unter experimentellen Bedingungen, denn die Gegenseite wird viel sensitiver für Geschmacksreize. Dies wird dadurch verursacht, dass die üblicherweise auch vorhandene Hemmung von der kranken Seite wegfällt und damit die afferenten Nerven und/oder deren Synapsen leichter erregbar sind.

Finickiness (Heikelkeit)

Die im Alltag gebräuchliche Regel, dass wir umso weniger wählerisch werden, je länger wir nicht gegessen haben, gilt nur für extreme Formen der Nahrungsdeprivation. Bei normalen Hungergefühlen nimmt die Selektivität für gut schmeckende Speisen mit dem Hunger zu und auch die Abneigung gegen schlecht, z. B. bitter, schmeckende. Im Englischen bezeichnet man dies als **Finickiness**, was wörtlich soviel wie **Heikelkeit** bedeutet. Dies erscheint biologisch wenig sinnvoll, könnte aber damit zu tun haben, dass die im Gehirn verankerte Gleichung **gut = nützlich** unter Hunger besonders leicht aktiviert wird. Dazu passt auch die Tatsache, dass übergewichtige **und** untergewichtige (anorektische) Personen besonders wählerisch sind.

Σ Von extremem Hunger abgesehen, nimmt die Selektivität für Speisen mit dem Hunger zu. Diese Finickiness ist bei adipösen und anorektischen Personen besonders ausgeprägt.

19.2 Bau, Funktion und Verschaltung des Schmeckorgans

19.2.1 Lage, Bau und Innervation der Schmeckzellen in den Geschmacksknospen

Bau der Pilz-, Wall- und Blätterpapillen

In der Schleimhaut der Zungenoberfläche liegen zahlreiche, Papillen genannte Erhebungen, von denen 3 Typen in ◘ Abb. 19.1a schematisch dargestellt sind. Diese Papillentypen sind nicht gleichmäßig über die Zunge verteilt. Nur die **Pilzpapillen** sind über die ganze Oberfläche verstreut. Die 1–3 mm großen, von oben gesehen runden **Wallpapillen**, beim Menschen nur 7–12, liegen an der Grenze zum Zungengrund. Der dritte Typ, die **Blätterpapillen**, finden sich als dicht hintereinanderliegende Falten am hinteren Seitenrand der Zunge; sie sind bei Kindern gut entwickelt, bei Erwachsenen jedoch weitgehend zurückgebildet (die Fadenpapillen, die die übrige Zungenoberfläche bedecken, sind nicht gezeigt, da sie am Geschmack nicht beteiligt, sondern mechanosensitiv sind).

In das Bindegewebe unterhalb der Wall- und Blätterpapillen sind Drüsen eingebettet, deren Ausführungsgänge in den Vertiefungen zwischen Papille und Wall bzw. zwischen den Papillen ausmünden (◘ Abb. 19.1a). Sie werden als **Spüldrüsen** bezeichnet, denn ihr Sekret hat die Aufgabe, Speiseteilchen und Mikroorganismen fortzuschwemmen. Außerdem wird durch das Sekret dieser Drüsen die Konzentration an Reizstoffen im Bereich der Geschmacksknospen herabgesetzt (Abschn. 19.1.2). Die Pilzpapillen haben keine Spüldrüsen.

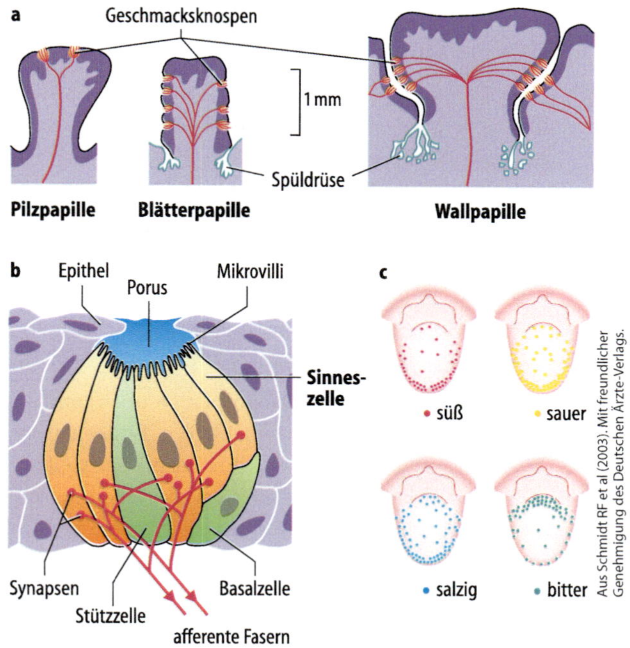

◘ **Abb. 19.1a–c. Die Zunge als Geschmackssinnesorgan. a** Die 3 Typen der Geschmackspapillen. **b** Aufbau und Innervation einer Geschmacksknospe, deren Sinneszellen mit den Mikrovilli in den Porus ragen. Jede Sinneszelle wird meist von mehreren afferenten Hirnnervenfasern innerviert. **c** Verteilung der 4 Geschmacksqualitäten auf der Zunge

Σ Über die Zungenoberfläche sind in ungleichmäßiger Anzahl und Verteilung Pilz-, Wall- und Blätterpapillen angeordnet. An der Basis der beiden letzteren liegen Spüldrüsen, die der Reinigung und Reizstoffverdünnung dienen.

Bau der Geschmacksknospen

In die Wände der Pilz-, Blätter- und Wallpapillen sind als **Geschmacksknospen** bezeichnete Sinnesorgane eingelagert (◘ Abb. 19.1a). Bei den Wall- und Blätterpapillen liegen zahlreiche Geschmacksknospen in den Seitenwänden der Papillen (Mitte und rechts in ◘ Abb. 19.1a), während sie bei den Pilzpapillen auf der Oberfläche des bis zu 1 mm breiten Pilzhuts liegen (links in ◘ Abb. 19.1a). Die einzelnen Geschmacksknospen sind etwa 70 µm hoch und haben einen Durchmesser von etwa 40 µm. Der Mensch besitzt **etwa 2000 Geschmacksknospen**. Etwa die Hälfte davon findet sich auf den Wallpapillen.

Den **Bau** einer Geschmacksknospe zeigt ◘ Abb. 19.1b. Es lassen sich dort **Schmeckzellen** (gelb, die eigentlichen Sinneszellen, ▶ unten), dazu **Stützzellen** und **Basalzellen** (beide grün) unterscheiden, die nebeneinander wie Orangenschnitze angeordnet sind. Kurz unterhalb der Epitheloberfläche liegt ein flüssigkeitsgefüllter Trichter (blau), der als **Porus** bezeichnet wird. Wasserlösliche Reizstoffe, die auf die Zungenoberfläche gelangen, können durch den

Porus in die Geschmacksknospe diffundieren und hier die Schmeckzellen erreichen (► unten).

In die Wände der Pilz-, Blätter- und Wallpapillen sind etwa 2000 Geschmacksknospen eingelagert, die aus Schmeck-, Stütz- und Basalzellen aufgebaut sind. Diese Zellen bilden einen Porus an der Epitheloberfläche, über den Geschmackstoffe die Schmeckzellen erreichen können.

Anzahl, Lebensdauer und Innervation der Schmeckzellen

Jede der etwa 2000 Geschmacksknospen (► oben) enthält **10–50 Schmeckzellen**. An ihrem oberen Ende, das in die Porenflüssigkeit eintaucht, ist ihre Membran vielfach fingerförmig zu **Mikrovilli** aufgefaltet, was der Oberflächenvergrößerung dient (◘ Abb. 19.1b). In die Membranen der Mikrovilli sind die eigentlichen **Geschmacksrezeptoren** eingebettet, deren Liganden die Geschmacksstoffe sind (► unten).

Die **Lebensdauer** der Schmeckzellen ist gering. Sie werden im Durchschnitt bereits **nach 10 Tagen** durch eine nachrückende Zelle ersetzt. Bei dieser **Zellmauser** werden die ausscheidenden Sinneszellen durch Abkömmlinge der Stützzellen ersetzt, die ihrerseits aus den Basalzellen ausdifferenzieren.

Die Schmeckzellen werden von **afferenten Nervenfasern innerviert** (rot in ◘ Abb. 19.1b). Sie sind nämlich **sekundäre** Sinneszellen (Abschn. 14.2.3). Jede afferente Nervenfaser zweigt sich vielfach auf, so dass eine Nervenfaser häufig mehrere Geschmacksknospen und dort jeweils mehrere Sinneszellen innerviert. Entsprechend groß sind deren **rezeptive Felder** (nicht abgebildet). Die zentripetal laufenden Impulse in einer afferenten Nervenfaser entstammen also mehreren Geschmackssinneszellen.

Die Schmeckzellen der vorderen 2 Drittel der Zunge werden von afferenten Nervenfasern der **Chorda tympani** innerviert, einem Ast des Nervus facialis (VII. Hirnnerv, ◘ Abb. 19.4). Der Zungengrund wird vom IX. Hirnnerven, dem **Nervus glossopharyngeus**, innerviert. Die Schmeckzellen sind auf diese Innervation angewiesen. Wird z. B. die Chorda tympani durchschnitten, so degenerieren alle von ihr innervierten Geschmacksknospen.

Die Schmeckzellen sind die in den Geschmacksknospen liegenden Sinneszellen des Geschmackssinns. Sie haben nur eine Lebensdauer von 10 Tagen. Es sind sekundäre Sinneszellen, die teils vom VII., teils vom IX. Hirnnerven innerviert werden. Eine afferente Nervenfaser versorgt mehrere Schmeckzellen.

Fehlende Topographie der Geschmacksqualitäten

Lange Zeit wurde geglaubt, dass eine genaue Zuordnung bestimmter Areale der Zunge zu einer Geschmacksqualität möglich sei. Die vorderen Abschnitte der Zunge galten als besonders empfindlich für süß und salzig, die seitlichen für sauer und die hinteren Zungenabschnitte für bitter. ◘ Abb. 19.1c zeigt aber, dass **nur geringe Unterschiede in der Empfindlichkeit** der einzelnen Qualitäten auf der Zungenoberfläche bestehen, mit Ausnahme des Bittergeschmacks, der bevorzugt, aber keineswegs ausschließlich, am Zungenhintergrund lokalisiert ist.

Die 4 Grundqualitäten des Geschmacks sind auf der Zungenoberfläche ohne eindeutige Topographie für die einzelnen Qualitäten lokalisiert.

19.2.2 Signalverarbeitung in den Schmeckzellen

Allgemeiner Ablauf von Transduktion und Transformation

Ein Molekül, das eine bestimmte Geschmacksempfindung auslöst, bindet sich an ein **Rezeptorprotein** in der Membran der Mikrovilli einer Schmeckzelle. Diese Bindung des **Liganden** an seinen Membranrezeptor löst eine Öffnung von Membrankanälen (»Poren«) aus. Der resultierende Ionenstrom führt zu einem depolarisierenden **Sensorpotenzial** in der Geschmackssinneszelle. Die molekularen intrazellulären Mechanismen dieser **Transduktionsprozesse** sind in ◘ Abb. 19.2 für die Rezeptoren der 4 Grundgeschmacksqualitäten gezeigt.

Die **afferenten Nervenfasern** der Schmeckzellen sind **spontan aktiv**. Erreicht ein depolarisierendes Sensorpotenzial der Schmeckzelle die Schwelle für eine Transmitterfreisetzung, so verändert der Transmitter die Aktionspotenzialfrequenz in der afferenten Nervenfaser. Die **Transformation** besteht also in der **Modulation der Spontanfrequenz** der afferenten Nevenfasern.

Transduktion am Sauerrezeptor

Das Sauerrezeptor-Kanalprotein (links gelb in ◘ Abb. 19.2a) ist normalerweise für K^+-Ionen permeabel. Bei der Verbindung von H^+-Ionen mit dem Sauer-Rezeptor-Kanalprotein **verschließt sich der Kaliumkanal**, wodurch es zu einer Depolarisation des Membranpotenzials, also zum Rezeptor(Sensor)potenzial kommt.

Transduktion am Salzrezeptor

Das Salzrezeptor-Kanalprotein ist kationenpermeabel, und zwar hauptsächlich für Na^+-Ionen (blau in ◘ Abb. 19.2a). Eine Erhöhung der Na-Konzentration außerhalb der Zelle durch Essen von salzhaltiger Kost führt zu einem **erhöhten Einstrom von Na^+-Ionen** in die Zelle und damit zur Depolarisation. Die eingeströmten Na^+-Ionen werden anschließend durch eine Na^+-K^+-ATPase-Pumpe wieder aus der Zelle entfernt.

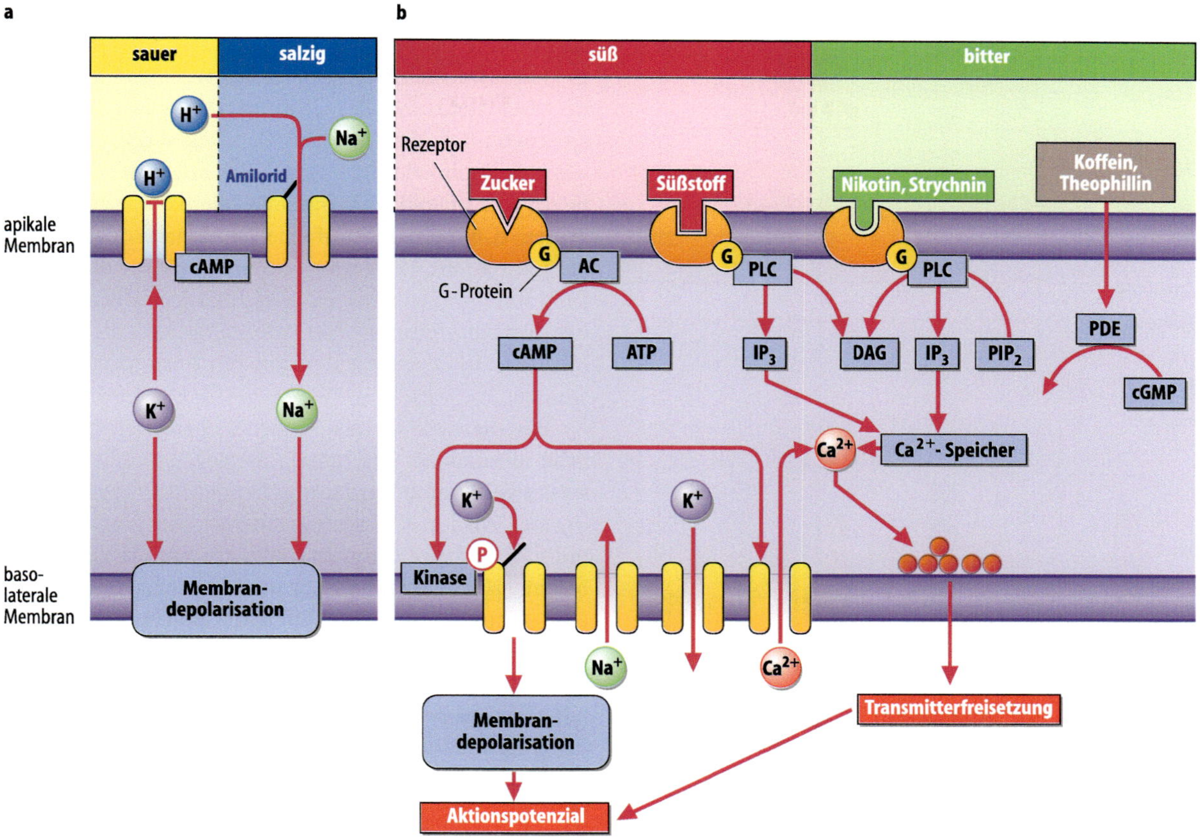

Abb. 19.2a, b. Signaltransduktion in Schmeckzellen. Die Aktivierung der für die einzelnen Geschmacksqualitäten spezifischen Rezeptorproteine löst unterschiedliche intrazelluläre molekulare Mechanismen aus, die zu einer Depolarisation der Sinneszelle führen. Dadurch kommt es zur Transmitterfreisetzung an der chemischen Synapse mit der afferenten Nervenfaser. **a** Molekulare Prozesse der Transduktion von sauren (gelber Bildteil) und salzigen Substanzen (blau) in eine elektrische Zellantwort (Depolarisation = Sensorpotential). **b** Transduktion von süß (roter Bildanteil) und bitter schmeckenden Substanzen (grün), zu denen auch das Chinin zählt (nicht eingezeichnet)

Transduktion am Bitterrezeptor

Die Verbindung eines Bitterstoffes wie des Chinin (Tabelle 19.2) mit einem Bitterrezeptorprotein (T2R-Rezeptorfamilie) setzt eine intrazelluläre »Second-messenger«-Signalverstärkungskaskade in Gang (rechts grün in Abb. 19.2b), an deren Ende der **Anstieg von Ca^{2+}-Ionen** in der Zelle steht. Diese können dann direkt oder indirekt (durch Öffnen von Kationenkanälen) eine Transmitterfreisetzung bewirken.

Transduktion am Süßrezeptor

Beim Süßrezeptor sind bisher 3 Rezeptorproteine bekannt, von denen 2 in Abb. 19.2b eingezeichnet sind. Kommt es zur Wechselwirkung eines Zuckermoleküls mit seinem Rezeptor (rot), so wird über ein spezielles G-Protein, das **Gustduzin**, das Enzym **Adenylatzyklase** (AC) aktiviert, wodurch die cAMP-Konzentration in der Zelle erhöht wird, was über eine Phosphorylierung **K-Kanäle blockiert.** Dies verringert den Ausstrom von K^+-Ionen, die Zelle wird länger depolarisiert. Synthetische Zucker (Süßstoffe wie Saccharin oder Aspartam) erhöhen über die Aktivierung des IP_3-Weges (IP_3 ist ein sekundärer Botenstoff, Abschn. 2.2.2) die Ca-Konzentration, was, wie bei der Bittertransduktion schon erwähnt, die Transmitterfreisetzung aus den Schmeckzellen erhöht.

Σ Für jede der 4 Grundqualitäten gibt es in den Membranen der Villi der Schmeckzellen spezifische Chemorezeptoren, deren Aktivierung unterschiedliche intrazelluläre Mechanismen zur Depolarisation und Transmitterfreisetzung auslöst. Der Transmitter moduliert die Frequenz der spontanen Aktionspotenziale der Afferenzen.

Abgestufte Selektivität der Schmeckzellen, Entstehung von Geschmacksprofilen

Etwa ein Viertel aller Schmeckzellen reagieren spezifisch für eine der 4 Grundqualitäten, die anderen reagieren auf Vertreter mehrerer Geschmacksqualitäten, d. h. in ihren Membranen finden sich Vertreter mehrerer der oben geschilderten und in Abb. 19.2 illustrierten Rezeptoren **in unterschiedlicher Verteilung und Anzahl**. Werden diese aktiviert, so löst die resultierende Depolarisation, das Sensorpotenzial, an der Synapse zwischen Schmeckzelle und

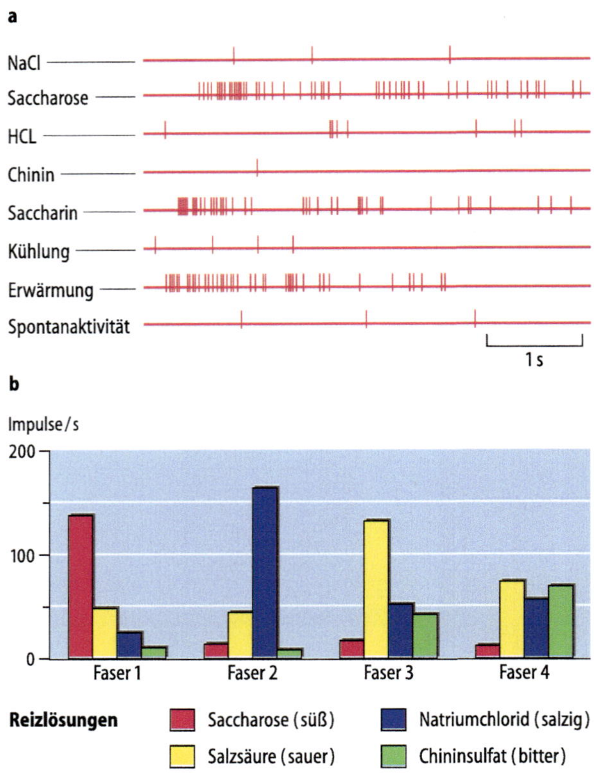

Abb. 19.3a, b. Antwortverhalten von Geschmacksnervenfasern auf Reizstofflösungen aus den angegebenen Qualitätsbereichen. **a** Originalregistrierungen der Nervenimpulse von einzelnen afferenten Fasern des Nervus facialis einer Ratte. Die Reizung der Geschmacksknospen mit Geschmackssubstanzen verschiedener Qualität hat eine Veränderung der Nervenimpulsfrequenz zur Folge (nach Y. Zotterman). **b** Antwortverhalten von 4 verschiedenen einzelnen Geschmacksnervenfasern aus der Chorda tympani einer Ratte. Es wurden alle Nervenimpulse gezählt, die durch eine Reizsubstanz ausgelöst wurden. Jede Nervenfaser antwortet auf Reizsubstanzen aller 4 Qualitätsklassen, allerdings mit unterschiedlicher Empfindlichkeit. Die typischen Muster der Erregungszunahme werden als Geschmacksprofile bezeichnet

afferenter Nervenfaser (Abb. 19.1b) eine Transmitterfreisetzung aus. Dies bewirkt eine Änderung der Aktionspotenzialfrequenz der spontan aktiven afferenten Nervenfaser. Beispiele dafür sind in Abb. 19.3a zu sehen. Daraus ergeben sich von Nervenfaser zu Nervenfaser unterschiedliche **Reaktionsspektren.**

Abbildung 19.3b zeigt für 4 afferente Fasern die Veränderung der Entladungsfrequenz bei Reizung mit Substanzen, die die 4 Grundqualitäten vertreten. Der Abbildung ist zu entnehmen, dass die Nervenfasern auf Reize **aus mehr als einer Qualitätsklasse** reagieren, wobei sie insofern abgestuft spezifisch antworten, als bei Reizung mit einer Geschmacksstofflösung von bestimmter Konzentration die Entladungsfrequenz der einzelnen Nervenfasern ungleich stark zunimmt. Wir bezeichnen die jeweils typischen Muster der Erregungszunahme einzelner afferenter Nervenfasern auch als die **Geschmacksprofile** dieser Fasern.

Die entscheidende **Information über die Geschmacksqualität und -intensität** ist also nicht in einer einzelnen afferenten Nervenfaser, sondern in der Gesamterregung aller beteiligten afferenten Nervenfasern, also im **afferenten Impulsmuster** enthalten. Dieses muss in den zentralnervösen Strukturen des Geschmacksinns (▶ unten) entsprechend dekodiert werden. Der Dekodierungsprozess wird dadurch erleichtert, dass die afferenten Nervenfasern eine **unvollkommene** oder **relative Spezifität** aufweisen, d. h. bevorzugt auf eine Geschmacksqualität antworten (Abb. 19.3). Dazu kommt, wie die Registrierung einer großen Zahl von Geschmacksprofilen gezeigt hat, dass die wirkungsvollste Reizqualität auch die Reihenfolge der Wirksamkeit der anderen Reizqualitäten bestimmt.

Für die zwar unvollkommene, aber doch beträchtliche Spezifität der Geschmacksafferenzen spricht auch die **selek tiveWirkung bestimmter Drogen** auf Geschmacksorgane. Wird z. B. Kaliumgymnemat, ein Stoff aus der indischen Pflanze Gymnema silvestre, auf die Zunge gebracht, erlischt spezifisch nur die Süßwahrnehmung: Zucker »schmeckt wie Sand«. Ein in der Frucht der westafrikanischen Pflanze Synsepalium dulcificum enthaltenes Protein verwandelt saueren Geschmack in süßen: Zitrone schmeckt wie Orange. Wird Kokain auf die Zunge gebracht, fallen nacheinander die Empfindungen für bitter, süß, salzig und sauer aus.

Σ Die meisten Schmeckzellen sind für mehrere, oft alle 4 Geschmacksqualitäten empfindlich. Die Information über Geschmacksqualität und -intensität ist daher im Impulsmuster, dem Geschmacksprofil, der afferenten Nervenfasern enthalten.

19.2.3 Zentrale Signalverarbeitung

Zentralnervöse subthalamische Bahnen des Geschmacksinns

Die von den Geschmackszellen stammende Information wird in die **Hirnrinde** übertragen. Wie andere sensorische Information, die schließlich in unser Bewusstsein eintritt, wird auch die Information über den Geschmack im **Thalamus** umgeschaltet. Dabei verbleibt die Geschmacksinformation **zum Teil ipsilateral**, d. h. die Geschmacksbahn kreuzt nicht vollständig auf die kontralaterale Seite.

Die Abb. 19.4 knüpft an Abb. 19.1b an und zeigt den Verlauf der von der Zunge über die Chorda tympani und den Nervus glossopharyngeus kommenden Geschmacksafferenzen in den Hirnstamm. Dort werden beiderseits die Geschmacksfasern im **Tractus solitarius** gesammelt. Dieser Faserzug endet im rostralen Bereich in der **Pars gustatoria** des **Nucleus tractus solitarius** im verlängerten Mark, wo die über die afferenten Fasern einlaufenden Erregungen auf ein zweites Neuron übertragen werden. Der Nucleus tractus solitarii ist außerdem ein wichtiger Kern für die Verarbeitung viszeraler Information. In seinen kaudalen Teil laufen

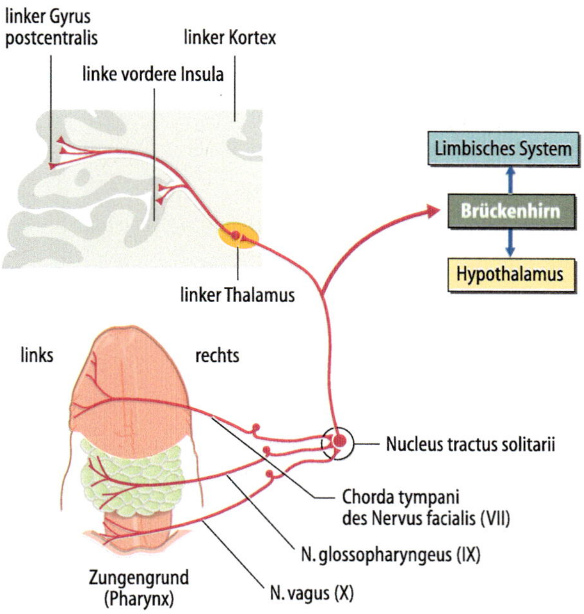

◘ Abb. 19.4. Zentralnervöse Bahnen des Geschmackssinns am Beispiel der linken Zungenhälfte. Beschreibung der einzelnen Stationen der Geschmacksbahn im Text. Die kontralaterale Projektion, die möglicherweise gleichstark oder stärker als die ipsilaterale ausgeprägt ist, ist zur besseren Übersichtlichkeit weggelassen. Zusätzlich schematisch angegeben sind die Verbindungen der Geschmacksbahn aus dem Brückenhirn des Hirnstamms zum limbischen System und zum Hypothalamus

nämlich afferente Erregungen aus den Darmeingeweiden, der Lunge und dem Herz-Kreislauf-System ein, die von dort zu mehr rostral gelegenen Hirnstammkernen weitergeleitet werden (Abschn. 26.2).

Thalamische und kortikale Geschmacksrepräsentation

Die Axone der die Geschmacksinformation tragenden Neurone der Pars gustatoria des rostralen Nucleus tractus solitarii ziehen als Teil eines **Lemniscus medialis** genannten Faserzugs in den **ventralen Thalamus**. Dort enden die Axone an Neuronen des **Nucleus ventralis posteromedialis**. Sie bilden dort einen eigenen, nur dem Geschmack vorbehaltenen »Unterkern« aus besonders kleinzelligen Neuronen. Von hier wird über die Axone dieser Neurone die Verbindung mit der Großhirnrinde hergestellt.

Die **kortikalen Geschmacksfelder** liegen im lateralen Bereich des **Gyrus postcentralis**, ventral und rostral der somatosensorischen Repräsentation der Zunge (◘ Abb. 14.11 in Abschn. 14.4.2). Dort erfolgt die Analyse der sensorisch-diskriminativen Komponente des Geschmacks, vergleichbar der bereits beim Schmerz beschriebenen Funktionsaufteilung. Ein weiteres kortikales Geschmacksareal, das auch in ◘ Abb. 19.4 gezeigt ist, liegt in dem **Insula** genannten Hirnrindenbereich. Die anteriore Insula ist ein Teil des Frontalkortex und liegt versteckt unter dem vorderen Temporalkortex. Hier beginnt die emotionale Analyse der Geschmacksempfindung (Box 19.1), die im präfrontalen, besonders orbitalen Frontalkortex erfolgt.

Verbindungen zum limbischen System

Eine weitere, nur schematisch in ◘ Abb. 19.4 eingezeichnete Geschmacksbahn verläuft aus dem Hirnstamm über das Brückenhirn (Pons) zum **limbischen System**, speziell zur **Amygdala** und zum **Hypothalamus**. Dort trifft sie auf gemeinsame Projektionsgebiete mit **olfaktorischen** Eingängen. Diese Verbindungen sind besonders wichtig für die affektiven, hedonischen (lustvollen) Komponenten der Geschmackswahrnehmung.

Σ Die Geschmacksinformation wird über die afferenten Nervenfasern zum Nucleus tractus solitarius und von dort zum Gyrus postcentralis, der Insel (Insula) und zum Hypothalamus übertragen; dort hat sie gemeinsame Projektionsgebiete mit dem Geruch.

19.3 Wahrnehmungspsychologie des Geruchssinns

19.3.1 Geruchsqualitäten und die Eigenschaften des Geruchssinns

Duftklassen (Primärgerüche)

Das menschliche Geruchssystem kann Tausende verschiedener Duftstoffe unterscheiden. Im Unterschied zur Geschmackpsychologie gelingt es der subjektiven Riechphysiologie bisher nicht, Geruchsqualitäten scharf gegeneinander abzugrenzen. Allen Versuchen, solche Qualitäten zu definieren, haftet etwas Willkürliches an. Die Unsicherheit der Abgrenzung ist schon daraus zu ersehen, dass die Anzahl der **Primärgerüche** oder **Duftklassen** von den verschiedenen Autoren sehr unterschiedlich angegeben wird. Heute geht man davon aus, dass es mindestens **7 Primärgerüche** gibt, die durch »Standarddüfte« gekennzeichnet werden können (◘ Tabelle 19.3, in der Tabelle, die auf einen Vorschlag von Amoore, 1952, zurückgeht, fehlt die Duftklasse »Schweißig«). Diese Geruchsempfindungen werden über die Riechzellen des Geruchsorgans vermittelt (Abschn. 19.4.1). Gerüche sind nicht nur viel schwerer zu benennen als Geschmacksreize, sondern adaptieren auch viel rascher (▸ unten) und sind kaum örtlich zu lokalisieren, wenn nicht Zusatzreize aus anderen Sinnen vorhanden sind.

Zusätzlich führen manche Stoffe zu **stechenden** oder **brenzligen Geruchsempfindungen**. Diese Reize werden nicht vom eigentlichen Geruchsorgan, sondern von freien Nervenendigungen des Nervus trigeminus (V. Hirnnerv) aufgenommen, der die gesamte Schleimhaut der Nasenhöhle innerviert. Im Rachenraum sprechen auch afferente Nervenfasern des Nervus glossopharyngeus (IX. Hirnnerv) und des Nervus vagus (X. Hirnnerv) auf Geruchsreize an.

Tabelle 19.3. Merkmale zur Kennzeichnung von Duftklassen

Duftklasse	Bekannte repräsentative Verbindungen	Riecht nach	»Standard«
Blumig	Geraniol	Rosen	d-1-β-Phenyläthylmethylcarbinol
Ätherisch	Benzylacetat	Birnen	1,2-Dichloräthan
Moschusartig	Moschus	Moschus	1,5-Hydroxypentadecansäurelacton
Campherartig	Cineol, Campher	Eukalyptus	1,8-Cineol
Faulig	Schwefelwasserstoff	Faulen Eiern	Dimethylsulfid
Stechend	Ameisensäure, Essigsäure	Essig	Ameisensäure

Σ Beim Menschen geht man von etwa 10.000 unterscheidbaren Düften aus, die sich verbal nur schwer differenzieren lassen. Die Düfte werden daher auf Grund verschiedener Kriterien in 7 Duftklassen eingeteilt.

Wahrnehmungs-, Erkennungs- und Unterschiedsschwelle

Unsere Geruchsschwellen sind äußerst niedrig. Wir können schon die Anwesenheit von nur 10^8 Molekülen eines Geruchsstoffes in einem Raum entdecken. Dabei ist der menschliche Geruchssinn nicht einmal das empfindlichste Geruchssystem im Tierreich. Ein Hund ist beispielsweise viel geruchsempfindlicher. Er kann ohne weiteres darauf trainiert werden, den individuellen Geruch einer einzelnen Person exakt zu erkennen. Noch geruchsempfindlicher sind z. B. Aale. Sie können im Verhaltensversuch den für uns »blumig« riechenden β-Phenyläthylalkohol noch bei Konzentrationen feststellen, die einer Lösung von **1 ml** dieses Duftstoffes in einer Wassermenge vom **58-fachen Volumen des Bodensees** entspricht.

Bei sehr geringen Konzentrationen eines Duftstoffes ist die Geruchsempfindung **unspezifisch**: Wir können nur wahrnehmen, dass es riecht, aber den Geruch nicht deutlich identifizieren. Dies gelingt erst bei höheren Duftstoffkonzentrationen. So wird Skatol (β-Methylindol, entsteht im Darm aus der Aminosäure Tryptophan und verleiht dem Kot seinen typischen Geruch) bei niedrigen Konzentrationen keineswegs als unangenehm riechend empfunden, erst ab einer gewissen Grenze manifestiert sich der typische widerwärtige Geruch dieser Substanz. Es lässt sich also beim Riechen eine **Wahrnehmungsschwelle** von einer **Erkennungsschwelle** abgrenzen.

Die **Unterschiedsschwelle** gibt an, um wieviel sich die Konzentrationen zweier Proben desselben Duftstoffs unterscheiden müssen, um in unterschiedlicher Intensität empfunden zu werden. Sie liegt bei **etwa 25%,** was z. B. im Vergleich zum Sehen ein sehr schlechter Wert (etwa um den Faktor 100) ist.

Im übrigen ist das Riechvermögen von einer Reihe von Umgebungsfaktoren abhängig. Es **verschlechtert** sich bei niedriger Temperatur, bei trockener Luft und bei Rauchern. Auch hormonelle Einflüsse, z. B. Verschlechterung während der Menstruation, sind bekannt. Bei **Hunger** sinkt die Schwelle für bestimmte Duftstoffe und steigt bei **Sattheit** signifikant an.

Σ Gerüche werden bei geringer Duftstoffkonzentration zunächst unspezifisch wahrgenommen (Wahrnehmungsschwelle) bevor sie bei höherer Konzentration identifiziert werden können (Erkennungsschwelle). Die Unterschiedsschwellen für Düfte sind hoch.

Empfindungsstärke und Adaptation

Wie bei anderen Sinnesmodalitäten auch, folgt bei überschwelligen Duftreizen die Empfindungsstärke **E** der Reizintensität **S**, also der Konzentration des Duftstoffes, gemäß der **Stevens-Potenzfunktion** (Abschn. 14.5.2).

$$E = k \times S^n.$$

Benützt man zur Darstellung dieser Beziehung ein doppeltlogarithmisches Koordinatensystem, so ergibt sich, wie Abb. 19.5 zeigt, eine Gerade, deren Steilheit ein Maß für das Anwachsen der Empfindungsstärke im Vergleich zur Zunahme der Konzentration ist. Der Exponent **n**, der die Steilheit angibt, liegt für den Geruchssinn bei 0,5–0,6. Im Vergleich zu anderen Sinnesmodalitäten ist die Steigung der Geraden und die Größe des Exponenten eher gering (▶ auch die beträchtliche Unterschiedsschwelle oben). Die relative Empfindungsstärke steigt also beim Geruchssinn eher langsamer an als bei anderen Sinnesmodalitäten.

Aus der alltäglichen Erfahrung ist uns gut bekannt, dass es beim längeren Andauern eines Geruchsreizes sehr rasch zu einer Minderung der Empfindungsstärke kommt. In vielen Fällen ist diese **Adaptation** so vollständig, dass wir den Duftstoff schon nach kurzer Zeit nicht mehr erkennen können. Gleichzeitig lässt sich auch eine **Kreuzadaptation** für verwandte Duftstoffe feststellen, die aber in der Regel weniger stark ausgebildet ist.

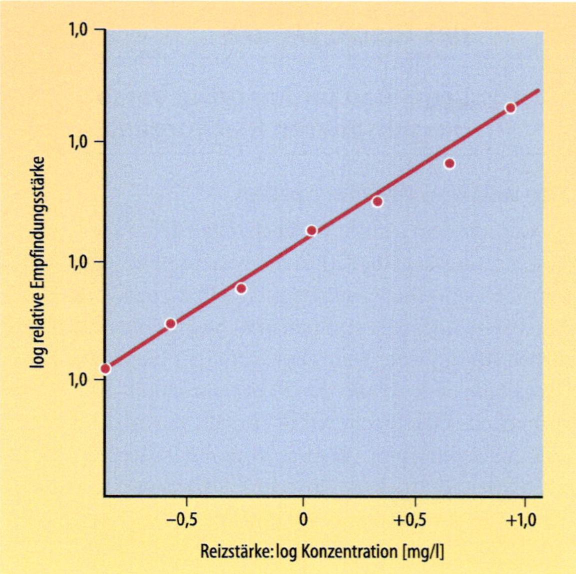

Abb. 19.5. Abhängigkeit der Empfindungsstärke des Geruchssinns von der Duftstoffkonzentration. Als Beispiel dient der Riechstoff Pentanol. Im Vergleich zu anderen Sinnesmodalitäten ist der Anstieg der Empfindungsstärke eher gering

Σ Die Empfindungsstärke bei ansteigender Duftstoffkonzentration folgt der Reizstärke mit einer Stevens-Potenzfunktion, wobei der Exponent bei n=0,5–0,6 liegt, also klein ist. Der Geruchssinn adaptiert stark, auch bei lediglich ähnlichen Duftstoffen (Kreuzadaptation).

19.3.2 Biologische und psychologische Bedeutung des Riechens

Duftstoffe als Signalstoffe

Duftstoffe übernehmen in den wechselseitigen Beziehungen von Gruppen und Individuen eine wichtige Funktion als Signale. Die Gruppenzugehörigkeit eines Individuums kann durch ein **Duftabzeichen** ebenso mitgeteilt werden, wie ein Revierinhaber das von ihm besetzte Territorium mit Hilfe von **Duftmarken** abgrenzen kann. Neugeborene erkennen die Mutterbrust mit Hilfe eines Duftes, der von den Drüsen um die Brustwarzen abgegeben wird, und sie können den Duft der eigenen Mutter von dem einer Fremden unterscheiden.

Bei jedem von uns ist sein **Eigengeruch** genetisch determiniert. Er basiert auf der immunologischen Selbst/Fremderkennung und ist mit dem **Haupthistokompatibilitätskomplex** (Abschn. 9.1.2, Komplementsystem) gekoppelt. Je näher verwandt, desto ähnlicher ist der Eigengeruch. Dies ist die Basis für den **Familiengeruch**. Eineiige Zwillinge können auch von speziell trainierten Tieren nicht mehr am Geruch unterschieden werden, außer einer der Zwillinge hat eine Knochenmarkstransplantation erhalten. Eigen- und Familiengeruch sind in der Lage, Mutter-Kind-Beziehung, Partnerwahl, Inzestschranke oder die Fehlgeburtenrate zu beeinflussen.

Hedonik und die emotionelle Komponente der Düfte

Die Hedonik, also die subjektive Bewertung eines Duftes als angenehm oder unangenehm, ist für einige Düfte genetisch determiniert. Viele Naturdüfte wirken positiv, der Geruch von faulem Fleisch erscheint dagegen negativ. Für die meisten Düfte wird die Hedonik erlernt (▶ unten).

Die unten in Abschn. 19.4.3 beschriebene direkte Verbindung des Geruchssystems mit dem limbischen System erklärt die starke emotionale Komponente des Geruchssinnes. Die vertraute Redewendung »jemanden nicht riechen können« gibt einen Hinweis auf diesen Aspekt der Geruchswahrnehmungen. Die enge Verbindung mit dem Hypothalamus ist in ihrer biologischen Bedeutung nicht vollständig klar (▶ jedoch auch unten). Für verschiedene Säugetiere gilt, dass Erregungen, die über diese Bahnen einlaufen, zur Steuerung des Fortpflanzungsgeschehens beitragen (**Pheromonkommunikation**, Kap. 26).

In diesem Zusammenhang ist der Befund wichtig, dass **Sinneszellen** und **Neurone** der Riechbahn von **Steroidhormonen** beeinflusst werden. Bei Nagetieren wirken Östradiol, Testosteron und Aldosteron auf verschiedenen Ebenen des Systems. Dabei dürfte auch die Reaktionsfähigkeit auf Pheromone gesteigert werden, also auf Duftstoffe, die vom Sexualpartner ausgehen. Beim Menschen kann Androsteron, ein Duft aus dem Achselschweiß des Mannes, den Zyklus der Frau synchronisieren. Ansonsten spielt beim Menschen die Pheromonkommunikation für Sexualverhalten eine weniger bedeutsame Rolle als im Tierreich.

Geruchs- und Geschmacksaversionslernen

Beim Menschen können durch manche unangenehme Gerüche Schutzreflexe, wie z. B. Nies- und Würgereflexe, ausgelöst werden. Stechend riechende Substanzen, wie z. B. Ammoniak, können reflektorischen Atemstillstand verursachen. In diesem Zusammenhang ist wichtig, dass die enge anatomische Verbindung des Geruchs- und Geschmackssinns mit dem limbischen System und dem Hypothalamus den beiden Systemen eine **Sonderstellung in Lernprozessen** verleiht: Während bei allen Versuchen zum klassischen Konditionieren (Kap. 25) das optimale Intervall zwischen neutralem konditionalen Reiz (CS, z. B. Ton) und unkonditionalem Reiz (US, z. B. Schmerzreiz) von einer halben Sekunde bis maximal eine Minute beträgt, kann bei Geruchs- und Geschmacksreizen das **CS-US-Intervall bis zu Stunden** ausgedehnt werden. Trotz dieser langen Intervalle kommt es zu einer konditionierten Reaktion (CR, z. B. Ekel) auf einen neutralen Reiz (CS, z. B. Umgebung der Nahrungsaufnahme). Viele Menschen behalten beispielsweise die

Aversion auf Fischgeruch (CS) ein Leben lang bei, wenn sie einmal verdorbenen Fisch (US) konsumiert hatten, der Stunden später zu Erbrechen (UR, unkonditionierte Reaktion) führte.

Im Bereich der Medizin stellt diese Art von Konditionierung ein Problem in der **Bestrahlungstherapie von Krebsgeschwülsten** dar: Röntgenstrahlung und andere Strahlungsarten stellen wirksame US dar, die offenbar Geschmackssensoren oder deren zentrale Verschaltung so reizen, dass die Patienten eine ausgeprägte **Ekelaversion** gegen alles entwickeln, was mit der Behandlung zusammenhängt, einschließlich der gedanklichen Vorstellung und Antizipation der nächsten Behandlung.

Σ Duftstoffe dienen als Duftabzeichen und Duftmarken, Individuen haben einen Eigengeruch, ebenso Familien. Duftstoffe beeinflussen auch das Fortpflanzungsverhalten und hormonelle Steuerungen. Die Hedonik der Gerüche ist teils angeboren, teils erlernt.

19.4 Bau, Funktion und Verschaltung des Riechsystems

19.4.1 Lage, Bau und nervöse Versorgung des peripheren Riechorgans

Lage und Bau der Riechzellen

Der Geruchssinn nimmt in **Riechzellen** genannten Sensoren seinen Anfang, die tief in der Nasenhöhle liegen. Beim Menschen sind die Riechzellen auf ein kleines, bräunlich-gelb aussehendes Schleimhautareal beschränkt, das **Riechepithel**, das auf jeder Seite etwa 5 cm^2 der hinteren, oberen Nasenhöhle bedeckt (◘ Abb. 19.6a). Es enthält 10–30 Mio. Riechzellen. Das Riechepithel enthält, darin ähnlich den Geschmacksknospen (◘ Abb. 19.1b), 3 Zelltypen: **Riechzellen** (die eigentlichen Sensoren), **Stützzellen** und **Basalzellen** (◘ Abb. 19.6b).

Die Riechzellen sind, anders als die Schmeckzellen (die sekundäre Sinneszellen sind, Abschn. 19.2.1), spezialisierte **bipolare Nervenzellen** mit kurzen, dicken dendritischen

Box 19.2. »Prepared« (vorbereitetes) Lernen und Geruchs- und Geschmacksaversionen

Der Konditionierungserfolg hängt sowohl von der Art des CS wie des US ab. Die Abbildung illustriert dies an einem Experiment von John Garcia (daher auch **Garcia-Effekt** genannt). In **a** (linke Spalte) trinkt die Ratte süßes Wasser in Gegenwart von Licht und Lärm. Danach erhält sie einen schmerzhaften Reiz auf die Pfote (**b**). Danach trinkt sie das süße Wasser nur mehr, wenn das Licht und der Lärm abwesend sind (**c**).

In **d** (rechte Spalte) folgt auf das Trinken des süßen Wassers Röntgenbestrahlung (**e**), welche nach einer halben bis Stunde später zu Erbrechen führt. Diese Tiere tranken nie wieder süßes Wasser, egal ob Licht oder Lärm vorhanden war, sondern nur normales Wasser (auch wenn Licht und Lärm vorhanden, **f**).

Dies zeigt, dass die Tiere in **d, e** und **f** eine gastrointestinale Reaktion (Übelkeit) bevorzugt mit einer anderen **körperinternen Reaktion**, dem süßen Geschmack assoziierten, während die Tiere in **a, b** und **c** lernten, einen sensorischen (Licht, Lärm) mit einem anderen sensorischen Reiz (Schmerz auf Pfote) zu verbinden (eine sog. »Prepared«-Assoziation). Das Experiment zeigt weiter, dass bei Reizen, die auf das gastrointestinale System, Geruch und Geschmack wirken, sehr lange CS-US-Abstände existieren können und trotzdem sehr stabile, oft lebenslange assoziative Verbindungen gelernt werden (»preparedness«).

Die gelb unterlegte Markierung E der linken Ratte steht für »elektrischen Schock«, das rot unterlegte X rechts für »Röntgenstrahlen« (engl. x-rays).

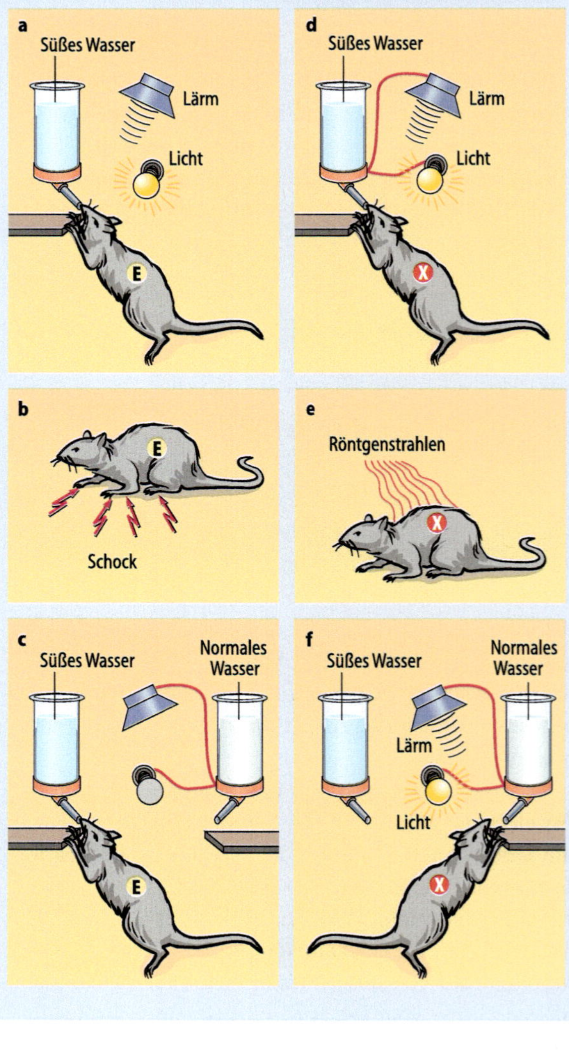

Box 19.3. Gehirn und Schokolade

Die Abbildungen **a** bis **c** zeigen Durchblutungsänderungen des menschlichen Gehirns während die Versuchspersonen Schokolade aßen. Als Vergleichsbedingungen dienten die Einnahme und der Geschmack von Wasser sowie Zungen- und Kaubewegungen. Es zeigt sich bei diesen Messungen ein neuronales Netzwerk gustatorischer Areale, wobei jedes Areal eine Teilfunktion in der Geschmackswahrnehmung übernimmt. Dies ist vergleichbar mit der Multidimensionalität der Schmerzempfindung; die sensorisch-diskriminative Komponente (»süß-bitter«) im postzentralen Kortex ist hier nicht eingezeichnet (◘ Abb. 19.4 und 19.9).

a Primäres kortikales Projektionsareal für Geschmack und Geruch: koronaler Schnitt durch die **vordere Insel**, wo der Geschmack und Belohnungswert repräsentiert sind, beide, sensorische (»bitter«, »süß«, »sauer«) und affektive Analyse (gut, schlecht), überlappen sich hier (▶ Anfärbung). Die Information über den affektiven Wert des wahrgenommenen Reizes kommt aus den mit der Insel verbundenen präfrontalen Regionen **(c)**.

b Kortikale Repräsentation von Hunger und Sättigung: koronarer Schnitt mit Durchblutungsänderung im Thalamus, ventralen Tegmentum und Striatum, die an der Motivation und motorischen Steuerung des Essvorgangs beteiligt sind. Anstieg der Aktivierung im Striatum löst Nahrungssuche und Essen aus, mit Sättigung sinkt die Aktivierung im Striatum.

c Sekundäres »emotionales« kortikales Projektionsareal für Geschmack und Geruch: sagittaler Schnitt und Durchblutungsänderung in der subkallosalen Region und im mediodorsalen Orbitofrontalkortex (vorne rot), die die affektive Bewertung und Reiz-Belohnungs-Assoziation repräsentieren. Der laterale Orbitofrontalkortex wird mit zunehmender Sättigung und Aversion aktiviert, der mediale mit zunehmendem Belohnungswert (»incentive«, Anreizwert des Essens, Kap. 26). Wenn die Schokolade nicht mehr schmeckt, weil die Person gesättigt ist, steigt die Aktivierung im lateralen und nicht im medialen Orbitalkortex; der laterale Orbitalkortex repräsentiert offensichtlich die Aversion. Diese Regionen behalten den Belohnungswert oder Bestrafungswert antizipatorisch im Arbeitsgedächtnis und bestimmen die Richtung unseres Verhaltens, also Annäherung oder Vermeidung einer mit positiver/negativer Verstärkung assoziierten Situation. Die Schnittebene von **b** ist in **c** mit einer gestrichelten Linie und einem Pfeil markiert.

Literatur: Small D, Zatorre R., Dagher A, Evans A, Jones-Gotman M (2001) Changes in brain activity related to eating chocolate. Brain 124:1720–1733

a b c

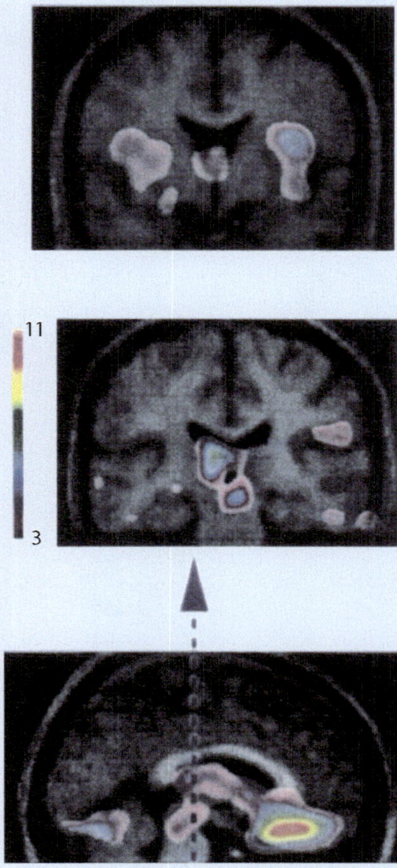

Fortsätzen in Richtung Schleimhautoberfläche (dort senden diese Dendriten zahlreiche Zilien in die Schleimhaut) und jeweils einem langen Fortsatz, der als unmyelinisiertes Axon zentralwärts (zum Bulbus olfactorius ▶ unten) zieht.

Lebensdauer der Riechzellen

Der Mensch besitzt zwischen 10 und 100 Millionen Riechzellen. Wie die Geschmackssinneszellen haben sie nur eine kurze Lebensdauer. Alle 60 Tage werden sie aus den Basalzellen neu gebildet. Diese rasche **Zellmauser der Riechzellen** ist umso beachtenswerter, als sie – anders als die Schmeckzellen – Nervenzellen mit einem Axon sind. Soweit wir wissen, handelt es sich bei ihnen um die einzigen Nervenzellen im erwachsenen Nervensystem, die zu regelmäßiger mitotischer Zellteilung fähig sind. Jede sich neu entwickelnde Riechzelle muss ihren Dendriten zur Riechschleimhaut und ihr Axon in die Gegenrichtung zum Bulbus olfactorius senden.

Σ Die Riechzellen des Riechepithels sind bipolare primäre Sinneszellen; ihre kurzen dendritischen Fortsätze enden in der Riechschleimhaut, die langen axonalen ziehen nach zentral (in den Bulbus olfactorius). Ihre Lebensdauer liegt bei 60 Tagen.

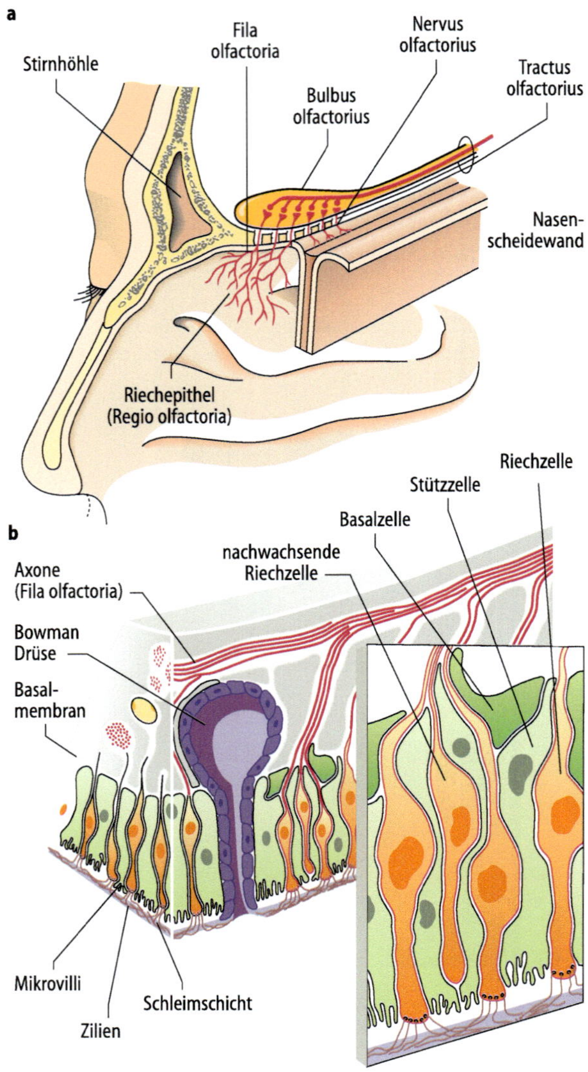

Abb. 19.6a, b. Lage, Aufbau und nervöse Versorgung des Riechepithels. **a** Lage des menschlichen Riechepithels (Regio olfactoria) in der Gegend der oberen und mittleren Conche der lateralen (seitlichen) Nasenwand. Die von den Riechzellen fortführenden Axone ziehen als Fila olfactoria durch die knöcherne Lamina cribosa (Siebbein) und danach gemeinsam als Nervus olfactorius zum Bulbus olfactorius (mit anderen Worten, die Fila olfactoria bilden nach ihrem Durchtritt durch das Siebbein in ihrer Gesamtheit den Nervus olfactorius, der nach sehr kurzem Weg in den Bulbus olfactorius eintritt und dort endet, vgl. auch Abb. 19.8). Dort bilden die Riechzellneurone Synapsen auf den Mitralzellen (Abb. 19.8, 19.9). **b** Der Aufbau des Riechepithels nach mikroskopischen Beobachtungen in 2 verschiedenen Vergrößerungen. Die Riechzellen enden mit den Zilien ihres dicken dendritischen Fortsatzes in der Schleimschicht des Riechepithels. Die dünnen axonalen Fortsätze vereinigen sich zu den Fila olfactoria (► oben)

19.4.2 Arbeitsweise der Riechzellen und des Bulbus olfactorius

Transduktion und Transformation in den Riechzellen

Wie beim Geschmackssinn beginnt die **Transduktion** in den Riechzellen damit, dass sich in der Schleimschicht des Riechepithels Riechstoffmoleküle an spezielle **Rezeptormoleküle** der Zilienmembranen binden. Die Bindung eines Riechstoffmoleküls an ein Rezeptormolekül öffnet dann über eine intrazelluläre Signalkaskade Ionenkanäle für kleine Kationen (Natrium, Kalium). Dies ist beispielhaft in Abb. 19.7a zu sehen.

Die intrazelluläre Signalkaskade besitzt einen großen **Verstärkungsfaktor**, so dass ein **einziges Duftmolekül viele Ionenkanäle** öffnen kann (dies erklärt die sehr niedrigen Schwellenwerte für manche Duftstoffe). Durch die resultierenden Ionenflüsse kommt es zu einem depolarisierenden Sensorpotenzial.

Die Riechzellen sind **spontan** aktiv. Durch das depolarisierende Sensorpotenzial wird die Frequenz der Aktionspotenziale entsprechend erhöht. Diese **Transformation** des Sensorpotenzials in fortgeleitete Aktionspotenziale findet wahrscheinlich am Übergang der Riechzelle in ihr Axon statt.

Alle am Transduktionsprozess beteiligten Moleküle, nämlich Rezeptormolekül, G-Protein und Ionenkanal sind inzwischen isoliert und sequenziert. Es gibt eine mehrere hundert Mitglieder umfassende Genfamilie auf den Chromosomen 11, 17 und 19 für solche Rezeptorproteine, die in ihrer molekularen Struktur sehr ähnlich sind. Jede Riechzelle stellt vermutlich nur einen oder wenige Typen von Rezeptorproteinen her, so dass es **Tausende von Spezialisten unter den Riechzellen** gibt.

Σ Die Transduktion in den Riechzellen läuft über eine intrazelluläre Botenstoffkaskade mit einem großen Verstärkungsfaktor. Das resultierende Sensorpotenzial erhöht die Frequenz der spontan aktiven Riechzellen. Jede Riechzelle besitzt viele unterschiedliche Riechrezeptoren.

Abgestufte Selektivität der Riechzellen, Entstehung von Geruchsprofilen

Ähnlich wie beim Geschmackssinn besitzen daher auch die Riechzellen eine **unvollkommene Spezifität** oder **abgestufte Selektivität** für bestimmte Klassen von Duftstoffen, so dass sie auf Reizung mit entsprechenden **Geruchsprofilen** (Abb. 19.3, Geschmacksprofile), also individuellen Reaktionsspektren, antworten. Für diesen Kodierungsmechanismus und damit für die Existenz von **Rezeptionsorten** an den Riechzellen, die nur bestimmte Stoffgruppen binden, sprechen neben den Ergebnissen elektrophysiologischer Ableitungen von einzelnen Riechzellen bei Wirbeltieren auch Fälle von **partieller Anosmie** beim Menschen

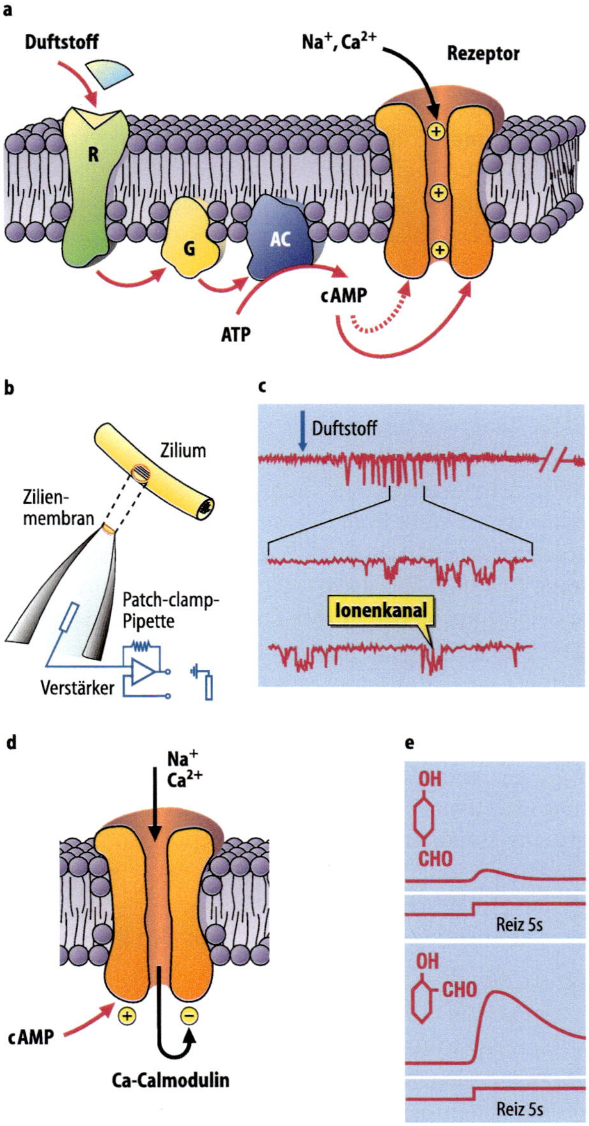

Abb. 19.7a–d. Transduktion an Riechzellen. a Die Bindung eines Duftstoffmoleküls an ein spezifisches Rezeptorprotein *(R)* bewirkt eine G-Protein-vermittelte Aktivierung *(G)* der Adenylatzyklase *(AC)*, die einen Anstieg von cAMP in der Zelle hervorruft. cAMP kann direkt einen unspezifischen Kationenkanal in der Membran des Sinneszelldendriten öffnen. **b** Schema der Entnahme eines Membranfleckchens aus dem Zilium einer Riechsinneszelle mit Hilfe der Patch-Clamp-Pipette. Die zytoplasmatische Seite der entnommenen Membran zeigt nach außen (Inside-Out-Konfiguration). Auf diese Weise kann die Wirkung von Reizsubstanzen auf Rezeptor-Kanal-Komplexe der Membraninnenseite getestet werden. **c** Reaktion einer Riechsinneszelle auf Zugabe von Duftstoff. Nach kurzer Latenz (ca. 200 ms) erfolgt die Öffnung von Ionenkanälen in der Zellmembran, die auf der Aktivierung einer »Second-messenger«-vermittelten Transduktionskaskade beruht. Die untersten Spuren zeigen cAMP-aktivierte Kationenkanäle in höherer Zeitauflösung. **d** Kalziumeinstrom blockiert mit Hilfe von Kalzium-Calmodulin den cAMP-aktivierten Kationenkanal (Adaptation). **e** Rezeptorpotenzial einer Riechzelle des Frosches, die mit o- *(oben)* und p-Hydrobenzaldehyd *(unten)* stimuliert wurde. Zu beachten ist der große Wirkungsunterschied trotz der sehr ähnlichen Struktur der Duftmoleküle

(Box 19.4). Bei solchen partiellen Riechunfähigkeiten wird nur eine begrenzte Zahl von chemisch nah verwandten Gerüchen nicht mehr wahrgenommen.

Die **Riechsinneszellen von Insekten** lassen sich mit Mikroelektroden weit besser untersuchen als die Riechzellen von Wirbeltieren (Abb. 19.7b, c). Dabei sind auch Sensoren gefunden worden, die auf bestimmte Duftstoffe höchst spezifisch reagieren. Außerdem ist es beim Seidenspinner, einem Schmetterling, gelungen nachzuweisen, dass ein einzelnes, auf die Membran einer Sinneszelle auftretendes Molekül des von den Weibchen erzeugten Lockstoffes ausreicht, um ein fortgeleitetes Aktionspotenzial auszulösen.

Elektroolfaktogramm

Vom Riechepithel von Wirbeltieren können bei Duftreizung langsame Potenziale komplexen Aufbaus von einigen Millivolt Amplitude abgegriffen werden. Diese Elektroolfaktogramme (EOG) sind wie Elektroretinogramme Summenpotenziale. Die Analyse des EOG lässt allerdings keine Aussagen über die Eigenschaften einzelner Sensoren zu.

Σ Ein normaler Duftreiz löst wegen deren mangelnder Spezifität (abgestuften Selektivität) Antworten in vielen Riechzellen aus, sodass es in den Axonen der Riechzellen zur Kodierung der Geruchssignale in Form von Geruchsprofilen kommt.

Box 19.4. Störungen des Geruchssinns

Diese kommen in vielfältiger Form vor. Fehlt der Geruchssinn vollständig, so spricht man von (genereller) **Anosmie** (bei vielen Tierarten führt Anosmie zu schweren Störungen des reproduktiven Verhaltens). Bei einer **partiellen Anosmie,** von der oben schon die Rede war, können einige Geruchsqualitäten wahrgenommen werden, andere nicht. Bei einer **Hyposmie** ist die Geruchsempfindlichkeit herabgesetzt, entweder für einige (partielle Hyposmie) oder für alle Riechstoffe (vollständige oder generelle Hyposmie). Das Gegenteil ist die generelle oder partielle **Hyperosmie.** Auch Fehlwahrnehmungen, **Parosmien**, und Geruchswahrnehmungen ohne Vorhandensein von Riechstoffen, also Geruchshalluzinationen, **Phantasosmien**, kommen vor. Schließlich werden **Geruchsagnosien** beobachtet, bei denen die fehlende Geruchswahrnehmung nicht durch eine Störung der Geruchsaufnahme und -verarbeitung, eine Sprachstörung oder ein intellektuelles Defizit verursacht zu sein scheint.

Fällt das gesamte Riechepithel aus, z. B. durch Abscheren der Fila olfactoria im Siebbein bei einem Unfall, so bleiben die vom **Nervus trigeminus** vermittelten stechenden und brenzligen Geruchsempfindungen übrig, ebenso die aus dem Rachenraum möglichen Geruchsempfindungen, die von den **Nn. glossopharyngeus** und **vagus** vermittelt werden (▶ oben).

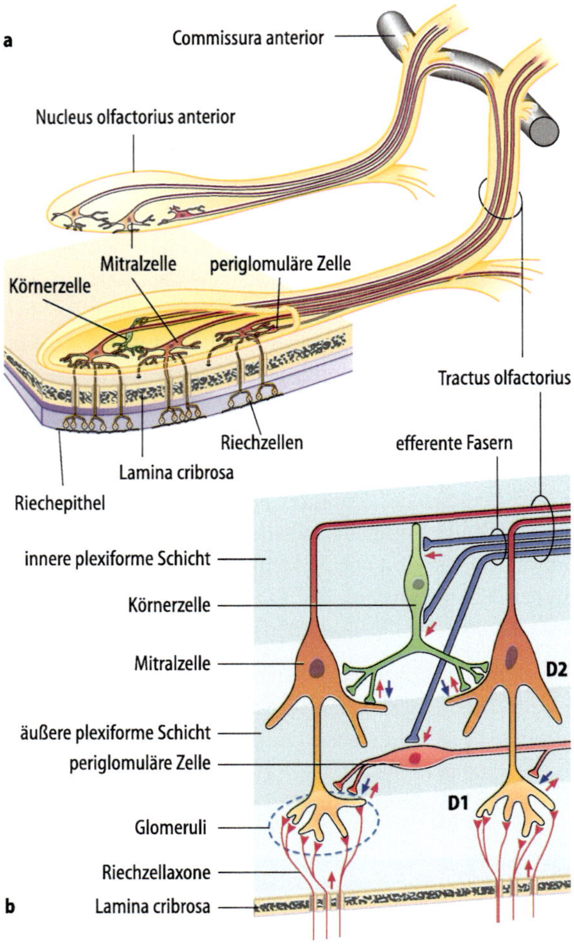

Abb. 19.8a, b. Informationsverarbeitung im Bulbus olfactorius. **a** Überblick über die Ein- und Ausgänge des Bulbus olfactorius. Die Fila olfactoria bilden nach ihrem Durchtritt durch das Siebbein (Lamina cribrosa) in ihrer Gesamtheit den Nervus olfactorius (nicht beschriftet), der nach sehr kurzem Weg in den Bulbus olfactorius eintritt und dort endet. **b** Schichtenanordnung und neuronale Verschaltung im Bulbus olfactorius. In den Glomeruli enden die Riechzellaxone (aus dem N. olfactorius, ▶ oben) an den primären (D1) Dendriten der Mitralzellen. Die periglomerulären Zellen ermöglichen eine laterale Modulation der Mitralzellen. Ebenso wie die Körnerzellen, die an den sekundären Dendriten (D2) der Mitralzellen enden, vermitteln sie die efferenten Zuflüsse in den Bulbus olfactorius *(rechts oben* eintretend). Die Richtung der synaptischen Übertragung ist durch Pfeile angegeben (Erregung blau, Hemmung rot)

Verarbeitung der Geruchssignale im Bulbus olfactorius

Die oben schon mehrfach erwähnten unmyelinisierten axonalen Fortsätze der Riechzellen bilden beim Austritt aus der Riechschleimhaut Bündel von 10–100 Axonen. Sie werden **Fila olfactoria** genannt. Diese treten durch die feinen Löcher des knöchernen Siebbeines (Lamina cribosa) aus der Nasenhöhle aus, um zusammen als **Nervus olfactorius** (er ist der I. Hirnnerv) zum **Bulbus olfactorius** zu ziehen (Abb. 19.8 und 19.9), um dort synaptisch an den Mitralzellen zu enden.

Diese auffallend großen **Mitralzellen** stellen das zweite Neuron in der Riechbahn dar. Sie senden den Riechzellaxonen einen großen Dendriten entgegen (D1 in Abb. 19.8b). Auf jede dieser kugeligen synaptischen Kontaktzonen, genannt **Glomeruli**, also auf eine Mitralzelle, konvergieren etwa 1000 Riechzellaxone. Zwischen den Glomeruli – und diese miteinander verbindend – liegen die **periglomulären Zellen**, die ebenfalls Synapsen von den Riechzellaxonen erhalten. Auf diese Weise ist eine erste Informationsverarbeitung schon innerhalb der Glomeruli möglich.

An den sekundären Dendriten der Mitralzellen (D2 in Abb. 19.8b) bilden Dendriten der **Körnerzellen** *(grün)* ebenfalls in beiden Richtungen wirksame dendro-dendritische Synapsen aus, über die die Impulsbildung in den Mitralzellen kontrolliert werden kann, wobei die auf die Mitralzellen wirkenden Synapsen hemmend wirken (dies ist in gleicher Weise in den Glomeruli der Fall). Die Körnerzellen stehen ihrerseits unter einer starken **efferenten Kontrolle** (lila in Abb. 19.8b). Die efferenten Axone enden aber nicht nur an den Körner-, sondern auch an den periglomulären Zellen. Sie sind dementsprechend in der Lage, die über die Fila olfactoria einlaufenden Erregungen über 2 Wege bereits auf der Ebene der Mitralzellen zu modulieren.

Die wesentlichen Merkmale der Informationsverarbeitung im Nervennetzwerk des Bulbus olfactorius sind also
- eine **starke Konvergenz** der Riechzellaxone auf die Mitralzellen,
- **ausgeprägte Hemmechanismen** und
- eine **efferente Kontrolle** der einlaufenden Erregungen.

Σ Die Fila olfactoria ziehen als N. olfactorius (I. Hirnnerv) zum Bulbus olfactorius, wo sie mit hoher Konvergenz an den Glomeruli der Mitralzellen enden. Im Bulbus olfactorius findet mit Hilfe der periglomerulären und der Körnerzellen sowie efferenten Fasern bereits eine erste Verarbeitung der Geruchssignale statt.

19.4.3 Zentrale Signalverarbeitung

Zentrale Verarbeitung im Riechhirn

Den Ausgang des Bulbus olfactorius bilden die Axone der Mitralzellen (Abb. 19.8a, b), die als **Tractus olfactorius** zentralwärts ziehen. Ein Teil dieser Axone bildet, wie in Abb. 19.8a zu sehen, rückläufige Kollateralen aus, die über die vordere Kommissur als zentripetale Faser zum kontralateralen Bulbus ziehen und sich dort an der efferenten Kontrolle (▶ oben) beteiligen.

Der **Tractus olfactorius endet** in verschiedenen Gebieten des Palaeokortex, die insgesamt als **Riechhirn** bezeichnet werden (Abb. 19.9). Dazu gehören das Tuberculum olfactorium, die Area praepiriformis, ein Teil des Mandelkerns (Corpus amygdaloideum) sowie die Regio entorhinalis. Alle diese kortikalen Areale gehören zum Typ des

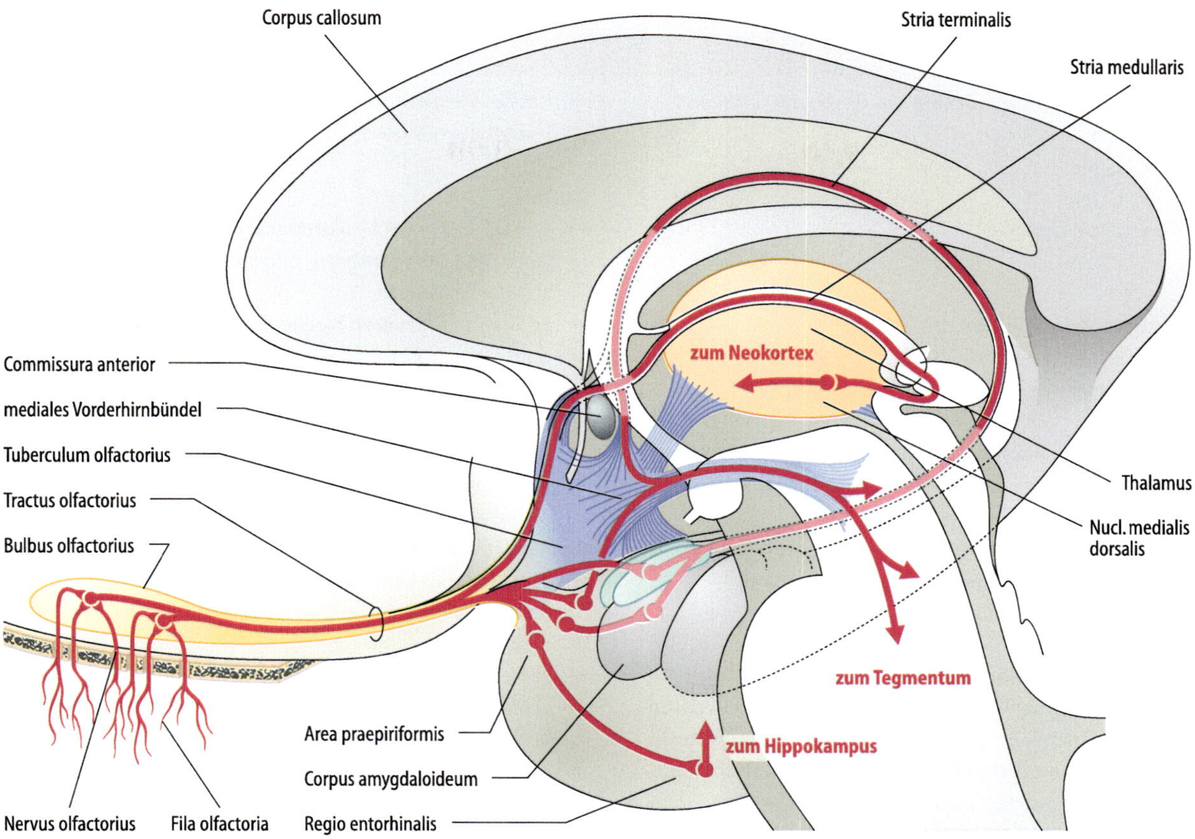

Abb. 19.9. Verlauf und Verbindungen der Riechbahn. Den Ausgang des Bulbus olfactorius bilden die Axone der Mitralzellen (Abb. 21.8), die als Tractus olfactorius zentralwärts ziehen. Wie im Text beschrieben, endet dieser in den verschiedenen Anteilen des paläokortikalen Riechhirns. Erst von dort ziehen Verbindungen einerseits über den Thalamus zum Kortex und andererseits zum limbischen System

dreischichtigen Allokortex, der wesentlich einfacher als der sechsschichtige Neokortex aufgebaut ist (Abschn. 5.3.1). Innerhalb dieser Riechhirnareale gilt die **Area praepiriformis** (Abb. 19.9) als das wesentliche Zentrum für die **Geruchsdiskrimination**.

Σ In den verschiedenen Arealen des Riechhirns endet der Tractus olfactorius. Diese Areale gehören zum dreischichtigen Allokortex. Die Geruchsdiskrimination findet hauptsächlich in der Area praepiriformis des Riechhirns statt.

Beteiligung von Thalamus, Neokortex und limbischem System

Die Verarbeitung der von den Riechzellen kommenden Information endet aber nicht im Riechhirn. Wie alle anderen Sinnesinformationen auch, wird die Riechinformation zum einen über den Thalamus zum Neokortex geleitet. Wie Abb. 19.9 zeigt, nimmt diese Verbindung im Tuberculum olfactorium ihren Ausgang. Sie zieht zum ipsilateralen dorsomedialen Kern des **Thalamus** und von dort zum ipsilateralen **orbitofrontalen Neokortex**. Zum anderen, hierin gleicht der Geruchssinn dem Geschmackssinn (▶ oben), nehmen vom Riechhirn Bahnen zum **limbischen System** (Mandelkern, Hippokampus) ihren Ausgang. Von dort werden auch Verbindungen mit den vegetativen Kernen des **Hypothalamus** und der **Formatio reticularis** des Hirnstammes hergestellt. Die limbischen Anteile der Riechbahnen, zusammen mit den orbitofrontalen, werden für die starke emotionale Komponente (hedonische Komponente) der Geruchswahrnehmungen verantwortlich gemacht. Der thalamokortikale Anteil dürfte mehr mit sensorischen Geruchsdiskriminationen befasst sein.

Σ Die Riechbahn führt vom Bulbus olfactorius über wenige Schaltstationen zum Riechhirn und zum Neokortex sowie zum limbischen System, zum Hypothalamus und zur Formatio reticularis.

Zusammenfassung

Als die **5 Grundqualitäten** des Geschmacks gelten:
- süß,
- sauer,
- bitter,
- salzig und
- umami.

Als **Nebenqualitäten** des Geschmacks gelten:
- alkalisch (oder seifig) und
- metallisch.

Die **Geschmacksqualtitäten**
- sind auf der Zungenoberfläche ohne eindeutige Topographie angeordnet;
- haben Wahrnehmungsschwellen, die besonders für bittere und saure Stoffe sehr niedrig sind;
- zeigen eine deutliche Adaptation.

Als **Hauptaufgaben des Geschmacksinns** gelten:
- Prüfung der Nahrung auf Verträglichkeit, bei besonders hoher Empfindlichkeit für (giftige) Bitterstoffe;
- antizipatorische und reflektorische Anregung und Steuerung der Sekretfreisetzung durch die Verdauungsdrüsen;
- seine psychophysiologische Rolle als primärer positiver Verstärker oder als primärer Bestrafungsreiz: Die Reaktionsmuster auf Geschmacksreize sind teils angeboren, teils erworben. Geschmacksreize gelangen direkt in positive oder negative Verstärkerzonen des Gehirns und stellen daher besonders wirksame Reize für dauerhaftes instrumentelles Lernen dar.

Die **Schmeckzellen**
- sind in den **Geschmacksknospen** der Geschmackspapillen (Pilz-, Wall- und Blätterpapillen) wie Apfelsinenscheiben angeordnet;
- sind **sekundäre Sinneszellen**, die von afferenten Nervenfasern des VII. und IX. Hirnnerven innerviert werden.
- Ihre afferenten Nervenfasern sind für mehrere, oft **alle** Geschmacksqualitäten empfindlich.
- Sie verschlüsseln die Information über die Geschmacksqualität im afferenten Impulsmuster, das daher auch als **Geschmacksprofil** bezeichnet wird.

Die **Geschmacksbahn**
- führt über den **Tractus solitarius** und den Thalamus überwiegend ipsilateral zur **primär sensorischen Hirnrinde** und zur **Inselregion**;
- hat Kollateralen, die zum limbischen System und zum Hypothalamus gehen.

Düfte
- werden in 7 typische **Duftklassen** eingeteilt;
- sind meist **Duftgemische**, in denen es charakteristische Leitdüfte gibt;
- können zu **mehreren Tausenden** unterschieden, aber oft nicht benannt werden;
- werden bei sehr geringer Konzentration zunächst nur **wahrgenommen** und erst bei höherer Konzentration **erkannt**;
- haben eine sehr ausgeprägte **Adaptation**.

Als **Hauptaufgaben des Geruchssinns** gelten
- seine Rolle als Duftabzeichen, Duftmarken, Eigen- und Familiengeruch etc. im Bereich der **sozialen Beziehungen**,
- seine Rolle bei der **Steuerung der Fortpflanzung**,
- seine ausgeprägte angeborene und erlernte **Hedonik** und
- seine **Schutzfunktion** gegen aversive Geruchsreize.

Die **Riechzellen**
- sind **primäre Sinneszellen**, die auf das Riechepithel der Nase begrenzt sind;
- haben zentrale Axone, die als **Fila olfactoria** zum Bulbus olfactorius ziehen;
- sind **spontan aktiv**;
- haben **Transduktionsmechanismen,** die über sekundäre Botenstoffe laufen und im Endeffekt die Spontanfrequenz erhöhen;
- haben je nach ihrem Rezeptorbesatz eine **abgestufte Selektivität**.

Die **Verarbeitung der Geruchssignale**
- **beginnt im Bulbus olfactorius**, wo sie durch starke Konvergenz, ausgeprägte Hemmprozesse und eine deutliche efferente Kontrolle gekennzeichnet ist;
- setzt sich in den verschiedenen Arealen des **Riechhirns** (Tuberculum olfactorium, Area praepiriformis, Regio entorhinalis) fort, die alle zum dreischichtigen **Allokortex** gehören;
- schließt auch die Weiterleitung in den **Thalamus** und den **orbitofrontalen Neokortex** ein;
- findet auch **im limbischen System**, im Hypothalamus und in der Formatio reticularis statt.

Literatur

Capaldi ED, Powley TL (eds) (1993) Taste, experience and feeding. Am Psychol Ass, Washington
Fain GL (2003) Sensory transduction. Sinauer, Sunderland
Norris DM (ed) (1981) Perception of behavioral chemicals. Elsevier, Amsterdam
Maelicke A (Hrsg) (1990) Vom Reiz der Sinne. VCH, Weinheim
Ohloff G (1990) Riechstoffe und Geruchssinn. Springer, Berlin Heidelberg New York Tokyo
Schmidt RF, Lang F (Hrsg) (2007) Physiologie des Menschen, 30. Aufl. Springer, Berlin Heidelberg New York Tokyo
Schmidt RF, Schaible H-G (Hrsg) (2006) Neuro- und Sinnesphysiologie, 5. Aufl. Springer, Berlin Heidelberg New York Tokyo

IV Funktionen des Nervensystems und Verhalten

»Wer weiß, ob die Gedanken
nicht auch einen ganz winzigen Lärm machen,
der durch feinste Instrumente aufzufangen
und empirisch (durch Vergleich oder Experiment)
zu enträtseln wäre?«

Chr. Morgenstern

20 Methoden der Biologischen Psychologie

N. Birbaumer (et al.), *Biologische Psychologie*, Springer-Lehrbuch,
https://doi.org/10.1007/978-3-540-95938-0_20

Der amerikanische Psychologe Karl S. Lashley (1880–1958) trainierte Ratten, auf 2 Lichtreize mit 2 unterschiedlichen Verhaltensweisen zu reagieren: Durch unmittelbare Belohnung der jeweils richtigen Reaktion lernten die Tiere rasch, beim Lichtreiz A mit der einen Pfote und beim Lichtreiz B mit der anderen Pfote zu drücken. Danach zerstörte Lashley einen Großteil der Verbindungen zwischen den Großhirnarealen, indem er eine Vielzahl von Schnitten im Gehirn der Tiere anbrachte. Auch nach fast völliger Zerstörung der Verbindungen und Kortexregionen konnten die Tiere das gelernte Verhalten reproduzieren. Daraus und aus vielen anderen, ähnlichen Experimenten schloss Lashley, dass zumindest am Kortex keine speziellen »Zentren« für Lernen und Gedächtnis existieren, sondern dass alle Großhirnareale gleich (equi-) geeignet (-potenzial) für die Etablierung von Gedächtnisspuren (Engrammen) seien. Dieser Auffassung einer Äquipotenzialität für Lernprozesse wurde von 2 Neurochirurgen, W. Penfield und T. Rasmussen, energisch widersprochen: Schon nach relativ kleinen Zerstörungen oder Reizungen in temporalen Regionen während Hirnoperationen an Patienten traten deutliche Gedächtnisstörungen auf. Auch die Wiederholung der Eingriffe an Tieren erbrachte Ausfälle in der Lern- und Gedächtnisleistung. Betrachtet man diese Widersprüche rein theoretisch, so erscheinen sie kaum auflösbar; Lokalisationisten und Vertreter der Äquipotenzialität standen einander im 19. und 20. Jahrhundert stets ohne gegenseitiges Verständnis gegenüber. Dabei handelt es sich um einen Konflikt, der nur durch 2 verschiedene methodische Zugänge bedingt ist. Im Fall von Lashley unterbrach er die Verbindungen innerhalb des Kortex, während die Neurochirurgen auch die Verbindungen zu subkortikalen Regionen zerstörten.

20.1 Forschungsstrategien in den Neurowissenschaften

20.1.1 Gehirn und Verhalten als unabhängige und abhängige Variablen

Manipulation und Registrierung

Wir unterscheiden 2 methodische Zugänge zur Untersuchung der Zusammenhänge zwischen physiologischen Prozessen und Verhalten:

a) Das physiologische Substrat wird als unabhängige Variable manipuliert und Verhalten als abhängige Variable gemessen.
b) Verhalten wird als unabhängige Variable manipuliert und Veränderungen des physiologischen Substrats werden als abhängige Variable gemessen.

Biologische Psychologie und Neuropsychologie benutzen fast ausschließlich Methode a, die Psychophysiologie dagegen meist die Methode b. Läsion und Stimulation des Nervengewebes im Tierversuch (a) beherrschen die Geschichte der Biologischen und Physiologischen Psychologie, während Registrierung von hirnelektrischen oder magnetischen Prozessen bei Verhalten und Denkprozessen (b) im Humanversuch in der Psychophysiologie dominiert.

Die Neuropsychologie steht methodisch zwischen Biologischer Psychologie und Psychophysiologie; sie untersucht Verhaltens- und Denkstörungen nach Läsionen und Störungen des menschlichen Gehirns (Kap. 1). Mit der Entwicklung bildgebender Verfahren (Abschn. 20.6) wurde eine neue Phase der Neurowissenschaften eingeleitet: Die Aktivität des gesamten lebenden menschlichen Gehirns kann ohne Eingriff während Verhaltens- und Denkprozessen studiert werden.

Hirnstrukturen und Hirnprozesse

Während man bei der Strategie (a) in der Regel enge Zusammenhänge zwischen einzelnen Hirn**strukturen** und Verhalten findet, berichten die Vertreter der Strategie (b) fast ausschließlich Zusammenhänge zwischen Hirn**prozessen** und Verhalten und weniger klare Beziehungen zu einzelnen anatomischen Regionen. Dies liegt natürlich daran, dass Manipulation des physiologischen Substrats (a) fast immer an einem oder mehreren **Orten** im Gehirn oder an einzelnen Zellen erfolgt, während Strategie (b) Verhalten manipuliert und an den meisten Verhaltensweisen – und seien sie noch so einfach – mehrere Hirnregionen oder Zellen beteiligt sind, so dass man deren Abhängigkeit von bestimmten anatomischen Konfigurationen leicht aus den Augen verliert und sich bei Registrierung der abhängigen physiologischen Variablen auf deren dynamischen Verlauf konzentriert.

Σ Je nach methodischem Zugang konzentriert sich die Biologische Psychologie mehr auf die anatomischen Orte oder auf die Dynamik von Hirnprozessen.

20.1.2 Forschungsstrategien der Biologischen Psychologie

Interaktive Forschungsstrategien

Abb. 20.1 gibt 4 verschiedene methodische Zugänge der Biologischen Psychologie wieder, die sich aus den beiden beschriebenen Forschungsstrategien ergeben. In der Realität werden durch die hohe methodische Spezialisierung die 4 Forschungsstrategien getrennt angewandt. Dies stellt das größte Hindernis für ein tieferes Verständnis der Hirn-Verhaltens-Beziehung dar. Manchmal wird schrittweise von Strategie zu Strategie vorgegangen. Der Idealfall interdisziplinärer und interaktiver Strategie (Abb. 20.1d) ist selten.

Beispiel: Intelligenztraining

Betrachten wir als Beispiel die Frage der biologischen Grundlagen der Intelligenz (Abschn. 28.1): Zunächst stellen wir fest, dass bei Zerstörung oder Wachstumsverände-

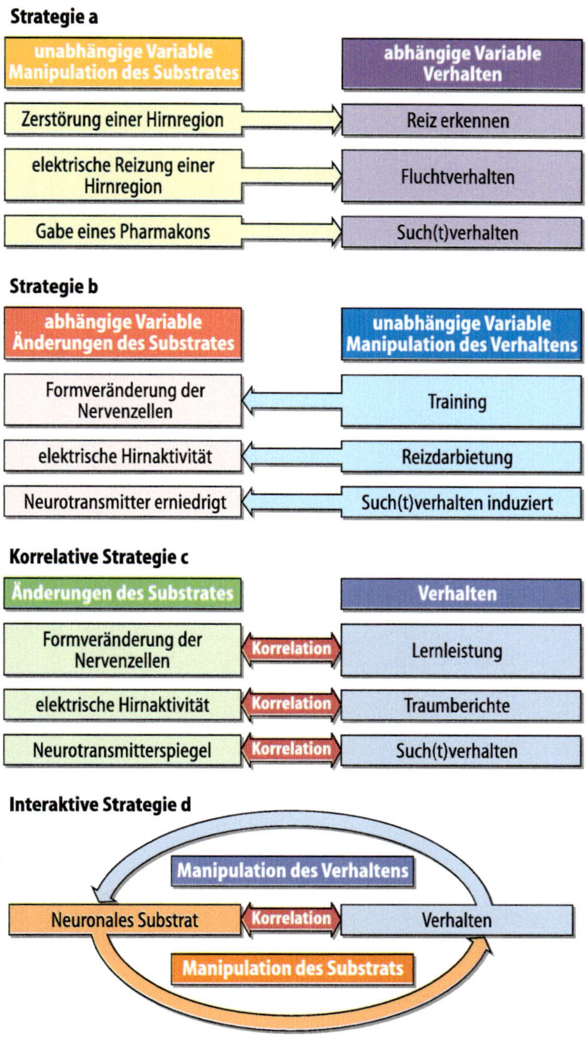

Modifiziert nach Rosenzweig MR, Leiman LA, Breedlove SM (2005). Mit freundlicher Genehmigung von Sinauer.

Abb. 20.1a–d. Die Forschungsstrategien der Biologischen Psychologie

rung einiger kortikaler Hirnregionen einzelne Intelligenzaufgaben nicht mehr gelöst werden. Wir trainieren danach diese Intelligenzaufgaben über viele Monate bei Kindern oder Tieren und messen die Durchblutungsänderung oder das Zellwachstum in den posterioren Hirnregionen. Danach beobachten wir über diesen Arealen charakteristische Unterschiede der elektromagnetischen Aktivität zwischen intelligenten und weniger intelligenten Personen (Abb. 20.14) und korrelieren diese miteinander.

Schließlich trainieren wir die elektromagnetische Aktivität selbst, in dem wir spezifisch jene Hirnwellen produzieren lassen, die die intelligenztypische Hirnaktivität über den gewünschten Arealen vermehren. Erhöht sich danach die Intelligenzleistung proportional, so haben wir mit großer Wahrscheinlichkeit einen von vielen möglichen kausalen Mechanismen aufgeklärt, nämlich, dass eine bestimmte Konfiguration von Zellsystemen eine spezifische Hirnaktivität produziert, die zur Lösung von Intelligenzaufgaben notwendig ist.

Die Herstellung kausaler Beziehungen zwischen Gehirn, Körper und Verhalten erfordert die simultane Erfassung und Beeinflussung von physiologischen und psychologischen Variablen.

20.2 Neuroanatomische und neurochemische Methoden

20.2.1 Mikroskopie und Histologie

Fixation und Färbung

Tabelle 20.1 gibt die wichtigsten Größenverhältnisse im Nervensystem wieder. Um Zellanhäufungen und Bahnen im Lichtmikroskop sichtbar zu machen, ist erforderlich, das Nervengewebe zu fixieren und zu färben. Fixierung wird benötigt, um die postmortale Auflösung des Materials zu verhindern. Dazu wird meist Formalin verwendet. Vor der Fixierung wird das Blut in den Gefäßen durch eine andere Flüssigkeit ersetzt; dieser Prozess wird **Perfusion** genannt. Nach dem Fixieren kann das neuronale Gewebe mit einem **Mikrotom** in Scheiben von 1–80 µm Dicke geschnitten werden. Vorher muss das Nervengewebe gehärtet werden; dazu wird es entweder in Paraffin getränkt oder gefroren. Die Schnitte werden auf Glasplättchen fixiert und anschließend meist gefärbt.

Je nach Färbemethode werden entweder **Zellkörper, Myelinscheiden** oder **Zellmembranen** angefärbt (Abb. 20.2). Zur Zellkörperfärbung wird meist die **Nissl-Färbung** (Abb. 20.2c) verwendet: Methylenblau und andere Farben, die auch zum Einfärben von Stoffmustern verwendet werden, verbinden sich mit Zellproteinen und färben sie dunkler als die myelinisierten Fasern. Zur Sichtbarmachung der myeliniserten Faseranteile werden andere Färbemittel verwendet, zur Membranfärbung die **Golgi-Färbung.** Dabei werden Soma-, Axon- und Dendritenmembranen durch Salze verschiedener Schwermetalle (meist Silber oder Schwärzung mit Osmiumtetroxid) gefärbt (Abb. 20.2).

Elektronenmikroskopie

Eine mehr als 1500-fache Vergrößerung erbringt auf Grund der Wellenlänge des sichtbaren Lichts keine Verbesserung der Detailauflösung im Lichtmikroskop. Im **Elektronenmikroskop** wird ein Elektronenstrahl mit elektromagnetischen Feldern auf das extrem dünn geschnittene Präparat (<1 µm) gerichtet, das den Elektronen einen gewissen Widerstand entgegensetzt. Hinter dem Präparat werden die verbliebenen Elektronen auf einem photographischen Film aufgefangen. Abb. 2.11d und e in Abschn. 2.3.3 geben elektronenoptische Aufnahmen der Querschnitte dünner Nervenfasern wieder. Das Auflösungsvermögen liegt im Bereich von 0,1–1,5 µm, damit kann man auch kleine Moleküle sichtbar machen.

Nach Fixierung und Färbung des Nervengewebes kann es entweder lichtmikroskopisch oder elektronenmikroskopisch betrachtet werden.

Tabelle 20.1. Größenverhältnisse im Gehirn, Vergrößerungs- und Maßeinheiten

Struktur	Größe	Messeinheit	Vergrößerung	Messmethode
Gehirn	Gehirn eines Erwachsenen: 15 cm von frontal nach okzipital	1 cm = 10^{-2} m	1	Freies Auge
Zerebraler Kortex	Der menschliche Kortex ist 3 mm dick	1 mm = 10^{-3} m	x 10	Freies Auge
Nervenzellen	Große Neurone (Zellkörper): ca. 100 µm (0,1 mm) im Querschnitt	0,1 mm = 10^{-4} m = 100 µm	x 100 (10^2)	Freies Auge / Lichtmikroskop
Teile von Neuronen	Große Axone und Dendriten: ca. 10 µm (0,01 mm) im Querschnitt	0,01 mm = 10^{-5} m = 10 µm	x 1000 (10^3)	Lichtmikroskop
Synapse	1 µm Querschnitt	1 µm = 10^{-6} m	x 10 000 (10^4)	Lichtmikroskop
Synaptischer Spalt	20 nm	0,1 µm = 100 nm = 10^{-7} m	x 100 000 (10^5)	Lichtmikroskop / Elektronenmikroskop
Neuronale Membran	5 nm dick	10 nm = 10^{-8} m	x 1 000 000 (10^6)	Elektronenmikroskop
Ionenkanal	Querschnitt 0,5 nm	1 nm = 10^{-9} m	x 10 000 000 (10^7)	Elektronenmikroskop

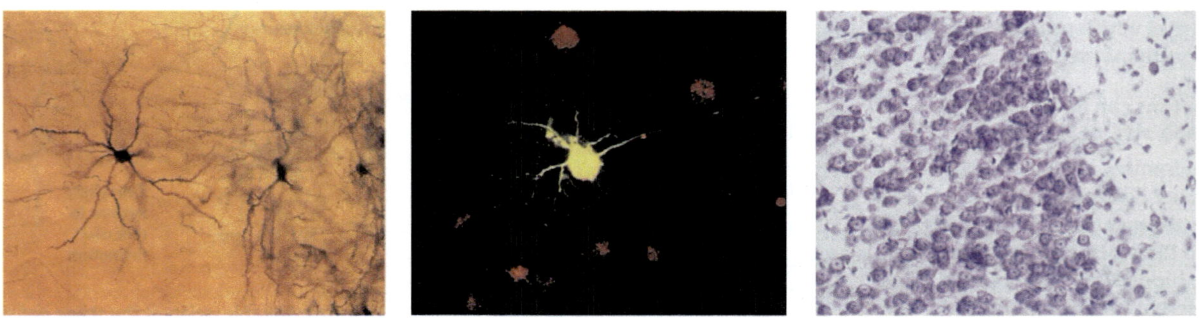

a b c

Abb. 20.2a–c. Färbemethoden für Nervenzellen: **a** Golgi-Färbung, **b** fluoreszierender Farbstoff, **c** Nissl-Färbung

Degenerationsmethoden

Wenn ein Zellkörper zerstört oder ein Axon von diesem abgeschnitten wird, stirbt das Axon innerhalb von einigen Tagen bis Wochen ab. Dies wird **anterograde Degeneration** genannt. Auch die Zellkörper und Dendriten schrumpfen meist nach dem Abtrennen ihres Axons; nach Läsionen kommt es auch zu **transsynaptischer Degeneration**, d. h. auch die postsynaptischen Neurone weisen Zerfallserscheinungen auf. Die degenerierenden Axone werden wie bei der Golgi-Färbung präpariert. Dazu werden Materialien verwendet, die speziell degenerierende Axone anfärben.

Meerrettichperoxidase

Die Meerrettichperoxidase (MRP, »horseradish peroxidase«) ist ein Enzym, das spezifisch von den **präsynaptischen Endigungen** der Axone (nicht von den Axonen selbst) aufgenommen und von dort zum Zellkörper transportiert wird (**retrograder axoplasmatischer Transport**). MRP wird in die interessierende Region eingespritzt, das Tier ca. 1 Tag danach getötet und das geschnittene Präparat auf MRP angefärbt. Für die angefärbten Somata gilt, dass ihre Axone zum Einspritzort der MRP projizieren und dort synaptisch enden. Damit kann man also die Axone, die zu den interessierenden Zellen hinführen, markieren.

Degenerationsmethoden markieren jene Teile des Neurons, die nach Läsion absterben. Meerrettichperoxidase erlaubt die Färbung von Axon und Zellkörper.

Immunhistochemische Färbungen

Immunhistochemische Methoden können sowohl am lebenden wie toten Präparat verwendet werden. Sie erlauben v. a. die Beobachtung von Axonen. Dazu werden zunächst spezifische Antikörper gegen unterschiedliche Zellbestandteile hergestellt. Der spezifische Antikörper bindet an sein Gewebsantigen (Kap. 9); der Ort dieser Antigen-Antikörper-Reaktion kann dann mit **Immunfluoreszenz** oder **Immunhistochemie** sichtbar gemacht werden. Die Immunfluoreszenz bindet den Antikörper an ein fluoreszierendes Molekül, die Immunhistochemie bindet den Antikörper an eine chemische Verbindung (häufig wird das Ferment **Peroxidase** als Markierung verwendet), die im Licht- oder Elektronenmikroskop sichtbar ist.

Antikörper werden heute gentechnisch hergestellt; man nennt die für die Histochemie wichtigen Antikörper **monoklonal**. Monoklonale Antikörper werden über **Klonierung** hergestellt: Dabei wird aus Zellkulturen über Anregung der Zellteilung ein Zellstamm (Klon) isoliert, der einen einzigen Antikörper bildet (Kap. 23).

Immunhistochemische Methoden sind besonders für die Darstellung von Axonen geeignet.

20.2.2 Neurochemische Methoden

Aminosäurenautoradiographie

Bei der Aminosäurenautoradiographie werden radioaktive Proteine (Definition »radioaktiv«, Abschn. 20.6) in die extrazelluläre Umgebung jener Nervenzellsysteme eines Versuchstieres eingespritzt, die interessieren. In den nächsten 1–2 Tagen werden die radioaktiv markierten Proteine in die Zellen aufgenommen und über das Axon zu den präsynaptischen Endigungen transportiert.

Das nach Fixation (► oben) geschnittene Hirnmaterial wird dann in einer Dunkelkammer mit photographischer Emulsion bestrichen; nach Wochen werden die Emulsionen wie ein Film entwickelt, und die radioaktiv bestrahlten Stellen erscheinen als schwarze Punkte auf dem ansonsten wie üblich angefärbten histologischen Schnitt.

Zwar ist die allen psychischen Vorgängen zugrunde liegende Aktivität elektrisch, aber dieser elektrischen Aktivität gehen chemische Prozesse voraus und auf elektrische Aktivität folgen neurochemische Änderungen. Der Hirnstoffwechsel benutzt als Energielieferant primär Glukose. Deshalb wird vor der Autoradiographie oft **2-Deoxyglukose (2-DG)** in das Tier injiziert, weil es gut in die aktiven Zellen aufgenommen wird. So kann man die vor dem Tod des Tieres aktivsten Hirnregionen darstellen. Beim Menschen kann dies auch ohne Gewebsfixierung nach Injektion oder Naseneinatmung radioaktiven 2-DGs und mit einer PET-Kamera (Positronenemissionstomographie) realisiert werden (Abschn. 20.6; ◻ Abb. 20.21).

Bei autoradiographischen Methoden werden radioaktive Substanzen in das Nervengewebe eingespritzt, die dort selektiv aufgenommen werden. Dadurch kann die radioaktive Strahlung lokal gemessen werden.

Genaktivierung

In aktivierten Neuronen werden spezifische Gene im Zellkern exprimiert und Proteine produziert. Ein besonders wichtiges Zellkernprotein wird **Fos** genannt, das ebenfalls autoradiographisch sichtbar gemacht werden kann.

Mit der **In-situ-Hybridisierung** lassen sich im Prinzip alle Peptide und Proteine sichtbar machen. Wie in Abschn. 23.1 kurz beschrieben, wird die genetische Information vom Chromosom auf ein Stück mRNS kopiert, das den Zellkern verlässt und zum Ribosom wandert, wo das Protein synthetisiert wird. Wenn man die Sequenz der Nukleotide der mRNS kennt, wird diese Sequenz hergestellt und radioaktiv markiert. Hirnschnitte werden dann der radioaktiven mRNS ausgesetzt und in den Zellen, wo das jeweilige Protein synthetisiert wird, aufgenommen. Mit Autoradiographie werden sie dann sichtbar gemacht.

Mikrodialyse

Zur Messung der **Sekretion von Neurotransmittern** in einzelnen Hirnregionen im Tierversuch wird diese Technik eingesetzt. ◻ Abb. 20.3 illustriert das Prinzip: Eine künstliche Membran in Form eines Zylinders wird in das interessierende Gewebe eingeführt. Diese Membran ist nur für eine bestimmte Molekülgruppe permeabel, z. B. Azetylcholin. Eine kleine Menge Flüssigkeit, die der extrazellulären Flüssigkeit (Azetylcholin) äquivalent ist, wird durch das innere Röhrchen gepumpt. Die Flüssigkeit zirkuliert am Ende der Sonde, wo die Dialysemembran angebracht ist. Von dort entweicht die eingepumpte Flüssigkeit in die äußere Röhre. Die äquivalente Extrazellulärflüssigkeit im Gehirn, also Azetylcholin, wird durch Diffusion über die Membran gedrückt und von der abfließenden Äquivalentflüssigkeit mitgerissen. Über die nach außen führende Röhre kann dann die Menge des zusätzlichen Azetylcholin gemessen werden. Änderungen von wenigen Molekülen Transmittersubstanz können auf diesem Wege erfasst werden.

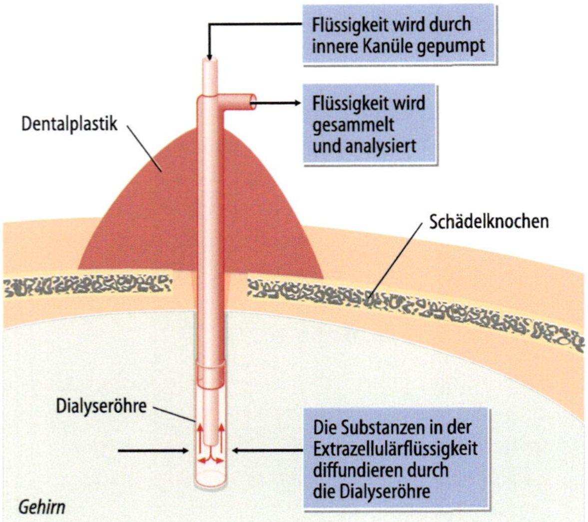

Abb. 20.3. Mikrodialyse zur Gewinnung von freigesetzten Molekülen aus dem Extrazellulärraum. Eine Blutersatzlösung (isotonische Salzlösung) wird langsam in die Mikrodialyse-Kanüle gepumpt, wo sie die Moleküle aus der extrazellulären Flüssigkeit aufnimmt. Die Flüssigkeit wird dann aufgefangen und mit der Methode der Flüssigkeitschromatographie (HPLC) auf die in ihr enthaltenen Substanzen analysiert

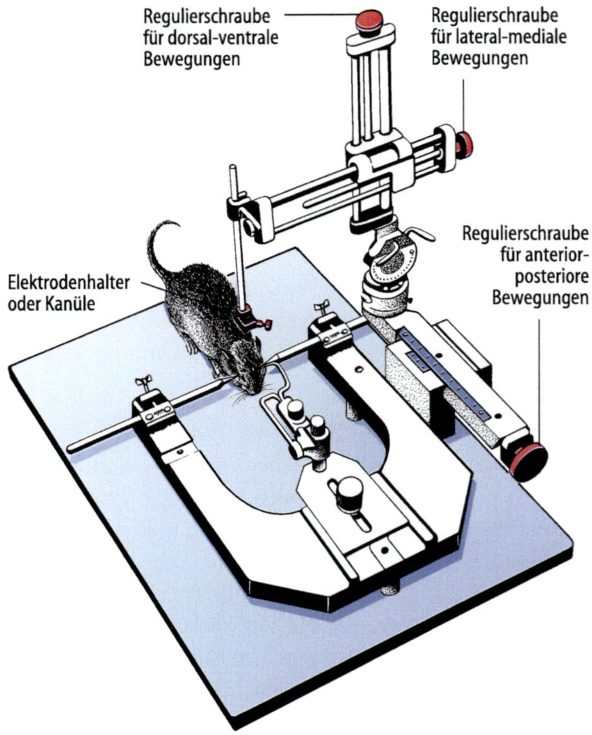

Abb. 20.4. Stereotaxie. Ein stereotaktischer Apparat für Ratten. Besprechung im Text. Vergleichbare Apparate werden auch für Eingriffe am menschlichen Gehirn in der Neurochirurgie eingesetzt

Die In-situ-Hybridisierung erlaubt die Visualisierung einzelner Proteine oder Proteinabschnitte. Die Mikrodialyse kann bereits winzige Mengen von Transmittern erfassen.

20.3 Läsion und Reizung

20.3.1 Stereotaxie

Arbeitsprinzip der Stereotaxie

Um eine Elektrode oder Kanüle in einen bestimmten Kern oder in Faserzüge in der (unsichtbaren) Tiefe des Gehirns einzustechen, wird ein stereotaktisches Gerät in Kombination mit einem **stereotaktischen Atlas** der jeweiligen Tierart oder des Menschen verwendet. Obwohl sich kein Kopf oder Gehirn völlig gleicht, lassen sich mit hoher Genauigkeit die wichtigsten Strukturen lokalisieren: Atlas und Apparat gehen (eine bestimmte Haltung des Kopfes vorausgesetzt) dabei von einem gut sichtbaren universellen Fixierpunkt an der Schädeldecke aus, z. B. dem Kreuzungspunkt mehrerer Schädelknochen (Bregma). Der Atlas enthält Frontalschnitte des Gehirns, wobei die Entfernungen in Millimeter vom Fixpunkt in allen 3 Raumachsen (anterior-posterior, dorsal-ventral, lateral-medial) angegeben sind.

Anwendung des stereotaktischen Apparats

Abb. 20.4 zeigt einen stereotaktischen Apparat, der Bewegung und Fixierung der Elektrode oder Kanüle in den 3 Ebenen erlaubt. Nach Auffinden der gesuchten Stelle durch Bewegen des Elektrodenhalters nach anterior-posterior und lateral-medial am narkotisierten Tier oder Mensch (beim Menschen oft in Lokalanästhesie, ▸ unten) wird ein Loch in die Schädeldecke gebohrt und die Elektrode entsprechend den Angaben des Atlas in die Tiefe gesenkt. Aufgrund der Variabilität der verschiedenen Entfernungen müssen die verschiedenen Zielorte allerdings nach Abschluss des Experiments histologisch nachträglich überprüft werden, wenn die Verifizierung im Experiment durch Auslösen typisch evozierter Potenziale oder definierter Verhaltensweisen (Mensch) nicht gelang.

Im Humanbereich bei neurochirurgischen Eingriffen erfolgt die Verifikation vor und auch während der Operation röntgenologisch und z. T. durch elektrische Reizung mit gleichzeitiger Beobachtung des Verhaltens und Bericht des Patienten.

Stereotaktische Apparate ermöglichen ortsgenaue punktförmige Eingriffe oder Registrierungen aus der Tiefe des Gehirns.

20.3.2 Läsionsmethoden

Läsionstechniken

Eine irreversible Läsion erfolgt meist durch **Hochfrequenzkoagulation** über eine isolierte Elektrode, die nur an ihrer Spitze Strom austreten lässt. Der hochfrequente Wechselstrom erhitzt das umgebende Gewebe und koaguliert es dabei (die hohe Frequenz des Wechselstroms verhindert elektrische Reizung der Umgebung). An der Kortexoberfläche kann man Gewebe absaugen.

Selektiver wirken **chemische Läsionen**, die Zellkörper zerstören, ohne die Axone zu beeinflussen (Kainsäure, Ibotensäure), oder es werden nur solche Zellen zerstört, die einen bestimmten Transmitter benützen: 6-Hydroxydopamin zerstört z. B. selektiv alle Zellen und ihre Ausläufer, die Katecholamine als Überträgerstoff verwenden. Reversible Läsionen erfolgen entweder durch **Kühlung (kryogene Blockade** auf etwa +25°C) oder im Falle des Neokortex durch Auftropfen kleiner Mengen von Kaliumchloridlösung (KCl). KCl führt zu einer sich ausbreitenden negativen Gleichspannungsverschiebung von 5–10 mV mit darauffolgender elektrischer Stille, einem isoelektrischen EEG. Diese **»spreading depression«** (SD) bleibt über Minuten bestehen und ist auf eine Hemisphäre beschränkt. Durch Aufbringen von KCl-Kristallen an der Hirnoberfläche kann die SD erheblich verlängert werden.

Bewertung von Läsionsmethoden

Die reversible oder irreversible Zerstörung von Hirnsubstanz ist die am häufigsten verwendete Methode der Biologischen und Physiologischen Psychologie. Obwohl häufig verwendet, ist die Interpretation von Ergebnissen dieser Methode besonders schwierig. Wenn nach Läsion einer bestimmten Hirnstruktur ein Verhalten verändert ist oder ausfällt, kann dies verschiedene Ursachen haben:

- Die lädierte Struktur ist zur Steuerung des Verhaltens notwendig. Dieser optimale Fall ist selten.
- Die Störung des beobachteten Verhaltens ist nur ein Nebeneffekt der Elimination eines anderen Verhaltens. Wenn z. B. das Tier nach der Läsion den Weg zum Futter nicht mehr findet, kann es blind sein, usw.
- Der Effekt der Läsion ist nur vorübergehend; psychologische (Lernen) und neuronale Kompensationsprozesse (z. B. Auswachsen von Fasern, Kap. 24) führen oft zu völliger Wiederherstellung.
- Die zerstörte Struktur ist für das untersuchte Verhalten nicht selbst verantwortlich, sendet aber Fasern mit wichtiger Teilinformation in den entfernt liegenden eigentlich verantwortlichen Kern. Dadurch wird dessen Funktion gestört; man schließt aber fälschlich, dass der zerstörte Kern allein für das Verhalten verantwortlich ist.
- Läsion einer Region führt zu Disinhibition einer anderen Region, die zuvor von der zerstörten Struktur gehemmt wurde.
- Die Effekte sind nur sekundäre Folgen der mit der Operation und Heilung verbundenen Prozesse (z. B. Schock, Ödeme).

Σ Verhaltensstörungen nach Hirnläsionen erlauben meist nur indirekte Schlüsse über Struktur-Funktions-Beziehungen, da die Ursache für die Störungen auch auf sekundäre Veränderungen des Gewebes, der Funktion und des Verhaltens nach der Läsion zurückführbar sein kann.

Neuropsychologische Methodik zur Quantifizierung von Läsionserfolgen

Mit der Entwicklung der Kognitiven Psychologie wurden neuropsychologische Methoden für die Biologische Psychologie und die Neurowissenschaften zunehmend ein unersetzbarer Bestandteil neben Läsion, Reizung und Registrierung. Die Anwendung **experimentalpsychologischer Untersuchungsstrategien** und **psychologischer Tests** auf Menschen mit reversiblen oder irreversiblen Störungen der Hirntätigkeit gehören ebenso zur neuropsychologischen Methodik wie die psychologische Untersuchung gesunder Menschen mit Versuchsanordnungen, die einen vermuteten neuronalen Prozess »sichtbar« werden lassen. Beispiele für neuropsychologische Untersuchungen finden sich v. a. in Kap. 21 und 28.

Neuropsychologische Tests

Für alle sensorischen, motorischen und intervenierenden Variablen des psychologischen Funktionierens wurden kurze neuropsychologische Verhaltensstichproben entwickelt. Diese Verhaltensausschnitte werden zu standardisierten neuropsychologischen Testbatterien zusammengefasst, die einen umfassenden Überblick über hirnorganisch bedingte Störungen der Sensorik, Motorik und kognitiven Funktionen geben. Die bekanntesten davon sind die **Luria-Nebraska-Neuropsychologische Testbatterie** und die **Halstead-Reitan-Batterie**.

Σ Die Folgen von Hirnläsionen beim Menschen werden mit neuropsychologischen Tests und experimentalpsychologischen Verhaltensproben erfasst.

20.3.3 Elektrische und magnetische Reizung des Gehirns

Reizung des Gehirns bei neurochirurgischen Eingriffen

Am Menschen führte die elektrische Reizung – v. a. der Kortexoberfläche – während neurochirurgischer Eingriffe zu wichtigen Erkenntnissen über die Lokalisation psychischer Funktionen. Die bedeutendsten Arbeiten stammen von Penfield, Jasper und Rasmussen, die an der neurochirurgischen Klinik Montreal **fokale Epilepsien** operierten. Dabei wird am wachen Patienten (Hirnsubstanz ist schmerzunempfindlich, die Zugangsoperation wird unter örtlicher Betäubung durchgeführt) das Ausgangsgebiet (Fokus) epileptischer Anfälle, meist Teile des Temporallappens, entfernt.

Um keine wichtigen Funktionen auszuschalten – v. a. Sprachfunktionen – werden verschiedene Regionen der exponierten Hirnrinde mit einer Elektrode gereizt und die Reaktionen der Patienten beobachtet oder erfragt. Problematisch ist bei diesen Eingriffen die Tatsache, dass wir die »natürlichen« im Gehirn vorhandenen Reizstärken und Reizmuster nicht kennen und somit von Außen angebrachte Reize artifizielle (künstliche) Ergebnisse erbringen können. Deshalb lokalisiert man wichtige Funktionen heute präoperativ mit MEG/EEG (Abschn. 20.4) und MRT (Abschn. 20.6).

Im Tierversuch kann lokale elektrische Reizung in allen Hirnregionen über **stereotaktische Implantation** (Abschn. 20.3.1) der Elektroden erfolgen. Dieser Methode haben wir z. B. eine der wichtigsten Entdeckungen der Biologischen Psychologie, die intrakranielle Selbstreizung (ICSS, Kap. 26) als Substrat von Verstärkungsprozessen, zu verdanken.

Σ Während operativer Eingriffe kann das Gehirn des wachen Patienten schmerzlos elektrisch oder mechanisch gereizt und die Verhaltenseffekte geprüft werden.

Transkranielle Gleichstromstimulation (tDCS) des Gehirns

Mit schwachen Gleichströmen (DC, »direct currents«), die die Schädeldecke durchdringen, lässt sich der Kortex erregend oder hemmend reizen. ◘ Abb. 20.5 zeigt eine Versuchsanordnung zur Reizung von rechter und linker sensomotorischer Region mit transkranieller Gleichstromstimulation.

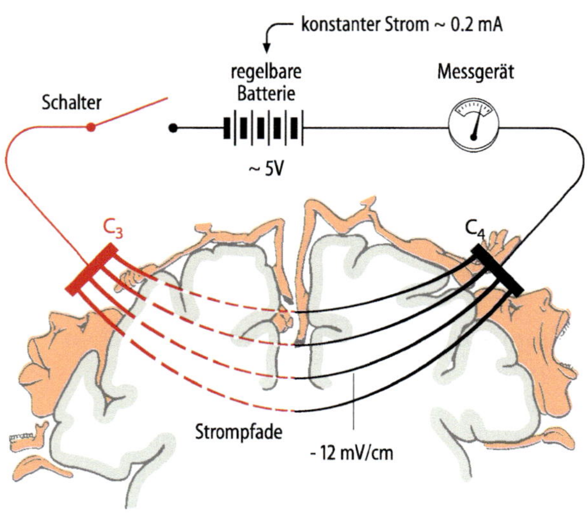

◘ **Abb. 20.5. Transkranielle Gleichstromreizung (tDCS).** Bei Anlegen eines nicht spürbaren Gleichstroms von ca. 0,2 mA zwischen rechter (C_4) und linker (C_3) Zentralregion am Menschen kommt es auf der Seite der anodalen Polarisierung (C_3 Pol, rot) zu einer Anregung des Verhaltens, das von der entsprechenden Hirnregion gesteuert wird: bei anodaler Polarisation von C_3 werden sensomotorische Reaktionen der rechten Hand, bei anodaler Polarisation von C_4 die der linken Hand erleichtert

Dabei wird ein schwacher, nicht spürbarer Gleichstrom (0,2–1 mA) zwischen 2 Elektroden über den Arealen für eine bestimmte Zeit (hier 6 s) von einer Elektrode zur anderen geschickt. Unter der positiv polarisierten Elektrode (Anode) (im Verhältnis zur negativen, gegenüberliegenden Elektrode) wird eine Depolarisation mit **erhöhter Erregbarkeit** des Nervengewebes erwartet (Kap. 3 und ◘ Abb. 20.10 im Abschn. 20.4.2). Damit wird artifiziell ein Gleichspannungsfeld in einem Hirngebiet nahe der Elektrode aufgebaut, das dem natürlich dort vorhandenen Feld gleicht und somit ähnliche Effekte auf Verhalten haben sollte: in diesem Fall, bei anodaler Polarisation (positiver Pol) der linken präzentralen Handregion, sollte die Leistung und Reaktionsgeschwindigkeit der rechten Hand besser werden, weil das unmittelbar darunter liegende Kortexgewebe (Schicht I) erregt wird. Erregt wird es vermutlich deshalb, weil negative extrazelluläre Ionen von der positiv polarisierten Elektrode angezogen werden und damit die oben liegenden Dendriten depolarisieren (Kap. 3 und 4). Darüber hinaus müsste insgesamt die Bereitschaft, der »Wunsch« mit der rechten Hand zu reagieren, zunehmen. Bei Umpolung müsste sich dasselbe für die linke Hand wiederholen. Genau das ist auch der Fall.

Σ Gleichstromreizung des menschlichen Gehirns führt in der Nähe der Anode zu Erregung, in der Nähe der Kathode zu Hemmung.

Transkranielle Magnetstimulation (TMS)

Eine nahe der Kopfhaut angelegte Spule erzeugt einen starken magnetischen Puls von wenigen Millisekunden mit einer Intensität von 1–2 Tesla, der im Hirngewebe einen Strom auslöst (◘ Abb. 20.6). Die ausgelösten Ströme entsprechen dem Strom, der üblicherweise zur direkten elektrischen Reizung von Nervenfasern verwendet wird. Da magnetische Felder das Gewebe ohne Abschwächung durchdringen, kann man nichtinvasiv und ohne Berührung der Versuchsperson reizen. Ein kurzer Magnetimpuls depolarisiert die darunter liegenden Zellen in einem Umkreis von einigen Millimetern und einer Tiefe von bis zu 3 cm unter die Kortexoberfläche, was bei Reizung am motorischen Kortex zu unwillkürlichen Kontraktionen der entsprechenden Muskeln führt (◘ Abb. 20.6).

Anwendungen von TMS

Auch außerhalb des motorischen Kortex kann man durch Einzelimpulse oder kurze hochfrequente Reizung die Nerventätigkeit **unterbrechen**. Während kognitiven oder sensomotorischen Aufgaben stört man damit die Informationsverarbeitung und schließt daraus auf den Ort im Gehirn und die gerade ablaufende zeitliche Sequenz der Verarbeitung (Box 21.4). Für die Biologische Psychologie ist diese Methode daher von größtem Nutzen, z. B. dient sie auch der Messung sensomotorischer **Reorganisation des Gehirns** bei chronischen Schmerzen und Lernen.

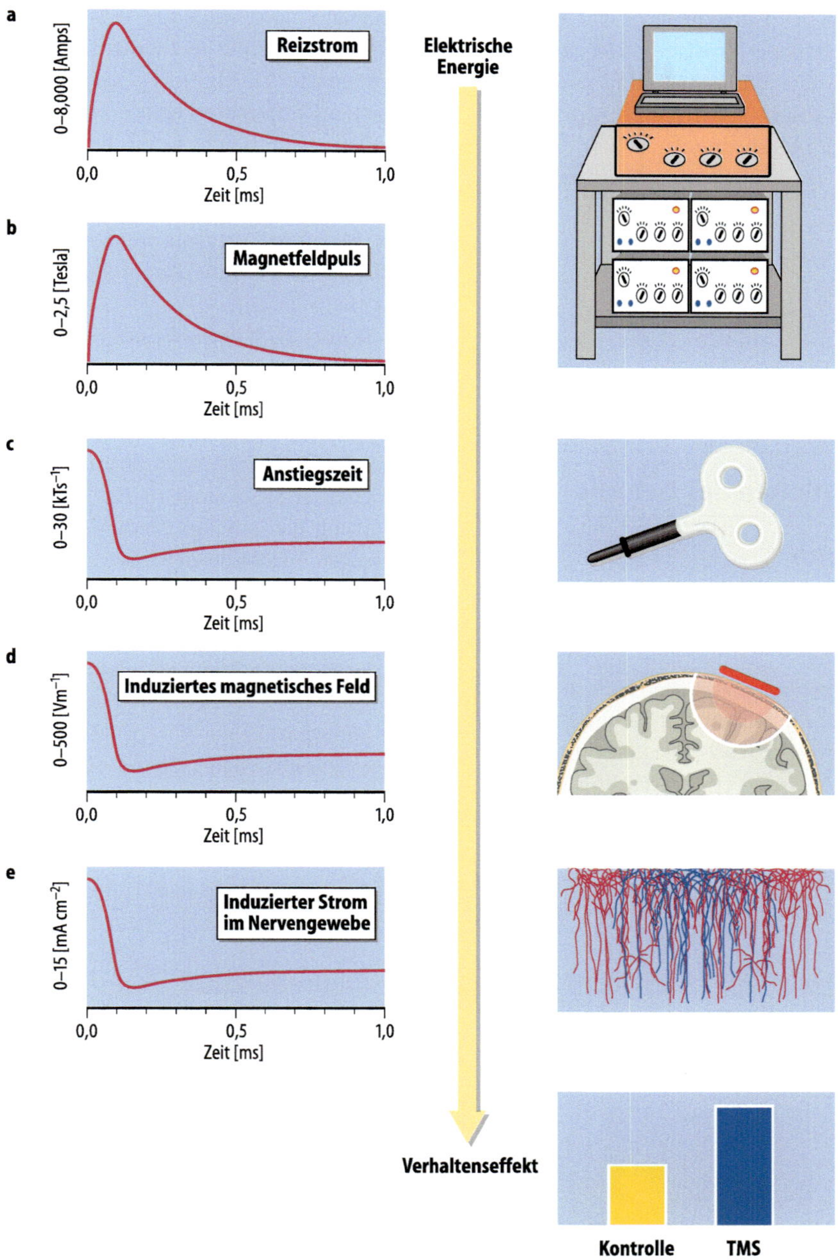

Abb. 20.6a–e. Transkranielle Magnetstimulation (TMS). Ein elektrischer Strom von bis zu 8000 A wird erzeugt und in einer kreis- oder achterförmigen Spule entladen, die einen Magnetpuls von bis zu 2 Tesla erzeugt. Der Puls hat eine Anstiegszeit von ca. 200 µs und dauert 1 ms. Das Magnetfeld bewirkt ein elektrisches Feld, das die neuronale Aktivität oder Ruhepotenziale beeinflusst

Durch systematische Reizung des motorischen Homunkulus (Kap. 13) kann man z. B. feststellen, dass nach Amputation, Nervenverletzung oder Querschnittslähmung das entsprechende kortikale Projektionsareal (z. B. Handareal) sehr viel leichter reizbar (d. h. die motorische Schwelle zur Auslösung einer Bewegung wird niedriger) und auch in seiner Ausdehnung größer wird. In der neurologischen Diagnostik kann man damit Funktionsstörungen des motorischen Traktes (z. B. bei multipler Sklerose und Schlaganfall), aber auch Rückenmarksstörungen erfassen.

Repetitive transkranielle Magnetstimulation (rTMS)

Reizt man über einen Zeitraum von Sekunden bis Minuten mit einer Frequenz von 15–20 Hz, so führt dies auch nach Absetzen der Reizung zu einer anhaltenden Erhöhung (bis 20 min) der Erregbarkeit des darunter liegenden Hirngewebes. Damit lassen sich einige Lern- und Verarbeitungsprozesse positiv beeinflussen. Niederfrequente Reizung von 1 Hz dagegen hemmt die entsprechende Hirnregion.

Inwieweit rTMS auch therapeutisch nutzbar ist (z. B. zur Verbesserung kortikaler Reorganisation nach Läsionen oder Schlaganfall) oder die Behandlung psychologisch-psychiatrischer Störungen (z. B. Depressionen) erleichtern könnte, wird zurzeit intensiv untersucht.

Kurze Pulse von transkranieller Magnetstimulation unterbrechen die gerade ablaufenden Nervenvorgänge, hochfrequente Stimulation erhöht und niederfrequente Stimulation erniedrigt die Erregbarkeit.

20.4 Elektro- und Magnetoenzephalogramm

20.4.1 Oszillationen des Gehirns

Methodenvergleich

Die Aufzeichnung der elektrischen Aktivität des Gehirns ist zusammen mit der Aufzeichnung der Magnetfelder (MEG, ▶ unten) der wichtigste methodische Zugang zur Erforschung der Zusammenhänge zwischen Hirn und Verhalten beim Menschen. Da die informationsverarbeitenden Prozesse im Gehirn z. T. sehr rasch ablaufen (in ms-Intervallen) erfordert ihre Messung eine **Zeitauflösung**, die bildgebende Verfahren (20.6) nicht aufweisen. Der Nachteil elektroenzephalographischer Methoden besteht darin, dass sie ihre präzise Zeitstruktur mit **relativer örtlicher Ungenauigkeit** über den anatomischen Ursprung einer bestimmten Spannungsschwankung außerhalb des Kortex erkaufen müssen. Mit Hilfe mathematisch-statistischer Analysen konnten aber zunehmend genaue Lokalisationen der **elektrischen Generatoren** erzielt werden. Aber auch mit den mathematisch-biophysikalischen Verfahren können die anatomischen Lokalisationen nur theoretisch vorgenommen werden und müssen durch die bildgebenden Verfahren (PET, NMR) ergänzt werden. Die Ableitung des Magnetenzephalogramms erlaubt ebenfalls eine präzisere Lokalisation (▶ unten).

Abb. 20.7 symbolisiert vergleichend die Vor- und Nachteile der verschiedenen nichtinvasiven Messverfahren der Biologischen Psychologie und Kognitiven Neurowissenschaften. Dabei sind die zeitliche Auflösung in der Ordinate und die örtliche Auflösung in der Abszisse in logarithmischer Skala eingetragen. In der z-Achse ist symbolisiert, ob die jeweilige Methode korrelative oder kausale Aussagen erlaubt, letzteres ist nur bei direkter Hirn- oder Zellstimulation möglich (Box 20.1).

EEG und MEG erlauben präzise Zeitmessung mentaler Prozesse. Wenn von der Schädeloberfläche abgeleitet, ist ihre örtliche Auflösung weniger gut als bildgebende Verfahren. Von der Hirnoberfläche abgeleitet, ergibt sich eine bessere Orts- und Zeitauflösung neuroelektrischer Vorgänge.

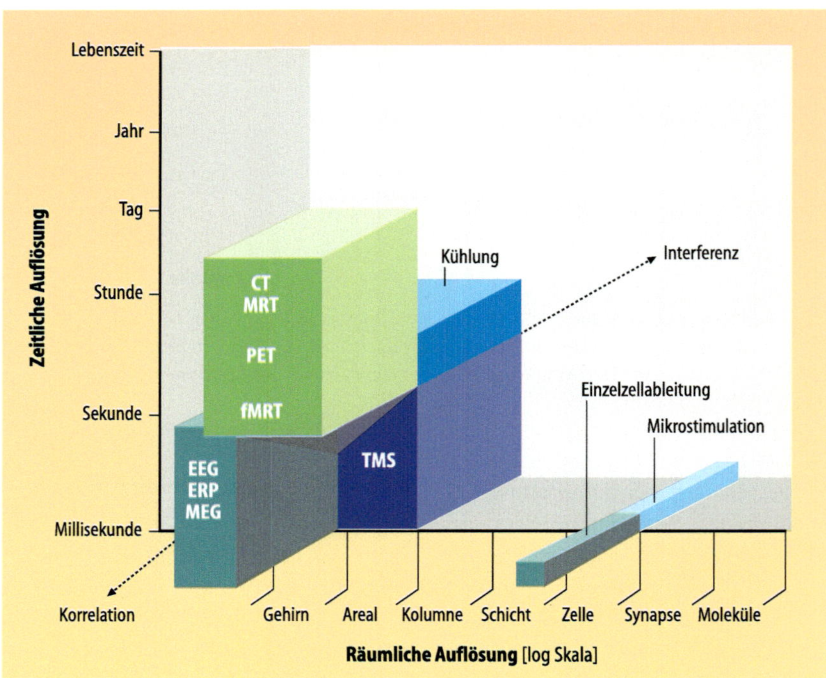

Abb. 20.7. Orts- und Zeitauflösung. Vergleich einiger wichtiger Methoden der Biologischen Psychologie (▶ Text). *CT* Computertomographie; *MRT* Magnetresonanztomographie; *fMRT* funktionelle Magnetresonanztomographie; *EEG* Elektroenzephalogramm; *ERP* ereigniskorrelierte Potenziale (»event-related potentials«); *MEG* Magnetoenzephalographie; *TMS* transkranielle Magnetstimulation

Box 20.1. Geschichte der EEG-Forschung

Die Geschichte der Entdeckung der hirnelektrischen Aktivität ist eng mit den zunehmenden technischen Möglichkeiten der Spannungsmessung und -verstärkung im ausgehenden 19. und im 20. Jahrhundert verbunden. Nach der Entdeckung der Bioelektrizität durch Luigi Galvani und seine Frau 1791, leiteten erstmals 1848 Matteucci am Muskel und Du Bois-Raymond an der Nervenfaser elektrische Spannungsschwankungen ab. Als Entdecker des tierischen EEG darf man Richard Caton bezeichnen, der 1875 erstmals spontane Spannungsschwankungen vom unverletzten Kortex ableiten konnte. Evozierte Potenziale nach Lichtreizen beschrieb erstmals Fleischl von Marxow, der seine Beobachtungen 1883 an der Wiener Akademie der Wissenschaften deponierte und sie erst nach der Replikation Becks 1890 publizierte.

1902 begann **Hans Berger** mit Experimenten an Hunden und an Katzen, die ihn zur Entdeckung des menschlichen EEG führen sollten. Am 6.7.1924 leitete Berger mit einem empfindlichen Saitengalvanometer an einem 7-jährigen Patienten erstmals spontane elektrische Spannungsschwankungen von der Hirnrinde ab. Aber erst nach einer Vielzahl von Kontrollversuchen und weiteren Ableitungen an 38 Versuchspersonen publizierte Berger 1929 seine ersten Mitteilungen **»Über das Elektroenkephalogramm des Menschen«**. Seiner ersten Mitteilung folgten bis zum Jahre 1938 weitere 13 Mitteilungen. Die Bergerschen Arbeiten, seine Experimentiermethodik und sein Einfallsreichtum gehören zu den großartigen Leistungen der Naturwissenschaft. Zu den Pionieren der EEG-Forschung gehört auch **Hubert Rohracher**, der ab 1933 EEG-Versuche durchführte und Wesentliches zur technischen Weiterentwicklung der Ableitverfahren beitrug.

EEG-Rhythmen

Abb. 20.8 zeigt die wichtigsten Frequenzbänder im menschlichen EEG, wobei jeweils die EEG verschiedener Personen untereinander gezeigt werden, um die individuelle Variabilität der Form der Hirnpotenziale zu demonstrieren. Für das bloße Auge ist besonders der sinusförmige **Alpha-Rhythmus (8–13 Hz)** gut erkennbar, der im Wachzustand geringer visueller Aufmerksamkeit v. a. okzipitoparietal auftritt. Bei **visueller Konzentration** oder **Aufmerksamkeit** wird er sofort blockiert und geht bei den meisten, aber nicht allen Personen, in höherfrequenten **Beta-Rhythmus** (β-Rhythmus, **13–30 Hz**) über. Dieses Phänomen bezeichnet man als **»Alpha-Block«**. Die übrigen, auf Abb. 20.8 gezeigten Frequenzen, treten im Schlaf oder unter pathologischen Bedingungen auf und werden in Kap. 22 besprochen. Im Tiefschlaf oder bei pathologischen Veränderungen treten **Theta-** (4–8 Hz) oder **Delta-Wellen** (<4 Hz) auf.

Frequenzen über 30 Hz bezeichnet man auch als **Gamma-Wellen** (γ-Wellen). Diese Wellen zeichnen sich an der Schädeloberfläche durch extrem kleine Amplituden (1–10 μV) und hohe lokale Spezifität aus. Sie werden mit lokalen Verbindungen von sog. Zell-Assemblies oder Zellensembles (Kap. 21 und 25) zu synchron feuernden Nervennetzen in Verbindung gebracht.

Über den prämotorischen Regionen tritt bei Verhaltenshemmung der sog. **s**enso**m**otorische **R**hythmus (SMR) oder **mu-Rhythmus** von 10–15 Hz auf. Dieser Rhythmus ist vermutlich neurophysiologisch mit **Schlafspindeln** (Kap. 22) identisch. Bei einer Bewegung oder Vorstellung einer Bewegung wird der mu-Rhythmus desynchronisiert.

Obwohl man unter dem EEG im Allgemeinen die elektrischen Spannungsschwankungen der Großhirnrinde versteht, gehören dazu auch **subkortikale elektrische Potenziale**, die bis zum Kortex als **Feldpotenziale (»far-field«)** weitergeleitet werden können.

Das EEG weist Oszillationen von 0 bis ca. 100 Hz auf, die im Allgemeinen mit zunehmender Wachheit schneller werden.

Elektrokortikogramm (ECoG)

Legt man Makroelektroden direkt auf den Kortex, wie das vor größeren Eingriffen in das Gehirn in der **Epilepsiechirurgie** notwendig ist, ergibt sich ein sehr viel komplexeres Bild als im EEG der Schädeloberfläche: Insgesamt sind die Amplituden im Durchschnitt 3- bis 10-mal höher als im EEG. Vor allem die niedrigen Amplituden der hohen Gamma-Frequenzen werden nun bis über 100 Hz sichtbar. Die Schädeldecke und Kopfhaut stellt nicht nur einen Amplituden dämpfenden Widerstand dar, sondern auch einen sehr variablen Filter, der das reale Bild der elektrischen Hirnaktivität verschmiert und damit die lokale Spezifität der einzelnen Oszillationen, v. a. der hohen Frequenzen, verbirgt.

Das ECoG weist 3- bis 10-mal höhere Amplituden auf als das EEG.

20.4.2 Physiologische Grundlagen von Hirnoszillationen

Oszillationen neuronaler Netze

Wie mechanische Uhren ticken, so oszillieren neuronale Netze im gesamten Reich des Lebendigen. Das rhythmische Auf und Ab von Erregung steuert die Verteilung von Aktionspotenzialen zu rhythmischen Gruppen und erst diese rhythmischen Gruppen von Aktionspotenzialen repräsentie-

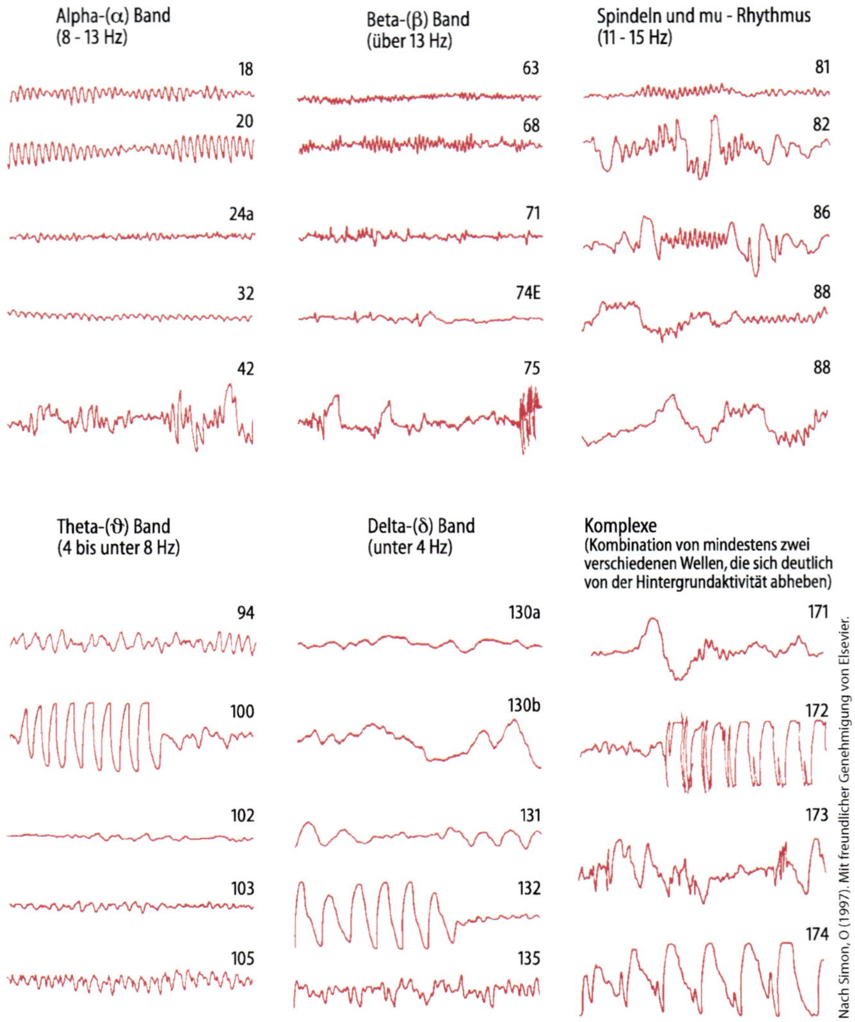

Abb. 20.8. Beispiele von EEG-Wellen der verschiedenen Frequenzbänder, Amplituden und Formen. Es ist jeweils ein Ausschnitt von ca. 3,3 s dargestellt. Jede Zahl kennzeichnet eine andere Person. Die Amplitudenhöhen können nicht zwischen den einzelnen Ableitungen verglichen werden, da sie mit unterschiedlichen Verstärkungsfaktoren aufgezeichnet wurden

ren **Information** im ZNS. Abb. 20.9b stellt einen einfachen Schaltkreis für einen neuronalen Oszillator dar. Für alle neuronalen Oszillationen, die Frequenzen von 0,5–1000 Hz umspannen, gilt, dass ihre Amplitude (»power density«) umgekehrt proportional der Frequenz ist. Hohe Frequenzen sind im Allgemeinen auf räumlich wenig ausgedehnte Oszillatoren und langsame auf weit ausgedehnte Oszillatoren beschränkt. Da sich aber die Aktivität von Oszillatoren überlagern kann, finden wir langsame und hohe Frequenzen oft gleichzeitig, v. a. im Schlaf.

Oszillationen sind ein phylogenetisch alter Mechanismus, um die ankommende Information zu gruppieren, einzelne neuronale Schaltkreise zeitlich und physisch zu sog. **neuronalen Ensembles** zusammenzubinden (Kap. 21) und neuronale Plastizität und Gedächtnis zu garantieren (Kap. 24).

Die Regularität der EEG-Wellen

EEG-Signale an der Schädeloberfläche stellen stets die summierte Aktivität aus einer Vielzahl elektrischer Prozesse dar, die in vielen neuronalen Strukturen unter Beteiligung unterschiedlicher Transmittersysteme ablaufen. Das EEG und die ereigniskorrelierten Potenziale (EKP, 20.5) sind gerade deshalb als Substrat von Kognition und Verhalten bedeutsam: Trotz der scheinbar unübersehbaren Vielfalt zellulärer Prozesse bildet sich ein **geordnetes Muster elektrischer Potenziale** ab, das mit psychischen Vorgängen eng zusammenhängt.

Σ Die elektrische Aktivität des Gehirns oszilliert in unterschiedlich großen neuronalen Netzen. Die Geordnetheit der Oszillationen im EEG z. B. resultiert aus ihren synchronen (gleichzeitigen) Feuereigenschaften.

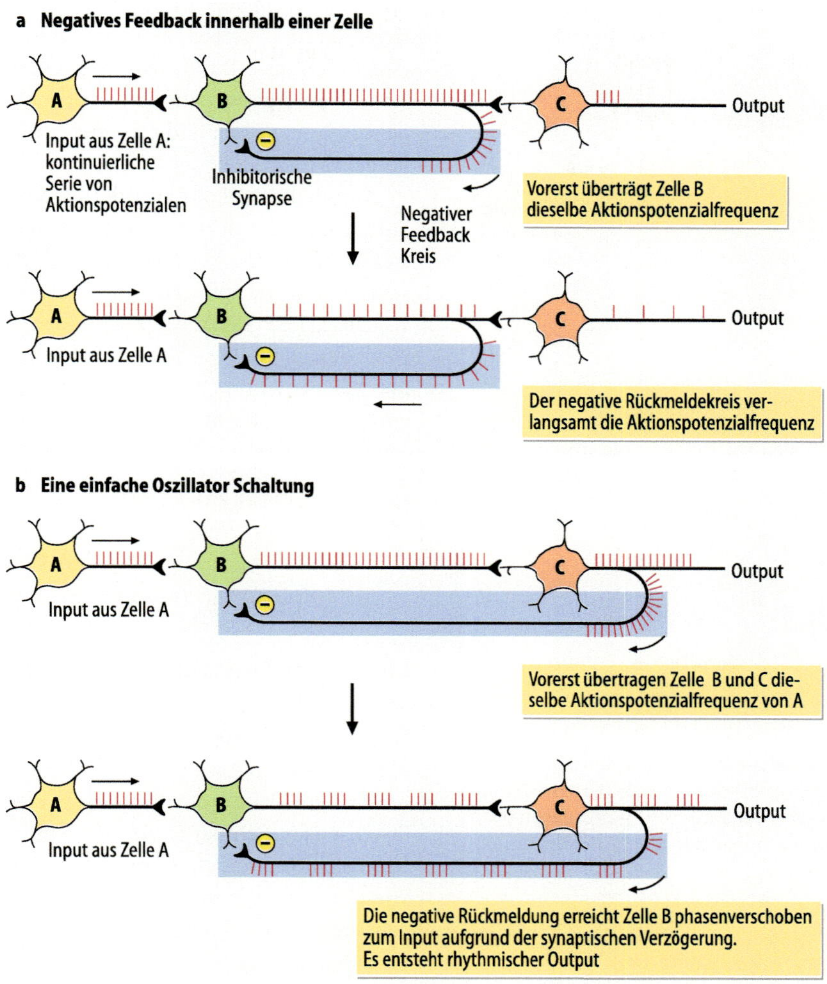

Abb. 20.9. Neuronale Oszillatoren (► Text)

Dipolstruktur des Neokortex

Die **Geordnetheit** der EEG-Wellen (und wahrscheinlich unseres subjektiven Erlebens) verdanken wir der Geordnetheit des zytoarchitektonischen Aufbaus des Neokortex. Trotz regionaler Unterschiede in der Schichtung (Kap. 5, Abb. 20.10) ist die Grundstruktur stets gleich: Die Dendriten der Pyramidenzellen liegen oben (Schichten I und II), die Zellkörper unten (Schichten III, IV und V). Diese **senkrechte Ausrichtung** der kortikalen Module führt zu einer Stromverteilung an den Zellen, die weiter entfernt registrierbare Feldpotenziale bewirkt. Die Verteilung dieser Feldpotenziale in der Hirnrinde wird theoretisch am besten mit einer sog. Dipolstruktur beschrieben.

An den oberen apikalen Dendriten in den Schichten I und II enden primär **exzitatorische Fasern** aus den **»unspezifischen«** thalamischen Kernen (Kap. 5), sowie Kommissuren- und langen Assoziationsfasern. Die spezifischen sensorischen thalamischen Afferenzen und kurze Fasern von benachbarten Kolumnen enden in tieferen Schichten (III und IV). Inhibitorische Synapsen finden wir mehr in Somanähe als an den Dendriten. **Inhibitorische Potenziale** tragen kaum zur Genese von Feldpotenzialen bei, da die bei hemmenden Potenzialen fließenden Ströme pro Zeiteinheit sehr viel kleiner sind als die für EPSP erforderlichen Ströme. Auch Aktionspotenziale spielen keine Rolle für das EEG, abgesehen von den sie auslösenden EPSP: Der Extrazellulärraum des Nervengewebes wirkt wie ein Kondensator (RC-Glied), der hohe Frequenzen abschirmt. Für die Generierung der elektrischen Spannungsänderungen im Spontan-EEG, MEG (Magnetoenzephalogramm) und bei den ereigniskorrelierten Hirnpotenzialen (EKP, Definition Abschn. 20.5.1) spielen die **apikalen Dendriten** (Kap. 5 und Abb. 20.10) und die unspezifischen Afferenzen im Vergleich zu den übrigen Zellanteilen eine dominierende Rolle.

Gliazellen, die sowohl Soma wie auch Dendriten umgeben (Kap. 2), bewirken – neben vielen anderen Vorgängen – eine Verstärkung und Ausbreitung der extrazellulären negativen Potenziale, v. a. im DC-Potenzialbereich und Delta-Wellenbereich (Abschn. 20.5).

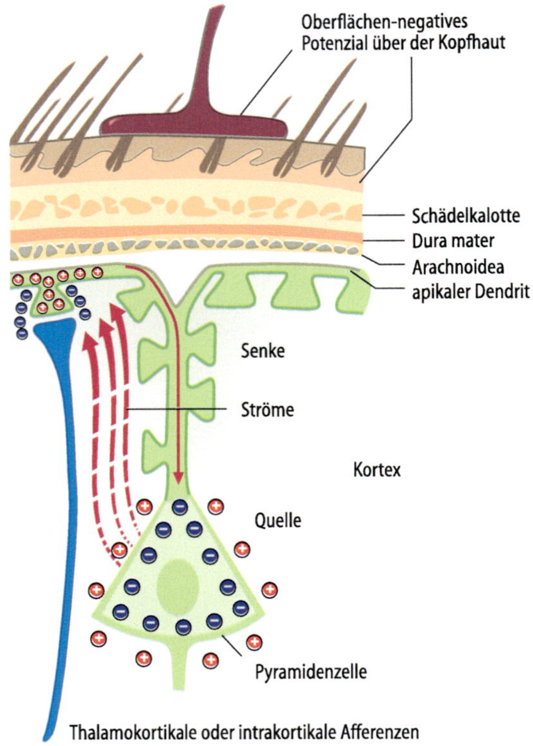

Abb. 20.10. Ein kortikaler Dipol. Oberflächennegative langsame Hirnpotenziale (LP) werden durch Polarisation des Kortex erzeugt, wobei Afferenzen die apikalen Dendriten von Pyramidenneuronen aktivieren. Die extrazellulären Ströme erzeugen an der Kopfhaut messbare Potenziale (▶ Text)

Σ Das EEG entsteht v. a. aus exzitatorischen postsynaptischen Potenzialen. Der Ort der EEG- und MEG-Entstehung ist in den apikalen Dendriten von Schicht 1 und 2 zu suchen, wo die meisten unspezifischen Afferenzen und intrakortikalen Fasern enden.

Aufbau eines Dipols

Abb. 20.10 gibt die Situation bei Einlaufen einer afferenten Impulssalve aus dem Thalamus oder anderen Kortexgebieten an die apikalen Dendriten wieder. Die extrazelluläre Region der apikalen Dendriten wird negativ, da durch den Na^+-Einstrom positiver Ionen (Kap. 3) ein **negatives Feldpotenzial** an dieser Stelle entsteht. Strom, das sind positive Ladungsträger, fließt ins Zellinnere und von der Elektrode, die sich in der Umgebung der Dendriten befindet, weg; an der Membraninnenseite »bewegt« er sich dem Stromgradienten folgend in Richtung Soma und entlang der extrasynaptischen Membran in umgekehrter Richtung zum Ort der Depolarisation. Der elektrische Widerstand der nichterregten Membran ist so groß, dass sich der Strom entlang der gesamten Längenausdehnung des Dendritenbaumes und Somas verteilen muss. Die Stelle des Stromeintritts wird **Senke (»sink«)** genannt, da sie als negativer Pol positive Ladungen anzieht. Die Orte des Stromaustritts werden **Quellen (»source«)** genannt. Extrazellulär fließt der Strom also immer von Regionen geringer Depolarisation (in unserem Fall Soma) in Richtung der Depolarisation (apikale Dendriten), die Polarität der extrazellulären Spannung ist daher an der Senke relativ zur Quelle negativ. Intrazellulär ist die Stromausrichtung entsprechend umgekehrt.

Durch die vertikale Lage der Pyramidenzellen im Neokortex und die dort herrschenden elektrischen Widerstandsverhältnisse kommt es zu einer Phasenumkehr zwischen Soma und apikalen Dendriten: Von dieser Potenzialverteilung leitet sich die Bezeichnung **Dipol** (aus der Physik elektromagnetischer Felder entlehnt) ab. Die beschriebenen Ionenbewegungen generieren Feldpotenziale, die auch von weiter entfernt liegenden Elektroden aufgefangen werden können.

Σ Die Hirnrinde kann elektrisch als Dipol beschrieben werden mit umgekehrter Polarisierung zwischen oberen und unteren Schichten. Der negative Pol wird als Senke, der positive als Quelle bezeichnet.

Elektrische Entstehung und Ausrichtung von Dipolen

Dabei ist zu bedenken, dass auch in dem Dipolschema von Abb. 20.10 ein Ausgleich der Ströme im Gewebe erfolgen würde und dann natürlich kein EEG entfernt von den Stromsenken sichtbar würde. EEG-Potenziale können nur dann sichtbar werden, wenn sich der extrazelluläre Strom von Quelle zu Senke nicht mehr ausgleichen kann. Strom geht immer den Weg des geringsten Widerstandes und nach dem Prinzip, die Stromdichte so klein wie möglich zu halten. Wenn gleichzeitig viele Zellen synchron aktiviert werden, steht nur noch der unmittelbare Extrazellulärraum für den Potenzialausgleich von Quelle zur Senke zur Verfügung. Da dieser Durchmesser sehr klein ist und der Widerstand in der 4. Potenz mit abnehmendem Durchmesser eines Leiters zunimmt, sucht der Strom nun den Umweg über die weiße Substanz, inaktive Kortexareale (Fernfeld), durch die Hirnhäute und Knochen, zurück zur Stromsenke (Abb. 20.10).

Kugelförmige Dipole

Um die Bedeutung der vertikalen Dipole im Kortex zu verdeutlichen, stelle man sich einmal eine kreisförmig-radiale Ausrichtung der Dendriten-Soma-Achsen vor, wie sie z. B. in Hirnstammkernen vorkommt. Die positiven Pole lägen alle im Zentrum dieser kugelförmigen Anordnung, die negativen außen: Die Potenzialdifferenzen außerhalb der Kugel, wo die Elektrode liegt, wären Null, da an allen Punkten der Kugeloberfläche das gleiche Potenzial herrscht, z. B. +10 μV. Geschlossene Potenzialfelder dieser Art kommen im Kortex (z. B. in Schichten III und IV, alle sternförmigen Zellen bilden theoretisch geschlossene Felder) und v. a. subkortikal (Thalamus) vor, gehen aber nicht in unsere Oberflächenregistrierung ein. Bei einem einheitlich aktivierten vertikal ausgerichteten Dipol werden auf einer 2 cm benachbarten Elektrode nur noch 10% der Amplitude registriert; dies bedeutet, dass man auch an der Schädeloberfläche die »Generatoren« einer bestimmten elektrischen Aktivität mit Hilfe von vielen Elektroden auf etwa 2–3 mm genau angeben kann. Mit speziellen mathematischen Verfahren lässt sich diese Genauigkeit noch etwas erhöhen.

Σ Viele benachbarte kortikale Dipole müssen sich summieren, um im EEG sichtbar zu werden. Kugelförmige Zellorientierungen erzeugen keine registrierbaren Potenziale.

20.4.3 Magnetoenzephalographie

Messung von Magnetfeldern

Jede Bewegung elektrischer Ladungen ruft ein Magnetfeld hervor. Die magnetischen Feldlinien umgeben die longitudinale Achse eines durch einen elektrischen Dipol hervorgerufenen Stroms. Das Gehirn generiert daher auch schwache magnetische Felder, die mit hochempfindlichen Detektoren, sog. SQUIDs (»superconducting quantum interference device«) nachgewiesen werden können, die etwa 10–15 mm von der Schädeloberfläche entfernt angebracht werden (◘ Abb. 20.11).

Die im MEG (Magnetoenzephalogramm) gemessenen magnetischen Flussdichten liegen unterhalb eines pT (pico Tesla) im Femto-Tesla-Bereich (fTesla) und betragen damit weniger als der hundertmillionste Teil der durch das Erdfeld hervorgerufenen magnetischen Flussdichte (Induktion). 1 pico Tesla ist 10^{-12} des Erdmagnetfelds, ein femto Tesla 10^{-15}. Mit den auf der Temperatur von flüssigem Helium zu haltenden Detektoren wurde 1968 erstmals α-Aktivität und von 1975 an ereigniskorrelierte Aktivität gemessen. Da mit SQUID wie beschrieben hauptsächlich **horizontal** und **radial** zur Schädeldecke gelegene elektrische Ströme erfasst werden können (tangentiale Dipole) und das EEG meist aus den **vertikalen** kortikalen Säulen entspringt, lassen sich durch die Kombination beider Messverfahren die Aktivitätsquellen im Kortex mit hoher Genauigkeit (bis zu 2 mm) lokalisieren. Das **EEG** misst dabei v. a. die Aktivität der Windungsoberflächen (Gyri), das **MEG** die Aktivität der Furchen (Sulci), da dort die Dipole horizontal gegenüber den Sensoren liegen.

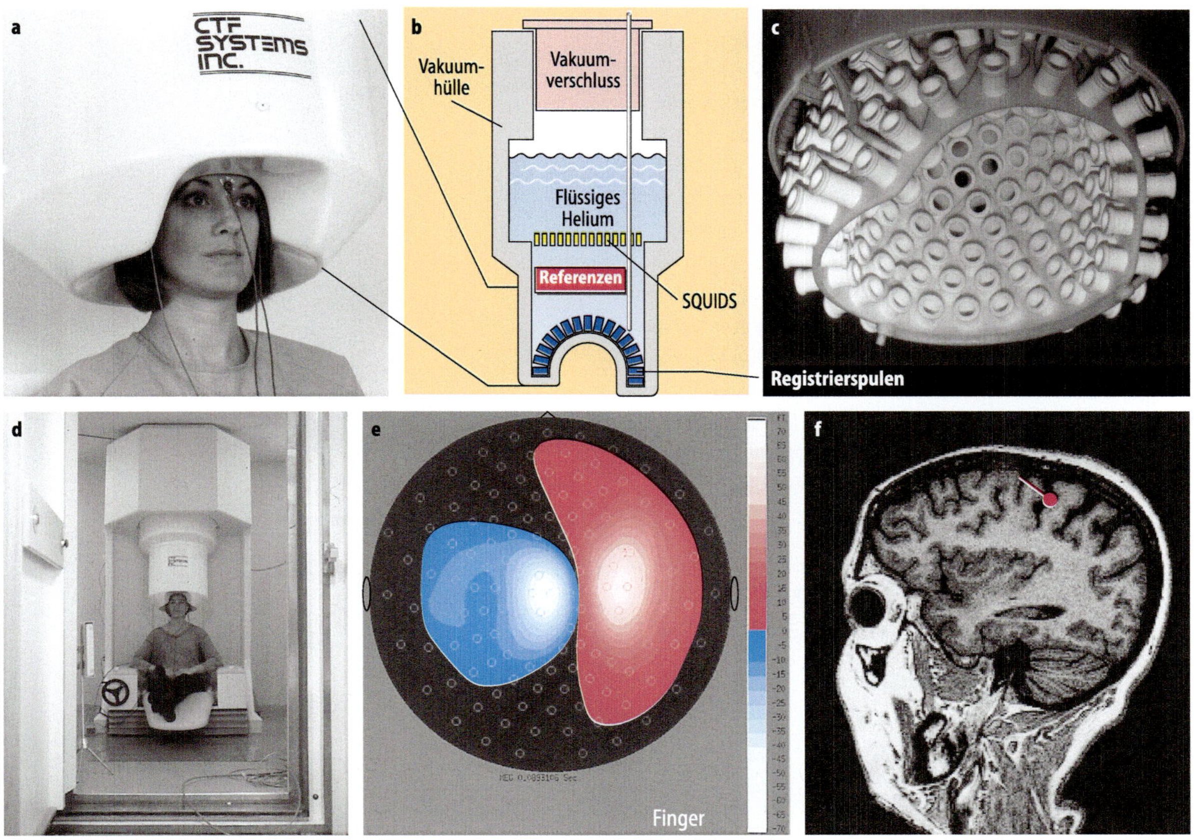

◘ Abb. 20.11a–f. Magnetoenzephalographie (MEG) illustriert am Beispiel eines Ganzkopf-MEG-Systems mit 150 Aufnahmekanälen. **a** MEG-Aufnehmer (dewar). **b** Querschnitt durch den dewar. Die Registrierspulen und die SQUIDs schwimmen in flüssigem Helium, da die SQUIDs nur in extrem tiefen Temperaturen ihre Aufnahmefähigkeit entwickeln. **c** Registrierspulen. **d** Typische Versuchssituation. **e** Abgeleitete Magnetfelder nach Darbietung eines taktilen Reizes am Finger der linken Hand. Jede einzelne Linie stellt das Magnetfeld in den Registrierspulen 80 ms nach Darbietung des taktilen Reizes dar. Rechts tritt das Magnetfeld aus dem Kopf aus (rot), links wieder ein. Die Quelle liegt genau dazwischen. **f** Lokalisation des Ursprungs des Magnetfeldes im Gyrus postcentralis (roter Dipol) (Erläuterungen im Text)

Kein anderes nichtinvasives Verfahren der Registrierung neuronaler Aktivität erreicht eine vergleichbar gute örtliche und zeitliche Auflösung als das MEG. Da das MEG durch umliegende Schichten wie Hirnhaut, Zerebrospinalflüssigkeit und Schädelknochen nicht beeinflusst wird, ist das MEG besonders gut geeignet, Quellen elektrischer Aktivität aufzuspüren. Das MEG misst die Aktivität von Stromsenken und -quellen auch in tieferen Hirnregionen und im Kleinhirn, selbst im Fötus im Mutterleib (Box 20.2).

Σ Das MEG misst radiale Dipole, das bedeutet, dass v. a. elektrische Aktivität aus den Furchen (Sulci) des Kortex widerstandslos registriert werden.

MEG-MRT-Überlagerung

In ◘ Abb. 20.11f ist die Kombination von MEG und Magnetresonanztomographie (MRT, Abschn. 20.6) dargestellt. Zunächst wird die Anatomie des individuellen Gehirns einer Person im MRT bestimmt. Danach werden für eine bestimmte EEG-Potenzial- und die äquivalente MEG-Feldkomponente (z. B. auf ◘ Abb. 20.11 das taktile Potenzial um 30–80 ms) die Dipole berechnet. Diese werden dann mit speziellen Programmen dem individuellen Gehirn aus dem MRT überlagert. Damit kann man die Quelle der Aktivität nicht nur zeitgetreu mit der ablaufenden Informationsverarbeitung, sondern – zumindest am Kortex – mit extrem hoher Ortsgenauigkeit von wenigen Millimetern, bestimmen. In Kombination mit der Messung der Hirndurchblutung mit MRT oder PET (▶ unten) erhält man auf diesem Wege eine bildhafte und realistische Wiedergabe der Hirnprozesse während geistiger Tätigkeit.

Σ Durch Überlagerung von Kernspintomographie und MEG-Aktivitätsquellen können die Entstehungsorte eines MEG-Feldes millimetergenau angegeben werden.

20.4.4 Rhythmen und Synchronisation

Synchronisation und Spontan-EEG/MEG

Bei zufälliger, ungeordneter Aktivität der aus dem Thalamus und den Kortexregionen kommenden Afferenzen

Box 20.2. Fetale Magnetoenzephalographie: ein Blick in das Gehirn vor der Geburt

Auf der Abbildung oben (**a**) ist der erste fetale Magnetoenzephalograph zu sehen, der erlaubt, ohne jeden Eingriff oder Strahlung nichtinvasiv die magnetischen Felder vom Gehirn eines Fetus ab der 28. Schwangerschaftswoche auf einfache visuelle und auditorische Reize zu messen. Darunter (in **b**) sind die visuellen Antworten zu sehen. Die Position des Fetus wird durch Ultraschall bestimmt. Rechts davon oben die aus dem Gehirn stammenden magnetischen Felder nach visueller Reizung (durch den Körper der Mutter), darunter die aus dem Kopf austretenden magnetischen Felder (rot) und das eintretende Feld (blau). Zwischen den beiden Feldverteilungen liegt die Quelle der magnetischen Aktivität. Beachtenswert ist die geringe zeitliche Latenzverschiebung der magnetischen Antwort gegenüber Erwachsenen, was auf eine erstaunlich reife Entwicklung des fetalen Gehirns weist.

Literatur: Eswaran H et al (2002) Magnetoencephalographic recordings of visual evoked brain activity in the human fetus. Lancet 360:779–780

a

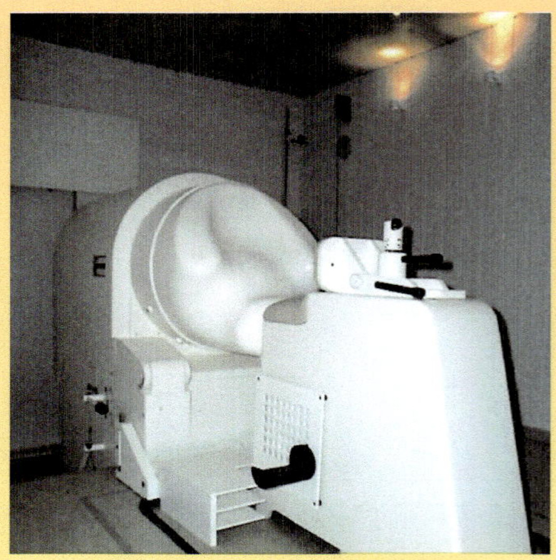

Nach Eswaran H et al (2002). Mit freundlicher Genehmigung von Elsevier.

b

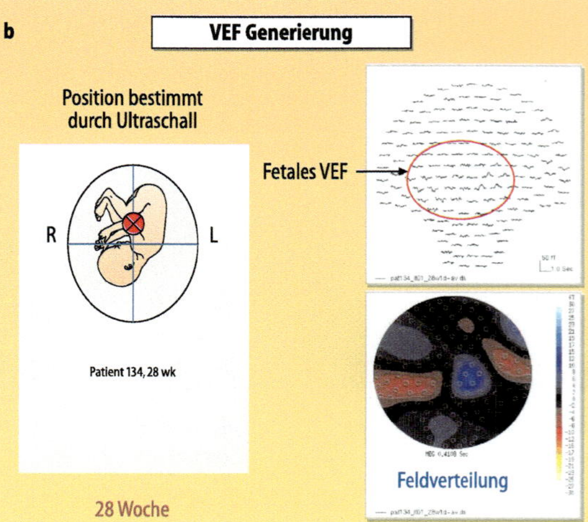

Nach Eswaran H et al (2002). Mit freundlicher Genehmigung von Elsevier.

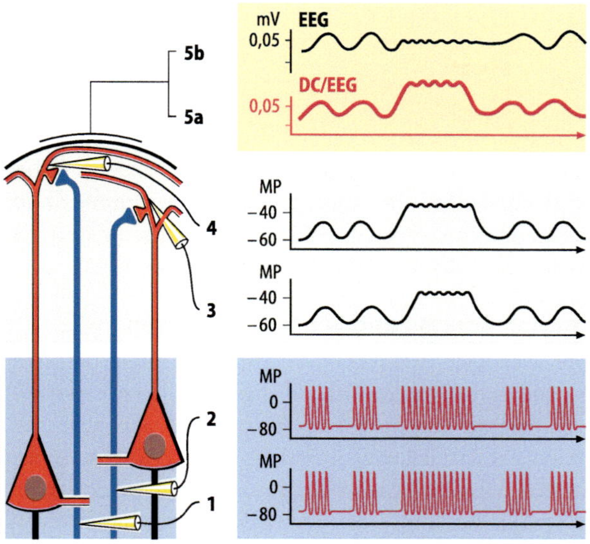

Abb. 20.12. Generation von EEG-Wellen. Die exzitatorischen Synapsen zweier afferenter Fasern (blau) enden am oberflächlichen Dendritenbaum (rot oben) von 2 longitudinalen neuronalen Elementen. Die Aktivität dieser afferenten Fasern wird durch 2 intrazelluläre Elektroden 1 und 2 registriert. Die Membranpotenziale (MP) der dendritischen Elemente werden durch die Elektroden 3 und 4 registriert. Das Feldpotenzial an der kortikalen Oberfläche wird von Elektrode 5 aufgefangen. Synchrone Gruppen von Aktionspotenzialen in den afferenten Fasern (1, 2) generieren Wellenformen von EPSPs in den Dendriten (3, 4) und entsprechende Feldpotenziale in den EEG- und DC-Ableitungen (oben rechts 5a und 5b). Tonische Aktivität in den afferenten Fasern (Mitte rechts) resultiert in einem anhaltenden EPSP mit kleinen Fluktuationen. Während dieser Periode weist das EEG nur eine Reduktion der Amplitude auf, während die DC/EEG-Ableitung (5a) auch die Depolarisation der neuronalen Elemente wiedergibt

würde trotz Dipolstruktur kein messbares EEG/MEG an der Schädeloberfläche entstehen, da sich die Feldpotenziale von Einzelzellen nicht summieren könnten. Es müssen also ein oder mehrere **Module** (ein Modul hat ca. 10.000 Pyramidenzellen) **gleichzeitig** synaptisch aktiviert werden, um die EEG/MEG-Potenziale am Schädel auffangen zu können. Dies heißt, **zeitliche Synchronisation** der afferenten Impulssalven ist Voraussetzung für die EEG/MEG-Rhythmen.

Aus den beschriebenen anatomischen Gründen (Kap. 5) kommt als rhythmusgebende und synchronisierende Struktur v. a. der **Thalamus** in Frage: Vom Thalamus isolierte Kortexzellen entfalten keine spontane rhythmische Aktivität, v. a. im Bereich von Alpha-Wellen, auch wenn die Kommissuren und Assoziationsfasern erhalten bleiben. Hochfrequente Synchronisationen und Oszillationen im Gammabereich können aber direkt im Kortex entstehen.

Abb. 20.12 illustriert schematisch die Prinzipien der Entstehung von EEG-Wellen. Dabei wird auch der enge Zusammenhang von **synchronen postsynaptischen Potenzialen** der einzelnen Zellen und der EEG-Kurven deutlich. Eine Desynchronisation des EEG mit Amplitudenabnahme kann also 2 Ursachen haben; die Afferenzen feuern mit hoher Frequenz, aber irregulär, oder sie feuern extrem selten, sodass keine Summation von EPSP möglich ist.

Eine Amplitudenverkleinerung kann aber auch auf **Erhöhung der Synchronisation** hoher Frequenzen mit niederer Amplitude, v. a. im Gamma-Frequenz-Bereich, zurückzuführen sein, man spricht dann von **akzelerierter Synchronisation**.

Die kortikalen Netzwerke werden also von den thalamischen Efferenzen »getrieben«, der Rhythmus den Dendriten und Zellen am Kortex »aufgezwungen«. Abb. 20.13 gibt die Vorstellung über die thalamokortikalen Rhythmusgeber wieder.

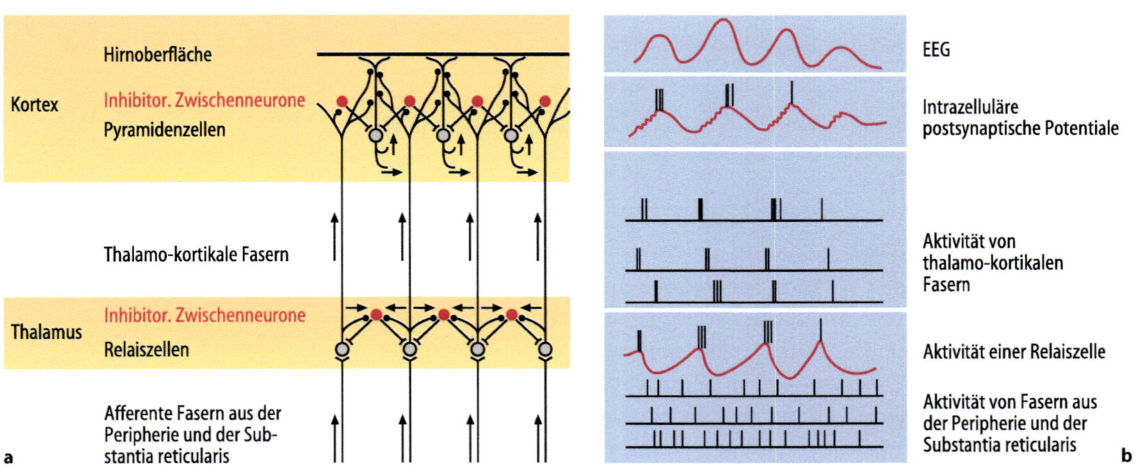

Abb. 20.13a, b. Darstellung der Entstehung rhythmischer EEG-Wellen. a Darstellung der neuronalen Schaltkreise in Thalamus und Kortex. **b** Die resultierenden Aktivitäten. Man beachte, dass die oszillierende Aktivität im Thalamus durch den Zeitverlauf der rekurrierenden Hemmung bestimmt wird, und dass die hemmenden Interneurone wiederum unter Kontrolle nichtspezifischer Aktivierungssysteme des Hirnstamms und des retikulären Thalamus stehen. Einzelheiten ► Text

Der Thalamus synchronisiert die kortikalen Oszillationen in den unteren Frequenzbereichen (bis ca. 30 Hz) und bewirkt damit die Summation von vielen postsynaptischen Potenzialen.

Postinhibitorische Entladung thalamischer Neurone

Die Entstehung regelmäßiger Muster zumindest in den unteren Frequenzbereichen (bis 30 Hz) des EEG ist auf die anatomisch-histologischen Eigenheiten des Aufbaus thalamischer Zellverbände und auf das elektrophysiologische Phänomen »**postinhibitorischer Entladung**« zurückzuführen, wie in Abb. 20.9 und Abb. 20.13 dargestellt: Ein afferenter Impuls aus der Peripherie oder den subkortikalen unspezifischen Aktivierungsstrukturen der Formatio reticularis führt zur Entladung eines thalamischen Neurons. Der Impuls wird entlang der thalamokortikalen Faser weitergeleitet, geht aber auch rückläufig an ein hemmendes Interneuron (**rückläufige kollaterale Hemmung** über hemmendes Zwischenneuron des Nucleus reticularis (Kap. 21)).

Das inhibitorische Interneuron hat viele laterale Verzweigungen und erzeugt an den benachbarten thalamischen Zellen andauernde Hyperpolarisationen. Nach ca. 100 ms kommt es zu spontanen rhythmischen postinhibitorischen Nachentladungen in den beteiligten Zellen. Durch weitere inhibitorische Zwischenneurone wird der Kreis betroffener Zellen erweitert. Das Fortbestehen des Eigenrhythmus der Zellgruppe wird durch das Ankommen eines zweiten afferenten Impulses **vor** einer spontanen Nachtentladung unterdrückt (Desynchronisation), während ein afferenter Impuls zur Zeit der zweiten Entladung den Rhythmus verstärkt. Letzteres ist die Grundlage für das sog. **»Driving«-Phänomen** (Flackerlicht einer bestimmten Frequenz oder Tonfrequenzen lösen EEG/MEG-Rhythmen derselben Frequenz aus).

Langsame Frequenzen des EEG/MEG werden durch postinhibitorische Entladungen thalamokortikaler Neuronen erzeugt.

20.4.5 Auswertung und Interpretation von EEG/MEG

Frequenzen und Amplitude

Trotz der synchronisierenden Wirkung der thalamischen Kerne variieren Frequenz und Amplitude auch innerhalb eines gegebenen Bewusstseinszustandes ganz erheblich an verschiedenen Punkten des Kortex. Je nach dem Ort der ablaufenden Informationsverarbeitung werden einzelne Hirnareale erregt (desynchronisiert) und oft benachbarte gehemmt. Eine exakte Analyse der **Frequenzen, Phasenverschiebungen und Amplituden** von möglichst vielen Arealen ist deshalb für die meisten psychophysiologischen Fragen notwendig.

Mit dem Auge und dem Lineal kann man zwar grobe Frequenzänderungen langsamer und hochamplitudiger Rhythmen messen, psychologische Versuchsanordnungen führen aber meist zu Frequenzverschiebungen im α-, β- und γ-Band, die nur durch Computeranalyse und elektronische Filter sichtbar gemacht werden können. Dabei wird das analoge Originalsignal in einer bestimmten zeitlichen Abtastrate in digitale Punkte zerlegt, die der Rechner weiterbearbeiten kann (**Analog-Digitalwandlung**).

Fourier-Analyse und Leistungsspektren

Die wichtigste Auswertungsmethode für diese digitalen Punkte ist die Fourier-Analyse, die zu sog. **Leistungsspektren (»power spectrum«)** des EEG führt. Dabei geht man davon aus, dass jede Kurvenform in eine Anzahl von Sinuskurven unterschiedlicher Frequenz zerlegt werden kann (Kap. 18); die Summe der Einzelschwingungen muss dann das Originalsignal wiedergeben. Die Fourier-Analyse bestimmt das Ausmaß jener Frequenzanteile, die in einer bestimmten Zeiteinheit vorkommen. Die »Stärke« des Signals wird in Volt zum Quadrat pro Sekunde (V^2) ausgedrückt, d. h. wir erhalten die Verteilung der quadrierten EEG/MEG-Amplituden für einen bestimmten Frequenzausschnitt.

Nach der Filterung und Digitalisierung des EEG-/MEG-Signals wird eine Fourier-Analyse zur Bestimmung des Frequenzspektrums durchgeführt.

Deterministisches Chaos und Komplexität

In neuerer Zeit wird neben der Frequenzverteilung an verschiedenen Hirnarealen (**»brain mapping«**) das Ausmaß der Komplexität (im Gegensatz zur Vorhersagbarkeit) mit Methoden der nichtlinearen Systemtheorie untersucht. Eines dieser mathematischen Verfahren, die **Korrelationsdimension**, wurde aus den Verfahren zur Berechnung deterministisch-chaotischer Prozesse (z. B. Wetter, Wellen, Wassertropfen etc.) entwickelt. Dabei wird die Zeitreihe (also in unserem Fall eine EEG- oder MEG-Ableitung) in einen mehrdimensionalen **Phasenraum** eingepasst und es wird errechnet, wie viele Raumdimensionen man mindestens benötigt, um die Original-Zeitreihe zu rekonstruieren. Je komplexer, d. h. unvorhersagbarer der Prozess, umso mehr Dimensionen weist der Phasenraum auf und umso häufiger durchläuft die Zeitreihe (EEG, MEG) diese Phasenräume.

Die Untersuchung einer Vielzahl kognitiver und emotionaler Leistungen ergab, dass die **Dimensionalität** des EEG die **Anzahl unabhängig aktiver Zellensembles** (Kap. 24) wiedergeben könnte. Abb. 20.14 gibt sog. **Chaos-Hirnkarten** für intelligente und weniger intelligente Personen wieder. Dabei erkennt man, dass in Ruhe, ohne mentale Aufgabe, intelligente Personen eine höhere Komplexität ihrer hirnelektrischen Vorgänge aufweisen. In Kap. 27 sind die kortikalen Dimensionalitäten beim Musikhören dargestellt.

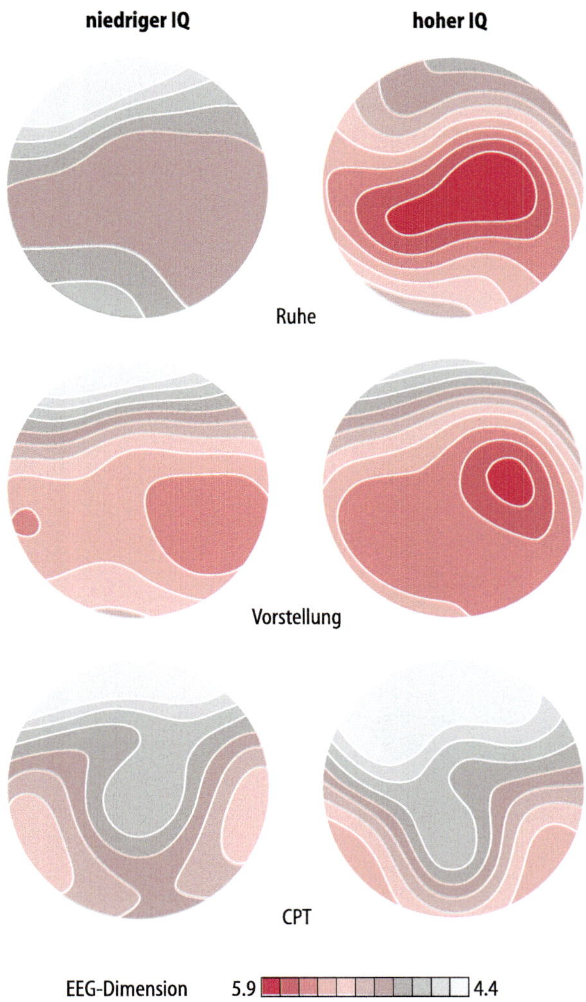

Abb. 20.14. Komplexität des EEG bei intelligenten Personen in Ruhebedingung bei Vorstellen und Konzentration im Vergleich zu weniger intelligenten Personen (über und unter einem IQ von 100). *CTP* Konzentrationsaufgabe: »continuous performance test«

Mit Hilfe nicht-linearer Auswertungsverfahren lässt sich das EEG/MEG auch als Abfolge unterschiedlich komplexer Hirnzustände darstellen.

Interpretation des EEG

Tabelle 20.2 gibt eine Übersicht der Zuordnungen einzelner Frequenzbänder zu Bewusstseinszuständen. Dabei ist nicht berücksichtigt, dass bei Analyse der **topographischen Verteilung** der einzelnen Frequenzen an den verschiedenen Regionen der Hirnrinde subtilere Aussagen über die **Qualität** der informationsverarbeitenden Vorgänge möglich sind: z. B. rechts- versus linkshemisphärische Desynchronisation bei Gestalt- und Sprachaufgaben (Kap. 27) oder frontale versus okzipitale Alpha-Verteilung bei Blinden in bestimmten Aufgaben.

Klinisches EEG

Im klinischen Bereich wird das EEG v. a. zur Diagnose und Lokalisation von **Anfallsleiden**, zur Bestimmung des **zerebralen Todes**, zur Abschätzung von Vergiftungen auf die Hirntätigkeit, in der **Anästhesie** zur Abschätzung der Narkosetiefe, in der Pharmakologie zur Untersuchung von Pharmakawirkungen und in der Neurologie zur Abschätzung von zerebralen Störungen nach Durchblutungsproblemen verwendet. Seine Bedeutung als Diagnoseinstrument für neurologische Ausfälle nach Läsionen und zur Lokalisation von Tumoren ist nach der Einführung bildgebender Verfahren (Abschn. 20.6) gering geworden. Zur Klassifikation und Behandlung von **Epilepsien** stellt das EEG nach wie vor das zentrale Diagnoseinstrument dar (Box 20.3).

Die Geordnetheit (Komplexität) des EEG ist ein wichtiger quantitativer Kennwert des EEG, der auch in der klinischen Diagnostik zur Vorhersage von epileptischen Anfällen genutzt wird.

Tabelle 20.2. Zuordnung von Aktivation und EEG-Frequenz

Verhaltenskontinuum	EEG-Frequenz	Verhaltenseffizienz
Konzentration der Aufmerksamkeit und Einprägung	Lokale Gamma-Aktivität	Unterschiedlich, hängt von tonischer Wachheit und EEG-Hintergrundaktivität ab
Sehr starke Aktivierung (emotionale Erregung)	Desynchronisiert, niedrige Amplituden, β-Wellen	Schlecht; Kontrollverlust; desorganisiert; Schreckreflex
Mäßige Aktivierung (wache Aufmerksamkeit)	Gemischt schnelle Frequenzen	Gut; effektiv; selektive, schnelle Reaktion (kontrolliert)
Motorische Hemmung	mu-Rhythmus	Gehemmte Motorik, oft verbesserte Aufmerksamkeit
Entspannter Wachzustand	Synchronisation, deutlicher Alpha	Gut für automatische Reaktionen (z. T. für kreative Gedanken)
Dösen, schläfrig	Alpha, Theta	Schlecht; unkoordiniert; sporadisch
Leichter SWS (»slow-wave-sleep«); tiefer SWS	Theta, Vertexwellen, Schlafspindeln, K-Komplexe Delta, große, langsame Wellen	Reaktionen nur auf sehr starke oder bestimmten Einstellungen entsprechenden Reizen
Koma	Isoelektrisch und große langsame Wellen	
Tod	Isoelektrisch, zunehmendes Verschwinden elektrischer Aktivität	

Box 20.3. Anfallsleiden

Epilepsien (von griechisch epilepsia: ergreifen) haben die Menschheit seit der Antike fasziniert. Valentin Braitenberg, einer der bedeutendsten Neuroanatomen, spricht vom »kurzen Weg vom Einfall zum Anfall«. Er meint damit, dass ein Kontinuum von normaler Erregbarkeit bis zur Hyperexzitabilität des Kortex im epileptischen Anfall besteht. F. Dostojewski hat in seinem Roman »Der Idiot« seine eigene Epilepsie in Gestalt des sensiblen Helden Fürst Myschkin unnachahmlich beschrieben. Etwa 1% der Bevölkerung leidet an einer der Epilepsien, ein Drittel davon spricht auf Medikamente oder Operation nicht an. Die Ursachen sind vielfältig und reichen von Traumen bis zu vererbten Formen. Gemeinsam ist allen Epilepsien, dass ein Anfall eine extrem **starke synchronisierte elektrische Erregung** von Nervenzellenverbänden darstellt (paroxysmale Depolarisation). Ein Teil der Anfälle kann im EEG oder ECoG bereits eine Stunde bis Minuten vorher durch Berechnung nicht-linearer Algorithmen (▶ oben) vorhergesagt werden. Das EEG verliert in dieser Zeit an Komplexität.

Ein **Grand-mal-Anfall** erfasst weite Teile des Gehirns, die Person verliert das Bewusstsein, in der tonischen Phase kontrahieren sich die Muskeln, in der klonischen Phase 1–2 min später kontrahieren und entspannen sie rhythmisch (◘ Abb. a).

Petit-mal-Anfälle sind im EEG/MEG durch ein Spike/Wave-Muster gekennzeichnet (◘ Abb. b), die 5–15 s dauern, das Bewusstsein ist kurz unterbrochen, es fehlt aber ein muskulärer Anfall.

Komplex-partielle fokale Anfälle sind sehr schwer medikamentös zu behandeln, da ihre Anfälle meist an begrenzten Orten im Temporallappen, Amygdala-Hippokampus und anderen funktionell wichtigen Hirnregionen entstehen und sich von dort zu **sekundär** generalisierten Anfällen ausdehnen können. (Zur psychophysiologischen Behandlung Abschn. 28.6.)

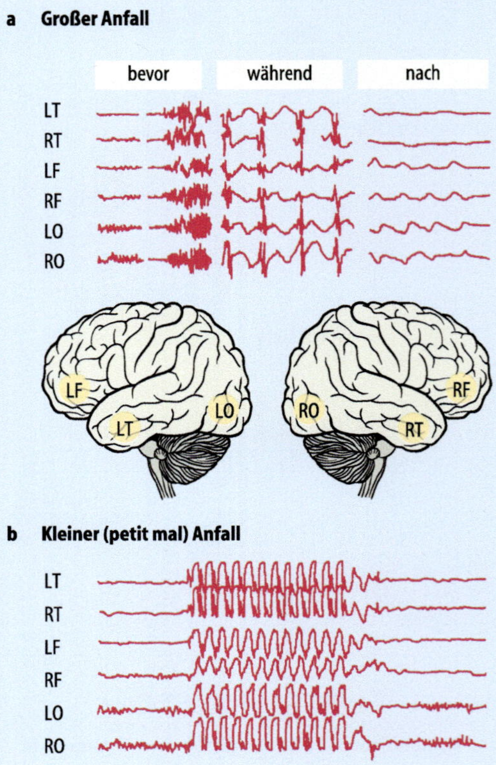

20.5 Ereigniskorrelierte Hirnpotenziale und Magnetfelder

20.5.1 Messmethodik von ereigniskorrelierten Hirnpotenzialen

Definition

Unter ereigniskorrelierten Hirnpotenzialen (EKP) verstehen wir alle elektrokortikalen Potenziale oder Magnetfelder, die **vor, während** und **nach** einem sensorischen, motorischen oder psychischen Ereignis im EEG messbar sind. EKP sind in der Regel von sehr viel kleinerer Amplitude (1–30 µV) als das Spontan-EEG, das diese Potenziale als »Rauschen« so stark überlagert, dass sie mit freiem Auge in der Regel nicht sichtbar sind. Der Grund für die kleinen Amplituden der EKP liegt sowohl in ihrer stärkeren örtlichen Lokalisation in den verschiedenen Kortexarealen, als auch an der Tatsache, dass sie seltenere Ereignisse sind als die in Form und Amplitude ähnlichen, dauernd vorhandenen EEG-Wellen. In der Nachrichtentechnik wird zur Lösung dieses Problems – in einem »verrauschten« Prozess ein Signal zu entdecken – die Mittelungstechnik verwendet. Dasselbe Prinzip lässt sich auf EKP anwenden.

Mittelungstechnik

Bei Wiederholung ein und desselben Reizes, derselben Reaktion oder desselben psychischen Vorgangs geht man davon aus, dass der zugrunde liegende elektrokortikale Prozess **gleich** oder zumindest **ähnlich** aussieht, während die EEG/MEG-Hintergrundaktivität in Bezug auf das Ereignis **zufällig** verteilt ist. ◘ Abb. 20.15 gibt die **zunehmende Verbesserung des Signal-Rausch-Verhältnisses** mit Summierung der zeitsynchronen EEG-Aktivität wieder. Wie leicht zu sehen ist, summieren sich Amplituden, die zum selben Zeitpunkt die gleiche Form und Phase haben, und werden zunehmend größer. Die variablen EEG-Wellen (einmal positiv, einmal negativ) bleiben gleich oder werden kleiner. Die spezifischen Komponenten, also jene Spannungsschwankungen, die in unveränderlicher, immer gleicher Form auf den Reiz folgen, werden hervorgehoben und mit

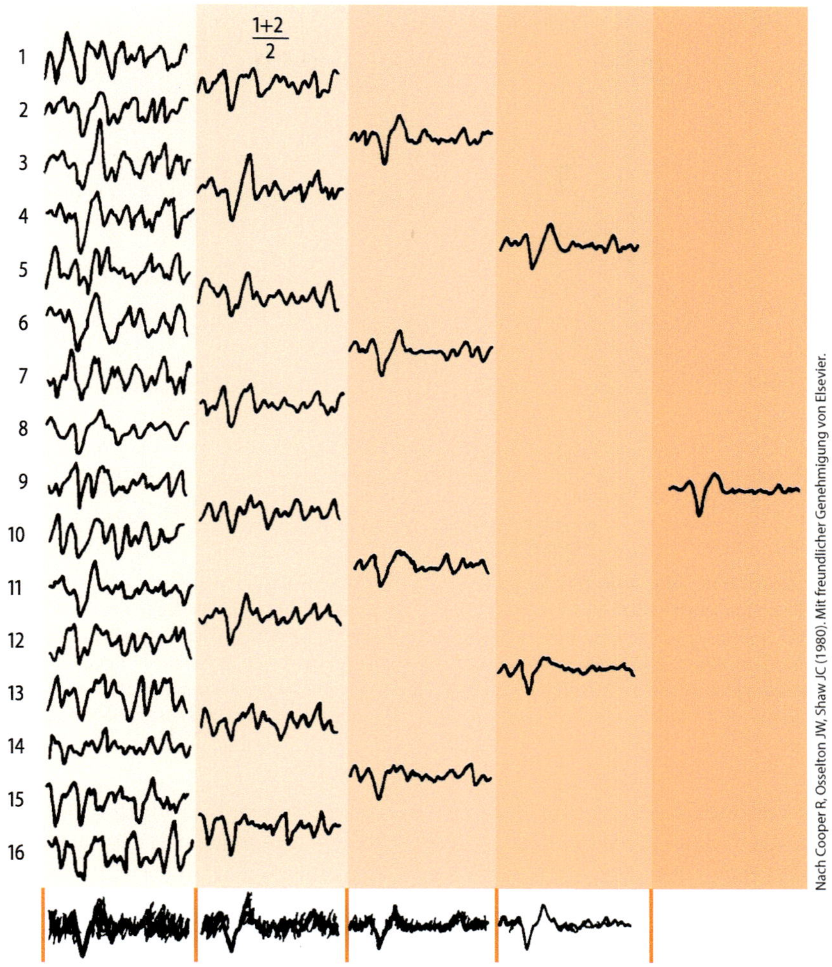

Abb. 20.15. Darstellung des Mittelungsprozesses. Mit zunehmender Anzahl der aufsummierten Durchgänge nimmt das Rauschen ab. Die überlagerten Verläufe sind in der untersten Zeile dargestellt

zunehmender Summierung (größer werdender Reizzahl) deutlicher. Um die Originalgröße zu erhalten, bilden wir abschließend das arithmetische Mittel der summierten Kurven. Alle hier beschriebenen Vorgänge werden heute von Computern übernommen, die das Ergebnis sofort verfügbar machen (Online-Analyse).

Ereigniskorrelierte Hirnpotenziale oder Magnetfelder werden durch zeitsynchrone Mittelung aus dem Hintergrundrauschen gefiltert.

Identifikation von Komponenten

Nach Mittelung des EEG auf einen Reiz oder vor einer Reaktion liegt meist eine komplexe Aufeinanderfolge von Wellen vor, die unterschiedliche neurophysiologische und **damit** unterschiedliche psychologische Vorgänge repräsentieren. Abb. 20.16 zeigt ein typisches EKP auf einen akustischen Reiz. Welche der dort sichtbaren Abschnitte stellt nun eine unabhängige und reliable Komponente dar, die einen **spezifischen** neurophysiologischen und psychologischen Prozess so exakt wie möglich beschreibt?

Auf diese Frage gibt es mehrere methodische Antworten. Jede der Methoden zur Bestimmung von unabhängigen **Komponenten** weist Vor- und Nachteile auf. Der einfachste Weg ist die Bestimmung der **Amplituden** zweier aufeinander folgender Potenzialgipfel in einem bestimmten Zeitraum (z. B. N100–P200 in Abb. 20.16). Die Variation der Amplituden in Abhängigkeit von experimentellen Bedingungen (z. B. aufmerksam versus unaufmerksam) stellt die wichtigste Informationsquelle dar. Aus diesen **Gipfel-zu-Gipfel-Analysen** geht aber nicht hervor, ob den einzelnen Wellen real unterschiedliche Prozesse zugrunde liegen; z. B. kann eine Wellenform nur eine Nachschwankung (**»rebound«**) der vorausgegangenen sein.

Wenn eine bestimmte Amplitude in einem gegebenen Zeitraum Variationen zeigt, die immer wieder bei verschiedenen Personen oder Tieren auftaucht, so nimmt man eine Komponente an. Mathematisch lassen sich solche unabhängigen Komponenten über die sog. **»Principal-compo-**

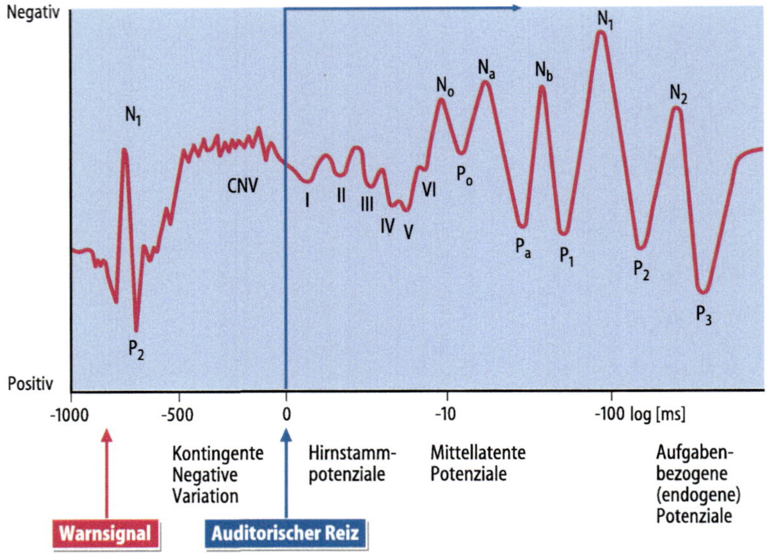

Abb. 20.16. Schematische Darstellung eines akustisch evozierten Potenzials (AEP). AEP (logarithmischer Maßstab der Zeitachse) nach einem Warnsignal und einer Erwartungsphase, in der ein langsames Hirnpotenzial (»contingent negative variation«, CNV) auftritt. Die Gipfel (»peaks«) I–VI werden zwischen akustischem Nerv und medialem Kniekörper des Thalamus (Corpus geniculatum mediale) generiert, also relativ weit entfernt von dem Ableitungsort und der Schädeloberfläche. Diese Gipfel werden daher auch »far field potentials« genannt. Gipfel VI tritt in der Vertexableitung am zentralen Punkt des Schädels nicht hervor. Die mit N (negativ) und P (positiv) bezeichneten Gipfel repräsentieren Aktivität aus Thalamuskernen, dem akustischen Kortex (ab ca. 15 ms) und Assoziationsarealen (ab ca. 50 ms)

nent«-Analyse (PCA) errechnen, die analog der in der Psychologie gebräuchlichen Faktorenanalyse funktioniert (Abb. 20.17). Die Verteilung, Phasen und Polarisationsvariationen der Potenziale geben bei Berücksichtigung der Windungen und Täler der Hirnrinde Information über den Ursprung in einem bestimmten Verarbeitungszentrum.

Ereigniskorrelierte Hirnpotenziale zeigen eine Abfolge charakteristischer Komponenten, die unterschiedliche Phasen und Komponenten informationsverarbeitender Prozesse darstellen.

Exogene und endogene Komponenten

Grundsätzlich gilt, dass die Amplitude einer Potenzialkomponente mit der Anzahl funktionstüchtiger Neurone in dem Hirnabschnitt unter der Elektrode korreliert. Das Fehlen, die Reduktion oder das Überschießen einer bestimmten Amplitude erlauben uns daher Aussagen über den **Funktionszustand des Nervengewebes.** Dies gilt v. a. für Komponenten, die bis zu 100 ms nach einem sensorischen Reiz auftreten: die **exogenen Komponenten.** Abb. 20.16 zeigt ein EKP nach einem einfachen akustischen Reiz (beachte die logarithmische Zeitachse). Die Amplituden bis 100 ms ändern sich v. a. in Abhängigkeit von den **physikalischen Charakteristiken** des Reizes, primär seiner Intensität. Die Wellen bis 10 ms bezeichnet man als **Hirnstammpotenziale** (oder »far-field-potentials«), da ihre Komponenten in verschiedenen Umschaltstationen des akustischen Systems generiert werden und sich von dort bis an die Schädeldecke fortpflanzen. Welle II entsteht im Nucleus cochlearis, III im oberen Olivenkern, IV und V im Colliculus inferior und VI im Geniculatum mediale des Thalamus.

Aus den Latenz- und Amplitudenverschiebungen dieser Komponenten lassen sich Schlüsse auf eventuelle **Unterbrechungsorte und Störungen** im akustischen Leitungssystem ziehen. Die Komponenten zwischen 10 ms und 100 ms nach einem Reiz entstehen zum Großteil in den spezifischen primären Projektionsarealen des Neokortex.

Alle Komponenten **ab 50 ms** zeigen Variationen in Abhängigkeit von **psychischen Veränderungen** und sind nicht mehr von den physikalischen Reiz- und Reaktionsbedingungen **allein** abhängig. Sie werden als **endogene Komponenten** bezeichnet, da man den primären Ursprung ihrer Variabilität **innerhalb** des Organismus vermutet (Abb. 20.18). Wir besprechen diese ausführlich in Kap. 21 und 27.

Frühe exogene Komponenten ereigniskorrelierter Potenziale spiegeln die physikalischen Reizeigenschaften, späte Komponenten psychologische Prozesse wider.

20.5.2 Entstehung langsamer Hirnpotenziale und Magnetfelder

Komponenten und Topographie von langsamen Hirnpotenzialen

Registriert man das EEG mit Gleichspannungsverstärkern, sodass auch langsame Veränderungen unter 1 Hz sichtbar werden, so zeigen sich charakteristische Verschiebungen des EEG in **elektrisch negative** oder **positive Richtung.** Da diese

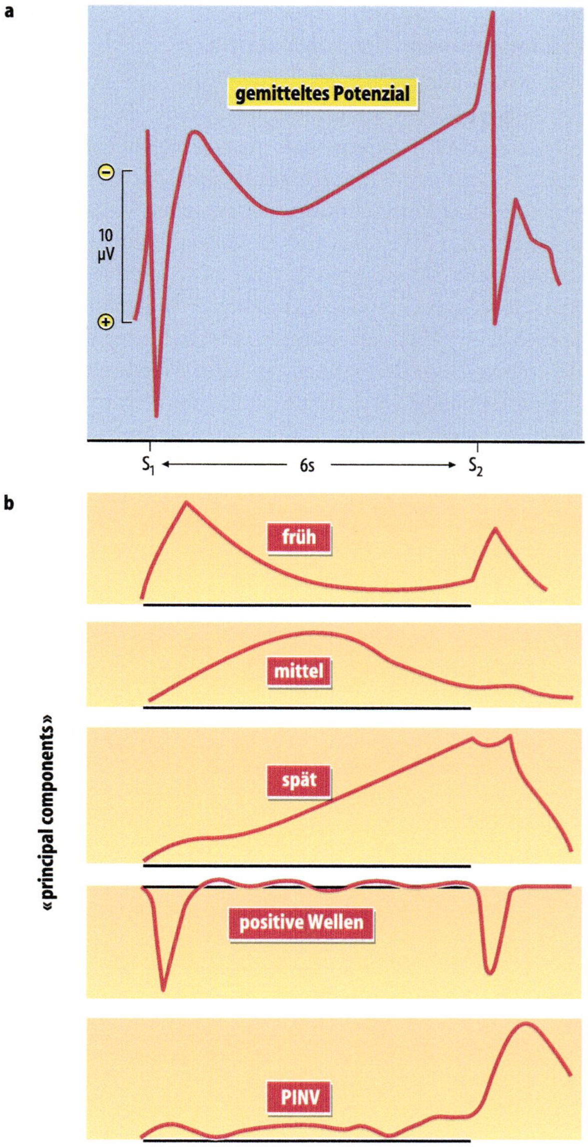

Abb. 20.17a, b. Langsame Hirnpotenziale (LP). a gemittelte Kurve. Bei S_1 wird ein akustischer Warnreiz dargeboten, 6 s danach erfolgt bei S_2 ein imperativer akustischer Reiz, auf den die Person eine Taste drücken muss. **b** 5 mathematisch errechnete »principal components«, unabhängige Komponenten der oben dargestellten Kurve. Eine »frühe« Komponente (ca. 1 s nach S_1) repräsentiert die von S_1 ausgelöste Erwartung, die »späte« Komponente die Vorbereitung auf S_2 und Reaktion. Die positiven Wellen (P 300) hängen mit Orientierung und Kurzzeitgedächtnis zusammen, die PINV (postimperative negative Variation) stellt eine Neumobilisierung bei unerwarteten Ereignissen dar

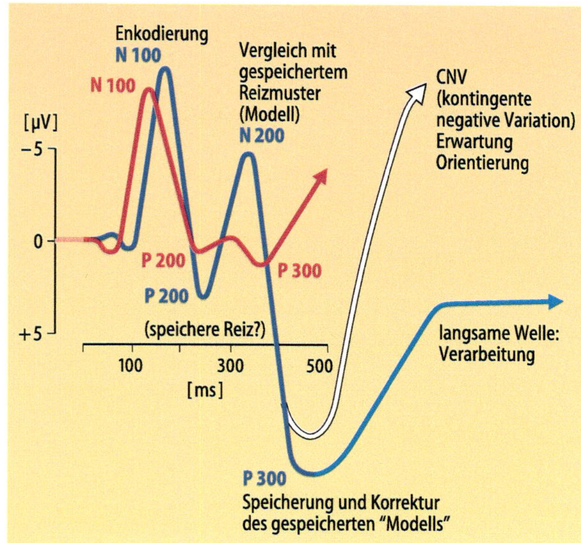

Abb. 20.18. Akustisches ereigniskorreliertes Potenzial. Blau auf einen aufgabenrelevanten Ton, rot derselbe Ton ohne Bedeutung (▶ Text)

Gleichspannungsverschiebungen auf bestimmte Ereignisse eher träge reagieren (selten schneller als 200–300 ms), spricht man von **langsamen Hirnpotenzialen** (**LP, »slow brain potentials«**). Diese LP sind für die Psychologie von großer Bedeutung, da sie die Aktivität eines ausgedehnten neuronalen Systems widerspiegeln, das für die **Planung und Mobilisierung zielgerichteten Verhaltens** notwendig ist.

Abb. 20.17 gibt den typischen Verlauf der LP in einer Erwartungssituation wieder. Nach einem Warnreiz (S_1) erfolgt 6 s später ein zweiter imperativer Reiz (S_2), auf den die Person so rasch wie möglich reagieren muss. Unter der summierten Rohkurve des EEG oben sind einige mit Hilfe der PCA berechneten Komponenten aufgetragen. Jede dieser Komponenten entspringt in verschiedenen Hirnregionen und stellt einen unterschiedlichen Verarbeitungsprozess dar. Beispielsweise kommt die erste, frühe Komponente aus dem präfrontalen Kortex, während die späte Komponente stets in jenen Hirnregionen dominiert, in denen der zweite Reiz verarbeitet oder die Reaktion vorbereitet wird: So finden wir z. B. bei Reaktion der linken Hand auf S_2 ein negatives Maximum über der rechten präzentralen Windung. Die als **PINV (»postimperative negative Variation«)** bezeichnete Negativierung dagegen tritt dann auf, wenn eine **Erwartung verletzt** wurde, z. B. wenn bei S_2 nicht die gewünschte Änderung in der Umgebung auftritt. Sie entspringt im vorderen Gyrus cinguli und Präfrontalkortex.

Σ Langsame kortikale Hirnpotenziale (LP oder SCP, »slow cortical potentials«) treten in Vorbereitungs- und Planungssituationen auf.

Elektrogenese von langsamen Hirnpotenzialen

LP und EKP stellen – wie schon in Abschn. 20.4.2 beschrieben – lokale Verschiebungen synchroner postsynaptischer Potenziale der oberen Rindenschicht dar (Abb. 20.12). Negative LP treten immer dann auf, wenn es zu einer relativen Erhöhung der Synchronisation einlaufender tonischer Impulssalven an den apikalen Dendriten kommt. Das heißt, mit zunehmender Gleichzeitigkeit (Synchronisation) der tonisch ununterbrochen ankommenden EPSP steigt die Negativierung in der betroffenen Gruppe von neokortikalen Modulen.

Die **Negativierung** dürfte primär auf kortikale cholinerge Synapsen rückführbar sein, da die Blockade mit Anticholinergika die LP reduziert. **Positivierung** ist entweder auf Nachlassen der synchronen thalamischen Entladungsrate oder aber auf eine Erregung der somanahen Rindenschicht IV zurückzuführen (Dipolmodell, Abschn. 20.4.2). Die funktionelle Bedeutung der Negativierung (Depolarisation) apikaler Dendriten liegt primär in der Tatsache, dass sie die synaptische Übertragung nachfolgender Impulse und das Auslösen von Aktionspotenzialen am Axonhügel **begünstigt**. Negativierung der oberen Kortexschicht stellt somit elektrophysiologisch einen **Mobilisierungszustand** des betreffenden Areals dar, während Positivierung entweder die Hemmung oder den »Verbrauch« (Konsumation) der Mobilisierung (z. B. durch Impulssalven der Pyramidenzellen in Schicht IV) repräsentiert. In jedem Fall ist während Positivierung die Erregbarkeit des jeweiligen Kortexareals **reduziert** (Box 20.4).

Σ Negativierung von LP mobilisiert die kortikalen Zellen an den apikalen Dendriten, Positivierung reduziert die Erregbarkeit.

Neurophysiologische Grundlagen von langsamen Hirnpotenzialen

Wie schon oben erwähnt, sind negative LP Ausdruck der Aktivität eines Mobilisierungssystems, das die Erregungsschwellen **ausgedehnter** neokortikaler Netzwerke regelt. Damit wird die **Entladungsbereitschaft** einzelner Netzwerke lokal schon **vor** der aktuellen Verarbeitung ankommender Erregung bzw. in Vorbereitung auf nichtautomatische Handlungen geregelt. Die gemessenen LP sind also stets das Resultat des momentanen **labilen Gleichgewichts** zwischen Erregungsbereitschaft (negativ) und Hemmung dieser Bereitschaft (apikale Positivierung) oder Konsumation der Bereitschaft (somanahe Negativierung). Steigt die Erregungsschwelle über ein bestimmtes Ausmaß an, so wird eine Gegenregulation eingeleitet (mit ca. 50–100 ms Latenz), die das betroffene Netzwerk wieder in ein »mittleres« Erregungsniveau zurückregelt. Beim epileptischen Krampfanfall z. B. versagt dieser Gegenregulationsmechanismus und die Erregungsschwelle sinkt unkontrolliert (Negativierung). Extreme Feuerraten der Pyramidenzellen mit entsprechenden Konsequenzen in den Erfolgsorganen (Anfall) sind die Folge. Da dieses System der kortikalen Erregungsregulation gleichzeitig für die Steuerung motorischer und sensorischer **Aufmerksamkeit** verantwortlich ist, besprechen wir es ausführlicher in Kap. 21.

Box 20.4. Langsame Hirnpotenziale und metabolische Hirnaktivität

Die Abbildung zeigt die simultane Registrierung langsamer Hirnpotenziale und funktionelle Magnetresonanztomographie (fMRT), während die Versuchsperson eine kortikale Negativierung (oben rot) und eine kortikale Positivierung (oben grün) willentlich herstellt (über Biofeedback, Abschn. 20.5.3). Man erkennt links darunter die vermehrte Hirndurchblutung (rot) während Negativierung und die reduzierte Hirndurchblutung (grün) während kortikaler Positivierung.

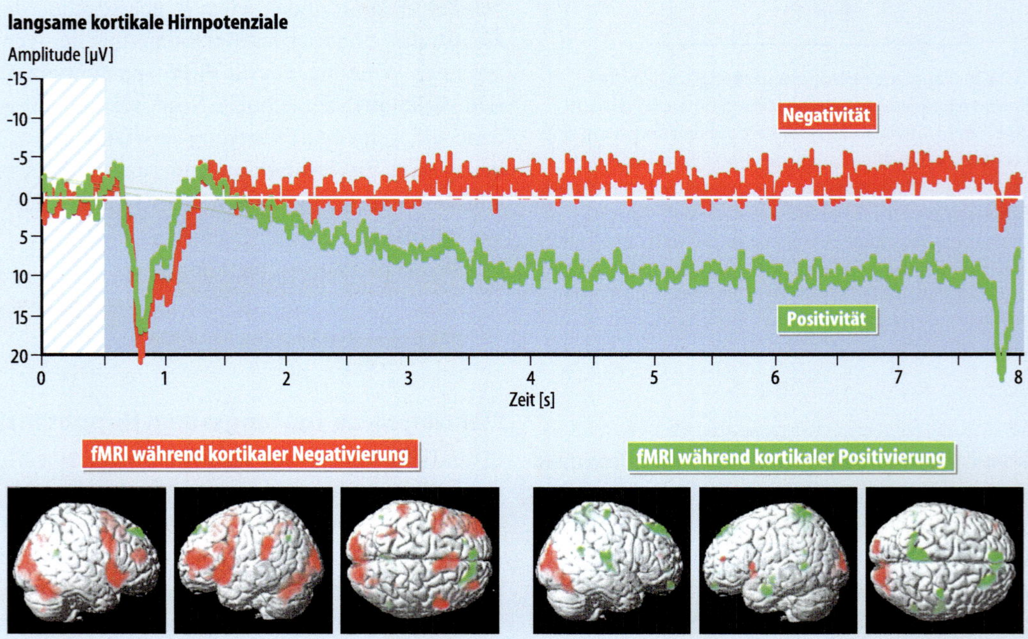

Nach Hinterberger T et al (2005). Mit freundlicher Genehmigung von Wiley-Blackwell.

Untersuchungen an der Katze und am Affen ergaben, dass für die antizipatorische Verteilung der Erregungsschwellen z. B. nach einem Warnreiz am Neokortex die Intaktheit des **präfrontalen Kortex und des vorderen Gyrus cinguli** Voraussetzung ist. Die negative Rückmeldung, über die ein übermäßig starkes Ansteigen der lokalen Erregungsschwellen verhindert wird, erfolgt über die **Basalganglien.** Beide Systeme konvergieren im **retikulären Thalamus** als gemeinsame Endstrecke, dessen tonisches Erregungsniveau selbst wieder von dem »Aktivierungsfluss« aus der mesenzephalen Retikulärformation und den cholinergen Kernen des basalen Vorderhirns abhängt (Kap. 5 und 21).

LP sind Ausdruck der Tätigkeit eines kortiko-subkortikalen Netzwerkes, das die Erregbarkeit des Kortex innerhalb bestimmter Grenzen hält.

20.5.3 Psychophysiologie langsamer Hirnpotenziale

Instrumentelles Lernen von langsamen Hirnpotenzialen

Wenn die LP-Negativierung ein relatives Übergewicht an lokaler zerebraler Potenzialität widerspiegelt und Positivierung zerebrale Leistung, müssten Verhaltensweisen oder Denkprozesse, die von einem bestimmten kortikalen Netzwerk ausgehen, während **Negativierung** effizienter und während **Positivierung** fehleranfälliger werden. Dies wurde mit sog. biologischen Konditionierungs-Versuchen (**»Biofeedback«**) gezeigt: Personen können lernen, ihre eigene LP über instrumentelle Versuchsanordnungen selbst zu regulieren. Dabei werden sie für negative oder positive LP systematisch belohnt. Nach solchen Lernphasen, die detailliert in Kap. 21, 28 und 29 beschrieben werden, können die Personen ihre LP an den entsprechenden Regionen des Kortex regulieren. Werden danach sensorische und motorische Aufgaben dargeboten, die in umschriebenen Hirnregionen verarbeitet werden, so ist die Verhaltenseffizienz durch selbsterzeugte Negativierung für diese spezifischen Verhaltensweisen aus der betroffenen Kortexregion erhöht.

Langsame Hirnpotenziale können willentlich über Biofeedback gesteuert werden. Damit hat die Person einen gewissen Einfluss auf die Erregbarkeit ihrer Hirnrinde.

Informationsverarbeitung und EKP

Die Deutung von einzelnen Potenzialkomponenten als Substrate der Informationsverarbeitung beruht ausschließlich auf experimental-psychologischen Befunden, die neurophysiologische Basis vieler Komponenten ist ungeklärt. ◘ Abb. 20.18 zeigt die EKP-Komponenten eines **bedeutsamen** und eines **irrelevanten** akustischen Reizes. Die Zuordnung an die einzelnen Stadien der Informationsverarbeitung wird in Kap. 21 und 28 ausführlich beschrieben. Bis 300 ms sind die einzelnen Verarbeitungsschritte **nicht bewusst**: Bewusstes Erleben ist im Allgemeinen an hinreichend synchrone Negativierung eines größeren Zellareals gebunden. In der Regel treten klar feststellbare Bewusstseinsänderungen erst mit der ersten LP-Komponente (auch CNV genannt, kontingente negative Variation von ◘ Abb. 20.16 und 20.17) um 300 ms auf. Während die Negativierung vor 100 ms (N100) im Wesentlichen auf das primäre Projektionsareal beschränkt bleibt, breiten sich die übrigen Potenzialanteile in verschiedenen Hirnregionen aus, je nach den oft weit auseinanderliegenden Arealen, die an einem bestimmten Verarbeitungsschritt beteiligt sind.

Bewusste Informationsverarbeitung wird erst in den späten, endogenen EKP und LP sichtbar und erfordert synchrone Aktivierung ausgedehnter neuronaler Netze.

20.6 Bildgebende Verfahren

20.6.1 Messung der Hirndurchblutung und Positronenemissionstomographie

O_2-Verbrauch und Durchblutung bei vermehrter neuronaler Aktivität

Von den rund 250 ml Sauerstoff, die ein ruhender Mensch pro Minute verbraucht, nimmt das Gehirn einen, gemessen an seinem Gewicht, unverhältnismäßig hohen Anteil von **20%, also 50 ml/min**, für den Stoffwechsel seiner Neurone und Gliazellen in Anspruch. Den höchsten Bedarf hat dabei die Großhirnrinde, die etwa 8 ml Sauerstoff pro 100 g Gewebe pro Minute verbraucht, während in der darunter liegenden weißen Substanz nur ein Verbrauch von etwa 1 ml O_2/100g/min gemessen wurde.

Die Hirnrinde hat aber nicht nur einen ständig hohen Grundbedarf an Sauerstoff (und Glukose!), sondern jede zusätzliche Aktivität in einer bestimmten Hirnregion führt dort innerhalb von Sekunden zu einem erhöhten Sauerstoffverbrauch und einem entsprechend vermehrten Anfall von Metaboliten. Diese sauren Stoffwechselprodukte wiederum erweitern die lokalen Arteriolen, was eine Erhöhung der lokalen Durchblutung zur Folge hat.

Die Durchblutungszunahme kann u. a. durch die in ◘ Abb. 20.19 skizzierte Methode der **Messung der regionalen Hirndurchblutung** mit Hilfe eines in die Blutbahn verbrachten schwach und kurz radioaktiven Edelgases (z. B. Xenon) erfasst werden. Sein Auftauchen in den verschiedenen Hirnregionen wird mit seitlich am Kopf angebrachten Geigerzählern gemessen. Die Strahlungsintensität hängt dabei direkt von der lokalen Hirndurchblutung ab, die aus dem Gesamtsauerstoffverbrauch des Gehirns und der Strahlungsverteilung errechnet werden kann. Durch die radioaktive Markierung von Glukose, Sauerstoff und anderen im Blut transportierten Stoffen können verschiedene Aspekte des Hirnstoffwechsels sichtbar gemacht werden, die aber alle

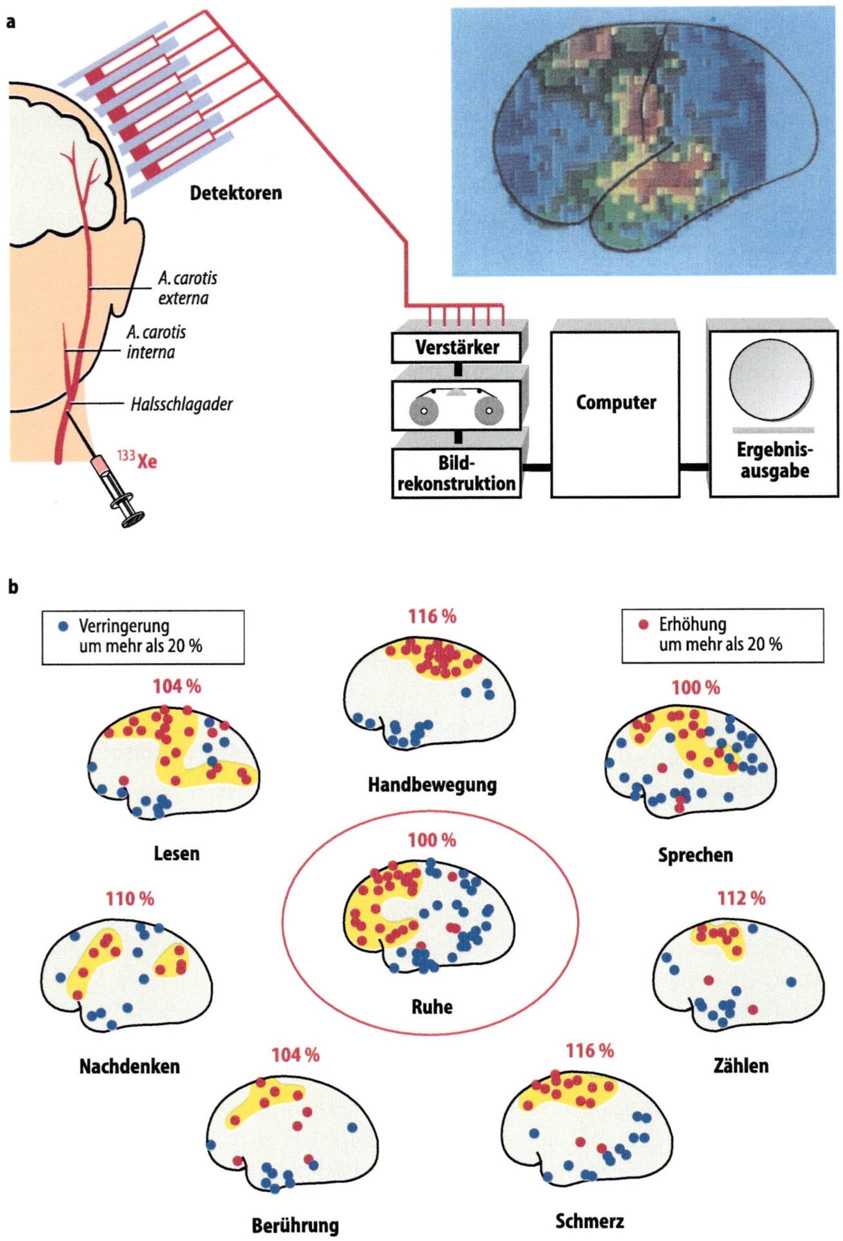

Abb. 20.19a, b. Messung der regionalen Hirndurchblutung mittels intraarterieller Injektion von radioaktivem Xenon (^{133}Xe). **a** Überblick über die Methodik. **b** Maxima und Minima der regionalen Hirndurchblutung auf der sprachdominanten (linken) Seite in Ruhe und bei 7 verschiedenen Hirnaktivitäten. Die Gesamtdurchblutung des ruhenden Gehirns wurde als 100% bezeichnet. Nur Regionen, die in ihrer Durchblutung um mehr als 20% nach oben (gefüllte rote Kreise) und nach unten (blaue Kreise) abweichen, sind eingetragen. Die Einsatzfigur rechts oben in **a** zeigt die Durchblutungsveränderungen beim lauten Zählen (verstärkte Aktivität zunehmend rot)

eng mit der lokalen Durchblutung oder dem Durchblutungsvolumen korreliert sind (Abb. 1.1 und 20.21).

Zur Messung der regionalen Hirndurchblutung werden unschädliche radioaktive Substanzen oder Gase eingespritzt, die sich bevorzugt in gut durchbluteten, d. h. aktiven Hirnarealen ausbreiten.

Regionale Hirndurchblutung bei mentaler Arbeit

Ergebnisse solcher Messungen an gesunden Versuchspersonen zeigt für die **linke** Hemisphäre Abb. 20.19. In Ruhe, also bei einem typischen Alpha-Wellen-EEG, sind die **Stirnhirnregionen** deutlich stärker durchblutet als die übrigen Hirnareale. Nichtschmerzhafte Hautreizung an der **rechten** Hand **(Berührung)** verändert das Durchblutungsbild nur unwesentlich. Bei leicht schmerzhaften Reizen **(Schmerz)** steigt die Gesamtdurchblutung (Prozentzahlen über jeder Hirnskizze) deutlich an, v. a. über den postzentralen Hirnregionen, wo der Schmerzreiz verarbeitet wird.

Auch bei willkürlichem, rhythmischem Öffnen und Schließen der **rechten** Hand **(Handbewegung)** steigt die Gesamtdurchblutung an. Gleichzeitig erhöht sich die lokale Durchblutung im **linken** somatosensorischen Gyrus postcentralis und den benachbarten Anteilen des Scheitelhirns. Sprechen und Lesen führen **links** zu einer Z-förmigen Verteilung der Durchblutungsmaxima, die beim Lesen bis in die visuellen Areale des Hinterhauptlappens reichen. Bei Denk- und Rechentests **(Nachdenken und Zählen)** erhöht sich die Gesamtdurchblutung, und es treten Maxima vor und hinter der Zentralfurche auf.

Σ Das ruhende Gehirn hat einen hohen Stoffwechsel, der sich bei Zunahme der Neuronenaktivität weiter steigert; die vermehrt anfallenden Metaboliten erweitern die lokalen Arteriolen und bewirken dadurch eine erhöhte Durchblutung.

PET-Prinzip

Während die Messung der regionalen Hirndurchblutung nur den Kortex, der direkt an der Schädeldecke und somit unter den Detektoren liegt, erfassen kann, wird mit der Positronenemissionstomographie (PET) das gesamte Gehirn vermessen. Die PET-Technologie basiert auf dem raschen radioaktiven Zerfall von Positronen in Radioisotopen. Die positiv geladenen Teilchen (Positronen) werden vom Atomkern eines instabilen Radioisotops abgestoßen: Zum Beispiel hat der Kern des am meisten benutzten ^{15}O 8 Protonen und 7 Neutronen (der normale Sauerstoff der Luft ^{16}O hat 8 Protonen und 8 Neutronen). Nach wenigen Millimetern im Hirngewebe wird das Proton von der negativen Ladung eines Elektrons angezogen, sie treffen aufeinander, kollidieren und verschmelzen (◘ Abb. 20.20).

Die Verschmelzung (Annihilisation) setzt mit hoher Energie 2 Annihilisationsphotone frei, die in entgegengesetzter Richtung den Kopf mit Lichtgeschwindigkeit verlassen. Multiple Photone bilden die **Gammastrahlung**, die nun den Kopf verlässt und von 2 gegenüberliegenden Strahlungsdetektoren registriert werden. Die beiden Detektoren geben nur dann ein Signal, wenn sie gleichzeitig getroffen werden: Dies wird **Koinzidenzschaltung** genannt. Die Zahl der simultanen Kollisionen wird gezählt und die Zählungen in ein Bild (**»image«**) des Blutflusses (viel ^{15}O) für eine Minute nach der Injektion übersetzt.

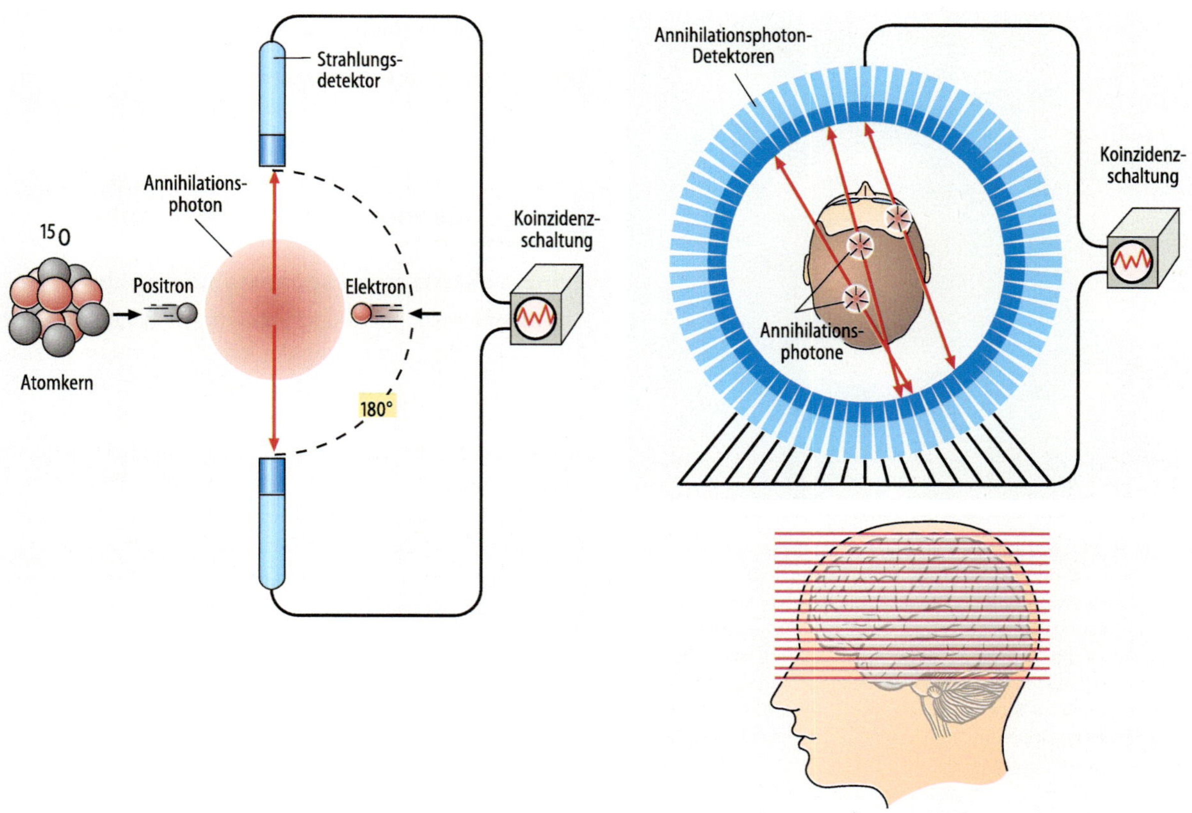

◘ **Abb. 20.20. Die Positronenemissionstomographie (PET).** *Links* PET-Prinzip: Ein Positron und ein Elektron kollidieren im Hirngewebe und verschmelzen (Annihilisation). Die Annihilisationsphotonen werden von einem Strahlungsdetektor außerhalb des Kopfes *(rechts)* aufgezeichnet. Unten verschiedene horizontale Schichten, die simultan mit der Koinzidenzschaltung erfasst werden können (Erläuterung ▶ Text)

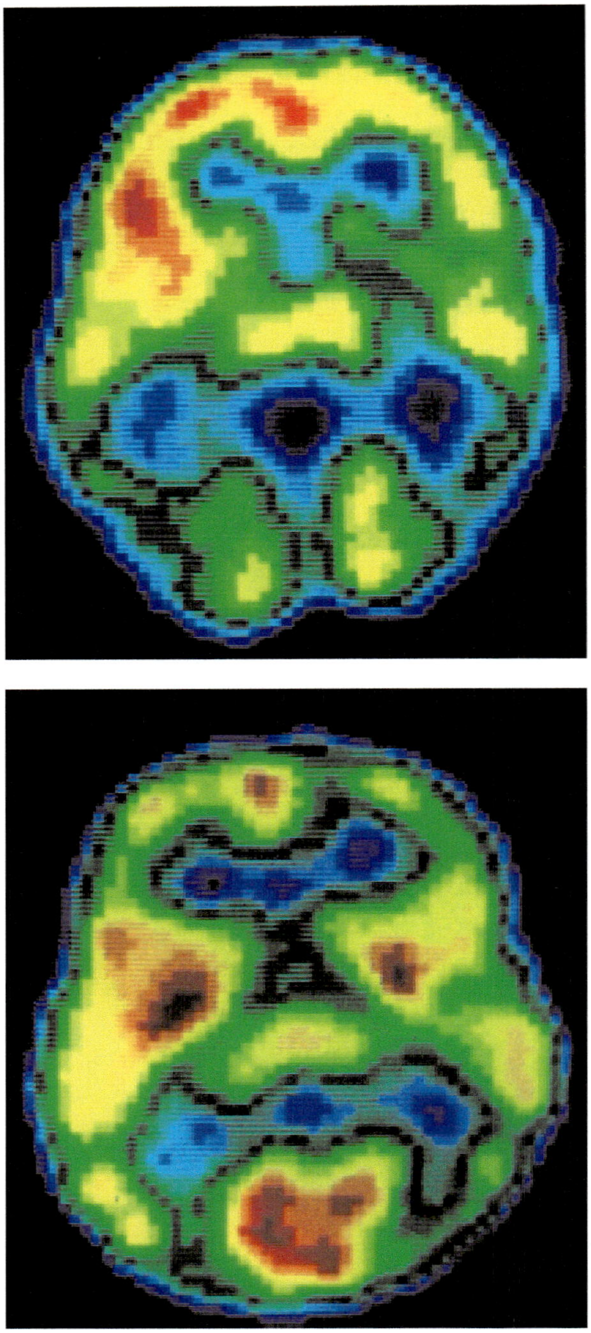

a

b

Abb. 20.21a, b. Glukose-PET. Durchblutungsmaxima einer Versuchsperson **(a)** und eines schizophrenen Patienten **(b)** gemessen über die lokale Aufnahme von Glukose durch die Nervenzellen. Versuchsperson und Patient haben die Augen geschlossen, sie erhalten schwache elektrische Reize auf einen Arm. Areale mit hoher Glukoseaufnahme erscheinen rot. Der Patient hat im Vergleich zur Versuchsperson eine erhöhte Stoffwechselaktivität im Okzipitalbereich *(unten)* und im Temporallappen, jedoch eine erniedrigte im Frontallappen *(oben)* (zur Erläuterung Kap. 28)

Σ Injizierte oder eingeatmete Positronen von Radioisotopen verschmelzen mit den Elektronen derselben Moleküle und senden Gammastrahlung aus dem Kopf.

PET-Kamera

Eine PET-Kamera besteht aus vielen Strahlungsdetektoren, die in Form eines Ringes um den Kopf der Versuchsperson angebracht ist (Abb. 20.20 und Abb. 20.21). Jeder Detektor ist in Koinzidenz mit vielen anderen gegenüber liegenden Detektoren geschaltet, wodurch die Genauigkeit und Auflösung der Zahl messbarer Hirnschichten weiter erhöht wird.

Verschiedene Radioisotope, nicht nur von Sauerstoff, sondern auch von Wasser, Fluor, Kohlenstoff, Stickstoff, L-DOPA und viele andere Transmitter können injiziert und deren Aktivitätsverteilung im Gehirn studiert werden. Denn dort, wo die meisten Moleküle der jeweiligen Substanz vorhanden sind, werden die Gammastrahlen entstehen.

Das **örtliche Auflösungsvermögen** von PET liegt bei etwa 4 mm, die zeitliche Auflösung in vielen Sekunden bis Minuten. Da die benötigten Isotope eine kurze Halbwertszeit haben, muss ein Zyklotron in unmittelbarer Nähe liegen. Im Zyklotron werden zusätzliche Protonen in Atomkerne von Elementen eingeführt, die normalerweise gleich viel Protonen und Neutronen aufweisen. Dadurch wird PET zur teuersten neurowissenschaftlichen Methodik.

Σ Die Positronenemissionstomographie (PET) erlaubt die Messung verschiedener Stoffwechselprodukte im lebenden Gehirn des Menschen.

20.6.2 Magnetresonanztomographie

Prinzip der Magnetresonanztomographie

Die **Magnetresonanztomographie (MRT)** benutzt die seit 1946 bekannte Erscheinung der kernmagnetischen Resonanz (»nuclear magnetic resonance«, NMR, »magnetic resonance imaging«, MRI), um Dichte und Relaxationszeiten magnetisch erregter Wasserstoffatomkerne (Protonen) im menschlichen Körper zu erfassen. Beide Parameter – Dichte und Relaxationszeiten – können als Funktion des Ortes mittels bildgebender Systeme dargestellt werden.

NMR basiert auf dem Grundprinzip des Drehimpulses (Spin) geladener Teilchen, wobei der Kern (Proton) des Wasserstoffatoms (H^+) das größte magnetische Moment aufweist (Abb. 20.22 und 20.23a). Zunächst bringt man den Organismus in ein starkes statisches Magnetfeld (1–7 Tesla). Dadurch werden die Protonen, die üblicherweise ungeordnet rotieren, in eine Richtung gebracht (»alignment«). Legt man nun zusätzlich ein externes starkes magnetisches Feld mit einem Radiofrequenzpuls derselben Frequenz, in der die Protonen rotieren an, so führt die Abweichung von der bevorzugten Ausrichtung der Felder zur Präzession (Auslenkung) um die Feldachse. Dies nennt man **Resonanzbe-**

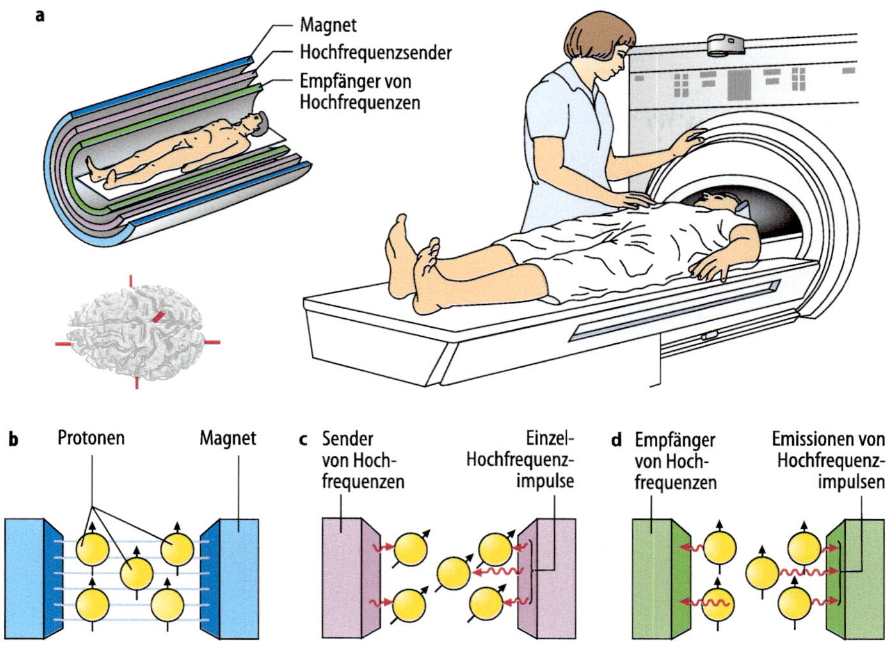

Abb. 20.22a–d. Magnetresonanztechnik. a Der Patient ist von Elektromagneten umgeben, die starke magnetische Feldimpulse (1–7 Tesla) erzeugen. Die Feldimpulse führen zur Auslenkung der Wasserstoffatome, die besonders in gut durchblutetem Gewebe vorhanden sind. Diese Kerne der H^{+}-Atome (Protonen) sind normalerweise in alle Richtungen ausgerichtet, das Magnetfeld lenkt sie in parallele Richtungen **(b)**. Starke Hochfrequenzradioimpulse treffen auf die Protonen, wodurch sie um ihre Achse zu rotieren beginnen (Präzession) **(c)**. In wenigen Sekunden kehren die Protonen in die Ausgangslage zurück und geben dabei schwache hochfrequente Radiowellen ab, die von einem sensitiven Empfänger registriert werden **(d)**

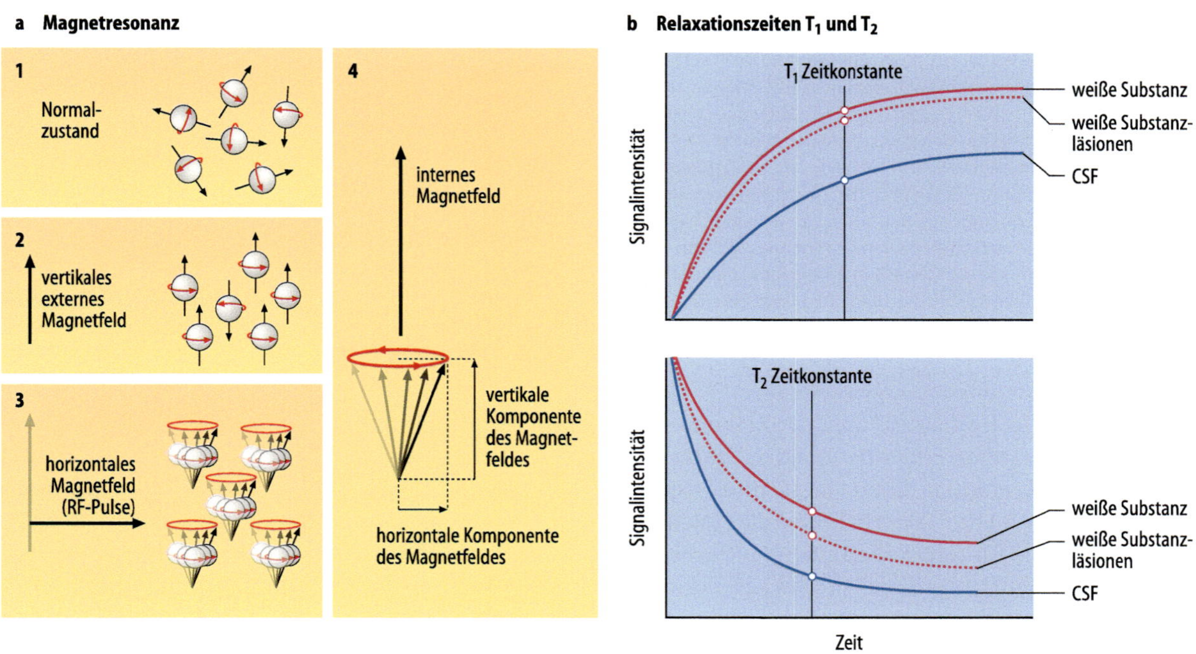

Abb. 20.23a, b. Grundlagen der Magnetresonanztomographie. **a** Verhalten von Protonen im magnetischen Feld und bei Auslenkung durch Radiofrequenzpulse. 1. Chaotische Ausrichtung und Rotation (spin) der Protonen im Magnet-freien Raum. 2. Parallele Ausrichtung im Magnetfeld (Alignment). 3. Ein Radiofrequenzpuls bringt die Protonen zur Rotation (Präzession). 4. MR misst vertikale und horizontale Komponente der Auslenkung. **b** T1 (horizontale) und T2 (vertikale Quer-) Relaxationszeiten (Erläuterung ▶ Text)

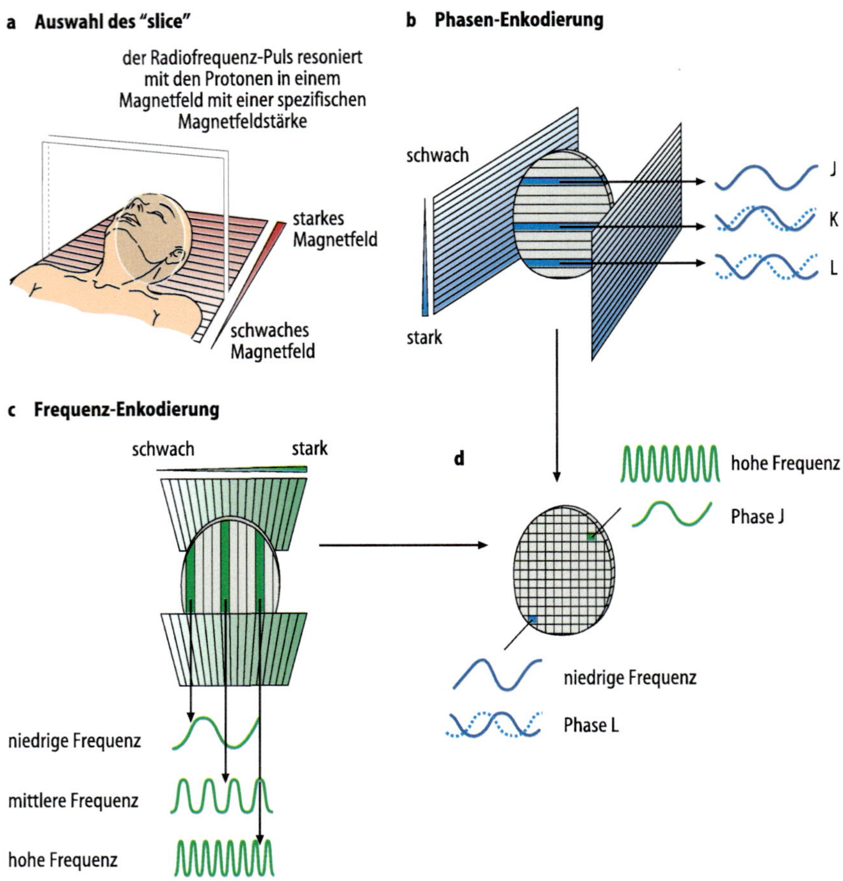

Nach Kandel ER, Schwartz JH, Jessell TM (2000). Mit freundlicher Genehmigung von Elsevier.

Abb. 20.24a–d. Dreidimensionale Verschlüsselung des MR-Signals. Die Signale, die aus einem dreidimensionalen Volumen entspringen, werden so verschlüsselt, dass sie zuerst einen einzigen Schnitt vom Gewebe (»slice«) erregen, dann werden unterschiedliche Gradienten angelegt, die das Gewebe in Reihen und Spalten aufteilen. Die Person wird in ein magnetisches Feld gelegt, dessen Stärke entlang einer Achse abfällt. Im MR-Gerät ist der Patient von einer Röhre eingeschlossen, die von magnetischen Spulen umgeben ist, hier werden die Magneten einfach als Platten gezeigt. Diese Art von Gradientenschaltung teilt also das Gewebe in viele »slices«. Ein bestimmter »slice« ist durch einen spezifischen Radiofrequenzpuls charakterisiert, der die Protonen in dem gewünschten Magnetfeld in Resonanz bringt **(a).** Danach wird dieser »slice« (von **a**) wiederum in Reihen und Spalten zerlegt, deren Feldstärke des Magnetfelds entlang einer zweiten Raumachse variieren. Die Rotation (Präzession) der Protonen ist an jedem Platz verschieden. Wenn also der zweite magnetische Gradient abgeschaltet wird, so behält jede einzelne Reihe von Protonen ihre spezifische Phase **(b).** Der »slice« wird weiterhin in Reihen geteilt, indem man das vertikale Magnetfeld so abstuft, dass die Protonen in jeder Reihe in einer unterschiedlichen Frequenz rotieren (präzessieren) **(c).** Mit dieser Enkodierung wird jedes Pixel in einem »slice« sein spezifisches, charakteristisches Signal abgeben **(d);** mit der sog. Fourier-Transformation identifiziert man dann jedes einzelne Signal aus jedem Pixel

dingung. Die Winkelgeschwindigkeit der Kernpräzession ist dabei proportional zur Feldstärke. Je stärker das Magnetfeld, umso schneller rotieren die Protone (Lamor-Frequenz, z. B. bei 1 Tesla 42,5 MHz). Danach kehren die Protonen in ihre Ausgangsposition zurück (Relaxation) und geben dabei je nach den Gewebeeigenschaften schwache elektrische Ströme mit bestimmten Frequenzen ab.

Σ Die Magnetresonanztomographie benützt die Auslenkung und Relaxation von Protonen in starken Magnetfeldern als Messprinzip.

Gepulste Kernresonanz

Bei der gepulsten Kernresonanz stört man die Ausrichtung der Protonen in bestimmten zeitlichen Abständen durch einen Hochfrequenzimpuls, dessen Frequenz mit derjenigen der Kernpräzession übereinstimmt (Abb. 20.23). Das Abklingen des Prozesses, also die **Relaxationszeiten**, hängen auch von der Moleküldichte ab (so dreht sich ja auch ein Kreisel im Wasser anders als in der Luft). Sorgt man dafür, dass das magnetische Grundfeld über dem Messvolumen (Gehirn) stark variiert (Abb. 20.24a), in einem Punkt jedoch ein Extrem annimmt, so kann man den Kernresonanzempfänger auf die Präzessionsfrequenz des Extrems abstimmen und erhält nur Kernresonanzsignale, die von der Umgebung des »empfindlichen Punktes« mit einer bestimmten Magnetfeldstärke herrühren (Abb. 20.24). In der Praxis wird dann aus tausenden räumlichen Punkten ein Bild aufgebaut. Die Auflösung des Bildes ist durch thermisches Rauschen und die Dämpfung durch die Leitfähigkeit des menschlichen Körpers begrenzt. Da die Zeit für einzelne Projektionen wenige Sekunden oder nur Sekundenbruchteile beträgt, können – in Abhängigkeit der Relaxationszeiten – auch schnelle Veränderungen in der Gehirnaktivität sichtbar gemacht werden **(funktionelle MRT – fMRT)**. Medizinische Risiken der MRT sind nicht bekannt. Allerdings könnten solche aus der Induktion (v. a. schnell veränderlicher) Ströme durch die angelegten Felder erwachsen.

Σ Wenn das Magnetfeld über dem Messvolumen (Kopf) variiert, so bewirkt dies systematisch unterschiedliche Anregungen (Spins) und Relaxationszeiten, aus denen man den Ort der jeweiligen Änderung rekonstruieren kann.

Relaxationszeiten T_1 und T_2

Die wichtigsten Maßzahlen der MR-Technologie, die die Gewebe zu charakterisieren erlauben, sind – wie erwähnt – die Relaxationszeiten der sich wie Kreisel drehenden Protonen. Nachdem also die Protonen durch das starke statische Magnetfeld (1–7 Tesla) aus ihrem chaotischen Rotieren in dieselbe Richtung des vertikalen Magnetfeldes gebracht werden, lenkt sie der im rechten Winkel horizontal angebrachte Hochfrequenzimpuls (HF- oder RF-Puls, RF = Radiofrequenz) aus ihrer streng vertikalen Richtung in eine nun nach horizontal ausgelenkten Kreisbewegung (◘ Abb. 20.23a). Bei Abschalten des RF-Pulses kehren die Protonen schnell in ihre Ausgangslage zurück (Relaxation); den Verlauf dieser Rückkehrkurve nennt man T_2 (Querrelaxation), vergleichbar der Zeitkonstante im EEG, also die Zeit bis eine Spannung auf 2/3 ihrer Ausgangsspannung zurückgekehrt ist (◘ Abb. 20.23). Gleichzeitig aber verlieren die Protonen den durch den horizontalen Magnetpuls angeregten synchronen Drehimpuls und gehen auch in horizontaler Richtung **außer Phase (»dephasing«)**. Diese Zerfallszeit bildet sich in der T_1-Funktion ab (Längsrelaxation) (beide Buchstaben T kommen von transversaler Magnetisierung). ◘ Abb. 20.23b zeigt, dass für verschiedene Gewebe T_1 und T_2 spezifische Verläufe haben, man misst sie in der Regel wie Zeitkonstanten, nachdem sie 2/3 ihres Weges hinter sich haben, das resultierende MR-Bild wird als **T_1- oder T_2-gewichtet** bezeichnet.

Σ Die Abklingzeiten T_1 und T_2 von ausgelenkten Protonen sind für verschiedene Gewebe unterschiedlich. Für graue und weiße Substanz ergeben sich dadurch unterschiedliche Kontraste.

Gradientenschaltung

Wie kann man nun bestimmen, von wo im Gehirn ein Radiofrequenzsignal von einem in T_1 oder T_2 abklingenden »Protonenschwarm« kommt? Wir haben dies für die Magnetfelder bereits oben beschrieben, man schaltet sowohl das statische Magnetfeld wie auch die angelegten RF-Pulse in **unterschiedlicher Stärke** an **unterschiedlichem Ort**. Zum Beispiel ist das Magnetfeld am oberen Ende des Kopfes stark, am unteren schwach. Das Gewebe wird dadurch in Schnitte (»slices«) zerlegt, die in jedem »slice« die Protonen unterschiedlich stark magnetisieren. Gleichzeitig wird der Kopf der Person von **Spulen (»coils«)** mit Radiofrequenzsendern umgeben, die im rechten Winkel zum Magnetfeld stehen, aber auch wieder in ihrer Stärke »slice« für »slice« abgestuft werden; schließlich wird die dreidimensionale Abbildung geschlossen, indem man noch eine Gradientenebene mit vertikalen Magnetfeldern unterschiedlicher Frequenz hinzufügt, sodass die Protonen in jeder Schnittebene mit einer charakteristischen Frequenz rotieren (»precessing«). Jeder Ort im Raum (Pixel) kann damit durch eine dreidimensionale Raumkoordinate aus Frequenzen mit Fourier-Transformation identifiziert werden (◘ Abb. 20.24).

Σ Durch räumlich variierende Magnetfeld- und Radiofrequenzgradienten kann mit Fourier-Transformation die Quelle der Aktivität identifiziert werden.

Funktionelle Magnetresonanztomographie (fMRT)

Veränderungen des zerebralen Blutflusses, ablesbar an der lokalen Sauerstoffanreicherung, können mit hoher Zeit- und Ortsauflösung im MRT gemessen werden. Wenn Hämoglobin (Kap. 10) im venösen Blut mit Sauerstoff angereichert wird (z. B. durch den Sauerstoffverbrauch beim Denken), ist es weniger paramagnetisch und diese Änderung ergibt bei Anlegen hoher Magnetfelder von 1,5–7 Tesla in der Umgebung der Gefäße deutliche Differenzen der Feldstärken im Vergleich zur Umgebung. Wenn die Nervenzellen nach Reizung (»Denken«) aktiv werden, kommt es zu höherer Anreicherung von sauerstoffreichem Blut in der Umgebung der Zellen als abgebaut werden kann. Die Protonen des mit **O_2-angereicherten Oxyhämoglobin** haben eine langsamere T_2-Relaxationszeit, sie kehren viel langsamer in den »Außer Phase«-Zustand zurück als das **Desoxyhämoglobin**, das im inaktiven Zustand der Nervenzellen dominiert. Daher ist das Magnetresonanzsignal, das die Antennen des MR-Scanners auffangen, viel stärker, z. B. wenn mehr Hämoglobin, also mit Sauerstoff angereichertes Blut, an dieser Stelle ist. Diesen Effekt nennt man **BOLD-Effekt** (»blood oxygenation level dependent«). ◘ Abb. 20.25 zeigt die vom Computer rekonstruierten Maxima im visuellen Kortex einer Versuchsperson nach Reizung des rechten visuellen Feldes mit einfachen Lichtblitzen. Die lokale Aktivierung im kontralateralen primären Feld ist gut sichtbar.

Σ Der BOLD-Effekt beruht auf der Tatsache, dass sauerstoffreiches Blut eine langsamere Relaxationszeit T_2 aufweist und damit aktive Hirnareale hervorgehoben werden.

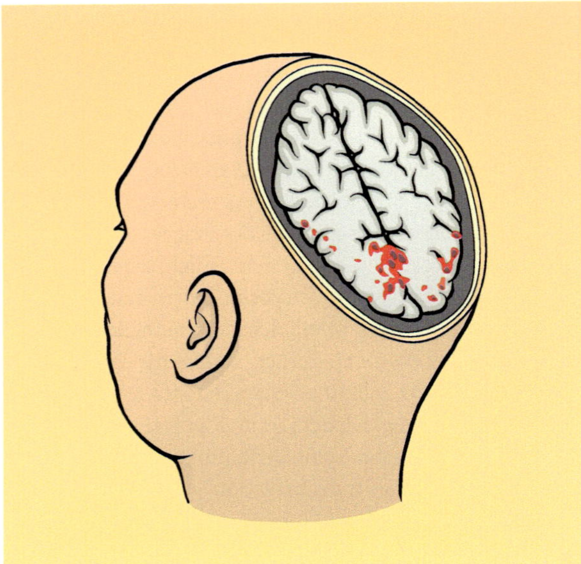

Abb. 20.25. Funktionelle Magnetresonanztomographie (fMRT) des lokalen zerebralen Blutflusses im visuellen Kortex des Menschen. Erhöhung des Blutflusses im linken primären visuellen Areal nach Reizung des kontralateralen Feldes in roter Farbe

Echo-Planar-Imaging (EPI)

In der klassischen MR-Technik muss man vor erneutem Anlegen eines Magnetfeldes und Radioimpulses mindestens 0,4–2 s warten, bis sich die Kernspins »erholen« und in ihre Ausgangslage vor dem Beschuss durch die Radiofrequenz zurückkehren. Damit könnten nur relativ selten Bilder rekonstruiert werden, bedenkt man die hohe Geschwindigkeit elektrischer Hirnprozesse in Millisekunden. Um dieses Problem zu lösen, wird zunächst vor der Rückkehr der Spins in die Ausgangsstellung (Abb. 20.23) ein zweiter »Echo«-Impuls von dem Radiofrequenzsender ausgelöst und die Dichte der Protonen für den gegebenen Magnetfeldwinkel in den 3 Raumdimensionen gezählt. Schließlich werden nach dem ersten und zweiten Echo-Impuls die Gradienten des Magnetfeldes rasch geändert (in weniger als 100 ms Intervallen), sodass die variierenden Resonanzfrequenzen extrem schnell erfasst werden können.

Da aber Blutflussänderungen und damit die Oxygenierung und Protonendichte aus metabolischen Gründen nicht schneller als 1–3 s auf Änderungen der Erregbarkeit von Neuronen folgen, ist die Zeitauflösung der fMRT auch mit EPI prinzipiell auf 3 s beschränkt. In Kombination mit MEG/EEG stellt aber fMRT zur Zeit das zeitlich und örtlich optimal auflösende Messverfahren in den Human-Neurowissenschaften und der Biologischen Psychologie dar.

Σ Die funktionelle Magnetresonanztomographie (Kernspintomographie) mit Echo- Planar-Imaging stellt ein örtlich besonders gut auflösendes bildgebendes Verfahren dar. Blutflussänderungen können nach 3 s mit Millimetergenauigkeit im gesamten Gehirn erfasst werden.

Magnetresonanzspektroskopie

Eine Weiterentwicklung der MRT stellt die Magnetresonanzspektroskopie (MRS, »magnetic resonance spectroscopy«) dar. Gegenüber PET und MRT hat MRS den Vorteil, auch die **chemische Zusammensetzung** von Gewebe zu berücksichtigen und damit metabolische Charakteristika bzw. Veränderungen aufdecken zu können. Wie bei der MRT basiert auch die MRS auf den magnetischen Eigenschaften von Atomkernen mit ungepaarten Protonen und Neutronen und der Möglichkeit, durch ein starkes magnetisches Feld eine Auslenkung der dominanten Kreisel-Frequenz herbeizuführen. Die Präzessionsfrequenz ist nicht nur durch die Stärke des externen Magnetfeldes determiniert, sondern auch durch die das Proton umgebenden Elektronenwolken. Das Ausmaß der Veränderung in der Resonanzfrequenz für einen gegebenen Molekülkern variiert mit der umgebenden Wolke, sodass man von einer chemischen Verschiebung (**»chemical shift«**) spricht. Auf diese Weise kann man für verschiedene neurochemische Elemente, die solche unterschiedlichen Elektronenwolken aufweisen, Dichtespektren bestimmen und damit ihre mögliche Beteiligung an – normalen oder auch pathologischen – Hirnfunktionen untersuchen.

Leider werden nur Metabolite erfasst, die in großer Menge an dem angegebenen Ort des Gehirns vorhanden sind. Dazu gehören aber auch wichtige Substanzen wie Glutamin und Glutamat, Cholin und N-Azetylaspartat (NAA). Besonders reizvoll für den Biologischen Psychologen ist dabei die Messung der metabolischen Veränderungen bei unterschiedlichen Verhaltensweisen.

Σ Mit Magnetresonanzspektroskopie lässt sich die Dichte einzelner neurochemischer Substanzen im Nervengewebe lokal bestimmen.

Diffusions-Tensor-Bildgebung

Beim Menschen können die Faserverbindungen im lebenden und intakten Gehirn heute nichtinvasiv mit fMRT bildhaft dargestellt werden: Mit **Diffusions-Tensor-Bildgebung (»diffusion-tensor-imaging«)** lässt sich die Vorzugsrichtung der Molekularbewegung von Protonen bestimmen. Mit der Weiterleitung der Nervenimpulse entlang der Axone bewegt sich auch der Energiefluss (in Form des Blutes und somit Wasser und seine Protonen). Durch Ausrichtung der Magnetfeldgradienten in die Flussrichtung lässt sich das Verschwinden des Magnetresonanzsignals entlang einer Nervenfaser messen und mit der sog. **Tensorrechnung** rekonstruieren.

20.6.3 Optische Bildgebung

Das Lambert-Beer-Gesetz

Jedes Gewebe wechselt mit einer Änderung seines funktionellen Zustandes auch seine optischen Eigenschaften. So verfärben sich die Haut und Schleimhäute blau-rot (Zyanose), wenn der Sauerstoffgehalt im Blut abnimmt und daher reduziertes Hämoglobin im Kapillarblut fließt (Kap. 10). Bleiche Hautfarbe zeigt Anämie an, gelbe Farbe indiziert zuviel Bilirubin durch Leberversagen (Kap. 12). Das Nervensystem und seine Zellen verhalten sich nicht anders. Wenn Lichtquanten (Photone) in das Gewebe eindringen, werden sie **absorbiert**, verlieren Energie oder sie erzeugen **Fluoreszenz**; sie werden mit unveränderter Frequenz bei

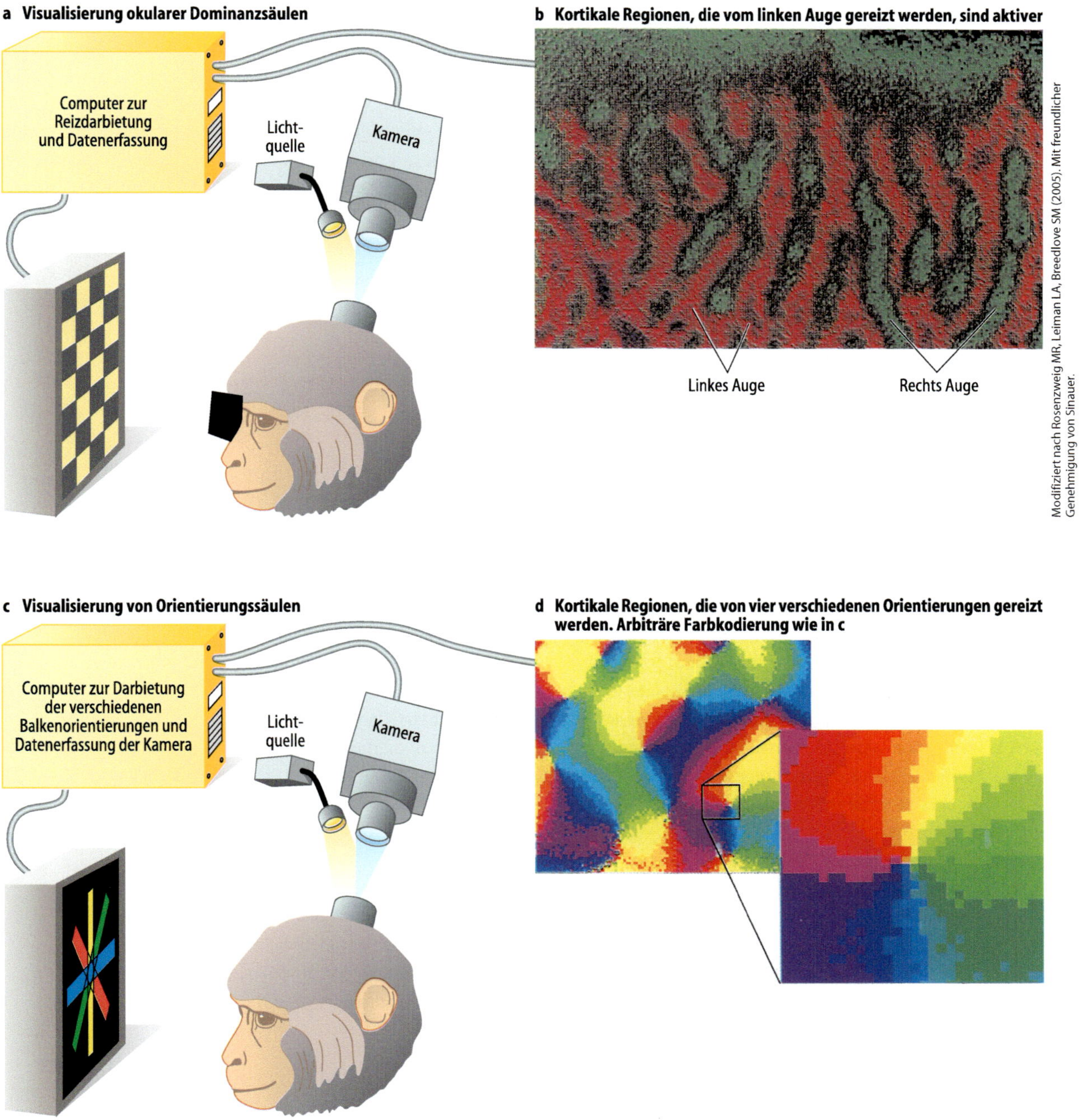

Abb. 20.26a–d. Optische Bildgebung mit Nah-Infrarot-Spektroskopie. a, b Darstellung okularer Dominanzsäulen (Kap. 17), **c, d** von Orientierungskolumnen. In **a** werden Bänder von Neuronen sichtbar, wenn das Licht aus V1 der rechten okzipitalen Region nach Abdeckung des rechten Auges reflektiert wird. Der Affe betrachtet ein umspringendes Schachbrettmuster. Die kortikalen Regionen, die stärker aktiv sind, werden schwächer reflektiert **(b).** Bei Darbietung von hellen Balken **(c)**, die hier zur besseren Anschaulichkeit je nach Richtung in Farbkodierung wiedergegeben sind, findet man an einigen Stellen des scheinbar ungeordneten Aktivitätsmusters in V1 **(d)** ein Windmühlen-artiges Aktivitätsmuster: Jede Orientierung ist an einer bestimmten Stelle streng aufeinander folgend repräsentiert. Weitere Erläuterungen ► Text

stationärem Gewebe **zerstreut**, oder bei bewegten Partikeln (z. B. Hämoglobin) treten **Doppler-Verschiebungen** auf (Frequenzveränderungen durch Zu- u. Wegbewegung von Licht- oder Schallquelle). Biologisches Gewebe ist besonders durchlässig für Licht in der Nähe des Infrarotspektrums (700–1000 nm), deshalb werden für Hirngewebe **Nah-Infrarotspektroskopie-Geräte (NIRS)** verwendet. Die Konzentration der Photonen in einem angestrahlten Gewebe wird nach dem modifizierten Lambert-Beer-Gesetz von einem Empfänger (Detektor) berechnet: Dabei ist die Lichtabsorption proportional der Substanzkonzentration (z. B. Hämoglobin) und der Distanz, die die Photonen unter Lichtverlustdifferenz zwischen den 2 interessierenden Zuständen im Gewebe überwinden müssen (▫ Abb. 20.26).

Σ Durch Messung der Lichtabsorption im durchbluteten Hirngewebe lassen sich stark von schwach durchbluteten Arealen trennen; dies wird Nah-Infrarotspektroskopie genannt.

Anwendung optischer Bildgebung

▫ Abb. 20.26 zeigt eine typische Anwendung optischer Bildgebung zur Visualisierung okularer Dominanzsäulen (Kap. 17) und Orientierungskolumnen. Wenn der Affe die umspringenden Schachbrettmuster (▫ Abb. 20.26a) nur mit einem Auge betrachtet, sieht man bei der Registrierung des reflektierten Lichtes vom Areal V1 des okzipitalen Kortex den Aktivitätsanstieg der Zellen der okularen Dominanzsäulen vom linken Auge, während die okularen Dominanzsäulen des rechten Auges still bleiben. Präsentiert man einen Lichtbalken in wechselnder Orientierung (▫ Abb. 20.26c), so erhält man scheinbar ein ungeordnetes Aktivitätsmuster (▫ Abb. 20.26d), das aber an bestimmten Stellen ein völlig geordnetes, radial sich bewegendes, Aktivitätsmuster (vergrößerter Ausschnitt) ergibt. Jede Orientierung ist an einem bestimmten Ort mit maximaler Aktivität repräsentiert.

Für die klinische Anwendung in Psychologie und Medizin wird die optische Bildgebung, die billig und völlig unschädlich ist, von großer Bedeutung werden: Man kann das Licht durch die Schädeldecke senden und sich frei mit den Sendern und Empfängern bewegen. Zerebrovaskuläre Störungen und Alzheimer-Erkrankung gehen mit reduzierter vaskulärer Aktivität einher. Bei epileptischen Anfällen oder starken Depolarisationen um eine Hirnläsion herum steigt die Hämoglobinkonzentration ebenso wie bei vielen kognitiven Tätigkeiten.

Σ Optische Bildgebung (»optical imaging«) erlaubt die nichtinvasive Messung physiologischer Veränderungen der Hirnaktivität durch photographische Erfassung der Reflexion und Absorption von Licht aus dem Hirngewebe.

Zusammenfassung

Kausale Beziehungen zwischen Gehirn und Verhalten erfordern die gleichzeitige (simultane) Erfassung von neuronalen und psychologischen Maßen:
- invasive Methoden der Biologischen Psychologie, wie die Läsionsmethode und histologische Präparation von Hirngewebe; sie können zwar in der Regel nur im Tierversuch eingesetzt werden, bilden aber die Grundlage unseres Wissens über Hirn-Verhaltens-Beziehungen;
- histologische Präparation von Hirngewebe;
- Läsionsmethode zum Studium der Verhaltensausfälle;
- elektrische und magnetische Hirnreizung (TMS, tDCS).

Elektroenzephalographie (EEG), Elektrokortikographie (EcoG) und Magnetoenzephalographie (MEG)
- bilden die neuronalen und psychischen Prozesse zeitgetreu ab;
- erlauben Quantifizierung von Zeit und Ort der Informationsverarbeitung im Gehirn;
- erlauben keine Aussage über strukturell-anatomische und metabolische Veränderungen während geistiger Tätigkeit.

Bildgebende Verfahren umfassen
- Messung regionaler Hirndurchblutung (rCBF),
- Positronenemissionstomographie (PET),
- funktionelle Magnetresonanztomographie (fMRT),
- optische Bildgebung und Nahinfrarotspektroskopie.

Literatur

Birbaumer N, Schmidt RF (2007) Allgemeine Physiologie der Großhirnrinde. In: Schmidt RF, Lang F (Hrsg.) Physiologie des Menschen, 30. Aufl. Springer, Berlin Heidelberg New York Tokyo

Cacioppo JT, Tassinary L, Berntson G (eds) (2000) Handbook of Psychophysiology, 2nd ed. Cambridge Univ. Press, Cambridge

Frackowiak RS, Friston K, Frith C, Dolan R (eds) (2004) Human Brain Function, 2nd ed. Elsevier, Amsterdam

Ingvar DH, Lassen S (1977) Cerebral function metabolism and circulation. Acta Neurol Scand 55, suppl 64

Jäncke L (2005) Methoden der Bildgebung in der Psychologie und den kognitiven Neurowissenschaften. Kohlhammer, Stuttgart

Kandel ER, Schwartz JH, Jessell TM (eds) (2000) Principles of neural sciences, 4th ed. Elsevier, Amsterdam

Lutzenberger W, Elbert T, Rockstroh B, Birbaumer N (1985) Das EEG. Springer, Berlin Heidelberg New York Tokyo

Niedermeyer E, Lopes da Silva F (eds) (1999) Electroencephalography. 4th ed. Williams & Wilkins, Baltimore

Rockstroh B, Elbert T, Birbaumer N, Lutzenberger W (1982) Slow brain potenzials and behavior, 2nd ed. Urban & Schwarzenberg, München Baltimore 1989

Roland P (1993) Brain activation. Wiley, New York

Steriade M (2003) Neuronal substrates of sleep and epilepsy. Cambridge Univ. Press, Cambridge

Toga AW & Mazziota J (eds) (2002) Brain mapping, 2nd ed. Academic Press, Amsterdam

21 Bewusstsein und Aufmerksamkeit

N. Birbaumer (et al.), *Biologische Psychologie*, Springer-Lehrbuch,
https://doi.org/10.1007/978-3-540-95938-0_21

Die Entstehung von Bewusstsein und Aufmerksamkeit im menschlichen Gehirn, besonders im Kortex, lässt sich am besten in der **Metapher vom Parlament** eines demokratischen Staates erläutern: Wie das Gehirn aus 2 Hemisphären, bestehen fast alle Parlamente aus einer rechten (konservativen) und linken (liberalen) Gruppierung. Wie im Gehirn gibt es kleine Gruppen von Abgeordneten und einzelne Abgeordnete (Module), die als Spezialisten die täglichen Aufgaben des Parlaments ohne Beteiligung der übrigen Parlamentarier lösen. (In der psychologischen Sprache wird das Parlament auch als Arbeitsplatz **(»workspace«)** des Bewusstseins bezeichnet.)

Wenn ein Problem (Reiz) von Außen herangetragen wird, kann es rasch von diesen Spezialisten (Module) an die ausführenden Organe und Bürger gebracht werden (automatische, nicht-bewusste, **implizite Informationsverarbeitung**). Gut bekannte und geübte Aufgaben können auch gleichzeitig und parallel ohne Störung und Beanspruchung des Gesamtparlaments (d. h. unbewusst) von den Spezialisten erledigt werden.

Tritt allerdings eine neue Problemlage oder **Gefährdung der Zielerwartungen** des Parlaments oder einfach ein physisch intensiver Reiz auf, also komplexe Probleme, die von den einzelnen Spezialisten allein nicht mehr gelöst werden können, dann muss zwischen den einzelnen Abgeordneten und Gruppierungen ein **Austausch** und eine **Diskussion** stattfinden. Dies verzögert zwar die Lösung des Problems, garantiert aber eine aus- und abgeglichene Problemlösung **(kontrollierte Verarbeitung).** Die einsetzende Diskussion erzeugt einen höheren Lärmpegel **(Bewusstsein),** die Wachheit steigt, v. a. an jenen Orten des Parlaments, wo sich Spezialisten und Entscheidungsträger für das Problem befinden.

Allerdings kann bei derart komplexen Aufgaben nur mehr eine oder wenige Aufgaben zu einer Zeit gelöst werden, da ein Großteil der Abgeordneten mit der Bearbeitung und Diskussion des Problems befasst werden müssen **(eingeschränkte Ressourcen),** die anderen Aufgaben treten zurück **(selektive Aufmerksamkeit).** Nach Diskussion des Problems auf der Grundlage von alten Erfahrungen mit ähnlichen Problemen **(Gedächtnis)** und der Abschätzung ihrer Bedeutung für den Staat **(positive oder negative Motivation)** wird durch eine mit exekutiven Funktionen befasste Gruppe (Präfrontalkortex) eine Entscheidung getroffen und von dort an ausführende Organe (Motorik) abgegeben.

21.1 Psychologie von Bewusstsein und Aufmerksamkeit

21.1.1 Die Heterogenität von Bewusstseinsformen

Illusion der Einheit von Bewusstsein

Obwohl uns im Wachzustand unser Bewusstsein als einheitlich und verbunden erscheint, ist bewusstes Erleben stets Resultat der **Zusammenarbeit** vieler heterogener psychologischer Funktionen und heterogener Hirnfunktionen in oft weit auseinander liegenden kortikalen und subkortikalen Netzwerken. Der in der Introspektion so dominant wirkende **Eindruck von Einheit** entsteht vermutlich durch eben dieses zentrale Kennzeichen von bewussten im Vergleich zu nicht-bewussten Vorgängen: Während die nichtbewusste Informationsverarbeitung in vielen heterogenen Verarbeitungseinheiten (im Gehirn oft als **Module** bezeichnet) **gleichzeitig** und unverbunden ablaufen kann, zeichnen sich bewusste Vorgänge durch ein höheres Ausmaß an Synchronie und Zusammenarbeit zwischen den unterschiedlichsten Funktionen aus, wie wir es in der Einleitung in der Metapher vom Bewusstsein als Arbeitsplatz eines Parlaments erläutert haben. Wir werden in diesem Kapitel erkennen, dass dieser Zusammenarbeit auf psychologischer Ebene auch eine Synchronie der Nervenzellentladungen (synchrone neuronale Dynamik) und eine anatomische Synchronizität entspricht, nämlich die Zusammenfassung mehrerer Hirnmodule zu stärker verbundenen Arbeitseinheiten.

Eine einheitliche Definition von Bewusstsein ist deshalb nicht möglich, weil es **heterogene Bewusstseinsprozesse und -formen** gibt, deren gemeinsames physiologisches Merkmal der **weiträumige Erregungsanstieg** und psychologisch der Übergang von nicht-bewusster »automatischer« zu aufmerksamer, »kontrollierter« Informationsverarbeitung darstellt. Dieser Übergang kann kontinuierlich oder ruckartig erfolgen. Obwohl nicht alle kontrollierten Verarbeitungsvorgänge bewusst sind, gilt dies doch für einen Großteil dieser in Abschn. 21.1.2 beschriebenen Prozesse.

Σ **Bewusste Vorgänge unterscheiden sich von nichtbewussten Vorgängen durch ein verstärktes Ausmaß an Zusammenarbeit von heterogenen informationsverarbeitenden Untereinheiten (Module).**

Aktivierung und Aufmerksamkeit

Innerhalb der Kategorie bewusster Prozesse müssen wir zwischen **tonischer** (anhaltender) **ungerichteter** Wachheit und **Aktivierung** bis zu Bewusstlosigkeit und **phasischer** (kurzfristiger) **gerichteter Aufmerksamkeit** unterscheiden. Beiden liegen, wie wir noch sehen werden, unterschiedliche neuroanatomische Strukturen und unterschiedliche neurochemische und neurophysiologische Vorgänge zugrunde.

Die wichtigsten tonischen Aktivierungszustände (auch oft als **Vigilanz** bezeichnet) sind (Tabelle 20.2):
- bewusster Ruhezustand,
- bewusster Bereitschaftszustand (»default state«),
- verschiedene Schlafstadien (Kap. 22),
- Narkosezustände,
- epileptische Bewusstseinsänderungen,
- vegetativer Zustand (»vegetative state«, VS),
- Koma.

Wachheit und Aktivierung allein garantieren nicht die bewusste Wahrnehmung eines Sinnesreizes oder einer Bewegung. In den Endstadien des **Morbus Alzheimer** etwa ist der Patient durchaus wach und führt einfache, gezielte, automatische Bewegungen durch, ohne dass dem Patienten die Umgebung bewusst wird.

Während wir für Bewusstseinsinhalte ein ausreichend hohes tonisches Bewusstseinsniveau benötigen, gilt also das Umgekehrte nicht: Inhalte des Bewusstseins und Aufmerksamkeit können ausfallen, ohne dass das Niveau beeinträchtigt ist. Selektive (sensorische) und exekutive (motorische) phasische Aufmerksamkeit dagegen besteht aus einem auf einen Inhalt oder ein **Ziel gerichteten Erregungsanstieg** bei **gleichzeitiger Hemmung** konkurrierender Inhalte oder Ziele. Phasische Aufmerksamkeit definiert die **Inhalte des Bewusstseins**, die tonische nur das Niveau, die Intensität des Bewusstseins.

Ein ausreichend hohes Wachheitsniveau allein garantiert nicht bewusstes Erleben einzelner Inhalte oder Vorstellungen.

Die Funktionen von Aufmerksamkeit
- Setzen von Prioritäten zwischen konkurrierenden und kooperierenden Zielen in einer Zielhierarchie zur Kontrolle von Handlung
- Aufgeben (»disengagement«) alter oder irrelevanter Ziele
- Selektion von sensorischen Informationsquellen zur Kontrolle der Handlungsparameter (sensorische und motorische Selektion)
- Selektive Präparation und Mobilisierung von Effektoren (»tuning«)

»Bottom-up«- (aufsteigende) und »Top-down«- (absteigende) Aufmerksamkeit
Wenn ein Reiz von ausreichender Intensität dargeboten wird oder sich deutlich von der Umgebung abhebt (»salience«), erregt dies automatisch »von unten«, ohne willentliches Zutun unsere Aufmerksamkeit. Das Objekt »fesselt« uns durch seine Merkmale allein, die im afferenten Teil unserer Sinnessysteme bereits herausgehoben werden. Diese Art von Aufmerksamkeitsmechanismus bezeichnet man mit dem englischen Begriff »Bottom-up«-Aufmerksamkeit, weil sie auf dem Weg von der Außenwelt (von unten) zu den Sinnessystemen im Gehirn (nach oben) entsteht. »Top-down«-Aufmerksamkeit dagegen bezeichnet die »von oben«, z. B. von Einstellungen und gespeicherten Zusammenhängen (Abschn. 21.1.4) abhängige Verstärkung oder Abschwächung von Inhalten (Erregungskonstellationen im Nervensystem) (Abb. 21.1). Beiden Arten von Aufmerksamkeit liegen unterschiedliche neuronale Prozesse zugrunde.

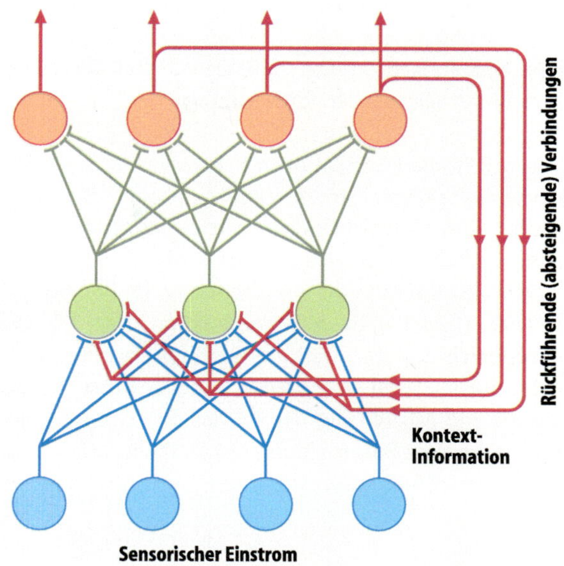

Abb. 21.1. »Top-down«-Verarbeitung. Rückführendes (»recurrent«), verteiltes neuronales Netz, wie man es z. B. zwischen primären kortikalen Arealen *(unten)* und sekundären kortikalen Arealen *(oben)* oder zwischen Thalamus und Kortex als Grundlage bewusster Prozesse annimmt. Die rückführenden Bahnen von den »höheren« zu den »einfacheren« (primären) Strukturen sind rot und dick gezeichnet

Die wichtigste Aufgabe von Aufmerksamkeit ist die Selektion wichtiger Erlebnisinhalte. Dies kann entweder »bottom-up« oder »top-down« erfolgen.

21.1.2 Bedingungen für bewusste und nicht-bewusste Informationsverarbeitung

Neuheit und Komplexität
Nur ein Bruchteil der ankommenden Reize wird bewusst. Bewusstsein tritt nur auf:
- beim Erwerb **neuer** Information oder beim Lernen **neuer** Reaktionen,
- bei Abgabe von Urteilen und Wahlreaktionen und
- bei Nicht-Eintreffen erwarteter Reize.

Auf der **exekutiven Seite** wird uns Verhalten erst in Situationen bewusst, die
- neue Aktionspläne und
- eine Wahl (Entscheidung) zwischen Handlungsalternativen erfordern;

- in gefährlichen oder als schwierig beurteilten Situationen und
- bei Handlungen, die eine starke Gewohnheit oder »Versuchung« überwinden müssen.

Aber auch in diesen Situationen tritt Bewusstsein oft erst **nach** bereits erfolgter Handlung auf (z. B. beim Bergsteiger, der eben »instinktiv« einen gefährlichen Schritt vollzogen hat und dem dies erschreckt bewusst wird).

Die **Reizaufnahme,** die **Repräsentation** (**Enkodierung**) des Reizes (Kap. 15), die **Musterextraktion** (Kap. 17) und der **Vergleich** des gegenwärtigen Reizmusters mit gespeicherten Reizmustern sind ebenso wenig bewusst wie die **Auswahl** und **Ausführung** der auf den Reiz »passenden« Reaktion und die **Rückmeldung** des Reaktionserfolgs aus der Peripherie (Box 21.1).

Σ Ein Großteil der Informationsverarbeitung läuft ohne Mitwirkung des Bewusstseins vorbewusst ab. Nur in Situationen, in denen die Anforderungen die Kapazität (Ressource) der Person für eine bestimmte Aufgabe überschreitet, entsteht ein bewusster Vorgang.

Kohärente Bindung (»binding«)

Damit ein Sinnesreiz oder eine Reaktion als einheitliche Erfahrung bewusst wird, muss er aus den Elementen des Reizes (z. B. Ecken, Kanten etc.) zu einem ganzheitlichen Objekt **zusammengebunden** werden (»binding«), und die Aufmerksamkeit muss diese gebundene Objektrepräsentation aus den übrigen Sinnesreizen **herausheben** und fokussieren und die nicht-relevanten, altbekannten, automatisierten Repräsentationen **hemmen**. Wir haben die dazugehörigen Experimente in Kap. 17 eingehend beschrieben (Abb. 17.30). Synchrone Oszillationen von Nervennetzen als Grundlage von »Binding« werden in Abschn. 25.2 abgehandelt. Der Binding-Prozess muss dabei nicht bewusst ablaufen, er ist nur die Voraussetzung für die Entstehung eines einheitlichen Bewusstseinsinhalts.

21.1.3 Das limitierte Kapazitätskontrollsystem

Begrenzte Aufmerksamkeit und Bewusstsein

Drei wichtige Befunde haben zur Annahme von mehreren Bewusstseinsformen geführt:

- Bewusstseinsprozesse resultieren stets aus vorbewusster (subliminaler) Informationsverarbeitung.
- Die Annahme eines einzigen Selektionssystems (Flaschenhalstheorien) ist mit den experimentellen Befunden nicht vereinbar.
- Für jeden Informationsverarbeitungsprozess wird Energie benötigt und jeder benötigt seine eigenen »Ressourcen«. Bei Aufgaben, deren Ressourcen sich überlappen, kommt es zur **Ressourcenkonkurrenz**, die sich meist in Interferenzen und Leistungsstörungen äußert.
- Unter Ressource versteht man in der Psychologie eine nicht direkt beobachtbare Erregungshöhe, die einem informationsverarbeitenden System verliehen werden muss, damit es eine bestimmte Leistung erbringen kann. Jene Systeme des mentalen Apparats, die die Res-

Box 21.1. Komplexität und Bewusstsein

Magnetoenzephalographisch erfasste Zunahme an neuronaler Komplexität bei bewusster Wahrnehmung von einfachen Reizen im Vergleich zu subliminaler, nicht-bewusster Wahrnehmung desselben Reizes (Flackerlicht von 7,4 Hz) im Gehirn des Menschen. Ist der Reiz bewusst, ergeben sich die abgebildeten magnetoenzephalographischen Muster. Die nicht-bewussten sind hier nicht gezeigt, nur das **Mehr** an Aktivität bei der bewussten Wahrnehmung bei 2 gesunden Versuchspersonen (J.S. und C.H.). Die unterlegte Farbskala zeigt die Zunahme der magnetischen kortikalen Reaktion auf den bewusst wahrgenommenen Reiz. Gelb: Eintritt, blau: Austritt des magnetischen Feldes; grüne Punkte: magnetische Sensoren. Oben frontal, unten okzipital. Die blauen Verbindungen zeigen die zusätzlich, im Vergleich zu nicht-bewusster Wahrnehmung desselben Musters auftretenden Korrelationen (Kohärenzen) zwischen den verschiedenen Hirnarealen bei bewusster Wahrnehmung.

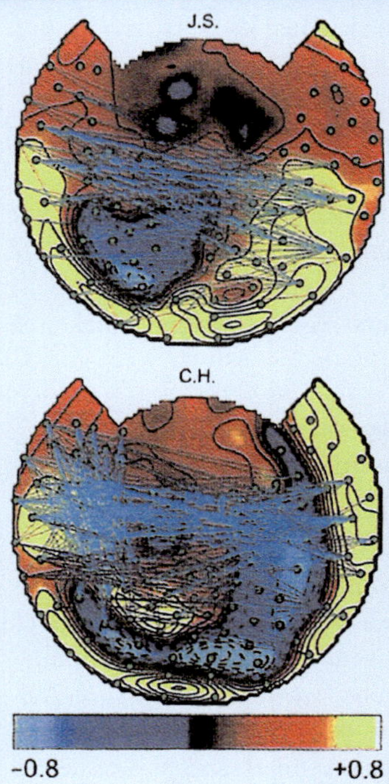

Literatur: Tononi G, Edelmann GM (1998) Consciousness and complexity. Science 282:1846–1851

sourcen für eine oder mehrere sensorische und motorische Funktionen zur Verfügung stellen, nennt man **Kontrollsysteme mit limitierter Kapazität** (LCCS, »limited capacity control systems«).
- Ressourcen werden in der Regel antizipatorisch – d. h. vor einem Reiz oder einer Reaktion – nach Warnsignalen, die Reiz oder Reaktion (oder beides) ankündigen, zur Verfügung gestellt.

Alle Theorien der Aufmerksamkeit gehen von einer **limitierten Aufmerksamkeitskapazität** (LC, »limited capacity«) aus. Der gemeinsame Mechanismus hinter allen Bewusstseinsformen und Aufmerksamkeit wird in Situationen sichtbar und messbar, in denen die Anforderungen die Kapazität (Ressource) der Person für die Aufgabe überschreiten. Die Aufgabenschwierigkeit wird als die **Differenz zwischen erwarteter und aktueller Leistung** definiert. Erwartete Aufgabenschwierigkeit und Leistung sind somit ein zentraler Bestandteil jeder Aufmerksamkeitstheorie.

Die Entstehung bewusster Vorgänge ist an die Zuweisung erhöhter Verarbeitungsressourcen an die informationsverarbeitenden Systeme gebunden. Die Energieressourcen des Aufmerksamkeitssystems bestimmen sich aus der Differenz zwischen erwarteter und aktueller Aufgabe.

Bewusstsein als multisensorische Interaktion

Bewusstsein sichert also den Informationsfluss zwischen den verschiedenen Arbeitseinheiten und erlaubt auch neuen Zugriff auf unterschiedliche Kombinationen von Sinnesreizen, die normalerweise isoliert bearbeitet werden. Auch die Metapher einer **Theaterbühne** wird oft herangezogen. Dabei ist natürlich der Regisseur des Stücks wichtig, der selbst nicht auftritt, aber doch den Ablauf mitbestimmt. In der Bewusstseinsmetapher einer Demokratie ist der Regisseur der **Kontext** der gesamten Situation (Grundgesetz, Erwartungen an das Parlament). Im psychologischen Bereich sprechen wir analog zum Regisseur oft vom **Selbstbewusstsein**, das neuroanatomisch in den präfrontalen Kortexregionen lokalisiert wird (Abschn. 28.6). Das Selbst (der Direktor, Kontext, Regisseur, das Grundgesetz) enthält **allgemeine Ziele** (Zielkontexte) und Konzepte (Konzeptkontext, Wissen) und auf einer oberflächlichen Ebene unmittelbare Ziele und Erwartungen. Das Bewusstseinssystem (Parlament) reagiert besonders sensibel auf Verletzungen dieser Zielerwartungen, aber auch der unmittelbaren Erwartungen (in unserer Analogie z. B. Einschränkung von Freiheiten, Gesetzesverletzungen, Ungerechtigkeit etc.).

Bewusstein und Aufmerksamkeit hängt auch vom Kontext und den Zielen der Informationsverarbeitung im Gehirn ab.

Flaschenhalstheorie

Abb. 21.2a zeigt ein »natürliches« **dichotisches Hörexperiment**, aus dem man – fälschlich – auf die Existenz eines einzigen (Flaschenhals-)Filters schloss: das **Cocktail-Party-Phänomen**. Aus einer Vielzahl ankommender Reize wird von dem selektiven Filter jener Reiz ausgewählt, dessen physikalische Charakteristiken überlegen sind (z. B. der lauteste Schwätzer einer Gesellschaft). Abb. 21.2b erläutert den Grundgedanken der Flaschenhalstheorie von Broadbent: Ein Informationskanal mit limitierter Kapazität (LC) führt zum zentralen Verarbeitungssystem, das als Kurzzeitgedächtnis (KZG) mit dem Arbeitsgedächtnis synonym genannt wird (Kap. 25). Bevor die Information zum KZG gelangt, wird vom vorgeschalteten Filter nur **ein** physikalisch herausragender Reiz aus den vielen ankommenden ausgewählt. Die vollständige Analyse des Reizes erfolgt erst nach der Passage durch den Filter.

Die Flaschenhalstheorie postuliert einen frühen Filter der einlaufenden Information vor dessen Vergleich im Kurzzeitgedächtnis.

Kritik der Filtertheorie

Dass Flaschenhalstheorien unvollständig sind, zeigt sich bereits an alltäglichen Beobachtungen, wie der bewussten Wahrnehmung des eigenen Namens in einer »verrauschten« Gesellschaft, auch wenn er von jemand leise gesprochen wird. Die Mutter, die von ihrem Kind selbst bei lautem Verkehrslärm aus dem Schlaf geweckt wird, ist ein besonders deutliches Beispiel. Aber auch experimentell lässt sich zeigen, dass die ankommende Information vor ihrer Selektion relativ **vollständig** und unbewusst analysiert und beurteilt wird.

Auch schwierige Aufgaben, die **geteilte Aufmerksamkeit** erfordern, werden gelöst, wenn nicht dieselben Ressourcen benötigt werden (► unten). Zum Beispiel kann man gleichzeitig addieren oder andere Rechenoperationen und eine Handgeschicklichkeitsaufgabe (visuelle Folgeaufgaben) durchführen. Dagegen wird dieselbe Rechenoperation nicht gelöst, wenn man gleichzeitig Wahlreaktionen auf visuell dargebotene Zahlen durchführen muss. Diese Beispiele sind mit der Annahme eines einzigen Kanals mit begrenzter Kapazität unvereinbar.

Wir werden später sehen, dass der **Grad der Interferenz** (Störung) zwischen 2 Aufgaben von der zerebralen Distanz der daran beteiligten Analysatoren abhängt. Je mehr sich diese überlappen (also gemeinsame Ressourcen nutzen), umso größer ist die Interferenz.

Aufmerksamkeitsprozesse werden nicht über das frühe Ausfiltern unwichtiger Information, sondern von einem übergeordneten Prozess der Bewertung ankommender Information gesteuert.

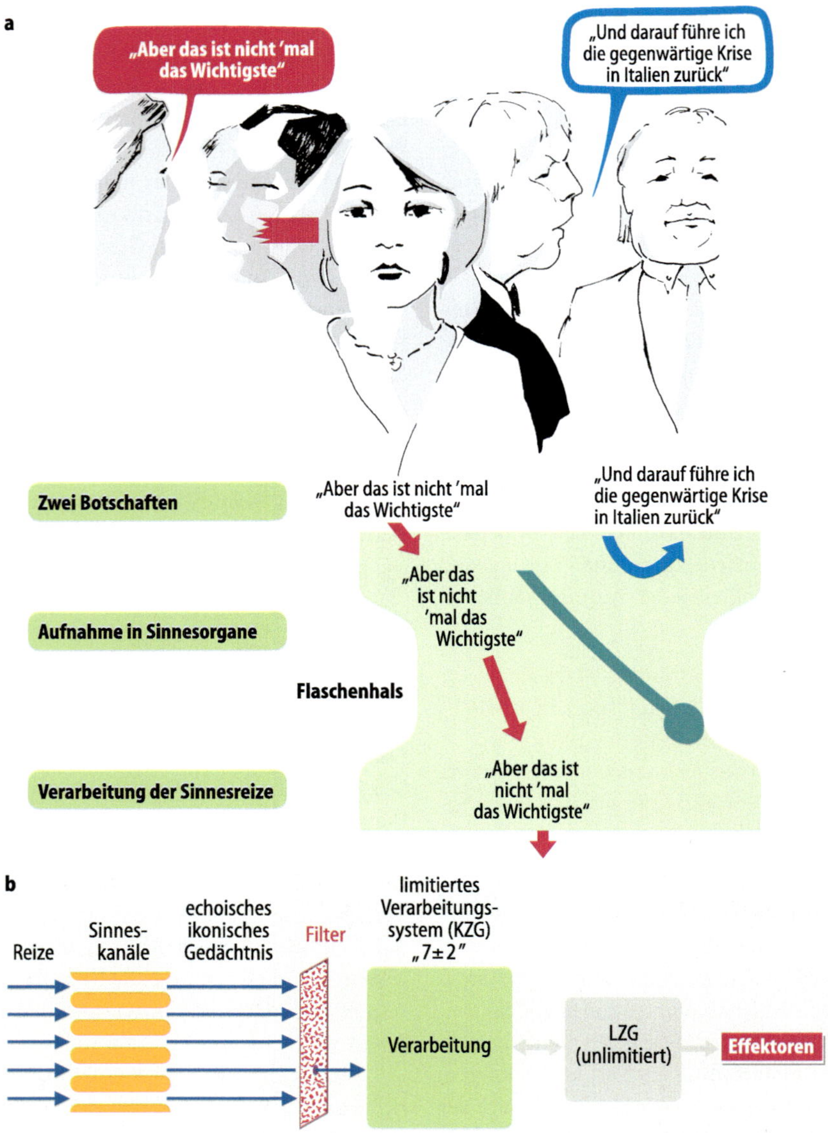

Abb. 21.2a, b. Aufmerksamkeitstheorien. a Das »Cocktailparty-Phänomen«. Die Versuchsperson konzentriert sich auf die Information, die dem rechten Ohr dargeboten wird, die Information, die gleichzeitig dem linken Ohr dargeboten wird, kann nicht wiedergegeben werden. **b** Grundgedanke eines Flaschenhalsmodells der Aufmerksamkeit. *KZG* Kurzzeitgedächtnis, *LZG* Langzeitgedächtnis (Erläuterungen im Text in Abschn. 25.1)

21.1.4 Bewusstsein und kontrollierte Verarbeitung von Information

Automatische und kontrollierte Verarbeitung

Jeder sensorische Kanal (optisch, akustisch, taktil) besitzt nur eine **begrenzte Kapazität** der Informationsübertragung. Diese Begrenzung der Sinnessysteme ist durch eine Reihe von Faktoren bedingt: Anzahl und Ausrichtung von rezeptiven Feldern, Grenzfrequenzen der afferenten Fasern, Konvergenz und Divergenz der kommunizierenden Neuronenverbände und v. a. durch die Ernährungs- und Stoffwechselbedingungen der beteiligten Zellverbände. Da aber offensichtlich große Teile der im ZNS gleichzeitig ankommenden Informationen verarbeitet und erst danach zentral ausgewählt werden, müssen wir zusätzlich zu den Grenzen der sensorischen Übertragung (Kanalkapaziät) noch einen oder mehrere **zentrale Aufmerksamkeitsmechanismen** annehmen.

Wenn ein bestimmtes Erregungsmuster eines Reizes im Gehirn durch die Aufmerksamkeitsprozesse aktiviert und von der Hintergrundinformation abgehoben wird, ist es nicht notwendigerweise sofort bewusst. Bei überlernten, geübten Aufgaben (z. B. Autofahren) erfolgt die Reaktion ohne Bewusstsein, und andere Reaktionssysteme können gleichzeitig ohne gegenseitige Behinderung (Interferenz) funktionieren (geteilte Aufmerksamkeit). Wir nennen diesen Vorgang der unbewussten selektiven Absenkung von

Erregungsschwellen »**tuning**«. Dieser englische Ausdruck ist schwer zu übersetzen; damit ist das **automatische Einstellen von Erregungsschwellen** gemeint. Dies muss man sich folgendermaßen vorstellen:

Die gesamte ankommende Information wird zuerst für wenige Millisekunden in einem sensorischen Speicher gehalten (sensorisches Gedächtnis). Dort werden Mustererkennung (Erkennung der wesentlichen Merkmale), Enkodierung und danach der besprochene Vergleich (»match«) vorgenommen (linke Seite von ◘ Abb. 21.2b). Passt der ankommende Reiz vollkommen in ein (überlerntes) gespeichertes Reiz-Reaktions-Muster, wird die Reaktion »automatisch« ausgelöst, d. h. ohne besondere Erhöhung der Erregung in den beteiligten Netzwerken und ohne Mitwirkung des Bewusstseins.

Σ Neben einer begrenzten sensorischen Kanalkapazität müssen wir noch einen zentralen Selektionsmechanismus annehmen.

Willentliche Anstrengung

Erst wenn neue oder komplexe Situationen und Handlungen auftauchen (»mismatch«) und Reaktionsalternativen bestehen, wird das LCCS aktiviert. Das LCCS erregt die beteiligten informationsverarbeitenden und reaktionsplanenden Systeme und hemmt die nicht-beteiligten (◘ Abb. 21.3). Dabei greift die Stärke **motivationaler Einflüsse** direkt in die Hemmung und Erregung ein (Triebkonkurrenz ► unten, Bewertungsmechanismus ◘ Abb. 21.3). Dies bedeutet, dass Reize oder Reaktionen, die in der Vergangenheit mit biologisch bedeutsamen Reizen (z. B. Triebbefriedigung) assoziiert waren, eher einen Erregungsanstieg auslösen. Die Bewertung löst den **Effort-Mechanismus** (willentliche Anstrengung) aus, der in neuen und komplexen Situationen Ein- und Ausgabeprozesse (sensorische und motorische Aktivierung) koordiniert und mit Bewusstsein und erhöhtem Energieverbrauch (z. B. mehr Glukoseverbrauch im ZNS) einhergeht und eine **»kontrollierte Suche«** der richtigen Antwortalternativen durch ständigen Vergleich erfordert. ◘ Abb. 21.3 gibt diese Modellvorstellung wieder.

Σ In neuen und vital bedeutsamen Situationen wird nach Reizbewertung ein kontrollierter, unter Willenskontrolle stehender Anstrengungs- und Suchmechanismus ausgelöst.

Ressourcenzuordnung (»resource allocation«)

Während es mehrere KZG-Systeme (z. B. akustisch, visuell, taktil etc.) zu geben scheint, die die Anzahl gleichzeitig durchführbarer Aufgaben beschränken, existieren nur ein, maximal **2 übergeordnete Effort-Systeme** (eines für sensorische, eines für motorische Verarbeitung). Wenn Überlappungen zwischen den 6 in ◘ Abb. 21.4 dargestellten Verarbeitungsdimensionen durch simultane Aufgabendarbietung entstehen, wird das LCCS aufgerufen und die Aufmerksamkeitsenergie auf eine Dimension (z. B. visuell) konzentriert (Ressourcenzuordnung). Jedes der in ◘ Abb. 21.4 gezeigten Verarbeitungssysteme verfügt über beschränkte Ressourcen, sonst könnten mehrere neue Aufgaben **gleichzeitig** sowohl innerhalb einer Verarbeitungsdimension (z. B. visuell) als auch zwischen diesen ohne Interferenz gelöst werden. Dies gelingt innerhalb einer Dimension am schlechtesten (neue akustische Aufgaben stören akustische mehr als visuelle). Aber auch zwischen den Verarbeitungsdimensionen sind

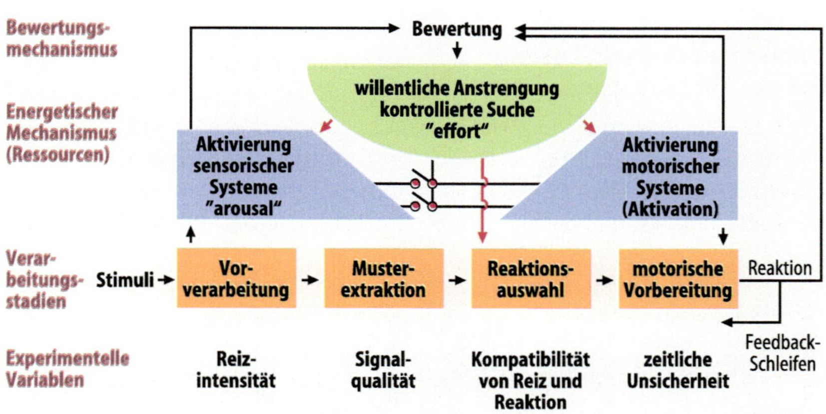

◘ **Abb. 21.3. Kognitive Prozesse der Informationsverarbeitung.** Unten sind die einzelnen Stadien der Verarbeitung vom Eingang des Reizes bis zur Reaktion skizziert. Darunter einige Beispiele von experimentellen Umweltvariationen, mit denen die Stadien beeinflussbar sind. Darüber die eigentlichen Aufmerksamkeitsprozesse: Die Aktivierung und Mobilisierung sensorischer Systeme führt sowohl zu verbesserter Mustererkennung *(unten)* als auch zu dem multisensorischen Vergleich gespeicherter mit angekommener Information. Je nach Resultat dieser Vergleiche wird bei neuer oder komplexer Information der ressourcenmobilisierende Prozess willentlicher Anstrengung (»effort«) aktiviert. Dieser kann sowohl sensorische als auch motorische Aktivierung beeinflussen und wird zur Entscheidung über Reaktionsalternativen benötigt. Abschließend erfolgen dann Planung und Ausführung der entsprechenden Reaktion, nicht ohne eine vorherige Bewertung der antizipierten Konsequenzen *(rechts und oben)*. Bei überlernter, automatischer Verarbeitung wird die Beteiligung von »Effort«-Systemen minimal

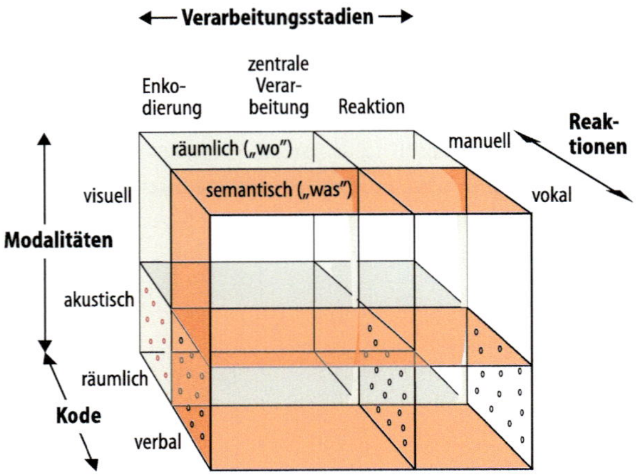

Abb. 21.4. Verarbeitungsmechanismen. Für jeden der 3 Verarbeitungsschritte Enkodierung, zentrale Verarbeitung und Reaktionsvorbereitung bzw. -ausführung werden je 2 Verarbeitungsarten (räumlich-verbal), je 2 Sinnesmodalitäten (visuell-akustisch) und je 2 Reaktionsmodalitäten (manuell-vokal) als Beispiele eingezeichnet. Bei neuen Aufgaben konkurrieren diese sechs Verarbeitungsdimensionen um die limitierten Ressourcen

die Ressourcen beschränkt: Eine komplexe visuelle Aufgabe stört z. B. eine akustisch-musikalische erheblich. Erst nach häufiger Wiederholung tritt Automatisierung ein, und geteilte Aufmerksamkeit wird möglich. Natürlich sind mehr als sechs Verarbeitungsdimensionen denkbar, die hier beschriebenen sind nur die wichtigsten bei der menschlichen Informationsverarbeitung.

Die simultane Verarbeitung von Information innerhalb oder zwischen den wichtigsten Verarbeitungsdimensionen (räumlich, semantisch etc.) ist bei neuen Reizen nicht möglich.

Unterbrechung, Fehlermeldung und Lösung (»disengagement«) der Aufmerksamkeit

Führt die in Abb. 21.3 gezeigte Bewertung der Reizkonfiguration zu einem »mismatch«, also einem Warnsignal, so muss das informationsverarbeitende System die gerade ablaufenden Operationen **unterbrechen** und die alten Ziele vorerst **aufgeben.** Abb. 21.5 zeigt eine typische Aufgabe zur Aufmerksamkeitssteuerung.

Zuerst erfolgt ein Warnsignal (Hinweisreiz; »cue«), kurz danach erscheint der Zielreiz (»target«) in dem erwarteten oder unerwarteten Feld. Auf den unerwarteten Reiz reagiert die Versuchsperson langsamer. Es braucht Zeit, sich vom erwarteten Ort zu lösen. Die Leistung ist an dem Ort erleichtert, auf den die Aufmerksamkeit gelenkt war, und am anderen gehemmt. Abb. 21.6 führt die wesentlichen Denkoperationen auf, wenn ein angekündigter Reiz beantwortet wird.

Personen mit **Neglekt,** die eine Körper- oder Gesichtshälfte völlig ignorieren, achten automatisch auf periphere Reize, wenn ihre Aufmerksamkeit nicht gebunden ist, ignorieren diese aber völlig, wenn sie aufmerksam mit einem anderen Reiz oder Gedanken beschäftigt sind. Es liegt hier ein Defekt des »disengagement« vor, die Personen können sich nicht von dem gerade aufmerksam verfolgten Vorgang lösen (Abschn. 21.3.4).

Nach Warnsignalen oder Fehlern muss ein gerade ablaufender Konzentrationsvorgang unterbrochen werden und der Aufmerksamkeitsfokus von der alten Situation auf die neue gerichtet werden; dies wird als »disengagement« bezeichnet.

21.1.5 Vergleich und Bewertung: die Rolle von Gedächtnis und Motivation für bewusstes Erleben

Arbeitsgedächtnis: Vergleich und Kontrolle

Die ankommenden Inhalte aus dem sensorischen Gedächtnis (echoisch und ikonisch in Abb. 21.2b und in Abb. 25.1) müssen **vor** ihrer Bewusstwerdung auf Neuheit untersucht und danach die Analysatoren und Handlungsmodule, in denen diese neue Information verarbeitet wird, selektiv über ausreichend lange Zeit (>100 ms) in seiner Erregung erhöht und andere gleichzeitig aktive Subsysteme gehemmt werden. Damit die Neuheit eines Inhalts überhaupt bestimmt werden kann, muss er mit allen bisher im Langzeitgedächtnis (LZG) niedergelegten ähnlichen

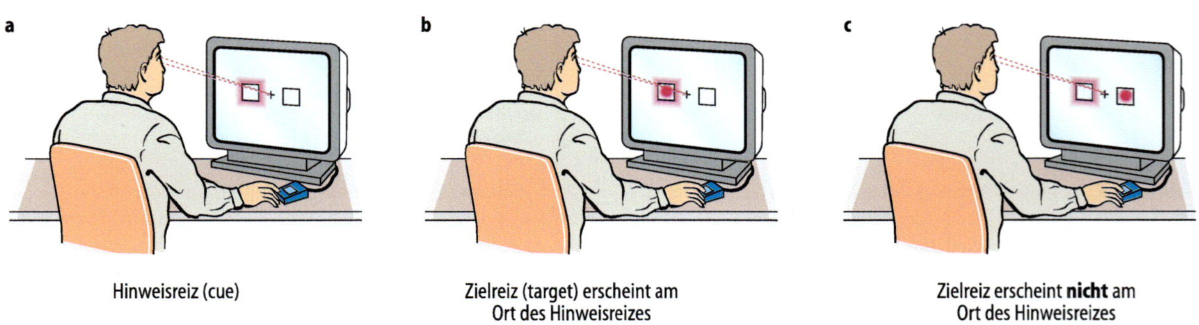
a
b
c
Hinweisreiz (cue)
Zielreiz (target) erscheint am Ort des Hinweisreizes
Zielreiz erscheint nicht am Ort des Hinweisreizes

Abb. 21.5a–c. Aufgabe zur selektiven Aufmerksamkeit. a Die Versuchsperson fixiert das Kreuz in der Mitte, im rechten Gesichtsfeld erscheint zunächst ein Hinweisreiz (Aufleuchten des Quadrats) und kurz danach der Zielreiz entweder am Ort des Hinweisreizes **(b)** oder auf der Gegenseite **(c)**

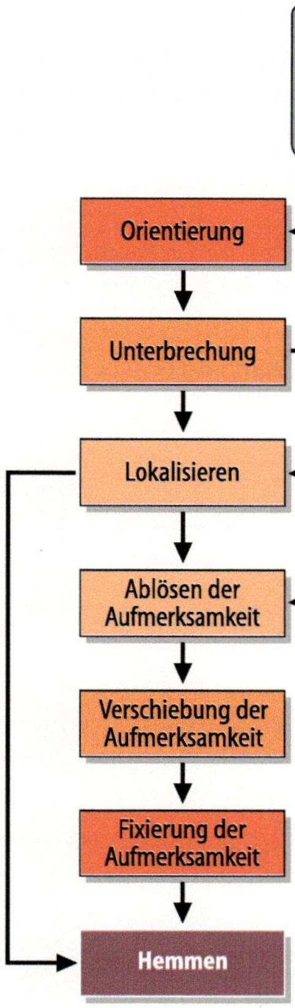

Abb. 21.6. Aufmerksamkeitsablauf. Hypothetische mentale Operationen, die nach Aufleuchten des Hinweisreizes (»cue«) aus Abb. 21.5 ablaufen. Der Hinweisreiz unterbricht (»interrupt«) zunächst die Aufmerksamkeit der Versuchsperson von ihrem derzeitigen Fokus. Die Person muss daher ihre Aufmerksamkeit von diesem Punkt lösen (»disengage«). Danach muss sie die Aufmerksamkeit auf den Ort des cues lenken (»move«). Die Fixierung (»engage«) der Aufmerksamkeit auf den neuen Punkt bewirkt, dass am Ort der Reizverarbeitung der dargebotenen Hinweisreize (»cues«) erhöhte Aktivität auftritt

Inhalten verglichen werden. Diese beiden Leistungen, nämlich

- Vergleich aktueller mit erwarteter (gespeicherter) Information und
- selektive und zeitlich ausreichend lange Kontrolle der Aktivität der mit der Verarbeitung befassten Subsysteme

vollbringt (in der Regel ohne Mitwirkung des Bewusstseins) das sog. **Arbeitsgedächtnis**, in dem ankommende Inhalte von Außen **und** aus dem Langzeitgedächtnis einige Zeit (Millisekunden bis Sekunden) aktiv gehalten werden können, bevor sie zerfallen (vergessen) oder über das Kurzzeitgedächtnis zu einer Handlungsvorbereitung gebracht oder permanent im Langzeitgedächtnis gespeichert werden. Abb. 21.7, welche dieselben Verarbeitungsabläufe wie Abb. 21.2b enthält, symbolisiert die Leistungen des Arbeitsgedächtnisses. Wir werden später (Abschn. 21.4) sehen, dass diese Leistungen primär vom dorsolateralen Frontalkortex (anhaltende Aktivierung und Selektion) und posterioren Parietalkortex (Vergleich der Inhalte) erbracht werden (s. auch Kap. 28).

Σ Das Arbeitsgedächtnis hält eine Erregungskonstellation von einem Reiz oder einer geplanten Reaktion einige Zeit aktiv und wählt nach Vergleich im Langzeitspeicher (LZG) das verarbeitende Modul aus.

Motivationale Bewertung

Jeder ankommende Inhalt und jede ausgewählte oder gespeicherte Reaktion wird aber auch mit einem emotionalen oder motivationalen Assoziationselement (»**Bias**«, am besten mit »Neigung« zu übersetzen) versehen, welches das vitale »Gewicht« eines Inhalts oder einer Reaktion bestimmt. Wir werden in Kap. 26 und 27 detailliert auf die Mechanismen von Motivation und Gefühl eingehen. Die **zentrale Exekutive** in Abb. 21.7 (in Abb. 21.2 als limitiertes Verarbeitungssystem für maximal 7±2 Inhalte bezeich-

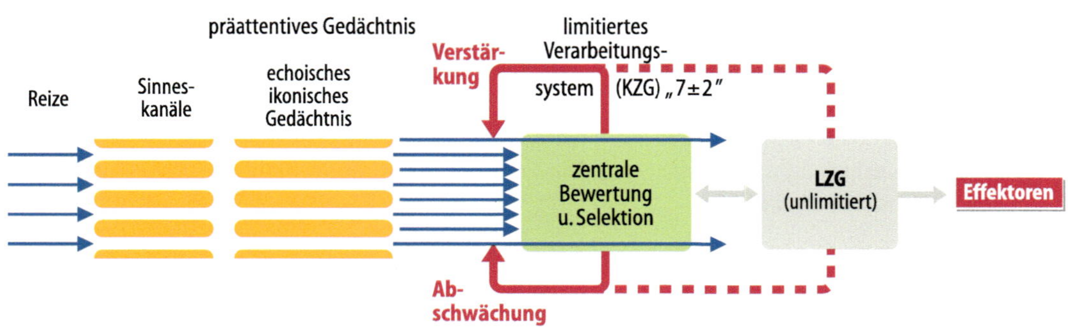

Abb. 21.7. Informationsfluss ankommender Erregungen (wie in Abb. 21.2b). Das limitierte Verarbeitungssystem (Arbeitsgedächtnis) erhält bereits grob vorselektierte (z. B. nach Intensität, Salienz und Neuheit) Information und verstärkt oder schwächt die ankommende Information je nach dem Resultat der Prioritätsanalyse. Für diese Aufgabe muss die zentrale Exekutive (Mitte) aber Informationen aus Langzeitgedächtnis und Motivationssystemen über Neuheit und vitaler Bedeutung erhalten und sie muss das Resultat der Analyse ausreichend lange (mindestens 100 ms) aktiv halten, damit der Strom der Aufmerksamkeitserregung die Analysatoren des Reizeinstroms ausreichend lange aktiviert. Dies ist Funktion des Arbeitsgedächtnisses

net) muss daher für beide Funktionen, den Vergleich und die Auswahl, über die motivationale Bedeutung informiert werden, um sicherzustellen, dass erwartete Belohnungen erreicht und erwartete Bestrafungen vermieden werden.

Orientierung

Die Intensität der Aufmerksamkeitszuwendung und Reaktionsvorbereitung hängt offensichtlich vom Resultat eines **Vergleichsprozesses** zwischen ankommenden Reizmustern und im LZG gespeicherten Modellen desselben Verarbeitungssystems (z. B. visuell, akustisch etc.) ab (Abb. 21.7). Jede Abweichung vom gespeicherten Modell (»mismatch«) löst eine **Orientierungsreaktion (OR)** aus. Die Intensität der OR ist proportional dem Ausmaß des »mismatch«, was wir subjektiv als **Grad der Neuheit** erleben. Obwohl dieser Vergleichsprozess relativ spät in der Verarbeitungskette ankommender Information erfolgt (ca. 200–250 ms bei einfachen Reizen), steht er zeitlich unmittelbar an der Schwelle zwischen vorbewusster und bewusster Verarbeitung.

Σ Nach dem Vergleichsprozess wird von der zentralen Exekutive eine Orientierungsreaktion bei einem neuen und wichtigen Reiz ausgelöst.

Orientierungs- und Defensivreaktion

Die OR ist ein Reflex, der von anderen Reflexen, der **Defensivreaktion** (DR) und dem **Startlereflex** (SR), auch **Schreckreflex** genannt, unterschieden werden muss (Kap. 13 und Kap. 26). Um als OR bezeichnet zu werden, müssen 4 Kriterien erfüllt sein:

- Die Reaktion muss auf **neue** Reize sensitiv sein.
- Die Reaktion muss habituieren (► unten).
- Das **Auftreten** eines neuen Reizes muss eine vergleichbare OR auslösen wie das plötzliche **Ausbleiben** eines erwarteten Reizes.
- Wenig intensive Reize (besonders in Schwellennähe) müssen eine OR, Reize mit hoher Intensität eine DR, Reize mittlerer Intensität eine Mischung aus beiden hervorrufen. Durch extrem steile Anstiegszeiten der Reizenergie wird ein Schreckreflex (SR) (z. B. Blinken des Augenlids) ausgelöst.

Der Verlauf der Herzrate (HR) wenige Sekunden nach einem Reiz ist z. B. ein gutes Maß für die OR bzw. die DR: Auf einen neuen Reiz geringer physikalischer Intensität sinkt sie (OR), auf Reize mit hoher Intensität steigt sie (DR).

Orientierung und Erwartung

Orientierung ist unauflöslich mit der **Bildung von Erwartungen** verbunden. Erwartungen sind das Resultat von zunehmenden Präzisierungen des im LZG gespeicherten Reiz-Reaktions-Modells, bedingt durch häufige Wiederholung derselben Reiz-Reaktionssequenz.

Die OR besteht also aus 4 zeitlich nacheinander ablaufenden Prozessen:

- das ankommende wird mit dem (erwarteten) gespeicherten Modell des Reizes verglichen,
- entsprechend dem Ausmaß der Abweichung vom erwarteten Reiz (des »**mismatch**«) wird eine Mobilisierung der Sinnessysteme in der Peripherie und der zentralen Sinnessysteme (Orientierung) sowie der motorischen Systeme eingeleitet,
- der momentane Inhalt des KZG abgeschwächt, das KZG vom alten Modell »bereinigt« und
- im LZG das gespeicherte Modell des Reizes modifiziert, danach ändert sich die **Erwartung** erneut usw.

Σ Der Orientierungsreflex tritt bei neuen Reizen auf und habituiert, Defensiv- und Schreckreflexe folgen auf intensive und bedrohliche Reize und habituieren schlecht.

Habituation

Habituation ist die Verringerung der Intensität einer OR nach wiederholter identischer Darbietung eines Reizes. Habituation muss von **Adaptation** sowie von **Effektorermüdung** (Kap. 13) und **Extinktion** (Kap. 25) unterschieden werden: **Adaptation** meint die Erhöhung der Reizschwelle eines Sinnesorgans bei kontinuierlicher Reizung, **Extinktion** die Abnahme der Reaktionsintensität einer klassisch oder instrumentell gelernten Reaktion.

Kennzeichen von Habituation

Die Abnahme der Reaktionsrate bei wiederholter Darbietung identischer Reize erfolgt im Allgemeinen **exponentiell**. Erlangt ein bereits habituierter Reiz wieder Neuheitsqualität (z. B. durch Paarung mit einem biologisch bedeutsamen Reiz), so wird die OR wieder hergestellt. Die Habituationsrate hängt unter anderem von der Regelmäßigkeit der Reizdarbietung ab; mit zunehmender Regularität steigt die Habituationsgeschwindigkeit. Je schneller die Darbietungsrate, umso schneller erfolgt Habituation. Wenn der Reiz eine Diskrimination, eine negative oder positive Konsequenz oder eine Entscheidung verlangt, ist die Habituationsrate verzögert (Box 21.2).

Die Darbietung eines unterschiedlichen Reizes in einer Serie identischer Reize führt zur teilweisen Wiederherstellung der ursprünglichen Reaktion: **Dishabituation.** Zustände extrem hoher Aktivierung (z. B. »Angst«) und gesenkter tonischer zentralnervöser Aktivierung (Schlaf) verlangsamen die Habituation. Mit zunehmender Reizintensität sinkt die Habituationsrate im Allgemeinen; aber auch bei schwellennahen, schwachen Reizen ist die Habituation verzögert. Nach Schlafverlust erfolgt beschleunigte Habituation. Stimulierende Drogen verlangsamen die Habituationsrate.

Beim Menschen ist nicht die objektive Reizintensität, sondern die **subjektive Signifikanz** für die Höhe der OR und die Habituationsrate entscheidend. Dauerhafte Störungen der Habituationsgeschwindigkeit gehen häufig mit Ver-

Box 21.2. Habituation der Angst

Im Rahmen der Behandlung von Angst wird die Person wiederholt mit der Angstsituation in der Realität oder in der Vorstellung konfrontiert. Folgt keine negative, gefürchtete Konsequenz, so habituiert die Angstreaktion auch im Gehirn. Die Abbildung zeigt das Elektroenzephalogramm eines Studenten mit exzessiver Prüfungsangst, während er sich wiederholt die kommende Prüfungssituation vorstellt. Man erkennt, dass mit Beginn der Vorstellung von der ersten zur dritten Wiederholung immer mehr Alpha-Wellen von ca. 10 Hz auftreten (regelmäßige Schwankungen höherer Amplitude). Dies zeigt, dass mit Wiederholung die Erregung habituiert. Die Person berichtet, dass ihre Angstgefühle von der ersten zur dritten Vorstellung abnahmen.

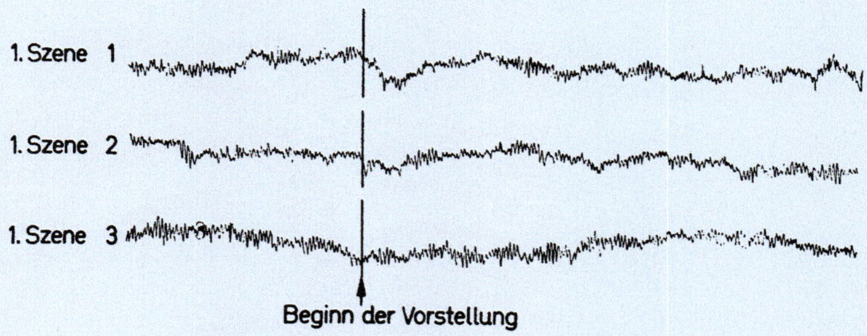

haltensauffälligkeiten einher (bei Angst und schizophrenen Störungen wenig Habituation, bei Soziopathie zu rasche Habituation, Kap. 27 und 28).

Σ Habituation (Gewöhnung) erfolgt exponentiell in Abhängigkeit von der subjektiven Signifikanz. Dishabituation kann zu Verhaltens- und Denkstörungen führen.

21.2 Die Großhirnhemisphären und Bewusstseinsformen

21.2.1 Entstehung von Bewusstsein und das Corpus callosum

Die Bedeutung des Großhirns

Man ist sich einig, dass die in Abschn. 21.1 beschriebenen höheren **bewussten** Vorgänge an die Existenz des Neokortex gebunden sind und vermutlich in den obersten Rindenschichten I und II (Kap. 5) entstehen, wo Fasern aus **weit entfernten** Hirnarealen ankommen. Dies bedeutet nicht, dass rudimentäres Bewusstseins- und Empfindungserleben ohne Neokortex nicht möglich ist: So zeigen Neugeborene ohne Kortex (anenzephale Kinder) deutliche emotionale Zu- und Abwendungsreaktionen und auch bei schwerst kortikal Geschädigten finden wir ähnliche, aber wenig selektive und unkoordinierte Reaktionen. Wir werden in Abschn. 21.4 auch noch erläutern, dass ohne die Einflüsse subkortikaler Systeme überhaupt kein Bewusstsein und Wachheit (weder tonisch-anhaltend noch kurz-phasisch) entstehen können, aber der **Ort der Entstehung** liegt im Neokortex. Deshalb lässt sich an den sehr unterschiedlichen Bewusstseinsprozessen der rechten und linken Hirnhemisphäre die in Abschn. 21.1 erläuterte Heterogenität der Bewusstseinsformen gut demonstrieren. Zwar erzeugen einzelne Areale **innerhalb** der rechten und linken Hemisphäre qualitativ verschiedene Bewusstseinsformen und unterschiedliches bewusstes (und nicht-bewusstes) Erleben, aber die rechts-links-Dichotomie dominiert unser Erleben und Verhalten in besonderer Weise, auch wenn wir davon durch die in Abschn. 21.1.1 beschriebene Illusion eines einheitlichen Bewusstseins wenig merken.

Σ Voll ausgebildetes und sprachlich fassbares bewusstes Erleben entsteht zwar im Neokortex, rudimentäres unkoordiniertes und sprachlich nicht beschreibbares Bewusstsein existiert aber auch subkortikal.

Kommissurektomie und Kallosotomie

Unter Kommissurektomie versteht man die Durchtrennung **aller** verbindenden Fasern zwischen rechter und linker Hemisphäre, beim Menschen mehr als 200 Millionen (■ Abb. 21.8). Kallosotomie bedeutet teilweise Durchtrennung einzelner Abschnitte des Corpus callosum.

Lange vor den ersten Split-brain-Versuchen R. Sperrys war aus neuropsychologischen Experimenten an Personen mit lokalen Hirnschädigungen und aus Reizversuchen während neurochirurgischen Operationen seit Mitte des 19. Jahrhunderts bekannt, dass die beiden neokortikalen Hemisphären unterschiedliche Funktionen für Verhalten aufweisen. In keinem Experiment konnte dieser Unterschied aber so dramatisch und eindrucksvoll demonstriert werden wie bei Menschen nach Kommissurektomie.

Die Untersuchungen am Menschen begannen 1960, als der Neurochirurg J. Bogen das Corpus callosum und alle weiteren Verbindungen (Kommissuren) zwischen den Hemisphären eines epileptischen Patienten durchtrennte, um eine medikamentös unbeeinflussbare Epilepsie, die sich von einer Hemisphäre zur anderen ausbreitete, unter Kontrolle zu bekommen. Die Operationstechnik war nicht neu,

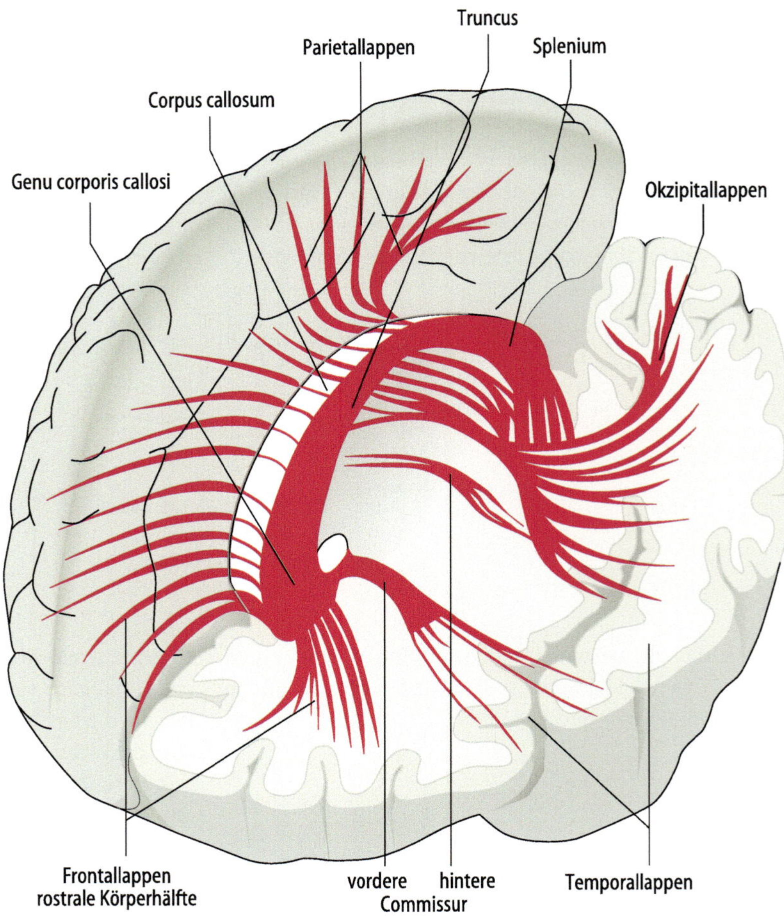

Abb. 21.8. Funktionelle Aufteilung des Corpus callosum. Die posteriore Region, das Splenium, projiziert primär in den Okzipitallappen, der Trunkus des Corpus callosum projiziert zum Parietallappen und Teilen des Temporallappens, der anteriore Genu projiziert zu den Frontallappen. Die Temporallappen sind zusätzlich noch über die vordere Kommissur verbunden

sondern war schon früher angewandt worden, ohne dass besondere Verhaltensänderungen bei den Patienten beobachtet werden konnten. Erst durch die Entwicklung geeigneter **psychologischer Testverfahren** konnten die Wirkungen dieser Operation auf das Verhalten des Patienten beschrieben werden. Abb. 21.8 zeigt die von der Operation betroffenen Hirnregionen und die Struktur des Corpus callosum.

Rechter und linker präfrontaler Kortex und die beiden inferioren Parietallappen sind nur teilweise miteinander verbunden, die vordere Kommissur verbindet die anterioren Temporallappen, die Amygdalae und deren Umgebung (z. B. S. inominata und Basalganglien, Kap. 5).

Σ Erst nach der Entwicklung sensibler psychologischer Testverfahren konnten die Folgen der Split-brain-Operation auf Wahrnehmung, Denken und Verhalten erfasst werden.

Informationsübertragung zwischen rechter und linker Hemisphäre

Im Tierversuch trennte Sperry auch die Sehnervenkreuzung, wodurch die visuelle Information der beiden **nasalen Netzhauthälften** verloren geht (Kap. 17). In Abb. 21.9 erkennt man, dass der Affe in der linken Hemisphäre nur visuelle Information aus der rechten Hälfte des visuellen Feldes erhält, die rechte Hemisphäre Information aus der linken Hälfte des visuellen Feldes. Die Untersuchungen an diesen Tieren zeigen, dass normalerweise mit einer Hemisphäre gelernte Information **aktiv** (nicht »automatisch«) in die andere Hemisphäre übertragen wird. Dem Tier muss also z. B. eine zusätzliche Aufgabe in der anderen Hemisphäre dargeboten werden, wozu es die Information aus der ursprünglich aktiven Hemisphäre benötigt. Erst ein aktiver Prozess transportiert die gespeicherte Information (Engramm) von der einen Hemisphäre in die andere. Beim Menschen ist dies bei manchen Verhaltensweisen ebenso. Mit zunehmender sprachlicher Beteiligung kommt es aber zu verstärkter Lateralisierung der Gedächtnisspur in **eine** Hemisphäre (Kap. 28). (Auch bei anderen Leistungen ist die Lateralisierungstendenz beim Menschen stärker als beim Affen.)

Lernt ein Tier mit Kommissurenläsion, Durchtrennung des Corpus callosum und Läsion der Sehnervenkreuzung z. B. nur mit dem einen Auge eine **Diskrimination** zwischen Kreuz und Kreis (Drücken bei Kreuz) und schließt man dann dieses Auge, so muss das Tier die Aufgabe mit dem anderen Auge völlig neu lernen. Ja, es kann sowohl hintereinander als

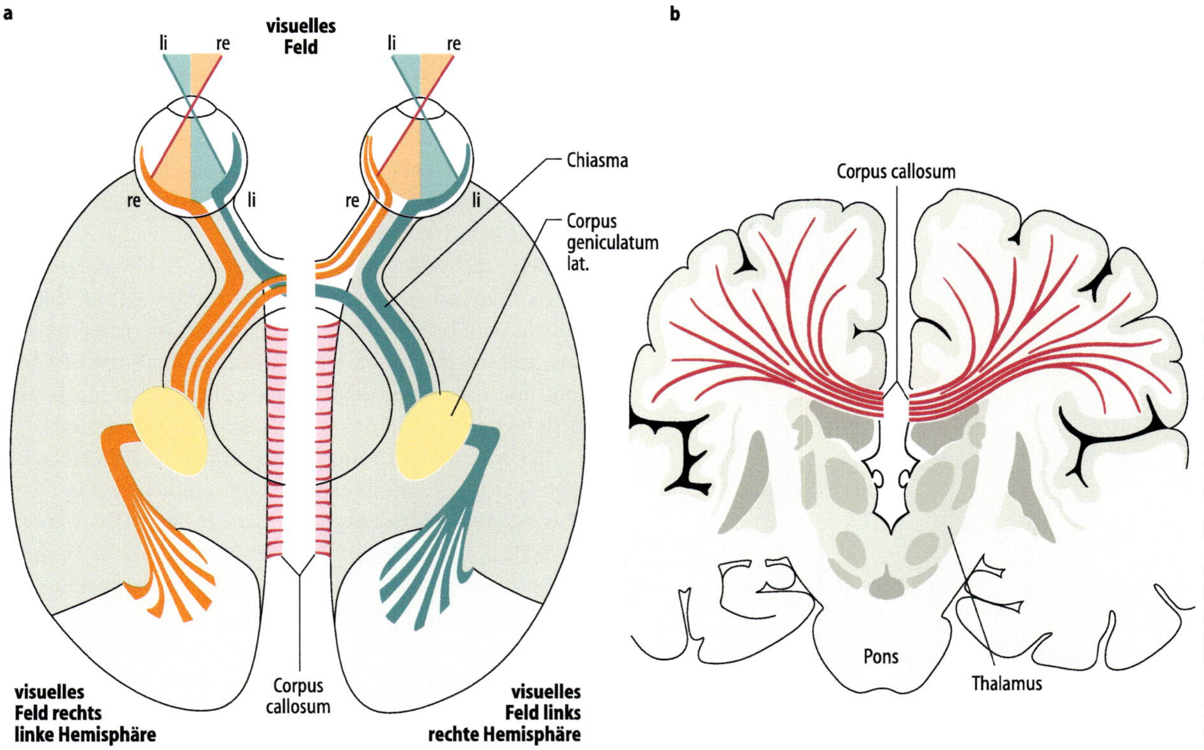

Abb. 21.9a, b. Split brain. a Nach Durchtrennung der Sehnervenkreuzung gelangt nur Information aus dem rechten visuellen Feld des linken Auges in die linke Hemisphäre und aus dem linken visuellen Feld des rechten Auges in die rechte Hemisphäre. **b** Ausmaß der Trennung (»split brain«) im Frontalschnitt

auch gleichzeitig (!) jede Hemisphäre ein entgegengesetztes Verhalten lernen, ohne dass es zu Anzeichen eines **Konflikts** wie beim normalen Tier kommt. Zum Beispiel lernt das Tier bei Projektion von einem Kreis in das rechte Gesichtsfeld mit der linken Pfote zu drücken und bei Projektion eines Kreuzes nicht zu drücken und **gleichzeitig** bei Projektion eines Kreuzes ins linke Gesichtsfeld mit der rechten Pfote zu drücken und bei Kreis nicht zu reagieren. Im intakten Tier kommt es bei solchen Aufgaben zu allen Anzeichen eines emotionalen Konflikts und Versagens. Dies zeigt, dass es in solchen Lebewesen auch zu einer **Verdoppelung der Aufmerksamkeitsprozesse** kommt. Es ist, als ob 2 Lebewesen gelernt hätten.

Gespaltenes Gehirn ergibt gespaltenes Bewusstsein. Nach Trennung des Corpus callosum können beide Hemisphären gleichzeitig und unabhängig voneinander arbeiten.

21.2.2 Split brain und Wahrnehmung

Alltagsverhalten

Die Effekte vollständiger Balkendurchtrennung auf das Gesamtverhalten sind gering. Die Unabhängigkeit der beiden Hemisphären wird wenige Wochen nach der Operation kaum mehr bemerkt. Anfänglich treten **dissoziative Phänomene** mit **2 gegensätzlichen Willensentscheidungen** auf, Gesichtsausdruck und Inhalt des Verbalisierten können einander widersprechen. Der emotionale Ausdruck, besonders die **Sprachmelodie (Prosodie)**, bleibt verringert, da diese Funktionen stärker rechts lokalisiert sind und den Erregungskonstellationen der Weg nach links verschlossen bleibt. Die linke Hand interferiert mit der Tätigkeit der rechten, der Patient muss die linke dabei festhalten. Der rechtshändige Patient erlebt die linke Hand als fremd, da sie schwer seinem sprachbewussten Willen gehorcht. In wenigen Monaten lernt der Patient aber, Sinnesorgane und Motorik so zu orientieren, dass eine gewisse Synchronizität zwischen rechter und linker Hemisphäre besteht.

Um Einflüsse von Split-brain-Effekten nachzuweisen, müssen besondere Anordnungen entwickelt werden, die eine einseitige Darbietung des Reizmaterials ermöglichen (Abb. 21.10). Diese Versuchsanordnungen müssen auf den anatomischen Verlauf der Afferenzen im jeweiligen Sinnessystem und die Tatsache fast völlig gekreuzter Efferenzen für Arme und Hände abgestimmt sein.

Nach Balkendurchtrennung treten gegensätzliche Willensimpulse auf und der emotionale Ausdruck und Sprachmelodie passt oft nicht zum ablaufenden Verhalten.

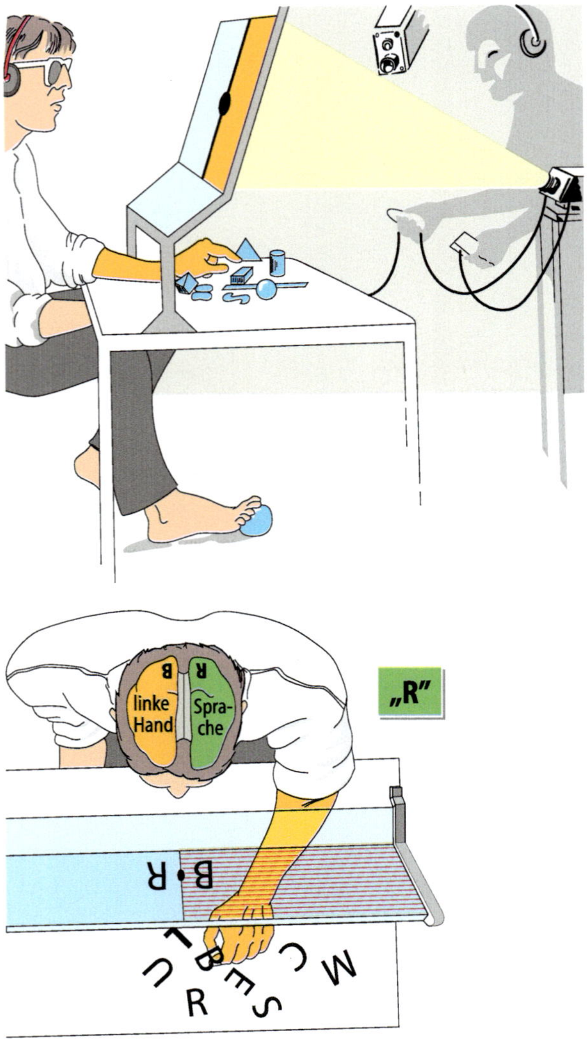

Abb. 21.10. Split-brain-Experiment. *Oben:* Versuchsanordnung zur testpsychologischen Erfassung von Störungen nach »split brain«. Auf dem Bildschirm vor der Versuchsperson kann in das rechte oder linke visuelle Feld getrennt für kurze Zeit ein Objekt projiziert werden, da die Versuchsperson den Punkt dazwischen fixiert. Die Versuchsperson soll das projizierte Objekt mit einer Hand ertasten. *Unten:* Das B wird korrekt unter mehreren Buchstaben von der linken Hand (rechte Hemisphäre) identifiziert, kann aber nicht benannt werden, die Versuchsperson sagt »R«

Geruchssinn

Wenn die Commissura anterior und das Corpus callosum durchtrennt sind, können Gerüche aus dem rechten Nasenloch von der sprachdominanten linken Hemisphäre nicht benannt werden, da die Geruchsbahn ungekreuzt verläuft. Die rechte Hemisphäre kann aber mit der linken Hand unterschiedlich riechende Objekte auswählen. Die rechte Hemisphäre wird durch unangenehme Gerüche aus dem rechten Nasenloch stärker erregt als die linke, sie ist generell auf Emotionen reagibler (Kap. 27).

Akustischer Sinn

Obwohl die Hörbahnen nur unvollständig gekreuzt sind (Kap. 18), werden Wörter bei **dichotischer Darbietung** bevorzugt aus dem rechten Ohr wiedergegeben (»auditory suppression«). Allerdings zeigt ◻ Abb. 18.7, dass die gekreuzten Bahnen **stärker** entwickelt sind und daher auch im Normalfall akustisches Material auf der zum Ohr kontralateralen Seite verarbeitet werden.

Beim **dichotischen Hören** (Abschn. 21.1) von Sprachlauten sind auch bei intaktem C. callosum die Informationen aus dem linken Ohr durch die simultane Afferenz aus dem rechten gehemmt. Dieser Rechts-Ohr-Vorteil ist bei Split-brain-Patienten deutlicher, da die rechte Hemisphäre nicht mehr mit den Funktionen der linken interferiert.

Bei **emotionaler Tönung von Lauten** oder Wörtern ist es genau umgekehrt: Es existiert eine deutliche Links-Ohr-Überlegenheit. Sprachlaute aus dem rechten Ohr werden bei Split-brain-Patienten nicht mehr in die linke Hemisphäre übertragen, wenngleich einfache Instruktionen durchaus von der rechten Hemisphäre verstanden werden. Niedrige Tonfrequenzen werden eher rechtshemisphärisch, hohe linkshemisphärisch verarbeitet. Dies erklärt auch die Überlegenheit der rechten Hemisphäre für prosodische Klangelemente der Sprache, während die linke eher Wörter identifiziert, was am besten durch Analyse hochfrequenter Anteile der Sprache erfolgt.

Σ Geruch aus dem rechten Nasenloch kann nach split brain nicht benannt werden. Für Wörter besteht ein Rechts-Ohr-Vorteil, für emotionale und melodische Spracheigenheiten ein Links-Ohr-Vorteil.

Tastsinn

Objekte in der linken Hand, die nicht im rechten Gesichtsfeld gesehen werden, können nicht beschrieben werden, obwohl sie in der Regel von der rechten Hemisphäre korrekt identifiziert werden **(Diskonnektionsanomie).**

Bei **taktiler Diskrimination** der Hände gelangt der Erregungsstrom zuerst in die kontralateralen Areale BA (Brodmann-Areal, Kap. 5) 1, 2 und 3, von dort ipsi- und kontralateral nach beiden Arealen 43 (sekundäres somatosensorisches Areal), dann in den ipsilateralen medialen Temporalkortex und den orbitalen Frontalkortex: Von dort führt der Weg in den prämotorischen und motorischen Kortex zur Ausführung der Reaktion. Bei Split-brain-Patienten erreicht die Information aus Area 43 nicht das gegenüberliegende Areal und die gelernte Diskrimination bleibt auf die zur Hand kontralaterale Hemisphäre beschränkt; im Normalfall dagegen können beide Hände die Diskrimination ausführen, auch wenn sie nur auf einer Seite gelernt wurde.

Σ Eine taktile Unterscheidung, die mit einer Hand gelernt wurde, bleibt auf das kontralaterale Hirnareal beschränkt.

Optischer Sinn

Die Überlegenheit der rechten Hemisphäre bei der Analyse visuell-räumlicher Muster und manipulativ-räumlicher Aufgaben wurde durch getrennte Darbietung der Inhalte ins rechte und linke visuelle Feld nachgewiesen. ◘ Abb. 21.9 zeigt den Verlauf des Informationsflusses in die beiden Hemisphären. Zur Vermeidung von Augenbewegungen wird entweder das Material sehr kurz (tachistoskopisch, unter 20 ms) bei Fixierung auf einen Mittelpunkt dargeboten oder es werden Linsensysteme verwendet, die den Gegenstand nur auf eine Hälfte der Retina projizieren. Obwohl die rechte Hemisphäre bei fast allen Patienten **expressiv aphasisch** ist, also nicht sprechen kann (Ausnahmen existieren allerdings), werden Zeichnungen nur mit der linken Hand korrekt kopiert, geometrische Formen sowohl besser erkannt, wenn sie ins linke Gesichtsfeld projiziert werden, als auch geometrische und taktile Aufgaben besser mit der linken Hand gelöst. Die rechte untere temporale Hemisphäre ist beim **Erkennen von Gesichtern** überlegen, nicht bei Aufgaben, in denen Gesichter semantisch kategorisiert werden sollen. ◘ Abb. 21.11 zeigt auch, dass bei Darbietung von **chimärischen Reizen** Split-brain-Patienten in jeder Hemisphäre getrennt ein Gesamtbild ergänzen, alle Patienten berichten aber, ein ganzes, einheitliches Bild zu sehen.

Durch stufenweise Läsion verschiedener Faserzüge, einschließlich des posterioren C. callosum und der Commissura anterior bei Affen, konnten die an der **visuellen Diskrimination** beteiligten Hirnstrukturen aufgeklärt werden.

Die visuelle Information verlässt Area 17 über 18, 19 (visuelles Gedächtnis), kreuzt auf die Gegenseite und läuft beidseitig in die beiden **unteren Temporallappen** (Kap. 17 und 28) und von dort in die Amygdala und den orbitalen Frontalkortex (motivationale und emotionale Signifikanz), wo wiederum Transfer zwischen beiden Seiten erfolgt. Einseitige Läsionen in diesen Systemen haben beim Affen daher wenig Effekt, **Unterbrechung der Efferenzen** aus Area 17, 18, 19 über den Balken bei zusätzlicher Unterbrechung der Verbindungen zu den temporalen Arealen führen zu »Seelen-Blindheit«, trotz erhaltener optischer Systeme. Seelen-Blindheit bedeutet, dass die Sehreize zu emotionalen und reflektorischen Reaktionen führen, aber die Inhalte nicht mehr bewusst wahrgenommen werden, das Lebewesen verhält sich so, als ob es blind sei (»blindsight«, »Blind-

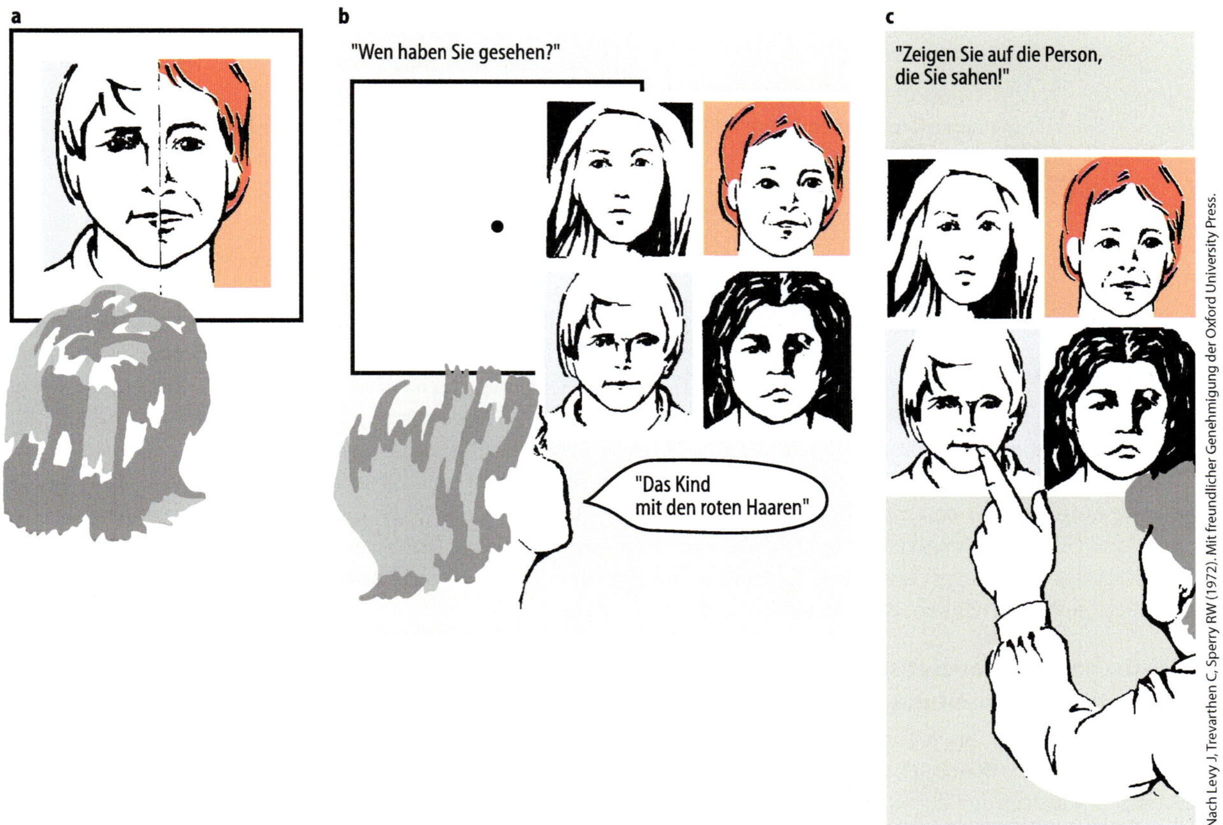

◘ **Abb. 21.11a–c. Chimärische Reize bei Split brain. a** Der Patientin wird mitgeteilt, dass sie eine Photographie sehen wird. Sie wird aufgefordert, den Mittelpunkt der Projektionsleinwand zu fixieren, danach wird das zusammengesetzte Bild kurz dargeboten, um Augenbewegungen zu verhindern. Danach muss die Patientin das Gesicht entweder verbal (**b**) oder durch Hinzeigen mit einer Hand (**c**) identifizieren. Den Split-brain-Patienten ist in dieser Anordnung nicht bewusst, dass die chimärischen Reize unvollständig oder gegensätzlich sind. Wenn sie ihre Antwort verbal geben sollen, wählen sie immer die Gesichtshälfte aus dem rechten visuellen Feld. Wenn sie das Gesicht durch Zeigen mit der linken Hand herausfinden müssen, wählen sie korrekt die Gesichtshälfte aus dem linken visuellen Feld

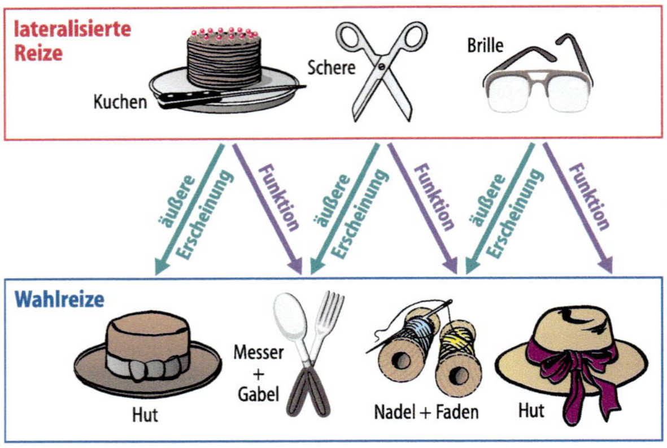

Abb. 21.12. Funktion und Erscheinung und Hemisphären-Spezialisierung. Informationverarbeitung der rechten und linken Hemisphäre bei Split-brain Patienten. Die Figuren der oberen Reihe werden lateralisiert einer der beiden Hemisphären dargeboten. Der Patient wird instruiert, aus den Wahlreizen der unteren Zeile jene herauszusuchen, die am besten zu dem jeweils dargebotenen Reiz der oberen Objekte passen. Wird die Brille z. B. der linken Hemisphäre dargeboten und der Patient instruiert, den am besten passenden Gegenstand (entweder Nadel + Faden oder Hut) auszuwählen, wählt er immer den Hut: Hut und Brille sind 2 Objekte, die eine Funktion am Kopf ausüben. Wird die Brille der rechten Hemisphäre dargeboten, wird das Nadel + Faden-Bild ausgewählt, weil es flüchtig der Brille ähnelt

sehen«). Dies bedeutet, dass die Areale 17, 18 alleine keine bewusste Sehleistung herstellen können.

Σ Visuell-räumliche Aufgaben und Gesichter werden eher in der rechten Hemisphäre erkannt. Unterbrechung der Efferenzen aus dem primären Sehsystem in den unteren Temporalkortex oder Zerstörung des primären visuellen Kortex führen zu »blindsight«.

Einflüsse auf Motorik

Neben **Apraxie** der linken Körperseite, **Agraphie** der linken Hand auf verbale Kommandos und **Akopie** (Unfähigkeit abzuschreiben oder abzuzeichnen) der rechten, sind alle Aufgaben, die eine Kooperation der Feinmotorik beider Hände verlangen, bei Split-brain-Patienten beeinträchtigt (z. B. mit rechter Hand Kaffeetasse halten und mit linker einschenken, genauer Abschn. 28.2).

Holistische versus analytische Informationsverarbeitung

Aus den wenigen Split-brain-Patienten, die expressive Sprache rechts besitzen (Abb. 21.12), und aus Experimenten an Affen mit Zerstörung der Kommissuren wird geschlossen, dass die linke Hemisphäre eher **sequenziell, analytisch, kausal**, die rechte eher **ganzheitlich-holistisch, parallel, intuitiv** verarbeitet. Wenn die linke Hemisphäre eines der in Abb. 21.12 oben dargestellten Objekte wahrnimmt, so sucht sie aus den Wahlreizen jene heraus, deren **Funktion** zum dargebotenen Reiz passt. Wenn die rechte Hemisphäre die Reize wahrnimmt, so sucht sie jene heraus, deren **Aussehen (äußere Erscheinung)** zu den Objekten passt.

Σ Die linke Hemisphäre verarbeitet Information eher seriell-sequenziell, während die rechte Hemisphäre parallel-ganzheitlich arbeitet. Alle mit Schreiben und Kopieren verbundenen Tätigkeiten können mit der linken Hand schwer ausgeführt werden. Die linke Hemisphäre sucht die Umwelt nach Funktionen, die rechte nach Ähnlichkeiten ab.

21.2.3 Bewusstsein und Wille

Zwei getrennte Willensimpulse

Abb. 21.10 zeigt eine der erfolgreichsten Versuchsanordnungen zur Aufdeckung von Folgen der Split-brain-Operation. Die Versuchsperson hat vor sich im rechten Gesichtsfeld ein R projiziert, im linken ein B und soll nun – für sie unsichtbar – das B (in der rechten Hemisphäre) mit der linken Hand aus mehreren Buchstaben herausfinden. Dies gelingt auch ohne Schwierigkeiten, die Person kann den Buchstaben aber nicht benennen.

Alle Aufgaben, in denen sprachliches Denken zu koordinierten Bewegungen **beider** Körperhälften führen soll, sind gestört. Verbale Kommandos können schwer mit linker Hand oder linkem Fuß ausgeführt werden. Wenn man die dominante linke Hemisphäre fragt (z. B. durch Projektion der Frage ins rechte Gesichtsfeld), was die linke Hand gerade tut, kann keine Auskunft gegeben werden. Keine Hemisphäre weiß von der anderen.

Im Allgemeinen kooperieren zwar durch Ausbildung ähnlicher Bewegungsstrategien die motorischen Aktivitäten beider Seiten, häufig aber kommt es zu **getrennten »Willensimpulsen«**, z. B. zog beim Anziehen die rechte Hand die Hose rauf, die linke runter, oder die rechte Hemisphäre zog bei Begrüßung die Person heran, die linke stieß sie wieder weg. »Die Tatsache, dass 2 freie Willen innerhalb desselben Schädels wohnen, erinnert uns daran und verstärkt unsere Vermutung, dass der freie Wille eine Illusion ist, wie das Auf- und Untergehen der Sonne. Je mehr wir über Gehirn und Verhalten lernen, umso deterministischer, gesetzmäßiger und kausaler erscheint es uns« (Roger Sperry).

Σ Jede Hemisphäre verfügt über einen eigenen Willen, mit dem sie die gegenüberliegende (kontralaterale) Körperseite und den kontralateralen Raum kontrolliert.

Zwei Bewusstseinsprozesse

Die subjektiv erlebbare **Einheit des Bewusstseins** ist also auf die Existenz der Kommissuren und Assoziationsfasern und anderer weiträumiger Verbindungen im ZNS rückführbar. Im intakten Gehirn kommt es zu ständigem Informationsfluss zwischen den Hemisphären. Die linke, eher sprachbegabte Hemisphäre dominiert die Kommunikation

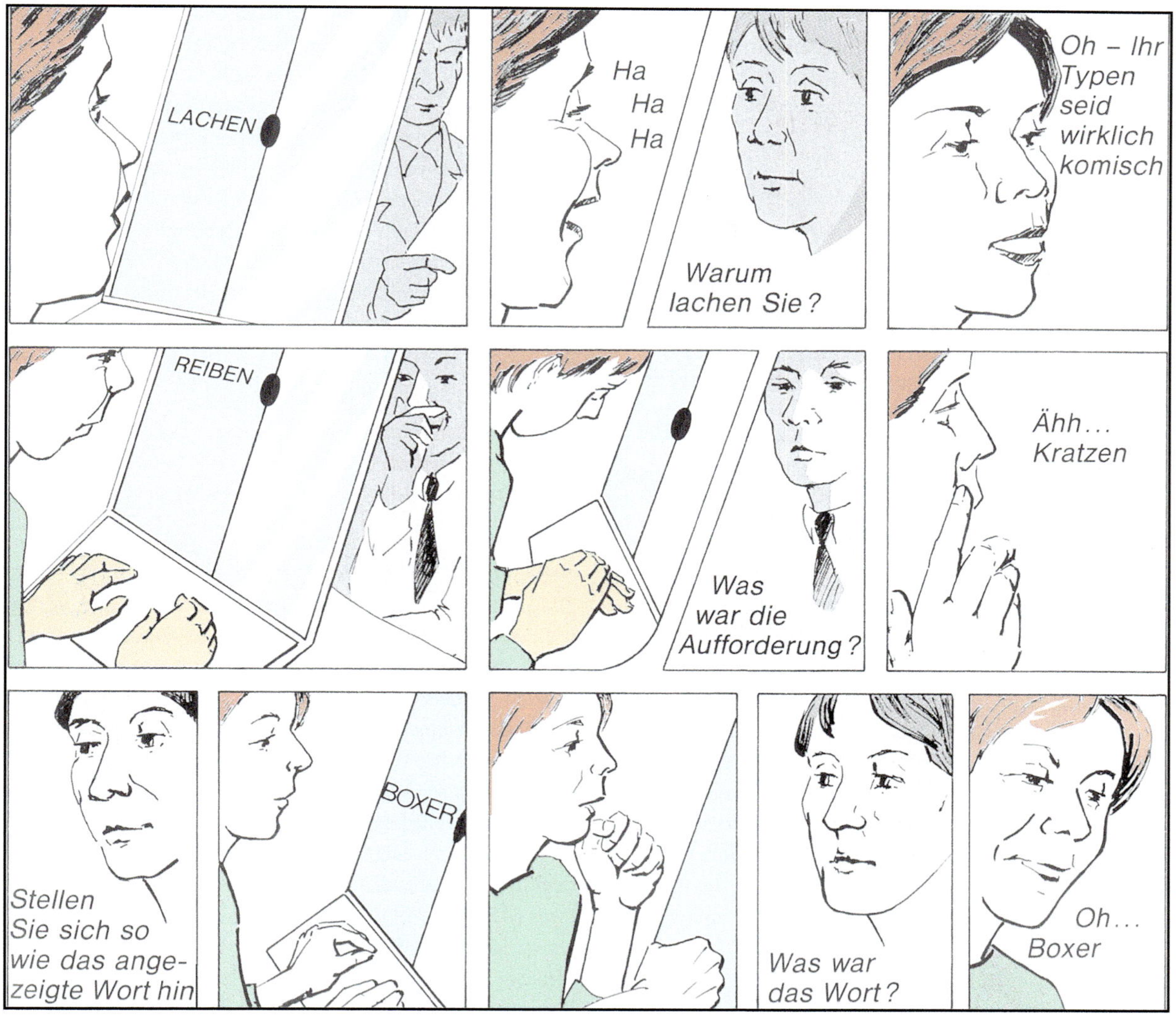
LACHEN
Ha
Ha
Ha
Warum
lachen Sie?
Oh – Ihr
Typen
seid
wirklich
komisch
REIBEN
Was
war die
Aufforderung?
Ähh...
Kratzen
Stellen
Sie sich so
wie das ange-
zeigte Wort hin
BOXER
Was war
das Wort?
Oh...
Boxer

Abb. 21.13. »Bewusstsein« der rechten Hirnhemisphäre: Wenn der rechten Hirnhemisphäre (linkes Gesichtsfeld) Instruktionen gegeben wurden, antwortet sie korrekt im Verhalten. Obwohl die linke Hirnhemisphäre die Instruktion nicht kannte, versuchte sie, eine »Erklärung« für die rechtshemisphärische Reaktion zu finden. Wenn oben die Instruktion »Lachen« erschien und der Versuchsleiter fragte, warum die Person lachte, so entwickelt die linke Hemisphäre eine Erklärung dafür (Kausalattribution). Wenn die verlangte Reaktion für die linke Hemisphäre gut sichtbar war (Haltung eines Boxers einnehmen, unten), ist die Reaktion der linken Hemisphäre korrekt, obwohl sie keine Kenntnis der Instruktion haben konnte

zwischen Menschen, weshalb uns das sprachliche Bewusstsein auch als dominierend **erscheint**. Ohne die Kommissuren teilt die linke Hand nicht mehr die Erfahrungen der rechten, die beiden visuellen Welten der beiden Hemisphären sind vollständig getrennt, das Tun der linken Körperseite können wir nicht mehr beschreiben und verstehen es schlecht; sprachlich-syntaktische Aufgaben können nur gelöst werden, wenn sie der linken Hemisphäre (rechtes visuelles Feld, rechtes Ohr) dargeboten werden. Nur eine kleine Gruppe von Menschen besitzt vergleichbare **syntaktische Fertigkeiten** in der rechten Hemisphäre.

Beide »Bewusstseine« besitzen ein unabhängiges »Willens-Kontrollsystem«, das aber normalerweise durch die linke Hemisphäre dominiert wird (Abschn. 28.2). Die **rechte Hemisphäre** verarbeitet primär **visuell-räumliche und auditorisch-räumliche Inhalte** und kann darüber auch in nichtsprachlicher Form (Deuten, Zeigen, emotionale Reaktionen) Auskunft geben, besitzt also zweifelsfrei »Bewusstsein«; trotzdem ist die Definition **rechtshemisphärischen Bewusstseins** schwierig, da wir zur Beschreibung dieses Bewusstseins Sprache benutzen müssten. Sprachlich kann diese Bewusstseinsform aber nur schwer beschrieben werden.

Abb. 21.13 zeigt die Reaktionen einer Split-brain-Patientin, deren rechte Hemisphäre ein gewisses Instruktionsverständnis aufwies, ohne sprechen zu können: Die einzelnen Reize und Aufforderungen auf Abb. 21.13 wurden ausschließlich der rechten Hemisphäre dargeboten. In diesem Fall ist die linke Hemisphäre primär mit **Kausalattribution** (Ursachenzuschreibung) beschäftigt, ohne zu wissen, was rechts vor sich geht. Wir werden in Kap. 26 und

27 noch detailliert auf die Unterschiede zwischen rechts- und linkshemisphärischer Informationsverarbeitung eingehen.

Die Split-brain-Versuche belegen, dass wir innerhalb eines Schädels 2 unterschiedliche Formen von Bewusstsein, 2 eigenständige und manchmal gegensätzliche Willensimpulse mit getrennter und unterschiedlicher Zuschreibung für Verantwortung und Ursachen unseres Verhaltens besitzen.

21.3 Neuroanatomische und neurochemische Grundlagen von Aktivierungsniveau und Aufmerksamkeit

21.3.1 Subkortikale Aktivierungssysteme

Modularität von Hirnfunktionen und Bewusstsein

Wir haben Bewusstsein (Wachheit) und Aufmerksamkeit auf psychologischer Ebene beschrieben und suchen nun auf anatomischer und neurochemischer Ebene die den psychologischen Konzepten zugehörigen Korrelate. Dabei werden wir eine erstaunliche Konvergenz und Entsprechung zwischen den beiden Beschreibungsebenen feststellen.

Zunächst müssen wir die neuronalen Grundlagen von tonischer, länger anhaltender Aktivierung und Hemmung von wacher Aufmerksamkeit bis zum Koma erläutern. Generell ist aus dem bisher Besprochenen klar geworden, dass an der Steuerung von Bewusstsein und Aufmerksamkeit mehrere **weitgestreute Hirnsysteme** (Module) zu einer **Funktionseinheit** verschmolzen werden müssen (Synchronie). Bewusstes Erleben benötigt eine **großflächige Aktivierung des Neokortex** zur Aufrechterhaltung und Variation des tonischen Aktivierungsniveaus kortikaler Zellverbände. Die lokale Erregungsmodulation einzelner Module und Funktionseinheiten reicht zur Hervorbringung bewusster Vorgänge und Inhalte nicht aus. Um Inhalte des Bewusstseins herauszuheben, also für die **Aufmerksamkeitsprozesse**, müssen diese »zusammengebundenen« Module **phasische** und **lokal-synchrone** Erregungsanstiege in einzelnen »Unter-Modulen« erzeugen können und es muss ein **länger anhaltender** Austausch zwischen den beteiligten Modulen erfolgen (**kreisende Erregung und »re-entry«**, Abschn. 21.4). Abb. 21.14 symbolisiert den Arbeitsplatz und Arbeitsablauf des Bewusstseins in Analogie zur Darstellung von Abb. 21.3 der psychologischen Abläufe und in Analogie zur Metapher der Einleitung zu diesem Kapitel.

Bewusstsein ist an den kontinuierlichen Austausch der Information oder Gedächtnisinhalte zwischen verschiedenen Analyseeinheiten gebunden.

Aufsteigendes retikuläres Aktivierungssystem

Die **großflächige Aktivierung** und Hemmung des Neokortex wird von subkortikalen Systemen in der Retikulärformation (Formatio reticularis, FR) des Mittel- und Hinterhirns, dem basalen Vorderhirn und Teilen des Thalamus geregelt. Die **phasische Aufmerksamkeitsregulation** wird in einer konzertierten Aktion von Teilen des Thalamus, v. a. dem Nucleus reticularis (NR), dem Präfrontalkortex, Parietalkortex, Gyrus Zinguli und Teilen der Basalganglien gesteuert.

Abb. 21.15 zeigt die Versuchsanordnung, die zur Entdeckung des aufsteigenden retikulären Aktivierungssystems (ARAS) 1949 führte. Lindsley, Magoun und Moruzzi waren die ersten, die das Phänomen **»unspezifischer Weckeffekte«** beschrieben. Der belgische Physiologe Frederic Bremér hatte allerdings schon in den 30er Jahren die Wirkungen subkortikaler Läsionen auf Bewusstsein und Schlaf auf Verhaltensebene gezeigt.

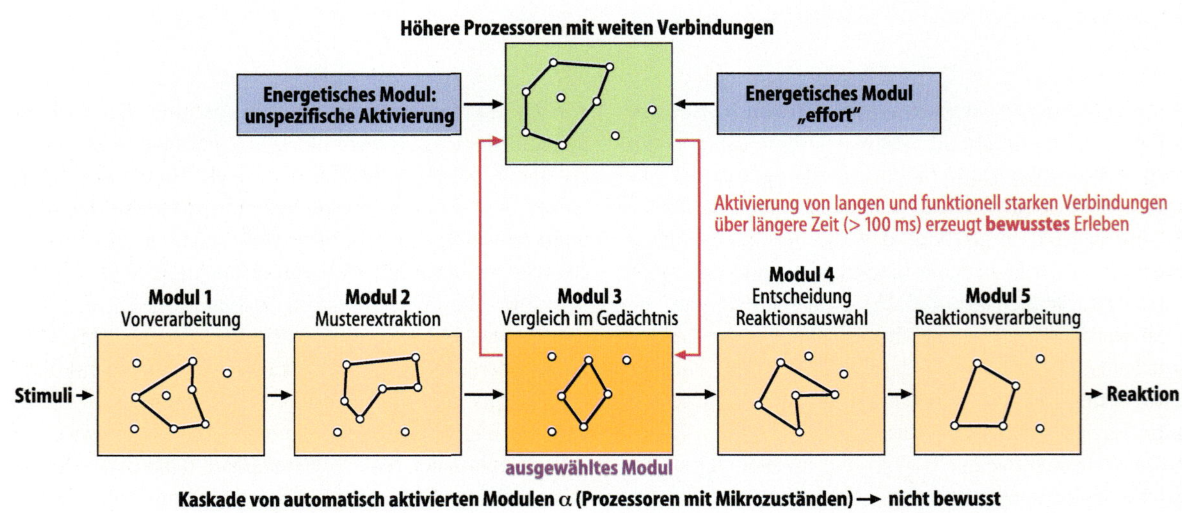

Abb. 21.14. Hypothetische Struktur des Bewusstseins (▶ Text; Abb. 21.3 und 21.24)

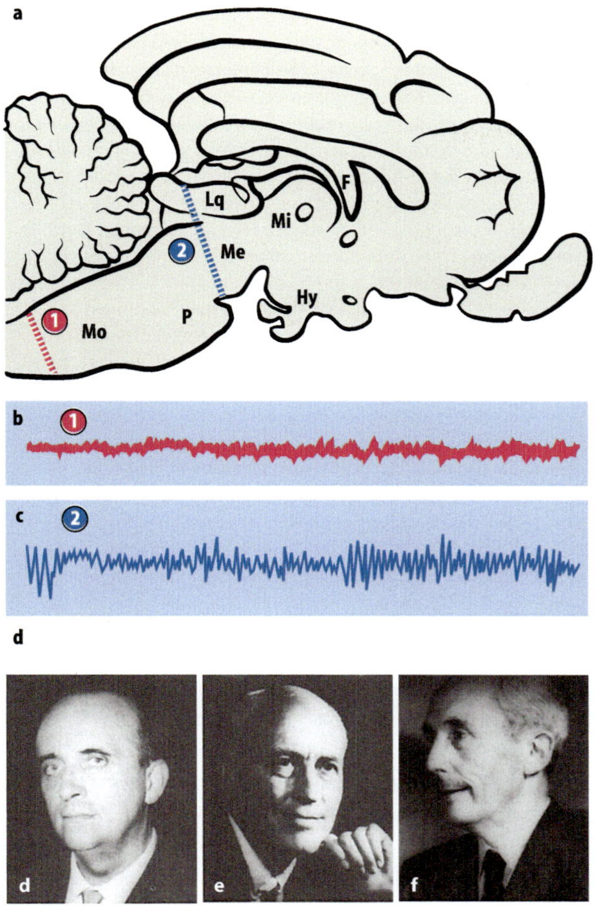

Abb. 21.15a–f. »Encephale et cerveau isolé«. a Sagittaler Schnitt durch das Katzenhirn mit den kritischen Transsektionen, darunter die dazugehörigen EEG-Bilder **(b, c)**. **b** »encephale isolé«, Sektion zwischen Medulla und Rückenmark, normales Wach-EEG. **c** »cerveau isolé«, Schnitt zwischen dem oberen und unteren Vierhügel durch das Mittelhirn; Schlaf-EEG. *F* Fornix, *Hy* Hypothalamus, *Lq* Vierhügelplatte (Lamina quadrigemina). Me Mittelhirn. Mi Massa intermedia, *Mo* Medulla oblongata, *P* Pons. **d–f** Giuseppe Moruzzi, Horace Magoun und Frédéric Brémer, die Entdecker des ARAS

Läsionen im medialen Mittelhirn und/oder Zwischenhirn (**»cerveau isolé«**) hatten extreme Synchronisation des EEG und Koma oder dauerhaften Schlaf zur Folge, Läsionen der lateralen Anteile des Hirnstammes hatten keinen Effekt. Auch Durchtrennung der gesamten Medulla (**»encephale isolé«**) führt zu keiner Störung des Wach- und Schlafrhythmus. Sie zeigten ferner, dass der Aktivierungseffekt von peripheren Reizen im intakten Gehirn durch **Kollateralen** der spezifischen Bahnen zur Formatio vermittelt wird.

Die retikuläre Formation des Hirnstamms hat v. a. 3 Funktionen:
- Generierung der tonischen (lang anhaltenden) Wachheit,
- Einfluss auf die Muskulatur, v. a. die tonische (lang anhaltende) Anspannung,
- Verstärkung oder Abschwächung der Aufnahme und Weiterleitung sensorischer und motorischer Impulse.

Anatomisch ist die Formatio eine schwer definierbare Struktur. Sie beginnt kurz oberhalb der Pyramidenkreuzung und ist von den langen spezifischen Bahnen und Kernen wie von einer Muschel umgeben. Sie erhält Bahnen aus vielen Rückenmarksegmenten und Kollateralen aus den spezifischen Bahnen verschiedener Sinneskanäle; Fasern **zur** mesenzephalen retikulären Formation (MRF, »mesencephalic reticular formation«) entspringen in fast allen Gehirngegenden, v. a. dem limbischen Kortex und dem Thalamus. Die Zellen innerhalb der Formatio zeichnen sich durch eine im übrigen Gehirn nicht wieder auffindbare **Variabilität** aus. Viele sind **unspezifisch**, d. h. es konvergieren Fasern aus allen Sinnessystemen, motorische und vegetative Fasern auf diese Zellen. Aus der Antwort der Zelle ist keine Reiz- oder Reaktionsspezifität erkennbar. Besonders intensiv sind die Verbindungen von und zu den **medialen Thalamuskernen** (► unten).

Abb. 21.16a–c gibt eine Zusammenfassung des aufsteigenden retikulären Aktivierungssystems: EEG-Desynchronisation und verhaltensmäßige Aktivierung wird durch aufsteigende afferente Fasern aus der Formatio reticularis in höher gelegene Regionen bewirkt. Im Falle der phasischen (kurzdauernden) Weckreaktion splittern die Impulse aus der Formatio die thalamischen Schrittmacher (Kap. 20) auf, wodurch das Kortex-EEG desynchronisiert wird.

Σ Die mesenzephalen retikulären Aktivierungssysteme (MRF, »mesencephalic reticular formation«) stellen die anatomische und physiologische Grundlage des tonischen Wachbewusstseins dar.

Multiple subkortikale Aktivierungssysteme

Betrachtet man die 5 cm Hirnstamm vom Beginn der Medulla und dem Ende des Rückenmarks bis zum oberen Ende des Mittelhirns, so erkennt man auf beiden Seiten der Retikulärformation paarig angeordnet eine Vielzahl von Kernen, die sehr spezifische Projektionen aufweisen. Einige projizieren gar nicht in die intralaminaren Kerne des Thalamus (Abb. 5.8 in Abschn. 5.2.2), sondern direkt in den **Nucleus reticularis des Thalamus** oder in die Kerne des **basalen Vorderhirns** und die **Substantia innominata** (Abb. 21.16c und 5.16 in Abschn. 5.2.4).

Die cholinergen Anteile des basalen Vorderhirns wirken auf viele kortikale Regionen aktivierend, andere Zellanhäufungen innerhalb der Kerne des basalen Vorderhirns lösen bei Reizung Spindeln im kortikalen EEG und Schlaf aus (Kap. 22). Jedes der ca. 30 Kerngebiete in der FR moduliert unterschiedliche Funktionen oft an denselben Zielorten der darüber liegenden Zielgebiete. Zum Beispiel führt Erhöhung des Blutdrucks durch Aktivität der Barorezeptoren zu Erregung des Nucleus tractus solitarii (NTS), der hemmend auf weite Teile des Großhirns einwirkt (Abschn. 10.6.3 und 26.2.1).

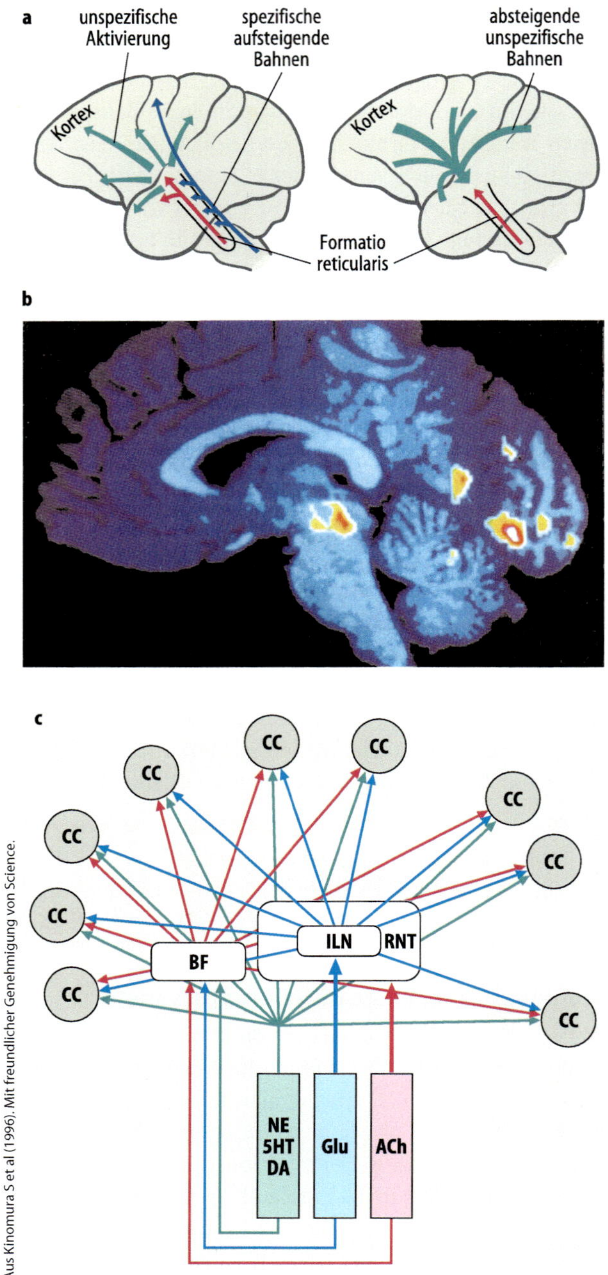

Abb. 21.16a–c. Aufsteigende Aktivierungssysteme. a *Links:* Stark schematisierte Darstellung des aufsteigenden retikulären Aktivierungssystems im Affengehirn, ohne Berücksichtigung der genauen Verbindungen zwischen Hypothalamus, Thalamus und limbischem Kortex. Angedeutet die multisynaptischen retikulären Neurone und Kollateralen aus den spezifischen Bahnen (blau). *Rechts:* Stimulation vieler kortikaler Areale führt zu Potenzialen in der Formatio, was eine kortikoretikuläre Verbindung und eine funktionelle Kontrolle der Aufmerksamkeitssteuerung vom Kortex zur FR zeigt. **b** Erhöhter Blutfluss in der mesenzephalen Retikulärformation (MRF), gemessen mit PET bei 10 Personen (gemittelt) während einer visuellen Aufmerksamkeitsaufgabe. Neben der Aktivierung in der FR auch Aktivierungen (rot, weiß, gelb) in visuellen Arealen (rechts). **c** Moderne Auffassung des ARAS. Die Aktivierung des Neokortex (CC) kann durch verschiedene Kanäle aus den subkortikalen Kernen erfolgen, wobei die retikulären Kerne sich weniger anatomisch als neurochemisch abgrenzen lassen. Einige Kerne senden glutamaterge Projektionen (Glu) in die intralaminaren Kerne des Thalamus (ILN) und das basale Vorderhirn (BF), von wo weitgestreute Verbindungen zum Kortex führen. Die cholinergen Kerne projizieren bevorzugt in den Nucl. reticularis des Thalamus (RNT) und das BF. Der RNT hemmt die übrigen thalamischen Kerne. Direkte monoaminerge Verbindungen aus den noradrenergen (NE), serotonergen (SHT) und dopaminergen (DA) Kernen führen zum BF und zum Kortex (CC)

Σ Die retikuläre Formation von Medulla, Brückenhirn und Mittelhirn enthält viele paarig angeordnete Kerne, die oft sehr spezifisch einzelne Regionen des darüber liegenden Groß- und Zwischenhirns erregen oder hemmen.

21.3.2 Neurochemie subkortikaler Aktivierungs- und Hemmsysteme

Variabilität der Formatio reticularis

Zusätzlich zur anatomischen Abgrenzbarkeit der Kerne der FR zeichnen sich diese durch eine **Variabilität** der beteiligten Neurotransmitter und Neuromodulatoren aus, die wir nirgendwo im Gehirn in vergleichbarem Ausmaß finden. Einige dieser Neurotransmittersysteme sind lokal auf die FR beschränkt, andere senden ihre Axone bis in kortikale Zielgebiete. Wir haben die wichtigsten schon in Kap. 5 besprochen, Abb. 21.15 und 21.16 fassen die bedeutendsten übergreifenden Einflüsse zusammen.

Die verschiedenen Kerngebiete der FR regeln auch die einzelnen **Schlafstadien** und werden selbst wieder von der »Master-Clock« des Tag-Nachtrhythmus, dem Nucleus suprachiasmaticus (SCN, Kap. 22) beeinflusst.

Azetylcholin (ACh) und Glutamat (Glu)

Azetylcholin (ACh) und Glutamat (Glu) bewirken am Kortex eine Verschiebung des Ruhepotenzials der Zellen und Dendriten in Richtung Depolarisation. Die Negativierung des Kortex erhöht sich und damit die Bereitschaft zu feuern, wenn eine zusätzliche Impulssalve auf die Zellen auftrifft.

Damit gewinnt ACh eine entscheidende Bedeutung für **Assoziationsbildung und Gedächtnis** (Kap. 25). Das erste Hauptkennzeichen der **Alzheimerschen Erkrankung** ist ein dramatischer Abfall von ACh im basalen Vorderhirn, Hippokampus und Kortex. Auch die Effekte von REM-Schlaf auf prozedurales Lernen und Einprägung hängen von der subkortikalen ACh-Aktivierung ab (Kap. 22).

Die Sensitivität der ACh-Rezeptoren wird durch elektrische Potenziale, v. a. langsame DC-Potenziale (DC von »direct current«, Gleichstrom) beeinflusst, was gut zu der in Kap. 20 und unter Abschn. 21.4.2 beschriebenen Rolle von DC-Potenzialen und langsamen Hirnpotenzialen im Aktivierungsprozess passt. Allerdings ändern auch glutamaterge und dopaminerge neokortikale Neurone ihr Entladungsverhalten unter DC-Einfluss.

Noradrenalin

Noradrenalin (NA) entfaltet je nach Ursprungsort (im Nucl. coeruleus oder Mittelhirn, ▣ Abb. 5.22) und je nach Rezeptortyp am Zielort ganz unterschiedliche Wirkungen. Die subkortikalen NA-Neurone reagieren auf neue und intensive Reize und habituieren schnell. Am Kortex bewirken sie eine Verbesserung des **Signal-Rauschverhältnis** der Pyramidenzellen: Lokale Erregungsanstiege werden erhöht, die umliegende Hemmung verstärkt, so dass die lokalen Aufmerksamkeitsveränderungen deutlicher ausfallen. Für die Aufrechterhaltung von Wachheit sind die NA-Systeme nicht notwendig, ihre Zerstörung beeinträchtigt das allgemeine, tonische Aktivierungsniveau kaum. Das **Gleichgewicht von Erregung und Hemmung** zwischen einzelnen Rezeptoren des NA-Systems und Dopamin ist aber für die Regulation der Aufmerksamkeit von zentraler Bedeutung.

Dopamin

Dopamin (DA) aus dem Tegmentum (Area ventralis tegmentalis, »ventral tegmental area«, VTM, ▣ Abb. 5.22) des Mittelhirns ist für die Regelung der aufmerksamkeitssteuernden Areale des **dorsolateralen Frontalkortex**, v. a. an Zellen mit D_1-Rezeptoren, essenziell. Die in Abschnitt 21.1. besprochenen Funktionen des Arbeitsgedächtnisses fallen aus, wenn die D_1-Rezeptoren im Präfrontalkortex blockiert werden.

Wenn zusätzlich mit den D_1-Rezeptoren die α_{1b}-Rezeptoren präfrontaler Zellen durch neue Reize erregt werden, fällt die fokussierende D_1-Wirkung im Präfrontalkortex weg und **subkortikale dopaminerge Regionen** wie die Amygdala und das anteriore Striatum und der Nucleus accumbens (▣ Abb. 21.17 und Abschn. 26.3) erhöhen bei neuen Reizen die **Alarmbereitschaft** des Organismus und **unterbrechen** die zielgerichteten, aber langsamen kognitiven Erwartungsprozesse.

Die extreme Ablenkbarkeit von **Schizophrenen**, die jeden Reiz als **neu** und **bedrohlich** erleben, hängt mit dem Ungleichgewicht von Dopamin und NA in präfrontalen Regionen zusammen (▣ Abb. 21.17, Abschn. 28.5). Die α_{1b}-Rezeptoren oder NA haben bei der Schizophrenie das Übergewicht. **Clozapin**, ein neues Neuroleptikum, das

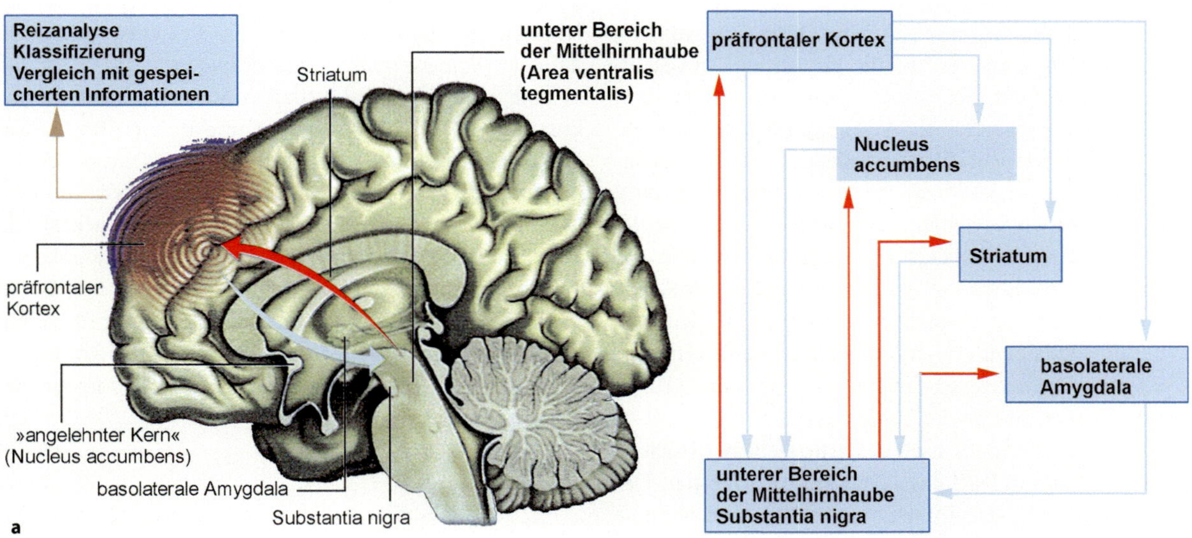

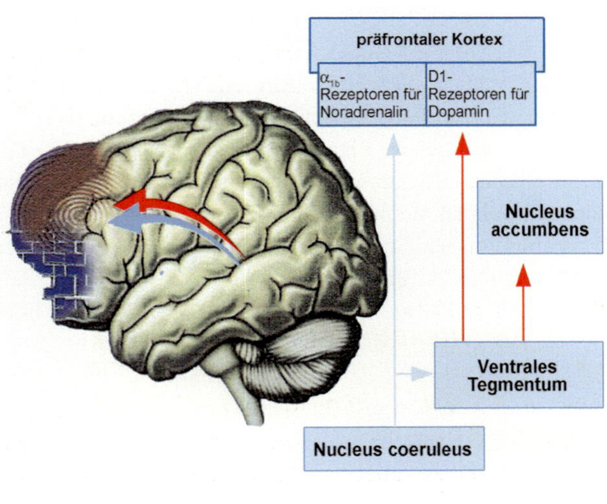

▣ **Abb. 21.17a, b. Gleichgewicht von Dopamin und Noradrenalin im dorsalen präfrontalen Kortex.** α_{1b}-Rezeptoren und D_1-Rezeptoren müssen beide aktiv sein, um Aufmerksamkeit aufrecht zu erhalten (► Text)

schizophrene Symptome »knebeln« kann, blockiert die α_{1b}-Rezeptoren und ermöglicht damit die erneute Teilnahme des präfrontalen Kortex und des Arbeitsgedächtnisses an der Aufmerksamkeitssteuerung. Die α_{1b}-Rezeptoren sind notwendig, damit sich Dopamin an präfrontale D_1-Neurone binden kann. Die klassischen Neuroleptika (z. B. Chlorpromazin) blockieren nur die D_2-Rezeptoren in limbischen und Stammhirnstrukturen und dämpfen damit die emotionale Hyperaktivität. ◻ Abb. 21.17 symbolisiert diesen Gleichgewichtsprozess.

Σ Während Azetylcholin und Glutamat für Assoziationsbildung und Gedächtnisaktivierung notwendig sind, entscheidet das Gleichgewicht von Noradrenalin- und Dopaminrezeptoren v. a. im Präfrontalkortex über Aufmerksamkeitsleistungen.

21.3.3 Der Thalamus: Interaktion von Aktivierung und Aufmerksamkeit

Thalamokortikales »gating«

Die Eigenheit neuronaler Netzwerke, einen Teil der ankommenden Information weiterzuleiten und den übrigen Teil von der Weiterleitung auszuschließen, bezeichnet man im angloamerikanischen Sprachraum als »gating« (im Deutschen am besten mit »Schleusen« zu übersetzen). Da wir in Abschn. 21.1 gesehen haben, dass ankommende Information, auch wenn sie gut gelernt wurde, stets relativ vollständig analysiert wird, **bevor** sie abgeschwächt oder verstärkt wird, müssen wir **vor** einer Hemmung eine Analyse des Reizmaterials auf neokortikaler Ebene in den primären und sekundären Projektionsarealen annehmen. Erst danach ist eine **efferente (»top-down«)** (von höheren zu niedrigen Strukturen verlaufende) **Hemmung** des afferenten Impulseinstromes denkbar. Eine Schlüsselposition für diese Funktion des Gatings nimmt der Thalamus ein.

Innerhalb der thalamischen Kerne stellt der **Nucleus reticularis thalami (NR)** das »Tor« zum Kortex dar. Der Nucleus reticularis thalami umgibt den Thalamus wie eine Muschel (Kap. 5) und weist eine Feinstruktur auf, die für Selektion ankommender sensorischer Erregungsmuster ideal ist: Die Zellen im Nucleus reticularis thalami sind hemmend (Gamma-Aminobuttersäure, GABA) und durch weitverzweigte Dendriten innerhalb des Nucleus reticularis thalami und multipolare Axone mit vielen Kollateralen in die spezifischen Thalamuskerne gekennzeichnet; diese langen, multipolaren Axone kommunizieren mit dem übrigen Thalamus und Mittelhirn, aber nicht mit neokortikalen Strukturen (◻ Abb. 21.18a, b).

Σ Der Nucleus reticularis des Thalamus ist wesentlich für die selektive Aufmerksamkeit mitverantwortlich, indem er selektiv die spezifischen Kerne des Thalamus hemmen kann.

Thalamokortikale Rückmelde(Feedback)-Schleifen

Afferente sensorische Fasern bilden Synapsen sowohl mit spezifischen thalamokortikalen Projektionen, als auch lokalen thalamischen Zellen. Auf ihrem Weg zum Kortex erhält der Nucleus reticularis thalami Kollateralen von den aufsteigenden Fasern und die Axone aus dem Nucleus reticularis thalami (NR) bilden wiederum Synapsen mit den spezifischen Projektionen des Thalamus zum Kortex (◻ Abb. 21.18b). Geschlossen wird dieser Kreis durch die rückkehrenden Axone aus den kortikalen Pyramidenzellen, die ihrerseits mit den lokalen Zellen im Thalamus erregende Synapsen bilden. Die multipolaren Axone aus dem Nucleus reticularis thalami gehen bis in die Retikulärformation (Abschn. 21.3.1), die selbst nach dem Nucleus reticularis thalami projiziert. Man muss sich diese thalamokortikalen Verbindungen als große Zahl parallel geschalteter Erregungskreise vorstellen.

Der Nucleus reticularis thalami ist somatotopisch, visuotopisch etc. organisiert: die Afferenzen aus den verschiedenen Regionen lassen sich entsprechend ihrer funktionellen Bedeutung gliedern. In Abhängigkeit vom Ursprung der Afferenz wird also **nur jenes** Tor vom Nucleus reticularis thalami geöffnet oder geschlossen, das der entsprechenden Afferenz (Sinnesmodalität) zugeordnet ist.

Die thalamokortikal-retikuläre Schleife ist auch für die **Entstehung der Schlafspindeln und des mu-Rhythmus (10–15 Hz) verantwortlich** (◻ Abb. 20.8). Wenn die cholinergen und glutamatergen Regionen der FR den NR nicht hemmen – was sie im Wachzustand tun –, entwickelt sich zwischen den Neuronen des NR und den thalamokortikalen Neuronen langsame rhythmische Aktivität. Diese Eigenart der cholinergen Hirnstammafferenzen ist darauf zurückzuführen, dass ihre Fasern zum NR **hemmende** Wirkung haben, die zum **spezifischen Thalamus erregende** (◻ Abb. 21.18b).

Σ Die erregenden thalamokortikalen Verbindungen werden (von den hemmenden Verbindungen) aus dem Nucl. reticularis bei Nachlassen der Aktivierung aus den mesenzephalen Systemen in langsame Oszillationen versetzt.

Kortikothalamische Rückmeldeschleifen

Die aktivierenden cholinergen Regionen können die Hemmung des Nucl. reticularis durch tonischen Impulszustrom, d. h. Aktivierung von »unten«, aufheben. Bei Nachlassen der Aktivierung zum spezifischen Thalamus und Nachlassen der Hemmung zum NR ermöglichen sie Schlaf. Die kortikothalamischen Neuronen (oben auf ◻ Abb. 21.18b) verhindern durch ihre erregenden (glutamatergen) Einflüsse auf den Thalamus **phasisch** die Absenkung der Aktivierung und Schlaf bei Aufmerksamkeitszuwendung. Beim Menschen zeigt sich gleichzeitig mit der kortikothalamischen Aktivierung bei Aufmerksamkeit erhöhte neuronale

Abb. 21.18a, b. Funktion des Nucl. reticularis. a Schematisierter Horizontalschnitt durch den ventralen Abschnitt des Thalamus. VB ventrobasaler Komplex des spezifischen Thalamus, R Ncl. reticularis thalami (rot). Eine thalamokortikale Projektionszelle (t) gibt ihr Axon (3) rostral u. a. in den Kortex ab, während 2 Neurone aus dem Nucl. reticularis ihre Axone (1 und 2) nach kaudal in den VB abgeben. 1 und 2 kommunizieren mit t. **b** Funktion des Nucl. reticularis und Kortex. Neuronale Verbindung zwischen Zellen des retikulären Thalamus, einer spezifischen thalamokortikalen *(rechts)*, der kortikothalamischen (oben) und der Zellen der unspezifischen Aktivierungsregionen des Hirnstamms *(unten)*. + indiziert erregende, – hemmende Verbindung (▶ Text)

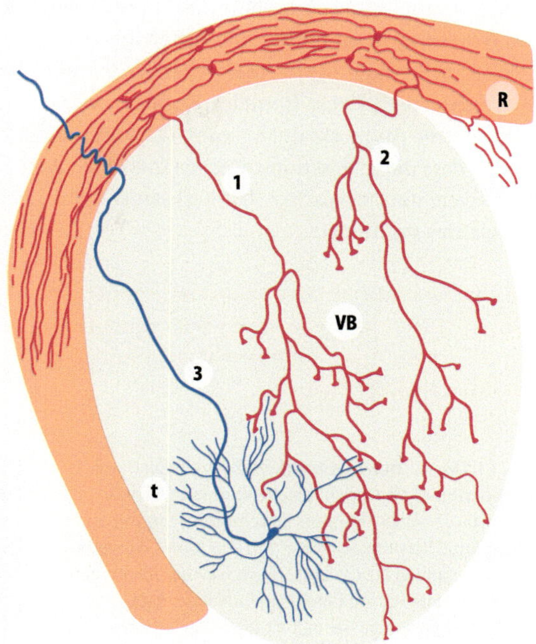

a

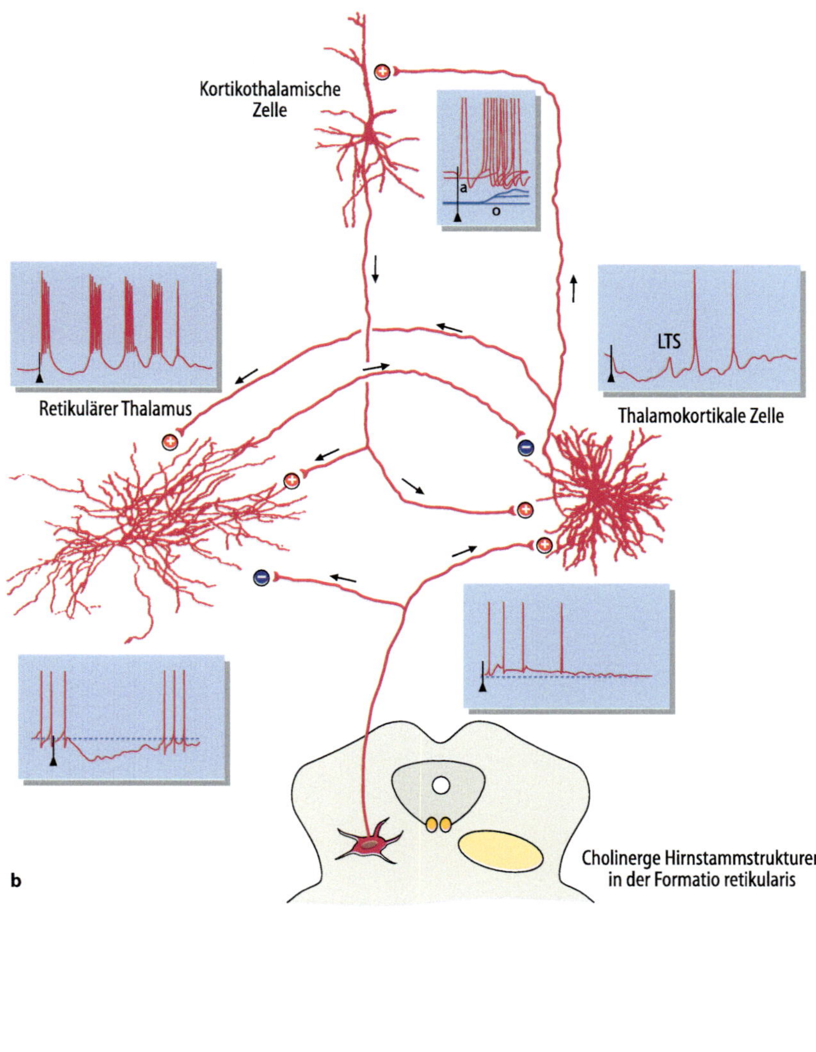

b

Nach Scheibel AB (1981). Mit freundlicher Genehmigung von Lippincott Williams & Wilkins.

Aktivität im anterioren Zingulum und im **dorsolateralen Frontalkortex**, letzterer für die vom **Arbeitsgedächtnis** bewirkte Aufrechterhaltung der Selektivität der Aufmerksamkeit verantwortlich. Diese frontalen Regionen werden nur bei **phasischer** Aufmerksamkeit vom Thalamus aktiviert, was zeigt, dass die Interaktion zwischen tonischen Aktivierungsniveaus und phasischer Aufmerksamkeit auf Ebene des Thalamus stattfindet.

Σ Die kortikothalamischen Neuronen können die Rückmeldeschleifen zwischen Nucl. reticularis und spezifischem Thalamus ebenso beeinflussen wie präfrontale Regionen.

Das Pulvinar

Neben dem Nucl. reticularis ist v. a. bei der visuellen Aufmerksamkeit das Pulvinar (◘ Abb. 5.8), ein großer Kern im posterioren Thalamus, an der Erhöhung der Erregbarkeit bei aufmerksamer Zuwendung im **posterioren parietalen Kortex** beteiligt. Das Pulvinar ist Teil des **tektopulvinaren Systems,** das die visuelle Information parallel zum **genikulostriatären Sehsystem** verarbeitet und die Information direkt in die parietalen Assoziationsareale leitet. Dies v. a. beim Menschen, wo das Pulvinar extrem groß wird. Das Pulvinar ist auch mit dem **lateralen präfrontalen Kortex** eng verbunden. Immer, wenn visuelle Reize zusammen mit anderen, potenziell ablenkenden Reizen dargeboten werden,

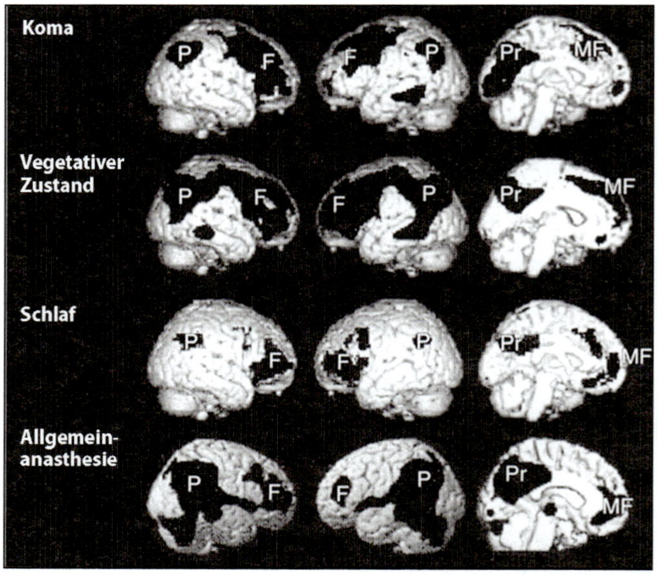

a

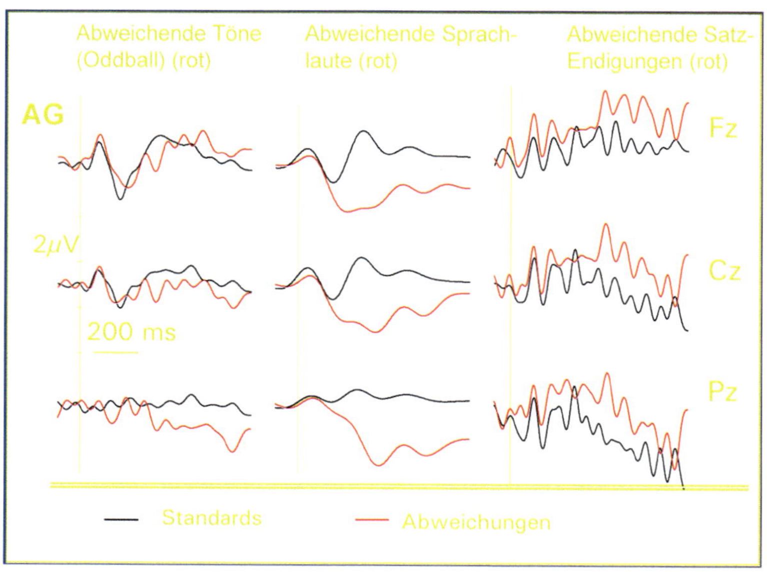

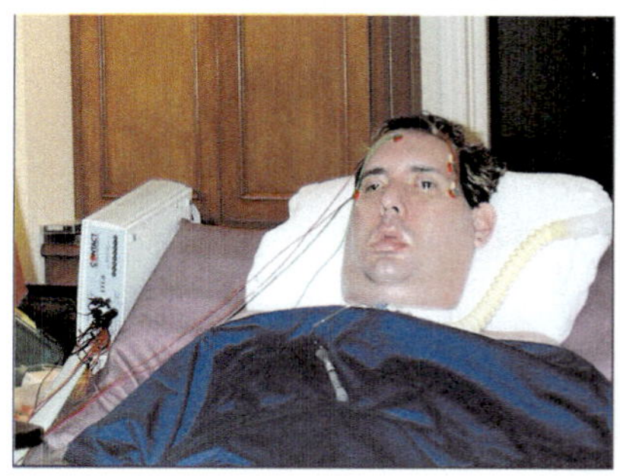

40 Jahre, ALS

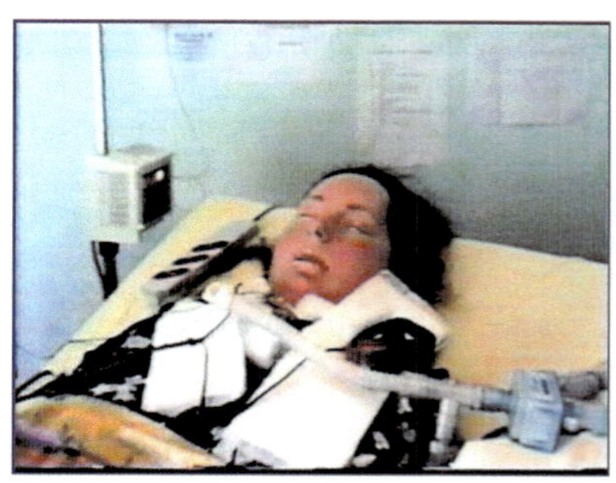

38 Jahre, Guillain-Barré-Syndrome

b

◘ **Abb. 21.19a, b. Bewusstlosigkeit. a** Zerebraler Blutfluss und Bewusstlosigkeit. Gegenüber entspannter Wachheit verminderter zerebraler Blutfluss (in schwarz) gemessen mit Positronenemissionstomographie *(PET)* bei Koma, persistierendem Vegetativen Zustand *(VS)*, Tiefschlaf und Allgemeinanästhesie. Rechte Hemisphäre (links), medialer Blick auf die linke Hemisphäre (rechts). *F* präfrontal, *MF* mediofrontal, *P* posteriorer Parietalkortex, *Pr* posteriores Zingulum und/oder Präcuneus. **b** Ereigniskorrelierte Hirnpotenziale *(EKP)* im persistierenden Vegetativen Zustand *(VS)*. Die Patientin unten ist seit Jahren im VS, zeigt aber normale EKP auf komplexe kognitive Reize: *links* EKP auf abweichende Töne (rote Linie abweichender Reiz, schwarz Standardreiz), kein Unterschied; *Mitte:* EKP auf abweichende (neue) Sprachlaute; *rechts:* Sätze mit semantisch unpassenden Endigungen (rot). *Fz* frontal, *Cz* zentral, *Pz* parietal. Der Patient rechts oben befindet sich im Locked-in-Zustand im Endstadium der amyotrophen Lateralsklerose *(ALS):* EKP und lokale Hirndurchblutung sind trotz vollkommener Lähmung intakt

Nach Baars BJ, Ramsy TS, Laurey S (2003). Mit freundlicher Genehmigung von Elsevier.

feuern im Tierversuch die Pulvinarzellen vermehrt und erregen die striatalen und extrastriatalen Areale des visuellen Kortex, wo das beachtete Signal schon nach 60 ms zu einem erhöhten evozierten Potenzial führt (◘ Abb. 21.26). Diese Erhöhung des evozierten Potenzials belegt, dass **sehr früh**, lange vor bewusstem Erleben, der Thalamus einfache Selektionsleistungen auf kortikaler Ebene bewirken kann.

Σ Thalamische Kerne wie das Pulvinar erbringen bereits mit minimaler kortikaler Beteiligung Selektionsleistungen.

21.3.4 Assoziationskortizes, Aktivierung und Aufmerksamkeit

Nicht-bewusstes Bewusstsein – bewusstes Nicht-Bewusstsein

Wie wir schon in 21.1 dargestellt haben, sind **Wachheit** und die **Inhalte** von Bewusstsein und der Aufmerksamkeit voneinander teilweise unabhängig, was sich auch darin niederschlägt, dass eine Person (z. B. Alzheimer oder Neglekt, ► unten) wach sein kann und trotzdem keinerlei kohärente Bewusstseinsinhalte erlebt, und umgekehrt kann in einem (tonisch) bewusstlosen Zustand wie dem vegetativen Zustand (VS, »vegetative state«) ein einzelner Inhalt verarbeitet werden (bewusst und nicht-bewusst). ◘ Abb. 21.19a zeigt den gegenüber einem entspannten Wachzustand verringerten Blutfluss im **Koma**, **vegetativen Zustand**, **Tiefschlaf** und **Allgemeinanästhesie**.

Alle Zustände mit tonisch-anhaltender Bewusstlosigkeit zeichnen sich durch verringerten Blutfluss in den parieto-präfrontalen Assoziationskortizes aus. Beim Koma, in dem keinerlei Reagibilität und im EEG langsame, hohe δ-Wellen vorherrschen, ist auch die Aktivität in der FR oder im gesamten Kortex stark reduziert, im VS können oft minimale Verhaltensreaktionen auf Schmerz ausgelöst werden, das EEG folgt einem Wach-Schlafzyklus und die FR ist im Wachzustand aktiviert. Trotz der Inaktivität und vermutlich vorhandenen Bewusstlosigkeit im VS, erkennbar an der frontoparietalen Unteraktivierung, und manchmal auch im Koma, lassen sich bei 20–30% der Patienten kognitive Ereigniskorrelierte Potenziale (EKP, Abschn. 21.4) auf **komplexe kognitive** Aufgaben auslösen, auch wenn keine EKP auf einfache Reize (z. B. Töne) mehr auslösbar sind (◘ Abb. 21.19b)! Dies bedeutet, dass auch in diesen »nicht-bewussten« Zuständen in einzelnen Modulen des Gehirns normale, hoch-komplexe Informationsverarbeitung (z. B. »Verstehen von Bedeutung«) erhalten sein kann.

Σ Störungen der dynamischen oder anatomischen Verbindungen zwischen sekundären und tertiären Assoziationskortizes und dem Präfrontalkortex führen zu schweren Aufmerksamkeitsdefiziten, bei denen trotz erhaltener Wachheit kein bewusstes Erleben von Erlebnisinhalten mehr möglich ist.

Parietal- und Temporalkortex

Ein extensiver Vergleich gespeicherter mit ankommender Information und damit der Bestimmung von Bedeutung und Neuheit ist vor der aufmerksamen Ressourcenzuweisung mit lokaler Erregungserhöhung der neuronalen Aktivität notwendig (Abschn. 21.4). Diese Leistung wird von den sekundären und tertiären Assoziationskortizes im Parietal- und Temporalkortex erbracht (Box 21.3 und Box 21.4), wo die relevante Sinnesinformation gespeichert ist und enge Verbindungen mit emotionalen limbischen Strukturen (z. B. Amygdala bei Angstreizen) und den Basalganglien (z. B. Striatum für positive Erwartungen) die **subjektive Signifikanz** des Reizes und der Reaktion abzuschätzen erlauben. Das bewusste Erkennen eines Objektes erfordert die anhaltende und **wiederkehrende (rekurrente) Aktivität** zwischen dem primären Projektionsareal und den dazugehörigen Assoziationskortizes mit den gespeicherten Engrammen.

Wenn 2 Reize gleichzeitig dargeboten werden, verringern sich die Antworten beider Zellensembles. Der Präfrontalkortex **entscheidet** zwar, welche Information im Parietalkortex Priorität erhält, aber die Aufmerksamkeitszuwendung auf den mit Priorität versehenen und die Loslösung vom irrelevanten Reiz erfolgen in den temporo-parietalen Assoziationsarealen. Zellen im **unteren Parietallappen**, wo visuelle, akustische und taktile Information einläuft, feuern im Tierversuch nur, wenn das Tier sich der Reizquelle aufmerksam zuwendet; die Axone dieser **Aufmerksamkeitszellen** führen sowohl zum Frontalkortex als auch in den Thalamus und die Basalganglien (► unten). Dies bestätigt die Bedeutung des Parietallappens für multisensorische Vergleiche (Box 21.4 und Box 21.5).

Σ Die Bestimmung von Bedeutung eines visuellen Reizes benötigt multisensorische Vergleiche im Parietalkortex und eine anhaltende Interaktion zwischen primären und sekundären Projektionsarealen. Diese wiederholten Interaktionen gehen der Aufmerksamkeitszuwendung voraus.

Neglekt

Beim Menschen tritt nach Läsion des rechten Parietallappens und des posterioren Temporallappens, aber auch nach subkortikalen thalamo-retikulären und manchmal auch präfrontalen und zingulären Läsionen eine Störung auf, die als **kontralateraler Neglekt** bezeichnet wurde. Die Person reagiert nicht auf visuelle, taktile und akustische Reize kontralateral zur Läsion (meist linke Körperseite). Sie berichtet auch keinerlei Inhalte von dieser Seite und orientiert sich bei neuen Reizen nicht dahin. ◘ Abb. 21.20 zeigt die Selbstporträts des Malers Räderscheidt im Laufe der Erholung von einem rechten parietalen Infarkt.

Ein besonders originelles Experiment, das demonstriert, dass die Information auf einem präattentiven Niveau wahrgenommen, aber nicht explizit, bewusst verarbeitet

21

Box 21.3. Intrakortikale Erregungskreise und Bewusstsein

Damit bewusstes Erleben entsteht, muss der Informationsaustausch (Feedback) zwischen den primären und assoziativen kortikalen Arealen einige Zeit (50–100 ms bei einfachen Reizen) fortgesetzt werden. Die Abbildung zeigt einen Patienten mit einem Tumor im sekundären (assoziativen) somatosensorischen Areal, ohne Verletzung des primären Rindenfeldes. Der Proband bemerkt Tast- und Berührungsreize nicht, obwohl die darunter aufgezeichneten Magnetfelder im primären Projektionsareal nach 70 ms ankommen (Kap. 28, Agnosien). Die späteren Antworten (ab 80 ms) aus den benachbarten assoziativen Feldern fehlen aber, ebenso wie die bewussten Empfindungen. Auch im visuellen System kann man die bewusste Wahrnehmung optischer Reize durch reversible Läsion der Assoziationsareale mit transkranieller Magnetstimulation (TMS, Kap. 20) verhindern.

Literatur: Preissl H, Flor H, Lutzenberger W, Duffner F, Freudenstein D, Grote E, Birbaumer N (2001) Early activation of the primary somatosensory cortex without conscious awareness of somatosensory stimuli in tumor patients. Neuroscience Letters 308:193–196

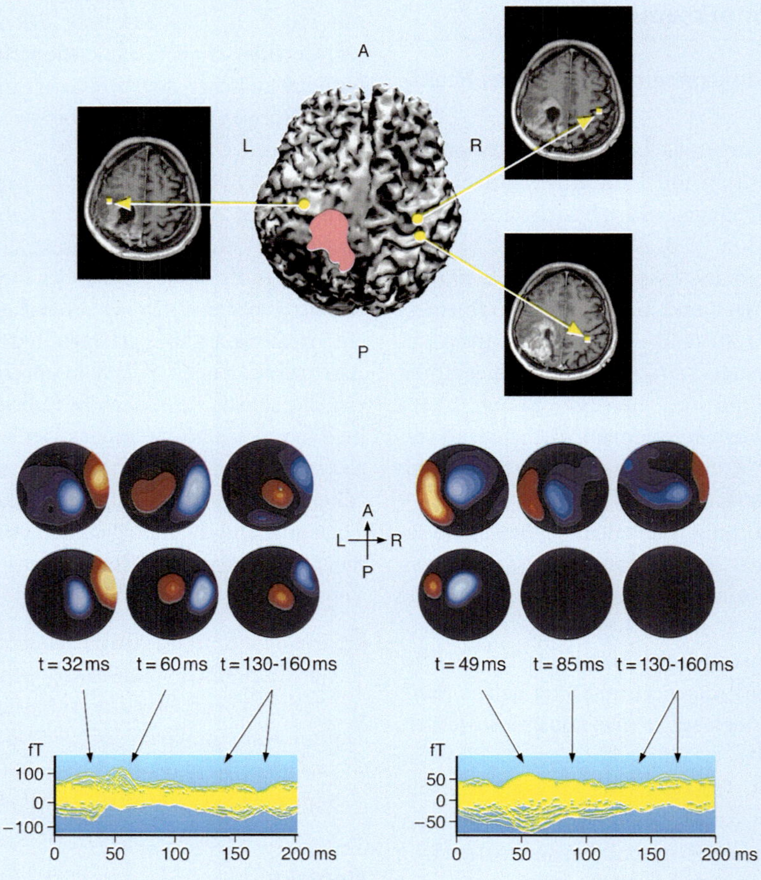

Nach Preissl H et al (2001). Mit freundlicher Genehmigung von Elsevier.

Folgen eines Tumors (rot) im linken sekundären parietalen Handareal *(oben)*. Das primäre, postzentrale Handareal ist verschoben, aber intakt (gelber Punkt). Unten: Magnetische Felder nach Darbietung eines taktilen Reizes auf der rechten und linken Hand. Rot symbolisiert Austritt, Blau Eintritt des magnetischen Feldes, die Quelle der Erregung (Dipol) liegt dazwischen. Auf der lädierten Seite *(rechter Teil)* ist zwar das frühe Feld (70–100 ms nach Reiz) erhalten, aber das späte (> 100 ms) nicht. Der Patient spürt nichts bewusst. *A* anterior, *P* posterior, *L* links, *R* rechts

wird, stammt von Bisiach und Luzzati. Sie baten einen Patienten mit rechts-inferiorer parietal-temporaler Läsion, der sein Leben in Mailand verbracht hatte und »die Piazza« mit Dom vor der Läsion perfekt gekannt hatte, sich vorzustellen, er stünde auf den Stufen des Doms und solle nun den Platz vor ihm beschreiben. ◘ Abb. 21.21 zeigt das Ergebnis auf der linken Seite. Danach baten sie den Patienten, sich vorzustellen, er stünde genau dem Dom gegenüber. Nun beschrieb der Patient exakt jene Details des Domplatzes, die er aus der gegenüberliegenden Vorstellungsposition nicht beschreiben konnte.

Dass es sich um eine Aufmerksamkeitsstörung und nicht um einen sensorischen Defekt handelt, kann man an einer Reihe von Verhaltensweisen erkennen: **Extinktion** (nicht zu verwechseln mit dem lernpsychologischen Begriff) bedeutet, dass der Patient korrekt auf Reize reagiert,

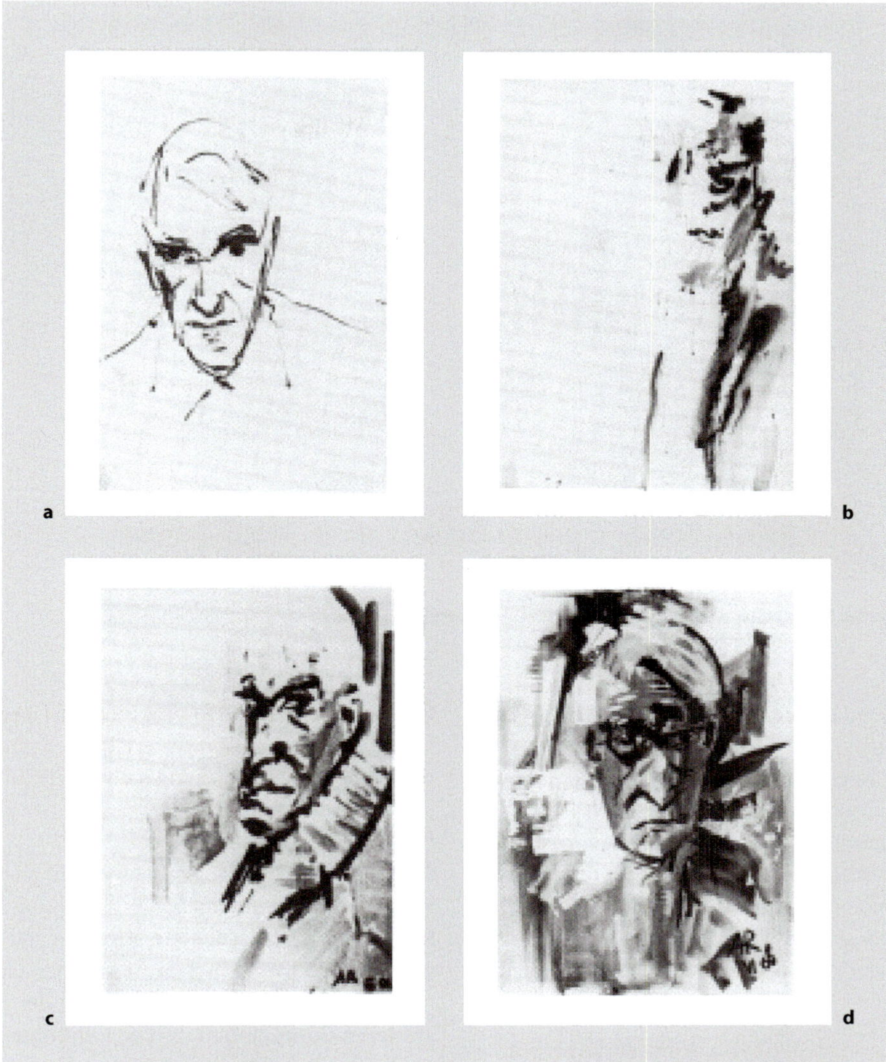

Abb. 21.20a–d. Kontralateraler Neglekt. Vier Selbstporträts des deutschen Malers Anton Räderscheidt im Laufe der Erholung von einem rechts-parietalen Infarkt. **a** Vor dem Infarkt. Das erste Selbstporträt 2 Monate nach dem Infarkt **(b)** zeigt vollständigen kontrolateralen Neglekt. Der Künstler kann seine Aufmerksamkeit nicht auf die linke Hälfte seines Gesichtsfeldes richten. Das zweite Selbstporträt **(c)** entstand 5 Monate nach dem Insult, das dritte **(d)** 9 Monate danach

die zeitlich getrennt in das rechte oder linke Gesichtsfeld präsentiert werden, aber den Reiz im linken Gesichtsfeld vollkommen ignoriert, wenn beide Reize **simultan** gezeigt werden. Dieses Phänomen spricht dafür, dass sich der Fokus der Aufmerksamkeit nicht vom (gesunden) Gesichtsfeld löst (»**disengage**«, Abb. 21.6). Die gesunde linke Hemisphäre dominiert durch den Mangel an Hemmung aus der läsionierten rechten Seite und/oder Übererregung der gesunden Seite derart, dass eine Lösung vom gesunden kontralateralen Gesichts- und Körperfeld nicht gelingt. Für weitere Aspekte des Neglekts s. Abschn. 28.5.2.

Σ Beim kontralateralen Neglekt, meist nach Läsion des rechten unteren Parietotemporalkortex werden alle Reize aus dem gegenüberliegenden Halbfeld (einschließlich der eigenen Körperseite) ignoriert.

Neglekt und Aufmerksamkeit

Neglekt spricht für die Teilnahme des Parietalkortex an einem weit gestreuten kortiko-subkortikalen **Aufmerksamkeitssystem**. Den multimodalen parietalen und temporalen Assoziationsarealen kommt dabei die Aufgabe zu, ankommende Erregungsmuster mit gespeicherten und vorhandenen zu vergleichen und daraus die Bedeutung des Musters zu extrahieren. Während temporal mehr die **Bedeutung (was?)** analysiert wird, verarbeitet die Parietalregion die **räumliche Lokalisation (wo?)** (Abschn. 17.5.2).

Die **inferiore parietale Region** erhält Information von den 3 wichtigsten Sinnessystemen (visuell, auditiv, somatisch) und gibt nach multisensorischem Vergleich die Information über die »Bedeutung« des Reizmusters an frontale und temporale Regionen ab (Kap. 17 und 25, Bindungsproblem); diese modulieren durch hemmende Verbindun-

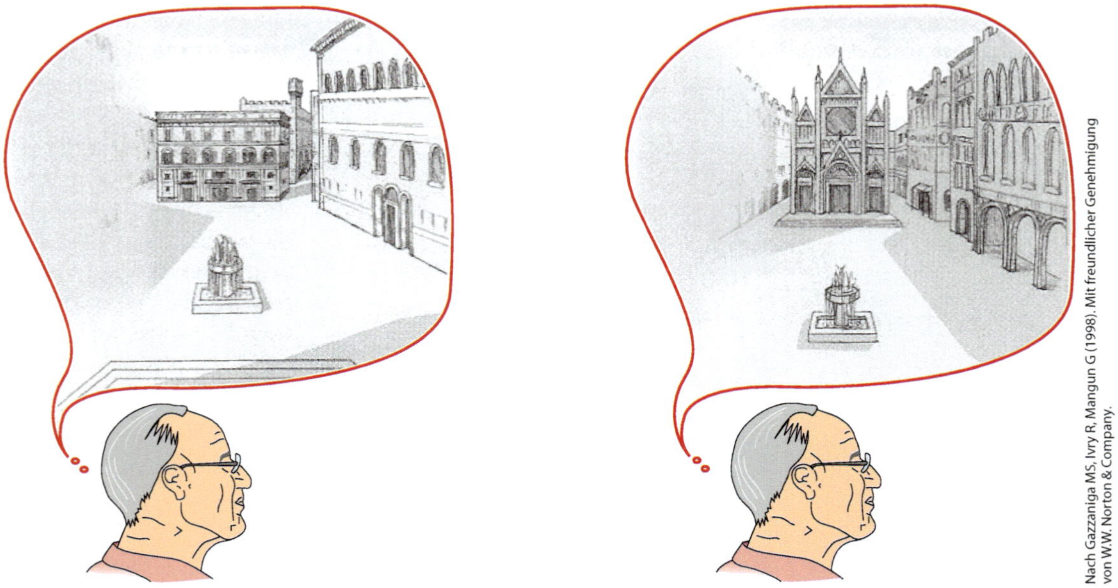

Abb. 21.21. Visueller Neglekt nach Läsion des rechten Parietalkortex (▶ Text)

gen das thalamische Filtersystem des Nucl. reticularis, wie oben beschrieben.

Sensorischer Neglekt muss von **intentionalem motorischem Neglekt** unterschieden werden. Hauptsymptom ist die fehlende Intention, der fehlende Wille eine korrekte Zielbewegung auszuüben **(Akinesie)**. Von den thalamischen Filtersystemen sind bei intentionalem Neglekt und Akinesie im Unterschied zu sensorischem Neglekt die motorischen Kerne (VA, VL), der mediale Thalamus und die Basalganglien beteiligt.

Σ Sekundäre und tertiäre Assoziationskortizes (v. a. der Parietalkortex) sind für Vergleich ankommender Information mit gespeicherter, für Prioritätssetzungen zwischen konkurrierenden Bewusstseinsinhalten und Loslösung (»disengagement«) und Umlenkung (»switching«) von alten und konkurrierenden Inhalten verantwortlich. Läsionen dieser Areale führen zu sensorischem, motorischem oder emotionalem Neglekt.

Dorsolateraler Präfrontalkortex

Damit ein bewusstes Erlebnis entsteht, müssen die zwischen dem Thalamus und den Assoziationsarealen kreisenden Erregungsoszillationen (Abb. 21.18, Box 21.4) und lokale Erregungserhöhung bei Hervorhebung des relevanten Inhalts einige Zeit erhalten bleiben (mindestens 100–200 ms). Diese Leistung erbringt der dorsolaterale Frontalkortex, der die anatomische Grundlage des in Abschn. 21.1 erläuterten **Arbeitsgedächtnisses** ist. Die extensiven reziproken parieto-frontalen und fronto-temporalen Verbindungen ermöglichen diese Leistung (Abb. 21.22 und Abb. 21.23).

Σ Der dorsolaterale Präfrontalkortex ist als Grundlage des Arbeitsgedächtnisses für das Aufrechterhalten flüchtiger Information verantwortlich.

Anteriores Zingulum

Abb. 21.22 zeigt eine typische Aufmerksamkeitsaufgabe und die damit einhergehende Erhöhung des zerebralen Blutflusses. Die Ergebnisse stimmen gut mit den elektrischen und magnetischen Messungen überein, im PET findet man aber auch eine Erhöhung der Aktivierung im **vorderen Gyrus cinguli** und den **Basalganglien,** die man in den elektrischen Ableitungen durch die große Distanz dieser Areale von den Elektroden nicht sehen kann. Während die Eingangsseite in einer Aufmerksamkeitsaufgabe, wie in Abb. 21.6 dargestellt, mit Aufgeben alter Ziele (hinterer parietaler Kortex) und Orientierung auf die neue Aufgabe (jeweiliges primäres und sekundäres sensorisches Hirnrindenfeld) eher posteriore Areale aktiviert, so sind bei den **exekutiven Funktionen** der Aufmerksamkeit, also wenn Entscheidungen, v. a. nach **Fehlern (»error-detection«)**, verlangt sind, die frontalen Regionen einschließlich des vorderen Gyrus cinguli aktiv.

Läsionen des Gyrus cinguli beim Menschen führen häufig zu **akinetischem Mutismus,** bei dem die Person zwar alles aufmerksam verfolgt, aber weder Worte ausspricht noch andere Ziele **ausführt**. Der vordere Gyrus cinguli wird vom parietalen Kortex, aber auch vom Thalamus und den dopaminergen Kernen des mesolimbischen Systems (Kap. 5) and anderen limbischen Regionen versorgt und projiziert in die präfrontalen Regionen des Arbeitsgedächtnisses und die akustischen und visuellen Projektionsfelder. Abb. 21.22 und 21.23 geben diese Verbindungen und die im PET je-

Box 21.4. Rückmeldung aus den Assoziationsarealen zu den primären Projektionsarealen – notwendig für Bewusstwerden von Wahrnehmungsinhalten

Damit ein Wahrnehmungsinhalt bewusst bleibt, muss zwischen den primären Analyse-Arealen des Kortex und den für den Wahrnehmungsinhalt spezifischen thalamischen Kernen eine kreisende erregende (»re-entrant«) Verbindung hergestellt werden. Dies reicht aber allein nicht aus, um den Inhalt ins Bewusstsein zu »befördern«. Wie die Box 21.3 zeigt, führt Zerstörung der sekundären Assoziationsareale auch bei Unversehrtheit der primären Analyse zum Ausfall des Bewusstwerdens. Natürlich gilt auch der umgekehrte Fall, aber aus anderen Gründen: Zerstörung des primären Areals (z. B. im visuellen »blindsight«) verhindert die frühe Bearbeitung der Erregungskonstellation, damit kann es zu keiner Rückmeldung zum und vom sekundären Areal kommen. Diese (»re-entrant«) Rückmeldeschleife **von** dem sekundären **zu** dem primären sind für die bewusste Wahrnehmung kritisch.

Ein phantasievolles Experiment von Pascual-Leone und Walsh mit **transkranieller Magnetstimulation (TMS,** Kap. 20) illustriert diesen Sachverhalt nachdrücklich. Wenn man einen magnetischen Puls, der eine lokale elektrische Übererregung erzeugt (und die betroffenen Zellen kurz »zum Schweigen« bringt), auf V1 (primäres visuelles Areal) anbringt, sehen die Versuchspersonen stationäre Phosphene (Lichtblitze), reizt man MT/V5, das visuelle Bewegungsareal, so sieht man sich bewegende Phosphene. Reizt man V5 5–45 ms **vor** V1, also V1 **nach** der Aktivierung von V5, so sieht man keine stationären Phosphene in V1 mehr. Die rasche Rückmeldung von V5 nach V1 ist also notwendig, damit der in V1 analysierte Wahrnehmungsinhalt bewusst wird. Wie rasch diese Rückmeldung sein kann, demonstriert dieses Experiment.

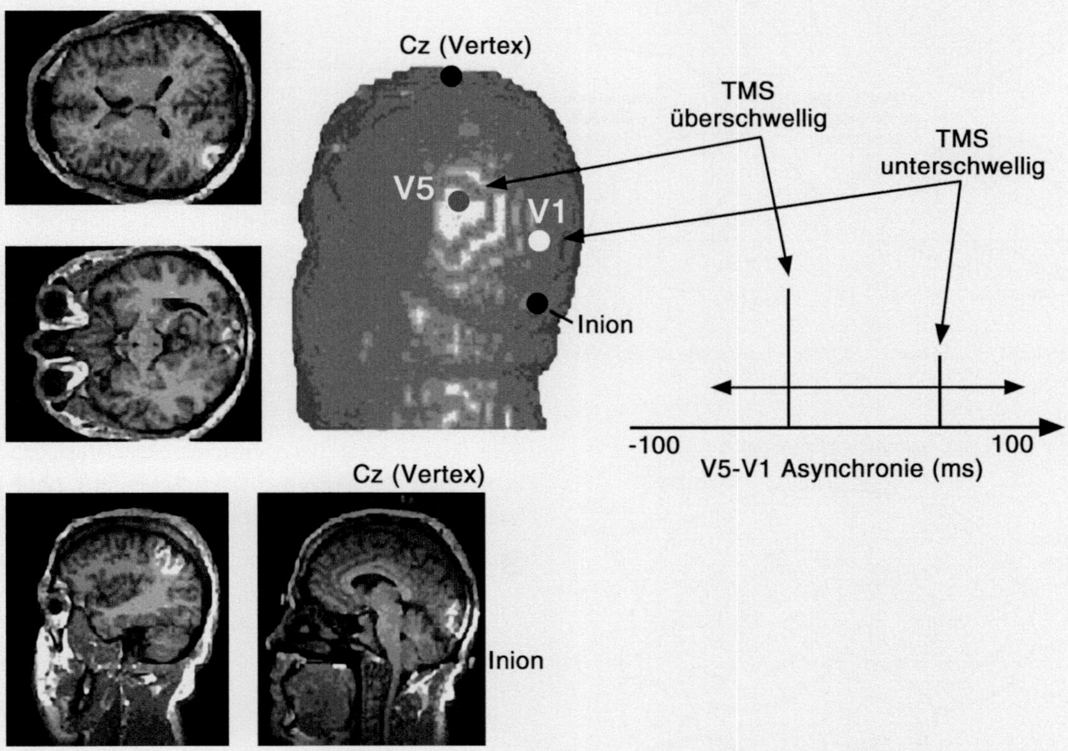

Transkranielle Magnetstimulation (TMS) von V1 (stationäre Phosphene) und V5 (bewegte Phosphene). Links die Magnetresonanzaufnahme einer typischen Versuchsperson mit dem stimulierten Areal V5 hell hervorgehoben. Rechts die Reizorte V1 und V5 für TMS am Okzipitalpol. Wird V5 kurz vor V1 überschwellig gereizt und damit die Verbindung zu V1 unterbrochen, so sieht die Person den Wahrnehmungsinhalt (stationäres Phosphen in V1) nicht mehr

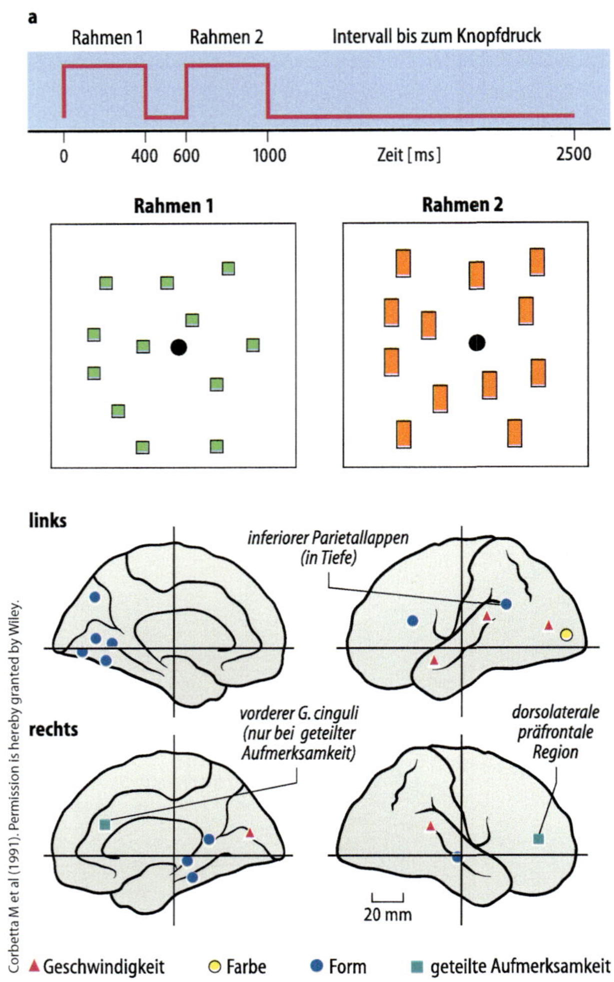

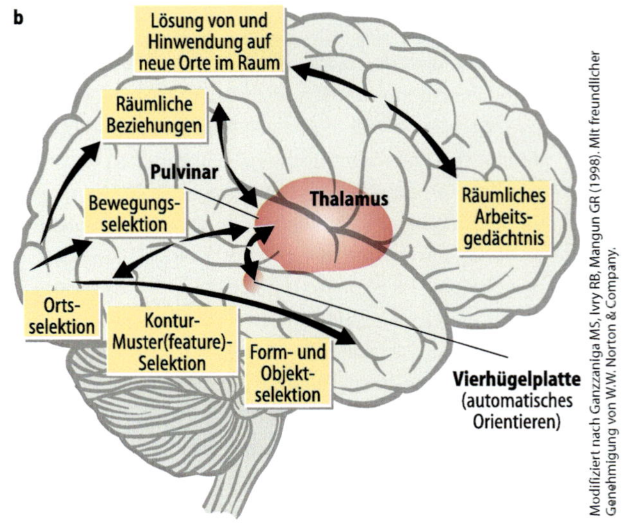

Abb. 21.22a, b. Gehirndurchblutung und Aufmerksamkeit. **a** Die Änderungen der zerebralen Durchblutung (PET) bei einer typischen Aufmerksamkeitsaufgabe. Die Versuchspersonen mussten durch Knopfdruck nach 1,5 s anzeigen, ob sich das zweite Bild gegenüber dem ersten in Farbe, Form oder Geschwindigkeit der bewegten Rechtecke unterscheidet. Blutflussänderungen zeigen sich in den primären und sekundären Arealen des Parietal- und Temporallappens, dem dorsolateralen Frontallappen, dem vorderen Gyrus cinguli und den Basalganglien. **b** Zusammenfassung jener Hirnareale, die bei exekutiv-kontrollierter Aufmerksamkeit in visuell-räumlichen Aufgaben aktiv sind. Emotionale Strukturen und Basalganglien sind weggelassen

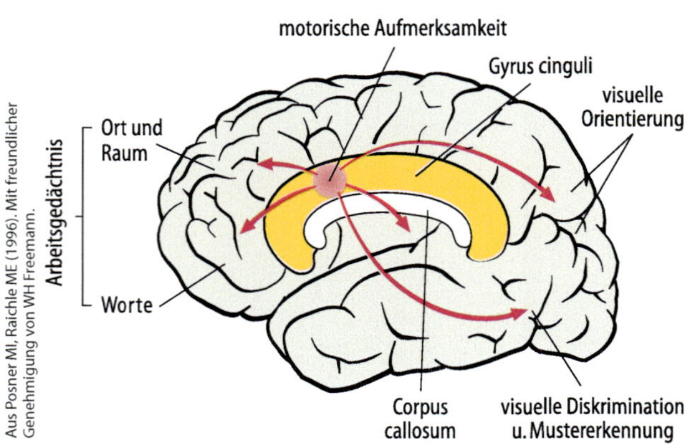

Abb. 21.23. Bedeutung des Gyrus cinguli. Bei schwierigen Entscheidungen kontrollierter Aufmerksamkeit und nach Fehler-Erkennung wird der vordere Gyrus cinguli aktiv und aktiviert die frontalen Regionen des Arbeitsgedächtnisses für Ort und Raum (superior) und Worte (inferior links) wie auch die sensorischen Projektionsareale (zusammen mit dem Thalamus)

weils aktiven Areale bei Aufmerksamkeitsaufgaben wieder. Wenn man nur **passiv** auf einen Reiz achtet, ohne damit Ziele zu verfolgen, bleibt der Gyrus cinguli still.

Σ Kontrolliert-exekutive Aufmerksamkeit geht mit erhöhter Durchblutung und Energieverbrauch einher. Der G. cinguli ist besonders aktiv, wenn Fehler auftreten und ablaufende Routinen unterbrochen werden müssen.

21.3.5 Anatomische Grundlagen des limitierten Kapazitätskontrollsystems

Das limitierte Kapazitätskontrollsystem

Wir haben bereits wesentliche Teile des limitierten Kapazitätskontrollsystems (LCCS, »limited capacity control system«) in Gestalt der MRF als »Energielieferant« und des Nucleus reticularis thalami als »Tor« der Aktivierungsverteilung kennen gelernt. Es fehlen uns noch 2 Systemeigenschaften, die wir zur Lenkung (Fokussierung) gerichteter Aufmerksamkeit benötigen:

- eine **Entscheidungsinstanz**, die **vor** der aktuellen Schwellenerniedrigung (Erregungserhöhung) der kortikalen Areale eines der thalamischen »Tore« (z. B. das visuelle, akustische etc.) öffnet und damit den Erregungsfluss dort hinlenkt, wo er für die weitere Reizanalyse oder die Handlungsvorbereitung »gebraucht« wird;
- ein System, das den Nucleus reticularis thalami über die zurzeit **bestehende Erregungsverteilung am Neokortex informiert** und verhindert, dass bereits erregte Areale weiter erregt werden (z. B. bis zu einer epileptischen Übererregung).

Die »Entscheidungsinstanz« besteht aus dem **medialen und orbitalen präfrontalen Kortex (PFC)** und dem **Gyrus cinguli**, die Informationen aus allen Teilen des Neokortex, besonders dem (rechten) **inferior-parietalen Assoziationskortex**, über die eingelaufene visuelle Information und das Resultat der (nicht-bewussten) Vergleichsprozesse erhalten und gleichzeitig aus dem **limbischen System** über die motivationale Bedeutung (»vital wichtig« oder »unwichtig«) im präfrontalen Orbitalkortex informiert werden.

Das rückwirkende Informationssystem über die Topographie der Erregungsverteilung am Neokortex läuft über die **Basalganglien** zum Nucleus reticularis thalami und schließt die thalamischen Tore durch Anwachsen der Hemmung bei Erregungssteigerung in den entsprechenden kortikalen »Modulen« über **kritische Schwellen**.

Abb. 21.24 stellt eine schematische Zusammenfassung aller bisher in Kap. 21.3 beschriebenen Systeme dar, unter Einbeziehung des sog. **medio-thalamo-frontokortikalen Systems (MTFCS)** und der Basalganglien.

Die Entscheidung über eine Aufmerksamkeitserhöhung treffen Anteile des präfrontalen Kortex und Zingulum. Teile der Basalganglien regeln die Erregungsverteilung am Kortex.

Funktion und Dynamik des Präfrontalkortex

Efferenzen des Präfrontalkortex (PFC) und der MRF konvergieren an dem retikulären Kern (R), der die thalamokortikale Aktivität verteilt. MRF-Reizung öffnet die Tore unspezifisch, d. h. die Amplituden der ereigniskorrelierten Potenziale (EKP, Abschn. 21.4 und Kap. 20) **steigen**, das

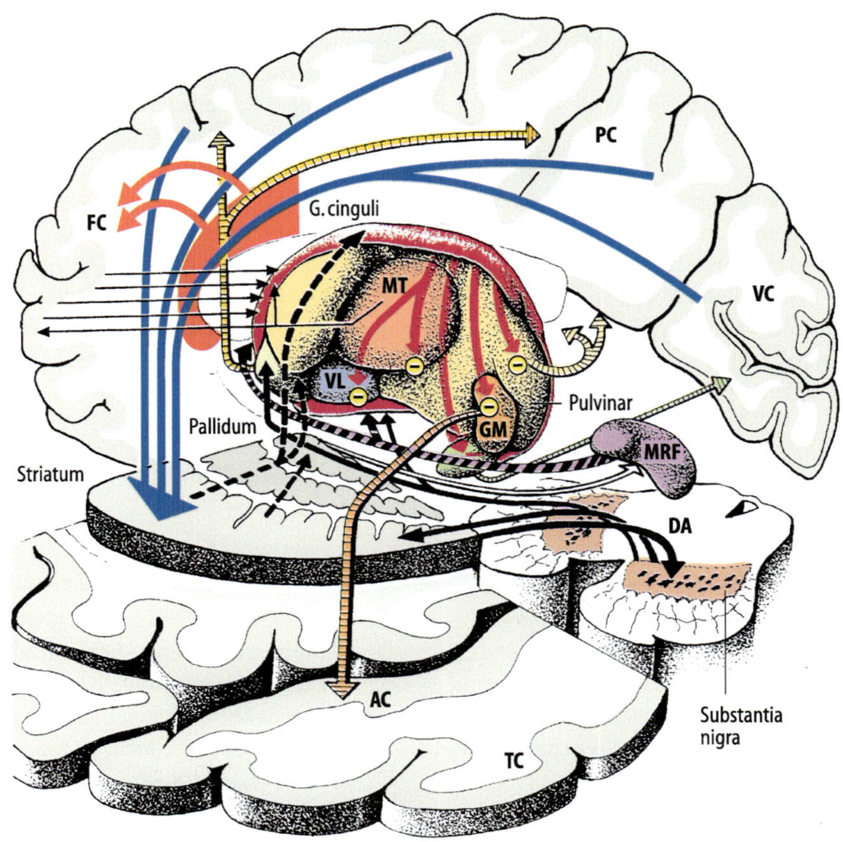

Abb. 21.24. Das limitierte Kapazitätskontrollsystem (LCCS). ZusammenfassendeDarstellung der an der Aufmerksamkeitssteuerung beteiligten Hirnstrukturen und ihre Verbindungen. Das mediothalamisch-frontokortikale System (MTFCS) ist mit durchgezogenen Pfeilen verknüpft, thalamo-kortikale Afferenzen sind horizontal strichliert, die Verbindungen Kortex-Basalganglien-Thalamus blau bzw. schwarz strichliert. Die parieto-frontalen und tempero-frontalen Verbindungen sind einfach strichliert. Die Einflüsse des »Gates« aus dem Nucleus reticularis (R) sind rot. *FC* Frontalkortex, MT medialer Thalamus, Nucl. reticularis (rot), *GM* C. geniculatum mediale, *VL* Nucl. ventrolateralis, *VC* visueller Kortex, *AC* akustischer Kortex, *MRF* mesenzephale Retikulärformation, *DA* Dopamin, *TC* Temporalkortex

EEG wird **desynchronisiert**, die hochfrequenten, lokalen **Gamma-Oszillatoren** synchronisieren sich in den relevanten Hirnarealen. Eine generelle Bereitschaft für Informationsaufnahme und Orientierung ist die Folge. Aktivierung des PFC schließt die thalamischen Tore. Im Gegensatz zur MRF sind aber die Afferenzen und Efferenzen des präfrontalen Kortex **anatomisch selektiv** tätig, d. h. dass nur ein Teil der Bahnen vom PFC zum R aktiviert ist, ein anderer Teil »still« bleibt und damit **ein** »Tor« (z. B. das C. geniculatum mediale bei akustischer Information) geöffnet, alle anderen geschlossen bleiben.

Σ Der mediale Präfrontalkortex kann selektiv die Durchlässigkeit der thalamischen Kerne regeln.

Funktion und Dynamik der Basalganglien

Blau ist in ◘ Abb. 21.24 die rückwirkende Schleife vom Kortex zu den **Basalganglien** (über Striatum und Nucleus subthalamicus (NST) (◘ Abb. 5.14 u. 5.15) zum Pallidum und von dort wieder in den Thalamus) eingetragen. Der Gyrus cinguli kann bei schwierigen Entscheidungen zusätzlich die frontalen Areale des Arbeitsgedächtnisses aktivieren. Reizung des Nucl. caudatus und Pallidum bewirkt eine Hemmung (Positivierung, Erregungssenkung) in einigen umschriebenen kortikalen Arealen. Alle neokortikalen Regionen projizieren ins Striatum (Kap. 13), Reizung dieser Region bewirkt bevorzugt verhaltensmäßige und neuronale Hemmung.

Diese basalen Systeme verhindern ein **Anwachsen der Erregung** in den kortikothalamischen Rückmeldekreisen, sie erhöhen die Erregungsschwelle, wenn die Aktivierung (Depolarisation) der kortikalen Module über eine kritische Schwelle steigt. Je höher die neokortikale Erregung, desto »stärker« wird der neuronale Zustrom in die Basalganglien und um so mehr werden die »Tore« geschlossen. Der PFC moduliert wie oben dargestellt diesen neokortikal-striatalen Hemmungskreis.

Störungen in einem dieser weitverzweigten Systeme gehen daher stets mit **Bewusstseins- und Aufmerksamkeitsstörungen** einher. Zerstörung der Basalganglien führt wie die des Thalamus zu Bewusstlosigkeit. Inkomplette Ausfälle, wie z. B. der dopaminergen Projektionen von der S. nigra zum Striatum bei der Parkinsonschen Erkrankung (Kap. 13, 28), führen zu Reduktion der Bereitschaftspotenziale und zu Aufmerksamkeitsstörungen. Bei Ausfall des PFC kommt es zu schweren Störungen der »Selektivität«, die Person wird von unmittelbar gegenwärtigen Reizen »gesteuert«, zu viele thalamische »Tore« sind geöffnet (Kap. 24).

Σ Striatum und Pallidum hemmen den Erregungsanstieg in einzelnen Kortexarealen, wenn dieser über eine bestimmte Erregungshöhe angestiegen ist.

21.4 Psychophysiologie von Bewusstsein und Aufmerksamkeit

21.4.1 Neuronale Oszillationen

Oszillationen als neuronale Repräsentation

Als Hans Berger, der Entdecker des menschlichen Elektroenzephalogramms, die Regularität und das Auf und Ab der wiederkehrenden rhythmischen Spannungswellen des EEG beobachtete, war ihm sofort klar, dass diese rhythmischen Spannungsänderungen eng mit der Produktion von bewusstem Erleben zu tun haben müssen. Sein Freund und Gegenspieler in den 30er-Jahren des 20. Jahrhunderts, der Psychologe Hubert Rohracher, widersprach dem Psychiater und Physiologen und sah die Rhythmizität des EEG als Ausdruck von Stoffwechselprozessen der Nerven- und Gliazellen, die wenig mit bewusstem Erleben zu tun haben.

Diese beiden wissenschaftlichen Positionen, die die Entdeckung von Oszillationen im menschlichen Gehirn begleiteten, sind auch heute noch präsent. Die große Mehrheit der (molekularen) Neurowissenschaften sieht in dem Auf und Ab der Erregbarkeitsschwankungen des EEG, des Elektrokortikogramms (ECoG) und der Nervenzellen selbst nur ein **Epiphänomen** der molekularen neuronalen Stoffwechselprozesse. Erst als die Einzelzellableitungen von weit entfernt liegenden Neuronen bei Reizung mit bedeutungsvollen Reizmustern im Vergleich zu physikalisch identischen, aber bedeutungslosen Mustern eine synchrone Oszillation sogar mit derselben Frequenz und Dauer zeigten (Abschn. 17.4 und Kap. 20), wurde klar, dass neuronale Oszillationen einen fundamentalen Mechanismus der Informationserzeugung und -speicherung darstellen: **Information im Nervengewebe ist Oszillation**, da sich darin die **geordnete Aktivität von Zell-Ensembles**, also synchron entladende Nervennetze, widerspiegelt (zum Begriff des Zell-Ensembles Kap. 1, 20 und 25).

Σ Synchrone elektrische Oszillationen zwischen neuronalen Zellverbänden repräsentieren Information im Gehirn.

Oszillationsfrequenz und Zell-Ensembles

Dabei gilt eine einfache Gesetzmäßigkeit: **Hohe synchrone Oszillationsfrequenzen geben die Zusammenarbeit kleiner, lokaler Zell-Ensembles wieder, niedere Frequenzen sehr ausgedehnte** (◘ Abb. 21.25). Im Nervensystem von Säugern finden wir Frequenzen von 0–500 Hz, manchmal bis zu 1000 Hz. Oszillationen und die langsamen Hirnpotenziale (Abschn. 20.2) sind nicht Epiphänomene neuronaler Aktivität, sondern erlauben dem Gehirn an vielen Orten und zu ganz unterschiedlichen Zeiten multiple, aber gleichartige Verarbeitungsprozesse auszuführen.

Komplexe Gehirne haben mit Oszillationen einen **energiesparenden** speziellen Mechanismus entwickelt, mit dem Zellen zeitlich befristete, flexible Koalitionen einge-

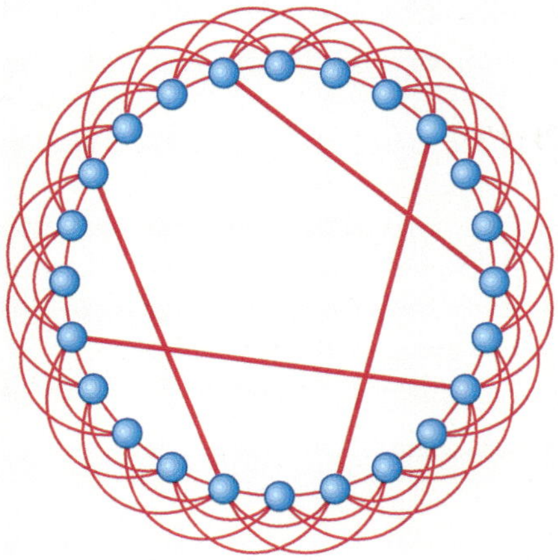

Abb. 21.25. Architektur der neuronalen Konnektivität. In den Gehirnen von Säugern sind die Verbindungen und die Konnektivität der Netzwerke so realisiert, dass zwischen eng benachbarten Neuronenansammlungen (Ensembles) viele (synchron hochfrequent oszillierende) Verbindungen existieren und die Verbindungen über weite Distanzen durch lange »Abkürzungen« hergestellt werden (niederfrequent oszillierend). Man nennt solche Netzwerke »Kleine-Welt«-Netzwerke. Je nach den Zeitkonstanten der beteiligten (hemmenden) Interneuronen können die einzelnen Ensembles ganz unterschiedliche Frequenz- und Phasenbeziehungen eingehen. Je »höher« entwickelt ein Gehirn, umso höher die Variabilität der Zeitkonstanten der hemmenden Interneurone, die an solchen »Neue-Welt«-Netzwerken beteiligt sind (▶ Text)

hen können. Die Oszillationen wirken wie ein Band-Pass (»Notch«-)Filter, das die ankommenden und wegführenden Aktionspotenzialsequenzen gruppiert, indem es die Membranleitfähigkeiten rhythmisch ändert, sodass immer nur **eine bestimmte Gruppierung** von Erregbarkeitsänderungen (neuronale Repräsentation) eine Antwort erreichen kann.

Durch die kohärente Summierung vieler Oszillatoren können auch extrem schwache spezifische Signale erkannt und verstärkt werden. In ◘ Abb. 21.18 haben wir an der Entstehung von **Schlafspindeln** in der thalamokortikalen Feedbackschleife gesehen: Immer mehr thalamokortikale Neurone werden von der Spindeloszillation (8–20 Hz) erfasst und damit sinkt progredient der Einfluss externer Aktivierbarkeit, das Gehirn kann zunehmend einschlafen und sich der Konsolidierung von Informationen ohne äußere Ablenkung widmen (Kap. 22).

Das **Kontinuum vom Koma zur wachen Aufmerksamkeit** (◘ Tabelle 20.2, ◘ Abb. 21.19a) spiegelt diesen Sachverhalt besonders gut wider: Von den δ-Wellen im Tiefschlaf und Koma bis zu hochfrequenten, lokalen Gamma-Wellen bei lokaler Aufmerksamkeit besteht ein Kontinuum von »Abwehr« bis »Offenheit« gegenüber Reizverarbeitung. Allerdings treten im Tiefschlaf im Gegensatz zum Koma an den negativen, depolarisierenden Flanken der δ-Wellen simultan und überlagert hochfrequente Gammawellen auf, die jenen Gammawellen in Frequenz und Ort entsprechen, die während des Tages bei spezifischen Erlebnissen aufgetreten sind, die nun im Schlaf erneuert, wiederholt und damit eingespeichert werden (Kap. 22).

Σ Zellensembles vereinigen sich zu kleinen, hochfrequent schwingenden oszillierenden oder weiter auseinander liegenden langsamer oszillierenden Netzwerken. Damit gehen diese Ensembles vorübergehende Koalitionen für die Reizaufnahme, Speicherung und Reizabwehr ein.

Oszillationen und Aufmerksamkeit

Aufmerksamkeit besteht auf neuronaler Ebene darin, dass die Aktionspotenzialsequenzen zu synchronen Bündeln zusammengeschlossen werden (Box 21.5). Ein solcher »Chor« von »spikes« (Aktionspotenzialen) hebt sich natürlich gegenüber seiner Umgebung deutlicher hervor als ein Chor, indem jeder ungeordnet singt. Dabei wird ein starker Reiz leichter synchronisiert als ein schwacher; der Aktivierungszustand des Gewebes, z. B. die Dominanz von Schlafspindeln, modifiziert und filtert, was an Erregungssalven überhaupt ins NS eingelassen wird (◘ Abb. 21.18). Je schwieriger eine Aufgabe zu lösen ist, umso mehr synchron arbeitende Ensembles sind notwendig.

Σ Aufmerksamkeitserhöhung besteht in der synchronen Gruppierung von Aktionspotenzialsequenzen.

21.4.2 Ereigniskorrelierte Hirnpotenziale und Aufmerksamkeit

Komponenten von ereigniskorrelierten Hirnpotenzialen

Ereigniskorrelierte Hirnpotenziale (EKP) geben uns Informationen über den Zeitverlauf (Latenz) und die »Stärke« (Amplitude) eines bestimmten Stadiums der Informationsverarbeitung. Wir haben in 20.5.1 bereits die methodischen Grundlagen und wichtigsten EKP kennengelernt. Wir wollen diese EKP nun zu den in Kap. 21.1 beschriebenen psychologischen Prozessen in Verbindung bringen. Dabei zeigt sich, dass zwischen den elektrophysiologischen Substraten und den psychologisch beschreibbaren Stadien der Aufmerksamkeitssteuerung Korrespondenz besteht (◘ Abb. 20.16). Je automatisierter, d. h. je häufiger die akustischen Reize folgenlos dargeboten worden sind, um so kleiner werden die Amplituden v. a. der Komponenten um 20–50 ms (positive Komponente), der N100 und aller nachfolgenden negativen Komponenten. Die **Erhöhung der Amplituden ab 50 ms** bei aufmerksamer Zuwendung (◘ Abb. 21.26) ist ortsspezifisch, die frühen Komponenten treten im **primären Projektionsareal** im visuellen System je nach Reizart (Ort, Farbe, Größe) im **extrastriatalen** und striatalen visuellen Kortex auf. Die späteren Komponenten (nach N100) breiten sich häufig über weite Bereiche des Kortex aus (◘ Abb. 21.26).

Box 21.5. Aufmerksamkeit durch Synchronie

Entladungsmuster von Aktionspotenzialen von 3 Zellen (grün, rot, blau) aus dem somatosensorischen Kortex sind in dem oberen Abschnitt gezeigt, darunter die Krosskorrelationen dieser Neuronen, die die Wahrscheinlichkeit angibt, dass ein Neuron x Millisekunden vor (links vor 0) oder nach (rechts nach 0) einem anderen Neuron feuert. Bei einer Zeitverzögerung 0 feuern sie gleichzeitig. Wenn die Aktionspotenzialsequenzen synchron in verschiedenen Neuronen feuern, zeigt das Krosskorrelogramm einen Gipfel. **a** das Tier konzentriert sich auf einen ablenkenden visuellen Reiz und kann die taktile Aufmerksamkeitsaufgabe, rechtzeitig auf eine Berührung zu reagieren, nicht lösen. Keine Synchronie. **b** Das Tier konzentriert sich auf den taktilen Reiz und löst die Aufgabe. Man erkennt die synchronen Gruppierungen der Entladungen der 3 Neurone unter Aufmerksamkeit. Synchronie existiert.

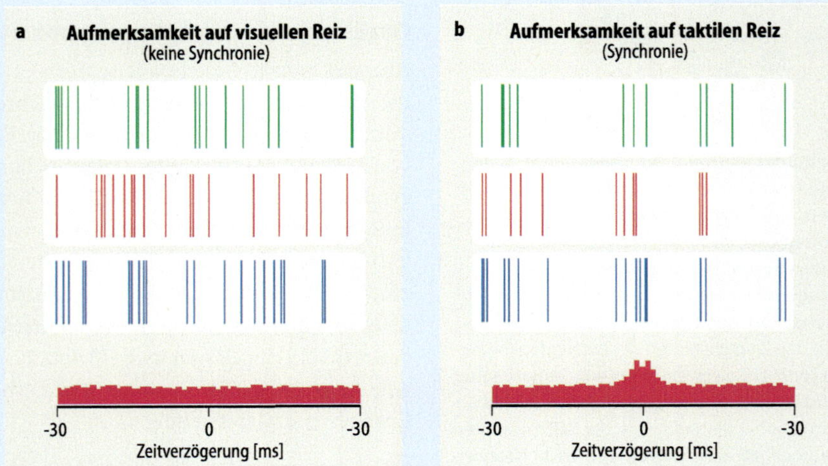

Aufmerksamkeitszuwendung erhöht die Amplitude von EKP je nach Sinnessystem ab 50 ms in den primären und sekundären Sinnessystemen.

Die P1/N1-Komponente

Wie in Kap. 20 ausgeführt, ist die P1/N1 eine frühe Komponente der EKP, die auf Änderung der Aufmerksamkeit anspricht und ca. 100 ms nach dem Reiz gemessen wird (daher die Bezeichnung N1). Bei akustischen Reizen tritt die N1 etwas früher auf als bei visuellen. Die N1 registriert man über den **primären und sekundären sensorischen Projektionsarealen**. Bei Läsionen des jeweiligen Projektionssystems verschwindet die P1/N1. Sie steigt zwar mit der Reizintensität, reagiert aber im Wesentlichen auf **zeitliche Änderungen** (zeitliche Unsicherheit) in einer gegebenen Reizfolge. Bei langen Abständen zwischen den Reizen, wenn deren Abfolgesequenz keine zeitlichen Regularitäten zwischen den Reizen herzustellen erlaubt, wird die P1/N1 sehr klein oder verschwindet. Die Stärke des Effektes hängt von der Menge der Information ab, die **unterdrückt**, gehemmt werden muss.

Die kurz darauf folgende N1-Komponente (negativ, 100–140 ms nach Reiz) steigt mit der **subjektiven Verstärkung** des beachteten Reizes im Fokus der Aufmerksamkeit (**Spotlight**-Funktion). Wie man in Abb. 21.26 links unten bei der PET-Registrierung sieht, ist der Ort der **Aufmerksamkeitsmodulation** der sekundäre visuelle Kortex und nicht der primäre sensorische Kortex. Der Ursprung (»**source**«) des dahinter stehenden Prozesses, der das **Spotlight** in den Fokus der Aufmerksamkeit im sekundären assoziativen Kortex bewegt, ist natürlich auch der primäre sensorische Kortex und die oben beschriebenen subkortikalen Regionen (Box 21.4 und Abb. 21.24).

Die **sehr frühe Erhöhung** der EKP bei einfachen Orientierungs- und Aufmerksamkeitsleistungen (vor 100 ms) zeigt, dass die synchrone Mehraktivierung der betroffenen Zellensembles bereits **vor** dem Abschluss der Objekterkennung und anderer Verarbeitungsschritte und vor der bewussten Hinwendung und Wahrnehmung stattfindet. Deshalb wurden diese frühen Komponenten auch als **präattentiv** oder **automatisch** bezeichnet. Erst wenn sich die synchronen Entladungserhöhungen von den primären auf die sekundären und tertiären benachbarten Assoziationsareale ausbreiten und eine bestimmte minimale Amplitude und zeitliche und örtliche Ausdehnung überschreiten, werden die Reize bewusst (Box 21.3 für das somatosensorische System und Box 21.4 für das visuelle System).

Die Untersuchung des Zeitverlaufs der Aufmerksamkeit und der EKP zeigt, dass vor dem Bewusstwerden eines Inhalts präattentive neuronale Vorgänge, die von Merkmalen des dargebotenen Objekts ab-

▼

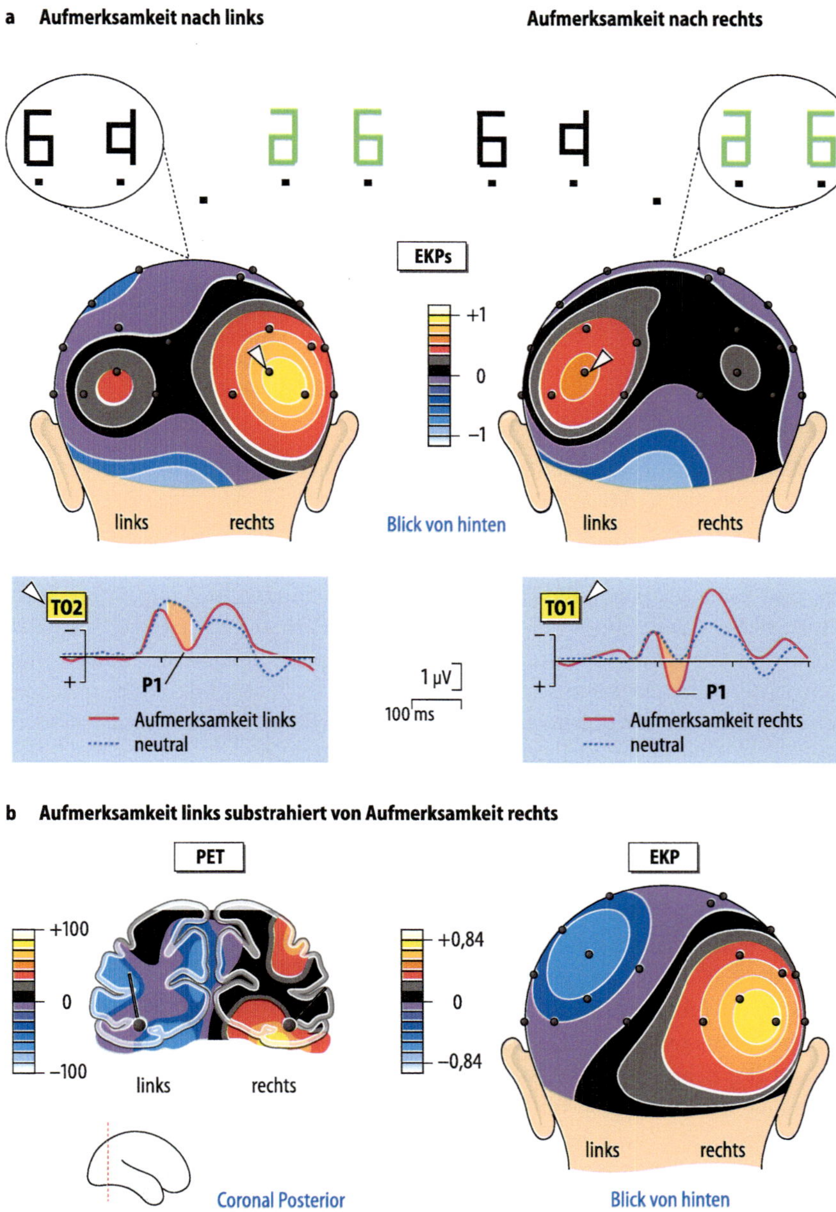

Modifiziert nach Heinze HJ, Mangun G et al (1994). Reprinted by permission from Macmillan Publishers Ltd: Nature.

Abb. 21.26a, b. Ereigniskorrelierte Potenziale (EKP) und Hirndurchblutung (PET). a EKP bei Konzentration auf linkes Gesichtsfeld (linker Teil der Abbildung) und rechtes Gesichtsfeld (rechts). Isokonturlinien der maximalen Spannungsverteilung (mehr rot und gelb) der P1-Komponente, die darunter als summiertes Potenzial im Zeitverlauf eingezeichnet ist. Man erkennt die maximale Amplitude der P1 kontralateral zum externen Aufmerksamkeitsfokus in den extrastriatalen okzipitalen Hirnregionen (weißer Pfeil). **b** PET (*links*) und EKP (*rechts*) jeweils die Blutflussdaten (PET) und die EKP bei Aufmerksamkeit nach links, subtrahiert von Aufmerksamkeit nach rechts. Man sieht, dass sich PET und EKP-Lokalisation überlappen

hängen (Ort, Intensität, Farbe etc.), eine lokale Erregungserhöhung und Verstärkung hochfrequenter Oszillationen auftreten.

Die N2 und Mismatch-Negativität (MMN)

Die N2 lässt sich auch durch **Auslassen** eines Reizes in einer Reizsequenz auslösen. Sie erhielt deswegen auch den Namen »Mismatch-Negativität«. Die modalitätspezifische N2 erfüllt alle Charakteristiken, die man an ein neuronales Korrelat eines **Vergleichsprozesses** des ankommenden Reizes mit den vorher gespeicherten Reizen derselben Modalität stellen würde: Änderungen der Reizintensität nach oben und unten lösen die N2 aus. Weglassen des Reizes: Je größer die Abweichung von den vorausgegangenen Reizen, umso höher ist die N2. Sie ist insensitiv auf Änderungen der willentlichen, gerichteten Aufmerksamkeit, gibt daher wie die P1/N1 automatische Aufmerksamkeit wieder.

Um 200 ms erfolgt auch die **Objektbindung (»binding«)**, bei der die Einzelkomponenten (»features«) eines

Reizes zu einem »Ganzen« zusammengesetzt werden. Dabei tritt im visuellen System eine N2 Komponente auf.

N1, N2 und P3 sind eher als Korrelate **präattentiver**, selten bewusster Prozesse im Rahmen der **Orientierung** auf zeitlich oder räumlich noch unsicher lokalisierbare Reize aufzufassen.

Die negativen Komponenten des EKP nach ca. 200 ms bei einfachen neuen Reizen wird auch als Mismatch-Negativität bezeichnet und spiegelt den präattentiven Vergleichsprozess mit gespeicherten Reizen wider.

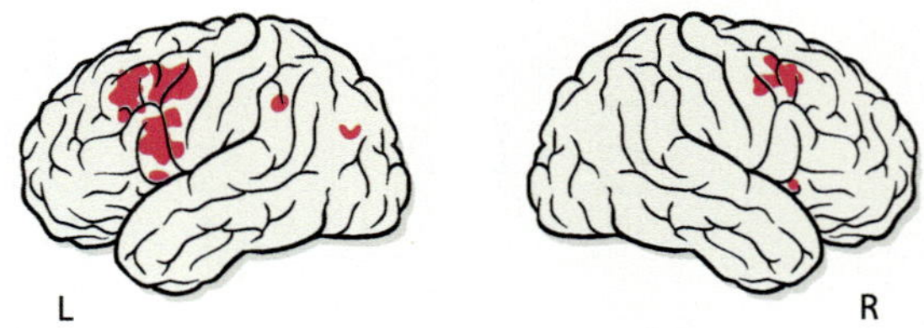

Abb. 21.27. Arbeitsgedächtnis. BOLD-Antwort in Abhängigkeit von der Belastung des Arbeitsgedächtnis. Dargestellt ist das Mehr an Aktivität (in Rot) auf der linken (L) und rechten (R) Hemisphäre, wenn ablenkende Reize präsent sind

Die P300-Komponente

Die P300 (Kap. 20) ist an kein Sinnessystem gebunden, sondern tritt »unspezifisch« immer dann auf, wenn eine Erwartung nicht erfüllt wird. Sie tritt nach allen **aufgabenrelevanten Reizen** (»targets«) auf, die eine vorher aufgebaute **Erwartung verletzen**, und kann Sekunden andauern, in Abhängigkeit vom Ausmaß der »Verletzung« der Erwartung (z. B. steigt die Amplitude mit der Auftritts**un**wahrscheinlichkeit wie sie von der Versuchsperson angegeben wird (Überraschung) und nicht mit der **objektiven** Auftrittswahrscheinlichkeit). Die P300 ist Korrelat eines **sensorischen** und nicht motorischen Prozesses, es werden Vergleiche zwischen **Reizen** vor ihrem Auftreten angestellt. In Abb. 20.11 haben wir gesehen, dass der Versuch einer motorischen oder gedanklichen Korrektur der verletzten Erwartung zu einer postimperativen Negativierung führt (PINV). Der Reiz muss vor Auftreten der P300 bereits als abweichend erkannt sein; die P300 spiegelt den postulierten **Löschungsprozess** eines Inhalts im KZG wider, wenn eine **Erwartung korrigiert** werden musste. Wird beim Vergleich von angekommenem und gespeichertem Reizmuster (um 200 ms) festgestellt, dass die beiden Muster voneinander abweichen, wird »automatisch« der alte Inhalt gelöscht. Die P3 ist Korrelat dieses reflektorischen Hemmprozesses im Kurzzeitgedächtnis (KZG). Sie tritt v. a. zentral am Vertex und parietal auf. Nach der P3 beginnen dann jene Prozesse, die sich in Negativierung und Positivierung langsamer Hirnpotenziale (LP) und Erwartungsvorgängen widerspiegeln.

Ist der Reiz neu und verlangt eine Modifikation der Repräsentation im Kurzzeitgedächtnis, so tritt ab 300 ms eine Positivierung auf, die den Löschungsprozess des »alten« Inhalts repräsentiert.

Arbeitsgedächtnis-Belastung

Wenn durch das Arbeitsgedächtnis (Abschn. 21.1) über einen »Top-down«-Aufmerksamkeitsprozess die Erregbarkeit in jenem Hirnareal, wo die Reizantwort erhöht werden muss, verstärkt wird, so zeigt sich eine Aktivierung im dorsolateralen Frontalkortex (Abb. 21.27). Aktivierungen, sowohl im Arbeitsgedächtnis wie auch dem vom Aufmerksamkeits»strahl« getroffenen Hirnareal sind umso stärker, je mehr Ablenkung vorhanden ist, also je mehr sich das Arbeitsgedächtnis anstrengen muss (**»effort«**, Ressourcenbindung auf Abb. 21.2 und 21.3), um das verarbeitende Hirnareal zu erregen. Vom Aufmerksamkeits»strahl« getroffene Hirnareale verstärken natürlich alle in diesem Areal gespeicherten Muster, sodass auch irrelevante Elemente eines Reizes oder eines gleichzeitig vorhandenen ähnlichen Reizes verstärkt werden. Dies erleben wir subjektiv als Ablenkung.

Die Belastung des Arbeitsgedächtnisses bei ablenkenden Reizen geht mit Aktivierung des dorsolateralen Präfrontalkortex einher.

21.4.3 Bereitschaft, Intention, Handlung

Langsame Hirnpotenziale und kontrollierte Aufmerksamkeit

Abb. 21.28 (s. auch Abb. 20.17) zeigt den Verlauf langsamer Hirnpotenziale in einer typischen Erwartungssituation. Die Person wird von einem Reiz S1 gewarnt. Nach 6 s erfolgt ein zweiter (S2) imperativer Reiz, z. B. ein unangenehmer lauter Ton in Abb. 21.28, den die Versuchsperson durch einen Knopfdruck abstellen kann. Abwechselnd mit dieser Sequenz erfolgt dieselbe Reihenfolge, nur ist S2 ein neutraler Ton. Nach 40 solchen Durchgängen wird die Situation plötzlich unkontrollierbar, der laute S2 bleibt für 5 s bestehen, egal was die Person tut **(Verlust der Verhaltenskontrolle)**. Die dabei abgeleiteten Hirnpotenziale spiegeln die Verteilung der Aufmerksamkeit im Gehirn zeitgetreu wider.

Aus Abb. 21.28 ist ersichtlich, dass die Höhe der negativen Amplitude mit dem **Ausmaß von Ressourcen** für sensorische und motorische Aufmerksamkeit zusammenhängt: Generell ist die Amplitude in der Experimentalgruppe gegenüber der Kontrollgruppe, die keinen Einfluss auf das Geschehen hat, aber sonst alles gleich erlebt, höher, v. a. in den zweiten 40 Durchgängen. Obwohl beide Gruppen dieselben Reize bekommen und gleich reagieren, mobilisiert die EG mehr Ressourcen, um die Kontrolle über die Versuchsanordnung zu behalten. Dies besonders in den

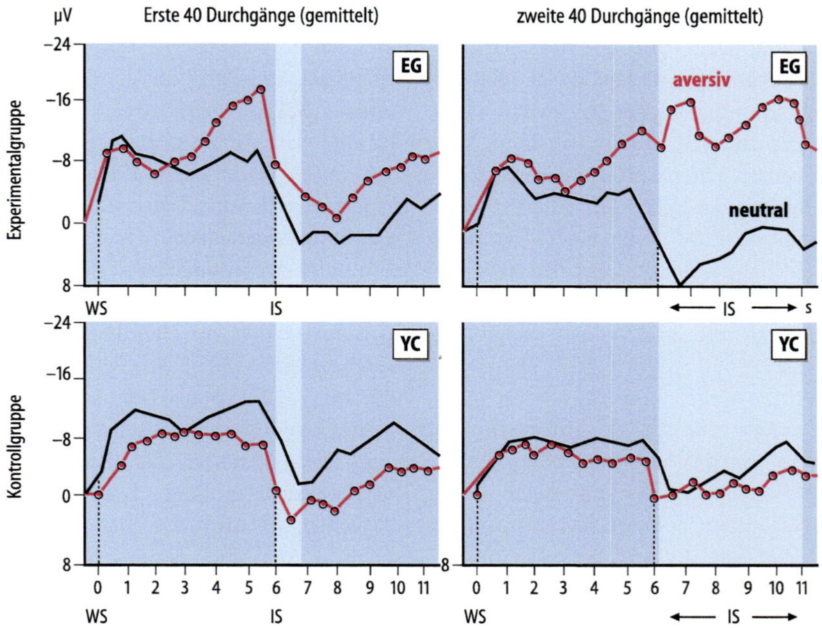

Nach Rockstroh B et al (1989). Mit freundlicher Genehmigung von Lippincott Williams & Wilkins.

Abb. 21.28. Willenskontrolle und langsame Hirnpotenziale. Präzentrale LP in Mikrovolt für 2 Gruppen von Versuchspersonen in je 2 Versuchsbedingungen. Die Experimentalgruppe (EG, oben) verlor zwischen erster (links) und zweiter (rechts) experimenteller Periode die Kontrolle über den unangenehmen IS (imperativen Reiz, blau unterlegt). Die Kontrollgruppe (YC) hatte keine Kontrolle über den aversiven IS (blau unterlegt), sie erhält vor Beginn des Experiments die Instruktion, bei Beginn des IS nach Beendigung des 6 s dauernden Warnsignals (WS) eine Taste zu drücken. Die Versuchspersonen der EG konnten in der ersten experimentellen Periode den unangenehmen IS durch Tastendruck abstellen, in der zweiten blieb der IS 5 s bestehen, unabhängig von der Reaktion der Versuchsperson (rote Linie). Als Kontrollbedingung erhielten alle Versuchspersonen einen neutralen IS (schwarze Linie), der ebenfalls von einem WS angekündigt wurde (▶ Text)

zweiten 40 Durchgängen nach Darbietung des nun unkontrollierbaren Lärms.

Die Amplitude der Negativierung langsamer Hirnpotenziale spiegelt das Ausmaß an bereitgestellten Aufmerksamkeitsressourcen wider.

Ressourcen-Bereitstellung und -Konsumation

Die **erste Negativierung** 500 ms bis 2 s nach Darbietung von S1 tritt in den **frontalen** Hirnregionen auf und repräsentiert die **Erwartung** und Ressourcen-Mobilisierung der sensorischen Eingänge und Reizverarbeitung, also v. a. die **Aktivität des Arbeitsgedächtnisses** (Abb. 21.28, linke Seite), während die **zweite Negativierung** vor dem S2 **motorische Mobilisierung** und **willentliche Anstrengung** (»effort«) auf die Reaktion widerspiegelt. Wird eine Reaktion ausgeführt – die bereitgestellten Ressourcen »konsumiert« –, so verschiebt sich das LP in elektrisch **positive** Richtung. Dies erkennt man deutlich nach Darbietung von S2. Nur in der Experimentalgruppe in den zweiten Durchgängen, bei Darbietung des unkontrollierbaren Lärms, kommt es sofort zu neuer Mobilisierung sensomotorischer Areale (v. a. der Frontalregion). Dieses elektrisch-negative Hilflosigkeitspotenzial nennt man **postimperative negative Variation (PINV)**.

Ressourcen-Bereitstellung ist also proportional der **Negativierung**, **Ressourcen-Konsumation** proportional der **Positivierung** der LP. Da in vielen Situationen beides simultan reguliert wird, kann man an der Höhe der LP an einer Stelle des Neokortex meist nur das Nettoresultat beider Prozesse ablesen. Beobachtet man allerdings die **Verteilung der mobilisierenden Aktivierung** über den gesamten Neokortex, so findet man, dass genau **dort** Voraktivierungen (Ressourcen) bereitgestellt werden, wo sie gegenwärtig oder in Zukunft gebraucht werden.

Kontrolliert-exekutive Aufmerksamkeits-Bereitschaft geht mit Änderung langsamer Hirnpotenziale einher. Die Erwartung spiegelt sich in frontalen, die Reaktionsvorbereitung in späten zentralen Negativierungen. Die Verletzung einer Erwartung führt zu einer erneuten postimperativen Negativierung am Ort der verletzten Erwartung.

Kontrollattribution

Ein wichtiger Aspekt bewussten Erlebens ist der **Wille**, der aus dem Gefühl (der Illusion?) von Kontrolle über die Konsequenzen unserer eigenen **Handlungs**intention entsteht. Diese intentionale Kontrollattribution (= subjektive Zuschreibung von Kontrolle) muss von der **Stimulus**kontrollattribution unterschieden werden, bei der wir glauben oder zu wissen glauben, dass wir das Auftreten der sensorischen Konsequenzen unserer Handlungen kontrollieren. Bei der Handlungskontrollintention (oder ihrer

Verletzung, dem Kontrollverlust) tritt das LP frontozentral auf, bei der Stimuluskontrollattribution parietal, je nach der Modalität des Reizes. ◘ Abb. 21.29 zeigt die vermehrte Hirndurchblutung gemessen mit fMRT, wenn ein Tastreiz von jemand anderem gesetzt wurde im Vergleich zu dem selbst verabreichten und selbst kontrollierten Tastreiz. Das Gefühl von anderen kontrolliert zu werden in der Schizophrenie oder das Gefühl einer »fremden« eigenen Hand nach rechts-parietalen Läsionen geht mit erhöhten PINV und erhöhter BOLD-Antwort in dem entsprechenden Sinnesareal und präfrontalen Regionen einher.

Je mehr subjektive Kontrolle über die Konsequenzen von Reizen ausgeübt werden soll, umso höher die Negativierung und der BOLD-Effekt parietaler Areale, je mehr Ressourcen (»effort«, Anstrengung) für die Kontrolle über eigene oder fremde Handlungsabsichten notwendig sind, umso mehr Negativierung und BOLD über prämotorischen und präfrontalen Arealen.

LP und die Entstehung bewusster Willenshandlungen

Gut geübte, automatisierte Bewegungen benötigen ein Minimum an Aufmerksamkeitsaufwand, neue, komplizierte und schlecht gelernte Handlungen dagegen eine entsprechende Konzentration der limitierten Ressourcen in den prämotorischen, supplementär-motorischen (SMA) und motorisch-neokortikalen Arealen (Kap. 13).

Auch auf der efferenten Seite ist die Amplitude des LP über den motorischen Arealen ein gutes Maß der für eine bestimmte Handlung zur Verfügung stehenden Aufmerksamkeit. Bei spontanen »freien« Handlungen entsteht vor der aktuellen Handlung ein negatives **Bereitschaftspotenzial,** dessen verschiedene Komponenten unterschiedliche Aspekte der **Planung, Entscheidung und Ausführung** einer Handlung widerspiegeln (Kap. 13 und 21). Ab einer bestimmten Amplitudenhöhe des Bereitschaftspotenzials über dem supplementär-motorischen Areal (SMA, Kap. 13) wird der »Wille« zur Handlung **bewusst**; stets geht aber dem bewussten Willen eine Periode nicht-bewusster Negativierung des LP voraus. Der nicht-bewusste Vorplanungsprozess beginnt bei einfachen Bewegungen (z. B. Fingerflexion) etwa 350 ms vor dem Bewusstwerden des Antriebs (»Wille«) zur Handlung. Die aktuelle Handlung wird dann oft weitere 400 ms später ausgeführt; während dieser Zeit steigt die Amplitude des Bereitschaftspotenzials kontinuierlich. Erfolgt vor der Entscheidung zur Handlung ein »Veto«, so fällt die negative Amplitude rasch wieder ab, und die Bewegung unterbleibt.

◘ Abb. 21.30 gibt ein Beispiel einer Untersuchung, die das eben Gesagte illustriert: Die Versuchspersonen sollten von Zeit zu Zeit, wenn sie »einen Drang dazu« verspürten, eine Bewegung mit einem Finger ausführen. Gleichzeitig wurden sie angehalten, sich am Stand eines laufenden Uhrzeigers zu merken, wann der »Drang« **vor** der Bewegung bewusst wurde. Die LP über dem SMA wurden durch Rückwärtsmittlung des EEG, von den Bewegungen zeitlich zurück, erhoben (Kap. 20). RP 2 ist ein typisches LP vor

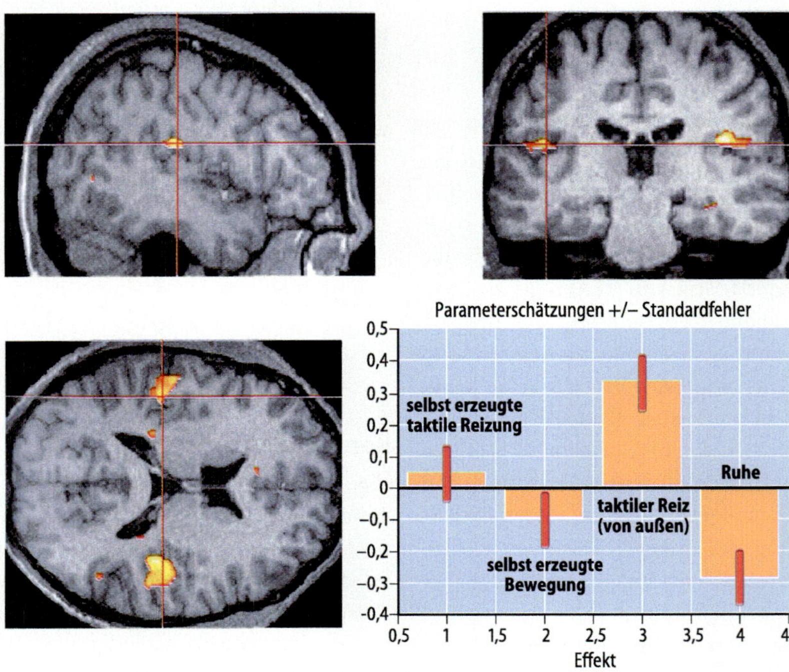

Nach Frackowiak et al (2004). Mit freundlicher Genehmigung von Elsevier.

◘ **Abb. 21.29. Selbst- und Fremdkontrolle.** BOLD-Antwort des fMRT im somatosensorischen System (Gelb). Das Mehr an BOLD bei taktiler Reizung von Außen (externe Attribution) im Vergleich zur Selbstreizung (interne Ursachenattibution)

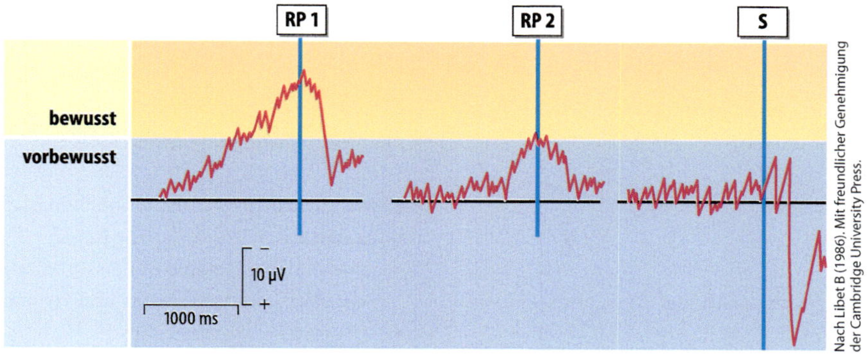

Abb. 21.30. Willensentstehung. LP der linken präzentralen Handregion vor Willkürbewegungen. Die Bewegung wurde bei dem vertikalen Strich ausgeführt. RP 1 sind LP bei vorgeplanten Bewegungen, RP 2 automatische Bewegungen; S ist eine Kontrollbedingung, bei der nur ein taktiler Reiz ohne Bewegung appliziert wurde (Erläuterungen ▶ Text)

einer spontanen Bewegung **ohne** längere bewusste Vorplanung, RP 1 ein LP vor einer Bewegung **mit** »kontrollierter« Vorplanung. Das Bewusstsein des Drangs tritt bei RP 1 etwa 350 ms **nach** Beginn der Negativierung auf, bei RP 2 kurz vor der Bewegung. Die kortikale Negativierung vor der automatischen Bewegung ohne Vorplanung ist kurz und gering, die vor einer kontrollierten, bewusst geplanten beginnt ca. 250 ms vor der Bewusstwerdung der Entscheidung. Im Moment des Bewusstwerdens ist kein Bruch oder sprunghafte Veränderung der kortikalen Mobilisierung (Negativierung) zu erkennen. Unbewusstes geht kontinuierlich in Bewusstsein über.

Σ Am Anstieg der Negativierung langsamer Hirnpotenziale vor Bewegungen lässt sich der kontinuierliche Übergang von nicht-bewusster zu bewusster motorischer Aufmerksamkeit (Mobilisierung) ablesen.

Modifikation langsamer Hirnpotenziale und Aufmerksamkeit

Wenn die Zuordnung von LP und Aufmerksamkeitsprozessen richtig ist, müssten sich bei Manipulation des LP als **unabhängige Variable** die Aufmerksamkeit als **abhängige Variable** in gesetzmäßiger Art und Weise ändern: Mit vermehrter Bereitstellung von Mobilisierung (Ressourcen) müssten die Verhaltensleistungen in Abhängigkeit von der Höhe der Negativierung besser werden. Dies müsste **topographisch spezifisch** sein: Nur solche Aufgaben sollten profitieren, die in jenen Hirnregionen verarbeitet werden, wo die Ressourcen zur Verfügung gestellt werden.

Beim Menschen sind nur 2 Methoden denkbar, dies zu prüfen, da sich ein experimenteller Eingriff ins Gehirn verbietet: Die **Selbstregulation langsamer Hirnpotenziale durch instrumentelle Konditionierung** und die Beeinflussung des LP mit an den Kopf angelegten **schwachen externen Gleichspannungen** (Abschn. 20.1). Die Methode und Ergebnisse zur instrumentellen Konditionierung von LP sind in Kap. 20 und Abschn. 28.2 beschrieben. Personen, die gelernt haben, ihre eigenen LP auf »Kommando« eines Signals (z. B. Ton oder Licht) selbst in bestimmten Hirnregionen zu verändern, ändern auch ihre Aufmerksamkeitsleistung: Mit zunehmender Negativierung verbessert sich die Leistung. Dies bestätigt die Bedeutung der LP als Grundlage der Mobilisierung von Aufmerksamkeit.

Σ Die Selbstregulation langsamer negativer und positiver Hirnpotenziale ändert nicht nur die Erregbarkeit der kortikalen Areale, sondern auch die Bereitschaft zur Bereitstellung von Aufmerksamkeitsressourcen und die Bereitschaft zur Ausübung von Kontrolle.

Zusammenfassung

Es existieren mehrere **heterogene Formen** von Bewusstsein und Aufmerksamkeit.

Voraussetzung für das **Bewusstwerden von Information** sind

- ein hohes Maß an Neuheit,
- Komplexität und
- subjektive Bedeutung durch assoziative Bindungsprozesse.

Ein **limitiertes Kapazitätskontrollsystem** (LCCS) entscheidet über

- automatische (nicht-bewusste) oder kontrollierte (bewusste) Verarbeitung,
- Zuteilung der Aufmerksamkeitsressourcen,
- Unterbrechung und Lösung der Aufmerksamkeit,
- die Ergebnisse der motivationalen Bewertung und des Vergleichs im Gedächtnis.

▼

Die beiden **Großhirnhemisphären** produzieren unterschiedliche Bewusstseinszustände. Die **rechte** Hemisphäre verarbeitet die Information

- holistisch,
- nach Ähnlichkeiten,
- nonverbal.

Die **linke Hemisphäre** verarbeitet die Information

- kausal,
- nach Funktion,
- verbal-syntaktisch.

Das **aufsteigende retikuläre Aktivierungssystem** (ARAS) erhöht die tonische Wachheit des Kortex, garantiert aber keine zielgerichtete bewusste Aufmerksamkeit: Es besteht aus mehreren heterogenen subkortikalen Systemen, die v. a.

- Azetylcholin (ACh),
- Glutamat,
- Noradrenalin (NA),
- Dopamin (DA) und
- Histamin

als Transmitter verwenden.

Der **retikuläre Thalamus** (NR, Nucl. reticularis) regelt die **Selektion** der ankommenden Information und Motorik zusammen mit dem präfrontalen Kortex.

Bewusstwerden von Erlebnisinhalten ist an den **Informationsaustausch** (»re-entry«) zwischen

- primären und sekundären Assoziationskortizes (bei visuellen Inhalten Parietal- und Temporalkortex),
- präfrontalen Kortizes und
- anteriorem Zingulum

gebunden.

Die Entstehung und der Zeitverlauf bewussten, aufmerksamen Verarbeitens kann man an **neuronalen Oszillationen** und **ereigniskorrelierten Hirnpotenzialen** (EKP) ablesen.

Hochfrequente, am Kortex lokalisierte Gamma-Oszillationen und EKP **vor** 150–200 ms nach Reizdarbietung repräsentieren **präattentive**, vorbewusste Verarbeitung. Danach setzt die **kontrollierte, bewusste** Verarbeitung ein, die am Verlauf langsamer Hirnpotenziale verfolgt werden kann.

Literatur

Baars BJ, Banks U, Newman J (eds) (2003) Essential sources in the scientific study of consciousness. MIT Press, Cambridge, Mass.

Dehaene S (Ed) (2001) The cognitive neuroscience of consciousness. MIT Press, Cambridge, Mass.

Frackowiak RS, Friston K, Frith C, Dolan R, Price C, Zeki S, Ashburnes J, Penny W (2004). Human brain function, 2nd ed. Elsevier, Amsterdam

Gazzaniga MS, Ivry RB, Mangun GR (1998) Cognitive neuroscience. Norton, New York

Gazzaniga MS (Ed) (2004) The cognitive neurosciences, 3rd ed. MIT Press, Cambridge, Mass.

Gopher D, Donchin E (1985) Workload – An examination of the concept. In: Boff KR, Kaufmann L, Thomas JR (eds) Handbook of perception and human performance, vol 2, pp 411–418. Wiley, New York

Koch CH (2004) The quest for consciousness. Roberts & Co, Englewood, Col, USA

Libet B (1986) Unconscious cerebral initiative and the role of conscious will in voluntary action. Behavioral and Brain Sciences 8:529–566

Preissl H, Flor H, Lutzenberger W, Duffner F, Freudenstein D, Grote E, Birbaumer N (2001) Early activation of the primary somatosensory cortex without conscious awareness of somatosensory stimuli in tumor patients. Neuroscience Letters 308:193–196

Rockstroh B, Elbert T, Birbaumer N, Lutzenberger W (1989) Slow brain potentials and behavior, 2nd ed. Urban & Schwarzenberg, Baltimore

Sperry RW (1971) The great cerebral commissure. In: Chalmers N, Crawley R, Rose SPR (eds) The biological bases of behavior. Harper, London

Steriade M (2003) Neuronal substrates of sleep and epilepsy. Cambridge University Press, Cambridge, UK

Steriade M, McCarley RW (1990) Brainstem control of wakefulness and sleep. Plenum Press, New York

22 Zirkadiane Periodik, Schlaf und Traum

N. Birbaumer (et al.), *Biologische Psychologie*, Springer-Lehrbuch,
https://doi.org/10.1007/978-3-540-95938-0_22

Am 26. April 1986 um 1.23 Uhr morgens führten ermüdete Angestellte des Reaktorblocks 4 des Kernkraftwerks Tschernobyl in der Ukraine eine Routine-Sicherheitskontrolle durch. Die Angestellten waren am Tiefpunkt ihres Temperaturzyklus und am Tiefpunkt ihrer Aufmerksamkeit und Effizienz. Versehentlich drückten sie auf einige »falsche« Knöpfe und bemerkten zu spät, dass sie eine Kettenreaktion ausgelöst hatten, die zur größten zivilen Nuklearkatastrophe führte. Jahre davor war in dem Atomkraftwerk Three Mile Island bei Harrisburgh in Pennsylvania um 4 Uhr morgens eine fast identische Kette von Fehlreaktionen passiert, die nur durch glückliche Umstände nicht zu einer vergleichbaren Katastrophe führten. In beiden und vielen ähnlichen Situationen war die Hauptursache in »menschlichem Fehlverhalten« zu suchen, obgleich dieses »Fehlverhalten« nur die natürliche Konsequenz des angeborenen zirkadianen Rhythmus ist.

Etwa ein Viertel bis ein Drittel unseres Lebens verbringen wir im Schlaf. Während uns die biologische Notwendigkeit des Schlaf-Wach-Rhythmus wohl bewusst ist, nehmen wir die Vielzahl anderer endogener biologischer Rhythmen nur selten wahr: Ein Tief der Aufmerksamkeit um 14–15 Uhr haben wir in nördlichen Breiten gelernt zu unterdrücken, während in südlichen Ländern die Siesta eben diesem »Druck« des endogenen Rhythmus nachgibt; das Anwachsen der Schmerzempfindlichkeit um 3 Uhr früh spüren wir nur in Ausnahmesituationen, wenn z. B. eine Zahnwurzel entzündet ist und das eingenommene Schmerzmittel in dieser Zeit kaum Wirkung zeigt.

Viele Verhaltensweisen, die uns als Reaktionen auf äußere Reize oder freie Entscheidungen erscheinen, stellen sich bei systematischer Beobachtung als Folgen biologischer Zyklen dar. Die Kenntnis der physiologischen Prozesse, die diese biologischen Uhren lenken, erlaubt uns, die Bedeutung innerer Antriebe zu verstehen, die nicht auf ein physiologisches Ungleichgewicht (z. B. Hunger, Durst) zurückzuführen sind.

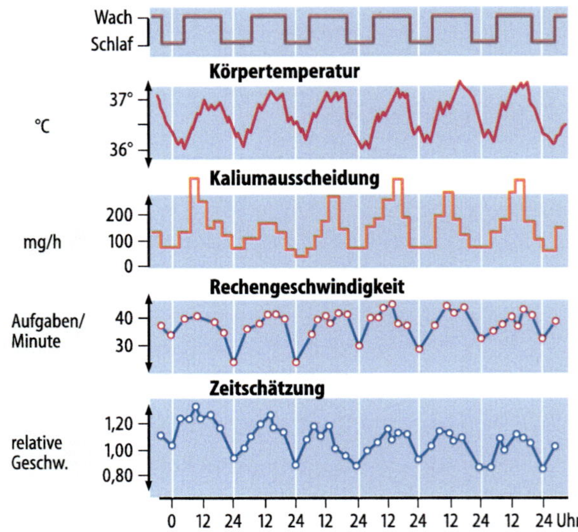

Nach Hildebrandt G (1978). Mit freundlicher Genehmigung des Urban & Fischer Verlags.

Abb. 22.1. Zirkadiane Rhythmen. Zeitlicher Verlauf verschiedener Messgrößen bei einer Versuchsperson, die unter strenger 24-Stunden-Routine lebt. Dargestellt sind von *oben* nach *unten*: Aktivitätszustand; Rektaltemperatur, kontinuierlich gemessen; Kalium-Ausscheidung im Urin; maximale Rechengeschwindigkeit, gemessen mit einem Pauli-Testgerät; Geschwindigkeit der Zeitschätzung, gemessen an der Herstellung eines 10-s-Intervalls. Nachts wurde die Versuchsperson zu den Messungen geweckt

22.1 Prinzipien zirkadianer Periodik

22.1.1 Endogene Oszillatoren

Merkmale endogener Oszillatoren

Die Umdrehung der Erde um ihre Achse führte bei pflanzlichen und tierischen Organismen zu einem ca. 24-stündigen Licht- und Temperaturrhythmus, der fast alle physiologischen und psychologischen Variablen beeinflusst. Diese zirkadianen (circa = ungefähr; dies = Tag) Rhythmen sind zum Großteil keine **passiven** Konsequenzen des Hell-Dunkel-Rhythmus des Tages, sondern Ausdruck der Aktivität organismusinterner **Oszillatoren** (»Uhren«) mit definierten Oszillationsperioden (τ), die meist von **»Zeitgebern«** der Umgebung synchronisiert, »mitgenommen« werden. Die Oszillationsperiode des externen Zeitgebers (T) stimmt dabei selten exakt mit der Periode des endogenen Rhythmus überein. In diesem Fall sprechen wir von **Phasenverschiebung** zwischen den Phasen des biologischen Rhythmus mit einer definierten Phase und der Phase des Zeitgebers.

Den endogenen Charakter vieler, aber nicht aller biologischer Rhythmen erkennt man v. a. nach Ausschaltung des externen Zeitgebers, z. B. der Hell-Dunkel-Variation. Endogene Rhythmen laufen danach mit veränderter Periodik weiter **(Freilauf)**. Abb. 22.1 zeigt die Periodik einiger wichtiger Rhythmen bei strenger zeitlicher Synchronisation durch einen 24-Stunden-Zeitgeber (Wecken – Schlafen durch Versuchsleiter bei gleicher Beleuchtung). In der natürlichen Umgebung sind diese Rhythmen um 1–2 h nach rechts versetzt, der Tiefpunkt **(Nadir)** liegt zwischen 2 und 3 Uhr früh.

Neben der zirkadianen Periodik existiert eine Vielzahl endogener Oszillatoren. Die kurzen Periodizitäten wie EEG, Atmung und einige vegetative Rhythmen sind in den entsprechenden Kapiteln besprochen, die längeren haben mit Ausnahme des **Menstruationszyklus** (Abschn. 7.4.3) für den Menschen vermutlich nicht die Bedeutung der zirkadianen Periodik, z. B. Winterschlaf-Perioden. Rhythmen mit längerer Periodendauer als die zirkadianen werden als **infradiane**, mit kürzerer Periode als **ultradiane Rhythmen** bezeichnet.

Endogene Oszillatoren sind Rhythmusgeber, die nur eine begrenzte Flexibilität durch Umweltreize aufweisen. Die wichtigste zirkadiane Periodik wird von Zeitgebern (Licht) synchronisiert und weist im Freilauf (ohne Zeitgeber) zeitverschobene Perioden auf.

Frei laufende endogene Oszillatoren

Bei den endogenen Oszillatoren handelt es sich um **Rhythmusgeber**. Dies zeigen Züchtungsversuche an Tieren, die über mehrere Generationen unter absoluter Isolation lebten, ihre Rhythmen aber beibehielten und molekulargenetische Experimente, die in Abschn. 22.2 beschrieben werden. Bei Isolation von den Zeitgebern der Umgebung weisen die meisten Säugetiere und der Mensch weiterhin in vielen Körperfunktionen eine zirkadiane Periodik auf. Die Periodik dieser frei laufenden Rhythmen ist aber meist etwas länger oder kürzer als 24 h.

Beim Menschen beträgt die frei laufende Periodik der in Abb. 22.1 angegebenen Variablen oft etwas mehr als 24 h. Abb. 22.2 zeigt die Periodik von Wachen und Schlafen und der Rektaltemperatur unter Umgebungseinfluss und unter Isolation (konstante Helligkeit, keine sozialen Hinweisreize). Die Tatsache, dass unter frei laufenden Bedingungen die Tagesperiodik selten exakt 24 h ist, könnte auf die **Flexibilität** der endogenen Uhren hinweisen, die sich innerhalb bestimmter Grenzen an veränderte Zeitgeber (z. B. Außentemperatur) anpassen können.

Beim Menschen liegt der maximale **Mitnahmebereich** (▶ unten) für die Körpertemperatur zwischen 23 und 27 Stunden (h), für die motorische Aktivität zwischen 20 und 32 h. Innerhalb dieser Grenzen passt sich der zirkadiane Rhythmus einem Zeitgeber (z. B. einem 26-Stunden-Kunsttag) an. Außerhalb dieses Mitnahmebereichs werden die Rhythmen gestört, und es kommt zu Desynchronisationen zwischen verschiedenen Rhythmen.

Viele endogene Rhythmen des Menschen weisen als Spontanrhythmus Rhythmen von etwas mehr als 24 h auf. Dies erlaubt eine begrenzte Flexibilität der Anpassung an veränderte Zeitgeber. Der Mitnahmebereich durch Zeitgeber ist aber sehr begrenzt.

Desynchronisation endogener Rhythmen

Aber auch unter Freilaufbedingungen in **absoluter Isolation** treten bei einigen Personen **spontane Desynchronisationen** zweier Rhythmen auf: Zum Beispiel ergab sich bei einigen Versuchspersonen nach 10 Tagen ein Aktivitätszyklus (gemessen durch Registrierung der Trittaktivität in der Isolierkammer) von τ=32,6 h bzw. 33,4 h, während die Rektaltemperatur weiter ihre τ=24–25 h beibehielt (Abb. 22.2b). Subjektiv merkten die uhrlosen Versuchspersonen weder, dass ihr Tag 32 h aufwies, noch die Trennung der beiden ursprünglichen Oszillatoren. Diese und andere Befunde zeigen, dass es **mehrere endogene Oszillatoren** gibt, die unterschiedlich eng gekoppelt sind.

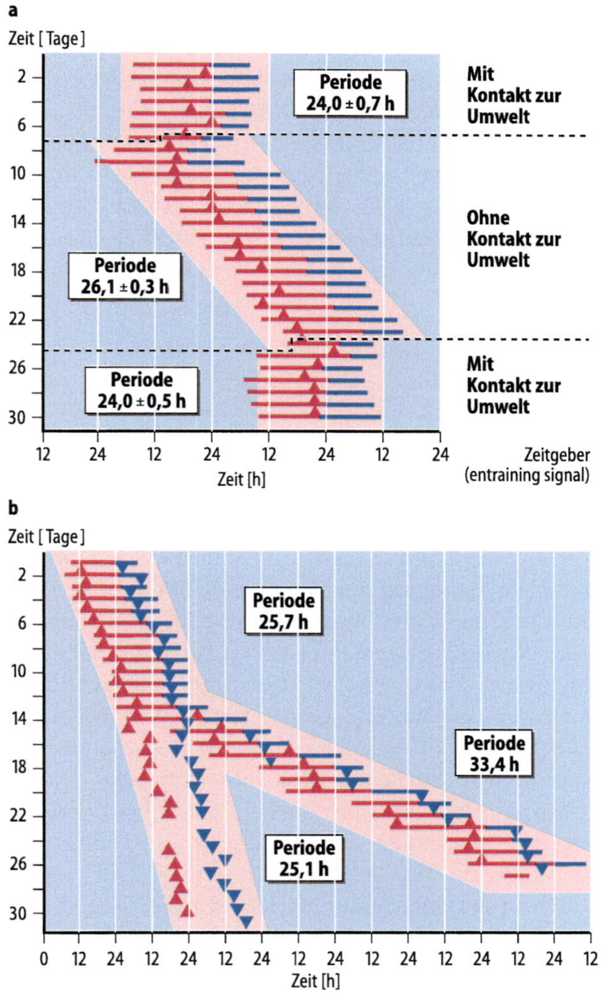

Abb. 22.2a, b. Zirkadiane Periodik des Menschen. a Rhythmus des Wachens (*rote Balkenabschnitte*) und Schlafens (*blaue Balkenabschnitte*) einer Versuchsperson in der Isolierkammer bei offener Tür (also mit sozialem Zeitgeber) und in Isolation (ohne Zeitgeber). Die *Dreiecke* geben den Zeitpunkt der höchsten, bzw. tiefsten Körpertemperatur an. Bei offener Tür betrug die Periodendauer jeweils genau 24 h (mittlere tägliche Abweichungen ±0,7 bzw. ±0,5 h), in der Isolation aber 26,1±0,3 h. **b** Aktivitätsrhythmus einer im Bunker isolierten Versuchsperson, bei der sich am 15. Tag der Temperaturrhythmus (Maxima = *rote Dreiecke nach oben*. Minima = *blaue Dreiecke nach unten*) vom Wach-Schlaf-Rhythmus abkoppelt und mit einer Periode von 25,1 h weiterläuft. Der Wach-Schlaf-Rhythmus (Aktivitätsrhythmus) sprang zu dieser Zeit aus unbekannten Gründen auf eine Periode von 33,4 h

Angesichts des Bestehens multipler Oszillatoren weisen Säuger und Menschen viele nebeneinander laufende Rhythmen physiologischer Funktionen, die nicht einheitlich miteinander synchronisiert sind, auf. Der Aktivitäts-Wach-Schlaf-Rhythmus lässt sich z. B. relativ leicht durch einen Zeitgeber synchronisieren, während Temperatur und Natriumionenausscheidung resistenter gegenüber Zeitgebern sind. Einfache intellektuelle Aufgaben (psychomotorische Tests) sind ebenfalls leicht beeinflussbar. Komplexe Aufgaben scheinen mehr den Temperaturverläufen zu folgen.

Die **Enge der Kopplung** endogener Oszillatoren und ihre Beeinflussbarkeit durch Zeitgeber hängen von der **gemeinsamen physiologischen Funktion** der Oszillatoren ab. Zweifellos bedeutet die Existenz endogener Rhythmen und die Flexibilität ihres Mitnahmebereiches einen deutlichen **Selektionsvorteil**: Die normalerweise perfekte Synchronisation des internen Milieus mit der externen Licht-Dunkel-Variation (LD) und/oder Temperatur erlaubt eine ökonomische Anpassung des internen Milieus an externe Anforderungen.

Σ Spontane Desynchronisation frei laufender zirkadianer Rhythmen in Isolation ohne Zeitgeber weist darauf hin, dass mehrere endogene Oszillatoren nebeneinander existieren.

Rhythmen und Antrieb

Vor der Entdeckung endogener Rhythmen wurde die **motivationale Steuerung** des Verhaltens durch externe Einflüsse v. a. durch positive oder negative Rückkopplung erklärt: Wiederherstellung eines stabilen Zustandes (Sollwert) »motiviert« jenes Verhalten, das der Wiederherstellung vorausgegangen war. Endogene Rhythmen sind aber durch Rückkopplungs-Regulation und homöostatische Mechanismen nicht in diesem Ausmaß beeinflussbar. Damit haben sie neben der Triebreduktion (z. B. Stillen des Hungers und Verstärkung) einen entscheidenden Einfluss auf die Motivation (Kap. 26).

Die Effektivität eines Rückmeldereizes und damit z. B. die Lern- und Gedächtnisleistung hängt **auch** von der momentanen Phase des zirkadianen Rhythmus ab. Beispielsweise wirkt die Gabe von Wasser (Rückmeldereiz) in einem durstigen Organismus während der Nachtstunden weit stärker als während des Tages. Durstige Tiere und Menschen lernen sehr viel rascher in den Nachtstunden, wenn Flüssigkeit als Verstärker verwendet wird.

Σ Zirkadiane Uhren und Rhythmusgeber sind eine wichtige Ursache für Antrieb und Emotion. Hinzu kommt, dass die Wirksamkeit positiver und negativer Verstärker auch vom Zeitpunkt und der Phase der zirkadianen Periodik abhängt.

22.1.2 Arbeitsweise endogener Oszillatoren

Messfühler und Schrittmacher

Abb. 22.3 zeigt die wichtigsten **Elemente eines zirkadianen Systems**: Als Messfühler für die Licht-Dunkel-Zyklen fungieren bei Säugern die Retina und für Ess-Fasten-Zyklen vermutlich Messfühler im Hypothalamus. Thermorezeptoren der Haut und auditive Rezeptoren spielen nur dann eine Rolle, wenn die primären Rezeptoren ausgeschaltet sind. Als eigentliche Oszillatoren werden Schrittmacher angesehen, die die Zeit in Abwesenheit externer Hinweisreize messen. Diese zirkadianen Schrittmacher liegen im ZNS. Periphere Schrittmacher und sekundäre Oszillatoren (wie auch z. B. das Erregungsbildungs- und -leitungssystem des Herzens als nicht-zirkadianer Schrittmacher) synchronisieren dann das jeweilige Organsystem.

Sekundäre Oszillatoren und passive Elemente

Außerhalb des ZNS sind für die messbare Rhythmizität einer physiologischen Variable sekundäre Oszillatoren verantwortlich. So wird z. B. das Plasmaniveau der Nebennierensteroide vom hypophysären ACTH synchronisiert (Abb. 7.12b in Abschn. 7.3.5) (Mediator des hypothalamischen Schrittmachers), aber in vitro (Zellkultur) oszilliert das Plasmasteroidniveau mit einem labilen Rhythmus von weniger als 24 h weiter.

Unter passiven Elementen (Abb. 22.3) verstehen wir Erfolgsorgane, die selbst keine zirkadiane Periodizität aufweisen (z. B. verliert die Zirbeldrüse der Ratte

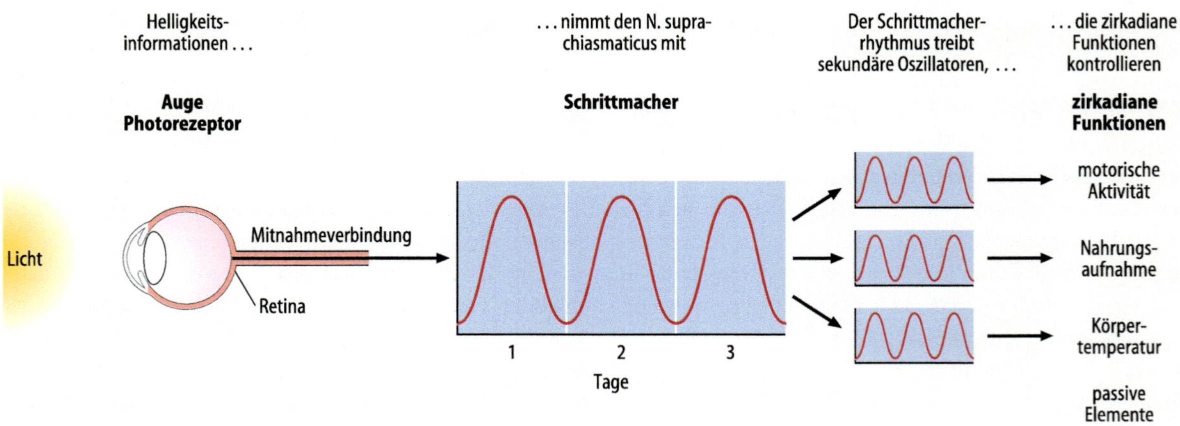

Abb. 22.3. Ein zirkadianes Schrittmachersystem. Die Lichtinformation nimmt den endogenen Schrittmacher mit und treibt sekundäre Oszillatoren

ihren zirkadianen Rhythmus der Melatoninsynthese, wenn die neuronalen Afferenzen zerstört sind). **Mediatoren** (Vermittlersysteme) übertragen die zeitliche Information zwischen den verschiedenen Körperregionen und können z. T. erhebliche Phasenverschiebungen bewirken. Neuronale Entladungsraten, Konzentration von Neurotransmittern, synaptische Erregbarkeit, endokrine Schwankungen sind nur einige wenige der vielen möglichen Mediatoren.

Endogene Oszillatoren haben Messfühler in der Peripherie (z. B. Retina) und im ZNS. Sie teilen ihren Rhythmus sekundären Oszillatoren oder passiven Elementen mit.

Perinatale Entwicklung der Synchronisation endogener Rhythmen

Beim Menschen entwickelt sich eine zirkadiane Rhythmik erst etwa 15 Wochen nach der Geburt, während bei einigen Säugern bereits **in utero** eine Mitnahme des fetalen Rhythmus durch den Rhythmus der Mutter erfolgt. Die Endogenität auch des menschlichen 24-Stunden-Rhythmus ist u. a. daran zu erkennen, dass der Rhythmus auftritt, bevor die Möglichkeit zur Synchronisation mit den Hell-Dunkel-Perioden besteht: Nach den »chaotischen« ersten Wochen entwickeln sich frei laufende Schlafphasen, die ab der 20. Woche mit dem Rhythmus der Eltern synchronisierbar sind.

Synchronisation durch Licht und soziale Interaktion

Beim Menschen wirkt helles Licht (7000–50.000 Lux) als stärkster Zeitgeber. Daneben sind **soziale Hinweisreize** wichtige Zeitgeber: In der Isolierkammer entwickeln einige Versuchspersonen trotz stabilen Licht-Dunkel-Wechsels frei laufende Rhythmen um 25 h und synchronisieren erst, wenn durch den Versuchsleiter zusätzlich ein Tonsignal oder andere z. B. soziale Reize eingeführt werden.

Wenn 2 oder mehrere Versuchspersonen gemeinsam isoliert sind, synchronisieren sich die Rhythmen häufig zu einem konstanten **Gruppenrhythmus**, auch wenn eine Versuchsperson vor der gemeinsamen Isolation eine erheblich unterschiedliche Periodendauer aufwies. Sozialer Druck, Verfügbarkeit von Nahrung und Flüssigkeit und Körpertemperatur spielen dabei eine wichtige Rolle.

Die Mitnahme (»entrainment«) endogener Rhythmen durch Umgebungsreize erfolgt zwar v. a. durch Licht, kann aber durch soziale Reize (z. B. Gruppen) beeinflusst werden.

22.2 Der Nucleus suprachiasmaticus und molekulare Genetik zirkadianer Periodik

22.2.1 Die suprachiasmatischen Kerne des Hypothalamus

Neuroanatomie der suprachiasmatischen Kerne

Der zentrale Schrittmacher der zirkadianen Periodik wurde von Richter an geblendeten Ratten in einer Region des **ventralen Hypothalamus** identifiziert. Deren Läsion führte zu völligem und anhaltendem Verlust der Rhythmizität von motorischer Aktivität vor Änderungen der Nahrungs- und Flüssigkeitsaufnahme. Kontrollläsionen in und außerhalb des ZNS hatten keinen vergleichbar radikalen Effekt auf die Rhythmizität. Eine genaue Lokalisation der Region ist Richter nicht gelungen; erst durch autoradiographische Techniken konnte der Weg von den retinalen Ganglienzellen bis zum Hypothalamus verfolgt werden: Die Endstation der Fasern lag im Nucleus suprachiasmaticus (»suprachiasmatic nucleus«, SCN).

Abb. 22.4 zeigt die Lage des SCN, der aus ca. 16.000 Zellen besteht, im Gehirn über der Sehnervenkreuzung und lateral der vordersten Spitze des III. Ventrikels (Abb. 5.6). Vor allem die Temperaturperiodik wird durch einen anderen Schrittmacher gesteuert, aber ein Großteil aller mit dem Licht-Dunkel-Zyklus synchronisierten Funktionen scheinen vom SCN »rhythmisiert« zu werden. Die meisten Zellen (70%) sind GABAerg, der Rest enthält Vasopressin, Oxytozin u. a. Neuropeptide.

Transplantation und Läsion des SCN

Transplantation von neuronalem Gewebe des SCN von Hamstern auf Hamster, deren SCN zerstört wurde und die daher völlig arrhythmisch waren, stellte den zirkadianen Rhythmus wieder her. Im Allgemeinen zeigten die Empfängertiere 6–7 Tage nach der Transplantation den zirkadianen **Rhythmus der Spendertiere**.

Bilaterale Läsion des SCN führt bei Primaten zu einem völligen Verlust der Aktivitätsrhythmen, einschließlich des Trinkrhythmus, ohne dass die absolute Menge aufgenommener Flüssigkeit reduziert wird. Tumore im vorderen Teil des III. Ventrikels über dem Chiasma führen bei den Patienten zu irregulärem Einschlafen und erschwertem Wecken. Ähnlich ist auch der Schlaf-Wach-Rhythmus der Tiere nach Läsion eliminiert, ohne dass die Absolutzeiten von Schlafen und Wachen verändert sind. REM-Schlaf (Abschn. 22.4.1) scheint durch SCN-Läsionen nicht beeinflusst zu werden, was für einen getrennten Schrittmacher spricht. Auch Nahrungsantizipationsrhythmen werden durch SCN-Läsionen nicht beeinflusst, vermutlich weil sie sehr stark lernabhängig sind. Bei Blinden besteht häufig ein freilaufender 25-Stunden-Rhythmus und gestörter oder irregulärer Schlaf, weil der wichtigste Lichtzeitgeber ausfällt.

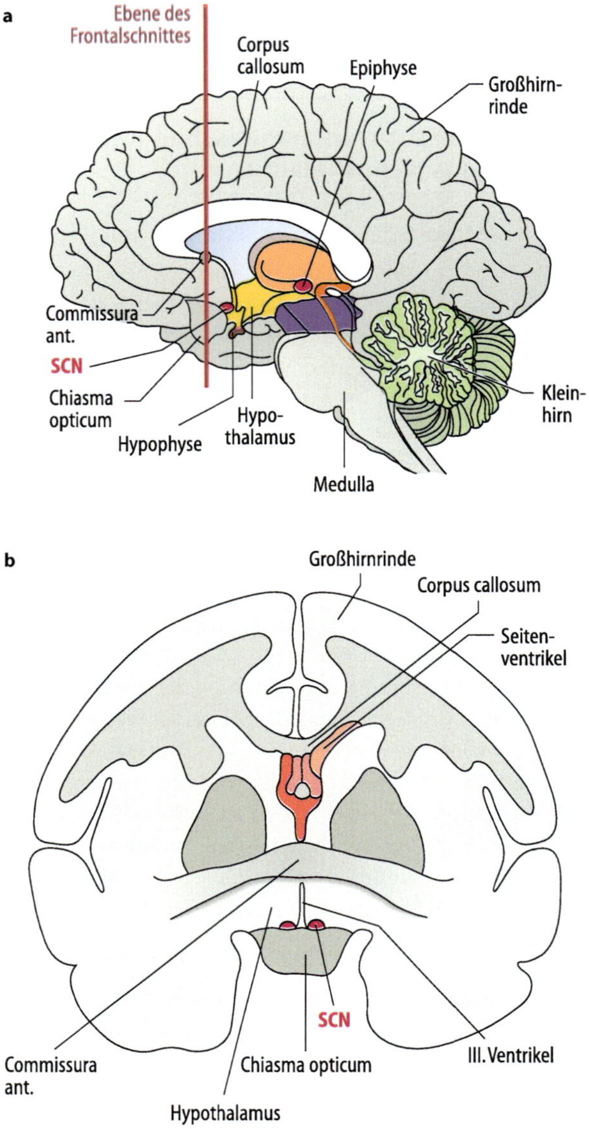

Abb. 22.4a, b. Lage des suprachiasmatischen Kerns (SCN) im Gehirn. a Sagitaler Schnitt, **b** Koronalschnitt auf Ebene des Chiasma opticums. Der SCN ist im Hypothalamus über dem Chiasma lokalisiert, jeweils lateral am vorderen Teil des III. Ventrikels

Der Nucleus suprachiasmaticus (SCN) ist bei Säugetieren der zentrale zirkadiane Schrittmacher. Bei Transplantation der SCN-Zellen in Empfängertiere wird auch der zirkadiane Rhythmus des SCN übertragen, bei Läsion des SCN geht der Rhythmus verloren.

Verbindungen des SCN

Der **SCN** wird über den **retinohypothalamischen Trakt (RHT)** ohne Umschaltung aus der kontralateralen peripheren Retina mit Licht-Dunkel-Information versorgt. Die Rezeptoren für Hell-Dunkel sind **spezialisierte Ganglienzellen** in der hintersten Ganglienzellschicht. Das lichtsensitive Pigment dieser Ganglienzellen ist v. a. **Melanopsin** und **Kryptochrom**, die kontinuierlich-tonisch bei Licht bis etwa 1000 Lux feuern und danach rasch in Sättigung gehen, also z. B. nicht zwischen einem sonnigen und wolkigen Tag unterscheiden können. Ihre Dendriten versorgen die gesamte Retina mit Licht-Dunkel-Information, ihre Axone gehen nicht nur in den SCN, sondern könnten weit ins Gehirn reichen.

Neben dem retinohypothalamischen Trakt erhält der SCN visuelle Information aus dem Nucleus geniculatum laterale des Thalamus und direkt, ohne Umschaltung, aus dem Chiasma opticum. **Efferenzen** des SCN sind in vielen hypothalamischen Kernen, Hypophyse, Zirbeldrüse, Septum, Hirnstamm und Rückenmark nachweisbar (Abb. 6.5 und Tabelle 22.1). Besonders ausgeprägt sind die Efferenzen zu aktivierenden und REM-Schlaf erzeugenden Strukturen des Hirnstamms und des cholinergen basalen Vorderhirns, das für die kortikalen »Traum«-Phänomene mitverantwortlich ist.

Über diese Verbindungen beeinflusst der SCN den Schlaf-Wach-Rhythmus. Der SCN erfüllt somit **anatomisch und neurophysiologisch** alle Voraussetzungen für einen zentralen Schrittmacher. Ein dominierender Zelltyp des SCN liegt direkt an den Kapillaren und scheint **Neuromodulatoren** in die Zirkulation abzugeben, die Zielorgane rhythmisch aktivieren können. Bei Isolation der SCN vom übrigen Hirngewebe behalten die SCN-Zellen ihre zirkadiane Periodik der **Entladungsraten** bei (Anstieg der Entladungsfrequenzen von 21 bis ca. 3 Uhr, Abfall bis 9 Uhr, stabiles Tief von 9–21 Uhr).

Der SCN wird von spezialisierten retinalen Ganglienzellen, die Melanopsin als lichtsensitives Pigment aufweisen, mit Licht-Dunkel-Informationen versorgt. Den zirkadianen Rhythmus zwingt er dann vielen Hirnstrukturen auf.

Mitnahme des SCN

Der Nucleus suprachiasmaticus veranlasst andere Kernstrukturen, seinen endogenen Rhythmus über die gepulste Freisetzung von Hormonen und über rhythmische Ent-

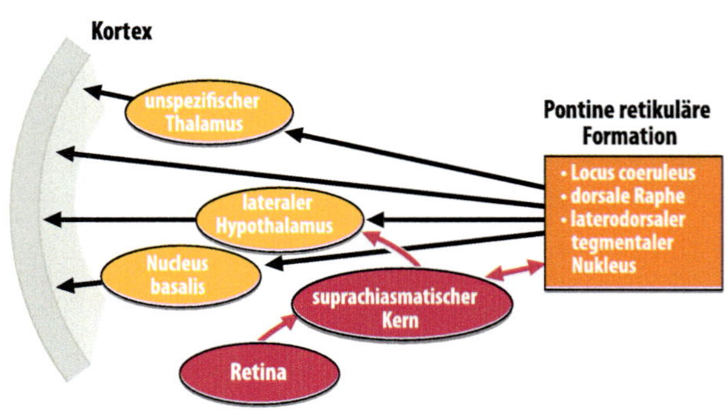

Abb. 22.5. Nucleus suprachiasmaticus und Schlaf-Wach-Strukturen. Diagramm der anatomischen Beziehungen zwischen dem Nucleus suprachiasmaticus und anderen Hirnstrukturen, die an der Schlaf-Wach-Steuerung beteiligt sind

Tabelle 22.1. Projektionen des SCN über die supraventrikuläre Zone (SPVZ) des Hypothalamus zu den wichtigsten Regulationszentren rhythmischer psychophysiologischer Funktionen

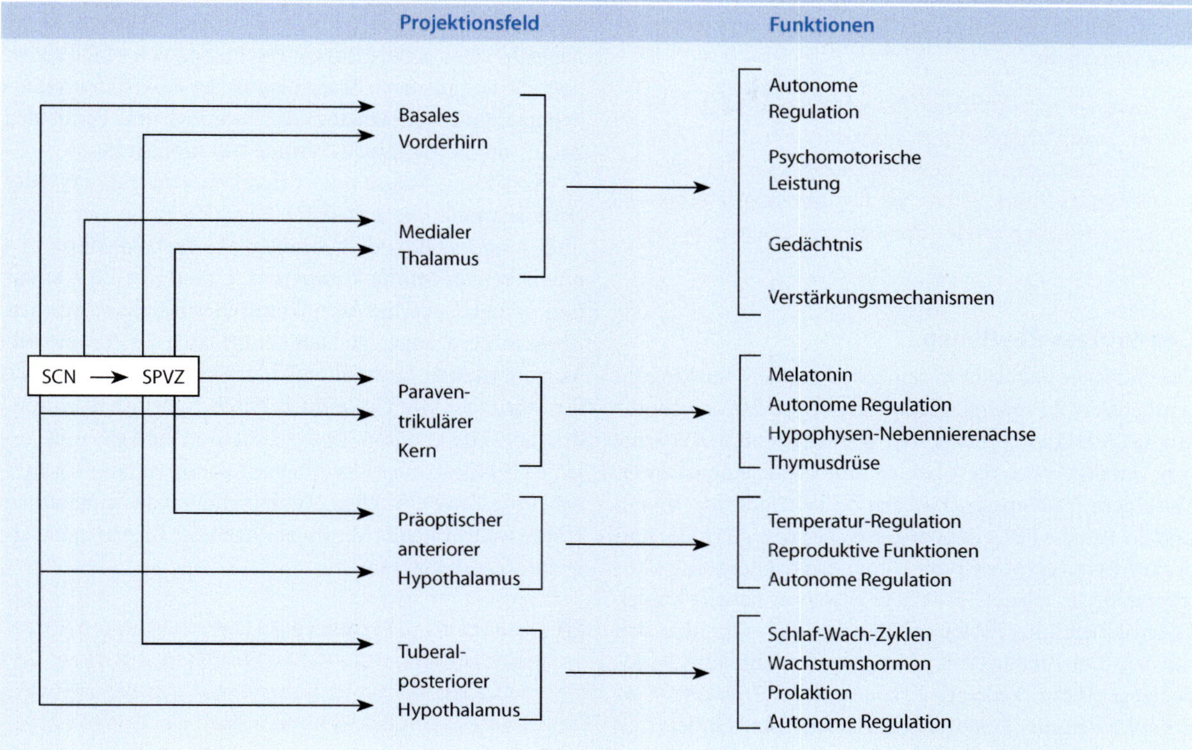

ladungen seiner Neurone anzunehmen. Die wichtigsten der dazu benutzten Verbindungen zeigt Abb. 22.5. Die Funktionen der auf Abb. 22.5 dargestellten Kerngruppen werden in Abschn. 22.4 besprochen.

Licht in den **frühen** Stunden der subjektiven Nacht (im Dunkel schlafend) bewirkt **Phasenverzögerungen** der zirkadianen Rhythmen, während Licht in den **späten** Stunden der subjektiven Nacht eine **Phasenbeschleunigung** bewirkt (z. B. setzt der Temperaturanstieg früher ein). Während des subjektiven Tages hat Licht keinen Einfluss auf die zirkadiane Phase. Diese Effekte von Licht sind auf die molekulare Struktur der Rhythmusbildung zurückzuführen (Abschn. 22.2.2).

Außerhalb des SCN und der Retina gibt es vermutlich noch andere Hell-Dunkel-sensitive Regionen (z. B. in der Kniekehle), deren Bedeutung für die Synchronisation der wichtigsten Körperrhythmen ist aber im Vergleich zum SCN gering.

Σ Licht hat v. a. während der subjektiven Nacht einen modifizierenden Einfluss auf die zirkadiane Periodik.

22.2.2 Molekulare Uhren

Homöostatischer, zirkadianer und ultradianer Schlafantrieb

Wenn wir die zirkadiane Komponente des Schlaf-Wach-Rhythmus besprechen, dürfen wir nicht vergessen, dass Schlaf- oder Ruhephasen auch eine **homöostatische Komponente** haben, die bestehen bleibt, auch wenn der SCN und die zirkadiane Rhythmik zerstört sind. Homöostatisch bedeutet hier, dass Müdigkeit auch von Schlaffaktoren bestimmt wird, die während der Wachperiode akkumulieren und den Schlafantrieb extrazellulär durch Liganden an den Zellmembranen der »Schlafzentren« für Tiefschlaf (SWS, Abschn. 22.5) anregen und von Schlaf wieder eliminiert werden: Dazu gehören Zytokine (Kap. 9), Prostaglandine (Kap. 16) und **Adenosin** (Abschn. 22.5.3). Zum Beispiel reichert sich Adenosin an entsprechenden Membranrezeptoren des cholinergen basalen Vorderhirns (Nucleus basalis, Abb. 22.5) während des Tages an und hyperpolarisiert (hemmt) diese für Wachen und Traumschlaf verantwortlichen Neurone. Diese und ähnliche extrazelluläre Signale beeinflussen die intrazellulären Kaskaden.

Die homöostatischen und zirkadianen Rhythmen werden von den kürzeren **ultradianen** Rhythmen überlagert. Diese werden von unterschiedlichen genetischen Uhren außerhalb des SCN und unabhängig von den dort tätigen molekularen Uhren gesteuert. Der in Abschn. 22.4.1. beschriebene 90-Minuten-»Basic-rest-activity-cycle« (BRAC), der dem REM-Schlaf-Zyklus entspricht, sorgt für den 90-minütigen Rhythmus aus **Tagträumen** und **Vigilanzschwankungen**.

Σ Neben dem zirkadianen Schlaf-Wach-Antrieb existieren davon unabhängige, aber die zirkadianen Rhythmen überlagernde homöostatische und ultradiane Aktivitäts-Ruhe-Zyklen. Bei den homöostatischen Komponenten spielt Adenosin eine entscheidende Rolle.

Gen-Protein-Rhythmen

Der endogene Oszillator in den Zellen des SCN von Säugern synthetisiert 2 Proteine. **Clock** (von »circadian locomotor output cycles kaput«) und **Cycle**. Wie aus ◘ Abb. 22.6 ersichtlich, verbinden sich diese beiden Proteine zu einem **Dimer**, also einem Proteinpaar, das in den Zellkern eindringen kann und dort an die DNA des **per-Gens** (per von »period«) und des **cry-Gens** (cry von Cryptochrom, das wir bereits als Photorezeptor für blaues Licht kennengelernt haben) bindet. Die resultierenden Proteine PER und CRY verbinden sich mit dem Tau-Protein (von τ (Tau), der frei laufenden Periodenlänge eines zirkadianen Zyklus) und der PER/CRY/Tau-Komplex hemmt die Aktivität des Clock/Cycle-Dimers und verlangsamt die Transkription der per- und cry-Gene im Laufe des Tages; dadurch wird auch die Produktion der PER- und CRY-Proteine verlangsamt, was selbst wieder den Clock/Cycle-Dimer **enthemmt**, der nun wieder die Transkription von per und cry stimuliert. Der Zyklus benötigt ungefähr 24 h, wobei Licht die Produktion von PER-Protein über die glutamaterge Transmission der Fasern des retinohypothalamischen Traktes (RHT) anregt und damit den Zyklus auf die Tag-Nacht-Periode synchronisiert.

Knock-out-Mäuse oder Mutationen auf per, cry oder clock zerstören die zirkadiane Periodik, einige der Mutationen sind letal, andere erhöhen die **Krebsinzidenz** und reduzieren die **Immunkompetenz**. Durch eine PER-Mutation werden Gene, die das unkontrollierte Zellwachstum zu Krebs fördern, angeregt. Dies könnte auch die Zusammenhänge zwischen Immunkompetenz und Tiefschlaf, sowie die Störungen der Gesundheit durch Nachtarbeit zumindest teilweise erklären. In der Evolution sind die molekularen Grundsätze der Rhythmusregulation erstaunlich ähnlich, sodass mit einfachen Manipulationen der genetischen Uhren weitreichende Verschiebungen der Rhythmizität erreicht werden können.

Σ Die zirkadiane Periodik wird von molekularen Rückmeldevorgängen zwischen Proteinen und deren Genen in den Rhythmus-gebenden Hirnstrukturen bestimmt. Die Auf- und Abbauzeiten von Genen und Proteinen bestimmen den endogenen Rhythmus.

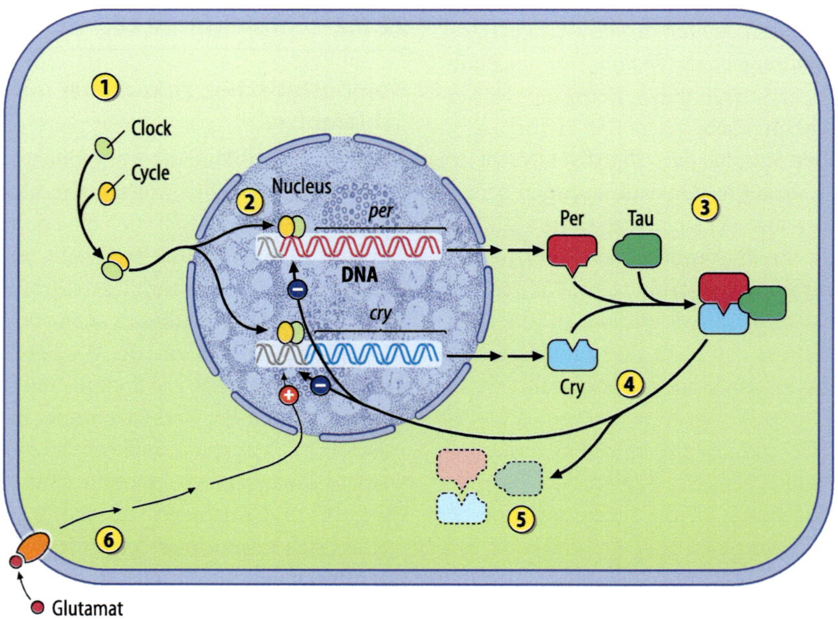

◘ **Abb. 22.6. Eine molekulare Uhr. 1**. Zwei Proteine, Clock und Cycle, verbinden sich und bilden einen sog. Dimer. **2.** Der Clock/Cycle-Dimer bindet an die DNA und regt die Transkription der Gene für Period (Per) und Cryptochrom (Cry) an. **3.** Per und Cry verbinden sich und binden an das Protein Tau. **4.** Der Per/Cry/Tau-Komplex hemmt die Aktivität des Clock/Cycle-Dimers und verlangsamt die Transkription der per- und cry-Gene und damit auch der Per- und Cry-Proteine. **5.** Die Per- und Cry-Proteine werden abgebaut, enthemmen den Clock/Cycle und ermöglichen den erneuten Beginn des ganzen Zyklus. Die Gentranskription, die Proteinsynthese und deren Abbau benötigen ca. 24 h. **6.** Ganglienzellen in der Retina registrieren Licht mit Melanopsin. Die Axone dieser Zellen im hypothalamischen Trakt schütten an den Neuronen des SCN Glutamat aus. Die Glutamat-Stimulation erhöht die Transkription des per-Gens und synchronisiert die molekulare Uhr auf den Tag-Nacht-Wechsel

Synchronisation (»entrainment«) durch Licht

Im linken unteren Abschnitt der ◻ Abb. 22.6 (6) ist der synchronisierende Einfluss von **Licht** auf den endogenen molekularen Zyklus dargestellt. Dieser Einflussfaktor wird auch als **extrazellulärer Anteil** bezeichnet.

Der Neurotransmitter Glutamat der Fasern des retinohypothalamischen Trakts aktiviert NMDA-Rezeptoren in den Zellen des SCN. Dies wiederum öffnet die Zellmembran für Ca^{++}, das in die Zelle einströmt. Der Anstieg der intrazellulären Ca^{++}-Konzentration aktiviert die Produktion des gasartigen Neurotransmitters Stickoxid (NO). NO breitet sich in der Umgebung der aktivierten Zellen aus und synchronisiert deren Membranleitfähigkeiten.

Frühe Reaktionsgene

Die Synchronisation der Neurone des SCN wird durch Expression **früher Reaktionsgene** (»immediate early genes«, Kap. 23 und 25) gesteuert. Die frühen Reaktionsgene werden durch Licht aktiviert; bereits nach wenigen Minuten hellen Lichts lässt sich in den Neuronen des SCN die Aktivierung eines **C-fos-Protoonkogens** feststellen. Das **C-fos-Protein** ist ein **Transkriptionsfaktor** in den frühen intrazellulären Reaktionssystemen, die rasch in die Regulation von Zellproliferation und Membrandifferenzierung eingreifen (Kap. 25). Die schnelle Expression des Transkriptionsfaktors wird durch Anstieg der cAMP- und der Ca^{++}-Konzentration nach Eintreffen des Nervenimpulses ausgelöst.

Wenn man C-fos in den schlafauslösenden Hirnstrukturen blockiert, so **sinkt das Schlafbedürfnis** ab, was zeigt, dass die intrazellulären Kaskaden sowohl für die homöostatischen wie zirkadianen Rhythmen mitverantwortlich sind.

Da Licht den intrazellulären Gen-Protein-Zyklus innerhalb von 10 min anregt, können **Rhythmusprobleme**, wie sie in Abschn. 22.7 beschrieben werden (z. B. Jet-lag nach Interkontinentalflügen), nur auf Störungen des Output-Teils, also die Übertragung des SCN-Rhythmus auf sekundäre Oszillatoren und Organe zurückzuführen sein.

Morgen- und Abendtypen, also Personen, die früher oder später am Morgen oder Vormittag ein Temperaturmaximum erreichen, tragen unterschiedliche Typen von Clock-Genen, ebenso wie die Sensibilität auf Rhythmusverschiebungen (z. B. Jet-lag) zu einem erheblichen Anteil genetisch bedingt sein dürfte.

Σ Die synchronen Entladungen der SCN-Zellen werden durch Diffusion von NO und frühe Reaktionsgene gesteuert.

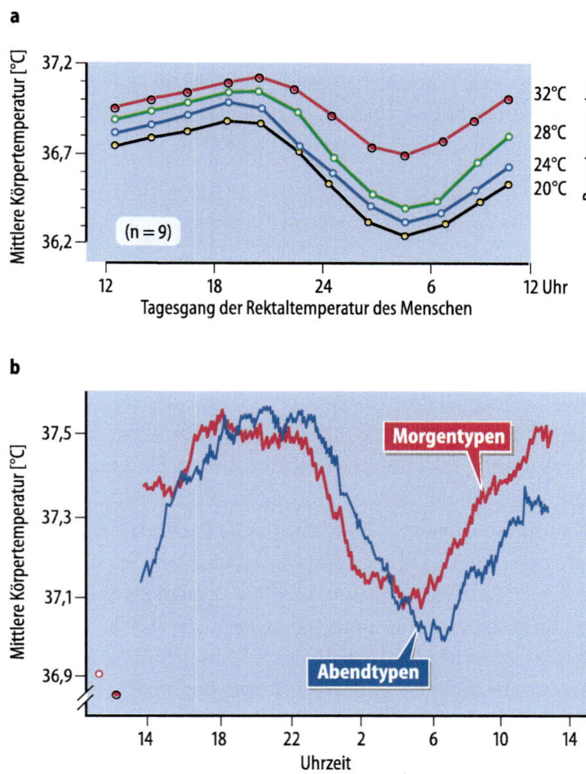

◻ **Abb. 22.7a, b. Körpertemperaturrhythmus. a** Tagesgang der Rektaltemperatur des Menschen bei 4 verschiedenen Umgebungstemperaturen. Jede Kurve stellt das Mittel aus 9 männlichen Versuchspersonen dar. **b** Durchschnittlicher Verlauf der Körpertemperatur von Morgen- und Abendtypen

Nach Kerkhof GA, Van Dongen HPA (1996). Mit freundlicher Genehmigung von Elsevier.

22.3 Zirkadiane Rhythmen

22.3.1 Physiologische Rhythmen

Körpertemperatur

Der Körpertemperaturrhythmus ist bei den meisten Säugern ähnlich: Nach 18 Uhr erreicht die Temperatur ein Maximum. In der Inaktivitätsphase sinkt sie kontinuierlich. Vor dem Erwachen steigt sie »antizipatorisch« (ab 5–6 Uhr) an. ◻ Abb. 22.7a zeigt den durchschnittlichen Tagesgang beim Menschen, ◻ Abb. 22.7b den Temperaturverlauf von **Morgen- und Abendtypen**. Licht erhöht die Amplitude der Perioden, ähnlich wie die Raumtemperatur Nahrungsaufnahme und Aktivitätszyklen beeinflusst, ohne die Rhythmizität der jeweiligen Variable zu ändern. Die homöostatische, nicht-zirkadiane Regulation von Temperatur wird in Kap. 11 besprochen.

Einschlafen sollte nur in der **abfallenden Phase** der Körpertemperatur erfolgen. Wir sollten ca. 6 h vor Erreichen des Minimums zu Bett gehen, nach Einsetzen der Melatoninsekretion, die nach dem Einschlafen im ersten Tiefschlafstadium ein Maximum erreicht. In der Zeit des Zu-Bett-Gehens ist der periphere Hitzeverlust am größten, weshalb die Füße und Hände in dieser Zeit auch eine periphere **Vasodilatation** aufweisen. Die Körperkerntemperatur sinkt, die Wärme wird an die Peripherie transportiert. **Wärmen der Füße** ist daher ein potenter Reiz für Einschlafen, deutlich stärker als Melatoningabe.

Σ Der Verlauf der Körpertemperatur und der Außentemperatur bestimmt das Schlaf-Wach-Verhalten und Einschlafen.

Endokrine Rhythmen

In Kap. 7 und 8 wurden bereits die Rhythmen von Wachstumshormon (GH), Kortisol, CRH und ACTH (Abschn. 7.3.5) besprochen. Die Kortisolkurve verläuft mit der Temperaturkurve und ist genau **reziprok** der GH- und Melantoninkurve, beide erreichen in den ersten 3 Schlafstunden des »Tiefschlafes« ein Maximum. Die meisten Erholungsprozesse, v. a. des Immunsystems (Kap. 9) finden in diesen ersten 3 Schlafstunden statt, weshalb er auch als **Kernschlaf** im Kontrast zum **Optionalschlaf** bezeichnet wird. Unsere Lebenszeit wird von der Schlafgüte (Abschn. 22.4) und den damit verbundenen Immunstörungen begrenzt.

Melatonin (Abschn. 9.2.3) ist wenig von Außenreizen beeinflusst und bleibt auch bei Blindgeborenen konstant, obwohl diese eine Vielzahl von Rhythmusstörungen aufweisen. Deshalb kann Melatonin am Nachmittag oder frühen Abend eingenommen (es reichen wenige mg) die zirkadiane Uhr **vor**verlegen (macht müde), in der Nacht und am frühen Morgen eingenommen, **verzögert** sie die Periodik.

Σ Endokrine Rhythmen sind für geordnete Stoffwechsel- und Immunregulation notwendig, ihre Störung führt zu lebensbedrohlichen Folgen.

Nahrungsaufnahme und Orexin (Hypokretin)

Nahrungsaufnahme und Aktivitätszyklen sind bei Säugern eng synchronisiert. Der Rhythmus wird durch die **Antizipation der Verfügbarkeit** von Nahrung bestimmt und hängt somit primär von frühen Lernvorgängen ab. Wir lernen, wann Nahrung zur Verfügung stehen wird, und sowohl Aktivität (Nahrungssuche) als auch Ausschüttung von gastrointestinalen Hormonen in Antizipation der Nahrungsaufnahme steigen an. Die Zeiten, in denen die Nahrung zur Verfügung steht, bestimmen den Rhythmus.

Der Hunger mittags und abends ist weniger von einem Rhythmus des Glukosespiegels als von der Tatsache bestimmt, dass wir gelernt haben, zu diesen Zeiten zu essen. Wird die Nahrung nach Läsion des SCN nur in bestimmten zirkadianen Intervallen zur Verfügung gestellt, bleibt der antizipatorische Nahrungssuchrhythmus entsprechend dem Rhythmus des Zeitgebers intakt. Antizipatorische Rhythmen sind somit nicht von SCN-Aktivität allein abhängig. Eine Läsion des **ventromedialen Kerns** des Hypothalamus, der als Sättigungs-»zentrum« identifiziert wurde, zerstört aber den antizipatorischen Nahrungssucherhythmus (Kap. 26).

Dies zeigt, dass sich im Hypothalamus wichtige Regulationsstrukturen befinden, die Stoffwechselhomöostase **und** Schlaf-Wach-Rhythmus steuern.

Die Region des lateralen Hypothalamus (LH, Kap. 26), oft als Hunger»zentrum« bezeichnet, aktiviert über Neurone, die das Neuropeptid **Orexin** (auch als Hypokretin bezeichnet, Abschn. 22.5.3) als Transmitter benutzen, bei Hunger (also Energieverlust) weite Teile von Kortex, Basalganglien und limbischem System. Damit wird Wachzeit und die Chance, Nahrung zu finden, erhöht. Nach Nahrungsaufnahme, die u. a. die Ausschüttung lipostatischer Hormone wie Leptin, Galanin und Neuropeptid Y (Kap. 26) hemmt, reduzieren die Orexinstrukturen des lateralen Hypothalamus ihren erregenden Einfluss, und **Müdigkeit** tritt auf **(postprandiale Müdigkeit).** Zerstörung des LH oder Eliminierung des Orexingens führt zu Schläfrigkeit und Narkolepsie (▶ unten).

Σ Der Rhythmus der Nahrungsaufnahme ist an den Schlaf-Wach-Rhythmus gekoppelt, wird aber stark von Lernfaktoren (Gewohnheiten) bestimmt. Die Nahrungsaufnahme selbst führt durch Abfall der Orexinaktivität zu Müdigkeit.

22.3.2 Psychologische Rhythmen

Schmerzempfindlichkeit und Analgetikawirkung

Die Akut-Schmerzempfindlichkeit der Hand kann man mit elektrischen Schwellenmessungen und die der Zähne mit der sog. »Kaltreiznutzzeit« (Zeit bis zum Zurückziehen eines vereisten Wattezylinders von einem intakten Frontzahn) im Tagesgang untersuchen. Beide verlaufen gleich. Das Maximum der Schmerzschwelle (geringste Schmerzempfindlichkeit) liegt zwischen 12 und 18 Uhr, das Minimum zwischen 0 und 3 Uhr. Bei **Nachttypen** (»Eulen«, die erst nach 24 h zu Bett gehen) steigt die Schmerzempfindlichkeit später an. Erhöhte unspezifische vegetative Erregung (»Stress«) verschiebt das Maximum und Minimum früher in die Nachtzeit.

Analgetika wirken in der Nachtzeit, also zum Zeitpunkt erhöhter Schmerzempfindlichkeit, **weniger gut** als zu den Tageszeiten. Auch **Placebos** (unspezifische und suggestive Faktoren der Schmerzhemmung) wirken zwischen 12 und 20 Uhr besser als zwischen 0 und 4 Uhr. Gibt man z. B. eine unwirksame Tablette, die als schmerzstillend deklariert wurde, zwischen 12 und 20 Uhr, so zeigt sich bei den meisten Versuchspersonen eine deutliche Schmerzreduktion. Dieselbe Tablette und Instruktion zeigen keine Wirkung zwischen 0 und 4 Uhr. Unklar bleibt, ob für chronische Schmerzen (Kap. 16) ähnliche Verläufe gelten und mit welchem der Schrittmacher der Schmerzverlauf verbunden ist.

Σ Das Maximum der Schmerzempfindlichkeit liegt zwischen 0 und 4 Uhr früh. In dieser Zeit wirken auch Placebos schlecht.

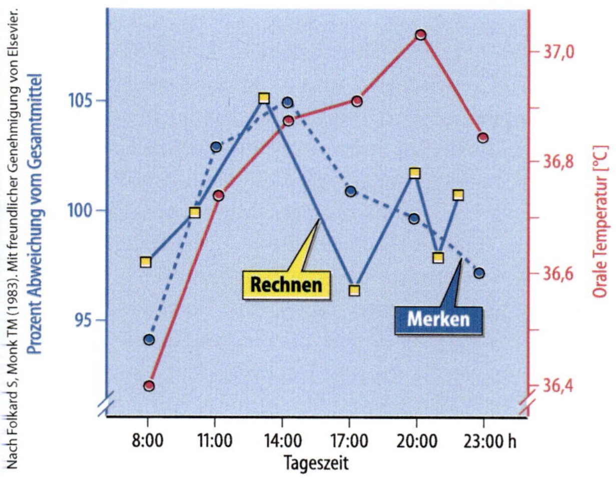

Abb. 22.8. Tageszeit und Leistungen in verschiedenen Aufgaben. Im Vergleich dazu ist die Körpertemperatur dargestellt (*rote Linie*). Die subjektive Müdigkeit folgt der blau strichlierten Kurve für Denkaufgaben

Reaktionszeit und Vigilanz

Die Leistung in **einfachen** akustischen Reaktionszeitaufgaben von gesunden Personen ist maximal um ca. 3 Uhr morgens. In diesen Aufgaben muss die Versuchsperson nur »reflektorisch« auf eine Taste drücken, wenn ein Ton erfolgt.

Die **Daueraufmerksamkeit** (Vigilanz) dagegen verläuft exakt gegensätzlich zur einfachen Reaktionszeit. Dementsprechend ist die **Fehlerhäufigkeit** (Einschlafen am Steuer, Zwangsbremsungen bei Lokomotivführern, Unfälle) um 3 Uhr morgens maximal (▶ Einleitung). Bei den beruflichen Leistungen liegt ein weiterer Gipfel der Fehler um 14 bis 15 Uhr.

Die **Rechengeschwindigkeit** ist mit den Oszillatoren der Körpertemperatur zumindest in den Morgenstunden korreliert (Abb. 22.8). Kognitive Funktionen scheinen je nach den beteiligten informationsverarbeitenden Prozessen verschiedenen Schrittmachern zu folgen.

Unmittelbares Gedächtnis

Der Leistungsverlauf ist mit der Temperatur korreliert: maximale Reproduktion am Morgen, minimale abends, Anstieg der Leistung nachts bis 23 Uhr. Mit zunehmender Gedächtnisbelastung (z. B. sich 6 Buchstaben merken und in einer Buchstabenliste finden) schiebt sich das Maximum der Leistung in die Mitte des Tages. Abb. 22.8 zeigt den Leistungsverlauf für die 2 verschiedenen Aufgabentypen.

Kognitive Anforderungen haben nicht nur einen modulierenden Einfluss auf den Tagesverlauf einer Leistung, sondern können die endogenen Oszillatoren »direkt« beeinflussen und dessen »An- und Abschwellen« verschieben.

Σ Viele psychologische Leistungen folgen dem Temperaturoszillator und der Müdigkeit und weisen von 1 bis 4 Uhr früh einen Tiefpunkt auf. Die besten kognitiven Leistungen werden in den Stunden vor Mittag erbracht.

22.3.3 Störungen der zirkadianen Periodik

Lebensbereiche und Störungen der Periodik

Es gibt etliche Lebensbereiche, die von Störungen der zirkadianen Periodik betroffen sind:

- Akute Katastrophen
  - Unfälle
- Arbeits- und Reisestress
  - Rund-um-die-Uhr-24-h-Dienste
  - Leistungsdruck in Arbeit und Schule
  - Ärzte und Pflegepersonal – Nachtdienste
  - Bedienungspersonal in nuklearen u. a. Fabriken
  - Schichtarbeit
  - Lastkraftwagen-Transporte
  - Militärische Operationen
  - Jetlag (Zeitzonen überfliegen)
  - Weltraumflüge
- Medizinische Diagnose und Behandlung
  - Diagnoseverfahren, die lange Zeiträume benötigen
  - Schwere Krankheiten, die an bestimmten Zeitpunkten der zirkadianen Periodik beginnen
  - Behandlungszeiten, die nicht der zirkadianen Periodik folgen
- Schlaf-Wach-Störungen und Affektstörungen
  - Extreme Lichtbedingungen: Bewohner der Arktis und Antarktis
  - Rhythmen bei Blinden
  - Schlaf-Wach-Probleme bei Schülern und Studenten
  - Rhythmen bei alten Menschen
  - Schlaf- und Affektstörungen
- Behandlung zirkadianer Störungen
- Gesetzliche Bestimmungen der Arbeitszeit

Die häufigsten Störungen zirkadianer Periodik sind die verschiedenen Formen von Schlafstörungen (Abschn. 22.7), ferner Depressionen, die Folgen von Nacht- und Schichtarbeit, sowie das Überschreiten von Zeitgrenzen mit dem Flugzeug (Jetlag). Auch einige Epilepsieformen dürften eng mit Abweichungen des Schlafrhythmus verbunden sein. Kennzeichen aller Rhythmusstörungen sind **Desynchronisationen** von normalerweise eng korrelierten physiologischen und psychologischen Variablen oder **extreme Synchronisation** von normalerweise unkorrelierten Größen.

Einige **Zytokine**, die bei entzündlichen und fiebrigen Erkrankungen vom Immunsystem vermehrt produziert werden, stoßen auch während des Tages Tiefschlaf an, lassen aber die Melatoninausschüttung tagsüber relativ unbeeinflusst (Kap. 8 und 9), desynchronisieren also einen normalerweise verbundenen Rhythmus. Ähnliche Desynchronisationen findet man bei Depressionen, wo extreme Müdigkeit mit Einschlafstörungen und einem chaotischen Temperaturrhythmus einhergehen. Nach **Schlafentzug** synchronisieren diese Rhythmen kurzfristig, v. a. die endokrinen mit den elektrophysiologischen Zeichen von Schlaf.

Bei Störungen der zirkadianen Periodik kommt es entweder zu Desynchronisation oder extremer Synchronisation verschiedener Rhythmen.

Nacht- und Schichtarbeit

Diese führen zu anhaltenden Störungen der Periodik und der mit ihr verbundenen physiologischen Systeme (zurzeit sind in den Industrieländern ca. 20% der arbeitenden Bevölkerung davon betroffen). Angesichts der Stabilität einiger wichtiger endogener Oszillatoren gibt es für die meisten Störungen der Periodik auch nur **wenig positive Beeinflussungsmöglichkeiten**; so auch für die Rhythmusstörungen von Nachtarbeit: ausreichend lange Erholungsphasen, die eine Synchronisation desynchronisierter Rhythmen erlauben, Änderung der Periodik der für den Menschen bedeutsamen sozialen Zeitgeber (was praktisch nie möglich ist, da Familie und übrige Sozietät selten dem Zeittakt der Nachtarbeiter folgen können), Auswahl jener Personen, die eher Abendtypen sind und daher eine Phasenverschiebung eher verkraften (Box 22.1).

Abgesehen von den Leistungstiefs nach 24 Uhr, die auch bei »erfahrenen« Schichtarbeitern bestehen bleiben, sind gastrointestinale Störungen (Magengeschwür, Gastritis) durch das Weiterbestehen antizipatorischer Nahrungsaufnahmerhythmen bis zu 10-mal häufiger (das Essen erfolgt nicht zum Zeitpunkt optimaler antizipatorischer Einstellung des Gastrointestinaltraktes). Hinzu kommen Schlafstörungen, respiratorische Probleme und Schmerzen (Rückenschmerzen). Auf immunologische Effekte sind wir bereits in Kap. 4 und 6 eingegangen.

Nacht- und Schichtarbeit führen zu gesundheitlichen Störungen, wenn nicht ausreichend Zeit für die Resynchronisation besteht.

Bedienungsfehler und Unfälle

Die Tatsache, dass etwa bei den **Mannschaften nuklearer U-Boote** erhebliche Störungen als Folge der chronischen Aperiodik nachweisbar sind, sollte zu Sorge Anlass geben. Es konnten bei den Mannschaften zu Zeiten ihrer endogenen »Tiefs« zwischen 2 und 5 Uhr morgens erhebliche Bedienungsfehler nachgewiesen werden, auch wenn man versuchte, durch Rhythmisierung des künstlichen Lichts und der sozialen Aktivitäten dies zu verhindern. Personen, die am Polarkreis arbeiten, zeigen keine Anpassung ihrer Rhythmen, sondern erhebliche Desynchronisationen.

Die Nuklearkatastrophe von Tschernobyl, die Fast-Katastrophe von Three Mile Island, die Tankerkatastrophe der Exxon Valdez vor Alaska, die meisten Autounfälle v. a. von Lastwagen, die meisten Herzinfarkte, Geburten, alle sind am Nadir der zirkadianen Periodik von 1 bis 4 Uhr früh passiert.

Die Folgen der Missachtung der zirkadianen Periodik sind in vielen Bereichen modernen Arbeitslebens gravierend. Viele Katastrophen und Unfälle werden zwischen 0 und 4 Uhr früh ausgelöst.

Zeitumstellung nach Überfliegen von Zeitzonen (Jetlag)

Da die meisten internationalen Fluglinien Ost–West verkehren, sind Millionen Fluggäste und das Personal von den Störungen der Periodik betroffen: Schlafprobleme, gastrointestinale Störungen, Vigilanzabfall, Unwohlsein und Schwächung des Immunsystems. Je mehr Zeitzonen überflogen werden, umso intensiver sind die Störungen. Auch die bereits einstündige **Umstellung von Sommer- auf Winterzeit** und umgekehrt führt besonders bei **älteren Menschen** zu messbaren Alterationen. Das Störungsausmaß hängt neben der Anzahl der Zeitzonen und der Flugzeit (bei Nachtflügen sind die Störungen ausgeprägter), sowie Persönlichkeitsfaktoren (Morgen- oder Abendtyp) von der Richtung der Reise ab: **Flüge von West nach Ost** sind besonders betroffen. Dies liegt v. a. an der Tatsache, dass die freilaufende zirkadiane Periode (τ) beim Menschen etwas mehr

Box 22.1. Schichtarbeit

Um Katastrophen und Unfälle, verursacht durch Müdigkeit und zirkadiane Störungen, zu vermeiden, sind längere Perioden von Nachtschichten, getrennt durch längere Perioden von Tagesschichten und lange Ruheperioden, besser. Zu kurze Ruhezeiten wirken sich schlecht auf Aufmerksamkeit, zirkadiane Periodik und körperliche Stabilität, v. a. auf Herz-Kreislauf-System und Magen-Darm-Trakt aus (Nachtarbeiter haben ein erhöhtes Risiko für schwere Herz-Kreislauf-Erkrankungen).

Die Abbildung zeigt ein Protokoll zur Anpassung an die Nachtarbeit. Die Pfeile zeigen das Temperaturminimum und Adrenalinminimum an. Durch jeweils sukzessives 3-h-Verschieben von Phasen hellen Lichts (2000–12.000 Lux) wird die Temperaturkurve nach vorne verlegt und das Schlafmuster (orange Quadrate) der Temperaturkurve angepasst. Einschlafen ist nur am abfallenden Ast der Temperaturkurve möglich, normalerweise ist das Minimum zwischen 3 und 5 Uhr früh.

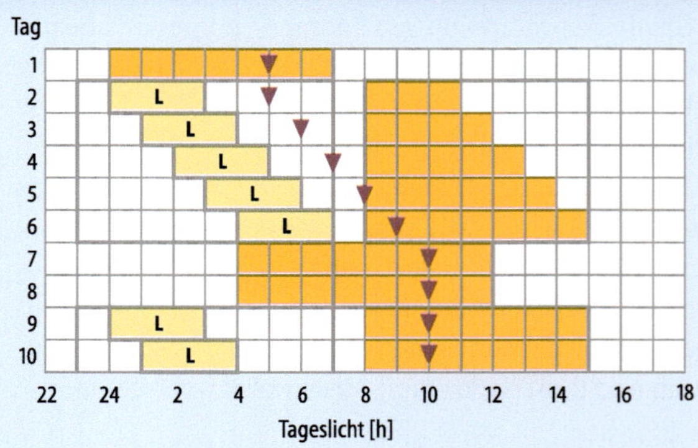

als 24 h beträgt und wir daher das Verlängern der Periode (Flug von Ost nach West) eher tolerieren als Verkürzen der Periode (Flug von West nach Ost).

Die **Erholungsdauer** ist schneller nach Westflügen, die tagsüber erfolgen: Herzrate, Temperatur, Katecholamine, Kortisol und psychologische Variablen resynchronisieren in etwa der Hälfte der Zeit (statt 88 min nur 56 min pro Tag). Wenn die Person sich **sofort den neuen Zeitgebern**, v. a. hellem Tageslicht aussetzt, sind die Störungen geringer. Personen mit einer niedrigen Amplitude ihres Temperaturrhythmus erholen sich am schnellsten und zeigen auch weniger Störungen **(geringe Persistenz des zirkadianen Oszillators)**. Inwieweit die Einnahme von **Melatonin** (Kap. 8 und 9), z. B. kurz vor dem Einschlafen nach Ankunft in einer neuen Zeitzone, den Rhythmus neu synchronisiert, ist umstritten.

Der Einfluss der sozialen Rhythmen ist im Vergleich zu den endogenen Oszillatoren gering: Auch wenn man sich nach Überfliegen von Zeitzonen dem sozialen Rhythmus nach der Ankunft anpasst, vergehen in der Regel 3–6 Tage, bis endogener Rhythmus und sozialer Rhythmus wieder synchron ablaufen (▶ unten).

Beim Flugpersonal zeigen sich nach Jahren chronischer Störung der Periodik Beeinträchtigungen wie bei Nachtarbeiten und auch Störungen des Arbeitsgedächtnis (Kap. 21).

Σ Bei Überfliegen der Zeitzonen, besonders von West nach Ost, kommt es auch beim Flugpersonal zu Rhythmus- und Gesundheitsstörungen. Der Einfluss sozialer Rhythmen ist auf diese Störungen eher gering.

Verzögertes und verfrühtes Einschlafen

Patienten mit DSPI (»delayed sleep phase insomnia«) gelingt es nicht mehr, eine einmal eingetretene Phasenverschiebung (später zu-Bett-gehen, verzögertes Einschlafen, Flugreise über Zeitzonen) **wieder rückgängig** zu machen. Mehrere solcher Patienten wurden erfolgreich durch **Chronotherapie** behandelt: Von einer Zeitgeberperiode von 27 h (24 h + 3 h) ausgehend, mussten die Patienten jeden Tag 3 h später zu Bett gehen, bis zum Erreichen der gewünschten Periode (z. B. 21 Uhr zu Bett gehen, 6 Uhr aufwachen). Wenn der Patient z. B. erst gegen 3 Uhr früh einschlafen konnte, so durfte er am nächsten Tag erst um 6 Uhr früh zu Bett gehen, am darauffolgenden um 9 Uhr usw.

Verfrühtes Einschlafen (»advanced sleep phase syndrome«, ASPS) ist eine seltene Störung, bei der die Personen sehr verfrüht (vor 21 Uhr) einschlafen und sehr früh aufwachen, ansonsten aber gesund sind und keine Depression haben. Die Störung ist durch eine Mutation des per-Gens (Abschn. 22.2.2) verursacht, das für die Phosphorylierung des PER-Proteins im zirkadianen Zyklus verantwortlich ist. Die Störung kann durch **Lichttherapie**, also helle Beleuchtung von 21 bis 23 Uhr kontrolliert werden. Dies zeigt deutlich, wie genetische Faktoren die zirkadiane Periodik steuern und dass eine einfache Umgebungsmaßnahme die erbliche Störung wieder normalisieren kann.

Bei manchen **Blindgeborenen**, die einen chaotischen Schlaf-Wach-Rhythmus aufweisen, kann durch Gabe von Melatonin 3 h vor dem Einschlafen eine weitgehende Normalisierung der zirkadianen Periodik erreicht werden.

Σ Dauerhaft verzögertes oder verfrühtes Einschlafen lassen sich durch Lichttherapie, langsames Verschieben des Rhythmus und Melatonin positiv beeinflussen. Auch bei Blindgeborenen verbessert Melatoningabe vor dem Einschlafen die Rhythmizität.

22.4 Schlaf und Traum

22.4.1 Schlafstadien

Elektroenzephalogramm, Elektromyogramm und Elektrookulogramm

▫ Abb. 22.9 zeigt die verschiedenen Stadien des Schlafes. Von oben nach unten sind repräsentative Ausschnitte der Stadien A–E wiedergegeben: A: Alpha, in der Alpha nicht mehr kontinuierlich vertreten ist, sondern zunehmend gruppiert erscheint. B: Niederamplitudige Aktivität und Theta. C: Spindelaktivität: niederamplitudig mit 12–17-Hz-Spindelgruppen (über den sensomotorischen Arealen, daher auch SMR – sensomotorischer Rhythmus – genannt), die irregulär in mehreren Sekundenabschnitten auftauchen. D: Spindeln mit unregelmäßig auftauchenden hohen 0,5–3 Hz, 300 μV hohen Wellen (negative K-Komplexe). E: hohe, langsame Delta-Aktivität.

Dement und Kleitman (1957) unterscheiden 4 Schlafstadien (1 bis 4) und das Stadium REM (»rapid eye movement«; ▫ Abb. 22.9). Diese Klassifikation wird häufiger gebraucht.

- **Stadium 1:** Fehlen von Alpha, niedrige schnelle Beta-Aktivität und niedrige Theta-Aktivität;
- **Stadium 2:** niedrige schnelle Aktivität mit Spindeln und später K-Komplexen;
- **Stadium 3:** 10–50% der Zeit Delta;
- **Stadium 4:** mehr als 50% der Zeit Delta (>100 μV, <3 Hz) und schließlich
- **REM-Stadium**: niederamplitudiges EEG mit niederen Theta-Wellen, sog. **Sägezahnwellen**, ansonsten ähnelt das EEG einem aufmerksamen Wachstadium ohne Alpha. Vermehrte Gamma-Wellen (30–70 Hz).

Spindeln signalisieren Hemmung der sensomotorischen Areale, während K-Komplexe Korrelate starker interner Entladungen sensorischer Systeme darstellen dürften. Von Stadium 1 bis 4 nimmt die EMG-Aktivität – besonders der Hals- und Nackenmuskulatur – ab, im REM-Stadium schließlich herrscht völlige Muskelatonie. Man sieht auch auf ▫ Abb. 22.9 die Phasen schneller Augenbewegungen im REM-Stadium; die langsamen Wellen an den Augenelektroden, die man häufig in Stadium 3 und 4 sieht, sind Delta-Wellen, die sich bis zu den Augenelektroden fortpflanzen.

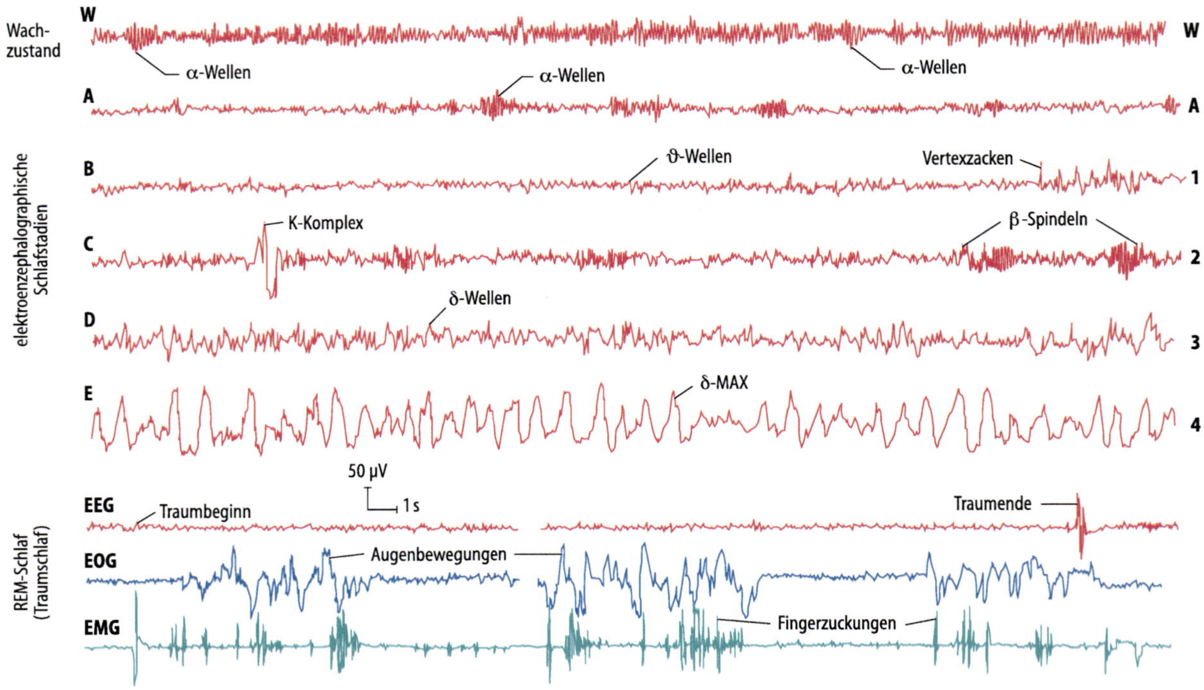

Abb. 22.9. Schlafstadien beim Menschen und EEG. In den ersten 6 Ableitungen sind *links* die Schlafstadien nach Loomis, *rechts* die nach Kleitman et al. angegeben. *Stadium W:* Entspanntes Wachsein. *Stadium A:* Übergang vom Wachsein zum Einschlafen. Dieses Stadium wird von vielen Autoren dem *Stadium W* zugerechnet. *Stadium B bzw. 1:* Einschlafstadium und leichtester Schlaf. Die am Ende der Ableitung auftretenden Vertexzacken werden auch als »physiologisches Einschlafmoment« bezeichnet. *Stadium C bzw. 2:* Leichter Schlaf. *Stadium D bzw. 3:* Mittlerer Schlaf. *Stadium E bzw. 4:* Tiefschlaf. In den nächsten 3 Ableitungen sind das *EEG*, das Elektrookulogramm (*EOG*) und das Elektromyogramm eines Zeigefingers (*EMG*) während des REM-Schlafes (Traumschlafes) aufgezeichnet. Die REM-Phasen stehen typischerweise am Ende jeder Schlafperiode. Sie können keinem der »klassischen« Schlafstadien zugeordnet werden, sondern stellen ein eigenständiges Stadium dar (Erläuterungen ► Text)

Σ Mit dem Elektroenzephalogramm (EEG) lassen sich die verschiedenen Grade des Wachseins (von angespannt bis entspannt) und die verschiedenen Arten des Schlafes (REM-, NREM-Schlaf) unterscheiden. Es wurden 4 Schlafstadien und das REM-Stadium klassifiziert.

Gamma-Oszillationen (»40 Hz«)

Wir haben bereits in Abschn. 20.2 auf die Rolle kohärenter kortikaler Oszillationen für die assoziative Verbindung von Einzelobjekten zu Gestalten von subjektiver Bedeutung hingewiesen. Abb. 22.10 zeigt die 40-Hz-Oszillationen des Magnetoenzephalogramms von einer Versuchsperson im Wachzustand (oben), im Langsamen-Wellen-Schlaf (SWS-Tiefschlaf, auch δ-Schlaf genannt) und im REM-Schlaf. Man erkennt die regelmäßigen Oszillationen, die an allen Ableitungspunkten auftreten, allerdings **vor allem im Wach- und REM-Zustand**.

Bietet man einen bedeutungsvollen Reiz dar, so synchronisieren sich die 40-Hz-Oszillationen mit dem Reizauftritt, d. h. sie treten unmittelbar nach dem Reiz in steigender Amplitude und Synchronisation auf, sofern sich die Person mit dem Reiz »beschäftigt«, d. h. ihn beachtet. Im REM-Schlaf, wo die externen Reize meist nicht zu bewussten Verarbeitungen führen, sind die 40-Hz-Oszillationen nicht mehr an den Reizzeitpunkt gebunden, sondern treten in Abhängigkeit von den spontanen, inneren Erlebnisinhalten auf.

Gamma-Oszillationen treten auch, wie auf Abb. 22.10 sichtbar, im Tiefschlaf und allen übrigen Schlafstadien auf, wenngleich seltener als im REM-Schlaf. Meist sind sie lokal fokussierter als andere elektrokortikale Aktivitäten. Im Tiefschlaf findet man sie auf den negativen depolarisierenden Anstiegsflanken der langsamen δ- und θ-Wellen. Generell sind sie an jenen Orten im Gehirn anzutreffen, wo die Inhalte des Tages im Gedächtnis konsolidiert und gespeichert werden.

Σ Die Gamma-Oszillationen treten in allen Schlafstadien auf und zeigen kohärentes Schwingen von Zellensembles an. Im REM-Schlaf sind sie besonders deutlich, im Tiefschlaf überlagern sie die langsamen elektrokortikalen Schwingungen.

Verlauf einer Nacht

Abb. 22.11 zeigt den durchschnittlichen Verlauf der EEG-Stadien und anderer physiologischer Größen innerhalb einer Nacht bei einem jungen männlichen Erwachsenen. Die Abweichungen von diesem »Idealverlauf« sind sowohl

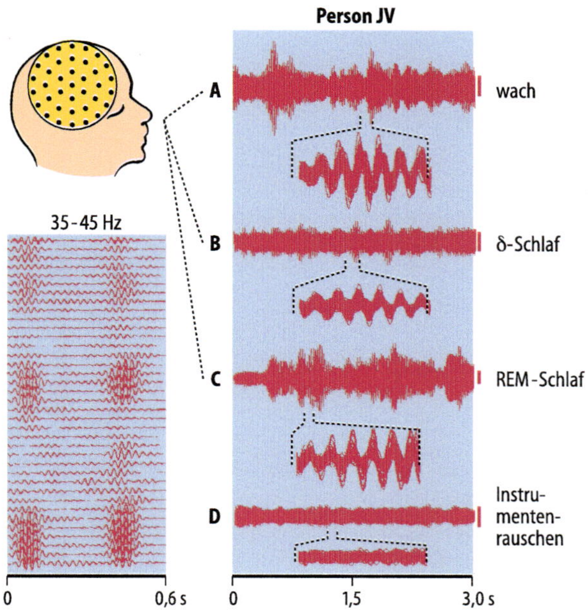

Abb. 22.10. 40-Hz-Ryhthmen. 40-Hz-Oszillationen im Wachzustand (A), Tiefschlaf (B), REM-Schlaf (C) und Hintergrundrauschen des Gerätes (D). Originalregistrierung der Oszillationen kortikaler Magnetfelder aufgezeichnet mit einem Magnetoenzephalographen (MEG) von 37 Sensoren über der rechten Hirnhemisphäre einer Versuchsperson (JV). *Links:* Originalregistrierung von jedem Sensor. *Rechts:* Vergrößertes summiertes MEG über einen kurzen Ausschnitt mit einer Zeitachse von 3 s. Die Oszillationen sind deutlich im Wach- und Traumzustand

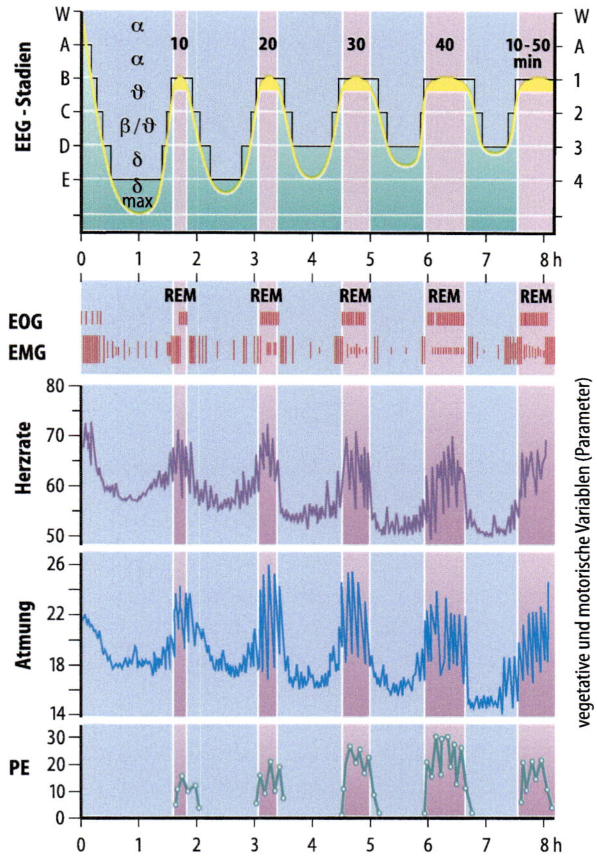

Abb. 22.11. Verlauf verschiedener physiologischer Maße in einer Nacht. Von *oben* nach *unten*: *EEG*-Stadien, *EOG* (Elektrookulogramm) mit schnellen Augenbewegungen (*REM*), *EMG* (Elektromyogramm), Herzrate, Atmung und Peniserektion (*PE*)

bei einer gegebenen Person im Verlauf vieler Nächte als auch zwischen den Personen hoch. Aus dieser Abbildung sind die wesentlichen peripher-physiologischen Unterschiede zwischen den Stadien 1 bis 4 und dem REM-Stadium bereits deutlich zu erkennen (► unten).

Von Schlaf – bei gesunden und sehenden Menschen – spricht man erst, wenn keine **Alpha-Wellen** mehr vorhanden sind. Der Moment des Einschlafens kann manchmal an einer Gruppe von hohen Vertex-Zacken von ca. 170–180 ms Dauer und Amplituden größer als 100 μV festgestellt werden. Die Dauer der REM-Phasen – **auch paradoxer Schlaf, PS, REM-Schlaf** genannt (im Gegensatz zu **»orthodoxem«** oder **NREM-Schlaf** (Non-REM)) – beträgt im Durchschnitt bei jungen Erwachsenen 104 min mit einer Streubreite von 16 min in einer Nacht (**ultradianer Rhythmus**). Dies entspricht etwa 17,5–23,8% der gesamten Schlafdauer. Die erste NREM-Phase dauert im Durchschnitt eine Stunde.

Im Laufe einer 7- bis 8-stündigen subjektiven Nacht erfolgt alle 80–90 min eine REM-Phase getrennt durch Schlafphasen mit synchronisiertem, langsamem EEG.

Tiefschlaf vor REM

Bei Säugetieren geht unter Normalbedingungen SWS stets REM **voraus.** »**Slow wave sleep**« **(SWS)** bezeichnet Stadium 3 und 4 («Tiefschlaf"). Die Periodendauer eines NREM-REM-Zyklus beträgt bei jungen Menschen 90 min, zu Beginn der Nacht etwas kürzer (70–80 min) (Abb. 22.11). Der zweite und dritte Zyklus sind länger (100–110 min), die folgenden ein bis 2 wieder etwas kürzer. Die Dauer von Stadium 2 (mehr als 50% des Gesamtschlafes) wird im Laufe eines 8-Stunden-Schlafes zunehmend länger und okkupiert im letzten Zyklus meist vollständig die NREM-Phasen. SWS kommt in den letzten beiden Zyklen selten oder nicht mehr vor. Die REM-Dauer beträgt im Mittel 10 min und wird im Laufe des Schlafes länger (von 5–10 min in der ersten Periode bis 22 min in der letzten, aus der man in der Regel erwacht).

Peniserektionen und Erhöhung der **Vaginaldurchblutung** während REM-Schlaf können zur Abgrenzung **organisch versus psychologisch** bedingter Impotenz benutzt werden. Tritt die Erektion oder vermehrte Vaginaldurchblutung während REM auf, so ist die Diagnose organisch bedingter Impotenz oder weiblicher Sexualstörung (z. B. durch Nervenschädigung oder Durchblutungsstörung) unwahrscheinlich.

»Basic rest activity cycle«

Die durchschnittlich 90 min dauernde REM-NREM-Phase wird auch »**basic rest-activity cycle**« **(BRAC)** genannt, da sie

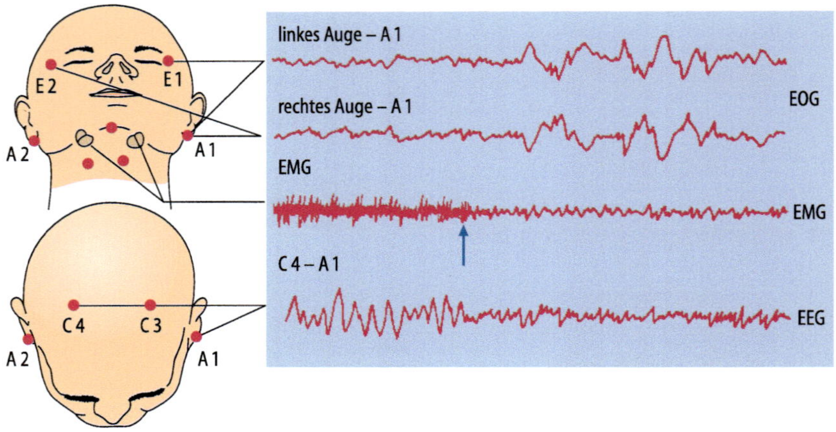

Abb. 22.12. **Polygraphische Standardregistrierung des Schlafes.** Von unten nach oben: EEG, EMG (Kinnmuskulatur) und EOG. Bei *Pfeil* Beginn einer REM-Phase

im Wachzustand möglicherweise weiterbesteht. Eine Reihe anderer Rhythmen sind damit teilweise synchronisiert: Essen, Trinken, Rauchen, Herzrate, Sauerstoffaufnahme, Magenbewegungen, Urinproduktion und Daueraufmerksamkeit in verschiedenen Aufgaben.

Das Tiefschlafbedürfnis, also das Bedürfnis nach »Slow-wave«-Schlaf, erreicht nicht nur in den ersten Nachtstunden (ca. ab 23 Uhr) ein Maximum, sondern auch um ca. 14 Uhr, zur Zeit der südländischen Siesta, kommt es zu einem relativen Leistungstief mit Anstieg des Tiefschlafbedürfnisses.

Σ Während der Langsame-Wellen-Schlaf (SWS) bei jüngeren Menschen die erste Nachthälfte dominiert, verdrängt der REM-Schlaf, der in einem stabilen 90-Minuten-»Basic-rest-activity«-Zyklus auftritt, zunehmend den SWS in der zweiten Nachthälfte.

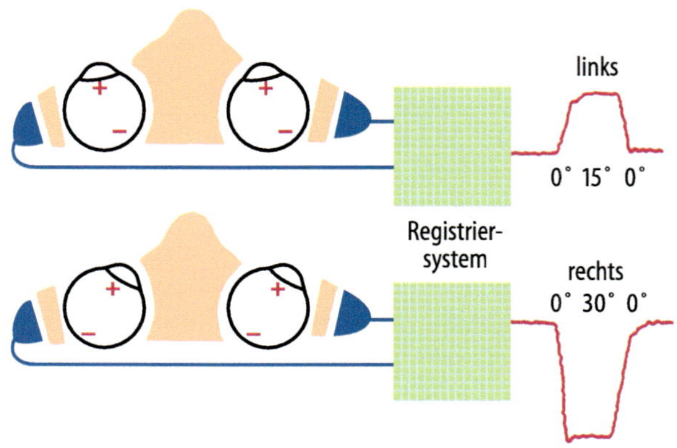

Abb. 22.13. **Registrierung des Elektrookulogramms (EOG)** (Erläuterung ► Text)

22.4.2 REM-Schlaf: Indikatoren

Augenbewegungen

Die entscheidende Entdeckung der modernen Schlafforschung war die Beobachtung von Aserinsky und Kleitman (1953): Sie registrierten an Kindern Körperbewegungen während des Schlafes und stellten dabei fest, dass in regelmäßigen Abständen von ungefähr einer Stunde unter den Augenlidern Phasen von schnellen Bewegungen des Augapfels mit einer Frequenz von 1–4 Hz auftreten. Die REM (»rapid eye movements«) treten im Allgemeinen in Gruppen über mehrere Sekunden (maximal 23 s) auf, die von unterschiedlich langen »stillen« Zwischenzeiten (200 ms bis 23 s) unterbrochen sind.

Abb. 22.12 zeigt die Standardregistrierung zur Erfassung der wichtigsten physiologischen Kennzeichen des REM-Schlafes beim Menschen. Man registriert die REMs mit der **elektrookulographischen Methode (EOG):** Zwischen Hornhaut und Augenhintergrund besteht ein ständiges Potenzial (Abb. 22.13). Wenn seitlich der Augen, über und unter dem Auge Elektroden angebracht werden, so können die sich im Kopfgewebe ausbreitenden Potenziänderungen registriert werden: Bei Bewegungen des Augapfels wandern die Pole der »Augenbatterie« jeweils zu der einen Elektrode bzw. von der zweiten weg. Die resultierenden Änderungen des Potenzials können registriert und verstärkt werden.

Σ Schnelle Augenbewegungen werden mit dem Elektrookulogramm registriert und haben eine Frequenz von 1–4 Hz.

Ponto-genikulo-okzipitale Aktivität

20–120 s **vor** der EEG-Desynchronisation im REM-Schlaf treten die **ponto-genikulo-okzipitalen Kortex-Wellen (PGO)** auf. Sie bleiben während der ganzen REM-Phase bestehen. Wie der Name impliziert, entstehen sie in umschriebenen Regionen der cholinergen pontinen Retikulärformation und breiten sich von dort in das Corpus geniculatum laterale und den visuellen und limbischen Kortex aus. Ihre Amplitude mit Mikroelektroden erfasst, ist größer als 100 mV, ihre Frequenz im REM-Schlaf ca. 60/min, die Polarität positiv, Dauer 100 ms bei extrazellulärer Registrierung mit negativer Nachschwankung. Trotz ihrer anatomischen Verbindung mit dem visuellen System, sind sie unabhängig vom visuellen Input; häufig werden sie als Reaktion auf **körperinterne** visuelle Orientierungsreize gedeutet. Während PGO kommt es zu präsynaptischer Hemmung der Afferenzen aus dem Tractus opticus im Nucleus geniculatum (»afferente Hemmung«). Der Eingang von visueller Information in den Thalamus wird damit verhindert.

PGO treten 20–120 s vor Beginn der ersten Augenbewegungssalven des REM-Schlafes auf und breiten sich von der Retikulärformation kommend im ganzen visuellen System aus.

Motorik

Im SWS kommt es zu langsamen, rollenden Bewegungen der Augen, die während der REM-Periode von raschen Abwärtsbewegungen und konjugierten Augenbewegungen abgelöst werden. Die späteren REM-Stadien gegen morgen enthalten mehr und längere »bursts« (kurze Salven) von REM (und längere und lebendigere Träume ► unten). Mit den REMs gehen kurze phasische Muskelaktivitäten in den Extremitäten und der Gesichtsmuskulatur **(Myokloni)** und den Pupillen einher. Der Muskeltonus dagegen kommt während des REM-Stadiums zum Erliegen **(Atonie)**. Die tonische **REM-Schlaf-Atonie** ist für das unangenehme Gefühl des Gelähmtseins während mancher Träume und bei Erwachen aus einem Traum verantwortlich. Grobbewegungen und Haltungsänderungen sind während REM-Schlaf selten, REM-Schlaf wird aber häufig durch eine grobmotorische Reaktion **(Änderung der Schlafposition)** eingeleitet.

Die **Atonie** während des REM-Schlafes ist durch **Hyperpolarisation** der **α-Motoneurone** des Rückenmarks (Kap. 13) verursacht. Gleichzeitig mit der **tonischen** Blockade der spinalen Motoneurone werden diese **phasisch** durch absteigende Erregungssalven aus dem Hirnstamm erregt. Simultan mit den REMs kommt es zusätzlich zur tonischen Hemmung, zu präsynaptischer Depolarisation (präsynaptische Hemmung) der Gruppe-I-primären Afferenzen und damit zur Unterdrückung monosynaptischer Reflexe und des sensorischen Einstroms (Kap. 13). Aber auch die polysynaptischen Reflexe werden durch die vom Hirnstamm via ventrales Horn des Rückenmarks absteigende Hemmung blockiert.

REM-Schlaf ist durch extreme tonische Muskelhemmung (Atonie) und gleichzeitig durch phasische Aktivitätsmaxima an den Motoneuronen gekennzeichnet.

22.4.3 Vegetativ-endokrine Änderungen und zerebraler Blutfluss

Vegetativum

Die auf ◘ Abb. 22.11 dargestellten tonischen Schwankungen der Schlafstadien spiegeln sich in den trägen endokrinen und vegetativen Funktionen wider. Wir haben in Kap. 7, 8 und 9 bereits gesehen, dass in den ersten Nachtstunden Stresshormone wie ACTH und Cortisol unterdrückt, dafür restaurative **Immunparameter** und **Wachstumshormone** verstärkt ausgeschüttet werden. **Melatonin** erreicht ebenfalls ein Maximum in den ersten Nachtstunden und wird durch Licht unterdrückt. **Zwergwuchs** bei Kindern in sozialer Verwahrlosung wird durch Störung des SWS und der Ausschüttung der Wachstumshormone in den ersten Nachtstunden verursacht (► Einleitung zu Kap. 8).

Während REM-Schlaf sind beim Menschen die meisten vegetativen Funktionen leicht erhöht (◘ Abb. 22.11): Herzrate, Blutdruck, Atemfrequenz, penile Erektion und vaginale Durchblutung. Adrenalin ist in der Peripherie während REM erhöht (Herzattacken eher während REM in den Morgenstunden), die Magen- und Zwölffingerdarmaktivität steigt (Ulkusschmerz nachts). Mehr als die Absoluthöhe steigt die **Variabilität** autonomer Funktionen gemeinsam mit den übrigen phasischen REM-Aktivitäten. Teile der **Temperaturregulation** sind während REM-Schlaf aufgehoben: Schwitzen und Kältezittern verschwinden auch bei hohen bzw. niedrigen Umgebungstemperaturen, die vasomotorischen Änderungen werden irregulär und temperaturunabhängig. Die Körpertemperatur gleicht sich langsam an die Umgebungstemperatur an. Tiere mit Winterschlaf reduzieren konsequenterweise REM-Schlaf während Hibernation auf ein Minimum.

Im REM-Schlaf kommt es zum Anstieg der vegetativen Funktionsparameter und ihrer Variabilität. Nur die Regelung der Körpertemperatur wird unterbrochen.

Hirndurchblutung und lokaler zerebraler Blutfluss

Mit PET (Kap. 20) gemessener Blutfluss zeigt Anstiege während REM, zum Teil deutlich (3–15%) über dem entspannten Wachzustand. Im SWS sinkt die Stoffwechselrate des Gehirns bis unter 50% des Wachzustands ab, die Durchblutung ist entsprechend reduziert (die Sauerstoffaufnahme des Gehirns sinkt um 20%).

◘ Abb. 22.14 zeigt schematisch die Hauptergebnisse von PET und fMRT-Untersuchungen während des Schlafes. Auch dies belegt, dass REM (und vermutlich aktives Träumen) fundamental vom Wachzustand verschieden ist und nicht nur Wachen bei blockierter Sensorik und Motorik bedeutet.

Aktivierungen während REM zeigen sich in der pontinen Retikulärformation (v. a. cholinergen und histaminer-

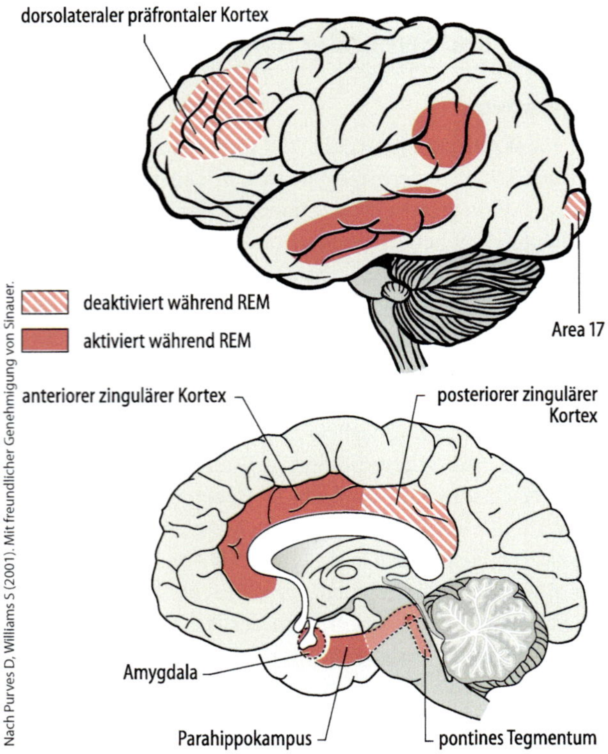

Abb. 22.14. PET und fMRT im Schlaf. Kortikale Regionen, die während REM-Schlaf verstärkt aktiviert oder desaktiviert sind

gen Strukturen ► unten), dem Thalamus, dem cholinergen basalen Vorderhirn, das ortsspezifisch den Kortex aktiviert (Kap. 21) und Teile der Basalganglien, letzterer könnte mit den erlebten Bewegungen beim Träumen zusammenhängen. Während inferiore parietale Regionen und visuelle Assoziationskortizes aktiviert werden, ist Area 17, also der primäre visuelle Kortex, **desaktiviert**. Die visuell-räumlichen Halluzinationen des Traumes werden mit der Stimulation der anterioren visuellen Assoziationsareale in Zusammenhang gebracht. Die paralimbischen Strukturen Amygdala, medialer präfrontaler Kortex und G. cinguli sind ebenfalls stark aktiviert, was die emotionale Tönung von Träumen verursachen kann.

Desaktivierungen zeigen sich im REM-Schlaf dagegen neben den primären sensorischen und motorischen Projektionsarealen und im **dorsolateralen präfrontalen Kortex**, der wesentlich für Arbeitsgedächtnis und damit verbundener exekutiver Aufmerksamkeit (Kap. 21) verantwortlich ist. Das Vergessen der meisten Träume und ihre oft ungerichtete bizarre Aufeinanderfolge und Kombination könnte damit zusammenhängen.

Läsionsstudien stützen diese anatomischen Zuordnungen: Zerstörung der (v. a. der rechten) unteren Parietal- und oberen hinteren Temporalregion führt zu fast vollständiger **Traumlosigkeit (Anonerie)**, ähnliche Traumlosigkeit tritt nach Läsion tiefer medialer präfrontaler Strukturen auf, die das basale Vorderhirn in Mitleidenschaft ziehen. Vermutlich ist REM auch nach Läsionen im pontinen Retikulärbereich, wo die cholinergen REM-an-Zellen lokalisiert sind (► unten), zerstört. Dies trifft sicher in Tierversuchen zu, beim Menschen sind die Ausfälle meist zu schwer, um Beziehungen zu Träumen herzustellen.

Σ Während REM-Schlaf ist zwar die metabolische Aktivität in vielen Hirnregionen erhöht, die primären Projektionsareale und der dorsolaterale Frontalkortex aber desaktiviert.

22.4.4 Evolution und Entwicklung im Lebensalter

Evolution

Während Säuger mit Ausnahme der großen Meeressäuger und Vögel (Warmblütler) im EEG den beschriebenen Wechsel von synchronisiertem und desynchronisiertem Schlaf zeigen, ist bei Reptilien, Amphibien, Fischen, Mollusken und Insekten diese Differenzierung schwer möglich, obwohl alle bisher untersuchten Lebewesen Phasen verhaltensmäßiger und metabolischer Inaktivität aufweisen.

Obwohl Schlaf die Wahrscheinlichkeit, Beute zu werden, erhöht, hat offensichtlich die evolutive Bedeutung des Schlafes als Erholung Vorrang. Die **»Auffüllung«** von **Glykogenspeichern** ist sicher eine wichtige Funktion, die in der Nacht leichter geschieht: Da die Außentemperatur nachts absinkt, müssten wir sehr viel mehr Energie während Wachen aufwenden, um warm zu bleiben und könnten die Glykogenspeicher nicht füllen. Da die Körpertemperatur aber in der Nacht (um ca. 3 Uhr früh) auf ein Minimum sinkt, wird Hitzeverlust reduziert. Tiere, die leichter als Beute dienen könnten, wie Hase oder Pferd, schlafen nur kurze Intervalle von Minuten, obwohl ihre Gesamtschlafzeit nicht sehr von der des Menschen abweicht.

Die REM-Schlafdauer scheint mit dem Ausmaß an Gefahr, gefressen zu werden, korreliert zu sein (große Tiere mit erhöhter Vulnerabilität haben weniger REM-Schlaf). Die Gefahr, Beutetier zu werden, begrenzt die Schlafdauer. Rätselhaft bleiben einige Ausnahmen von dieser groben Regel. Der Tümmler (eine Delphinart) z. B. schläft **abwechselnd** mit der rechten und linken Hirnhemisphäre (Box 22.2). Tiere, die unreif geboren werden, haben längere und mehr REM-Perioden als reif geborene Tiere. Der Mensch liegt im Mittelfeld der Säuger.

Es bleibt unklar, ob REM-Schlaf phylogenetisch älter (»primitiver«) als NREM-Schlaf ist. Man unterscheidet daher oft zwischen **Kernschlaf** und **Optionalschlaf**. Beim erwachsenen Menschen sind die ersten 4 h Kernschlaf, der offensichtlich vital notwendig ist, die späteren Schlafzyklen erscheinen eher als Füll- oder Optionalschlaf.

Σ Der evolutionäre Ursprung der verschiedenen Schlafphasen ist unklar. Die ersten 3 Nachtstunden (Kernschlaf) mit Tiefschlaf haben aber klar restaurative Funktionen.

Box 22.2. Schlaf des Delphins

Viele der großen Meeressäuger und auch manche Vogelarten schlafen abwechselnd mit einer Hemisphäre, vermutlich, weil sie häufig zum Luft holen auftauchen oder ein Auge zur Beobachtung von Räubern offen halten müssen.

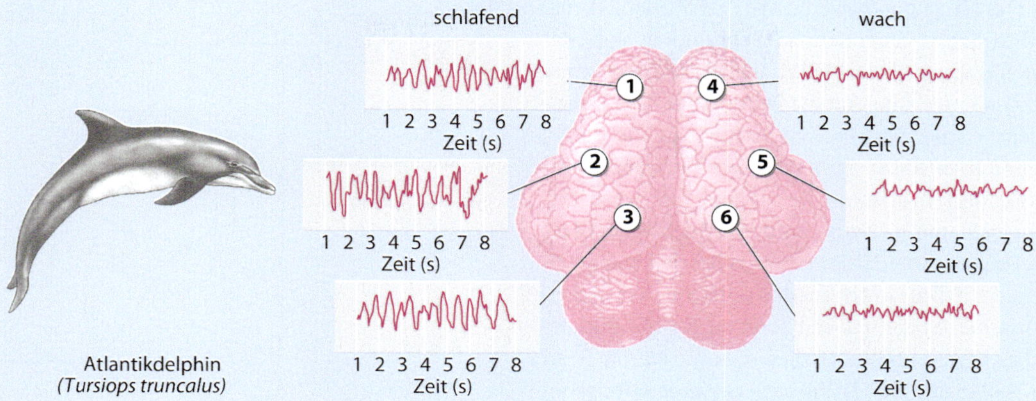

Nach Purves D, Williams S (2001). Mit freundlicher Genehmigung von Sinauer.

Ontogenie

■ Abb. 22.15 zeigt den Verlauf von Wachen, REM-Schlaf und NREM-Schlaf im Laufe des menschlichen Lebens. Dabei ist anzumerken, dass ab dem 50. Lebensjahr NREM-Schlaf im Wesentlichen aus den Stadien 1 und 2 besteht, während in jungen Jahren SWS (Stadien 3 und 4) bis zu 40% der Totalschlafzeit ausmachen kann. **Alte Menschen** wachen häufiger auf und zeigen verringerte REM-Phasendauer und deutlich weniger SWS. ■ Abb. 22.15 zeigt nur die zusammenhängenden Schlafphasen REM und NREM, alte Leute sind häufig müde und verbringen mehr Zeit bei Versuchen zu schlafen. Bei dementen Personen kann der SWS-Anteil bis auf 0 reduziert sein. Die Kompetenz des Immunsystems hängt eng mit diesem Verlauf der Schlafphasen im Alter zusammen und damit ist das REM-NREM-Verhältnis für Lebensspanne und physiologisches Altern entscheidend (Kap. 9).

Die meisten Untersuchungen über die neurobiologischen Grundlagen des Schlafes beziehen sich auf SWS und REM-Schlaf. Wenig ist über jene Stadien bekannt, die mit zunehmendem Lebensalter beim Menschen mehr als 50% des Schlafes ausmachen, nämlich Stadium 1 und 2 mit **K-Komplexen, Spindeln** und **niederamplitudiger EEG-Aktivität**. Spindeln (12–17 Hz), möglicherweise identisch mit dem **sensomotorischen Rhythmus** (SMR, Kap. 21.4), treten allerdings auch im SWS und REM-Schlaf auf, in Stadium 1 und 2 sind sie aber durch die niedrige Hintergrundaktivität eher sichtbar.

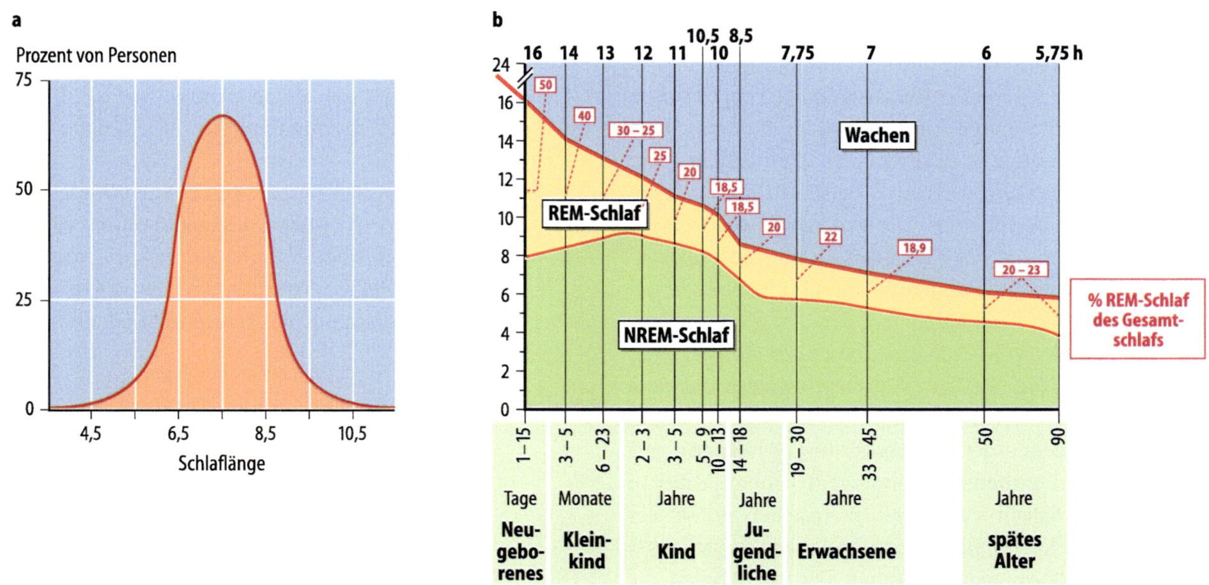

Aus Roffwarg HP, Muzio JN, Dement WC (1966). Mit freundlicher Genehmigung von Science.

■ **Abb. 22.15a, b. Schlafzeiten. a** Durchschnittliche Schlafdauer: Zwei Drittel der Bevölkerung schlafen zwischen 6,25 und 8,75 h/Nacht. **b** Wach- und Schlafzeiten und der Anteil von *NREM*- und *REM*-Schlaf im Verlauf des menschlichen Lebens. Neben dem Rückgang der Gesamtschlafzeit ist u. a. die starke Abnahme der REM-Schlafdauer nach den ersten Lebensmonaten bemerkenswert

Bei Säugern ist der REM-Schlaf-Anteil vor und kurz nach der Geburt, also im noch unterentwickelten ZNS mit geringerem sensorischen Input, maximal. REM-Schlaf beginnt 30 Wochen nach der Zeugung und ist mit 40 Wochen maximal. Das Neugeborene verbringt 50–70% der Lebenszeit im REM-Schlaf, nach dem 6. Lebensmonat sinkt der REM-Anteil langsam ab. Der REM-Schlafanteil zeigt somit eine deutliche Korrelation mit der **Reifung des ZNS**, besonders der sensorischen Systeme. Die Reifung des ZNS bedarf im Fötus und Kleinstkind eines ständigen internen »Bombardements« an sensorischen Reizen, die von den REM-Strukturen im Stammhirn zum Vorderhirn gelangen. Diese interne Reizung während REM kompensiert den Mangel an strukturiertem Reizeinstrom aus den noch unterentwickelten sensorischen Systemen und sorgt so für die Bildung synaptischer Verbindungen. In diesem Sinne könnte REM auch ein **Relikt aus der Frühphase unserer ontogenetischen Entwicklung** sein, das später kaum mehr benötigt wird.

Σ Tiefschlaf und Schlafdauer nehmen mit dem Lebensalter (ca. ab 30) ab; REM ist vor und nach der Geburt maximal und könnte mit der Reifung des ZNS zusammenhängen. Die Zwischenstadien des Schlafes nehmen im Alter zu.

22.5 Neurobiologie der Schlafstadien

22.5.1 Subkortikale Steuerung der Schlafstadien

Cholinerg-aminerge Interaktion

◘ Abb. 22.16 zeigt eine Zusammenfassung der bisherigen Befunde zur Stammhirnsteuerung der beiden Schlaftypen, die allerdings nicht in allen Details als gesichert angesehen werden kann. Im Wachzustand sind noradrenerge und serotonerge Systeme (Nucl. coeruleus und Nucl. raphe) aktiv, während der cholinerge Einfluss gedämpft, wenn auch nicht völlig gehemmt ist. Während des REM-Schlafes sind die beiden aminergen Systeme völlig gehemmt und **cholinerge Systeme dominieren**. Der aktuelle Bewusstseinszustand ist ein Resultat des Verhältnisses der Aktivität zwischen cholinergen und aminergen (Serotonin, Noradrenalin) Systemen im Hirnstamm.

Während des REM-Schlafes kommt der visuelle Input nicht mehr aus der Retina (Wachen), sondern aus dem Hirnstamm (in Form von PGO), was mit **Abnahme der Aktivität noradrenerger und serotonerger Neurone** verbunden ist. Dies **enthemmt** cholinerge Neurone, die nun in ungeordneten Salven feuern und im visuellen System des Thalamus und Kortex einige der subjektiven Vorstellungsbilder der Träume erzeugen könnten. Die **PGO-Wellen**, die mit den raschen Augenbewegungen korrelieren, könnten an der häufigen Reorientierung und den abrupten Szenenwechseln des Traumes beteiligt sein.

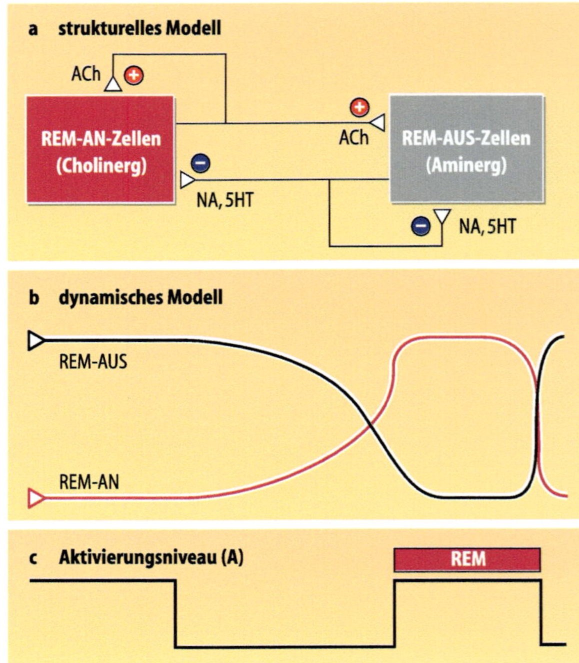

Nach Hobson A, Stickgold R (1995). Mit freundlicher Genehmigung der MIT Press.

◘ **Abb. 22.16a–c. Aminerg-cholinerge Interaktion.** Physiologische Mechanismen, die das Aktivierungsniveau beeinflussen. **a** *Struktur der reziproken Interaktion*: REM-an-Zellen der pontinen retikulären Formation werden cholinerg aktiviert oder/und sind cholinerg-exzitatorisch (ACh+) an ihren Synapsen. Pontine REM-aus-Zellen sind noradrenerg (NE) oder serotonerg (5HT) und inhibitorisch (–) an ihren Synapsen. **b** *Dynamisches Modell*: Während Wachen ist das pontine aminerge System tonisch aktiv und hemmt das pontine cholinerge System. Während NREM-Schlaf verschwindet die aminerge Hemmung langsam und die cholinerge Erregung steigt proportional-reziprok an. Wenn der REM-Schlaf beginnt, ist die aminerge Hemmung ausgeschaltet und die cholinerge Erregung erreicht ihr Maximum. **c** *Aktivierungsniveau*: Als Konsequenz des Zusammenspiels der neuronalen Systeme in a und b ist das Netto-Aktivierungsniveau des Gehirns bei Wachen und REM-Schlaf gleich und im NREM-Schlaf etwa halb so hoch

In ◘ Abb. 22.17 ist der Antagonismus von REM-an- und -aus-Zellen in den beiden untersten Ableitungen klar sichtbar.

Da wir in der Regel aus dem letzten Traum aufwachen, benötigen die aminergen Systeme des Hirnstammes einige Zeit, um wieder »Kontrolle« über die kortikalen Regionen und die cholinergen Zellen zu bekommen. Dies erleben wir als den oft Minuten dauernden Verwirrtheitszustand nach dem Aufwachen.

Σ Zunächst dominieren beim Einschlafen serotonerge und noradrenerge Einflüsse. REM wird danach durch starke Aktivität der cholinergen Kerne bewirkt, danach dominieren wieder die aminergen.

Drei Bewusstseinszustände

◘ Abb. 22.17 zeigt die 3 im EEG klar unterscheidbaren Bewusstseinszustände **Wachen** (links), **SWS** (Mitte) und **REM** (rechts) bei der Katze und darunter die Aktivität von Zell-

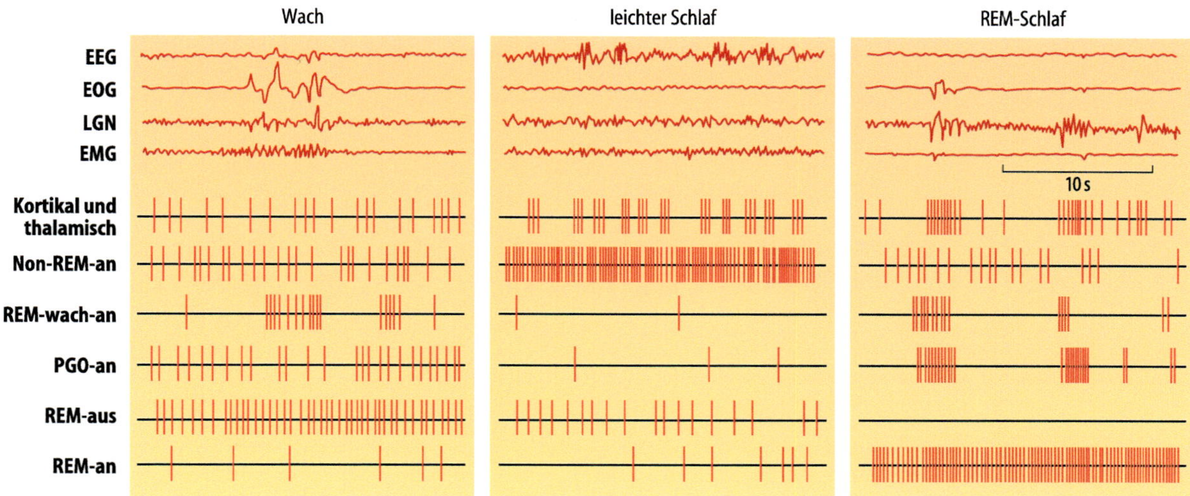

Nach Kandel E, Schwartz J, Jessel T (2000). Mit freundlicher Genehmigung von Elsevier.

Abb. 22.17. Elektrophysiologie der Schlafstadien. Wachen, leichter Langsamer-Wellen-Schlaf (»slow wave sleep«, SWS) und REM-Schlaf bei der Katze. EEG Elektroenzephalogramm vom sensomotorischen Kortex, EMG Elektromyogramm vom Nacken, EOG Augenbewegungen, LGN Elektrode im N. geniculatum laterale der Sehbahn. Bei REM sind PGO dort sichtbar. Kortikale und thalamische Zellen synchronisieren im SWS die Entladungen (Aktionspotenziale) zu Spindeln und langsamen Wellen. Non-REM-an: Non-REM-an-Zellen im vorderen Hypothalamus und einigen Regionen des basalen Vorderhirns, die auch Non-REM erzeugen. Im cholinergen basalen Vorderhirn befinden sich aber auch REM-Neurone. REM-wach-an: REM-Wach-Zellen der Retikulärformation (RF), die bei Wachen und REM aktiv sind. PGO-an Zellen in der pontinen RF, die kurz vor den LGN-Zellen feuern. REM-aus noradrenerge, adrenerge und serotonerge Zellen im Hirnstamm und histaminerge in einigen Regionen des basalen Vorderhirns. Die motorischen Zellen im Vorderhorn des Rückenmarks verhalten sich ähnlich. REM-an: cholinerge Zellen im N. reticularis pontis oralis/caudalis

gruppen in jenen subkortikalen Kernen, die in Abb. 22.18a dargestellt sind. Die **REM-aus-Zellen** sind (nor)adrenerge, serotonerge Zellen im Hirnstamm und histaminerge Zellen in Teilen des basalen Vorderhirns (▶ unten). **REM-an-Zellen** befinden sich v. a. in der Retikulärformation und hier wiederum im N. reticularis pontis oralis und caudalis, aber auch im basalen Vorderhirn und paralimbischen System.

Abb. 22.18b zeigt wieder den Hirnstamm und das Zwischenhirn der Katze von Abb. 22.18a mit den beteiligten Neuronengruppen und ihren Transmittern, einschließlich des **absteigenden Systems**, das die Muskelatonie verursacht. Am Beginn eines REM-Stadiums werden zunächst GABAerge Neurone in der Brücke (Pons) von verschiedenen anderen (z. B. SCN) zirkadianen Regionen aktiviert. Diese GABA-Aktivierung hemmt adrenerge und serotonerge Zellen (Coeruleus und Raphe) und **enthemmt** (aktiviert) die **cholinergen Zellen** der Brücke. Der **Muskeltonus** wird durch das deszendierende System gehemmt: Die cholinergen Neurone erregen glutamaterge Neurone in der Brücke, die in die Medulla projizieren. Dort erregen sie Glyzin-Neurone, die die motorischen Neurone im Rückenmark während REM blockieren und die Muskelatonie bei REM bewirken.

Das aufsteigende cholinerge System bewirkt die EEG-Desynchronisation. Die aszendierenden cholinergen Neurone projizieren auf die GABAergen Neurone (viele im Nukleus reticularis des Thalamus). Diese wiederum hemmen die hemmenden Zwischenneurone, die das rhythmische Feuern jener Zellen unterbricht, die Spindeln und langsame Wellen in den thalamokortikalen Rückmeldeschleifen erzeugen. Damit wird das EEG desynchronisiert und der Kortex erregt.

Abb. 22.19 zeigt eine Katze, bei der die atonieverursachenden Kerne und absteigende Bahnen aus den REM-an-Strukturen zerstört wurden. Das Tier zeigt alle Zeichen von REM-Schlaf, bewegt sich aber in Abhängigkeit von den vermutlich halluzinatorischen REM-Phänomenen, ohne auf äußere Reize zu reagieren.

Σ **Die cholinergen Kerngruppen in der Retikulärformation hemmen über Glyzin-Zwischenneurone die motorischen Vorderhornzellen des Rückenmarks und erzeugen so Atonie. Im Vorderhirn bewirken sie Desynchronisation.**

22.5.2 Schlafsteuerung im Zwischen- und Großhirn

Vorderhirn

Die in Kap. 21 dargestellten Studien zur Retikulärformation (RF) und zum ARAS haben gezeigt, dass
- der Schlaf-Wach-Rhythmus **ohne** Großhirn weiterbesteht;
- Deafferenzierung bei **encephale isolé** keinen Einfluss auf den Schlaf-Wach-Rhythmus hat;
- schlafsteuernde Strukturen v. a. **unter** dem Zwischenhirn vom Mittelhirn abwärts bis in die Medulla lokalisiert sind;
- trotz der dominierenden Rolle subkortikaler Strukturen üben Teile des Vorderhirns, besonders der orbitale

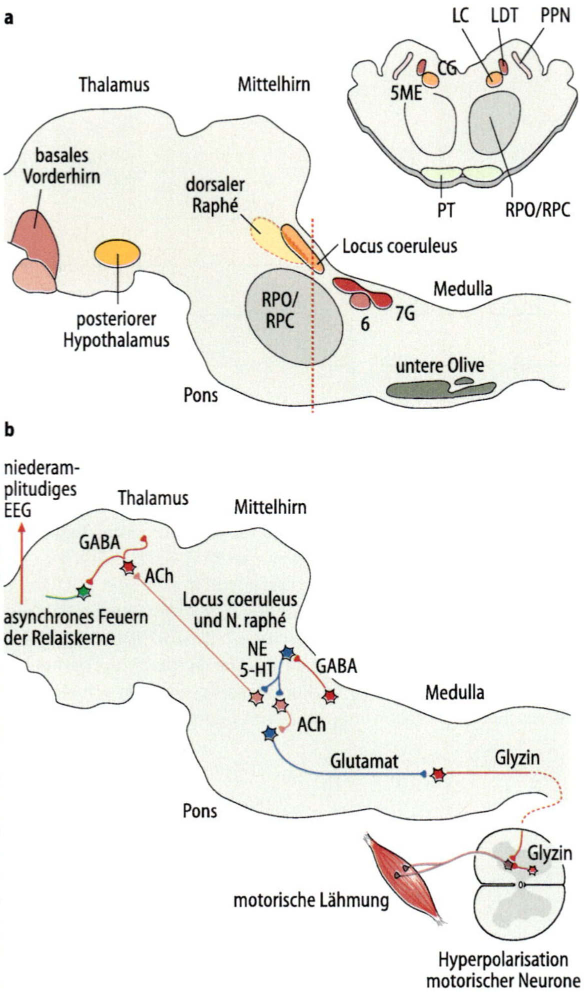

Abb. 22.18a, b. Neuronale Schlafkontrolle. a Die wichtigsten subkortikalen Kerne und das basale Vorderhirn, die Schlaf kontrollieren (Sagittalschnitt). Rechts oben ein Koronarschnitt durch die pontine Retikulärformation. Die REM-Region des N. reticularis pontis oralis/caudalis (RPO/RPC) ist grau. Läsion dieser Region eliminiert REM-Schlaf, aber nicht unbedingt Träumen. CG zentrales Grau, LC Locus coeruleus, LDT lateral-dorsaler tegmentaler Kern, PPN pedunkulopontiner Kern, PT Pyramidenbahn. 5ME Trigeminuskern. 7G 7. Hirnnerv. 6 Ursprung des 6. Hirnnerven. **b** Neuronale Verbindungen und Transmitter, die REM-Schlaf steuern (derselbe Schnitt wie **a**)

frontale Kortex, der anteriore Hypothalamus und Teile des Thalamus und des Striatums, einen **schlaffördernden** Einfluss aus; nach Entfernung aller Vorderhirnstrukturen über thalamischem Niveau sinken SWS und REM-Anteile auf 20% ihres Normalwertes ab.

Träumen ohne REM

Die subkortikalen REM-an- und REM-aus-Kerne von ◘ Abb. 22.17 können aber nicht allein für Träumen und andere subjektive Phänomene verantwortlich sein, da nach fast vollständiger pharmakologischer Unterdrückung von REM und PGO, z. B. durch **trizyklische Antidepressiva**, Träumen erhalten bleibt und auch sonst kaum Nebeneffekte, auch nach Monaten REM-PGO-Unterdrückung, auftreten.

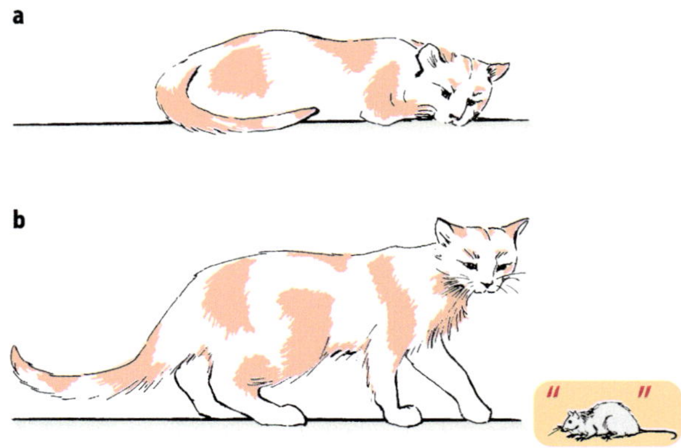

Abb. 22.19a, b. Träumen ohne Atonie. **a** Katze mit bilateralen pontinen Läsionen bei Beginn einer REM-Episode ohne Atonie, **b** dieselbe Episode etwas später, Katze voll aufgerichtet, möglicherweise eine Maus halluzinierend

Die meisten trizyklischen Antidepressiva **hemmen** die 5-HT(Serotonin)-Autorezeptoren und damit die **Wiederaufnahme von Serotonin** in die synaptische Endigung. Dadurch steigt die Verfügbarkeit von Serotonin im synaptischen Spalt (Box 4.2 in Abschn. 4.2.1). Die serotonergen REM-aus-Strukturen werden dadurch dominant und subkortikaler REM-Schlaf bleibt aus.

Einige Fälle von Läsion v. a. des rechten unteren Parietallappens (oft mit posteriorer oberer Temporalwindung) führte in Einzelfällen zu Verlust von **subjektivem Träumen** oder vielleicht nur der Traumerinnerungen, ohne dass die phasischen REM-Phänomene, also REM, PGO-ähnliche Wellen oder Atonie gestört waren. ◘ Abb. 22.20 zeigt die wichtigsten aktiven und inaktiven Hirnabschnitte bei Träumen und REM (▶ unten).

Σ Antidepressiva blockieren REM und PGO. Trotzdem bleiben Träume erhalten. Dies zeigt, dass die phasischen Kennzeichen von REM-Schlaf für Träumen nicht essenziell sind.

Bildgebung während des Schlafes

Die in Kap. 20 und 21 dargestellten bildgebenden PET- und fMRT-Untersuchungen haben unser Wissen über Hirnstrukturen, die an Träumen beteiligt sind, wesentlich erweitert und gezeigt, dass die Vorstellung subkortikaler chaotischer Impulse auf den Kortex als alleinige Traumgeneratoren zu einfach ist. ◘ Abb. 22.20 fasst die Ergebnisse aus den neurophysiologischen Untersuchungen am Tier und den bildgebenden PET-fMRT-Experimenten zusammen. Die den einzelnen Hirnregionen zugeordneten subjektiven Trauminhalte sind natürlich hypothetisch und bisher nicht bewiesen. **Desaktiviert** während Träumen und REM sind der **dorsolaterale Präfrontalkortex** und die **primäre Sehrinde** (◘ Abb. 22.14 und 22.20). Die Rolle der übrigen primären

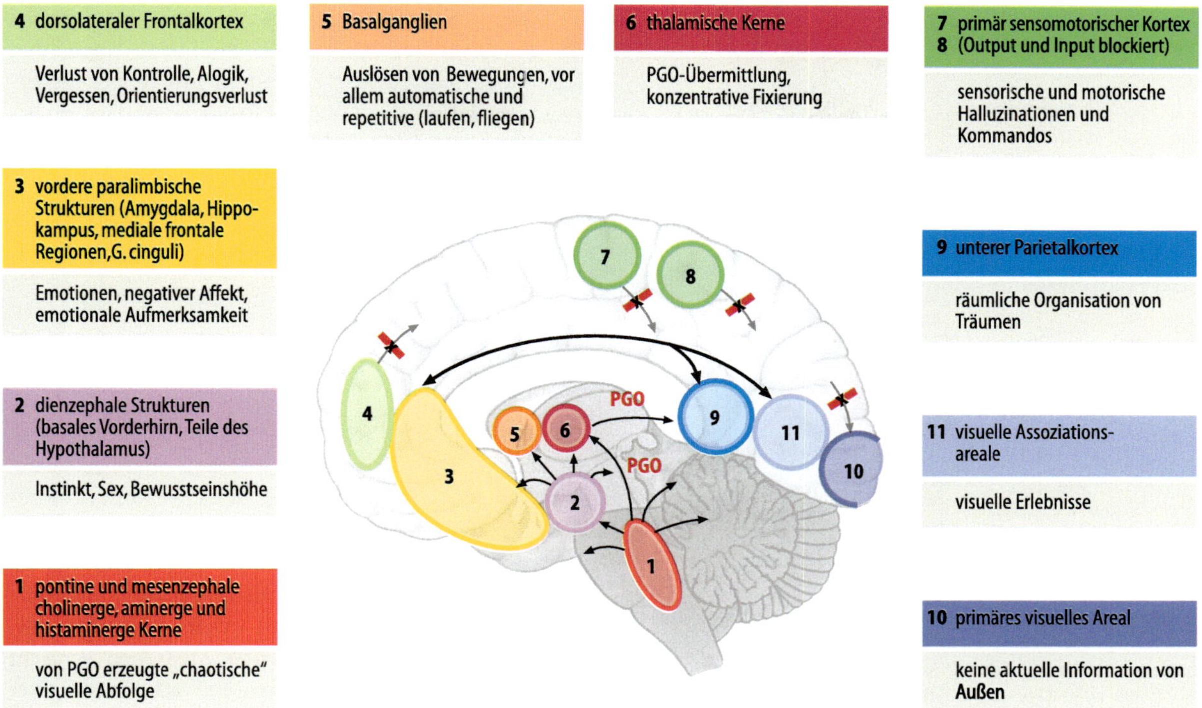

Modifiziert nach Hobson JA, Pace-Schott E, Stickgold R (2000). Mit freundlicher Genehmigung der Cambridge University Press.

Abb. 22.20. Traumregionen im Gehirn. Hypothetischer Zusammenhang zwischen Aktivierung und Hemmung (rote Querstriche) jener Hirnstrukturen, die für verschiedene Traumerlebnisse verantwortlich sind. Die unspezifischen (cholinergen) Aktivierungsstrukturen der Retikulärformation (1) und des basalen Vorderhirns (2) sind durch Pfeile symbolisiert. Die Areale 3, 11 und 9 sind durch dicke Pfeile verbunden, da sie für Traumerlebnisse besonders wichtig sind. Die primären Projektionsareale sind gehemmt oder ihre Ein- und Ausgänge blockiert

motorischen und sensorischen Projektionsareale ist noch unklar. Die heftigen sensorischen und motorischen Erlebnisse können auf Aktivierung der Assoziationsareale und der Basalganglien zurückgehen.

Σ Bildgebende Untersuchungen zeigen, dass während REM und aktiven Träumens limbische Areale und Assoziationskortizes aktiv, primäre Projektionsareale und dorsolateraler Frontalkortex inaktiv sind.

22.5.3 Non-REM-Schlaf

Homöostatische Funktionen von Schlaf

Abb. 22.21 fasst die möglichen Beziehungen zwischen REM, SWS und Wachen zusammen. Abb. 22.21a beschreibt die Möglichkeit, dass durch Anhäufung mehrerer »toxischer« Substanzen während des Tages (z. B. Adenosin), ein Teil durch Tiefschlaf, ein anderer Teil durch REM-Schlaf abgebaut wird. Abb. 22.21b symbolisiert die Möglichkeit, dass nur SWS diese toxischen Substanzen abbaut, aber selbst wieder Stoffwechselprodukte erzeugt, die durch REM-Schlaf abgebaut werden. SWS könnte zu **lange Passivität** des Gehirns bedeuten, die durch periodisches Wecken des Gehirns im REM-Schlaf verhindert werden muss. Die Atonie und die physiologischen REM-Schlaf-Eigenheiten schützen uns aber vor dem Aufwachen.

Ordnende Rolle des Hypothalamus

Abb. 22.22 gibt eine zusammenfassende Übersicht über die hauptverantwortlichen Hirnregionen für zirkadiane Schlafregelung (NREM–REM), homöostatische Schlafsteuerung und thalamokortikale Wachheits- und Aufmerksamkeitssysteme (Kap. 21). Abb. 22.22 symbolisiert die ordnende Rolle des Hypothalamus, der einerseits auf den Aktivitätszustand des thalamokortikalen Bewusstseinssystems

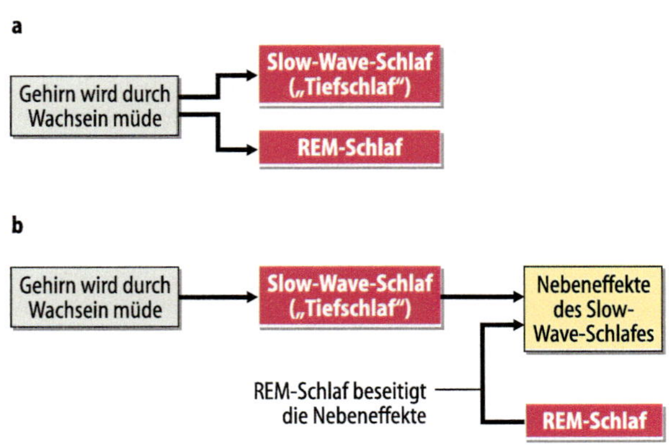

Abb. 22.21a, b. Funktionen von Schlaf. Zwei Möglichkeiten der Beziehungen zwischen Wachsein, SWS und REM-Schlaf. **a** Der Stoffwechselaufwand während Wachsein bewirkt sowohl SWS wie REM-Schlaf. **b** Wachsein benötigt SWS, dessen Erholungsfunktionen erzeugen Nebeneffekte, die durch REM-Schlaf repariert werden müssen (▶ Text)

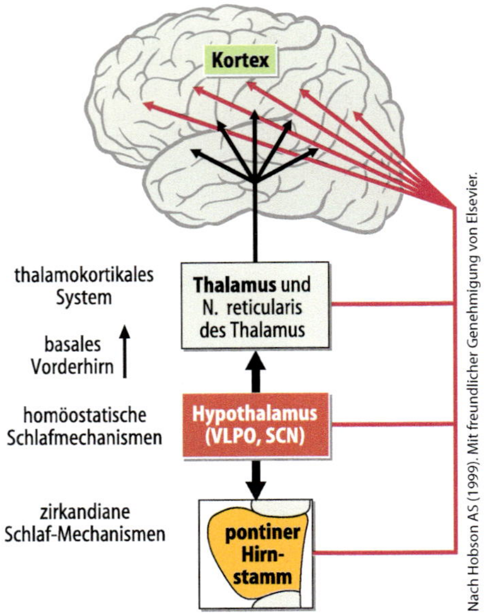

Abb. 22.22. Hypothalamus und Schlafsteuerung. Das thalamokortikale System ändert seinen Zustand als Funktion zweier subkortikaler Systeme. Homöostatische Schlafmechanismen im Hypothalamus (»slow wave sleep«, SWS) synchronisieren den NREM-REM-Zyklus in tieferen Hirnregionen des Hirnstamms und die darüber liegenden Aufmerksamkeits- und Wachsysteme. *VLPO* ventrolaterale präoptische Region, *SCN* N. suprachiasmaticus

Einfluss nimmt und andererseits diese mit den adrenerg-cholinergen Zentren von REM und NREM synchronisiert. Jedes einzelne der 3 Systeme kann auf den **Erregungszustand des Kortex** Einfluss nehmen (rechte Pfeile), die hypothalamischen Strukturen sorgen aber dafür, dass nicht **unvereinbare Zustände** (Tiefschlaf und Wachen z. B.) gleichzeitig auftreten.

Σ Hypothalamische Kerne im anterioren und lateralen Hypothalamus synchronisieren sowohl homöostatische wie zirkadiane Schlaf- und Wachzentren im Thalamus und Hirnstamm.

SWS-Strukturen

Drei Regionen konnten mit Sicherheit als SWS-produzierend interpretiert werden: Teile des **basalen Vorderhirns, die laterale präoptische Region des Hypothalamus und der Nucleus tractus solitarius**, letzterer hemmt die aktivierende Retikulärformation (RF; Kap. 21). Der Nucl. tractus solitarius erhält Fasern aus dem Vagus und hat einen synchronisierenden Einfluss auf das kortikale EEG: Barorezeptoren-Aktivität bei Blutdruckanstieg (Vagusafferenzen) und Druckerhöhungen aus Magen (Müdigkeit nach Essen) und Lunge (tiefer Atemzug entspannt) senken das kortikale Aktivierungsniveau (Kap. 10). Der posteriore Hypothalamus scheint für die (cholinerge) tonische Aktivität der RF bei Wachen mitverantwortlich zu sein. Seine Zerstörung führt zu SWS, was schon von Economo (Kap. 21) bei Encephalitis-lethargica-Patienten festgestellt wurde.

Einige **Subregionen des basalen Vorderhirns** (Abb. 22.18) sind nicht in die cholinerge Wach- und REM-Steuerung involviert, sondern führen bei niederfrequenter Reizung zu SWS. Die Regionen sind rostral des Hypothalamus gelegen und synchronisieren wie beim natürlichen Einschlafen die thalamokortikalen Oszillatoren.

Σ Niederfrequente elektrische Reizung von Teilen des basalen Vorderhirns, des lateralen präoptischen Hypothalamus und des Nucleus tractus solitarius führt zu SWS.

Orexin

Orexin (auch Hypokretin genannt) ist ein Neuropeptid, das in Zellen des lateralen Hypothalamus produziert wird. Die Axone dieser Zellen erreichen wie die Fasern der Retikulärformation (Kap. 21) fast alle kortikalen, subkortikalen und zerebellären Hirnregionen. Orexin wirkt stimulierend v. a. auf Hirnregionen, die mit Nahrungssuche und -aufnahme befasst sind. Die Zellen werden bei Nahrungsmangel aktiv, weshalb **hungernde** Menschen schlecht schlafen, Nahrungsdeprivation erhöht Wachsein und Orexinproduktion.

Die Orexinneurone wirken stimulierend auf die adrenergen Neurone des Hirnstamms und blockieren damit (über den auf Abb. 22.16, 22.17 und 22.18 beschriebenen Hemmmechanismus) REM-Schlaf und Atonie, wodurch Nahrungssuche erst möglich wird. Mangel an Orexin enthemmt die cholinergen REM-Strukturen und führt zu Narkolepsie (Abschn. 22.7.2), gleichzeitig werden adrenerge Neurone des N. coerulens (Abb. 5.22) bei Orexinmangel hypoaktiv, was zu Konzentrationsverlust und Tagesmüdigkeit führt.

Σ Das Neuropeptid Orexin (Hypotretin) des lateralen Hypothalamus fördert Wachheit und Nahrungssuche. Sein Mangel führt zu Narkolepsie mit REM-Enthemmung.

Adenosin

Wie wir in Abschn. 2.1.3 besprochen haben, ist Adenosintriphosphat (ATP) der wichtigste Energielieferant für den zellulären Stoffwechsel. Im ZNS fungiert Adenosin, das aus ATP gespalten wird, als Neuromodulator v. a. der cholinergen Neurone des basalen Vorderhirns, auf die es eine hemmende Wirkung hat. Es steigt während des Tages, in Abb. 22.23 (Abschn. 22.6.4) als Prozess S bezeichnet, kontinuierlich im Extrazellulärraum an. Bei Schlafdeprivation, v. a. SWS-Deprivation, steigt es weiter. Während SWS sinkt es ab. Müdigkeit hängt mit dem Anstieg von Adenosin eng zusammen (Box 22.3).

Bei Katzen löst Adenosin, in die aktivierenden Regionen von Stamm- und Zwischenhirn injiziert, Schlaf aus. Damit könnte Adenosin die lange gesuchte neurochemische Grundlage des homöostatischen SWS sein.

Box 22.3. Kaffee und Adenosin

Die Überwindung von Müdigkeit mit Kaffee oder Coca Cola ist die häufigste »psychopharmakologische« Selbstbehandlung. Koffein blockiert die Adenosinrezeptoren und dies beseitigt die Müdigkeit. Die Adenosinrezeptoren, die für Schlaf wichtig sind, liegen im hemmenden Anteil des cholinergen basalen Vorderhirns und den retikulären cholinergen Zellen. Während des Wachens akkumuliert Adenosin dort, da ATP mit Energieverbrauch Phosphat verliert und zu Adenosin wird.

Σ Adenosin stellt eine neurochemische Grundlage der homöostatischen Funktion von SWS dar. Es akkumuliert während des Tages und wird während SWS abgebaut.

22.6 Psychophysiologie der Schlafstadien

22.6.1 Funktion der Schlafstadien

Schlafdeprivation

Als biologische Funktion des Schlafens – unabhängig vom jeweiligen Schlafstadium – werden primär 4 Funktionen genannt:

- Energieerhaltung,
- Vermeiden, als Beute zu »dienen«,
- Erholung von Körperfunktionen,
- Gedächtniskonsolidierung und Kreativität.

Die Ergebnisse der Schlafentzugsexperimente sind schwer zu interpretieren, da häufig ungeklärt ist, welche der vielen tonischen und/oder phasischen Anteile der Schlafstadien depriviert wurden: Eine **selektive** Deprivation von SWS-Schlaf ist beim Menschen unmöglich; ein Raum (REM) kann nicht betreten werden, ohne vorerst durch die Tür (SWS) zu gehen. Bei SWS-Behinderung wird stets auch REM depriviert. Bei längerer Deprivation ist das »Durchsickern« (»leakage«) von Mikroschlafepisoden, v. a. der phasischen Anteile, nicht zu verhindern. Auch eine vollständige und spezifische pharmakologische Deprivation der Schlafanteile ist so lange nicht möglich, bis die physiologischen und neurochemischen Schlafmechanismen bekannt sind.

Schlafentzug im Tierversuch führt nach wenigen Tagen zu **immunologischen Störungen** mit Infektionen, die mit zunehmendem Versagen einzelner Organsysteme (Haut, Niere, Lunge, Herz) einhergehen und schließlich zum Tode des Tieres führen.

Σ Selektive nicht-pharmakolosiche Schlafdeprivation von SWS ohne die Behinderung der REM-Phasen ist nicht möglich, da REM stets von SWS eingeleitet wird. Eine selektive Deprivation von REM ist aber möglich, wenn man nach einer ersten SWS-Phase beim ersten Anzeichen von REM weckt.

Schlafdeprivation beim Menschen

Der längste bisher gut dokumentierte quasi-experimentelle **totale Schlafentzug** beim Menschen (REM + alle anderen Stadien) betrug 11 Tage (264 h): Ab der 3. Nacht kann ohne fremde Hilfe nicht mehr Wachheit erhalten werden, besonders zwischen 3 und 5 Uhr morgens. REM- und SWS-Episoden greifen zunehmend auf den Tag über, Illusionen und Halluzinationen im optischen und akustischen System nehmen zu, ab 4 Tagen werden gelegentlich Wahnideen paranoiden Inhalts berichtet. In den Erholungsnächten wird **vorerst** SWS und erst sekundär REM-Schlaf nachgeholt: Nach 200 h Wachzeit erhöht sich der SWS-Anteil in den ersten 9 h Erholungsschlaf um 50% einer normalen Nacht.

Personen mit einem Gendefekt für das Prion-Protein entwickeln als Erwachsene die sog. **fatale familiäre Insomnie**, die innerhalb von 7–24 Monaten zum Tode führt. Manchmal mutiert das Gen spontan, was ebenfalls zu Atrophie des Thalamus und Bewusstlosigkeit und Tod führt.

Σ Totaler Schlafentzug beim Menschen führt in den Erholungsnächten vorerst zu Nachholen von SWS. Völlige Schlaflosigkeit über Wochen führt zum Tode.

REM-Schlaf-Entzug

REM-Rebound (Überschießen) ist bei selektivem REM-Schlafentzug die Regel, insgesamt wird in den Erholungsnächten aber nur ein kleiner Teil des versäumten SWS und REM-Schlaf nachgeholt (1/4–1/3 des »Kernschlafs«). Depriviert man im Tierversuch selektiv die phasischen REM-Anteile (PGO, REM), so werden diese in den Erholungsnächten bis zu 100% nachgeholt. Für die phasischen REM-Anteile besteht somit ein sehr viel stärkeres »biologisches Bedürfnis« als für die tonischen. Andererseits unterdrücken **Antidepressiva** die phasischen REM-Anteile ohne besondere Folgen.

Barbiturate und Benzodiazepine, die SWS und/oder REM-Schlaf beeinträchtigen, führen in den drogenfreien Nächten zu Rebound und deshalb meist zu neuerlicher Einnahme (Sucht). Nach Schlafmitteleinnahme steigt die Dauer der Zwischenstadien 2–3 an. Wenn man die Pharmaka absetzt, so wird der unterdrückte REM-Schlaf meist nachgeholt oder die Person bleibt völlig wach (Rebound). Sowohl exzessiver REM-Schlaf wie auch Wachen werden als sehr unangenehm erlebt und meist das Schlafmittel daraufhin wieder eingenommen, was den Schlaf erneut verschlechtert usw.

Nach REM-Schlaf-Deprivation wird ein Teil des verlorenen REM-Schlafes nachgeholt. Antidepressiva unterdrücken allerdings viele REM-Kennzeichen. Schlaf- und Beruhigungsmittel führen nach Absetzen zu REM-Rebound.

Schlaf und Energieerhaltung

Stoffwechselrate und Gesamtschlafzeit, sowie Körpertemperatur während des Tages, sind hoch korreliert (◻ Abb. 22.1). Schlaf, besonders SWS, hat wahrscheinlich eine energiekonservierende Funktion, zumindest für das ZNS. Hyperthyroide Personen mit erhöhtem Energieumsatz zeigen deutlich erhöhten SWS, hypothyroide Personen weniger. Hungernde leiden unter Schlaflosigkeit, obwohl sie mit SWS vermutlich Energie sparen würden (Abschn. 22.5.3, Orexin). Nach extremer **körperlicher Anstrengung** kommt es zu kompensatorischem SWS-Anstieg und erhöhter Hirntemperatur.

Schlafzeit, besonders REM-Schlaf, ist maximal in Entwicklungsperioden, in denen besonders viel **Glukose** gespeichert werden muss und gleichzeitig beschleunigte Proteinsynthese für einige Proteine und Zellsysteme feststellbar ist (das Orexinsystem des lateralen Hypothalamus).

REM-Schlaf und Nahrungsaufnahme

REM-Schlaf weist eine enge Beziehung zur Nahrungsaufnahme bei verschiedenen Spezies, einschließlich Mensch, auf: Übergewicht geht mit erhöhtem REM-Anteil einher, Patienten mit Magersucht (Anorexie) erhöhen REM-Schlaf, wenn sie ihr Gewicht normalisieren, also das Körpergewicht wieder steigt. Diese Veränderungen hängen mit dem in Abschn. 22.5.2 beschriebenen Orexinsystem zusammen. Das Orexinsystem des lateralen Hypothalamus erhöht seine Aktivität nach Wachheit und bei Hunger. Knock-out-Mäuse ohne das Orexingen sind hypophagisch und entwickeln Katalepsie, also Eindringen von REM-Schlaf in die Tageszeit (Abschn. 22.7).

SWS hat energiekonservierende und immunsystemstärkende Wirkung. REM könnte mit der Aufrechterhaltung der Proteinbiosynthese und Nahrungsregulation zusammenhängen.

22.6.2 Bewusstes Erleben während der Schlafstadien

Weckschwellen

Die Weckschwelle ist während der **phasischen** REM-Perioden deutlich gegenüber den übrigen tonischen REM-Kennzeichen (z. B. der EEG-Desynchronisation) und SWS erhöht. Mit den phasischen REM und Myokloni werden die spinalen Umschaltstationen gehemmt, während in den spezifischen Thalamuskernen und an einigen Kortexregionen erhöhte neuronale Aktivität auftritt. Die phasische motorische Aktivität während REM-Schlaf geht also mit **sensorischer Hemmung an der Peripherie** und **sensorischer Aktivität im Zentrum** einher: Diese »korrolare Entladung« im ZNS (Kap. 28) scheint für die **Stabilität der Wahrnehmungsleistung** während der REM und die **Entwicklung** der sensorischen Strukturen beim heranwachsenden Lebewesen und für Lern- und Gedächtnisprozesse von Bedeutung zu sein.

Beim Menschen hängt die Weckschwelle auch von der »Bedeutung« (Assoziation mit Verstärkern) des Reizmaterials ab, die Verarbeitung selbst komplexer Reizmuster bleibt offenbar in allen Schlafstadien erhalten (z. B. Mutter, die auf schwächste Reize ihres Kindes reagiert). In den **phasischen** REM-Episoden wird auf äußere Reize am schlechtesten reagiert, während der **tonischen** REM-Indikatoren, also z. B. der EEG-Desynchronisation ohne REM, ist die Reaktionshäufigkeit und -genauigkeit deutlich besser, wenngleich immer noch schlechter als im Wachzustand. Von Stadium 1 bis 4 nimmt die Reaktionsfähigkeit zunehmend ab. Nach Schlafdeprivation vereinheitlicht sich das Bild insofern, als die Weckschwelle eine lineare Funktion der Schlafdauer wird; sie nimmt bis zur 6. Stunde zu (weniger Reagibilität), um dann bis zum Erwachen wieder zu sinken (erhöhte Reagibilität).

Die Weckschwellen sind während der phasischen REM und PGO erhöht. Innerhalb einer Nacht nimmt die Weckschwelle bis zur 6. Stunde zu. Reduzierter Kontakt zur Außenwelt geht im REM-Schlaf mit erhöhter sensorischer, mentaler und vegetativer Aktivität einher.

Träume während REM und Non-REM

Die Beobachtung Aserinskys und Kleitmans, dass Probanden nach Wecken aus REM-Phasen in 80–90% der Fälle Träume berichten, jedoch nach NREM-Schlaf nicht, blieb nur wenige Jahre unwidersprochen, weil sich zeigte, dass systematische Weckungen aus NREM-Phasen ebenfalls zu Traumerinnerungen führten.

Stets handelt es sich ja in diesen Experimenten nicht um die objektive Feststellung von »Träumen«, sondern um **Traumberichte** von Probanden. Berichtet ein Proband nach dem Wecken aus einer REM-Phase detaillierte Trauminhalte im Gegensatz zu NREM-Weckungen, so schließen wir auf einen Zusammenhang, obwohl Unterschiede nur darauf zurückgehen können, dass man sich an das Erleben aus aktiven Schlafphasen besser erinnern kann.

Es ist dabei offensichtlich, dass die Klassifikation eines berichteten Inhaltes als Traum von einer Vielzahl unzuverlässiger Messdaten abhängt. Alle Untersuchungen stimmen aber darin überein, dass die Traumberichte nach REM-Schlaf meist deutlich länger, lebendiger, visueller und emotionaler sind als in Zeiten okularer Ruhe und während SWS.

Aber auch in etwa 70% von NREM-Weckungen werden Träume berichtet. Ihr Inhalt ist häufiger fragmentarisch, gedankenartig, realitätsbezogen und das Ich ist weniger involviert.

Nach REM-Weckungen treten die gedanklichen, abstrakten Ausarbeitungen in den Hintergrund gegenüber den sensorischen Qualitäten, der berichtete Trauminhalt ist »sensorischer« (Bilder, Körperempfindungen, Töne) und zieht den Schläfer eher in seinen Bann. Geschulte Beobachter können mit 90%iger Sicherheit aus dem berichteten Trauminhalt angeben, aus welchem Stadium der Traum stammt.

Σ Traumberichte sind in allen Schlafphasen erzielt worden, nach REM-Phasen enthalten sie mehr sensorische Inhalte, nach NREM sind sie abstrakter.

Trauminhalte innerhalb einer Nacht

Zwischen **erster und zweiter Nachthälfte** bestehen erhebliche Unterschiede in den REM-Trauminhalten: Während die frühen Träume mehr realitätsbezogen sind und **Ereignisse des vergangenen Tages** zum Inhalt haben, sind die Träume der zweiten Nachthälfte ungewöhnlicher, irreal und weniger auf Tageserleben bezogen, sie werden zunehmend bizarr und emotional intensiver.

Wenn man aber die Angaben der Versuchspersonen einer **Längenkorrektur** unterzieht, verblassen die Unterschiede zwischen REM und NREM. Da die späteren Träume einer Nacht mehr Inhalte aufgrund ihrer Länge enthalten, werden typische Angaben über Traumqualitäten (lebendig, emotional) häufiger.

Da besonders die späten Träume innerhalb einer Nacht spontan erinnert werden, erscheint uns das Traumerleben so irreal. Alle Träume enthalten dagegen durchaus sinnvolles und kohärentes Material, wenngleich in einigen Untersuchungen solche Inhalte v. a. in der ersten Nachthälfte gefunden wurden. Dies kann aber auch mit der Länge der Berichte korrelieren, die später zunehmen. Allerdings treten auch unmittelbar nach dem Einschlafen traumartige Erlebnisse ohne REM-Schlaf-Kennzeichen auf.

Σ Die Trauminhalte werden mit der Dauer der Nacht zunehmend vitaler und aktiver, was aber auch daran liegen kann, dass sie länger werden und daher insgesamt mehr Inhalte berichtet werden.

Luzides Träumen

Manche Personen sind in der Lage, zu träumen und gleichzeitig explizit bewusst zu wissen, dass sie träumen. Sehr oft können diese Personen auch die Trauminhalte bewusst beeinflussen, ohne davon aufzuwachen. Luzides (= »durchsichtig«) Träumen kann gelernt werden und tritt nur während REM-Phasen, v. a. während der phasischen Aktivierungen (PGO, REM) auf und ist nicht mit kurzem Erwachen verbunden. Therapeutisch kann es bei Albträumen und bei wiederkehrenden traumatischen Träumen der posttraumatischen Belastungsstörung geübt werden und »neutralisiert« häufig die albtraumhafte Qualität der Träume.

Σ Luzides Träumen kann gelernt werden und erlaubt, sich selbst beim Träumen zu beobachten.

22.6.3 Schlaf und Gedächtnis

Methodische Probleme

REM-Schlaf stellt einen tonischen Zustand dar, in dem ideale Bedingungen für das Speichern von (phasischen) Inhalten bestehen: Abgeschirmt von externer Reizzufuhr – durch absteigende afferente Inhibition – besteht im ZNS ein Zustand erhöhter Aktivierung, der ungestörtes »Verarbeiten« ohne sensomotorische Interferenzen erlaubt.

Beim Menschen liegt die Schwierigkeit eines Nachweises des Zusammenhangs zwischen Gedächtnis und REM-Schlaf in der Unmöglichkeit **völliger** Deprivation v. a. der **phasischen** Anteile. Es müsste nach REM-Deprivation (oder Deprivation anderer Stadien) eine Merkfähigkeitsstörung auftreten. Aber auch im Tierversuch fällt der Nachweis schwer, da keine adäquate Kontrollbedingung für selektive phasische und/oder tonische REM-Schlaf-Deprivation zur Verfügung steht und man stets auch den Ablauf der zirkadianen Periodik stört. Deshalb ist die Evidenz für einen Zusammenhang zwischen REM-Schlaf und Gedächtnis vorerst nur korrelativ.

Konsolidierung von Gedächtnismaterial

Schlaf erleichtert die **Konsolidierung** jeder Art von Gedächtnismaterial und **erhöht Kreativität** und **Problemlöseleistung** im Vergleich zu einer gleich langen Wachperiode. In der Regel sind mindestens 6 h Schlaf notwendig, um deutliche Effekte zu erzielen. Dass im Schlaf – und zwar in beiden Schlaftypen REM und Non-REM – Gedächtnisprozesse ablaufen, zeigt sich an der Tatsache, dass während des Schlafes dieselben Hirnareale aktiv sind und dieselben Oszillationen am selben Ort wieder auftreten **(»replay«)**, wo sie tagsüber bei Darbietung der Aufgabe auftraten, besonders im Hippokampus und Neokortex.

Dabei scheint in den Non-REM- und SWS-Phasen mehr der Hippokampus den Kortex zu beeinflussen und mit den hohen Depolarisationen in der negativ polarisierten Phase einer langsamen synchronen Entladung einer δ-Welle **Langzeitpotenzierung** (LTP, Kap. 25) im Kortex und damit Einspeichern v. a. von **deklarativen Inhalten** zu erleichtern. Die eingespeicherten Inhalte sind dabei als schnelle Gamma-Oszillationen repräsentiert, die diese negativen Depolarisationsphasen der Spindeln und langsamen Wellen überlagern. Im REM-Schlaf dagegen scheinen eher **neue,** kreative assoziative Verbindungen im Neokortex geformt und von dort der Hippokampus aktiviert und die neuen Verbindungen konsolidiert zu werden. Dafür spricht auch, dass die Dichte der PGO-Wellen mit dem Lernfortschritt korreliert.

Schlaf von mehr als 6 h verbessert die Gedächtnisleistung und die Kreativität. In allen Schlafphasen treten hohe Depolarisationen und LTP auf, die Konsolidierung begleiten.

REM-Schlaf und Proteinsynthese

Für die REM-Gedächtnisbeziehung sprechen auch Untersuchungen zur **RNA- und DNA-Synthese** während des Schlafes. Dabei wurde der RNA-Gehalt innerhalb der Nerven- und Gliazellen in verschiedenen Hirnregionen und die Synthese von RNA und DNA nach Injektion radioaktiver Vorläufer bei REM-Schlafdeprivation untersucht. Obwohl die Ergebnisse für Zellen aus verschiedenen Strukturen und Zeitverläufen nach Entnahme des Zellmaterials uneinheitlich sind, tritt nach eintägiger REM-Schlafdeprivation sowohl bei der Katze als auch bei der Ratte eine deutliche Abnahme der RNA-Synthese auf, während nach totaler Schlafdeprivation ein Anstieg auftritt.

Dabei scheint eher die RNA aus dem Zellkern durch Schlaf erhöht, weniger ribosomale RNA; RNA aus dem Zellkern ist eher für die Akkumulation **neuer** Proteinketten (und Gedächtnismaterial) verantwortlich. Ratten nach einer Lernaufgabe zeigen erhöhte DNA-Konzentration; Ratten mit längeren REM-Episoden weisen ebenfalls erhöhte DNA im Hirn, nicht in der Leber auf. Da REM besonders in der frühen Entwicklung dominiert, sollte man hier einen besonders destruktiven Effekt der Deprivation und Hemmung der Proteinsynthese finden. Dies ist auch der Fall: DNA-Synthese in der Entwicklung wird durch REM-Deprivation reduziert, Schlafentzug im Säuglings- und Kindesalter wirkt besonders destruktiv auf kognitive Funktionen, Körper- und Gehirnwachstum.

Die Proteinsynthese im Zellkern und Aufbau neuer Proteinketten ist im REM-Schlaf erhöht. REM-Schlaf verbessert die synaptische Plastizität und erleichtert Konsolidierung von implizitem Gedächtnismaterial.

Lernen im Schlaf

Die Darbietung von Lernmaterial während des Schlafes führt nur dann zu Behalten, wenn während und nach der Darbietung zumindest Alpha-Aktivität, d. h. Wachen auftritt. Zwar wird während NREM-Schlaf und in reduziertem Ausmaß auch während REM-Schlaf Information aufgenommen und verarbeitet, was man am kognitiven »Einbau« von Außenreizen ablesen kann (die Katze am Bauch wird zu einem Traum über Sättigung).

22.6.4 Schlaf- und Traumtheorien

Psychoanalyse

Freud unterschied einen **manifesten** (erinnerten) Trauminhalt vom **latenten** Traumgedanken. Ersterer geht aus dem letzteren über Traumarbeit hervor. Der Traumgedanke (stets ein unbewusster Wunsch) wird auf seinem Weg vom Es (dessen Inhalte unbewusst sind) von der Traumzensur des Ichs (vorbewusst) entstellt. Die Traumbildung selbst wird erst durch die Tatsache des Schlafzustandes (Immobilität) ermöglicht, der nach Freud die »**endopsychische Zensur** herabsetzt«. Die Willkürmotorik sieht Freud als Ichfunktion an. Zwischen Eingangsseite (**W** Wahrnehmung) und Ausgang (Motorik) befinden sich »Erinnerungsspuren« **(Er)** vergangener Wahrnehmungen. Die einzelnen Erinnerungssysteme sind unterschiedlich stabil und durch gegenseitige Assoziationen verbunden. Vor dem Ausgang des Systems steht das Vorbewusste (Vbw), das »den Schlüssel zur willkürlichen Motilität innehat«. Davor steht noch das Unbewusste, aus dem Inhalte bei ihrem Durchgang durch das Vorbewusste Veränderungen (Zensur) erfahren.

In der Nacht kommt es durch relative Inaktivität des Ich zu einem Absinken der Zensur. Normalerweise (im Wachen) nimmt die ankommende Erregung den Weg vom Wahrnehmungssystem zur Motorik, im Traum pflanzen sich die Er nicht zum motorischen Ende des Apparates fort, sondern zum sensiblen, d.h. in das Wahrnehmungssystem; dies bedingt den halluzinatorischen Charakter von Träumen. Die Regression der Er, ihre »halluzinatorische Belebung«, wird durch die Ausschaltung externen Reizzuflusses und der Motorik und die dadurch erhöhte assoziative Beweglichkeit erzielt. »Das Gefüge der Traumgedanken wird bei der Regression in sein Rohmaterial aufgelöst«.

Im Traum ist nach Freud die Ich- und Über-Ich-Zensur herabgesetzt. Die Erinnerungen werden nicht in Motorik umgesetzt, sondern werden in die sensorischen Systeme zurückgeleitet.

Hüter des Schlafes

Der Traum ist keineswegs als Hüter des Schlafes zu interpretieren, wie die Psychoanalyse behauptet, da wir aus Träumen häufiger erwachen als aus »tiefen« SWS-Episoden. Dies gilt natürlich besonders für jene Träume, die gegen Morgen auftreten.

Freuds **Wunscherfüllungstheorie** erwies sich als nicht zutreffend, ebenso seine Spekulationen über die **symbolische Bedeutung** von Träumen. REM-Deprivation führte zu keinerlei Erhöhung der Antriebsbereitschaft für sexuelle oder andere Triebregungen. Wünsche sind als Trauminhalte äußerst selten, in der Regel dominieren **Ereignisse des vergangenen Tages**. Trotz dieser Situation stellt die Traumdeutung nach wie vor eine wichtige Stütze der **psychoanalytischen Behandlung** dar, die sich, wie auch die übrigen Leitsätze dieses gedanklichen Spekulationsgebäudes, nicht mit den Ergebnissen neurobiologischer Forschung in Einklang bringen lassen. Die nun schon über ein Jahrhundert dauernde Ignoranz der psychoanalytischen »Schulen« gegenüber den Ergebnissen der experimentellen Psychologie und Physiologie steht in der Geschichte der Humanwissenschaften beispiellos da.

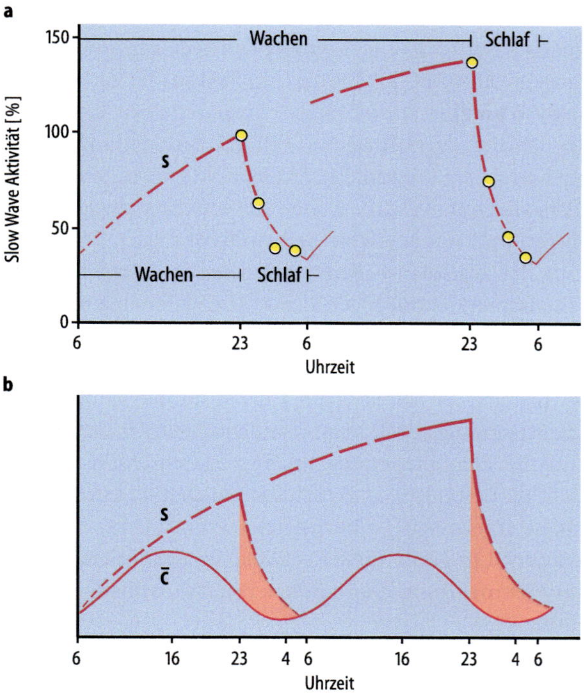

Abb. 22.23a, b. Zwei-Prozess-Theorie der Schlafregulation. **a** Ausmaß an SWS (Verbindungslinie zwischen den Punkten) in erster Ausgangsnacht und nach einer Nacht Schlafdeprivation (Verbindung zwischen Punkten *rechts*). Der theoretisch postulierte exponentielle Anstieg von SWS-Druck (S) während des Wachens ist durch die schräg ansteigende Linie symbolisiert. **b** Reziprokwert des zirkadianen REM-Drucks C und Verlauf des SWS-Drucks in erster Nacht und nach Schlafdeprivation. Die *rote* Fläche (Differenz SWS-REM) gibt die »Schlaftiefe« im Verlauf einer Nacht wieder (Erläuterung ► Text)

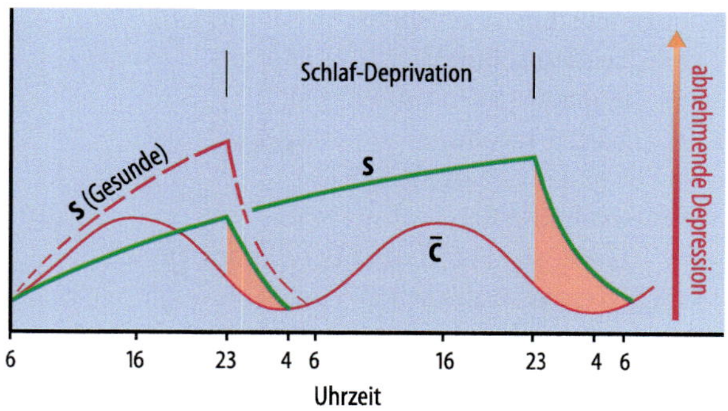

Abb. 22.24. Schlaf und Depression. *Prozess S* (Tiefschlaf, Abb. 22.23) bei einer gesunden Person (*strichlierte Kurve*) und bei einem depressiven Patienten (*ausgezogene grüne Kurve*). Die Schlafperioden des Patienten sind durch die *rote* Fläche symbolisiert. Wegen des SWS-System-(S)-Defektes sind Schlafdruck und SWS reduziert und die Schlafperioden verkürzt. Die S-Defizienz führt zu »Enthemmung« des REM-Prozesses im ersten Teil der Nacht (verkürzte REM-Latenz). Dies ist im linken Teil der Abb. am Überschießen der C-Linie, die nach unten zunehmenden REM-Druck anzeigt, über die S-Linie symbolisiert. Durch den Abfall des S-Druckes tritt der C-Druck relativ zu S mehr in den Vordergrund des Schlafes. Schlafdeprivation (*rechter Teil* der Abb.) normalisiert die Schlafstruktur und reduziert die depressive Stimmung

Σ Die psychoanalytische Traumtheorie ist zwar populär, kann aber mit den Ergebnissen der experimentellen Schlafforschung nicht in Einklang gebracht werden.

Borbélys Zwei-Prozess-Theorie

Eine moderne Theorie der Schlaf- und Traumregulation wurde von Borbély entwickelt. Sie berücksichtigt die bisher besprochenen neurobiologischen Fakten und erlaubt Vorhersagen über pathophysiologische Veränderungen der Schlafregulation, die wir in Abschn. 22.7 besprechen.

Die Schlafentzugsexperimente zeigen, dass Theta-Delta-Schlaf eher nachgeholt wird und hoch mit den zirkadianen Schwankungen der **Müdigkeit** kovariiert (Abb. 22.23). Müdigkeit (**Tiefschlafbereitschaft**) wird primär durch die Dauer des Wachzustandes kumulativ bestimmt **(Prozess S).** Der **zirkadiane Prozess C** entspricht der REM-Schlafbereitschaft und Körpertemperatur. Die REM-Schlafbereitschaft ist am niedrigsten nachmittags und abends, die Temperatur am höchsten.

Deswegen ist C als Reziprokwert C̄ auf Abb. 22.23 eingetragen. Der Gesamt-»Schlafdruck« bestimmt sich durch den Abstand von S und C̄. Auf Abb. 22.23 sind die beiden hypothetischen Prozesse »NREM-Schlaf-Bedürfnis« (S) und die Periodik des zirkadianen Temperaturoszillators eingetragen. »REM-Schlafbedürfnis« entspricht dem reziproken Wert des Temperaturoszillators: Der REM-Druck (C) sinkt bis nachmittags und abends, um dann bis morgens anzusteigen.

Das Modell von Borbély erlaubt Vorhersagen über die Effekte von Schlafdeprivation auf Depression (► unten und Abb. 22.24) und impliziert die Existenz eines oder mehrerer kumulativ aktiver Schlafsubstanzen (»Hypnotoxine«) als Grundlage von S und sieht den zirkadianen SCN-Oszillator als neuronanatomische Basis von C. Das Modell erklärt auch, warum **Einschlafen** besser am »abfallenden Ast« der Temperaturkurve gelingt und nicht am steigenden: Wäre die Temperatur z. B. um 23 Uhr hoch (niedriger REM-Druck), wäre die Differenz zwischen S und C niedrig, die Schlaftiefe somit gering.

Σ Der SWS-Druck steigt linear mit der Müdigkeit (Wachzeit), der REM-Druck folgt der zirkadianen Periodik und ist mit dem Temperaturabfall korreliert. Bei der Depression ist der SWS-Druck reduziert.

22.7 Schlafstörungen

22.7.1 Ein- und Durchschlafstörungen

Übersicht: Schlafstörungen

Die wichtigsten Schlafstörungen, bei denen Schlafstörungen nicht **sekundär** die Folge einer organischen, häufig neurologischen, Erkrankung darstellen, sind:

- **Insomnie (Ein- und Durchschlafstörungen)**
  - Pseudoinsomnie
  - Idiopathische Insomnie
  - Drogen-Insomnie
  - Stimulanzienmissbrauch
  - Alkoholismus
  - Entzug von Schlaf- und Beruhigungsmitteln
  - Exzessive Müdigkeit
  - Insomnie bei Hyperaktivität u. a. Verhaltensstörungen und psychiatrischen Störungen
  - Schlafapnoe
- **Hypersomnie**
  - Narkolepsie
  - Drogen-Hypersomnie
  - Hypersomnie bei Verhaltensstörungen
  - Pickwick-Syndrom u. a. Atmungsstörungen des Schlafes
- **Schlafstadien-gebundene Störungen**
  - Schlafwandeln (Somnambulismus)
  - Enuresis nocturna (nächtliches Einnässen)
  - Albträume (Pavor nocturnus)
  - Bruxismus nocturnus (nächtliches Zähneknirschen)
  - Iactatio capitus nocturnus (nächtliches Kopfschlagen)
  - Somniloquie (Sprechen im Schlaf)
  - Ruhelose Beine (»Restless-leg«-Syndrom)
  - Schlafepilepsien
- **Störungen des Schlaf-Wach-Rhythmus**
  - Zeitzonenüberschreitung (»jetlag«)
  - Schicht- und Nachtarbeit
  - Persistierende Rhythmusstörungen (»delayed sleep phase insomnia«)

Pseudoinsomnien

Pseudoinsomnien sind Schlafstörungen, bei denen **subjektiv** eine Störung des Ein- oder Durchschlafens berichtet wird, aber nach wiederholter **polygraphischer Registrierung** des Schlafes keine Auffälligkeiten des altersentsprechenden Schlafprofils vorliegt. Ursache ist ein fehlerhafter kognitiver Zuschreibungsprozess **(Attribution)** dessen, was »richtig« schlafen bedeutet. Dies ist häufig bei alten Menschen der Fall, die sich nicht an die zunehmende »Leichtigkeit« des Schlafes gewöhnen können. Meist liegen psychologische Störungen vor, die den gestörten Attributionsprozess verursachen, u. a. Partnerschafts- und Sexualstörungen.

Σ Pseudoinsomnien haben ein normales Schlafprofil bei polygraphischer Registrierung, die Patienten klagen aber über Schlafprobleme.

Idiopathische Insomnie

Diese Verhaltensstörung weist ein **gestörtes physiologisches Schlafprofil** und ein damit konkordantes subjektives Erleben auf: Die Personen berichten schlechten oder zu kurzen Schlaf mit häufigem Erwachen, **ohne** dass eine organische Ursache oder eine andere der oben genannten Störungen vorliegt. Meist sind die Ursachen aus der **Verhaltensanalyse** und der wiederholten polygraphischen Erfassung des Schlafes diagnostizierbar: Erhöhte Anspannung, zuviel oder zu wenig körperliche Aktivität, kognitive Störungen (Personen mit Insomnie weisen erhöhtes Nachdenken über Sorgen und wenig erlebte **Selbsteffizienz** auf), Diät, Störung der zirkadianen Regularität (Reisen, unregelmäßige Schlafzeiten), chronischer Stress, Abendaktivitäten (Fernsehen), inadäquate Schlafumgebung u. a. kennzeichnen **chronische Insomnie**.

Bei chronischer, idiopathischer Insomnie ist die Muskelanspannung (EMG) vor dem Einschlafen meist erhöht und die Hauttemperatur im Tagesdurchschnitt oft erniedrigt. Besonders bei Einschlafstörungen sind auch noch andere physiologische Parameter vor Eintritt des Schlafes aktiviert. Oft gehen diese Personen am **ansteigenden Ast ihrer Temperaturkurve** zu Bett, was mit Einschlafen **unvereinbar** ist.

Personen mit Insomnie sind ängstlicher als normale Schläfer sowie schlechter hypnotisierbar; sie unterschätzen die Schlafzeit und überschätzen die Einschlafzeit, sie neigen eher zu interner Stressbewältigung (Nachdenken, »Ärger schlucken«) als zu handlungsorientierter Bewältigung.

Je nach Ergebnis der Verhaltensanalyse und des Schlafprofils sind folgende **Behandlungsverfahren** indiziert:
- Entspannungstraining,
- EMG und/oder EEG-Biofeedback (Theta- oder SMR-Rhythmus),
- Reizkontrolle (Verhaltenstherapie durch Neuarrangement des Einschlafverhaltens),
- Kognitive Verhaltenstherapie (Neuattribution der Ursachen für Schlafstörungen).

Σ Ein- und Durchschlafstörungen sind entweder psychologisch bedingt oder Folgen organischer Erkrankungen. Nach Klärung der Ursachen in der Verhaltensanalyse und Kontrolle psychophysiologischer Hyperaktivierung ist Biofeedback oder Verhaltenstherapie als Behandlung indiziert.

Drogen-Insomnie

Die häufigste Ursache von Schlafstörungen ist der chronische **Gebrauch von Schlafmitteln** durch ärztliche Verschreibungen. Drogen-Insomnie ist die häufigste **iatrogene** (d. h. von Medizinern erzeugte) Störung der Gesundheit, v. a. bei Frauen und alten Menschen. Alle heute gebräuchlichen Schlafmittel führen zu Veränderungen des Schlafprofils: **Barbiturate** und die meisten **Benzodiazepine** reduzieren REM-Schlaf und SWS zugunsten einer Verlängerung der Zwischenstadien. Das Schlaf-EEG weist bei beiden Substanztypen erhöhte Beta-Aktivität auf. Auch **Alkohol** reduziert REM und führt zu irregulärem Schlafprofil. Nach Absetzen der Schlafmittel treten **Rebound-Phänomene** auf

(z. B. REM-Rebound mit Albträumen), die durch neuerliche Einnahme unterdrückt werden.

Drogen- und Alkoholabhängige zeigen dieselben Phänomene, häufig mit völligem Verlust einer zirkadianen Schlaf-Wach-Periodik. Ironischerweise ergibt sich auch subjektiv im Durchschnitt kein besserer Schlaf bei Personen, die über Insomnie klagen und Drogen einnehmen, verglichen mit Personen, die über Insomnie klagen und keine Schlafmittel nehmen. Auch die kurzfristige Verschreibung von Schlafmitteln bei primären Schlafstörungen (Abschn. 22.7.1) ist **kontraindiziert,** da Suchtzyklen außerordentlich schnell in Gang kommen können und keinerlei langfristige Normalisierung des Schlafes erreicht werden kann. Schon nach 3 Tagen Einnahme kommt es zu Rebound-Insomnie!

Schlafmittel, v. a. Benzodiazepine und Barbiturate, stören den Schlaf und sind bei Schlafstörungen nicht indiziert.

Schlafstörungen alter Menschen

70–100% der über 60-Jährigen klagen über Schlafstörungen, wobei besonders Frauen betroffen sind, die auch häufiger von Schlafmitteln abhängig werden (Kap. 26).

Der Verlust von Schlafstadium 3 und 4 (»Kernschlaf« der ersten 3 Stunden) ab dem 55. Lebensjahr geht mit einer Einschränkung der Immunkompetenz einher. Der zirkadiane Rhythmus flacht ab, Müdigkeit, Schlafstörungen und Tagesschlaf (Einnicken) nehmen zu. Mehr als die Hälfte aller 65-Jährigen geben Schlafstörungen an. Der relative Anteil von REM-Schlaf steigt leicht, Schlafstadium 1 und 2, deren Erholungswert gering ist, werden die dominierenden Schlafstadien. Trotz Müdigkeit sinkt die Gesamtschlafzeit.

Die meisten Schlafmittel sind nur **unzureichend an alten Menschen geprüft.** In der Regel führen die Angaben der Hersteller zu Übermedikation und gravierenden Nebenwirkungen mit anderen Pharmaka (z. B. fand man im Durchschnitt bei 100 alten Patienten 536 verschiedene eingenommene Pharmaka, davon 65% Psychopharmaka).

Für alle bekannten Schlafstörungen im Alter existieren gut geprüfte und nebenwirkungsfreie **psychologische und soziotherapeutische** Behandlungsverfahren und Hilfen, so dass die Gabe von Schlafmitteln zur Behandlung von Insomnien nicht indiziert, sondern in der Regel kontraindiziert ist.

Die Einnahme von Schlafmitteln ist eine der Hauptursachen für gestörten Schlaf, besonders bei Frauen und älteren Menschen. Schlafmittel unterdrücken v. a. REM-Schlaf und führen zu Abhängigkeit, bei Absetzen treten Schlaflosigkeit und REM-Rebound auf.

Insomnie bei Verhaltensstörungen

Bei fast allen Verhaltensstörungen treten auch Schlafstörungen und Störungen der zirkadianen und ultradianen 90-Minuten-Periodik auf: Vor allem die **affektiven Störungen** (monopolare und bipolare **Depressionen**) weisen eine ausgeprägte Irregularität auf, die – so im Fall des zirkadianen Temperaturrhythmus – oft schon **vor** Eintritt der psychophysiologischen Störungen auftritt. Die Änderungen sind äußerst heterogen. Die Amplituden vieler zirkadianer und ultradianer Rhythmen sind **erniedrigt.** Am häufigsten aber wird bei Depression eine **Verkürzung der REM-Latenz** nach dem Einschlafen berichtet, im Durchschnitt von 70 auf 40 min. ◘ Abb. 22.24 zeigt die Effekte der Schlafdeprivation auf Depressionen auf der Grundlage der Borbélyschen Zwei-Prozess-Theorie (◘ Abb. 22.23). Totaler Schlafentzug führt zu **vorübergehender** Besserung bei einigen depressiven Patienten, wobei isolierte **REM-Deprivation** auch langanhaltende Verbesserung erzielen kann.

Bei **Winterdepression** (»seasonal affective disorder«, SAD) oder anderen Störungen der zirkadianen Periodik kann **Lichttherapie** den Schlaf-Wach-Rhythmus wieder resynchronisieren. Dabei werden die Patienten über Tage oder Wochen am Morgen etwa 1 h hellem Licht von 7000–12.000 Lux ausgesetzt (◘ Abb. 22.25a und b). ◘ Abb. 22.25b zeigt den Effekt von Lichttherapie auf einen Patienten mit Alzheimer-Demenz.

Auch **Melatonin,** 3 h bis 1 h vor dem Einschlafen (0,5–5 mg) eingenommen, kann den zirkadianen Rhythmus resynchronisieren (z. B. bei Jetlag). Sowohl bei Lichttherapie wie bei Melatonin ist aber zurzeit noch unklar, warum manche Personen nicht profitieren und welche Dosis-Wirkungs-Kurven für unterschiedliche Rhythmusstörungen existieren.

Depressionen weisen Abflachen der Amplitude vieler physiologischer Rhythmen, Irregularität und Verkürzung der REM-Latenz auf. Bei Winterdepression und anderen Rhythmusstörungen wie Jetlag, Schichtarbeit und Demenzen haben sich Lichttherapie und Melatonin als wirksame und nebenwirkungsfreie Behandlungen etabliert.

22.7.2 Hypersomnien (exzessive Müdigkeit)

Narkolepsie

Die Narkolepsie ist eine chronische Schlafstörung unbekannten Ursprungs. Etwa 0,05% der Bevölkerung sind davon betroffen. Die Hauptsymptome sind eine vermehrte **Tagesschläfrigkeit und Kataplexien.** Kataplexien stellen einen plötzlich einsetzenden und nur kurz (Sekunden bis wenige Minuten) anhaltenden partiellen oder kompletten Verlust des Tonus der Halte- und Stellmuskulatur dar, der durch Emotionen, insbesondere durch Lachen und freudige Erregung, ausgelöst wird.

Kataplektiker fallen sofort nach Einschlafen in eine REM-Episode, was auch auf reduzierte Hemmung von REM-aktivierenden Strukturen bei diesen Patienten hinweist. Narkolepsie tritt mit Kataplexie auch bei Säugetieren auf und scheint dort oft unter genetischer Kontrolle zu

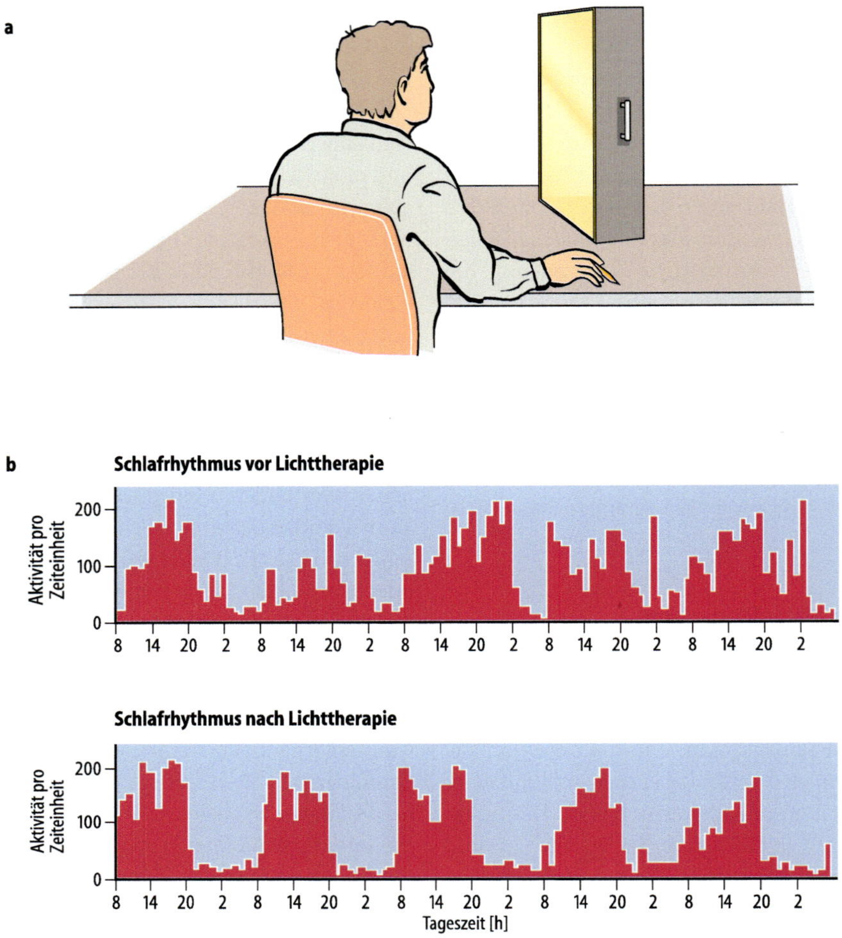

Abb. 22.25a, b. Lichttherapie. a Lichtbox mit hellem Licht zur Behandlung der jahreszeitlichen Depression (SAD, »seasonal affective disorder«). **b** Wirkungen der Lichttherapie auf einen Alzheimer-Patienten mit Schlafproblemen, aufgetragen ist die motorische Aktivität

stehen. Eliminierung des Orexingens führt bei Mäusen zu Narkolepsie, es besteht also ein Zusammenhang zwischen Nahrungsregulation und Narkolepsie.

Albträume mit Schlafparalyse (Gefühl der Unfähigkeit, die Glieder zu bewegen) sind bei Narkolepsie häufig und stellen meist REM-Episoden dar, bei denen die motorische Hemmung besonders ausgeprägt ist: Berichtet werden oft Flucht- und Verfolgungssituationen, denen die Person durch Bewegungslosigkeit ausgeliefert ist.

Tabelle 22.2 zeigt die Wirkungen des bei Narkolepsie charakteristischen Orexinmangels, den wir in Abschn. 26.5.3 beschreiben.

Als **Therapie** ist Verhaltenstherapie mit Training der Unterdrückung der Symptome und Antidepressiva, die REM-Schlaf reduzieren, wirksam. Die Tagesmüdigkeit wird oft mit Amphetaminen und Koffein behandelt.

Die Narkolepsie mit Eindringen von REM-Schlaf in den Wachzustand und Kataplexien und Tagesmüdigkeit ist durch einen Mangel an Orexinproduktion im Hypothalamus bedingt und kann mit Antidepressiva und Verhaltenstherapie gebessert werden.

Somnambulismus

Somnambulismus (Schlafwandeln), Pavor nocturnus, (Nacht-»terror«, häufig mit Schrei) und einige Formen von Enuresis nocturna (Bettnässen) treten in SWS-Phasen auf. Tagesmüdigkeit und Hypersomnia gehen damit oft einher. Sie sind bei Kindern besonders häufig. Die sensomotorische Koordination ist dabei z. T. intakt, die Augen weit geöffnet, aber es besteht keine Erinnerung an die Episoden. Die Genese dieser Störungen ist unklar, eine funktionelle **Desyn-**

Tabelle 22.2. Auswirkungen des Orexin-/Hypokretinmangels

	Cholinerge Hyperaktivität	Dopaminerge Hyperaktivität
Symptome	Kataplexie, hypnagoge Halluzinationen, Schlaflähmung	Übermäßige Tagesmüdigkeit, automatisches Verhalten
Polysomnographische Befunde	Sleep-onset-REM-Episoden	Verkürzte Einschlaflatenz

Box 22.4. Schlaf-Apnoe

Ein 62-jähriger Wissenschaftler, leicht übergewichtig, klagt anlässlich einer Konferenz (an einem einsamen Ort) einem Kollegen sein »Lebensproblem«: chronische Müdigkeit tagsüber. Er habe eine Vielzahl von Ärzten aufgesucht und habe nach Jahren der Einnahme von Schlaftabletten sogar eine Entzugsbehandlung machen müssen, da er von Benzodiazepinen und Barbituraten abhängig wurde. Eine 5 Jahre dauernde Psychoanalyse hätte keinerlei Effekt gehabt, außer, dass er sich danach von seiner Frau trennte. Da man auf der Tagung nachts die Schlafzimmer teilen musste, merkte der neben ihm liegende Kollege, dass er von seinem Nachbarn nach einem lauten Schnarchton für mehr als eine Minute keine Atemgeräusche mehr hörte. Er beobachtete seinen Kollegen länger und stellte fest, dass dieser nach einer solchen Atempause (Apnoe: a = nicht, pnea = Atmen) kurz die Augen öffnete oder sich leicht drehte, dann tief einatmete und wieder eine lange Atempause darauf folgte. Auf Empfehlung des Kollegen schlief der Patient danach einige Nächte im Schlaflabor seiner Universität. Dabei

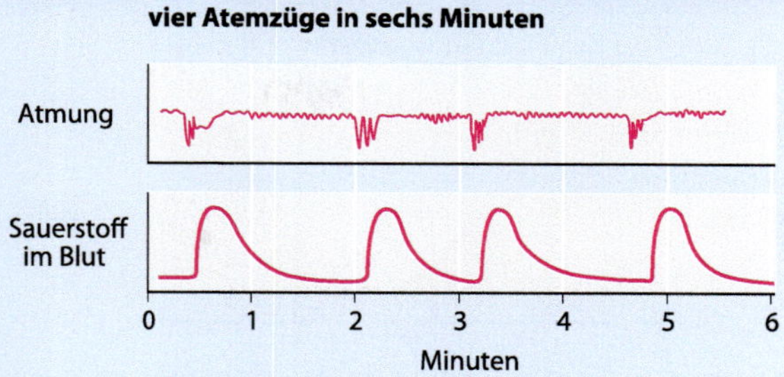

konnte man Atemverhalten und Sauerstoffsättigung des Blutes messen.

Die Abbildung zeigt eine typische Registrierung während einer REM-Schlafperiode von 6 min, während der vom Patienten nur 4 (!) Atemzüge erfolgten. Ein gesunder Schläfer würde ca. 60-mal einatmen müssen. Nach einer verhaltenstherapeutischen Behandlung des Übergewichts und einigen Nächten mit einer Sauerstoffmaske normalisierte sich das Atemverhalten des Patienten und die Tagesmüdigkeit verschwand.

chronisation von Hirn- und Körperschlaf, wie er nach hohen Cerveau-isolé-Präparationen bei Katzen beobachtet wurde, wird häufig als Erklärung herangezogen: »Wache« subkortikale Motorik und teilweise auch »wache« subkortikale sensorische Kerne (die Personen »sehen« die Hindernisse) auf Zwischen- und Mittelhirnniveau gehen dabei mit Endhirnsynchronisation einher. Auch **Restless-leg-Syndrom** mit ständigen Beinbewegungen und Pavor nocturnus (Nachtschrei) treten v. a. in NREM-Episoden auf.

Σ Schlafwandeln geht mit subkortikaler Aktivierung bei schlafendem Endhirn einher.

Schlaf-Apnoe

Respiratorische Pausen von mehr als 15 s Dauer während des Schlafes (oft bei Personen mit **Schnarchen**) sind nicht nur mit **häufigem Erwachen** (meist aus REM) und Tagesmüdigkeit, sondern auch mit erhöhtem Risiko für **plötzlichen Tod** und kardiovaskulären Leiden verbunden (Box 22.4). Obwohl bei Personen mit Obstruktionen der Luftröhre (z. B. bei Übergewichtigen, die auf dem Rücken liegen und bei Rauchern) häufiger, tritt Schlaf-Apnoe in allen Altersstufen auf. Entfernbare Plastik-Tuben in der Luftröhre oder Sauerstoffzufuhr können neben psychologischer Adipositas-Therapie eine Reduktion der Apnoe bewirken.

Das **Pickwick-Syndrom** (nach Charles Dickens dickem Held in der Novelle »The Pickwick-Papers« benannt) bezeichnet Schlafattacken von übergewichtigen Personen während des Tages, die vermutlich eher zur Schlaf-Apnoe gehören: Fettleibige wachen häufig nachts durch Apnoe-Phasen auf und sind deshalb hypersomnisch.

Σ Schlaf-Apnoen sind bei Neugeborenen und Kleinkindern lebensbedrohliche Störungen der Atemtätigkeit im Schlaf. Bei Erwachsenen sind die langen Atempausen meist mit Schnarchen, Übergewicht und Rauchen kombiniert, wodurch eine Obstruktion der Atemwege eintritt.

22.7.3 Epilepsien und Schlaf

Epileptische Entladungen

Es besteht ein enger Zusammenhang zwischen der »Krampfschwelle« zentralnervöser Strukturen und den Schlaf-Wach-Phasen. Eine Erniedrigung der Krampfschwelle lässt sich am kortikalen Spontan-EEG durch Auftreten von »**spikes**« (hohe negative Entladung von 20–70 ms, die aus dem Hintergrund-EEG hervortritt) ablesen, die meist gemeinsam mit oder kurz vor »Spike-wave«-Komplexen auftreten. Auch bei Normalpersonen treten diese Spikes auf, bevorzugt bei Einschlafen und Aufwachen, eine Zuckung des ganzen Körpers oder einzelner Glieder geht damit einher. Den »Spike-wave«-Komplexen gehen eine Desynchronisation und **DC-Negativierung** des EEG voraus (Kap. 20).

Σ Negativierungen und Spikes mit motorischen Zuckungen treten beim Einschlafen und Aufwachen auf.

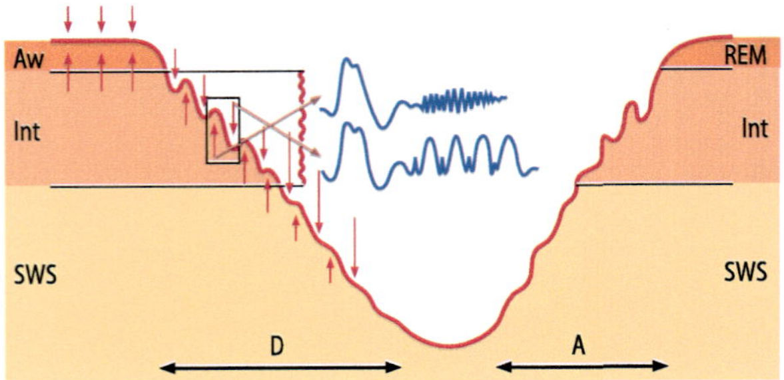

Abb. 22.26. Schema eines Schlafzyklus bei Epilepsien. Die nach *oben gerichteten Pfeile* zeigen Mikroaktivierungen an, die nach *unten gerichteten Pfeile* Mikroschlafperioden in Richtung SWS. Die *Länge der Pfeile* symbolisiert die Beziehung zwischen den aktivierenden und desaktivierenden »Kräften«. Das Zwischenstadium ist durch vermehrte Fluktuationen ohne Dominanz einer der beiden »Kräfte« gekennzeichnet. Während Wachheit (*Aw*) und *SWS* dominiert klar jeweils einer der beiden Zustände. Die eingezeichneten EEG-Kurven zeigen einen Aktivierungsanstieg (K-Komplex) mit einem kompensatorischen Rebound (Spindeln-SMR) und darunter die Konsequenz eines Aktivierungsabfalls (Synchronisation) gefolgt von Spike- und Wave-Paroxysmen. *Aw* wach, *Int* Zwischenstadium 1 und 2, *D* abfallender Ast des Zyklus, *A* ansteigender Ast des Zyklus

Schlaf als Provokationsmethode

Zwei der verlässlichsten Provokationsmethoden interiktaler (zwischen Anfällen auftretender) Krampfpotenziale sind neben der Hyperventilation und Photostimulation Schlaf und Schlafdeprivation. Interiktale Krampfpotenziale im Schlaf gehen dabei nicht notwendigerweise mit Anfällen im Schlaf (Schlafepilepsien) oder nach dem Aufwachen (Aufwachepilepsien) einher; Anfälle im Schlaf sind bei Patienten mit einem primären Fokus (Ort im Gehirn, von dem die Übererregung ausgeht) und sekundärer Generalisation der Anfälle häufig (50% der Attacken), weniger bei primär generalisierten Anfällen. Anfälle mit einem primären Fokus nehmen von einer bestimmten Hirnregion ihren Ausgang und generalisieren später in andere Regionen.

Anfälle treten **nie** aus REM-Perioden, sondern bevorzugt aus den **Übergangsstadien 1 und 2** mit plötzlichen phasischen Aktivierungsschwankungen (nach oben oder unten) auf (Abb. 22.26).

Σ Epileptische Anfälle treten nie während REM-Phasen, sondern in Übergangsstadien auf.

Psychophysiologische Behandlung von Epilepsien

Regelmäßiger Schlaf und gute **Schlafhygiene** sollte der erste Behandlungsschritt bei jeder Epilepsiebehandlung sein. Sowohl zu kurzer als auch exzessiver Schlaf senken die Krampfschwellen. **Hyperventilation** während des Tages oder der Nacht (z. B. nach chronischen Belastungen) stellt einen zusätzlichen Risikofaktor dar.

Neben REM-Schlaf mit seiner ausgeprägten Desynchronisation und sensomotorischen Hemmung ist auch SMR (sensomotorischer Rhythmus über dem motorischen Projektionsfeld von 12–17 Hz, Kap. 20) mit motorischer Hemmung verbunden und deshalb mit dem Krampfgeschehen inkompatibel. Abb. 22.26 zeigt in der oberen EEG-Kurve die **hemmende Spindel-SMR-Aktivität** nach einem »gefährlich« hohen K-Komplex. Psychologisches Selbstkontroll-Training von EEG-Aktivität bei generalisierten Epilepsien (**Biofeedback,** Kap. 21 und 27) konzentriert sich deshalb auf Unterdrückung von Synchronisation (Theta-Delta), Erhöhung der Häufigkeit von SMR und **Selbstkontrolle** der auslösenden Aktivierungsschübe durch **Regulation negativer DC-Verschiebungen**.

Abb. 28.8 und Box 28.3 zeigen die bei der Rückmeldung langsamer Hirnpotenziale verwendete Lernprozedur. Der Patient sitzt vor einem Bildschirm, auf dem er seine langsamen Hirnpotenziale (Kap. 20) für jeweils 8–10 s beobachten kann. Leuchtet ein A auf dem Bildschirm auf, muss er das Potenzial erhöhen (negative Polarität), bei B erniedrigen (positive Polarität). Für jeden geglückten Versuch wird der Patient belohnt. Nur positive Polarität ist mit epileptischer Übererregung des Kortex **unvereinbar**. In den ersten 20 Sitzungen lernt der Patient sowohl zu Negativieren wie zu Positivieren, danach nur noch kortikale Positivierung. Durch Übungen zu Hause und in natürlichen Situationen kann man die gelernte Selbstkontrolle auf die soziale Realität übertragen und lernen, anfallsfördernde Situationen und Zustände rechtzeitig wahrzunehmen und zu unterdrücken. Bei entsprechend intensiver Übung und Automatisierung der Selbstkontrolle können damit auch nächtliche Anfälle unterdrückt werden.

Σ Therapieresistente Epilepsien können mit Training der Selbstkontrolle von langsamen Hirnpotenzialen und mu-SMR-Rhythmus gebessert werden.

Zusammenfassung

Die **zirkadiane Periodik** von ungefähr 24 h
- wird von endogenen Oszillatoren erzeugt;
- wird durch helles Licht beeinflusst (mitgenommen);
- vom Nucleus suprachiasmaticus (SCN) dem Gehirn und Körper »aufgezwungen«;
- hängt von rhythmischer Genexpression ab;
- ist mit endokrinen und psychologischen Rhythmen gekoppelt;
- wird durch Nacht- und Schichtarbeit und Überfliegen von Zeitzonen gestört.

Das **Elektroenzephalogramm** und **schnelle Augenbewegungen** (REM, »rapid eye movements«) erlauben
- Einteilung der Schlafstadien,
- Messung des 90-min-»Basic-rest-activity-cycle« (BRAC),
- Abgrenzung von SWS (»slow wave sleep«) beim Einschlafen und der darauffolgenden REM-Phase mit schnellem EEG, REM und Muskelatonie (= 1 BRAC),
- Messung der 4–6 Wiederholungen einer BRAC-Periode in einer Nacht.

REM-Schlaf
- ist vor der Geburt und in Entwicklung maximal;
- führt zu Erregungsentladungen in subkortikalen und kortikalen Systemen (PGO);
- geht mit aktiven Träumen einher;
- wird von cholinergen subkortikalen Kerngruppen erzeugt;
- wird von aminergen subkortikalen Kerngruppen gehemmt.

SWS
- ist homöostatisch organisiert;
- akkumuliert mit Anwachsen von Adenosin während Wachheit;
- wird von hypothalamischen und subkortikalen Kernen erzeugt;
- ist im Alter reduziert.

Träumen
- tritt in allen Schlafstadien auf;
- ist während REM bizarr und aktiv;
- geht mit Hemmung der primären Projektionsareale und des dorsolateralen Frontalkortex einher;
- ist am Beginn der Nacht eher abstrakt-gedankenartig.

SWS und REM sind
- lebensnotwendig;
- durch Schlafmittel störbar;
- durch psychologische und medizinische Krankheiten praktisch immer gestört.

Schlafstörungen bestehen aus
- Ein- und Durchschlafstörungen,
- Hypersomnien mit exzessiver Tagesmüdigkeit.

Literatur

Aschoff J, Daan S, Groos GA (1982) Vertebrate circadian systems. Structure and physiology. Springer, Heidelberg Berlin New York Tokyo

Aserinsky E, Kleitman N (1953) Regulary occuring periods of eye motility, and concomitant phenomena during sleep. Science 118:273–274

Birbaumer N, Schmidt RF (2007) Wachen, Aufmerksamkeit und Schlafen. In: Schmidt RF, Lang F (Hrsg) Physiologie des Menschen, 30. Aufl. Springer, Heidelberg Berlin New York Tokyo

Birbaumer N, Kurtz, A, Schartl M, Unsicker K (Hrsg.) (2003) Lehrbuch Vorklinik: Medizinische Psychologie, Teil D. Dt. Ärzte-Verlag, Köln

Borbély AA (1984) Sleep regulation: outline of a model and its implications for depression. In: Borbély A, Valatx JL (eds.) Sleep mechanisms. Springer, Berlin, Heidelberg, New York, Tokyo

Dement WC, Kleitman N (1957) Cyclic variations in EEG during sleep and their relations to eye movements, body motility and dreaming. Electroenceph. Clin Neurophysiol 9:673–690

Dunlap JC, Loros J, DeCoursey P (eds.) (2004) Chronobiology. Sinauer, Sunderland

Freud S (Erstmals erschienen 1900) Die Traumdeutung. Nachdruck der 7. Auflage. Deuticke, Wien 1945

Hobson JA & Pace-Schott E (2002) The cognitive neuroscience of sleep. Nature Rev. Neurosc. 3:679–693

Horne J (1988) Why we sleep. Oxford. Univ. Press, Oxford

Jovanovic UJ (1971) Normal sleep in man. Hippokrates, Stuttgart

Lichtstein K, Morin C (Eds.) (2001) Treatment of late-life-insomnia. Sage, Thousand Oaks

Llinás R, Ribary U (1993) Coherent 40-Hz oscillation characterizes dream state in humans. Proc Natl Acad Sci (USA) 90:2078–2081

Loomis AL, Harvey EN, Hobart G (1936) Electrical potentials of the human brain. J Exp Psychol 19:249–279

Rechtschaffen A, Kales A (eds.) (1968) A manual of standardized terminology, techniques and scoring system. U.S. Dept. Health, Education and Welfare, National Institute of Health Publ. No. 204, Washington

Rosenzweig M, Breedlove M, Watson N (2004) Biological Psychology, 4th ed. Sinauer, Sunderland

Strauch I, Meier B (1992) Den Träumen auf der Spur. Ergebnisse der experimentellen Traumforschung. Huber, Bern

Willi JT, Clemelli RM, Sinton C, Yanagisawa M (2001) To eat or to sleep? Orexin in the regulation of feeding and wakefulness. Annual Rev Neurosci 24:429–458

23 Vererbung

erbung, Umwelt und

N. Birbaumer (et al.), *Biologische Psychologie*, Springer-Lehrbuch,
https://doi.org/10.1007/978-3-540-95938-0_23

23

Alle Lebewesen bringen nur ihresgleichen als ihre Nachkommen zur Welt, auch die Menschen also nur Menschen, wobei die Nachkommenschaft ihren Eltern jeweils mehr gleicht als die Kinder anderer Eltern. Diese über Generationen andauernde Weitergabe ähnlicher Merkmale bezeichnen wir als Vererbung. Die Eltern statten ihre Nachkommen also mit einer kodierten Form von Erbeinheiten aus, die wir als Gene bezeichnen. Jeder Mensch besitzt vermutlich um die 25.000 Gene, die zusammengefasst sein Genom bilden. Das Genom besteht jeweils zur Hälfte aus väterlichen und mütterlichen Genen, und dies ist der wesentliche Grund dafür, dass die Nachkommen nicht nur Ähnlichkeit, sondern auch Variabilität aufweisen. Die genetisch bedingte Individualität kann durch Lernen und Umwelteinflüsse weiter angeregt oder verändert werden. Umgekehrt beeinflussen wir mit unseren vererbten Eigenschaften unsere Umwelt wie auch die unserer Nachkommen. Wie in diesem Kapitel zu zeigen sein wird, sind viele physiologische Reaktionen und Verhaltenswiesen, sowie physische und psychische Erkrankungen durch eine Kombination von Genkonfigurationen und Umwelteinflüssen bedingt.

23.1 Klassische Genetik

23.1.1 Erbe (Nature) versus Umwelt (Nurture)

Normalfall der Interaktion von Anlage und Umwelt

Die Frage, ob und wie stark ein bestimmtes Verhalten von Umgebungsfaktoren und von genetischen Faktoren abhängt, kann heute für viele Verhaltensweisen **empirisch** beantwortet werden. Trotzdem wird besonders bei der Diskussion von Intelligenz und Persönlichkeitseigenschaften das »Entweder–Oder«, **»Nature (Erbe) or Nurture (Umwelt)«** leidenschaftlich verteidigt. Auseinandersetzungen dieser Art haben häufig ihre Wurzel in der Unkenntnis der klassischen und molekularen Genetik. Meist wird dabei unausgesprochen von der falschen Annahme ausgegangen, dass Erbfaktoren zumindest innerhalb einer Lebensspanne unveränderbar sind, während Umgebungseinflüsse modifizierbar sind.

Nicht erst im Zeitalter der **Gesamtkartierung des menschlichen Genoms**, der **Klonierung** von DNA-Segmenten (▶ unten) und anderen Manipulationen am Genom sind Wirkungen von Genen beeinflussbar und steuerbar. Auch die triviale Feststellung, dass praktisch alle Genwirkungen auf Verhalten bestimmte Umgebungs- und Entwicklungsfaktoren benötigen, um sich überhaupt entfalten zu können, sollte alle von der **Unauflösbarkeit von Anlage und Umwelt** überzeugen.

Sonderfall der Dominanz angeborener Verhaltensweisen

Der neugeborene Säugling atmet und er beherrscht die einzelnen Bewegungselemente des Saugens (Mund spitzen, Lippen schließen etc.) und Schluckens angeborenermaßen. Um aber die Milch aus der Brust der Mutter oder dem Fläschchen zu erhalten, muss er zu ihr hingeführt werden und er lernt die notwendigen Schluck- und Saugbewegungen erst nach einigen Versuch-und-Irrtum-Durchgängen. **Selbst einfache Verhaltensweisen**, wie z. B. Gehen, deren elementare motorische Untereinheiten (z. B. Zehen anheben) nicht gelernt werden müssen, **erfordern spezifische Anregung durch die Umgebung**.

Andererseits scheint **relativ komplexes emotionales Verhalten** beim Menschen, wie Lachen oder Weinen, **keine spezifische Stimulation zu benötigen**, es kommt auch bei taubstummen und blindgeborenen Kindern vor. Der Umgebungseinfluss ist auf manche Charaktereigenschaften oft erstaunlich gering, ihr genetischer Anteil sehr hoch, obwohl sie meist nicht auf Nachkommen vererbt werden (Abschn. 23.4.2).

Sonderfall der Dominanz erlernter Verhaltensweisen

Unter besonderen Umständen **dominiert das gelernte Verhalten über das ererbte**. So berichten die anekdotischen, aber gut dokumentierten Fälle von Kindern, die von Tieren aufgezogen wurden, dass die Kinder auf allen Vieren liefen, obwohl der genetisch fixierte Bau der menschlichen Gelenke dafür nicht geschaffen ist. Ein weiteres, sehr bekanntes Beispiel ist **Kaspar Hauser**, ein vermutlich seit seiner Geburt in Isolation aufgezogener Mensch im 18. Jahrhundert, der nach seiner Befreiung Schwierigkeiten hatte, Sprache und soziales Verhalten zu erlernen.

Bevor wir uns mit der Erblichkeit von Verhalten, der **Verhaltensgenetik**, beschäftigen, müssen wir kurz die Prinzipien der Vererbung besprechen. Ohne die Kenntnis der Grundprinzipien der Genetik können wir die Grenzen, die sie für die Ausbildung unseres Verhaltens setzt, nicht verstehen.

Σ Verhalten ist stets auf das Zusammenwirken von Erbanlagen und Umwelteinflüssen rückführbar. Bei einfacher Motorik (z. B. Atmen, Saugen, Schlucken), aber auch bei emotionalem Verhalten und bei Charaktereigenschaften dominiert oft die Veranlagung. Eine Dominanz erlernter Verhaltensweisen ist selten.

23.1.2 Grundregeln der Mendel-Genetik

Mendels Grundversuch der monohybriden Kreuzung

Der Augustinermönch Gregor Mendel (1822–1884) begründete mit seinen Züchtungsversuchen mit reinerbigen Rassen von Gartenerbsen die moderne Genetik. Reinras-

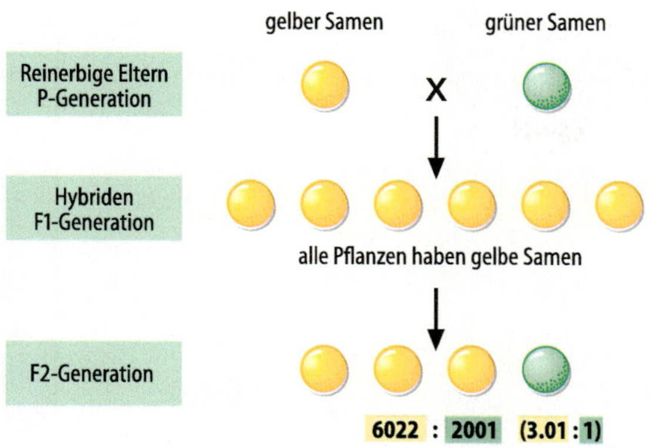

Abb. 23.1. Monohybride Kreuzung. Mendels Grundversuch der Vererbung zwischen reinerbigen Elternpflanzen, die sich in einem Merkmal, der Samenfarbe (gelbe bzw. grüne Erbsensamen), unterscheiden. Die Paarung der beiden reinrassigen Sorten (P-Generation für parental) wird Kreuzung oder Hybridisierung genannt (Symbol X). Sie führt in diesem Fall in der ersten Tochtergeneration (F_1-Generation, F für Filia) ausnahmslos zu gelben Erbsensamen. Selbstbestäubung der F_1-Generation führt in der F_2-Generation zu 3/4 gelben und 1/4 grünen Samen (die angegebenen Zahlen stammen aus Mendels Veröffentlichung)

sige Gartenerbsen (Pisum sativum) haben verschiedene erbliche Eigenschaften, vom Genetiker **Merkmale** genannt, beispielsweise die Farbe der Blüten und der Samen, die bei der Selbstbefruchtung unverändert weitergegeben werden. Mendel führte aber nun wechselseitige Befruchtungen, also Paarungen oder Kreuzungen zweier Rassen mit unterschiedlichen Merkmalen, durch, so z. B., wie in Abb. 23.1 illustriert, von Erbsen mit gelben und grünen Samen. Dies wird **Hybridisierung** genannt, in diesem Fall ist es eine **monohybride Kreuzung**, da nur ein einziges Merkmal, die Samenfarbe, studiert wird.

Die reinerbigen Elternpflanzen werden als **P-Generation** (P für parental, elterlich) bezeichnet, die hybriden Nachkommen als **F_1-Generation** (erste Filial- oder Tochtergeneration). Lässt man bei der Tochtergeneration Selbstbefruchtung zu, so entsteht die **F_2-Generation** (2. Filialgeneration). Bei diesen Experimenten kam Mendel zu dem zunächst überraschenden Befund, dass in der F_1-Generation alle Samen gelb waren (Abb. 23.1), in der F_2-Generation jedoch die Samen zu 75% gelbe und zu 25% grüne Färbung hatten.

Allelaufteilung und Spaltungsregel

Ohne etwas über Chromosomen (▶ unten) zu wissen, leitete Mendel aus Versuchen in Art der Abb. 23.1 ab, dass in jedem Organismus jedes Merkmal (Gen) als ein Paar vorliegt und je eines dieser beiden Anteile, **Allel** genannt, von einem der beiden Eltern stammt. Er folgerte weiterhin, dass die **Allele jeweils getrennt** auf die Nachkommen übertragen werden. Diese »Spaltung« bewirkt die genetische Variabilität bei Erbmerkmalen. Sie wird daher auch Mendels »Gesetz« der **Spaltungsregel** genannt.

Dominante und rezessive Allele

Wie das Wiederauftauchen grüner Samen in der F_2-Generation zeigt (Abb. 23.1, unterste Reihe), war dieses Allel bei der Hybridisierung nicht verloren gegangen, es konnte sich lediglich in der F_1-Generation nicht gegen das Gelb-Allel durchsetzen. Das gelbe Allel **dominierte** also über das **rezessive** grüne, ohne dass, wie die F_2-Generation zeigt, das grüne Allel »verloren ging«. Es ist vielmehr so: Wenn beide Allele unterschiedlich sind, wird immer nur das dominante Allel voll exprimiert; das andere, das rezessive Allel, zeigt keinerlei Ausprägung. Es handelt sich also um einen **dominant-rezessiven Erbgang**.

Σ Mendel schloss aus seinen Ergebnissen, dass jedes Merkmal (Gen) in jeder Zelle als ein Paar vorliegt und je einer dieser beiden Anteile, Allel genannt, auf die Nachkommenzelle übertragen wird, wobei es dominante (hier: gelb) und rezessive Allele gibt.

Genotyp und Phänotyp

Abb. 23.2 zeigt den monohybriden Erbgang der Abb. 23.1 mit den dominanten Gelb-Allelen (Y für »yellow«) und den rezessiven grünen (y). Von jedem Elter wird je ein Allel vererbt, so dass in der F_1-Generation jede Erbse die Kombination Yy erhält und dadurch gelb erscheint. In der zweiten Generation haben jedoch ein Viertel der Nachfahren die Allele yy und erscheinen daher grün. Wegen der Dominanz oder Rezessivität der Allele entspricht daher das äußere Erscheinungsbild eines Organismus, also sein **Phänotyp**, nicht immer seinen genetischen Anlagen, also seinem **Genotyp**. Dies wird auch durch das **Punnett-Quadrat** unten in der Abb. 23.2 deutlich.

Heterozygote und homozygote Allelpaare

Liegen in einer Zelle beide Allele einheitlich vor, also im Beispiel der Abb. 23.2 die Paarungen YY und yy, so ist die Zelle für dieses Merkmal **homozygot**, im anderen Fall (Yy) ist sie **heterozygot**. Wie eben schon gesagt, ist der Phänotyp der Allelpaare YY und Yy wegen der Dominanz des Y-Allels gleich (▶ oben).

Σ Bei einem dominant-rezessiven Erbgang ist das dominante Allel sowohl bei homozygotem wie bei heterozygotem Vorkommen für den Phänotyp verantwortlich. Das rezessive Allel kann sich nur bei homozygotem Vorkommen durchsetzen.

Mendels Unabhängigkeitsregel

Mendel erschloss diese Regel aus der Tatsache, dass bei der Kreuzung von Pflanzen, die sich in 2 Merkmalen unterscheiden, z. B. bei der **dihybriden Kreuzung** von Erbsen der Form rund-gelb, rund-grün, runzelig-gelb, runzelig-grün, zwar in der F_1-Generation die Phänotypen alle gleich sind

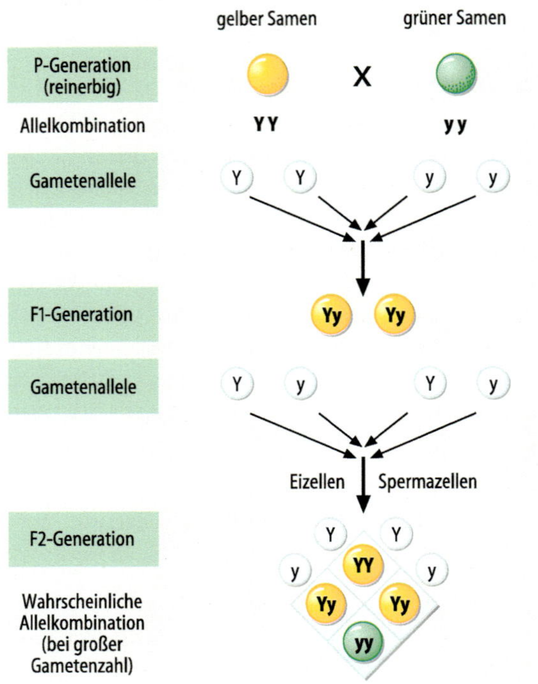

Abb. 23.2. Mendels Grundversuch der Abb. 23.1 eines dominant-rezessiven Erbgangs, aber unter Berücksichtigung der beteiligten Allele. Das Allel für gelbe Erbsen (Y) ist dominant, das für grüne rezessiv (y). Jede reinerbige Parentalerbse besitzt identische Allele, entweder YY (gelbe Samen) oder yy (grüne). Von jedem Elter wird ein Allel eines Gens (Kreise) vererbt, so dass die F_1-Generation alle die Kombination Yy und damit eine gelbe Farbe erhalten. Deren Allele mischen sich dann in der nächsten Generation so, dass die unten gezeigten Genkombinationen auftreten. Das dort gezeigte Quadrat wird Punnett-Schema genannt, ein Hilfsmittel, um alle möglichen Kombinationen von Allelelen bei den Nachkommen zu ermitteln. In diesem Fall liegen die Genotypen YY einmal, Yy zweimal und yy wiederum einmal vor, was sich im Phänotyp in 3 gelben und einem grünen Erbsensamen äussert. Die in Abb. 23.1 und 23.2 gezeigten Züchtungsergebnisse ließen Mendel seine Spaltungsregel formulieren

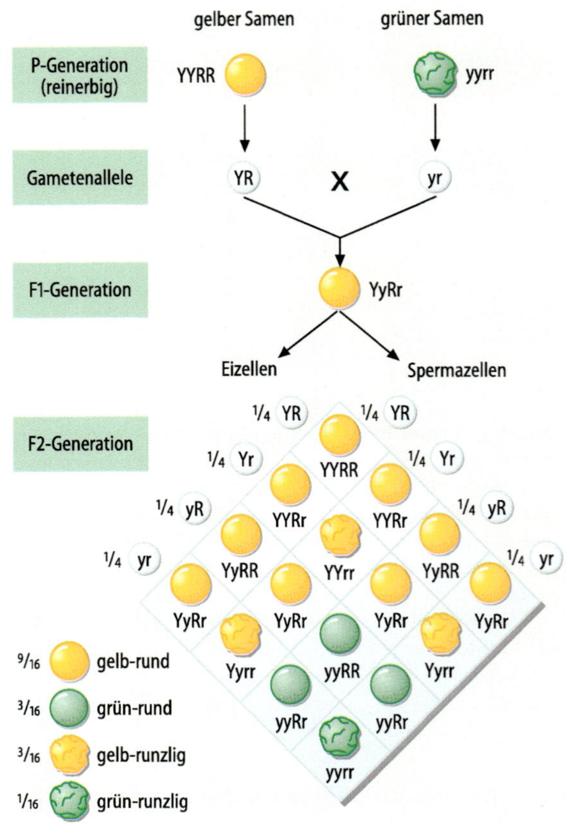

Abb. 23.3. Dihybride Kreuzung: Mendels Grundversuch der Vererbung zwischen reinerbigen Elternpaaren, die sich in 2 Merkmalen, Samenfarbe und Samenform, unterscheiden. Die Allele für gelb (Y) und glatt (R für »round«) sind dominant. Es resultieren daher in den F_1-Generationen ausschließlich gelbe, glatte Erbsen (Allele YyRr). Das Punnett-Quadrat für die F_2-Generation zeigt, dass es dort zu einer 9:3:3:1-Aufspaltung der Phänotypen kommt. Dieses Versuchsergebnis zeigt, dass die beiden Merkmale unabhängig voneinander vererbt werden, was als Mendels Unabhängigkeitsregel bezeichnet wird

(in Abb. 23.3 rund-gelb, da YR dominant ist), in der F_2-Generation aber in einem bestimmten Verhältnis auftreten. Die Phänotypen der F_2-Generation sind, wie in Abb. 23.3 im Punnet-Quadrat zu sehen, 9:3:3:1 verteilt (9 rund-gelb, 3 rund-grün, 3 runzelig-gelb, 1 runzelig-grün).

Bei einer genügend großen P- und F_1-Generation tritt jede mögliche Kombination auf, woraus man schließen muss, dass die Allele der Eltern aufgespalten werden und in der F_2-Generation **nach den Regeln der Wahrscheinlichkeit** (also wie z. B. beim Würfelspiel) neue Kombinationen der Elterngenotypen auftreten. Das reale Verhältnis spiegelt nur die Rezessivität, bzw. Dominanz der einzelnen Allele wider.

Σ Mehrere Merkmale werden unabhängig voneinander nach den Regeln der Wahrscheinlichkeit vererbt. Dies wird umso deutlicher, je größer die untersuchten P- und F_1-Generationen sind.

23.1.3 Ergänzungen der Mendel-Grundregeln

Gekoppelte Gene

Mendel hatte glücklicherweise Merkmale untersucht, deren Gene auf verschiedenen Chromosomen lagen und für die die Unabhängigkeitsregel uneingeschränkt gilt. Es hat sich später herausgestellt, dass viele Gene, die benachbart oder nahe auf einem Chromosom liegen, gemeinsam vererbt werden (**»linkage«**, Kopplungsgruppe). Die Vererbung solcher gekoppelter Gene ergibt Resultate, die anders sind als von der Unabhängigkeitsregel erwartet.

Unvollständige Dominanz (intermediärer Erbgang)

In den Mendelschen Versuchen mit insgesamt 7 Merkmalen war – wiederum glücklicherweise – jedes Merkmal durch ein Gen bestimmt, für das es ein vollständig dominantes und ein vollständig rezessives Allel gab. Diese Bedingungen erfüllen keineswegs alle Erbmerkmale und deswegen sind die Beziehungen zwischen Genotyp und Phänotyp im Allgemeinen nicht so einfach. So zeigen z. B. manche F_1-Hybriden ein Erscheinungsbild, das zwischen den beiden elterlichen Phänotypen liegt. Also beispielsweise eine rosarote Blütenfarbe bei Kreuzung eines roten Löwenmäulchens mit einem weißen. Dies nennt man einen **intermediären Erbgang**.

Kodominanz und multiple Allele

Eine weitere Komplikation ergibt sich daraus, dass **beide Allele gleich dominant** sein können und daher beide unabhängig voneinander ihren Phänotyp exprimieren. Auch kommen viele, wenn nicht die meisten Gene, in mehr als 2 allelen Formen vor. Das AB0-Blutgruppensystem des Menschen (Abschn. 9.1.7) ist ein gutes Beispiel für beides: Ein Mensch kann eine der 4 folgenden Blutgruppen besitzen: A, B, AB oder 0 (Null). Diese Symbole beziehen sich auf 2 Kohlenhydrate A und B, die auf der Membran der Erythrozyten vorkommen, wobei ein Mensch das eine oder das andere oder beide oder keines dieser Moleküle besitzen kann. Es gibt je ein Allel für A, B und 0, wobei die **für A und B kodominant** sind (was die Blutgruppe AB möglich macht), das für 0 aber rezessiv zu beiden ist (die Blutgruppe 0 tritt also nur auf, wenn beide 0-Allele vorliegen).

Σ Spaltungs- und Unabhängigkeitsregel müssen ergänzt werden: Viele Gene werden gekoppelt vererbt, und Allele können unvollständig dominant oder gleich dominant sein. Auch kommen viele Gene in mehr als 2 Allelen vor.

Pleiotropie

Bisher wurde davon ausgegangen, dass ein Gen jeweils nur eine phänotypische Wirkung – also z. B. die Gelbfärbung des Erbsensamens – hat. In Wirklichkeit ist es aber meistens so, dass ein Gen in vielfältiger (»pleion« griech. »mehr«) Weise den **Phänotyp** eines Organismus zu beeinflussen vermag. So ist bei der dominant-rezessiv vererbten **Sichelzellanämie** der Afro-Amerikaner nur eine einzige Aminosäure im Blutfarbstoff Hämoglobin ausgetauscht, aber dies führt (bei homozygoten Trägern) bei Sauerstoffmangel (z. B. starke körperliche Anstrengung) zur Sichelzellbildung der Erythrozyten mit erheblichem Funktionsverlust. Wiederum als deren (nicht-pleiotrope) Folge kommt es zu einer Kaskade von z. T. schweren Krankheitssymptomen (u. a. Herzversagen, Hirnschäden mit Lähmungen, Rheumatismus).

Epistase

Es kommen auch Gene vor, die die **phänotypische Ausprägung anderer Gene verändern**, also in gewisser Weise kontrollieren können (»epistateo« griech. »die Aufsicht haben«). So ist bei vielen Säugetieren die schwarze Fellfarbe dominant über die braune. Es gibt aber gleichzeitig ein weiteres Gen, das bestimmt, ob überhaupt Pigment in die Haare eingelagert wird oder nicht. Ist das Tier homozygot rezessiv für dieses Gen, wird kein Pigment eingelagert und es resultiert ein **Albino** unabhängig von der Allelkombination für die schwarze oder braune Fellfarbe.

Polygene Vererbung

Mendel (wiederum glücklicherweise oder war es geniale Weitsicht?) untersuchte nur Merkmalspaare mit »Entweder-oder-Ausprägung«. Es gibt aber eine große Zahl von Merkmalen, z. B. die Hautfarbe oder die Körpergröße des Menschen, bei denen eine solche Entweder-oder-Klassifizierung nicht möglich ist, weil die Merkmale **in der Population ein Kontinuum** bilden, also **quantitative Merkmale** sind. Dies deutet in der Regel darauf hin, dass 2 oder mehr Gene an der **phänotypischen Ausprägung** beteiligt sind (diese polygene Vererbung ist das Gegenteil der oben besprochenen Pleiotropie, bei der ein Gen verschiedene phänotypische Auswirkungen hat). So sind an der Hautpigmentierung des Menschen mindestens 3 unabhängige Gene beteiligt, was eine sehr weite Abstufung zwischen sehr dunkler und sehr heller Hautfarbe möglich macht (dazu kommen die Einflüsse der Umwelt).

Σ Viele Gene haben mehrfache phänotypische Auswirkungen (Pleiotropie), andere Gene verändern die phänotypischen Wirkungen von Genen (Epistase), und mehrere Gene können ein Kontinuum der Ausprägung, z. B. bei der Körpergröße des Menschen, bewirken (polygene Vererbung).

23.2 Molekulare Genetik

23.2.1 Bau und Funktion der zellulären Makromoleküle (Biopolymere)

Bau und Funktion der Polysaccharide

Die **Polysaccharide** sind von der Natur »erfundene« Zusammenlagerungen, also **Biopolymere** von Hunderten und Tausenden von Monosacchariden (Abschn. 2.1.2 und 2.1.3). Das zur zellulären Energiespeicherung wichtigste tierische Polysaccharid ist das aus Glukosemolekülen zusammengesetzte **Glykogen**. Ähnlich ist in den Pflanzen die **Stärke** das weitverbreiteste Reservekohlenhydrat (ebenfalls nur aus Glukose aufgebaut). Die Polysaccharide sind aber nicht nur für die Bevorratung und Bereitstellung von Energie wichtig. Sie bilden auch Stützsubstanzen außerhalb der Zellen. So ist die ebenfalls nur aus Glukose aufgebaute **Zellulose** der Pflanzen die auf der Erde am weitesten verbreitete organische Substanz.

Die Zucker gehen zur Bildung von Polysacchariden auch mit anderen Molekülen Verbindungen ein, so z. B. mit Eiweißen zur Bildung von **Glykoproteinen** und mit Fetten zu **Glykolipiden**. Diese haben die verschiedensten Aufgaben in und außerhalb der Zellen. Als Beispiele seien hier nur genannt, dass die Glykoproteine als **Bestandteile der Zellmembran und des Bindegewebes** des Menschen wichtige Funktionen erfüllen und dass es sich bei den eben schon erwähnen **Blutgruppensubstanzen** (Abschn. 9.1.7) im Wesentlichen um Glykoproteine und -lipide handelt, die zu 85% aus Sacchariden bestehen.

Bau und Funktion der Proteine

Die wichtige Rolle der Eiweiße als **Biokatalysatoren** oder **Enzyme** zur Beschleunigung chemischer Reaktionen und ihr **Aufbau aus Aminosäuren** werden in Abschn. 2.1.3 und 2.2.2 erläutert. Daneben dienen die Proteine, wie ebenfalls in Abschn. 2.1.3 schon erwähnt, v. a. als Gerüstsubstanzen (in Binde- und Stützgewebe), als Strukturbestandteile zur Aufteilung des Zellraumes, also in Membranen, als Signale zur Regulation des Stoffwechsels und der Zelltätigkeit (die meisten **Hormone** sind aus Aminosäuren aufgebaut, Abschn. 7.1.4) und als Einrichtungen zum Empfang von Signalen am Erfolgsorgan (**Rezeptoren**, Abschn. 4.3.1 und 7.1.3). Auch die kontraktilen Strukturen der glatten und quergestreiften Muskulatur sind Proteine (Abschn. 13.1.1). Die Information für den Aufbau all dieser Proteine ist in den anschließend zu besprechenden Nukleinsäuren niedergelegt.

Bau und Funktion der Nukleinsäuren

Die Nukleinsäuren sind Biopolymere, die aus **Ketten von Nukleotiden** bestehen (Abschn. 2.1.2 und 2.1.3). Ähnlich wie bei den Eiweißen handelt es sich dabei um außerordentlich lange, immer unverzweigte Ketten. ◘ Tabelle 23.1 zeigt, dass in der Zelle nur 2 Grundformen von Nukleinsäuren gebildet werden, nämlich einmal die **Desoxyribonukleinsäuren**, abgekürzt **DNA** (»**d**esoxyribo **n**ucleic **a**cid«) und zum anderen die **Ribonukleinsäuren**, entsprechend als **RNA** abgekürzt. Eine Nukleinsäure enthält also immer nur die eine oder die andere Pentoseform, gleichgültig aus wie vielen Tausenden von Nukleotiden (◘ Abb. 23.4) sie zusammengesetzt ist. Daneben kommen die Basen Adenin, Guanin und Cytosin in beiden Nukleinsäuren, die Base Thymin aber nur in DNA und die Base Uracil nur in RNA vor.

◘ Tabelle 23.1. Bausteine von DNA und RNA

	DNA	RNA
Pentosen	Dexoxyribose	Ribose
Basen	Adenin (A) Guanin (G) Cytosin (C) Thymin (T)	Adenin (A) Guanin (G) Cytosin (C) Uracil (U)
Phosphat	ja	ja

Wie anschließend in Abschn. 23.2.2 dargelegt werden wird, ist die Erbsubstanz in DNA-Molekülen verschlüsselt. Die Nukleotide mit den in ◘ Tabelle 23.1 gezeigten Basen sind also die **kleinsten Bausteine des Vererbungssystems.** Daneben dienen die Nukleotide, besonders das ATP, als wichtigster Energiespeicher der Zellen (◘ Abb. 2.2a in Abschn. 2.1.3).

Σ **Drei Biopolymere sind unentbehrlich: 1. Die Polysaccharide dienen v. a. als Energiespeicher und als Bausubstanz. 2. Die Proteine (Eiweiße) sind gleichermaßen an Bau und Funktion der Zellen (z. B. Muskeln, Enzyme, Rezeptoren) beteiligt. 3. In den Nukleinsäuren ist die Erbsubstanz verschlüsselt.**

23.2.2 Der Aufbau der Erbsubstanz

Verschlüsselung in DNA-Molekülen

Diese Erkenntnis ist kaum 60 Jahre alt. Den Genetikern war zwar schon davor klar, dass die bei der Zellteilung im Zellkern sichtbar werdenden **Chromosomen die Erbinformation enthalten**, aber die DNA wurde wegen ihres relativ einfachen Aufbaues für lange Zeit als nicht geeignet zur Verschlüsselung des genetischen Kodes gehalten. Dazu schienen nur die ebenfalls in den Chromosomen enthaltenen Eiweiße wegen ihrer viel höheren Komplexität in der Lage. Der Komplex aus DNA und Eiweiß, genannt **Chromatin**, bildet eine lange und dünne Faser, die im Chromosom eng gefaltet und aufgewunden ist.

Strukturmodell Doppelhelix

Im Jahre 1953 schlugen J.D. Watson und F. Crick ein **Strukturmodell für die DNA** vor, dessen Richtigkeit als gesichert gelten kann. Danach sind die DNA-Moleküle in Doppelsträngen angeordnet, wobei die Desoxyribose und das Phosphat jeweils das »Rückgrat« jedes Stranges bilden, während die Basen nach einer festen Spielregel (A nur mit T, C nur mit G, ◘ Abb. 23.4) die Querbrücken herstellen. Diese **Basenpaarung** hat zur Folge, dass die Struktur eines Stranges die des anderen vollständig bestimmt. Die Wechselwirkungen zwischen den Basenpaaren ergeben außerdem eine Verdrillung des Doppelstranges. Dadurch entsteht die bekannte dreidimensionale Struktur der **Doppelhelix**, wobei sich pro Wendelgang 10 Basenpaare finden (◘ Abb. 23.4).

Vorkommen der RNA

Der zweite Nukleinsäuretyp, also die **RNA**, kommt in jeder menschlichen Zelle rund **5- bis 10-mal** häufiger vor als die DNA. Es gibt mindestens 3 verschiedene RNA-Klassen, die sich in ihren Eigenschaften deutlich unterscheiden (► unten). Sie sind alle an der im nächsten Abschnitt geschilderten Eiweißsynthese beteiligt. RNA-Moleküle sind in der Regel **einsträngig**, wenn auch Teile eines Moleküls als Doppelhelix vorliegen können.

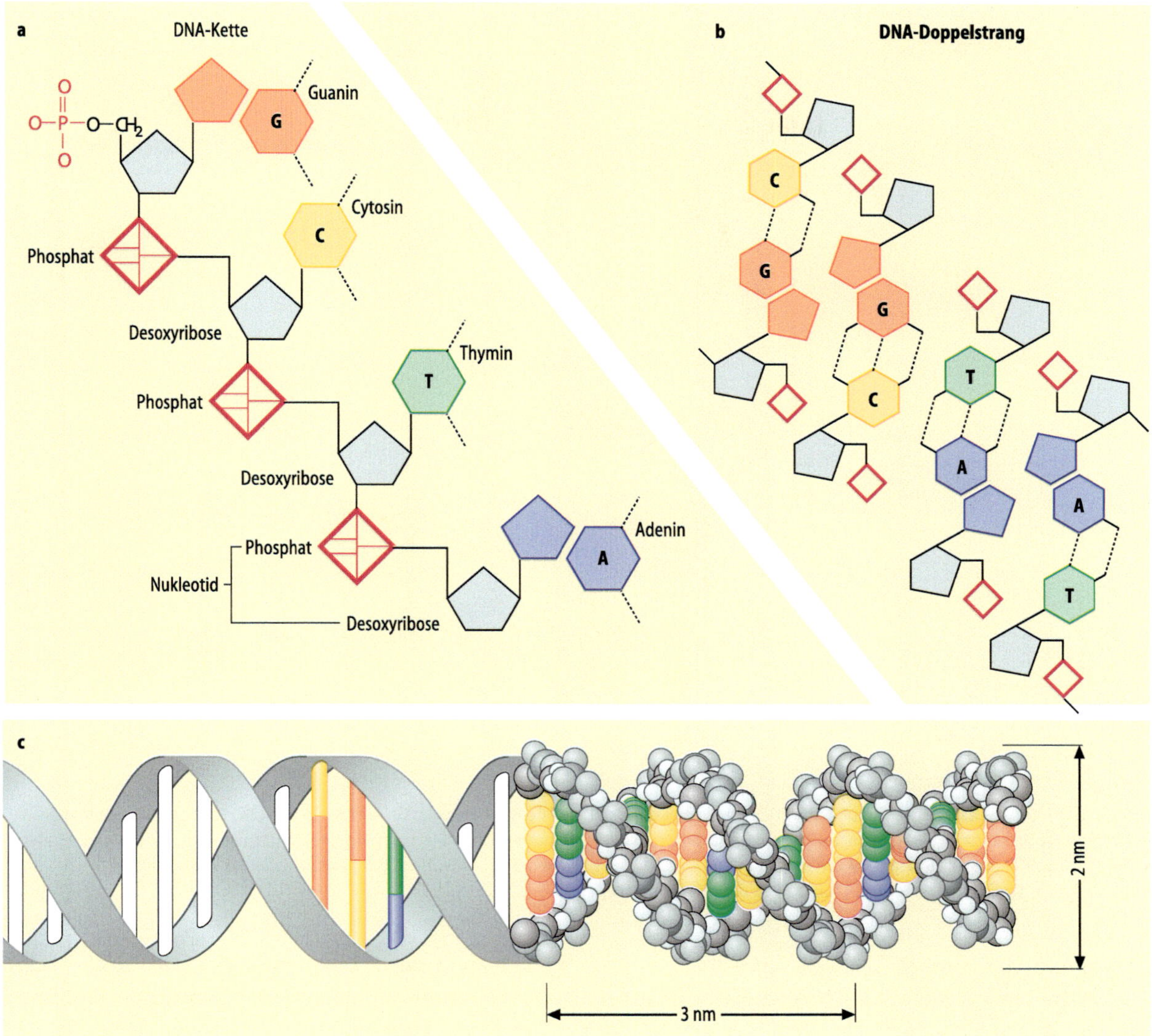

Abb. 23.4a–c. Strukturmodell der DNA. a Primärstruktur einer hypothetischen Sequenz von DNA, die alle 4 Basen enthält. Diese sind an das »Rückgrat« von Desoxyribose und Phosphat gebunden. **b** Basenpaarung von 2 sich gegenüberliegenden DNA-Strängen. Die Paarung erfolgt nach der Spielregel, dass A nur mit T, C nur mit G Querbrücken herstellt. Auf diese Weise ist die Struktur jedes Stranges durch die seines Gegenübers vollkommen bestimmt. Die beiden Stränge sind als Doppelhelix ineinander verdreht. **c** Atommodell der Doppelhelix nach dem Vorschlag von Watson und Crick

Σ **Die Chromosomen sind aus Chromatin aufgebaut. Dieses besteht aus Eiweiß und DNA. In der DNA ist die Erbsubstanz verschlüsselt. Die DNA ist als Doppelhelix angeordnet, in der die Struktur eines Stranges die des anderen durch die Basenpaarung der Querbrücken eindeutig bestimmt.**

23.2.3 Das menschliche Erbgut und seine Replikation

Anzahl, Bau und Zusammensetzung der Chromosomen

Der in Abb. 23.5 und 23.6 gegebene Überblick stellt die wichtigsten Begriffe vor. Danach enthalten die menschlichen Zellkerne **23 Chromosomenpaare** mit insgesamt rund zweimal 12.500 verschiedenen **Erbmerkmalen** oder **Genen** (jedes Gen kommt, wie schon erwähnt, zweimal vor, nämlich ein mütterliches und ein väterliches. Ei und Samenzelle, die **Gameten,** enthalten jedoch nur einen Chromosomen- und damit Gensatz). Jedes Chromosom enthält daher rund 1.100 Gene (die Schätzungen über die Gesamt-

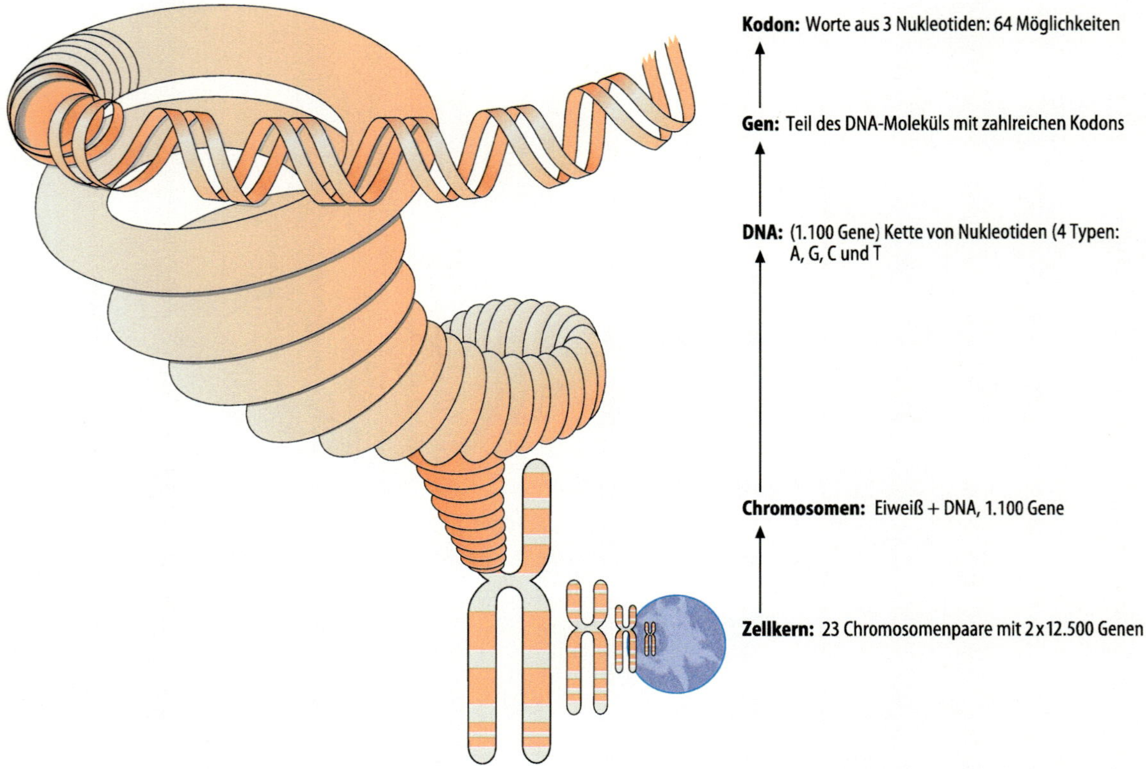

Abb. 23.5. Die menschliche Erbsubstanz. Übersicht über den Aufbau der Erbsubstanz im Kern der menschlichen Zelle. Jeder Zellkern enthält 23 Chromosomenpaare (Ausnahme sind die Ei- und Samenzellen, ▶ Text) mit jeweils rund 1100 Genen, die hintereinander in dem sehr langen DNA-Molekül verschlüsselt sind, aus dem jedes Chromosom (neben einem Eiweißanteil) besteht. Jedes Gen besteht wiederum aus zahlreichen Kodons (weitere Erläuterung ▶ Text)

zahl der menschlichen Gene scheint bei 25.000 Genen, also 12.500 Genpaaren, zu liegen). Die **Nukleotide** stellen dabei, wie die Zeichen eines Morsealphabets, den genetischen Kode dar.

Jedes Gen besteht aus vielen »Wörtern«. Diese sind aus jeweils 3 Nukleotiden zusammengesetzt. Sie werden **Triplets** oder **Kodons** genannt. Da 4 verschiedene Nukleotide verwendet werden (Tabelle 23.1), ergibt dies 4^3, also 4×4× 4=64 Wörter. Von diesen werden 61 als Anweisungen für die Bildung von Eiweiß aus den 20 im Körper vorkommenden Aminosäuren benutzt, die übrigen Kodons signalisieren Anfang und Ende eines Eiweißmoleküls bzw. Gens.

Umfang der Erbinformation

Um einen Eindruck von der Größenordnung der in der DNA verschlüsselten Erbinformation zu geben, sei erwähnt, dass die **Gesamtlänge** der in einer Menschenzelle als Doppelhelix vorliegenden DNA **etwa 2 m** beträgt. Dies entspricht $5{,}5\times10^9$ Basenpaaren. Man würde etwa 1000 Bücher zu je 1000 Druckseiten benötigen, um diese Basensequenz in der abgekürzten Schreibweise (ein Buchstabe pro Base, Tabelle 23.1) aufzuzeichnen.

Σ Das menschliche Erbgut ist in 23 Chromosomen(paaren) enthalten; jedes Chromosom enthält in seinem DNA-Molekül rund tausend Gene. Die in den Kodons enthaltene Information, die den Bauplan des gesamten Organismus darstellt, wird bei der Zellteilung unverändert an die Tochterzellen weitergegeben.

Verdopplung der Doppelhelix bei der Zellteilung

Der prinzipielle Mechanismus dieses Vorganges, der **Replikation** genannt wird, ist in Abb. 23.7a veranschaulicht. An einer bestimmten Stelle des DNA-Stranges kommt es zur Aufspaltung der Doppelhelix in 2 Einzelstränge, von denen jeder unter Berücksichtigung der Basenpaarungsregel (▶ oben) als **Matrize für die Synthese eines neuen Strangs** dient. Es entstehen 2 neue Doppelhelices, die aus je einem alten und einem neuen Strang bestehen und jeweils das genaue Abbild des elterlichen Stranges darstellen (Abb. 23.7b). Dieser Vorgang wiederholt sich in jeder nachfolgenden Zellgeneration, sodass der **Bauplan** des Organismus im Prinzip für alle Zeiten unverändert weitergegeben, d. h. **vererbt** wird.

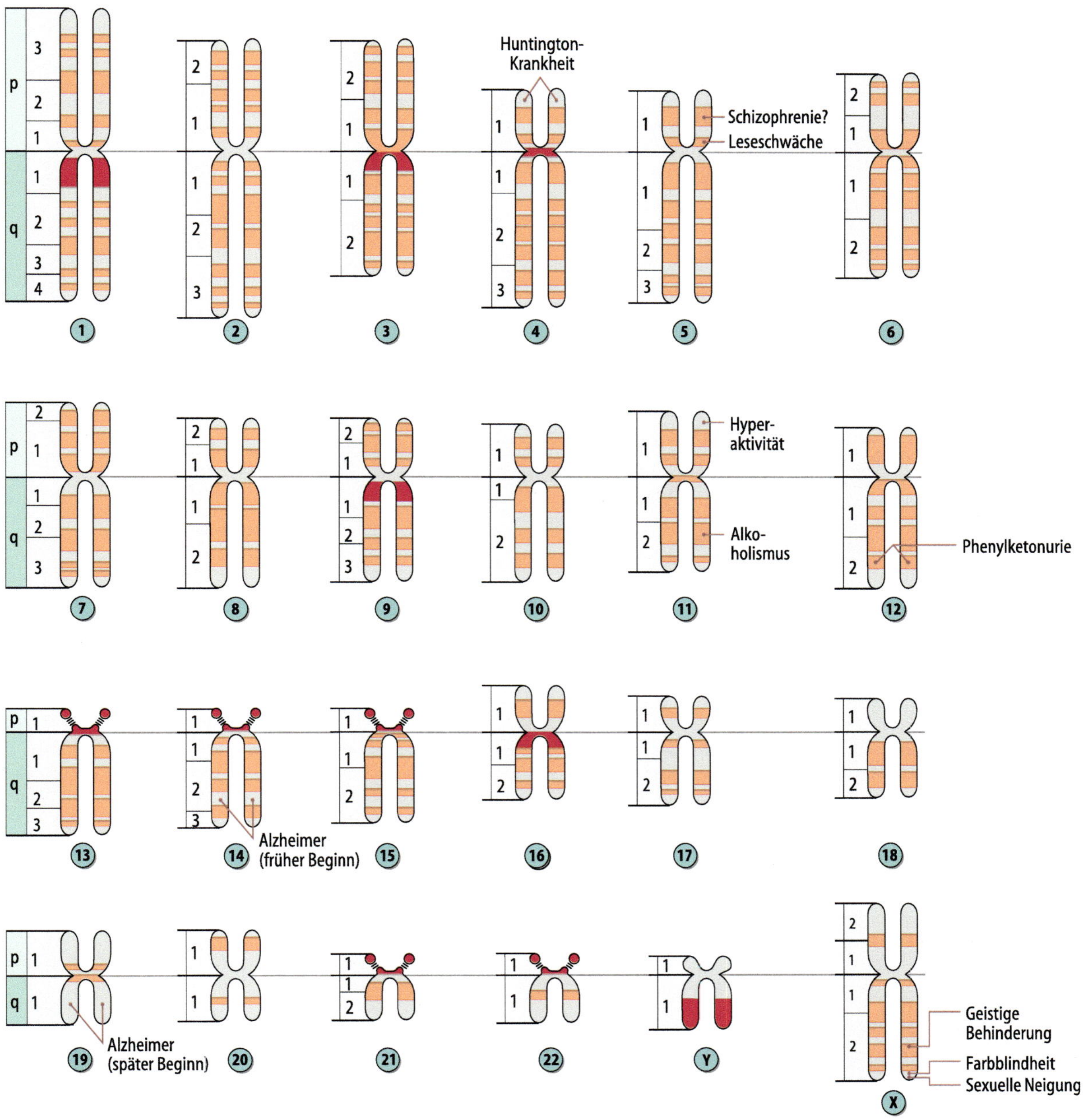

Nach Lewin B (1999). Mit freundlicher Genehmigung von WH Freeman.

Abb. 23.6. Standardkarte der Bandenmuster des menschlichen Chromosomensatzes während einer bestimmten Phase der Zellteilung, der Metaphase. Zu diesem Zeitpunkt besteht jedes Chromosom aus 2 Schwesterchromatiden, die an einer Stelle, dem Zentromer, fest zusammenhängen. Von dort gehen die kurzen p- und die langen q-Arme aus. Die Genlokalisationen einiger Erbkrankheiten sind eingetragen

Auftreten von Replikationsfehlern

Die Replikation eines DNA-Stranges ist ein komplexer biologischer Vorgang. Es ist daher nicht verwunderlich, wenn dabei ab und zu ein »Irrtum« unterläuft und damit eine »falsche« Erbinformation weitergereicht wird. Einen solchen Irrtum nennen wir eine **Mutation**. Mutationen erbringen veränderte, zusätzliche Allele, die man **Polymorphismen** nennt. Mutationen treten völlig zufällig auf, wenn nicht äußere Einflüsse (z. B. radioaktive Strahlung) diese begünstigen. Die meisten Mutationen sind offensichtlich »neutral«, d. h. sie haben keinen Effekt auf den Träger der Mutation, andere Mutationen führen zu einer Veränderung im Organismus, die nachteilig gegenüber dem bisherigen Zustand ist, sodass die betroffenen Organismen auf dem Weg der natürlichen Auslese alsbald aussterben. Nur sehr gelegentlich erweist sich die neue Variante der alten überlegen und setzt sich gegenüber dieser durch.

Tabelle 23.2 fasst die wichtigsten Arten von Mutationen zusammen und kennzeichnet jene mit $^{+}$, die einen positiven Effekt auf den Träger haben können. Alle übrigen haben nachteilige Effekte (Abschn. 23.3.3).

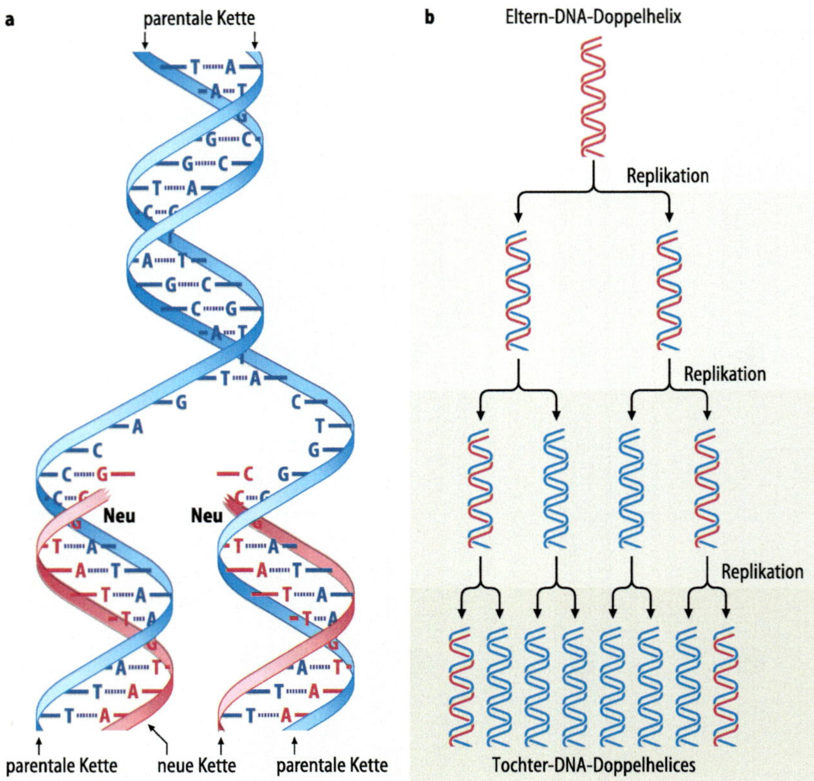

Abb. 23.7a, b. Mechanismus der Replikation bei der Zellteilung. Bei jeder Zellteilung wird die in der DNA niedergelegte Information, die den Bauplan des gesamten Organismus enthält, unverändert an die Tochterzelle weitergegeben. Dazu muss der gesamte DNA-Strang redupliziert werden. **a** Darstellung des prinzipiellen Mechanismus dieser Reaktion. An einer bestimmten Stelle des DNA-Stranges kommt es zur Aufspaltung der Doppelhelix in 2 Einzelstränge, von denen jeder als Matrize für die Synthese eines neuen Stranges dient. Als Reaktionsprodukt entstehen 2 neue Doppelhelices, die aus je einem alten und einem neuen Strang bestehen und das genaue Abbild des parenteralen Stranges darstellen. Diesen Vorgang nennt man den semikonservativen Mechanismus der DNA-Replikation. Er scheint nicht nur beim Menschen, sondern bei allen Spezies verwirklicht zu sein. Den Fortgang der Replikation bei weiteren Zellteilungen skizziert b. **b** Jeder neu entstandene Doppelstrang dient jeweils als Matrize für den neu zu synthetisierenden Strang. Auf diese Weise erhalten die einzelnen Stränge ihre Individualität durch viele Zellgenerationen (bzgl. Mutationen ▶ Text)

Tabelle 23.2. Arten von Mutationen

	Gen- oder Punktmutationen	Chromosomenmutationen	Genommutationen
Definition	Ein Gen ist von der Mutation betroffen	Mehrere Gene sind von der Mutation betroffen	Änderung der Chromosomenzahl
Mutationsmöglichkeiten	**1. Basenaustausch⁺** a. Transition, z. B. A→G (Purinbase → Purinbase); führt zu Allelen b. Transversion, z. B. A→T (Purin → Pyrimidin); führt zu Allelen **2. Deletion:** Ausfall einzelner Nukleotide **3. Insertion:** Einschub einzelner Nukleotide	1. **Deletion:** Verlust eines Chromosomenstücks 2. **Duplikation⁺:** Verdoppelung eines Chromosomenstücks 3. **Inversion⁺:** Umkehr der Chromosomenstruktur 4. **Translokation:** Austausch eines Chromosomenstücks	1. **Aneinploidie:** Chromosomensatz weicht im einzelnen Chromosom von der Normalzahl ab 2. **Polyploidie⁺:** Ganze Chromosomensätze sind vervielfacht (Triploidie, Tetraploidie) a. Autopolyploidie: wenn alle Chromosomen von einer Art stammen b. Allopolyploidie: wenn die Chromosomensätze von verschiedenen Arten stammen (Hybridisation)

⁺können positiven Effekt haben, alle anderen Mutationsformen sind immer negativ für den Träger.

Bei der Zellteilung spaltet sich die Doppelhelix in 2 Einzelstränge, die jeweils als Matrize für einen neuen Strang dienen, sodass die nächste Doppelhelix jeweils aus einem elterlichen und einem neuen Strang besteht. Fehler bei diesem Kopiervorgang werden Mutationen genannt. Sie können vorteilhaft, nachteilig oder irrelevant sein.

Rolle der Gene im Alltag

Die Bedeutung der Gene für die Weitergabe des elterlichen Erbgutes an die Kinder ist den meisten Menschen bekannt. Viele wissen aber nicht, dass die gleichen Gene auch die alltäglichen Lebensfunktionen der Zellen kontrollieren. Die Gene haben also eine Doppelrolle, nämlich einerseits die eben skizzierte **Steuerung der Zellvermehrung** bei der Fortpflanzung und bei der Neubildung von Zellen im erwachsenen Organismus, bei der die bestehenden Chromosomen sich selbst kopieren, um sich bei der anschließenden Zellteilung auf die beiden entstehenden Zellen zu verteilen, und andererseits die **Kontrolle aller Lebensvorgänge** in der Zelle. Diese ist chemischer Natur, nämlich über die **Synthese von Eiweißen**, die als Enzyme und als Bausteine der Zellstruktur dienen.

Gene sind nicht nur bei der Zellteilung, sondern lebenslänglich auch bei jeder Eiweißsynthese in den Zellen beteiligt.

23.2.4 Vom Gen zu Eiweißsynthese und Zellaufbau

Syntheseeinleitung durch Transkription

In einem weitgehend aufgeklärten Prozess, der in stark vereinfachter Form in Abb. 23.8 dargestellt ist, wird dazu im Zellkern der Kode der DNA durch die ähnlich aufgebaute RNA »kopiert«. Dieser Vorgang wird **Überschreibung** oder **Transkription** genannt. Die RNA bringt dann diese »Botschaft« zu den für die Proteinsynthese zuständigen kleinen Organellen, nämlich den **Ribosomen**, die nur im Elektronenmikroskop gesehen werden können und meist an das endoplasmatische Retikulum angelagert sind (Abb. 23.9 und Abb. 2.1 in Abschn. 2.1.2). Diese RNA heißt daher auch **Boten-RNA** oder **mRNA** (von »messenger« = Bote).

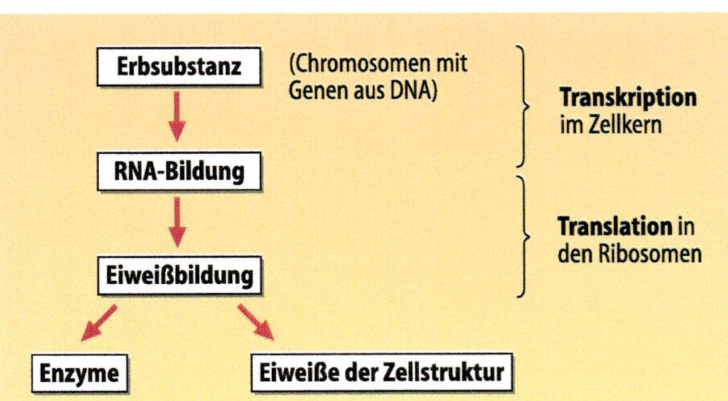

Abb. 23.8. Transkription und Translation, schematisch dargestellt (► Text)

Andere, relativ kurze RNA-Moleküle, die ebenfalls im Zellkern synthetisiert werden, binden jeweils eine der 20 Aminosäuren der Zelle an sich und transportieren diese zu den Ribosomen. Diese RNA-Moleküle werden daher als **Transport-** oder **tRNA** bezeichnet. Sie sind für jeweils eine Aminosäure und das zugehörige Kodon auf der mRNA spezifisch.

Der erste Schritt der Übertragung der genetischen Information aus dem Zellkern in die Zelle ist die Transkription der DNA in mRNA. Die für die Synthese benötigten Aminosäuren werden mit tRNA zu den Ribosomen transportiert.

Box 23.1. Introns, Exons und RNA-Spleißen

Die Durchschnittslänge einer Transkriptionseinheit auf einem DNA-Molekül beträgt etwa 8000 Nukleotide und damit auch die Länge des transkribierten RNA Produkts. Aber nur rund 1200 Nukleotide werden zur Kodierung eines durchschnittlichen Eiweißes benötigt. Es gibt also auf einem solchen RNA Molekül viele »unnötige« Nukleotidfolgen, die dazu noch zwischen den kodierenden Nukleotidketten verstreut sind (Mosaikgene). Die nichtkodierenden Nukleotidfolgen werden als **Introns**, die kodierenden Segmente dagegen als **Exons** (weil sie in der Regel exprimiert, also in Protein übersetzt werden) bezeichnet. Vor der Eiweißsynthese werden in einem Schneide- und Klebevorgang die Introns entfernt, ein Vorgang der **RNA-Spleißen** genannt wird. Die biologische Bedeutung der Introns ist noch umstritten, vielleicht sind sie nicht mehr als »evolutionärer Ballast«.

Synthesevollendung durch Translation

In den **Ribosomen** findet dann, unter Mitwirkung der dort vorhandenen Enzyme und einer dritten Form der RNA, nämlich der **ribosomalen RNA** oder **rRNA**, die Synthese von Eiweiß so statt, dass die sehr lange mRNA durch das Ribosom hindurchwandert und dass dabei, Kodon für Kodon, die im Kode niedergelegten Eiweißmoleküle durch Aneinanderknüpfen der von den tRNA herbeigebrachten Aminosäuren aufgebaut werden. Dieser Prozess wird **Übersetzung** oder **Translation** genannt (Abb. 23.9). Die **Proteine** sind also das **Endprodukt der Gene**. Alle anderen Substanzen der Zellen und Organe werden mit Hilfe der aus Eiweiß bestehenden **Enzyme** aufgebaut.

Mechanismen der Wachstumsbegrenzung und -kontrolle

Die **Zelldifferenzierung**, also die Ausbildung der verschiedenen Arten von Körperzellen (Nervenzellen, Muskelzellen etc), beruht nicht auf einer Veränderung des Inhalts

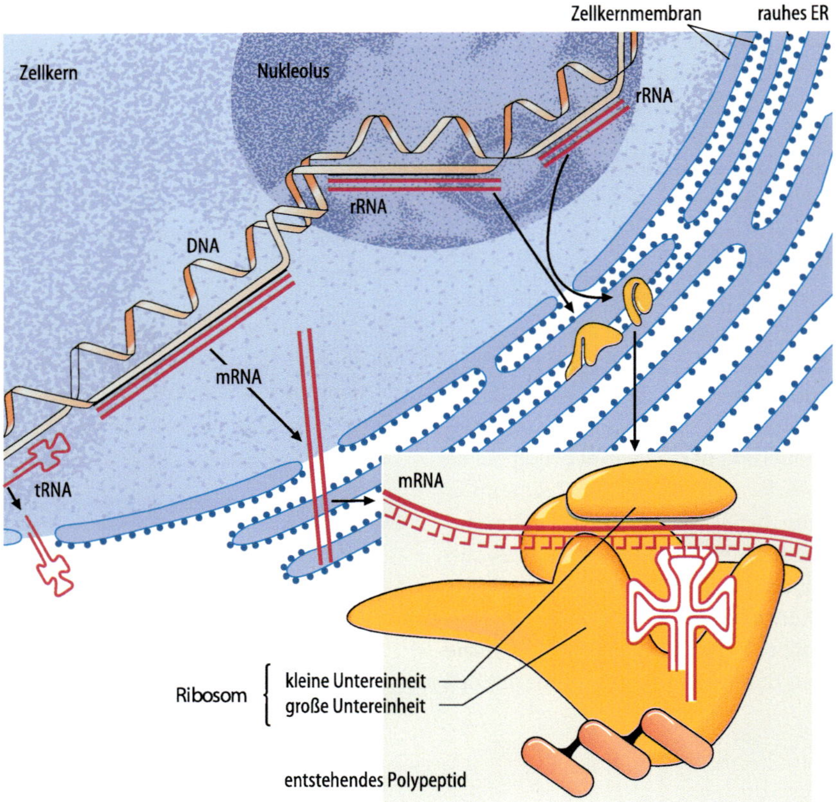

Abb. 23.9. Die wichtigsten Schritte der zellulären Eiweißsynthese. Wiedergabe in stark vereinfachter, schematisierter Form. Die genetische Information der DNA-Sequenz wird im Zellkern in einem Transkription genannten Prozess in eine einsträngige mRNA-Sequenz überschrieben. Anschließend wird diese Nukleotidsequenz im Ribosom in die Sequenz von Aminosäuren überschrieben, aus denen das Eiweiß besteht (Translation). Die mRNA ist also die Matrize der Eiweißstruktur. Die kleeblattförmige tRNA transportiert die Aminosäuren zum Syntheseort im Ribosom und dient dort als »Adapter« zwischen Nukleotid und Aminosäure. Es gibt mindestens eine tRNA für jede Aminosäure. Die ebenfalls an der Synthese beteiligte ribosomale RNA, rRNA, stammt aus dem Nukleolus

der Erbsubstanz. Zellen aus der Leber, aus dem Gehirn oder aus einem Muskel enthalten in ihren Kernen **alle die gleichen Gene**: In ein Froschei, dessen Zellkern man mikrochirurgisch entfernt hatte, wurde der Zellkern einer Haut- bzw. einer Leberzelle eingepflanzt, und es entwickelte sich daraus ein normales Individuum.

Zur Erklärung dieser Befunde nimmt man, in Anlehnung an Ergebnisse bei Bakterien, an, dass auch in der tierischen, einschließlich der menschlichen Zelle, Stoffe synthetisiert werden, die die Funktion bestimmter Gene ein- oder ausschalten können. Man spricht von **Aktivatoren** bzw. **Repressoren**. Solche Aktivatoren und Repressoren könnten auch über ihre Zellgrenzen hinaus auf andere Zellen einwirken und dort bestimmte Differenzierungen auslösen (induzieren). Aber es muss hier auch gesagt werden, dass wir über die Mechanismen der Wachstumsbegrenzung und -kontrolle insgesamt noch sehr unvollkommen unterrichtet sind.

Σ Der zweite Schritt der Proteinsynthese ist der Prozess der Translation, bei dem in den Ribosomen mit Hilfe von mRNA, tRNA und rRNA die Eiweißmoleküle aus Aminosäuren aufgebaut werden. Ausdifferenzierte Zellen, z. B. Nervenzellen, enthalten immer einen kompletten Gensatz, der aber nur teilweise aktiv ist.

23.3 Ablauf normaler und gestörter Vererbung

23.3.1 Ursachen der genetischen Variabilität

Freie Rekombination von Chromosomen

Bei der normalen Zellteilung, **Mitose** genannt, wird der **diploide** (komplette, doppelte) Chromosomensatz **unverändert** an die beiden Tochterzellen weitergegeben. Bei der **Bildung der Gameten**, also von Ei- und Samenzellen, kommt es jedoch, wie schon kurz erwähnt, in einem vielstufigen Zellteilungsprozess, der **Meiose** heißt, zu einer **Halbierung des Chromosomensatzes**. Der Chromosomensatz ist dann nur noch **haploid** (griech. »einfach«).

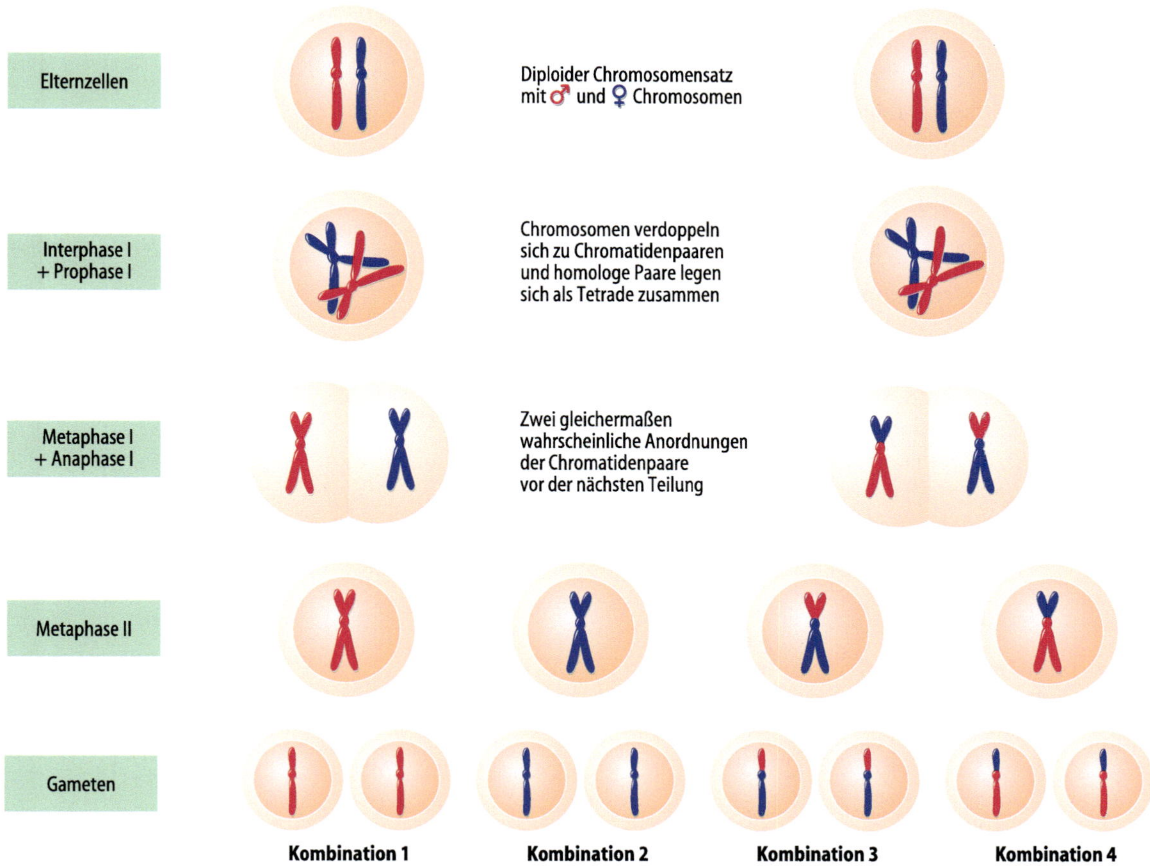

Abb. 23.10. Meiose (Entstehung der Gameten) in 2 hypothetischen Zellen mit 2 Chromosomenpaaren (vereinfachte, schematisierte Darstellung). Mütterliche und väterliche Chromosomen eines Paares sind jeweils andersfarbig dargestellt. Zu Beginn der Meiose (Interphase I, nicht alle Phasen sind hier gezeigt) verdoppelt sich jedes Chromosom zu einem Chromatidenpaar und anschließend (Prophase I) legen sich die homologen Chromatidenpaare eng aneinander an, wobei sie sich teilweise überkreuzen. Diese Kreuzungspunkte, Chiasmata genannt, halten die Chromosomen zusammen und bieten die Möglichkeit, Gene zwischen den mütterlichen und väterlichen Chromosomen auszutauschen (Crossing-over, ► Text). Als nächstes (Metaphase I, Anaphase I) ordnen sich die Chromosomen wieder so an, dass sich die Zelle in der Metaphase II teilen kann. Bei dieser Anordnung werden die mütterlichen und väterlichen Chromatidenpaare zufällig zueinander angeordnet, sodass sich im Durchschnitt die beiden gezeigten Anordnungen ergeben. Das Endresultat der Meiose nach der nochmaligen Teilung sind pro Elterzelle 4 haploide Keimzellen (Gameten), deren Chromosomen 4 mögliche Mischprodukte aus den elterlichen Chromosomen sind (unterste Reihe)

In Abb. 23.10 sind in schematisierter Form die wichtigsten Schritte der Meiose an den Zellen eines hypothetischen Organismus mit 2 Chromosomenpaaren wiedergegeben. Aus jeder Elterzelle werden bei der Meiose 4 haploide Gameten, entweder 4 Ei- oder 4 Samenzellen (in der Abb. nicht unterschieden), die sich bei der **Befruchtung** wieder **zu einer diploiden Zelle ergänzen.**

Bei der Meiose kommt es, wie schon die klassische Genetik von Mendel zeigte, zu einer völlig unabhängigen und damit **zufälligen Verteilung der (ehemals) mütterlichen und väterlichen Chromosomen** auf die beiden Gameten. Hätte der Mensch 2 Chromosomen, so wären also $2^2 = 2 \times 2 = 4$ Kombinationen möglich, wie dies in Abb. 23.10 gezeigt ist, bei 3 Chromosomen gäbe es $2^3 = 8$ Möglichkeiten. Da der Mensch aber 23 Chromosomen besitzt, beträgt die Anzahl möglicher Rekombinationen väterlicher und mütterlicher Chromosomen in den entstehenden Gameten 2^{23} oder gut 8 Millionen (genau 8.388.608 Möglichkeiten). Jeder von einem Menschen produzierte Gamet (Eizellen der Frau oder Samenzellen des Mannes) enthält also eine von 8 Millionen möglichen Rekombinationen von väterlichen und mütterlichen Chromosomen.

Σ Durch die zufällige Verteilung der 23 (ehemals) mütterlichen und väterlichen Chromosomen bei der Meiose (Bildung von Ei- bzw. Samenzellen) können mehr als 8 Millionen neue »Mischungen« (Rekombinationen) zustande kommen.

Crossing-over

Nach dem bisher Gesagten, sollte jedes Chromosom eines Gameten jeweils nur mütterliches oder väterliches Genmaterial enthalten. Dem ist aber nicht so, und dies hat seine Ursache darin, dass zu einer bestimmten Phase der Meiose, der **Prophase I**, sich die homologen Chromosomen so eng aneinander legen, dass einzelne ihrer Gene ihre Plätze vertauschen können (◻ Abb. 23.10). Beim Menschen beobachtet man im Durchschnitt **2 oder 3 solcher Crossing-over-Ereignisse pro Chromosomenpaar**. Auch dieser Prozess, bei dem die DNA beider Eltern in einem einzelnen Chromosom rekombiniert wird, ist eine wichtige Quelle der genetischen Variabilität.

Zufälligkeit der Befruchtung

Ohne das Crossing-over zu berücksichtigen, vereinen sich bei der Befruchtung ein Ei und eine Samenzelle, die jede eine von jeweils gut 8 Millionen Möglichkeiten der Mischung der väterlichen und mütterlichen Chromosomen enthält (▶ oben). Es resultiert eine **Zygote** (befruchtete Eizelle), die **eine unter 64 Millionen** (8 Millionen × 8 Millionen) **möglichen diploiden Kombinationen darstellt**. Es ist also kein Wunder, dass Brüder und Schwestern so verschieden sein können. Von eineiigen Zwillingen abgesehen, ist jeder Mensch genetisch völlig einzigartig.

Σ Zur genetischen Variabilität der Nachkommen tragen auch das Crossing-over in der Prophase I der Meiose und die Zufälligkeit der Vereinigung von Ei- und Samenzelle bei der Befruchtung bei.

23.3.2 Biotechnologische Modifikation von Genen, Klonierung

Gen-Verhaltens-Beziehung

Die Desoxyribonukleinsäure(DNA)-Sequenz der Gene legt die **Grenzen** fest, innerhalb derer sich ein Merkmal entwickeln kann (**Reaktionsnorm**). Die Primärstruktur eines Proteins ist das einzige direkte Genprodukt, das erst weitere Zwischenstufen durchlaufen muss, bevor es zu seinem Endprodukt (z. B. einem Neurotransmitter) gelangt. Auf dem Weg dahin wirken eine Vielzahl von Umwelteinflüssen und der Zufall. Z. B. kann die Genexpression in sensiblen Phasen der Entwicklung durch äußere Einflüsse (wie z. B. die Körpertemperatur) beeinflusst werden. Das Endprodukt der Gene (z. B. der Neurotransmitter) ist selbst häufig für viele Verhaltensweisen Voraussetzung, es ist unspezifisch. Die Tatsache, dass man prinzipiell über Genmanipulation Verhaltensweisen verändern könnte, spricht genauso wenig für die Vererbbarkeit **allen** Verhaltens wie die Tatsache, dass über Lernprozesse (Kap. 25) praktisch jedes Verhalten beeinflussbar ist, für die Gelerntheit allen Verhaltens spricht.

Die meisten der aktiven Gene kodieren Eigenschaften, die nur indirekt für Verhalten wichtig sind. Es kann also schon rein quantitativ für die meisten Verhaltensweisen keine direkte Gen-Verhaltens-Beziehung geben. Sollte es eine direkte Gen-Verhaltens-Beziehung für Verhaltensweisen geben, so kann diese über **Klonierung** (◻ Abb. 23.11) des Genotyps und nachfolgenden »Einbau« in einen Organismus nachgewiesen werden.

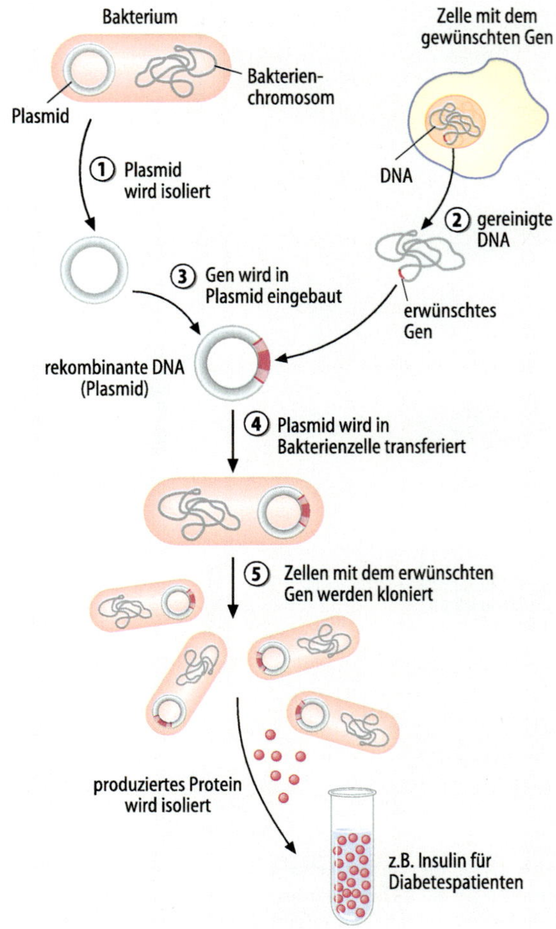

◻ **Abb. 23.11. Genklonierung. 1** Zunächst wird ein Plasmid aus einem Bakterium isoliert. Plasmide sind kleine, ringförmige DNA-Moleküle von einzelligen Organismen, welche sich gut als mobile genetische Transportvehikel eignen. **2** Das gewünschte DNA-Fragment wird isoliert und gereinigt. **3** Das DNA-Fragment wird ins Plasmid eingebaut und **4** in die Bakterienzelle eingeschleust. **5** Diese Zellen werden vermehrt und enthalten nun viele Genkopien, die (unten rechts) zur Produktion von großen Mengen von Proteinen dienen

Σ Die Gene bestimmen die Grenzen der Entwicklung eines Merkmals. Die Gen-Verhaltens-Beziehungen unterliegen zahlreichen, oft zufälligen Umwelteinflüssen, da zahlreiche Zwischenschritte vom Gen zum »Erfolgsprodukt« der Proteinsynthese führen.

Gentechnologie

Die Techniken zur Analyse und gezielten Vermehrung von Erbsubstanz werden unter dem Begriff der **DNA-Rekombination** zusammengefasst. Dabei werden Teile der DNA einer bestimmten Art mit der DNA einer anderen Art, typischerweise von Bakterien, ausgetauscht (◻ Abb. 23.11). Sog. **Restriktionsenzyme** schneiden eine DNA-Kette an der gewünschten Stelle auf und erlauben die Einfügung fremder DNA-Fragmente in geeignete Chromosomen, meist sog. rekombinante Plasmide von Bakterien oder Phagen, die sich vervielfältigen lassen und in fremde Zellen eingesetzt werden können, wo sie dann die neue DNA exprimieren. Diese Vermehrung von DNA-Segmenten in Plasmiden oder Viren nennt man **Klonierung**, die produzierten Zellen mit den Kopien der rekombinierten DNA heißen Klone (◘ Abb. 23.11).

Neben Bakterienzellen als rekombinierte DNA kann man eine fremde DNA direkt in den Zellkern einer Empfängerzelle injizieren, was zu deren Einbau und Expression führen kann. Häufig werden auch **Retroviren** benützt, die in fremde Zellen »einbrechen«, indem sie mit dem **Enzym reverse Transkriptase** eine DNA-Kopie aus der RNA herstellen, die in die Empfängerzellen-Chromosomen eingebaut wird.

Die klonierten rekombinierten DNA- oder auch andere Genom-Sequenzen können exakt durch die sog. **In-situ-Hybridisation** bestimmt werden (Abschn. 20.2.2). Dabei wird eine klonierte Zellkolonie mit der interessierenden DNA gewaschen, so dass ein ungepaarter DNA-Strang bleibt. An diesen wird radioaktiv oder mit Meerrettichperoxidase markierte DNA herangebracht, die sich nur dann mit dem ursprünglichen DNA-Strang verbindet (hybridisiert), wenn sie die komplementär-passenden Nukleotidbasen findet. Legt man eine photographische Emulsion über die hybridisierte DNA, so erscheinen dort die Hybriden als helle Bänder, aus denen man die DNA-Sequenzen erschließen kann **(Autoradiographie)**.

In der **Biotechnologie** wird aus den klonierten rekombinierten DNA-Sequenzen die Synthese der rekombinierten Proteine versucht. So wurden menschliches Insulin, Wachstumshormon, Somatostatin, Interferon und andere menschliche Proteine durch Benützung von Bakterien und proteinreichen Pflanzen (Hefe, Pilze etc.) als »Klonierungsvektoren«, in die eine DNA-Sequenz eingebaut wird, synthetisiert.

In der modernen molekularen Genetik werden die Grenzen zwischen Umgebungs- und Geneinfluss zunehmend fließend. Zum Beispiel kann die **Transfektion** (Gentransplantation) der Erbsubstanz von Spendertieren zur Aufnahme der fremden Gene in die eigenen führen und das Wachstum der Spendertiere beeinflussen (◘ Abb. 23.12).

Σ Gene eines Lebewesens können aus einem Zellkern entnommen, mit Hilfe von Plasmiden in Bakterien eingeschleust und dort gezielt vermehrt werden. Diese Genklonierung dient der anschließenden Expression der erwünschten Eiweiße, z. B. von menschlichem Insulin, für die Diabetestherapie. Gentransplantation kann auch unmittelbar körperliche wie psychologische Merkmale verändern, neu entwickeln oder eliminieren.

DNA-Marker

Während man früher zur Schätzung von Erblichkeit und Genwirkungen auf Populationsstudien, selektive Züchtungsexperimente und Familienstudien angewiesen war, können heute die Genstruktur direkt analysiert (»gelesen«) und selektiv einzelne Gene beeinflusst werden. Im »**Human Genome Project**«, das ursprünglich von D. Watson, dem Entdecker der DNA, koordiniert wurde, wurde die gesamte menschliche Gensequenz kartiert. Dies schafft die Voraussetzung für ihre selektive Beeinflussung, wenngleich die Kartierung vorerst nichts über die Funktion der Gene aussagt.

Restriktionsenzyme können DNA-Stränge (meist aus der Schleimhaut der Mundinnenseite) an bestimmten Stellen ihres Segments aufschneiden (► oben und ◘ Abb. 23.11),

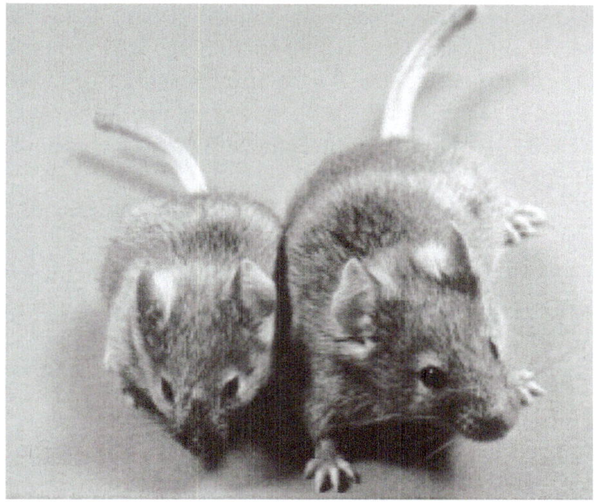

Aus Palmiter, R D (1998). Mit freundlicher Genehmigung des International Journal of Developmental Biology.

◘ Abb. 23.12. Riesenmaus nach Mikroinjektion eines Wachstumsgens in den Zygotenkern

Box 23.2. Gentherapie

Durch Einschleusen von Genen und Genabschnitten in die DNA oder RNA lassen sich Änderungen der Transkription und Translation auslösen, die zu neuen Proteinbestandteilen führen oder geschädigte Zellen (z. B. Krebszellen) selektiv absterben lassen. Im Tierversuch ließ sich dadurch bereits die Entstehung von Fettsucht (Kap. 25) verhindern, wenn ein Gen, das ein Enzym für den Fettstoffwechsel exprimiert, in die sich entwickelnden Zellen »eingeschmuggelt« wurde. Die Hoffnung, rasch Gentherapien für schwerste Hirnerkrankungen, wie Alzheimer, Parkinson und amyotrophe Lateralsklerose zu entwickeln, hat sich noch nicht erfüllt. Über Infektion mit Retroviren kann in langsam sich teilenden Zellen des ZNS, wie z. B. Astrozyten, eine fehlende Transmittersubstanz produziert werden. Dies wäre für den Dopaminmangel bei der Parkinsonkrankheit (Kap. 13) von größter Bedeutung. Bisher lassen sich nur fetale Zellen, die noch kein Abwehrsystem aufweisen, in das Gehirn von Parkinson-Patienten einbringen.

und damit lassen sich beliebig definierte DNA-Fragmente herstellen. Dabei zeigt sich, dass vom gleichen Genombereich hergestellte DNA-Reaktionsfragmente bei verschiedenen Personen erhebliche Variationen in ihrer Länge aufweisen. Dies nennt man **Reaktionsfragmentlängenpolymorphismus** (RFLP, »riftips«).

Die aufgeschnittenen DNA-Stücke dienen als eine Art »Sonden«, die sich an komplementäre Basenpaare anlegen, so dass man die Orte der RFLP identifizieren kann. Inwieweit eine solche markierte DNA-Sequenz wirklich funktionell ist, also ein Protein kodiert, kann damit natürlich nicht bestimmt werden.

Σ Die Kartierung (»mapping«) und die direkte Beeinflussung der Gene mit den Methoden der klassischen und molekularen Genetik ermöglichen im Prinzip die Aufklärung des exakten Weges vom Gen zum Gehirn und damit zum Verhalten.

23.3.3 Störungen der Vererbung

Formen von Chromosomenaberrationen

Bei der Meiose (Bildung der Gameten, ► oben) treten Chromosomenmutationen auf (in etwa 1 von 200 Geburten), die uns Auskunft über deren Bedeutung für Verhalten und Hirnentwicklung geben können. Dabei kann ein Teil eines Chromosoms verloren gehen **(Deletion)**, Teile von Chromosomen **vertauscht (Translokation)**, dasselbe Chromosomensegment wiederholt werden **(Duplikation)**, oder ein Chromosomensegment dreht sich **(Inversion)**. Innerhalb einzelner Gensequenzen können zusätzlich Mutationen auf molekularer Ebene auftreten, wie **Substitutionen** und Einfügungen einzelner Basen in der DNA (◘ Tabelle 23.2).

Folgen von Chromosomenaberrationen

Die meisten Chromosomenabweichungen führen zu **schweren geistigen Störungen**, da viele Gene kognitive Leistungen über Veränderungen der Entwicklungs- und Differenzierungsprozesse indirekt beeinflussen. Mit zunehmendem Alter »lockern« sich die homologen, einander gegenüberliegenden Chromosomenpaare und auch die Basenpaare der DNA, daher steigt das Risiko für viele Störungen **mit dem Alter der Eltern**.

◘ Tabelle 23.3 gibt eine Übersicht über die häufigsten Chromosomenstörungen an den **Autosomen** (so werden alle Chromosomen benannt, die nicht direkt an der Festlegung des Geschlechts beteiligt sind, also beim Menschen 44 seiner 46 Chromosomen) und der häufigsten Störungen der **Geschlechtschromosomen**.

Das **Down-Syndrom** oder Trisomie 21 (Mongolismus) ist die Folge einer Vermehrung des kleinsten menschlichen Autosomenpaares um ein drittes Chromosom, sodass ein Triplett statt des Chromosomenpaares 21 resultiert (◘ Abb. 23.6). Die Kinder haben neben körperlichen

◘ Tabelle 23.3. Einige Chromosomenanomalien

	Typ der Anomalie	Auftretenshäufigkeit (Inzidenz) pro Lebendgeburt	Symptome
Autosomale Anomalien			
Edward-Syndrom	Trisomie 18	1 in 5000	Früher Tod; viele Probleme
D-Trisomie-Syndrom (Patau-Syndrom)	Trisomie 13	1 in 6000	Früher Tod; viele Probleme
Katzenschrei-Syndrom	Deletion eines Teils des kurzen Arms von Chromosom 4 und 5	1 in 50.000	Schrilles, monotones Schreien; schwere Retardierung
Down-Syndrom	Trisomie 21: 5% durch Translokation	1 in 700	Viele Probleme; Retardierung
Anomalien der Geschlechtschromosomen			
Turner-Syndrom	X0 oder XX-X0	1 in 2500	Einige physische Stigmata, hormonelle Probleme; räumliches Denken gestört
Frauen mit zusätzlichen X-Chromosomen	XXX XXXX XXXXX	1 in 1000	Bei Trisomie X keine physischen Störungen; leichte Retardierung
Klinefelter-Syndrom	XXY XXXY XXXXY XXYY XXXYY	2 in 1000	Mit XXY große Probleme bei der sexuellen Entwicklung; leichte Retardierung
Männer mit zusätzlichen Y-Chromosomen	XYY XYYY XYYYY	1 in 1000	Großwuchs; manchmal leichte Retardierung

Gebrechen Intelligenzquotienten (IQs) von 20–90 (unter 70 beginnt Retardierung). Einige Mongoloide sind also durchschnittlich intelligent. Auf welche Stoffwechselveränderungen die Retardierung zurückgeht, ist noch nicht bekannt.

Bei der Meiose treten seltene, aber sehr unterschiedliche Mutationen auf, die bei alten Eltern häufiger sind als bei jungen. Viele dieser Mutationen führen zu schweren geistigen Störungen. Dies zeigt, dass psychische Eigenschaften auf eine Vielzahl von Genen und deren Wirkkombinationen zurückzuführen sind.

Autosomal-dominante und autosomal-rezessive und X-chromosomale Erbstörungen

Wie im Abschnitt 23.1 erläutert, hat bei **dominanter Vererbung** bereits ein Allel die Ausprägung des Merkmals zur Folge (Abb. 23.2). Damit hat jeder Nachkomme eines Merkmalsträgers in der Elterngeneration eine 50-prozentige Wahrscheinlichkeit zu erkranken. Für die Neurologie wichtigstes Beispiel ist die **Huntington-Krankheit** (»Veitstanz« im Volksmund). Sie ist in Abschn. 5.4.8 angesprochen und in Box 13.7 in Abschn. 13.7.1 ausführlich beschrieben.

Auch die meisten übrigen bekannten autosomal-dominanten Erbkrankheiten gehen mit geistiger Retardierung einher, deren Ursache aber meist unklar bleibt, da wie bei der Huntington-Krankheit der Weg vom Gen zum Gehirn unbekannt ist.

Beim **autosomal-rezessiven Erbgang** werden nur homozygote Träger einer Erbkrankheit oder Eigenschaft phänotypisch das in Frage stehende Merkmal zeigen. Eltern mit einem rezessiven Gen werden also mit einer Wahrscheinlichkeit von 25% homozygot kranke Kinder bekommen. Sind die Eltern blutsverwandt (»Inzucht«), so ist das Risiko für Homozygotie der rezessiven Gene natürlich erhöht. Es gibt ca. 1000 autosomal-rezessive Erkrankungen, die bekanntesten Beispiele sind die **Sichelzellanämie** (Abschn. 23.1.3), die **zystische Fibrose** und die **Phenylketonurie**.

Die **Phenylketonurie** ist durch die **Inaktivität des Enzyms Phenylalaninhydroxylase** in der Leber gekennzeichnet. Dieses Enzym konvertiert Phenylalanin zu Tyrosin, was bei der Phenylketonurie unterbleibt, wodurch sich Phenylalanin im Blut anhäuft. Dadurch werden wichtige Aminosäuren im sich entwickelnden Nervensystem unterdrückt, was häufig zu Retardierung, Hyperaktivität und Irritabilität und anderen Symptomen (z. B. »Mäusegeruch«) führt. Durch eine **phenylalaninarme Diät** ab der Geburt kann die Retardierung weitgehend verhindert werden. Das Gen für Phenylketonurie ist auf dem langen Arm des Chromosom 12 lokalisiert (Abb. 23.6), aber auch bei diesem Gen ist der exakte Weg vom Gen zu seinem Endprodukt (z. B. der Retardierung) noch nicht bekannt.

Beispiele für Störungen des geschlechtschromosomal gebundenen, **X-chromosomalen Erbgangs**, die fast ausschließlich Männer betreffen, sind **Hämophilie** (»Bluterkrankheit«, ein Blutgerinnungsdefekt der durch einen rezessiv vererbten Mangel an dem Blutgerinnungsfaktor VIII entsteht; es gibt auch viele andere Formen der Hämophilie), **Rot-Grün-Blindheit** (Protanopie bzw. Deuteranopie. Abschn. 17.1.5) und verschiedene Retardierungsformen.

Neben Chromosomenmutationen sind autosomal-dominante (z. B. Chorea Huntington) und autosomal-rezessive Erbstörungen (z. B. Phenylketonurie) sowie Störungen des X-chromosomalen Erbgangs (z. B. Hämophilie) eine häufige Ursache vererbter Defekte.

23.4 Polygene Vererbung und Verhaltensgenetik

23.4.1 Erblichkeitsschätzungen

Methode der Erblichkeitsschätzungen in der Verhaltensgenetik

Solche Abschätzungen bedeuten nicht, dass es sich um absolute und feststehende Werte handelt: Sie können sich von Population zu Population und über die Zeit hinweg ändern. **Ändert sich die Population, ändert sich auch die Erblichkeit**. Wenn wir also sagen, die Erblichkeit der Körpergröße ist 0,8, so meinen wir, dass 80% der beobachteten Variation in einer definierten Population zu einer bestimmten Zeit auf genetische Differenzen zurückgeht. Wie alle deskriptiven statistischen Maße enthält auch dieses Maß eine gewisse, abschätzbare Fehlerbreite.

In der Verhaltensgenetik des Menschen werden die Erblichkeitsanteile über den **Vergleich von Korrelationskoeffizienten zwischen Eltern und Kindern** (additive genetische Varianz V_G=50%), Halbgeschwistern (V_G=25%), Geschwistern (V_G=50%), zweieiigen Zwillingen DZ (V_G=50%) und eineiigen Zwillingen MZ (V_G=100%) abgeschätzt. Hinzu kommt, dass man eineiige und zweieiige Zwillinge vergleicht, die **kurz nach der Geburt voneinander getrennt** und adoptiert wurden und in 2 verschiedenen familiären und physischen Umgebungen aufgewachsen sind. Die letztere Methode ergibt naturgemäß die besten Erblichkeits- und Umwelteinflussschätzungen. Jede der Methoden hat gewisse Fehlerquellen, trotzdem besteht heute bezüglich einzelner Merkmale meist eine hohe Übereinstimmung. Tabelle 23.4 gibt eine Zusammenfassung der bisherigen Ergebnisse.

Erblichkeitsanteile werden über den Vergleich von Korrelationskoeffizienten zwischen Eltern und Kindern abgeschätzt. Je nach Verwandtheitsgrad liegt dieser bei 25–50%. Nur eineiige Zwillinge haben einen Koeffizienten von 100%. Getrennt aufgewachsene eineiige Zwillinge ergeben besonders aussagekräftige Abschätzungen.

◻ Tabelle 23.4. Erblichkeitsschätzung (V_G) verschiedener Verhaltensmerkmale (++ viele Studien mit positivem Resultat; + wenige Studien mit positivem Resultat)

Methode der Schätzung			
Familienvergleich	**Zwillingsstudie**	**Adoptionsstudie**	**Ergebnisse**
Intelligenzquotient (IQ) ++	++	++	V_G=40–60% (Korrelation r_{MZ}=0,85, r_{DZ}=0,6) Die Umgebungsvarianz ist in der frühen Jugend groß, beim Erwachsenen klein
Beruflicher Status +	+	+	V_G≈40% (r_{MZ}=0,4, r_{DZ}=0,2)
Spezifische kognitive Fertigkeiten (verbale und räumliche Operationen) +	+	+	V_G=30–50%
Kreativität +	++	0	V_G=20% (emergente Eigenschaft)
Homosexualität +	–	+	Für männliche Homosexualität wurde eine Region (Xq28) am X-Chromosom identifiziert
Musikalität +	+	+	Hängt teilweise von Art der Musikalität ab (Talent zum Singen ist z. B. emergent)
Leseschwäche +	+		Kommt in Familien gehäuft vor
Geistige Retardierung			Für spezifische Syndrome hoher genetischer Anteil; für leichte Retardierung familiäre Häufung
Schizophrenie ++	++	+	Risiko für Verwandte ersten Grades 10%; Risiko für MZ≈40%; Adoptionswerte geringer (ca. 20%)
Depressive Störung (unipolar) ++	++	+	Risiko für Verwandte ersten Grades ≈10%; Risiko für MZ≈60%, DZ≈20%; Adoptionswerte geringer (20%)
Bipolare (manische) Störung ++	0	0	Risiko für Verwandte ersten Grades ≈5%
Delinquenz +	+	0	Nur geringer genetischer Einfluss
Kriminalität +	+	+	MZ=70%, DZ=30%, genetischer Einfluss vorhanden, Adoption geringere Werte
Alkoholismus ++	0	+	Risiko, auf Alkohol besonders stark anzusprechen, teilweise vererbt; vermutlich emergente Eigenschaft
Persönlichkeitsfaktoren (Extraversion, Hilfsbereitschaft etc.) ++	++	++	V_G≈40% (r_{MZ}=0,5, r_{DZ}=0,3)
Einstellungen und Glaubenshaltungen +	++	+	Vor allem Traditionalismus und Konservativismus
Freizeitinteressen +	+	+	V_G≈50% (wahrscheinlich auf Emergenesis, d. h. Genkonfiguration zurückzuführen)
Dickleibigkeit (Obesitas) ++	++	++	V_G≈50–60%

Probleme der Erblichkeitsschätzungen

Die Berechnung der Erblichkeit wird in der Forschung meist realisiert, indem die phänotypische Variation (V_G) von genetisch identischen Personen (eineiigen Zwillingen) mit der gesamten phänotypischen Varianz (V_P) in der natürlichen, genetisch vielfältigen Population verglichen wird. Der Quotient $E=V_G/V_P$ gibt die Anteile der genetischen Varianz an den Umgebungseinflüssen wieder. Der Quotient ändert sich natürlich bei jeder neuen Genvariante, bei Epistase und Dominanz, und ändert sich natürlich auch mit neuen Umwelteinflüssen. Die Intelligenz steigt z. B. bei fördernden Umgebungsbedingungen besonders stark in wenig privilegierten sozioökonomischen Schichten, obwohl der IQ einen hohen Erblichkeitsanteil aufweist.

Wenn Personen über längere Zeit in einer Umgebung leben, die für die Entwicklung eines genetischen Potenzials günstig ist, so werden jene **Prozesse, die ein gegebenes genetisches Potenzial im Phänotyp realisieren, verstärkt aktiviert**. Der IQ stieg z. B. nach 1945 deutlich an, nachdem vermehrt Kinder armer Kreise gefördert wurden, die das genetische Potenzial maximierten.

Box 23.3. Knock-out und transgene Tiere

Eine relativ spezifische Methode zum Studium von Gen-Verhaltens-Wegen ist die Erzeugung von Knock-out-Tieren (bisher meist Insekten und Mäuse): Eine Mutation einer bekannten Gensequenz wird in einer embryonalen Zelle durch Hybridisierung (Abschn. 23.1.2) erzeugt, die Gensequenz oder das Gen wird aktiviert und in die Gameten eines sich entwickelnden Tieres »geschmuggelt«. Dieses Tier produziert dann durch Inzucht Nachkommen, bei denen beide Kopien des Gens fehlen und an dem man die Folgen für Verhalten untersuchen kann. Wenn man ein manipuliertes, aber **funktionales** Gen (z. B. ein Krankheit erzeugendes Gen) in ein lebendes Tier »einschmuggelt«, spricht man von einem transgenen Tier, da ein Gen in seinem Genom transferiert wurde.

Die Interpretation der Folgen dieser Manipulationen ist schwierig, weil ein fehlendes oder zusätzliches Gen oder eine fehlende Gensequenz viele spezifische und unspezifische sekundäre Folgen haben kann, die nicht direkt damit zusammenhängen müssen, oder der Organismus kompensiert für den Ausfall mit unvorhersagbaren Veränderungen. Beim sich entwickelnden Tier ist die veränderte Genstruktur in allen Zellen des Organismus präsent, was zu vielen, nicht beabsichtigten Konsequenzen führt.

Ein Großteil der auf ◘ Tabelle 23.4 angegebenen **Erblichkeitsschätzungen überschätzen das Ausmass der genetischen Varianz**. Ein Kind formt seine Umgebung natürlich auch entsprechend seinen Begabungen. Wird es dafür von der Umwelt (Eltern, Schule) gefördert, so kann es zu multiplikativen Effekten zwischen begabtem Kind und Umwelt kommen: Ein durchschnittlich musikalisch begabtes Kind beginnt ein Instrument zu lernen. Eltern und Schule fördern dies, z. B. durch eine besondere Ausbildung. Daraufhin steigt die musikalische Leistung und das heranwachsende Kind sucht zunehmend eine Umgebung auf, in der musiziert wird. Dies steigert weiterhin die Leistung usw. Somit kann die Umgebung auch bei Eigenschaften mit hohem oder niedrigem Erblichkeitskoeffizienten zu einem bemerkenswert großen Anstieg der Leistung und somit des Umgebungseffektes führen. Dies wurde für den IQ, sportliche Leistungen und Musikalität nachgewiesen.

Nicht ausgedrücktes (= nicht gefördertes) genetisches Potenzial kommt in der Bestimmung von Erblichkeit (E) nicht zum Tragen. Die phänotypische Varianz ist aber nur aus der **Interaktion** zwischen dem genetischen Potenzial und den sofort nach der Befruchtung einsetzenden, dieses fördernden oder behindernden Umwelteinflüssen verständlich. Die quantitative Messung dieser Interaktion steckt allerdings noch in den Kinderschuhen.

Σ Umgebungseinflüsse, die ein gegebenes genetisches Potenzial verstärkt realisieren, können zu Überschätzungen der genetischen Varianz führen und vice versa. Erblichkeitsschätzungen beim Menschen können also durch reziproke Beeinflussung von Genen und Umwelt erheblich verzerrt werden.

23.4.2 Emergenesis

Die Minnesota-Studie

In einer über Jahrzehnte dauernden Untersuchung (»Minnesota Study of Twins Raised Apart« von Lykken und Mitarbeitern) haben die Forscher mehr als 200 eineiige mit zweieiigen Zwillingen verglichen, die getrennt voneinander aufgewachsen waren und anlässlich der Untersuchung in Minnesota wieder vereint wurden. Dabei fanden sie für **die meisten** untersuchten psychologischen und physiologischen **Merkmale eine extrem hohe Konkordanz** (>80%) zwischen den eineiigen Zwillingen. Nach einem additiv-polygenen Modell der Vererbung müsste man annehmen, dass die Eltern von zweieiigen Zwillingen etwas mehr als 50% ihrer Gene an diese weitergeben, sodass diese in polygen vererbten Merkmalen eine etwa 50%ige Konkordanz, die eineiigen 90–100% aufweisen müsste. Dies ist für einzelne Merkmale wie Körpergröße und IQ auch der Fall.

Intelligenz, Erblichkeit und Hirnvolumen

In ◘ Abb. 23.13 sind die Beziehungen zwischen Genen, allgemeiner Intelligenz und Gehirnvolumen dargestellt. Etwa **40–50%** der Intelligenz kann **genetischen Faktoren** zugeschrieben werden. Die Wirkungen von Genen auf die Hirnstruktur kann man dadurch abschätzen, indem man das Hirnvolumen von Zwillingen und Familien vergleicht und mit der psychometrisch erfassten Intelligenz korreliert: Dabei kann man das Volumen der grauen Substanz (grün), der weißen Substanz (rot) oder der Zentralflüssigkeit (blau) als Parameter korrelieren.

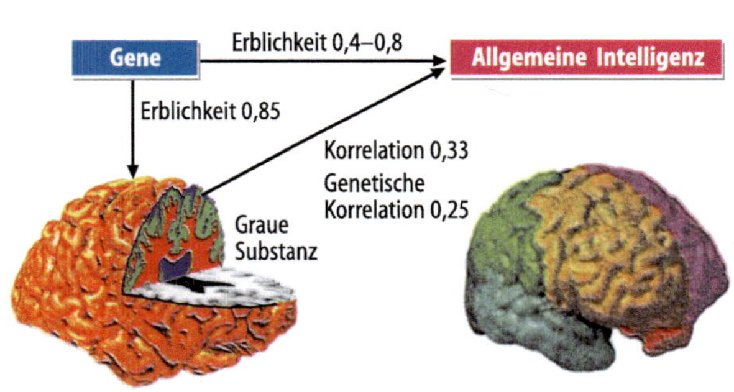

Nach Gray JR, Thompson PM (2004). Reprinted by permission from Macmillan Publishers Ltd: Nature Rev Neuroscience.

◘ **Abb. 23.13. Beziehungen zwischen Genen, Gehirnstruktur und Intelligenz** (Erläuterung im Text)

Das Gesamtvolumen ist zu 85% vererbt (Pfeil oben links) und korreliert 0,33 mit Intelligenz (Pfeil links unten nach rechts oben). **Intelligenz** und das **Volumen der grauen Substanz** hängen zwar von denselben Genen ab, die Korrelation beträgt aber nur 0,25 (Pfeil links unten nach rechts oben). Allerdings ist diese Korrelation zwischen Volumen der grauen Substanz und Intelligenz über Kortexabschnitte verschieden, die höchste besteht zur **Präfrontalregion** (rechts in rosa und gelb), v. a. zum dorsolateralen Präfrontalkortex (Arbeitsgedächtnis).

Σ **Die Erblichkeit der allgemeinen Intelligenz ist zwar im statistischen Mittel der Gesamtbevölkerung relativ hoch (ca. 50%), schwankt aber stark nach Alter und Gruppenzugehörigkeit. Besonders das Volumen der grauen Substanz der Präfrontalregion ist auf genetische Faktoren rückführbar und korreliert positiv mit allgemeiner Intelligenz.**

Emergente Merkmale

Für die meisten untersuchten Merkmale besteht aber eine hohe Konkordanz zwischen den eineiigen Zwillingen, die getrennt aufwuchsen (Box 23.4) und eine extrem kleine zwischen den zweieiigen Zwillingen. Dies kann nur bedeuten, dass **Epistase** (Abschn. 23.1.3) am Werk ist und bei solchen Eigenschaften eine **Neukonfiguration** der elterlichen Gene aufgetreten ist, die eine stark von den Genen abhängige Eigenschaft produziert; diese Eigenschaft war aber in der Familie bisher nicht aufgetreten und wird dies erst wieder mit einer gewissen Wahrscheinlichkeit nach Generationen tun. Daher die Bezeichnung **emergente Eigenschaft**. Emergente Eigenschaften kommen von Konfigurationen, nicht aus Summation von Erbsubstanz!

Folgende Eigenschaften sind als emergent erkannt worden:

- EEG-Alpha-Vorzugsfrequenz (Kap. 21),
- Habituationsrate psychophysiologischer Variablen (Kap. 22),
- berufliche und geistige Interessen und Talente,
- Kreativität (Genialität im Guten wie im Bösen),
- Stärke des Einflusses auf andere (»social impact«),
- Extraversion (optimistisch, sozial aufgeschlossen, Gefühl persönlicher Kontrolle, wenig stressanfällig),
- »gutes« Aussehen.

Box 23.4. Verhaltensähnlichkeiten bei getrennt aufgewachsenen eineiigen Zwillingen

Die Minnesota-Untersuchung erbrachte überraschend **wenig Hinweise auf Einflüsse der Umgebung** bei den angegebenen Eigenschaften, aber auch bei vielen persönlichen Eigenheiten des täglichen Lebens. Die Zwillinge empfanden fast ausnahmslos eine starke und anhaltende Sympathie füreinander nach der Zusammenführung in Minneapolis. Die Untersuchungen und Interviews fanden vor der Wiederbegegnung statt: Ein Zwilling erzählte z. B. laufend lustige Episoden, der zweite trat ins Zimmer mit der Bemerkung »Soll ich Euch eine lustige Geschichte erzählen« – eben dieser Zwilling war in einer ernsten und wenig zu Scherzen neigenden Familie erzogen worden. Ein anderes Paar baute in jedem eigenen Garten eine runde Bank um einen Baum. Beide Zwillinge wählten dieselben Geschenke für andere, andere nahmen beide an Wahlen nicht teil, weil sie sich nicht genug informiert fühlten. Von 200 Zwillingen wollten 2 Personen nicht in das psychophysiologische Labor kommen, weil sie Angst vor dem Eingeschlossensein hatten, diese beiden waren eineiige Zwillinge. Zwei trugen 7 Ringe an den Fingern, sie waren eineiige Zwillinge; 2 waren 5 mal verheiratet, sie waren Zwillinge etc. Bei **keinem der zweieiigen Zwillingspaare konnten solche Ähnlichkeiten gefunden** werden, die nicht auf Zufall beruhen können.

Insgesamt also zeigt sich eine überraschend »bunte« Mischung von Eigenschaften als emergent. Sowohl Merkmale, die man bisher als stark vererbt angenommen hatte (psychophysiologische Parameter), wie auch Eigenschaften, denen man ein starkes Umweltpotenzial (sozialer Einfluss, Interesse) zuschrieb, erwiesen sich emergenter als ursprünglich angenommen.

Σ **Emergenesis bedeutet, dass durch Gen-Konfigurationen ein starker genetischer Einfluss entstehen kann, der aber nicht innerhalb von Familien weitergegeben wird. Viele menschliche Verhaltensweisen und physiologische Merkmale sind auf Emergenesis zurückzuführen.**

Zusammenfassung

Was die Interaktion zwischen **Erbe** (Nature) und **Umwelt** (Nurture) angeht,

- so ist der Normalfall die Interaktion von Anlage und Umwelt, eine dynamische Interaktion, die bereits unmittelbar nach der Befruchtung einsetzt;
- gibt es einige wenige Sonderfälle der Dominanz **angeborener** Verhaltensweisen (z. B. Atmen, Schlucken);
- gibt es auch wenige Sonderfälle der Dominanz **erlernten** Verhaltens (z. B. Kaspar Hauser).

Mit monohybriden Kreuzungen reinrassiger Gartenerbsen konnte Gregor Mendel seine **Vererbungsregeln** erarbeiten:

- Jedes Merkmal (Gen) liegt als Paar vor, jedes Paaranteil wird **Allel** genannt.
- Von jedem Allelpaar wird jeweils ein Anteil auf die Nachkommen übertragen **(Spaltungsregel)**.
- Es gibt **dominante** und **rezessive** Allele. Beim gemischten (heterozygoten) Vorkommen setzt sich das dominante durch, das rezessive Gen kann sich nur beim homozygoten Vorkommen durchsetzen.
- Wegen der Dominanz oder Rezessivität der Allele entspricht daher der **Phänotyp** nicht immer seinem **Genotyp**.
- Die Allele werden unabhängig voneinander nach den **Regeln der Wahrscheinlichkeit** vererbt.

Die Mendel-Regeln bedürfen der **Ergänzung**:

- Gene werden nicht immer unabhängig voneinander, sondern viele auch **gekoppelt** vererbt.
- Bei unvollständiger Dominanz kommt es zu **intermediären Erbgängen** (z. B. rosa Blüten statt weißen oder roten).
- Beide Allele eines Paars können unterschiedlich für den Phänotyp, aber gleich dominant sein **(Kodominanz)**. Viele Gene kommen in mehr als 2 Allelen vor **(multiple Allele**, z. B. beim AB0-Blutgruppensystem).
- Allele können mehr als eine phänotypische Wirkung haben, genannt **Pleiotropie** (Beispiel Sichelzellanämie).
- Manche Gene können die phänotypische Ausprägung anderer Gene verändern **(Epistase)**.
- Manches phänotypische Merkmal wird als Kontinuum ausgeprägt (z. B. die Körpergröße), was darauf hinweist, dass 2 oder mehr Gene beteiligt sind **(polygene Vererbung)**.

Drei Biopolymere sind für normales Leben und die Erbsubstanz unentbehrlich:

- **Polysaccharide**, hauptsächlich zur zellulären Energiespeicherung, aber auch als Bausubstanz.
- **Proteine** aus Aminosäuren. Als Bausubstanz, zur Signalübertragung (Hormone, Rezeptoren) und als Biokatalysatoren (Enzyme).
- **Nukleinsäuren** aus Ketten von Nukleotiden. In DNA und RNA ist die Erbsubstanz verschlüsselt.

Die **Erbsubstanz** ist in den Chromosomen enthalten, die bei der Zellteilung sichtbar werden.

- Die Chromosomen sind aus Komplexen von DNA und Eiweiß, **Chromatin** genannt, aufgebaut, von denen die DNA die Erbsubstanz enthält.
- Die **Doppelhelix** ist das Strukturmodell der DNA. Dabei sind die DNA so angeordnet, dass die Struktur eines Stranges die des anderen bestimmt.
- Die **RNA** ist v. a. an der Eiweißsynthese beteiligt.

Das **menschliche Erbgut**

- ist in **23 Chromosomenpaaren** enthalten, von dem jedes mehrere tausend Gene enthält;
- besteht in jedem Gen aus vielen »Wörtern«, die **Triplets** oder **Kodons** genannt werden;
- verdoppelt sich bei der Zellteilung (Replikation) derart, dass jeder Strang der Doppelhelix als **Matrize** für einen neuen Strang dient;
- verändert sich bei der Replikation durch **Mutationen**, die zu Polymorphismen führen.

Die **Eiweißsynthese**

- beginnt mit der **Transkription**, bei der die DNA im Zellkern durch die ähnlich aufgebaute RNA kopiert wird;
- wird durch den Prozess der **Translation** in den Ribosomen vollendet.

Bei der Bildung der Ei- und Samenzellen, **der Meiose**,

- kommt es zu einer **Halbierung des Chromosomensatzes**, wobei sich die ehemals mütterlichen und väterlichen Chromosomen **zufällig** auf die Gameten verteilen;
- kommt es durch **Crossing-over** zu einer weiteren Vermischung der Gene, die durch die anschließenden Zufälligkeiten der Befruchtung noch verstärkt werden.

Chromosomenstörungen entstehen meist durch Genmutationen.

- Sie bewirken meist intellektuelle Störungen und Minderleistungen.
- Sie zeigen, dass psychische Leistungen meist polygen vererbt werden.

▼

Die **Verhaltensgenetik** vergleicht Familien und ein- und zweieiige Zwillinge. Sie erbrachte, dass

- eine **starke Erblichkeit** für Intelligenz, Persönlichkeit, Interessen und Verhaltensstörungen vorliegt;
- hohe Erblichkeitskoeffizienten oft stark **von Umweltbedingungen erzeugt** werden;
- meist **emergente Eigenschaften vererbt** werden, die aber nicht innerhalb von Familien weitergegeben werden.

Literatur

Bronfenbrenner U, Ceci JS (1994) Nature-nurture reconceptualized in developmental perspective: a bio-ecological model. Psycholol Rev 101:568–586

Buselmaier W, Tariverdian G (1999) Humangenetik, 2. Aufl. Springer, Berlin Heidelberg New York Tokyo

Carey G (2003) Human genetics for the social sciences. SAGE Publications, Thousand Oaks London New Delhi

Crick FHC (1966) The genetic code: III. Sci Am 215(4):55–62

Dickens W, Flynn J (2001) Heritability estimates versus large environmental effects: The IQ paradox resolved. Psychol Rev 108:346–369

Lewin B (1999) Genes VII. Oxford University Press, Oxford

Lykken DT, McGue M, Tellegen A, Bouchard TJ (1992) Emergenesis. American Psychologist 47:1565–1577

McFarland D (1999) Biologie des Verhaltens, 2. Aufl. Spektrum Akademischer Verlag, Heidelberg

Plomin R, De Fries JC, McClearn GE, McGuffin P (2000) Behavioral genetics, 4th edn. Worth, New York

Tariverdian G, Buselmaier W (1995) Chromosomen, Gene, Mutationen. Springer, Berlin Heidelberg New York Tokyo

Watson JD, Crick FHC (1953) Molecular structure of nucleic acids. A structure for desoxyribose nucleic acid. Nature 171:737–738

24 Entwicklung und Alter

N. Birbaumer (et al.), *Biologische Psychologie*, Springer-Lehrbuch,
https://doi.org/10.1007/978-3-540-95938-0_24

PA, ein populärer, 68-jähriger, sportlicher Fernsehmoderator, erlitt während eines Auftritts einen »Schwächeanfall« mit Schwindel, Übelkeit und einem pelzigen Gefühl des linken Arms. Er fuhr anschließend noch einen Kilometer in Richtung Wohnort, merkte aber plötzlich, dass er das Bewusstsein verlieren würde, fuhr an den Straßenrand, konnte sich aber später an keine seiner Reaktionen erinnern. Er verlor das Bewusstsein und wurde erst Stunden später über das Lenkrad gebeugt gefunden. In der Klinik wurde zunächst ein Computertomogramm (▶ Kap. 20) angefertigt, auf dem man eine großflächige subkortikale Blutung rechts erkannte. Obwohl Stunden nach einem solchen Schlaganfall (Apoplex) eine Thrombolyse kaum effektiv ist, wurde die Lyse mit Infusion gerinnungshemmender (»blutverdünnender«) Pharmaka eingeleitet. Die Schädigung der Hirnsubstanz war aber bereits zu weit fortgeschritten, denn die optimale Zeit für den Beginn einer Lysetherapie beträgt nur 1-2 Stunden. Herr PA blieb halbseitig gelähmt und hatte die ersten Monate nach dem Schlaganfall einen ausgeprägten Linksneglekt, d. h., er beachtete keinerlei Reize im linken Gesichtsfeld und ignorierte seine linke Körperseite. Nach einem Jahr war der Neglekt deutlich besser, PA saß aber immer noch im Rollstuhl und konnte die linke Hand nicht bewegen. In dieser Zeit blieb die Physiotherapie und die medikamentöse Behandlung ohne Erfolg, sodass sie eingestellt wurden. PA fiel in die Rubrik »Zustand nach Schlaganfall ohne Restbewegung«, für die keinerlei Besserung zu erwarten sei. Erst als er 2 Jahre nach dem Ereignis mithilfe des in ▶ Box 24.4 beschriebenen »Brain-Computer-Interfaces« seine gelähmte Hand wieder bewegen konnte und dies mit einer intensiven, lebensnahen und aktive Bewegungen forcierenden Physiotherapie kombiniert wurde, konnte er den Rollstuhl verlassen, er fuhr wieder Auto und konnte seine Hand für einfache, aber wichtige Greifbewegungen benutzen: Türen öffnen, sich selbst an- und ausziehen, das Essbesteck halten und nutzen.

24.1 Entwicklung des Nervensystems

24.1.1 Aufbau von Hirnstrukturen und Nervenzellen in der Entwicklung

Ein genetischer Bauplan

Nach der Befruchtung resultiert zunächst die **Zygote** über die ersten 2 Wochen, danach spricht man vom **Embryo** (von 2 bis 8 Wochen) und danach vom **Fetus** (9 Wochen bis Geburt). In den frühsten Stadien der Entwicklung sind sich alle Vertebraten (Wirbeltiere) ähnlich, was zeigt, dass der grobe genetische Bauplan – das Gerüst des Hauses »Organismus« – vergleichbar ist. Nach 7 Wochen erkennt man allerdings bereits, dass es sich beim Menschen um einen Menschen, beim Salamander um einen Salamander handelt (◻ Abb. 24.1, s. auch ◻ Abb. 5.5a).

Wie auf Abb. 5.5a (S. 76) ersichtlich, entwickelt sich das menschliche Gehirn von einem aus 3 Abschnitten (»Kammern«) bestehenden System zu einem 5-Kammern-Gehirn: Vorderhirn (»forebrain«), Mittelhirn (»midbrain«) und Rhombenzephalon (»hindbrain«) entwickeln sich in **Großhirn** und **Zwischenhirn** (aus Vorderhirn), **Brücke** und **Kleinhirn** (aus Mittelhirn) und **verlängertes Mark** (aus Rhombenzephalon, Hinterhirn) ohne jeden Einfluss nach einem in den Zellen niedergelegten genetischen Bauplan.

Zelluläre Entwicklung

Neurone und Glia entwickeln sich aus neuronalen Stammzellen, die in einer 3-schichtigen Zone um die Ventrikel

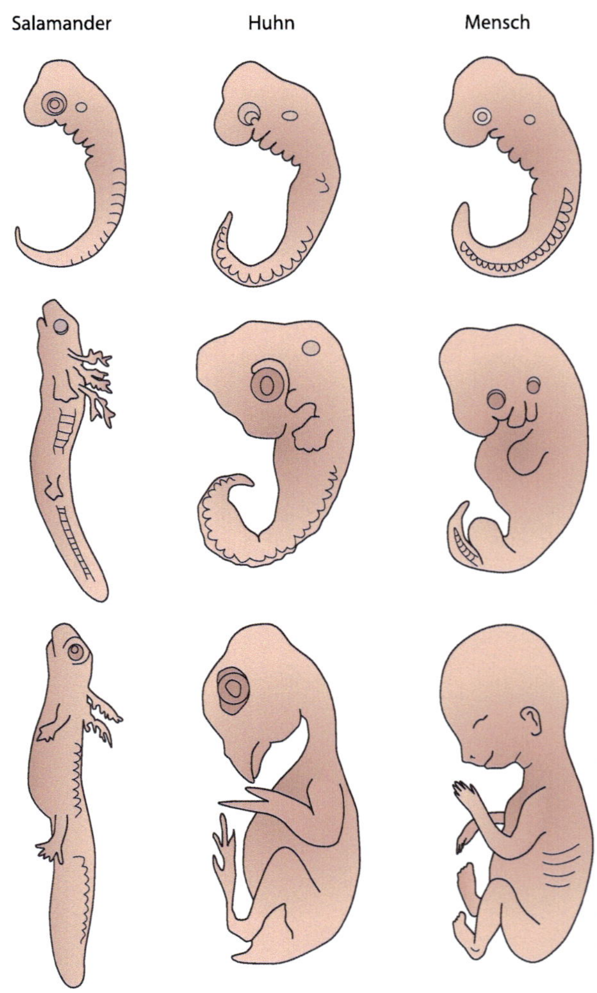

Aus Kolb, Whishaw (2004). Mit freundlicher Genehmigung von FH Freemann.

◻ **Abb. 24.1. Embryos und Evolution.** In den frühesten Stadien der Entwicklung (oberste Reihe) sind die Embryos von Salamander, Huhn und Mensch sehr ähnlich, sie werden aber im Laufe der embryonalen Entwicklung (mittlere und untere Reihen) immer unterschiedlicher. Dies zeigt, dass alle Vertebraten phylogenetisch aus den gleichen Organismen entstanden und nicht nur Miniaturausgaben des jeweiligen erwachsenen Organismus sind. (Aus Kolb u. Whishaw 2004) liegen (die **Ventrikelzonen**): Beim Erwachsenen stirbt immer eine Zelle nach der Teilung ab, sodass ihre Zahl stets gleich bleibt, im frühen fetalen Stadium entwickeln sich aus den Stammzellen sog. Progenitorzellen (Vorläuferzellen) und aus diesen Neuroblasten und Glioblasten, aus denen wiederum vier Zelltypen entstehen: aus Neuroblasten Interneurone (oft hemmend) und Projektionsneurone, aus Glioblasten Astrozyten und Oligodendrozyten (▶ Abschn. 2.3.2). Neurotrophe Faktoren sind für den Übergang von einem Zellstadium in das andere verantwortlich: EGF (»epidermal growth factor«) modifiziert Stammzellen zu Progenitorzellen und bFGF (»basic fibroblast growth factor«) stimuliert Progenitorzellen zur Produktion von Neuroblasten. Die fetalen Stammzellen werden oft als pluripotent bezeichnet, da aus ihnen alle Arten von Zellen »hergestellt« werden können, was zu wichtigen therapeutischen Konsequenzen in der Therapie von Hirn- und Nervenschäden führen könnte (◻ Box 24.1).

Box 24.1. Verpflanzung embryonaler Stammzellen

Während beim Menschen die Verpflanzung fötaler Stammzellen der Nebenniere in die Basalganglien von Parkinson-Patienten und von Stammzellen aus dem olfaktorischen System ins Rückenmark von Querschnittsgelähmten zu negativen Resultaten, bei Parkinson durch unkontrolliertes Zellwachstum sogar zu Verschlechterung führte, ließen sich im Tierversuch an Mäusen bemerkenswerte Effekte erzielen: Stammzellen aus dem embryonalen Kortex wurden in den zerstörten Motorkortex erwachsener Mäuse implantiert. Nach 8 Wochen erreichten die kortikalen Neurone, ohne Zugabe neurotropher Faktoren ihre Zielzellen im Rückenmark. Die Zellen »wanderten« völlig geordnet durch das Corpus callosum, innere Kapsel, Basalganglien, Brücke bis zu den Zielzellen, wo sie funktionell korrekte Verbindungen mit den Rückenmarkszellen eingingen. Die Abbildung zeigt einige der Prozesse, die zu diesen erstaunlichen Ergebnissen führte.

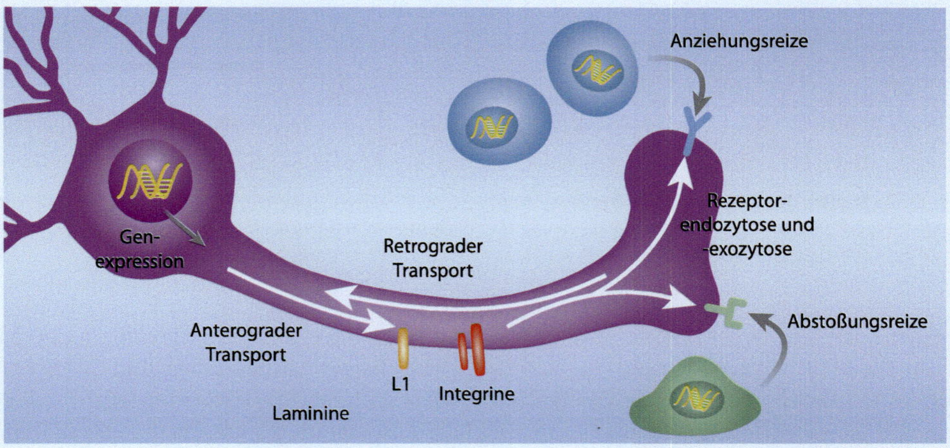

Entstehung kortikospinaler Projektionen während der Embryonalentwicklung. Diese benötigt Genexpression und Proteinsynthese, anterograden Transport von Strukturproteinen und anderen Molekülen über das Axon, retrograden Transport von Signalkomplexen, welche die Genexpression regulieren. Rezeptoren werden dynamisch auf- und abgebaut, um die Anziehungs- und Abstoßungsliganden zu binden. Viele Moleküle wie Laminine, Integrine, L1 müssen synthetisiert werden, um die Adhäsion und das Absterben und Andocken von Axonen, Synapsen und Spines zu ermöglichen.

Lit.: Tuszynski, M. (2007) Rebuilding the brain: Resurgence of fetal grafting. Nature Neurosc. 10:1229–1230.

24.1.2 Chemoaffinität und Aktivitätsabhängigkeit in der Nervenentwicklung

Stadien der Zellentwicklung

Umweltveränderungen und Erfahrungen können bereits im Laufe der **pränatalen Entwicklung** Einflüsse auf die Struktur des Nervensystems haben. Die Aktivität des genetischen Apparats bestimmt nur die grobe topographische Zuordnung und Anhäufung bestimmter Zellarten, die Feinabstimmung und -formung erfolgt von Anfang an unter dem Einfluss von umweltabhängigen Aktivitätsmustern in den Zellen.

In der Hirnentwicklung lassen sich grundsätzlich 6 Entwicklungsschritte unterscheiden (◻ Abb. 24.2):

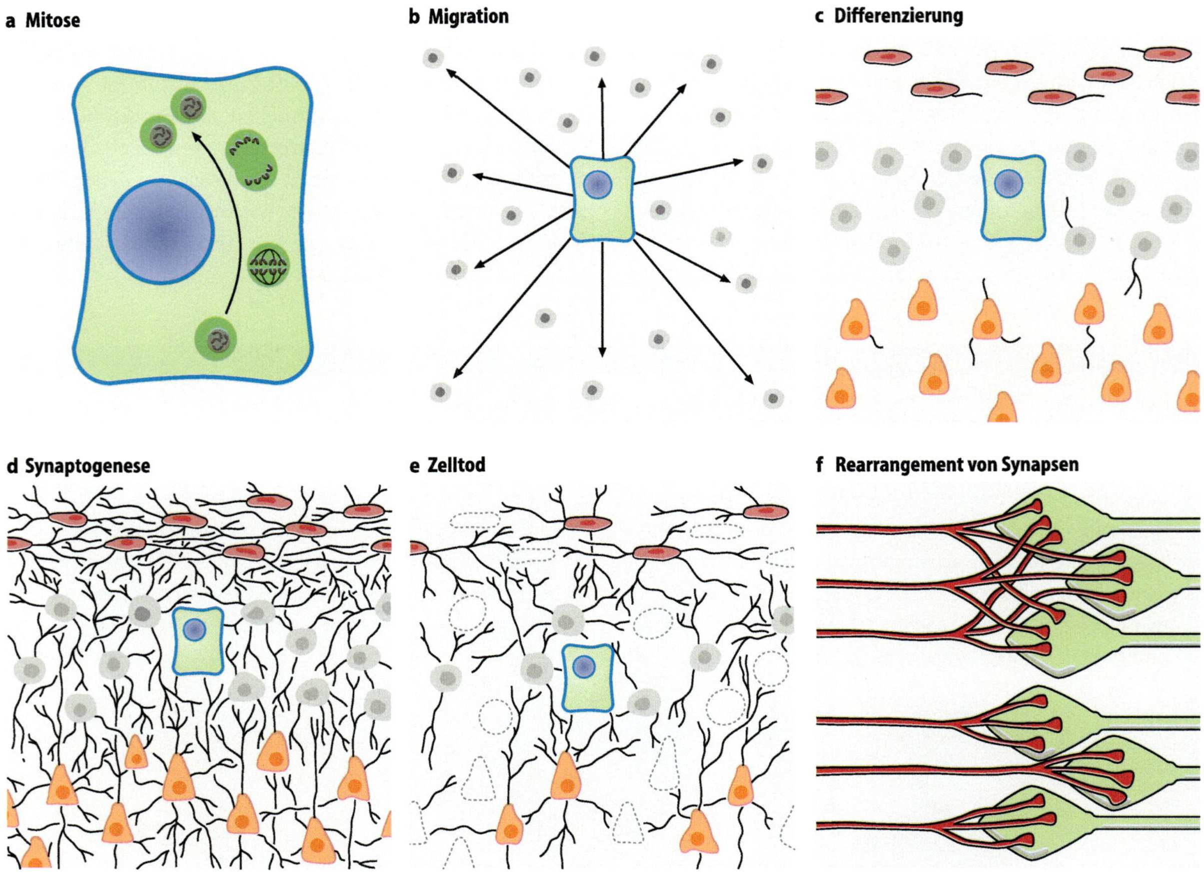

Abb. 24.2a–f. Sechs Stadien der Entwicklung im Nervensystem. **a** Zellen im Neuralrohr teilen sich. **b** Die Zellen wandern in bestimmte Regionen. **c** Die Zellen differenzieren in verschiedene Typen von Neurone. **d** Neurone erweitern ihre Axone und Dendriten und bilden Synapsen aus. **e** Viele Zellen sterben früh ab. **f** Manche Synapsen ziehen sich zurück, anderen bilden sich neu

- **Neurogenese:** Zellteilung in der Mitose (erste 18 Wochen);
- **Zellmigration:** Nervenzellen wandern an ihre Bestimmungsorte und bilden Hirnkerne (von der 7. bis zur 27. Woche);
- **Differenzierung** in verschiedene Neuronentypen (die ersten 27 Wochen);
- **Synaptogenese:** Bildung synaptischer Verbindungen an Axonen und Dendriten (5. Monat vor bis 1 Jahr nach der Geburt);
- **Neuronaler Zelltod:** selektives Absterben (überflüssiger) Nervenzellen (ab 1. bis 2. Lebensjahr);
- Neubildung und selektiver Verlust von **Synapsen**;
- **Myelogenese** (Bildung von Myelin).

In der Migrationsphase »kriechen« die Nervenzellen auf den vorgeformten Gliasträngen unter dem Einfluss von **Zelladhäsionsmolekülen (CAM)**, wie z. B. **Netrine** (von Sanskrit »führen«) und **Cadherine** (von »fassen«), in Richtung der Zielzone, dem späteren Kern oder Zentrum. Dieser Migrationsprozess kann auch noch im adulten Nervensystem stattfinden. In den Zielzonen exprimieren die Nervenzellen spezifische Gene, die Proteine für den Aufbau und die Differenzierung der jeweiligen Zellen produzieren. Dabei haben Nachbarzellen und Aktivitätsänderungen selbst als Induktionsfaktoren einen zentralen Einfluss auf die Ausprägung des jeweiligen Zelltyps. Umwelteinflüsse und Lernprozesse – abgebildet in den Aktivitätsmustern in den sich entwickelnden Zellen, Axone und Synapsen arbeiten mit den molekulargenetischen Hand in Hand.

Σ **Wachstum, Differenzierung und Absterben von Nervenzellen und Synapsen sind Mechanismen neuronaler Modifikation in der Entwicklung. 6 solche Entwicklungsschritte des ZNS lassen sich unterscheiden.**

Chemoaffinität

Die **Chemoaffinitätshypothese** besagt, dass prä- und postnatales Wachstum von Dendriten, Axonen und Synapsen von chemotrophen Faktoren der Zielzellen »angezogen« werden. Die noch unreifen wachsenden Zellendigungen besitzen **Wachstumskegel** (»growth cones«), welche die Dendriten und Axone in Richtung der Zielzellen verlängern. Die chemotaktischen **topographischen Gradienten** ziehen z. B. Synapsen vor allem an die **dendritischen »spi-**

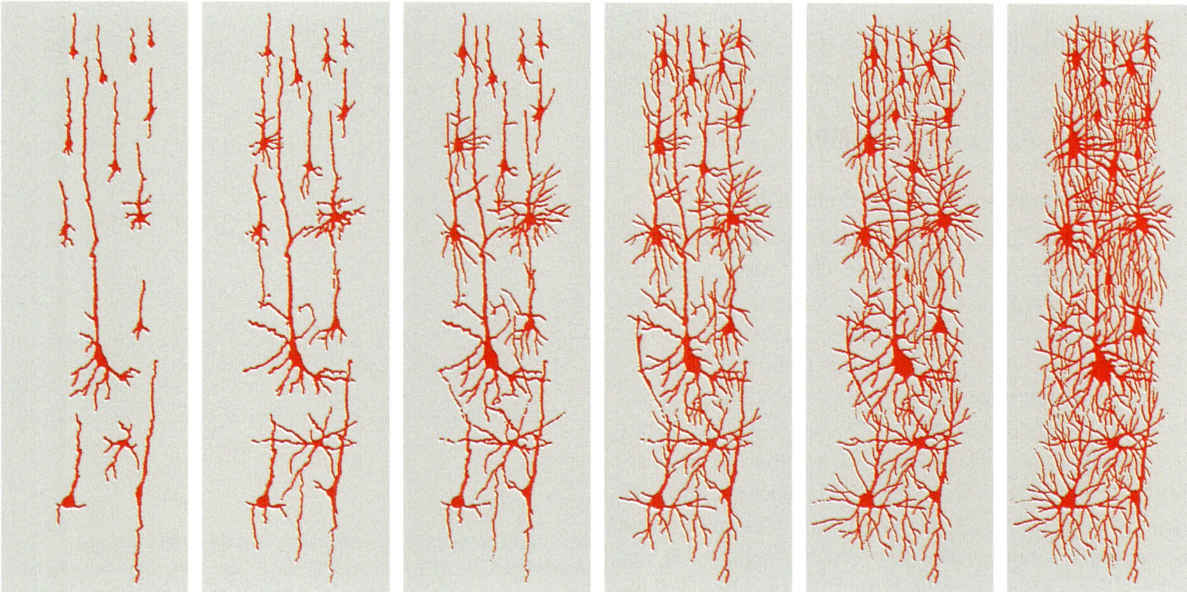

Abb. 24.3. Postnatale Entwicklung der Hirnrinde am Beispiel von Brocas Areal von der Geburt bis in den 24. Monat. Die Neurone haben anfangs nur sehr einfache dendritische Felder. Diese wachsen in den nächsten Monaten mehr und mehr aus bis im 2. Jahr mit erfolgter Sprachentwicklung eine weite Verzweigung der Dendriten sichtbar ist

nes« (Dornen), die auch im erwachsenen Organismus als zentraler Ort von Veränderungen durch Lernen angesehen werden können. Verzweigung und Verdickung der Dendriten und der Spines sowie Zunahme der Zahl der Synapsen sind sowohl in der Entwicklung als auch beim Lernen entscheidend. Abb. 24.3 illustriert diesen Zuwachs an Komplexität im embryonalen Kortex des Menschen.

Regeneration und Chemoaffinität

Spezifische Regeneration unter dem Einfluss von **Chemoaffinität** kann auch im erwachsenen Säugetiergehirn stattfinden: Implantation eines vorher isolierten und entfernten Tektums in dasselbe Tier führt innerhalb weniger Monate zur ursprünglichen topographischen **Neuinnervation** des Tektums durch afferente optische Fasern. Die durchtrennten Axone des optischen Nervs »folgen« der Affinität (Anziehung) der tektalen Empfangsneuronen. Oder: Implantation der Iris in das Zwischenhirn der Ratte führt zur regelhaften Neuinnervation (Einwachsen von Axonen) der Iris von adrenergen Fasern aus der Umgebung in derselben topographischen Anordnung, wie sie ursprünglich im Auge bestand, wo auch adrenerge Fasern die Iris versorgen.

Andererseits bestimmen die Umwelt- und Lerneinflüsse mit, wie sich Zellen und Regionen formen. Leitet man z. B. die Fasern aus der Retina während der nachgeburtlichen Entwicklung in den akustischen Corpus geniculatum mediale statt in den C. geniculatum laterale um, so bildet sich in der Folge im akustischen Kortex **zusätzlich** ein visueller Kortex aus, mit allen Eigenschaften des visuellen Kortex wie Orientierungsselektivität, Farbselektivität usw. (▶ Kap. 17). Es ist der visuelle Einstrom und **nicht** die genetisch festgelegte Chemoaffinität, die die Funktion und den Aufbau des Hirnareals bestimmt. Auch bei Blind- oder Taubgeborenen kommt es zu solchen aktivitätsabhängigen Reorganisationen der primären Seh-, Hör- und Tastrinden: Bei Blinden wird der Okzipitalkortex primär von Tastreizen »versorgt« und trägt zur Verbesserung der Tastempfindung bei.

Σ Wie im erwachsenen Gehirn, so finden Axone, Dendriten und Synapsen im sich entwickelnden Gehirn ihre Zielareale und Zielzellen unter dem Einfluss von Chemoaffinität und genetischen Steuermechanismen unter dem Einfluss umweltabhängiger Aktivitätsmuster.

24.1.3 Zelltod (Apoptose) und synaptisches Überleben

Lernen und Wachstum

Obwohl manche Wachstumsprozesse für Lernvorgänge nicht verantwortlich sein können, da sie zu lange dauern (Monate), hängt die starke Zunahme des relativen Hirngewichts beim Menschen in den ersten beiden Lebensjahren mit der Lernfähigkeit und Intelligenz zusammen. Die Zunahme des Hirngewichts beruht auf **Vermehrung der Synapsen** (10^{15} im erwachsenen Gehirn, ▶ Abschn. 9.1.2), Größenzunahme der Zellen, Dendriten und dendritischen

Dornen (Spines), Vermehrung (Teilung) von Zellen, Zunahme der Gliazellen und Vergrößerung des Kapillarnetzes im Gehirn (▶ Abschn. 2.1.4). Voraussetzung für diese Wachstumsprozesse ist eine entsprechende sensorische und motorische **Stimulation** durch adäquate Umgebungsreize.

Apoptose, Neurotrophine und »Pruning«

Zelltod ist ein wichtiger, **positiver Faktor** in der Embryogenese und Entwicklung von Nervenzellen, danach, also im erwachsenen Organismus, schädigt er meist das Zentralnervensystem. Je nach Region sterben 20–80% der ausgebildeten Nervenzellen kurz nach der Geburt ab und bestimmen somit Art und Ausmaß der Verbindungen in den einzelnen Hirnregionen. ◘ Abb. 24.4 zeigt die geschätzte Zahl der Synapsen im visuellen Kortex über die Lebensspanne. In der Zeit ab dem 1. bis 2. Lebensjahr sterben pro Sekunde etwa 100.000 Synapsen ab! Die Überproduktion von potenziellen synaptischen Verbindungen und das darauf folgende selektive Absterben unbenutzter Verbindungen garantiert, dass nur die für den Einzelorganismus wichtigen Erinnerungen erhalten bleiben. Wenn keine **neurotrophen Faktoren** von den Zielzellen abgegeben werden (also z. B. ein Tier kein Bein entwickelt hat und dort keine Zielzellen existieren), »beschließen« Todesgene, die an jeder Zelle vorhanden sind, DNS-zerstörende Proteine zu produzieren.

Für vegetative Fasern ist es der **Nervenwachstumsfaktor (»nerve growth factor«, NGF),** der von den Zielzellen produziert, von den Axonen aufgenommen und retrograd in den Zellkörper transportiert wird. Dort blockiert er die Apoptose. Es gibt eine Vielzahl von solchen **»brain-derived neurotrophic factors« (BDNF),** deren Gene man kennt und die gentechnisch herstellbar sind; sie werden **Neurotrophine** genannt. Leider konnte bisher kein BDNF gefunden werden, der das Wachstum adulter Motoneurone anregen könnte. Damit könnten Schädigungen der Motoneurone oder Durchtrennung der Motoaxone behoben werden (z. B. bei Querschnittslähmungen; ◘ Box 24.1).

Apoptose ist für den Tod überflüssiger Neurone und Synapsen verantwortlich, nicht für die **Stutzung** (»pruning«, »Zuschneiden«) **von Synapsen,** die von Lernprozessen und Erfahrung abhängt: Nur jene Verbindungen überleben, welche kompetitiv an der Bildung und Aufrechterhaltung eines Zellensembles (▶ Abschn. 25.4) teilnehmen. Pruning folgt dem Hebb'schen Prinzip (▶ Abschn. 25.3): **Simultane** elektrische Aktivität (Hebb-Regel) erhält die **funktionellen Netzwerk**e. Was nicht gleichzeitig aktiv ist, wird eliminiert.

Ein besonders dramatisches Beispiel für die Wirkung von Pruning ist die Tatsache, dass Kleinstkinder ohne jede Vorerfahrung im 1. Lebensjahr Sprachlaute aus vielen Sprachen (Englisch, Hindi, Indianersprachen) unterscheiden lernen, diese Fähigkeit aber im Laufe des 1. Jahres durch die Benutzung der Muttersprache wieder verlernen.

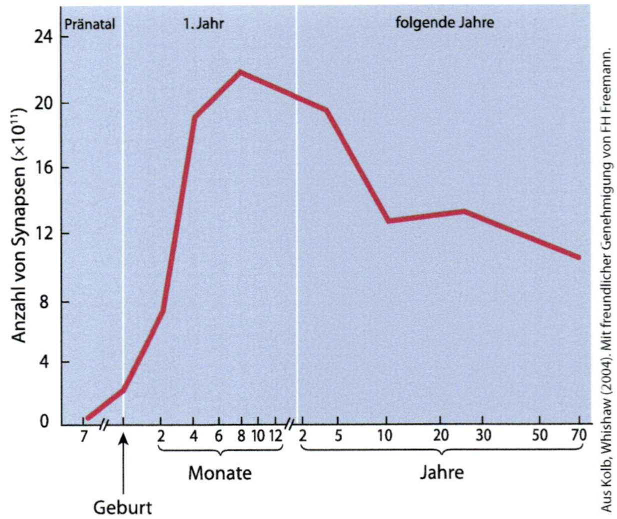

◘ **Abb. 24.4. Synaptisches Pruning (Zuschneiden) im Laufe des Lebens.** Ordinate: Zahl der Synapsen des menschlichen Gehirns. Abszisse: Lebensalter, vor und im ersten Jahr nach der Geburt in Monaten, danach in Jahren. (Aus Kolb u. Whishaw 2004)

Entwicklung von Gliazellen und Myelinisierung

Die Entwicklung von Gliazellen beginnt nach Ende der ersten Neurogenese. Oligodendrozyten formen Myelin, ohne das die normale Weiterleitung von Nervenerregung nicht möglich ist (▶ Kap. 2). Paul Flechsig in Leipzig zeigte bereits um 1820, dass die Myelinisierung nach der Geburt beginnt und bis ins 18. Lebensjahr anhält. ◘ Abb. 24.5 zeigt die kortikale Karte mit den sensorischen und motorischen Arealen, die früh, und die »höheren« Assoziationsareale, die später myelinisiert werden (zur Lage der einzelnen Areale ◘ Abb. 5.17). Beispielsweise ist die Entwicklung des Greifens bis zum 10. Monat eng an die Myelinisierung des motorischen Kortex gebunden.

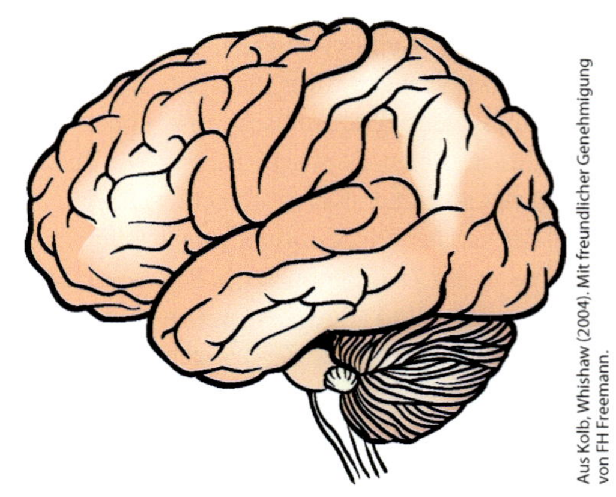

◘ **Abb. 24.5. Zeitlicher Verlauf der Myelinisierung der menschlichen Großhirnrinde.** Die spät myelinisierten Regionen sind hell gezeichnet (nach Flechsig). (Aus Kolb u. Whishaw 2004)

Σ Sowohl unter genetischem Einfluss, aber vor allem unter dem Einfluss der Stimulation aus der Umwelt sterben große Teile von Zellen und Synapsen in der Entwicklung ab und begünstigen damit die Eliminierung »überflüssiger« Verbindungen. Das Absterben (Apoptose) wird durch Neurotrophine verhindert, die unter genetischem Einfluss stehen und aktivitätsabhängig produziert werden.

Synaptisches Überleben und Prägung

Der letzte wichtige Entwicklungsschritt in ◻ Abb. 24.2 ist **synaptische Neubildung und synaptisches Wachstum.** Vor allem nach selektivem Zelltod wachsen benachbarte Synapsen aus **(Sprossung),** die Spines verdicken sich oder vorhandene Spines formen zusätzliche synaptische Kontakte. In ▶ Kap. 17 haben wir ausführlich eine erfahrungsabhängige Fehlentwicklung des visuellen Kortex besprochen. Zwar ist Neubildung und Wachstum von Dendriten und Synapsen am stärksten in der embryonalen und frühen postnatalen Phase, aber alle in ◻ Abb. 24.7 und 24.8 abgebildeten synaptischen Verbindungen durch Lernen bleiben das ganze Leben möglich.

Dabei zeigte sich, dass auch die **Prädisposition** für den spezifischen Lernprozess nicht genetisch bedingt ist, sondern dass der sensorische Reizeinstrom (z. B. Gesicht der Mutter) zusammen mit dem **motivationalen Zustand** und der Aufmerksamkeit mit erhöhter Adrenalinausschüttung im Gehirn und β-adrenerger Rezeptorenaktivierung einhergeht. Nur emotional »gesunde«, d. h. in **positiver Motivation** gehaltene Tiere, zeigen diese Aktivierung. Die Induktion von Langzeitpotenzierung (LTP, s. unten und ▶ Kap. 4), die auch der **Prägung** zugrunde liegt, wird von der β-adrenergen NA-Ausschüttung in die gedächtnisrelevanten Areale des Vorderhirns (Kortex, Hippocampus) aus den »emotionalen« limbischen Regionen (z. B. Amygdala) begünstigt. **Schlaf** mit Aktivierung cholinerger Hirnstrukturen (▶ Kap. 8 und 22) ist für die dauerhafte Stabilisierung mit Bildung von neuronalen Zelladhäsionsmolekülen und stabilen Proteinsynthesen und Genexpression (▶ Abschn. 24.5) mitverantwortlich.

Kinder, welche am Schlaf gehindert werden, wachsen nicht, wie die von R. Spitz beschriebenen verwahrlosten Kinder oder die in Rumänien in Waisenhäusern nach Ende des autoritären Regimes gefundenen Waisen. ◻ Abb. 24.6 zeigt dendritische Verzweigungen eines kortikalen Neurons von einem normal intelligenten und einem gleich alten retardierten Kind. Solche synaptische Degeneration ist auch auf S. 635 und in ◻ Abb. 25.15 bei der Beschreibung der Wirkung anregender und verarmter Umgebung beschrieben.

Besonders drastisch und lebenslang anhaltend sind die Effekte frühkindlicher Deprivation auf Gehirn und Verhalten. Ein nach der Geburt von der Mutter getrenntes Affenbaby, das »autistisches Verhalten« ähnlich einer schweren Depression mit geistiger Retardierung zeigt und auch eine Ersatzmutter in Form eines Drahtgestells mit weichem Fell nicht mehr annimmt, bleibt lebenslang gestört.

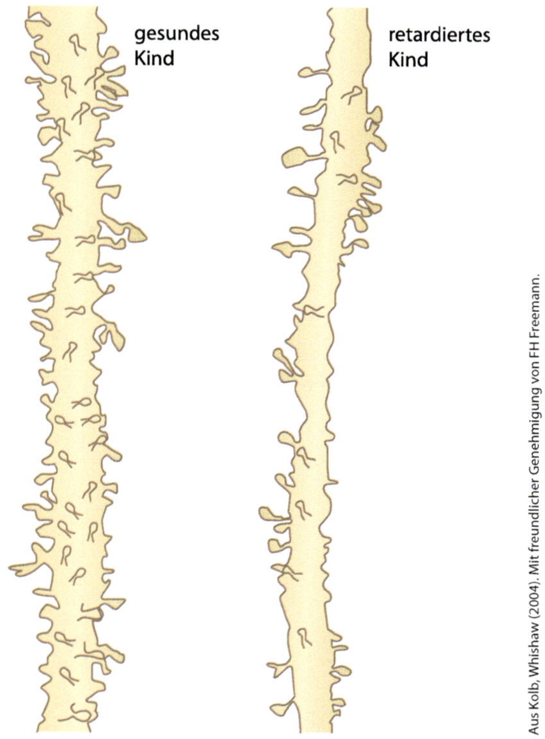

◻ **Abb. 24.6. Dendritische Spines und Intelligenz.** Anzahl der Spines auf einem Dendriten eines intelligenten *(links)* und eines retardierten Kindes *(rechts)*. Diskussion im Text. (Aus Kolb u. Whishaw 2004)

Erwachsene, in der frühen Entwicklung deprivierte Tiere zeigen kein Sozial- und Reproduktionsverhalten und sind geistig zurückgeblieben.

Σ Der Prägung liegen ähnliche zelluläre Vorgänge in den betroffenen Hirnregionen wie anderen Formen des Langzeitgedächtnisses auch zugrunde. Die Prädisposition (Empfindlichkeit in einer bestimmten Entwicklungsphase) hängt nicht nur von vererbten Eigenschaften, sondern auch von bevorzugter Reizung in einem bestimmten Zeitabschnitt und dem motivationalen Zustand des Organismus und dem Schlafverhalten ab.

24.1.4 Degeneration und Regeneration

Retrograde und anterograde Degeneration

Nach Läsionen von Hirngewebe kommt es zu großflächigen und mikroskopischen Veränderungen. Sofort nach der Schädigung breitet sich eine **Depolarisationswelle** in der Umgebung des Gewebes aus, die mit erhöhter Glutamatausschüttung einhergeht. Nervenzellen benötigen zwar Glutamat und NMDA-Rezeptoren zum Lernen, reagieren aber sehr empfindlich auf ein Übermaß an Glutamat (◻ Box 4.3). Je nach Intensität dieser kompensatorischen

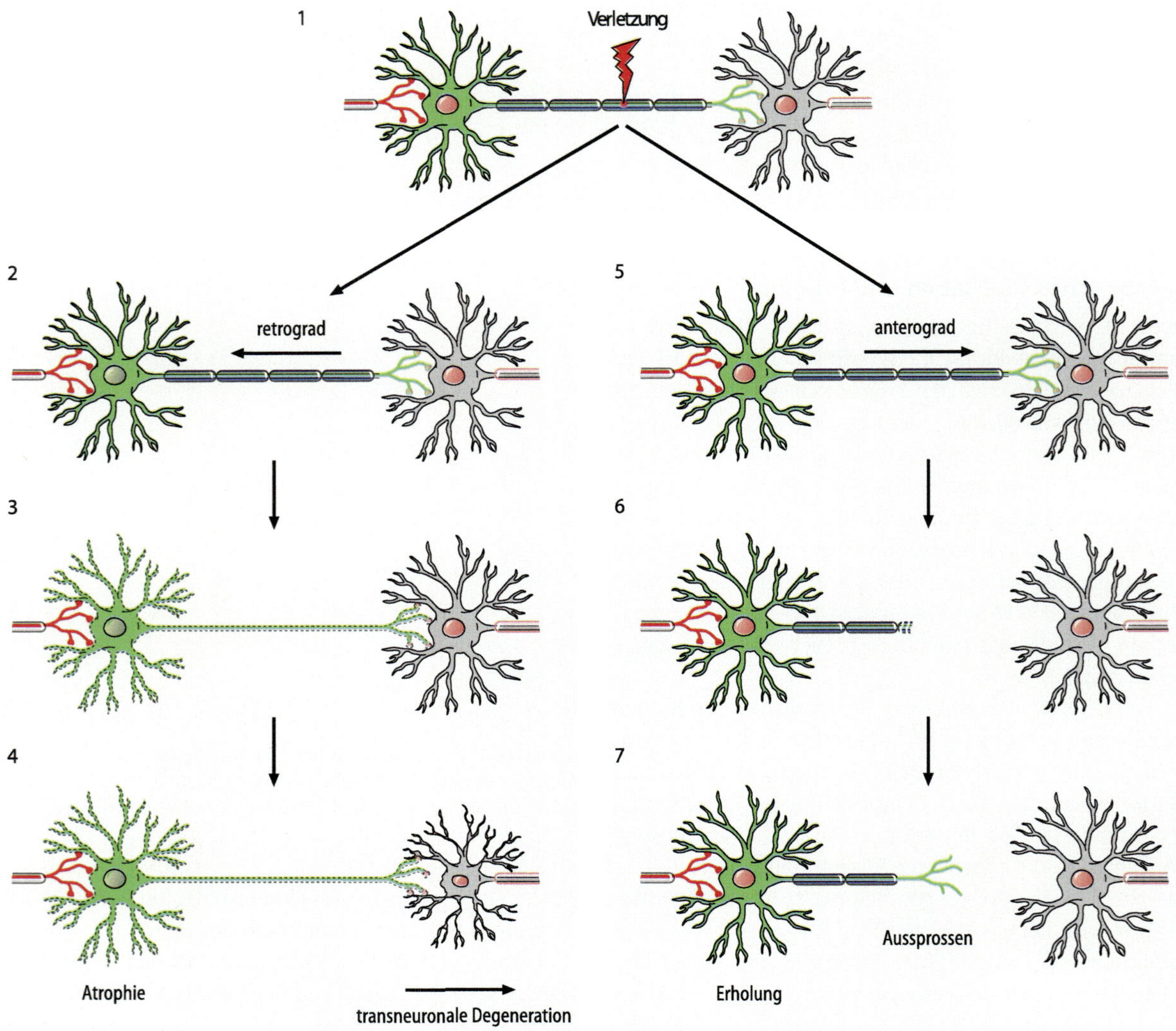

Abb. 24.7. Degeneration und Regeneration von Neuronen. Der Verlauf von Degeneration und Regeneration des verletzten Axons, seines Somas und der von seinen Synapsen erreichten Neurone hängt von der Lokalisation der Schädigung ab, wie in der linken *(Situationen 2–4)* und rechten Bildhälfte *(Situationen 5–7)* dargestellt. Weitere Erläuterung im Text

Hypererregung kann dadurch die Ausbreitung des Schadens vermehrt oder verringert werden, z. B. durch sofortige Gabe von GABA-Agonisten wie Benzodiazepinen oder NMDA-Antagonisten (▶ Abschn. 4.3.2).

Abb. 24.7 zeigt einige typische De- und Regenerationsmuster nach Verletzung eines Axons (Situation 1 in Abb. 24.7). Wenn die Verletzung nahe am Zellkörper liegt, kommt es zur **retrograden Degeneration** (2 und 3 in Abb. 24.7). Wenn das verletzte Neuron abstirbt, kann auch die Zielzelle degenerieren (Situation 4). Dies wird **transneuronale Degeneration** genannt.

Liegt die Verletzung weiter vom Zellkörper weg, kann es zu **anterograder Degeneration** (5 und 6) und/oder kollateralem **Aussprossen (»sprouting«)** und **reaktiver Synaptogenese** (Neuaussprossen von Synapsen), vor allem zu benachbarten Zielzellen kommen (Abb. 24.8). Wie wir im nächsten Abschnitt sehen werden, liegen der **neuronalen Reorganisation** nach peripheren und zentralen Läsionen solche Aussprossungen zugrunde. Diese können adaptiv oder maladaptiv sein (wie z. B. im Fall der Phantomschmerzen nach Amputationen, ▶ Abschn. 16.4.3).

Kollaterales Sprossen

Im erwachsenen Tier konnte bisher vor allem **kollaterales Sprossen** (Abb. 24.8) beobachtet werden. Kollaterales Sprossen geht dabei – sofern die richtigen Zielzellen von den neu wachsenden Synapsen erreicht werden – mit einer **Erholung der Verhaltensfunktion** einher. Dabei handelt es sich um einen Prozess, der nicht nur nach Läsion auftritt, sondern Neusprossung wie auch die Aktivitätszunahme vorher inaktiver Synapsen, »**stiller Synapsen**«, ist ein ständig im ZNS ablaufender Vorgang, der auch unter vielen pathologischen Bedingungen weiterfunktioniert. Allerdings können die ursprünglichen Zielzellen auch verfehlt

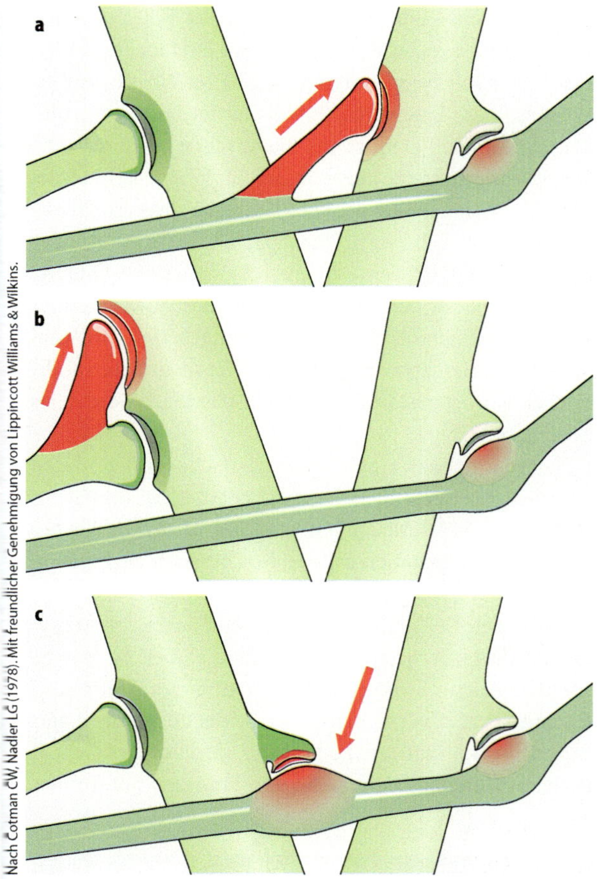

Abb. 24.8a–c. Mechanismen reaktiver Synaptogenese. Die roten Areale und die roten Pfeile symbolisieren 3 Formen neuen synaptischen Wachstums. **a** Kollaterales Sprossen, **b** Paraterminale Sprossung, **c** Kontakt-Synaptogenese

werden, was zu einer Reihe pathologischer Phänomene führen kann.

Σ Nach Verletzung von Nervengewebe kommt es bei größeren Läsionen zu Zerstörung auch des umgebenden Gewebes durch Hypererregung und Anstieg von Glutamat in den toxischen Bereich. Bei Zerstörung einzelner Fasern können verschiedene Formen reaktiver Synaptogenese und Degeneration auftreten, die sowohl adaptive wie negative Folgen für Lernen und Verhalten haben.

Demaskierung

Lernprozesse können auch auf der Aktivierung vorher **stiller** oder **gehemmter** synaptischer Verbindungen (Letzteres wird auch als **Demaskierung** bezeichnet, ▶ Abschn. 4.4) beruhen, da die Neuaktivierung stiller Verbindungen innerhalb von Minuten nach einer Läsion erfolgen kann: Depriviert man Katzen durch Schließen eines Auges kurz nach der Geburt und öffnet man das Auge 6–12 Monate später und registriert die Aktivität im kontralateralen Colliculus superior, so reagiert dieser nicht auf Reizung des deprivierten Auges. Setzt man aber zusätzlich eine ausgedehnte Läsion im ipsilateralen visuellen Kortex, so kann man in wenigen Minuten normales Entladungsverhalten der Kollikuluszellen beobachten. Der visuelle Kortex hat offensichtlich einen hemmenden Einfluss auf die Kollikulusneuronen, und erst nach dessen Entfernung werden die stillen Zellen wieder »laut«.

Umgebungsfaktoren (z. B. selektive Deprivation einer Situation oder Reizung) bestimmen in der Entwicklung, welche Verbindungen dominant werden (häufig simultan benutzte sind aktiver); der Rest der ursprünglich vorhandenen Verbindungen wird von den gelernten **dominanten** Verbindungen gehemmt. Bei Zerstörung der hemmenden Zellsysteme werden dann die ursprünglich gehemmten Zellen wieder aktiv (»demasking«, Entlarvung) und verursachen Auflösung oder Veränderung des »Gedächtnisinhalts« (z. B. Phantomschmerz; ▶ Kap. 16).

Synaptische Plastizität

Neben der Aktivierung stiller Zellen kommen eine Reihe anderer synaptischer Mechanismen als Basis für Lernvorgänge in Frage, sowohl das Herstellen neuer Verbindungen als auch der **Abbruch** alter, »störender« Verbindungen werden an Lernvorgängen beteiligt sein. Abb. 24.8 gibt einige der potenziell für Plastizität verantwortlichen Prozesse wieder.

Verstärkte Transmitterausschüttung geht mit erhöhter **postsynaptischer Dichte** einher, die auf Abb. 24.9 durch eine Verbreiterung und Verstärkung der postsynaptischen Membran, vor allem an den dendritischen Spines symbolisiert ist: Die Membran wird **dicker** durch Rezeptorvermehrung, vor allem NMDA- und AMPA-Rezeptoren (▶ Abschn. 25.5) und strukturelle Proteine wie **Zelladhäsionsmoleküle** des Zytoskelettes, die die Verbindung zwischen der prä- und postsynaptischen Membran erhöhen. Zusätzlich werden Signalelemente wie Kinasen und Phosphatasen (▶ Abschn. 24.1.1), die die Durchlässigkeiten der Membran steuern, vermehrt. Mit Sicherheit sind nicht ein, sondern **mehrere** dieser Vorgänge an den verschiedenen Formen des Lernens beteiligt; einschränkend muss aber betont werden, dass in höheren Organismen die physiologischen Grundlagen assoziativer Lernprozesse **nur über das Verhalten größerer Zellensembles** erklärbar sind (▶ Abschn. 25.3).

Σ Grundlage jedes Lernprozesses ist die Veränderung der synaptischen Plastizität in den beteiligten Hirnregionen. Diese kann mit Aktivierung stiller Verbindungen, Demaskierung (Aufhebung) hemmender Verbindungen, Erhöhung der Transmitterausschüttung und der synaptischen Dichte einhergehen.

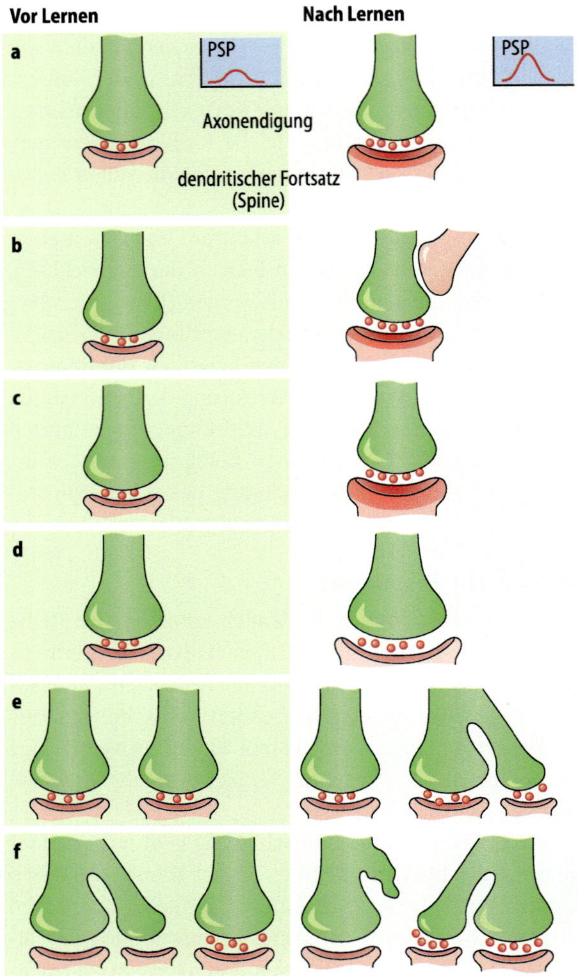

Nach Rosenzweig MR, Leiman AL, Breedlove JM (2005). Mit freundlicher Genehmigung von Sinauer.

Abb. 24.9a–f. Synaptische Plastizität. Einige Hypothesen über synaptische Veränderungen, die Grundlage für Speicherung sein könnten. **a** Nach einer Trainingsprozedur führt jeder neue Nervenimpuls im betroffenen neuronalen System zu einer verstärkten Ausschüttung von Transmittermolekülen (symbolisiert durch rote Punkte) und der postsynaptischen Dichte. Entsprechend kommt es zu einem Anstieg des postsynaptischen Potenzials. **b** Ein Interneuron bildet eine axo-axonische Synapse. Deren Aktivierung moduliert die Polarisation der Axonendigung und löst die Ausschüttung vermehrter Transmittermoleküle pro nervalem Impuls aus. **c** Modifikation der postsynaptischen Rezeptormembran führt zu einer verstärkten Reaktion auf dasselbe Ausmaß von Transmittersubstanz. **d** Die Fläche des synaptischen Kontakes erhöht sich mit Training. **e** Ein Erregungskreis, der öfter benützt wird, erhöht die Anzahl der synaptischen Kontakte. **f** Eine häufig benutzte neuronale Verbindung »übernimmt« vorher wenig benützte Synapsen

24.1.5 Hirnentwicklung und Verhalten

Entwicklung vor der Geburt

Durch die Entwicklung des fetalen Magnetenzephalogramms (fMEG); Box 20.2) wurde die Messung der elektromagnetischen Hirnaktivität des Ungeborenen ohne jede Berührung oder Strahlen oder Felder möglich. Dabei zeigen sich in den letzten Schwangerschaftsmonaten erstaunliche Verhaltens- und Hirnleistungen des Fötus: optisch und akustische evozierte Hirnpotenziale auf Licht und Töne vergleichbar mit Neugeborenen ab der 26. Woche, nur etwas langsamere Latenz (ca. 300 ms in der 26. Woche und 240 ms nach der Geburt im akustischen System). Die Schwellen für Tonreize liegen in der 20. Woche bei 115 db, in der 35. Woche bei 80 db. Dies bedeutet, dass erhebliche zentralnervöse Seh- und Hörkapazität vorliegt. Ab der 33. Woche zeigt sich eine Mismatch-Negativität (MMN, Abb. 24.10), bei der ein überraschender, abweichender Ton in eine gleichförmige Tonfolge eingebettet wird und eine negative Hirnantwort (▶ Kap. 20) im sekundären auditorischen Kortex auslöst. Neue akustische Reize werden als neu »erkannt«.

Habituation auf einfache auditorische und optische Reize erfolgt ab der 28. Woche; dies bedeutet, dass einfaches Lernen und Aufmerksamkeit möglich ist. Pawlow'sches klassisches Konditionieren ist wahrscheinlich auch schon erzeugbar.

Sensomotorische Zellensembles sind ausreichend myelinisiert und mit Synapsen vermutlich ab der 28. Woche versehen. Auch emotionale Reaktionen des Fötus sind nachweisbar, z. B. vermehrte fötale Bewegungen bei Angst der Mutter. Die mütterliche Stimme wird vor der Geburt von der Stimme des Vaters und von Fremden unterschieden.

Box 24.2. Niedriges Geburtsgewicht als Prädiktor für Krankheit

Von besonderer Bedeutung sind Untersuchungen, die Schlüsse von der fetalen auf die nachgeburtliche Entwicklung bis ins Erwachsenenalter erlauben. Zum Beispiel lässt sich im Bereich der körperlichen Entwicklung zeigen, dass niedriges fetales Gewicht und niedriges Geburtsgewicht verbunden sind mit sehr raschem Gewichtszuwachs nach der Geburt, Schlaganfallsrisiko und Risiko für Herz-Kreislauf-Erkrankungen im späten Erwachsenenalter. Inwieweit ähnliche Vorhersagen aus der Beobachtung neuroelektrischer Änderungen vor der Geburt möglich sind, wird sich zeigen.

Nachgeburtliche Entwicklung

Obwohl die synaptischen Verbindungen wenig entwickelt sind, läßt sich bereits bei 3 Monaten alten Babies eine Aktivierung bei sinnvollen (vorwärts gesprochenen) Sprachlauten rechts präfrontal dorsolateral im Vergleich zu sinnlosen (rückwärts gesprochenen) nachweisen. Dies obwohl präfrontale Regionen bis zum 20. Lebensjahr reifen und beim Neugeborenen unreif sind. Vertraute und fremde Gesichter werden sofort nach der Geburt im Vergleich zu verfremdeten Gesichtern verfolgt und die typische ERP-Komponente N170 auf Gesichter tritt im Gyrus fusiformis auf.

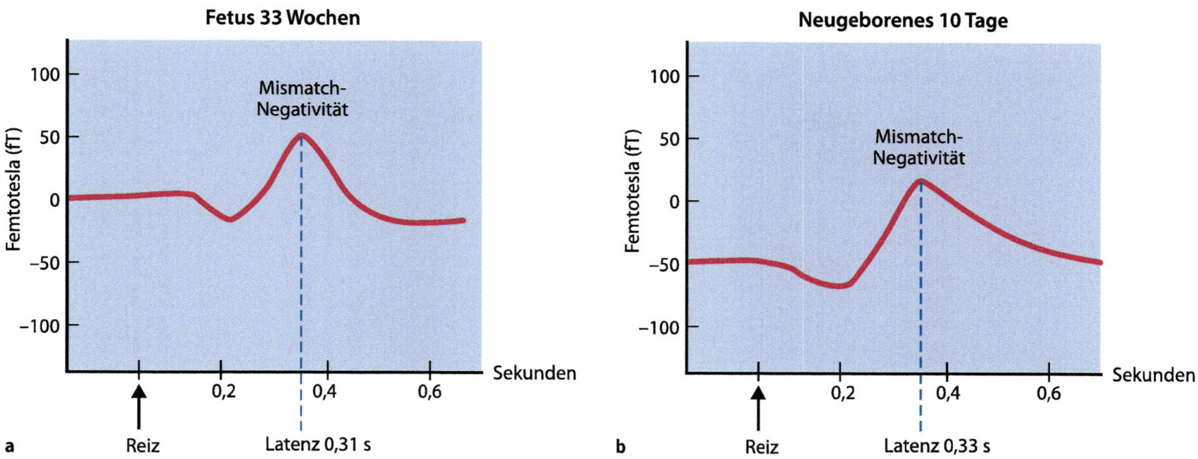

Abb. 24.10a, b. Durch akustische Reize evozierte magnetenzephalographische Felder vor und kurze Zeit nach der Geburt (Magnetoenzephalogramm, MEG). In eine gleichförmige Tonfolge wurde ein abweichender Ton eingefügt und das durch diesen Ton evozierte MEG gemessen; **a** zeigt die dabei entstandene Mismatch-Negativität von Feten in der 33. Schwangerschaftswoche und **b** die bei der gleichen Reizfolge entstandene Mismatch-Negativität am 10. Tag nach der Geburt. Neben einer etwas größeren Amplitude hat dieses MEG eine von 0,31 s auf 0,33 s verlängerte Latenz. Weitere Erläuterung im Text

Abb. 24.11 zeigt den Verlauf der Sprachentwicklung nach der Geburt und darunter die ereigniskorrelierten Hirnpotenziale des EEG auf die jeweiligen Sprachreize (▶ Kap. 20). Die Mismatch-Negativität (MMN, Abb. 24.10) tritt bereits vor der Geburt mit einer Latenz von 200 ms (normal 100-250 ms) auf Unterschiede im phonetischen Material auf (z. B. »pa« versus »ba«).

Die N400 von zentroparietalen Ableitungen tritt bei Verletzung semantischer Regeln auf (z. B. auf das Wort »Ente« wird eine Katze gezeigt). Als Letztes entwickeln sich Syntax und Satzbildung, welche durch eine anteriore, linke Negativität (ELAN) und eine späte Positivität um 600 ms (P600) nach syntaktischen Verletzungen der Wortfolge auftritt.

Abb. 24.11 unten zeigt den Verlauf der Sprachwahrnehmung und der Sprachproduktion in den ersten 12 Lebensmonaten. Dabei zeigt sich die schon in ▶ Abschn. 24.1.3 erwähnte Tatsache, dass wir vor dem Ende des 1. Lebensjahres Sprachlaute aus vielen Sprachen wahrnehmen und produzieren lernen, dass diese Fertigkeit aber danach »abstirbt«, vermutlich durch synaptisches Pruning.

24.2 Altern des Menschen

24.2.1 Evolution des Alterns und Lebenserwartung

Altern als evolutionäre Anpassung

Menschliches Altern ist keine Krankheit, sondern ein **normaler physiologischer Prozess,** dessen Wesen darin besteht, dass es fortlaufend die Wahrscheinlichkeit zu erkranken erhöht, und zwar an verschiedenen Erkrankungen gleichzeitig **(Multimorbidität).** Alle schweren Erkrankungen unserer Zeit sind hochsignifikant mit dem Lebensalter assoziiert und die Wahrscheinlichkeit, an ihnen zu erkranken, nimmt mit dem Alter steil zu.

Box 24.3. Unsterbliche Lebewesen

Es gibt in der Tat nicht alternde Organismen. So sind viele Protozoen unsterblich. Auch einige Pflanzen (Stecklinge) und zahlreiche Wümer sind ebenso unbegrenzt regenerierbar wie der Süßwasserpolyp Hydra. Auch bei anderen Pflanzen und Tieren, so bei verschiedenen Bäumen, bei Muscheln, beim Hummer und einer Reihe von Amphibien und Reptilien, ist ein Anstieg der Sterblichkeit mit dem Alter nicht nachweisbar. Ihre Regeneration und ihre Fortpflanzungsfähigkeit nimmt mit dem Alter nicht ab.

Bei den meisten Tierpopulationen, teilweise auch beim Menschen, **hängt die mittlere Lebenserwartung von äußeren Risiken ab** (z. B. Krankheiten, Unfälle, Kämpfe), d. h., die meisten Menschen und Tiere sterben aufgrund äußerer Umstände lange bevor Alterserscheinungen bemerkbar werden. Werden diese äußeren Risiken, wie in den westlichen Zivilisationen der Neuzeit oder bei sorgfältig gehaltenen Haustiern minimiert, kommt es zu einem dramatischen Anstieg der mittleren Lebenserwartung, wobei aber, das ist der entscheidende Punkt, die **maximal mögliche Lebensspanne nicht verändert** wird (Box 24.3).

Im Laufe der Evolution waren also Lebensspanne und Dauer der Fortpflanzungsphase im Wesentlichen durch äußere Risiken bestimmt, und es war daher **evolutionsbiologisch sinnvoll, nur limitierte Resourcen in lebensverlängernde Erhaltungs- und Reparaturfunktionen zu investieren.** Dies ist jedenfalls die Sicht moderner Alte-

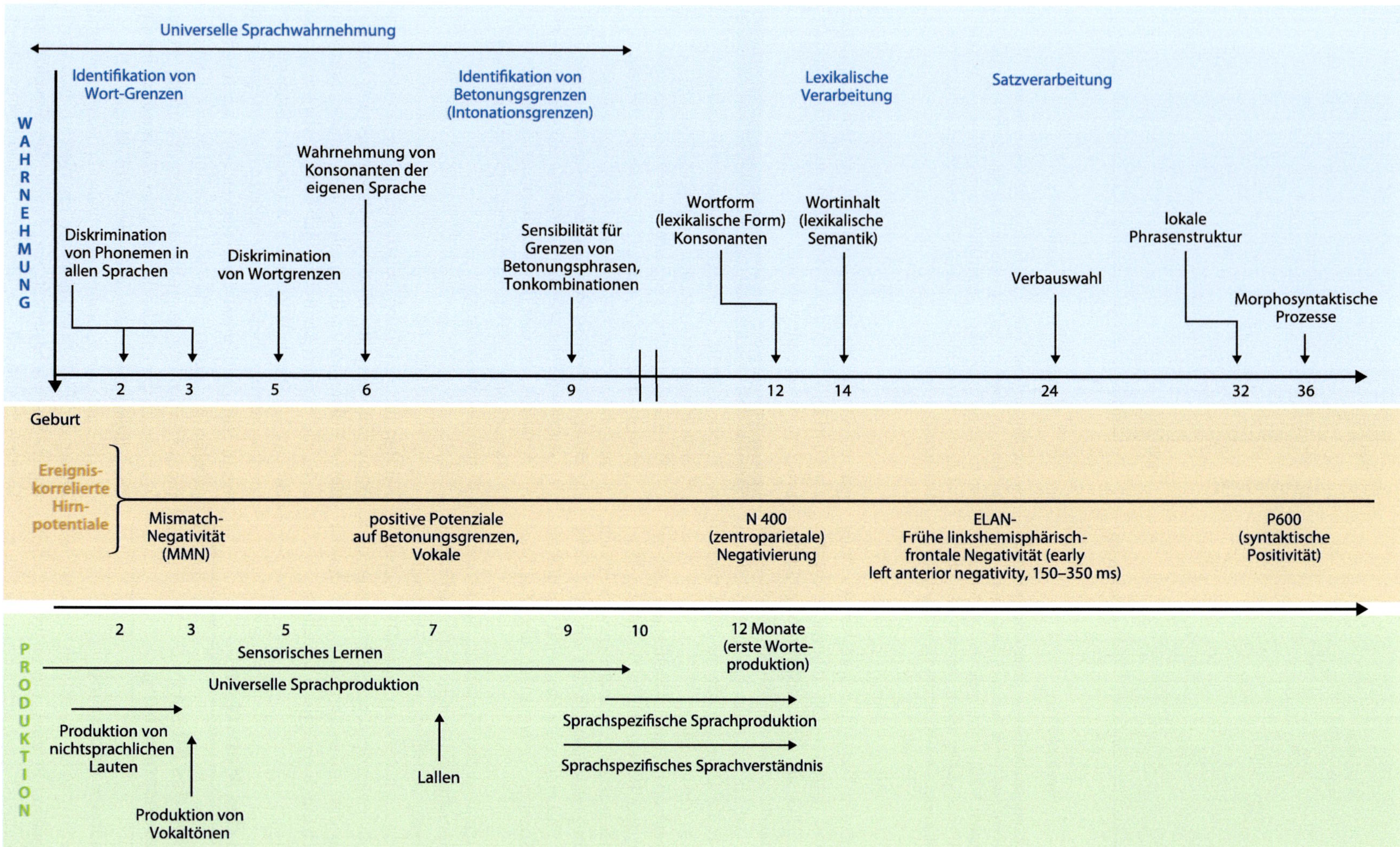

Abb. 24.11. Phasen der Entwicklung von Sprachwahrnehmung und Sprachproduktion vom 1. bis 36. Lebensmonat. In der Mitte ereigniskorrelierte Hirnpotenziale, die auf Sprachreize auftreten. Bis zum 8.-10. Monat können Sprachlaute aller Sprachen unterschieden und produziert werden. Dies geht um den 9. Monat verloren und die eigene Sprache »dominiert«. Zusammengestellt aus den Ergebnissen eigener und zahlreicher anderer Untersuchungen

rungstheorien, die darin übereinstimmen, dass Altern das Ergebnis permanenter (Zell-)Schädigungen ist, die langfristig nicht ausreichend kompensiert und/oder repariert werden. Diese Sicht schließt ein, dass es **keine spezifischen Gene gibt, die Altern hervorbringen** und dass die Rate des Alterns und die maximale Lebensspanne in erster Linie das Ergebnis einer Anpassung an das Ausmaß der äußeren Risiken ist.

Altern ist biologisch nicht notwendig und nicht programmiert, sondern das Ergebnis permanenter (Zell-)Schädigungen, die langfristig nicht ausreichend kompensiert und/oder repariert werden.

Lebenserwartung und Lebensspanne des Menschen

Wie die Abb. 24.12 eindrucksvoll demonstriert, hat sich in Deutschland wie in den meisten westlichen Industrieländern durch die verbesserten Lebensbedingungen, d. h. die Minimierung äußerer Risiken (s. oben) die mittlere Lebenserwartung seit dem Ausgang des 19. Jahrhunderts fast verdoppelt. Die extrapolierte Kurve für 2040 zeigt die derzeit angenommene Grenze des Erreichbaren unter der Voraussetzung einer maximalen Lebenserwartung von etwa 120 Jahren (s. unten). Die immer deutlicher werdende **Rektangularisierung der Lebenskurve** besagt, dass das Durchschnittsalter steigt, immer mehr Menschen immer älter werden, ohne dass sich die maximale Lebenserwartung oder die Rate des Alterns wesentlich verändern.

Weltweit variiert die **mittlere Lebenserwartung des Menschen** über einen weiten Bereich zwischen Bevölkerungsgruppen oder sozialen Schichten innerhalb eines Landes und in Abhängigkeit von der jeweiligen sozialen, wirtschaftlichen und politischen Entwicklung. Japan hat seit Längerem den steilsten Anstieg der mittleren Lebenserwartung und zwar ist sie dort seit 1840 Jahr für Jahr um nahezu 3 Monate für Frauen und 2,5 Monate für Männer angestiegen, ohne dass bisher eine Verlangsamung beobachtet werden konnte.

Diese Entwicklung zusammen mit der Beobachtung, dass einige wenige Menschen bisher bis zu 120 Jahre alt wurden (Jeanne Calment starb 1997 im Alter von 122 Jahren), deutet darauf hin, dass die **maximale Lebensspanne des Menschen** derzeit bei der oben schon genannten Grenze von mindestens 120 Jahren oder etwas darüber liegt. Wahrscheinlich ist sie noch nicht abschließend bekannt, noch lässt sich bisher sagen, ob sie auf die eine oder andere Weise gesteigert werden kann.

Die mittlere Lebenserwartung des Menschen hängt sehr stark von seinen Lebensumständen ab. Derzeit ist sie in den hochindustriellen Ländern mit guter medizinischer Versorgung der Gesamtbevölkerung am längsten. Die maximale Lebenspanne des Menschen ist größer als 122 Jahre. Ihr Grenzwert ist unbekannt.

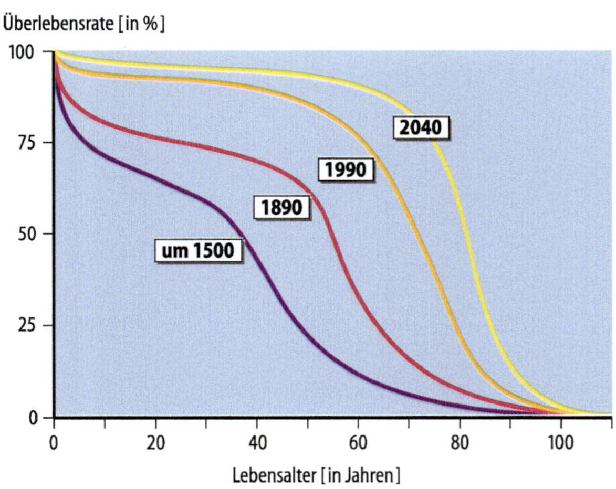

Abb. 24.12. Lebenserwartung in Deutschland. Dargestellt ist die Überlebensrate eines Geburtsjahrgangs *(Ordinate)* zu den 4 angegebenen Zeiten. Das Lebensalter der Überlebenden ist auf der *Abszisse* aufgetragen. Die Kinder- und Jugendsterblichkeit im 16. und 19. Jahrhundert ist später praktisch verschwunden. Die Verbesserung der medizinischen, sozialen und ökonomischen Verhältnisse hat in den letzten Jahrhunderten in Deutschland dazu geführt, dass die Überlebensrate bis ins hohe Alter stabil bleibt. (Aus Schmidt u. Lang 2007)

24.2.2 Zelluläre und molekulare Ursachen des Alterns

Vererbung von Langlebigkeit

Langlebigkeit tritt familiär gehäuft auf. Allerdings ist nur etwa ein Fünftel bis ein Drittel der Variabilität der Lebensspanne genetisch bedingt, den größeren Anteil haben **Umwelt** und **Zufall,** wobei insbesondere dem nicht vorhersagbaren zufälligen Schadensauftreten die wichtigste Rolle zukommt. Dies unterscheidet das Altern deutlich von den weitgehend genetisch gesteuerten Entwicklungsprozessen.

In langlebigen Familien sind bei einigen Genen gehäuft Polymorphismen gefunden worden, die in Familien mit durchschnittlicher Lebenserwartung nicht vorkommen. So ist das e2-Allel für das Apolipoprotein E in langlebigen Familien signifikant häufiger und das e4-Allel signifikant seltener als in Familien mit kürzerer Lebenserwartung. Allerdings ist die Signifikanz der Zusammenhänge bei solchen »Langlebigkeitsgenen« zwischen Allelhäufigkeit und Lebensspanne nur schwach, abhängig von der untersuchten Population und oft nicht reproduzierbar. Möglicherweise spielen Wechselwirkungen zwischen Genen untereinander und mit Umwelteinflüssen die entscheidende, aber noch nicht aufgedeckte Rolle.

Altern durch molekulare Schäden

Bei den täglich milliardenfach ablaufenden Stoffwechselprozessen in den Zellen des menschlichen Gewebes sind fehlerhafte Abläufe unvermeidlich. In ihrer Summe sind sie über die Zeit die ultimative Ursache des Alterns. Die komplexe Biochemie solcher Fehlabläufe wird hier nicht dargestellt. Erwähnt sei aber, dass **hochreaktive Sauerstoffverbindungen,** die zusammengefasst als **ROS** (»reactive oxygen species«) bezeichnet werden, häufig solche Schäden verursachen, nämlich dann, wenn mehr ROS auftreten, als die Zelle entgiften kann (s. unten). Ein solcher Zustand wird als **oxidativer Stress** bezeichnet. Geschädigt werden insbesondere Makromoleküle wie Lipide, Eiweiße und Nukleinsäuren (DNA und RNA).

Neben der oxidativen Schädigung von Biomakromolekülen tragen auch **nichtoxidative Schädigungen** zum Altern bei. So treten Schäden an DNA- und RNA-Molekülen **spontan** etwa genauso häufig auf wie oxidativ verursachte (s. Mutationen in ► Kap. 23). Ein weiteres wichtiges Beispiel ist die Anlagerung von Zucker an Eiweißmoleküle, wodurch **»advanced glycation end products« (AGE)** entstehen, die den Aufbau von Bindegewebe verändern und Zellschäden verursachen. Sie treten vermehrt bei der Zuckerkrankheit auf und sind dort für die Gefäßschäden mitverantwortlich (► Abschn. 7.2.2).

Schutz- und Reparaturprozesse gegen Altern

Die oben angesprochenen reaktiven Sauerstoffverbindungen (ROS) sind wichtige Signalmoleküle des Zellstoffwechsels, die aber schädigen, wenn sie im Übermaß gebildet werden (oxidativer Stress, s. oben). Um dies zu verhindern, verfügen alle Zellen über **antioxidative Schutzmechanismen,** die der Kontrolle des ROS-Spiegels dienen. In ◼ Abb. 24.13 ist der Zusammenhang zwischen Antioxidanzien und Lebensspanne aufgetragen. Superoxiddismutase ist ein Enzym der Erythrozyten, das Superoxidradikale abbaut. Je weniger freie Sauerstoffradikale im Gewebe vorhanden sind, umso länger leben Tiere; Mutation der Gene für freie Sauerstoffradikale verlängern die Lebensspanne um bis zu 30%.

Es handelt sich einmal um Enzyme, welche die ROS katalytisch abbauen und zum anderen um Eiweiße und andere Moleküle, wie z. B. die Vitamine C und E, die nichtenzymatisch als »Radikalfänger« dienen. Je effektiver diese diversen antioxidativen Schutzmechanismen arbeiten, desto langsamer altert der Organismus. (Aus ungeklärten Gründen hat sich bisher nicht bestätigt, dass durch Einnahme hoher Dosen dieser beiden Vitamine radikalverursachte Gefäßschäden verhindern lassen.)

Neben den antioxidativen Schutzmechanismen verfügen die Zellen noch über Reparatursysteme, die eingetretene Schäden wieder rückgängig zu machen suchen. Dazu zählt einmal der **bevorzugte Abbau geschädigter Eiweiße** im Rahmen des ohnehin erfolgenden Auf- und Abbaus (genannt **Protein-Turn-over)** aller Körpereiweiße. Werden, wie beim Altern typisch, mehr Eiweiße durch Oxidation geschädigt als abbaubar, entsteht als Endprodukt **Lipofuszin,** das dann in den Zellen akkumuliert. Dieses fluoreszierende Molekül ist das **Alterspigment** schlechthin. Es wirkt seinerseits hemmend auf den Protein-Turn-over und trägt damit weiter zum Alterungsprozess bei.

Lipofuszinakkumulation ist nicht nur ein Marker des Zellalterns, sondern hemmt selbst die Fähigkeit zum **Protein-Turn-over** und trägt somit aktiv zum Altern der Zelle bei. Dies gilt auch für weitere Typen von Aggregaten fehlerhaft oder ungenügend abgebauter Proteine, wie z. B. **Ceroid** oder **Lewy-Körper** als intrazelluläre Einschlüsse und **Amyloid** im Extrazellulärraum.

Ein zweites wichtiges Reparatursystem jeder Zelle sind Mechanismen, die DNA-Schäden reparieren. Derzeit sind über **100 verschiedenene DNA-Reparaturenzyme** bekannt, die dazu dienen, die beim Zellstoffwechsel auftretenden DNA-Schäden (wie Fehlpaarungen, Einzel- und Doppelstrangbrüche etc.; ► Kap. 23) zu beheben. Fallen diese

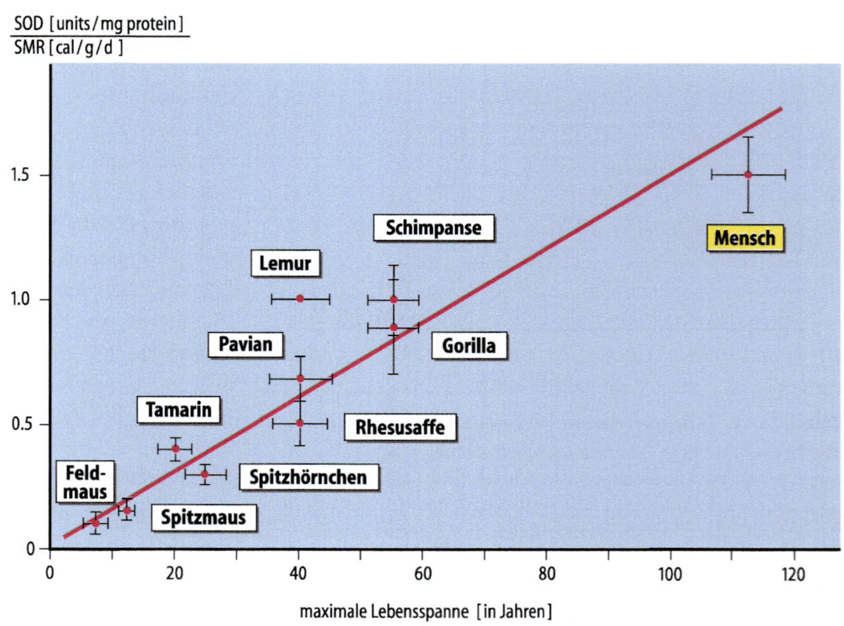

◼ **Abb. 24.13. Antioxidativer Schutz korreliert mit der Lebensspanne in Säugetieren.** Verhältnis von Superoxid-Dismutase (SOD) zu spezifischer Stoffwechselrate (SMR) in der Säugetierleber *(Ordinate)* als Funktion der maximalen Lebensspanne in Jahren *(Abszisse)* (mod. nach Cutler 1993). (Aus Schmidt u. Lang 2007)

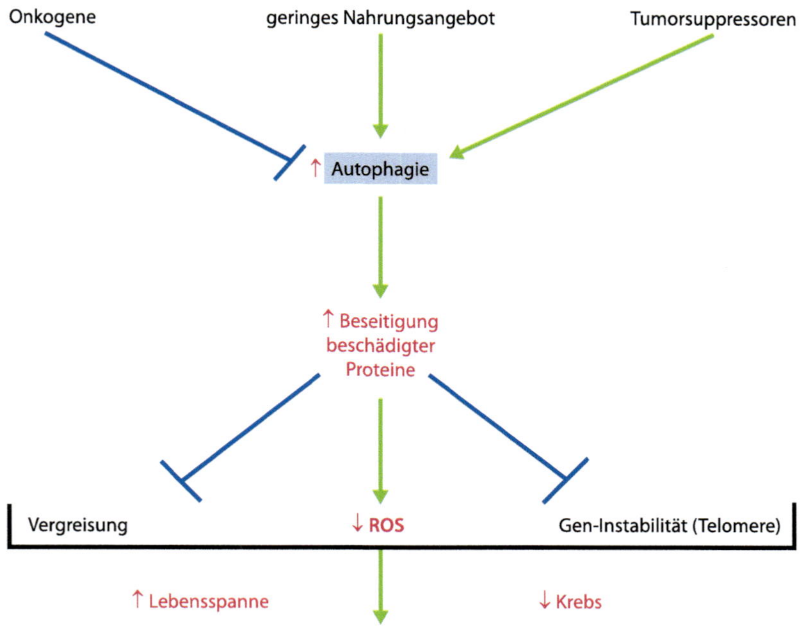

Abb. 24.14. Die Rolle von Autophagie und Krebs im Alter. Als Autophagie (»Selbstverdauung«) werden alle metabolischen Prozesse zusammengefasst, die der Beseitigung geschädigter oder abgestorbener Zellen oder Zellbestandteile dienen. Je effizienter die Autophagie, desto langsamer geht die Vergreisung voran und desto geringer ist das Risiko, dass Zellschädigungen in eine Tumorerkrankung münden. *Grüne Pfeile* symbolisieren Anregung, *blaue mit Querstrich* Hemmung. Die *roten Pfeile* jeweils Anstieg oder Abfall. Weitere Erläuterung im Text

Systeme teilweise aus oder werden sie überfordert, kommt es zur beschleunigten Zellalterung.

Altern ist eine Folge oxidativer und nichtoxidativer Zellschädigungen, die nur teilweise durch antioxidative Schutzmechanismen und durch Eiweiß- und DNA-Reparatursysteme verhindert bzw. behoben werden. Eine Folge dieser Prozesse ist die Akkumulation des Alterspigments Lipofuszin, das seinerseits die Zellalterung weiter beschleunigt.

Telomere, Autophagie und Krebs

Telomere sind spezialisierte G-Protein-reiche Strukturen am Ende jedes Chromosoms, welche für die Stabilität der Aktivität der Chromosomen verantwortlich sind. Mit dem Alter verkürzen sie sich, weil das Enzym **Telomerase** offensichtlich seine Fähigkeit verliert, den progressiven Telomerverlust aufzuhalten. Syndrome frühzeitigen Alterns sind mit verringerter Telomerlänge verbunden; subjektiv erlebter **Stress** (▶ Kap. 7), **Rauchen** und **Übergewicht** beschleunigen den Telomerverlust. Einschleusen des Telomerangens verlängert das Leben von Zellen zum Teil dramatisch, die in Abb. 24.15 gezeigten Altersverluste verschwinden.

Eines der deutlichsten Indizien für Altern ist der Anstieg von zellulärem Müll und zunehmender Schwierigkeit, diesen Müll durch »Recycling« zu erneuern. Das Recycling zellulärer Abbauprodukte erfolgt durch **Autophagie**, also »Selbstverdauung« der Zellbestandteile, an der etwa 16 Gene und deren Enzyme beteiligt sind. Autophagie wird durch geringe Nahrungsaufnahme verbessert und zuviel Nahrung gehemmt. Abb. 24.14 zeigt den Zusammenhang von Autophagie, Tumorbildung, reaktiven Sauerstoffverbindungen (ROS), Lebensspanne und Krebs.

Die **Effizienz der Autophagie** hängt von Tumorsuppressoren (rechts oben in Abb. 24.14), welche die Onkogene (links oben) »in Schach« halten, ab. Geringe Nahrungsaufnahme wirkt sich günstig auf die Autophagie aus, welche die beschädigten Proteine beseitigt. Dadurch wird die Instabilität der Telomere gehemmt, es treten weniger hochreaktive Sauerstoffverbindungen (ROS) auf und die Vergreisung wird gehemmt: Die Lebensspanne steigt und das Krebsrisiko sinkt. Krebserkrankungen steigen nach dem 45. Lebensjahr stark und kontinuierlich mit dem Alter an und zwar parallel mit all den bisher genannten physiologischen und genetischen Veränderungen im Alter.

Anhäufung reaktiver Sauerstoffverbindungen, Telomerverlust und Abnahme des zellulären Recycling durch Autophagie verkürzen die Lebensspanne und fördern Tumorwachstum.

24.2.3 Organ- und Funktionsbeeinträchtigungen durch Alter und Krankheit

Physiologisches Altern und seine Variabilität

Die einzelnen Organsysteme des jugendlichen Organismus verfügen über Kapazitäten, die mehrfach über denen liegen, die zur Alltagsbewältigung notwendig sind. Etwa ab dem 30. Lebensjahr kommt es zu einer langsamen, aber stetigen **Abnahme dieser Organreserve,** wie dies in Abb. 24.15 an einigen Beispielen dargestellt ist. Die resultierenden Funktionseinschränkungen machen sich zuerst bei Belastung bemerkbar, während unter Ruhebedingungen kaum Veränderungen gegenüber jüngeren Erwachsenen feststellbar sind.

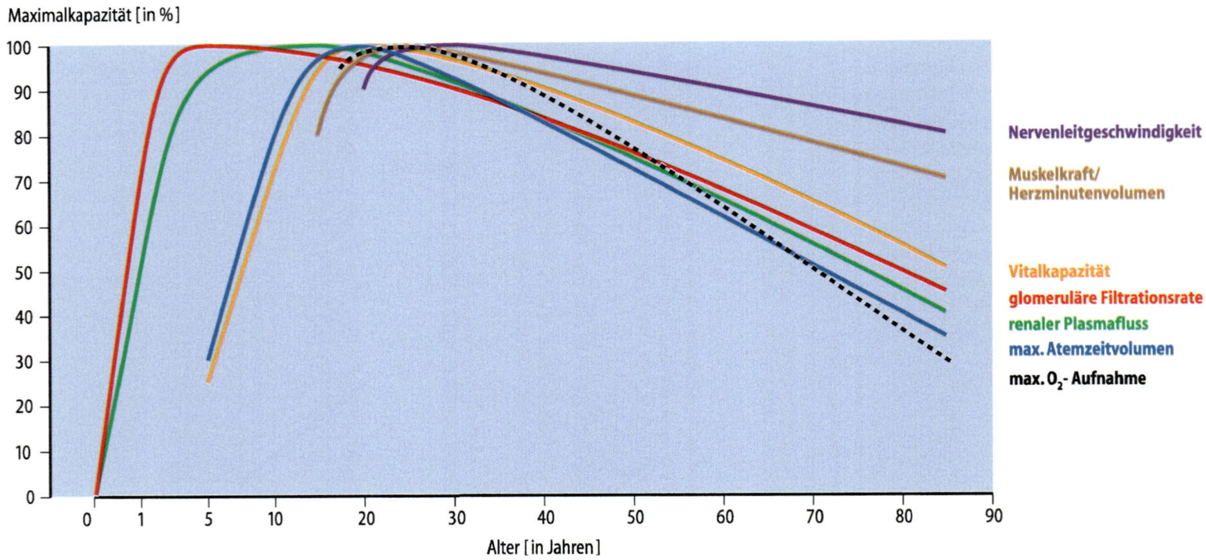

Abb. 24.15. Altersphysiologische Veränderungen verschiedener Organfunktionen (mod. nach Bafitis u. Sargent 1977, Lakatta 1990, Larsson et al. 1979 und Shock 1983). (Aus Schmidt u. Lang 2007)

Geschwindigkeit des Alternsprozesses

Diese ist sowohl zwischen den einzelnen Organsystemen (**intraindividuell**), wie **interindividuell** sehr unterschiedlich, wobei diese beiden Variabilitäten mit steigendem Alter immer deutlicher werden. Dazu kommt, dass die altersphysiologischen Veränderungen durch eine **entsprechende Lebensweise verzögert** werden können, und zwar insbesondere durch regelmäßiges köperliches Training, durch geistige Regsamkeit und durch eine ausgewogene Ernährung (s. unten).

Alternsassoziierte Erkrankungen

Altern ist zwar keine Krankheit, aber bedingt durch die oben diskutierten Alterungsprozesse sind alte Menschen häufiger krank als junge, wobei **chronische Krankheiten** überwiegen. In erster Linie sind davon das **Herz-Kreislauf-System** (arterielle Hypertonie, koronare Herzkrankheit, Herzinsuffizienz), der **Bewegungsapparat** (Wirbelsäulensyndrome, Arthrosen, rheumatische Erkrankungen) und das **Zentralnervensystem** (Alzheimer- und andere Demenzen) betroffen. Außerdem steigt die Inzidenz von **Stoffwechselerkrankungen** (z. B. Diabetes mellitus) und von **Tumoren**. Geriatrische Patienten weisen charakteristischerweise mehrere Krankheiten gleichzeitig auf **(Multimorbidität),** die sich wechselseitig beeinflussen und durch Funktionsverlust die selbstständige Lebensführung bedrohen.

Wie unterschiedlich die Altersverläufe sein können, ist schematisch und beispielhaft in Abb. 24.16 illustriert. Linie 1 zeigt den stark beschleunigten Altersprozess ab dem 6. Lebensjahr bei vorzeitiger Vergreisung **(Progerie).** Ähnlich können, wie Linie 2 zeigt, **Risikofaktoren** wie Bluthochdruck, Nikotin etc. zu einer schnelleren Alterung beitragen, wobei nach einem akuten Ereignis, wie einem Schlaganfall durch Therapie und Änderung der Lebensführung eine Besserung erreicht werden kann (von 2a auf 2b). Der rasche Verlauf der Funktionsbeeinträchtigung der Linie 3 ist für **Demenzkranke** typisch, wobei insbesondere die jahrelangen Phasen der Behinderung und der Pflegeabhängigkeit zu beachten sind. Beim **»physiologischen« Altern,** wie in Linie 4 illustriert, bestehen bis ins hohe Alter nur leichte Beeinträchtigungen und die Phasen von Behinderung und Pflegeabhängigkeit sind auf die letzten Lebensmonate beschränkt. Die Linie 5 zeigt schließlich den idealtypischen Altersverlauf.

Interventionelle Verlangsamung des Alternsprozesses

Wie oben berichtet, ist nach heutigem Wissensstand die mittlere menschliche Lebensspanne nicht über 120 Jahre zu steigern. Ziel jeglicher Intervention in den Alternsprozess ist also nicht a priori die Lebensverlängerung, sondern die **Verlängerung der Lebensqualität** im Alter durch Verlangsamung des Alterns und Kompression der terminalen Phase der Behinderung und Pflegeabhängigkeit (grüne Kurve 4 in Abb. 24.16). Innerhalb dieses Rahmens lässt sich aber ein langes, gesundes Leben um so wahrscheinlicher machen, je mehr die folgenden Aspekte der Lebensführung beachtet werden:

- gesundheitsbewusster Lebensstil (s. oben unter »Geschwindigkeit des Alternsprozesses«): Vermeidung von Übergewicht und Rauchen als den beiden wichtigsten Faktoren, die heute die erreichbare Lebensspanne in den Industrieländern begrenzen;
- medizinische Prophylaxe (z. B. Krebsvorsorge) und gute medizinische Betreuung im Erkrankungsfall.

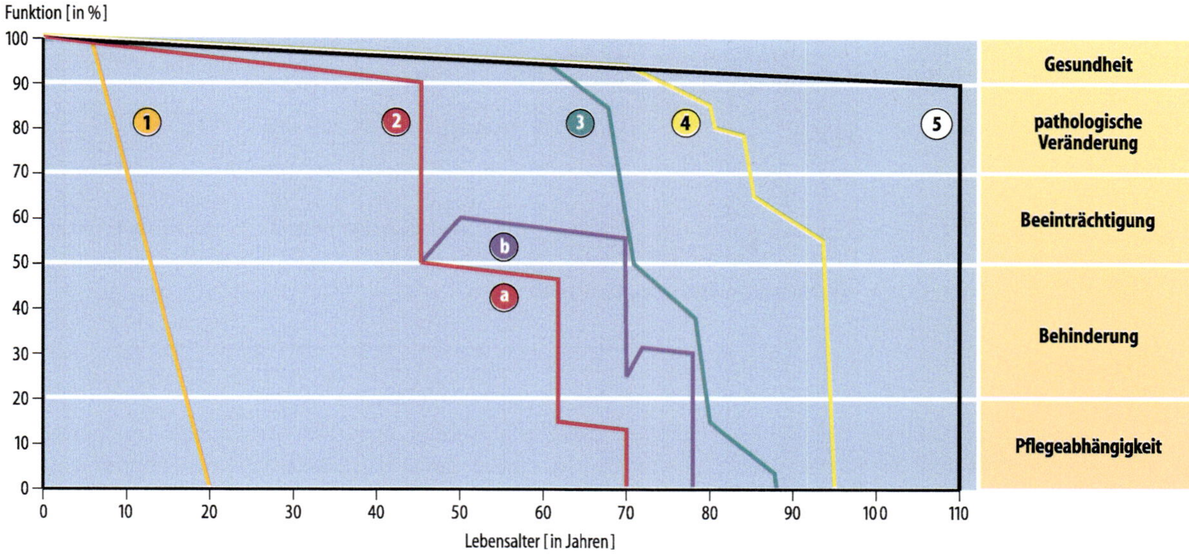

Abb. 24.16. Beispiele verschiedener Alterungsverläufe. *Linie 1:* Stark beschleunigter Alterungsprozess ab dem 6. Lebensjahr bei der Progerie (vorzeitige Vergreisung). *Linie 2:* Risikofaktoren (Bluthochdruck, erhöhte Blutfette, Nikotin etc.) können ebenfalls zu einer schnelleren Alterung beitragen. Nach einem Akutereignis (z. B. Schlaganfall) kann durch therapeutische Intervention eine Besserung des funktionellen Status, der Lebenserwartung und damit der Lebensqualität erreicht werden (2a→2b). *Linie 3:* Rasche Funktionsbeeinträchtigung, wie sie für Demenzkranke typisch ist. Zu beachten ist die lange Phase der Behinderung bei alltäglichen Verrichtungen und die Pflegeabhängigkeit. *Linie 4:* »Normales« Altern. Bis ins hohe Alter bestehen nur leichte Beeinträchtigungen. Die Phase von Behinderung und Pflegeabhängigkeit ist auf die letzten Lebensmonate beschränkt. *Linie 5:* Idealtypischer Verlauf des Alterns. (Aus Schmidt u. Lang 2007)

In Tiermodellen sind teils durch Genmutationen (u. a. beim Fadenwurmn) teils durch kalorische Restriktionen (Einschränkung der Nahrungsaufnahme auf 60–70% der normalen Kalorienzufuhr bei Würmern und Nagern) z. T. erhebliche Lebensverlängerungen möglich. Ob hieraus eines Tages wirksame Mittel zur menschlichen Lebensverlängerung gewonnen werden können, ist noch offen. Biologisch kann man nicht erwarten, dass die isolierte Restoration einzelner Teilaspekte des Alterns (z. B. Hormonersatz) den Alternsprozess insgesamt positiv beeinflusst. Die »Anti-aging-Medizin«, die verlangsamtes Altern auf der Basis einer (Über-)Kompensation bestimmter Hormone oder anderer einzelner altersabhängiger Parameter verspricht, hat keine seriöse Basis.

Σ Menschliches Altern ist von großer intra- und interindivideller Variabilität geprägt, wobei insgesamt die Wahrscheinlichkeit multimorbider chronischer Erkrankungen im Alter exponentiell zunimmt. Die individuelle Lebensspanne kann allerdings durch Optimierung von Lebensstil und -form deutlich verlängert und die Lebensqualität bis kurz vor dem Tod frei von Behinderung und Pflegeabhängigkeit gehalten werden.

24.2.4 Kognitives und motorisches Altern: Gesundheitsstatus alter Menschen

Abb. 24.17 zeigt ein Modell selektiver Optimierung durch Kompensation von P. Baltes, wie es bei gesundem Alter typisch ist. Es betont, dass eine medizinische und psychologische Beurteilung von Altersfolgen nicht ohne den Einbezug plastischer Mechanismen der Optimierung, Selektion und Kompensation auskommen kann.

Viele der **Vorurteile und Antipathien** (engl. »Ageism«), die junge Ärzte, Psychologen und Pflegepersonal mittleren Alters (bis 50 Jahre) sowie andere Berufsgruppen dem alten Menschen entgegenbringen, erweisen sich bei Prüfung der Befundlage als besonders gefährlich. Die Vorurteile und negativen Erwartungshaltungen, die Ärzte und Pflegepersonal alten Menschen (>65) entgegenbringen, sind größer als die bekannten Vorurteile gegenüber Fremden, Minderheiten und Rassen.

Bei **gesunden Alten** (>65) findet man **bei 100%** der Personen **pathophysiologische Befunde**, wobei die Zahl pathologischer Befunde mit sozioökonomischer Zugehörigkeit und der Zugänglichkeit zur Gesundheitsversorgung korreliert, besonders bei alten und armen Frauen (in Deutschland leben zur Zeit ca. 1–2 Mio. Menschen über 60 unter der Armutsgrenze von ungefähr 400 Euro pro Monat). 36% der über 65-Jährigen sind in ärztlicher Behandlung, 27% chronisch krank und 35% haben psychologisch-psychiatrische Probleme. Die wichtigsten psychologisch bedingten Störungen sind in Tab. 24.1 dargestellt.

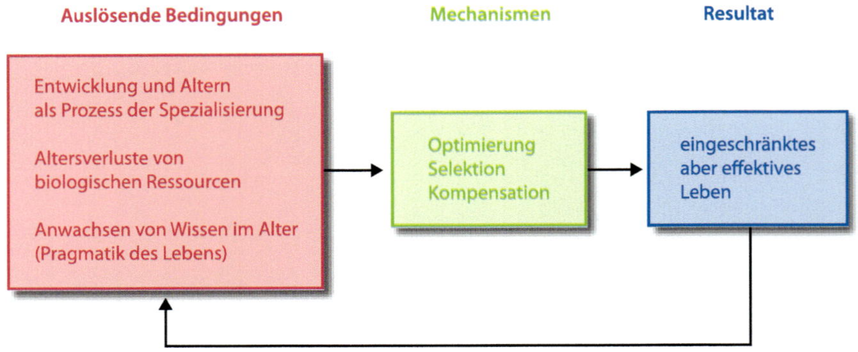

Abb. 24.17. Das Modell selektiver Optimierung und Kompensation im Alter. Besprechung im Text. (Nach Baltes 1991)

Tab. 24.1. Krankheitssymptome der über 60-jährigen in Prozent

	Männer	Frauen
1. Übergewicht	28%	42%
2. Hypertonie	20%	20%
3. Gastritis	16%	13%
4. Kardiovaskuläre Beschwerden	5%	18%
5. Schlafstörungen	70–100%	
6. Druchfall/Obstipation	60%	

Die meisten der universell gefundenen Altersabfälle in Intelligenz, Problemlösen, Gedächtnis, Reaktionsgeschwindigkeit und -genauigkeit sind sekundäre Folgen von externen Drittfaktoren und nicht altersinhärent.

Kristalline und fluide Intelligenz im Alter

Armut, Depression, Fehlernährung, medizinische Erkrankungen (v. a. Diabetes und Osteoporose), sensorische und motorische Einbußen, Entwurzelung durch Umzug, Heimaufenthalt und Emigration drücken die Testleistungen. Kognitives Training und gutes Ernährungsniveau sind protektive Faktoren, welche die kognitiven Verluste weitgehend kompensieren können. **Kristalline Intelligenz** (Sprachaufgaben, allgemeines Wissen, musikalische Fertigkeiten, implizites Gedächtnis) bleibt im Alter stabil oder steigt, **fluide (flüssige) Intelligenz** zeigt über 60 einen exponentiellen Abfall bis zu mehr als eine Standardabweichung unter den Mittelwert.

Unter **fluider Intelligenz** werden Aufgaben und Probleme zusammengefasst, die nicht durch Ausbildung oder kulturelle Praktiken lösbar sind: Reaktionszeiten, explizites Kurzzeitgedächtnis, visuell-räumliche Aufgaben (gemessen z. B. mit dem Handlungsteil des Hamburg-Wechsler-Intelligenztests) und motorische Geschicklichkeit. Viele dieser Funktionen hängen von der Funktionstüchtigkeit **des temporal-hippocampalen Systems** im Gehirn ab, das sowohl mit dem Alter als auch mit der Akkumulation von Stress zunehmend störanfällig wird (s. Kap. 26). Dabei darf nicht vergessen werden, dass 90% der Varianz des kognitiven Altersabbaus durch Nachlassen der sensorischen und motorischen Funktionen (Hören, Sehen, Tasten, Riechen, Schmecken, erhöhte Schmerzempfindlichkeit) erklärt wird.

Der **terminale Abfall** (»terminal drop«) bedeutet ein plötzliches und überdurchschnittliches Nachlassen der Testleistung vor allem in Problemlöseaufgaben, wie z. B. dem Raven-Farbmatrizentest, bei dem in eine Serie farbiger Puzzles ein zu der Serie passendes Puzzle eingesetzt werden muss. Der »terminal drop« tritt **ein halbes Jahr bis vier Jahre vor dem Todeszeitpunkt** ein und kann nicht auf eine organische Demenz zurückgeführt werden.

Die kognitiven Leistungseinbußen und emotionalen Probleme im Alter sind kleiner, die körperlichen Einbußen größer als erwartet.

Neuronale Plastizität

Angesichts der bis zum Tode erhaltenen Plastizität des Gehirns, das noch weitgehende makro- und mikroanatomische Reorganisation durch Lernen und Erfahrung zeigen kann, sind intellektuelle Einbrüche entweder Folge von Krankheit (Morbus Alzheimer, Diabetes) oder Folgen geistig-körperlicher Inaktivität (Inaktivitätsatrophie). **Neuropsychologische Rehabilitationsverfahren** erlauben in der Regel eine Kompensation der Ausfälle (▶ Abschn. 24.3.2).

Eine der häufigsten Folgen der mangelnden Plastizität des motorischen Nervensystems sind Stürze im Alter. Zur Vermeidung von Stürzen sollte, abgesehen von mechanischen Schutzeinlagen an den kritischen Skelettteilen, ein wenige Sitzungen umfassendes psychologisch-präventives Training durchgeführt werden. Dabei lernen die Patienten mit **operanten Strategien** kritische Hindernisse zu überwinden, Pausen und Selbstkontrolle vor raschen Bewegungen einzusetzen, bestimmte Orte und Bewegungen zu vermeiden, Stützen und Prothesen in schwierigen Situationen zu benutzen und deren Wiederauffinden nach Vergessen.

Hinzu kommt das Anbringen von visuellen oder akustischen Wegweisern, Warnzeichen und Schutzeinrichtungen in der häuslichen und Heimumgebung. Damit konnten Brüche nach Stürzen um bis zu 75% gegenüber Kontrollen (mit orthopädischen Einlagen) vermieden werden.

Eine der gravierendsten Komplikationen im hohen Alter sind Stürze mit Brüchen von Oberschenkelhals, Becken und Armen. Durch operantes Training lassen sie sich vermeiden.

24.3 Neurodegenerative Erkrankungen

24.3.1 Alzheimer- und Parkinson-Erkrankung

Demenzen

Unter Demenzen verstehen wir einen überdurchschnittlichen Verlust intellektueller Funktionen, vor allem der Merkfähigkeit. Überdurchschnittlich bedeutet hier im Vergleich zum normalen Abfall intellektueller Funktionen im Laufe des Alterns. Spezifische **neuropsychologische Tests** für Gedächtnis, Merkfähigkeit und Problemlösen und räumliche Desorientierung geben **Grenzwerte** an, ab denen normaler Abfall intellektueller Funktionen in krankhaftes Altern, die Demenz, übergeht. Eine Differenzialdiagnose erfordert aber zusätzlich zu den Tests eine **Verhaltensanalyse** und neurologische Untersuchungen.

5% der Bevölkerung über 65 Jahre weisen schwere Demenzen, weitere 10% der über 65-Jährigen und über 40% der über 80-Jährigen leichte bis mittelschwache Demenzen auf. Nach der Ursache der Schädigung werden unterschieden:

- neurodegenerative Erkrankungen:
  - Alzheimer,
  - Parkinson,
  - Huntington,
  - amyotrophe Lateralsklerose, ALS;
- neuroplastische Erkrankungen:
  - Hirntumoren;
- vaskuläre Erkrankungen:
  - zerebrale Blutungen (»Schlaganfälle«),
  - subdurale Hämatome,
  - Vaskulitits;
- metabolische und demyelinsierende Erkrankungen:
  - multiple Sklerose,
  - Leukodystrophie;
- infektiöse Erkrankungen:
  - Neurosyphilis,
  - Aids,
  - Hirnabszesse,
  - Enzephalitis und Meningitis,
  - Jakob-Creutzfeld-Erkrankungen (z. B. BSE, bovine spongiforme Enzephalopathie, »mad cows disease«, »Rinderwahnsinn«);
- Hirntraumen.

Demenzen zeichnen sich durch einen überdurchschnittlichen Abfall intellektueller Funktionen, besonders der Merkfähigkeit, gegenüber dem vorausgegangenen Funktionsniveau und gegenüber Gleichaltrigen aus.

Symptome der Alzheimer-Erkrankung

Der Psychiater Alois Alzheimer beschrieb 1902 als erster den Verlauf einer Erkrankung bei seiner Patientin Auguste D., die über mehrere Jahre von Merkfähigkeitsstörungen zum völligen Zerfall der Persönlichkeit führten (Abb. 24.18).

60% aller Personen mit Demenzen sind an dieser Störung erkrankt. Wie die meisten Demenzen beginnt sie schleichend und entwickelt sich über ein Anfangsstadium von 1–3 Jahren bis zu vollständiger apathischer Demenz mit Inkontinenz, motorischen Störungen und körperlichem Verfall und Tod nach durchschnittlich 5–10 Jahren (▶ Abschn. 9.3.2 und 9.3.4). Einsicht in die Erkrankung geht nach dem Anfangsstadium in der Regel verloren. Der Beginn wird oft nicht erkannt, die **Vergesslichkeit** besonders für **neues Gedächtnismaterial** (Merkfähigkeit für Minuten vorher dargebotene Inhalte) unterscheidet sich vorerst nicht von den Behaltensschwierigkeiten älterer Menschen (▶ Abschn. 21.1 und 21.3). Bereits ab dem 50. Lebensjahr können die ersten Merkfähigkeitsstörungen auftreten.

Erst etwas später fallen **Persönlichkeitsveränderungen** auf: Depression, extreme Verschärfung vorhandener Persönlichkeitszüge, apathische Einstellung gegenüber Neuem und Ablenkbarkeit, Konfusion und soziale Desorientierung. **Neurologische Zeichen** (Verlust von Reflexhemmungen, Inkontinenz, Sprachstörungen) folgen erst relativ spät.

Die Schwere der Erkrankung wird üblicherweise mit der **»Mini-Mental-State-Examination« (MMSE)** bestimmt. Diese besteht aus 11 Aufgaben, die unterschiedlich gewichtet werden, z. B. 3 Worte (Apfel, Penny, Tisch) 6-mal wiederholen und wenige Minuten danach wieder abfragen, zeitliche und örtliche Orientierung abfragen usw. Eine Punktzahl unter 10 ist eine schwere Demenz, 11 bis 13 mittelschwere Demenz, bis 16 leichte Demenz, ab 16 normaler Wert.

Risikofaktoren für Alzheimer sind

- Alter,
- positive Familienanamnese,
- Vererbung des Apolipoprotein-E4-Allels (s. unten),
- schlechte Ausbildung und niedrige sozioökonomische Schicht sowie
- schwere Kopftraumen.

Die Alzheimer-Erkrankung beginnt mit Merkfähigkeitsstörungen gefolgt von affektiven Störungen. Sie schreitet innerhalb weniger Jahre bis zum völligen Verfall von Intelligenz und Persönlichkeit fort.

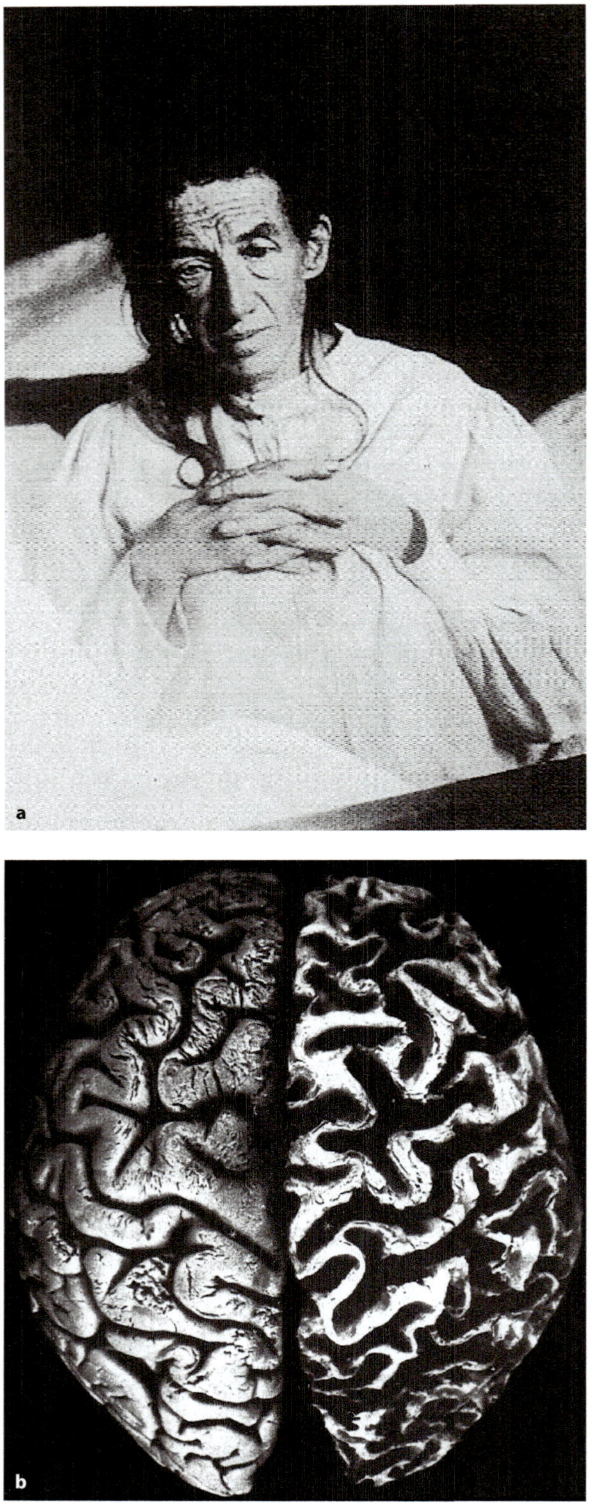

■ **Abb. 24.18a,b. Alzheimer-Erkrankung. a** Auguste D, die erste Patientin Alois Alzheimers 1902. **b** Vergleich des Gehirns einer Alzheimer-Patientin *(rechts)* und einer gesunden, gleich alten Person *(links)*. Das Alzheimer-Gehirn ist kleiner und weist erheblich ausgedehntere Furchen und schmale Windungen auf.

Ursachen der Alzheimer-Erkrankung

Die Entstehung der Alzheimer-Erkrankung ist zurzeit noch unbekannt; diskutiert werden ein langsamer Virus (»slow virus«), genetische Disposition, Aluminiumunverträglichkeit und immunologische Defekte. Am wahrscheinlichsten, besonders für die früh auftretende, schwere Form von Alzheimer ist eine Mutation im Zellstoffwechsel vor dem Hintergrund einer genetischen Disposition (■ Abb. 24.18).

Im Kernspintomogramm erkennt man schon bei **Beginn der Erkrankung** eine **Hypoaktivierung** im Hippocampus, entorhinalen Kortex, N. basalis, posteriorem Zingulum und posterioren temperoparietale Arealen.

Die beiden neuropathologischen **Hauptkennzeichen** sind

- senile neuritische Plaques (Ablagerungen) und
- neurofibrilläre Einlagerungen

in den genannten kortikalen und limbischen Regionen. Als Folge tritt eine Unterbrechung des Zellstoffwechsels und Zelltod ein.

Senile Plaques bestehen aus **Aβ-Amyloid,** einem Amyloid-Vorläuferprotein (APP), das es in allen Körperzellen gibt. Es wird in den Nervenzellen aus β- und γ-Sekretase gebildet.

Für die schwere **familiäre Form** der Erkrankung (ca. 10% aller Patienten) konnte die Mutation eines Genes auf **Chromosom 21** verantwortlich gemacht werden. Dieses Gen kodiert für das Vorläuferprotein von **β-Amyloid** (APP), das für die Zerstörung der Zellen verantwortlich ist und in hohen Mengen im Gehirn der Patienten nachweisbar ist. Allerdings fand man in anderen Untersuchungen an belasteten Familien eine Mutation auf Chromosom 1 **(Presenilin 2)** und Chromosom 14 **(Presenilin 1)** und Chromosom 19, die ähnliche Funktionen wie jene auf Chromosom 21 haben.

Neurofibrilläre Einlagerungen sind intrazelluläre Veränderungen des Zytoskeletts, die aus dem hyperphosphorilierten Protein **Tau** bestehen. Die Einlagerungen blockieren den intraneuronalen Transport und führen zum Tod der Zellen.

Σ **Die Alzheimer-Erkrankung beginnt in denjenigen Hirnarealen, die für explizites, episodisches Gedächtnis verantwortlich sind (Hippocampus und medialer Temporallappen). In diesen Arealen kommt es zu exzessiver Ablagerung von β-Amyloid und Tau, was über einige Zwischenschritte langsam zum Zelltod führt.**

Azetylcholin und Alzheimer-Erkrankung

Die Schwere der Alzheimer-Demenz korreliert hoch mit dem post mortem festgestellten Verlust des Vorläuferenzyms des Transmitters Azetylcholin (ACh) **Cholin-Azetyltransferase (ChAT)**, vor allem in den Assoziationsarealen und im Hippocampus (auch ▶ Abschn. 25.4.3). Als Folge wird zu wenig ACh produziert und die cholinergen Neurone atrophieren. Allerdings wird auch das Abbauenzym **Azetylcholinesterase** und NA, Serotonin und die Reaktivität auf einige Neuropeptide (Somatostatin, Neurotensin) verringert. Der Verlust cholinerger Neurone nimmt aber von den subkortikalen Ursprungskernen des cholinergen Systems (▶ Kap. 21 und 25) seinen Ausgang.

Die Ursache für den Verlust cholinerger Zellen dürfte in einer **Reduktion des Nervenwachstumsfaktors** (»nerve growth factor«, NGF) liegen. NGF wird vor allem im Hippocampus und dem **Basalkern** (N. basalis) des Vorderhirns produziert und stimuliert Wachstum und ChAT-Produktion speziell im cholinergen System (◘ Abb. 5.16). Im Tierversuch hebt Injektion oder Implantation von NGF die Lern- und Gedächtnisdefekte nach Hippocampusläsion auf (▶ Abschn. 25.4.3).

Σ **Zum Zeitpunkt des Todes von Alzheimer-Patienten ist die cholinerge Aktivität der Nervenzellen und Synapsen des Gehirns stark reduziert. Die Ursache dafür ist ein Mangel an Nervenwachstumsfaktor (NGF).**

Therapie der Alzheimer Erkrankung

Im Zentrum der palliativen (»schützenden« nicht kausalen) Therapie steht die **neuropsychologische Rehabilitation** (s. unten). Eine gewisse Verlangsamung des Verlaufs (um ca. 1 Jahr) kann durch

- Cholinesterasehemmer (z. B. Tacrin),
- antioxidantes Vitamin E (2000 Einheiten täglich) und Selegilin oder
- Memantin, einen NMDA-Rezeptor-Blocker,

erzielt werden. Eine kausale Therapie müsste natürlich die Anhäufung von Aβ-Protein und die Hyperphosphorilierung des Tau-Proteins blockieren. Erste Tierversuche an transgenen Mäusen mit einem Alzheimer-Modell sind erfolgreich.

Parkinson-Erkrankung

Obwohl **Ruhetremor, Rigidität, Bradykinesie** (langsame und träge Bewegungen) und **Akinesie** (Initiierung von Bewegung gestört) als die Hauptsymptome beim Morbus Parkinson gelten (▶ Abschn. 13.7), sind die **kognitiven Störungen** und die **Depressivität** mancher Patienten genauso als Teil dieser Erkrankung zu sehen (▶ Abschn. 5.2 und 5.4). **Vor** Einsetzen der motorischen Ausfälle äußert sich die Krankheit schon früh in einem Nachlassen visuell-räumlicher Funktionen (bei beidseitiger oder rechts-dominanter Lokalisation der Störung, weniger bei links-dominanter). Die Erkrankung tritt meist nach dem 50. Lebensjahr auf und verläuft progredient, innerhalb von 5–20 Jahren nach erstem Auftreten ist die Mortalität 3-mal so hoch wie bei Gesunden (▶ Abschn. 1.3.7 und 21.3.5).

Bei idiopathischer Parkinson-Erkrankung ist die **Ursache unbekannt**; Aufnahme von Pestiziden und Drogeninhaltsstoffen (Crack, ▶ Kap. 5, ◘ Box 5.5), die Dopaminzellen zerstören, sind eine Ursache, kommen aber nicht bei allen Betroffenen vor. Heute sind Parkinson-Symptome oft Folge chronischer Gabe von antipsychotischer Medikation mit antidopaminerger Wirkung (s. unten und ▶ Kap. 13). Da bei Parkinson ein **Verlust dopaminerger Zellen** in der **Substantia nigra** und dem benachbarten ventralen Tegmentum vorliegt und die S. nigra Teil eines komplexen Systems mit motorischen, kognitiven und motivationalen Funktionen ist (▶ Kap. 5 und 26), sind motorische Ausfälle allein unwahrscheinlich.

Die Tatsache, dass der **präfrontale Assoziationskortex** eine zentrale Empfangsstelle dopaminerger, cholinerger und noradrenerger Faserzüge ist, lässt Störungen, wie sie bei dorsolateraler Frontalläsion festzustellen sind, vermuten. In der Tat zeigen Parkinson-Patienten und Patienten mit Frontalläsionen häufig vergleichbare Störungen im Wisconsin-Card-Sorting-Test (◘ Abb. 28.38) und bei Aufgaben, in denen verschiedene Hinweisreize mit unterschiedlichen Handlungsabfolgen assoziiert werden müssen (»delayed alternating response«). Da bei Parkinson-Patienten aber auch noradrengerge Zellen im Nucl. coeruleus degenerieren und Serotonin im Gehirn reduziert ist, kann die Krankheit nur durch Interaktion von mehreren Transmittern verstanden werden. Wie bei Morbus Alzheimer ist auch ein Verlust cholinerger Zellen im basalen Kern des Vorderhirns (◘ Abb. 5.16) festgestellt worden, der aber offensichtlich nicht zu den weiten kortikalen Schädigungen der Alzheimer-Erkrankung führt, sondern bei Morbus Parkinson am Kortex primär die Frontalregion zu betreffen scheint. Trotz mancher neuropathologischer Veränderungen sind bei vielen Parkinson-Patienten kognitive Funktionen kaum beeinträchtigt.

Σ **Die Parkinson-Erkrankung besteht aus Ruhetremor, Rigidität und Bradykinesie oder Akinesie. Sie ist vor allem auf Verlust des Dopamins im nigrostriatalen Dopaminsystem zurückzuführen. Dies kann auch zu präfrontalen Störungen des präfrontalen Dopamin- und NA-Systems führen.**

Therapie der Parkinson-Erkrankung

Die Behandlung der Parkinson-Krankheit mit L-Dopa, dem Vorläuferenzym von Dopamin, bessert in den ersten Behandlungsmonaten und -jahren die psychomotorischen Störungen, intellektuelle Verbesserungen und Stimmungsaufhellungen sind in der Regel nur von kurzer Dauer (▶ Kap. 13). Dies weist darauf hin, dass die Balance eines komplizierten Gefüges von Netzwerken mit kognitiven und motorischen Funktionen gestört ist. Die früher häufig praktizierte stereotaktische Ausschaltung motorischer Kerne des Thalamus als Therapie der Parkinson-Erkrankung hat sich genauso wenig bewährt wie die Ausschaltung der Frontalregion bei Schizophrenien oder Zwangsstörungen.

Erstaunliche Anfangserfolge erbrachte die **Implantation embryonalen dopaminergen** und **noradrenergen Gewebes** in die Umgebung der Substantia nigra (Box 5.5). Das Gewebe vermehrt sich rasch und wächst in die degenerierten Zonen der Basalganglien ein. Bei einigen Patienten wuchsen die Zellen aber unkontrolliert in alle Richtungen, sodass eine deutliche Verschlechterung des Krankheitsbildes mit Krämpfen und Zuckungen auftrat.

Elektrische Stimulation der motorischen thalamischen Kerne und des **Subthalamus (»deep brain stimulation, DBS)** über implantierte Elektroden zeigt ebenfalls erhebliche und dauerhafte Verbesserungen der Bewegungsstörungen, vor allem der Bradykinesie. Die Mechanismen dieses Effektes sind in ▸ Kap. 5 und 13 beschrieben.

Die **Verhaltenstherapie des Morbus Parkinson** kann zwar die Degeneration der Zellen nicht beenden, aber in ihrem Verlauf verlangsamen: Intensives Training der Motorik mit EMG-Biofeedback und Übungsprogrammen des Gesichtsausdrucks und Verbesserung der Depressivität, Ängstlichkeit und des sozialen Rückzugs verlangsamt das Fortschreiten der Erkrankung erheblich. Die Patienten müssen aber die Übungen in der häuslichen und sozialen Umgebung lebenslang fortsetzen, sonst verlieren sie ihre Wirkung.

Σ Durch die Gabe des Vorläuferenzyms von Dopamin, dem L-Dopa, lässt sich über einige Jahre eine Verbesserung der Symptomatik der Parkinson-Erkrankung erzielen. Vor allem in Fällen mit Akinesie ist tiefe elektrische Hirnstimulation des N. subthalamicus sehr wirksam. Die Implantation von embryonalen dopaminergen und noradrenergen Stammzellen ist umstritten.

24.3.2 Neuropsychologische Rehabilitation

Anwendung neuropsychologischer Rehabilitation

Mehr als 2 Mio. Menschen in Deutschland leiden an Erkrankungen des ZNS, die mit schweren Störungen psychischer Funktionen und des Verhaltens einhergehen. 20% aller Insassen in psychiatrischen Krankenhäusern haben organische Hirnläsionen, vergleichbar neurologischen Patienten. Die Zahl der Erkrankten nimmt mit dem Alter zu, wobei vor allem **senile Demenzen** (Alzheimer-Krankheit, s. oben) und **zerebrovaskuläre Ausfälle** (»Hirnschlag«) dominieren. Bei jüngeren Menschen erleiden pro Jahr mehr als 3% der Bevölkerung **Schädel-Hirn-Traumen** als Folge von Verkehrs- und anderen -unfällen, die mit bleibenden Schäden, vor allem Gedächtnisstörungen einhergehen.

Obwohl neurologische und psychologische Diagnosen zunehmend präziser wurden, sind therapeutische Rehabilitationsmethoden sowohl auf medizinischer wie auf psychologischer Seite bisher selten eingesetzt worden. Dies gilt besonders für Folgen von Läsionen des Gehirns nach Traumen, Tumoren, operativen Eingriffen, kardiovaskulären Störungen, infektiösen Erkrankungen, Vergiftungen und Geburts- oder Vorgeburtsschäden. Dafür gibt es mehrere Gründe:

- **Pessimistische Prognosen:** Obwohl für die Folgen von Hirnschäden Verbesserungen im Verhalten, kognitiven Funktionen und beruflichem Status noch nach 15 Jahren nachgewiesen werden konnten, hält sich das **Vorurteil fehlender Plastizität** des ZNS bei erwachsenen und alten Menschen. Für die meisten Störungen werden Verbesserungschancen bis zu maximal 1 Jahr nach dem Auftreten der Läsion angegeben. Dies widerspricht den meisten empirischen Untersuchungen. Durch die Konzentration der medizinischen Forschung auf molekulare Ansätze und damit erhoffte ökonomische Vorteile wird die verhaltensorientierte Forschung vernachlässigt.
- **Emotionale Störungen** als Konsequenz der Ausfälle beeinträchtigen die Rehabilitation. Die Betroffenen sind entweder depressiv und/oder leugnen unkritisch jede Störung. Dasselbe gilt für die Familienangehörigen, die eine Schlüsselstellung in der Wiederherstellung einnehmen. Diese übernehmen häufig die pessimistischen Prognosen des medizinischen und psychologischen Personals und tragen damit zu mangelnden rehabilitativen Versuchen bei.
- **Inadäquate Behandlung und Unterlassen von Verhaltensmodifikation.** Klinisch-psychotherapeutische Behandlung ohne Einbezug der Familie und Umgebung des Betroffenen ist inadäquat für die meisten dieser Patienten. Intensive (mehrmals pro Woche) und langwierige neuropsychologische Rehabilitation ist die einzige derzeit vorhandene Möglichkeit zur Wiederherstellung kognitiver und emotionaler Funktionsausfälle.

Im Gegensatz zu den oben behandelten lokalen Hirnschädigungen ist die Lebensqualität bei anderen Hirnerkrankungen kaum beeinträchtigt. Abb. 24.19 zeigt die Lebensqualität von schwerst beeinträchtigten gelähmten und teilweise künstlich beatmeten Patienten mit amyotropher Lateralsklerose, ALS: Durchweg ist die Beurteilung der eigenen Lebensqualität durch den Patienten signifikant besser als die durch die Familie und das Pflegepersonal.

Σ Neuropsychologische Rehabilitation bei Erkrankungen des Gehirns ist wenig verbreitet, da pessimistische Prognosen, Konzentration auf molekulare Ansätze und inadäquate Behandlung der sozialen und affektiven Folgen von Hirnschäden ihren Einsatz behindern.

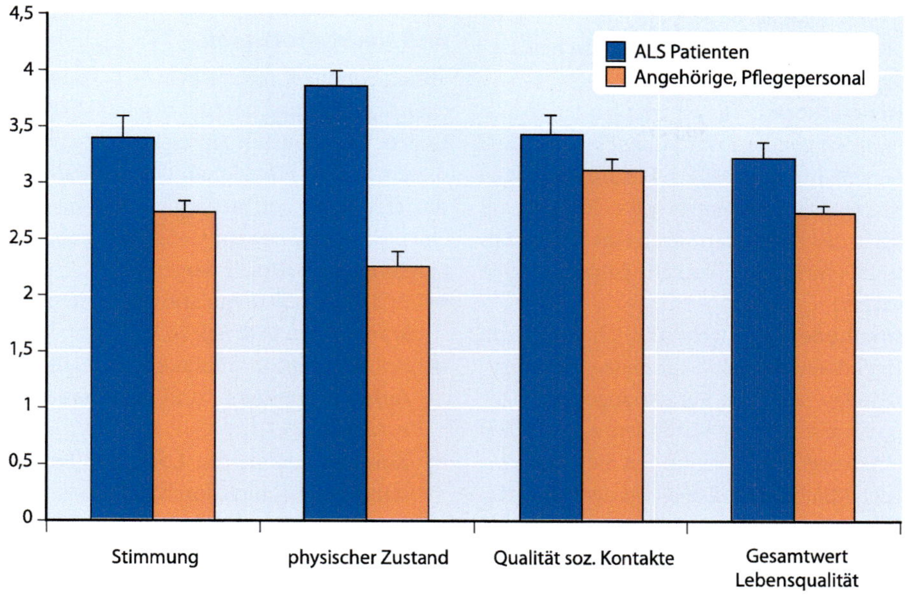

Abb. 24.19. Lebensqualität von Patienten mit amyotropher Lateralsklerose (ALS). Die Einschätzungen erfolgten einerseits durch die Angehörigen und/oder das Pflegepersonal *(rote Säulen)* und andererseits durch die Patienten selbst *(blaue Säulen)*. Die Patienten (N = 19) waren mit ihrer Lebensqualität signifikant zufriedener als von ihrer Umgebung angenommen. (Nach Birbaumer & Cohen 2007)

Neuropsychologische Rehabilitation bei Demenz

Erstes Auftreten von Alzheimer-Demenz und deren Verlauf wird deutlich positiv durch psychologische Trainingsmaßnahmen beeinflußt. Diese bestehen aus:

- Aufmerksamkeitstraining (s. unten);
- Gedächtnistraining (s. unten);
- Stimulation und Aktivität: dazu gehören aktives Musizieren und Singen, Ersatz von Fernsehen durch aktive soziale Interaktion mit physischen Übungen, sensorisch »reicher« und abwechslungsreicher Umgebung;
- Realitätsorientierung und Orientierungshilfen: klarer Tagungsablauf, räumliche und kognitive Erinnerungshilfen (elektronische Kalender, Wecker), Tagebücher über Aktivitäten, konsistente Kontingenzen (Belohnung und Bestrafung) durch gesamte soziale Umgebung, Erlernen von neuem Wissen durch Kombination mit Bewegung, z. B. das Wort und der Begriff »Aufstehen« mit motorischem Aufstehen assoziieren;
- Verhaltensmanagment: Reduktion von ziellosem »Wandern« und Ruhelosigkeit, verbalen und physischen Aggressionen, urinale und fäkale Inkontinenz (▶ Abschn. 13.7.2), Schreien, Essensschwierigkeiten, Reduktion der Vernachlässigung persönlicher Hygiene durch operantes Konditionieren und Feedback (▶ Kap. 25).

Aufmerksamkeitstraining

Angesichts der Heterogenität neuropsychologischer Ausfälle nach Hirnläsionen müssen die Behandlungsprogramme individuell an die Patienten angepasst werden. **Ort** und **Ausmaß der zerstörten Hirnsubstanz** spielen dabei eine wichtige Rolle.

Meist stehen **Aufmerksamkeits- oder Gedächtnistraining** am Beginn der Behandlung, dabei werden die Aufgaben über Computer in ansteigender Schwierigkeit dargeboten. Computer erlauben individuelle, **selbstkontrollierte** Darbietung des Lernmaterials und geben **unmittelbare Rückmeldung** über die Richtigkeit der Lösung, ohne störende Gefühlsschwankungen beim Patienten auszulösen. Familienangehörige werden geschult, die erzielten Verhaltensänderungen in der häuslichen Umgebung weiter zu verstärken.

Bei **linksseitigem Neglekt** werden die visuellen Reize zunehmend in das linke Gesichtsfeld eingeblendet, z. B. signalisiert ein Warnreiz im linken Gesichtsfeld eine kurz danach dargebotene Aufgabe (z. B. Puzzle) im rechten Gesichtsfeld, die nur bei Beachtung des Warnreizes gelöst werden kann. **Zeit- und Distanzschätzungsaufgaben** werden so aufgebaut, dass sie nur nach Absuchen (»scanning«) der linken Seite lösbar sind. Die Aufgaben werden häufig aus neuropsychologischen Testbatterien entlehnt, mit denen vor der Rehabilitation die Ausfälle des Patienten qualitativ erfasst wurden.

Σ Am Beginn vieler neuropsychologischer Behandlungen steht das Training von Aufmerksamkeit und Konzentration mit individueller Aufgabenstellung und unmittelbarer Rückmeldung.

Gedächtnistraining

Störungen des Kurzzeitgedächtnisses (▶ Kap. 25) und der Einprägung (Konsolidierung) gehören zu den häufigsten Konsequenzen nicht nur von **Hirnläsionen**, sondern auch bei **Demenzen**. Verschiedene Strategien haben sich als wirksam in der Rehabilitation von hirnorganischen Gedächtnisstörungen erwiesen:

- **»Flugzeuglistenmethode«:** Die zu merkenden Worte und Begriffe werden in eine absurde, aber leicht visuell vorstellbare Geschichte eingebaut; z. B. zum Einprägen der Worte »Flugzeug« und »Giraffe« soll sich die Person vorstellen, dass in den bequemen Sitzen eines Flugzeugs Giraffen sitzen. Derart ungewöhnliche Inhalte werden leichter gespeichert.
- **Vorstellungsmethode:** Diese geht ähnlich vor; wenn die Worte »Injektion«, »Milch«, »Tomate« etc. eingeprägt werden sollen, wird der Patient angehalten, die einzelnen Begriffe assoziativ zu verbinden, z. B. »Stellen Sie sich eine Injektion vor ..., verbinden Sie diese Vorstellung mit der Milch« usw. Dabei werden Hinweisreize (z. B. Anfangsbuchstaben, Klänge) im Laufe des Trainings zunehmend weggelassen. Damit wird die Speicherung der Begriffe und Inhalte »tiefer« und somit leichter abrufbar, es werden mehr Assoziationen damit verbunden.
- **Sprachtraining:** Je nach Lokalisation der Läsion werden mehr motorische oder sensorisch-semantische Programme zur Behandlung von Aphasien und Dyslexien (► Abschn. 28.3) verwendet. Bei schweren Sprachstörungen bedient man sich der Erkenntnisse, die beim Sprachtraining mit Menschenaffen gemacht wurden. Die Worte und syntaktischen Hinweisreize werden z. B. als unterschiedlich farbige Plättchen auf einer Tafel fixiert, und nach Erlernen von »Anbringen von Sätzen« in Form von Plättchenfolgen werden Lautäußerungen damit verbunden und vom Therapeuten der richtige Gebrauch systematisch belohnt (**Verhaltensmodifikation**). Angehörige werden trainiert, selbst als Lehrer zu fungieren, wobei unmittelbare Verstärkung von korrektem Sprachgebrauch die wichtigste Trainingsmethode darstellt (**instrumentelles Konditionieren**, ► Kap. 25). Bei motorischen Aphasien wird oft eine Melodien-Intonations-Methode als Hilfe verwendet: Die Silben und Wörter werden zuerst genannt, gesungen und rhythmisch begleitet. Danach werden die rhythmischen »Krücken« langsam weggelassen.

Σ Gedächtnistrainings bei Hirnläsionen und Demenzen benutzen Vorstellungsmethoden, Sprachtraining und verschiedene assoziative Übungen und verschiedene Techniken der Verhaltensmodifikation.

Gehirn-Computer-Interfaces und Neuroprothesen

»Brain computer interfaces« (BCI) können in vielen Bereichen der neuropsychologischen Rehabilitation Anwendung finden. Sie benutzen ein elektrisches, magnetisches oder metabolisches Hirnsignal, das der Patient selbst zu produzieren lernt, und steuern damit eine externe Maschine, einen Schalter oder ein Gerät. Wir haben in diesem Buch bereits einige Beispiele dargestellt:

- BCI und Selbstregulation des Gehirns bei **Anfallserkrankungen** in ◘ Box 20.3;
- Selbstregulation frontaler Hirnregionen bei kindlicher **Aufmerksamkeits-** und **Hyperaktivitätsstörung** in ► Abschn. 25.7.1;
- Kommunikation mit **Locked-in-Patienten** und vollständig Gelähmten durch ein »Gedankenübersetzungssystem« in ◘ Box 28.3;
- ein metabolisches fMRT-BCI für soziopathischen Mangel an Angst und Sozialisation in ► Abschn. 27.2.

Wie bereits in ► Kap. 13 und in ◘ Box 13.8 dargestellt, ist die Behandlung der Wahl bei **chronischen Schlaganfällen** (länger als 1 Jahr nach Läsion) mit vorhandener Restbewegung die **Fixierung der gesunden Glieder** (meist Arm) und Training der gelähmten Hand. Bei chronischen Schlaganfällen **ohne Restbewegung** funktioniert dies aber nicht, da ja keinerlei funktionelle Bewegung nach Fixierung des gesunden Arms möglich ist. In diesen Fällen ist BCI-Training angezeigt: Bei der Rehabilitation von **einseitigen Paresen** nach **Schlaganfällen** wird ein BCI-System eingesetzt, wie es in ◘ Box 24.4 dargestellt ist, allerdings unter Benützung einer Hand-Neuroprothese: Über der Läsion (meist Capsula interna) werden EEG-Elektroden oder MEG-Sensoren angebracht, der sensomotorische μ-Rhythmus (◘ Box 24.4) abgeleitet und das Signal auf eine an der gelähmten Hand angebrachte Kunsthand geleitet. Die Kunsthand bewegt die gelähmte Hand. Durch Bewegungsvorstellungen kann der Patient den mu-Rhythmus reduzieren oder vermehren und damit seine Kunsthand direkt vom Gehirn ansteuern (◘ Abb. 24.19). Im Laufe des Trainings erlernt er dies zunehmend, auch durch Kontrolle und Regulation anderer (kontralateraler) Hirnareale, sodass sich nach längerem Training neue, plastische Verbindungen des Gehirns außerhalb der Läsion zu motorischen Arealen bilden. Schließlich können einige Patienten auch die eigene Hand ohne die Kunsthand bewegen.

Σ Gehirn-Computer-Interfaces (BCI) erlauben die direkte, willentliche Ansteuerung eines externen Computers oder Schalters oder einer Neuroprothese mit der eigenen Hirnaktivität. Damit können gelähmte Glieder wieder bewegt, Kommunikation ermöglicht, Anfälle beseitigt und emotionale Störungen gebessert werden.

Box 24.4. Rehabilitation und motorische Restoration bei chronischen Schlaganfällen mit Brain Computer Interfaces (BCI)

In der Abbildung ist die Versuchsanordnung im Magnetenzephalogramm (MEG) dargestellt (**a**). Die Bewegungsvorstellungen bewirken einen Anstieg (Hand öffnen) oder Abfall (Hand schließen) des µ-Rhythmus im MEG. Dieser bewegt die an der Hand fixierte Prothese. Abbildung **d**: kernspintomographisches Bild der Läsion (rot eingekreist) eines typischen Patienten. **b**: MEG-Gehirnkarte der Hirnaktivität, je heller und je mehr rot, umso mehr µ-Rhythmus. Die Punkte zeigen jene MEG-Sensoren an, welche die Hand am besten bewegen. Man sieht, dass diese Stelle des Gehirns die maximale µ-Aktivität produziert. Rechts davon: Korrelation des Erfolges der Bewegung mit dem Ort der maximalen µ-Aktivität: Je mehr µ-Rhythmus umso besser die Leistung, umso heller und um so mehr rot. **c**: Lernkurve des Patienten über 20 Sitzungen. Man erkennt, dass der Patient lernt, mit dem Brain Computer Interface (BCI) seine vollständig gelähmte Hand zu öffnen und zu schließen: auf der Ordinate Prozent richtiger Bewegungen, 50% ist Zufall.

Lit.: Buch E, Weber C, Cohen L, Braun C, Dimyan M, Ard T, Mellinger J, Caria A, Soekadar S, Fourkas A, Birbaumer N (2008) Think to move: A neuromagnetic brain-computer interface (BCI) system for chronic stroke. Stroke, 39, 910–917.

a

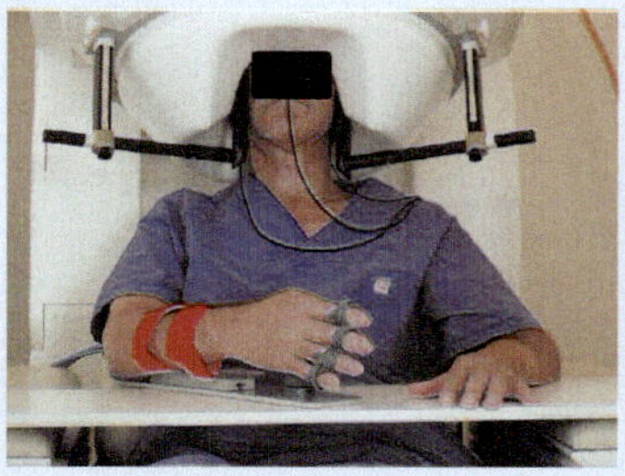

Brain-Computer-Interface (BCI) zur Kontrolle von mu-Rhythmus im MEG mit Orthose an gelähmter Hand

c

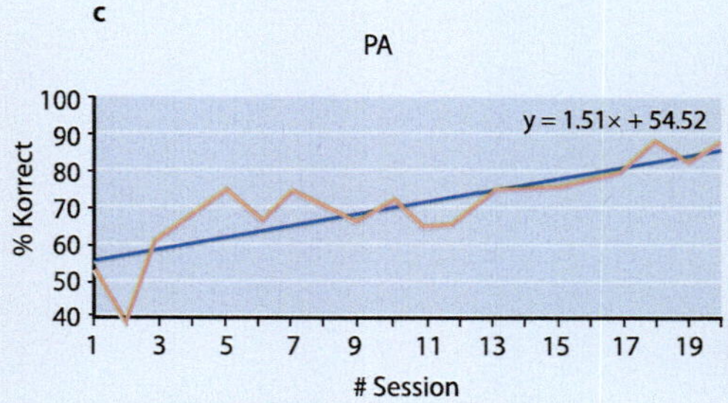

Trainingserfolg von 1. bis 18. Sitzung (Abszisse): Prozent korrekte Handbewegungen (Ordinate)

d

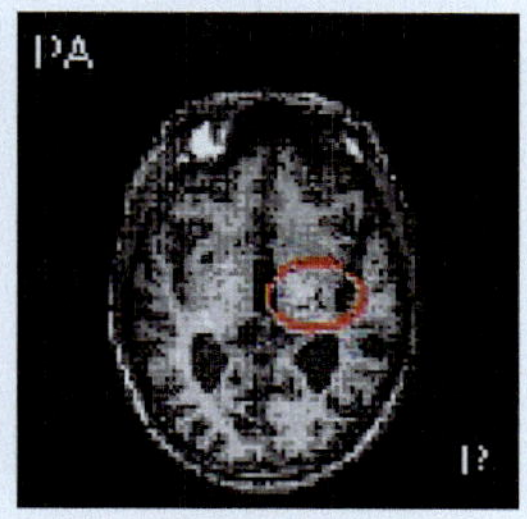

Läsion rechts subkortikal (Basalganglien)

b

vor Training

nach Training

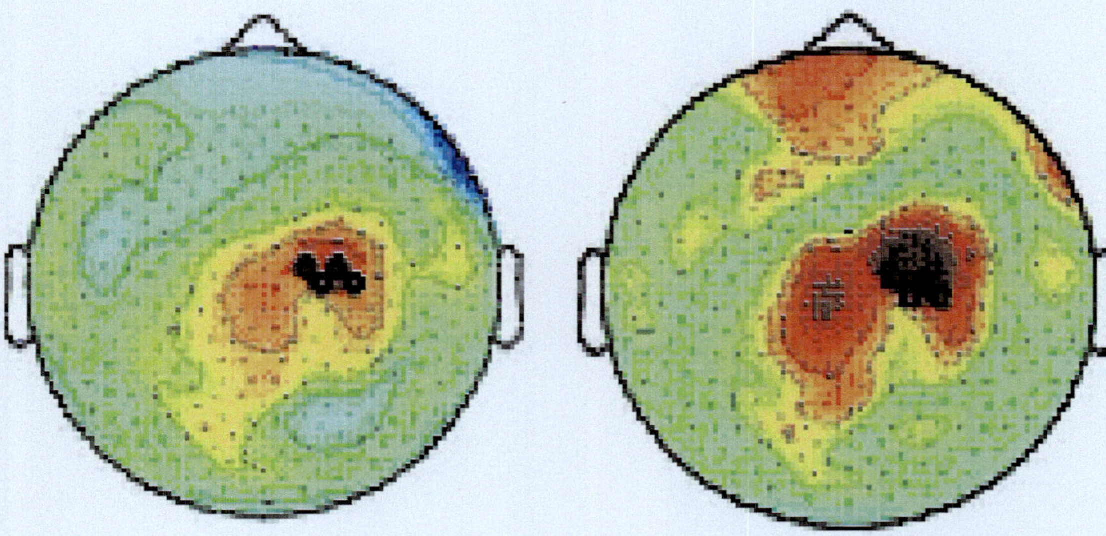

mu-Rhythmus (gelb-rot) an MEG-Sensoren (schwarze Kreise)

Deutlich mehr mu-Rhythmus

Literatur

Baltes PB (1991) The many faces of human ageing: Toward a psychological culture of old age. Psychol Med, 21: 85

Birbaumer N, Cohen L (2007) Brain-computer interfaces: communication and restoration of movement in paralysis. J Physiol, 579.3, 621–636

Kesner RP, Martinez JL (eds) (2007) Neurobiology of learning and memory. 2nd ed. Academic Press, New York

Kolb B, Whishaw IQ (2004) An introduction to brain and behavior. 2nd ed. Worth, New York

Sauer DM, Reh T, Morris W (2006) Development of the nervous system. 2nd ed. Academic Press, Amsterdam

Schmidt RF, Lang F G (Hrsg) (2007) Physiologie des Menschen, 30. Aufl. Springer, Heidelberg Berlin New York Tokyo

25 Plastizität, Lernen und Gedächtnis

N. Birbaumer (et al.), *Biologische Psychologie*, Springer-Lehrbuch,
https://doi.org/10.1007/978-3-540-95938-0_25

»Wer Wissen hat, verläuft sich nirgends«, sagt ein jiddisches Sprichwort. Es drückt aus, dass wir ohne die Verfügbarkeit und Abrufbarkeit von erlerntem Verhalten und Wissen völlig hilflos wären. Menschen mit schweren Gedächtnisstörungen, z. B. Patienten, die an der Alzheimer Erkrankung leiden, verlieren im Spätstadium jede persönliche, zeitliche und örtliche Orientierung.

Die Anpassung des Organismus an sich ständig verändernde Umweltbedingungen erfordert eine Vielzahl homöostatischer und nichthomöostatischer Anpassungsvorgänge. All diese physiologischen Regelungen setzen aber voraus, dass der Organismus lernt, potenziell gefährdende Situationen und Reize schon **vor** deren Auftreten zu vermeiden und potenziell nützliche Situationen aufzusuchen. Meist werden solche »nützlichen« Situationen auch als lustvoll erlebt und deshalb wiederholt aufgesucht. Die Lernpsychologie hat in den letzten 100 Jahren die psychologischen Gesetzmäßigkeiten, die dem Lernen von Annäherung und Vermeidung und dem Lernen von Signalbedeutungen zugrunde liegen, im Wesentlichen aufgeklärt. Erst ab Mitte des 20. Jahrhunderts begann man, vorerst im Tierversuch, die biologischen Grundlagen dieser im Reich des Lebendigen universell geltenden Lerngesetze systematisch physiologisch zu erforschen.

Dabei wiederholte sich der erstaunliche Erfolg der Lernpsychologie auch in der Lernphysiologie: Den Gesetzmäßigkeiten für die Modifikation von Verhalten und Denken lagen wiederum universelle, d. h. für alle Lebewesen geltende physiochemische Prozesse zugrunde. In ihrer Universalität lassen sich die psychologischen und physiologischen Lernvorgänge durchaus mit den Prinzipien der Weitergabe von biologischer Information über Generationen, den Gesetzen der Vererbung (Kap. 23), vergleichen, mit denen sie erstaunliche Parallelitäten aufweisen.

Die Anwendung der biologischen Psychologie des Lernens auf die Heilung von psychischen und physischen Krankheiten stellt eine der wichtigsten Aufgaben der Humanwissenschaften für die Zukunft dar.

25.1 Psychologie von Lernen und Gedächtnis

25.1.1 Formen von Lernen und Gedächtnis

Verhaltens- und Wissensgedächtnis

Die Lern- und Gedächtnispsychologie ist in zwei divergierende Forschungsrichtungen geteilt, die sich auch in der Physiologie von Lernen und Gedächtnis wiederfinden:

- Lernen und Gedächtnis als Konditionierung (klassisch oder instrumentell),
- Lernen und Gedächtnis als kognitive Prozesse.

Die Divergenz ist vor allem **methodisch** und weniger theoretisch begründet: Während Lernen und Behalten im **Tierversuch** einfacher mit Konditionierungsprinzipien vorhersagbar ist, wird im **Humanversuch** der Erwerb, das Behalten und Wiedergeben von Wissen und Fertigkeiten mit Prinzipien der Informationsverarbeitung erklärt (Rohracher spricht von **Verhaltensgedächtnis** und **Wissensgedächtnis).** Während die behavioristisch orientierten Konditionierungsforscher (z. B. B.F. Skinner, 1904–1990) auch komplexe Lernprozesse (z. B. Spracherwerb) auf der Grundlage von Konditionierungsregeln erklären wollen, glauben kognitive Gedächtnisforscher, dass zusätzliche Prinzipien zum Verständnis von Wissenserwerb notwendig sind.

Die Kontroverse setzt sich auch in der biologischen Psychologie des Lernens fort. Während die einen Lernen und Gedächtnis auf Einzelzellniveau glauben erklären zu können, gehen die anderen davon aus, dass in der evolutionären Entwicklung komplexer Lern- und Gedächtnisvorgänge viele, einander z. T. überlappende Systeme hinzugekommen sind: Sowohl die **Repräsentation** als auch die **Verarbeitung** von Information komme nicht ohne Zusammenarbeit vieler neuronaler Netzwerke aus und könne nicht aus der Tätigkeit einer einzigen Zelle erklärt werden.

Eine Biologische Psychologie des Lernens sollte alle aus der Lern- und Gedächtnispsychologie bekannten Phänomene in physiologische Prozesse übersetzen können. Die Kenntnis der psychologischen Gesetze des Lernens ist daher Voraussetzung für eine zielführende physiologische Analyse eben dieser Prinzipien.

Σ Lernen und Gedächtnis kann als Konditionierung (Verhaltensgedächtnis) oder als kognitiver Prozess (Wissensgedächtnis) aufgefasst werden.

Gedächtnissysteme

Ein Gedächtnissystem besteht aus einer abgrenzbaren Gruppe von Hirnarealen, die auf die Speicherung und Wiedergabe ganz bestimmter Information spezialisiert sind. Die aufzunehmende Information in die einzelnen Systeme wird **seriell** kodiert und enkodiert: Sie wird **zeitlich**, in der Reihenfolge ihres Eintreffens verschlüsselt. Gespeichert wird in der Regel **parallel**, das bedeutet, dass die Information **gleichzeitig** in mehreren Systemen abgelegt werden kann. ◘ Abb. 25.1 gibt die wichtigsten, heute unterscheidbaren Gedächtnissysteme und einige Hirnsysteme wieder, die für die verschiedenen Gedächtnisarten wichtig sind; sie werden später im Einzelnen besprochen.

Implizites und explizites Lernen

Die Grobunterscheidung zwischen impliziten und expliziten Lernen, wie sie in ◘ Abb. 25.1 dargestellt ist, bezieht sich ausschließlich auf die subjektive Erfahrung der Person zum Zeitpunkt der **Wiedergabe** aus dem jeweiligen Gedächtnissystem: Erfolgt die Wiedergabe **ohne willentliche Anstrengung** und **nicht bewusst**, so sprechen wir von im-

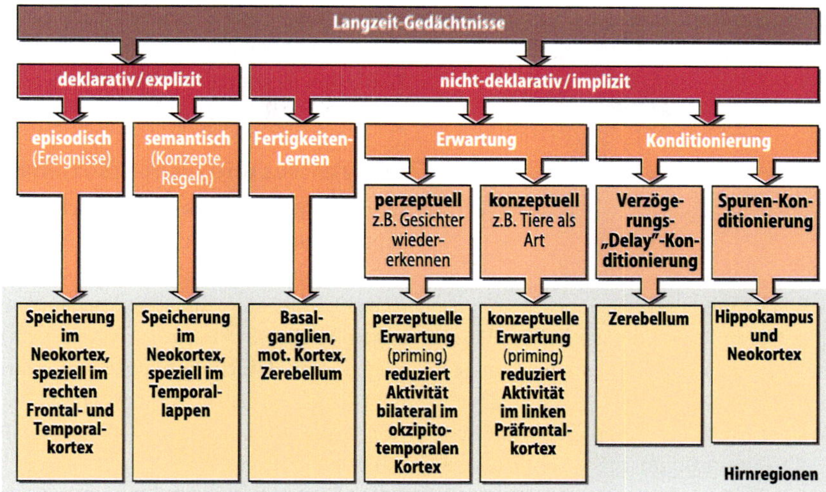

Abb. 25.1. Gedächtnisarten. Hirnregionen, die für die verschiedenen Formen von Lernen und Gedächtnis verantwortlich sind

Tabelle 25.1. Explizit-deklaratives und implizit-prozedurales Gedächtnis

	Deklaratives Wissensgedächtnis	Prozedurales Verhaltensgedächtnis
Ort	Hippokampus, dorsomedialer Nucl. des Thalamus, sekundäre sensorische Areale, präfrontaler Kortex	Motorischer und prämotorischer sowie lateral-präfrontaler Kortex, extrapyramidale Kerne (Striatum), Zerebellum, limbische und dienzephale Verstärkerstrukturen
Kodierung	Konfigurationen von Reizen und Reaktionen (propositionell) – kognitiv (episodische und semantische Inhalte). Speichert Fakten, Episoden und Daten: »Gewusst, was«. Kann in einem Durchgang gelernt werden (Alles-oder-Nichts-Lernen)	S-R- und S-S-Assoziationen, Wahrscheinlichkeitslernen – behavioral (Verhaltensakte, Gewohnheiten [Habits]). Speichert gezielte Bewegungsfolgen (»skills«) und Regeln (Prozeduren): »Gewusst, wie«. Benötigt Wiederholungen
Wiedergabe	Nur nach Konsolidierung, nur über aktiven intentionalen Suchprozess zugänglich (»controlled processing«) – »reflektiv«: Wiedergabe stark von Kontext und elaborierter Verarbeitung abhängig	Keine Konsolidierung (»automatic processing«), kein aktiver Suchprozess notwendig – »reflexiv«: Wiedergabe weniger stark von Kontext abhängig. Elaborierte Verarbeitung nicht notwendig
Auslöser für Wiedergabe	»Incentives«, propositionelle »cues« (Hinweisreize)	CS (konditionierte Reize) und S^D (diskriminative Reize)
Behalten	Zielgerichtete Erwartungen werden aufgebaut und bestätigt bzw. verworfen	Verstärkung stabilisiert Verhalten
	Für viele Verarbeitungssysteme zugänglich	In den Verarbeitungssystemen (z. B. visuell, motorisch) selbst enthalten
	Phylogenetisch jung, ontogenetisch spät (ab 3. bis 5. Lebensjahr)	Phylogenetisch alt, ontogenetisch früh (infantile »Erinnerungen«)
	Der bewussten Erinnerung zugänglich	Der bewussten Erinnerung schwer zugänglich

plizitem Gedächtnis, erfolgt sie intentional-willentlich, nennen wir dies ein explizites Gedächtnis.

Die Begriffe **implizit – explizit** werden oft mit **prozedural – deklarativ** synonym gebraucht, was wiederum den alten Begriffen **Verhaltensgedächtnis** und **Wissensgedächtnis** entspricht. Tabelle 25.1 zeigt aber auch, dass diese einfache Dichotomie – **prozedural** = motorische Fertigkeiten und **deklarativ** = bewusstes Wissen von Fakten – der Heterogenität von Lern- und Gedächtnisprozessen nicht mehr vollständig gerecht wird (sie wird dennoch aus didaktischen Gründen hier weitgehend beibehalten).

Mit den Begriffen **prozedural** und **deklarativ** soll betont werden, dass wir die Tatsache, dass wir »etwas wissen« **(prozedural)** unterscheiden müssen von der Tatsache, dass »wir wissen, dass wir es wissen« **(deklarativ)**. Prozedural ist die Modifikation von **Verhalten** beim Erlernen einer **Fertigkeit**, deklarativ ist die Fähigkeit wiederzugeben, wann und wie die Information erworben wurde. Prozedurales Gedächtnis ist nicht bewusst, benötigt weniger aktive Willensanstrengung **(»effort«)** und Aufmerksamkeit und kann verbal nur schwer »auf Kommando« aufgerufen werden. Prozedurales Gedächtnis »enthält« also in detaillierter

Form die Aktionen, deklaratives Gedächtnis vor allem die sprachlich kodierten Regeln ihrer Ausführung.

Gedächtnisinhalte werden entweder implizit, d. h. unbewusst, oder explizit, d. h. bewusst und willentlich, wiedergegeben; synonyme Begriffspaare sind prozedural vs. deklarativ und Verhaltens- vs. Wissensgedächtnis.

Parallele Gedächtnismechanismen

Tabelle 25.1 fasst die Charakteristiken der beiden Lernvorgänge, die sowohl beim Menschen als auch bei höheren Primaten identifiziert werden, zusammen. Beide Gedächtnismechanismen können **simultan** ablaufen. Bei Amnesien, Korsakoff und nach ECS (»electro-convulsive shock«) oder auch bei Änderungen des Bewusstseinszustandes (z. B. Traumwiedergabe, oder »Wort-auf-der-Zunge-Phänomen«) kommt es zur Dissoziation der beiden Mechanismen. D. h. aus einem Traum werden konkrete Inhalte auch nur schwer aktiv erinnert, wohl aber tauchen passiv Stimmungen und Bewegungsfolgen auf.

Die Unterscheidung von prozeduralem und deklarativem Gedächtnis löst nach fast 100 Jahren den Streit zwischen **Behavioristen** und **Kognitivisten**. In der Regel laufen beide Lernvorgänge nebeneinander und miteinander ab, die Gegenwart des einen schließt die des anderen nicht aus. Wissensgedächtnis und Verhaltensgedächtnis sind aber an unterscheidbare Hirnstrukturen gebunden, auch wenn letztlich der biochemische Mechanismus der permanenten Ablage der Gedächtnisinhalte bei beiden Gedächtnisformen vergleichbar ist.

Episodisches (biographisches) und semantisches (Wissens-)gedächtnis

Deklaratives Gedächtnis lässt sich in **episodisches** und **semantisches Gedächtnis** untergliedern (Abb. 25.1) Episodisches Gedächtnis enthält die Ereignisse unserer eigenen Vergangenheit, weshalb es oft auch als autobiographisch bezeichnet wird. Das semantische Gedächtnis ist unabhängig von Zeit und Ort, es enthält generelle Konzepte und Regeln, also Sinnzusammenhänge und Bedeutung. Man kann sich z. B. an das Konzept der »Löwen« erinnern, ohne je einen Löwen gesehen zu haben. Nach einem aktuellen Erlebnis mit einem Löwen wird der Gedächtnisinhalt episodisch.

Deklaratives Gedächtnis ist episodisch-biographisch oder semantisch.

Implizite Gedächtnisformen

Implizites (oder auch automatisches) Gedächtnis kann in **Erwartungslernen (»priming«)** und **Konditionierung** unterschieden werden. Priming bedeutet, dass ein Wahrnehmungsinhalt (perzeptuell) oder ein Konzept (z. B. Tier) kurz vor dem eigentlichen Inhalt dargeboten, Wiedererkennen und Einprägung erleichtert (Abb. 25.1) Wenn z. B. Wortanfänge ohne Bedeutung dargeboten werden und später dargebotene Wörter erinnert werden sollen, so ist die Wiedergabeleistung von Wörtern, deren Wortanfänge vorher (unbewusst) wahrgenommen wurden, besser.

Assoziatives und nicht-assoziatives Lernen

Assoziatives Lernen wird von **nicht-assoziativem Lernen** abgegrenzt: Bei nichtassoziativen Lernprozessen ändert sich Verhalten auch als Konsequenz von **Wiederholung** der Reizsituation oder der Reaktion, und nicht als Folge der engen **zeitlichen Paarung** (Assoziation) von Reizen und Reaktionen. **Habituation** und **Sensitivierung** sind Beispiele für nicht-assoziative Lernvorgänge (Kap. 21): Die Änderungen im Verhalten sind dabei nur eine Funktion der Reizstärke und der wiederholten Darbietung und nicht der **zeitlichen Paarung** (Kontiguität).

Die enge zeitliche Paarung (Kontiguität) von Reiz und Reaktion oder zwischen verschiedenen Reizen (Signalen) ist das Kennzeichen assoziativen Lernens.

25.1.2 Klassische Konditionierung

Akquisition (Aneignung)

Die Prinzipien der klassischen Konditionierung sind universelle Lerngesetze: Sie gelten von einfachen Lebewesen (wie z. B. Schnecken) bis zum Menschen. Ein neutraler Reiz, z. B. Licht oder Ton (CS, konditionaler oder konditionierter Reiz, S = Stimulus), wird kurz **vor** (optimales Intervall 200–500 ms) einem unkonditionierten Reiz, US (Futter) dargeboten, der eine unkonditionierte Reaktion, UR (Speichelfluss), auslöst. Nach wiederholter Paarung (Kontiguität) löst der CS allein (auch ohne US) eine konditionierte Reaktion, CR (Speichelfluss), aus (Abb. 25.2a, b). Überschreitet das CS-US-Intervall 1 s, so wird eine klassische (Pawlowianische) Konditionierung zunehmend schwieriger, abgesehen von potenziell toxischen Geruchs- und Geschmacksreizen, bzw. Reizen, die eine **angeborene (»prepared«)** »assoziative« Verbindung bei längerem CS-US-Intervall aufweisen (z. B. Essen und Darbietung eines toxischen Reizes eine Stunde später, Kap. 26). Die optimalen Intervalle zwischen CS und US bei **konditionierter Geschmacksaversion** sind (in Abhängigkeit vom Chemismus des toxischen US) Minuten bis Stunden. Bei Geruch, Geschmack und vital wichtigen Reizen bleibt die Gedächtnisspur (»trace«) länger aktiv (Box 25.1).

Bei der klassischen Konditionierung wird ein neutraler Reiz mit einem unkonditionierten Reiz solange zeitlich eng gepaart, bis ersterer alleine die konditionierte Reaktion auslöst.

Eigenschaften klassischer Konditionierung

Die wiederholte Darbietung des CS **allein** nach erfolgter Konditionierung führt zur Abschwächung der CR und wird

Abb. 25.2a, b. Klassische Konditionierung. a Pawlows Konditionierungsapparat: Pawlows Versuchsanordnung zur Konditionierung des Speichelflusses beim Hund. Mit einem Röhrchen im Maul des Hundes konnte der Speichelfluss automatisch gemessen und aufgezeichnet (links) werden. **b** Ablauf klassischer Konditionierung (▶ Text). Links Ereignisse während der ersten Konditionierungsdurchgänge, rechts danach

a

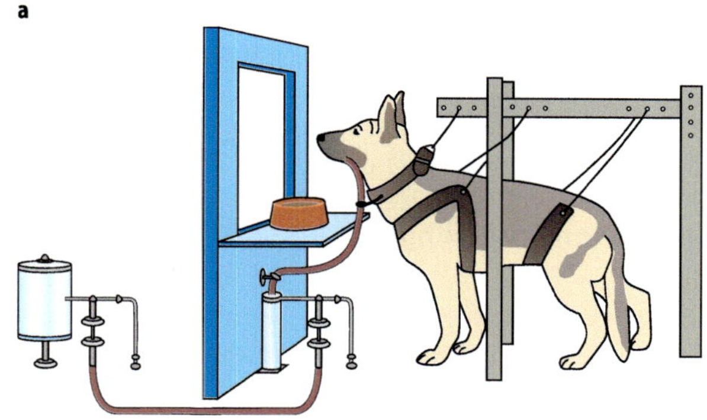

b

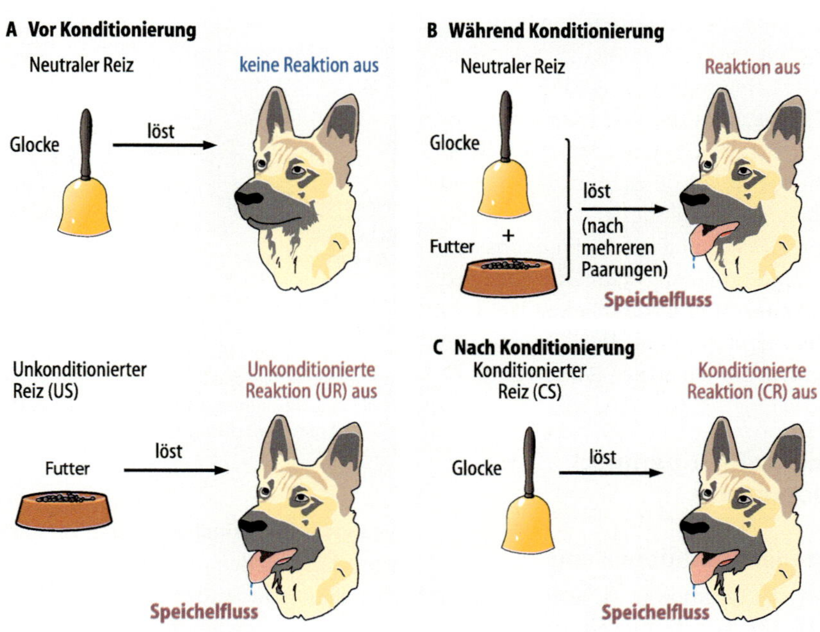

Extinktion (Löschung) genannt. Extinktion und Habituation weisen viele Ähnlichkeiten auf, so dass häufig von Identität der zugrunde liegenden neuronalen Prozesse ausgegangen wird.

CR werden auch auf Reize ausgelöst, die dem ursprünglichen CS sehr ähnlich sind; wenn der CS ein Ton von 1000 Hz war, so erfolgt eine – allerdings abgeschwächte – CR auf einen 700-Hz-Ton, auch wenn dieser nie mit dem US gepaart wurde: Wir nennen diesen Vorgang **Generalisation.**

Werden 2 CS (z. B. ein Licht und ein Ton) abwechselnd und hintereinander dargeboten und nur der CS_1 (Licht) von einem US (z. B. Lärm) gefolgt, so reagiert der Organismus nach mehreren Durchgängen nur mehr auf CS_1. Er hat gelernt, CS_1 von CS_2 zu unterscheiden **(Diskrimination).**

Erscheint der US **vor** dem CS, so erfolgt in der Regel keine Konditionierung, d. h. der CS löst danach, allein dargeboten, keine CR aus. Wird der CS alleine, vor der eigentlichen Konditionierung, also vor der CS-US-Paarung dargeboten, so fällt die Konditionierung schwächer aus; dieses Phänomen wird als **latente Hemmung** bezeichnet.

Σ Generalisation (Ausbreitung), Diskrimination (Unterscheidung) und Extinktion (Löschung) sind die wichtigsten Kennzeichen von Konditionierung. Rückwärtskonditionierung (CS nach US) und latente Hemmung (CS alleine vor CS-US-Paarung) verzögern oder verhindern Lernen.

Verhaltensketten und Konditionierung höherer Ordnung

Verhaltensketten (z. B. von A nach B gehen, dort mit jemand sprechen und dann erst zu C gehen) können sowohl klassisch, wie auch instrumentell-operant (▶ unten) erlernt werden. Wenn z. B. nach Erlernen der Speichelreaktion (CR) auf Licht (CS_1) nur der ursprüngliche US (Futter) als CS_2 **vor** einem neuen US, z. B. einem unangenehmen elektrischen Schlag, dargeboten wird, der eine Wegzugreaktion der betroffenen Pfote (UR) auslöst, so zeigt das Tier nach einigen Paarungen auch auf das Futter allein eine Speichelreaktion und danach eine Wegzugreaktion. Schließlich genügt das Licht (CS_1) allein, um eine Speichelreaktion und danach eine Wegzugreaktion auszulösen. Dies nennt man Konditionierung höherer Ordnung.

Lernen von Erwartungen

Klassisches Konditionieren wird auf kognitiver Ebene häufig als Erwartungslernen beschrieben **(Rescorla-Wagner-Modell)**. Ob eine Reaktion überhaupt konditioniert wird, hängt von den Erwartungen des Individuums ab: Ist die Intensität des US stärker als die Intensität der Erwartung des Individuums, werden alle konditionierten Reize, die mit dem US gepaart werden, **exzitatorisch** konditioniert, d. h. sie lösen eine CR aus (wie z. B. in Box 19.2 der elektrische US). Dagegen ist bei geringerer Intensität des US als die Erwartung des Individuums die Konditionierung **inhibitorisch**, d. h. alle mit dem US gepaarten CR werden schwächer (wie z. B. in Box 19.2 die Wirkung des Lärms von der Wirkung der Röntgenbestrahlung »übertönt« wird). Wenn der US genau der Erwartung des Individuums entspricht, findet keine Konditionierung statt. Dies bedeutet, dass **Erwartungsdiskrepanzen** und **Auffälligkeit (Salienz)** der Reize die Konditionierung wesentlich mitbestimmen (◘ Abb. 25.17 und 25.18 für die neuronalen Grundlagen).

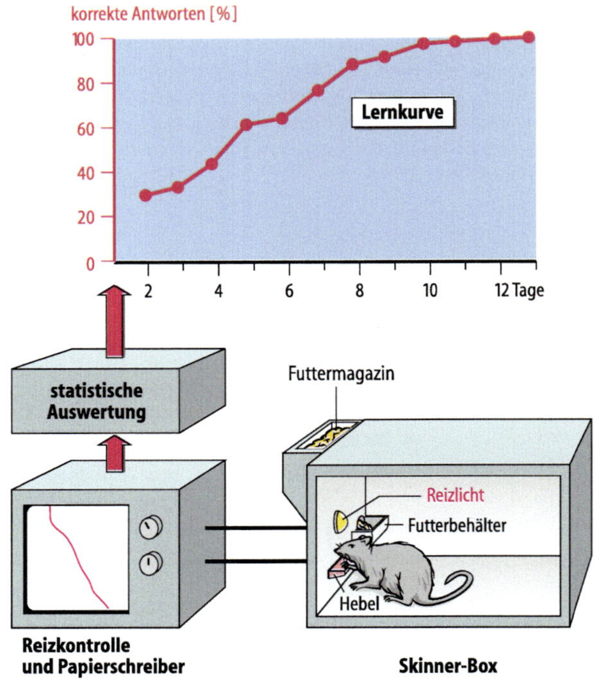

◘ Abb. 25.3. Operante Konditionierung in der »Skinner-Box«. Das Versuchstier kann auf einen durch die Reizkontrolle angebotenen Reiz, hier Licht, den Hebel drücken und wird dann automatisch mit Futter belohnt. Die Reaktionen werden durch den Schreiber als Lernkurve kumulativ aufgezeichnet. Abszisse: Versuchstage ab Lernbeginn. Ordinate: Prozentsatz der korrekten Antworten auf den Testreiz

25.1.3 Instrumentelle (operante) Konditionierung

Ablauf instrumenteller Konditionierung

Wenn auf eine motorische Reaktion (z. B. Tastendruck in einer Skinner-Box, ◘ Abb. 25.3, ◘ Abb. 14.12) unmittelbar eine positive oder negative Konsequenz (z. B. Futter) folgt und danach die Reaktion wiederholt (bzw. unterlassen) wird, so heißt dies instrumentelles oder operantes Lernen. **Instrumentell**, weil die Reaktion als »Instrument« für die Konsequenz benutzt wird; im Englischen spricht man von **»operates on«**, die Reaktion wirkt auf die Konsequenz, daher auch **operantes Konditionieren** genannt. Dabei muss die Konsequenz wie der US im klassischen Konditionieren **unmittelbar**, d. h. im Sekundenabstand, auf die Reaktion folgen, sonst wird nicht gelernt. Ausnahmen sind wieder angeborene (**»prepared«**) Reiz-Reaktions-Verbindungen (Abschn. 25.1.2). Wie beim klassischen Konditionieren gelten die Prinzipien instrumentellen Lernens für Mensch und Tier gleichermaßen. Während klassische Konditionierung fast immer **vegetative oder hormonelle** Reaktionen verändert, ist instrumentelles Lernen meist (oder immer?) auf die (willentliche) **quergestreifte Muskulatur**, also motorisches Verhalten beschränkt.

Primäre Verstärker

Die positiven oder negativen Konsequenzen, die zu instrumentellem Lernen führen, nennt man **positive** oder **negative Verstärker. Primäre positive Verstärker** sind Reize, die angeborenermaßen oder sehr früh in der ontogenetischen Entwicklung die Wahrscheinlichkeit für das Wiederauftreten einer Reaktion erhöhen (positive Verstärker): Nahrung, Flüssigkeit, sexuelle Aktivität, soziale Zu- und Abwendung, Temperaturänderungen etc. **Strafreize,** unmittelbar nach einer Reaktion verabreicht, reduzieren die Auftrittswahrscheinlichkeit einer Reaktion. Ein **negativer Verstärker** ist ein Reiz, dessen Beendigung oder Vermeidung zum Anstieg der Auftrittswahrscheinlichkeit der vorausgegangenen Reaktion führt.

Sekundäre Verstärker

Dies sind verstärkende Reize, die erst durch zeitliche Paarung mit primären Verstärkern die Wahrscheinlichkeit von Verhalten verändern; z. B. kann ein völlig neutraler Lichtreiz, wenn er mit Futtergabe gepaart wurde, danach selbst als sekundärer positiver Verstärker Verhalten beeinflussen. **Generalisierte Verstärker** sind verstärkende Reize, die auf eine Vielzahl von Verhaltensklassen modifizierend einwirken (z. B. Geld, soziales Prestige etc.).

Σ Bei der instrumentellen (operanten) Konditionierung folgt unmittelbar auf die zu lernende Reaktion ein belohnender oder bestrafender Reiz; dies führt zu Anstieg oder Abfall der Auftrittswahrscheinlichkeit der vorausgegangenen Reaktion. Generalisierte Verstärker (z. B. Geld) wirken auf viele Verhaltensweisen verstärkend.

Eigenschaften instrumenteller Konditionierung

◻ Tabelle 25.2 zeigt die wichtigsten Kategorien und Typen instrumentellen Lernens:

- **Darbietung** eines positiven Verstärkers unmittelbar nach einer Reaktion (z. B. Lob nach Vortrag) führt zu Erhöhung der Reaktionsrate und Annäherungsverhalten an die Lernsituation (1).
- **Beenden** eines negativen Verstärkers, z. B. Abschalten eines elektrischen Schocks, führt zu Wiederholung einer Fluchtreaktion bei neuerlichem Auftreten des Schocks (Bestrafung vom Typ I, 2).
- Wird durch eine Reaktion das Auftreten eines negativen Verstärkers verhindert, z. B. durch Händewaschen Verschmutzung, so wird diese Reaktion bei Wiederauftreten der Situation wieder ausgelöst. **Aktives Vermeiden** kann auch mit »tu das, sonst...« umschrieben werden (3).
- Dagegen wird bei **passivem Vermeiden** (»tu das nicht, sonst…«) ein Strafreiz nach der Reaktion dargeboten. Ein elektrischer Schlag nach Tastendruck führt in Zukunft zu Unterlassen der Reaktion (Bestrafung, 4).
- Wird eine Reaktion vom **Beenden** eines positiven Verstärkers gefolgt, so sinkt ihre Auftrittswahrscheinlic hkeit, z. B. ein tobendes Kind kurz in ein leeres Zimmer transportieren (»Auszeit«, 5).
- Bleibt ein positiver Verstärker aus, so sinkt die Verhaltenshäufigkeit, es wird gelöscht (**Extinktion**, 6).

◻ **Tabelle 25.2.** Verhaltenskonsequenzen (vertikale Spalten) operanter Verstärkungsprozeduren (horizontale Reihen); *p(R)*↑ Konsequenz der Prozedur ist ein Anstieg der Reaktionswahrscheinlichkeit p(R) jener Reaktionen, auf die ein verstärkender Reiz folgt. *p(R)*↓ Konsequenz der Prozedur ist ein Abfall der Reaktionswahrscheinlichkeit p(R) jener Reaktion, auf die ein verstärkender Reiz folgt. Die Zahlen beziehen sich auf die Erläuterungen im Text

	Konsequenz			
Prozedur	p(R)↑		p(R)↓	
Darbietung (presentation)	Belohnung (Annäherung)	1	Bestrafung (passives Vermeiden)	4
Beenden (Termination)	Bestrafung Typ I (Flucht)	2	Belohnung Typ I (Auszeit, time out)	5
Ausbleiben (omission)	Bestrafung Typ II (Aktives Vermeiden)	3	Belohnung Typ II (Extinktion)	6

Wie beim klassischen Konditionieren führt positive Verstärkung einer Reaktion in Gegenwart eines sog. diskriminativen Reizes (S^D) zum Anstieg dieser Reaktion im Vergleich zu Reaktionen in Gegenwart eines nichtverstärkten Reizes (S-Delta) oder eines Reizes, auf den Bestrafung folgt: instrumentelle **Diskrimination** im Gegensatz zu instrumenteller **Generalisation**, wo eine in Gegenwart eines S^D1 verstärkte Reaktion auch in Gegenwart eines unverstärkten, aber ähnlichen S^D2 auftritt.

Σ Neben Belohnung und Bestrafung sind aktives und passives Vermeiden, Diskrimination, Extinktion und Generalisation die wichtigsten instrumentellen Lernphänomene.

Verstärkungspläne

Wie beim klassischen Konditionieren wird die **Akquisitionsrate** (Lernerwerbsphase) und **Stabilität** (Extinktionsresistenz) von einer Reihe von Variablen beeinflusst. Neben dem motivationalen Zustand des Lebewesens sind die **Verstärkungspläne** (»schedules of reinforcement«) entscheidend. Ein Verstärkungsplan kennzeichnet die Abfolge der Darbietung von negativen und positiven Verstärkern oder von Strafreizen. Wird ein Verhalten jedes Mal bei seinem Auftreten verstärkt, so wird zwar rasch gelernt, aber auch wieder rasch verlernt. Bei **intermittierender Verstärkung**, wo nicht jede Reaktion verstärkt wird, bleibt das Gelernte länger stabil. Dies wird auch **partieller Verstärkungseffekt** oder Humphrey-Paradoxon genannt: Nach einer kontinuierlichen Verstärkung erkennt man sofort, wenn der Verstärker ausbleibt und die Reaktion löscht daher rasch. Beim intermittierenden Verstärkungsplan erkennt man den möglichen Wechsel zur Extinktion sehr viel schwerer und behält daher die Reaktion länger bei (Diskriminationshypothese).

Σ Verstärkerpläne (»schedules of reinforcement«) entscheiden über die Stabilität des erlernten Verhaltens. Intermittierende Verstärkung führt zu stabileren Lerneffekten als kontinuierliche Verstärkung.

25.1.4 Imitationslernen, Selbstkontrolle und Erlernen von Fertigkeiten

Imitationslernen (Beobachtungslernen)

Alle operanten Reaktionen können durch Beobachtung und **Nachahmung** anderer bereits ab dem 12. Tag nach der Geburt imitierend erlernt werden. Deshalb wird das Imitationslernen auch als **soziales Lernen** bezeichnet. Damit können neue Reaktionen ohne lange Übung »auf einmal« erworben werden. Dabei spielt eine Rolle, ob das »**Modell**« und/oder der Nachahmer für das Verhalten belohnt oder bestraft werden. Imitationslernen kann man als Generalisierung früherer Erfahrungen ansehen, wo in ähnlichen Situationen Nachahmungen einzelner Reaktionen belohnt wurden. Später generalisiert das Kind, ahmt ganze Verhaltensketten nach, wenn diese zu einer positiven Konsequenz oder Vermeidung einer negativen führen.

Selbstkontrolle und Wahlverhalten

Wenn ein kurzfristig angebotener positiver Verstärker für einen langfristig (Stunden bis Jahre) in der Zukunft liegenden attraktiveren Verstärker aufgegeben wird, spricht man von Selbstkontrolle. Dabei wird aber nicht ökonomisch vorgegangen, also Verstärkung bei minimaler Anstrengung maximiert. Eher ist es so, dass jene Reaktion gewählt wird, die in einer gegebenen Lernsituation im jeweiligen Augenblick den höchsten subjektiven Wert hat (Deshalb irren Ökonomen so oft, da sie von rationalem, nützlichen Verhalten ausgehen). Dabei kann durchaus eine in zeitlich weiter Ferne liegende Befriedigung **im Moment** als die beste Alternative erscheinen. Im Allgemeinen haben aber **kurzfristig verfügbare Verstärker** eine größere Wirkung als verzögerte.

Impulsive Sofortwahlen können aber durch Strategien des »**precommitment**« (Vorausverpflichtung) vermieden werden: Nachdenken über einen Verstärker, sich damit distanzieren, Ablenkung oder Vereinbarungen eingehen, die eine sofortige Wahl des Verstärkers verhindern. Ausmaß (objektive Intensität) **und** subjektive Qualität (Anreizwert) bestimmen, welche Reaktion aus konkurrierenden Verhaltensweisen als »Sieger« hervorgeht.

Σ Imitationslernen und Selbstkontrolle sind Lernprozesse, die ganze Verhaltensketten über soziale Beobachtung und Vermeidung impulsiver Verhaltensweisen zu lernen ermöglichen.

Lernen von Fertigkeiten (»skills«)

Motorische Fertigkeiten sind kontinuierlich oder diskret: Diskrete sind meist »Open-loop«-Bewegungen (z. B. auf Bremse steigen) oder »Closed-loop«-Bewegungen (z. B. Radfahren), die kontinuierlich Feedback erhalten. Zwar werden Fertigkeiten durch Verstärkung auch beeinflusst, aber wichtiger ist das **Ergebniswissen (»knowledge of results«)**. Intermittierendes Feedback wirkt besser auf das Erlernen – das meist exponentiell verläuft – da in den Durchgängen ohne Feedback Fehler korrigiert werden können. Deshalb ist auch verzögertes Ergebniswissen meist wirksamer als unmittelbares.

Die »perzeptuelle Spur« also das Wahrnehmen von Fehlern und Erfolg und der **propriozeptiven Rückmeldung** von der Bewegung, ist zwar zum Erlernen von Fertigkeiten nicht so wichtig wie die »motorische Spur«, also die Handlungsausführung und der Handlungsplan selbst, aber erleichtern das Erlernen. Die meisten Fertigkeiten laufen als geplante motorische Programme, die viele Einzelbewegungen enthalten, parallel-gleichzeitig ab.

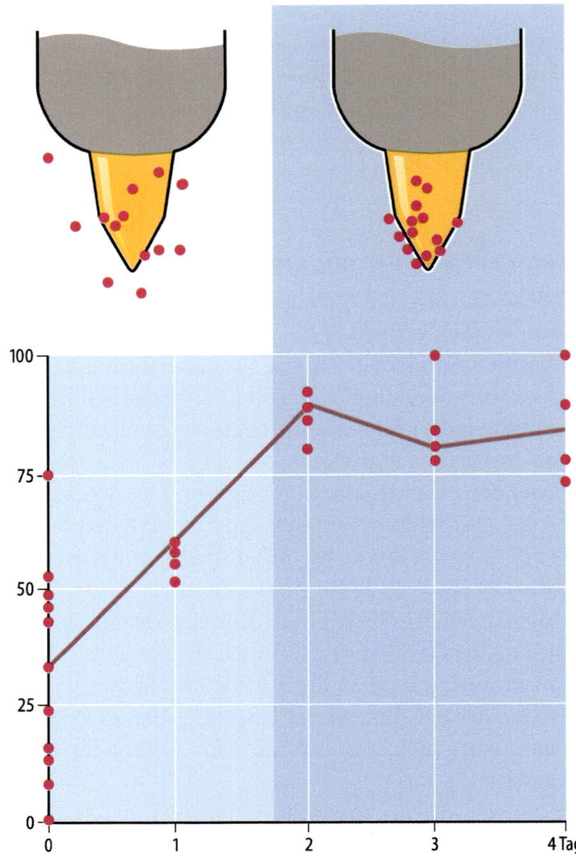

Nach Hailman JP (1969). Mit freundlicher Genehmigung der Scientific American Inc.

Abb. 25.4. Prägung. Zielreaktion eines Vogels auf einen Attrappenschnabel unmittelbar nach dem Ausschlüpfen (0) und 1, 2, 3 und 4 Tage später. Auf der Ordinate Prozent richtiger Reaktionen

Σ Lernen von motorischen Fertigkeiten verläuft meist exponentiell, wird durch verzögerte Verstärkung und intermittierendes Feedback und Ergebniswissen verbessert, kann aber auch ohne Feedback, nur durch Stabilisierung (durch Wiederholung) des motorischen Verhaltens gelernt werden.

Der Prägungsvorgang

Konrad Lorenz' junge Graugänse folgten innerhalb eines eng umschriebenen Zeitabschnittes ihrer Entwicklung auch dem Menschen, wenn der **natürliche Auslöser** (Muttergans) nicht vorhanden ist. **Prägung (»imprinting«)** ist eine spezielle Form von assoziativem Lernen auf der Grundlage einer angeborenen Sensibilitätserhöhung für spezifische Reiz-Reaktionsverkettungen in einem bestimmten Abschnitt der Entwicklung eines Lebewesens. Bei der Prägung äußert sich also die soziale Bindung in Annäherungsverhalten an das »geprägte« Objekt (in der Regel das Muttertier) und in Abwehr- und Fluchtverhalten gegenüber fremden Objekten.

Prägung tritt vor allem bei Tieren auf, die sich schon wenige Stunden nach der Geburt fortbewegen können, insbesondere bei Vögeln. Ohne rasche Einprägung potenziell bedrohlicher Objekte und örtliche Bindung an die für Fütterung »Verantwortlichen« würden diese Tiere Gefahr laufen, sich zu weit vom Bindungsobjekt zu entfernen und nicht zu überleben. Bei Säugetieren und Menschen, die nach der Geburt längere Zeit völlig hilflos sind, findet man Prägung selten. In der Regel benötigt aber auch Prägung einige Lerndurchgänge mit Verstärkungen, es liegt also kein fundamentaler Unterschied zu den anderen Formen assoziativen Lernens vor (◘ Abb. 25.4).

Σ Unter Prägung verstehen wir das Erlernen eines Verhaltens auf ein spezifisches Reizmuster in einer begrenzten Periode der Entwicklung.

25.2 Erwerb von Wissen: Kurzzeit- und Langzeitgedächtnis

25.2.1 Sensorisches und Kurzzeitgedächtnis

Allgemeines Modell des Wissensgedächtnisses

Hermann Ebbinghaus unterschied bereits 1885 zwischen Gedächtnisspanne und natürlichem Gedächtnis, heute **Kurzzeit- (KZG)** und **Langzeitgedächtnis (LZG)** (»short term memory«, STM; »long term memory«, LTM) genannt. Das KZG wird häufig auch **Arbeitsgedächtnis** (»working memory«) genannt oder als aktives Gedächtnis und unmittelbares Gedächtnis mit **begrenzter Speicherkapazität** bezeichnet. Der Übergang vom KZG in das LZG erfordert meist Organismus-interne oder -externe Wiederholung (»rehearsal«) des dargebotenen Materials. Der zugrunde liegende Prozess wird **Konsolidierung** genannt (◘ Abb. 25.5). Unter Konsolidierung wird das zyklische »Kreisen« (Wiederholen) von Information im selben Abschnitt des KZG verstanden, das die Information dort »am Leben« hält, so dass sie nach einer bestimmten Anzahl von Zyklen eine hypothetische kritische Schwelle zum LZG überschreiten kann.

In dem Modell von ◘ Abb. 25.5 passieren die Reize zuerst das sensorische Gedächtnis, danach KZG und LZG: Auf jeder der 3 Ebenen wirken kognitive, informationsverarbeitende Prozesse (in ◘ Abb. 25.5 blau unterlegt) und bereiten die Information für die nächste Stufe der Verarbeitung auf.

Σ Beim Wissensgedächtnis wird ein Kurzzeit- oder Arbeitsgedächtnis vom Langzeitgedächtnis abgegrenzt; Speicherung im Langzeitgedächtnis erfordert Konsolidierung.

Sensorisches Gedächtnis

Wenn eine große Zahl von Reizen (z. B. 12 Buchstaben) extrem kurz dargeboten werden (<50 ms), so können 1/2–1 s danach oft bis zu 80% wiedergegeben werden, ähnlich wie bei optischen Nachbildern (Kap. 17). Nach wenigen Sekunden sinkt die Wiedergabe auf bis zu 20% ab. Aus solchen und anderen Befunden schließt man auf die Existenz eines sensorischen Speichers mit großer Speicherkapazität in den **primären Sinnessystemen**, der die sensorischen Reize für Sekunden und Sekundenbruchteile stabil hält, um die Kodierung und Merkmalsextraktion (► unten) sowie die Anregung von **Aufmerksamkeitssystemen** zu ermöglichen.

Wie wir in Kap. 21 gesehen haben, werden alle ankommenden Reizmuster nicht-bewusst und äußerst schnell (in ms) auf einige wichtige Elemente (z. B. bedrohlich-neutral) analysiert, bevor selektive Aufmerksamkeitssysteme aktiviert werden. Auch dieser Befund macht die Annahme eines umfangreichen und äußerst schnell funktionierenden Gedächtnissystems notwendig. Dieses schnelle perzeptive Repräsentationssystem fasst gleichzeitig auftretende Merkmale zusammen (»binding«) und ermöglicht damit bereits auf vorbewusster Ebene die Bildung von Gestalten und von Bedeutung (Abschn. 17.5).

Merkmalextraktion, Erkennen und Identifikation des Reizes, Mustererkennen und Benennen sind die wichtigsten Enkodierungsaufgaben des sensorischen Gedächtnisses. Im visuellen System wird es als **ikonisches,** im akustischen als **echoisches** Gedächtnis bezeichnet. Die Information ist nicht nur kurzlebig (im ikonischen weniger als 1 s), sondern auch noch nicht bewertet (durch einen Vergleich mit Inhalten des Langzeitgedächtnisses).

Unter **Enkodierung** verstehen wir auf psychologischer Ebene die **Umformung** oder **Entschlüsselung** der Informa-

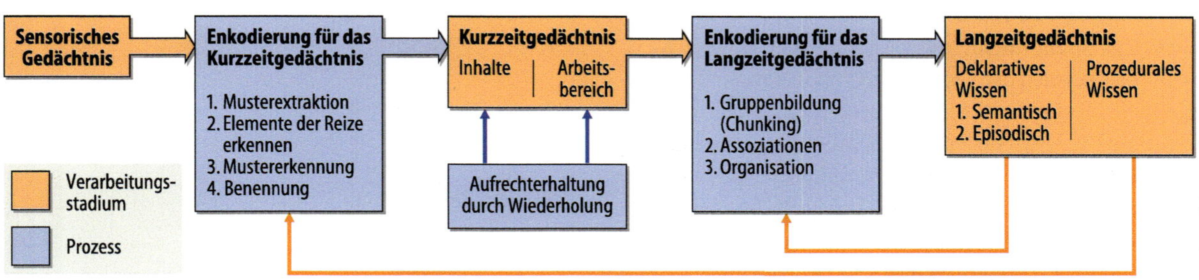

Mit freundlicher Genehmigung von Prof. Lyle E. Bourne, Jr., University of Colorado.

◘ **Abb. 25.5. Gedächtnis als Informationsverarbeitungssystem.** Die einzelnen Stadien oder Ebenen der Gedächtnissysteme sind als orange Rechtecke, die beteiligten Prozesse blau gezeichnet (Einzelheiten im Text) tion in unverwechselbare zeitliche Sequenzen, räumliche Konfigurationen oder semantische Beziehungen. Auf neuronaler Ebene wird die Information durch Änderung zellulärer Bestandteile und neuronaler Aktivität so umformatiert, dass sie für den nächsten Verarbeitungsschritt verfügbar ist und gleichzeitig die psychologische Ebene korrekt abbildet.

Σ Dem Kurzzeitgedächtnis ist ein sensorisches Gedächtnis vorgeschaltet, das die Information für das KZG aufarbeitet. Das sensorische Gedächtnis ist nur wenige Millisekunden aktiv, sorgt aber für eine erste Merkmalsextraktion und Enkodierung der Information.

Speicherkapazität des Kurzzeitgedächtnis

Ohne Training können wir maximal **7–9** Zahlen oder Einheiten wiedergeben. Die Inhalte des KZG sind aber nicht wie im sensorischen Gedächtnis »roh«, den ankommenden Reizen entsprechend und kaum bewertet, sondern werden auf einer Art **Werkbank** wiederholt, zu Einheiten verkettet und geordnet. Damit können trotz des raschen Verlustes von Information in Sekunden bis Minuten viele Inhalte als zusammengesetzte Einheiten behalten werden. Auf der Werkbank (Arbeitsbereich in ◘ Abb. 25.5) werden also neue Inhalte erzeugt, die so nicht in der Umgebung vorhanden waren. Je mehr Inhalte einströmen, umso weniger Platz bleibt für Assoziation, Organisation und Gruppierungen. Die Arbeit an der Werkbank benötigt Aufmerksamkeitsressourcen, die sich als bewusste, kontrollierte Verarbeitung äußern. Wir haben dieses limitierte Kapazitätskontrollsystem in Kap. 21 beschrieben.

Σ Das Kurzzeitgedächtnis (KZG) hat eine beschränkte Speicherkapazität von 7±2 Elementen und besteht aus einem Arbeitsbereich (»workbench«) und seinen Inhalten.

»Chunking«: Gruppenbildung

Durch die Organisation von Elementen in **»chunks« (Verhaftungen, Gruppierungen** oder **Superzeichen)** können sehr viel größere Informationsmengen auch ohne Wiederholung (»rehearsal«) im KZG aufgenommen werden. Auf »chunking« schloss man, da viele Personen enorm große, weit mehr als 7±2 Einheiten behalten konnten. Es passen allerdings nicht mehr als 5–7 »chunks« in das KZG. »Chunks« können die Verbindungen z. B. von Buchstabengruppen in einem Wort oder mehrerer Töne zu einem Rhythmus u. ä. darstellen. Deshalb ist das KZG auch für Sprachverständnis und Sprachproduktion essenziell. Die Informationsmenge pro »chunk« kann sehr hoch sein.

Wiederholung (»rehearsal«) und **Konsolidierung** sind die wesentlichen Funktionen des KZG, wobei nach jedem Memorierungsdurchgang eine Teileinheit (»chunk«) des verfügbaren Materials in das LZG übertragen wird.

Σ Durch die Organisation von Wissenselementen in »chunks« können große Informationsmengen im Kurzzeitgedächtnis gespeichert werden.

25.2.2 Langzeitgedächtnis

Elaboriertes Speichern

Die Übertragung in das LZG erfolgt nur bei »tiefer« und »reichhaltiger« Kodierung der Information im KZG. Dies wird **elaboriertes Memorieren** genannt. Elaboriertes Memorieren meint das Fortschreiten der Reizanalyse von »oberflächlicher« physikalischer Beschaffenheit etwa eines Satzes über dessen syntaktische und phonemische Struktur bis zur »tiefen« semantischen Analyse seiner **Bedeutung**. Je elaborierter die Kodierung um so mehr Zeit benötigt sie, aber um so stabiler wird die Information behalten; je mehr Beziehungen (zeitliche, räumliche und semantische) zwischen den dargebotenen Inhalten entwickelt werden, um so reichhaltiger der »Kode« und größer die Wahrscheinlichkeit der Übertragung ins LZG.

◘ Tabelle 25.3 zeigt einige typische Fragen und Antworten aus einem Experiment von Craik u. Tulving: Nachdem die Versuchspersonen viele solcher Fragen beantwortet hatten, wurden Behaltens- und Wiedergabeerkennungstests für die Wörter gegeben. Wörter, die elaboriertes Verarbeiten erfordert hatten (z. B. Satz statt Form in ◘ Tabelle 25.3), wurden sehr viel besser behalten.

Σ Die Übertragung und Speicherung von Information in das Langzeitgedächtnis wird durch tiefes und reichhaltiges (elaboriertes) Verarbeiten erleichtert.

Merken im Kontext

Gedächtnisexperimente mit sprachlichem und nichtsprachlichem Material zeigen, dass Tiere wie Menschen nicht nur

◘ Tabelle 25.3. Typische Fragen und Antworten im Experiment von Craik u. Tulving (1975). Elaborierte Verarbeitung, die z. B. durch die Satzfrage ausgelöst wurde, führt zu besserer Reproduktion als weniger elaborierte Verarbeitung

Art	Frage	Antwort	
		Ja	Nein
Form	Is the word in capital letters? (Ist das Wort in Großbuchstaben geschrieben?)	TABLE (TISCH)	table (Tisch)
Reim	Does the word rhyme with weight? (Reimt sich das Wort mit weight [Gewicht]?)	crate (Korb)	MARKET (Markt)
Satz	Would the word fit in the sentence: »He met a … in the street«? (Passt das Wort in den Satz: »Er traf einen … auf der Straße«?)	FRIEND (FREUND)	cloud (Wolke)

das zu lernende Objekt einprägen und wiedergeben, sondern stets auch **inzidenziell** (ohne Absicht) die gesamte Umgebung, in der gelernt wurde, einprägen: Kodierung der Information im LZG und deren Abruf ist kontextabhängig: Ein Abruf ist nur dann erfolgreich, wenn der Kontext oder große Teile des ursprünglichen Kontexts der Kodierung in Realität oder in der **Vorstellung** wiederhergestellt werden. Es handelt sich hier um ein ganz ähnliches Phänomen wie der oben erwähnte Unterschied zwischen elaboriertem und oberflächlichem Memorieren; je mehr vom ursprünglichen Kontext eingeprägt wurde und je vielfältiger der Kontext ist (z. B. multisensorische Reizung im Gegensatz zu nur einer Sinnesmodalität), um so eher wird ein Teilelement der ursprünglichen Umgebung bei der Einprägung später den gesamten Gedächtnisinhalt auslösen. Auch der physiologische Zustand (»Aktivierung«, Gefühl) des Lernenden gehört zum Einprägungskontext, weshalb in der Regel korrekte Wiedergabe an den ursprünglichen Zustand während des Einprägens gebunden ist **(zustandsabhängiges Lernen).** So kann man z. B. ein unter Alkoholeinfluss erlerntes Verhalten sehr viel leichter unter neuerlichem Alkoholeinfluss als nüchtern wiedergeben.

Dem Wiedergabeprozess liegt also ein **Mustervervollständigungsprozess** zugrunde: Das Muster der Abrufungsreize muss zumindest teilweise dem gespeicherten Muster entsprechen. Nur bei »Passen« (»matching«) von einigen Musterelementen wird das gesamte Muster wiedergegeben (Kap. 21). Solche Teile der ursprünglich eingeprägten Reizsituation nennt man **»retrieval cues«** (Hinweisreize für Wiedergabe), das Arbeitsprinzip **»encoding specificity principle«. Wiedererkennen** ist deshalb sehr viel leichter als Wiedergeben, weil sehr viel mehr Hinweisreize des ursprünglichen Musters und des Einprägungskontextes vorhanden sind.

Wiedergabeprozesse dagegen erfordern in jedem Fall »Rücktransport« der Information in das KZG (oder Arbeitsgedächtnis), eine **direkte** Wiedergabe von explizitem Wissen aus dem LZG ist vermutlich nicht möglich (deswegen können wir auch nicht gleichzeitig aktiv reproduzieren und speichern). Dies erkennt man u. a. daran, dass Information aus dem Langzeitgedächtnis trotz seiner Stabilität beim »Rücktransport« leicht störbar ist, wie alle Information im KZG. Allerdings ist das LZG bisher fast nur im Zusammenhang deklarativen Wissens studiert worden. Prozedurales Wissen benötigt vermutlich den dazwischengeschalteten Arbeitsspeicher weniger. Bezüglich des Lernens und Behaltens von Fertigkeiten ► Kap. 13.

Σ Explizites Gedächtnis ist stets kontextabhängig. Je elaborierter der eingeprägte Kontext, umso mehr Wiedergabehinweise existieren und erlauben Reproduktion des Einprägungskontextes und des Einprägungszustandes.

25.3 Assoziative neuronale Plastizität

25.3.1 Hebbs synaptische Theorie spezifischer Gedächtnisinhalte

Zellensembles

Engramme sind in Zellensembles zunächst reverbaratorisch gespeichert; anschließend kommt es zur Verstärkung der beteiligten synaptischen Verbindungen. Unter einem Engramm verstehen wir alle die einem **spezifischen** Gedächtnisinhalt (z. B. der Erinnerung an das Gesicht einer befreundeten Person) zugrunde liegenden elektrochemischen Vorgänge im ZNS. Jene Zellen, deren Aktivität zur Speicherung und Wiedergabe eines Engramms notwendig ist, sind ein **Zellensemble (»cell-assembly«)**, wie es D.O. Hebb, der Vater aller physiologischen Gedächtnistheorien, genannt hat. Unter einem Zellensemble versteht er eine Ansammlung (»assembly«) von spezifisch durch die Reizung aktivierten Nerven-Zellen, die als ein geschlossenes (assoziativ miteinander verbundenes) System auch nach Beendigung der Reizung aktiv bleibt. Hebbs (1949) Theorie des Lernens bildet den Ausgangspunkt der gegenwärtigen Überlegungen zur neurobiologischen Grundlage des Gedächtnisses (Box 25.1). Die Grundgedanken dieser Theorie haben sich erstaunlich gut bestätigen lassen (◘ Abb. 1.3 und Abschn. 1.3.2).

Σ Die Grundlage eines spezifischen Wahrnehmungs- oder Erfahrungsinhaltes (»Gestalt«) ist ein assoziativ geformtes Zellensemble.

Reverbatorisches Kreisen

Jede Erregungskonstellation, die aus den Sinnesorganen ins ZNS transportiert wird und die Aufmerksamkeitsfilter (Kap. 21) passiert, kann zur Bildung eines geschlossenen Erregungskreises führen, wie in ◘ Abb. 25.6 symbolisiert. In diesen, durch erregende Synapsen miteinander **stärker** verbundenen Nervennetzen kann ein Erregungsmuster einige Zeit zirkulieren. Ein derartig kreisförmig geschlossener Erregungsverlauf wird daher auch **reverberatorischer Kreisverband (»reverberatory circuit«)** genannt. Ein bestimmtes Engramm kann aus mehreren solcher reverberatorischer Kreisverbände bestehen, die selbst wieder zu ausgedehnteren »**cell-assemblies**« verbunden sind. Damit ein gegebenes Assembly in kreisende Erregung verfällt, muss es eine gewisse **Erregungsschwelle** überschreiten, diese wird von den in Kap. 21 beschriebenen Aufmerksamkeitsprozessen bestimmt. Negative langsame Hirnpotenziale haben wir als ein Maß für solche Schwellenänderungen kennen gelernt.

Σ Ein reverberatorischer Kreisverband sind miteinander stärker als die Umgebung verbundene Nervenzellen.

25

Box 25.1. Donald O. Hebb (1904–1985)

Donald O. Hebb wurde in einer kanadischen Kleinstadt, in Chester, Nova Scotia geboren. Ursprünglich wollte er Schriftsteller werden, studierte daher Englisch und wurde Lehrer. Nebenher studierte er Psychologie an der McGill Universität in Montreal. Seine Doktorarbeit schrieb er bei Karl Lashley an der Universität Chicago; Lashley war einer der bedeutendsten Physiologischen Psychologen und Vertreter des Antilokalisationismus (Kap. 1). 1937 wechselte Hebb ans Montreal Neurological Institute und entwickelte spezifische Verhaltensproben für Wilder Pensfields Patienten (Kap. 13 und 15), denen Teile des Gehirns zur Epilepsietherapie entfernt wurden. 1942 kehrte er zu Karl Lashley zurück, der mittlerweile Direktor der Yerkes Laboratories of Primate Biology in Florida geworden war und entwarf Verhaltensproben und Experimente zur Messung emotionalen Verhaltens bei Affen und Delphinen. In dieser Zeit schrieb er sein revolutionäres Buch »**The Organization of Behavior**« (1949), das den strengen Behaviorismus überwand und **Zellensembles** (»cell assemblies«) als neuronale Grundlage des Erlebens und **synaptische Verstärkung** als Grundlage von assoziativem Lernen postulierte. Später wurde seine Theorie als »**Hebb-Synapse**« und »**Hebb-Regel**« zur wichtigsten Entdeckung der Neurowissenschaften des 20. Jahrhunderts; Sir John Eccles (1903–1996), der 1963 den Nobelpreis erhielt, bestätigte Hebbs Postulat (Abschn. 25.3.1 und Kap. 4). Die Abb. zeigt Hebb bei einer Vorlesung 1958 an der McGill Universität, wo er von 1947 bis zu seinem Tode wirkte.

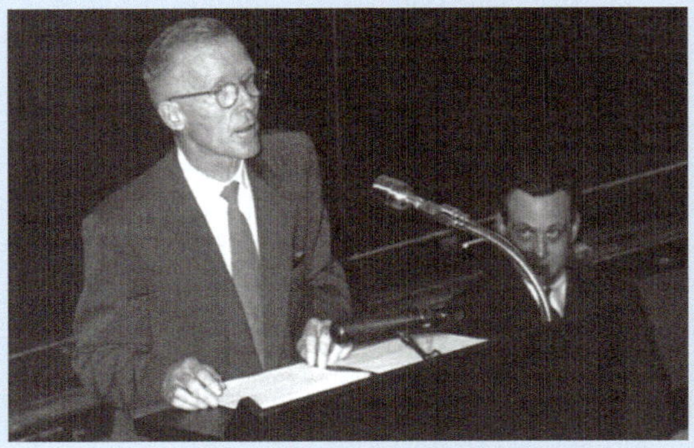

Aus Brown RE, Milner PM (2003). Mit freundlicher Genehmigung von Nature.

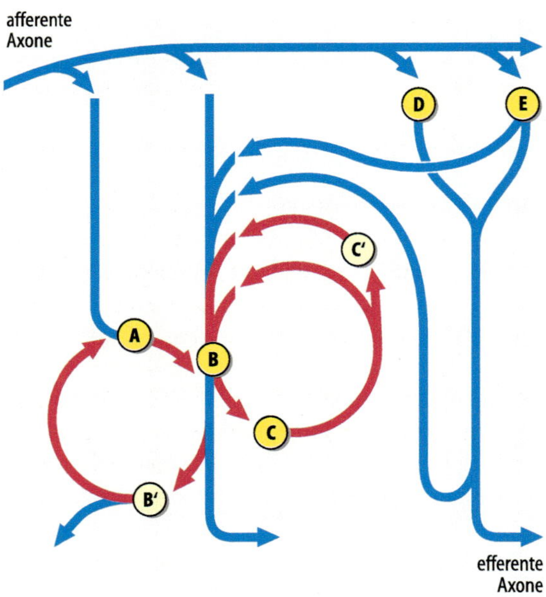

Abb. 25.6. Reverberierende Neuronenkreise. Vereinfachtes Diagramm der Verbindungen für reverberierende neuronale Schaltkreise. Das afferente Axon erregt 4 Neurone (A, B, D und E). E und B senden Impulse aus dem System (efferente Axone) in andere Systeme. A-B-B', B-C, und B-C-C' bilden geschlossene Erregungskreise, sog. Zellensembles (nach Hebb)

Konsolidierung von reverberatorischen Kreisverbänden

Reverberatorische Erregungskreise nach Ende der aktuellen Reizung könnten die neurophysiologische Basis der Konsolidierung darstellen. Nach mehrmaliger Reverberation treten anhaltende strukturelle synaptische und zelluläre Änderungen auf, die unser LZG repräsentieren. In der Reverberationsphase müssen die Zellensembles **ungestört** von weiterer Impulszufuhr bleiben, da sonst keine wiederholte Erregung der Synapsen mit denselben Impulsmustern erfolgen kann. Diese Zeit ungestörter Erregungszirkulation wird **Konsolidierungsphase** genannt. Darbietung ähnlicher oder neuer Inhalte in dieser Zeit führt zu Einprägungshemmungen. Schlaf ist deshalb eine wichtige Voraussetzung für Konsolidierung (Kap. 22).

Während der Konsolidierungsphase werden zunächst schwache synaptische Verbindungen zwischen Neuronen **mächtiger**, vor allem dann, wenn beide Neurone **gleichzeitig** oder in enger zeitlicher Nachbarschaft mehrmals »assoziativ« erregt werden. Solche zeitlich eng gekoppelten Aktivierungen von Synapsen bilden die Grundlage von Konditionierungsprozessen. Wichtig für das Verständnis des Hebbschen Konzepts ist die Tatsache, dass **prä- und postsynaptische Zellen gleichzeitig** oder leicht zeitverschoben entladen müssen. Die gleichzeitige Aktivität von präsynaptischen Neuronen und Synapsen allein genügt nicht. Wenn auf ◻ Abb. 25.6 A kurz vor B aktiviert wird, erhöht sich die Wahrscheinlichkeit, dass auch Neuron B über die Schwelle aktiv und die Verbindung zwischen A und B verstärkt wird (◻ Abb. 25.7). Später, nach Stabilisierung der Verbindung, genügt bereits die Teilaktivität in einem solchen Ensemble, um das gesamte Ensemble (die Wahrnehmung der Bewegung des Rüssels allein hinter der Zoomauer aktiviert das Gesamtbild (Gestalt) des Elefanten) zu aktivieren.

In der Konsolidierungsphase müssen die spezifischen neuronalen Erregungskonstellationen zu geschlossenen Zellensembles werden. Später genügt Teilaktivierung des Ensembles, um das ganze Ensemble zu aktivieren.

Der neuronale Kode

Die **Spezifität**, der abgrenzbare Inhalt eines Gedächtnisinhalts, wird sowohl durch den **Ort** des Ensembles im ZNS als auch durch die **Frequenzphasen** und **Rhythmuseigenschaften** der kreisenden »Erregungskonstellation« bestimmt. Nach der Konsolidierung, bei Wiedergabe des Gedächtnisinhalts, wird die Erregungskonstellation durch die Strukturänderungen in Synapsen und Zellen identisch oder teilweise identisch rekonstruiert. Damit ist die zeitliche Stabilität der Erfahrungen gesichert. Im Elektroenzephalogramm oder Magnetoenzephalogramm beobachten wir in solchen bedeutungshaltigen Situationen **hochfrequente, synchrone Oszillationen** (Kap. 20, Gamma-Band, »40« Hz).

Hebb-Regel

Aus dem Studium der **selektiven Deprivation** einzelner Wahrnehmungsfunktionen, vor allem des visuellen Systems, konnte man die wesentlichen der **am Lernen beteiligten neuronalen Prozesse** isolieren. Beispielsweise führt die Schließung eines Auges unmittelbar nach der Geburt zu einer **Atrophie der okularen Dominanzsäulen** im visuellen Kortex des deprivierten Auges (Kap. 17). Dabei zeigt sich ein fundamentales Prinzip neuronaler Plastizität, das auch Lernen zugrunde liegt und das nach seinem Entdecker, dem kanadischen Psychologen Hebb, als **Hebb-Regel** bezeichnet wird:

»Wenn ein Axon des Neurons A das Neuron B erregt und wiederholt oder anhaltend das Feuern, d. h. die überschwellige Erregung von Neuron B bewirkt, so wird die Effizienz von Neuron A für die Erregung von Neuron B durch einen **Wachstumsprozess oder eine Stoffwechseländerung in beiden oder einem der beiden Neurone** erhöht« (Abb. 25.7).

Die Hebb-Regel wird häufig auf die gereimte Kurzform gebracht: »Neurons that fire together wire together« (»Neurone, die gemeinsam feuern, verbinden sich«).

Während viele Neurone des Zentralnervensystems bei wiederholter Erregung durch ein anderes Neuron ihre Feuerrate reduzieren oder nicht verändern, haben Hebb-Synapsen die Eigenheit, bei simultaner Erregung ihre Verbindung zu verstärken (Abb. 25.6).

Simultane Aktivierung von Hebb-Synapsen verstärkt deren Bindung durch Wachstumsprozesse und/oder Stoffwechseländerungen.

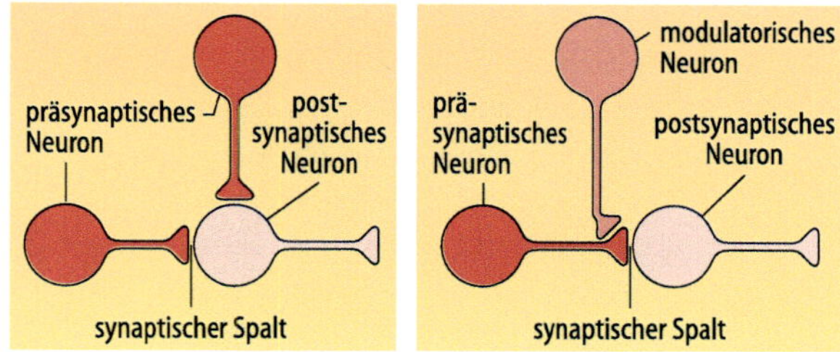

Abb. 25.7. Hebb-Synapsen. Links klassische Vorstellung Hebbs: prä- und postsynaptische Neurone feuern gleichzeitig oder leicht zeitverschoben; nach mehrmaliger Paarung wird die Verbindung zwischen ihnen verstärkt. Denkbar – und bei einfachen Lebewesen wie Aplysia häufig – ist die Stärkung der Verbindung zwischen prä- und postsynaptischem Neuron durch gleichzeitige Aktivität an der Präsynapse (Erläuterung ► Text)

Arbeitsweise von Hebb-Synapsen

Wie wir in Abschn. 25.3.5 noch sehen werden, sind an der Realisierung der Hebb-Regel im Allgemeinen 2 präsynaptische Elemente (Synapse 1 und 2) und eine postsynaptische Zelle beteiligt (Abb. 25.12): Nehmen wir an, Synapse 1 wird durch einen neutralen Ton erregt, der allein nicht ausreicht, die postsynaptische Zelle, an der sowohl Synapse 1 wie Synapse 2 konvergieren, zum Feuern zu bringen. Nun wird Synapse 2, die z. B. aus einer somatosensorischen Zelle im Auge erregt wird, kurz nach oder gleichzeitig mit Synapse 1 durch einen Luftstoß auf das Auge erregt, der in der postsynaptischen Zelle die Aktivierung eines Blinkreflexes auslöst. Dieser Akt des Feuerns der postsynaptischen Zelle, ausgelöst durch Synapse 2, **verstärkt** nun die Akti-vität aller Synapsen, die an dieser postsynaptischen Zelle **gleichzeitig** aktiv waren, so auch die Erregbarkeit der »schwachen« Synapse 1. Nach mehreren zeitlichen Paarungen der beiden Reize, genügt dann der Ton allein, um die postsynaptische Zelle zum Feuern zu bringen und damit einen Blinkreflex auszulösen: »Klassisches Konditionieren« des Blinkreflexes wurde somit aufgebaut.

Beispielsweise ist für die Ausbildung der okularen Dominanzsäulen (Kap. 17) die **simultane Aktivierung** prä- und postsynaptischer Elemente im visuellen Kortex aus **beiden** Augen notwendig.

Zeitlich simultane Aktivierung von präsynaptischen und postsynaptischen Elementen führt also zu einer funktionellen und anatomischen Stärkung der Verbindung zwischen prä- und postsynaptischem Element in Hebb-Synapsen.

Anzahl und Lokalisation von Hebb-Synapsen

Wie viele der synaptischen Verbindungen unseres Gehirns plastische Hebb-Synapsen sind, ist nicht bekannt. Sicher ist nur, dass die meisten dieser Verbindungen im Neokortex liegen und viele der subkortikalen neuronalen Verschaltungen ihre Entladungseigenschaften durch simultane Erregung zweier (oder mehrerer) Synapsen eben nicht ändern, also **keine** Hebb-Synapsen sind.

Assoziatives Lernen und Sensibilisierung (Abschn. 25.4) ist nicht nur in Hebb-Synapsen möglich, sondern es werden **stille,** aber schon existierende Verbindungen durch wiederholte Nutzung auch verstärkt, wenn die Erregungssalven z. B. schnell hintereinander kommen und somit an einer einzigen prä- und postsynaptischen Verbindung eine Verstärkung analog von Hebb-Synapsen bewirken. Auch **Neurogenese,** also das Wachstum neuer Nervenzellen kann sowohl in heranwachsenden wie erwachsenen Lebewesen durch Lernen (vor allem im Hippokampus) angeregt werden.

25.3.2 Zellensembles und neuronale Oszillationen

Erregungskreise, Speichern und Wiedergabe von Information

Wir haben bereits an mehreren Stellen dieses Buches die Bedeutung synchroner Oszillationen in Nervennetzen für Wahrnehmung von Bedeutung und Gestalt (Kap. 1, 17 und 20) und für Bewusstsein und Aufmerksamkeit (Abschn. 21.4.1) beschrieben. Lernen besteht in der graduellen oder plötzlichen Neubildung oder Modifikation solcher Erregungskreise, die sich in elektrischen Oszillationen niederschlagen. Die dabei ablaufenden neuronalen Vorgänge sind dieselben wie bei der Entstehung geordneter Wahrnehmungsvorgänge. Die Evolution hat mit der Kodierung und Neubildung von Information in synchronen Oszillationen von Zellensembles einen energiesparenden und die Information unverwechselbar speichernden Mechanismus gefunden (Kap. 17, ◘ Abb. 17.29 und Abschn. 21.4.1).

Entsprechend der Hebb-Theorie von Konsolidierung, muss eine Erregungskonstellation im Allgemeinen mehrmals in ein und demselben Zellensemble ungestört kreisen, bevor strukturelle Änderungen LZG und Wiedergabe ermöglichen. Nicht die Aktivität einer einzigen oder weniger Zellen, sondern erst das gleichförmige, **kohärente Entladungsverhalten** eines ganzen Zellensembles stellt »speicherbare« Information für das ZNS dar. Die Aktivität einer einzigen Zelle geht im elektrochemischen »Rauschen« des ZNS unter. Kohärenz entsteht durch **gleichzeitiges oder korreliertes Entladen** eines Erregungsmusters in einem Zellensemble, dessen Form und Frequenz für den Gedächtnisinhalt spezifisch ist (◘ Abb. 25.8 und 25.9).

Kohärente EEG/MEG-Oszillationen

Ein **Maß für die Kohärenz** ist die Amplitudenhöhe evozierter Potenziale, des EEG oder MEG über einem gegebenen Zellensemble oder die **Kreuzkorrelationsfunktionen** der elektrischen Entladungsmuster bzw. des EEG zwischen verschiedenen Zellensembles (Kap. 20). Je höher die Amplitude eines evozierten Potenzials oder eines EEG-Musters,

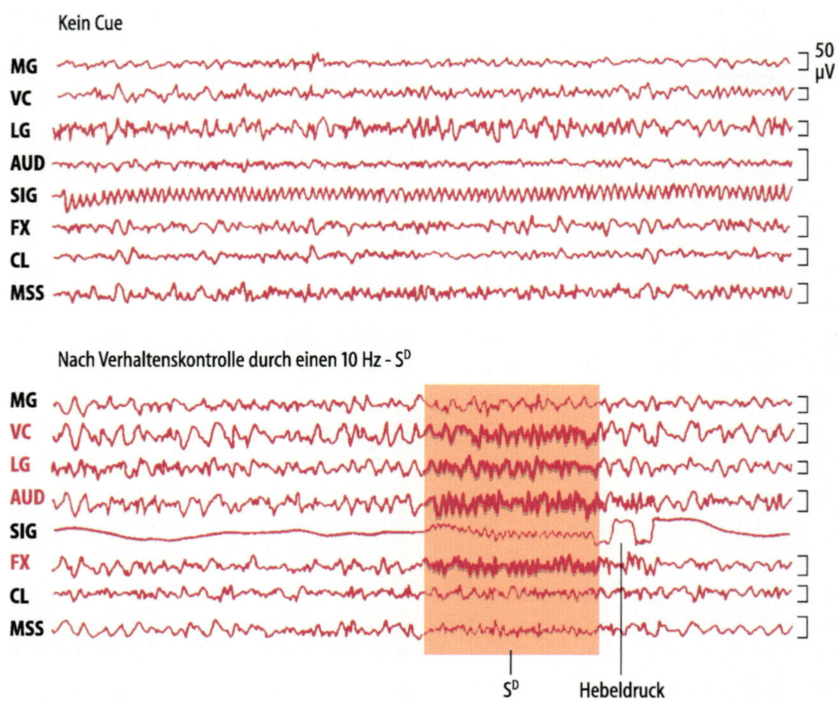

◘ **Abb. 25.8. Tracer-Technik.** 10-Hz-Flackerlicht (*SIG*) vor (*oben*) und nach (*unten*) Konditionierung des Lichtreizes als *SD* (Erläuterungen ► Text). *MG* und *LG* ist EEG aus Thalamus. *CL, AUD* und MSS verschiedene Kortexableitungen, *FX* Fornix, *VH* Hippokampus, *VC* visueller Kortex (► Text)

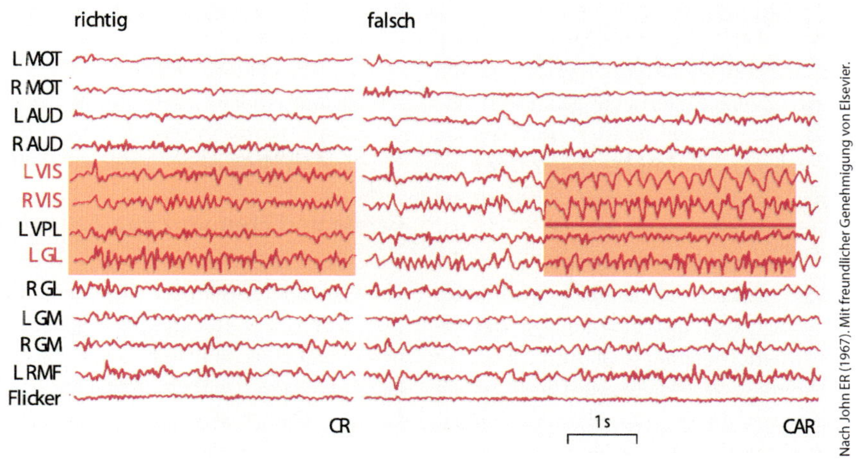

Abb. 25.9. Oszillationen und Gedächtniswiedergabe. Richtige (*links*) und falsche (*rechts*) Reproduktion eines »Gedächtnisinhalts« aus verschiedenen Hirnregionen. *MOT* motorischer Kortex, *AUD* akustischer Kortex, *VIS* visueller Kortex, *VPL, GL, GM* Thalamuskerne, *MRF* Formatio reticularis des Mittelhirns. Strich in *Farbe* symbolisiert 7,7-Hz-Lichtreiz (Erläuterungen ► Text)

umso mehr Zellen müssen synchron geordnet entladen. Je komplexer das Lernmaterial und je mehr Sinnessysteme an dem Engramm beteiligt sind, um so größer werden die Zellensembles und um so länger muss die Erregung kreisen, um eine kritische Verschiebung metabolischer Änderungen (z. B. Ca^{++}-Anstieg in den Zellen) zu erzielen (Abb. 21.25 und 21.26).

Mit dem Lernerfolg steigen die **Amplitudenhöhen evozierter Potenziale** in den Akquisitionsdurchgängen an. Die Wellenform evozierter Potenziale in verschiedenen Hirnregionen auf ein und denselben Reiz ist ähnlicher (kohärenter) als die Form der evozierten Potenziale in ein und derselben Hirnregion auf verschiedene Reize: **Weniger der Ort** der Speicherung definiert, was gespeichert wird, sondern die Kohärenzverteilung der auf einen Reiz folgenden Erregungsmuster über verstreute Hirnareale. Diese **antilokalisationistische Position** steht im Gegensatz zu Befunden, die einzelnen Hirnregionen (z. B. Hippokampus) kritische Positionen für das Behalten zuschreiben.

Die Bildung von Zellensembles beim Lernen entsteht durch gleichzeitiges, kohärentes Feuern und wird in der Synchronisation von neuronalen Entladungen und EEG-/MEG-Rhythmen sichtbar.

Assimilierte Rhythmen

Abb. 25.13 zeigt die Akquisitionsphase in einer instrumentellen Konditionierungsaufgabe: Als diskriminativer Reiz S^D wird ein sog. **»Tracer«-Lichtreiz** (Flackerlicht von 10 Hz) dargeboten, das Tier lernt auf den S^D für Verstärkung zu reagieren. Das EEG bildet im Verlauf der Lernphasen einen **»assimilierten« Rhythmus** in der Frequenz des S^D in jenen Hirnarealen aus, wo der S^D gespeichert wird. In Abb. 25.9 sind dies vor allem Fornix (FX) und Hippokampus (VH) sowie das visuelle System (VC, visueller Kortex, und LG, laterales Geniculatum).

Keine Speicherung findet im akustischen System (MG, mediales Geniculatum) und sensomotorischen Areal (MSS) statt. Bei **Wiedergabe** der Information tritt derselbe assimilierte Rhythmus in den entsprechenden Regionen wieder auf.

Abb. 25.9 zeigt, dass auch fehlerhafte Reproduktion am »assimilierten« Rhythmus des EEG aus den einzelnen Hirnregionen gut ablesbar ist: In Abb. 25.9 lernte das Tier eine Annäherungsreaktion auf einen 7,7-Hz-Flackerlicht-S^D und eine Vermeidungsreaktion (CAR) auf 3,1-Hz Flackerlicht. Am linken Teil der Abb. 25.9 führt das Tier die Annäherungsreaktion auf den 7,7-Hz-Reiz korrekt aus (man kann den »Gedächtnisinhalt« besonders gut im rechten visuellen Kortex (RVIS) und dem linken N. geniculatum (LGL) beobachten). Im rechten Teil der Abb. 25.9 vermeidet das Tier **irrtümlich** auf einen 7,7-Hz-S^D: Das Auftreten des falschen Gedächtnisinhaltes kann vor allem am visuellen Kortex klar gesehen werden, **bevor** das Tier die falsche Reaktion (CR) ausführt. Besonders deutlich erkennt man die unmittelbare Verhaltenswirksamkeit von neuronalen Oszillationen an ihrer Korrelation mit peripheren EMG-Entladungen (Kap. 13) oder rhythmischen Muskelaktivitäten. Die peripheren Verhaltensänderungen folgen dabei wenige Millisekunden auf die neuronalen Oszillationen entweder im selben Rhythmus oder in einer regelhaften Phasenbeziehung.

Neuronale Oszillationen und deren Änderung können direkt und phasenverschoben in Verhalten umgesetzt werden oder aber aktivieren über arrhythmische Zwischenstationen spezifische Verhaltensweisen.

Sparsame Kodierung und Koaktivation

Jede kortikale Zelle hat mit 4000–10.000 anderen kortikalen Zellen synaptischen Kontakt. Die meisten Verbindungen gehen zu benachbarten Zellausläufern, einige zu weit entfernten, wie dies in ◻ Abb. 21.26 symbolisiert ist. Wenn die Spezifität eines Wahrnehmungsinhalts nur durch feste konvergente Verbindungen von Sinnesorganen zum Kortex, wie z. B. bei der retinotopen Repräsentation (Kap. 17), gelöst würde, hätten wir für die Unzahl unserer Wahrnehmungs- und Gedächtnisinhalte nicht ausreichend viele Verbindungen. Wir wissen aber, dass **eine Zelle an der Repräsentation vieler Inhalte** beteiligt sein kann, also mit verschiedenen »assemblies« verschaltet ist. Damit haben wir eine unlimitierte Anzahl von Kombinationsmöglichkeiten funktionaler Verschaltungen, die den Reichtum unseres Erlebens und Verhaltens und die enorme Lernfähigkeit ausmachen (»sparse coding« = sparsames Kodierungsprinzip). Ein spezifisches Element eines Inhalts (z. B. eine Kontur) kann von vielen Repräsentationen geteilt werden, die zu verschiedenen Zeiten an verschiedenen »assemblies« teilnehmen. Welcher Inhalt zu einem bestimmten Zeitpunkt im Vordergrund des Bewusstseins steht, wird durch **synchrone, korrelierte Aktivität in einer verteilten Population von Neuronen bestimmt** (◻ Abb. 21.27). Diesen Mechanismus bezeichnet man auch als neuronale Bindung **(»binding«).** Eine extreme Form von »binding« wird in Box 25.2 geschildert.

Die Summation synchronen Einstroms in einem »assembly« ist auch dadurch notwendig, dass bei der Konvergenz nur weniger Synapsen an einer Zelle, diese nie die kritische Schwelle zum Feuern erreichen würde. Wenn Information miteinander in Beziehung steht (Kontext), so treten ihre Einzelelemente **zeitlich synchron**, also gemeinsam auf und erlauben damit die Bildung von Hebb-Synapsen. Die Bildung von Synchronisation wird durch die in Kap. 21 beschriebenen thalamokortikalen Aufmerksamkeitsmechanismen erleichtert, kann aber auch im Falle impliziten Lernens und Konditionierung unabhängig von diesen entstehen.

Σ Oszillierende Zellensembles können eine Vielzahl von Neuronenverbänden dynamisch rekrutieren und daher können relativ wenige neuronale Verbindungen eine große Zahl kohärenter Inhalte abbilden (repräsentieren). Dieses Prinzip wird auch als »sparse-coding« bezeichnet.

Größe und Frequenz von Zellensembles

Da eine Summation von Spikes an einem Dendriten nur dann zu überschwelliger Depolarisation führt, wenn sie innerhalb von Millisekunden gleichzeitig oder zeitverschoben erfolgt, muss man annehmen, dass eine synchrone Entladung über weit verteilte Regionen innerhalb von Millisekunden möglich sein muss. Wenn diese synchronen Entladungen, die zu einem Zellensemble (Inhalt) führen, stabilisiert werden sollen, müssen sie im selben Ensemble mehrmals kreisen (»reverberatory cycles«). Der Rhythmus dieses Zyklus soll in der Regel der **Größe des Ensembles**, also der Entfernungen der Einzelelemente voneinander proportional sein: je größer das Ensemble, um so langsamer.

Σ Synchronisation kann auch über große Areale in Millisekunden erfolgen. Je größer das Ensemble, umso langsamer die Frequenz der Oszillationen.

Langsame und schnelle Oszillationen

Wie wir in Kap. 20 und 21 gesehen haben, sind die langsamen EEG-Oszillationen im Bereich von 0–15 Hz primär von **thalamokortikalen Erregungskreisen** und deren unspezifischem Einstrom aus retikulären subkortikalen Strukturen abhängig. Sie bestimmen großflächig die **Erregungsschwellen** kortikalen Gewebes im Wach- und Schlafzustand.

Da unsere expliziten und auch die meisten impliziten Gedächtnisinhalte kortikal gespeichert sind und die meisten thalamischen Zellen nicht plastisch sind, müssen für die Repräsentation von Gedächtnisinhalten und deren Wiedergabe **kortikokortikale Ensembles** verantwortlich sein. Berechnet man die Nerven-Leitungszeiten innerhalb des kor-

Box 25.2. Synästhesien als Formen extremer assoziativer Bindung

Wenn eine vorhandene Reizeigenschaft (Farbe) immer mit einer nicht-vorhandenen Reizeigenschaft (Form) wahrgenommen oder assoziiert wird, so spricht man von Synästhesie. Es existieren viele Formen von Synästhesien, intramodal und krossmodal: Zum Beispiel löst eine bestimmte Form (ein Buchstabe) immer auch den Eindruck einer Farbe oder Töne lösen die Wahrnehmung einer Farbe aus. Dabei handelt es sich um angeborene oder früh erworbene Formen von einheitlichen Zellensembles, in denen 2 normalerweise getrennt repräsentierte Ensembles zu einem einzigen verschmelzen, sodass das eine kohärente Ensemble nicht mehr ohne das andere aktiviert werden kann. Sehr häufig sind Farb-Ton-Synästhesien: Im EEG oder fMRT sieht man, dass z. B. die Hirnareale, die Farbe repräsentieren, beim Synästhetiker immer gleichzeitig mit dem Tonareal aktiviert werden und zusätzlich noch die Parietalregion, die die Aufmerksamkeit auf den Reiz steuert: Aufmerksamkeit verbessert Binding und macht es bewusst. Und nur bei bewusster Wahrnehmung und Konzentration tritt das Synästhesieerleben auf.

tikalen Ensembles, so ergeben sich auch bei weit auseinander liegenden Ensembles optimale Abstände zwischen 2 synchronen Depolarisationen im Bereich von 10–80 ms. Das führt zu Oszillationsfrequenzen im **Gamma-Bereich**, die wir bei Wahrnehmung von Gestalten, Bedeutung, Worten und im Traum im EEG und MEG finden (▶ die entsprechenden Ergebnisse in Kap. 17, 22 und 28). In klassischen Konditionierungsversuchen beim Menschen z. B. treten diese Oszillationen dann erstmals auf, wenn die Person (bzw. ihr Gehirn) den zeitlichen Zusammenhang zwischen CS und US erkannt hat und verschwinden wieder in der Extinktion bzw. wenn die CR extrem überlernt, also automatisiert ist.

Σ Assoziative Verknüpfung (»binding«) durch neuronale Konvergenz und zeitliche Synchronisation liegt nicht nur Wahrnehmungsprozessen, sondern auch Gedächtnisvorgängen zugrunde. Änderungen hochfrequenter Gamma-Oszillationen sind die neurophysiologischen Korrelate dieses Vorgangs.

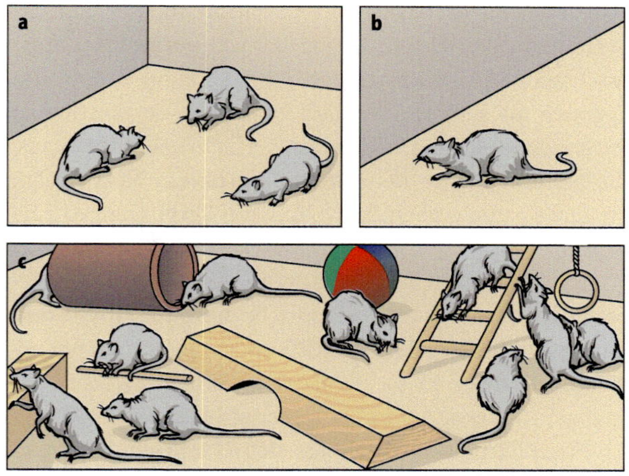

Abb. 25.10a–c. Stimulierende Umgebung. Beispiele für stimulierende und weniger stimulierende Umgebung aus den Untersuchungen von Rosenzweig u. a. **a** Standardkolonie mit 3 Ratten pro Käfig. **b** Reizarme Umgebung (IC) mit einer isolierten Ratte. **c** Stimulierende Umgebung (EC) mit 10–12 Ratten pro Käfig und einer Reihe von Spielmöglichkeiten.

25.3.3 Zellwachstum, Neurotransmitter und Lernen

Unspezifische Einflüsse auf Lernen

Außer für die Proteinbiosynthese konnte bisher für **keine einzelne** Substanz oder Substanzklasse ein kausaler und spezifischer Einfluss auf das Gedächtnis nachgewiesen werden. Dies spricht dafür, dass Gedächtnis in einer Vielzahl von synaptischen und zellulären Prozessen verschlüsselt sein kann, die letztlich alle zum selben Endresultat führen: anhaltend veränderte Entladungsmuster eines Zellensembles.

Fast alle **neurotropen Substanzen** beeinflussen Lernen und Gedächtnis dosis- und ortsabhängig. Die Stimulanzien wie **Amphetamine** erhöhen Dopamin- und Noradrenalinstoffwechsel und verbessern neuronale Plastizität und Lernen. Opiate, Sedativa, Serotonin und Kannaboide haben ebenfalls vielfältige Effekte auf einzelne Lernprozesse, aber keine spezifische, also nur Lernen und Gedächtnis beeinflussende Wirkung.

Anregende und verarmte Umgebung

Besonders aufschlussreich sind Untersuchungen, in denen die anatomischen und physiologischen Effekte einer **»angereicherten«, stimulierenden Umgebung** (»enriched environmental condition«, EC) im Vergleich zu verschiedenen Kontrollbedingungen auf das Rattenhirn beobachtet wurden. Abb. 25.10 gibt Beispiele für EC und IC (»impoverished environmental condition«, IC, **»verarmte«, eintönige Umgebung**) wieder. Die Ergebnisse sind sowohl im heranwachsenden als auch beim erwachsenen Tier eindeutig; bereits nach Tagen in den verschiedenen Bedingungen zeigen sich signifikante Unterschiede, die nicht auf motorische Aktivität oder Behandlung der Tiere (»handling«) rückführbar waren. Primär war der Neokortex von den Stoffwechseländerungen betroffen und hier wieder vor allem der Okzipitalbereich.

Σ Anregende Umgebung, die zu aktivem Handeln führt, fördert die neokortikalen Wachstumsprozesse; in eintöniger Umgebung bleiben sie aus.

Wirkungen anregender Umgebung

EC-Tiere haben dickere und schwerere Kortizes (bis zu 10%), erhöhte Azetylcholinesterasekonzentration (AChE), mehr dendritische Fortsätze (primär der basalen Dendriten, die von benachbarten Neuronen versorgt werden), ausgedehntere Verdickungen der postsynaptischen Membran, vergrößerte Zellkörper und Zellkerne in jenen Zellen, die besonders reich an Dendriten sind, sowie ein Anstieg der Anzahl der Gliazellen. Weder die soziale Erfahrung (zahlenmäßig mehr Tiere in der EC) noch der passive Umgebungseinfluss sind für die Effekte verantwortlich. Nur wenn die Tiere **aktiv** mit den Gegenständen in ihren Käfigen interagieren (»spielen«), treten die Unterschiede auf.

Die **Effekte sozialer Erfahrung** wurden kontrolliert, indem Einzeltiere unter EC aufgezogen wurden, aber zusätzlich Lernerfahrung erhielten. Die EC-Tiere lernten, in einem Labyrinth mit vielen Barrieren den Weg zum Futter zu finden. Die Kontrolltiere der IC lernten im selben Labyrinth, aber **ohne** Barrieren. Die EC-Tiere zeigten deutlichere Änderungen der Anatomie und Histologie des ZNS. Split-brain-Ratten, denen ein Auge abgedeckt wurde, sodass der visuelle Lernprozess nur in einer Hemisphäre stattfinden konnte (Ratten haben keine ipsilateralen Verbindungen von der Netzhaut zum Kortex), zeigten die oben aufgeführten Veränderungen **nur** in der »sehenden« und somit lernenden Hemisphäre.

Ratten, die nach längerem Aufenthalt unter IC eine Labyrinthaufgabe lernen, zeigen danach **vermehrtes Auswachsen von Verzweigungen** (»branching«) sowohl der apikalen als auch der basalen Dendriten der kortikalen Pyramidenzellen. Es bilden sich vermehrt **Filipodien** aus, die bei Reizung zu **dendritischen »spines«** auswachsen, an denen neue oder stille synaptische Verbindungen entstehen.

Die biochemischen Veränderungen stützen die Interpretation, dass es sich um spezifische **morphologische und biochemische Korrelate von LZG** und nicht nur um unspezifische Einflüsse auf die Plastizität im Sinne von mehr oder weniger starker sensorischer Deprivation handelt.

Nach Hirnläsionen erholen sich Tiere und deren Gehirn schneller in angereicherter Umgebung als wenn man sie explizit trainiert. Die **Transplantation von fetalen Zellen** ins lädierte Gehirn hatte nur dann einen positiven Einfluss auf die Reorganisation, wenn die Tiere in angereicherter Umgebung gehalten wurden. Angereicherte Umgebung stellt zusätzlich einen **Schutzfaktor** gegen vorzeitiges Altern und Neurodegeneration (z. B. Alzheimer) dar.

Σ Die neuroanatomischen und neurochemischen Änderungen bei angereicherter Umgebung sind nicht auf unspezifische soziale Erfahrung allein, sondern auf aktives Lernen rückführbar. Erholung nach Hirnläsionen gelingt nur in angereicherter Umgebung.

Azetylcholin und Alzheimer-Demenz

Wir haben gesehen, dass ACh eine große Rolle bei Lernen in angereicherter Umgebung spielt. Es existieren mehrere ACh-Systeme im Säugetierhirn (Kap. 5 und 21): Mindestens 8 abgrenzbare vom Rückenmark zum Kortex; ACh-Vorläufer und Metaboliten sind an fast allen Verhaltensweisen direkt (als Transmitter) oder indirekt (als Neuromodulatoren) beteiligt. Der Nachweis der Beteiligung von ACh-Systemen am assoziativen Lernen ist daher besonders schwierig.

Skopolamin, das muskarinerge ACh-Rezeptoren blockiert, führt bei jungen Müttern, wenn es während der Geburt gegeben wird, zu Erinnerungsausfall des Geburtsvorganges. Vereinzelt wurde berichtet, dass Physostigmin und Arecolin, postsynaptische cholinerge Stimulatoren, die Gedächtnisleistung bei Patienten mit **Alzheimer-Demenz** verbessern (Kap. 28). Die effektive Dosis ist aber vom bestehenden kognitiven Niveau und vielen anderen Faktoren abhängig, die Nebenwirkungen z. T. intolerabel und die Ergebnisse wenig einheitlich. Bei Patienten mit M. Alzheimer, von denen angenommen wird, dass der neuronale Alterungsprozess extrem beschleunigt verläuft, finden sich reduzierte AChE, geringere muskarinerge Rezeptorendichte (vor allem des sog. M1-Rezeptors), weniger ACh-Neurone im Vergleich zu »normalen« Alterungsprozessen. Der ACh-Verlust ist im septohippokampalen System, das für explizites Gedächtnis verantwortlich ist, besonders ausgeprägt.

Σ Alzheimer-Demenz mit deklarativem explizitem Gedächtnisverlust geht vor allem mit Verlust der cholinergen Versorgung von Kortex und septohippokampalen System einher.

Azetylcholin und Lernen

Klassische Furchtkonditionierung führt im Tierversuch z. B. am auditorischen Kortex zu einer **Vergrößerung des rezeptiven Feldes des CS.** Wenn als CS ein Ton mit einer Frequenz z. B. von 84 Hz verwendet wird und als US ein unangenehmer elektrischer Reiz, so feuern nach der Konditionierung im **rezeptiven Feld** (Kap. 15) die Zellen nur auf den CS vermehrt, nicht auf andere Frequenzen. Man nennt dies **»tuning«,** was mit »Einstellen« oder »Verschärfen« übersetzt werden kann. Darüber hinaus erweitert sich das rezeptive Feld für den CS, d. h. mehr Zellen reagieren auf den CS und die Erregbarkeit auf andere Frequenzen als die des CS wird unterdrückt (◘ Abb. 25.11a). ◘ Abb. 25.11b zeigt die wichtigsten Komponenten dieser **assoziativen Plastizität.** Drei subkortikale Systeme konvergieren am akustischen Kortex:

- Der spezifisch thalamische Einstrom in Schicht III und IV, der die Frequenzinformation (CS) transportiert. Diese Verbindung ist nur kurzfristig plastisch.
- Das US-System aus den nicht-spezifischen Kernen des Thalamus (MGm und PIN, ◘ Abb. 25.11b), das die **aktivierende Verhaltensbedeutung** des vorausgegangenen akustischen Reizes an den Kortex signalisiert. Dieses System ist extrem plastisch und modifiziert langfristig die Entladungswahrscheinlichkeit und synaptische Struktur in der **apikalen Dendritenschicht.**
- Damit die synaptischen »spines« in Schicht I und II überhaupt ihre Stärke verändern, benötigen sie aber Information über die vital-biologische Bedeutung (Triebbedeutung) des akustischen Reizes. Diese erhält der Nucleus basalis Meynert, der einen Großteil des Azetylcholins im ZNS produziert, aus der Amygdala und anderen limbischen Regionen (Kap. 27).

Das ausgeschüttete ACh wirkt unspezifisch modulatorisch in allen Schichten, erniedrigt aber in Schicht I und II die Depolarisationsschwelle der Synapsen (z. B. ablesbar an negativen langsamen Hirnpotenzialen, Kap. 21) durch NMDA- oder AMPA-Rezeptor-Entblockierung (► unten).

Σ Die Ausschüttung von Azetylcholin (ACh) aus dem basalen Vorderhirn und Bindung an muskarinerge Rezeptoren in der obersten Kortexschicht ist Voraussetzung für Gedächtnis und kortikale Lernprozesse.

Azetylcholin und Noradrenalin

Angesichts der geringen Wirksamkeit cholinerger Stimulation allein liegt nahe, dass ACh- und NA-Systeme (Emotionen) vor allem in Schicht I und II des Kortex **zusammenwirken** müssen, um normales Gedächtnis und Konsolidierung zu ermöglichen, selbst aber nicht an der Verschlüsselung

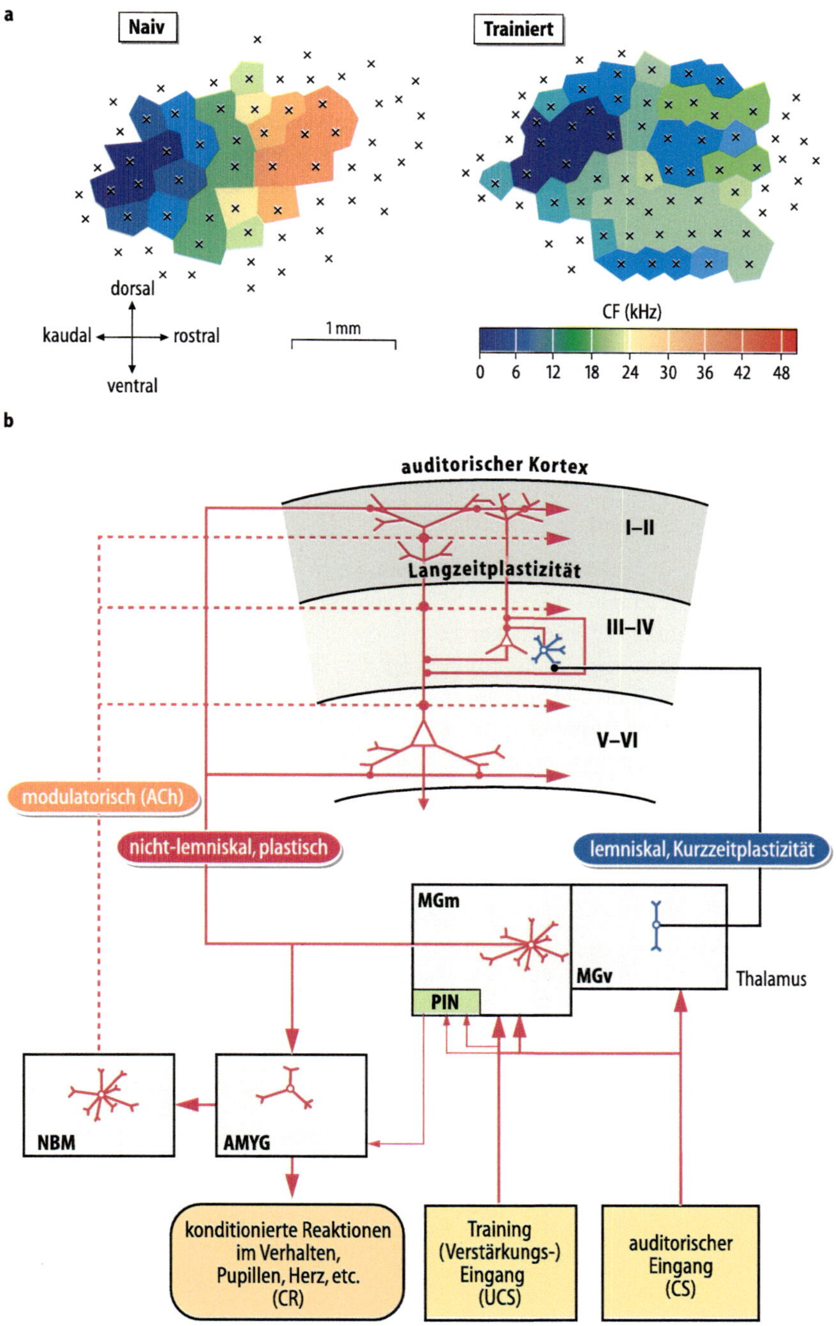

Abb. 25.11a, b. Lernen, Azetylcholin und kortikale Repräsentation. a Instrumentelles Belohnungslernen in Gegenwart eines diskriminativen akustischen Reizes (SD von 6 kHz) bewirkt eine spezifische Vergrößerung der kortikalen Repräsentation im akustischen Kortex. Die Vergrößerung der kortikalen Repräsentation geht mit Verbesserung der Leistung einher. Das Tier musste nur bei Anwesenheit des SD drücken und nicht bei anderen Tönen. Links Größe des Areals im primären akustischen Kortex (in Blau) vor dem Training, von der ein Ton bestimmter Frequenz (CF, Farbskala) ein Feuern der Zellen auslösen konnte, rechts nach dem Belohnungstraining. **b** Diagramm der wichtigsten Komponenten der durch klassische Konditionierung im auditorischen System ausgelösten plastischen Veränderungen. Die Plastizität des rezeptiven akustischen Kortexfeldes hängt von der Konvergenz dreier subkortikaler Systeme am Kortex ab: 1. des Kurzzeit-plastischen lemniskalen, spezifischen Thalamus, der detaillierte Frequenzinformation über den CS vermittelt, rechts. 2. des Systems, das die Verhaltensbedeutung und vitale Signifikanz des US über die plastischen, non-lemniskalen Bahnen weitergibt und 3. der dadurch ausgelösten (Aktivierungs-)Modulation (modulatorisches ACh). AMYG Amygdala, MGm magnozellulärer N. geniculatum laterale des Thalamus, MGv ventraler, medialer N. geniculatus laterale, NBM Nucleus basalis Meynert, PIN posteriorer intralaminarer Thalamus. Bei Belohnungslernen ist statt der Amygdala das Dopamin- und Opiatsystem beteiligt, der Effekt auf das cholinerge System (NBM) ist derselbe (▶ Text)

und Speicherung beteiligt sind. Bei Alzheimer-Patienten z. B. liegt neben der ACh-Degeneration auch eine Degeneration der Nucl. coeruleus-Zellen (NA) vor. Im Tierversuch konnte man durch 6 Monate dauernde elektrische Stimulation des Nucl. coeruleus bei alternden Mäusen »Vergessen« einer Schock-Vermeidungsreaktion durch den Altersprozess verhindern. Ähnliche Effekte erzielte man durch Erhöhung des NA-Outputs aus dem Nucl. coeruleus durch Piperoxon, einen Alpha$_2$-NA-Rezeptoren-Blocker, der die Autoinhibition der NA-Zellen hemmt.

Σ Gedächtnisvorgänge sind auf das Zusammenspiel mehrerer Transmitter neben Glutamat vor allem Azetylcholin und Noradrenalin in spezifischen Hirnregionen, primär im Kortex und Hippokampus und limbischen Regionen angewiesen.

Dopamin

Dopaminneurone sind für instrumentelles Lernen und die Modifikation von Zielhierarchien im Präfrontalkortex (Kap. 21) essenziell. In Kap. 5 haben wir die Anatomie des **ventraltegmentalen, mesolimbischen und anterioren (Basalganglien und Präfrontalkortex) Dopaminsystems** dargestellt. Dopaminneurone ändern ihre Feuerrate in Abhängigkeit vom Belohnungs-Vorhersagewert (»reward-prediction error«): Ist die Belohnung größer als erwartet, erhöhen sie die Feuerrate, ist sie kleiner, erniedrigen sie diese. ◘ Abb. 25.12 symbolisiert die Funktionen des Dopaminsystems.

Die **Modifikation der Zielhierarchie** erfolgt in einem Feedback-Kreis zwischen den Basalganglien und dem präfrontalen Kortex: Der Belohnungswert ist im N. accumbens (Abschn. 26.6.4 und 26.7) und im anterioren Striatum repräsentiert, wird die Belohnung durch eine aktive Handlung erreicht, so wird auch das dorsale Striatum aktiviert (◘ Abb. 25.13). Dopamin verbindet, »verklebt« den Belohnungswert des Reizes mit dem operanten Verhalten oder dem dargebotenen Objekt (Box 26.5). Das Dopaminsignal teilt dem Präfrontalkortex (PFC) mit, dass er seine Zielhierarchie ändern muss und nur dann bearbeitet der PFC die ankommende Information. Diesen Effekt des Dopamins nennt man den **Selektions(»gating«)-Effekt**. Bei der Schizophrenie ist dieser Effekt durch Überaktivität des Dopaminsystems gestört, jeder Reiz wird wichtig und ändert die Zielhierarchie.

Σ Das Dopaminsystem teilt anderen Hirnsystemen, vor allem dem Präfrontalkortex und den Basalganglien Abweichungen vom erwarteten Belohnungswert mit. Der Präfrontalkortex modifiziert dadurch seine Zielerwartungen und steuert mit den Basalganglien Einprägung und Auswahl der belohnten Handlungen.

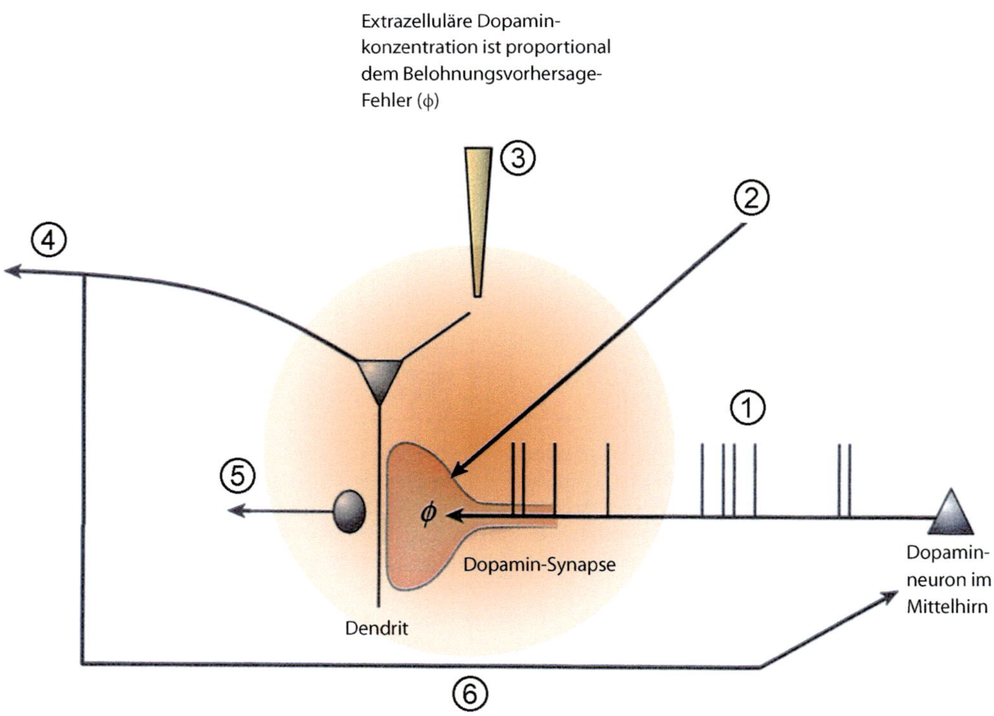

◘ **Abb. 25.12. Informationsfluss des dopaminergen Bewertungssystems. 1** Dopaminneurone signalisieren Belohnungsvorhersage-Fehler (ø); **2** übersetzen diesen in Transmitterausschüttung. **3** Dopamin breitet sich von der Synapse weg aus und teilt den Belohnungsvorhersage-Fehler anderen neuronalen Strukturen mit. **4** Im Präfrontalkortex kontrolliert Dopamin die Selektion und Bearbeitung relevanter Signale im Arbeitsgedächtnis. **5** Die Vorhersagen über zukünftige Verstärker werden korrigiert und gespeichert. **6** Die veränderte und gespeicherte Belohnungsvorhersage wird über weitreichende Verbindungen zurück zu den subkortikalen Dopaminneuronen gemeldet

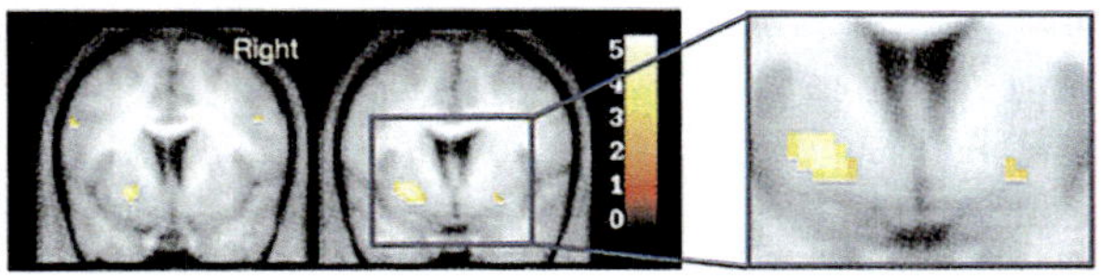

Abb. 25.13. Strukturen für Belohnungsvorhersage. Belohnungsvorhersage-Fehler im anterioren Striatum. Im funktionellen Magnetresonanztomogramm (fMRT) erhöht sich die Aktivierung (gelb), wenn die Versuchsperson mehr Belohnung (Geld oder Nahrung) als bisher erhält

Noradrenalin

Angesichts der Bedeutung von peripheren Katecholaminen für Motivation, Emotion und Aktivierung (Kap. 25 und 26), lag es nahe, **zentralem NA** und **Dopamin** auch eine entscheidende Rolle bei der Stabilisierung von Information zuzuschreiben. Obwohl die Tatsache unbestritten bleibt, dass die Stimulierung der peripheren NA-Synthese und -verbreitung bis zu einem optimalen »mittleren« Niveau Lernen und Behalten fördert, wird die Rolle des **zentralen** Noradrenalins für Lernen und Gedächtnis als vernachlässigbar angesehen. Nur bei der Speicherung emotionaler Inhalte spielt die zentrale NA-Verfügbarkeit eine Rolle.

Entfernung der Medulla der Nebenniere mit Reduktion des peripheren NA führt zu schweren Amnesien. Dies bedeutet, dass die **peripheren**, autonomen Effekte von NA den Konsolidierungsprozess modulieren können, da zentrales NA keinen Einfluss auf Behalten hat. Ein starkes Argument gegen die kausale Bedeutung von zentralnervösem NA bei Lernprozessen kommt aus **Locus-coeruleus-Läsionen**: auch nach 80%-Reduktion des kortikalen NA gibt es kaum Einflüsse auf Aneignung, Konsolidierung und Wiedergabe, unabhängig davon, wann im Lern-Experiment die Läsion folgt.

Σ Zentrales Noradrenalin alleine spielt im Gegensatz zum peripheren NA keine große Rolle beim Lernen.

Katecholamine und Verhaltensstörungen

Das zentrale Katecholaminniveau wird in der Regel z. B. bei der **Parkinson-Erkrankung** durch orale L-Dopa-(L-Dehydroxyphenylamin-) und durch MAOI(Monoaminoxidaseinhibitor)-Gabe erhöht. Sowohl beim Tier als auch beim Menschen wird außer Aktivierungsanstieg und einer allgemeinen Leistungsverbesserung kein Effekt auf das Gedächtnis sichtbar.

Die Aktivierung von β-adrenergen Rezeptoren (Kap. 6) zentral oder peripher durch **emotionale Reize** hat einen fördernden Einfluss auf die Wiedergabe aus dem LZG. Untersuchungen an Patienten mit **posttraumatischen Stressstörungen (PTSD)** zeigen, dass auch extrem emotional negative Reize (Folterungen etc.) bei diesen Personen schwer löschbar im impliziten LZG »eingegraben« sind (Box 8.1). Explizit können sich Patienten mit PTSD nur schwer an den Kontext der Ereignisse erinnern, weil ihr Hippokampus durch die Stresshormone geschädigt ist. An dieser Verbesserung des impliziten LZG hat das β-adrenerge System wesentlichen Anteil: Personen, die einen β-Blocker (Propranolol) vor Darbietung emotionaler oder neutraler Erzählungen erhielten, zeigten bei den emotionalen Erzählungen deutliche Einbrüche eine Woche danach in verschiedenen Wiedergabetests, nicht bei den neutralen Erzählungen (Kap. 8).

Σ Noradrenalinabhängige Stimulation β-adrenerger Rezeptoren verbessert die Konsolidierung und Einprägung emotionaler Gedächtnisinhalte und führt bei der posttraumatischen Belastungsstörung zu extrem dauerhaften impliziten Erinnerungen.

Glutamat

Die hohe Konzentration von Glutamat im Hippokampus und Neokortex sprechen für eine bedeutsame Rolle dieser Aminosäure im Konsolidierungsprozess. Unklar bleibt die Frage, ob die Vermehrung von Glutamatrezeptoren und das damit korrelierte Wachsen von dendritischen Fortsätzen nach Langzeitpotenzierung des Hippokampus (Abschn. 25.4.2) eine kausale und spezifische Rolle spielt (Abschn. 25.3.2).

Wenn die in Abschn. 4.2.2 beschriebenen Mechanismen der Langzeitpotenzierung und -depression für Konsolidierung und LZG beim Menschen wirklich essenziell für Einprägung sein sollten, dann ist das Vorhandensein und die Produktion **schwacher bis mittlerer Mengen** von Glutamat am NMDA-Rezeptor für Lernen und Gedächtnis notwendig. Glutamat wirkt in höheren Dosen toxisch auf die synaptische Übertragung und die intrazellulären Kaskaden, sodass eine Anregung von Lernen durch Glutamat-Agonisten für die verschiedenen exzitatorischen Aminsosäurerezeptoren (N-methyl-D-Aspartat [NMDA], α-Amino-3-hydroxy-5-methyl-4-Isoxazolpropionsäure [AMPA], Kainat) bisher keine konsistenten Erfolge erbrachte. Da die Alzheimer-Erkrankung zwar mit deutlicher Reduktion (60%) von ZNS-Glutamat einhergeht, aber in den Frühstadien von einer toxischen Hyperaktivität des Glutamatsystems verursacht sein könnte, sind Therapieversuche, die den Glutamatstoffwechsel beeinflussen, bisher wenig konsistent.

Σ Ohne Glutamat und seine Rezeptoren (NMDA, AMPA, Kainat) ist Lernen nicht möglich. Auch schon kleine Abweichungen der Glutamataktivität von einem optimalen, mittleren Niveau führen zu schweren Beeinträchtigungen kognitiver Funktionen und des Lernens.

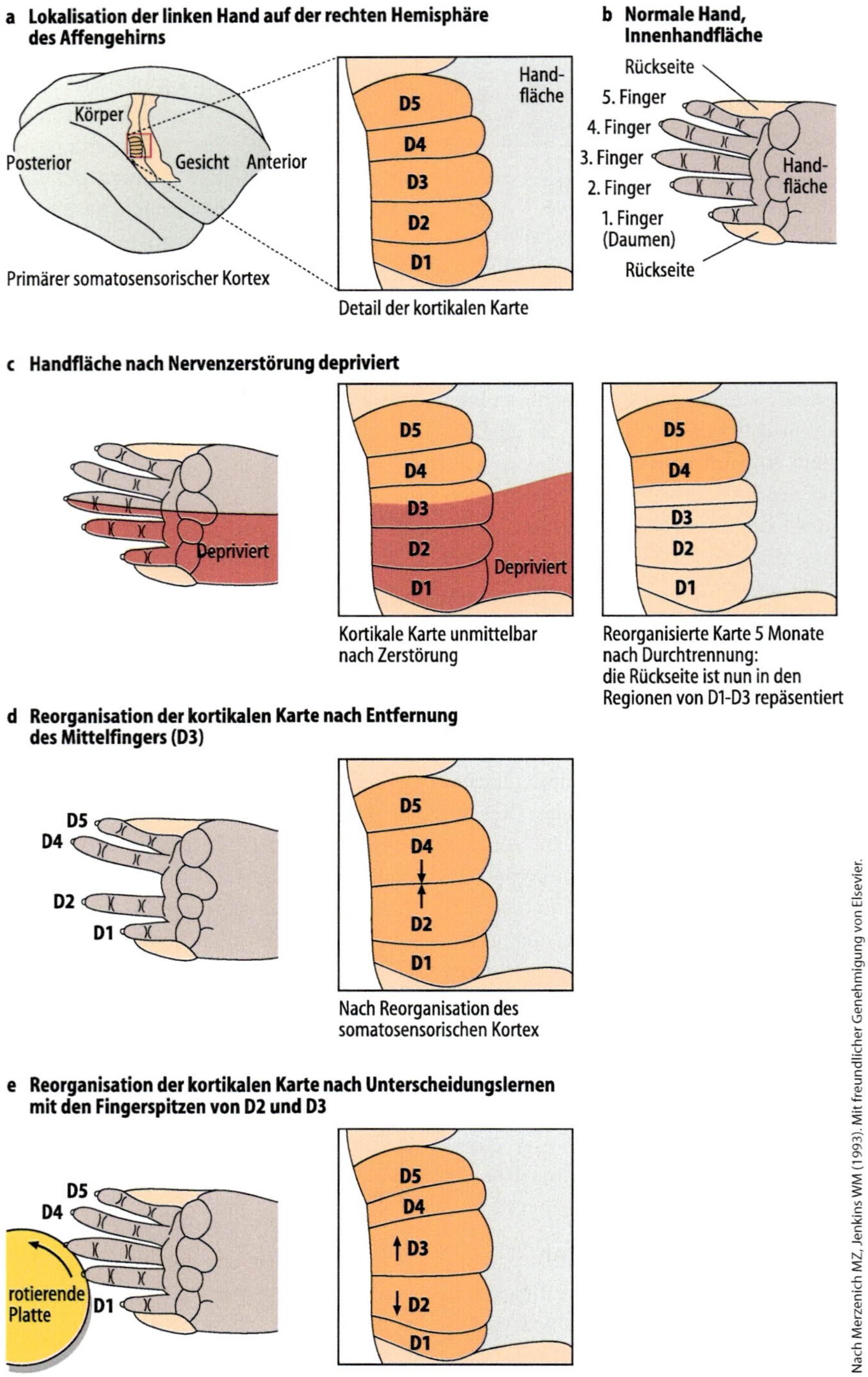

Abb. 25.14a–e. Kortikale Reorganisation. Plastische Verschiebung rezeptiver Felder im somatosensorischen Kortex des erwachsenen Affen. Das Kartieren rezeptiver Felder erfolgt durch multiple Einzellzellableitungen bei taktiler Reizung der fünf Finger (D1–D5). In **a** und **b** sind die rezeptiven Felder der gesunden Hand geordnet sichtbar; nach Durchtrennung der Fasern von Daumen (D1) und Zeigefinger (D2) antworten deren rezeptiven Felder vorerst nicht mehr, aber nach 5 Monaten hat eine Neukartierung (»remapping«) stattgefunden: die rezeptiven Felder sprachen nun auf die Fingerrücken von D1, D2 und D3 an **(c)**. Bei **d** wurde der Mittelfinger amputiert, nach wenigen Stunden waren die Nachbarfinger in die nun »leere« Repräsentation von D3 eingedrungen. In **e** musste das Tier eine rotierende Scheibe entweder mit D2 oder D3 berühren, um Futter zu erhalten. Nach einigen Trainingswochen hatten sich die Repräsentationen von D2 und D3 erheblich vergrößert

25.3.4 Neuronale Karten und Reorganisation

Modifikation kortikaler Karten

Auf anatomischer Ebene zeigen sich aktivitätsabhängige Änderungen z. B. an den **Modifikationen somatotopischer Karten** (Kap. 16) im Gehirn. Wenn z. B. ein Tier eine bestimmte Bewegung über einen längeren Zeitraum übt, so lässt sich eine **Ausbreitung des »geübten« somatotopischen Areals** auf benachbarte Areale nachweisen (◘ Abb. 25.13). Es lassen sich dann Zellantworten, z. B. von der postzentralen Handregion, über früher nicht aktiven Hirnarealen ableiten. ◘ Abb. 25.14 zeigt einige typische Beispiele der Verschiebung somatotopischer Repräsentationen nach Nervenverletzung, Amputation und Diskriminationstraining beim Affen. Am Menschen konnten dieselben Veränderungen nachgewiesen werden (Abschn. 16.4).

Diese topographischen Karten sind von Individuum zu Individuum verschieden, je nach der **bevorzugten** Aktivität des Sinnessystems oder des jeweiligen motorischen Outputs. Die **erworbene Individualität** eines Organismus (in Abgrenzung von der **genetischen)** könnte somit in unterschiedlichen topographischen **(ortssensitiven)** und **zeitsensitiven** Hirnkarten repräsentiert sein.

Σ Die Ausbreitung oder Reduktion kortikaler somatotopischer Repräsentationen und Karten ist ein Korrelat von neuronaler Plastizität.

Pathologische Veränderungen kortikaler Karten: Phantomschmerz, Tinnitus und Dystonie

◘ Abb. 16.16 und 16.17 zeigen ein Beispiel der Verschiebung somatotopischer Repräsentation am postzentralen Kortex des erwachsenen Menschen. Nach Amputation eines

Box 25.3. Dystonie der Finger bei Musikern

Robert Schumann (1810–1856) war ein weltberühmter Pianist, der viele Stunden des Tages am Klavier zubrachte. Nach langem Üben konnte er eines Tages den mittleren und Ringfinger der rechten Hand nicht mehr getrennt anschlagen. Wollte er einen der beiden Finger benutzen, bewegte sich der andere mit. Nachdem die Dystonie nicht verschwand, fixierte er einen der beiden Finger mit einem Band an der Zimmerdecke. Das verbesserte die Dystonie, verletzte aber den Finger so stark, dass er seine Karriere als Pianist aufgeben musste. Wir haben also der Schumannschen Dystonie viele wunderbare Kompositionen zu verdanken, da er sich nun voll der Komposition zuwandte.

Die Abbildungen zeigen eine Fingerdystonie. **a** Typische Verkrampfung der Hand, hervorgerufen durch extrem häufiges gleichzeitiges Aktivieren der Repräsentation benachbarter Finger (Hebb-Regel!). **b** Metallschiene, die einen Finger fixiert und die der dystonische Pianist beim Üben für einige Wochen tragen muss. Damit wird der dystone Finger gezwungen, getrennt vom benachbarten Finger zu funktionieren. Dadurch **trennen** sich im somatomotorischen Kortex **(c)** wieder die Repräsentationen der benachbarten Finger. Die roten Punkte zeigen die Repräsentation von kleinem Finger (D5) und Daumen (D1) vor, die grünen Quadrate nach der Behandlung durch Fixation, gemessen mit Magnetoenzephalographie.

a

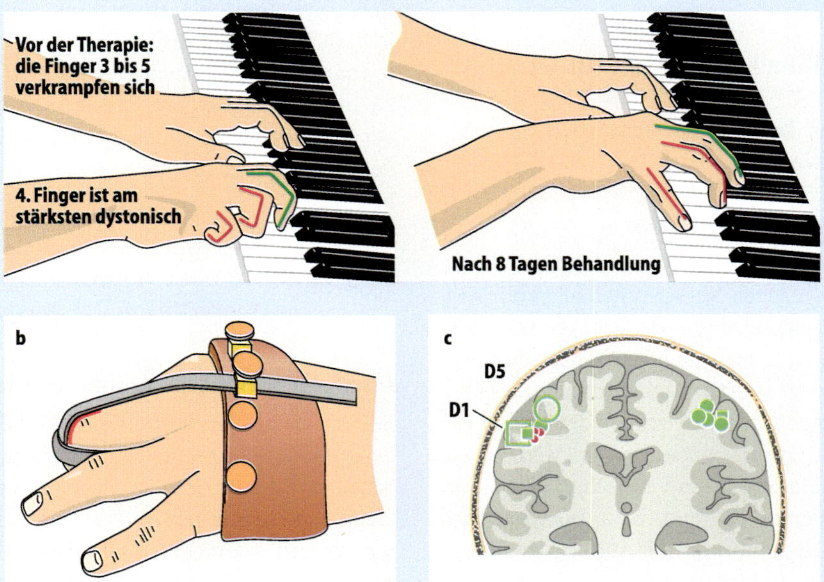

Glieds, Armes oder der Brust (bei Frauen) und auch bei Querschnittslähmungen kommt es häufig zu **Phantomempfindungen und -schmerzen** (Kap. 16). Der Patient spürt dabei deutlich und oft quälend das nicht mehr vorhandene Glied oder Teile desselben.

In ◘ Abb. 16.16 sind die magnetisch evozierten Felder auf taktile Reize ipsi- und kontralateral der amputierten Hand am Gyrus postcentralis zu sehen. Dabei ist auffällig, dass nach Reizung von Stumpf oder Lippe der amputierten Seite ein starkes magnetisches Feld über dem Fingerareal auftritt. **Je größer die Verschiebung der Repräsentation von Lippe oder Gesicht, umso größer der Phantomschmerz.**

Bei der Modifikation solcher topographischen (ortssensitiven) oder zeitsensitiven Hirnkarten zeigt sich wieder, dass die Hebb-Regel Gültigkeit hat: Die Ausweitung einer topographischen Repräsentation durch Lernen wird durch **gleichzeitige** Aktivierung einzelner Zellen von 2 benachbarten Fasern aus benachbarten Haut- oder Handregionen, z. B. bei sensomotorischen Aufgaben bewirkt (Box 16.6). Es ist also nicht nur der rein quantitative Anstieg der Aktivität, der für die anatomischen Veränderungen verantwortlich ist, sondern die durch **synchrone Aktivität** ausgelösten Veränderungen (Box 25.3).

Ein Beispiel für ein Phantom im auditorischen System ist der chronische Tinnitus, den wir in Kap. 18 beschrieben haben: Die **tonotope Karte** (tiefe Töne auf der Heschl-Querwindung mehr lateral) ist verändert: der tonotope Ort der Tonfrequenz vergrößert sich mit dem Ausmaß der subjektiven Beeinträchtigung und die Tonrepräsentation verschiebt sich aus der üblichen linearen Anordnung heraus (Box 18.4).

Σ Bei verschiedenen sensorischen und motorischen Störungen wie Phantomschmerz, Tinnitus und Dystonien ist die Modifikation der kortikalen Karte die Ursache.

25.4 Zelluläre Korrelate von Lernen

25.4.1 Lernen bei der Meerschnecke (Aplysia)

Der konditionierte Abwehrreflex

Untersuchungen von Lernvorgängen an einzelnen Zellen und/oder extrem einfachen Nervensystemen von Invertebraten liegt die Annahme zugrunde, dass die komplexen Vorgänge assoziativen Lernens in höheren Organismen als Variationen eines oder weniger fundamentaler neurophysiologischer Vorgänge anzusehen sind. In den letzten Jahrzehnten konnte tatsächlich nachgewiesen werden, dass Habituation, Sensibilisierung und einfache Formen klassischen Konditionierens auf spezifische **präsynaptische Modifikationen** in Neuronensystemen mit einigen wenigen Zellverbindungen rückführbar sind, wie dies D.O. Hebb angenommen hatte. Beispielhaft sollen hier die zellulären Prozesse bei **Aplysia** erläutert werden. Für deren Aufklärung erhielt Eric Kandel 2000 den Nobelpreis.

◘ Abb. 25.15 (1) zeigt die Versuchsanordnung: Wenn das Saugrohr (Siphon) oder das Mantelgerüst (»mantle shelf«) oder der Schwanz gereizt werden, kontrahieren sich Siphon und Kieme (»gill«) (Abwehr). Dieser vorerst unkonditionierte Reflex habituiert, sensibilisiert und lässt sich klassisch über eine schwache taktile Reizung des Schwanzes, Mantelgerüsts oder Siphons als CS konditionieren.

Σ Bei Aplysia lässt sich eine Kontraktion von Kiemen und Saugrohr an einen taktilen CS konditionieren.

Habituation und Sensibilisierung

Wiederholte Reizung des Siphons führt zu Habituation, d. h. bei wiederholter Reizung des Siphons wird die Dauer der Kontraktion des Siphons und der Kiemen zunehmend kürzer. Nach zehn Reizungen mit je 30 s Abstand tritt der Reflex nicht mehr auf. Die Abnahme der Reaktion ist auf die abnehmende Ausschüttung von Transmittern durch das sensorische Neuron (◘ Abb. 25.15 [2]) an den Synapsen des Motoneurons zurückzuführen. Die Reduktion der Ausschüttung wird durch Abnahme des **Ca^{++}-Einstroms** in die sensorische Synapse mit jedem neuen Aktionspotenzial verursacht. Wie wir in Kap. 4 gesehen haben, bestimmt der Ca^{++}-Einstrom die Menge des ausgeschütteten Transmitters. Langzeithabituation (über Wochen und Monate) wird dagegen durch **Abnahme der Zahl aktiver Zonen** der Transmitterfreisetzung in der Synapse, d. h. weniger Vesikel, bewirkt.

Bei der **Sensibilisierung** ist dieser Mechanismus umgekehrt: Wenn ein »aversiver« noxischer Reiz (Wasserstrahl oder Schock) auf den Schwanz auftrifft, führen darauffolgende, ursprünglich unwirksame Reize, wie z. B. leichte Berührung am Mantelgerüst, zu der Defensivreaktion. Diese Sensibilisierung kann Minuten bis Wochen, je nach Stärke des noxischen Reizes, andauern. **Dishabituation** beruht auf demselben Mechanismus (Kap. 21). Neurophysiologisch ist **Sensibilisierung** auf Erhöhung der ausgeschütteten Transmittermenge durch die Synapsen der sensorischen Interneurone am Motoneuron zurückführbar.

Σ Habituation besteht aus Abnahme des Ca^{++}-Einstroms in der präsynaptischen Region einer Hebb-Synapse, Sensibilisierung in einem Anstieg.

Adenylatzyklase als Koinzidenzdetekor

Bei der klassischen Konditionierung des Abwehrreflexes des Siphons bei Aplysia folgt der US (z. B. Schock auf den Schwanz) 0,5 s auf den CS (z. B. schwacher taktiler Reiz auf Siphon und Mantelgerüst). Wie beim Menschen und anderen Säugern scheint dieser von Pawlow gefundene Zeitabstand auch bei Invertebraten optimal für die molekular vermittelte assoziative Bindung zu sein. Der CS vom senso-

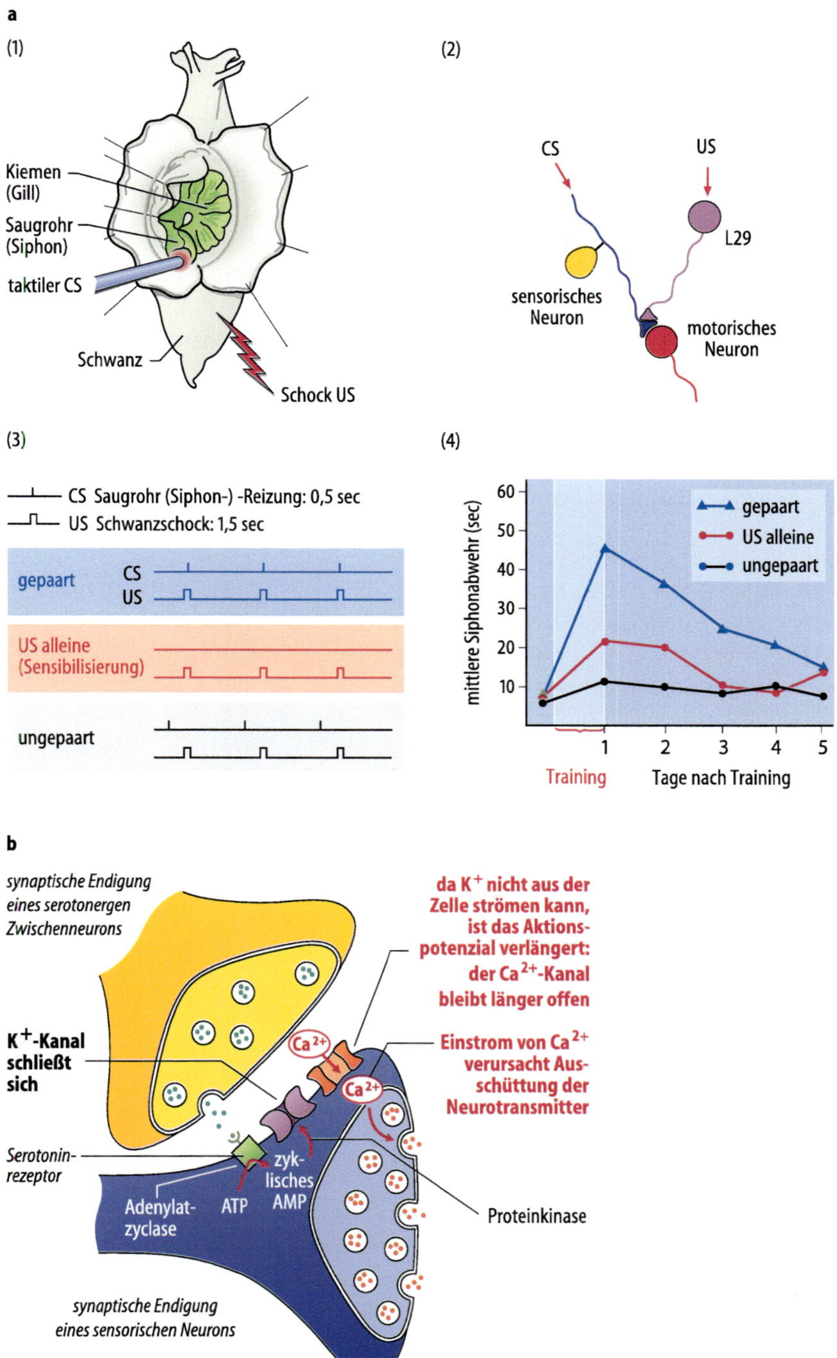

Abb. 25.15a, b. Klassische Konditionierung von Aplysia. a Versuchsanordnung. (**1**) Ein taktiler Reiz fungiert als konditionierter Reiz (CS), ein elektrischer Schlag als unkonditionierter Reiz (US). Die Kontraktion von Fühler und Saugrohr ist die Reaktion. (**2**) Neuronale Verschaltung von CS-Neuron und US-Neuron. Beide konvergieren präynaptisch am motorischen Neuron. (**3**) Konditionierung, Sensibilisierung und ungepaarte Kontrollbedingung. (**4**) Verlauf der Stärke der konditionierten Reaktion (blau), der Sensibilisierung (rot) und ungepaarten Kontrolle (schwarz). **b** Molekulare Mechanismen. Die Ausschüttung von 5-HT durch ein Interneuron verursacht die Schließung von Kaliumkanälen in den Synapsen des sensorischen Neurons und bewirkt damit eine Verlängerung des Aktionspotenzials, verstärkten Ca^{2+}-Einstrom und verstärkte Ausschüttung des Neurotransmitters

rischen Neuron des Mantelgerüsts z. B. löst am sensorischen Neuron Einstrom von Ca^{2+} aus (◘ Abb. 25.15b). Die wenig später eintreffenden Aktionspotenziale aus dem US-Neuron (◘ Abb. 25.15b) führen zu Serotoninausschüttung. Der Serotoninrezeptor ist an ein G-Protein gekoppelt, das das Enzym Adenylatzyklase aktiviert (Kap. 4). Adenylatzyklase synthetisiert cAMP. cAMP aktiviert danach cAMP-abhängige Proteinkinasen (Proteinkinase A). Das Enzym Proteinkinase phosphoryliert verschiedene Proteine, d. h. es bindet eine Phosphatgruppe an den K^{+}-Kanal des postsynaptischen Neurons, wodurch dieser geschlossen wird.

Die Reduktion der Durchlässigkeit der K^{+}-Kanäle führt zu einer Verlängerung des präsynaptischen Aktionspotenzials und dies wiederum bewirkt mehr Ca^{+}-Einstrom und damit verstärkte Transmitterausschüttung.

Σ Adenylatzyklase wird von einem G-Protein-Rezeptor aktiviert, wenn die Aktionspotenzialsequenz des CS von der Aktionspotenzialsequenz des US gefolgt wird (Hebb-Regel). Verstärkter Ca^{++}-Einstrom an der präsynaptischen Endigung und vermehrte Transmitterausschüttung mit gleichzeitiger Erregung der prä- und postsynaptischen Zellen sind die Folge.

25.4.2 Langzeitpotenzierung und -depression

Langzeitpotenzierung im Hippokampus

1973 entdeckten Timothy Bliss und Terje Lomo das Phänomen der **Langzeitpotenzierung (LTP)** und **Langzeitdepression (LTD)** im Hippokampus der Ratte. ◘ Abb. 25.16 zeigt die Versuchsanordnung und die anatomischen Verbindungen im Hippokampus der Ratte. Für die Übertragung auf den Menschen ist wichtig, dass die LTP oder LTD von den Zellen in der CA1-Schicht über die reziproken Verbindungen **zum Kortex weitergegeben** werden können (Abschn. 5.2.3). ◘ Abb. 25.16 zeigt auch, dass es 2 Arten von LTP gibt, **frühe und späte,** die man häufig mit der Trennung von Kurz- und Langzeitgedächtnis in Verbindung bringt. Reizt man z. B. die Schaffer-Kollateralen, die die CA3-Schicht mit der CA1-Schicht verbinden, über 1s mit einer 100 Hz elektrischen Pulsfrequenz (Tetanus), so sind die EPSP der CA1-Zellen (unten) über Minuten bis Stunden erhöht. Reizt man mit derselben Pulsfrequenz alle 10 min, z. B. 4-mal (◘ Abb. 25.16), dann sind die EPSP über Stunden bis Wochen erhöht (»Langzeitgedächtnis«).

Wie am Kortex wird die Erregung im Hippokampus über Glutamat und NMDA(N-methyl-D-Aspartat)-Rezeptoren übertragen. LTD entsteht dagegen, wenn die Pulsfrequenz des Reizes ca. 1 Hz, also langsamer, und/oder die postsynaptische Membran hyperpolarisiert (gehemmt) ist. Danach ist das EPSP an der postsynaptischen Zelle

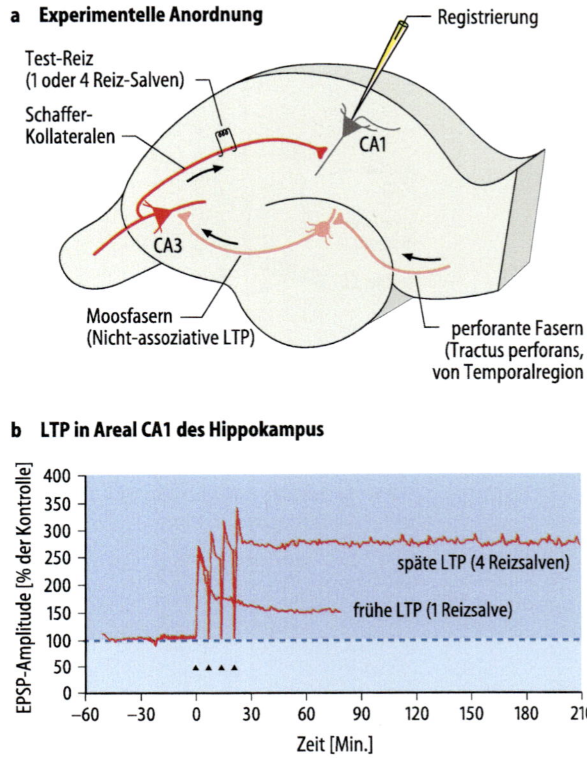

◘ **Abb. 25.16a, b. Langzeitpotenzierung (LTP) im Hippokampus.** **a** Versuchsanordnung mit Registrierung in CA1-Zelle nach Reizung der Schaffer-Kollateralen. **b** Verlauf der EPSP bei einmaliger früher Reizung (1 s, 100 Hz) und späte LTP (4 Reizserien alle 10 min). Frühe LTP dauert 2–3 h, späte 24 h und mehr

der CA1-Schicht reduziert, die synaptische Verbindung geschwächt. Dies wird mit **Vergessen** und **Extinktion** in Zusammenhang gebracht. Die frühe LTP benötigt keine neue Proteinsynthese (► unten), um aufrecht zu bleiben, während die späte mit verstärkter Proteinsynthese einhergeht.

Σ LTP kann Tage dauern und wird u. a. durch hochfrequente Reizung in der CA3-Schicht des Hippokampus ausgelöst. LTD führt nach niederfrequenter Reizung zu anhaltender Hyperpolarisation.

Molekulare Mechanismen von LTP

LTP im Hippokampus und Kortex folgt der assoziativen Hebb-Regel: Sie benötigt simultane **kooperative** Aktivierung mehrerer Axone, die an der postsynaptischen Zelle konvergieren (◘ Abb. 25.17). Eine einzelne Sequenz von Aktionspotenzialen über ein Axon kann an plastischen Synapsen keine Erregungsübertragung auslösen (◘ Abb. 25.17a), weil die NMDA-Rezeptoren durch ein Magnesiummolekül (Mg^{2+}) versperrt sind. Glutamat bindet erst an den postsynaptischen Rezeptor, wenn **gleichzeitig** Glutamat von der präsynaptischen Zelle ausgeschüttet wird **und** die postsynaptische Membran ausreichend z. B. durch ein kurz davor eingelaufenes konditioniertes Signal depolarisiert ist.

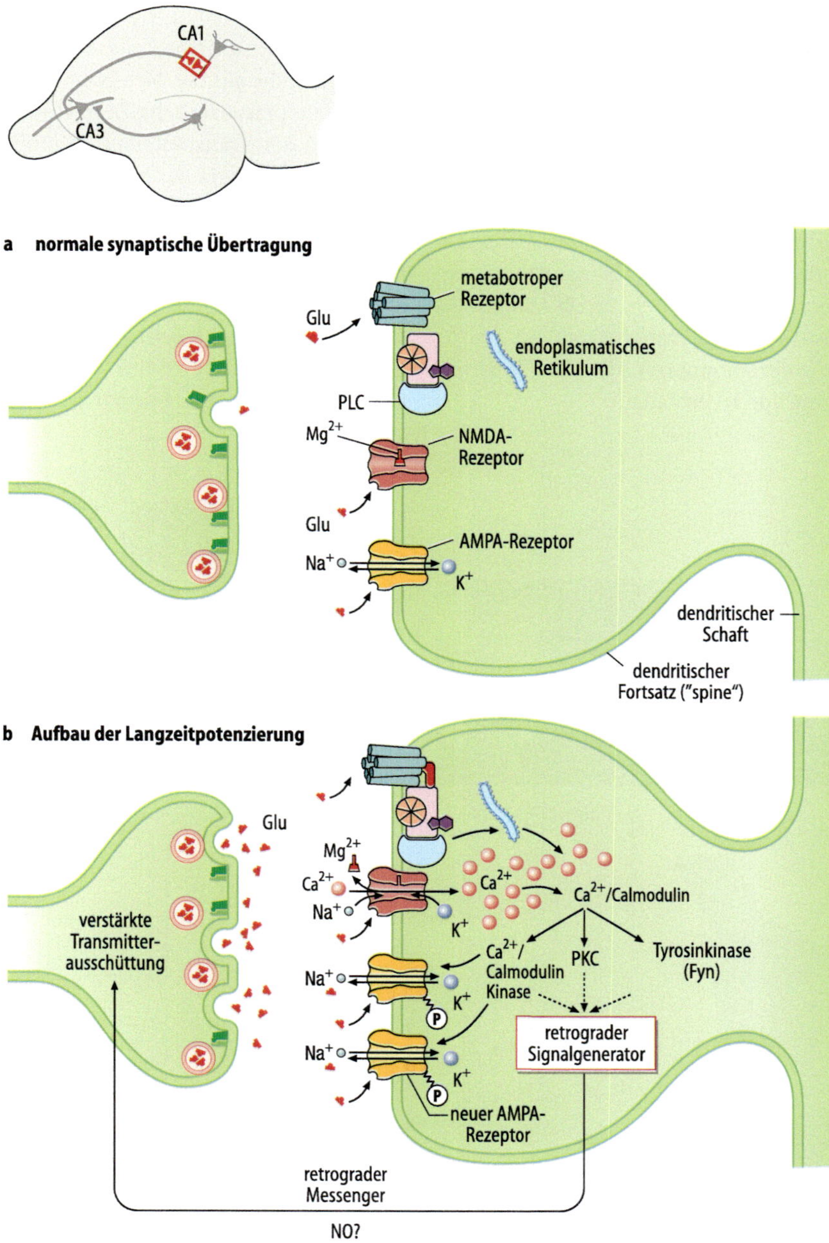

Abb. 25.17a, b. Mechanismen der Induktion von LTP. **a** Normale synaptische Transmission nach Reizung mit langsamer Frequenz: Glutamat (Glu) wird aus der präsynaptischen Endigung ausgeschüttet und bindet an NMDA und Nicht(Non)-NMDA-Rezeptoren. Die Non-NMDA-Rezeptoren sind oft AMPA-Rezeptoren. Na^+ und K^+ kann nur durch die Non-NMDA-Kanäle fließen, da der NMDA-Kanal durch MG^{2+} verschlossen ist. **b** Wenn die postsynaptische Membran durch die Non-NMDA-Rezeptoren und durch den Hochfrequenzimpuls, der LTP auslöst, depolarisiert ist, wird die Mg^{2+}-Blockade vom NMDA-Kanal gelöst. Dies löst Kalzium-abhängige Kinase-Aktivität (Ca^{2+}/Calmodulin-Kinase und Proteinkinase C, PKC) und Tyrosin-Kinase(Fyn)-Aktivität aus. Die Kalzium-Calmodulin-Kinase phosphoryliert Non-NMDA-Kanäle (AMPA) und erhöht deren Sensibilität auf Glutamat durch Aktivierung »stiller« Rezeptorkanäle. Dadurch wird postsynaptisch die LTP aufrechterhalten. Die LTP selbst löst die Ausschüttung retrograder Botenstoffe (»messenger«) aus (z. B. NO), die die Proteinkinase in der präsynaptischen Endigung aktiviert, wodurch vermehrt Transmitter ausgeschüttet werden

Diese Depolarisation führt zur **Entfernung der Mg^{2+}-Sperre** und Bindung an den NMDA-Rezeptor (◘ Abb. 25.17b). Danach strömt Ca^{2+} durch die postsynaptische Membran und stößt die intrazelluläre Kaskade (»Second–messenger«-Kaskade) an, die mit der beim klassischen Konditionieren schon besprochenen vergleichbar ist: Kalzium-abhängige Kinasen (z. B. Calmodulin und Proteinkinase C, PKC) phosphorylieren non-NMDA-Rezeptoren-Kanäle und erhöhen deren Empfindlichkeit für Glutamatbindung, oder »wecken« vorher stille Rezeptoren. Auf ◘ Abb. 25.17b sind das besonders **AMPA-Rezeptoren** (α-Amino-3-hydroxy-5-methyl-4-Isoxazolpropionsäure), die den Einstrom von Na^+ und Ausstrom von K^+ erhöhen.

Damit die erhöhte Erregbarkeit erhalten bleibt, produziert die postsynaptische Zelle sog. **retrograde Messenger**, Botenstoffe, die aus der Membran diffundieren und retrograd in die präsynaptische Zelle eindringen und dort die Erhöhung der Transmitterausschüttung in Gang halten. Einer dieser retrograden Messenger ist das Gas **Stickoxid NO,** das leicht durch die post- und präsynaptische Membran diffundieren kann. Im Laufe der Langzeit-LTP wachsen neue präsynaptische Regionen und prä- und postsynaptische Rezeptoren aus und es kommt zu Aktivierung des genetischen Apparates der Zelle. Damit kann die Änderung der Erregbarkeit der Zelle für eine spezifische Kombination von ankommender Erregung dauerhaft stabilisiert werden.

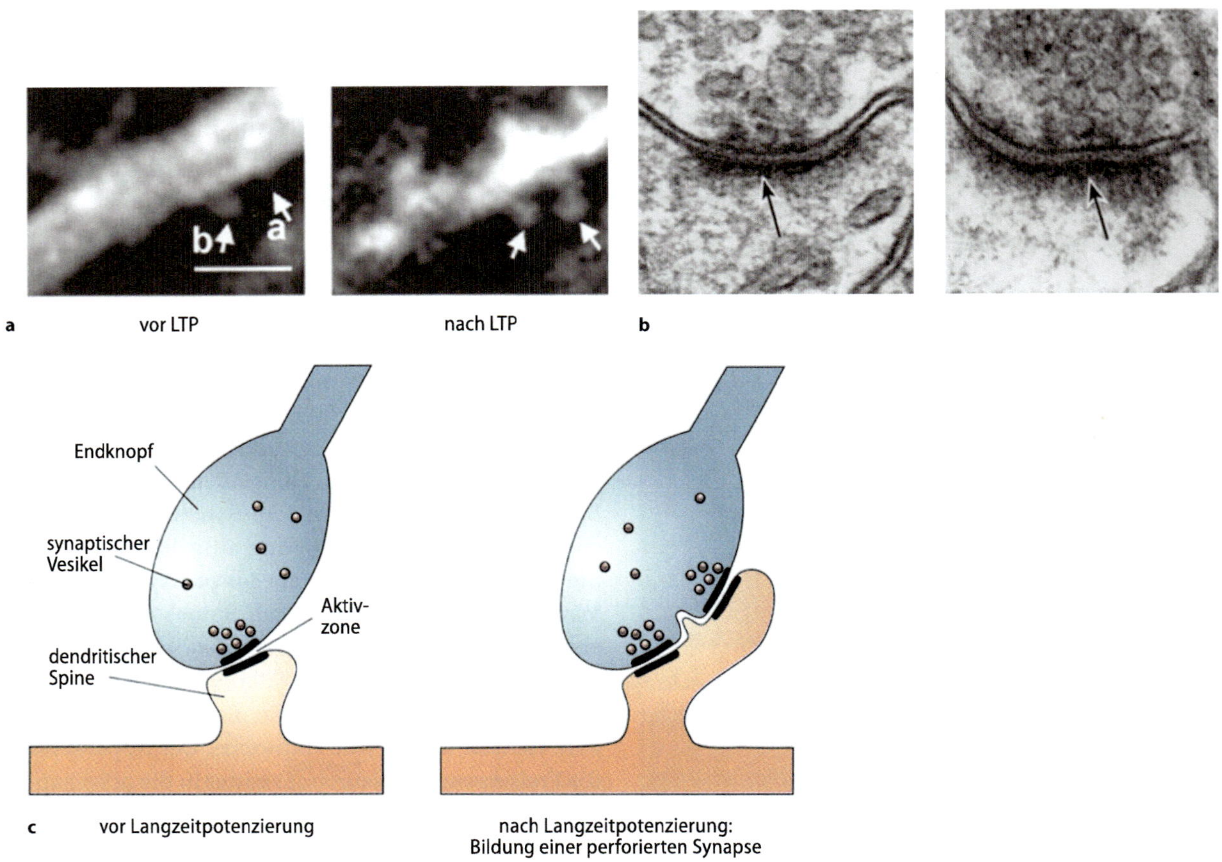

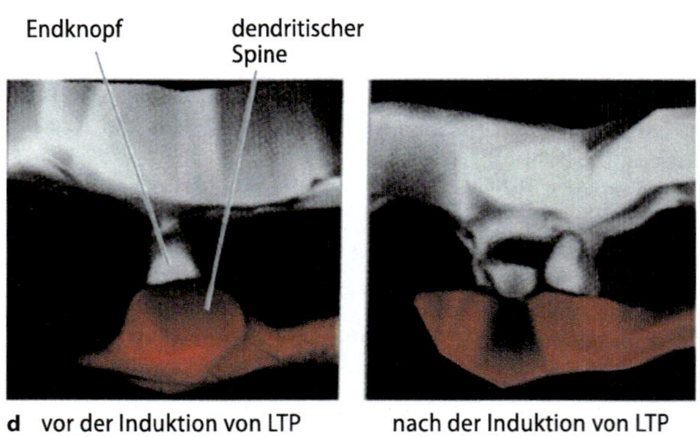

◘ **Abb. 25.18a–d. Strukturänderungen von Synapsen und »spines« nach LTP. a** Neubildung von AMPA an den »spines«. **b** Verdichtungen an der postsynaptischen Membran. **c** Neue aktive Zonen am »spine«. **d** Neue Synapsen

Langzeitpotenzierung (LTP) im Kortex und Hippokampus von Säugern stellt ein Modell der Gedächtniskonsolidierung, Langzeitdepression ein Modell der Extinktion dar: Die molekularen Mechanismen der LTP benützen ähnliche intra- und extrazelluläre Signalkaskaden wie klassische Konditionierung, Habituation und Sensibilisierung im einfachen Lebewesen. Dabei fungiert der NMDA-Rezeptor als Koinzidenzdetektor zwischen CS und US.

Strukturelle Konsequenzen von LTP

Neben der auf ◘ Abb. 25.17 symbolisierten Einfügung von AMPA-Rezeptoren in die dendritischen »spines« (Fortsätze) der postsynaptischen Membran (◘ Abb. 25.18a) kommt es zu **postsynaptischen Verdichtungen** (◘ Abb. 25.18b) dendritischer »spines«, bei der sich Rezeptoren, Enzyme, Transmitter und Strukturproteine zur Fixierung der Moleküle an den aktivierten »Spine«-Stellen am Ort der postsynaptischen Aktivierung konzentrieren. Schließlich vergrößert sich der Spine und bildet neue aktive Zonen aus (◘ Abb. 25.18c) und neue Synapsen (◘ Abb. 25.18d).

LTP führt zu vielfältigen Strukturänderungen an den dendritischen »spines« der postsynaptischen Membran, welche die Effizienz der Verbindungen, wie von Hebb vorhergesagt, dauerhaft erhöhen.

25.4.3 Proteinbiosynthese und Langzeitgedächtnis

Konsolidierung und Proteinbiosynthese

LTP ist an der Konsolidierung von Information, also der Überführung der flüchtigeren KZG-Spur (Engramm) in die dauerhafte LZG-Spur beteiligt. Die oben beschriebenen morphologischen Strukturänderungen nach LTP benötigen aber veränderte Proteinsynthesen, um die Membran stabil zu verändern. Stört man die Proteinbiosynthese der Nervenzellen kurz nach Darbietung der zu lernenden Information und prüft die Wiedergabe sofort, so treten keine Störungen des KZG auf, aber langfristiges Behalten wird unmöglich. Dies ist ein wichtiges Argument für die Unterscheidung von KZG und LZG (◘ Abb. 25.5).

Hemmung der Proteinbiosynthese

Verschiedene Antibiotika hemmen die zerebrale Proteinbiosynthese bei der Übersetzung (Translation) von tRNS in die entsprechende Aminosäure am Ribosom (Kap. 23). Verwendet wurden vor allem Puromycin (PURO), Cyclohexamid (CYC) und das mit den geringsten Nebeneffekten behaftete Anisomycin (ANI). In einem typischen Experiment wird ein Tier kurz nach Injektion des Pharmakons trainiert und die Wiedergabe zu unterschiedlichen Zeitpunkten geprüft. Die Zunahme der Proteinbiosynthese erfolgt im Normalfall bei der Maus während und meist wenige Minuten nach dem Training, je nach Dauer des Trainings. Die erhöhte Proteinbiosynthese nach Lerndurchgängen kann Stunden andauern.

Die Ergebnisse sind trotz einiger methodischer Probleme einheitlich: 80–90% der zerebralen Proteinsynthese kann vorübergehend blockiert werden, ohne dass es zu groben Verhaltensausfällen in anderen Bereichen als dem Gedächtnis kommt. Enkodierung und Aufnahme der Information wird nicht gestört, sofern sich die Trainingszeiten nicht zu lange mit den Wirkungszeiten des Antibiotikums überschneiden. Auch Wochen nach Abschluss des Trainings bleibt die Wiedergabe beeinträchtigt. Die stärkste Amnesie wird erzielt, wenn die Proteinsynthese kurz vor Trainingsbeginn gehemmt wird, die Proteinsynthese also **während** des Trainings ausfällt. Wiedergabe wird durch Hemmung der Proteinsynthese nicht beeinflusst, da Antibiotika-Injektionen zum Zeitpunkt der Wiedergabe keinen Effekt auf gespeichertes Material aufweisen.

Dies bedeutet, dass die Proteinbiosynthese nur für eine kritische **Konsolidierungsphase** während und nach dem Training notwendig ist.

Hemmung der Proteinbiosynthese in der Konsolidierungsphase verhindert die dauerhafte Einprägung und Wiedergabe von Information.

Modifikation der Genexpression

◘ Abb. 25.19 gibt eine Grobübersicht der einzelnen neurochemischen Schritte, die durch Induktion lang anhaltender LTP (oder einer anderen durch simultane Reizung zweier Synapsen verursachte Erregungswelle) ausgelöst werden. ◘ Abb. 25.19 verdeutlicht in Nahsicht auf Zellmembran und Zellkern die intrazellulären Kaskaden, Genexpression und Übertragung ins Langzeitgedächtnis. Die **intrazellulären Botenstoffe (»second messengers«)**, die durch die anhaltende Erregung oder Hemmung der postsynaptischen Zelle synthetisiert werden, regen über die RNA-Synthese die Expression von Proteinen an. Langzeit-LTP ist **ein** Mechanismus, der zu diesen dauerhaften intrazellulären Veränderungen führt. Der **Aufbau neuer Proteine** benötigt mindestens 30–60 min, während die oben besprochenen Prozesse der Phosphorylierung und Ionenflüsse extrem rasch (von ms bis min) ablaufen. Genetische »Schalter« (► CREB links unten) können die Struktur und Antworteigenschaften eines Neurons permanent ändern. Die Menge synthetisierter Proteine hängt von der Transkriptionsrate von der DNA auf die RNA ab.

Phosphorylierung von Transkriptionsfaktoren

Die Proteinsynthese beginnt mit der Bindung von **Transkriptionsfaktoren** (am DNA-Molekül eines bestimmten Chromosoms). Meist binden sie am Beginn einer bestimmten Gensequenz am DNA-Molekül. Als Folge dieser Bindung kann das Enzym RNA-Polymerase an die Promotor-Region der DNA »andocken« und die Transkription beginnen (◘ Abb. 25.19 und Kap. 23).

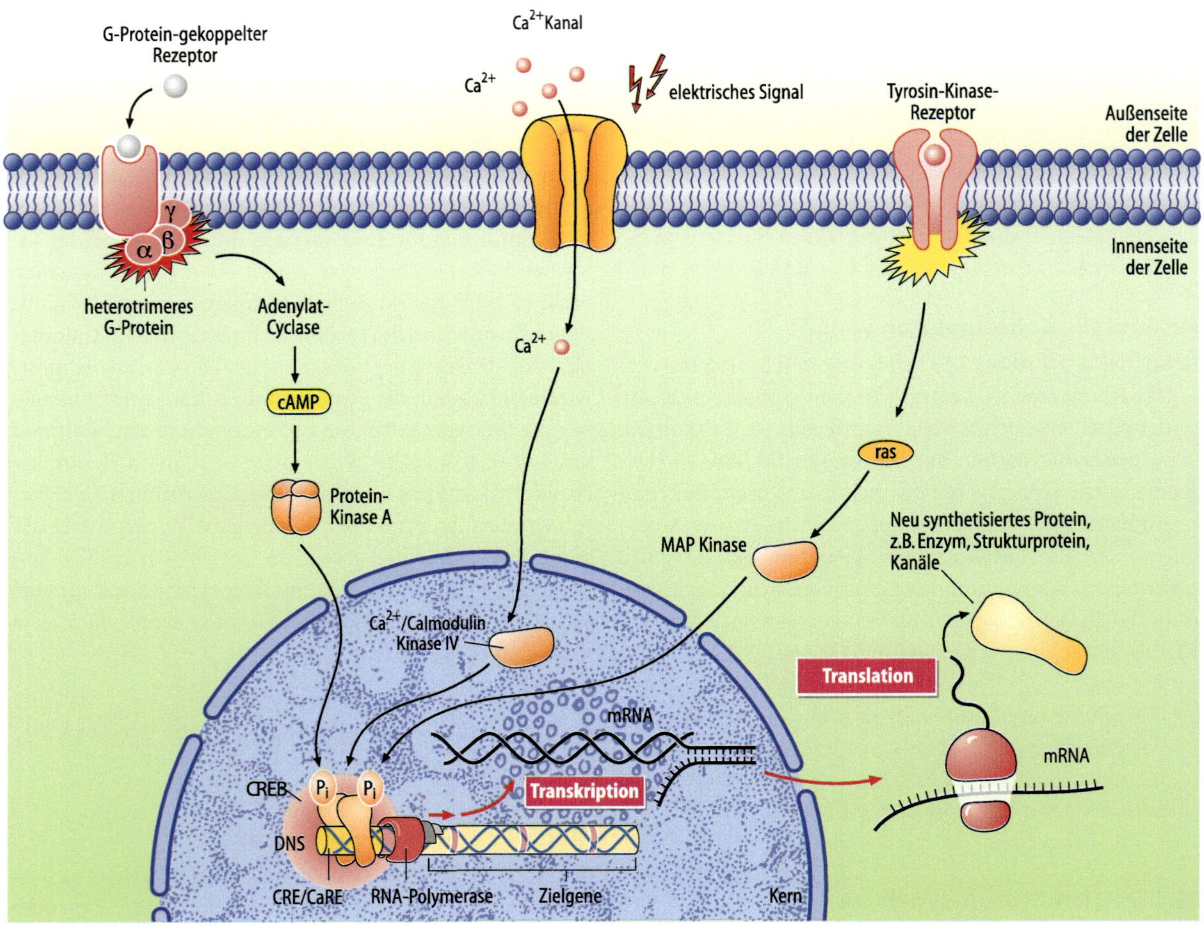

Nach Purves D, Williams S (2001). Mit freundlicher Genehmigung von Sinauer.

Abb. 25.19. Transkription durch CREB. Die verschiedenen intrazellulären Kaskaden, z. B. von Langzeitpotenzierung (LTP) ausgelöst, konvergieren an Proteinkinasen, die CREB phosphorylieren. Die häufigsten Proteinkinasen in Nervenzellen sind Ca^{2+}/Kalmodulin-Kinase, MAPK (Mitogen-aktivierte Protein-Kinase) und Proteinkinase A. Die Phosphorylierung erlaubt die Bindung verschiedener Koenzyme, die die RNA-Polymerase stimulieren und damit die RNA-Synthese einleiten. Die RNA wird dann ins Zytoplasma transportiert, wo sie als mRNS die Translation in ein Protein bewirkt (weitere Erläuterungen ► Text)

Die in den vorausgegangenen Abschnitten beschriebenen intrazellulären Signalkaskaden regulieren die Genexpression, indem sie die Transkriptionsfaktoren aus einem inaktiven Zustand in einen aktiven überführen, so dass sie an die DNA binden können. Dieser entscheidende Aktivierungsschritt benützt das **cAMP-Reaktions-Element-Bindungs-Protein (CREB)** als universell verfügbaren Anreger der Transkription.

CREB ist normalerweise in Zellen, die nicht länger erregt werden, inaktiv am Beginn einer Gensequenz an der DNA lokalisiert. Im inaktiven Zustand nennt man es daher nur cAMP-Reaktions-Element (CRE), wie in Abb. 25.19 dargestellt. Nur die **länger anhaltende** Phosphorylierung von CRE aktiviert es.

Einige Möglichkeiten dafür sind auf der Abb. 25.19 sichtbar. Besonders intrazelluläres Kalzium (Ca^{2+}) bewirkt die Phosphorylierung von CRE, das für diesen Fall CaRE (Kalzium-Reaktions-Element) genannt wird. Viele Gene können durch CREB reguliert werden, z. B. die Vorläufer der Katecholamine, Neuropeptide und Neurotrophine (BDNF, »brain derived neurotrophic factor; NGF, »nerve growth factor«; Substanz P, SP; Kap. 16). Damit kann sowohl die Menge und Wirkung von Neurotransmittern wie auch die Struktur der Zellmembranmoleküle spezifisch verändert und die »Kartographie« des Gehirns (z. B. neuronale Karten wie in Abb. 5.17 in Abschn. 5.3.1 und Abb. 25.14 beschrieben) neu geformt werden.

Σ Bei LTP oder anders ausgelöstem verstärktem Ca^{2+}-Einstrom werden entweder direkt von Ca^{2+} oder durch Adenylatzyklasen und Proteinkinasen CREB an der DNA phosphoryliert. Dies löst Transkription im Zellkern und Translation am endoplasmatischen Retikulum aus, wodurch Enzyme zu Synthese und Abbau von Neurotransmittern, Strukturproteine und Rezeptormoleküle an der postsynaptischen Membran entstehen.

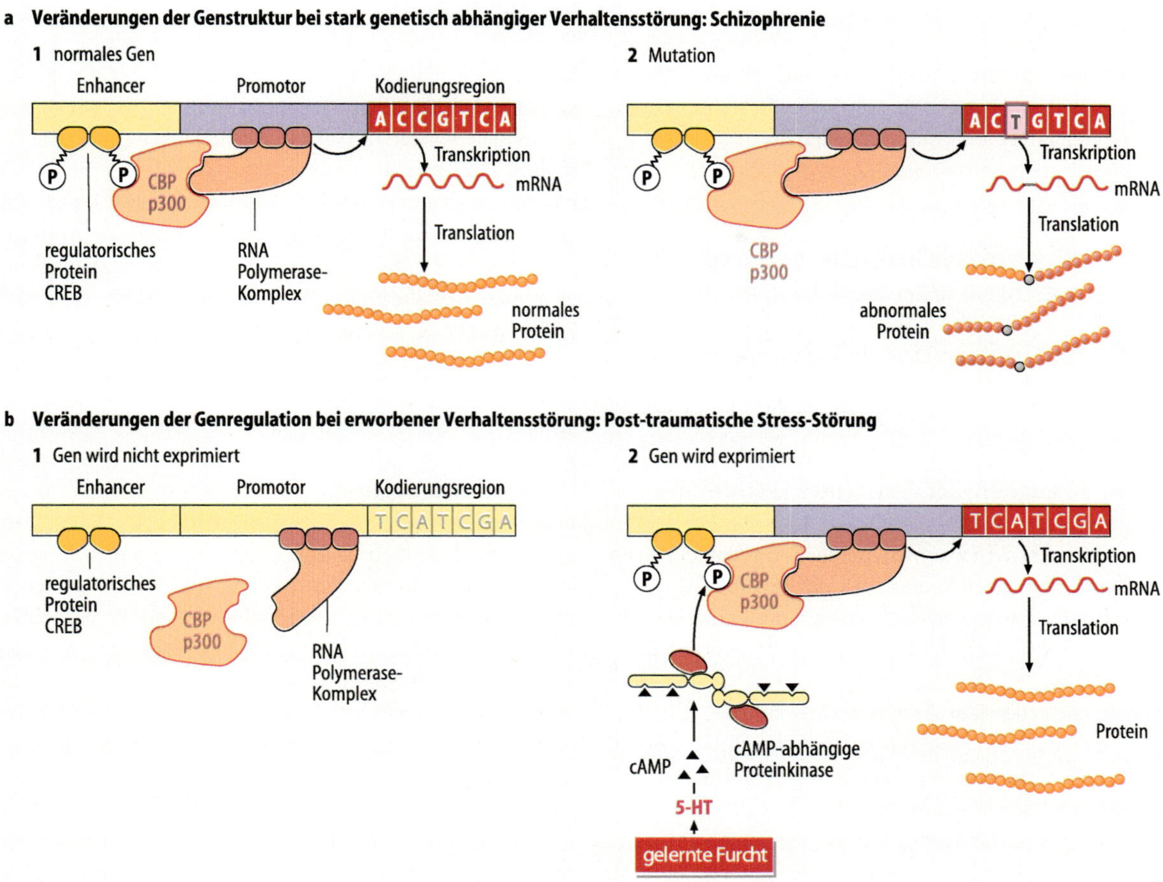

Nach Kandel ER, Schwartz JH, Jessell TM (2000). Mit freundlicher Genehmigung von Elsevier.

Abb. 25.20a, b. Genetische Mechanismen von angeborenen und erworbenen Verhaltensstörungen. Während vererbte Störungen durch Genexpression veränderter (z. B. durch Mutation) Gene entstehen, bewirken Lernprozesse die Transkription inaktiver oder die Hemmung aktiver Gene. Ein Gen hat 2 Segmente, die Kodierungsregion, die in eine mRNS durch die RNS-Polymerase umgeschrieben, kopiert wird. Die mRNS wird dann im Zytoplasma in ein spezifisches Protein übersetzt, das die Membraneigenschaften und intrazellulären Kaskaden modifiziert. Die Regulatorregion des DNS-Segments besteht aus einer sog. Aktivator- (»enhancer«) und Promotorregion (Abb. 25.24). Ein Regulatorprotein muss an die Aktivatorregion binden, sonst kann die RNS-Polymerase das Gen nicht transkribieren. Das Regulatorprotein (z. B. CREB) muss aber davor phosphoryliert werden. Die Phosphorylierung (P) von CREB bewirkt die Aktivierung des CREB-Bindungsproteins (CBP), das die Transkription einleitet. **a** Beispiel der schizophrenen Erkrankung, bei der das Risiko angeboren ist. 1. Bedingung eines gesunden Gens. 2. Mutierte Form der Kodierungsregion des Strukturgens, bei der Thymin (T) für Cytosin (C) ausgetauscht wurde. Dadurch wird eine veränderte mRNS-Sequenz transkribiert. **b** Erworbene Verhaltensstörung wie z. B. posttraumatische Belastungsstörung (PTSD). 1. Vor Phosphorylierung des Regulatorproteins, keine Übersetzung (Translation) des Gens. 2. Die traumatische Erfahrung, z. B. gelernte Furcht, aktiviert Serotonin (5-HT) und cAMP und in der Folge cAMP-abhängige Proteinkinasen. Diese gelangt in den Zellkern und phosphoryliert CREB. CREB bindet an die Aktivatorregion der DNS und leitet die Gen-Transkription ein

Entstehung von Verhaltensstörungen durch Änderung der Genexpression

Abb. 25.20 illustriert die Tatsache, dass länger anhaltende Verhaltensstörungen oder Persönlichkeitseigenschaften und Intelligenz dieselben Mechanismen der in den vorausgegangenen Abschnitten und in Kap. 23 beschriebenen Genexpression benützen. Während im Fall einer teilweise vererbten Störung wie der **Schizophrenie** die fehlerhafte Translation auf einem vorhandenen Gendefekt beruht, der in der Pubertät aktiviert wird, entsteht z. B. bei der **posttraumatischen Belastungsstörung (PTSD)** durch ein traumatisches Ereignis eine Über- oder Unterproduktion bestimmter Proteine. Diese ändern dauerhaft die Erregbarkeit in bestimmten Hirnregionen. Bei Patienten mit PTSD findet man z. B. häufig eine Schrumpfung des Hippokampus, wodurch die Amnesie, das explizite Vergessen des traumatischen Ereignisses, verursacht wird.

Assoziatives Lernen wird durch die molekulare Genetik zu einem universellen Prinzip, das sowohl die Vererbung von Verhaltensweisen, wie die frühe Entwicklung, wie die späte Aneignung mit denselben Prinzipien erklären kann. Die Nature-Nurture-Debatte (Anlage-Umwelt) verliert dadurch ihre polarisierende Wirkung.

Σ Zwischen vererbten und durch Lernen erworbenen Störungen des Verhaltens besteht auf molekularer Ebene kein prinzipieller Unterschied. In allen Fällen wird durch die genetisch gesteuerte Neustrukturierung der synaptischen Membran das Entladungsverhalten postsynaptischer Zellen verändert.

25.5 Neuropsychologie des explizit-deklarativen Gedächtnisses

25.5.1 Störungen des deklarativen Gedächtnisses nach Hirnläsionen

Amnesieformen

Der Ausgangspunkt für die systematische Klassifikation des Gedächtnisses auf neurobiologischer Basis war ein Einzelfall, der Patient H. M. (▶ unten), der nach einer beidseitigen Entfernung der Hippokampi und der darüberliegenden Kortexschichten eine schwere anterograde Amnesie erlitt, die auch 30 Jahre nach der Operation unverändert geblieben ist (◘ Abb. 25.21).

Unter **anterograder Amnesie** verstehen wir die Tatsache, dass eine Person nach einer Hirnschädigung (Unfall, Schlaganfall, Operation etc.) keine neue Information behalten (lernen) und wiedergeben kann.

Unter **retrograder Amnesie** verstehen wir die Tatsache, dass eine Person Ereignisse **vor** einer Hirnschädigung, z. B. vor einem Unfall, nicht erinnern kann.

Der Patient H. M. und viele der nach ihm untersuchten Patienten mit Amnesien schienen auf den ersten Blick keinerlei neue Informationen und Ereignisse nach der Zerstörung des Hippokampus aufnehmen zu können. Bei genauer testpsychologischer Untersuchung ergab sich aber, dass bei diesen Patienten das prozedurale **(implizite) Lernen erhalten** bleibt. Dagegen zeigten systematische Studien dieser Patienten und Läsionsstudien an Affen, dass deklaratives Lernen von der Intaktheit des Hippokampus, des entorhinalen Kortex und der darüberliegenden perirhinalen und parahippokampalen Kortizes abhängt.

Der Fall H.M.

Dem Patienten wurden 1953 wegen unbehandelbaren epileptischen Anfällen von Scoville beide medialen Temporallappen, einschließlich G. hippocampus, Amygdala und die beiden vorderen Drittel des Hippokampus entfernt. ◘ Abb. 25.21 zeigt das Ausmaß der Zerstörung. B. Milner hat den Patienten erstmals untersucht und eine bis zu seinem Tod 2009 bestehende schwere anterograde Amnesie bei erhaltener Intelligenz (IQ=118) diagnostiziert. Vergleichbare Ausfälle im Gedächtnis treten bei keiner anderen Läsion oder neurochirurgischem Eingriff auf.

H.M. erinnert sich an Ereignisse vor der Operation, erfasst komplexe sprachliche Reize, erinnert sich aber nicht an den Tod des Vaters, der nach der Operation erfolgte, kann auch nach mehr als einem Jahrzehnt seinen jetzigen Wohnort nicht angeben oder finden, nachdem seine Familie übersiedelte. Alle Aufgaben, bei denen zwischen Darbietung des Lernmaterials und Reproduktion mehr als eine Minute Zeit verstreicht, kann er auch nach hundertfachen Wiederholungen nicht wiedergeben, wie z. B. Gesichter, Wörter, geometrische Figuren, also sowohl rechts- als auch linkshemisphärische Aufgaben. H.M. kann auch einfache Arbeiten nicht verrichten, da er sofort vergisst, was er tun sollte. Kurzzeitgedächtnistests, wie z. B. Zahlennachsprechen, gelingen, wenn keine interferierenden Reize dargeboten werden.

Emotional ist H.M. angepasst, flach, die Wahrnehmung autonomer Veränderungen (Hunger, Schmerz, Sättigung) ist erheblich eingeschränkt, was auf die Amygdalektomie rückführbar sein könnte. Sowohl H.M. als auch N.A., ein Patient mit Läsion des dorsomedialen Thalamus, sind sozial isoliert, haben Schwierigkeiten soziale Bindungen aufzubauen und zu erhalten, zeigen aber keine depressiven Verstimmungen (Depression erfordert wahrscheinlich deklaratives Gedächtnis mit Erwartungsvergleichen, Kap. 27). »Jeder Tag steht für sich alleine, egal ob Freude oder Trauriges passierte … Gerade jetzt frage ich mich, habe ich irgendwas Schlechtes gesagt oder getan? Jeder Moment erscheint mir klar, aber was war gerade davor? Es ist wie wenn man gerade aus einem Traum erwacht. Ich kann mich einfach nicht erinnern«.

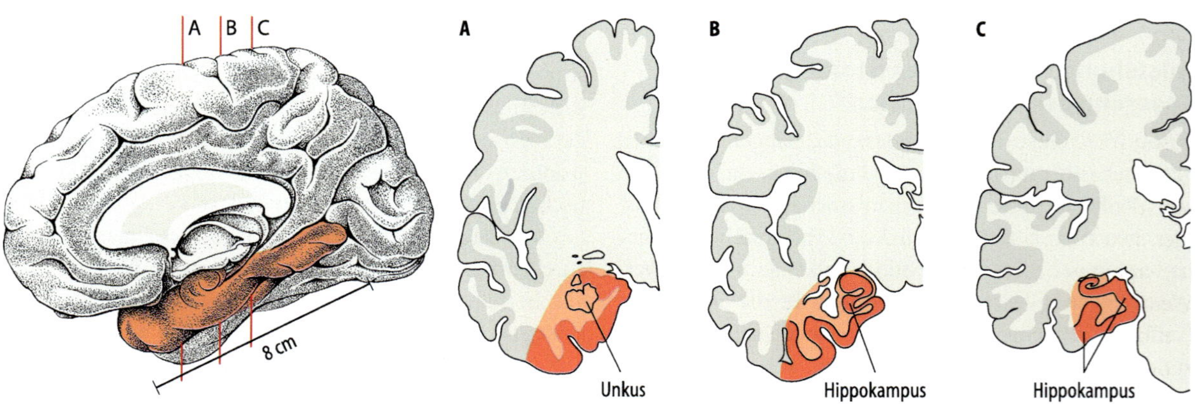

Nach Milner B (1970). Mit freundlicher Genehmigung von Elsevier.

◘ **Abb. 25.21. Querschnitte (auf verschiedenen Ebenen) des Gehirns von H.M.** Die Operation erfolgte bilateral (▶ Text)

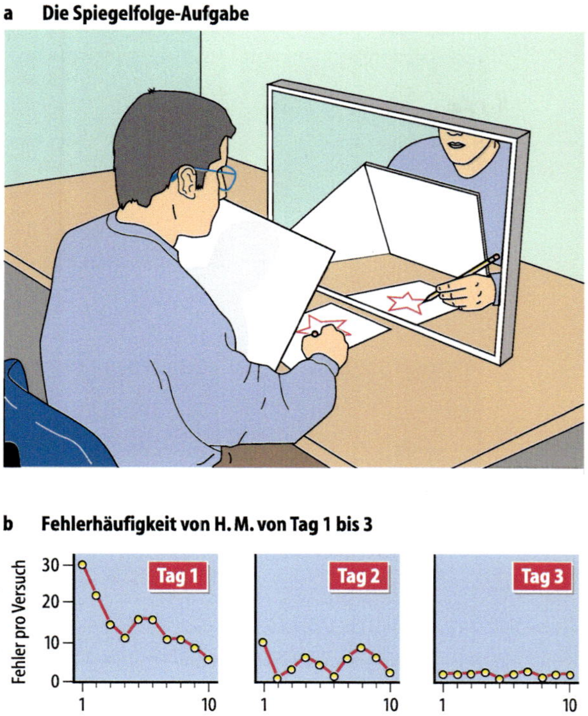

Abb. 25.22a, b. H.M. und Spiegelfolge-Aufgabe. a Nachfahren von Stern. **b** H.M.s Fehler von Tag 1 bis 3 (▶ Text)

Nach Entfernung oder Läsion beider Hippokampi und darüber liegender temporaler Hirngebiete kommt es zu anhaltender anterograder Amnesie.

H.M. und implizites Lernen

Erstaunliche **Fortschritte** macht H.M. dagegen bei motorischen Lernaufgaben, wie einem Stiftlabyrinth oder Spiegelzeichnen (Abb. 25.22). Dabei muss der Patient ein Muster (z. B. einen Stern), das vor ihm auf dem Tisch liegt, möglichst genau nachfahren, darf dabei aber nur in einen Spiegel schauen, der ihm die Aufgabe seitenverkehrt zeigt. Auch bei schwierigen Denkaufgaben, wie dem **»Turm von Hanoi«** (Abb. 25.23) zeigen H.M. und andere schwer amnestische Patienten Fortschritte.

Erhalten ist bei amnestischen Patienten auch der sog. **»Repetition-priming-Effekt«**: Zum Beispiel werden spiegelbildlich geschriebene oder fragmentarische Wörter mehrmals dargeboten und der Patient muss die Aufgabe zu einem späteren Zeitpunkt wiederholen oder die Wörter ergänzen. Die erste Aufgabe bereitet die Darbietung der zweiten identischen Aufgabe vor (»priming«). Obwohl auch hier dem Patienten die verbesserte Leistung nicht bewusst ist, ergänzt er z. B. die bereits gesehenen Wörter besser. Wenn die Aufgabe aber auf einer bewussten Anstrengung (»effort«, »controlled processing«, Kap. 21) mit Wiedererkennen beruht, gelingt sie nicht mehr, bewusstes Wiedererkennen bleibt gestört. **Motorische, perzeptive und kognitive »skills« (Fertigkeiten) werden gut gelernt**, obwohl

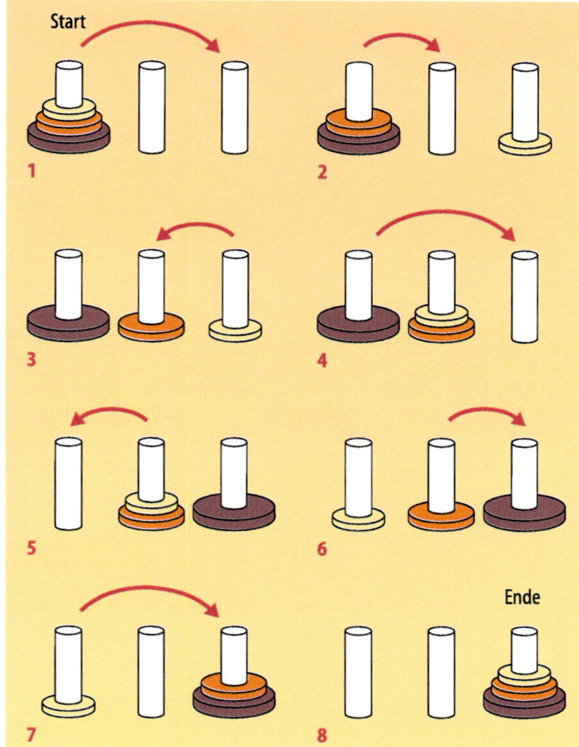

Abb. 25.23. Schematische Darstellung des Turms von Hanoi. Das Problem kann nur im Rahmen von mindestens 31 Schritten gelöst werden. Hier ist eine einfache Version mit 3 Blöcken gezeigt. 5 hölzerne Blöcke liegen *links* und sollen mit Hilfe der in der *Mitte* liegenden Stange in derselben Form um die *rechte* Stange aufgebaut werden, wobei der größte Block *unten* und der kleinste *oben* liegen muss. Es darf immer nur ein Block zu einer Zeit bewegt werden, und es darf nie ein größerer Block auf einem kleineren liegen. Um das Puzzle zu lösen, muss die Versuchsperson die einzelnen Blöcke mehrmals an allen 3 Stangen aufbauen. Die optimale Lösung ist über 31 Schritte erreichbar. In den hier berichteten Untersuchungen mussten die Versuchspersonen die Aufgabe viermal pro Tag an 4 hintereinanderliegenden Tagen lösen

H.M. davon nichts bemerkt: Trotz der Fortschritte erlebt H.M. jede Aufgabendarbietung als neu.

Trotz des völligen Verlustes von explizitem Behalten können nach beidseitiger Läsion des Hippokampus und darüber liegender Regionen implizite Fertigkeiten gelernt und behalten werden.

Korsakoff-Syndrom und Konfabulation

Carl Wernicke beschrieb 1881 eine »Enzephalopathie«, die nach Vergiftungen und Alkoholismus zu Ataxie (Gleichgewichtsstörung), peripherer Neuropathie mit Schmerzen und Verwirrtheit führt. Sergej Korsakoff fügte diesem Syndrom 1887 eine schwere Gedächtnisstörung (Amnesie) mit Konfabulationen hinzu. Konfabulationen sind »Erfindungen« der Patienten, um den verwirrten Zustand zu ordnen. Die Patienten sind Alkoholiker und Alkoholismus geht durch die chronische Lebererkrankung mit einem **Defizit**

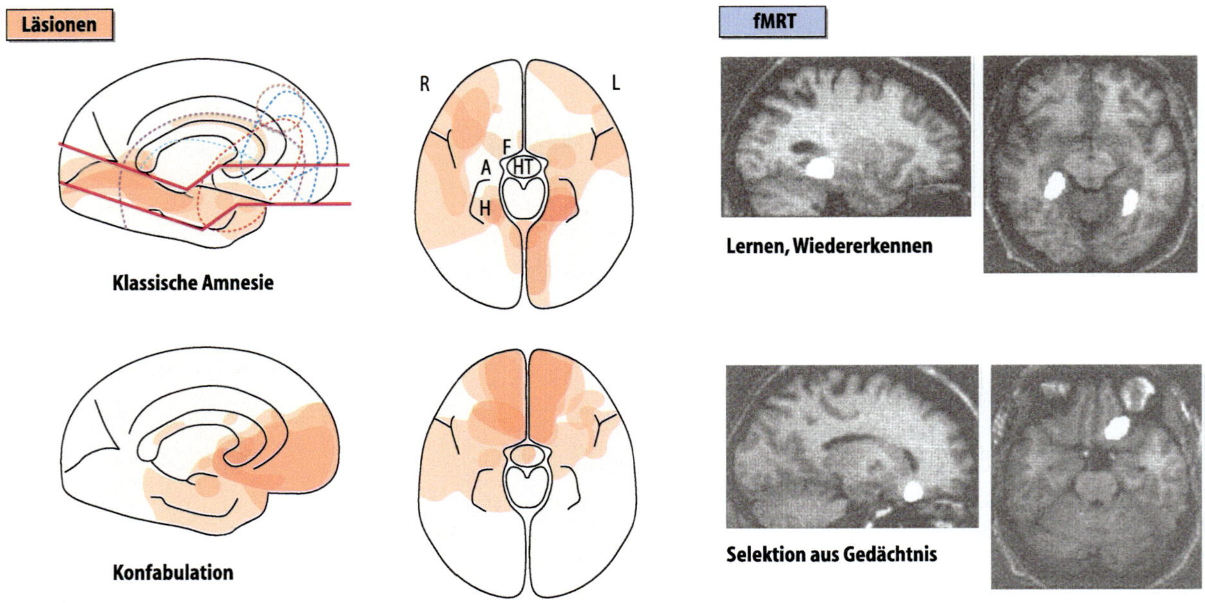

Nach Nature Reviews (2003). Reprinted by permission from Macmillan Publishers Ltd: Nature Reviews.

Abb. 25.24. Anatomie der Konfabulation und Amnesie. Links die überlagerten Läsionen von Patienten mit Amnesie (oben) und Konfabulation (unten). Man sieht, dass Läsionen mit Amnesien temporal und Konfabulationen präfrontal und orbitofrontal lokalisiert sind. Rechter Teil fMRT während Einprägen von episodischer Information, darunter Aufgaben, bei denen aus dem Langzeitgedächtnis selegiert werden sollte (weisse Flecken)

an Vitamin B_1 (Thiamin) einher. Thiamin ist zur Synthese von Azetylcholin und GABA im Gehirn notwendig. Der Thiamin-Mangel führt vor allem in den Mamillarkörpern und dem dorsomedialen Kern des Thalamus zu Zelluntergang. Beide Areale projizieren in den Hippokampus und Teile des präfrontalen Kortex, die für exekutive Funktionen und deklaratives Gedächtnis verantwortlich sind.

Im Gegensatz zu Läsionen des mediotemporalen Hippokampus-Systems spricht man daher beim Korsakoff-Syndrom von **»dienzephaler Amnesie«**. Korsakoff beschrieb seine Patienten so: »Der Patient vergisst selbst das, was gerade einen Moment davor geschah: Du kommst herein, sprichst mit ihm, gehst eine Minute raus, kommst wieder herein, und der Patient hat absolut keine Erinnerung, dass Du gerade bei ihm warst ...« »Wenn man ihn fragt, wie er seine Zeit verbracht hat, erzählt er häufig eine Geschichte, die nichts mit dem zu tun hatte, was wirklich geschah; z. B. er erzählt, dass er gestern in die Stadt gefahren sei, obwohl er schon 2 Monate im Bett gelegen war, usf.«

Während der Verlust des deklarativen Gedächtnis auf die Zerstörung der dienzephalen Anteile des medialen Temporallappen-Hippokampus-System zurückzuführen ist, besteht die Konfabulation aus dem Problem, dass spontan auftauchende Gedächtnisinhalte und die gegenwärtige Situation nicht **unterdrückt** werden können. Dies ist die Leistung des **posterioren Orbitofrontalkortex** (Abschn. 25.3.3, Rolle des Dopaminsystems), der weiter perseverativ auf Reize antwortet, die nicht mehr belohnt werden. Ein wichtiger Teil der Belohnungsvorhersage-Fehler-Anzeige fehlt, so dass Realität und Erinnerung nicht mehr auseinander gehalten werden können (Abb. 25.24).

Σ Die deklarative Gedächtnisstörung beim Korsakoff-Syndrom ist auf die Zerstörung dienzephaler Anteile des medialen Temporallappen-Hippokampus-Systems (► unten), die Konfabulation auf Verlust der Realitätskontrolle durch den posterioren Orbitofrontalkortex zurückzuführen.

Der Hippokampus und Konsolidierung

Die Ergebnisse von H.M. sind seither an einer Vielzahl amnestischer Patienten bestätigt worden, bei denen stets ein Ausfall der mediotemporalen Region und beider Hippokampi vorlag. Ein von Squire untersuchter Patient (R.B.) mit erheblicher anterograder Amnesie nach einem operativen Zwischenfall (Anoxie) wies post-mortem nur **eine** nachweisbare Läsion auf: Alle Pyramidenzellen der **CA1-Schicht** beider Hippokampi waren zerstört. Wie aus Kap. 5, Abb. 5.12 ersichtlich, ist damit der gesamte Fluss der Information vom Hippokampus über Subiculum, entorhinalen Kortex und damit auch zu den übrigen neokortikalen Regionen unterbrochen.

Das CA1-Feld des Hippokampus benutzt Glutamat als Transmitter. Anoxie, Elektroschock (► unten) und Blutungen führen daher leicht zu Überaktivierung der NMDA-Rezeptoren und vermehrtem Ca^{++}-Einstrom mit Zerstörung der Neuronen. Die **Schwelle für epileptische Entladungen** ist hier besonders nieder.

Da Patienten mit Läsion des Hippokampus oft keine retrograde Amnesie aufweisen und sich an **vor** der Läsion Zurückliegendes erinnern, ist der Hippokampus offensichtlich nur bei der Einprägung **neuen** Materials wichtig. Abruf und Speicherung vertrauten Materials geschieht im Kortex ohne »Hilfe« des Hippokampus.

Σ Amnesien nach Hirnschädigung vor allem des medialen Temporallappens und des Hippokampus führen zu Ausfall des expliziten Gedächtnisses durch Störung der Konsolidierung.

Elektroschock

Ähnliche Ergebnisse wurden auch bei Patienten nach **bilateralem Elektroschock** berichtet (ECS, »electroconvulsive shock«). Dabei wird ein 70–120 V starker Wechselstrom für ca. 1/2 Sekunde mehrmals hintereinander (9- bis 10-mal) meist an Schläfenelektroden (Temporallappen) appliziert. An den **epileptischen Krampfanfall**, der vom Strom ausgelöst wird, schließt sich unterschiedlich lange Bewusstlosigkeit und Somnolenz an. Anterograde und retrograde Amnesien von Minuten bis Tage und Wochen bei erhaltenem Lernen von Fertigkeiten (»skills«) sind die Folgen dieser umstrittenen »Therapie« für Depressionen und Schizophrenien.

ECS führt zu Krampfentladungen und reversibler Inaktivierung primär im Hippokampus und den vom Hippokampus versorgten Regionen. Reizt man den Hippokampus mit starken elektrischen Stromstößen über Tiefenelektroden beim Menschen, so kommt es zu reversibler Blockade der Hippokampusaktivität. Während solcher Reizung tritt völlig identische anterograde Amnesie wie bei ECS auf, aber ohne Bewusstseinsverlust: Bilder, die kurz vorher erkannt wurden, werden auch bei mehrmaliger Darbietung nicht mehr eingeprägt und bei neuerlicher Darbietung nicht erkannt. Nach Ende der Reizung verschwindet der Effekt.

Semantisches Gedächtnis ist nach Läsionen des Hippokampus oder Elektroschock kaum beeinträchtigt. Die Patienten wissen um die semantische Bedeutung der Dinge und Situationen, verlieren aber das **episodische** Gedächtnis nach der (reversiblen) Läsion. Ist aber mit den Hippokampi auch die darüber liegende Temporalregion zerstört oder beeinträchtigt, wie z. B. in der sog. **Pick-Atrophie** und beim Morbus Alzheimer, so geht auch die semantische Speicherung und Abruf verloren.

Σ Der eigentliche Hippokampus (Hippocampus proper) ist zur Konsolidierung von neuer episodischer und kontextueller Information notwendig. Die darüber liegenden Regionen des Temporallappens sind für explizites semantisches Gedächtnis essenziell.

25.5.2 Das mediale Temporallappen-Hippokampus-System

Hippokampus und kognitive Karten des raum-zeitlichen Kontextes

Wir haben in Abschn. 5.3 bereits die wichtigsten Verbindungen und Funktionen des Hippokampus besprochen. Im Tierversuch, besonders bei Ratten zeichnen sich die Pyramidenzellen des Hippokampus dadurch aus, dass sie ortsspezifische rezeptive Felder aufweisen, sog. **Ortszellen.** Diese feuern nur dann, wenn sich das Tier an einem bestimmten Ort, bezogen auf die Lage und Beziehung äußerer Objekte zueinander (Raumpunkte) befindet. Auch die **Zeit,** an der sich der Organismus an einem bestimmten Punkt befand, ist Teil dieses Kontextes. Genauso der Gefühls- oder Motivationszustand. In ◘ Abb. 5.12 und 5.13 haben wir schon dargestellt, dass auch beim Menschen der Hippokampus bei örtlicher Orientierung und Abschätzung von Ortsbeziehungen aktiv ist.

Mediale Temporallappenregionen

◘ Abb. 25.25 zeigt die engen Verbindungen der medialen Temporalregion mit dem Rest des Neokortex am Gehirn des Rhesusaffen. Alle Projektionen enden im **parahippokampalen Gyrus** und **entorhinalen Kortex,** der mit dem Hippokampus reziprok verbunden ist. Die permanente **Speicherung der Gedächtnisinhalte** selbst muss in den für entsprechende Verhaltensfunktionen spezialisierten neokortikalen Arealen erfolgen (◘ Abb. 25.26).

Der Hippokampus erhält über den entorhinalen Kortex **Informationen aus allen Assoziationsfeldern** des Neokortex sowie aus Teilen des limbischen Systems, vor allem dem Gyrus cinguli und dem frontalen Kortex sowie aus verschiedenen Regionen des Temporalkortex. Alle diese Verbindungen sind reziprok, d. h. dass der Hippokampus auch efferente Verbindungen zu den Assoziationskortizes hat, wo die eigentlichen Langzeitveränderungen im Rahmen der Gedächtnisspeicherung stattfinden.

Das mediale Temporallappensystem muss während der Darbietung oder Wiederholung des Gedächtnismaterials aktiv sein, damit sich **zwischen den verschiedenen Reizen,** die während der Einprägung präsent sind, **assoziative Verbindungen ausbilden** können. Der Hippokampus und der darüberliegende entorhinale Kortex müssen die verschiedenen verstreuten Repräsentationen der gesamten Umgebung, die während des Lernens präsent sind, zeitlich wie örtlich miteinander verketten (◘ Abb. 25.26). Die **Herstellung eines solchen Kontextes** ist vor allem dann notwendig, wenn **neue** Situationen und **neues** Lernmaterial eingeprägt werden, da in einer solchen Situation neue Wahrnehmungen und neue Gedanken, die bisher nicht assoziativ miteinander verbunden waren, miteinander verbunden werden müssen. Sobald diese neuen Inhalte assoziativ verkettet sind, genügt zu einem späteren Zeitpunkt ein kleiner Ausschnitt oder ein Einzelaspekt dieser Situation, um die Gesamtsituation zu

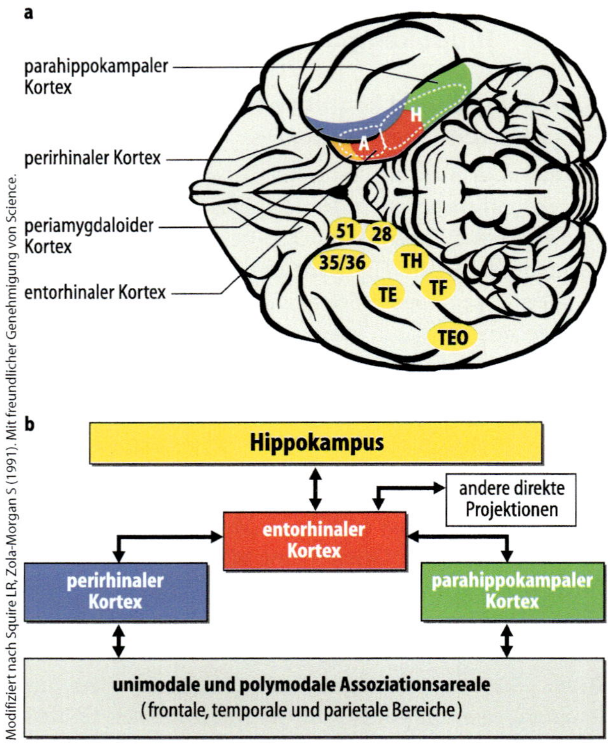

Abb. 25.25a, b. Mediales Temporallappen-Hippokampus-System. a Ventrale Ansicht des Affengehirns mit den verschiedenen Läsionsorten, die im Tiermodell zur Amnesie führten. Amygdala (A) und Hippokampus (H) sind punktiert eingezeichnet und die benachbarten kortikalen Regionen in Farbe. Blau der perirhinale Kortex (Area 35 und 36); orange der periamygdaloide Kortex (Area 51); rot der entorhinale Kortex (Area 28) und grün der parahippokampale Kortex (Areale TH und TF). **b** Schematischer Aufbau des Gedächtnissystems des medialen Temporallappens. Der entorhinale Kortex projiziert in den Hippokampus, wobei 2 Drittel der kortikalen Afferenzen in den entorhinalen Kortex aus den benachbarten perirhinalen und parahippokampalen Kortizes entspringen. Diese wiederum erhalten Projektionen von unimodalen und polymodalen kortikalen Arealen im frontalen, temporalen und parietalen Bereich. Der entorhinale Kortex erhält darüber hinaus direkte Afferenzen vom orbitalen Frontalkortex, dem Gyrus cinguli, dem insulären Kortex und dem oberen Temporallappen. Alle diese Projektionen sind reziprok

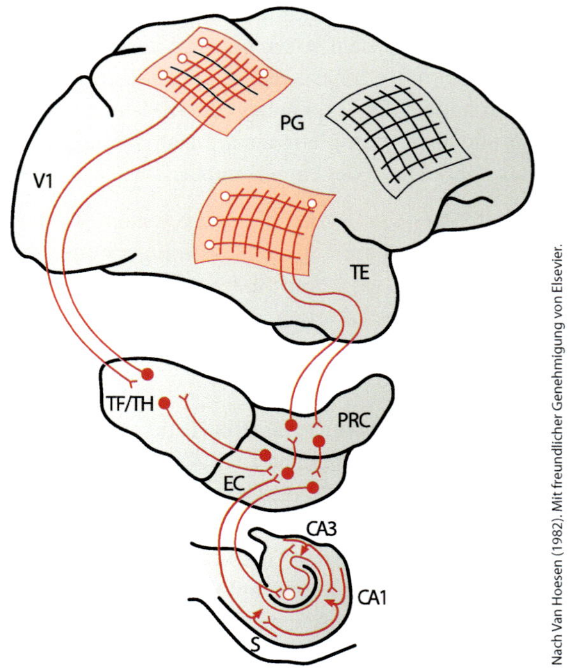

Abb. 25.26. Rolle des Hippokampus (unten: Schicht CA1 und CA3), des entorhinalen Kortex *(EC)*, des perirhinalen Kortex *(PRC)* und des parahippokampalen Kortex *(TF/TH)* in der Verknüpfung von Kontexten in verschiedenen Kortexarealen (*V1* primärer visueller Kortex; *PG* Gyrus postcentralis, *TE* temporaler Kortex (Abb. 25.25 und Text)

reproduzieren. Das hippokampale System verbindet also die kortikalen Repräsentationen einer bestimmten Situation miteinander, so dass sie ein **Gesamt des Gedächtnisinhaltes** bilden (»binding«, Kap. 21 und Abschn. 25.3.2). Fällt dieses System aus, so erscheint uns jede Situation neu, völlig unabhängig davon, wie oft wir sie schon gesehen oder erlebt haben, da sie zu keiner der gleichzeitig vorliegenden Aspekte dieser Situation irgendeine **Beziehung** hat. Deshalb spricht man auch vom hippokampalen System als **relationales Lernsystem**.

Σ Der Hippokampus und das mediale Temporallappensystem verbinden assoziativ die kontextuellen Reize einer Situation und übertragen sie bereits assoziativ verknüpft in die kortikalen Speicherareale.

Hippokampus-Theta-Rhythmus und die Bündelung von Information

Das in Kap. 5.4 beschriebene **autoassoziative Netzwerk** (Abb. 5.12 und 5.13) des Hippokampus kann man sich als landwirtschaftliche Maschine vorstellen, die im 5–8-Hz-Rhythmus ihres Motors über ein mit verschiedenen Pflanzentypen ungeordnet bebautes Feld fährt und gleichartige Pflanzen bündelt. Dabei werden die gleichartigen Pflanzen nur in der Ansaugphase des Motors (negative Polarität einer Theta-Welle) erfasst. Durch Feinregulation der Phase und des Rhythmus des Motors wird bestimmt, wann ein Pflanzenbündel erfasst und welches nicht erfasst (positive Phase) wird. Damit wird durch Variation der Motorumdrehungen auch geregelt, **welche** Pflanzentypen gerade gebündelt werden. Jede Kammer der Maschine (entorhinaler → perirhinaler → parahippokampaler Kortex → Hippokampus, Abb. 25.26) führt einen weiteren Verdichtungszyklus hinzu: Gedächtnisstörungen werden mit jeder zusätzlich gestörten Region stärker, Zerstörung des Hippokampus allein hat nur geringe Auswirkungen.

Die Maschine arbeitet besonders stark (Hippokampus-Theta hochamplitudig und synchron), wenn neue, bisher nicht bestellte Felder mit chaotischen Anbauflächen auftauchen: im REM-Schlaf, wenn die PGO ungeordnete Inhalte im Kortex erzeugen und bei **Exploration** neuer, potenziell gefährlicher Umgebung. Die Steuerung der Maschine, wann sie z. B. besonders intensiv arbeiten muss (neue Umgebung, für Ziele wichtig), ob sie angekommenes Material ordnen oder bereits vorhandenes Material ausgeben oder nur angekommenes Material wieder finden muss, bestimmt der Präfrontalkortex.

Der Hippokampus-Theta-Ryhtmus steuert die Kontext-Bündelung im medialen Temporallappen-Hippokampussystem zwischen Hippokampus und den höheren Nachbarstrukturen, wobei ein Bündelungszyklus mit der erregenden, negativen Phase einer Theta-Welle verbunden ist.

Medialer Temporallappen, Hippokampus und präfrontaler Kortex

Abb. 25.27 zeigt die engen anatomischen Verbindungen zwischen den beiden Hirnsystemen des medialen Temporallappens (MTL) und des Präfrontalkortex (PFC): das Kontext-Herstellungssystem für episodische Information und das eigentliche »top-down« (Kap. 21) Ordnungs- und Kontrollsystem. Links sind die Enkodierungsspeicher, rechts die Wiedergabefunktion beider Systeme dargestellt.

In der **Enkodierungsphase** wird die posterior aufgenommene Information in hierarchisch aufgebauten Schritten in zunehmend höhere (abstraktere) Repräsentationen umgewandelt, die vom MTL zu einem Gedächtnisinhalt zusammengebündelt wird. Der linke dorsolaterale präfrontale Kortex (DLPFC) kontrolliert als Arbeitsgedächtnis die getrennte Speicherung (Separierung) und der ventrale präfrontale Kortex (VLPFC) semantische und phonologische Verarbeitung.

In der **Wiedergabephase** werden im VLPFC die Wiedergabe-Hinweisreize (»retrieval cues«) iterativ mit gespeicherter Information im MTL verglichen, bis die gesuchte Erinnerung in einem Muster-Vervollständigungszyklus erreicht wird. Der DLPFC hält diesen Vorgang einige Zeit aufrecht (Arbeitsgedächtnis) und prüft, ob das Endresultat des iterativen Vergleichsvorganges mit den vorher spezifizierten Wiedergabekriterien übereinstimmt. Stimmt das Ziel und die aktuelle Wiedergabe überein, kann der Inhalt als Gedanke oder Vorstellung bewusst und/oder für Verhalten genützt werden. Wenn das Ziel der Wiedergabe und die aktuelle Wiedergabe nicht übereinstimmen, modifiziert der VLPFC die iterative Suche. Der mediale und orbitofrontale Kortex (nicht auf Abb.) werden bei vitaler Relevanz oder Relevanz aktiv (Kap. 21 und 28).

Der MTL benötigt in der Einprägungsphase von neuer Information zur Organisation und Separierung der Engramme den präfrontalen Kortex. In der Wiedergabephase wird der gesuchte Gedächtnisinhalt im MTL durch einen iterativen Vergleichsprozess mit den Wiedergabekriterien im PFC gefunden.

25.6 Verhaltensmedizin und Biofeedback: Die Anwendung operanten Konditionierens auf pathologische Prozesse

25.6.1 Verhaltensmedizin und Biofeedback

Definitionen

Verhaltensmedizin ist eine Wissenschaftsdisziplin, die aus der Klinischen, Physiologischen und Allgemeinen Psychologie entstanden ist. Sie wendet die Erkenntnisse der Lernpsychologie auf die psychologische (Selbst-)Kontrolle von physiologischen und pathophysiologischen Prozessen bei körperlichen Erkrankungen an. Die ver-

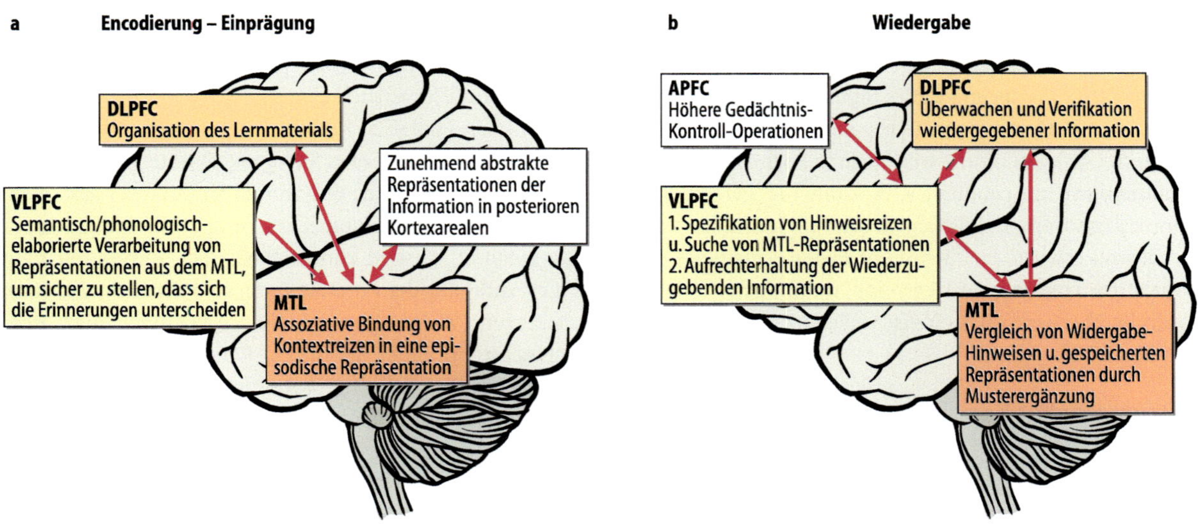

Abb. 25.27a, b. Präfrontaler Kortex und mediales Temporallappen-System. *DLPFC* dorsolateraler Präfrontalkortex, *VLPFC* ventraler Präfrontalkortex, *MTL* medialer Temporallappen, *APFC* anteriorer Präfrontalkortex (Erläuterungen ► Text)

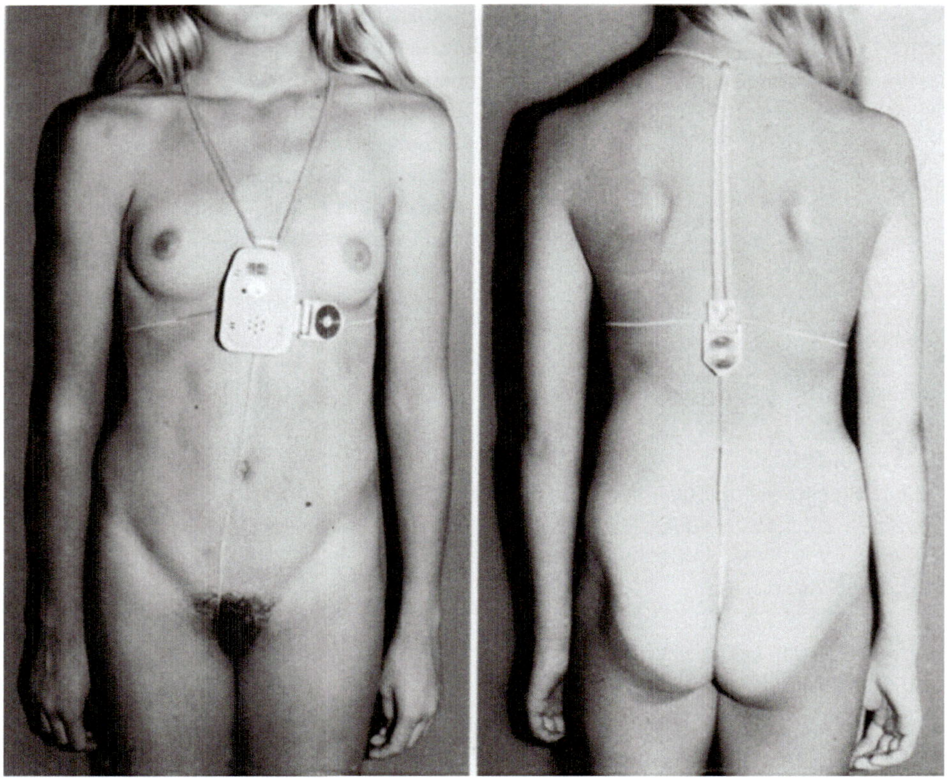

Aus Birbaumer N et al (1994). Mit freundlicher Genehmigung von Elsevier.

Abb. 25.28. Biofeedbackbehandlung von Skoliose und Kyphose. Gerät zur Rückmeldung der Streckung des Rückgrates. Bei Krümmung ertönt ein 20 s anhaltender leiser Ton, der bei Aufrichten sofort beendet wird. Ohne die Aufrichtreaktion innerhalb der 20 s wird der Ton lauter und für Umstehende hörbar

haltensmedizinischen Behandlungsmethoden wurden erfolgreich bei einer Vielzahl organmedizinischer Erkrankungen eingesetzt: koronare Herzkrankheiten, Bluthochdruck, Magen-Darmleiden, neurologische und neuromuskuläre Leiden, in der Pädiatrie und Frauenheilkunde etc.

Eines der wichtigsten Verfahren in der Verhaltensmedizin sind die sog. **Biofeedback-Therapien** (biologische Rückmeldung). Dabei wird ein biologisches Signal einer Person oder eines Tieres (z. B. Herzrate) registriert und die Person für die Änderung dieses Signals in eine bestimmte Richtung, z. B. Herzratenerniedrigung, negativ oder positiv verstärkt. Die Verstärkung wird auch in Form **informativer Rückmeldung** dargeboten, z. B. kann die Person ihren Herzschlag auf einem Bildschirm oder Digitalzähler verfolgen. Damit erwirbt der Mensch über das Prinzip des **operanten (instrumentellen) Lernens** automatisierte Selbstkontrolle über eine physiologische Reaktion (Abb. 25.28 und Box 28.3).

Instrumentelles Konditionieren autonomer Prozesse

Ungeklärt ist die Frage, ob instrumentelles Lernen auch bei vegetativen, hormonellen, biochemischen und zentralnervösen Prozessen ohne Beteiligung und Vermittlung **(Mediation)** der quergestreiften Muskulatur möglich ist. Bisher konnten vegetative Reaktionen nur mit **klassischer Konditionierung** psychologisch modifiziert werden.

Es gibt unzählige Möglichkeiten der mechanischen, chemischen und reflektorischen Beeinflussung viszeraler autonomer Reaktionen durch die Aktivität der Skelettmuskulatur: Zum Beispiel hat erhöhte Laktatsäureproduktion in aktiven Muskeln vasomotorische Effekte auf benachbartes Gewebe, durch muskulär bedingte Änderung der Brustkorbspannung wird Herzrate und Blutdruck beeinflusst etc. Um diese **peripheren Einflussgrößen** auszuschalten, injiziert man im Tierversuch eine hinreichend hohe Dosis des indianischen Pfeilgiftes **Kurare**, was zu einer vollständigen Blockade der cholinergen Erregungsübertragung an den motorischen Endplatten und somit Lähmung der gesamten quergestreiften Muskulatur führt. Da auch die Atemmuskulatur gelähmt ist, wird künstlich beatmet. Kurare führt zu keiner Änderung der viszeralen oder somatisch-muskulären Afferenzen (Wahrnehmung), Kurare verändert auch den efferent motorischen Output in und aus dem ZNS **nicht**. Die Droge eliminiert aber die **autonomen Konsequenzen** einer **muskulären** Aktivität, die durch mechanische, chemische oder reflektorische Verbindungen ausgelöst werden.

Wenn ein kurarisiertes und beatmetes Tier eine autonome Reaktion durch systematische Verstärkung dieser autonomen Reaktion verändern **lernt**, dann ist damit ausgeschlossen, dass die **gelernte** Änderung der viszeralen

Reaktion durch indirekte Einflüsse der Skelettmuskulatur verursacht wurde.

N.E. Miller und Mitarbeitern gelang in den sechziger und siebziger Jahren, an kurarisierten Mäusen und Ratten durch Belohnungs- und Vermeidungsversuche verschiedene viszerale und humorale Funktionen instrumentell zu konditionieren: Herzratenanstieg und -abfall, Blutdruckanstieg und -abfall, Darm- und Magenmobilität, Blutverteilung im Magen, Urinproduktion, Uteruskontraktionen, Haut- und Körpertemperatur und Durchblutung verschiedener Körperregionen. Hinzu kam, dass auch beim vollständig gelähmten Menschen die instrumentelle Kontrolle der elektrischen Aktivität **lokaler Hirnregionen** ohne messbare motorische oder autonome Beteiligung (Kap. 21 und 28) nachgewiesen werden konnte.

Beide Befunde stellen starke Argumente für die Möglichkeit **direkten** instrumentellen Lernens isolierter und spezifischer viszeraler und kortikaler Reaktionen dar und eröffnen den Weg für die therapeutische Anwendung dieses Prinzips zur **selektiven** Beeinflussung gestörter Organsysteme durch Rückmeldung und Belohnung der entsprechenden Funktionen (Biofeedbacktherapien wurden bereits an mehreren Stellen dieses Buches dargestellt).

Σ Instrumentelles Lernen autonomer und zentralnervöser Vorgänge scheint möglich zu sein, auch wenn man eine Beteiligung der Willkürmuskulatur nicht ganz ausschließen kann. Damit können aber auch gestörte Organsysteme und ihre Funktionen willentlich gesteuert werden.

25.6.2 Anwendungen der Verhaltensmedizin

Skoliose

Abb. 25.28 zeigt eine typische Anwendung dieses Prinzips zur Behandlung von **Skoliose** und **Kyphose** bei vorpubertären und pubertären Mädchen.

Skoliose ist eine progressive Verkrümmung des Rückgrates unbekannter Ursache. Ohne Behandlung führt sie zu Buckel, inneren Verwachsungen und, in einigen Fällen, zum Tode. Bei leichteren Verkrümmungen wird ein Korsett verordnet, bei schweren eine aufwendige Operation.

Das Biofeeback-Gerät auf Abb. 25.28 ersetzt das schmerzhafte und belastende Korsett und meldet der Patientin kontinuierlich **Fehlhaltungen** und deren Korrektur zurück. Bei Verkrümmung der Wirbelsäule (Lockerung der vertikalen Leine) ertönt für 20 s ein leiser Ton, richtet sich die Patientin auf, stoppt der Ton sofort; richtet sich die Patientin nicht auf, wird der Ton nach 20 s lauter. Bei Abschalten durch Haltungsverbesserung gewinnt die Person unterschiedlich lange Auszeiten, in denen der Ton nicht hörbar ist, je nachdem wie schnell und häufig sie den Ton rechtzeitig abschaltet. Die vertikale Leine dient der Korrek-

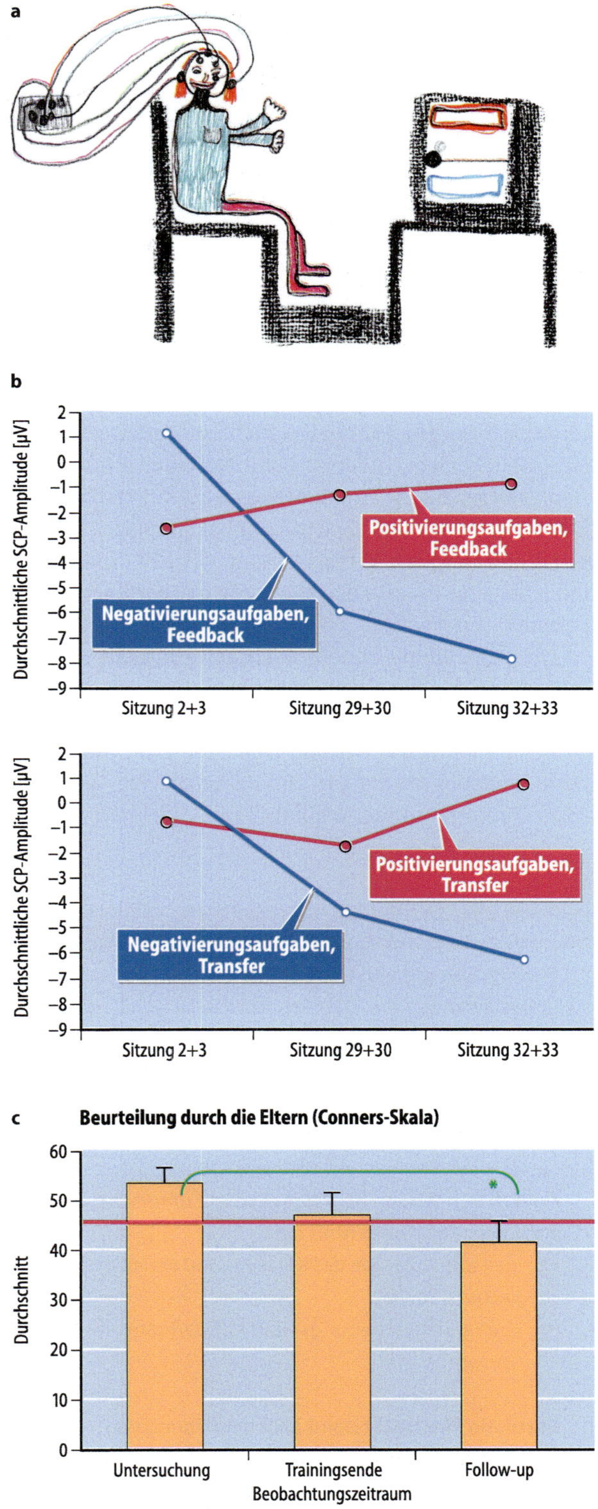

Abb. 25.34a–c. Biofeedback bei Kindern mit ADDH. a Selbstbildnis eine Kindes beim EEG-Feedback-Training **b** Die Fähigkeit zur Selbstkontrolle der langsamen Potenziale verändert sich signifikant nach 30 Sitzungen und ist auch 6 Monate nach Ende des Trainings stabil (*oben:* Veränderung der LP-Amplitude gegenüber der Baseline unter Feedback-Bedingen; *unten:* Selbstkontrolle ohne Feedback = Transfer) **c** Verbesserung des Verhaltens; zum Zeitpunkt des Follow-ups 6 Monate nach Ende des Trainings liegen die Beurteilungen unterhalb des Grenzwerts für problematisches Verhalten

tur des Brustkorbumfanges durch Atmung, mit der natürlich ebenfalls, aber artifiziell, die vertikale Leine gespannt und eine Haltungskorrektur vorgetäuscht werden kann. Die Person trägt das Gerät Monate bis Jahre bis zu 24 h pro Tag.

Hyperaktivität und Aufmerksamkeitsstörung

Aufmerksamkeitsstörungen treten früh, meist schon im Kindergarten, bei Kindern mit durchschnittlicher bis überdurchschnittlicher Intelligenz auf. Sie treffen vor allem männliche Kinder und sind oft mit Allergien, motorischer Unruhe, geringem Selbstwert und Impulsivität verbunden. Wir haben bereits in Kap. 9 die Beziehungen von Aufmerksamkeitsstörungen (ADDH, »attention deficit disorder and hyperactivity«), Allergien und Noradrenalin besprochen. Der genetische Anteil beträgt je nach Symptomatik 50–70% der Varianz. Elektroenzephalographisch zeigen ADDH-Kinder eine Verlangsamung des EEG präfrontal und reduzierte Amplituden später ereigniskorrelierter Potenziale.

Die Behandlung besteht heute überwiegend aus der Gabe stimulierender, **amphetaminhaltiger Medikamente**, vor allem **Ritalin**. Ritalin ist ein **Methylphenidat**, das die Wiederaufnahme von NA und Dopamin in die präsynaptische Endigung verhindert und damit die Verfügbarkeit beider Neurotransmitter erhöht.

Die pharmakologische Behandlung hat keine dauerhaft heilenden Effekte, muss für die Dauer der Störung über Jahre fortgesetzt werden, beeinträchtigt die Beweglichkeit und die Selbstkontrolle. Nach Absetzen kommt es zu Rückfällen, Abstinenzerscheinungen (Amphetamine haben Suchtpotenzial) und Müdigkeit.

Die verhaltensmedizinische Behandlung besteht aus Selbstkontrolltraining, Elterntraining und Selbstbehauptungsübungen. Am wirksamsten und der Pharmakotherapie langfristig überlegen ist **Neurofeedbacktherapie**, wobei sowohl langsame Hirnpotenziale (Kap. 20 und 21) als auch sensomotorischer Rhythmus (SMR, 8–15 Hz über dem motorischen Kortex) rückgemeldet werden (Abb. 25.29). Die Kinder lernen frontale Negativierungen (Aktivierungen) und/oder SMR zu erhöhen. Während die **langsamen Hirnpotenziale** die zentralnervöse Erregbarkeit frontal verbessern, reduzieren die synchronisierte thalamokortikale Hirnaktivität des SMR die ablenkende überschießende impulsive kognitive und motorische Aktivität.

Σ Instrumentelles Lernen (Biofeedback) von Körperpositionen führt bei Skoliose zu einer Normalisierung des Knochenwachstums. Bei Aufmerksamkeitsstörungen bewirkt Selbstregulation (instrumentelle Kontrolle) von elektrischer Hirnaktivität eine deutliche Zunahme der Konzentrationsfähigkeit.

Zusammenfassung

Die **Psychologie von Gedächtnis und Lernen** unterscheidet
- **implizites Gedächtnis** oder Verhaltensgedächtnis (Fertigkeiten und Konditionierung) und
- **explizites Gedächtnis oder Wissensgedächtnis**: episodisch und semantisch

Erwerb von Wissen (explizites Lernen) unterscheidet sich von implizitem Gedächtnis durch
- Inanspruchnahme des Kurzzeit- und Arbeitsgedächtnis sowie
- limitierte Verarbeitungs- und Aufmerksamkeitsressourcen.

Kortikale Plastizität beruht auf der Bildung von
- assoziativen Hebb-Synapsen,
- Zusammenschluss von Zellensembles,
- synchronen Oszillationen in Zellensembles (»binding«) und
- kortikalen Karten.

Synaptische Plastizität wird erzeugt durch
- Langzeitpotenzierung und Langzeitdepression,
- Modifikation dendritischer »spines«,
- Aktivierung von NMDA-Rezeptoren,
- Regulation von Erregungsschwellen an ACh-Synapsen im Kortex und
- Modulation emotionaler Einflüsse über dopaminerge und noradrenerge Systeme.

Intrazellulär besteht Konditionierung aus
- G-Protein-gesteuerten Veränderungen der synaptischen Erregbarkeit,
- verstärktem Ca^{++}-Einstrom und
- veränderter Genexpression und Proteinbiosynthese.

Das Temporallappen-Hippokampus-System ist verantwortlich für
- explizites Gedächtnis,
- assoziatives Zusammenbinden von Kontextreizen und
- Bündelung der aufgenommenen Information vor Ablage in den Kortexarealen.

Literatur

Carlson NR (2004) Physiologische Psychologie, 8. Aufl. Pearson, München
Gazzaniga M (ed) (2004) The cognitive neurosciences III, 3rd ed. MIT Press, Hongkong
Hebb DO (1949) The organization of behavior. Wiley, New York. Reprint Lawrence Erlbaum, 2002
Horn G (2004) Pathways of the past: the imprint of memory. Nature Rev Neurosc 5:108–220
John ER (1967) Mechanism of memory. Academic Press, New York
Kandel ER, Schwartz JH, Jessell TM (eds) (2000) Principles of neural science, 4th ed. Elsevier, New York
Kolb B, Whishaw IQ (2001) An introduction to brain and behavior. Worth, New York
Lisman JE, Idiart MA (1995) Storage of 7±2 short-term memories in oscillatory subcycles. Science 267:1512–1515
Mazur J (2004) Lernen und Gedächtnis, 5. Aufl. Pearson, München
Montague PR, Hyman S, Cohen J (2004) Computational roles for dopamine in behavioral control. Nature 431:760–767
Müller GE, Pilzecker A (1900) Experimentelle Beiträge zur Lehre vom Gedächtnis. Z Psychol, Ergänzungsband 1
Rohracher H (1967) Die Arbeitsweise des Gehirns und die psychischen Vorgänge. Barth, München
Rosenzweig MR, Breedlove JM, Watson N (2004) Biological psychology, 4th ed. Sinauer, Sunderland
Schmidt RF, Lang F (Hrsg) (2007) Physiologie des Menschen, 30. Aufl. Springer, Heidelberg Berlin New York Tokyo
Singer W, Gray Ch (1994/1995) Visual feature integration and the temporal correlation hypothesis. In: Cowan WM, Shooter EM, Stevens CF, Thompson RF (eds) Annual review of neuroscience, vol 17/18. Annual Rev Inc, Palo Alto
Squire LR (2004) Memory. Review issue neuron, vol. 44:5–208
Weinberger NM (2004) Specific long-term memory traces in primary and auditory cortex. Nature Reviews Neurosc 5:279–290

26 Motivation und Sucht

N. Birbaumer (et al.), *Biologische Psychologie*, Springer-Lehrbuch,
https://doi.org/10.1007/978-3-540-95938-0_26

Herr S., 47, Besitzer eines Reisebüros, wurde bei einer Trunkenheitsfahrt mit einem Blutalkoholgehalt von 2,3 Promille auffällig. Die psychologische Untersuchung ergab, dass Herr S. mit 15 Jahren zu trinken begonnen hatte. Während des Dienstes bei der Bundeswehr steigerte sich der Konsum von drei auf bis zu 10 Flaschen Bier pro Tag, an Wochenenden und bei festlichen Angelegenheiten deutlich mehr. Der Vater von Herrn S. war Alkoholiker und hatte Ehefrau und Sohn jahrelang, vor allem an Wochenenden nach ausgedehnten Sauftouren, misshandelt. Nach der Bundeswehr studierte Herr S. Betriebswirtschaft und trat einer Studentenverbindung bei, in der ebenfalls exzessiv getrunken wurde. Nachdem er geheiratet hatte und bis zur Geburt des Sohnes und einzigen Kindes, reduzierte Herr S. seinen Alkoholkonsum auf durchschnittlich 2 Flaschen Bier abends, wobei an Wochenenden erneut zunehmend häufiger Trinkexzesse auftraten. Schließlich traten auch geschäftlich zunehmend Probleme auf. Nach der Beratung durch einen Klinischen Psychologen entschloss er sich zu einer stationären sechsmonatigen Entzugsbehandlung, von der er »trocken« zurückkehrte.

Eineinhalb Jahre später traf Herr S. auf der Straße einen Freund aus der Studentenzeit. Dieser lud ihn in seine Stammkneipe, die in der Nähe lag, ein. Nach anfänglicher Weigerung bestellte Herr S. ein kleines Bier, da auch der Freund ihm versicherte, dass ein kleines Bier keinen Rückfall bedeute. Herr S. kam an diesem Abend vollkommen betrunken heim und nahm seine alten Trinkgewohnheiten wieder auf.

Dieser typische Fall zeigt, dass Rückfälle in der Regel nicht aus Entzugssymptomen resultieren, sondern durch positiv konditionierte Hinweisreize (Freund, Kneipe) vor dem Hintergrund eines konstitutionell erhöhten Suchtrisikos (Vater) verursacht werden.

Eine der zentralen Fragen der Motivation, was den Menschen »vorantreibt«, was ihn immer wieder zu lustvollen Zielen »zieht«, kann durch die neurobiologische Untersuchung von süchtigem Verhalten beantwortet werden.

26.1 Grundbegriffe der Motivation

26.1.1 Antrieb und Verstärkung

Triebe

Unter einem Trieb verstehen wir jene psychobiologischen Prozesse, die zur bevorzugten Auswahl einer Gruppe abgrenzbarer Verhaltensweisen (z. B. Nahrungsaufnahme) bei Ausgrenzung anderer Verhaltenskategorien (z. B. sexuelles Verhalten, Fortpflanzung) führen. Die Auswahl richtet sich nach der zu einem bestimmten Zeitpunkt bestehenden **Triebhierarchie**, die selbst das Resultat einer **Triebkonkurrenz** (»drive-competition«) zwischen verschiedenen Trieben darstellt. Die »Stärke« eines Triebes und damit auch seine Stellung in der Triebhierarchie, bestimmen sich aus dem Ausmaß der Abweichung von einem vital »notwendigen« körperlichen homöostatischen Gleichgewicht (z. B. Glukoseniveau im Blut). Dieses Ausmaß der Abweichung vom homöostatischen Gleichgewicht wird vor allem durch jene Zeitspanne bestimmt, die seit dem letzten Ausgleich des homöostatischen Ungleichgewichts verstrichen ist. Diese Zeitspanne wird **Deprivationszeit** genannt, z. B. wird der Hunger auch von den tageszeitlichen Schwankungen des Glukoseniveaus im Blut bestimmt (z. B. Zeit, die seit letzter Nahrungsaufnahme verstrichen ist). Dabei sind aber die **zirkadianen Perioden** dieser Zeiten zu berücksichtigen, die eine eigene Quelle der Motivation darstellen (Kap. 22). Beispielsweise wirkt ein Anstieg der Temperatur auf Verhalten in den späten Nachtstunden stark positiv, am Vormittag dagegen weniger verstärkend.

Homöostatische und nichthomöostatische Triebe

Die Unterscheidung von homöostatischen und nichthomöostatischen Trieben ist für das Verständnis der Motivationsmechanismen von Bedeutung: **Homöostatische Triebe** sind weniger von Umgebungsbedingungen und der Lerngeschichte des Individuums als von der Abweichung der körperinternen Homöostasen abhängig (Abschn. 7.2). Sie weisen stabile Sollwerte auf, deren Unter- oder Überschreitung zu einer stereotypen Sequenz von Verhaltensweisen bis zur Wiederherstellung des Sollwertes führen. Bei homöostatischen Trieben wird daher eine von Umweltreizen unabhängige Messung der Triebstärke (z. B. Glukoseabfall) eher möglich sein. **Temperaturerhaltung, Hunger, Durst, zirkadiane Periodik (Schlaf)** und möglicherweise einige Aufzuchtsreaktionen bei Nachkommenschaft gehören dazu. Allerdings gilt dies für Hunger und Durst nur eingeschränkt, denn auch diese werden stark von Anreizen (»cues«) bestimmt.

Nichthomöostatische Triebe weisen stärker variable Sollwerte und variable Deprivationszeiten auf, die von Lernprozessen und anderen Umgebungsvariationen (Verfügbarkeit, Anreize) mitbestimmt werden. **Sexualität, Explorations»trieb«, Bindungsbedürfnis** und die **Emotionen** (Kap. 27) gehören hierzu. Die experimentelle Bestimmung der körperinternen Sollwerte ist dabei nicht mehr möglich, es können nur Mindest- und Höchstgrenzen angegeben werden (z. B. eine Mindestmenge an Sexualhormonen im Blut als Voraussetzung für das Auftreten kopulatorischer Verhaltens).

Σ Homöostatische und nichthomöostatische Triebe liefern die Energie für Verhalten. Homöostatische Triebe entstehen aus der Abweichung körperinterner stabiler Sollwerte, nichthomöostatische aus variablen Sollwerten und Lernen.

Verstärkung

Wir haben in Kap. 24.1 bereits die wichtigsten Begriffe des instrumentellen oder operanten Konditionierens kennen gelernt. Reize, die zu einem Anstieg der Auftrittswahrscheinlichkeit des vorausgegangenen Verhaltens führen, haben wir verstärkende Reize oder einfach **Verstärker** genannt. Reize, die einen Abfall der Auftrittswahrscheinlichkeit bewirken, werden bestrafende Reize genannt. Unter **Verstärkung** verstehen wir die Erhöhung der Auftrittswahrscheinlichkeit einer Reaktion in Gegenwart einer **bestimmten (diskriminativen) Situation** durch die Darbietung verstärkender Reize unmittelbar nach einer Reaktion. Wie wir in Abschn. 24.1.2 und 24.4.3 bereits erläutert haben, bestimmt auch die **Erwartung** an die Intensität eines Verstärkers seine Wirkung: fällt sie schwächer aus, wirkt sie als Bestrafung, fällt sie stärker aus, als Belohnung (**Verstärker-vorhersage-Fehler** (▫ Abb. 24.12)).

Σ Positive und negative Verstärkung lenkt das Verhalten in eine bestimmte Richtung. Ob ein Reiz verstärkend oder bestrafend wirkt, hängt nicht nur von seiner biologischen Bedeutung und der Deprivationszeit und der zirkadianen Periodik, sondern auch von der Diskrepanz oder Übereinstimmung zwischen der Intensität von erwarteten und aktuellen Reizen ab.

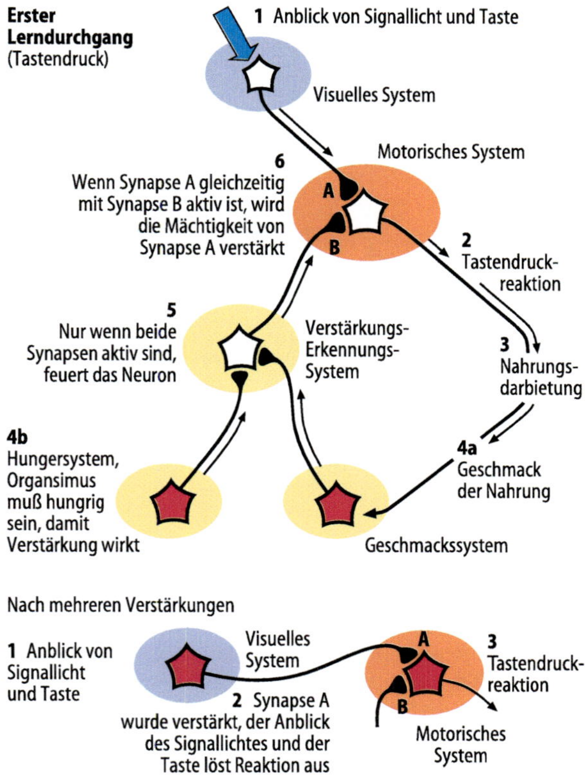

▫ **Abb. 26.1. Wirkung von Verstärkung auf neuronale Verschaltung.** Hypothetische neuronale Verschaltung, die den Effekt von Verstärkung auf instrumentelles Lernen erklärt

26.1.2 Interaktion von Antrieb und Verstärkung

Verstärkung und Triebenergie

Um die neuronalen Prozesse von Verstärkung zu verstehen, müssen wir die neuronalen Mechanismen untersuchen, die

- zum einen den verstärkenden Reiz als verstärkend **erkennen** und
- zum anderen die Verbindung zwischen den Zellsystemen, die die diskriminativen Reize verarbeiten, und jenen, die das motorische Verhalten kontrollieren, **stärken**.

Wir werden in Abschn. 26.6 die Mechanismen dieser Verstärkersysteme erläutern und beschränken uns hier auf deren allgemeine Funktionen in der Organisation motivierten Verhaltens. ▫ Abb. 26.1 zeigt ein hypothetisches Modell instrumenteller Verstärkung. Dabei handelt es sich um ein Zellensemble, wie wir es in Kap. 25 beschrieben haben, das die Einprägung eines Verhaltens durch simultane synaptische Erregung bei A und B bewirkt. Das Verstärkungssystem (hier Geschmack) und das Triebsystem (links 4b, Hunger) erhöhen die Aktivität an der Synapse B und beschleunigen und verstärken damit die Wahrscheinlichkeit der Bildung einer Hebb-Synapse; diese, im oberen Teil der Abbildung dargestellt (A), wird nach der verstärkten simultanen Aktivität von A und B eher das Verhalten auslösen, wenn in Zukunft der damit assoziierte Reiz auftritt. In Box 26.5 ist die neuronale Grundlage dieses Mechanismus dargestellt.

Nicht nur **Triebreduktion** (z. B. Herstellung des alten Glukoseniveaus nach Deprivation), sondern manchmal auch »**Triebinduktion**« ist verstärkend: So führt z. B. das Öffnen eines Fenster, um Neues zu sehen, zu keinem Ausgleich eines biologischen Gleichgewichts; trotzdem kann diese Reaktion verstärkt d h. wiederholt werden, wenn sie z. B. in sehr reizarmer Umgebung (»Monotonie«) auftritt. In diesem Fall kommt die Verstärkung von der Reaktion selbst (Fenster öffnen und hinaussehen sind appetitive Reaktionen, die in der Vergangenheit mit positiver Verstärkung verbunden waren).

Dieses Beispiel und ▫ Abb. 26.2 zeigen zwei wichtige Eigenschaften von Verstärkungsprozessen:

- Sie können von homöostatischen Triebmechanismen unabhängig sein.
- Die Reize von einer appetitiven Reaktion (z. B. der Geschmack beim Essen, die Wahrnehmung der Kaubewegungen) stellen wichtige verstärkende Reize dar, auch ohne Bestehen eines Antriebszustandes.

Σ Verstärkungs- und Triebsysteme arbeiten zusammen, um die Festigkeit der assoziativen Beziehung zwischen Reizen und Reaktion und Konsequenz zu bestimmen. Nicht nur Triebreduktion, sondern auch Triebinduktion kann verstärkend wirken.

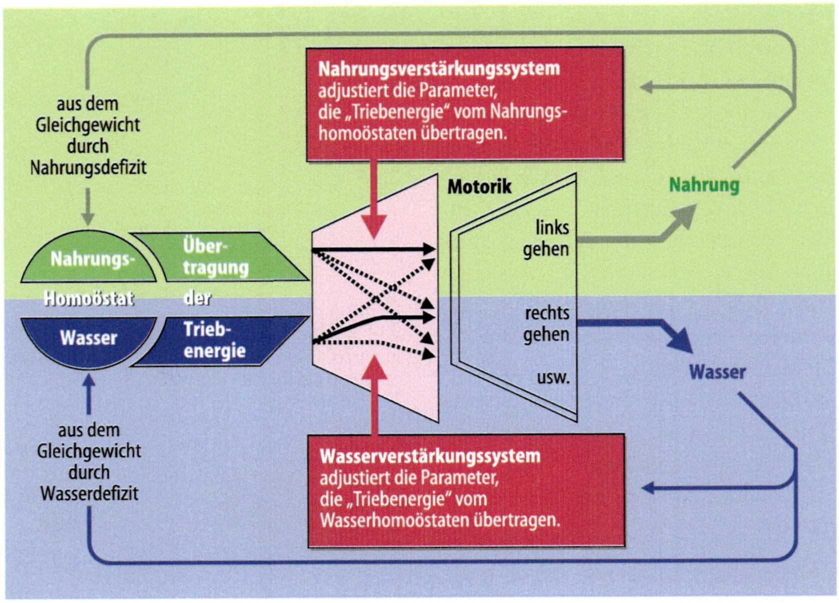

Nach Gallistel CR (1973). Mit freundlicher Genehmigung von Elsevier.

Abb. 26.2. Multiples Homöostasemodell der Verhaltenssteuerung. Jeder Triebhomöostat (meist im Hypothalamus, *links*) regelt eine andere Körperfunktion (hier Wasserhaushalt und Glukoseniveau). Ein Mangel einer der beiden Grundbausteine des Organismus führt zu erhöhter Erregung der Homöostaten im Hypothalamus, die diese Erregung (Triebenergie) auf die dafür zuständigen motorischen Areale (z. B. für Beine oder Hände zur Nahrungssuche) übertragen müssen. Diese Triebenergie ist zunächst ungerichtet (z. B. Suchverhalten), wird aber durch die Tätigkeit der Verstärkersysteme (*rot*) »adjustiert«; d h. auf jene motorischen Einheiten gelenkt, die in der Vergangenheit im Homöostaten wieder Gleichgewicht hergestellt haben. Wenn Verhalten eine Belohnung (*rot*) hervorruft, so wird dieses Verhalten mit eben demselben Homöostaten verbunden. Wird dieser Homöostat später wieder aus dem Gleichgewichtszustand gebracht, so wird er jene Verhaltensweisen aktivieren, die in der Vergangenheit mit dem Homöostaten verbunden worden sind (weitere Erläuterungen ► Text)

Appetitive und konsumatorische Reaktionen

Die Wirkungsweise der beiden Motivationsmechanismen Trieb und Verstärkung wird in ◘ Abb. 26.2 dargestellt. Im Unterschied zu ◘ Abb. 26.1 nehmen wir hier **2** Triebsysteme an, die miteinander konkurrieren können (Hunger und Durst). Das Lebewesen lernt bei Hunger links zu gehen, bei Durst rechts: dies aber nur, wenn das (hier noch hypothetische) Verstärkungssystem, (Abschn. 26.6) die Verbindung zu den motorischen Systemen herstellt, wie es auf ◘ Abb. 26.1 symbolisiert ist.

Die Tatsache, dass für Trieb und Verstärkung anatomisch und neurochemisch abgrenzbare Strukturen auffindbar sind, bestätigt die begriffliche Trennung von Trieb und Verstärkung. ◘ Abb. 26.2 zeigt, dass die Triebhomöostaten bei fehlender Homöostase vorerst relativ ungerichtetes **appetitives Suchverhalten** auslösen. Erst nach Erregung eines Verstärkungssystems durch die **konsumatorischen Reaktionen** (Aufnahme der Nahrung oder Flüssigkeit) werden die Triebreize durch die Verstärkersysteme auf die zielführenden Verhaltensmuster gelenkt, **adjustiert**. Gleichnishaft könnte man sagen, dass die Triebsysteme den Wasserdruck für die Bewässerung (ausreichend intensive neuronale Erregung) liefern, die Verstärkersysteme das Wasser in jene Kanäle lenken, die zu den trockenen Feldern (Motorik) führen. Je häufiger die Bewässerung (Verstärkung), umso stärker der Pflanzenwuchs (Reaktionsstabilität durch mächtigere Verbindung zwischen Reiz- und Reaktionssystemen).

Σ Tritt ein homöostatisches Ungleichgewicht ein (z. B. Glukoseabfall), so folgt ungerichtetes appetitives Suchverhalten. Erst die Verstärkung lenkt die Triebenergie auf ein bestimmtes Verhalten.

Anreizmotivation (»incentive motivation«)

Natürliche Anreize sind Nahrung, Wasser, soziale und sexuelle Partner, Wärme, Berührung. **Künstliche Anreize** sind Drogen oder intrakranielle Selbstreizung, die die sensorische Verarbeitung umgehen und **direkt** auf das neuronale Anreizsystem (Dopaminsystem) wirken. Anreize sind konditionierte Verstärker oder sekundäre Verstärker.

Die Richtung eines Verhaltens (auf einen Reiz hin oder weg) wird nach einigen Verstärkungen von den verstärkenden Reizen (Anblick der Speisen) selbst und nicht nur vom primären Trieb (Hunger) allein ausgelöst. Im Falle eines **positiven Anreizes** wird das Ausmaß der Anreizmotivation von drei Prozessen bestimmt:

- Die neuronalen Substrate für positive Verstärkung (Freude) werden durch die Konsequenzen des Verhaltens erregt (◘ Abb. 26.2).
- Die positive Empfindung, ausgelöst durch die positive Verstärkung, wird durch klassische Konditionierung (Abschn. 25.1) mit dem Ort, dem Objekt, der Handlung oder dem Anlass der Freude assoziiert.
- Bei der zukünftigen Wahrnehmung dieser Objekte und Handlungen werden sie aus den übrigen Reizen heraus-

gehoben und werden attraktiv und erwünscht. Diesen Prozess nennt man **Anreizhervorhebung (»incentive salience«)**. Zielgerichtetes Suchverhalten und instrumentelles, operantes Verhalten sind die beobachtbaren Manifestationen von Anreizhervorhebung.

Anreizmotivation entsteht durch Assoziation der Hinweisreize mit positiven oder negativen Verstärkern. Dadurch werden diese Reize aus dem Kontext hervorgehoben (»incentive salience«).

26.1.3 Reflexhierarchien und Spontanverhalten

Instinktverhalten

In der Biologischen Psychologie unterscheiden wir zwischen Instinkt und Motivation, auch wenn beide Verhaltensklassen neben ihren Unterschieden auch **Gemeinsamkeiten** aufweisen:

Beide sind von variablen internen Zuständen (z. B. Hormonspiegel) des Organismus abhängig, die die Reaktionsbereitschaft variieren. Anreize und Verstärkung übertragen die **Reaktionsbereitschaft** auf eine bestimmte Reaktionsklasse, z. B. Kopulation. Beide, Instinkt und Triebverhalten, weisen appetitive und konsumatorische Phasen auf (Abschn. 26.2). Beide sind hierarchisch organisiert, von zunehmend einfachen Reflexkreisen bis zu komplizierten Verhaltenssequenzen.

Instinktreaktionen sind vererbte Phänotypen, im Laufe der ontogenetischen Entwicklung erscheint das Verhalten als Folge eines bestimmten Genotyps (z. B. sexuelle Reaktionen in der Pubertät). Instinkte sind vom Vorhandensein eines angeborenen **Auslöse-** oder **Schlüsselreizes** abhängig. Der eben geschlüpfte Vogel benötigt den Anblick des Schnabels der Eltern oder einer Attrappe, um gezielt die Nahrung dort zu suchen (Abb. 24.4). Zusätzlich benötigen Instinktreaktionen wie Triebverhalten endogene Reize (z. B. Hungerkontraktionen oder Hormonspiegel in bestimmtem Alter), damit ein Schlüsselreiz als solcher erkannt wird.

Instinkte sind einfacher organisiert als Triebreaktionen, sowohl physiologisch als auch im sichtbaren Verhalten; sie sind in kleinhirnigen, isoliert lebenden Lebewesen häufiger und aufgrund der genetischen Determiniertheit speziesspezifisch. Instinkte sind **blind gegenüber den Konsequenzen**, sie äußern sich, wann immer der **angeborene Auslösereiz** auf den endogenen Trieb-Auslösemechanismus trifft, auch wenn die Konsequenz des Verhaltens sinnlos oder destruktiv ist (z. B. ignorieren viele Vögel ihre eigenen Eier und bebrüten sie nicht, wenn ein großes Pseudoei vorhanden ist, das aber die wesentlichen Auslösereize aufweist).

Leerlauf- und Übersprungshandlungen

Während motiviertes Verhalten von operantem Lernen, d h. von **Antizipation und Erwartung des Ziels** dominiert wird und daher unterschiedliche Verhaltensprogramme für ein und dasselbe Ziel benutzen kann, bleibt das Instinktverhalten im Wesentlichen konstant. **Leerlaufverhalten** (z. B. die Stereotypien von Tieren in Gefangenschaft, wie zielloses von rechts nach links Laufen im Käfig oder monotone Kopfbewegungen) und **Übersprungshandlungen** (z. B. das Huhn, das bei einer Attacke am Boden zu picken beginnt oder beim Menschen das verlegene Sich-am-Kopf-kratzen) sind Teile von Instinktreaktionen; bei starker unspezifischer Erregung des Systems (Angst, Aggression) kommt es zu einem »Rückfall« auf ein einfacheres und starreres Reflexniveau und Instinktreaktionen erscheinen. Instinktives Verhalten wird eher automatisierte als kontrollierte Informationsverarbeitung benutzen (Kap. 21). Es wird daher auch seltener mit affektiven Reaktionen im Sinne einer positiv-negativ Färbung einhergehen, sondern affektiv neutral sein.

Instinktives Verhalten tritt als stereotype Reaktion auf angeborene Schlüsselreize auf und ist »blind« gegenüber den Konsequenzen. Seine vorgegebene Verschaltung erspart dem Organismus, Aufmerksamkeitsressourcen und Lernen zu aktivieren.

Reflexhierarchien

Den fließenden Übergang von instinktivem zu motiviertem Verhalten kann man auch als eine Kette **hierarchisch** aufeinander aufgebauter Reflexe verstehen. Dabei bauen kompliziertere Reflexe auf die einfachen auf und ergeben nach Abschluss einer Entwicklung das auf ein Ziel gerichtete »ganze« Verhalten. Dieser stufenweise Aufbau motivierten Verhaltens durch das ZNS lässt sich anhand der **Erholung** von völlig **motivationslosem** Verhalten nach Läsionen des Hypothalamus und anderen Hirnstrukturen studieren.

Nach Zerstörung des lateralen Hypothalamus treten bei der Ratte **Katalepsie** und **Akinese** auf. Katalepsie entspricht beim Menschen zumindest äußerlich der **Katatonie** bei Schizophrenien (Kap. 28). Der Organismus nimmt für lange Zeit (Stunden, Tage) Körperpositionen und Haltungen ein, die normalerweise nicht auftreten (z. B. mit gespreizten Beinen und gebeugtem Rücken stehen). Akinese ist Stillstand der Bewegung trotz intakter Wachheit. Die Erholung von solchen Läsionen beginnt mit Verhaltensstillstand und reicht bis zu »spontanem« operantem Verhalten; sie verläuft in gesetzmäßiger und hierarchischer Weise, vergleichbar mit der Entwicklung des reflexabhängigen Neugeborenen bis zu »spontanen« Verhaltensweisen des Kindes. Die Erholung verläuft **rostrokaudal**, zuerst werden Kopfreflexe (anheben, drehen), später Rumpfhaltungen und Lokomotion wieder ausgeführt. Abb. 26.3 demonstriert dies an der Ratte.

Motiviertes Verhalten besteht aus komplexer werdenden Reflexhierarchien. Die Erholung nach Verlust von Motivation verläuft vom Kopf »abwärts«.

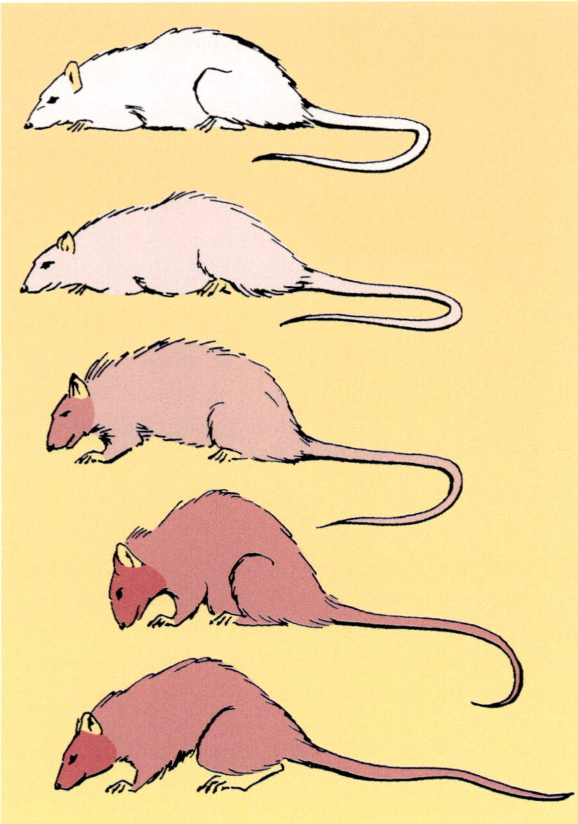

Abb. 26.3. Motivationsverlust nach Hypothalamusläsion. Fünf Phasen der zephalokaudalen Erholung der Körperhaltung von Akinesie nach Läsion des lateralen Hypothalamus. Die Ausschnitte stammen aus Filmsequenzen, die Tage bis Wochen auseinander liegen

Spontanverhalten und körpernahe Reize

Spontanes Verhalten, das nicht direkt von einem Reiz ausgelöst ist, wird durch zwei Arten von Einflüssen erzeugt:

- Die aktivierende Wirkung der **eigenen Bewegung** (reafferente Aktivierung, z. B. wiederholt das Baby die Aufrichtebewegung immer wieder. Daher das Stichwort: **Spontaneität kommt vom Boden).**
- Durch **vestibuläre, kinästhetische, taktile, gastrische und thermale Reize**; ohne deren Einfluss tritt kein spontanes Verhalten auf.

Das Vorhandensein oder Fehlen eines bestimmten Hormons oder eines anderen homöostatischen Ungleichgewichts reicht also nicht aus, um zielgerichtetes Verhalten zu ermöglichen. Jede **neue** Bewegungssequenz hängt von der Präsenz einer **vorausgegangenen** Klasse von Reizen und deren Erregungssequenzen im Nervensystem ab.

Motiviertes Verhalten besteht also aus geordneten Reflexen, die in Abhängigkeit von adäquater Reizung zu immer komplexeren **Reflexgruppen** zusammengesetzt werden. Der **Eindruck von Spontaneität** entsteht dadurch, dass komplexere, zusammengesetzte Reflexmuster die einfacheren überlagern oder hemmen und damit die Abhängigkeit der einzelnen Bausteine des komplexen Reflexmusters von der Gegenwart ganz bestimmter Reize nicht oder nur mehr schwer sichtbar wird. Unter extremer Aktivierung (Angst) treten aber die elementaren Reflexe (z. B. »Einfrieren« der Bewegung, Starre) wieder hervor; z. B. hängt der Neuerwerb »motivierten« Laufens auf ein Ziel nach Hypothalamusläsionen (bei Ratten) ausschließlich von der Berührung des Rumpfes und der Beine mit dem Boden ab (taktil-kinästhetisch). In die Höhe gehalten, verschwindet die Lokomotion, das hypothalamische Tier wird kataplektisch, erstarrt in einer stereotypen Haltung; seine »Spontaneität kommt vom Boden«.

Aber nicht nur für primäre, homöostatische Triebreaktionen gilt das eben Gesagte, sondern auch für Emotionen: In Kap. 27 wird dies am Beispiel aggressiven Verhaltens (Abb. 27.23) besonders deutlich. Die aus dem Körper kommenden Signale wirken als **»somatische Marker«**, die einen Teil der jeweiligen emotional-motivationalen Reaktion bilden.

Σ Der Aufbau von Reflexhierarchien und Spontanverhalten hängt nicht nur von den Konsequenzen eines Verhaltens ab, sondern auch von Informationen aus dem eigenen Körper über den Bewegungsablauf und den Zustand innerer Organe.

Operantes Lernen und Verhaltensflexibilität

Nur operantes Lernen kann in die Stereotypie von Reflexhierarchien eine gewisse Flexibilität bringen: die unmittelbaren Konsequenzen modifizieren das Auftreten des gesamten, zusammengesetzten Reflexmusters und zwar teilweise unabhängig von der momentanen Gegenwart der spezifischen, auslösenden Reize (Kap. 25).

Ein fundamentales Problem für operantes Lernen und Verhaltens- und Denkflexibilität stellt seine Abhängigkeit von der Willkürmuskulatur und der **Rückmeldung über Intention und Ablauf der Bewegung** dar. Es ist bisher nicht gelungen, bei vollständig gelähmten Menschen oder kurarisierten Tieren nach längerem Ausfall der Rückmeldung von der Intention und Ausführung einer Bewegung (und vermutlich auch eines Gedankens oder eines Gefühls) irgendeine physiologische Reaktion (z. B. Herzrate, Hirnpotenziale etc., Abschn. 28.2) **instrumentell** zu konditionieren (▶ 25.6.1).

Dies könnte bedeuten, dass bei diesen Organismen zielgerichtetes, willentliches Denken oder Steuern von physiologischen Parametern nicht mehr möglich, obwohl die kognitive Leistungsfähigkeit erhalten ist (Box 28.3). Für operante Kontrolle (»Wille«) ist die Rückmeldung über die ausgeführte Intention und ihre Konsequenz über einen **somatischen Marker**, also eine Rückmeldung aus Muskulatur oder Vegetativum notwendig, um die Richtung der Intention und Gedanken bestimmen zu können (Abschn. 27.1). Man könnte sich vorstellen, dass bei vollkommen gelähmten, sog. »Locked-in«-Patienten zwar Gedanken und Absichten spontan entstehen, dass ihre Richtung aber nicht mehr (auf ein Ziel) lenkbar sind. Klassische Konditionierung, die keine Intention verlangt, sondern passiv erfolgt, ist aber weiterhin möglich.

Σ Operantes Lernen ermöglicht flexibles Verhalten in Abhängigkeit von Verhaltenszielen. Ohne Rückmeldung der Bewegung, ihrer Intention und Konsequenz und ohne körpernahe Reize von ihrer Ausführung, ist operantes Lernen und damit willentliches und zielgerichtetes Verhalten nicht mehr möglich.

26.2 Durst und Hunger

26.2.1 Formen von Durst und Salzappetit

Voraussetzungen für Durst

Der erwachsene menschliche Körper besteht zu etwa 70–75% seines Gewichtes aus Wasser (Fettdepots unberücksichtigt). Dieser Wassergehalt wird mit großer Genauigkeit konstant gehalten: Er schwankt langfristig normalerweise nur um ±0,22%, also nur um rund ±150 ml. Verliert der Körper mehr als 0,5% seines Gewichtes an Wasser (also etwa 350 ml bei 70 kg Körpergewicht), entsteht Durst (meistens wird ohne Durst getrunken).

In Kap. 5, 7, 10 und 12 haben wir bereits einige Grundprinzipien der Regelung von Wasser- und Kochsalzausscheidung besprochen. Wir fassen die wichtigsten Regelvorgänge zur Erhaltung des Volumen- und Osmolalitätsgleichgewichts zusammen: **Dehnungsrezeptoren** in den Vorhofgefäßen des Herzens (Kap. 10) melden an den Hirnstamm und darüber liegende Hirnregionen den Füllungszustand der wichtigen Blutgefäße. Dies und die **Osmolalität** der Körperzellen wird von Zellen des Hypothalamus, die in den **zirkumventrikulären Organen** des 3. Ventrikels liegen und bei Anstieg der extrazellulären Osmolalität schrumpfen, geregelt. Schrumpfen die Zellen durch Wasserverlust im Intrazellulärraum und den wachsenden osmotischen Druck im Extrazellulärraum (◘ Abb. 26.4a), bewirkt dies die Öffnung ihrer Kationenkanäle und damit die Depolarisation der Zellen im N. praeopticus und paraventricularis des Hypothalamus. Dieser schüttet ADH (antidiuretisches Hormon oder Vasopressin) aus, wodurch die Niere Wasser- und Salzausscheidung regelt.

Osmotischer und hypovolämischer Durst

Entsprechend den beiden Regelungsmechanismen der Flüssigkeitsbalance gibt es auch 2 Arten von Ursachen für Durstentstehung, osmotische und hypovolämische, die in ◘ Abb. 26.4a, b dargestellt sind.

Zerstörung der oben beschriebenen zirkumventrikulären Organe führt zu **Adipsie** (Verlust von Trinkverhalten), Zerstörung der ADH-Neurone zu exzessivem Trinken **(Polydipsie).** Beim hypovolämischen Durst wird über die arteriellen Barorezeptorenafferenzen (Kap. 10) u. a. Drucksensoren über den Nucleus tractus solitarii (NTS) in der Medulla das Renin-Angiotensin II-System aktiviert (Kap. 12 zum Wasserhaushalt). Angiotensin II steigert über die Nebennierenrinde die Freisetzung von Aldosteron (Kap. 5), das über das Subfornikalorgan Ausschüttung von ADH und Oxytozin bewirkt. ADH macht Durst und Oxytozin reduziert den Salzappetit.

Σ Unter Durst verstehen wir einen spezifischen zentralen Triebzustand, der die Bereitschaft erzeugt, trinkbare Flüssigkeit zu suchen und zu konsumieren; das Trinkverhalten wird über die intra- und extrazelluläre Osmolalität und das intravasale Volumen geregelt.

Salzappetit

Wasserverlust löst sowohl Wasseraufnahme als auch Aufnahme von NaCl (Salz) aus, um Volumen und Osmolalität der Extrazellulärflüssigkeit wieder in ein Gleichgewicht zu bringen. Deshalb ist die Abnahme der Aktivität in den **viszeralen vagalen Afferenzen** vom rechten Vorhof des Herzens und den arteriellen Barorezeptoren bei **Hypovolämie** nicht der einzige auslösende physiologische Reiz für **Durst** und **ADH-Ausschüttung**, sondern auch für **Salzappetit.** Die Salzaufnahme setzt verspätet ein und überdauert die Wasseraufnahme um Minuten bis Stunden; d h. Tiere nehmen nach experimenteller Hypovolämie weiterhin Salz zu sich, nachdem die Balance der Extrazellulärflüssigkeit wieder hergestellt ist. Das bedeutet, dass ein weiteres (langsames) Signal für die Auslösung des Salzappetits verantwortlich sein muss. Dieses Signal ist **Aldosteron**, das bei Hypovolämie über den Renin-Angiotensin-Mechanismus aus der Nebennierenrinde ausgeschüttet wird und an allen Na^+-ausscheidenden Epithelien (Nierentubuli, Mukosa des Darmes, Ausführungsgänge von Speichel- und Schweißdrüsen) die **Natriumresorption** fördert (Abschn. 12.3.3, 7.1 und 7.3).

Bereits 1940 wurde von Wilkins und Richter der Fall eines 4-jährigen Knaben berichtet, der exzessiv Salz aufnahm. Im Krankenhaus wurde er daran gehindert und starb wenige Tage später. Die Autopsie ergab, dass er einen Tumor beider Nebennierenrinden aufwies. Seine Nebennierenrinde konnte kein Aldosteron produzieren und er verlor unkontrolliert Na^+ im Urin. Box 7.5 berichtet über Nebennierenrinden-(NNR)-Über- und Unterfunktion.

Angiotensin II wirkt auch direkt auf spezialisierte Rezeptorpopulationen für Salzappetit in den **zirkumventrikulären Organen.** Die verzögerte Befriedigung des Salzappetits wird auf diese Weise durch die **Aktivierung oxytozinerger Neurone** im Hypothalamus gesteuert. Diese Neurone hemmen verzögert jene Neurone, die für Salzappetit verantwortlich sind (und fördern gleichzeitig in der Niere die Natriurese). Die experimentelle Gabe von Oxytozin in die zerebrovaskuläre Flüssigkeit beendet sofort die NaCl-, nicht aber die Wasseraufnahme.

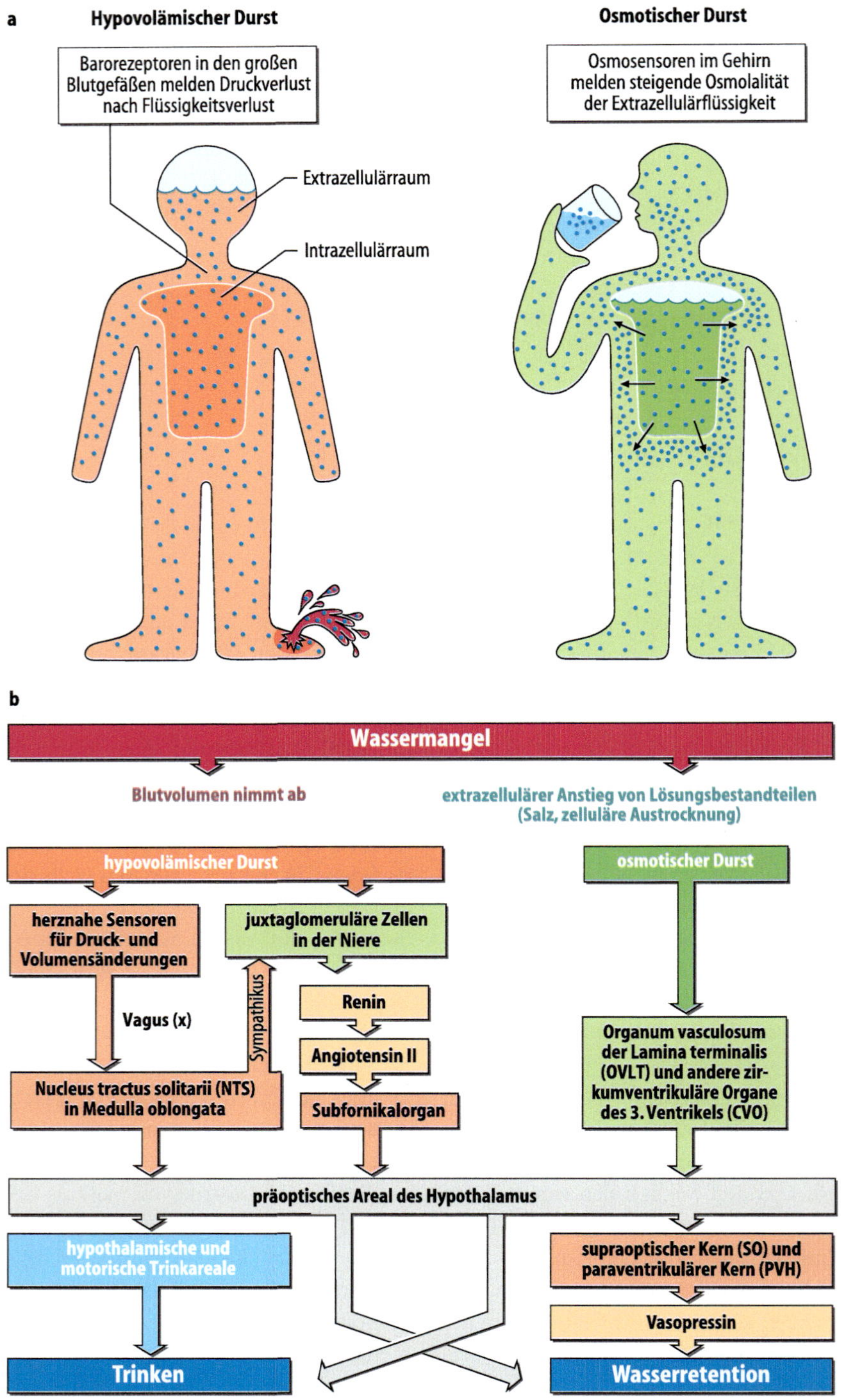

Abb. 26.4a, b. Hypovolämischer und osmotischer Durst. **a** Hypovolämischer Durst (links) wird durch Verlust von Blut oder anderen Körperflüssigkeiten (Schwitzen, Verdunsten, Erbrechen, Durchfall) ausgelöst. Intra- und extrazelluläre Lösungs- und Salzbestandteile bleiben dabei konstant. Osmotischer Durst (rechts) entsteht, wenn das Gesamtvolumen an Wasser konstant bleibt, aber plötzlich ein starker Anstieg von extrazellulären Lösungsbestandteilen und Salz (z. B. nach sehr salziger Nahrung) auftritt. **b** Regelung des hypovolämischen (links) und osmotischen Durstes (▶ Text)

Natriuretisches Peptid des Herzens

Wenn das Volumen des Blutplasmas stark ansteigt (z. B. bei bestimmten Formen des Bluthochdrucks, Wasserintoxikationen bei gestörter Natriumausscheidung, Herzinsuffizienz und Leberzirrhose), wird als eine Art **Notfallsystem** ein Hormon, das atriale natriuretische Peptid (ANP), aus den Vorhöfen des Herzens ausgeschüttet, das die Ausscheidung von Salz aus den Nieren beschleunigt. ANP fördert zusätzlich noch Wasserausscheidung und hemmt Renin- und Vasopressinausschüttung und Salzappetit.

Σ Nach Hypovolämie (Volumenverlust) stellt der Barorezeptormechanismus mit ADH- und verspätet Aldosteronausschüttung das Na^+-Gleichgewicht durch Natriumresorption wieder her. Auch die Aktivierung von Oxytozin-Neuronen im Hypothalamus durch Salz erfolgt verzögert: diese hemmen nach Salzaufnahme jene Neurone, die für Salzappetit verantwortlich sind.

26.2.2 Durststillung

Präresorptive und resorptive Durststillung

Vom Beginn des Trinkens bis zur Beseitigung eines Wassermangels vergeht geraume Zeit, da das Wasser zunächst in den Blutkreislauf überführt (resorbiert) werden muss. Es ist aber eine alltägliche und im Tierexperiment vielfach bestätigte Beobachtung, dass das Durstgefühl erlischt, d h. das Trinken aufhört, lange bevor der extra- und intrazelluläre Wassermangel beseitigt ist. Der **resorptiven** Durststillung geht also eine **präresorptive** voraus, die eine übermäßige Aufnahme von Wasser verhindert und die Zeit bis zur resorptiven Durststillung überbrückt (◘ Abb. 26.5). Die präresorptive Durststillung arbeitet mit großer Präzision: Die getrunkene Wassermenge entspricht in engsten Grenzen der benötigten. Sensoren im Zungen-Rachenraum wie im Magen und Duodenum und der Leber informieren das Hirn über **vagale Afferenzen** über die aufgenommene Wassermenge und hemmen den Trinkakt über Verbindungen zu motorischen Systemen.

Ein Hund mit einer Ösophagusfistel (aus der das aufgenommene Wasser wieder herausläuft) trinkt etwa doppelt so viel Wasser wie ein normaler Hund mit dem gleichen Wasserdefizit. Danach unterbricht er das Trinken für 20–60 min. Also bewirkt das Trinken selbst, bzw. die mit ihm verbundenen motorischen und sensiblen Vorgänge, eine vorübergehende Durststillung. Auch **Volumen-** und **Osmosensoren** des **Magens** und des **Duodenums** scheinen eine Rolle in der präresorptiven Durststillung zu spielen: Wird bei Affen nach Beendigung des Trinkens die Flüssigkeit über einen vorher gelegten Magenschlauch abgesaugt, nehmen die Tiere das Trinken alsbald wieder auf. Umgekehrt hört das Trinken sofort auf, wenn über einen Katheter eine kleine Menge Wasser direkt in das Duodenum appliziert wird. Nimmt man statt Wasser Kochsalzlösung, geht das Trinken weiter. Das Duodenum scheint also Rezeptoren zu enthalten, die die Wasseraufnahme registrieren; es ist damit an der präresorptiven Durstentstehung beteiligt.

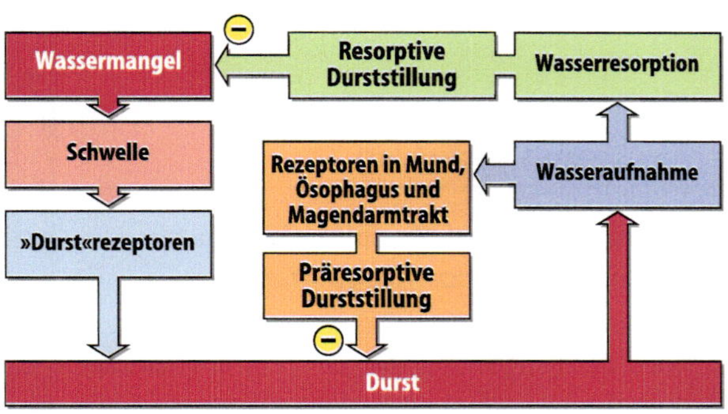

◘ Abb. 26.5. Präresorptive und resorptive Durststillung durch Wasseraufnahme

Die jeweils getrunkene Flüssigkeitsmenge hängt auch **von ihrem Geschmack** ab. Zusatz von Zucker führt bei Menschen, Affen und Ratten, aber nicht bei Katzen, zu deutlich größerer Flüssigkeitsaufnahme. Auch eine Auswahl unterschiedlicher Getränke erhöht den Konsum im Vergleich zu einem gleichförmigen Angebot. Umgekehrt wird der **Wohlgeschmack** eines Getränkes, auch von Wasser, **umso positiver** beurteilt, **je größer der Durst** ist. Die niedrigsten Bewertungen finden sich nach Durststillung.

Für die affektive Bewertung des Geschmacks (gut – schlecht) ist der mediodorsale Orbitalkortex verantwortlich, wie auch für andere Verstärker (Kap. 19). Nach dessen Läsion wird die Bedeutung von Belohnung und Bestrafung nicht mehr erkannt und die Selbstkontrolle geht verloren (Kap. 28).

Σ Wie alle homöostatischen Triebe besitzen die Durstsysteme einen antizipatorischen Sättigungsmechanismus, der das Trinken lange vor Erreichen des Sollwertes im Gewebe beendet (präresorptive Durststillung).

Primäres und sekundäres Trinken

Trinken als Folge eines absoluten oder relativen Wassermangels in einem der Flüssigkeitsräume des Körpers bezeichnen wir als **primäres Trinken**, Trinken ohne offensichtliche Notwendigkeit der Wasserzufuhr als **sekundäres Trinken**.

Primäres Trinken ist im Grunde eine **Notfallreaktion**, die bei regelmäßiger Lebensweise und ausreichender Verfügbarkeit von Wasser nur selten auftritt. **Sekundäres Trinken** ist die übliche Form der Flüssigkeitszufuhr. Im Allgemeinen nehmen wir (das gilt auch für andere Säuger) meist schon im Voraus das physiologischerweise benötigte Wasser auf. Zum Beispiel wird mit und nach dem Essen Flüssigkeit aufgenommen, wobei wir anscheinend gelernt haben, die Flüssigkeitsmenge an die Speise anzupassen, bei salzhaltiger Kost also mehr zu trinken, selbst wenn noch kein Durstgefühl aufgetreten ist. Lernen spielt also eine große Rolle.

Klinischer Durst

Vermehrter Durst im Verlaufe von Erkrankungen kann einmal die Folge eines abnorm hohen Wasserverlustes bei ansonsten normal funktionierenden Durstmechanismen sein, zum anderen kann er Störungen der Durstmechanismen oder, allgemeiner, der Regelung des Salz-Wasser-Haushaltes anzeigen. Eklatante Beispiele für den ersten Fall sind die **Wasserverluste bei anhaltendem Erbrechen oder schweren Durchfällen**, wie z. B. bei der Cholera (der englische Arzt Thomas Latta stillte 1832 erstmals den Durst der Cholerakranken durch intravenöse Flüssigkeitszufuhr und konnte dabei schlagartige Besserung der Symptome beobachten). Diabetes insipidus: Box 12.8 in Abschn. 12.3.3.

26

Σ Sekundäres Trinken wird in der Regel antizipatorisch gelernt, nur in Notfallsituationen erfolgt primäres Trinken bei Störung der Flüssigkeitsbalance.

26.2.3 Hormonelle Regulation von Hunger und Sättigung

Langzeitregulation

Die hauptsächliche Energiereserve des Körpers ist das Fettgewebe (etwa 5- bis 6-mal 10^5 kJ bei einem 75 kg schweren Mann mit 15% des Körpergewichtes als Fett). Ein kleiner Teil der verfügbaren Energiereserve ist als Kohlenhydrat (in der Leber und im Skelettmuskel) gespeichert. Diese Energiereserve steht praktisch sofort zur Verfügung und reicht für etwa einen Tag. Die Regulation von Hunger und Sattheit ist mit der homöostatischen Regulation dieser Energiereserven und mit der homöostatischen Regulation der Nahrungsaufnahme eng verknüpft (▫ Abb. 26.6).

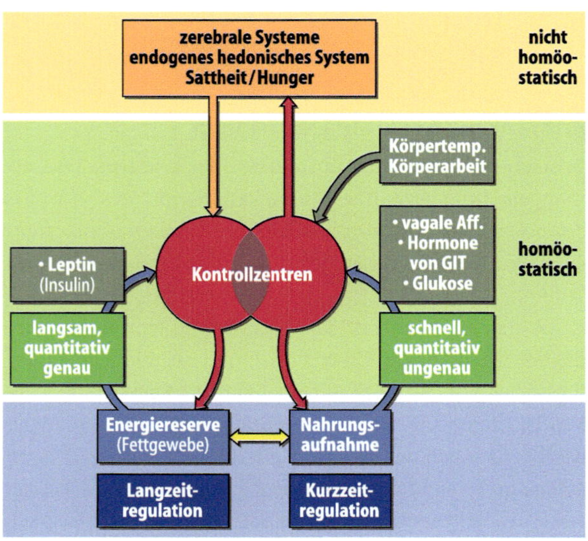

Nach Arrow B et al (2002). Mit freundlicher Genehmigung der Oxford University Press.

▫ **Abb. 26.6. Regulation der Nahrungsaufnahme.** Konzept der homöostatischen Lang- und Kurzzeitregulation von Energiereserven und Nahrungsaufnahme und ihre Kontrolle durch zerebrale Systeme. *GIT* Gastrointestinaltrakt

Die **Regulation des Fettgewebes** ist eine **Langzeitregulation**, die **langsam** und **quantitativ sehr genau** ist. Unter biologischen Bedingungen wird die Größe des Fettgewebes (und damit auch das Körpergewicht) auf <1% über Monate und Jahre konstant gehalten. Die Kontrollzentren dieser Regulation im Hypothalamus erhalten ein Rückkopplungssignal vom Fettgewebe, dessen Konzentration im Blut quantitativ proportional zur Größe des Fettgewebes ist **(Adipositassignal).** Dieses Signal ist das Peptid **Leptin**, das von den Adipozyten synthetisiert wird. **Insulin** aus den Inselzellen des Pankreas spielt auch eine Rolle als Rückkopplungssignal in dieser Regulation (▫ Abb. 26.6 links und Box 26.1). Sowohl Insulin wie auch Leptin gelangen neben dem Hypothalamus in andere Areale des Gehirns und entfalten eine Vielfalt von Wirkungen.

Kurzzeitregulation

Die **Regulation der Nahrungsaufnahme** durch den Gastrointestinaltrakt (GIT) ist eine **Kurzzeitregulation** (rechter Teil von ▫ Abb. 26.6), die **schnell** und **ungenau** ist. Die Regulationszentren liegen in der Medulla oblongata (Nucleus tractus solitarii, NTS; Nucleus dorsalis nervi vagi, NDNV) und im Hypothalamus (▫ Abb. 26.7a, b). Diese Zentren erhalten multiple afferente neuronale und hormonelle Signale vom Gastrointestinaltrakt, die vor allem die Beendigung der Nahrungsaufnahme kontrollieren **(Sättigungssignale).** Vagale Afferenzen zum NTS signalisieren mechanische und chemische (Glukose, Aminosäuren, Lipide) Änderungen. Die Hormone Cholezystokinin (CCK) und **»glucagon-like peptide«** (GLP) signalisieren über das neurohämale Organ Area postrema den Lipid- bzw. Glukosegehalt im oberen Dünndarm (▫ Abb. 26.7c). Das Neuropeptid **Ghrelin** aus der Mukosa des Magens fördert die Nahrungsaufnahme. Das Neuropeptid PYY aus der Mukosa des Dünndarms hemmt die Nahrungsaufnahme. Beide Neuropeptide wirken über Neurone im Nucleus arcuatus des Hypothalamus (▫ Abb. 26.7b).

Σ Hunger und Sättigung hängen von der präzisen homöostatischen Langzeitregulation der Energiereserven über das Fettgewebe und Leptin und der ungenauen homöostatischen Kurzzeitregulation der Nahrungsaufnahme aus dem Gastrointestinaltrakt ab.

26.2.4 Neuronale Regulation von Hunger und Sättigung

Hypothalamus und Medulla oblongata: Langzeit- und Kurzzeitregulation

Die Zentren der homöostatischen Lang- und Kurzzeitregulationen des Fettgewebes und der Nahrungsaufnahme im **Hypothalamus** und in der **Medulla oblongata** sind synaptisch miteinander verknüpft und wirken immer zusammen (▫ Abb. 26.7b, c). An dieser Integration sind Neurone in ver-

Box 26.1. Insulinresistenz im Gehirn von Adipösen

Das Körpergewebe adipöser Personen und von Typ-2-Diabetikern spricht nur mehr reduziert auf Insulin an. Diese Insulinresistenz ist wesentlich für Diabetes 2 verantwortlich. Bei Adipösen scheint das Problem aber in Wirklichkeit im Gehirn zu liegen: Die Abbildung zeigt, dass unser Gehirn äußerst sensibel auf Insulin reagiert, wenn man die magnetischen Felder des Gehirns bei Insulingabe erfasst. Man erkennt, dass das Gehirn der Adipösen auf Insulin nicht reagiert, was erklären könnte, warum der Hunger unterdrückende Effekt von Insulinanstieg beim übergewichtigen Menschen versagt. Magnetoenzephalographie (MEG, Kap. 20) erlaubt die Registrierung von Theta-Oszillationen im Gehirn (links oben) und der frühen magnetischen Antwort auf unerwartete akustische Reize (unten, Mismatch-Negativity, MMN (▶ Kap. 20)). Nach Insulingabe (ausgezogene Balken) erfolgt bei Normalgewichtigen ein Zuwachs an elektromagnetischer Aktivität im Gehirn, bei Übergewichtigen keiner, eher eine gegenteilige Antwort. Dies belegt, dass nicht nur der Hunger dämpfende Effekt von Insulin im Gehirn fehlt, sondern dass auch die Aufmerksamkeit verbessernde Wirkung im Gehirn verloren geht: Während normal-gewichtige Gesunde nach Insulingabe eine deutliche Verbesserung der Aufmerksamkeit, sichtbar z. B. an der MMN erleben, fehlt dies bei den Übergewichtigen.

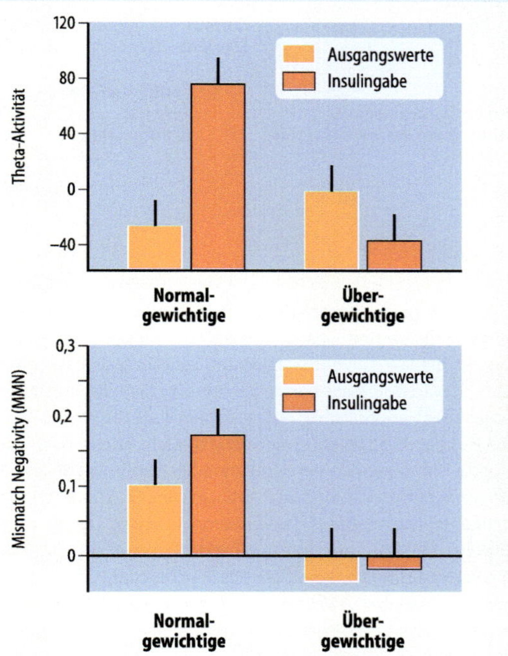

Literatur: Tschritter O et al (2006) The cerebrocortical respons to hyperinsulinemia. Proc Nat Acad Science (PNAS) 32:12103–12108

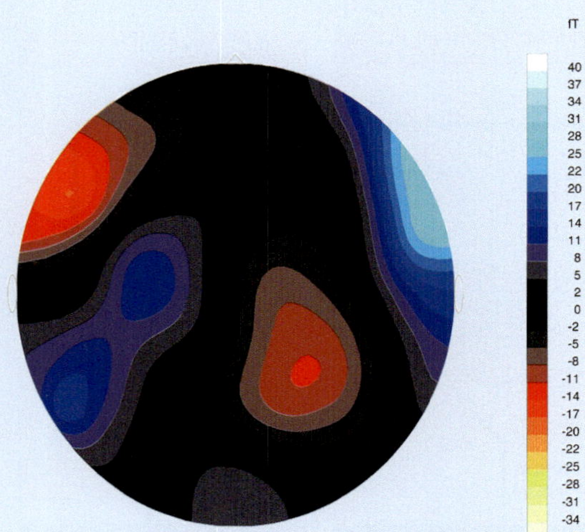

Mismatch-Feld im MEG

schiedenen Kerngebieten im Hypothalamus und mehrere Neuropeptide beteiligt: Die Aktivierung von Neuronen im **Nucleus arcuatus** mit den Peptiden NPY (**Neuropeptid Y**) und AgRP (»**Agouti-related peptide**«) und Neuronen im lateralen hypothalamischen Areal mit den Peptiden **Orexin** oder synonym MCH (»**melanin concentrating hormone**«) aktiviert die Nahrungsaufnahme und erzeugt eine **anabole Stoffwechsellage** (Aufbau der Energiereserven). Die Aktivierung von Neuronen im Nucleus arcuatus, die POMC (Proopiomelanokortin) und α-MSH (α-Melanozyten-stimulierendes Hormon) synthetisieren (Kap. 7 und 8), und Neuronen im Nucleus paraventricularis hypothalami, die die Peptide Oxytozin, CRH (Kortikotropin-Releasing-Hormon) oder TRH (Thyreotropin-Releasing-Hormon) synthetisieren, hemmt die Nahrungsaufnahme und erzeugt eine **katabole Stoffwechsellage** (Abbau der Energiespeicher).

Σ Zwei einander gegenseitig hemmende Kerngebiete im Hypothalamus regeln übergeordnet die Langzeitnahrungsaufnahme. Diese Hunger- und Sättigungszentren steuern über anabolische (Hunger) und katabolische (Sättigung) Efferenzen zum Nucleus tractus solitarii (NTS) die Kurzzeitnahrungsaufnahme.

Limbisches System und Inselkortex: Hunger- und Sättigungsempfindung

Die bewussten allgemeinen Körperempfindungen von Hunger und Sattheit und die speziellen Geschmacksempfindungen sind im **viszeralen sensorischen Kortex** repräsentiert. Dieser Kortex besteht aus dem **Inselkortex** (granulär und agranulär). Er wird durch vielfältige mechano- und chemosensible Afferenzen vom Gastrointestinaltrakt, mechanosensible Afferenzen vom Oropharynx, durch Geschmacksafferenzen und vermutlich

a

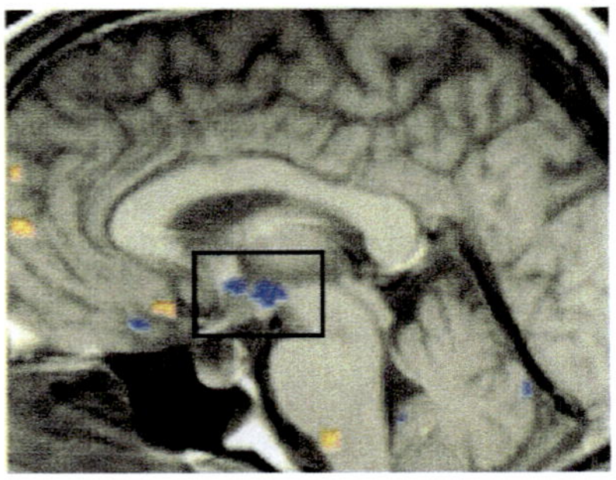

b

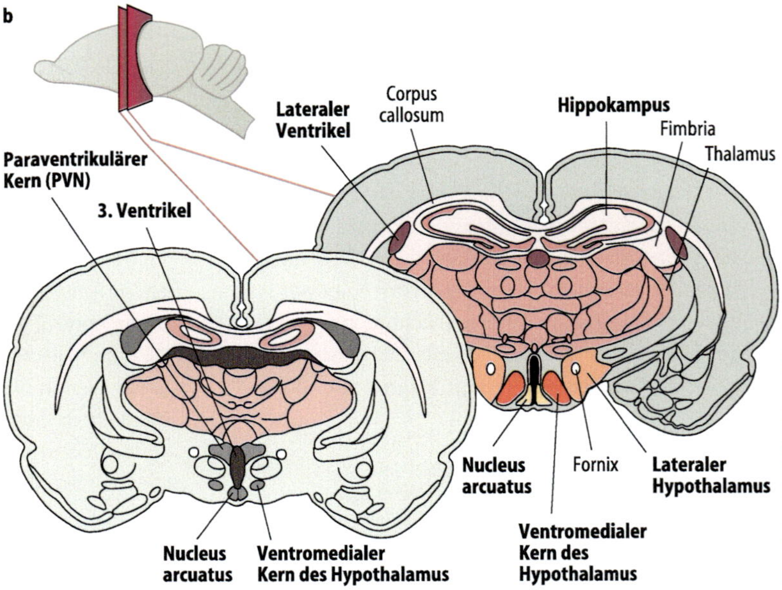

c

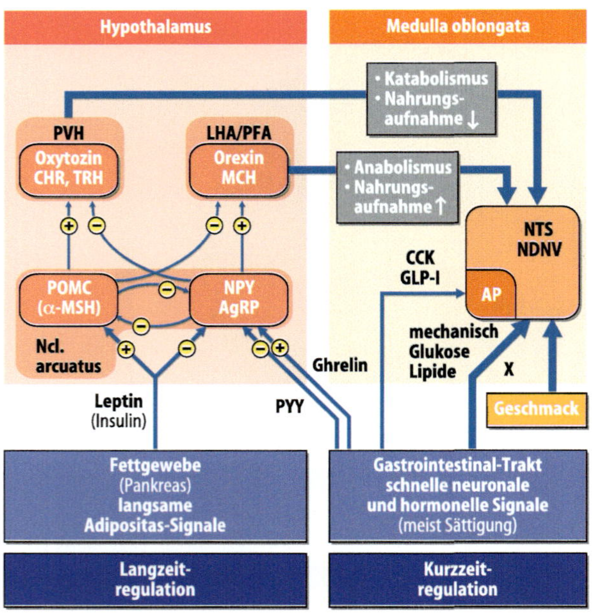

Abb. 26.7a–c. Hypothalamus und Hunger. a fMRT einer Person, die nach Fasten eine süße, glukosehaltige Flüssigkeit trank. Aktivierung im medialen Hypothalamus und Septum blau. **b** Frontal-koronarer Schnitt durch das Gehirn der Ratte, in dem die wichtigsten Regionen des Hypothalamus eingezeichnet sind, die bei der Regulation von Hunger und Sättigung eine Rolle spielen. **c** Neuronale und hormonale Komponenten der Regulation der Nahrungsaufnahme. Afferente hormonale Signale (Leptin, Insulin, Ghrelin, Peptid YY, »glukagon-like peptide-1«) und neuronale vagale Signale vom Fettgewebe und vom Gastrointestinaltrakt. Neuronenpopulationen und ihre Verschaltung im Hypothalamus (Nucl. arcuatus; Nucl. paraventricularis hypothalami, PVH; laterales hypothalamisches Areal und parafornikales Areal, LHA/PFA). Die Neurone sind durch ihre Neuropeptide charakterisiert (► Text). Durch Wirkung auf den dorsalen Vagusmotorkomplex (NTS: Nucleus tractus solitarii; NDNV: Nucleus dorsalis nervi vagi; AP: Area postrema) fördern die Neurone im LHA/PFA die Nahrungsaufnahme und eine anabole Stoffwechsellage. Die Neurone im PVH hemmen dagegen die Nahrungsaufnahme und fördern eine katabole Stoffwechsellage. ⊕ Aktivierung; ⊖ Hemmung

auch gastrointestinale Hormone (z. B. Cholezystokinin, CCK, über die Area postrema) aktiviert und moduliert (Abb. 26.8).

Die Afferenzen vom Gastrointestinaltrakt, vom Oropharynx und von den Geschmacksrezeptoren projizieren **viszerotop** (organ-spezifisch) zum **Nucleus tractus solitarii** (NTS). Die Sekundärneurone im NTS projizieren viszerotop zum **Nucleus parabrachialis** (PB), dessen Neurone einerseits zu den Kerngebieten der hypothalamischen Regulationszentren projizieren und andererseits über einen **speziellen Thalamuskern** (Nucleus ventroposterior parvocellularis, VP_{pc}) zum Inselkortex (Abb. 26.8). Weitere synaptische Eingänge bekommt der Inselkortex von den hypothalamischen Kerngebieten.

Im PB, VP_{pc} und im Inselkortex sind Geschmack (Kap. 19) und Gastrointestinaltrakt (neben anderen viszeralen Organen) topisch organisiert. Diese **Viszerotopie** ist die Grundlage für die allgemeinen Körperempfindungen (wie z. B. Hunger und Sattheit) und spezielle Geschmacksempfindungen. Das **dopaminerge mesolimbische Verstärkersystem** steht über den Nucleus accumbens unter der Kontrolle des viszeralen sensorischen Kortex (Abb. 26.8).

Σ Die emotionalen Komponenten der Empfindung Hunger und Sattheit und der aufgenommenen Nahrung (Geschmack) werden von den kortikalen und limbischen Projektionsgebieten des Mund- und Rachenraumes und des Gastrointestinaltraktes repräsentiert.

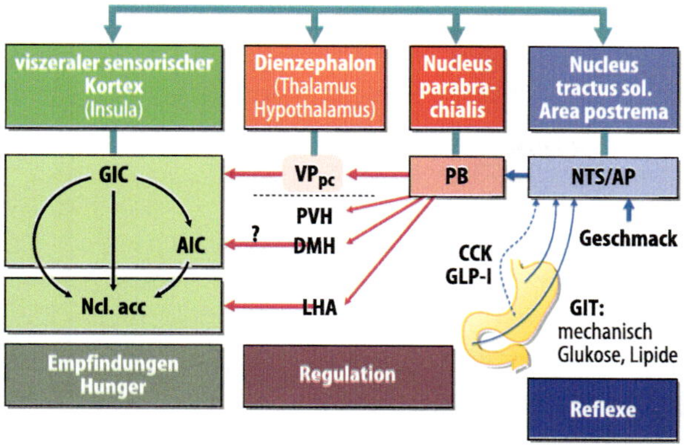

Abb. 26.8. Zentrale Repräsentation afferenter Signale vom Gastrointestinaltrakt und von Geschmacksrezeptoren. Übertragung afferenter (neuronaler und hormoneller [CCK, GLP-1]) Signale zu den Reflexzentren in der Medulla oblongata, den Regulationszentren im Hypothalamus und den viszeralen sensorischen Kortexarealen. *VPpc* Nucleus ventroposterior parvocellularis im Thalamus, *DMH* Nucleus dorsomedialis im Hypothalamus, *LHA* laterales hypothalamisches Areal, *PVH* Nucleus paraventricularis hypothalamischer Kortex: *AIC* agranulärer insulärer Kortex, *GIC* granulärer insulärer Kortex, *GIT* Gastrointestinaltrakt, *Ncl. acc* Nucleus accumbens

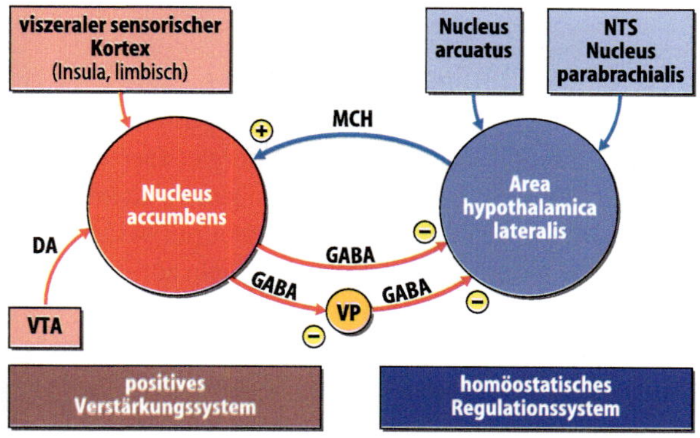

Abb. 26.9. Integration zwischen homöostatischem Regulationssystem von Nahrungsaufnahme und Energiestoffwechsel und positivem Verstärkungssystem. Der Nucleus accumbens wird vom lateralen Hypothalamus über MCH-Neurone aktiviert und wirkt auf den lateralen Hypothalamus über (hemmende) GABAerge Neurone. Er steht unter der Kontrolle des viszeralen sensorischen Kortex (u. a. Insel) und des dopaminergen Systems im ventralen tegmentalen Areal (VTA) des Mesenzephalons

Mesolimbisches System: die Freude am Essen

Die homöostatischen Regulationen der Energiereserven und der Nahrungsaufnahme können durch nichthomöostatische Mechanismen außer Kraft gesetzt werden (Abb. 26.8 linke, grüne Seite). So können Anblick, Geruch, Vorstellung und Erwartung von wohlschmeckender und schön zubereiteter Nahrung die homöostatischen Sättigungsprozesse überspielen. Diese Einflüsse werden vermutlich über das **mesolimbische dopaminerge Verstärkersystem** (Abschn. 26.6) vermittelt.

Der **Nucleus accumbens**, der seinen dopaminergen synaptischen Eingang von ventralen Tegmentum des Mittelhirns (VTA) bekommt und unter der Kontrolle des **viszeralen sensorischen Kortex** steht (Abb. 26.8), ist mit den Neuronen im lateralen hypothalamischen Areal (LHA) reziprok verbunden. Das mesolimbische Verstärkersystem aktiviert über diese neuronale Verbindung, durch Hemmung GABAerger Neurone die Neurone im lateralen hypothalamischen Areal und fördert die **Nahrungsaufnahme** und **anabole Stoffwechsellage** (Abb. 26.7c). Weiterhin können die Neurone im Nucleus accumbens von den Orexin(MCH)-Neuronen im LHA aktiviert werden (Abb. 26.9).

Die neuronale Verschaltung zwischen LHA, Nucleus accumbens, viszeralem Kortex und dopaminergem System ist vermutlich das neuronale Substrat für die **Integration der homöostatischen und nichthomöostatischen Komponenten** der Regulation von Energiereserven und Nahrungsaufnahme. Unter physiologischen Bedingungen interagieren die homöostatischen Regulationssysteme und das endogene Verstärkungssystem. Der modulierende Einfluss des mesolimbischen Verstärkungssystems und der kortikalen Systeme auf die homöostatischen Regulationssysteme sind mitverantwortlich für die Entgleisungen (z. B. Fettsucht) dieser homöostatischen Regulationen.

Σ Das mesolimbische Verstärkersystem (Freude) und die kortikalen viszeralen Systeme, vor allem die Insel, können die homöostatische Regulation der Nahrungsaufnahme stark beeinflussen.

Konditionierung der Nahrungsaufnahme

Bei ausreichendem Nahrungsangebot wird Essen in der Regel durch **klassische Konditionierung** (Abschn. 25.1) ausgelöst. Soziale und Umgebungsreize, wie Essenszeit, Geschmack und Aussehen von Speisen und die beim Essen anwesenden Personen (je mehr Personen, umso mehr isst man), bestimmen Zeitpunkt und Menge der Nahrung **mehr** als physiologische Faktoren. Geschmacksreize, vor allem süß schmeckende Speisen, erhöhen den Appetit, obwohl der Hunger schon längst »gestillt« ist. Wesentlich für die Selektion bestimmter Nahrungsmittel sind besonders gelernte Geruchsaversionen oder -vorlieben (Kap. 19).

Es handelt sich hier also um eine **vorausplanende Nahrungsaufnahme,** die abhängig ist von Kultur und Erziehung und bei der nicht ein bereits entstandenes Defizit ausgeglichen, sondern der **erwartete Energiebedarf vorwegnehmend abgedeckt** wird. Dieses Verhalten entspricht dem sekundären Trinken, das die normale Form der Flüssigkeitszufuhr für die vorausplanende Wasseraufnahme ist.

Σ Klassische Konditionierung von Essensreizen ist für die vorausplanende Nahrungsaufnahme neben den homöostatischen Faktoren entscheidend.

26.2.5 Störungen des Essverhaltens

Übergewicht (Adipositas, Obesitas)

Natürlich überschreitet bei übergewichtigen Personen die Energieaufnahme die verbrauchte Energie, aber Übergewichtige nehmen im Allgemeinen wenig mehr Kalorien als Normalgewichtige auf (Box 26.1). Ratten mit beidseitigen Läsionen im lateralen Hypothalamus regeln auf ein erhöhtes Körpergewicht ein, nehmen aber auch nicht mehr Nahrung auf als Kontrollen (nach anfänglicher Nahrungsmehraufnahme).

Der Großteil unserer Stoffwechselenergie wird in Wärme abgegeben, **Bewegung (Sport)** spielt dabei eine Rolle. Untersuchungen an getrennt aufgewachsenen eineiigen Zwillingen zeigen, dass die Stoffwechselrate und Wärmeabgabe in Ruhe wie auch die Energieabgabe bei Bewegung und die Vorlieben für die Zusammensetzung der Nahrung (Anteile an Kohlehydraten, Proteinen und Fetten) einen **genetischen Anteil** von 50–80% aufweisen. Dicke Personen sind daher häufig effizientere »Verbraucher«, die ihre überschüssigen Kalorien im Langzeitfettreservoir ablegen und weniger in Wärme umwandeln. In der Regulation der **Thermogenese** ist (im Tierversuch) der paraventrikuläre Kern zentral beteiligt. Seine »Fähigkeit«, die Temperatur des Fettgewebes und damit die Wärmeabgabe zu steuern, scheint stark von genetischen Faktoren abhängig zu sein. Somit könnte bei Personen mit erblicher Neigung zur Fettleibigkeit eine zentralnervöse Störung der Temperaturregulation vorliegen.

Biologisch-hereditäre Faktoren der Stoffwechselrate spielen bei der Fettleibigkeit eine große Rolle, aber auch hier wird durch häufige **Diäten** und **Fasten** der langfristige Gewichtsanstieg erhöht und damit das Problem verschlimmert. Untersuchungen sowohl an Ratten wie auch die Langzeitverläufe von Personen mit häufigen Diäten zeigten, dass nach einer erfolgreichen und stets kurzfristigen Gewichtsabnahme, die Tiere bzw. Menschen wieder zunehmen, aber ihr Gewicht auf einem höheren Niveau einregeln. Man nennt dieses Phänomen **»cycling«** (Kreisen) (Kap. 12). Gewichtsabnahme ist aber auch schwierig, weil bei reduzierter Kalorienaufnahme der Grundumsatz (Baustoffwechsel, Kap. 12) stärker als das Gewicht absinkt und somit Körperfett kaum angegriffen wird. Personen, die also nach Übergewicht schlank sein wollen, müssen ihre Diät dauerhaft fortsetzen, damit sie hypometabolisch bleiben.

Soziale und neuronale Grundlagen der Fettleibigkeit

Untersuchungen an Indianerstämmen, die nach Aufgabe ihrer angestammten Diät und aktiven Lebensweise durch die fettreiche »Zivilisationsdiät« extrem fettleibig wurden, weisen darauf hin, dass bei diesen Indianern die **Leptinsensibilität** der Zellen geringer ist. Dies wiederum ist vermutlich auf eine (durchaus sinnvolle) Mutation des Leptinrezeptorgens zurückzuführen. In einer an Nahrungsmitteln armen Umgebung wird dadurch die Anlegung von Fettreserven erleichtert. Sind Nahrungsmittel im Überfluss vorhanden, werden sie aufgrund der mangelnden Wahrnehmung von Sättigungssignalen als Hungerreize vom Gehirn »interpretiert« und exzessiv gegessen.

Fettleibigkeit in den reichen Industriestaaten tritt bevorzugt in den **unteren Einkommensschichten** und einigen Minderheiten (z. B. Afro-Amerikanern, Indianern) auf. Mangelnde Verfügbarkeit ausgewogener Nahrungsmittel, mangelnde Verfügbarkeit positiver Verstärker, sozialer Stress und gezielte Verbreitung fett- und zuckerhaltiger Billigprodukte durch die Nahrungsmittelindustrie sowie sedentärer Lebensstil sind die Hauptursache für die Schichtabhängigkeit der Fettleibigkeit.

Σ Obwohl Übergewicht einen starken genetischen Anteil hat, sind die Ursachen für den dramatischen Anstieg von Fettleibigkeit kulturell und psychologisch verursacht. Mangelnde viszerale Wahrnehmung des Gehirns für periphere Signale der Sättigung verursachen das exzessive Essen und Diabetes 2, vor allem bei den ärmeren Bevölkerungsschichten.

Therapie der Fettleibigkeit

Dauerhaft wirksame medizinische oder psychologische Therapien gegen Fettleibigkeit existieren kaum. Chirurgische Eingriffe in den gastrointestinalen Trakt haben oft erhebliche Nebenwirkungen und sind nur in Extremfällen angezeigt. **Fenfluramin**, ein 5-HT(Serotonin)-Agonist, unterdrückt Appetit für den Zeitpunkt der Einnahme, nach Absetzen kehrt – wie bei allen anderen Pharmaka – der Appetit und das Gewicht zurück. Die besten Erfolge erzielen bisher eine **Kombination aus radikaler Diät** (weniger als 800 kcal/Tag), **Bewegungsprogrammen und Verhaltenstherapie** (Abschn. 12.1.3).

Da Verhaltenstherapie (VT) mit Bewegungsprogrammen zeitlich und ökonomisch aufwendig ist, verspricht die **Kombination** von VT und Pharmakotherapie langfristig breitere Anwendung, vor allem um anfängliche Gewichtsreduktion durch VT langfristig zu halten. Üblicherweise ist die Rückfallquote (wie bei allen Süchten) nach 2 Jahren 80%.

Zugelassene Pharmaka sind **Orlistat**, das die Fette **vor** deren Absorption entzieht und mit den Fäzes ausscheidet und **Sympathomimetika** (z. B. Sibutramin, Efedrin, β-adrenerge Agonisten, Koffein), die die Stoffwechselrate erhöhen. Mit der Langzeitpharmakotherapie plus VT werden 20% Gewichtsreduktion bei sehr übergewichtigen Personen (BMI 27–39 kg/m^2) erreicht.

Sinnvoll wären natürlich gesetzliche Maßnahmen, die die Fast-food-Industrie und die großen Nahrungsmittelkonzerne verpflichtet, auf geschmacksverbessernde Fett- und Zuckerzusätze zu verzichten und die Werbung für derartige Nahrungsmittel einzuschränken. Dies ist natürlich nur in Grenzen sinnvoll, da viele Nahrungsmittel ohne ausreichenden Fettgehalt ihren angenehmen Geschmack verlieren. Deshalb besteht auch eine paradox anmutende positive Korrelation zwischen dem Verbrauch niedrig-kalorischer Nahrungsmittel und dem Anstieg von Übergewicht. »Cycling« (▶ oben) wird dadurch begünstigt.

Σ Wirksame Behandlung des Übergewichts ist die Kombination von verhaltenstherapeutischen Maßnahmen mit extrem niedrig-kalorischer Diät, pharmakotherapeutischen Maßnahmen und Bewegungsprogrammen. Diäten allein führen zu »cycling« und langfristigem Gewichtsanstieg.

Anorexie und Bulimie

Anorexie besteht aus exzessivem Fasten, oft mit zu viel Sport und Bewegung gepaart, extremer Abneigung und Angst vorm Zunehmen. **Bulimie** dagegen führt zu Essattacken mit willentlich herbeigeführtem Erbrechen und oft Missbrauch von Abführmitteln. Anorexie und Bulimie sind überdurchschnittlich häufig bei Mädchen oder jüngeren Frauen der Mittel- und Oberschicht der Industrienationen anzutreffen. Ihre Entstehung ist primär **kulturell-psychologisch** durch Angst vor Übergewicht und Verlust des Schlankheitsideals bedingt. Anorexie und Bulimie werden stets von einer **Diät** ausgelöst. Die biologischen **Folgen exzessiven Fastens** haben mit den psychologischen Ursachen der Störung wenig zu tun, stellen aber die eigentliche Gefährdung dar und halten den Teufelskreis aus Fasten und Erfolgserlebnis (schlank bleiben) aufrecht.

Ein Großteil der endokrinen Systeme, vor allem das Hypophysen-Nebennierenrinden-System und die Steuerung der Sexual- und Reproduktionsfunktionen ist für die Dauer des Fastens gestört. Vereinzelt wurde auch eine reversible Reduktion von Hirnsubstanz beobachtet, was mit den negativen Langzeitfolgen (psychische Störungen, dauerhafte Gewichtsprobleme) bei etwa 30% der Patienten in Zusammenhang steht. Diese organmedizinischen Störungen sind aber nicht spezifisch für Anorexie, sondern die »natürlichen« Folgen extremen Fastens und Hungerns. Wir finden sie genauso bei Hungernden, vor allem in Entwicklungsländern, in denen natürlich die Anorexie als Angst vor Gewichtszunahme nicht vorkommt.

Bei der **Bulimie** ist zwar das Körpergewicht in der Regel konstant, es kommt aber nach oft mehrtägigen Fastenzeiten zu Essanfällen, in denen extreme Mengen hochkalorischer Nahrung aufgenommen wird. Personen mit Bulimie leiden überdurchschnittlich häufig an Depressionen. Auch bei der Bulimie sind die vielfältigen körperlichen Konsequenzen nicht Ursache, sondern Folge der Verhaltensstörung, die durch verhaltenstherapeutische Behandlung langfristig zu bessern sind.

Σ Obwohl bei der Anorexie die zentrale Hungerregulation anfangs intakt ist, kann eine Diät mit längerem oder extremem Fasten Essensverweigerung auslösen. Dies gilt auch für die Bulimie, die allerdings durch verhaltenstherapeutische und antidepressive Maßnahmen leichter zu behandeln ist als die lebensbedrohliche Anorexie.

26.3 Sexualverhalten, Reproduktion und Partnerbindung

26.3.1 Sexuelle Reaktionszyklen

Stadien des Ablaufes sexuellen Verhaltens

Die Grundstruktur reproduktiven Verhaltens ist bei den meisten Säugern und Vögeln ähnlich. Da aber die Aktivierung der einzelnen Verhaltenshierarchien (Abschn. 26.1) die zeitliche und räumliche Feinabstimmung von mindestens 2 Lebewesen benötigt, ist die Aufeinanderfolge und Verkettung der einzelnen Reflexbausteine zu hierarchisch geordneten, komplexeren Reflexmustern störanfällig.

Vier Stadien reproduktiven Verhaltens müssen hintereinander innerhalb des einen Individuums ablaufen und das jeweils entsprechende Stadium beim anderen Individuum auslösen, damit »erfolgreiche« Paarung abgeschlossen werden kann:
- sexuelle Anziehung
- appetitives Verhalten
- kopulatorisches Verhalten
- postkopulatorisches Verhalten

Die 4 Stadien müssen beim weiblichen und männlichen Organismus – oder im Fall gleichgeschlechtlicher Paarung bei den beiden gleichgeschlechtlichen Partnern – zeitlich synchron aufeinander abgestimmt ablaufen. Den 4 Stadien liegen differenzierbare neuronale und humorale Mechanismen zugrunde.

Sexuelle Anziehung (»attraction«) und alle weiteren Stadien werden bei den meisten Tierarten durch das Androgenniveau und Oxytozin und Vasopressin positiv beeinflusst (Abschn. 26.4 und 26.5). Geruch der Sexualorgane, Haltungs- und Farbänderungen und andere Reize tragen dazu bei. Attraktion bringt Partner zusammen, **appetitives Verhalten** hält sie beieinander und löst **kopulatorisches Verhalten** (Koitus) aus. Zu appetitiven Reaktionen gehören »Einladungen« zur Annäherung und zum Besteigen, Haltungsänderungen, Erektion und Lautäußerungen. Während für die Ausbildung kopulatorischer Reaktionen der Neokortex nicht Voraussetzung ist, wird appetitives Verhalten durch Dekortisierung desorganisiert. Kopulatorisches Verhalten besteht auf Seiten des männlichen Partners in Intromission und Orgasmus, bei der weiblichen Seite aus Vasokongestion (▶ unten), Lubrikation und Orgasmus.

Σ Reproduktives Verhalten besteht aus Anziehung, appetitivem, kopulatorischem und postkopulatorischem Verhalten.

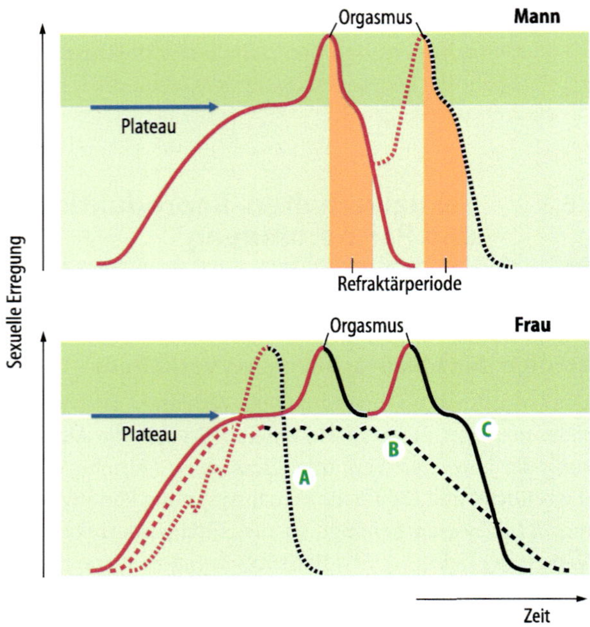

Abb. 26.10. Der sexuelle Reaktionszyklus beim Mann und bei der Frau. Dabei handelt es sich um eine schematische Darstellung von durchschnittlichen Verläufen. Die männliche Reaktion weist eine absolute Refraktärperiode nach dem Orgasmus auf. Bei Frauen (*unten*) ist die Variabilität der Verläufe größer. Drei typische Verläufe (A, B und C) sind abgebildet.

Der sexuelle Reaktionszyklus beim Menschen: Allgemeinreaktionen

Abb. 26.10 zeigt die durchschnittlichen Verlaufskurven der kopulatorischen und postkopulatorischen Stadien beim Menschen. Die physiologischen Mechanismen bei den Geschlechtern sind zum Großteil identisch, die **Plateauphase** muss bei der Frau meist länger anhalten, um einen Orgasmus auszulösen; die **Refraktärzeit** ist nur beim Mann absolut, d h. es muss bis zur nächsten Erektion und Orgasmus eine gewisse Zeit verstreichen (Minuten bis Stunden), bei der Frau sind multiple Orgasmen möglich.

Trotz großer interindividueller Differenzen läuft der sexuelle Reaktionszyklus bei Frau und Mann strukturell gleich in 4 Phasen ab: Erregungs-, Plateau-, Orgasmus- und Refraktärphase.

Kopulation und Orgasmus: Allgemeinreaktionen

Der Orgasmus hat beim höheren Primaten und Menschen 2 Elemente: Ejakulation (Samenausstoß) und Kontraktion der Beckenmuskulatur und des Penis. Beim weiblichen Organismus kommt es zu Uteruskontraktionen und ebenfalls Kontraktionen der Beckenmuskulatur. Das positive Gefühl beim Orgasmus korreliert mit den Kontraktionen der pelvischen Muskulatur, der Samenerguss beim Mann und die Uteruskontraktionen bei der Frau leiten das Nachlassen der sexuellen Erregung ein. Unter bestimmten Umständen können die beiden »orgasmischen« Subsysteme getrennt voneinander aktiv sein (z.B. multiple Orgasmen beim Mann ohne Samenerguss).

Die **postkopulatorische Phase** oder **Refraktärphase** kann bei verschiedenen Arten von Sekunden bis Monate dauern. Bei vielen Tieren und beim Menschen kann sie durch einen neuen Partner verkürzt werden. Man spricht dabei oft vom **Coolidge-Effekt** (Box 26.2).

Box 26.2. Der Coolidge-Effekt

Der amerikanische Präsident Coolidge und seine Frau besuchten eine Hühnerfarm im Mittelwesten der USA. Frau Coolidge fragte den Besitzer – beeindruckt von der sexuellen Aktivität des Hahnes – wie oft er denn eine »Beziehung« mit einem Huhn pro Tag habe: »Mehrmals pro Tag«, antwortete der Besitzer. »Bitte erzählen Sie das einmal dem Präsidenten«, sagte Frau Coolidge beeindruckt. Später wurde der Präsident zum Hahn geführt und war auch beeindruckt, fragte aber: »Dieselbe Henne jedesmal?« »Nein«, antwortete der Besitzer der Farm, »jedesmal eine andere«. »Bitte, erzählen Sie das Frau Coolidge«, antwortete der Präsident.

26.3.2 Die sexuellen Reaktionen des Mannes

Erektion

An den komplexen Genitalreflexen der Säuger einschließlich der Menschen nehmen parasympathische, sympathische und motorische Efferenzen sowie viszerale und somatische Afferenzen teil.

Dilatation der Arterien zu und in den Corpora cavernosa und im Corpus spongiosum urethrae und der Arteriolen (Sinusoide) des Schwellkörpergewebes erzeugt eine Erektion des Gliedes (Abb. 26.11). Die Sinusoide des erektilen Gewebes füllen sich und weiten sich infolge des ansteigenden Drucks prall auf. Der venöse Abfluss aus den Schwellkörpern wird passiv durch Zusammenpressen der Venen erschwert. Das Zusammenspiel von Vasodilatation und Abflussbehinderung nennt man **Vasokongestion**. Die **Dilatation** wird durch **Aktivierung postganglionärer parasympathischer Neurone** erzeugt, deren Zellkörper in den Beckenganglien liegen und durch den N. cavernosus zu den Schwellkörpern projizieren (Abb. 26.11). Die Neurone werden einerseits **reflektorisch** durch Afferenzen des Penis und der umliegenden Gewebe aktiviert, andererseits **psychologisch** von supraspinalen (auch kortikalen) Strukturen, die auch die sexuellen Empfindungen erzeugen. Die Überträgersubstanzen dieser Neurone sind **Azetylcholin**, das **Neuropeptid VIP** (»vasoactive intestinal polypeptide«) und das Radikal **Stickoxid (NO)**. Diese Substanzen sind in den parasympathischen postganglionären Vasodilatatorneuronen lokalisiert (Kap. 6).

Die Glans penis ist am dichtesten mit **Mechanosensoren** versorgt. Ihre Afferenzen laufen im N. dorsalis penis.

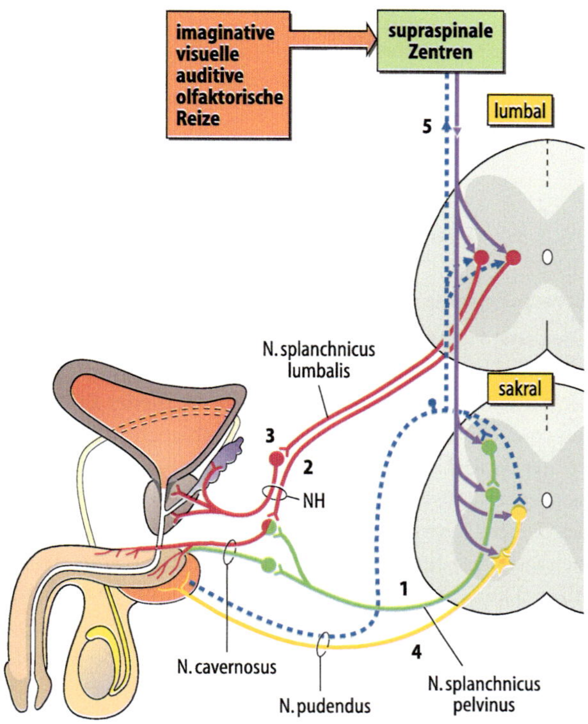

Abb. 26.11. Männliche Genitalorgane. Innervation und spinale Reflexbögen zur Regulation männlicher Geschlechtsorgane. *1* parasympathische Neurone zu erektilem Gewebe; *2* sympathische Neurone zu erektilem Gewebe; *3* sympathische Neurone zu Ductus deferens, Prostata, Samenbläschen und Blasenhals. *4* Motoaxone; *5* aszendierende und deszendierende Bahnen. Interneurone im Rückenmark sind z. T. weggelassen worden. *NH N.* hypogastricus

Die adäquate Reizung dieser Sensoren geschieht durch rhythmische und massierende Scherbewegungen, wie sie beim Geschlechtsverkehr stattfinden. Eine wichtige Komponente zur anhaltenden Erregung der Sensoren in der Glans penis während des Geschlechtsverkehrs ist die Gleitfähigkeit der Oberflächen von Vagina und Penis, die reflektorisch durch die vaginale Transsudation (Abschn. 26.3.3) und die Aktivierung der bulbourethralen Drüsen beim Manne herbeigeführt wird.

Die Erektion des Gliedes leitet den sexuellen Reaktionszyklus des Mannes ein; sie wird reflektorisch spinal, bevorzugt durch den sakralen Parasympathikus und durch supraspinale Zentren, ausgelöst.

PDE5-Hemmstoffe

An dem eben beschriebenen Mechanismus setzen **Sildenafil (Viagra)** und andere Stoffe zur Behandlung von Erektionsschwächen ein (s. Box 6.4): Bei sexueller Reizung wird Stickstoffmonoxid (NO) im Corpus cavernosum freigesetzt. Das NO aktiviert das Enzym Guanylatzyklase. Dieses Enzym führt zu einer vermehrten Bildung von **zyklischem Guanosinmonophosphat** (cGMP, Kap. 3), das die glatte Muskulatur der Penisarterien entspannt, wodurch mehr Blut in den Penis strömen kann. Dies führt zur Erektion. Der Abbau des cGMP erfolgt durch das Enzym **Phosphodiesterase 5 (PDE5)**. Sildenafil hemmt relativ spezifisch PDE5 und bewirkt dadurch eine lokale Anhäufung und Verlängerung der vasodilatatorischen Wirkung von cGMP. Andere PDE werden durch Sildenafil ebenfalls, wenn auch schwächer gehemmt. Nebenwirkungen (Gesichtsrötungen, Sehstörungen, Kopfschmerzen etc.) sind daher häufig.

Erektion bei Durchtrennung des Rückenmarks (Querschnittslähmung – Paraplegie)

Normalerweise läuft der Erektionsreflex über das Sakralmark (S2–S4) ab. Er funktioniert auch bei querschnittsgelähmten Männern, deren Rückenmark oberhalb des Sakralmarks durchtrennt ist. Etwa 25% der Männer mit zerstörtem Sakralmark können **psychologisch** eine Peniserektion auslösen. Diese Erektion wird durch **sympathische präganglionäre Neurone** im unteren Thorakalmark und im oberen Lumbalmark ausgelöst. Ihre Axone werden im Plexus splanchnicus pelvinus auf postganglionäre Neurone zum erektilen Gewebe umgeschaltet, auf die vermutlich auch die parasympathischen präganglionären Neurone synaptisch konvergieren (2 in Abb. 26.11). Es ist unbekannt, in welchem Ausmaße die Erregung des Sympathikus beim Gesunden zur Erektion beiträgt. Bei Zerstörung aller parasympathischen Neurone im Sakralmark fehlt aber die Erektion.

Wenn das Zervikal- oder Thorakalmark **(Quadroplegie oder Tetraplegie)** bei Männern durchtrennt ist, fehlen Emission, Ejakulation und Orgasmus fast immer. Spontane oder reflektorisch ausgelöste Erektionen sind aber noch möglich. Die Gründe dafür sind nicht vollkommen klar, aber die zeitliche Koordination des sexuellen Reaktionszyklus benötigt offensichtlich die zentralen »Kommandos« (Box 26.4). Bei Frauen werden zumindest subjektiv kaum Beeinträchtigungen angegeben, aber objektive Daten fehlen.

Personen mit Durchtrennung des Rückenmarks erleben den Orgasmus natürlich nicht als Resultat der Stimulation, da sie die Erektion und Ejakulation bzw. Lubrikation nicht wahrnehmen. Die visuelle Beobachtung zeigt nur an, was abläuft, es wird aber keine sexuelle Erregung empfunden. Dafür treten »im Kopf«, unabhängig von den peripheren Erregungen »Phantomerregungen« auf.

Querschnittslähmungen bei Männern führen bei Durchtrennung von Hals- und Brustmark zum Ausfall des sexuellen Reaktionszyklus; bei Abtrennung des Sakralmarks mit intakter parasympathischer Innervation treten keine wesentlichen Störungen auf.

Emission

Bei Akkumulation der Erregung der sakralen Afferenzen von den Sexualorganen während des Sexualaktes kommt es zur Erregung sympathischer Efferenzen im unteren Thorakal- und oberen Lumbalmark. Die Erregung der sympathischen Neurone führt zu **Kontraktionen** von Ductus deferens, Vesicula seminalis und Prostata. Damit werden Samen und Drüsensekrete in die Urethra interna befördert. Gleichzeitig wird ein Rückfluss des Ejakulats in die Harnblase durch **Kontraktion des Sphincter vesicae internus** reflektorisch verhindert.

Die **Ejakulation** setzt nach der Emission ein. Sie wird durch Erregung der Afferenzen von der Prostata und von der Urethra interna in den Beckennerven ausgelöst. Die Reizung dieser Afferenzen während der Emission erzeugt reflektorisch über das Sakralmark tonisch-klonische Kontraktionen der Beckenbodenmuskulatur und der Mm. bulbo- und ischiocavernosi, die das proximale erektile Gewebe umschließen. Diese rhythmischen Kontraktionen erhöhen die **Rigidität des Penis** (wobei der Druck im erektilen Gewebe über den arteriellen Blutdruck ansteigen kann) und die Sekrete werden aus der Urethra interna durch die Urethra externa herausgeschleudert. Gleichzeitig kontrahieren sich die Muskeln von Rumpf und Beckengürtel rhythmisch, was dem Transport des Samens in die proximale Vagina und die Cervix uteri dient. Während der Ejakulationsphase sind die parasympathischen und sympathischen Neurone zu den Geschlechtsorganen maximal erregt. Nach Abnahme der Aktivität in den parasympathischen Vasodilatatorneuronen klingt die Erektion allmählich ab. Mit der Refrektärphase kommt es zu deutlichem Anstieg von **Oxytozin** (Kap. 8).

Σ Emission von Samen und Drüsensekreten in die prostatische Harnröhre und ihre Ejakulation aus der Urethra externa sind der Höhepunkt des männlichen Sexualaktes; der Orgasmus beginnt mit der Emission und endet nach der Ejakulation.

Androgene und Sexual-Verhalten

Während bei nicht-humanen Säugern, vor allem Ratten, Androgene die Frequenz sexueller Reaktionen deutlich beeinflussen, ist beim erwachsenen Mann und bei Primaten der Effekt relativ gering, sofern eine **Mindestmenge** vorhanden bleibt. Die Normalmenge beträgt 350–1000 ng/l Blut. Auch in hohem Alter bleibt die Mindestmenge in der Regel erhalten. Wenn der Testosteronspiegel unter 350 ng/l sinkt, tritt allerdings häufig Impotenz auf. Testosterongaben stellen in diesen Fällen das Sexualverhalten wieder her, bei normalem Niveau führt Testosterongabe dagegen häufig zu einem Absinken der Libido (negatives Feedback auf Hypothalamus).

Kastration (Entfernung oder Inaktivierung der Hoden) **nach** der Pubertät führt beim Mann mit vorausgegangener sexueller Erfahrung meist zu einem langsamen Absinken sexueller Aktivität über Jahre. Je mehr sexuelle Erfahrung vor der Kastration lag, umso langsamer der Abfall.

Hilflosigkeit und **Depression** führen zu einem Nachlassen der Testosteronproduktion: die Antizipation sexueller Aktivität stimuliert normalerweise die Testosteronproduktion; dieser antizipatorische Anstieg unterbleibt bei Belastung.

Σ Männliche Sexualhormone haben von der Konzeption bis zur Pubertät organisierende und aktivierende Funktionen für Sexualverhalten. Danach verlieren sie ihre Bedeutung und müssen nur in einer Mindestmenge vorhanden sein.

26.3.3 Die sexuellen Reaktionen der Frau

Erregungsphase und Vasokongestion

Die **Labia majora**, die sich normalerweise in der Mittellinie berühren und dadurch Labia minora, Vaginaleingang und Urethraausgang schützen, weichen bei sexueller Erregung auseinander, verdünnen sich und verschieben sich in anterolaterale Richtung. Bei fortgesetzter Erregung entwickelt sich eine venöse Blutstauung. Die **Labia minora** nehmen durch Blutfüllung um das 2- bis 3-fache zu und schieben sich zwischen die Labia majora. Die angeschwollenen Labia minora ändern ihre Farbe von rosa zu hellrot (Sexualhaut, »sex skin«). Die Klitoris schwillt an und nimmt an Länge und Größe zu. Bei zunehmender Erregung wird die Klitoris an den Rand der Symphyse gezogen (◘ Abb. 26.12).

Die Veränderungen der äußeren Genitalien während der sexuellen Erregung werden einerseits **reflektorisch**

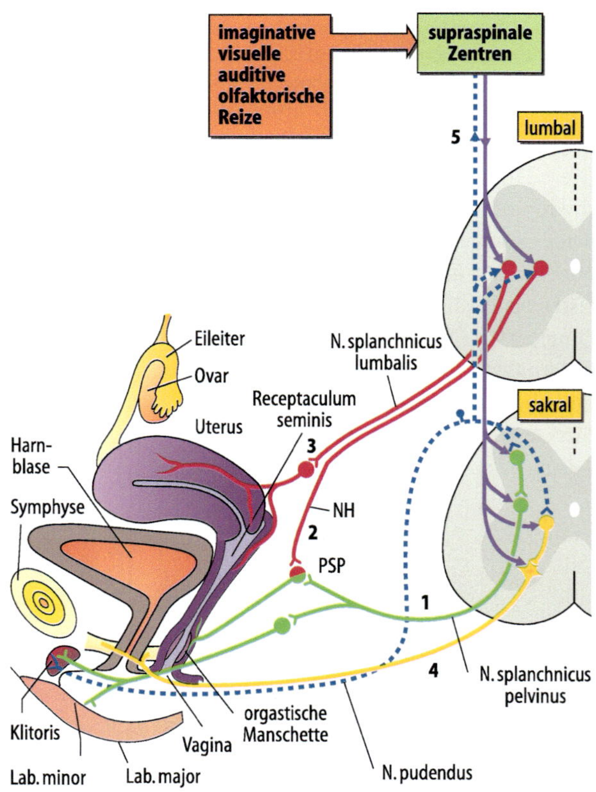

◘ **Abb. 26.12. Innervation der weiblichen Genitalorgane. 1** parasympathische Neurone zu Vaginalgewebe; **2** sympathische Neurone zu erektilem Vaginalgewebe; **3** sympathische Neurone zum Uterus **4** Motoaxone; **5** aszendierende und deszendierende Bahnen. Interneurone im Rückenmark sind z. T. weggelassen worden. *NH* N. hypogastricus, *PSP* Plexus splanchnicus pelvinus durch Reizung von Sensoren in den Genitalorganen, deren Axone im N. pudendus zum Sakralmark (2 bis 4 auf ◘ Abb. 26.12) laufen, erzeugt. Andererseits werden sie auch **psychogen** hervorgerufen. Die Vergrößerung der äußeren Genitalien ist auf eine allgemeine **Vasokongestion** zurückzuführen. Sie wird durch **vasodilatatorisch wirkende parasympathische Neurone** aus dem Sakralmark, deren Axone durch die N. splanchnici pelvini laufen, erzeugt. Die Erektion der Klitoris wird wie beim Penis des Mannes durch die Blutfüllung von Schwellkörpern erzeugt. In Analogie zu den Befunden beim Mann wird vermutet, dass auch die sympathische Innervation aus dem Thorakolumbalmark an der Erzeugung der Vasokongestion beteiligt ist.

Die **Klitoris** spielt wegen ihrer dichten afferenten Innervation eine besondere Rolle. Ihre Mechanorezeptoren werden sowohl durch direkte Berührung als auch indirekt – besonders nach Retraktion der Klitoris an den Rand der Symphyse durch Manipulationen an den äußeren Geschlechtsorganen oder durch die Penisstöße erregt. Die Erregung der Afferenzen vom Mons pubis, vom Vestibulum vaginae, von der Dammgegend und besonders von den Labia minora können ebenso starke Effekte während der sexuellen Erregung herbeiführen wie die klitoridalen Afferenzen. Die Empfindlichkeit wird durch das Anschwellen der Organe verstärkt.

Σ Die Veränderungen der äußeren Geschlechtsorgane im sexuellen Reaktionszyklus der Frau werden durch das vegetative Nervensystem erzeugt. Sie unterscheiden sich in ihrem physiologischen Ablauf kaum vom Manne. Die indirekte oder direkte Stimulation der Klitoris spielt dabei eine wichtige Rolle.

Innere Geschlechtsorgane bei der Vasokongestion

Innerhalb 10–30 s nach afferenter oder psychogener Stimulation setzt eine **Transsudation** mukoider Flüssigkeit durch das Plattenepithel der Vagina ein. Dies verbessert die **Gleitfähigkeit** in der Vagina. Die Transsudation entsteht auf dem Boden einer allgemeinen venösen Stauung **(Vasokongestion)** in der Vaginalwand, die wahrscheinlich durch Erregung parasympathischer und sympathischer Neurone ausgelöst wird. Sie wird von einer reflektorischen Erweiterung und Verlängerung des Vaginalschlauches begleitet. Mit zunehmender Erregung bildet sich im äußeren Drittel der Vagina durch lokale venöse Stauung die **orgastische Manschette** aus (◘ Abb. 26.12). Diese Manschette bildet zusammen mit den angeschwollenen, vergrößerten Labia minora einen langen Kanal, der die optimale anatomische Voraussetzung zur Erzeugung eines **Orgasmus** bei Mann und Frau ist. Während des Orgasmus kontrahiert sich die orgastische Manschette je nach Stärke des Orgasmus. Diese Kontraktionen werden wahrscheinlich neuronal durch den **Sympathikus** vermittelt und sind mit Emissionen und Ejakulation beim Mann zu vergleichen.

Der **Uterus** richtet sich während der sexuellen Erregung auf, vergrößert sich und steigt bei voller Erregung im Becken so auf, dass sich die Zervix von der hinteren Vaginalwand entfernt und dadurch im letzten Drittel der Vagina ein freier Raum zur Aufnahme des Samens **(Receptaculum seminis)** entsteht. Während des Orgasmus kontrahiert sich der Uterus regelmäßig. Aufrichtung, Elevation und Vergrößerung des Uterus kommen durch die **Vasokongestion** im kleinen Becken und wahrscheinlich auch durch sympathisch und hormonell erzeugte Kontraktionen der glatten Muskulatur in den Haltebändern des Uterus zustande.

Nach dem Orgasmus bilden sich die Veränderungen an den äußeren und inneren Geschlechtsorganen meist schnell zurück. Tritt nach starker Erregung der Orgasmus nicht ein, so laufen die Rückbildungen langsamer ab. Die Refraktärzeit ist deutlich kürzer als beim Mann.

40% der Frauen berichten auch eine Ejakulation, vergleichbar den Männern. Das »Ejakulat« besteht in der Regel aus Urin, aber auch kleinen Mengen eines Sekrets – dem Prostatasekret des Mannes identisch – aus parauterinen Drüsen.

Σ Der sexuelle Erregungszyklus der Frau gleicht dem des Mannes, führt aber zu unterschiedlich anatomisch-physiologischen Konsequenzen und benötigt in der Regel bei gleichem Alter der Partner mehr Zeit als beim Mann.

26.3.4 Sexuelle Dysfunktionen und Abweichungen

Sexuelle Dysfunktionen

◘ Abb. 26.13 zeigt die Häufigkeit sexueller Dysfunktionen bei Männern und Frauen. ◘ Tabelle 26.1 gibt eine Übersicht.

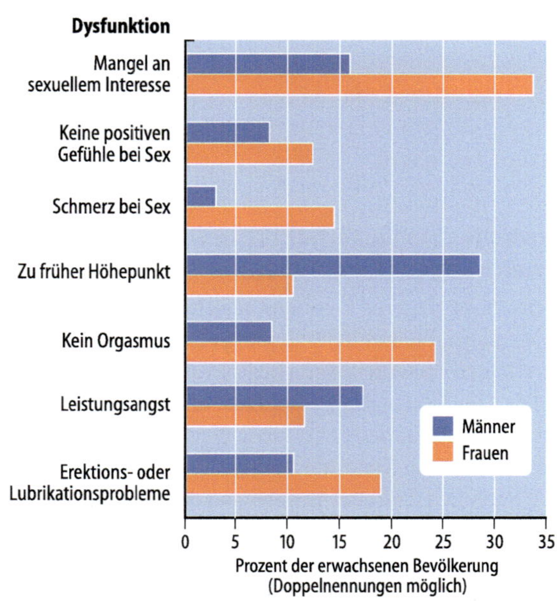

◘ Abb. 26.13. Prävalenz sexueller Dysfunktionen in den USA

Tabelle 26.1. Sexuelle Dysfunktionen

Mann	Frau
Geringer und fehlender sexueller Antrieb	
Gestörte sexuelle Erregung: primäre und sekundäre Impotenz (keine oder nicht ausreichende Erektion)	Gestörte sexuelle Erregung: geringe Erregung, keine Lubrikation und fehlendes Schwellen der äußeren und inneren Schamlippen
Anorgasmie: Nicht-Erreichen des Orgasmus trotz normaler Erregungs- und Plateauphase	
Frühzeitige Ejakulation	Funktionelle Dyspareunie bei der Frau (Schmerzen beim Sexualverkehr ohne pathophysiologische Grundlage)

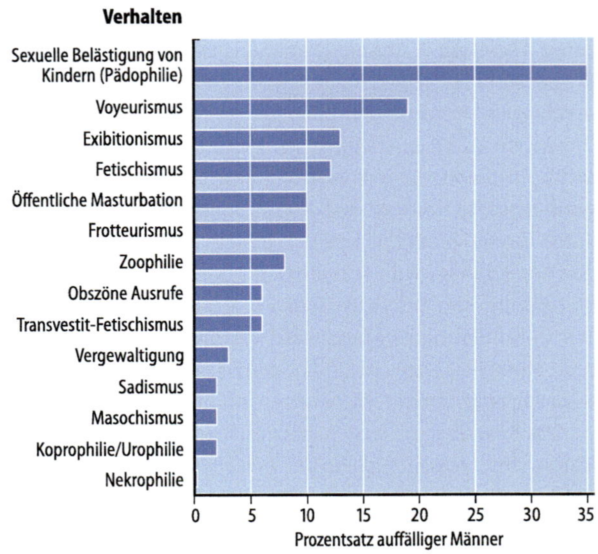

Abb. 26.14. Paraphilien. Häufigkeit von sexuellen Abweichungen bei Männern, die klinisch oder juristisch auffällig wurden

Die große Mehrzahl der sexuellen Dysfunktionen ist **psychisch bedingt**. Nur in seltenen Fällen liegen Störungen des Hormonhaushalts vor. Sexuelle Dysfunktionen können aber auch durch eine organische Grundkrankheit als Begleitsymptom bedingt (z. B. Diabetes) oder pharmakologisch ausgelöst sein (Alkohol-, Drogen-, Barbituratmissbrauch, Nebeneffekte vieler therapeutischer Drogen).

Die psychologischen Störungsursachen von sexuellen Dysfunktionen (Angst, Ekel, Schmerz, Abneigung) konvergieren auf eine gemeinsame pathophysiologische Endstrecke, nämlich **sympathischer Übererregung** in der Erregungs- und Plateauphase. Dadurch werden die parasympathisch dominierten physiologischen Reaktionen in den Geschlechtsorganen gehemmt.

Die **psychologischen Therapien** vieler sexueller Dysfunktionen verwenden daher Strategien, die die sympathische Dominanz verringern: Entspannung, Desensibilisierung, gemeinsame Berührung ohne Intromission, Partnerschaftstherapie, mechanische Hilfen (Dildo, Öle etc.).

Σ Sexuelle Dysfunktionen sind meist psychisch bedingt und auf sympathische Erregung und Angst zurückzuführen.

Atypisches Sexualverhalten und sexuelle Abweichungen (Paraphilien)

Abb. 26.14 zeigt die Frequenz verschiedener Paraphilien bei Männern, die mit dem Gesetz in Konflikt kamen oder als verhaltensauffällig diagnostiziert wurden.

Die Häufigkeit der Paraphilien bei Frauen ist unbekannt, da diese in der Regel keine Gewalt- oder sozial aggressiv-auffälliges Verhalten zeigen.

Paraphilien sind zum Großteil psychologisch-sozial bedingt (erlernt). Inwieweit prä- oder postnatale Androgenproduktion (▶ unten) einen Risikofaktor darstellt, ist unklar, eine gewisse genetische Disposition ist wahrscheinlich. Pornographisches Material mit paraphilen Darstellungen in Kombination mit Masturbation senkt die Schwelle für das Auftreten von Paraphilien, die selten isoliert, sondern **oft in Kombination** auftreten.

Die effektive Behandlung und Prävention von Paraphilien benutzt eine **Kombination** aus Verhaltenstherapie und Pharmakotherapie. **Medroxyprogesteronazetat** (Depo-Provera) hemmt die Ausschüttung des Gonadotropin-Releasing-Hormons (GnRH, Kap. 7) und damit die Testosteronproduktion. Ein direkter Androgenrezeptor-Antagonist ist **Zyproteronazetat**, der auch sexuelle Phantasien reduziert.

Die Antidepressiva der selektiven **Serotoninaufnahmehemmer** (SSRI, Kap. 27) wie Prozac (Fluoxetin) oder Sertralin (Zoloft) reduzieren ebenfalls den sexuellen Antrieb.

Σ Paraphilien sind zum Großteil erlernte sexuelle Abweichungen, die durch eine Kombination aus Verhaltenstherapie und Pharmakotherapie substantiell reduziert werden können.

26.4 Sexuelle Entwicklung

26.4.1 Chromosomen, Geschlechtshormone und Entwicklung

Geschlechtschromosomen und Hirnentwicklung

Bei der Befruchtung vereinigt sich eine weibliche Eizelle (Ovum) mit einer Samenzelle (Spermie). Alle Eizellen weisen ein X-Chromosom auf, die Samenzellen entweder ein X- oder Y-Chromosom. Nur wenn sich eine Samenzelle mit einem Y-Chromosom mit einer Eizelle vereint, kann ein männlicher Organismus (XY) entstehen, in allen anderen Fällen entsteht ein weiblicher (**»Eva-Prinzip«** über **»Adam-Prinzip«**). Bis zur 8. Schwangerschaftswoche ist das Schwangerschaftsprodukt bisexuell. Erst danach bilden sich die Vorläufer der inneren und äußeren Sexualorgane getrennt für beide Geschlechter unter dem Einfluss der Sexualhormone (Abb. 7.15).

Das X- und Y-Chromosom enthalten alle Gene, die für geschlechtsspezifische Funktionen und Körpermerkmale kodieren. Darunter auch am X-Chromosom eine Reihe von Genen, die für die Entwicklung von Hirnfunktionen notwendig sind. Am Y-Chromosom befindet sich das sog. **Sry-Gen** (von »sex-determining region of the Y-chromosome«), das die Entwicklung der Hoden (Testes, von lateinisch testis = Hoden) und damit die Produktion von Testosteron anregt (Abschn. 7.4.4).

Die Situation ist bei der Entwicklung zum weiblichen Organismus ähnlich: Das sog. **DAX-1**-Gen am kurzen Ast des X-Chromosoms muss in den ersten 4 Schwangerschaftswochen exprimiert werden, damit sich Eierstöcke u. a. weibliche Geschlechtsorgane entwickeln. Insofern ist das »Eva-Prinzip« auch nur relativ zu sehen: der weibliche Organismus entwickelt sich zwar in Abwesenheit von Androgenen, benötigt aber wie diese mit dem Sry-Gen die **aktive** Wirkung eines Gens.

Einige Gene am Y-Chromosom können aber auch direkt die **Hirnentwicklung** steuern: So hängt die erhöhte Variabilität mentaler Funktion bei Männern mit erhöhter Variabilität von polymorphen Allelen am X-Chromosom der Mutter zusammen. Box 26.3 zeigt ein besonders extremes Beispiel des direkten Einflusses von Genen auf die Entwicklung. Trotzdem ist die indirekte Wirkung der Androgene auf die Hirnentwicklung bedeutsamer als die direkte Genwirkung, auch wenn diese schon **vor** dem Beginn der Wirkung der Androgene in der 7. bis 8. Woche auftreten kann.

Gene am X- und Y-Chromosom sind für die Entwicklung geschlechtstypischer morphologischer und psychologischer Eigenschaften verantwortlich. Meist ist ihr Einfluss indirekt, indem sie die Voraussetzungen für hormonelle Reaktionsketten schaffen.

Androgene

Beim Menschen sind die 8. bis 22. Schwangerschaftswoche (von insgesamt 40 Wochen, Abschn. 7.4.4) sowie die ersten 15 Wochen nach der Geburt und die Pubertät **sensitive Perioden** für Androgeneinwirkung. Besonders in der pränatalen Entwicklungsperiode wirken die Androgene auch auf das ZNS und formen die geschlechtsspezifischen Unterschiede vor allem im Hypothalamus und limbischen System. Damit legen sie auch die Grundlage für späteres geschlechtstypisches Verhalten und den **sexuellen Status** (hetero-, homo- oder bisexuell, Abschn. 7.4).

Bei Vorhandensein des XY-Komplements bilden sich in der 7. und 8. Schwangerschaftswoche Vorstufen der Hoden (Testes). Die von den Testes produzierten **Androgene** sind für die Differenzierung zum männlichen Organismus und die Maskulinisierung des Gehirns entscheidend (andros = Mann, gennan = produzieren). Das wichtigste Androgen ist **Testosteron**. Ohne ausreichende Androgenproduktion entwickeln sich äußerlich weibliche Geschlechtsorgane.

Testosteron variiert in einem 2- bis 4-Stunden-Rhythmus in beiden Geschlechtern (bei der Frau stammt es vor allem aus den Nebennieren). Im Gehirn wird Testosteron von **Aromatase** in Östradiol umgewandelt oder wirkt direkt auf Androgenrezeptoren, in einigen Körperzellen, vor allem der externen Genitalien, wird Testosteron über 5α-Reduktase in 5α-Dihydrotestosteron (DHT) umgewandelt. DHT zirkuliert nicht im Blut, sondern wirkt spezifisch auf das jeweilige Organ.

Androgene, speziell Testosteron und Dihydrotestosteron sind für die Maskulinisierung von Körper und Gehirn verantwortlich.

Östrogene und Verhalten

Generell ist der Einfluss der Sexualhormone aus den Sexualorganen bei erwachsenen Primaten geringer als bei anderen Säugetieren. Es muss aber eine gewisse Lern-

Box 26.3. Halb männlicher, halb weiblicher Fink

Der abgebildete Fink entwickelte sich aufgrund einer genetischen Störung **gynandomorph**: die rechte Körper- und Hirnhälfte war männlich und mit Testes ausgestattet, die linke weiblich mit Eierstöcken. Männliche Gene waren nur rechts vorhanden, weibliche nur links. Der Gesang war aber relativ einheitlich männlich, da die Gehirnregionen, die für Gesang zuständig sind, zumindest teilweise maskulinisiert waren. Anomalien wie dieser gynandomorphe Fink zeigen, dass eine direkte Wirkung der Geschlechtschromosomen auf Gehirn und Organismus möglich ist.

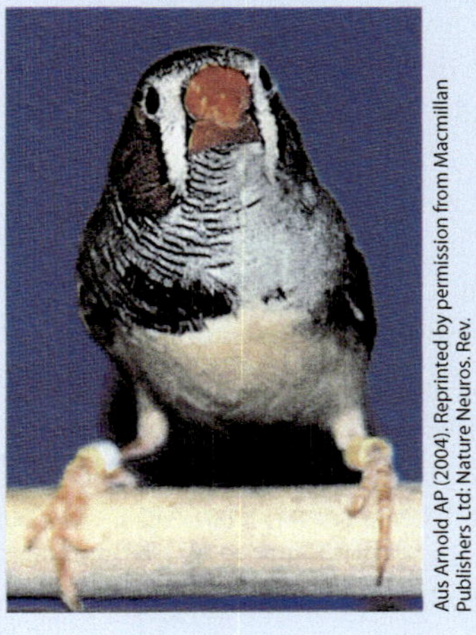

erfahrung mit Annäherungs- und Kopulationsverhalten vorliegen, um nach Ovarektomie (oder Kastration) Sexualverhalten aufrecht zu erhalten. Weibliches Annäherungs- und Kopulationsverhalten ist sehr viel stärker von Testosteronproduktion als von Östrogen abhängig. (Die Androgene werden auch in der Nebenniere und Ovarien produziert und halten eine gewisse Produktion zu allen Zeiten des Menstruationszyklus aufrecht.) **Kontrazeptiva**, die den Rhythmus der hypothalamischen, hypophysären und ovariellen Hormone unterdrücken, haben keinen Einfluss auf die Frequenz des Sexualverhaltens, was auch gegen die Bedeutung der Hormone Östrogen und Progesteron für Appetenz- und Kopulationsverhalten spricht (Box 7.7).

Σ Schwankungen des Östrogenspiegels bei Frauen haben einen geringeren Einfluss auf Sexualverhalten als die Androgenproduktion der Nebenniere und Ovarien.

Pheromone

Pheromone (von griech. pherein »übertragen« und horman »erregen«) sind Substanzen, die von einem Organismus abgegeben werden und über das Geruchsorgan direkt das Verhalten oder physiologische Mechanismen eines zweiten Organismus beeinflussen. Pheromone werden nicht von Rezeptorzellen im Bulbus olfactorius, sondern bei Nagern u. a. niederen Säugern vom **vomeronasalen Organ (VNO)**, eine Gruppe von metabotropen Rezeptoren, dem Bulbus vorgelagert, aufgenommen. Das VNO ist auf nicht-flüchtige, d h. im Urin oder Schweiß oder andere Substanzen aufgelöste, Geruchsstoffe sensibel. Bei Vögeln, Fischen und höheren Säugern existiert das VNO aber nicht oder ist nur in nicht-funktionellen Resten vorhanden.

Während Pheromone bei Ratten eine Vielzahl von Fortpflanzungs-bezogenen Verhaltensweisen steuern, ist dies beim Menschen umstritten, wenngleich einige positive Ergebnisse, vor allem bei Frauen, berichtet wurden: Frauen in gemeinsamen Wohnungen synchronisieren ihren Menstruationszyklus innerhalb einer Streuung von 1–2 Tagen. Die Anwesenheit von Männern verkürzte sie. Auch in Alkohol gelöster Achselschweiß anderer Frauen, der blind täglich auf die Oberlippen der Empfängerfrauen gestrichen wurde, synchronisierte die Zyklen von Empfängerinnen und Spenderinnen.

Androstendion, das Androgen der Nebenniere, im Achselschweiß von Männern führt nur bei Frauen zu Aktivierung des präoptischen und ventromedialen Hypothalamus, bei Männern bewirkt dies östrogenhaltiger Achselschweiß. Wie andere Verhaltensmerkmale auch, können Freunde, Partner und Familienangehörige Gerüche nahe stehender Personen diskriminieren lernen und bestimmte Gerüche »**kann man nicht riechen**«. Inwieweit solche Geruchsaversionen oder Geruchsvorlieben Partner- und Sexualverhalten beim Menschen beeinflussen können, wird sehr kontrovers diskutiert.

Σ Obwohl beim Menschen ein vomeronasales Organ fehlt, gibt es einige experimentelle Hinweise, dass Geruchsstoffe in Achselschweiß und Urin (Pheromone) das Sexualverhalten und die Hormonausschüttung vor allem bei Frauen beeinflussen.

26.4.2 Sexuelle Orientierung

Psychoneuroendokrinologie sexueller Orientierung

In den Sozialwissenschaften wurden die psychologischen und erziehungsbedingten Ursachen sexueller Orientierung und Präferenzen getrennt von der hormonellen Entwicklung gesehen, und umgekehrt der prägende Einfluss der Umgebung und psychologische Bedingungen auf die Hormonproduktion in der endokrinen Forschung ignoriert. Durch die Untersuchung von Kindern und Erwachsenen mit **Hormonstörungen und deren sexuellen und reproduktiven Verhaltens** wurde die enge Verschränkung von genetischem Geschlecht, morphologischer und psychologischer Entwicklung und sexuellem Verhalten deutlich (Kap. 7 und 8). Beim Menschen kann man die Beziehungen zwischen Hormonen und Verhalten am besten an Störungen der endokrinen Drüsen studieren. Die folgenden Beispiele sollen vor allem den Einfluss prä- und unmittelbar postnataler Hormonstörungen illustrieren.

Σ Sexuelle Orientierung und Präferenzen hängen von den prä- und postnatalen hormonellen Einflüssen auf das Gehirn, Erziehung und Lernen wie von den sozialen Normen der jeweiligen Gruppe (»was ist normal?«) ab.

Chromosomen und Gene

Wir haben in Abschn. 26.4.1 und in Box 26.3 bereits auf die direkte Wirkung der Gene auf die sexuelle Entwicklung hingewiesen. Hier nur einige klinische Beispiele.

Beim **Turner-Syndrom** fehlt das Y-Chromosom oder ist verkümmert. Es entwickeln sich Mädchen ohne Ovarien, da diese zu ihrer Entwicklung beide X-Chromosomen benötigen. Die Mädchen bleiben klein, kommen nicht in die Pubertät und zeigen einige kognitive Defizite, wie gestörte visuell-räumliche Leistungen, die möglicherweise die Präsenz kleiner Mengen von Androgenen (aus den Ovarien) benötigen. Mit der Gabe von Wachstumshormonen und Androgenen entwickeln sich die Mädchen normal, sind heterosexuell und weisen mit der Gabe von Östrogenen sekundäre Geschlechtsmerkmale auf.

Beim **Klinefelter**-Syndrom liegt zum Y-Chromosom ein oder mehr zusätzliche X-Chromosomen vor (XXY, XXXY). Es entwickeln sich Knaben, die in der Pubertät sehr groß werden, kleine Testes, Brüste und weibliche Körperkonturen aufweisen. Ihre Spermien sind nicht fruchtbar, da diese für ihre Entwicklung nur **ein** X-Chromosom benötigen, ihr

Sexualtrieb ist niedrig, über ihre sexuelle Orientierung ist wenig bekannt, sie scheint aber heterosexuell zu sein.

Interessant sind Individuen, die die **falschen Chromosomen** (oder das **falsche phänotypische Geschlecht**) aufweisen (XY-Frauen und XX-Männer). Beispielsweise kann das Sry-Gen am Y-Chromosom fehlen, es entwickelt sich trotz Y-Chromosom eine heterosexuell orientierte Frau und umgekehrt bei einem XX-Mann mit einem Sry-Gen auf einem X-Chromosom eine heterosexuelle Frau!

Σ Nicht die chromosomale Struktur, sondern die Expression von Genen pränatal, die Testes- oder Ovarienentwicklung anregen, entscheiden über Feminisierung oder Defeminisierung.

Endokrinologie der primären Homosexualität

Zweifellos gibt es unterschiedliche Subgruppen und Ätiologien homosexuellen Verhaltens. Die Tatsache, dass zumindest **primäre Homosexualität** in allen Kulturen etwa gleich viele Menschen betrifft (bis zu 5% der männlichen Bevölkerung, bei Frauen nicht bekannt, aber vermutlich etwas geringere Zahl), spricht für eine biologische Grundlage. Unter primärer Homosexualität verstehen wir **ausschließliche** sexuelle Attraktivität und Wunsch nach Geschlechtsverkehr mit äußerlich gleichgeschlechtlichen Partnern. Die Androgen- oder Östrogenmenge im Blut des erwachsenen Menschen ist für die **Richtung** sexuellen Verhaltens bedeutungslos, daher können nur genetische oder entwicklungsbedingte Einflüsse eine Rolle spielen.

Bei Ratten lässt sich männliche und weibliche »Homosexualität« zumindest für Teile des konsumatorischen Verhaltens durch Manipulation der Sexualhormone in den kritischen Phasen der prä- und postnatalen Entwicklung herstellen; z. B. führt **extremer Stress** des Muttertiers in der Schwangerschaft zu **Androgenunterdrückung** in den männlichen Föten. Postnatal entwickeln diese zwar alle männlichen Geschlechtsorgane normal, ignorieren aber weibliche Annäherung (»Hüpfen-und-Zeigen«, Lordose, Abschn. 26.5) und zeigen selbst weibliches Paarungsverhalten. Umgekehrt weisen weibliche Tiere nach Androgenzufuhr in der kritischen pränatalen Phase später männliches Sexualverhalten auf.

Neben extremen Belastungen der Mutter in der Schwangerschaft wurden auch **Abwehrreaktion des mütterlichen Immunsystems** besonders gegen Androgene des männlichen Fötus für die Entwicklung primärer Homosexualität verantwortlich gemacht. Die höhere Anzahl männlicher Homosexualität und anderer abweichender sexueller Orientierungen bei Männern im Vergleich zu entsprechenden Varianten bei Frauen könnte mit einem erhöhten Risiko für Abwehrreaktionen zusammenhängen.

Für einige Formen homosexuellen Verhaltens erscheint daher eine biologische Grundlage durchaus wahrscheinlich: nicht im Sinne einer pathologischen Abweichung, sondern als Normvariante variabler Hormonproduktion in kritischen Wachstumsphasen des ZNS.

Σ Primäre Homosexualität beim Menschen hängt von der sexuellen Differenzierung des Gehirns unter dem Einfluss der Sexualhormone in kritischen Phasen der Entwicklung ab.

Genetik der primären Homosexualität

Erste Hinweise gibt es auch für eine **genetische Komponente** der primären Homosexualität. Die Häufigkeit homosexueller Männer ist größer in der Verwandtschaft der Mütter homosexueller Männer als in der Verwandtschaft der Väter. Dies passt gut zu der Tatsache, dass auf dem X-Chromosom einiger homosexueller Männer und ihrer homosexuellen Brüder am Ort q28 (dem untersten, langen Ende des Chromosoms) ein Gen gefunden wurde, das spezifisch für die Homosexuellen war. Es ist daher anzunehmen, dass bei einigen Formen männlicher Homosexualität die veränderte DNA-Sequenz physiologisch zu Änderungen des Aufbaus von Strukturproteinen führt, die für die Anatomie und Physiologie der hypothalamischen Kerne verantwortlich sind. Welche Aufgaben dieses Gen oder diese Genkombinationen haben, ist noch unklar. Erfahrungsgemäß spielen für das Auftreten der **primären Homosexualität** bei Frau und Mann, die bereits vor der Pubertät ausschließlich auf das eigene (sichtbare) Geschlecht gerichtet ist, auch wenn die Möglichkeit andersgeschlechtliche Partner zu wählen vorhanden ist, Erziehungs- und psychologische Einflüsse nur eine geringe Rolle.

Kinder, die von lesbischen oder männlich homosexuellen »Eltern« aufgezogen werden, zeigen keine Häufung homosexueller Orientierung. Die psychotherapeutische Behandlung primär Homosexueller zur Änderung ihrer sexuellen Orientierung ist ineffektiv, vermutlich verursacht sie mehr Störungen als sie beseitigt.

Σ Einige Formen männlicher Homosexualität können genetisch bedingt sein. Edukative oder psychotherapeutische Modifikation primärer Homosexualität ist ineffektiv, wenn nicht sogar schädlich.

Gonadale Intersexualität (Hermaphroditen)

Unter gonadaler Intersexualität (»wahrer Hermaphrodit«, Kind der griechischen Götter Hermes und Aphrodite) versteht man Personen, die sowohl testikuläres Gewebe wie Ovarien aufweisen (◘ Abb. 26.15). Die meisten sind genetisch weiblich (XX) und entwickeln in der Pubertät Brüste und einen kleinen Penis. Sie identifizieren sich als Frauen und sind – wenn sexueller Antrieb überhaupt entsteht – heterosexuell, d. h. auf Männer hin, orientiert.

Bei **mangelnder Androgenproduktion** eines XY- (männlichen) Fötus wird das Kind mit unklaren Geschlechtsorganen geboren, die keine klare Bestimmung des Geschlechts erlauben. Die Kinder werden daher als Jungen oder Mäd-

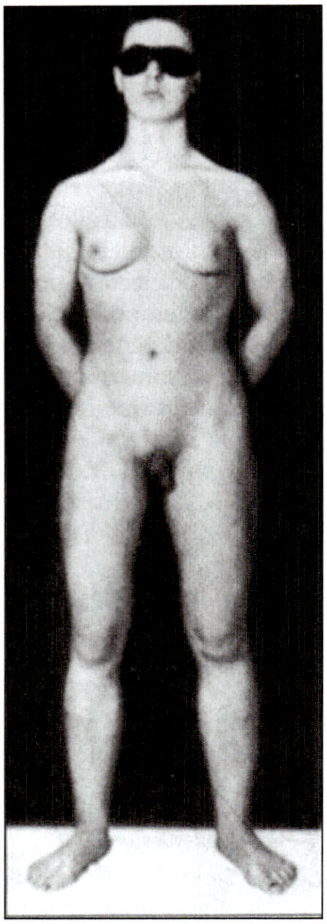

Aus LeVay S, Valente SM (2006). Mit freundlicher Genehmigung von Sinauer.

Abb. 26.15. Gonadale Intersexualität (Hermaphrodit)

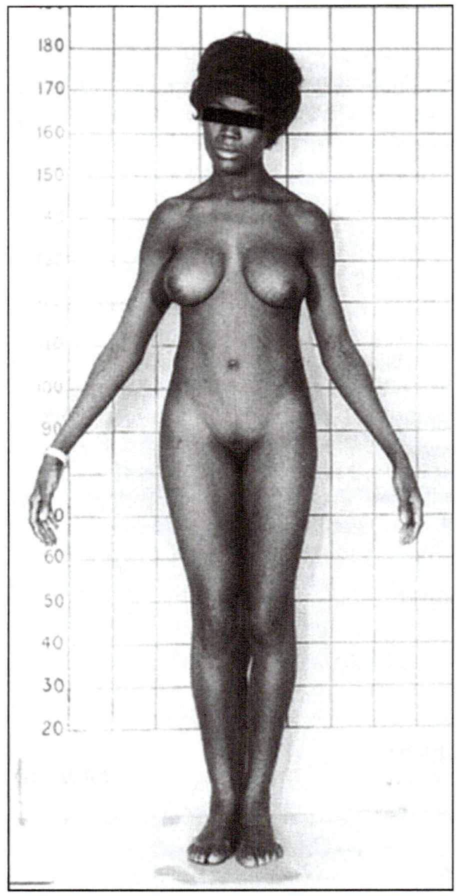

Aus LeVay S, Valente SM (2006). Mit freundlicher Genehmigung von Sinauer.

Abb. 26.16. Androgeninsensitiver genetischer Mann

chen aufgezogen, unabhängig vom genetischen Geschlecht. In der Pubertät erfolgt häufig Feminisierung mit Wachstum der Brüste durch die verstärkte Ausschüttung weiblicher Sexualhormone gegenüber den **insuffizienten Androgenen** (»Eva-Prinzip«). Als Jungen aufgezogene und oft mehrmals chirurgisch behandelte Jungen, mit in der Regel deformiertem Penis, erleiden aufgrund des deformierten Geschlechtsorgans schwere Verhaltensstörungen, da ihre Präferenzen auf weibliche Partner gerichtet sind.

Σ **Bei Vorhandensein männlicher und weiblicher äußerer Geschlechtsmerkmale (»Hermaphrodit«) setzt sich vermutlich das feminisierte oder maskulinisierte Gehirn in der sexuellen Orientierung durch.**

Androgen-Insensitivitätssyndrom

Personen mit Androgen-Insensitivitätssyndrom (AIS) sind genetisch männlich (XY), weisen aber ein mutiertes Gen für den Androgenrezeptor auf, so dass sie vollständig insensitiv für Testosteron u. a. Androgene sind.

Abb. 26.16 zeigt einen solch genetischen Mann, der nach dem Eva-Prinzip äußerlich weiblich wird, wenngleich die inneren Abschnitte der Geschlechtsorgane nicht funktionsfähig (kein Uterus, keine oder ungenügend entwickelte Ovarien und Testes) sind. Da die Gehirne in der Schwangerschaft von Androgenen nicht maskulinisiert werden, verhalten sich diese genetischen Männer und körperlich (teilweise) Frauen heterosexuell, auf Männer hin orientiert.

Σ **Mangelnde oder ausbleibende Maskulinisierung des Gehirns in den ersten Schwangerschaftsmonaten durch Androgene führt unabhängig vom genetischen Geschlecht zu einer sexuellen Orientierung auf das männliche Geschlecht.**

Androgenitales Syndrom

Beim androgenitalen Syndrom (»congenital adrenal hyperplasia«, CAH) werden aufgrund einer genetischen Abnormität beim Fötus statt Kortisol aus der Nebennierenrinde **männliche Sexualhormone** ausgeschüttet. Die Folge ist bei genetisch männlichen wie weiblichen Föten eine Vermännlichung der äußeren Sexualorgane. Ein **genetisch weiblicher Fetus** wird im Extremfall mit einem Penis allerdings ohne ausgebildete Testes geboren. Die inneren Sexualorgane sind weiblich (Ovarien und Uterus).

Solche genetisch weiblichen Kinder werden als **Jungen aufgezogen**. Die sexuelle Orientierung dieser genetischen Mädchen, die aber äußerlich Männer sind, ist nach der Pubertät auf das weibliche Geschlecht gerichtet, sie entwickeln heterosexuelles Verhalten mit Frauen, sind aber unfruchtbar. Da das **Gehirn** pränatal hohen Androgenmengen ausgesetzt ist, entwickelt sich ein viriles (vermännlichtes) Gehirn.

In den 50er-Jahren wurden diese Kinder, sofern die Ausbildung der äußeren Sexualorgane nur unzureichend vermännlicht war, postnatal mit Kortisol behandelt, das die Vermännlichung zumindest teilweise verhindert. Chirurgisch wurden die äußeren Genitalien korrigiert. Die spätere sexuelle Orientierung und Präferenz dieser »Frauen« ist deutlich von der Norm abweichend: 48% sind bisexuell und 17% klar »homosexuell« (lesbisch). Der Prozentsatz von ausschließlich lesbischer Orientierung in der Normalbevölkerung ist nur 2–5%.

Σ Beim Androgenitalsyndrom führt das vermännlichte Gehirn in der Mehrzahl zu einer sexuellen Orientierung auf (äußerlich) Frauen, auch wenn die Betroffenen (chirurgisch korrigiert) als Frauen erscheinen und aufgezogen wurden.

5-α-Reduktasedefizit

Der Einfluss der kulturellen und elterlichen Umgebung wird an jenen genetisch männlichen Personen besonders deutlich, die in isolierten Dörfern der Dominikanischen Republik und Papua Neu-Guinea untersucht wurden; hormonelle oder chirurgische Behandlung waren nicht verfügbar. Durch einen genetischen Defekt fehlten bei den untersuchten Personen das Enzym 5-α-Reduktase, das Testosteron zu **Dihydrotestosteron** umwandelt. Dihydrotestosteron ist für die Ausbildung der äußeren männlichen Geschlechtsorgane verantwortlich. Der Defekt beeinflusst aber kaum die Entwicklung des Gehirns, das »in Richtung« männlich verläuft, die äußeren Sexualorgane sind allerdings vor der Pubertät weiblich.

In der ersten Generation nach dem offensichtlich plötzlichen Auftreten der Störung wurden die Kinder als weiblich erzogen; in der Pubertät erfolgte dann teilweise Maskulinisierung der äußeren Sexualorgane, da die im Inneren des Körpers verbliebenen Hoden ausreichend Dihydrotestosteron produzierten. In der darauf folgenden Generation wurden die Kinder konsequenterweise »männlich« erzogen und führten auch später ein Leben mit der kulturell »zugeteilten« männlichen Rolle. Die »Mädchen« und »Frauen« der ersten Generation wurden allerdings zum Großteil als »machi hambra«, Macho-Frau, bezeichnet und hatten erhebliche Anpassungsschwierigkeiten.

Σ Beim 5-α-Reduktasedefizit ist bei genetischen Jungen vor der Pubertät ihr Geschlecht nicht sichtbar, das Gehirn aber vermännlicht. Diese äußerlich als Mädchen imponierenden Jungen verhalten sich aber vermännlicht.

26.5 Neuronale und kognitive Geschlechtsdifferenzen

26.5.1 Neuronale Mechanismen sexuellen Verhaltens

Mensch-Tier-Vergleich

Angesichts der großen Variabilität menschlichen Sexualverhaltens ist der Schluss vom Tierversuch auf den Menschen in diesem Bereich besonders schwierig. Fast die gesamte Information über neuronale und humorale Mechanismen stammt aber aus Tierversuchen, vieles davon an der Ratte, die ein gut beobachtbares und hochstereotypes Verhaltensmuster aufweist.

Für weibliches **und** männliches Sexualverhalten existieren 2 unterschiedliche neuronale Netzwerke innerhalb desselben Individuums, unabhängig vom Geschlecht: das jeweils sichtbare typische sexuelle Verhalten eines bestimmten Geschlechts resultiert aus der Hemmung und/oder Erregung eines der beiden Netzwerke. Unter bestimmten Umständen (z. B. Änderung des Hormonspiegels) kann aber auch das gegengeschlechtliche Verhalten hervortreten. Im Gehirn sind beide Geschlechts»rollen« vorhanden. Während **sexuelle Dimorphismen**, also Formunterschiede beim Menschen in der Körperperipherie offensichtlich sind, konnten sie im Gehirn bisher nur an wenigen Strukturen überzeugend nachgewiesen werden.

Σ In jedem Organismus existieren unabhängig vom äußeren oder genetischen Geschlecht die neuronalen Netzwerke für das Sexualverhalten beider Geschlechter.

Das parakrine Herz der Neurachse

Für beide Geschlechter wird reproduktives Verhalten durch das **Zusammenspiel** sensorischer und motorischer Reflexbahnen in den Genitalien, den autonomen extraspinalen Ganglien und Fasern, spinalen Reflexen und dem **Hypothalamus als zentraler Kontrollinstanz** geregelt. Kortex und limbisches System üben einen modulatorischen und koordinierenden Einfluss auf die darunter liegenden Strukturen, vor allem den Hypothalamus aus (Abschn. 26.3).

Die anatomische Ausbreitung von Zellsystemen mit Sexualhormonen ist im gesamten **limbischen System, Hypothalamus und deren wichtigsten Afferenzen und Efferenzen** sehr hoch. ◻ Abb. 26.17 zeigt die Verteilung von Östradiol und Testosteron enthaltenden Neuronen. Diese Zellsysteme überlappen sich natürlich mit Neuronen, die andere Neuromodulatoren und -transmitter benützen. Viele Zellen enthalten mehrere Neuromodulatoren und sogar mehrere Transmitter. Östradiolzellen scheinen mehr mit **sensorischen Eingängen**, Testosteron bevorzugt mit **grob-motorischen** Strukturen verbunden zu sein.

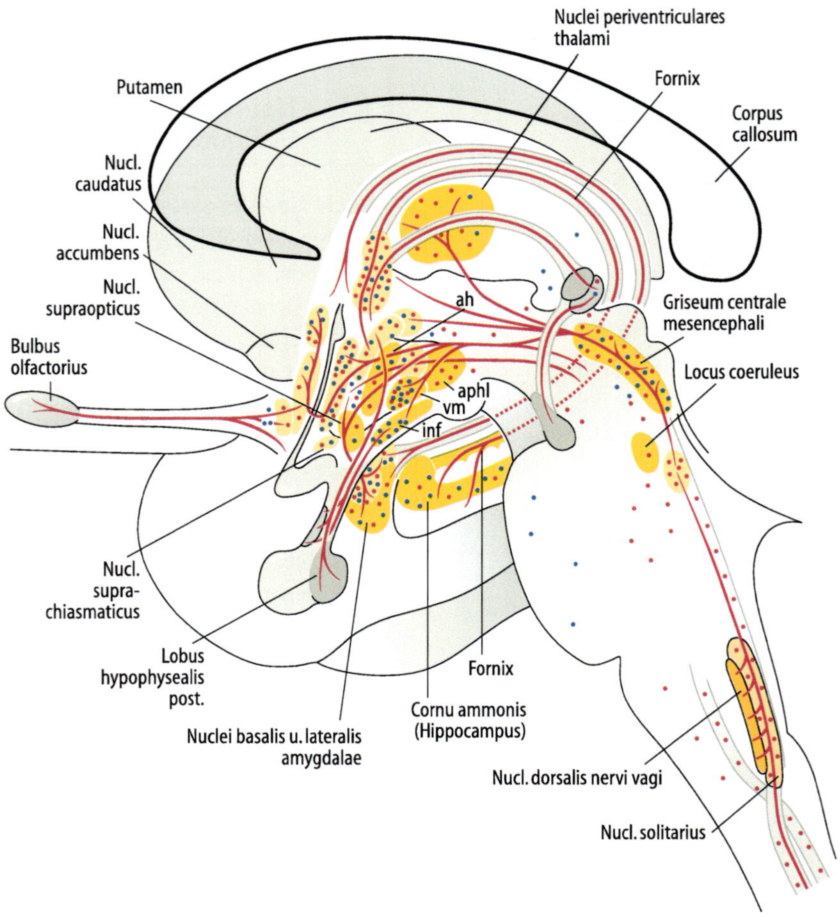

Abb. 26.17. Das »parakrine Herz der Neurachse«. Die Lokalisation von Östradiol (*rote Punkte*) und Testosteron (*blaue Punkte*) enthaltenden Zellen ist schematisch dargestellt. Nur die für das Verständnis des Textes wichtigen Strukturen sind benannt. *ah* Nucl. anterior hypothalami, *aphl* Area präoptico-hypothalamica lateralis, *inf* infundibulum, *vm* Nucl. ventromedialis

Dieses »System«, dessen Ausdehnung sich mit der Lokalisation der Sexualhormone deckt, wird auch das **»parakrine Herz der Neurachse«** genannt, da es zentral in die Steuerung jener Verhaltensweisen und des inneren Milieus eingreift, die zum **Überleben der Spezies** und des einzelnen Organismus notwendig sind: die homöostatischen und nichthomöostatischen Triebe, Erhöhung der Erregbarkeit der Motoneurone, Kampf-Flucht-Verhalten, Reproduktion, Bindung, antagonistisches Verhalten (Aggression) und Territorialität. Parakrin, da es sich nicht um rein endokrine Systeme handelt (Abschn. 7.2).

Σ Das parakrine »Herz« des Gehirns umfasst alle für das Überleben der Art essenziellen Hirnsysteme, die sich im und um den Hypothalamus gruppieren und männliche und weibliche Sexualhormone als Neuromodulatoren verwenden.

Neuronale Grundlagen männlichen Sexualverhaltens

Obwohl der Geruch der weiblichen Genitalien bei den meisten Säugern ein wichtiger Auslöser kopulatorischer Reaktionen ist (Pheromone, Abschn. 26.4.1), bleibt sexuelles Verhalten nach Durchtrennung des Bulbus olfactorius relativ ungestört. Wird aber eine Durchtrennung des Bulbus mit **sozialer Isolation** in der Entwicklung **kombiniert**, kommt es zu Unterdrückung männlichen Sexualverhaltens bei Ratten.

Wichtiger als das Geruchssystem sind kutane **Mechanorezeptoren am Penis**; Deafferenzierung ihrer Afferenzen zum Rückenmark führt bei erwachsenen Tieren zu langsamem »Versiegen« sexuellen Verhaltens, bei unreifen Tieren zu vollständiger Unterdrückung.

Regionen des ZNS zur Steuerung des Sexualverhaltens sind weit ausgedehnt, entsprechend den vielen sensorischen, motorischen und autonomen Komponenten, aus denen sexuelles Verhalten zusammengesetzt ist (Abb. 26.17). Die **präoptische Region** des Hypothalamus, der **laterale Hypothalamus** und der **dorsomediale Kern** des Hypothalamus spielen die Hauptrolle in der Steuerung sexueller Reaktionen.

Für heterosexuelle Kopulation bei Affen ist die **mediale präoptische Region im anterioren Hypothalamus (MP-AH)** essenziell, bei Zerstörung fällt Kopulation aus, nicht aber

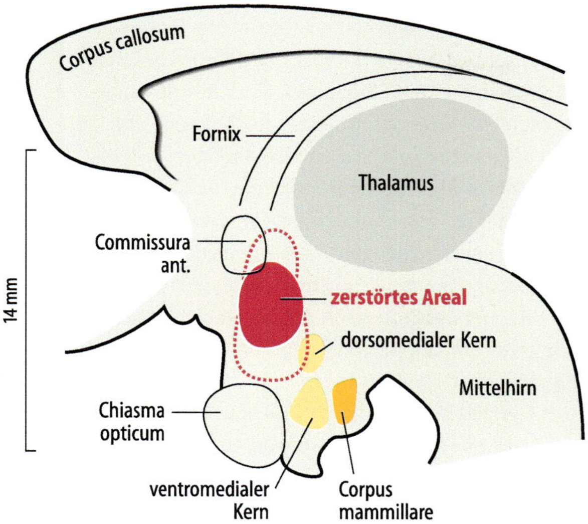

■ **Abb. 25.18. Integration der Kopulation.** Sagittale Ansicht der Region des Hypothalamus (*gestrichelt*) beim Rhesusaffen, deren Zerstörung (*dick umrandete* Region, *rot*) zu Störung kopulatorischer Reaktionen führt. Rot strichliert sind benachbarte Areale, die beim Menschen vermutlich eine ähnliche Rolle spielen

Masturbation, Urinmarkierung oder andere sexuelle Reaktionen. Beim Menschen dürften diese Regionen mit den interstitiellen Kernen (INAH, ■ Abb. 26.21) korrespondieren. ■ Abb. 26.18 zeigt die kritische Region im Hypothalamus des Rhesusaffen.

Die MP-AH-Region ist bei männlichen Tieren größer als bei weiblichen. Trotz der Intaktheit der kopulatorischen Reflexe auf spinalem Niveau übt die MP-AH-Region den entscheidenden auslösenden Einfluss für das gesamte Verhalten in »sexuellen« Situationen aus.

Der sekundäre **somatosensorische Kortex** und der **basolaterale Kern der Amygdala** (Kap. 20 u. 26) und **Basalganglien** spielen eine wichtige Rolle in der Modulation männlichen sexuellen Verhaltens (Box 26.4): Das sog. **Klüver-Bucy-Syndrom** nach Entfernung des Temporallappens und der Amygdala besteht bei Affen aus Zahmheit und Hypersexualität und ist vermutlich auf Wegfall des hemmenden Einfluss der Amygdala oder einer temporalen Region auf die MP-AH-Region zurückzuführen.

Σ Männliches Sexualverhalten hängt von der Existenz kutaner Mechanorezeptoren des Penis und seiner kortikalen Analysatoren, sozialem Lernen und der Intaktheit des vorderen Hypothalamus und der Amygdala ab.

Neuronale Grundlagen weiblichen Sexualverhaltens am Beispiel der Lordoseposition

Das neurohumorale System zur Steuerung der **Lordoseposition** der weiblichen Ratte (■ Abb. 26.19) konnte von der sensorischen Eingangsseite bis zum muskulären Ausgang weitgehend geklärt werden. Dabei wurde die in Abschn. 26.1 beschriebene hierarchische Struktur von **Reflexketten** und deren Abhängigkeit von eng umschriebenen Reizkonstellationen besonders deutlich. Die Aufklärung der Lordosehaltung der weiblichen Ratte kann als Modellsystem für andere Verhaltensweisen angesehen werden. ■ Abb. 26.20 gibt die beteiligten Strukturen und Bahnen schematisch wieder.

Die Position braucht etwa 300 ms, bis sie voll ausgebildet ist. Bilaterale **kutane Reize** an den Flanken der Beine und am Perineum durch das Männchen (■ Abb. 26.20, rechts unten) lösen die erste Sequenz der Reflexkette aus: die Vertebralkrümmung des Rückens wird durch die spinalen Motoneurone gesteuert (■ Abb. 26.20, rechts). Östrogen muss dafür bereits in Minimalmengen in den Zellen des Hypothalamus vorhanden sein.

Dies ist aber nur **ein** (unzureichender) Abschnitt der gesamten Verhaltenskette. Um die Lordoseposition zu halten, muss das Tier symmetrisch und rigide beide Beinpaare, ähnlich wie bei der Dezerebrierungsstarre (Kap. 13), abspreizen und den Kopf senken (»unter den Kasten schauen«). Dies wird durch einen **supraspinalen »Reflex«** erreicht: er besteht aus einem deszendierenden Einfluss über den lateralen vestibulospinalen Trakt. Die deszendierende Aktivität im lateralen vestibulospinalen System wird durch das der Paarung unmittelbar vorausgehende »Hüpfen-und-Zeige«-Verhalten des Weibchens ausgelöst: die lineare Akzeleration des Körpers reizt das **vestibuläre System** (Nucl. vestibularis lat. in ■ Abb. 26.20 Mitte), das die »Hintergrund«erregung der spinalen Strukturen so anhebt, dass die Haltungsänderung über die medulläre Retikulärformation möglich wird.

■ **Abb. 26.19. Kopulation von Ratten.** Das angehobene »Hinterteil« des weiblichen Tieres (Lordose) und die seitliche Haltung des Schwanzes ermöglicht Intromission

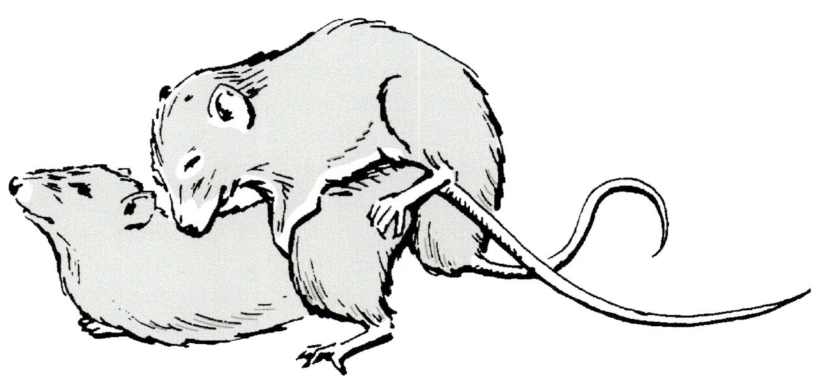

Box 26.4. Sexuelle Erregung beim Mann

Die Abbildung zeigt jene Hirnregionen in Rot und Gelb angefärbt, die bei Betrachten explizit erotischer Filme aktiv sind, wenn gleichzeitig eine Erektion auftritt (gemessen mit fMRT, Kap. 20). Folgende Hirnregionen sind an unterschiedlichen Teilaspekten sexuellen Verhaltens beteiligt:

Rechte Insel- (A) und subinsuläre Region (Claustrum, B): Diese Areale sind eng mit dem sekundären somatosensorischen System verbunden und verarbeiten viszerale, vibrotaktile, Geruchs- und Geschmacksreize, die mit Erektion und sexueller Reizung verbunden sind. Läsion dieser Regionen führt zu reduzierter sexueller Erregung.

Basalganglien (Striatum [Caudatus und Putamen, C] und Hypothalamus, E): Diese Regionen sind bei fast allen positiv-emotionalen Reizen aktiv, wobei der Hypothalamus hier die spezifisch sexuelle Natur des positiven Gefühls anzeigen dürfte. Die ventralen Basalganglien sind zentraler Teil des positiven dopaminergen (»incentive«) Anreizsystems (Abschn. 25.6). Elektrische Reizung in dieser Region beim Menschen und Menschenaffen führt oft zu Erektion. Dopaminagonisten erniedrigen die Schwelle für sexuelles Verhalten, Dopaminantagonisten erhöhen sie.

Cingulum (D): Wie in Kap. 21 ausführlich beschrieben, ist das anteriore Cingulum Teil des Aufmerksamkeits- und Mobilisierungssystems, das natürlich auch durch die neuartigen sexuellen Filme angeregt wird.

Mittlerer rechter temporaler und okzipitaler Gyrus (BA 37/19): Teil des ventralen visuellen »Was?«-Systems (Kap. 17). Hier werden neue visuelle Reize und menschliche Gesichter und menschliche Körper analysiert. BA 37/19 kennzeichnet das Brodmann-Areal im rechten mittleren okzipitalen und temporalen Gyrus, BA 24/32 im hinteren und vorderen Cingulum.

Insgesamt ergibt sich also eine gute Übereinstimmung zu jenen Hirnregionen, die bei Untersuchungen zum sexuellen Verhalten im Tierversuch gefunden wurden. Das Fehlen von Amygdalaaktivierung oder -desaktivierung hängt damit zusammen, dass beim Menschen Amygdalaaktivierung nur bei den ersten »interessanten« Reizdarbietungen auftritt und dann rasch habituiert, so dass man sie bei Summierung über längere Zeitabschnitte selten erkennen kann (▣ Abb. 27.2).

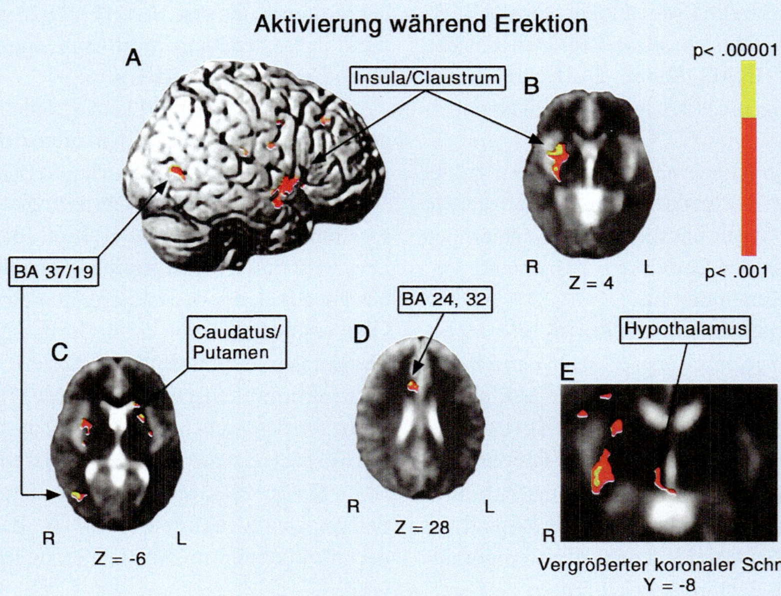

Nach Arnow B et al (2002). Mit freundlicher Genehmigung der Oxford University Press.

Hierarchische Reflexketten bei Lordoseposition

Der Hypothalamus übt einen hemmenden oder erregenden Einfluss (je nach Region) auf die ganze Verhaltenskette aus: der mediale präoptische Kern hemmt, der ventromediale Kern verstärkt den Reflex und senkt die Schwelle für seine Auslösung. Die hypothalamischen Efferenzen konvergieren mit den somatosensorischen Afferenzen im zentralen Grau des Mittelhirns und der dorsolateralen Retikulärformation. Die Stärke der hypothalamischen Einflüsse auf diese konvergierenden Strukturen werden primär durch die hormonelle Ausgangslage bestimmt; der Hypothalamus fungiert als tonischer »Wegbereiter« für die gesamte Verhaltenskette (»priming-function«), während die einzelnen motorischen und vegetativen Elemente der Verhaltenskette von den Spinalreflexen abhängig sind.

Σ Weibliches Sexualverhalten wird durch eine komplexe Sequenz von Berührungsreizen und subkortikalen Reflexen gesteuert; wie bei männlichem Sexualverhalten ist die Balance zwischen hemmenden und erregenden Strukturen des Hypothalamus entscheidend.

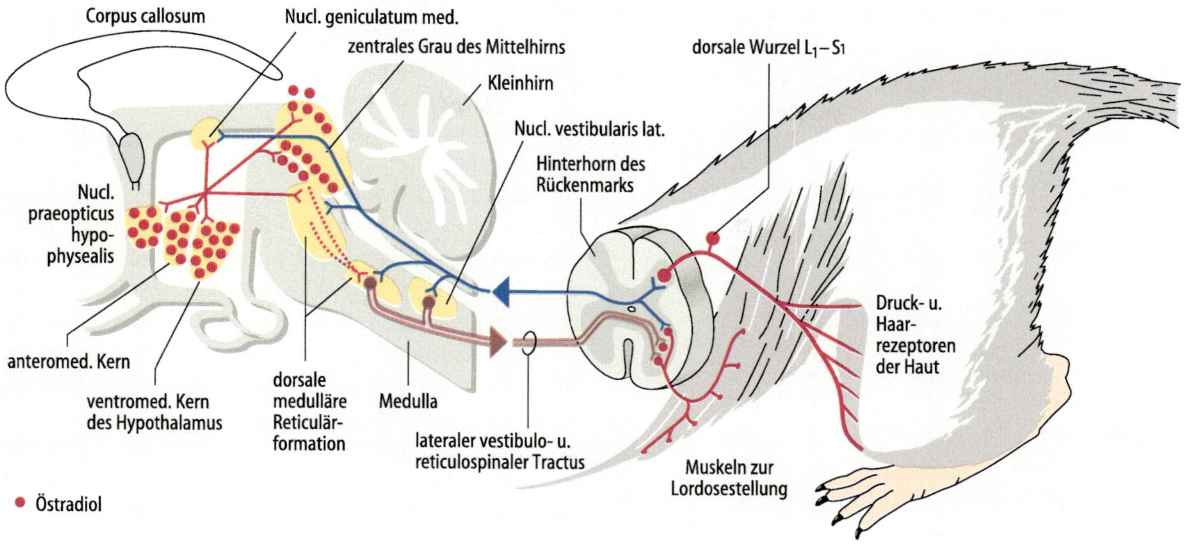

Abb. 26.20. Steuerung des Lordoseverhaltens bei der weiblichen Ratte. Östradioleffekte sind durch Neuronen symbolisiert (*rote Punkte*), die Östrogen im Hypothalamus und zentralem Grau binden. Die aufsteigenden Fasern für Lordose ziehen im anterolateralen Teil des Rückenmarks zur Retikulärformation, dem zentralen Grau des Mittelhirns und dem Hypothalamus (Erläuterungen ▶ Text)

Neuroanatomische Grundlagen der Homosexualität

Die attraktive Idee, dass es sich beim männlichen Homosexuellen um einen Mann mit feminisiertem und/oder demaskulinisiertem Gehirn handelt, ist wohl zu einfach. Auch dass die sexuelle Differenzierung des Hypothalamus und anderer Hirnregionen unter dem Einfluss der Androgene und Östrogene vor und kurz nach der Geburt, abgeschlossen ist, musste zurückgenommen werden. Zum Beispiel zeigte sich im **sexuell dimorphen Kern der präoptischen Region (SDN-POA),** dass dieser sich erst nach dem 4. Lebensjahr zwischen den beiden Geschlechtern anatomisch unterscheiden läßt und dass es in der Pubertät und in höherem Alter erneut zu erheblichen neuroanatomischen und neurochemischen Änderungen der sexuell dimorphen Kerne kommt (Abb. 26.21). Viele der anatomisch und histologisch fassbaren Unterschiede zwischen den Geschlechtern gehen nicht auf Wachstumsprozesse, sondern auf selektiven Zelltod **(Apoptose)** in einzelnen Hirnregionen und Entwicklungsphasen zurück.

Interessanterweise fand man, dass der Vasopressin enthaltende Subkern des **Nucleus suprachiasmaticus** (SCN, Kap. 22 und Abb. 26.21) bei homosexuellen Männern zweimal so groß war wie bei heterosexuellen, während man eine Verkleinerung (Demaskulinisierung) des SDN-POA nicht fand. Dafür ist der INAH-3, der beim Menschen dem **SDN-POA homolog** ist, bei homosexuellen Männern verkleinert, ähnlich wie bei Frauen. Auch die vordere Kommissur (Abb. 26.18) war bei homosexuellen Männern wie bei heterosexuellen Frauen gegenüber heterosexuellen Männern vergrößert.

Homosexuelle Männer zeigen auch häufig einen veränderten zirkadianen Rhythmus (stehen früher auf, gehen früher schlafen, ein Rhythmus, den auch Frauen bevorzugen). Der Nucleus suprachiasmaticus innerviert eine Reihe anderer für Emotionen und Sozialverhalten wichtige Kerne im Hypothalamus und limbischen System, u. a. die Amygdala (Kap. 27).

Auch bei **Transexuellen**, die das genetisch gegenseitige Geschlecht annehmen wollen, fand man erhebliche Abweichungen in dieser Struktur, vor allem wenn sie Frau-zu-Mann-Transsexuelle waren: Als Erklärung wurde angenommen, dass der SCN in der Entwicklung durch zirkulierende Östrogene in seiner Größe beeinflusst wird.

Σ Neuroanatomische Unterschiede zwischen homosexuellen und heterosexuellen Männern finden sich im N. suprachiasmaticus und dem interstitiellen Kern des vorderen Hypothalamus.

26.5.2 Differenzen in Verhalten und kognitiven Leistungen zwischen den Geschlechtern

Sind wir kognitiv verschieden?

Geschlechtsdifferenzen in kognitiven und emotionalen Eigenschaften sollten nur mit **größter Zurückhaltung** akzeptiert und interpretiert werden. Wie ja in den vorausgegangenen Abschnitten dargestellt, ist bei einem(r) Erwachsenen die Zuschreibung als Mann oder Frau **nicht eindeutig**: Sind die sichtbaren primären oder sekundären Geschlechtsorgane gemeint, oder das Vorhandensein der inneren Abschnitte der Geschlechtsorgane, die Gene, das demaskulinisierte,

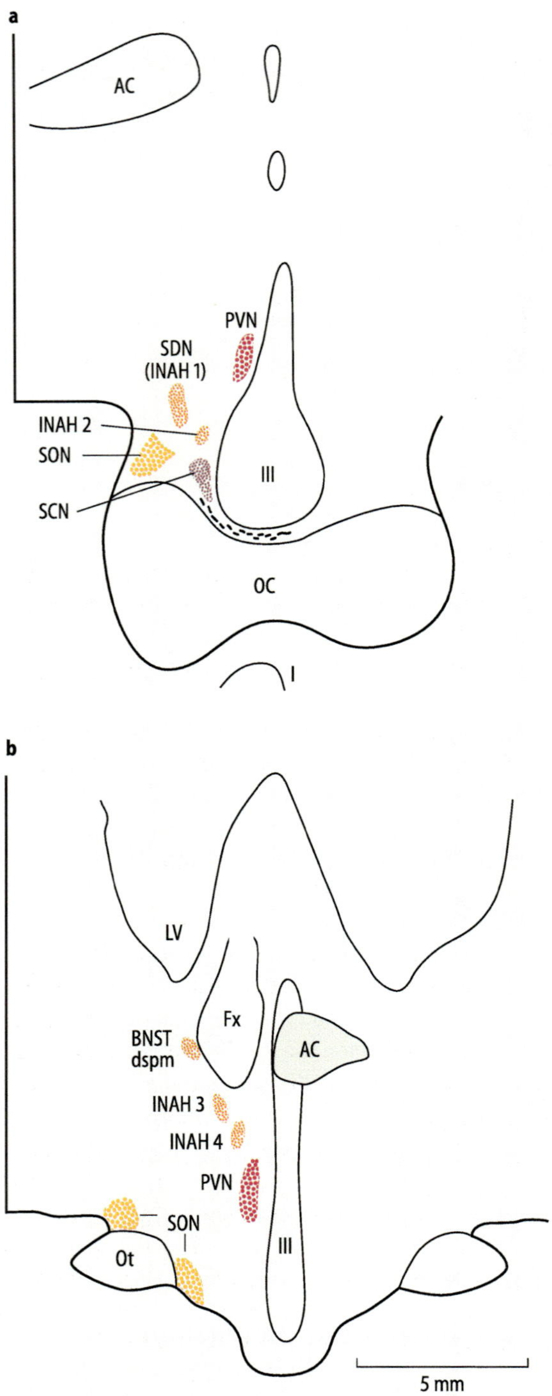

Abb. 26.21a, b. Topographie der sexuell dimorphen Strukturen des Hypothalamus. a ist ein mehr rostraler Schnitt als **b**. *III* 3. Ventrikel, *AC* vordere Kommissur, *BNST* bed-Nucleus der Stria terminalis, *Fx* Fornix, *I* Infundibulum, *INAH 1–4* interstitieller Kern des vorderen Hypothalamus 1–4, *LV* Seitenventrikel, *OC* Chiasma opticus, *Ot* Tractus opticus, *PVN* N. paraventricularis, *SCN* N. suprachiasmaticus, *SDN* sexuell dimorpher Kern der präoptischen Region, *SON* N. supraopticus

defeminisierte oder maskulinisierte, feminisierte Gehirn, die sexuelle Orientierung, Hormone, die soziale Zuschreibung als Mädchen oder Junge vor der Pubertät usw.? Insofern müssen Geschlechtsdifferenzen stets auf eine eindeutige Definition des Geschlechts bezogen sein, was aber praktisch unmöglich ist.

Die zweite Schwierigkeit besteht darin, dass wissenschaftliche Zeitschriften (und die Reputation der Wissenschaftler) fast ausschließlich positive Ergebnisse publizieren, negative Ergebnisse (Gleichheit der Geschlechter) finden kaum Interesse.

Besonders bedeutsam sind **Plazebo- oder Erwartungseffekte** (auch Versuchsleiter- oder Rosenthal-Effekte genannt): In den meisten Gesellschaften dominieren Männer die Berufs- und Sozialfelder, so hält sich beständig das Vorurteil, dass Frauen in **Mathematik** und **Naturwissenschaften** weniger leisten können als Männer, obwohl kulturunabhängige Untersuchungen keinen Hinweis auf Unterschiede erbrachten. Die meisten Frauen folgen dieser Erwartung, sind von ihrer Minderbegabung überzeugt und produzieren in den entsprechenden Tests erwartungskonforme Resultate (selbst-erfüllende Prophezeiung, »self-fulfilling prophecy«), bzw. vermeiden Berufswahl und Ausbildung in diesen »männlichen« Bereichen. Auch das Umgekehrte gilt, z. B. dass Frauen in Erziehung und Betreuung und **sozialer Anpassung** bessere Leistungen als Männer erbringen, wofür ebenfalls keine stützenden Daten vorliegen.

Σ Geschlechterunterschiede im Verhalten und kognitiven Leistungen und deren Beziehung zum Gehirn und Hormonen sind schwer zu beweisen, da die Definition von Geschlecht oft nicht eindeutig ist, fast nur Unterschiede publiziert werden und Erwartungseffekte die Ergebnisse verfälschen. Kausale Beziehungen zwischen Hirnstruktur, Geschlecht und Verhalten sind beim Menschen sehr schwer zu beweisen.

Neuroanatomische Unterschiede

Besonders schwer sind neuroanatomische, neurophysiologische und neuroendokrine Unterschiede zu interpretieren. Natürlich bestehen eine Vielzahl von großen Unterschieden in der Hirnanatomie, -histologie und -endokrinologie. Um auf eine **kausale Beziehung** zwischen einem Verhalten oder Leistung schließen zu können, muss experimentell der Nachweis der Kausalität und nicht nur einer korrelativen Beziehung erbracht werden.

Frauen haben ein kleineres und leichteres Gehirn, dies korreliert abgesehen vom Körpergewicht und -größe mit einer Vielzahl von körperlichen und psychischen Eigenschaften. Bisher wurde zu keiner eine kausale Beziehung hergestellt. Auch die vielen Beziehungen, die man zur Größe des **Planum temporale** der linken Hemisphäre und rechten Hemisphäre hergestellt wurden (Sprachbegabung, Musikalität, Mathematik etc.), konnten zum Großteil nicht

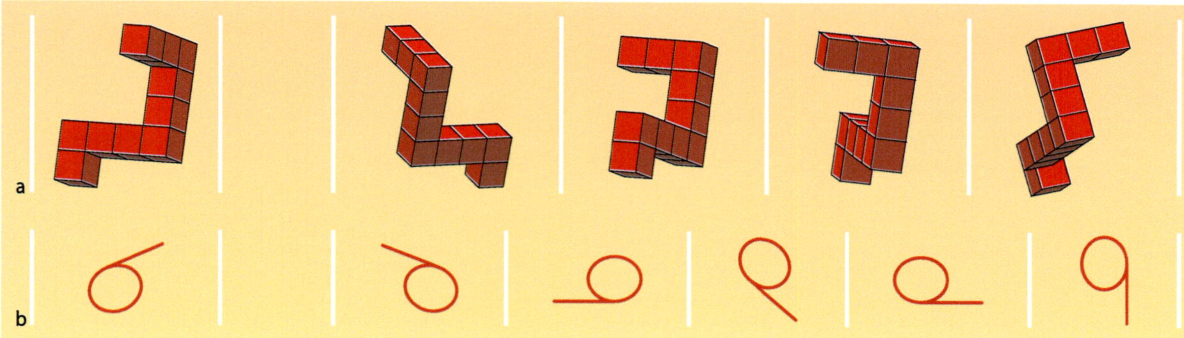

Abb. 26.22a, b. Kognitive Geschlechtsdifferenzen. a Mentale Rotationsaufgaben im Raum erbringen signifikante Vorteile für das männliche Geschlecht. **b** Rotationen allein zeigen kaum Differenzen. In beiden Fällen soll aus den rechts stehenden Figuren jene gefunden werden, die mit der rotierten Figur links identisch ist

repliziert werden. Die Größe einer Hirnregion ist darüber hinaus vermutlich der unwichtigste Faktor für die Hervorbringung einer bestimmten Leistung: Nervenzellendichte, Dendritenbäume, Gliazelldichte und -funktion, synaptische Übertragung u. v. a. m. spielen eine bedeutsame Rolle.

Kognitive Leistungen

In **allgemeiner Intelligenz** (gemessen mit Intelligenztests) existieren keine Unterschiede, es wurde aber eine signifikant bessere Leistung von Jungen und Männern in dreidimensionalen **mentalen Rotationsaufgaben** (Abb. 26.22a) gefunden. Bei **räumlicher Vorstellung** (Abb. 26.22b) sind die Unterschiede bereits vernachlässigbar.

In **mathematischen Fertigkeiten** findet man keine Unterschiede vor der Pubertät, eher eine bessere Leistung z. B. in arithmetischen Aufgaben bei Mädchen. Mit zunehmendem Alter dreht sich der Unterschied um und Männer zeigen bessere Leistungen, was natürlich auch mit dem sozialen Stereotyp, das oben angesprochen wurde, zusammenhängen könnte.

Sprachliche Leistungen, wie verbale Flüssigkeit (z. B. Zahl der Worte, die man pro Zeiteinheit hervorbringen kann) haben Frauen leicht favorisiert. Fasst man die Untersuchungen zu anderen sprachlichen Leistungen zusammen, gibt es keinen Geschlechtsunterschied. Die leicht **erhöhte Sprachflüssigkeit** bei Frauen korreliert mit geringeren Hemisphärendifferenzen sowohl funktional wie auch anatomisch zwischen rechtem und linkem Planum temporale und dickerem Splenium (hinterer Teil des Corpus callosum) beim weiblichen Geschlecht. Frauen weisen nach Schlaganfällen links-temporal-parietal eine raschere Erholung der Sprachfunktionen auf, was ebenfalls auf geringere Lateralisierung der Sprache bei Frauen hinweist. Das Planum temporale ist links bei Männern häufig größer.

Σ Es existiert ein Leistungsunterschied zwischen Mann und Frau bei mentalen Rotationsaufgaben (Männer besser) und Sprachflüssigkeit (Frauen besser).

Kreative musikalische Begabung

Kreative musikalische Begabung wurde auch häufig mit dem Verhältnis männlicher und weiblicher Sexualhormone in Zusammenhang gebracht: Bei erwachsenen Komponisten und Komponistinnen zeigte sich jeweils ein verstärkt zum anderen Geschlecht tendierendes Hormonprofil (**Androgynie**). Die männlichen Komponisten wiesen ein gegenüber Kontrollgruppen erniedrigtes Testosteronniveau bei relativer Erhöhung einzelner Östrogene auf, bei weiblichen Komponisten war es umgekehrt.

Verhaltensdifferenzen: Aggressivität, Promiskuität und Spielen

Es wird allgemein davon ausgegangen, dass Testosteron prä- und postnatal für eine erhöhte **Aggressivität** bei Männern und ihre geringere »Fähigkeit«, ihre Nachkommen zu betreuen, zusammenhängt: Das Testosteronniveau nach der Pubertät zeigt **keinerlei Zusammenhänge** mit diesen Größen. Angesichts der unterschiedlichen Arten von Aggressionsverhalten (Kap. 27, Aufzuchtsaggression, antagonistische Aggression zwischen Gleichgeschlechtlichen usw.) ist der Mangel an Konsistenz nicht verwunderlich. Eindeutig ist nur, dass **soziale Einflüsse** Aggression deutlich stärker determinieren als biologische. Zwischen pränatalem Testosteronniveau und postnataler Aggression wurde im Tierversuch eine positive Beziehung gefunden, beim Menschen waren die Ergebnisse weniger eindeutig wie für sexuelle Orientierung, die bei pränatal erhöhtem Androgenniveau bei Frauen häufiger eine homosexuelle (lesbische) Orientierung ergab.

Die evolutionäre Psychologie nimmt an, dass Männer aus evolutionären Gründen angeboren eine höhere sexuelle **Promiskuität** (mehr Sexualpartner) aufweisen als Frauen. Das aktuelle Androgenniveau hat Auswirkungen auf das sexuelle Interesse, es gibt aber keine Evidenz, dass es auch Promiskuität erhöht. Auch das pränatale Androgenniveau (z. B. Frauen mit kongenitaler adrenaler Hyperplasie, Abschn. 26.4.2) scheint darauf keinen Effekt zu haben. Homosexuelle Männer wechseln aber deutlich öfter den Sexualpartner, was auch nicht mit der im Abschn. 26.4.2 beschriebenen Hypothese übereinstimmt, dass ihr Androgenniveau pränatal reduziert ist.

Es existiert darüber hinaus eine Vielzahl von sozialen Gründen, warum Frauen weniger häufig ihre Sexualpartner wechseln (was bisher übrigens nie bewiesen wurde). Ihre stärkere Abhängigkeit vom Mann in Bezug auf sozialen Status und Einkommen könnte zu ihrer erhöhten »Treue« beitragen.

Es besteht klare Evidenz dafür, dass männliche, später heterosexuelle Kinder anderes **Spielzeug** benutzen als weibliche (Autos, Werkzeuge statt Puppen). Dies korreliert mit dem pränatalen Androgenniveau und scheint auch für Primaten zu gelten. Es ist aber nicht denkbar, dass das männliche (androgene) Gehirn auf Autos, Flugzeuge etc. hin evolutionär »programmiert« wurde.

Σ Aggressivität und Promiskuität, die üblicherweise bei Männern als androgenabhängig erhöht angesehen werden, sind primär von sozialen Einflüssen bestimmt. Dagegen ist Spielverhalten bei Kindern deutlich geschlechtsspezifisch und vom pränatalen Androgenniveau (Maskulinisierung des Gehirns) abhängig.

26.6 Gelernte Motivation und Suchtverhalten

26.6.1 Abhängigkeit und Toleranz

Definition der Weltgesundheitsorganisation

Die Definition der Weltgesundheitsorganisation (WHO) von **Drogenabhängigkeit** legt ihren Schwerpunkt auf den fließenden Übergang von »normalem« Annäherungsverhalten und Sucht: »Abhängigkeit ist ein Syndrom, das sich in einem Verhaltensmuster äußert, bei dem die Aufnahme der Droge Priorität gegenüber anderen Verhaltensweisen erlangt, die früher einen höheren Stellenwert hatten … es muss nicht dauernd vorhanden sein … Abhängigkeit ist nicht absolut, sondern existiert in unterschiedlicher Stärke. Die Intensität des Syndroms wird an den Verhaltensweisen gemessen, die im Zusammenhang mit der Drogensuche und -aufnahme gezeigt werden und anderen Verhaltensweisen, die daraus resultieren«. In seiner extremen Form ist Sucht mit zwanghaftem Substanzkonsum assoziiert.

Unter **Toleranz** verstehen wir die Abnahme der ursprünglichen Wirkungen der Substanz mit wiederholter Einnahme (Habituation, Drogenadaptation). Toleranz ist nicht Teil der Suchtdefinition der WHO. Toleranz tritt nicht auf alle Wirkungselemente der Substanz auf (Abschn. 26.7); z. B. sind bei Opiaten die Atemdepression, die Analgesie und die sedierende Wirkung nach mehreren Einnahmen verschwunden (Toleranz), dagegen bleiben viele der endokrinen und vegetativen Effekte (z. B. Obstipation) bestehen.

Wesentlich an der Definition der WHO ist die Tatsache, dass im Vordergrund nicht Aspekte der Toleranz und Abstinenz stehen, sondern die zunehmende **Ausschließlichkeit** der Drogensuche. Das **zwanghafte Bedürfnis** und die **Suche, nicht** das **Erreichen** eines positiven Zustandes, **nicht** die Toleranz und **nicht** die Beseitigung von Entzugserscheinungen stehen im Vordergrund der Definition. Wir werden im Folgenden sehen, dass auch die Erkenntnisse der biologischen Psychologie diese Auffassung vom zentralen Element der Sucht als konditioniertes Verlangen (»craving«) und Anreizhervorhebung (»incentive salience«, Abschn. 26.6.3) unterstützen.

Σ Erst wenn die Einnahme einer Substanz oder die häufige Wiederholung eines Annäherungsverhaltens mit der sozialen Anpassung einer Person interferiert, spricht man von Abhängigkeit.

Sucht und soziales Lernen

Süchtiges Verhalten ist ein »Modell« **erworbener Motivation,** aus dem wichtige Erkenntnisse über die neuronalen Mechanismen von Trieb und Anreiz entstanden. Obwohl für Süchte ein genetisches Risiko (Prädisposition) besteht, handelt es sich bei süchtigem Verhalten um ein **erlerntes Verhaltensmuster**, bei dem psychologische **und** biologische Faktoren eine Rolle spielen. Beim Erwerb süchtigen Verhaltens haben soziopsychologische Faktoren eine dominierende Bedeutung, die **Aufrechterhaltung** der meisten Süchte und die **Rückfallwahrscheinlichkeit** wird aber von zentralnervösen Prozessen erheblich beeinflusst.

Die **positiv und negativ verstärkende Wirkung** einer Substanz und deren assoziative Bindung an vorausgegangene und gleichzeitig vorhandene Reize und der Zeitverlauf der Einnahme (Verstärkungspläne Kap. 25) sind die entscheidenden Determinanten von Sucht, genauso wie von anderen Verhaltenskategorien auch. Jede Substanz hat unterschiedlich verstärkende Eigenschaften und dementsprechend verschieden ist der Verlauf des Erwerbs und der Stabilität süchtigen Verhaltens. Die **Verhaltenspharmakologie** untersucht die psychologischen und pharmakologischen Determinanten der verschiedenen Süchte.

Tabelle 26.2 gibt eine Zusammenfassung aller bisher gefundenen **Schutz- und Risikofaktoren** für Drogenmissbrauch, die zeigen, dass es vor allem soziale und psychologische und nicht neurochemisch oder neuropharmakologisch fassbare Ursachen sind, die das Problem ausmachen.

Σ Sucht ist gelerntes Verhalten, an dessen Aufrechterhaltung aber neurochemische Vorgänge im ZNS einen wesentlichen Anteil haben. Protektive und Risikofaktoren der Entstehung von Suchtverhalten sind sozialer, nicht biologischer Natur.

Tabelle 26.2. Schutz- und Risikofaktoren für Drogenmissbrauch

Protektive Faktoren	Risikofaktoren
Starke und positive Familienbande	Chaotische häusliche Umgebung. Eltern betreiben Substanzmissbrauch und/oder leiden an psychologisch-psychiatrischen Störungen
Starke Involviertheit der Eltern und Bezugspersonen in die Aktivitäten der Kinder und ihrer Freunde	Ineffektiver und inkonsequenter Erziehungsstil, speziell bei verhaltensauffälligen Kindern (z. B. Aufmerksamkeits-Hyperaktivitätsstörung)
Klare und konsequente Verhaltensregeln innerhalb der Familie	Mangel an Eltern-Kind-Bindung
Schulerfolg. Starke Bindung an Institutionen (Schule, religiöse oder politische Einrichtungen)	Extrem aggressiv oder scheu in der Schule; schlechte Schulleistungen
Soziale Konventionen und Normen betreffend Drogen und Substanzen werden eingehalten	Mangel an sozialen Fertigkeiten Bindung an Gleichaltrige mit Verhaltensauffälligkeiten Erleben und Wahrnehmen der Akzeptanz von Substanzmissbrauch in Familie, Schule und sozialen Gemeinschaften

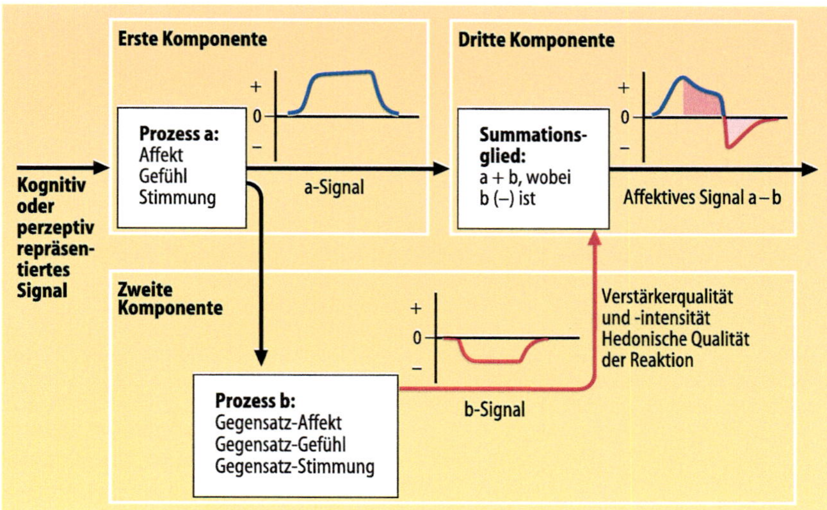

Abb. 26.23. Gegensatz-Prozess-Theorie der Motivation. Verlaufsdiagramm der postulierten motivationalen Prozesse in der Gegensatz-Prozess-Theorie. Der einen Affekt auslösende Input aktiviert den a-Prozess, der 2 Informationen weitergibt, eine an den Summator und eine an den Gegensatz-b-Prozess. Der b-Prozess gibt seine Information ebenfalls an den Summator weiter, der die Summe aus a–b bildet. Der resultierende Verstärkerwert ist rechts oben und in Abb. 25.24 abgebildet

26.6.2 Die Gegensatz-Prozess-Theorie erworbener Motivation

Die Zwei-Prozess-Theorie

Die Zwei-Prozess-Theorie erworbener Motivation eignet sich besonders zur Erklärung von süchtigem Verhalten, aber auch zum Verständnis der Dynamik nichthomöostatischer Triebe und Emotionen.

Bei häufiger **Wiederholung eines Verstärkers** nach einer Reaktion in Gegenwart eines bestimmten Kontextes (Hinweisreize) kommt es zu suchtartigem Verhalten und auch zu Toleranz- und Entzugssymptomen (z. B. jeden Morgen über Jahre Kaffee). Wie ist dieses Phänomen erklärbar?

Abb. 26.23 gibt die hypothetischen Prozesse im Organismus wieder, die bei Darbietung eines Reizes ablaufen, der **positive** oder **negative** emotionale Qualität aufweist. Man spricht dabei von der **hedonischen** Qualität eines Reizes und versteht darunter das Ausmaß an Lust, das der Reiz auslöst, wobei die Skala von extrem lustvoll bis zu völliger »Unlust« (Aversion) reichen kann.

Bei dem System in Abb. 26.23 handelt es sich um ein **negatives Feedforward-System**, dessen Funktion darin besteht, die Intensität affektiver Aktivierung innerhalb tolerabler Grenzen zu halten: 2 einander hemmende Prozesse (a und b) kontrollieren einen Summator (Additionsglied); der Summator bestimmt die **Richtung** (positiv-negativ, annähernd, vermeidend) und **Stärke** des Affekts, der Motivation oder des Verstärkerwertes.

Σ Die Gegensatz-Prozess-Theorie erworbener Motivation erklärt Süchte aus der Summe zweier gegensätzlicher hedonischer Vorgänge.

26

Dynamik hedonischer Gegensätze

Bei Darbietung eines affektiven Reizes wird vorerst der **a-Prozess** aktiviert. Die Dauer, Stärke und Qualität des a-Prozesses ist der Dauer, Stärke und Qualität des Reizes direkt proportional (z. B. Heroin mit der Dosis X erzeugt Euphorie). Die Aktivierung des a-Prozesses führt etwas **zeitverzögert** zur Aktivierung des gegensätzlichen b-Prozesses (z. B. Depression). Der **b-Prozess** weist die **umgekehrte** hedonische Qualität von a auf, er hat eine längere zeitliche Latenz (kommt später und dauert länger, da er erst verarbeitet werden muss) und **langsame Refraktärzeit** und steigt langsamer an. Seine Amplitude ist bei der **ersten Darbietung** des Verstärkers zwar proportional der Amplitude von a, aber stets kleiner als a. Beide, das Signal aus dem a-Prozess und dem b-Prozess werden in den Summator eingegeben, der nach Addition der beiden Signale (wobei b stets ein negatives Vorzeichen hat) den **aktuellen Verlauf** und Intensität des Verstärkers bestimmt. Bei den ersten Darbietungen entspricht daher das Standardmuster der affektiven Dynamik dem Verlauf von ◘ Abb. 26.24 der Summe aus a+b.

Nehmen wir einen positiven affektiven Zustand an, so erreicht dieser kurz nach Darbietung seine maximale Amplitude (»Freude«); danach sinkt der affektive Wert ab (Adaptation) weil b verspätet, aber mit wachsender Amplitude einsetzt. Wenn dann der positive Reiz plötzlich entfernt wird, kommt es zu einer **negativen Nachschwankung**, da der b-Prozess verzögert zu a abklingt und daher in dieser Phase dominiert (»schaler Nachgeschmack nach großer Freude«).

Eine zentrale Zusatzannahme bezieht sich nun auf die **Dynamik des b-Prozesses**: im Gegensatz zum a-Prozess, der bei Wiederholung konstant bleibt, wird b durch **Wiederholung** verstärkt und durch Nicht-Benutzung abgeschwächt. ◘ Abb. 26.25 symbolisiert die affektive Dynamik bei einem neuen Reiz und nach häufiger Wiederholung desselben.

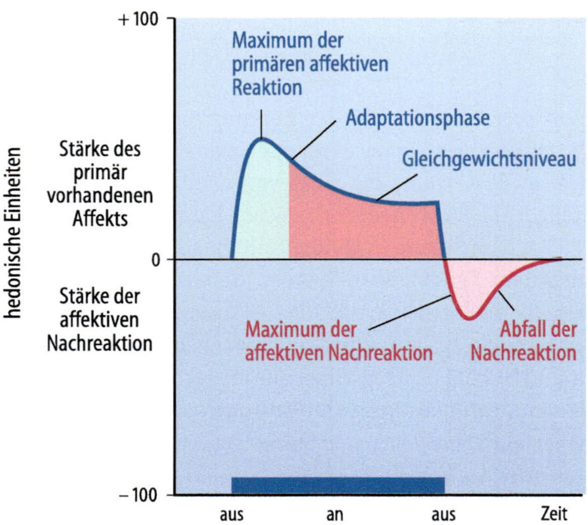

◘ **Abb. 26.24. Affektive Dynamik.** Der Standardverlauf affektiver Dynamik nach einem gleichförmigen »Rechteckimpuls« eines affektiven Reizes (◘ Abb. 25.23 und Erläuterungen im Text)

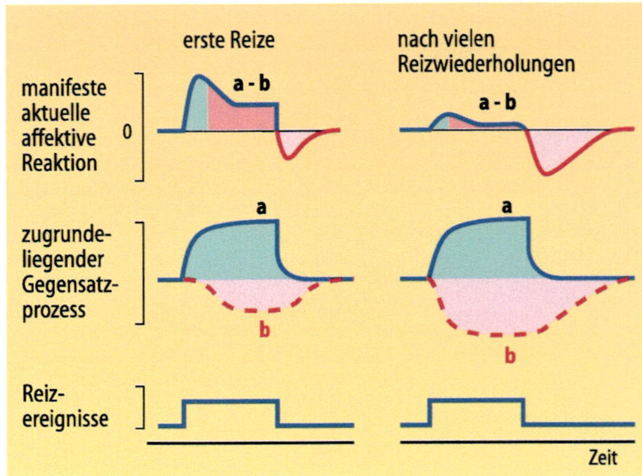

◘ **Abb. 26.25. Verlauf affektiver Dynamik.** Affektive Dynamik bei Darbietung eines neuen verstärkenden Reizes und nachdem der Reiz bereits häufig wiederholt wurde. Die Änderung der Summe a–b wird nur durch den Anstieg des Gegensatz-b-Prozesses bedingt, der durch Wiederholung an »Stärke« zunimmt

Im Falle einer positiven affektiven Situation als a-Prozess-Auslöser, wird sich der positive Wert des Reizes durch Addition (Wiederholung) von b neutralisieren, nach Abbruch des Reizes kommt es zu einer negativen Nachschwankung, da der b-Prozess träge verläuft. Die Zwei-Prozess-Theorie macht dieselben Vorhersagen, wenn der a-Prozess hedonisch negativ ist: der b-Prozess hält dann den a-Prozess aufrecht (siehe die folgenden Beispiele).

Σ **Die Gegensatz-Prozess-Theorie nimmt an, dass jeder affektive Reiz verzögert die hedonisch gegensätzliche Reaktion auslöst. Die aktuelle Empfindung (affektive Reaktion) entspricht der Summe der beiden hedonisch gegensätzlichen Reaktionen.**

26.6.3 Positiver Anreiz, Sucht, Toleranz und Entzug

Sucht als Entzugsvermeidung

Ein einfaches Beispiel einer affektiv scheinbar positiven Gewohnheit (zumindest in kälteren Regionen) ist das Aufsuchen einer Sauna:

Nach dem wiederholten Aufsuchen der ursprünglich aversiv-heißen Sauna (a), wird der negative Effekt zunehmend neutralisiert (b) und die positive Nachempfindung stärker. Es entwickelt sich selten eine »Sucht« nach Sauna, da die **zeitlichen Abstände** zwischen dem Aufsuchen der Sauna so weit auseinander liegen, dass der b-Prozess wieder auf die neutrale Ausgangsbasis zurückgekehrt ist, wenn eine neuerliche Darbietung von a erfolgt. Ähnliches ist auch bei verschiedenen Sportarten festgestellt worden: Fallschirmspringen, Laufen etc., die durchaus in suchtartiges Verhalten münden können, wenn sie während der positiven Nachschwankung wieder ausgeführt werden und b sich weiter addiert. Dem sind natürlich physische Grenzen gesetzt.

Bei **Drogen** mit extrem positiver Wirkung während der ersten Darbietung (z. B. »Crack«, hohe Kokaindosen oder pures Methamphetamin, auch »Ice« oder »Speed« genannt) treten starke negative Nachschwankungen (b) auf, die nur durch neuerliche Drogeneinnahme (a) reduziert werden können, wodurch sich b weiter addiert und die Rückkehr zum neutralen Ausgangspunkt verzögert wird; damit wird die Chance, dass in diesem Zeitintervall der Nachschwankung die Droge neuerlich zugeführt wird, größer: der **Circulus vitiosus aus Toleranz (Abnahme von a mit Wiederholung) und Entzugssymptomen** ist geschlossen. Die **Entzugssymptome** (b-Prozess) sind stets affektiv und vegetativ genau das **Gegenteil** der ursprünglichen positiven Zustände (a-Prozess): wenn bei Einnahme Euphorie auftritt, folgt darauf Depression, wenn ein Gefühl der Allmacht auftrat, folgt soziale Angst und Panik etc. Dies ist für alle bisher untersuchten Drogen der Fall, besonders bei Alkohol, der viele der angesprochenen Wirkungen vereint (▶ unten).

Mit der **Dauer** und Intensität (Amplitude) der durch den negativen b-Prozess verursachten Nachschwankung wird die Suchtgefahr steigen. Bei Morphium z. B. ist die negative Nachreaktion 8–120 h (je nach Dosis und Erfahrung), die Gefahr einer neuerlichen Einnahme und damit die Addition von b sind daher bei Morphium besonders groß. Bei hinreichend langen Intervallen zwischen der Einnahme entsteht auch bei »harten« Drogen keine Sucht.

Σ **Wird eine hedonisch positiv wirkende Substanz oder Verhalten während der Gegenwart der hedonisch negativen Gegensatz-Nachschwankung (»Entzug«) aufgenommen, um die Nachschwankung zu neutralisieren, so kommt der Suchtzyklus in Gang. Wird die hedonisch positive Substanz aber nach Abklingen der negativen Nachschwankung aufgenommen, so kommt es selten zu einem Suchtzyklus durch Entzugsvermeidung.**

Sucht und positiver Anreiz (»incentive«)

Nur in seltenen Fällen stellt aber die Vermeidung oder Reduktion von physischen und psychischen Entzugssymptomen eine Ursache von Entstehung oder Aufrechterhaltung süchtigen Verhaltens dar. Die meisten Drogen und süchtig machenden Substanzen werden **nicht während Entzugssymptomen** eingenommen, sondern primär wegen der **erwarteten positiven Effekte.** Viele süchtig machenden Substanzen produzieren keine subjektiv starken Entzugs- oder Toleranzeffekte (z. B. Nikotin, einzelne Opioide) und umgekehrt machen viele Substanzen Abstinenzerscheinungen ohne süchtig zu machen (z. B. trizyklische Antidepressiva, Kap. 5 und 27).

Rückfälle treten in der überwiegenden Mehrheit lange nach Abklingen physischer und psychischer Gewöhnung und Toleranz auf. Die überwiegende Zahl der Rückfälle wird durch **konditionierte Reize für die positiven Effekte** der Substanz, oft vor dem Hintergrund einer negativen Stimmung ausgelöst. Schließlich ist die Korrelation zwischen Verlangen (»craving«) nach der Substanz und Entzugserscheinungen insgesamt niedrig. Die meisten Menschen können süchtig machende Substanzen wiederholt einnehmen, ohne jede Abstinenzerscheinung und -vermeidung; Faktoren wie **Alter** (Sucht entsteht selten nach dem 35. Lebensjahr), familiäre Belastung, Persönlichkeitsfaktoren und soziale Situation erlauben sehr viel bessere Vorhersagen über Suchtentstehung und Rückfall als das Auftreten physischer und psychischer Entzugserscheinungen (▪ Tabelle 26.2).

Σ **Die erwarteten positiven Effekte der Substanzeinnahme sind das Hauptmotiv für ihre Wiedereinnahme.**

Sucht als klassische Konditionierung: Der Einfluss von Erwartung

Sowohl a- als auch b-Prozess werden an kurz vorher und gleichzeitig dargebotene Reize (z. B. Situation der Drogenaufnahme, interozeptive Reize) klassisch konditioniert. Beispielsweise läuft der Raucher zum Automaten und raucht sofort eine neue Zigarette, auch wenn die Zeit bis zum Einsatz des Entzugssymptoms (b-Prozess) noch nicht abgelaufen ist: Der Anblick der leeren Schachtel (CS) löst sofort den (negativen) b-Prozess aus, der in vorausgegangenen Situationen mit dem Anblick der leeren Schachtel verbunden war. Ein großer Teil dieser Vorgänge ist bewusst nicht merkbar!

Die Tatsache, dass nach 2 Jahren 80% der Drogen-, Alkohol-, Nikotinabhängigen und z. B. auch 80% der Adipösen rückfällig geworden sind, wenn sie keinen radikalen **Umgebungswechsel** vorgenommen haben, illustriert die Wirkung **konditionierter Reize** für das Wiederauftreten des negativen oder positiven b-Prozesses (Abstinenzerschei-

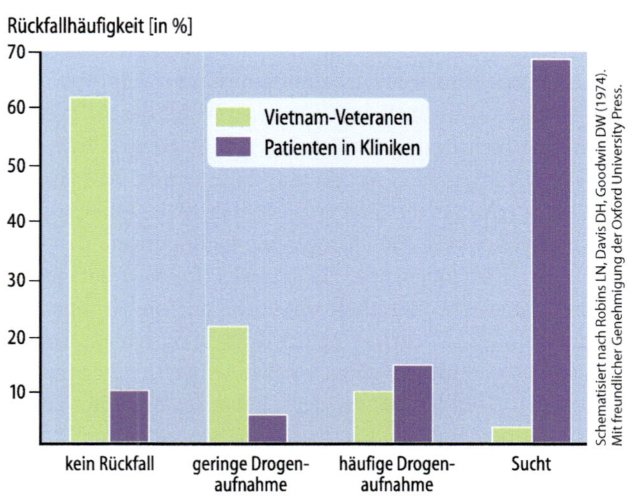

▪ **Abb. 26.26. Kontextabhängigkeit von Sucht.** Prozentsatz der Vietnam-Veteranen (grün), die in Vietnam heroinabhängig waren und in den USA die Droge weiter einnehmen im Vergleich zu »zivilen« Abhängigen (violett), die zum selben Zeitpunkt in staatlichen Institutionen behandelt wurden nungen). 80% der US-Soldaten in Vietnam waren heroinabhängig, nur eine Minderheit setzte das Verhalten nach Rückkehr in die USA – trotz Verfügbarkeit der Droge – fort (◘ Abb. 26.26). Die konditionierten Reize der Umgebung in Vietnam waren in den USA nicht vorhanden.

Dieser **Einfluss von Erwartung,** ausgelöst durch konditionierte Reize (CS) für b-Prozess- oder a-Prozess-Reaktionen, wurde für so divergierende Phänomene wie Bindungssuche, Barbituratabhängigkeit und Adipositas nachgewiesen.

Σ Erwartungsprozesse, die auf klassischer Konditionierung beruhen und konditionierte Reize, die entweder positive (»Lust«) oder negative (»Entzug«) Empfindungen auslösen, halten die Abhängigkeit aufrecht.

Sucht als kompensatorische klassische Konditionierung

Bei der klassischen Konditionierung von Abhängigkeit und Toleranz muss beachtet werden, dass bei einigen Substanzen **kompensatorische konditionierte pharmakologische Reaktionen** auftreten. Die unkonditionierte Reaktion (UCR) auf Morphium (unkonditionierter Reiz, UCS oder US, Abschn. 25.1.2 und 9.3.1) besteht aus Analgesie. Die Reaktion auf einen ursprünglich neutralen CS (z. B. Bahnhofsumgebung), der früher mit dem UCS gepaart wurde, ist Hyperalgesie; oder: die UCR auf Alkohol ist Hypothermie, die CR Hyperthermie. Die kompensatorischen Reaktionen »bereiten« den Organismus auf die UCR, die von der Droge verursacht wird, vor und verhindern somit antizipatorisch extreme Schwankungen in einem homöostatischen System.

◘ Abb. 26.27 zeigt einen typischen Versuchsplan zur Demonstration des **kompensatorischen Erwartungseffekts** und des Umgebungseinflusses auf Toleranz bei Heroineinnahme. In ◘ Abb. 26.27 wird ein Experiment an Ratten dargestellt, in dem nach identischer Dosis von Heroin und einer Plazebosubstanz in 2 unterschiedlichen Umgebungen (der konditionierte Reiz (CS) war entweder der Käfig oder der Versuchsraum) über mehrere Tage hinweg Toleranz (»Gewöhnung an Heroin«) aufgebaut wurde. Am letzten Testtag erhielten die Tiere eine normalerweise tödliche Dosis von Heroin in den 2 Umgebungsbedingungen.

Die Kontrollgruppe, die keinerlei Toleranz entwickelt hatte, wies eine Mortalität von 96,4% auf, die Gruppe, die die letale Dosis in einer neuen Umgebung erhielt, 64,3%; die Gruppe mit derselben Heroin-Vorgeschichte wie die anderen Gruppen, bei der der CS aber sowohl unter Lern- wie Testbedingungen gleich war, eine Mortalität von 32,4%. Nur die letzte Gruppe konnte kompensatorische pharmakologische »Erwartungsreaktionen« in der Testsituation entwickeln, da die konditionalen Reize von Lern- und Testbedingung identisch waren.

Dieser Versuch erklärt auch die Häufigkeit von Todesfällen nach Heroin-»**Überdosis**« unter neuen, **unerwarteten** Umwelteinflüssen. Eine Analyse der Todesfälle zeigt, dass selten eine reale Überdosierung vorlag, sondern meist eine »normale« Dosis in einer ungewohnten Umgebung (z. B. Bahnhofstoilette) eingespritzt wurde; da für die Umgebung noch keine konditionierte vorbereitende und kompensatorische Reaktion ausgebildet worden war, wirkte die »normale« Dosis als Überdosis, so als ob dieselbe Dosis das erste Mal eingenommen würde.

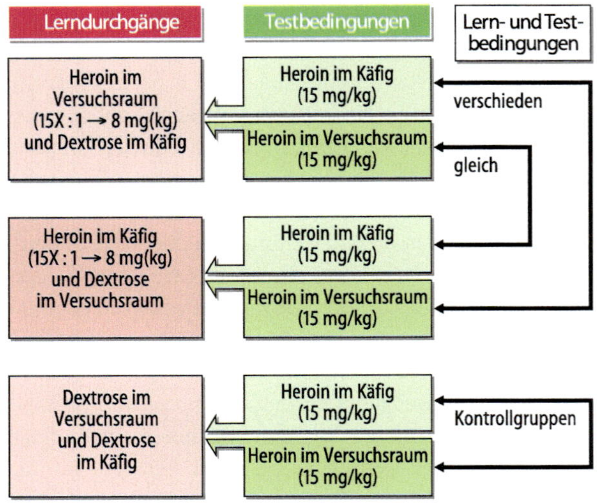

◘ **Abb. 26.27. Klassische kompensatorische Konditionierung.** Versuchsplan eines Experiments zur »diskriminativen Kontrolle von Toleranz« von S. Siegel. In dem Experiment wurde der Einfluss von Umgebungsreizen auf Toleranz gegenüber tödlichen Heroindosen bei der Ratte untersucht, die mit der Drogeneinnahme assoziiert wurden (»Erwartung«). Erläuterungen ► Text

Σ Kompensatorische klassische Konditionierung kann wie Entzugsvermeidung einen Suchtzyklus mit Toleranzentwicklung in Gang setzen. Dabei wird die »erwartete« kompensatorische Gegensatzreaktion in Gegenwart der konditionierten Hinweisreize durch erneute Drogeneinnahme neutralisiert.

26.6.4 Freude und Verlangen

Unterschied zwischen »Mögen« (positiver Verstärkung) und »Möchten« (Verlangen)

Die Entwicklung von Sucht und vor allem der Rückfälle geht aber – wie oben schon angedeutet – in der Mehrzahl der Fälle auf (positive) Erwartung der positiven Wirkungen zurück und weniger auf negative Nachschwankung und kompensatorische klassische Konditionierung.

Zunächst liegt **vor der Einnahme** ein leicht positiver affektiver Zustand und entsprechender Anreizwert der Kontextreize vor. Danach erfolgt die erste Drogen- oder Substanzeinnahme (oder z. B. Begegnung mit der später begehrten Person). Das positive Verstärkungssystem bewirkt Euphorie (Mögen) und gleichzeitig wird die Auf-

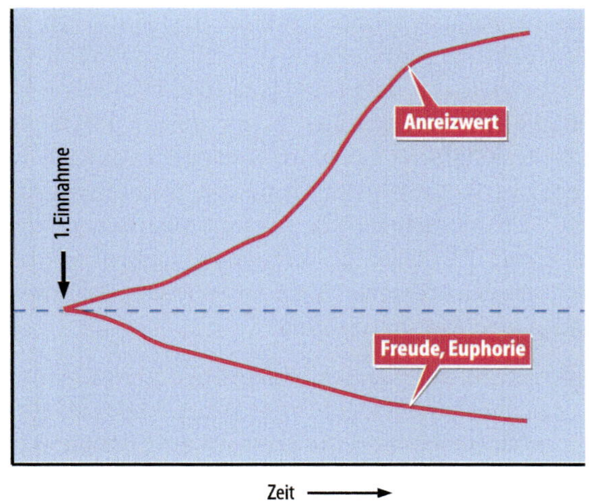

Nach Robinson TE, Berridge KC (1993). Mit freundlicher Genehmigung von Elsevier.

Abb. 26.28. Verlauf von Anreiz (»incentive«) und Befriedigung nach wiederholter Drogeneinnahme. Während das Verlangen exponentiell steigt, nimmt die Befriedigung langsam ab

merksamkeit selektiv auf die dabei gegenwärtigen Reize gerichtet (noch hat keine assoziative Verbindung stattgefunden). Nach mehreren Erfahrungen mit der Substanz ist die Reaktion auf dieselbe Dosis verändert. Der positive Effekt (»Mögen«) ist durch Toleranz (Neuroadaptation, wie im Gegensatz-Prozess-Modell in Abschn. 26.6.2 vorhergesagt) reduziert, oder auch bei manchen Drogen unverändert. Aber die mit der Einnahme assoziativ verbundenen Reize (intero- und exterozeptiv) haben nun einen hohen **Aufmerksamkeits-Anreizwert (»incentive salience«)** erhalten, was – wie wir später sehen werden – auf Sensitivierung des Dopaminsystems zurückzuführen ist. Wenn der (die) Süchtige danach den konditionierten »Incentive«-Reizen ausgesetzt ist, erzeugen diese Verlangen (Wollen), das nicht unbedingt hedonisch positiv wie der ursprüngliche positive Verstärker sein muss.

Abb. 26.28 gibt den **Verlauf von »Mögen«** (positive Verstärkung, Freude etc.) und »**Möchten**« **(Verlangen, Anreiz)** im Verlauf der Suchtentwicklung wieder, wie man ihn bei Süchtigen über längere Zeiten hinweg (Monate, Jahre) findet. Man erkennt, dass eine etwas andere Kurve als auf Abb. 26.23 bis 26.25 resultiert und nicht die negativen affektiven Zustände additiv-kumulativ wachsen, sondern nur die Antriebskräfte (die Stärke der konditionierten Reize für positive affektive Zustände).

Während der positive Verstärkereffekt (Mögen) langsam abfällt, steigt der Anreizwert (Möchten) für einen positiven Verstärker mit Wiederholungen. Süchtiges Verhalten (Verlangen, zwanghafte Suche und Einnahme) ist auf Anwachsen des Anreizwertes der Hinweisreize für Drogenkonsum zurückzuführen.

Konditionierung von Verlangen

Abb. 26.29 gibt eine Zusammenfassung der wichtigsten Systeme und Prozesse für die Entstehung von Verlangen und Freude. Gegenüber der Zwei-Prozess-Theorie (Abschn. 26.6.2) hat sich am Verlauf wenig geändert, nur die Mechanismen sind etwas besser definiert. Der Anreizwert steigt wie der b-Prozess deutlich stärker als der a-Prozess. Die zeitliche Paarung von CS und US (Kap. 25) führt über die in Kap. 25 beschriebenen Mechanismen zu ihrer assoziativen Verbindung; die Stärke der assoziativen Verknüpfung hängt aber auch vom Vergleich mit ähnlichen gespeicherten Verstärkern ab. Die **Richtung** der Aufmerksamkeit auf einen bestimmten Reiz wird von diesem Gedächtnisprozess gesteuert. Wird die Erwartung auf einen positiven Verstärker enttäuscht (Vergleichsprozess), so steigt die Aufmerksamkeit (»incentive salience«) für diesen Verstärker. Die Aktivierung des dopaminergen Anreizsystems oder auch **Belohnungsvorhersage-Fehler-Systems** (Abb. 25.12) wird durch bestehende Triebzustände

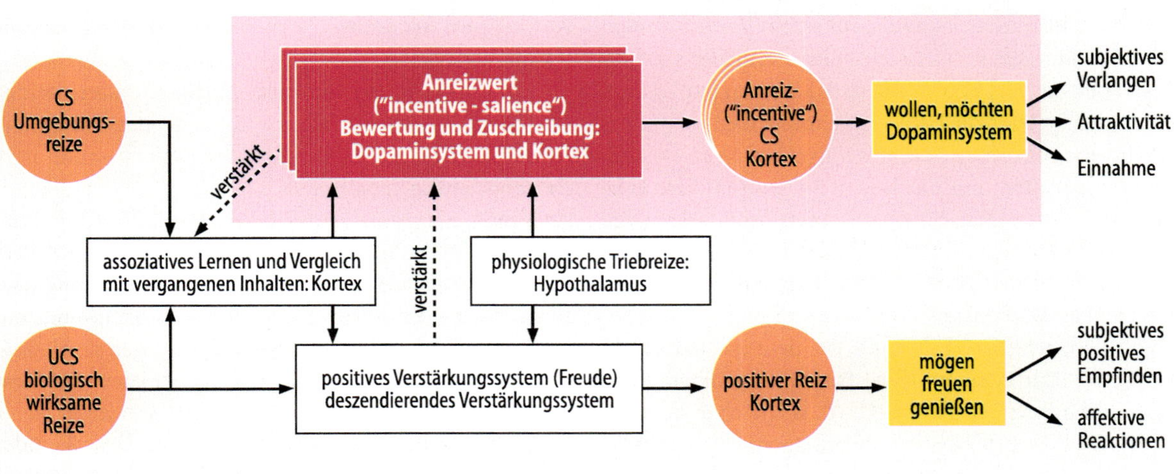

Abb. 26.29. Theorie der Suchtentstehung. Zusammenfassende Darstellung der Suchtentstehung, getrennt für subjektiv positives Erleben (unterer Teil) und Verlangen (oberer Teil). Erläuterungen ▶ Text

mitbestimmt. Drogen können aber jedes der beiden Systeme, das positive Verstärkersystem und das Anreizsystem direkt und unabhängig voneinander reizen, wodurch Verlangen oder positives Empfinden getrennt aktiviert werden können.

Diese Mechanismen der Entwicklung von Anreizwert und Belohnung sind für alle gelernten motivierten Verhaltensweisen gleich, weshalb auch zwischen den positiven Verstärkern (z. B. Drogen) **Kreuztoleranz** besteht. Unter Kreuztoleranz verstehen wir die Tatsache, dass Anreizwert und Toleranz (»Gewöhnung«) an eine bestimmte Substanz (z. B. Morphin) auch dazu führt, dass man sich an eine andere Substanz (z. B. Alkohol) »gewöhnt«, ohne diese eingenommen zu haben. Aus diesem Grund nehmen Drogen- oder Alkoholsüchtige meist mehrere Substanzen ein, sofern diese verfügbar sind.

Σ Der Anreizwert einer Substanz oder Person in Gegenwart einer belohnten Reaktion hängt auch davon ab, ob die erwartete Belohnung auftritt, enttäuscht oder übertroffen wird. Kreuztoleranz besteht zwischen Drogen, da die Entwicklung der Anreizstärke für alle positiv verstärkten Reaktionen gleich gilt.

26.7 Neurobiologie süchtigen Verhaltens

26.7.1 Intrakranielle Selbstreizung

»Pleasure-centers« (Zentren der Freude)

1954 gelang Olds und Milner die erste Demonstration eines Phänomens, dessen theoretische und praktische Bedeutung für die gesamte Psychologie außerordentlich ist. Etwa zur selben Zeit berichteten N.E. Miller und seine Mitarbeiter, dass Reizung bestimmter Teile des Hypothalamus der Ratte belohnende oder aversive Wirkung hatte (◘ Abb. 26.30).

Die Entdeckung von Olds und Milner beruht, wie so manches unerwartete Ergebnis, auf einem Versuchsfehler: beim Studium der Formatio reticularis verfehlte eine der Elektroden das Ziel und wurde in das Septum implantiert. Die Autoren reizten die Hirnregion immer dann, wenn das Tier in eine bestimmte Ecke des Käfigs lief. Es zeigte sich, dass Tiere (Ratten) mit Elektroden im Septum diese Ecke wiederholt aufsuchten, im Gegensatz zu jenen Tieren, die ihre Elektroden tiefer implantiert hatten. Vorerst dachten die Autoren an eine Anregung von Explorationsverhalten und nicht an Belohnung.

Ein Versuch im T-Labyrinth, bei dem das nahrungsdeprivierte Tier in einem Gang Futter, im anderen einen elektrischen Reiz ins Gehirn erhielt, zeigte aber, dass der elektrische Reiz stets bevorzugt wurde. Schließlich ermöglichten die Versuchsleiter dem Tier, sich selbst zu reizen, indem das Tier den Stromkreis bei jedem Hebeldruck selbst schließen konnte (◘ Abb. 26.30a; im Allgemeinen beträgt die Stromstärke bei der Ratte ca. 10–300 µA bei einem Wechselstrom von 60 Hz.)

Es zeigte sich, dass Tiere bis zu 5000-mal und mehr pro Stunde drückten und dies bis zur völligen Erschöpfung. Die Reizung tiefer gelegenen Strukturen des Mittelhirns (periventrikuläres System) hatte den gegenteiligen Effekt; die Tiere versuchten, jede Art von elektrischer Reizung in diesen Hirnteilen zu verhindern. Olds sprach daher von **»pleasure centers« (»Zentren der Freude«)** und **Bestrafungs- und Aversionszentren**.

Σ Reizung des mesolimbischen Dopaminsystems kann zu anhaltender elektrischer Selbstreizung bis zur Erschöpfung führen. Die gemeinsame Endstrecke allen Strebens stellt das positive Verstärkungssystem des Gehirns dar.

Selbststimulation, Belohnung und »incentive«

Auch bei den Effekten von intrakranieller Selbststimulation (»intra-cranial-selfstimulation«, ICSS) muss zwischen **Belohnungs-** und **Antriebseffekten** unterschieden werden, obwohl in der Regel von der ICSS-Elektrode beide gleichzeitig gereizt werden. **Belohnung wirkt** immer **retroaktiv** auf Lernen: die Erinnerungsspur der Reaktion, die belohnt wurde, wird fixiert. Die Reize aber, die vor und bei der Belohnung präsent sind und damit assoziiert werden, wirken **proaktiv** als Antrieb (im Englischen spricht man auch von »priming« = vorbereiten; ◘ Abb. 26.1, Box 26.5).

ICSS ist auch nicht immer die »Illusion« einer natürlichen Triebbefriedigung, wie häufig eingewandt wurde, wenngleich Durst und Hunger häufig die ICSS-Rate erhöhen, also z. B. eine Sättigung nach Hunger vortäuschen. Manche Reizorte scheinen keinerlei Interaktion mit natürlichen Motivationen aufzuweisen, sondern »pure« positive Verstärkung (»Lust«) zu erzeugen. ICSS löscht (Extinktion – Löschung, Kap. 25) aber extrem rasch, wenn nicht ein natürlicher Antriebszustand vorliegt, was auch dafür spricht, dass die Elektrode einmal beide Komponenten – **Antrieb und »incentive«** (z. B. Hunger) **und Verstärkung** – stimulieren kann.

Für die **Trennung von Trieb- und Verstärkersystemen** (◘ Abb. 26.1) spricht auch die Tatsache, dass **»Triebneurone«** meist lange Abfallszeiten der Depolarisation nach Reizung, sowie langsamere Leitungsgeschwindigkeiten (2–3 m/s) aufgrund schwächerer Myelinisierung ihrer Axone als »Verstärkerneurone« aufweisen. Unter »Triebneuronen« verstehen wir Zellen, die bei Erhöhung oder Erniedrigung des Antriebsniveaus feuern. Sie liegen meist im Hypothalamus. **Verstärkerneurone** dagegen sind besonders bei Triebreduktion (z. B. Futtergabe) oder ICSS aktiv und reagieren nicht auf Änderungen des Antriebs.

ICSS ist **kein motorischer Zwang**, bei dem der Reizstrom eine motorische Erregung und damit die Tastendruckreaktion auslöst: um Tiere zu erneuter Selbstreizung nach längerem Inter-Stimulus-Intervall (ISI) zu bewegen,

Box 26.5. Dopaminbelohnung als »Klebstoff« von sensomotorischen synaptischen Verbindungen

Die Abbildung zeigt die Wirkung der durch belohnende Selbstreizung der Substantia nigra pars compacta ausgelösten (SNc) Aktivierung einer sensomotorischen Verbindung in den Basalganglien (Striatum). Das Tier (Ratte) stimulierte sich selbst elektrisch in der Substantia nigra, von der dopaminerge Fasern ins Striatum der Basalganglien ziehen. Dort projizieren die **glutamatergen** Fasernvom Kortex, die das Signal z. B. vom Hinweisreiz (»incentive«, z. B. Lichtreiz) auf die motorischen Efferenzen zum Kortex übertragen. Die Zellen, an denen die dopaminergen und glutamatergen kortikalen Neurone konvergieren, sind sog. »Spiny«-Neurone (Dornenneurone) mit vielen dendritischen Verästelungen, an denen die beiden Fasertypen vom Kortex und vom SNc enden. Wenn das Tier kurz nach der Bewegung auf einen Reiz (im Kortex verarbeitet) belohnt wird, oder sich selbst mit einem Stromstoß verstärkt, wird die Verbindung zwischen dem vom Kortex kommenden und zum Kortex führenden Neuron gebahnt, vergleichbar der Langzeitpotenzierung (LTP) bei Lernprozessen (Kap. 24). Bei der nächsten Reizung ist diese Hebb-Verbindung bereits verstärkt und damit das Verhalten leichter auslösbar.

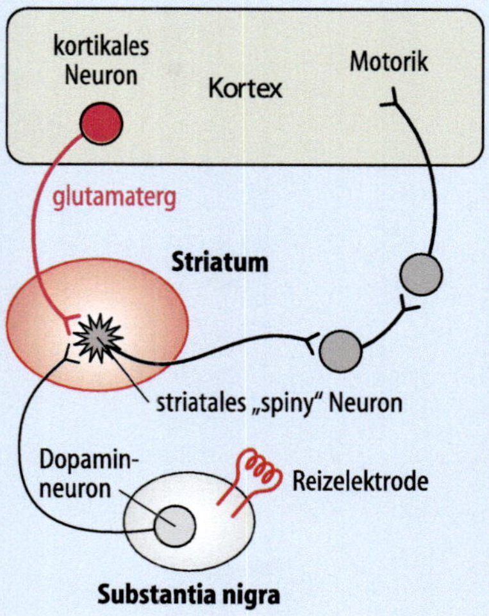

Nach Reynolds JN, Hyland BI, Wickens JR (2001). Reprinted by permission from Macmillan Publishers Ltd: Nature.

muss häufig ein einzelner »priming« (Anstoß)-Reiz gegeben werden. Aber die Tiere suchen auch ohne Reizung jene Käfigorte wieder auf, wo sie gereizt wurden. (Das bedeutet, dass der Ort der Reizung mit positiver »Erinnerung« assoziiert wird): dazu nehmen sie das Überlaufen elektrisch geladener Gitter in Kauf und lassen ihre Jungen bzw. Sexualpartner im Stich. ICSS wird jedem anderen Verhalten vorgezogen. ICSS hat auch angsthemmende Wirkung, die Tiere reagieren auf aversive CS oder US nicht mehr.

Im intrakraniellen Verstärkersystem sind Antriebs-»incentive«-Neurone und Belohnungsneurone so eng verknüpft, dass meist beide gereizt werden, so dass schwer zu unterscheiden ist, ob die Erinnerung an die Belohnung oder der Antrieb für neue Belohnung wirkt.

Anatomie des intrakraniellen Dopaminverstärkersystems

Persistierende ICSS kann von vielen subkortikalen und kortikalen Regionen ausgelöst werden: optimal sind bei der Ratte das **deszendierende mediale Vorderhirnbündel (MFB, »medial forebrain bundle«)** und der laterale Hypothalamus (LH). Am Neokortex ist der mediale präfrontale Kortex besonders gut geeignet. ◘ Abb. 26.30b gibt die Anatomie des Dopaminsystems der Ratte wieder und zeigt, dass der LH eine zentrale Integrationsstruktur für dieses, sowohl histologisch als auch neurochemisch uneinheitliche Fasergeflecht darstellt. Das Dopaminsystem ist **nur ein Teil** des MFB, von dem aber »zwanghafte« Selbstverstärkung besonders gut auslösbar ist (◘ Abb. 5.22, Box 26.5).

Das Dopaminsystem besteht aus Zellen mit langen Axonen, die an der Grenze von Mittel- und Zwischenhirn entspringen und weit in mehrere Vorderhirnstrukturen projizieren (◘ Abb. 5.22 und 26.30b). Die Hauptstrukturen sind das

- **nigrastriatale Dopaminsystem** von der Substantia nigra pars compacta ins Caudatum/Putamen (Parkinson-Krankheit, Abschn. 5.4 und Kap. 13);
- medial davon entspringt das **mesolimbische System** im ventralen Tegmentum (VTH) und zieht zum **N. accumbens**, aber auch zu Septum, Amygdala und Hippokampus;
- **mesokortikale System** vom VTA zum medialen Präfrontalkortex, G. cinguli und perihinalen Kortex (Kap. 25).

◘ Abb. 26.31 gibt das **Opioidsystem** und Dopaminsystem in diesen Regionen bei der Ratte wieder, die parallel und verflechtet verlaufen. Das Opioid-System weist ebenfalls starke ICSS-Effekte auf, die aber eher belohnend als antriebsfördernd sind (Box 26.5).

Positive Verstärkersysteme sind um das mediale Vorderhirnbündel und den lateralen Hypothalamus zentriert. Das mesolimbische und mesokortikale dopaminerge System und das benachbarte Opioidsystem stellen eine letzte gemeinsame Endstrecke für viele verstärkend wirkende Substanzen dar.

Nucleus accumbens und ventrales Striatum

Wie auf ◘ Abb. 26.30b erkennbar, fungiert der N. accumbens (Kap. 5 und ◘ Abb. 25.12) und das ventrale Striatum der Basalganglien als gemeinsame **Endstrecke des meso limbischen**

26

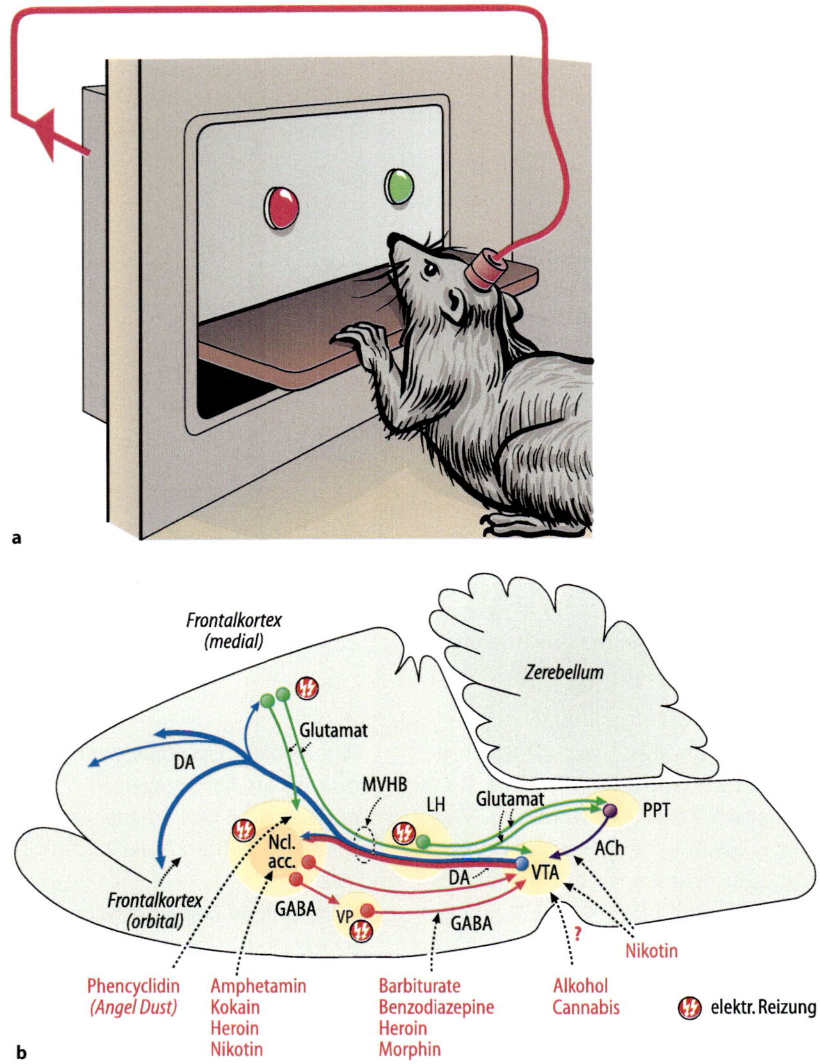

Abb. 26.30a, b. Intrakranielle Selbstreizung (ICCS). a Anordnung von Olds zur intrakraniellen Selbstreizung. Das Tier verabreicht sich durch Tastendruck einen kurzen verstärkenden Stromstoß in das eigene Gehirn **(b)**. **b** Das positive Verstärkersystem des medialen Vorderhirnbündels (▶ Text). Abkürzungen ▶ auch Abb. 25.31

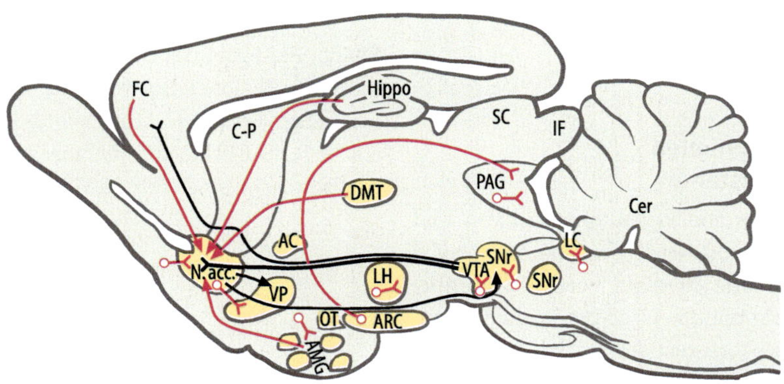

Abb. 26.31. Das Opioidsystem. Der schematische Längsschnitt durch das Rattengehirn stellt die opioidhaltigen Neuronenbündel, die die Opiumwirkung hervorbringen als *rote Linien mit weißen Zellkörpern* dar. Das Opioidsystem enthält lokale enkephalinhaltige Neurone (kurze Segmente) und β-endorphinhaltige Neurone (lange Segmente), die vom Hypothalamus zum Mittelhirn ziehen. Das Opioidsystem überlagert das Dopamin-System (schwarz) teilweise. *FC* frontaler Kortex, *VTA* ventrale Mittelhirn-Area, *VP* ventrales Pallidum, *LH* lateraler Hypothalamus, *Snr* Substantia nigra, pars reticulata, *DMT* dorsomedialer Thalamus, *PAG* Periaquäduktales Grau, *OT* Tractus olfactorius, *AC* vordere Kommissur, *LC* Locus coeruleus, *AMG* Amygdala, *Hippo* Hippokampus. Cer Zerebellum, *C-P* Caudatum-Putamen, *IF* Colliculus inferior, *SC* Colliculus superior, *ARC* Nucleus arcuatus

Dopaminsystems. Während der N. accumbens von limbischen Kernen und dem medialen Frontalkortex erregt wird, wird das ventrale Striatum von kortiko-thalamischen Regionen erregt. Beide projizieren zum Pallidum und S. nigra (Kap. 5, Box 26.5) und diese wiederum an viele kortikale Areale.

DA wirkt auf die Zellen des N. accumbens und ventralen Striatums so, dass starker, konvergenter und synchroner Erregungseinstrom (z. B. nach Drogenaufnahme) weiter verstärkt und kompetitiver Einstrom gehemmt wird. Dies erklärt den Anstieg von »incentive salience« (Anreizwert, ◘ Abb. 26.28 und 26.29) mit wiederholter Substanzaufnahme. Die Aktivierung der **Amygdala** sinkt bei Kokaingabe u. a. Drogen, was mit der Abnahme negativer Furchtgefühle und Stressreduktion einhergeht (negative Verstärkung).

◘ Abb. 26.32a zeigt die Aktivität des N. accumbens bei einem Kokainabhängigen, gemessen mit funktioneller Magnetresonanztomographie (fMRT) während der **Euphorie (»high«)** bei Einnahme (oben) und danach während der Phase des **Verlangens (craving)**. Man erkennt, dass der N. accumbens vor allem auf den Anreizwert anspricht, wie es aus dem dargestellten Modell auf ◘ Abb. 26.29 vorhergesagt wurde.

◘ Abb. 26.32b zeigt, dass aber im Laufe der **chronischen** Suchtentwicklung die **D_2-Rezeptoren** einiger Dopaminsystem-Komponenten wie des **G. cinguli** abnehmen, was mit dem Anstieg der zwanghaften Drogensuche und Aufmerksamkeitsfixierung (»incentive salience«) einhergeht. Darunter erkennt man Stoffwechselabnahme im **Orbitofrontalkortex** bei Süchtigen: Aufhebung von hemmender Kontrolle und soziopathisches Verhalten (Abschn. 27.2.9) könnte darauf zurückgehen.

Σ Die subkortikalen dopaminergen Fasern konvergieren am N. accumbens und im ventralen Striatum, die bei Belohnungsgabe oder Drogeneinnahme erhöht aktiv sind, vor allem, wenn das Verlangen danach stimuliert wird. Im Laufe der Chronifizierung und Toleranz sinkt die Aktivität vor allem von D_2-Rezeptoren in einigen dopaminergen Strukturen, vor allem im G. cinguli und Orbitofrontalkortex.

Dopaminagonisten

Neuroleptika blockieren die gemeinsame Endstrecke des positiven Anreizsystems von ◘ Abb. 26.30 und 26.31 und führen im Tierversuch zu **anhedonischem Verhalten,** indem sie verhindern, dass die verstärkenden Aspekte der Umgebung als herausragend (»incentive salience«) wahrgenommen werden. (Beim Menschen wird Anhedonie z. B. durch Fragebogen gemessen; anhedonische Personen zeigen wenig oder keine positiven, aber auch keine ausgeprägt negativen Gefühle). Obwohl die anhedonischen Tiere keine Bewegungsdefizite aufweisen, wie sie bei DA-Rezeptorblockade ab einer bestimmten Dosis auftreten, und in Vermeidungsparadigmen normal reagieren, haben positive Verstärker keinen motivierenden (Anreiz) Effekt mehr.

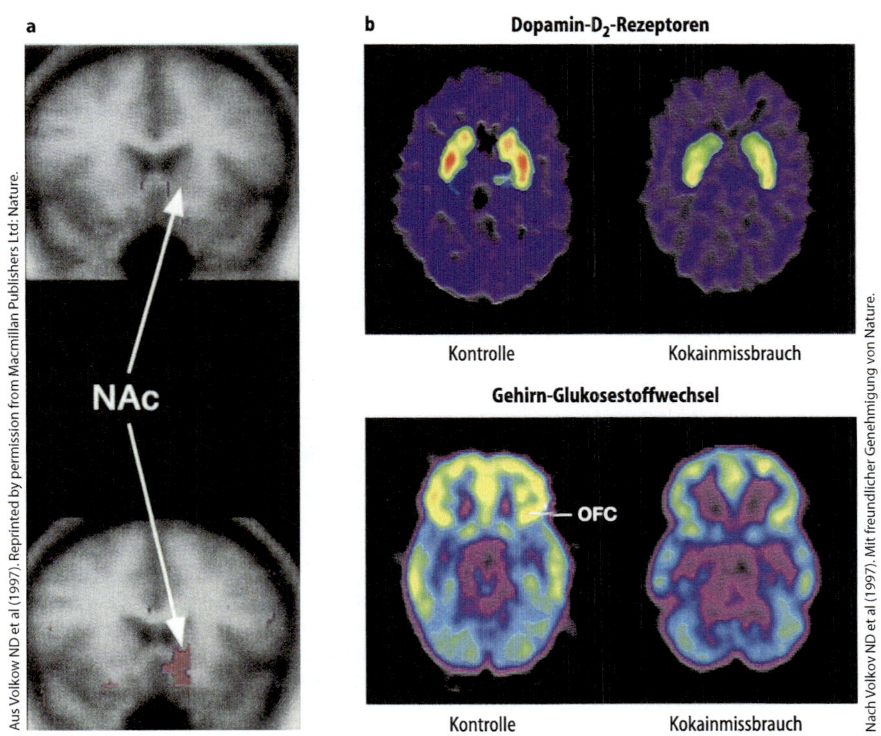

◘ **Abb. 26.32a, b. Folgen von Kokainmissbrauch im Gehirn.** **a** Funktionelle Magnetresonanztomographie (fMRT) des Nucleus accumbens während akuter kokaininduzierter (»High«) Euphorie (oben) und während Verlangen (unten). **b** D_2-Rezeptorendichte im G. cinguli (oben) und Orbitofrontalkortexstoffwechsel (OFC) unten von Gesunden (Kontrolle) und nach Kokainmissbrauch (► Text)

26

Beim Menschen, bei dem Neuroleptika zur Behandlung **schizophrener Störungen** eingesetzt werden, hemmen Neuroleptika zwar auch die euphorischen Reaktionen auf Amphetamine (ein DA-Agonist), scheinen aber eher eine Art »**Bleichung**« und Abschwächung positiver Affekte und reduzierte Anreizmotivation als völlige Anhedonie zu bewirken. Konsumatorisches Verhalten bleibt völlig intakt, nur Anreize verlieren ihre Wirkung.

Dass die Anhedonie nicht ein Resultat **motorischer Hemmung** dopaminerger Systeme durch DA-Rezeptorenblocker (z. B. Pimozid) sein kann, sondern auf Verlust von Anreizmotivation zurückzuführen sind, zeigen u. a. Extinktionsversuche, in denen das Tier ein Labyrinth durchlaufen muss, um ICCS zu erhalten: Abschalten des Stromes führt zu langsamer Extinktion, die Tiere laufen noch mehrmals durch das Labyrinth, bevor sie »aufgeben«. Pimozid, ein Neuroleptikum, hat denselben Effekt, die Tiere laufen einige Zeit weiter. Legt man eine Pause von ca. 10 min ein, in der man die Tiere aus dem Käfig nimmt, und gibt sie dann ins Labyrinth zurück, so beginnen sie sofort wieder zu dem Hebel zu laufen, wo sie ICSS erhalten hatten, auch unter Pimozid (spontane Erholung).

Σ Dopaminantagonisten wie Neuroleptika führen zur »Bleichung« von positiven Verstärker-Empfindungen und reduzieren den Anreizwert konditionierter »incentives«.

26.7.2 Kurzzeit- und Langzeitwirkung von süchtig machenden Reizen

Suchtverlauf

Auf ◘ Abb. 26.33 sind die wichtigsten Stadien des Verlaufes von Süchten dargestellt. Oben sind jeweils die wichtigsten Kennzeichen im Verhalten, darunter die neurochemischen, neurohumoralen und molekularen Prozesse, die für die jeweilige Suchtphase charakteristisch sind, dargestellt. Die neuronalen Prozesse stimmen dabei gut mit den psychologischen überein. Die einzelnen Phasen überlappen sich natürlich. Die molekularen Prozesse in der Zelle sind den Vorgängen, die wir bei Kurz- und Langzeitgedächtnis (Kap. 25.2) besprochen haben, ähnlich. Der Unterschied besteht darin, dass bei Drogeneinnahme die Rezeptorbindungen an der Membran der beteiligten Zellsysteme im Gehirn nicht auf »natürlichem« Weg, also über ein Verhalten oder Sinnesreize, entstehen, sondern dass die Substanz direkt, meist ohne »Umwege« über vermittelnde Hirnregionen an den Rezeptoren »andockt«. Die Rezeptorverbindungen sind dabei in der Regel vollständiger und erfolgen gleichzeitiger, was zu besonders starken und stabilen Lernprozessen und Empfindungen führt.

Σ Kurz- und Langzeitwirkung von süchtig machenden Substanzen beruhen auf unterschiedlichen molekularen Mechanismen.

Akute Einnahme

Extrazellulär führt die Bindung der zugeführten Substanz in Zellen des mesolimbischen Dopaminsystems zunächst – wie in den Kap. 4, 5 und 25 beschrieben – an den Dopamin- oder Opiatrezeptoren zur Aktivierung von **G-Proteinen**, die eine **Reduktion von Adenylatzyklase-Aktivität** und als Folge **reduzierte cAMP** und cAMP-abhängige Proteinkinase bewirken. Blockade des cAMP-Abfalls mit Choleratoxin z. B. hemmt die ICSS, also die Freude und Befriedigung (◘ Abb. 26.34). Durch die Reduktion der cAMP-Aktivität wird auch die Phosphorylierung einiger Ionenkanäle an der Membran reduziert.

Welche elektrophysiologischen Konsequenzen für die beteiligten Zellen diese cAMP-Reduktion hat, ist unklar, außer dass zu diesem Zeitpunkt das mesolimbische Dopaminsystem auf Ebene des Nucleus accumbens noch nicht dauerhaft hyperaktiviert ist.

Die Aktivierung positiv verstärkender Areale des ventralen Striatums ist erhöht, ebenso wie die Sensibilität der Dopaminrezeptoren des mesolimbischen Systems. Die Amygdalaaktivierung in Stresssituationen ist deutlich reduziert, was zeigt, dass der CRF-Anstieg bei Kurzzeitabstinenz

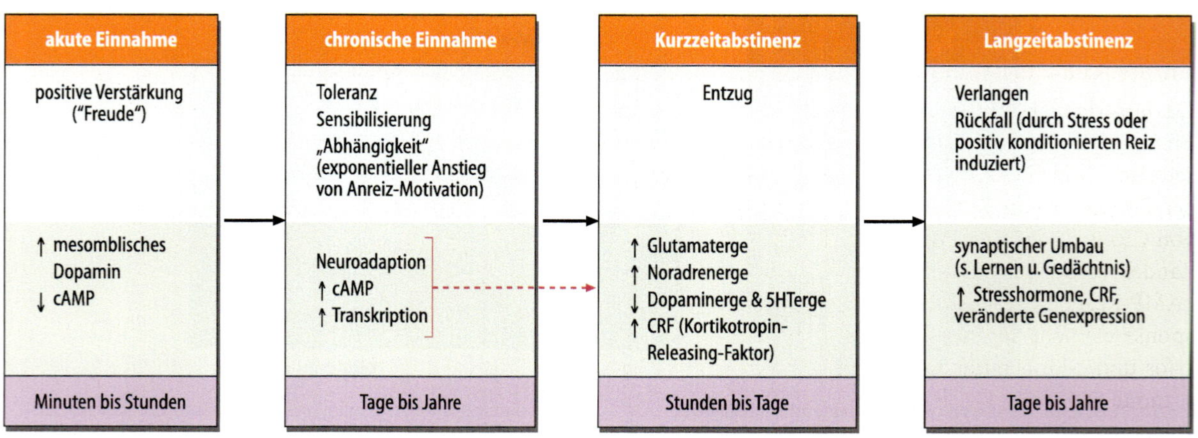

◘ **Abb. 26.33. Verlauf von Suchtverhalten** auf psychologischer (oben) und molekularer (unten) Ebene (Erläuterungen ▶ Text)

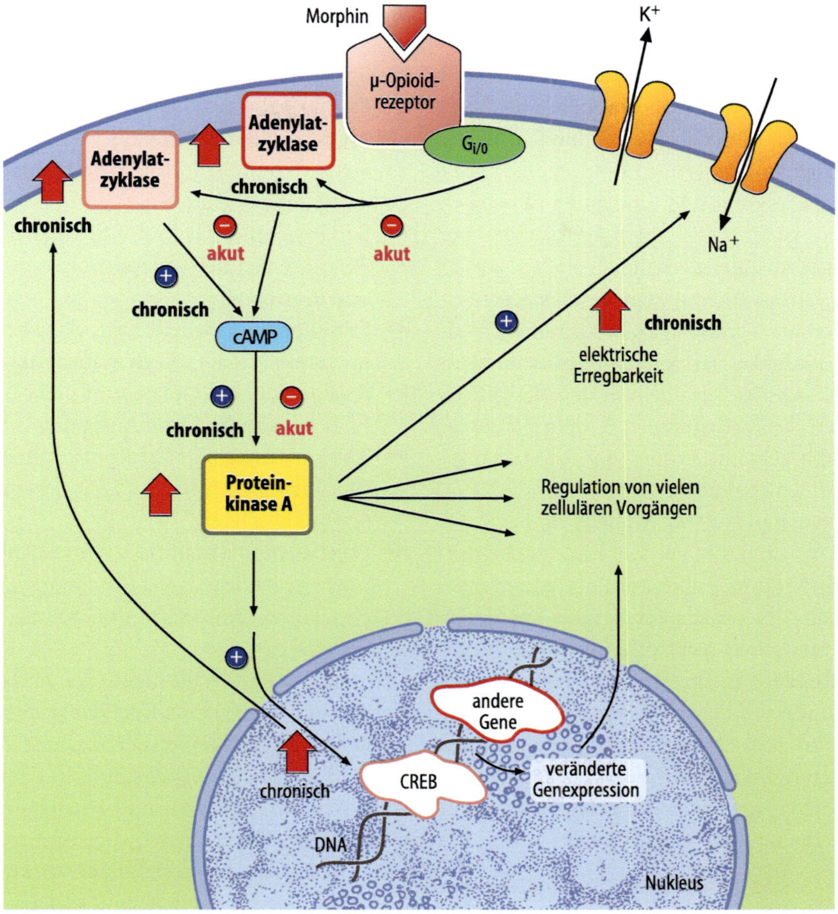

Nach Self DW, Nestler EJ (1995). Mit freundlicher Genehmigung von Annual Reviews.

Abb. 26.34. Molekulare Mechanismen der Sucht. Schematisiert dargestellt an einer Zelle des opioidergen Systems (Heroinabhängigkeit). Die dünnen Pfeile symbolisieren, wenn nicht anders vermerkt, akute Substanzwirkung, die dicken (rot) chronische (► Text)

(Abb. 26.34) seine Wurzeln in der stressreduzierenden Wirkung der Droge hat, wie von der Gegensatz-Prozess-Theorie vorhergesagt.

Kurzzeiteinnahme einer süchtig machenden Substanz sensibilisiert das mesolimbische Dopaminsystem und erniedrigt intrazellulär die Aktivität von »Second-messenger«-Systemen wie des cAMP.

Chronische Einnahme: Neuroadaptation

Das **intrazelluläre Milieu** ändert sich radikal bei chronischer Einnahme: Adenylatzyklase steigt, cAMP steigt (kompensatorisch) und die Aktivität der cAMP- oder Ca^{2+}-abhängigen Proteinkinasen führt zu vermehrter Phosphorylierung von CREB im Zellkern. Wie schon in Kap. 24 ausgeführt, handelt es sich bei CREB um DNA-Sequenzen, die als cAMP-Reaktions-Element-Bindungs-Protein (»cAMP-response-element-binding-protein«) bezeichnet werden. c-fos und c-jun sind ähnliche DNA-Proteine, die an bestimmte DNA-Sequenzen »andocken« und die Gentranskription von Proteinen auslösen. Die Erregbarkeit der adaptierten Zelle an der Membran steigt dauerhaft an.

Die **Zellen im VTA schrumpfen** während die Nucleus-accumbens-Zellen mit dem kompensatorischen cAMP-Anstieg und der beschleunigten Transkription überaktiv werden, wenn nicht die an die Rezeptoren bindende Substanz erneut zugeführt wird.

Zusätzlich oder unabhängig von diesen intrazellulären Vorgängen hat man aber auch eine **Rezeptorneuroadaptation** an D_2-Rezeptoren beobachtet, die mit zunehmender Drogeneinnahme ihre Sensitivität reduzieren. Diese geht aber bereits nach einer Woche Entzug zurück, während die Änderungen des genetischen Apparats stabiler bleiben (Abb. 26.32b).

Langzeiteinnahme von süchtig machenden Drogen führt zu erhöhter Aktivität des genetischen Apparates der beteiligten Zellen und erhöhter Erregbarkeit mit cAMP-Anstieg. Die subkortikalen DA-Zellen schrumpfen und die D_2-Aktivierbarkeit sinkt.

Abstinenz

Wird die Zufuhr der Substanz plötzlich eingestellt, kommt es zur Überkompensation der durch chronischen Konsum adaptierten Zellen und der von der Gegensatz-Theorie vorhergesagten **affektiven Gegenreaktion**: der dramatische Anstieg von cAMP und der Erregbarkeit der Zellen stimuliert die Ausschüttung von **CRF** und **Stresshormonen** (Kap. 7 und 8 sowie ◘ Abb. 26.33) und über die Verbindung zu Basalganglien und Kortex glutamaterge und noradrenerge Zellen (extreme subjektive Erregung und »incentive salience«). Die Änderungen des genetischen Apparates bleiben aber auch nach jahrelanger Abstinenz erhalten.

Unterschiedliche Transmittersysteme und Drogen weisen aber differenzierbare Veränderungen an unterschiedlichen Orten auf. So kommt es bei Opioiden zu Toleranzentwicklung mit cAMP-Anstieg vor allem in den analgetisch wirkenden Regionen des Mittelhirns z. B. dem periaquäduktalen Grau. Damit geht ein Anstieg der Schmerzempfindlichkeit bei Abstinenz einher.

Der **Nachteil dieser molekularen Modelle** zur Sucht besteht darin, dass sie nur an der Maus oder Ratte nach intrakranieller Selbstreizung unter Laboratoriumsbedingungen gewonnen wurden und Neuroadaptation und Entzugserscheinungen **beim Menschen nicht** oder nur in geringem Ausmaß für wiederholte und exzessive Drogenaufnahme verantwortlich sind, wie wir bereits in Abschn. 26.6.2 dargestellt haben. Ihr Vorteil ist die Möglichkeit, gezielt in den Zellstoffwechsel eingreifen und damit die Wirkung einzelner molekularen Syntheseschritte im Ablauf einer Suchtentstehung und -aufrechterhaltung prüfen zu können.

Σ Entzug führt zu exzessivem Anstieg glutamaterger und noradrenerger Aktivität in den Verstärkersystemen sowie Ausschüttung von Stresshormonen.

26.7.3 Spezifische Suchtwirkungen

Substanzgruppen

In Kap. 4 und 5 wurden bereits die wichtigsten neurochemischen Transmittersysteme im ZNS beschrieben. Jedes dieser Systeme weist eine Gruppe spezifischer exzitatorischer oder inhibitorischer Wirkungen auf, die das individuelle psychologische Wirkungsprofil bestimmen. ◘ Tabelle 26.3 gibt die wichtigsten neuropharmakologischen Wirkorte von häufig missbrauchten Substanzen wieder.

Psychologisch wirksame Substanzen lassen sich grob in sedativ-hypnotische, stimulierende, analgetische und halluzinogene (psychodelisch wirkende) sowie therapeutische Psychopharmaka einteilen.

- **Sedativa** sind Alkohol und Inhalanzien, Barbiturate, Anästhetika und Antiepileptika sowie Benzodiazepine und Anxiolytika.
- **Stimulanzien** sind Kokain, Amphetamine, Methamphetamin (»ICE«), Koffein und Nikotin.
- **Analgetika** sind Opiate und nicht-opioide Analgetika (z. B. antientzündliche Analgetika).
- **Halluzinogene** sind Tetrahydriokannabiol (»Haschisch«, Marihuana), Meskalin, LSD, Phenzyklidin und Ketamin.
- **Psychopharmaka** umfassen noch Antidepressiva, Pharmaka gegen bipolare Depression (Lithium), Antipsychotika und Anti-Parkinson-Mittel.

Die spezifischen Wirkungen der einzelnen Substanzen werden in den einzelnen Kapiteln besprochen.

◘ Abb. 26.35 symbolisiert zusammenfassend die Tatsache, dass jede spezifische Substanz über ihre Substanzspezifischen Rezeptoren und Hirnregionen ein individuelles **Wirkprofil** aufweisen, aber alle positiv verstärkende und Anreizmotivation erhöhende Wirkung über das mesolimbische Dopaminsystem entfalten.

Σ Ob eine Substanz süchtig macht, hängt u. a. auch von ihrer Affinität zu einem bestimmten Rezeptortyp und ihrer Wirkung auf das DA-System ab. Wir unterscheiden Sedativa, Stimulanzien, Analgetika und Halluzinogene als süchtig machende Substanzen.

Alkohol

Nur wenige der Menschen (etwa einer von 15), die regelmäßig Alkohol trinken, sind im Sinne der WHO-Defini-

◘ **Tabelle 26.3.** Beispiele für pharmakologische Wirkungen von Substanzen, die zu Missbrauch führen können

Substanz	Pharmakologische Wirkung
Opiate	Agonisten von μ-, δ- und κ-Opiatrezeptoren. Nur μ und δ-Rezeptoren wirken verstärkend
Kokain	Hemmt Wiederaufnahme von Monoaminen und führt so zu Anstieg von Dopamin, Serotonin und Noradrenalin im synaptischen Spalt
Amphetamine (Speed, Ecstasy)	Stimulieren Monoaminausschüttung
Alkohol	Stimuliert $GABA_A$-Rezeptor-Funktionen und hemmt NMDA-Glutamatrezeptor-Funktionen
Nikotin	Agonist von nikotinergen Azetylcholinrezeptoren, Glutamatrezeptoren und DA
Kannabis	Agonist von Kannabisrezeptoren
Halluzinogene (z. B. LSD)	Partieller Agonist an $5\text{-}HT_{2A}$-Serotoninrezeptoren
Phenzyklidin (PCP, Angeldust)	NMDA-Antagonist an Glutamatrezeptoren

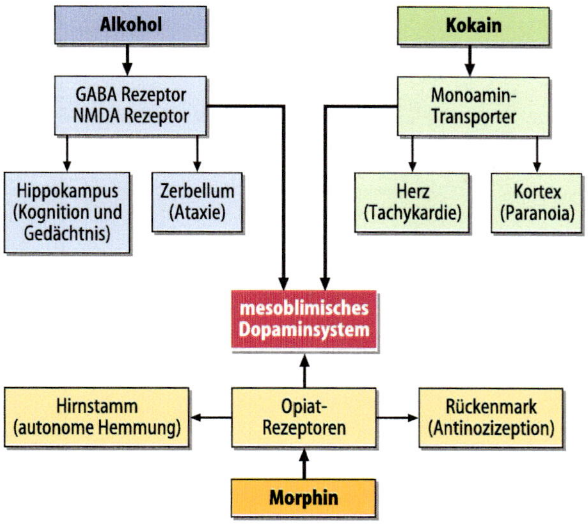

Abb. 26.35. Alkohol und Kokain. Substanz-spezifische und gemeinsame Effekte einiger wichtiger Substanzklassen, die Sucht auslösen können

tion als süchtig zu bezeichnen. Diese kleine Gruppe (1–5% der Männer) trinkt mehr als 50% der konsumierten alkoholischen Getränke.

Alkohol wird vom gastrointestinalen System rasch aufgenommen und durchdringt als kleines Molekül die Blut-Hirnschranke. Die **depressorische, sedierende Wirkung** setzt innerhalb von Minuten ein. Bei kleinen Dosen werden inhibitorische Synapsen im ZNS durch **glutamaterge Neurone** selbst blockiert, daher die Enthemmung des Verhaltens. Später kommt es zu Hemmung auch der exzitatorischen Zellen durch verstärkte Bindung an **GABA-Rezeptoren** und ausgedehnter Inhibition im Hirnstamm, bei weiterer Zufuhr auch in kortikalen Regionen. Das EEG ist verlangsamt, Tiefschlaf (SWS) vermehrt, REM unterdrückt (Kap. 22), der Erholungswert des Schlafes reduziert. Langzeiteffekte sind vor allem eine Hochregulierung von NMDA-Rezeptoren.

90–95% von 10 ml Äthanol (etwa ein Whisky) wird nach einer Stunde zu Wasser und CO_2 metabolisiert. Bei höheren Dosen verzögert sich die Ausscheidung und Metabolisierung in Abhängigkeit von mehreren Faktoren: der aufgenommenen Menge des Alkohols, Körpergewicht, gleichzeitige Nahrungsaufnahme, körperliche Aktivität, Rasse, Alter, Geschlecht und genetischer (familiärer) Vulnerabilität.

Die unkonditionierte physische Abhängigkeit (Neuroadaptation) scheint – zumindest teilweise – auch über die mehrfach beschriebene Opiat-Rezeptorbindung zu erfolgen: Bei der Oxidation von Alkohol in der Leber durch die Enzyme Alkoholdehydrogenase (ADH) und Aldehydhydrogenase (AldHD) gelangen Aldehydmetaboliten ins ZNS, wo sie in Gegenwart von Alkohol zusammen mit zentralen Monoaminen Kondensationsprodukte herstellen, die strukturell **morphinähnliche** Alkaloide bilden. Diese Produkte (Tetrahydro-Isoquinolon, TIQ) fungieren als **»falsche« Transmitter** und binden an Opiatrezeptoren. Dies setzt dann in einzelnen Hirnsystemen, die teilweise mit Endorphin-Enkephalin-Systemen identisch sind, die Opiat-Neuroadaptation in Gang.

Σ Alkoholabhängigkeit ist die häufigste und folgenschwerste Missbrauchsstörung. Die sedierende Komponente der Alkoholwirkung geht auf die verstärkte $GABA_A$-Bindung, die euphorisierende auf Hemmung der NMDA-Rezeptorbindung und verstärkte Aktivität des Opiatsystems zurück.

Alkohol und soziale Erwartung

Wie für die Opiatsucht ist auch für die Alkoholsucht eine Vielzahl von **kulturellen, psychologischen, genetischen und pharmakologischen Faktoren** verantwortlich. Kein Faktor allein ist in der Lage, Ätiologie und Stabilität des Verhaltens zu erklären. Angesichts der sozialen Akzeptanz in vielen Kulturen ist die Aufnahme und Wirkung von alkoholischen Getränken an eine Vielzahl von sozialen und internen Hinweisreizen (z. B. Tageszeit) konditioniert, was die Einnahme meist »in Grenzen« hält.

Eine Reihe von Untersuchungen belegen, dass die **Erwartung** der spezifischen Wirkung in einer sozialen Situation (bei geringen und mittleren Alkoholmengen) die **Wirkungen mehr** bestimmt als die aktuelle Menge von Alkohol im Blut. Auch ohne Alkoholaufnahme treten die Wirkungen auf, wenn die Personen glaubten, Alkohol getrunken zu haben (Plazeboeffekt); und umgekehrt wurden keine Wirkungen gespürt und gemessen, wenn die Personen glaubten, keinen Alkohol aufgenommen zu haben, trotz aktueller Aufnahme (die Getränke waren geschmacksneutral).

Das psychologische Korrelat der oben beschriebenen Anreizhervorhebung (»incentive salience«) bei wiederholter Alkoholaufnahme) wird als **Alkoholmyopie (Engsichtig keit)** bezeichnet. Alkohol verstärkt z. B. sowohl altruistisch-positive wie auch negativ-aggressive Handlungen und Gefühle, da die Aufmerksamkeit auf die gerade gegenwärtigen Reize und Personen extrem fokussiert und eingeschränkt wird.

Σ Die Wirkung von Alkohol hängt vor allem von sozialen Erwartungen und der damit verbundenen Fokussierung der Aufmerksamkeit auf spezifische soziale Situationen ab (Alkoholmyopie).

Rauchen von Tabak

Das Rauchen von Tabak in Zigaretten ist – verglichen mit harten Drogen (Heroin, Kokain) und Alkohol – für die Gesundheit der Bevölkerung das größere Problem. Bis auf die Zeitverläufe und Intensität ähnelt die **Wirkung von Nikotin** – ein Alkaloid mit stereochemisch ähnlicher Struktur wie die Opiate – in vielen Aspekten den Opiaten. Nikotin entfaltet eine Vielzahl von Wirkungen, die es weder als stimulierende noch sedierende Droge charakterisieren. Vielmehr kann der Raucher durch subtile Dosierung des inhalierten Rauches (z. B. »Tiefe« des Zuges, Dauer etc. und in Kombination mit Manipulation der Situation, in der geraucht wird), die **Wirkung selbst regulieren** (ein durchschnittlicher Raucher macht pro Jahr 50–100.000 Züge!). Die Wirkung eines Zuges tritt innerhalb von Sekunden im ZNS ein. Etwa 20 min nach dem letzten Zug an einer Zigarette ist das Nikotin metabolisiert und erneutes Verlangen tritt auf, das stark situationsabhängig ist.

Σ Die Nikotinwirkung kann wie bei keiner anderen Substanz durch das Verhalten des Rauchers selbst reguliert werden. Die extreme Häufigkeit der Nikotineinnahme führt zu besonders stabilen Konditionierungen an eine Vielzahl von Situationen.

Nikotinwirkungen

Stimulation **nikotinerger cholinerger Rezeptoren** im ZNS (Kap. 4) ist einer der Wirkmechanismen von Nikotin in niedrigen Dosen; bei höherer Dosierung werden die ACh-Rezeptoren blockiert und Entspannung tritt auf. Nikotin regt zusätzlich die Produktion von Hirnkatecholaminen und Serotonin an, was vermutlich die **verbesserte Aufmerksamkeit** verursacht. Raucher scheinen dadurch auch weniger häufig eine **Alzheimer-** oder **Parkinson-Demenz** zu erleiden. Blockade nikotinerger cholinerger Rezeptoren durch Mecamylamin reduziert Rauchen, hat aber erhebliche Nebeneffekte wie Nachlassen der kognitiven Leistungsfähigkeit, Müdigkeit.

Nikotin hat aber auch direkte Effekte auf die dopaminergen VTA-Zellen im Stammhirn. ◘ Abb. 26.36 zeigt die unmittelbare Wirkung auf die VTA-Zellen, die die DA-Ausschüttung im N. accumbens erhöhen, die GABA-Transmission ist ebenfalls erhöht und begrenzt den DA-Effekt auf den N. accumbens. Aber schon wenige Minuten später kommt es zu **Langzeitpotenzierung** (Abschn. 25.4.2) an glutamatergen Synapsen und Aufhebung der GABA-Wirkung (▶ unten). Damit wird die verstärkende Wirkung von Nikotin weit über die Einnahme hinaus verlängert und die Konditionierung an die positiven Hinweisreize verbessert.

Bei Rauchern führt die Zufuhr von Nikotin zu beschleunigter Reaktionszeit, verbesserter Konzentration, reduzierter Aggressivität, Angstreduktion und Muskelentspannung (letzteres über Reizung von hemmenden Zellen im Rückenmark). Rauchen verkürzt das Ausmaß der subjektiv verstrichenen Zeit und damit Langeweile. Diese Effekte bilden sich deutlich im kortikalen EEG und in den Hirnpotenzialen ab: die Selbstregulation der langsamen Hirnpotenziale (Kap. 21 und 27) ist verbessert, was mit **Erhöhung der Flexibilität von Aufmerksamkeitsprozessen einhergeht** (◘ Abb. 26.37).

Σ Die Nikotinwirkung umfasst Stimulation cholinerger Rezeptoren vor allem im Kortex und Verstärkung der DA-Ausschüttung im N. accumbens durch Langzeitpotenzierung. Im Verhalten tritt Verbesserung der Aufmerksamkeit und Stressreduktion auf.

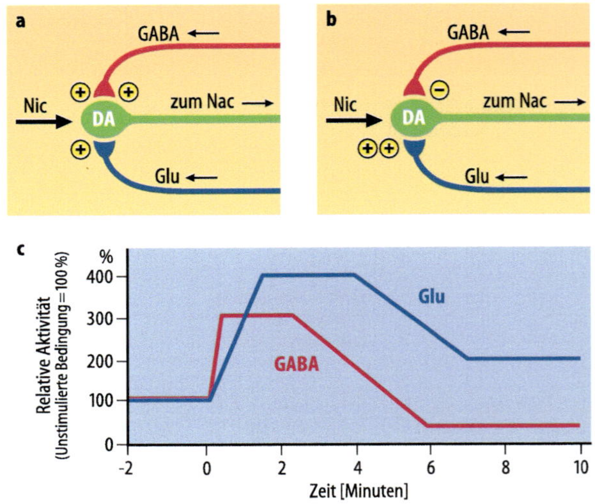

◘ Abb. 26.36a–c. Nikotin und Dopamin. a Nikotin stimuliert (+) Neurone im ventralen Tegmentum (VTA), die Dopamin (DA) in den N. accumbens (Nac) ausschütten. Nikotin stimuliert aber auch Glutamat (Glu), was zusätzlich Dopamin stimuliert. VTA aktiviert auch GABA, die den DA-Effekt begrenzen. **b** Minuten später setzen die Glu-Zellen ihre Aktivierung von DA fort (++), GABA wird gehemmt (–), sodass extreme DA-Niveaus im Nac entstehen. **c** Der Anstieg des Glutamat/GABA-Verhältnis im VTA dauert bis mehr als 1 h nach einer einzigen Nikotindosis an und verlängert den positiven Effekt

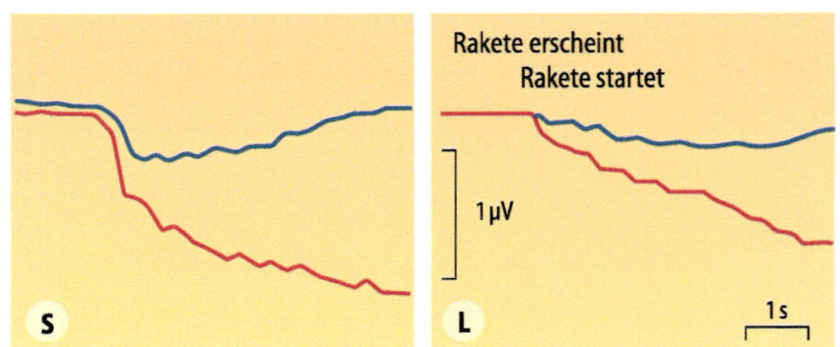

◘ Abb. 26.37. Selbstregulation langsamer Hirnpotenziale bei schweren Rauchern (S) und Leichtrauchern (L). Die Aufgabe der Versuchspersonen bestand darin, nach Rauchen einer Zigarette die linke zentrale Hirnhemisphäre gegenüber der rechten elektrisch zu positivieren (*rot*) und abwechselnd die rechte zu positivieren (*blau*). Als Rückmeldung beobachtet die Versuchsperson eine stilisierte Rakete auf einem Videoschirm, die exakt ihre eigenen langsamen Hirnpotenziale wiedergibt (Kap. 27 zur detaillierten Beschreibung des Versuchs). Raucher nach Rauchen einer Zigarette mit hohem Nikotingehalt (*S*) zeigen deutlich verbesserte Selbstregulationsleistung

26.7.4 Behandlung von Süchten

Sozialpsychologische Aspekte

Die allgemeinen Prinzipien der Neurobiologie und Psychologie zur Änderung von Verhalten gelten auch für Süchte. Es besteht nur ein gradueller Unterschied, da die Beziehung zwischen auslösenden Reizen, Motivation und Verhalten bei Süchten **besonders stabil** ist. Süchtiges Verhalten in diesem Sinne ist ein extrem gut gelerntes Verhalten, dessen Beseitigung auf dieselben Schwierigkeiten stößt, wie die Änderung von **Gewohnheiten** (»habits«). Dabei spielen die motivierenden Eigenheiten der Drogen eine ähnliche Rolle wie Hunger und Durst unter Deprivationsbedingungen: jeder Hinweisreiz, der die **Erwartung der Konsumation** signalisiert, »überträgt« ein hohes Ausmaß an »Triebenergie« auf die verhaltenssteuernden Hirnregionen (◻ Abb. 26.2). Der Beseitigung **der Verfügbarkeit von Drogen** durch sozialpolitische Maßnahmen ist – zumindest in demokratischen Systemen – eine Grenze gesetzt. Dies gilt besonders für Alkohol und Nikotin. Angesichts der Bedeutung dieser Drogen für die **Lebensqualität** und Ökonomie konzentriert sich die Forschung zunehmend auf die Frage des **kontrollierten Konsums** dieser Drogen mit minimalen negativen Auswirkungen auf die Gesundheit und das »Funktionieren« einer Kultur und Subkultur.

Die **Rückfallquote** ist bei den meisten Therapien von Süchten gleich: nach einem Jahr sind nur mehr **20%** der Teilnehmer abstinent. Nur jene Personengruppen, die **radikale Lebensänderungen** einleiten und damit einen Teil der konditionalen Reize für a- und b-Prozess-Reaktionen vermindern, bleiben abstinent.

»Alles-oder-Nichts«-Theorien des Rückfalls (wie im Falle des »ersten Schlucks« und des darauf folgenden Kontrollverlust bei Alkoholikern) tragen wenig zur Reduktion des Verhaltens bei: ein Großteil der Bevölkerung genießt Alkohol ohne gesundheitlichen oder sozialen Schaden zu erleiden, 10–15% der US-Bevölkerung nimmt im Laufe des Lebens Heroin zu sich, davon wird ein minimaler Prozentsatz »süchtig« (0,1–0,5%) etc. Diese Fakten minimieren nicht die schädigenden Einflüsse von Drogen, sondern zeigen nur, dass eine »rein« neurobiologische Betrachtung von Sucht ohne Beachtung der **lernpsychologischen** und **sozialhistorischen Bedingungen** unvollständig bleiben muss.

Σ Süchtig machende Gewohnheiten wie Alkoholaufnahme und Rauchen fungieren auch als soziales »Gleitmittel« von Gesellschaften und Gruppen, weshalb sich die Prävention und Therapie auf Selbstkontrollmaßnahmen wie Stimuluskontrolle (Aufnahme nur in definierten Situationen) und ausreichend lange Aufnahmeintervalle konzentrieren sollte.

Psychologische Therapien

Präventive Maßnahmen auf verhaltenstherapeutischer Basis in Kindergärten, Schulen und Betrieben haben sich als wirksamstes Instrument erwiesen.

Angesichts der Tatsache, dass lebenslang wirksame Lernprozesse an der Suchtentwicklung beteiligt und das Dopamin- und Lustsystem für »vorwärts« gerichtetes (»drängendes«) Verhalten Voraussetzung sind, ist die Entwicklung einer wirksamen pharmakologischen Behandlung der Süchte wenig wahrscheinlich. Nur durch **wiederholte Konfrontation** mit allen konditionierten Reizen für positive Antriebswerte in der Lebensrealität des(r) Süchtigen bei gleichzeitiger **Verhinderung der Wiederaufnahme** kann die Verbindung zwischen auslösenden Reizen und dem psychomotorischen (»Vorwärts«)Drang gelöst werden **(Löschung durch Reaktionsverhinderung).**

Σ Die Beseitigung oder Konfrontation mit den konditionierten Reizen für Substanzaufnahme stellt die wirksamste Strategie der Suchtbehandlung dar.

Behandlung von Alkoholismus

Naltrexon, das Opiatrezeptoren an den Nervenzellen blockiert und damit die Bindung extern zugeführter Opiate an opioide Zellen verhindert, hat daher auch einen positiven therapeutischen Effekt auf Alkoholabhängigkeit. Die Wirkung hängt natürlich direkt von der **Compliance** der Patienten ab: nur bei kontinuierlicher Einnahme wirkt es.

Dasselbe gilt für **Disulfiram** (»Antabus«), das klassische Pharmakon gegen Alkohol, das über einen **operanten Bestrafungsmechanismus** wirkt: Es blockiert den Abbau von Alkohol und führt zu Anhäufung von Azetaldehyd, das toxisch wirkt und Übelkeit und Erbrechen nach Einnahme von Alkohol verursacht.

Acamprosat dagegen ist eine Substanz, die die anhaltende neuronale Übererregung nach chronischem Alkoholgenuss reduziert. Es hemmt die Expression von erregenden Aminosäurerezeptoren, vor allem Glutamat und bewirkt damit vermutlich das »Vergessen« der positiven Alkoholwirkungen über die Hemmung der in Abschn. 26.7.2 und Kap. 25 beschriebenen intrazellulären Kaskaden beim **Langzeitgedächtnis.**

Die **Kombination aus Verhaltenstherapie und Pharmakotherapie** hat bisher die besten Ergebnisse in der Behandlung des Alkoholismus erzielt.

Behandlung von Rauchern

Die **Abstinenzerscheinungen** (b-Prozess) sind eher **kognitiver** und emotionaler als physischer Natur, so dass bei Nikotin nicht von physischer Abhängigkeit gesprochen werden kann: Konzentrationsprobleme, Fokussierung des Denkens auf Beschaffung von Zigaretten, Nervosität und Stressintoleranz erreichen bis zu einem Tag nach der letzten Zigarette ein Maximum, um dann bis nach einer Woche abzusinken. Die konditionierten Effekte (CS für a- oder b-Prozess-Reaktionen) bleiben oft noch Jahre bestehen.

Die **Resistenz der Rauchersucht** gegenüber Selbst- und Fremdtherapie erklärt sich sowohl aus der Möglichkeit zur **subtilen Selbstregulierung** der Dosis in Abhängigkeit von der Situation, als auch aus der extrem **häufigen Addition** von a- und b-Prozess-Reaktionen und der Möglichkeit, sofort nach Abklingen der Wirkung, am Höhepunkt der b-Prozess-Nachschwankung, neuerlich zu rauchen. Die kurzen Zeitintervalle zwischen den Zigaretten erlauben kein Abklingen des b-Prozesses und die Häufigkeit führt zu einer fast unendlichen Zahl externer und körperinterner konditionierter Reize (CS) für a- und b-Reaktionen.

Ähnlich wie bei der Behandlung des Alkoholismus ist **Aversionstherapie in einer natürlichen Umgebung**, wo möglichst viele positiv-konditionierte Hinweisreize vorhanden sind, sehr wirksam: Diese als »**rapid smoking**« bezeichnete Strategie verlangt vom Raucher über mehrere Tage extrem viele Zigaretten zu rauchen, so dass Überdosierung mit anhaltender Übelkeit auftritt.

Pharmakologisch werden Nikotinkaugummi und -pflaster verwendet, die die nikotinergen ACh-Rezeptoren besetzen. Anhaltende Wirkung haben diese Ersatztherapien aber nur in **Kombination mit Verhaltenstherapie**.

Bupropion ist ein DA-Aufnahme-Transport-Hemmer, der paradoxerweise die DA-Wirkung erhöht, aber trotzdem die Rauchsucht – vermutlich über eine Abregulation der DA-Rezeptoren – reduziert.

Die Abstinenzerscheinungen bei Absetzen von Nikotin sind zwar in ihrer Intensität gering, aber an extrem viele Situationen konditioniert und vor allem kognitiv. Aversionstherapie, Substitution durch Besetzen der Nikotinrezeptoren und DA-Aufnahme-Transport-Hemmer haben sich in Kombination mit Verhaltenstherapie bewährt.

Zusammenfassung

Homöostatische Triebe sind
- Durst, Hunger, Temperaturerhaltung und Schlaf;
- besitzen feste Sollwerte;
- die Homöostaten sind im Hypothalamus;
- stellen die Antriebsenergie für Instinkte und gelerntes Verhalten zur Verfügung.

Nichthomöostatische Triebe
- sind Sexualität, Exploration, Bindung und Emotionen;
- werden in kritischen Phasen der Entwicklung gelernt;
- besitzen variable oder zyklische Sollwerte.

Motiviertes Verhalten benötigt Verstärkung
- für seine Richtung (Annäherung – Vermeidung – Kampf) und
- zur Entwicklung körpernahen Sinneseinstroms.

Durst entsteht als
- osmotischer Durst über Osmosensoren im Hypothalamus;
- hypovolämischer Durst über Barorezeptoren, Ausschüttung von ADH und Renin-Angiotension II.

Hunger entsteht bei
- Glukosemangel im Hypothalamus,
- Leptinabfall im Fettgewebe,
- Änderung gastrointestinaler Hormone (Ghrelin),
- konditionierter Anreizsituation.

Sättigung erfolgt
- präresorptiv und schnell über Mund- und Rachenraum,
- resorptiv und langsam über Chemorezeptoren.

Anorexie und Bulimie treten auf
- fast nur bei jungen Frauen,
- nach einer Diät,
- als Folge kulturell bedingter Körperideale,
- nur in entwickelten Industrieländern,
- mit pathophysiologischen Konsequenzen des Fastens oder Medikamentenmissbrauchs.

Übergewicht (Fettsucht)
- ist eines der bedeutendsten Krankheitsrisiken der »entwickelten« Länder (Diabetes 2, Herz-Kreislauf);
- hat ein genetisches Risiko;
- bewirkt veränderte Insulin-/Leptin-Sensitivität im Gehirn;
- ist schwer zu behandeln.

Die **sexuelle Reaktion** beim Menschen besteht aus
- Erregungsphase (sympathisch – parasympathisch),
- Plateauphase (parasympathisch),
- Orgasmus (sympathisch),
- Refrektärphase (oxytozinerg).

Sexuelle Differenzierung
- beginnt nach Vereinigung von Ei- und Samenzelle;
- wird genetisch gesteuert;
- benötigt Androgene zur Entwicklung eines männlichen Körpers und Gehirns;
- benötigt weibliche Sexualhormone zur Demaskulinisierung;
- benötigt männliche Sexualhormone zur Defeminisierung.

Die **sexuelle Orientierung** (homo, bi, hetero, trans) hängt
- vom organisierenden Einfluss der Sexualhormone auf das pränatale Gehirn,

▼

- von kritischen Entwicklungsphasen der hypothalamischen Entwicklung,
- in einigen Fällen von genetischen Faktoren ab,
- wenig mit Erziehung und sozialem Kontext zusammen.

Die **neurophysiologischen Mechanismen sexuellen Verhaltens** umfassen
- eine hypothalamische Integrationsstruktur,
- das »parakrine Herz« der Neurachse,
- sensorisch-taktile Systeme,
- kortikosubkortikale Areale für die emotionalen Begleitreaktionen,
- das Sakralmark und die Nerven des Urogenitaltraktes.

Abhängigkeit und Sucht sind
- gelerntes motiviertes Verhalten;
- von sozial-kulturellen Normen bedingt;
- von protektiven und nicht-protektiven Risikosituationen in der Entwicklung des Kindes und Heranwachsenden ausgelöst;
- durch die Gegensatzdynamik von positiven und negativen emotionalen Hirnsystemen bestimmt;
- aufrechterhalten durch positiven Anreiz und Verlangen, weniger Abstinenzaversion;
- klassisch und instrumentell konditioniert.

Die **neuronalen Grundlagen der Sucht** sind
- Aktivierung deszendierender und aszendierender mesolimbischer Dopamin- und Opiatsysteme für positiven Anreiz,
- kurzzeitig reduziertes intrazelluläres cAMP und Proteinkinase
- chronische Neuroadaptation mit erhöhter Aktivität des genetischen Apparates, vor allem in dopaminergen und opioidergen Zellen,
- D_2-Rezeptoradaptation,
- bei Abstinenz Ausschüttung von Stresshormonen und glutamaterge Überaktivierung,
- substanzspezifische pharmakologische Wirkungen.

Die **Behandlung der Sucht** besteht aus
- Konfrontation mit Drogenreizen und Reaktionsbehandlung,
- Umgebungswechsel,
- Verabreichung von Rezeptorantagonisten,
- Aversionstherapie.

Literatur

Arnold A (2004) Sex chromosomes and brain gender. Nature Rev Neurosc 5:701–708

Becker JB, Breedlove M, Crews D, McCarthy M (2002) Behavioral endocrinology, 2nd ed. MIT Press, Cambridge, Mass.

Carlson NR (2004) Physiologische Psychologie, 8. Aufl. Pearson, München

Charney D, Nestler E, Bunney B (Eds) (2004) Neurobiology of Mental Illness. 2nd ed. Oxford University Press, Oxford

DSM-IV-R (1994) Diagnostic and statistical manual for mental disorders, 4th ed. revised. Am Psychiatric Association, Washington

Hamer D, Hu S, Magnuson V, Nau H, Pattatucci A (1993) Linkage between DNA markers on the X-chromosome and male sexual orientation. Science 261:321–327

Hines M (2004) Brain gender. Oxford Univ. Press, Oxford

Jänig W (2005) Vegetatives Nervensystem. In: Schmidt, RF, Thews G, Lang F (Hrsg) Physiologie des Menschen, 29. Aufl. Springer, Heidelberg

Julien RM (2000) A Primer of drug action, 9th ed. Worth-Freeman, San Francisco

LeVay S & Valente SM (2003) Human sexuality. Sinauer, Sunderland

Money J, Ehrhardt AA (1972) Man and woman, boy and girl. Johns Hopkins Univ Press, Baltimore

Money J (1987) Sin, sickness, or status. Homosexual gender identity and psychoneuroendocrinology. Am Psychologist 42:384–399

Montague P, Hyman S, Cohen DJ (2004) Computational roles for dopamine in behavioural control. Nature 431:760–767

Olds J, Milner P (1954) Positive reinforcement produced by electrical stimulation of septal area and other regions of rat brain. J Comp Physiol Psychol 47:419–427

Robins LN, Davis DH, Goodwin DW (1974) Drug use by US Army enlisted men in Vietnam: A follow-up on their return home. Am J Epidem 99:235–249

Robinson TE, Berridge KC (1993) The neural basis of drug craving: an incentive-sensitisation theory of addiction. Brain Res Rev 18:247–291

Schwartz MW, Woods SC, Porte Jr D, Seeley RJ, Baskin DG (2000) Central nervous system control of food intake. Nature 404:661–671

Siegel S (1983) Classical conditioning, drug tolerance, and drug dependence. In: Israel I (ed) Research advances in alcohol and drug problems, vol. 7, Plenum, New York

Solomon RL (1980) The opponent-process theory of acquired motivation. American Psychologist 35:691–712

Swaab DF, Hofman MA (1995) Sexual differentiation of the human hypothalamus in relation to gender and sexual orientation. Trends in Neuroscience 18:264–270

Teitelbaum P, Schallert T, Whishaw IQ (1983) Sources of spontaneity in motivated behavior. In: Satinoff E, Teitelbaum P (eds) Motivation. Handbook of behavioral neurobiology. vol. 6. Plenum, New York

Wadden T, Stunkard A (eds) (2002) Handbook of obesity treatment. Guilford, New York

Wise RA (2004) Dopamine, learning and motivation. Nature Rev Neurosc 5:483–510

27 Emotionen

N. Birbaumer (et al.), *Biologische Psychologie*, Springer-Lehrbuch,
https://doi.org/10.1007/978-3-540-95938-0_27

Der große österreichische Komponist Gustav Mahler hat einmal ausgerufen: »Die einzige Wahrheit auf der Erde ist unser Gefühl!«. Damit verdeutlicht er unser Ausgeliefert- und Abhängigsein von Gefühlen und hat – wie auch in seiner Musik – ausgedrückt, was wir auch psychobiologisch heute zu wissen glauben: Jene Hirnregionen, die Gefühlszustände erzeugen, liegen in der Mehrzahl zwischen den phylogenetisch sehr alten Strukturen des Stammhirns und den neokortikalen Hemisphären. Diese Zwischenposition ist aber nicht als ein hierarchischer Baustein in der Hirnentwicklung zu verstehen; die Verbindungen der emotionalen Strukturen zu den darüber (superior) und darunter lokalisierten sind so eng, dass man sie symbolisch wie eine Klammer sehen könnte, die Kognition und Trieb zusammenhält. So entsteht in unserem subjektiven Erleben die Untrennbarkeit aller Gedanken, Vorstellungen und Verhaltensweisen von ihren emotionalen Begleitreaktionen, die aber eben keine Begleiterscheinungen unseres Denkens, sondern deren integraler Bestandteil sind. Trotzdem lassen sich, vor allem anhand von Gefühlsstörungen, die wichtigsten neuronalen Quellen einzelner Gefühle isolieren. Sowohl ein Zuviel (Angst, Trauer) als auch ein Zuwenig an Emotionen (Soziopathie) stören das Zusammenleben mit anderen Menschen empfindlich und können zu individuellen und sozialen Katastrophen führen. Die Biologische Psychologie der Emotionen ist daher nicht nur theoretisch von Bedeutung, sondern stellt eine notwendige Grundlage von Prävention und Therapie solcher emotionaler Verhaltensstörungen dar.

27.1 Psychophysiologie von Gefühlen

27.1.1 Gefühle als Reaktionsmuster auf drei Reaktionsebenen

Gefühlsdimensionen

Gefühle sind Reaktionen auf positiv verstärkende oder aversive körperexterne oder -interne Reize, die auf 3 Reaktionsebenen ablaufen: der motorischen, der physiologischen (einschließlich hormonellen Reaktionen) und der subjektiv-psychologischen Ebene.

Gefühle werden stets auf der Dimension **angenehm–unangenehm** (Annäherung–Vermeidung) und der Dimension **erregend–desaktivierend** erlebt.

Emotionen treten in der Regel als Reaktionen auf positiv verstärkende Reize (Freude) oder deren Unterbleiben (Frustration–Wut) oder aber als Reaktion auf bestrafende aversive Reize (Angst) oder deren Unterbleiben (Erleichterung) auf. Die Gefühlssysteme des Gehirns bestimmen den **hedonischen Wert (Valenz)** eines exterozeptiven Reizes zusammen mit den Triebsystemen und teilen diesen den höheren sensorischen und motorischen Regionen mit. Sie bestimmen damit die Auftrittswahrscheinlichkeit aller Reaktionen und die Einprägung von Gedächtnisinhalten.

Emotionen und **Motivationen** sind nur graduell voneinander abgrenzbar. Wir haben bereits am Beginn von Kap. 25 erläutert, dass Emotionen auch psychische Kräfte wie Triebe und Motivationen sind, aber weniger triebnah: Es fehlt die homöostatische Eigenheit von Trieben mit ihrer stereotypen Abfolge von Anreiz–Verlangen–Befriedigung.

Gefühle (Emotionen) sind Reaktionsmuster auf 3 Verhaltensebenen (subjektiv, physiologisch, motorisch), die Annäherung oder Vermeidung auslösen und mit unterschiedlicher Erregung einhergehen. Sie bestimmen den hedonischen Wert eines Reizes. Von den Motivationen sind sie nur graduell abzugrenzen.

Gefühle und Stimmungen

Die **primären Emotionen** (Glück–Freude, Trauer, Furcht, Wut, Überraschung und Ekel) sind angeborene Reaktionsmuster, die in vielen Kulturen gleich ablaufen (Box 27.1). Ihre **Dauer überschreitet selten Sekunden**. Dies ist die Zeit, die maximal für die ununterbrochene Dauer eines Gefühls angegeben und in der **gleichzeitig** verstärkte physiologische Reaktionen (z. B. Herzratenanstieg) gemessen werden.

Die **Latenz** vom Auftreten eines emotionalen Reizes bis zur Messung erster gefühlsspezifischer Reaktionen im Gehirn kann außerordentlich kurz, im Extremfall wenige ms sein. Bis zum Auftreten einer voll ausgebildeten primären Emotion mit entsprechendem Ausdruck müssen aber mindestens 70–100 ms vergehen. Beim heranwachsenden und erwachsenen Menschen in zivilisierten Kulturen treten Gefühle meist als Gefühlsgemisch der primären Emotionen auf.

Stimmungen sind länger anhaltende (Stunden, Tage) emotionale Reaktionstendenzen, die das Auftreten einer bestimmten Emotion wahrscheinlich machen (gereizte Stimmung führt z. B. häufiger zu Ärger). Sie treten in der Regel **ohne externe** positive oder negative Reize auf. Stimmungen sind keine Gefühle, da ein Gefühl, vor allem ein primäres Gefühl nicht länger als Sekunden ununterbrochen bestehen kann und Stimmungen keinen begleitenden Gesichts- und Körperausdruck aufweisen müssen. Während **Emotionen** stets die Wahrscheinlichkeit für bestimmte gerichtete motorische Verhaltensweisen (Annäherung–Vermeidung) erhöhen, beeinflussen **Stimmungen** eher Vorstellungen und Gedanken, also kognitive Prozesse.

Man kann davon ausgehen, dass die primären Emotionen in der **Evolution** der höheren Primaten und der Menschen als Mechanismus der Informationsausgabe über ablaufende Motivationen entwickelt wurden: Furchtausdruck und Weglaufen signalisieren Gefahr, Trauer nach Verlust teilt Isolation oder Hilfebedürfnis mit, Freude–Ekstase signalisieren Besitz oder Erwerb eines Gefährten, Ekel indiziert

Box 27.1. Gesichtsausdruck und primäre Emotionen

In den meisten Kulturen sind einige grundlegende primäre Emotionen im Gesichtsausdruck einander so ähnlich, dass sie auf Photographien oder Filmen sofort erkannt werden. Emotionen auf Photos, wie die hier dargestellten, werden als Freude, Trauer, Furcht, Wut, Überraschung und Ekel zweifelsfrei erkannt. Daraus schloss man, dass die Änderungen des Gesichtsausdruckes und anderer Muskeln genetisch determiniert sind. Dieser Schluss könnte voreilig sein, auch wenn unsystematische Beobachtungen wie auf ◘ Abb. 27.1 dies zu stützen scheinen: Sowohl pränatale wie postnatale Einflüsse könnten zu einer (unbemerkten) Verstärkung der Änderungen des Gesichtsausdruckes führen. Zum Beispiel belohnen Eltern bereits unmittelbar nach der Geburt jene Ausdrucksäußerungen des Kleinkindes stärker, die eher den kulturellen Gegebenheiten angepasst sind. Dadurch entwickeln sich sehr früh kulturelle »Überlagerungen« der vorgegebenen Ausdrucksäußerungen. Die unsichtbaren Aktivierungen der Ausdrucksmuskulatur müssen aber auf einer genetisch vorgegebenen Verbindung zwischen Gehirn und Muskulatur des Gesichts und anderer Muskeln aufbauen.

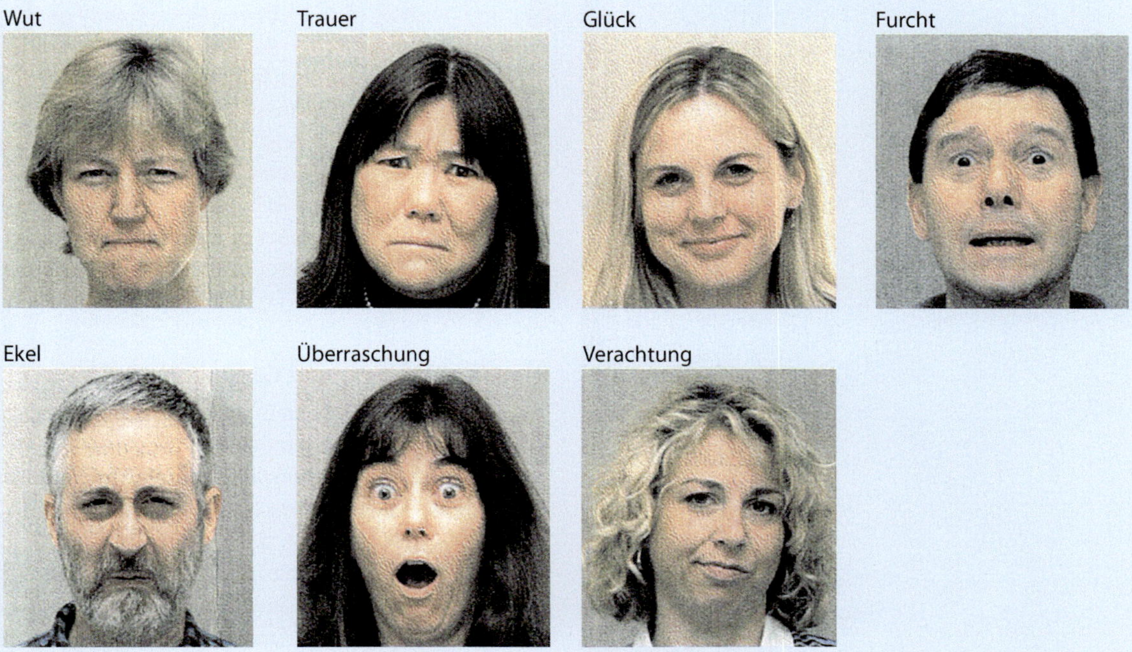

Zurückweisung, Überraschung Orientierung etc. Insofern haben **Gefühle** stets eine **adaptive Bedeutung** in einem **sozialen Gefüge** (kommunikative Bedeutung von Gefühlen).

Σ Gefühle (primäre Emotionen) sind kurz, maximal Sekunden dauernde Reaktionen. Stimmungen sind länger anhaltende Reaktionstendenzen. Jedes Gefühl hat eine kommunikative Bedeutung, die in der Evolution dessen inneren und äußeren Ausdruck formte.

27.1.2 Gefühlsausdruck und Rückmeldung aus der Körperperipherie

Ausdruck primärer Gefühle

Die mit primären Emotionen einhergehenden **Ausdrucksäußerungen des Gesichts** sind **angeboren** (in dem Sinn, dass sie ab einer bestimmten Hirnreifung auf einige wenige Reize ohne instrumentelles oder klassisches Lernen spontan auftreten). Sie können in vielen menschlichen Kulturen (einschließlich sog. Primitivkulturen) identifiziert werden. ◘ Abb. 27.1 zeigt z. B. spontanes Lachen bei einem blind und taub geborenen Jungen, der Lachen nicht durch Beobachtung oder Nachahmung erlernt haben kann.

Jede Kultur entwickelt Darstellungsregeln für die einzelnen Gefühle, die die angeborenen Muskelreaktionen der primären Emotionen **überlagern**, aber nicht völlig maskieren können.

Unwillkürliche (primäre) Gefühle benutzen andere neuronale Verbindungen und andere Muskelgruppen als **willkürlich** erzeugte (z. B. ein miserables Lächeln): Unwillkürliche (eher subkortikal gesteuert) Gesichtsausdrücke sind symmetrisch auf beiden Seiten des Gesichts, willkürliche (eher kortikal gesteuert) stärker auf der rechten Gesichtsseite konzentriert; beim künstlichen Lächeln z. B. fehlt die Kontraktion des M. orbicularis oculi, dafür sind die Lippen stärker zusammengepresst u. ä. Echtes Lächeln löst z. B. verstärkte EEG-Aktivität links frontotemporal aus,

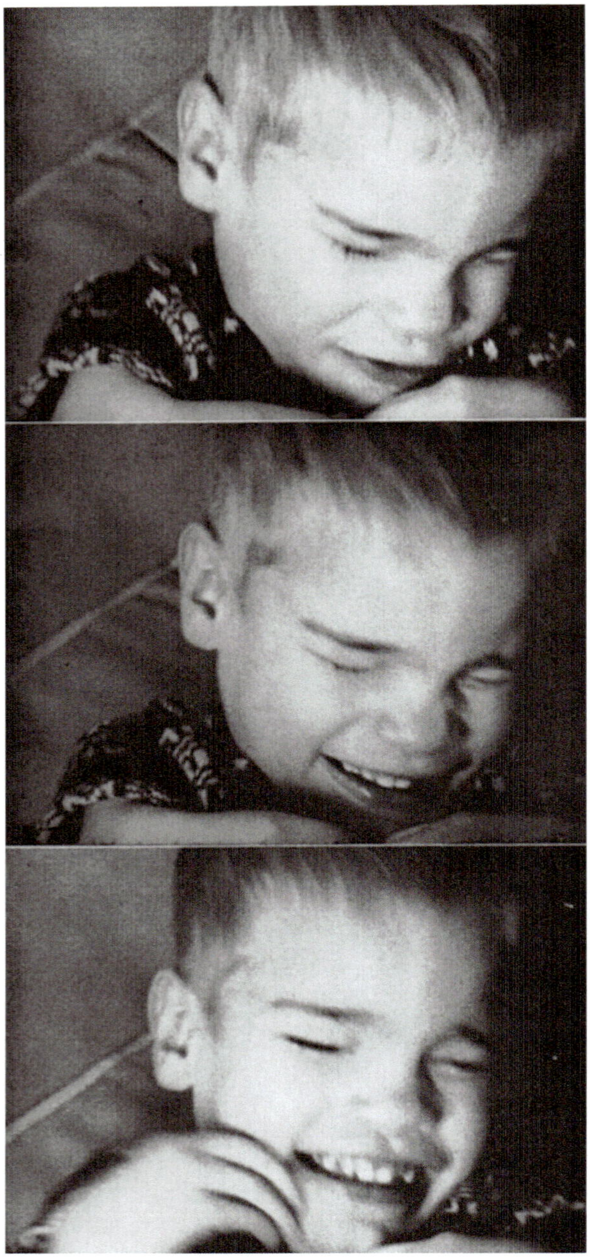

Abb. 27.1. **Phasen des Lachens bei einem blind und taub geborenen, 5 Jahre alten Jungen**

gestelltes Lächeln bewirkt keine Hemisphärenunterschiede im EEG. Bei Blutungen der weißen Substanz des linken Präfrontallappens, aber auch Läsionen im Zingulum, Amygdala, Thalamus und subkortikalen Kernen fällt die Steuerung der spontanen Ausdrucksmuskulatur aus. Sie bleibt aber auch nach völliger Zerstörung des zentralen willkürmotorischen Systems, z. B. bei Patienten mit amyotropher Lateralsklerose (ALS), erhalten. Allerdings sind die unwillkürlichen emotionalen mimischen Bewegungen so schwach, dass sie nur mit Elektromyographie (EMG, Kap. 13) messbar sind. Für das **Erkennen des Gesichtsausdrucks** sind die Kontraktion und Entspannung der Lippen und des Mundes (Musculus zygomaticus major) und der Augenpartie (Musculus corrugator supercilii) entscheidend (Abb. 27.19).

Die **Dauer** und **Stärke** der muskulären Aktivität des Gesichtsausdrucks (gemessen mit EMG oder einem psychophysiologischen Beobachtungssystem, Abb. 27.2) ist ein Index für die Dauer und Stärke des subjektiven Gefühls. Emotionen sind neben den Gesichtsmuskeln auch in der Stimme (prosodische Merkmale), im Gang und in Handbewegungen differenzierbar; bis hin zu **Mikrobewegungen der Finger** lassen sich die Gefühlsqualitäten voneinander trennen. Abb. 27.2 zeigt die nicht sichtbaren Mikroschwingungen eines Mittelfingers bei der wiederholten Vorstellung von Gefühlen.

Σ Jedes »echte« (d. h. nicht gespielte) Gefühl geht mit charakteristischen Aktivierungen der unwillkürlichen Ausdrucksmuskulatur einher. Die zentralnervöse Steuerung von unwillkürlicher und willkürlicher Ausdrucksmuskulatur ist unterschiedlich. Präfrontale, limbische und subkortikale Kerne arbeiten an der Steuerung des unwillkürlichen Ausdrucksverhaltens zusammen, während das willkürliche Ausdrucksverhalten aus motorischen Arealen gesteuert wird.

Die James-Lange- und Cannon-Bard- Theorien

Abb. 27.3 gibt die beiden kontroversen theoretischen Konzepte über die Bedeutung peripher-physiologischer Faktoren (vegetativ und motorisch) wieder. William James (1842–1910) hat in der Nachfolge des Physiologen Carl Lange (1837–1900) betont, dass voll ausgebildete Gefühle einer **Rückmeldung der peripheren Gefühlsäußerungen** ins ZNS bedürfen (»wir sind traurig, weil wir weinen«), während Walter Cannon, James Bard und die Neurophysiologie den ausschließlichen Ursprung von Gefühlen **nach** der Reizwahrnehmung und -bewertung ins ZNS lokalisieren.

Beide Theorien haben eindrucksvolle Ergebnisse gesammelt, die ihre Position stützen. Niemand bezweifelt heute die Richtigkeit der Cannonschen Formulierung: beim Tier und Menschen führt lokale Hirnstimulation (▶ unten) in limbischen und einigen kortikalen Arealen unmittelbar zu spezifischen, intensiven Gefühlen auch ohne Gegenwart eines entsprechenden Reizes. Dies schließt aber nicht aus, dass die peripheren Veränderungen für die Ausprägung und Entwicklung einer Gefühlsreaktion auch notwendig sind.

Voraussetzung für die Gültigkeit der James-Lange-Theorie wäre der Nachweis **differenzierbarer** vegetativer hormoneller und somatomuskulärer **Begleiterscheinungen von Gefühlen**. Wenn jedes primäre Gefühl auch ein dafür spezifisches vegetatives oder motorisches Reaktionsmuster aufwiese, läge die Vermutung nahe, dass ein solches Muster auch einen spezifischen Einfluss auf das ZNS ausüben könnte und dort zur Identifikation des Gefühls führt (auch

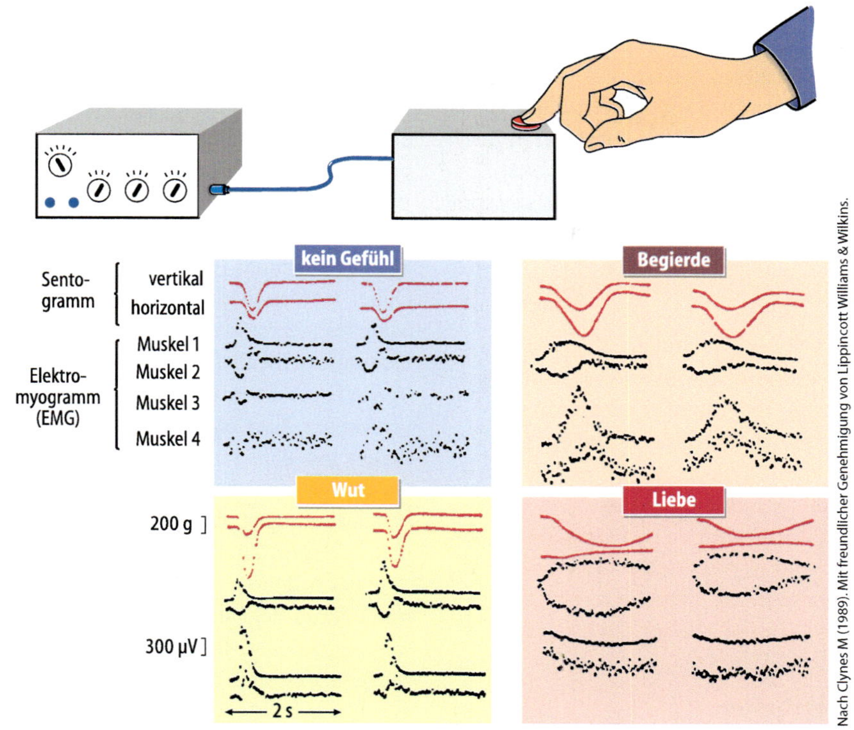

Abb. 27.2. »Sentographie«. Oben: Sentograph zur Registrierung vertikaler und horizontaler Komponenten von Mikrobewegungen des Fingers. Signale von 0–300 Hz, mit 0,5 mm/100 g können registriert werden. Unten: Sentogramme als vertikale und horizontale Komponenten des Fingerdrucks; Jede Kurve gemittelt über 50 Einzelgefühle. Muskelableitungen von verschiedenen Arm- und Schultermuskeln unter den Sentogrammen. Die Verläufe der einzelnen Gefühlskurven sind klar differenzierbar

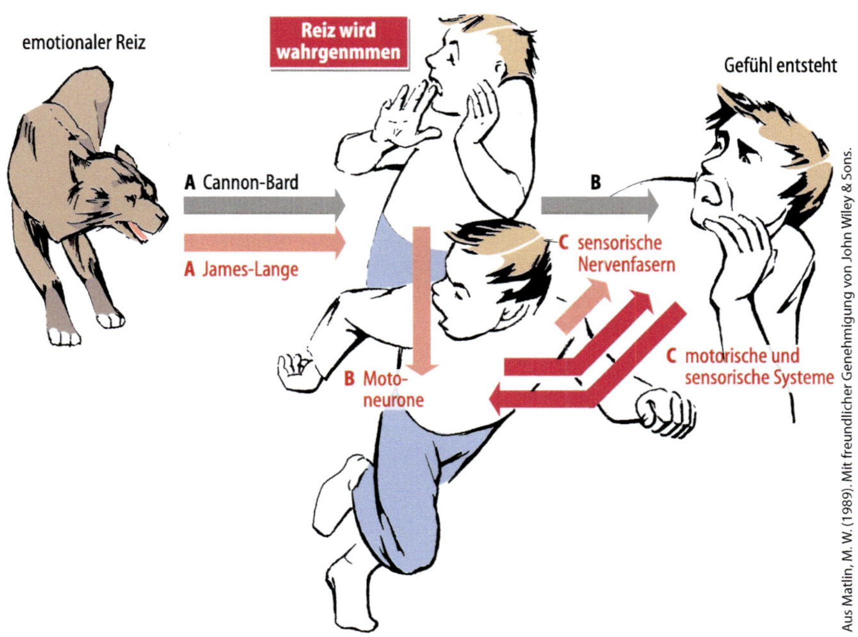

Abb. 27.3. Die periphere James-Lange-Theorie der Gefühle und die zentrale Theorie von Cannon-Bard (► Text)

als **somatischer Marker** bezeichnet). Dies konnte nachgewiesen werden. ◘ Abb. 27.19 zeigt den Verlauf von autonomen und somatomuskulären Maßen, während die Versuchspersonen emotionale Diapositive betrachten. Dabei erkennt man die klar unterschiedlichen peripheren Reaktionsmuster für die verschiedenen Gefühlsreaktionen.

Für die Bedeutung der peripheren Rückmeldung sprechen aber vor allem die Studien zum **muskulären Ausdruck** von Gefühlen, die wir oben bereits einleitend dargestellt haben.

Die James-Lange-Theorie postuliert, dass ein Umweltereignis oder eine emotionale Vorstellung spezifische motorische, vegetative und hormonelle Reaktionen in der Körperperipherie auslöst. Die afferente Rückmeldung dieser peripheren Reaktionen in das Zentralnervensystem ist die Voraussetzung für das Zustandekommen der jeweiligen Emotion. Die Cannon-Bard-Theorie dagegen behauptet, dass die Umweltereignisse direkt im Gehirn, ohne Umweg über die Peripherie, Emotionen auslösen.

Emotionen bei Gelähmten

Für die Beurteilung der James-Lange-Kontroverse wäre es notwendig, die Bedeutung der Rückmeldung der Ausdrucksmotorik für die Entstehung von Gefühlen quantitativ zu bestimmen. Dies ist schwierig, wenn nicht unmöglich: die Ausschaltung der Ausdrucksmotorik bei erhaltenem Bewusstsein ist nur über **Kurarisierung** mit künstlicher Beatmung möglich: die heroischen Selbstversuche einiger Wissenschaftler berichten in Übereinstimmung mit der Vorhersage der James-Lange-Theorie nicht von Angst und Erregung, sondern meist von Müdigkeit und Schlaf. Die Ergebnisse an hoch **Querschnittsgelähmten**, die reduzierte Rückmeldung aus der Peripherie (Gesichtsausdruck vorhanden) erhalten, sind uneinheitlich.

Patienten, die vollständig gelähmt sind und künstlich beatmet und ernährt werden (»**locked-in**«, eingeschlossen sein, Box 28.3), zeigen auf subjektiver und kortikaler Ebene dieselben emotionalen Reaktionen auf emotionale Diapositive wie Gesunde. Dies spricht gegen die universelle Notwendigkeit vegetativer, hormoneller oder somatischer Rückmeldung (»**somatischer Marker**«) aus der Körperperipherie, zumindest bei Erwachsenen. Das Vorhandensein von emotionalen Reaktionen bei vollständig gelähmten Erwachsenen schließt aber nicht aus, dass **vor** der Erkrankung im Laufe der Entwicklung die Rückmeldung der peripherphysiologischen Reaktionsmuster gespeichert wurden und nun – im gelähmten Zustand – aus dem Gefühlsgedächtnis reproduziert werden.

Vollkommen gelähmte Erwachsene weisen trotz reduzierter afferenter Rückmeldung aus der Körperperipherie differenzierbare emotionale Reaktionen auf.

Instrumentelles und klassisches Konditionieren von Ausdrucksverhalten

Neben der nur anekdotisch informativen Methode der Kurarisierung des Menschen versuchte man, **unsichtbare EMG-Reaktionen**, die den Ausdrucksveränderungen bei primären Emotionen entsprachen, instrumentell, ohne Wissen der Versuchsperson, zu konditionieren: Zuerst bittet man die Person, sich mehrmals hintereinander auf ein Signal bestimmte Gefühle vorzustellen (Liebe, Hass etc.). Dabei werden nicht sichtbare Mikrobewegungen eines Mittelfingers registriert. Für jedes Gefühl ergibt sich dabei eine unterschiedliche Gefühlskurve. Danach mussten die Versuchspersonen die auf ◘ Abb. 27.2 abgebildeten Kurvenformen ihrer eigenen Emotionen vom Bildschirm **im Geiste** mit dem Finger nachfahren, ohne zu wissen, um welche Emotionskurve es sich handelte. Nach mehreren Wiederholungen traten bei einigen Versuchspersonen plötzlich **spontan** die entsprechenden Gefühle auf.

Dies bedeutet, dass die mehrmalige Ausführung einer muskulären Begleitreaktion eines Gefühls (hier Mikrobewegungen des Mittelfingers) das entsprechende Gefühl erzeugen kann, auch ohne adäquaten Umweltreiz. Ähnliches wurde durch unbewusste Konditionierung nicht sichtbarer EMG-Reaktionen der Gesichtsmuskel, wie sie bei Depressionen auftreten, versucht. Auch hier zeigen sich die **Gefühle als Folge der veränderten Muskelaktivität**.

Am Mund-Lippen-Muskel (M. masseter) und am Muskel der Augenbrauen (M. orbicularis oculi) kann durch Messung des Elektromyogramms (EMG, Kap. 13) zwischen positiven und negativen Gefühlen unterschieden werden, auch wenn im Gesichtsausdruck keine Veränderungen merkbar sind (◘ Abb. 27.19).

Wir haben in Kap. 1 und ◘ Abb. 1.2 bereits einen schlagenden Beweis für die Bedeutung der James-Lange-Theorie dargestellt: **Kortikal blinde Patienten** lernten, in einer klassischen Konditionierung auf ein Gesicht (konditionaler Reiz, CS) Angst zu entwickeln, da ein unangenehmer Schrei (unkonditionaler Reiz, US) immer auf das Gesicht folgte. Die Patienten konnten aber den CS nicht sehen, da ihre visuelle Hirnrinde vollkommen zerstört war. ◘ Abb. 1.2 und ◘ Abb. 27.4 erklären diesen verblüffenden Befund: Die Erregungskonstellation des Reizes (Gesicht) gelangt über den Thalamus und die oberen Vierhügel (Kap. 17) in die Amygdala, wo kurze Zeit später auch der unangenehme Reiz eintrifft und assoziativ mit dem CS verknüpft wird (Abschn. 27.2 und ◘ Abb. 27.8). Die Amygdala löst periphere Furchtreaktionen in der Peripherie des Körpers aus, die in den oberen parietalen und somatosensorischen Kortex gemeldet werden (»somatische Marker«). Dort entsteht das unangenehme Gefühl, weil diese Körpersignale als negative emotionale Reaktionen (Angst) gespeichert sind, auch ohne die bewusste Wahrnehmung des visuellen Reizes.

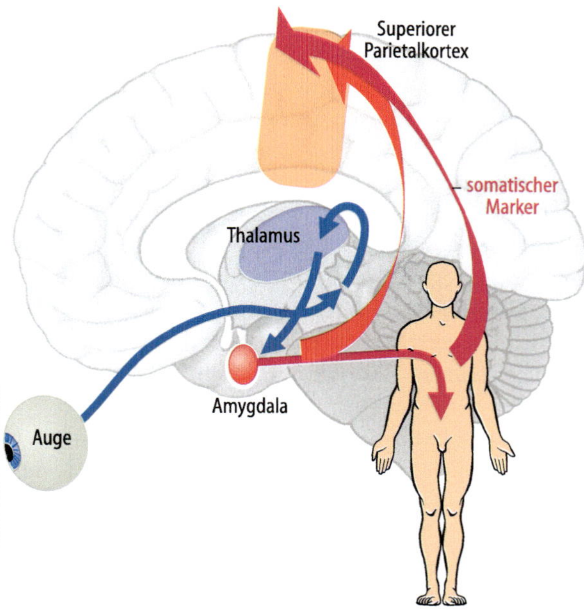

Abb. 27.4. Analyse somatischer Marker. Die emotionale Information (hier ein Gesicht) gelangt über den Thalamus in die Amygdala; diese erregt die gesamte Peripherie; diese Information aus der Peripherie (somatische Marker) gelangt ebenso in den anterioren Parietalkortex wie die Amygdala ihre Eigenaktivität dorthin meldet (breite rote Pfeile)

Σ Instrumentelle und klassische Konditionierung somatischer und viszeraler Reaktionselemente (»Marker«) von Emotionen zeigen, dass diese über die nicht-bewusste Wahrnehmung der peripheren Reaktionselemente im oberen parietalen Kortex zu spezifischen bewussten Emotionen führen.

James-Lange-Theorie: Stand der Ermittlungen

Der gegenwärtige Wissensstand zur James-Lange-Kontroverse lässt sich wie folgt zusammenfassen: Zwar kann durch **Hirnstimulation** direkt ein Gefühl ohne jede peripher-physiologische Rückmeldung ausgelöst werden, aber nur, wenn diese peripher-physiologischen Muster zumindest einmal in der Vergangenheit mit dem zentralnervösen Anteil des Gefühls assoziiert wurden. Dies bedeutet, dass zur **Speicherung des emotionalen Reaktionsmusters** die peripher-physiologischen Anteile irgendwann notwendig waren und später als Ganzes durch Aktivierung des zentralnervösen Gedächtnisinhalts abgerufen werden.

Wie auch immer man die Bedeutung der peripheren Rückmeldung beurteilt, jeder verstärkende und bestrafende Reiz muss **vor** seiner bewussten oder nicht-bewussten »Beurteilung« von den (kortikalen) sensorischen Analysatoren erkannt worden sein (Abb. 27.3 und 27.4); dieser Prozess kann ohne Mitwirkung des Bewusstseins sehr rasch ablaufen. Denn ohne die Klassifikation der Valenz (positiv–negativ) des Reizes können keine spezifischen peripheren Korrelate entstehen.

Σ Die Speicherung des peripher-physiologischen Reaktionsmusters im Kortex ist Voraussetzung für die korrekte Klassifikation von Emotionen.

27.1.3 Die Rolle kognitiver Prozesse in der Gefühlsentstehung

Attribution

Die in Abb. 27.3 in A dargestellte Gefühlstheorie von Cannon-Bard nimmt an, dass **vor** der Entstehung eines Gefühls der Reiz als potenziell gefährlich, wichtig, etc. erkannt werden muss.

Als integraler Bestandteil einer Emotion wird ein kognitiver Bewertungsprozess (»appraisal«) oder ein **Attributionsvorgang** (Zuschreibung) angesehen, ohne den eine Emotion richtungslos – erregend oder desaktivierend – bleibt, ohne ihre spezifische Qualität zu erhalten. Furcht wäre nur erregend, es fehlte aber die Vermeidungstendenz, Liebe wäre entspannend, es fehlte aber das Annäherungsbedürfnis. Die bekannteste Theorie hierzu, mit einer Vielzahl höchst origineller Experimente, stammt von Schachter:

Die Versuchspersonen erhielten eine aktivierende Droge, in der Regel ein Adrenalinabkömmling, oder ein Placebo. Danach wurde das **kausale Erklärungs-(Attribuierungs-)Bedürfnis** durch Instruktionen über die Wirkung der Droge bzw. des Placebo manipuliert (z. B. korrekt informiert, falsch informiert, keine Nebenwirkungen etc.). Im Anschluss daran wurden die Versuchsperson mit ärger- oder euphorieproduzierenden (gestellten) Situationen konfrontiert und ihre Emotionen erfragt. Dabei ergab sich, dass die Qualität der Emotionen von der Bewertung der Situation (Ärger oder Euphorie) **und** der Wahrnehmung der unspezifischen und nicht erklärbaren Aktivierung abhängt. Stellen Sie sich z. B. einen Mann vor, der alleine einen dunklen Weg entlang geht, auf dem plötzlich eine Gestalt mit einem Gewehr auftaucht. Die Wahrnehmung »Gestalt mit Gewehr« wird einen Zustand physiologischer Erregung hervorrufen; dieser Zustand wird dann im Sinne des Wissens über dunkle Wege und Gewehre interpretiert und der Erregungszustand wird als Furcht bezeichnet.

Σ Die kognitive Emotionstheorie von Schachter nimmt an, dass ein physiologischer Erregungszustand subjektiv bewertet wird und die Bewertung (Attribution) dann die Richtung und Qualität der Emotion bestimmt.

Gefühle ohne bewusste Attribution

Emotionen entstehen auch **ohne** unspezifische periphere Aktivierung, **ohne Attributionsbedürfnis**, ohne bewusste Klassifikation der Person (z. B. als kontrollierbar oder nicht-kontrollierbar, erklärbar oder nicht-erklärbar), oft sogar **gegen** die bewusste Erklärung und Ursache. Zum Beispiel können elektrische und mechanische Reizung verschiedener Hirnregionen während Hirnoperationen beim Menschen unmittelbar intensive Gefühle der Furcht (N. amygdala) und Trauer oder Einsamkeit (orbitofrontaler Kortex) bei den Patienten auslösen, obwohl die subjektiv bedrohliche Operationssituation, in der sie ja bei dem Experiment sind, klar von den Patienten wahrnehmbar ist (Kognition: »Das passt aber nicht hierzu«). Auch sind die **elektrisch ausgelösten Gefühle** nicht immer Erinnerungen an Emotionen (und Kognitionen), sondern oft reine spontane Gefühle mit entsprechenden Ausdrucksäußerungen (»Ich fühle mich glücklich, ich weiß nicht warum«).

Gegen die allgemeine Gültigkeit der kognitiven Theorie von Gefühlen sprechen auch eine Vielzahl von Experimenten, die zeigen, dass Gefühle häufig **vor** jeder bewussten Wahrnehmung und vor jedem bewussten Wiedererkennen oder Diskriminieren der Situation auftreten: **Primat des Affektes.**

Experimente zur **subliminalen Wahrnehmung** von tachistoskopisch (1–20 ms Dauer) dargebotenem emotionalen Material belegen Einflüsse auf die Stimmung. Wenn häufig wiederholt, können subliminal dargebotene Reize (z. B. drohende Gesichter) starke Emotionen auslösen, obwohl sie weder bewusst erkannt noch wiedererkannt werden, noch sonst im Gedächtnis verfügbar sind (◘ Abb. 1.2).

Reize, die **häufiger** dargeboten werden (bekannte Reize), werden deutlich **positiver** bewertet als neue, auch wenn sie als solche in Wahrnehmungs- und Gedächtnisexperimenten nicht erkannt werden können (z. B. Vielecke, sinnlose Silben etc.).

Geschmacks- und Geruchsaversionen, von intensiven Gefühlen begleitet, können auch im **anästhesierten Zustand** erlernt werden.

Psychologisch wirksame Drogen (Psychopharmaka) lösen starke und differenzierbare Gefühle aus, z. T. unabhängig von der bestehenden Situation.

Es bestehen **direkte** Verbindungen von Sinnesorganen zu Regionen des ZNS, die mit großer Sicherheit nicht mit kognitiven, sondern emotional-motivationalen Prozessen befasst sind (z. B. der retino-hypothalamische Trakt, Kap. 22).

Affektive und motivationale Systeme des ZNS sind phylogenetisch und ontogenetisch **vor** kognitiven Systemen entstanden (phylogenetisches und ontogenetisches Primat).

Σ Sprachlich-kognitive Prozesse sind für das Zustandekommen von Emotionen nicht notwendig, da Gefühle häufig vor jeder bewussten Bedeutungsanalyse und ohne intakte primäre Sinnessysteme entstehen können.

Haben Tiere Gefühle?

Diese Frage ist eng mit den oben besprochenen kognitiven Vorgängen bei Emotionen verbunden. Die Rolle kognitiver Prozesse bei der Entstehung von Gefühlen hängt natürlich davon ab, was wir als kognitiven Prozess definieren. Wenn wir alle informationsverarbeitenden Prozesse, auch jene, die in subkortikalen Systemen ablaufen, als kognitiv bezeichnen, dann hat auch die Fruchtfliege Emotionen, denn Fruchtfliegen in einem Fliegenlabyrinth lernen, bestimmte Labyrintharme, in denen sie elektrisch gereizt werden, zu vermeiden. Wenn wir allerdings unter Emotionen Reaktionen verstehen, die den orbitalen und präfrontalen Kortex sowie Sprachregionen des Assoziationskortex zu **antizipatorischem Planen von Verhalten** (»Was ist gut/schlecht für mich und andere?«) benutzen, so haben **nur** der Mensch und nicht-humane Primaten und die großen Meeressäuger Gefühle.

Der Gefühlsreichtum und die Vielzahl an vorstellbaren Nuancen von Gefühlen und deren Antizipation und Vorstellung – weit über die wenigen Basisemotionen hinaus – sind sicher eine Eigenheit des Menschen. Die Entwicklung von engen anatomischen und physiologischen Verbindungen zwischen limbischen, thalamischen, hypothalamischen und kortikalen Regionen hat beim Menschen ein besonders hohes Maß erreicht. Dies betrifft vor allem Hirnregionen, die am **Aufschub unmittelbarer Verstärkungen und der gedanklichen Antizipation** von Konsequenzen beteiligt sind, also frontale und linguistische Funktionen. Verstehen wir Gefühle dagegen als Ausdruck von Annäherungs- und Vermeidungsdispositionen mit unterschiedlichem Aktivierungsniveau, dann haben alle Vertebraten und möglicherweise auch einige Invertebraten Gefühle.

Σ Annäherungs- und Vermeidungsreaktionen kommen bereits bei Invertebraten vor. Verbale Attribution von Gefühlen und zeitlicher Aufschub von Annäherungs- und Vermeidungsreaktionen und Gefühlskontrolle kommen nur bei höheren Säugern und beim Menschen vor.

27.1.4 Neuronale Grundlagen emotionaler Valenz

Positiv verstärkende und bestrafende Reize

Das Herz jeder Gefühlsreaktion ist seine Valenz (Dimension angenehm – unangenehm). Bereits in Box 19.1 (Abschn. 19.1.2) ist klar, dass primäre, angeborene Verstärker wie Geschmack, Geruch, Tast-, Schmerz- und Temperaturempfinden auf unterschiedlichen Wegen aus den primären kortikalen und subkortikalen sensorischen Projektionsarealen in ein ausgedehntes paralimbisches und präfrontales Verstärkersystem führen (Abschn. 26.6 und 26.7, ◘ Abb. 27.5 und 27.6).

Die Hauptbestandteile dieses Systems sind der orbitale Präfrontalkortex, das mesolimbische und mesokortikale Dopaminsystem, Amygdala, vorderer Inselkortex, vorderer G. cinguli und am motorischen Ende die Basalganglien, besonders ventrales und anteriores Striatum. Wie aus ◘ Abb. 27.5a auch ersichtlich ist, liefern Amygdala und

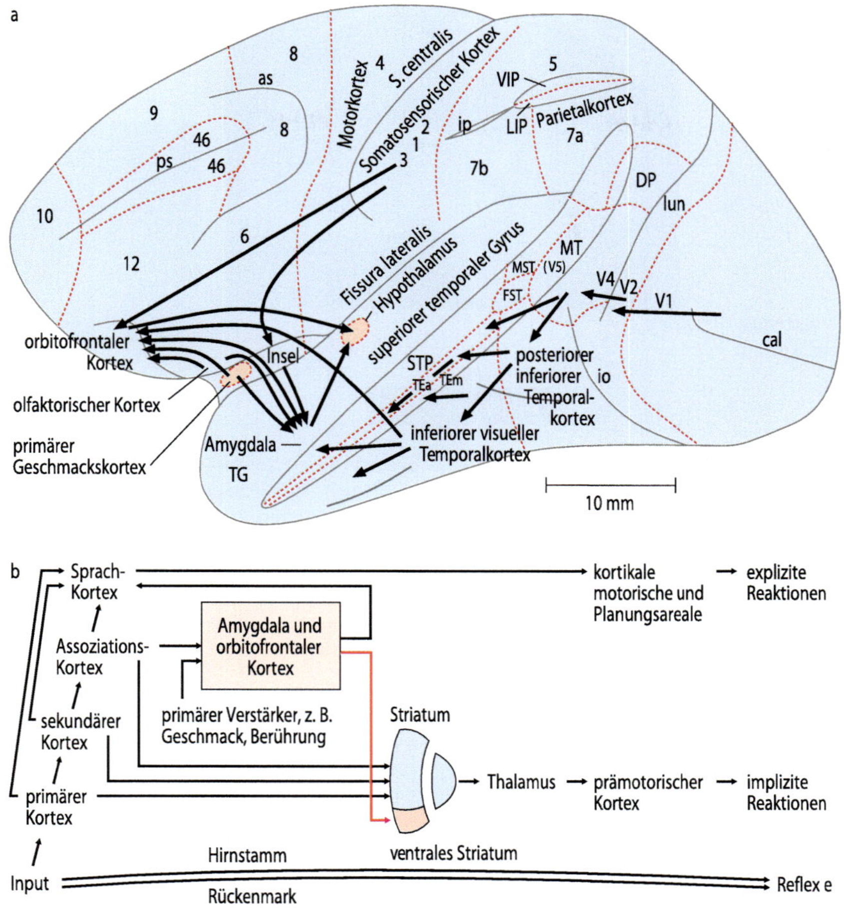

Abb. 27.5a, b. Hirnstrukturen für hedonische Gefühlsqualitäten. a Schematische Darstellung des Affenkortex und subkortikaler Areale, die an der Steuerung von Emotionen beteiligt sind. Gezeigt sind die Verbindungen von den primären olfaktorischen und Geschmackskortizes zum orbitofrontalen Kortex und der Amygdala. Auch die Verbindungen des »ventralen visuellen Systems« (»Was-System«) mit dem Orbitofrontalkortex sind dargestellt (▶ die Pfeile von V1 nach V2 und V4 in den inferioren visuellen Temporalkortex und deren Verbindungen mit der Amygdala und dem Orbitofrontalkortex). Im oberen Teil sind die Verbindungen der somatosensorischen kortikalen Areale 1,2 und 3 sichtbar, die den Orbitofrontalkortex sowohl direkt erreichen als auch über den insulären Kortex, der dann auch wieder in die Amygdala projiziert. Schmerz- und Tastsysteme erreichen aus Area 1, 2, 3, z. T. über die Insel die beiden Bewertungssysteme. *as* Sulcus arcuatus; *cal* Sulcus calcarinus; *lun* Sulcus lunatus; *ps* Sulcus principalis; *io* Sulcus occipitalis inferior; *ip* Sulcus intraparietalis; *FST* visuelles Bewegungsareal; *LIP* laterale intraparietale Areale; *MST* visuelles Bewegungsareal; *MT* V5 (auch ein visuelles Bewegungsareal); *STP* superiore temporale Ebene; *TE* übergeordnete visuelle Areale 1–4; *VIP* ventrales intraparietales Areal; Die Zahlen bezeichnen die Brodmann-Areale: *1, 2, 3* somatosensorischer Kortex; *4* motorischer Kortex; *5* oberer Parietallappen; *6* lateraler prämotorischer Kortex; *7a* inferiorer Parietallappen (visueller Teil); *7b* inferiorer Parietallappen (somatosensorischer Teil); *8* frontales Augenfeld; *12* Teil des Orbitofrontalkortex; *46* dorsolateraler Präfrontalkortex. **b** Anatomische Verbindungen der Auslöser impliziter (nicht-bewusster) und expliziter emotionaler Reaktionen als Antwort auf belohnende und bestrafende Reize. Die Eingänge aus den verschiedenen sensorischen Systemen in den orbitofrontalen Kortex und in die Amygdala führen zu Feststellung des Belohnungswertes. Die Ausgänge aus diesen emotionalen Bewertungssystemen laufen über die Basalganglien (einschließlich Striatum und ventrales Striatum mit N. accumbens) und steuern die impliziten, direkten, bewusst kaum kontrollierbaren emotionalen Reaktionen, oder führen in den linken Temperofrontalkortex, vor allem den dorsolateralen Präfrontalkortex, wo bewusste emotionale Entscheidungen und Pläne über die motorischen Areale entstehen

Orbitalkortex dem Hypothalamus emotionale Information. Diese richten die ausgelösten Emotionen auf den momentanen Triebzustand aus, wobei der Orbitofrontalkortex den **subjektiven Belohnungs- oder Bestrafungswert** abschätzt.

Σ Die emotionale Valenz eines Reizes oder einer emotionalen Vorstellung wird von einem ausgedehnten, sich teilweise überlappenden limbischen, präfrontalen und striatalen System zur Analyse positiver Verstärker und bestrafender, schmerzhafter Reize bestimmt.

Basalganglien und Annäherungs-Vermeidungsverhalten

Abb. 27.5b gibt den Weg belohnender und bestrafender Reize in die Amygdala und den orbitofrontalen Kortex (Bewertung der Belohnung) und von dort in das

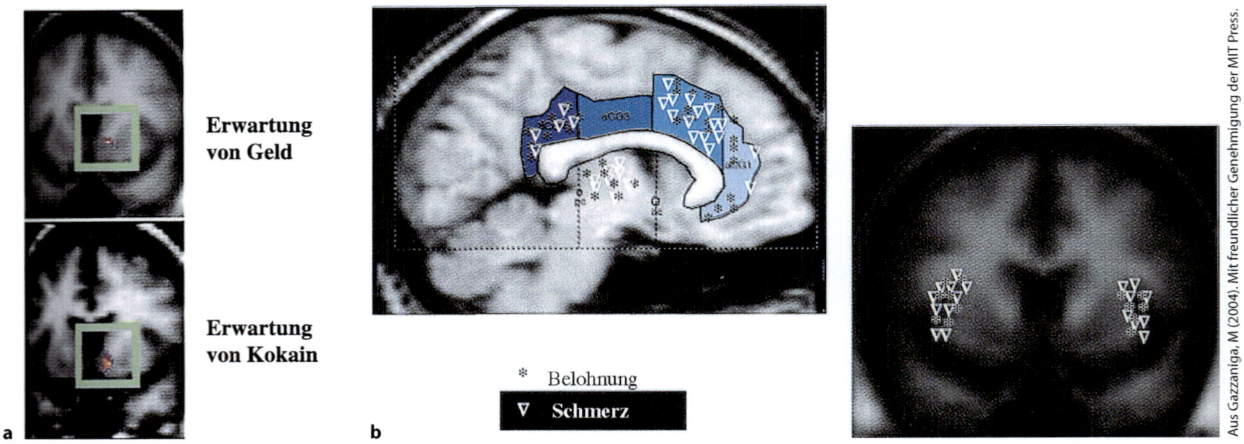

Abb. 27.6a, b. Belohnungs- und Bestrafungssysteme. a Erwartung positiver Geldverstärker und Erwartung von Kokain bei Kokainabhängigen im Nucleus accumbens. Die stärkere positive Erwartung von Kokain drückt sich in erhöhter Aktivierung des N. accumbens aus, aber auch Erwartung von finanzieller Belohnung aktiviert dasselbe dopaminerge Areal. **b** Obwohl man in einigen Hirnarealen positiv verstärkende von bestrafenden (aversiven) Regionen trennen konnte, überlappen sich beide. Da negative Reize oft mit Schmerz assoziiert sind und die positiv verstärkenden Opioidsysteme dem Schmerzsystem folgen, überrascht deren örtliche Nachbarschaft nicht. Links sind die Belohnungsregionen (*) und Schmerzzonen (▼) des G. cinguli und der subkallosalen Regionen (Basalganglien, vordere Insel, Thalamus) eingezeichnet, rechts ein Koronarschnitt auf Höhe der Inselregion. Die starke Überlappung positiver und negativer Regionen hat natürlich auch mit der mangelnden örtlichen Auflösung der bildgebenden Verfahren zu tun

Striatum wieder, wo implizite, automatische Annäherungs- und Vermeidungsreaktionen ausgewählt und über Thalamus und motorischen Kortex realisiert werden (Abb. 27.6a und b). Verschiedene Anteile der **Basalganglien** (Putamen, Pallidum, N. caudatus, Kap. 5 und 13) sind dabei auf unterschiedliche Reaktionsklassen spezialisiert. Die Basalganglien erhalten die bereits verarbeitete Information und **wechseln die Verhaltensrichtung** und die Reaktion (**»switching«**), wenn konkurrierende Informationen eingehen.

Vom Putamen und N. caudatus über das Pallidum und die Substantia nigra wird die konfliktträchtige Information über sukzessive inhibitorische Kompression (über rekurrente hemmende GABA-Kollateralen, ähnlich wie die laterale Hemmung in der Retina, Kap. 17) zunehmend ausgeschaltet, bis nur der stärkste (ursprünglich vom Kortex und Amygdala kommende) Kanal übrig bleibt (z. B. Flucht). Auch die Neurone der Basalganglien sind plastisch, sodass einmal assoziierte Verbindungen (z. B. ein Hinweisreiz aus dem Kortex für Flucht und eine bestimmte Körperposition) rasch bei der Darbietung auch nur eines Elementes der Reizsituation ausgelöst werden können.

Wie in Box 26.6 sowie in Abb. 25.12 und 25.13 sichtbar, wird in Gegenwart positiver Verstärker oder entsprechender Hinweisreize die Verbindung zwischen dem positiven Hinweisreiz (z. B. aus dem Kortex) und der motorischen operanten Reaktion (z. B. Hebeldruck für Futter) durch den (oft dopaminergen) Zufluss aus N. accumbens und Striatum gefestigt (Abb. 27.6a und b), sodass bei der nächsten Darbietung des Hinweisreizes die gerichtete Reaktion ausgelöst wird.

Σ Teile der Basalganglien, vor allem das anteriore Striatum und der N. accumbens bestimmen die Richtung von instrumentellem Verhalten über die Verstärkung der synaptischen Bindung zwischen Hinweisreizen und emotionaler Annäherungsreaktion.

27.1.5 Die neokortikalen Hemisphären und Gefühle

Ursachenattribution und Emotionalität

Im gesunden Gehirn erfolgt ein **kontinuierlicher Austausch** zwischen rechter und linker Hemisphäre (Kap. 21), wobei die **linke** Hemisphäre vor allem die Rolle eines **Ursacheninterpreten** spielt (Kausalattribution): Erregungskonstellationen aus allen Teilen des Neokortex und subkortikalen Regionen werden mit dem Ziel einer **kognitiven Dissonanzreduktion** von der linken Hemisphäre auf ihre Ursache untersucht. Die linke Hemisphäre konstruiert **Theorien über die Ursachen** des Auftretens von sichtbaren motorischen und unsichtbaren emotional-vegetativen Reaktionen, bis eine **widerspruchsfreie Einordnung** oder Änderung der Erwartungs-(Glaubens-)haltung der Inhalte erfolgen kann (Konsonanz). Abb. 27.7 zeigt das an dem Split-brain-Patienten P.S., dessen rechte **und** linke Hemisphäre zu expressivem Sprachverhalten in der Lage war.

Hintereinander werden Kärtchen der rechten und linken Hemisphäre **getrennt** (durch Fixierung der Blickrichtung in der Mittellinie) dargeboten. Nach Darbietung der Serie soll der Patient die Geschichten wiedergeben, das Ergebnis zeigt Abb. 27.7. Die Beschreibungen der **rechten**

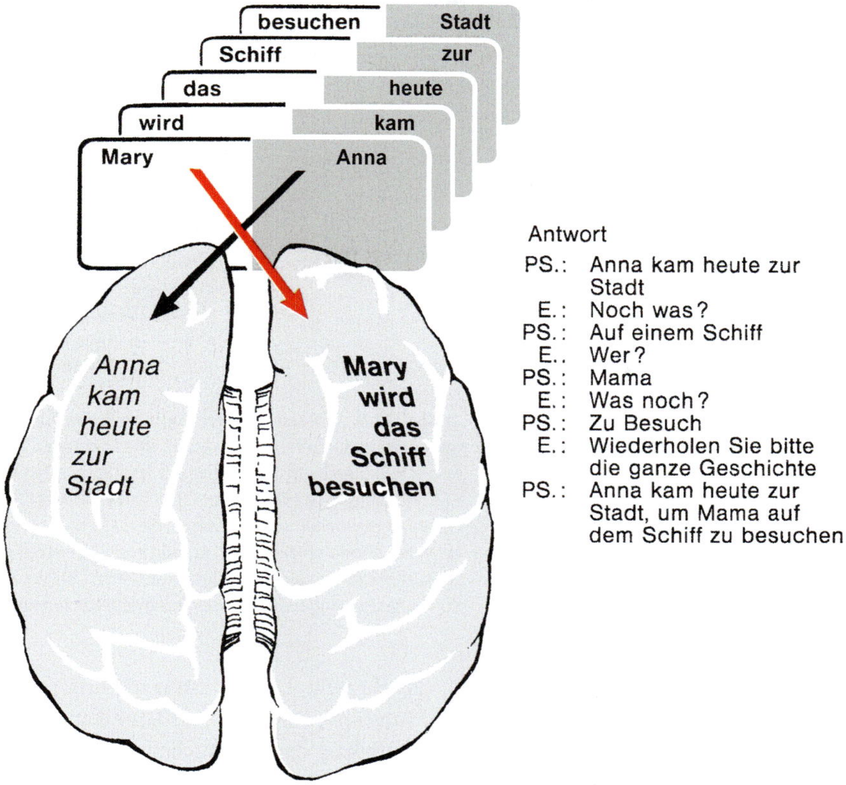

Abb. 27.7. Rechtshemisphärische und linkshemisphärische Informationsverarbeitung bei dem Patienten P.S., der sowohl aus der rechten, als auch linken Hemisphäre nach Split-brain sprechen konnte. Den beiden Hemisphären werden auf 5 sequenziell dargebotenen Diapositiven 2 Sätze gezeigt: der linken Hemisphäre »Anna kam heute zur Stadt«, der rechten Hemisphäre »Mary wird das Schiff besuchen«. Nach Darbietung der Diapositivserie wurde P.S. nach der Geschichte gefragt, die Antwort ist *rechts* auf der Abbildung zu lesen

Hemisphäre sind **emotional** gefärbt, ausschweifend, ohne dass logische Schlüsse aus dem Gesagten hervorgingen. Die Sprache der rechten Hemisphäre – wenn vorhanden – ist syntaktisch und semantisch wie die der linken, sie wird aber völlig anders **gebraucht**; oft nur zur Beschreibung der emotionalen und/oder wahrgenommenen Inhalte, voll von Widersprüchen und für Zuhörer und Patient verwirrend. Dabei ist auch der **Sprachklang** (Prosodie) der wiederzugebenden Inhalte anders: emotionale Intonation und Metaphern werden eher rechts-hemispärischen Inhalten unterlegt.

Bei diesen und anderen Befunden zur Emotionalität der rechten Hemisphäre bleibt allerdings meist die Frage offen, ob die verstärkte Emotionalität auf die überlegene Verarbeitungsstrategie für **nicht-verbale, räumliche Inhalte** zurückgeht oder eine **spezifische** Überlegenheit der rechten Hemisphäre für die Verarbeitung gefühlvoller Inhalte darstellt.

Σ Die rechte Hirnhemisphäre ist bei der Verarbeitung von externen und interozeptiven Reizen, die für die Wahrnehmung von Emotionen wichtig sind, der linken überlegen. Die linke Hemisphäre dagegen dominiert die rechte bei der kausalen Erklärung von Ereignisabfolgen.

Läsionen der Hemisphären und Emotionen

Bei **Läsionen der rechten Hemisphäre** beobachtet man klinisch häufig emotional indifferente oder euphorisch disinhibierte Zustände, bei Läsionen der linken – auch wenn Sprachfunktionen nicht betroffen sind – **Katastrophenreaktionen** mit tiefen Depressionen. Dabei ist neurophysiologisch zu beachten, dass bei Läsion einer Seite eine **Übererregung** der anderen Hemisphäre durch Enthemmung resultieren könnte.

Emotionaler Ausdruck ist nach frontalen rechtshemisphärischen Läsionen, **emotionales Erkennen** und Diskrimination von posterioren rechtshemisphärischen Läsionen beeinträchtigt: z. B. können Patienten mit rechter temporoparietaler Läsion den emotionalen Gehalt mehrerer mit unterschiedlicher **Intonation (Prosodie)** gelesenen Worte schlechter identifizieren als links temporoparietale Läsionen trotz gleichem Verständnis und Wiedergabe. Nach posterioren rechtshemisphärischen Läsionen wird das Erkennen oder Ausdrücken des emotionalen Gehalts von Gesichtern beeinträchtigt (Prosopagnosie, Kap. 17). Bei rechter parietaler Läsion werden die Existenz und Folgen der Krankheit und/oder emotionaler Inhalte häufig geleugnet (**sensorischer und emotionaler Neglekt**, Kap. 21 und 28), der emotionale Ausdruck verarmt oder ist unangepasst enthemmt.

Elektrokonvulsive Schockbehandlung (ECS) der rechten Hemisphäre (Abschn. 27.3.4) führt zu deutlich besserer Depressionsaufhellung als linksseitige. Umgekehrt tritt beim linksseitigen **Wada-Test** (◘ Abb. 28.7) stark depressives Empfinden auf. Dabei wird ein Barbiturat zur reversiblen Inaktivierung der linken Hemisphäre in die linke A. carotis interna injiziert.

Die Sensibilität der rechten Hemisphäre für negative Gefühle wird auch durch die Tatsache gestützt, dass aversive Gerüche und Schmerz bevorzugt die rechte Hemisphäre erregen, positive die linke.

Läsion und Stimulation der Hirnhemisphären zeigen eine verstärkte Aktivität der rechten Hemisphäre bei negativen Emotionen. Die linke Hemisphäre bewirkt über die Hemmung der rechten eine positive Aufhellung von Gefühlen.

Entwicklung und affektive Hemisphärendominanz

Für eine stärkere Involviertheit der rechten frontalen Hemisphäre in negativen Emotionen und eine stärkere Bedeutung der linken frontalen Hemisphäre für die **Hemmung negativer Gefühle** sprechen auch die Untersuchungen an Neugeborenen, die man als **funktionelle Split-brain-Lebewesen** betrachten kann, da die Myelinisierung des Corpus callosum noch sehr rudimentär ist und vollständig erst um das 13. Lebensjahr abgeschlossen wird.

Untersuchungen mit der Darbietung wohlschmeckender Zuckerlösung und aversiver Zitronenlösung bei Neugeborenen mit rechtshändigen Eltern zeigen deutlich **erhöhte EEG-Aktivierung** links bei positiver und rechts bei negativer Geschmacksreizung.

Bei 10-monatigen Kindern zeigt sich ebenfalls eine ausgeprägte EEG-Aktivierung links bei Darbietung glücklicher Gesichter. Je früher verbale Fertigkeiten in der Entwicklung erreicht werden, umso eher funktioniert die Hemmung negativer Gefühle: verbal aktivere 18 Monate alte Kinder zeigen weniger Angst bei Fremden und weniger Protest bei Trennung.

Die Entwicklung der Hemisphären und des Corpus callosum spricht für eine angeborene oder früh erworbene Präferenz der beiden Hirnhemisphären für positive (links) und negative (rechts) Emotionen.

27.2 Vermeidung (Furcht und Angst)

27.2.1 Zwei-Prozess-Theorie des Vermeidungslernens

Lernen von Angst und Furcht

Angst wird meist als **ungerichtete (diffuse)**, peripher-physiologische, zentralnervöse und subjektive Überaktivierung bei der **Wahrnehmung von Gefahren** definiert.

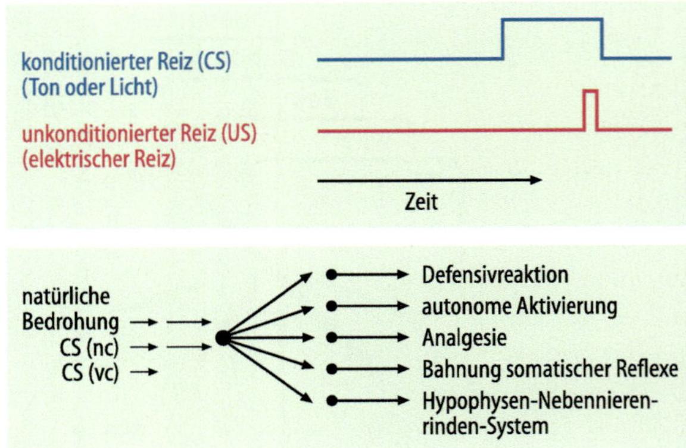

Nach LeDoux J (1995). Mit freundlicher Genehmigung von Annual Reviews.

◘ **Abb. 27.8. Klassische Konditionierung von Furcht.** Furchtkonditionierung durch zeitliche Paarung eines neutralen konditionierten Reizes (CS) mit einem nozizeptiven unkonditionierten Reiz (US). Vor der Konditionierung (vc) besitzt der CS nicht die Fähigkeit, wie natürliche Gefahren Hirnsysteme zu aktivieren, die Defensivreaktionen steuern. Nach der Konditionierung (nc) erwirbt er diese. Furchtkonditionierung ist Reizkonditionierung, nicht Reaktionslernen, bei der neue Reize Kontrolle über angeborene fest verdrahtete Netzwerke erlangen

Furcht stellt die **spezifische** motorische, physiologische und subjektive Reaktion bei Identifikation der Gefahr und bei Auslösung der entsprechenden **Bewältigungsreaktionen** dar. Im Rahmen von Furcht und Flucht muss zwischen aktivem (»tu das, sonst …«) und passivem (»tu das nicht, sonst …«) Vermeiden unterschieden werden (◘ Tabelle 25.1 in Abschn. 25.1.1).

Zwei Stadien der **Angstentstehung** werden in der Zwei-Prozess-Theorie unterschieden: eine **erste klassische Konditionierungsphase** und eine **zweite instrumentell-operante** Phase (Kap. 25), die auch als Bewältigungsphase bezeichnet wird.

In der klassischen Konditionierung (Abschn. 25.1) erlangen neutrale Reize über assoziative Verbindungen die Fähigkeit, die unkonditionierten Furchtreaktionen (Flucht, »Einfrieren« – »freezing«) auszulösen (◘ Abb. 27.8, 27.9). Nach mehreren Paarungen von CS und US entwickelt sich eine **konditionierte emotionale Reaktion** (CER, »conditioned emotional response«, Prozess 1).

Besteht nun die Möglichkeit, nach Erscheinen der CS auf einen diskriminativen Reiz (S^D, Abschn. 25.1), das Auftreten des US zu vermeiden, so verstärkt die dadurch erzielte Beseitigung der CER und später das Auftreten des Sicherheitssignals der S^D allein die instrumentelle Vermeidungs- oder Fluchtreaktion (Prozess 2).

Während Angst ungerichtete Überaktivierung darstellt, ist Furcht entweder mit aktiver oder passiver Vermeidung gekoppelt. Furchtlernen beginnt mit Akquisition der konditionierten emotionalen Reaktion (CER).

Psychophysiologie des Furchtlernens

Abb. 27.9 zeigt den Verlauf der **langsamen kortikalen Hirnpotenziale** (Kap. 21 und 22) für diese beiden Prozesse der Furchtentstehung und späteren Stabilisierung der Vermeidungsreaktion. Prozess b zeigt die klassische Konditionierung, c und d den Prozess 2 des Vermeidungslernens.

Ein Lichtsignal (CS) kündigt in der ersten Phase für 15 s (unten, die ersten beiden Potenzialverläufe) den US (elektrischer Reiz) an. In Antizipation des US entwickelt sich eine **kortikale Negativierung** (Kap. 20), deren Amplitude als Maß der kortikal gegebenen **assoziativen Verknüpfung** angesehen werden kann. Nach einigen Durchgängen (ab c auf Abb. 27.9) ertönt nach 7,5 s ein Ton (S^D), der den CS abschaltet und den US vermeidet, wenn die Person in der Zeit seiner Präsenz (500 ms) eine **willentliche Muskelzuckung** des Armes durchführt.

Nachdem die Versuchsperson dies gelernt hat (d), erfolgt die Negativierung nur noch vor dem S^D (d, e) und nach der Vermeidungsreaktion eine **Positivierung** (Hemmung) des Potenzials, das das Ausmaß der kortikalen Verstärkung für die gelungene Vermeidung wiedergibt (dritte und vierte Potenziallinie, c und d in Abb. 27.9).

In der **Extinktion** erfolgt kein US mehr, auch wenn die Versuchsperson nicht mehr vermeidet (fünfte Linie, e), und in der **forcierten Extinktion** (g, h) wird der Versuchsperson mitgeteilt, dass sie nun aufhören könne zu vermeiden, da kein US mehr komme. 50% der Versuchspersonen führen die Vermeidungsreaktion trotzdem bei Erscheinen des S^D weiter aus (Potenziallinie h).

Versuche dieser Art stellen Analogexperimente zur **Entstehung von Phobien, Panik, posttraumatischer Belastungsstörung** und **Zwangsverhalten** dar **(experimentelle Neurose)** und zeigen, dass die kortikale assoziative Verknüpfung zwischen CS und S^D und die kortikale Verstärkung der Vermeidungsreaktion über die Stabilität des Vermeidungsverhaltens entscheiden und **nicht** die Beseitigung der peripher-physiologischen Angstzeichen auf den CS.

In Kap. 25 haben wir bereits gezeigt, dass mit Fortschreiten der Furchtkonditionierung und dem Anwachsen der langsamen Hirnpotenziale (LP) am Kortex eine **Ausbreitung** der sensorischen Repräsentation des CS einhergeht und sich die Hirnrepräsentationen von CS und US verbinden. Die anhaltende Vermeidungsreaktion bei einigen Personen in der forcierten Extinktion zeigt, dass »Reste« der assoziativen Bindung nicht gelöst werden, was auch erklärt, dass viele Opfer bei posttraumatischer Belastungsstörung (PTSD) ihre Angst trotz Therapie (Extinktion) nicht vollkommen verlieren.

Furcht wird über klassische Konditionierung erlernt, durch aktive oder passive instrumentelle Vermeidung aufrecht erhalten und durch Unterlassen der Vermeidung in Gegenwart der angstauslösenden konditionierten Reize gelöscht.

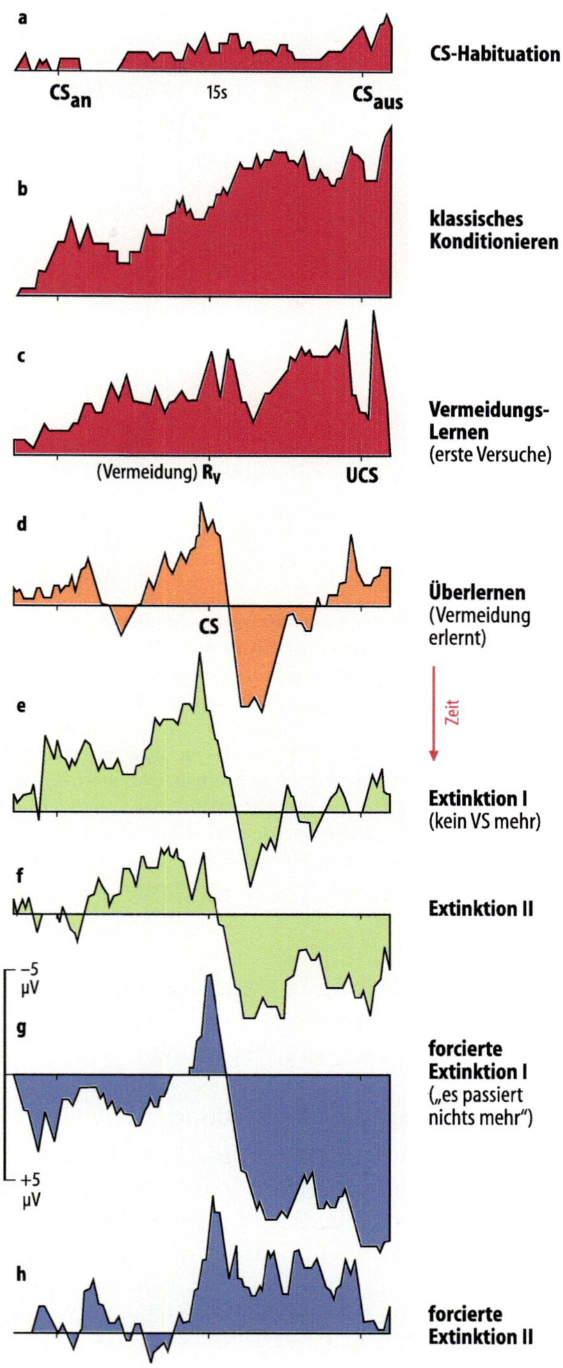

Abb. 27.9a–h. Langsame kortikale Hirnpotenziale bei klassisch-instrumenteller Furchtkonditionierung. Erläuterung ▶ Text. Die Zeit zwischen CS (Licht) und US (elektrischer Reiz) beträgt 15 s, die Negativierung des langsamen Hirnpotenzials ist nach oben abgetragen. Jede Kurve stellt einen Mittelwert aus 10 Durchgängen über 10 Personen dar. Extinktion I und II bedeutet die ersten 10 bzw. zweiten 10 Durchgänge ohne US, dasselbe gilt für forcierte Extinktion. Die langsamen Hirnpotenziale wurden an sensomotorischen Kortexregionen abgeleitet

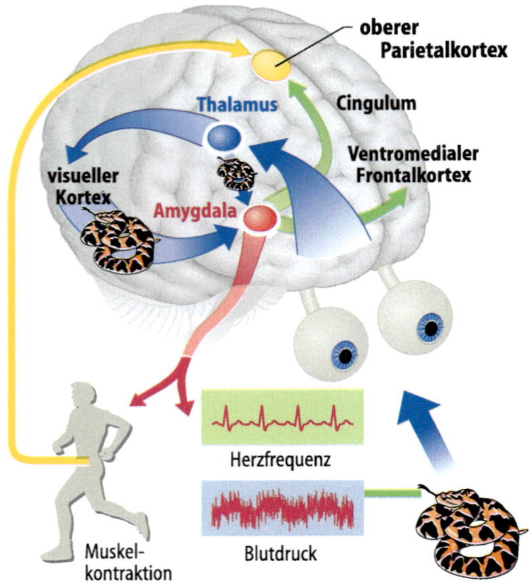

Abb. 27.10. Rolle der Amygdala bei Furchtentstehung. Unkonditionierte emotionale Furchtreaktion mit motorischen, vegetativen und endokrinen Reaktionen (unten). Die Reaktionen werden schnell und stereotyp über die thalamo-amygdalären Verbindungen und langsamer über die kortikalen Verbindungen zur Amygdala erzeugt. Die sensorische Information vom Thalamus zur Amygdala ist schemenhaft und auf den biologischen Sachverhalt reduziert (z. B. grobe Konturen einer Schlange), die vom Kortex ist präzise. Die Information gelangt von der Amygdala in den ventromedialen Frontalkortex, wo die Entscheidung über die Bewegung fällt. Exekutive Aufmerksamkeitsfunktionen werden über das Cingulum aktiviert

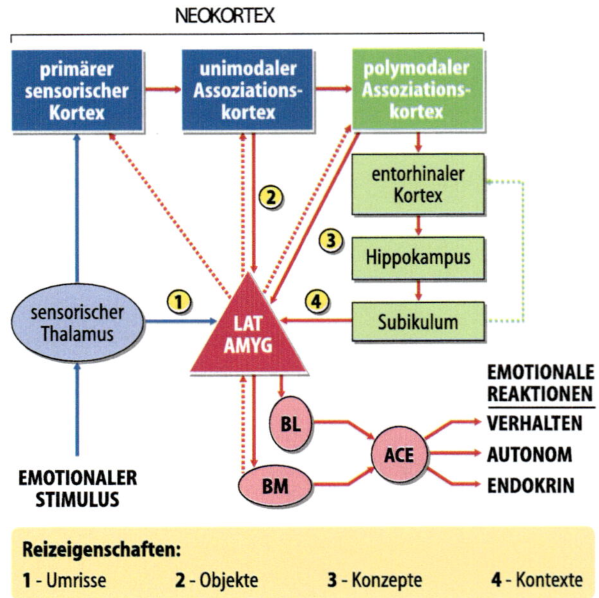

Abb. 27.11. Amygdala und Furchtkonditionierung. Der laterale Kern der Amygdala *(LAT AMYG)* erhält Informationen aus den sensorischen Kernen des Thalamus (1) und Neokortex (2), aber auch aus höheren neokortikalen Assoziationsregionen (3) und dem Hippokampus (4). Während der Furchtkonditionierung verarbeitet die Amygdala parallel die Eingänge aus diesen verschiedenen Kanälen. Bei einfachen Hinweisreizen (CS), die keine Diskrimination erfordern, kann die Konditionierung schon über (1) erfolgen, (2) ist aber bereits notwendig, wenn 2 Reize unterschieden werden müssen (CS^+ und CS^-). Die Verbindung 4 wird dann notwendig, wenn Furchtkonditionierung auf Reizkontexte mit vielen Reizelementen erfolgen soll. (3) vom medialen präfrontalen Kortex zur Amygdala wird bei Extinktion gebraucht. Innerhalb der Amygdala wird die Information zum lateralen über den basolateralen *(BL)* und basomedialen *(BM)* zum zentralen Kern *(ACE)* geleitet; die Aktivierung des ACE erzeugt dann die spezifische emotionale Reaktion auf allen Ebenen

27.2.2 Funktionelle Neuroanatomie der Amygdala und des Furchtsystems

Thalamus-Amygdala-Verbindung

Die Amygdala ist das »Herz« der gelernten Furchtreaktion, hier werden CS (kortikal) und US (Amygdala) miteinander **assoziativ verknüpft**. In Abschn. 5.2.3 sind bereits Aufbau und Verbindungen der Amygdala dargestellt. Abb. 27.10 zeigt den Verlauf der visuellen Erregungskonstellation des US (unkonditionierter Reiz, Schlange) über die Amygdala und Abb. 27.11 zeigt detaillierter als Abb. 27.10 die Verbindungen der Amygdala:

Zum Verständnis des Furchtlernens sind 2 anatomische Eigenheiten wichtig: Die spezifischen Thalamuskerne geben die Information **vor** der kortikalen Analyse (nach ca. 15 ms) an das laterale Areal (LA) der Amygdala ab, sodass schon **vor der bewussten Unterscheidung** im kortikalen ventralen (»Was«-)System die Amygdala informiert ist (Abb. 1.2). Der Reiz ist zwar nur in Grobumrissen im Thalamus repräsentiert, dies reicht aber aus, um eine spezifische assoziative Bindung zwischen Reiz und Reaktion im LA herzustellen und über den **zentralen Kern** die Ausgangs-Erfolgssysteme zu aktivieren.

Σ Die schnelle thalamo-amygdaloide Verbindung ermöglicht rasche und nicht bewusste Furchtkonditionierung.

Kortex-Amygdala-Verbindungen

Abb. 27.11 zeigt die verschiedenen kortikalen Areale und ihre Beziehungen und Funktionen für die Furchtentstehung durch die Amygdala. Wenn z. B. ein CS^+ (z. B. Ton), der den US (Schock) ankündigt, von einem anderen Ton 2, der keinen Schock ankündigt (CS^-), unterschieden werden muss, sind die sensorischen Areale des Neokortex notwendig, um differenzielle Furchtkonditionierung zu ermöglichen. Soll schließlich der ganze **Kontext** (z. B. ein bestimmter Raum, in dem aversiv gereizt wurde) erinnert werden, sind zusätzlich medialer Temporalkortex und Hippokampus wichtig.

Σ Diskriminatives Lernen von Furchtreaktionen und Lernen von Furchtkontexten benötigt die Verbindungen der Assoziationskortizes und des Hippokampus mit der Amygdala.

Präfrontaler Kortex und Amygdala

Der laterale Kern der Amygdala erhält nicht nur erregende, glutamaterge Eingänge vom Thalamus und den sensorischen Assoziationskortizes, sondern auch vom **medialen Präfrontalkortex**, der allerdings auf **hemmende Zellen** im lateralen Kern konvergiert (Abschn. 28.7). Diese Verbindung ist für die **Extinktion** der konditionierten Furchtreaktion notwendig. ◘ Abb. 27.10 zeigt diese Verbindung und ◘ Abb. 27.11 die vom Hippokampus, die den lateralen Kern der Amygdala über den **Kontext** der Situation, in der in der Vergangenheit Furcht oder Sicherheit gelernt wurde, informiert und bei Gegenwart von Sicherheitssignalen (CS^-) die Amygdala hemmt.

Der **glutamaterge Einstrom** von CS und US in den lateralen Kern führt dort zu **Langzeitpotenzierung** (LTP; Abschn. 25.4.2) und assoziativer Verkettung mit nachfolgender Erhöhung der Feuerrate der Neurone des lateralen Amygdalakerns (LAT AMYG in ◘ Abb. 27.11) und verstärkter Erregung des zentralen und basalen Kerns.

Die basolateralen Amygdalakerne (BL in ◘ Abb. 27.11) geben das gelernte Furchtsignal auch an den **orbitalen Frontalkortex** (◘ Abb. 27.5) und das **dorsale** und **ventrale Striatum** ab. Der orbitale Frontalkortex führt aufgrund des Vergleichs mit gespeicherten vergangenen positiven und negativen Verstärkerreizen eine **Wahlreaktion** aus (Annäherung–Vermeidung–Aufschub). Wenn dagegen ein **aktives instrumentelles Vermeidungsverhalten oder Annäherung** das Lebewesen aus der Furchtsituation befreit, müssen Striatum und N. accumbens aktiviert werden.

Σ Löschung (Extinktion) von Furcht erfolgt über die Hemmung der lateralen Amygdala vom medialen Präfrontalkortex. Wahlreaktionen (Annäherung–Vermeidung) nach Vergleich der Furchtreaktion mit vergangenen Verstärkern und Furchtreizen sind auf die Funktionstüchtigkeit des frontalen Orbitalkortex angewiesen.

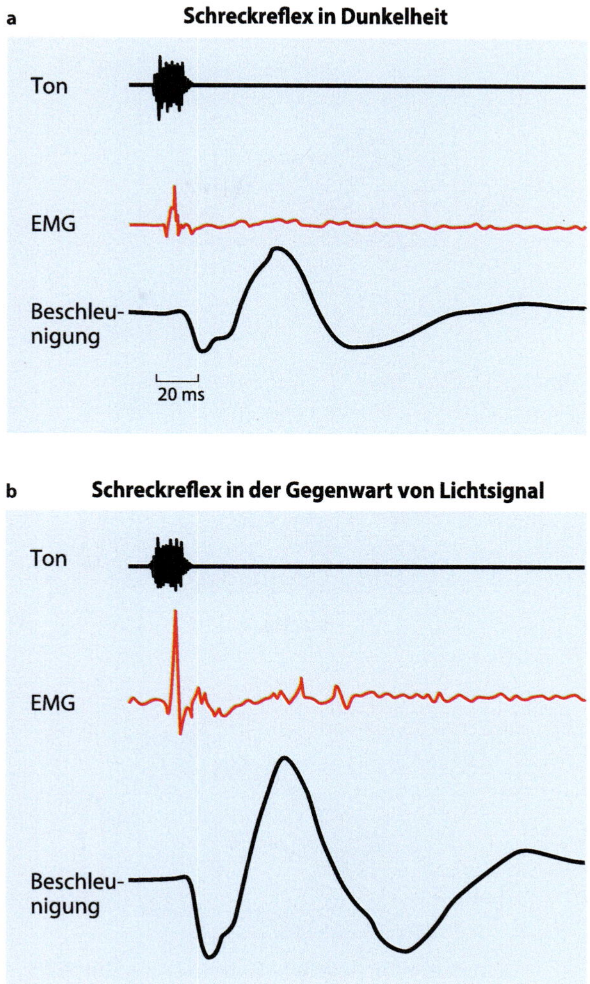

Aus Davis M, Hitchcock J, Rosen JB (1991). Mit freundlicher Genehmigung von Lippincott Williams & Wilkins.

◘ **Abb. 27.12a, b. Startle-Reflex.** Messung des Schreckreflexes an den Muskeln der Beine bei der Ratte. **a** Schreckreflex im Dunkeln, **b** Schreckreflex bei zusätzlicher Darbietung eines Lichtreizes, der vorher mit elektrischen Reizen assoziiert wurde. Oben jeweils der Schreckreiz, in der Mitte die EMG-Reaktion (rot), darunter ein Beschleunigungsmaß, gemessen mit Vibration des Käfigbodens

27.2.3 Die Potenzierung des Schreckreflexes und das Furchtsystem

Schreckreflexmodulation

Der Schreckreflex (»startle reflex«) ist eine rasche, **protektive Reflexantwort** der Muskulatur auf extrem laute Töne oder andere überraschende Reize. Ein Teil dieser Antwort ist der Lidschluss des M. orbicularis oculi (◘ Abb. 13.15), der beim Menschen 30–50 ms nach einem überraschend dargebotenen akustischen Reiz von 95–110 dB auftritt. Wie in ◘ Abb. 27.12 und ◘ Abb. 13.15 gezeigt, lässt er sich mit dem Elektromyogramm registrieren.

Die Amplitude des Schreckreflexes wird durch den **emotionalen Hintergrundszustand** des Lebewesens, wie auf ◘ Abb. 27.13 dargestellt, beeinflusst: Furcht erhöht die Reflexantwort (»Startle-Potenzierung«), positive Emotionen, real oder vorgestellt, reduzieren sie (Startle-Hemmung).

Wichtig für die Messung der emotionalen Valenz mit dem Startle-Reflex ist dabei, dass der modulierende Einfluss der emotionalen Valenz (positiv–negativ) **unabhängig** von Aufmerksamkeit und Aktivierung des Lebewesens erfolgt. Wenn die **Reaktionsdisposition** des Organismus auf Annäherung, Bindung und Konsumation gerichtet ist, wird der Reflex gehemmt, ist sie auf Vermeidung, Flucht und Verteidigung gerichtet, wird er verstärkt.

Ist die Reaktionsdisposition mit einem ausgelösten Reflex kompatibel (»match«), so wird er in seiner Wirkung verbessert, da er auf ein bereits vorbereitetes (»primed«) neuronales Netz trifft. Ein lauter Hintergrundlärm z. B. hat das auditorische System und das Furchtsystem bereits auf den lauten Startle-Ton »vorbereitet«. Da der Startle-Reflex protektiv die Informationsaufnahme und motorische Aktivität bei neuen und aggressiven Reizen kurz **unterbricht**, um das Verhalten und Aufmerksamkeit rasch auf den po-

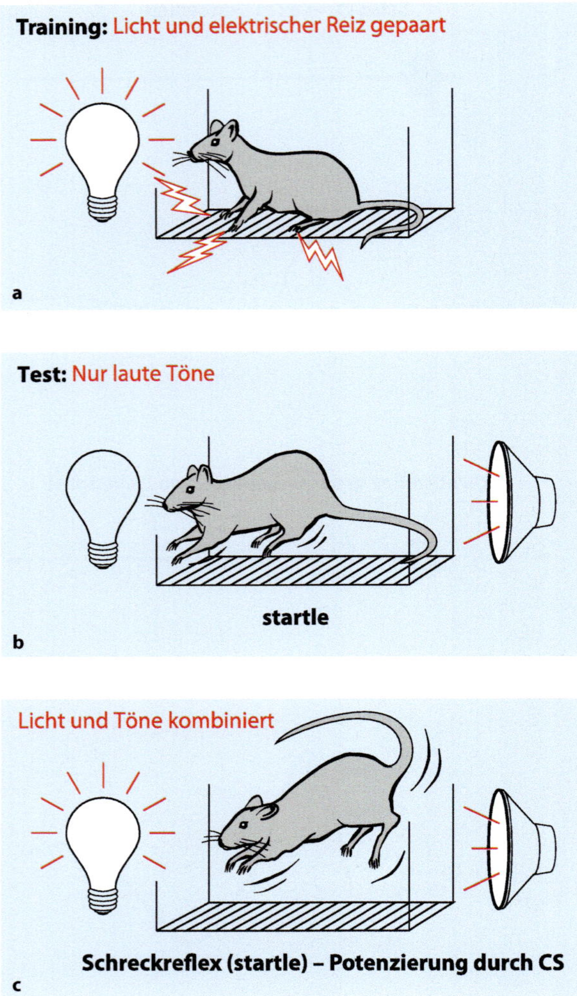

Abb. 27.13a–c. Schreckreflex-(Startle-)Potenzierung. In **a** wird eine Furchtreaktion auf einen Lichtreiz (CS) klassisch konditioniert, in **b** eine Schreckreaktion durch einen lauten Ton ausgelöst. In **c** wird der CS dargeboten und danach derselbe Schreckreiz

tenziell gefährlichen Reiz umzuorientieren, passt diese Reaktionsdisposition zur aversiven Natur des Startle-Reizes.

Σ Die Modulation des Schreckreflexes durch positive und negative Gefühle erlaubt die Messung der Aktivität von angstfördernden und angsthemmenden Hirnsystemen.

Anatomie der Schreckreflexmodulation

Durch systematische Ausschaltungs- und Reizversuche konnten die beteiligten Hirnstrukturen und Neurotransmitter der Schreckreflexmodulation auf einen lauten akustischen Reiz bei der Ratte aufgeklärt werden (Abb. 27.14). Dabei sind **links** die Verbindungen zur **Hemmung des Reflexes** durch positive Hintergrundemotionen und **rechts** die **Potenzierung durch negative Emotionen** dargestellt. Da in subkortikalen Regionen die wesentlichen anatomischen Beziehungen beim Menschen der Ratte homolog sind, können wir ähnliche Verhältnisse beim Menschen vermuten.

Die **direkte Reflexbahn** (unten rot auf Abb. 27.14) benötigt nur 2 Synapsen im ZNS, die vom N. cochlearis auf den pontinen retikulären Kern und von dort direkt auf die Motoneuronen projizieren. Die Amygdala spielt für die Furchtpotenzierung die schon beschriebene zentrale Rolle, der CS und aversive US werden dort assoziativ verbunden, die noradrenergen Verbindungen zum N. coeruleus liefern die dafür notwendige Aufmerksamkeitsenergie. Die **Ausgangseinheit der Amygdala**, der zentrale Kern, wirkt **erregend** auf den pontinen Startle-Kern, wobei die aversiven und schmerzhaften Aspekte des US über das zentrale Grau und den laterodorsalen Kern gesteuert werden.

Im Gegensatz zur erregenden Modulation durch aversive Reize sind die meisten Verbindungen aus dem N. accumbens, der vom ventralen Tegmentum versorgt wird und den wir in Kap. 25 ausführlich als positive Anreiz- und Verstärkerstruktur beschrieben haben, hemmend; als Nettoeffekt der Aktivierung positiv verstärkender Hirnregionen resultiert daher eine **Hemmung der Startle-Bahn**. Wie in Abb. 27.14 links sichtbar, kann der Kortex (z. B. eine positiv-emotionale Vorstellung) den N. accumbens aktivieren und damit die Startle-Potenzierung abschwächen.

Σ Der Schreckreflex benötigt nur 2 Synapsen als Umschaltstationen. Das Furchtsystem mit der Amygdala im Zentrum potenziert den Schreckreflex, positive Verstärkerregionen wie der N. accumbens hemmen ihn.

Psychophysiologie der Schreckreflex-Modulation

Die Messung des Schreckreflexes, wie in Abb. 13.15 und 27.12 beschrieben, wurde zu einer der wichtigsten psychophysiologischen Methoden zur **Prüfung der emotionalen Valenz** von Gefühlszuständen bei Gesunden und Kranken. Der Schreckreflex wird durch die Valenz der konditionalen Reize (z. B. positive, neutrale oder negative Diapositive) bestimmt.

Die **klinische Anwendung** dieses Befundes erlaubt z. B. die Trennung von phobischen und nicht-phobischen Patienten. Bei Darbietung der relevanten Furchtreize kommt es zu stärkerer Startle-Potenzierung bei solchen Angstzuständen. Abb. 27.15 zeigt im unteren Teil die Kontrastgruppe zu Gesunden und Phobikern, nämlich **Psychopathen** (auch Soziopathen oder antisoziale Persönlichkeiten genannt), die sich durch **Furcht- und Schuldgefühlsmangel** auszeichnen und deshalb häufig straffällig werden (Abb. 27.17). Sie zeigen keine Furchtpotenzierung auf aversive Diapositive. Denselben Mangel an Furchtpotenzierung finden wir bei Personen mit ein- oder beidseitiger Läsion der Amygdala.

Es liegt daher die Vermutung nahe, dass Soziopathen eine angeborene oder erworbene Mangelaktivität der Amygdala und anderer Furchtregionen, vor allem des late-

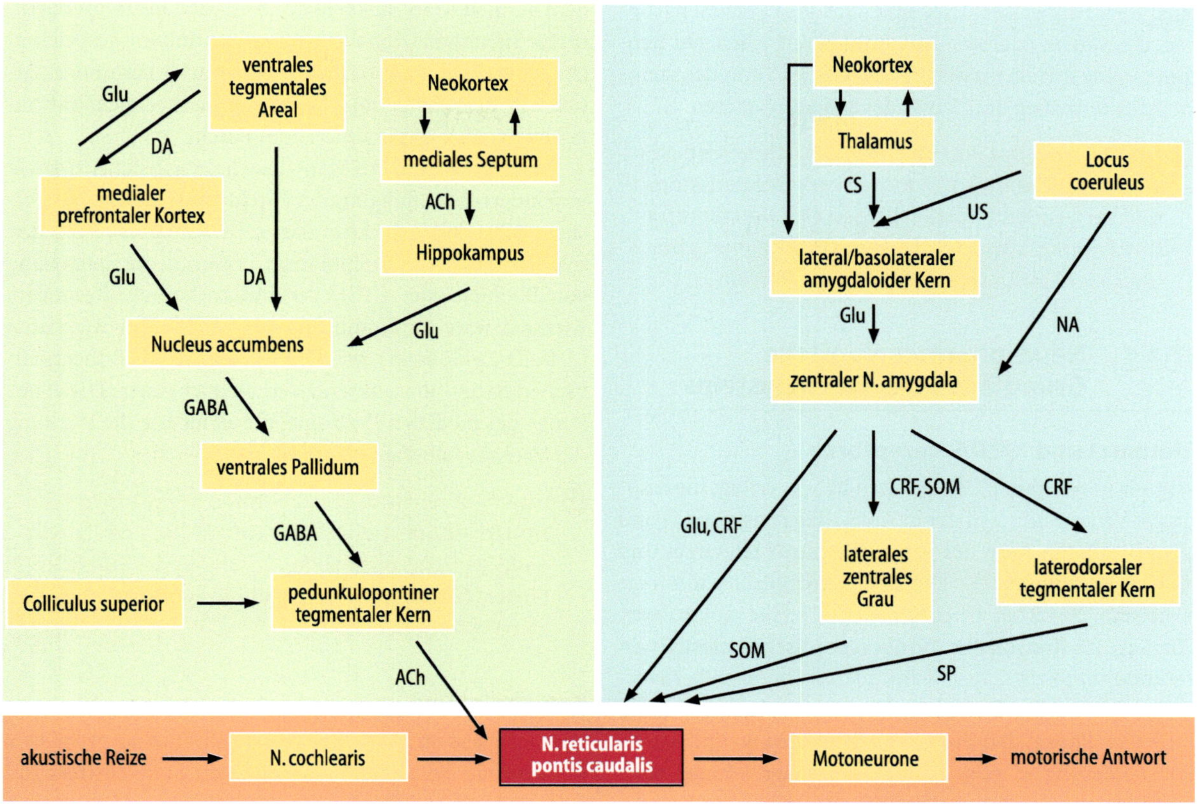

Abb. 27.14. Anatomie der Schreckreflexpotenzierung. Kerngebiete und Transmitter, die an der Schreckreflexpotenzierung *(rechts)* und der Schreckreflexhemmung *(links)* beteiligt sind. *DA* Dopamin, *Glu* Glutamat, *ACh* Azetylcholin, *SP* Substanz P, *SOM* Somatostatin, *CRF* Kortikotropin-Releasing-Faktor. Erläuterung ▶ Text (Abb. von Prof. Michael Koch, Bremen)

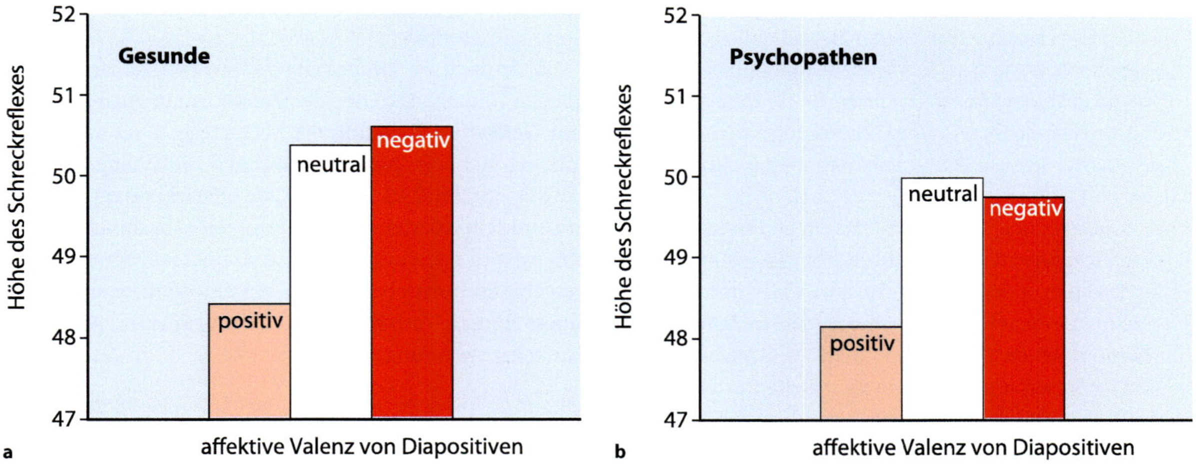

Abb. 27.15a, b. Schreckreflexmodulation bei Soziopathen (Psychopathen). Modulation des Schreckreflexes durch Hintergrundgefühle. Die Stärke des Schreckreflexes (Lidschlag) ist auf der Ordinate aufgetragen, während die Personen Diapositive mit neutralen, positiven oder aversiven Darstellungen betrachten. Man erkennt, dass bei Normalpersonen **(a)** mit zunehmender Aversivität der Schreckreflex steigt, während bei Psychopathen **(b)** unangenehme Gefühle keinen Effekt auf die Schreckreaktion haben

ralen Kerns aufweisen. Dies sind auch jene Personengruppen, die, wie im nächsten Abschnitt beschrieben, auf Benzodiazepine mit einem weiteren Abfall der Verhaltenshemmung und Anstieg des Hautwiderstandes reagieren.

Σ Die Messung der Potenzierung des Schreckreflexes wird zur Differenzialdiagnose von Verhaltensstörungen verwendet. Phobiker zeigen eine Verstärkung und Psychopathen zeigen keine Potenzierung bei gleichzeitiger Darbietung aversiver Reize.

27.2.4 Neuropharmakologische Grundlagen des Furchtsystems

Glutamat und NMDA-Rezeptoren

Wie wir in Abschn. 27.2.2 gesehen haben, erfolgt die assoziative Verbindung und deren Konsolidierung von CS und US im lateralen Kern der Amygdala durch Glutamat und NMDA-Rezeptoren. Die LTP in der Amygdala, wie wir sie in Abschn. 25.4.2 beschrieben haben, setzt die molekularen Vorgänge zur **Konsolidierung der synaptischen plastischen Veränderungen** in Gang, nicht anders als bei allen Lernvorgängen im Gehirn. Deshalb ist die Amygdala auch nur für die **erste Phase** der Furchtkonditionierung und deren Konsolidierung wichtig. Einmal eingeprägt, können auch andere kortikale und subkortikale Regionen die Erinnerung an die Furchtsituation auslösen (Box 27.2).

Box 27.2. Chronischer Stress, kognitive Störungen und Zelladhäsionsmoleküle

Chronischer Stress oder einmalig extremer Stress (z. B. Folter) führt zu exzessiver Glutamat- und Glukokortikoidausschüttung (Kap. 8), vor allem im Hippokampus, Amygdala und präfrontalen Kortex. Schrumpfung der apikalen Dendriten und Unterdrückung der Neurogenese, der Zellneubildung, vor allem im Hippokampus sind die Folge.

Diese Änderungen, die bei Mensch und Tier zu chronischer Angst und kognitiven Störungen (Amnesie für den Kontext des Traumas) führen, werden durch Veränderungen der Expression von **neuronalen Zelladhäsionsmolekülen (NCAM)** verursacht. Diese Moleküle sind zur Stabilisierung der synaptischen Kontakte und der Synapsenbildung essenziell. Einige Typen von Adhäsionsmolekülen werden nach chronischem Stress reduziert, wodurch der synaptische Kontakt gelockert wird und die postsynaptischen Zellen schrumpfen. Andere wiederum (z. B. das Immunoglobulin L1) steigen nach mildem Stress an und schützen die präsynaptische Membran vor der Übererregung des Glutamats.

Extinktion der Furchtreaktion erfolgt über dieselben neuronalen Mechanismen wie die Akquisition (Aneignung): Aktivierung der NMDA-Rezeptoren durch Glutamat aus dem **medialen Frontalkortex**, in dem das **Langzeitgedächtnis für Sicherheitssignale** und Furchtextinktion gespeichert ist. Zerstörung des medialen Frontalkortex verhindert Extinktion, und Mangel an Aktivierung des medialen Präfrontalkortex führt zu persistierender Furcht.

Eine Blockade der NMDA-Rezeptoren in der Amygdala verhindert die Einprägung der Furchtreaktionen im Tierversuch. Es ist daher denkbar, dass z. B. **Memantin**, ein selektiver NMDA-Rezeptorenblocker, präventiv die Entstehung von Phobien oder PTSD verhindern könnte. Besonders wirksam wäre die Kombination eines NMDA-Agonisten (z. B. D-Zykloserin) zur Beschleunigung der therapeutischen Extinktion während Verhaltenstherapie: Die »Stärkung« des medialen Präfrontalkortex müsste die Wirkung der Verhaltenstherapie potenzieren.

Σ Glutamat und NMDA-Rezeptoren in der Amygdala sind für Akquisition und Konsolidierung des Furchtgedächtnisses notwendig. Löschung der Furcht erfordert NMDA-Aktivierung der Amygdala vom medialen Präfrontalkortex.

Katecholamine

Kurzzeitstress und Furcht sind mit dem Anstieg peripherer und zentraler Katecholamine verbunden. Langzeitstress und gelernte Hilflosigkeit (Abschn. 27.3) führen zu **Entleerung der zentralen Noradrenalin(NA)-Produktions- und Speicherstätten**, vor allem im N. coeruleus (▪ Abb. 5.20). Auch schon kleinste Dosen einer Injektion von NA in die Amygdala führen zu verbesserter Einprägung und Lernen von Furchtreaktionen. Beta-Blocker (Kap. 10) verhindern den Einprägungseffekt.

Aber auch im Hippokampus bewirkt NA zusammen mit den Glukokortikoiden der Stresshormon-Ausschüttung eine **Gedächtnisfixierung** der Furchtreize. Dies wurde besonders bei der posttraumatischen Belastungsstörung (PTSD, Abschn. 27.2.5) gezeigt, wo eine lebenslange Furcht mit unkontrollierbaren Erinnerungen (»flashbacks«) mit NA-Anstieg nach intensivem Kurzzeitstress (Trauma) einhergeht. Im Kortex bewirkt das NA eine **Verbesserung des Signal-Rausch-Verhältnisses** und damit selektive Aufmerksamkeitszuwendung auf intensive Reize.

Σ Die Aktivität der zentralen und peripheren noradrenergen Systeme ist für Angst- und Furchtreaktionen notwendig; vor allem die Konzentration der Aufmerksamkeit auf die Angstreize hängt vom zentralen NA-(Noradrenalin-)System ab.

Benzodiazepine und der GABA-Rezeptor-Komplex

Die Entdeckung der Barbitursäure in den 60er-Jahren des 20. Jahrhunderts, die einen schlafanstoßenden, beruhigenden und anfallshemmenden Effekt hat, führte zur Entwicklung von Substanzen, die die GABA-Rezeptoren im ZNS beeinflussen: ▪ Abb. 4.12a zeigt den $GABA_A$-Rezeptor mit

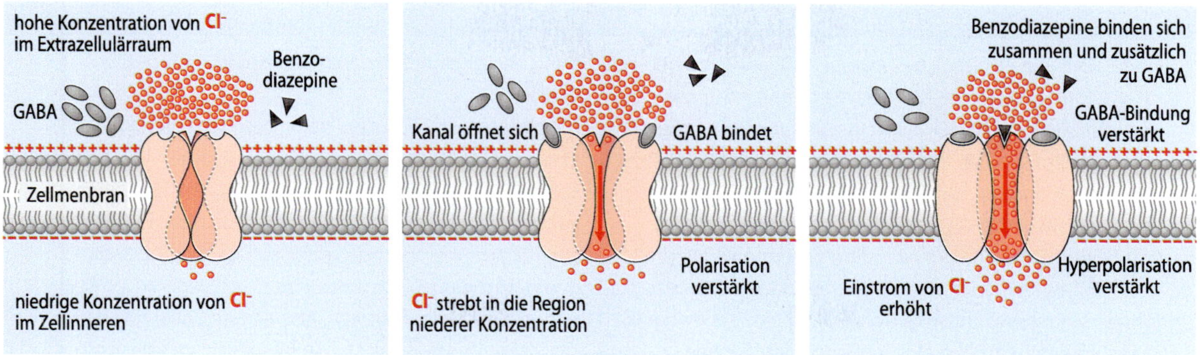

Abb. 27.16. $GABA_A$-Rezeptor und Benzodiazepine. Der $GABA_A$-Rezeptor mit verschiedenen Bindungsorten ist in Abb. 4.12 dargestellt. Abgebildet ist eine neuronale Membran einer Zelle im limbischen System, die GABA-Rezeptoren besitzt und bei Reizung hyperpolarisiert. Der Benzodiazepinrezeptor verstärkt die hyperpolarisierende Wirkung. Erläuterung ► Text und Kap. 4

den Bindungsstellen für die verschiedenen Liganden, Abb. 27.16 den Wirkmechanismus der Benzodiazepine am $GABA_A$-Rezeptor. Die Hauptbindungsorte des Benzodiazepinsystems sind der Kortex mit reduzierter Rezeptormenge in Amygdala und Hippokampus. Fast alle am $GABA_A$-Rezeptor wirksamen Transmitter wirken **anxiolytisch**, also angstlösend und entfalten ein erhebliches **Suchtpotenzial**, vor allem in Kombination mit **Alkohol**, der auch am $GABA_A$-Rezeptor bindet.

Das Benzodiazepin Diazepam (Valium) wurde (vor der Viagra-Ära) zu einem der meist verkauften Pharmaka, obwohl es weder für Angst- noch Schlafstörungen indiziert ist (Kap. 22). Seine unkontrollierte Abgabe, vor allem an ältere Menschen mit Schlafstörungen und an Frauen, verursachte und verursacht eine der häufigsten **iatrogenen** (von Medizinern verursachte) **Störungen** der Medizin: Sucht, Schlafstörungen und verstärkte Angst nach Absetzen.

Barbiturate und Benzodiazepine reduzieren nur **passives Vermeidungsverhalten** (z. B. Phobien) und Frustration, sie zeigen keine Wirkung auf unkonditionierte Furcht und Aggression (z. B. Lärm, plötzliche Attacken) oder auf **aktives Vermeidungsverhalten** (z. B. zwanghaftes Händewaschen aus Angst vor Ansteckung).

Σ Benzodiazepine bewirken Verstärkung der Öffnung des $GABA_A$-Rezeptors und hyperpolarisieren damit vor allem kortikale Zellen. Sie wirken anxiolytisch, sind aber für Schlaf- und Angststörungen trotz ihres häufigen Gebrauchs kontraindiziert. Benzodiazepine sind als Antiepileptikum und in der Anästhesiologie sinnvoll.

Das Hypophysen-Nebennierenrinden-System

In Kap. 8 wurde der Mechanismus der Wirkung von Stresshormonen ausführlich besprochen. An dieser Stelle sei nur daran erinnert, dass **Kortikotropin-Releasing-Hormon** (CRH) zusammen mit NA eine dauerhafte Konsolidierung von Angstreaktionen und traumatischen Erinnerungen bewirkt. Innere (Erinnerungen) und äußere Hinweisreize führen zur raschen Mobilisierung der CRH und NA und führen zum Abruf der nicht kontrollierbaren Albträume und Flashbacks (»Aufleuchten« alter Erinnerungsfragmente) in der PTSD (► unten). In der frühen Jugend missbrauchte Kinder zeigen ohne Therapie lebenslang erhöhte Katecholamin- und oft auch CRH-Niveaus, was den Teufelskreis aus Angst und Zellzerstörung im Hippokampus mit Verlust der expliziten Erinnerung und Eindringen (»intrusion«) von impliziten Erinnerungen verstärkt.

Σ Kortikotropin-Releasing-Hormon (RH) und NA verstärken die Fixierung impliziter traumatischer Erinnerungen.

27.2.5 Angststörungen

Posttraumatische Belastungsstörung (PTSD, »post-traumatic stress disorder«)

PTSD ist durch 3 Hauptgruppen von Symptomen gekennzeichnet:

- **Intrusionen** (Eindringen): Flashbacks, Albträume, intrusive Erinnerungen des Traumas,
- **Vermeidung**: sozialer Rückzug, Vermeiden von Gedanken, Gefühlen und Aktivitäten, die mit dem Trauma assoziiert sind,
- **Hyperaktivierung**: Schlafstörung, Wutausbrüche, Schreckreaktionen.

Die Störung folgt auf ein Trauma (Folter, Krieg, Vergewaltigung, Unfall) und Personen mit unterdurchschnittlichem Hippokampusvolumen (Box 8.1 und Box 27.3) haben ein erhöhtes Risiko, an PTSD zu erkranken.

PTSD-Patienten zeigen erhöhte **Amygdala-Durchblutung** auf subliminal dargebotene bedrohliche Reize und Gesichter und reduzierte Aktivierung in zingulären und medial-frontalen Regionen, die die Amygdala hemmen und Extinktion erleichtern. Sie erwerben klassische aversive Konditionierung schneller als Gesunde und löschen langsamer. Diese verbesserte aversive Konditionierung äußert

Box 27.3. Phobie und posttraumatische Belastungsstörung

Horst J. war ein erfolgreicher Juwelier, 40-jährig, verheiratet, 2 Kinder, der seine Kunden mit dem Auto in ganz Deutschland belieferte. Innerhalb von 2 Jahren wurde er schuldlos Opfer von 4, fast identisch ablaufenden, Unfällen mit Lastkraftwagen: Sein Personenwagen geriet beim Überholen zwischen Zugmaschine und Anhänger und fing Feuer. Herr J. erlitt keine nennenswerten Verletzungen. Am Beginn des dritten Jahres dieser Unglücksserie fuhr an einer Kreuzung eine Dame mit ihrem Kleinwagen auf sein Auto. In diesem Moment erlitt Herr J. einen Angstanfall, urinierte und kotete ein, verlor die Kontrolle über Bewegungen und Gedanken und verfiel in einen stuporösen, unansprechbaren Zustand. Nach 4-wöchiger medikamentöser psychiatrischer Behandlung mit Beruhigungsmitteln und Neuroleptika (Antipsychotika) wurde er ohne Besserung nach Hause entlassen. Seine Ehefrau verbannte ihn in die Kellerräume des Hauses, wo Herr J. zunehmend verwahrloste. Er verlor seine Arbeit und vegetierte für Monate in diesem Keller, wo seine Frau auch einen Mordversuch unternahm, bei dem er eine ausgedehnte Läsion des Frontalkortex erlitt. Erneut im Krankenhaus, versuchte sich Herr J. durch einen Sprung aus dem Fenster des 3. Stocks das Leben zu nehmen und erlitt erneut eine frontale Hirnschädigung, die zu einer schweren amnestischen Störung führte.

Herr J. wurde von dem behandelnden Neurologen in einem Krankenwagen in fast bewegungslosem Zustand zur konfrontativen Verhaltenstherapie gebracht. Der Patient wurde am Beifahrersitz in hohem Tempo über mehrere Wochen täglich mit potenziell gefährlichen Verkehrssituationen konfrontiert. Nach vorerst massiven vegetativen Reaktionen (Einnässen, Einkoten, Abwehr etc.) löste sich der stuporöse Zustand, Herr J. begann wieder zu sprechen und konnte das Krankenhaus verlassen. Nach weiteren massiven Konfrontationen mit Filmen ähnlicher Unfälle und entsprechenden Ausfahrten war die Angst so weit reduziert, dass nur noch Albträume auftraten, die so intensiv waren, dass Herr J. bei geträumten Fluchtversuchen mehrere Kopfverletzungen erlitt: Ein elektrischer Haltungsmonitor, der im Schlaf an seiner Brust befestigt wurde, weckte den Patienten bei jedem Aufrichteversuch. Nach 2-monatiger Registrierung und Weckungen reduzierten sich die Albträume so weit, dass keine nächtlichen Fluchtversuche auftraten und der Allgemeinzustand des Patienten ihm erlaubte, ein unabhängiges Leben außerhalb von Institutionen wieder aufzunehmen. Auch 20 Jahre nach Abschluss der Therapie blieb der positive Effekt stabil.

sich in erhöhter peripherer Erregbarkeit im Startle-Reflex, Hautwiderstand und frühen ereigniskorrelierten Hirnpotenzialen (um 100 ms) auf **Trauma-relevante Reize** und erhöhtes zentrales NA-Niveau. Die erhöhte NA-Ausschüttung geht mit verstärkter CRH-Produktion (Kap. 8) im Hypothalamus, aber deutlich erniedrigtem peripheren Glukokortikoidniveau und verstärktem negativen Feedback auf die ACTH-Ausschüttung einher.

Die **Therapie der PTSD** besteht aus wiederholter Konfrontation mit dem traumatischen Ereignis in der Vorstellung und – soweit möglich – mit möglichst vielen realen Elementen der Situation (z. B. Schreie, Gerüche). Die Konfrontation muss aber ergänzt werden durch verbal-explizites Erinnern der Abläufe und verbale Versuche der Bewältigung, ähnlich wie in der kognitiven Therapie der Depression (Abschn. 27.3).

Σ PTSD ist durch Intrusionen, Vermeidung und Hyperaktivierung gekennzeichnet. Sie weist periphere Hypererregung und verstärkte NA-Ausschüttung auf. Die Amygdala-Durchblutung ist erhöht, der medial präfrontale Kortex und anteriores Zingulum reduziert aktiv.

Soziale Ängste

Soziale Ängste weisen wie PTSD erhöhte periphere Aktivierung der Herzrate, Startle-Potenzierung, erniedrigten Hautwiderstand und erhöhte frühe ereigniskorrelierte Hirnpotenziale auf die angstrelevanten Reize auf. Sie zeichnen sich durch Vermeiden von sozialen Interaktionen und massiven Ängsten vor sozialen Leistungssituationen aus (berufliche Gespräche, Einkaufen, Ausgehen etc.). Die **Habituation** auf diese Reize ist in allen Maßen **verzögert**. Die Amygdala, Insel, Zingulum und Orbitofrontalkortex sind bei Darbietung von Angstreizen verstärkt aktiv.

Die Therapie der sozialen Ängste besteht in **wiederholter Konfrontation** (Extinktion) mit den angstauslösenden Situationen und Personen (Box 27.3). Dabei wird die assoziative Verbindung zwischen den konditionalen Reizen und den unkonditionierten Angstreizen gelockert, da die befürchteten Konsequenzen nicht mehr auftreten.

An diesem Vorgang sind also kortiko-subkortikale Prozesse der Extinktion von Gedächtnisverbindungen beteiligt wie wir sie in Kap. 25 beschrieben haben, die nicht mit Beruhigung wie in der psychopharmakologischen Therapie, sondern mit exzessiver **Erregung** am Beginn der Behandlung einhergehen. Auch dies zeigt, dass eine auf pharmakologische Ruhigstellung ausgerichtete Therapie der Angst kontraindiziert ist.

Ein zusätzliches **Training sozialer Fertigkeiten** ist indiziert, wenn soziale Defizite vorliegen. Die Prognose für den Therapieerfolg ist bei allen Angststörungen besser, wenn klare und eindeutige Angstreize vorliegen, die Störung nicht auf andere Situationen oder Personengruppen generalisiert ist und die peripher-physiologischen Reaktionen am Beginn der Therapie auf die angstauslösenden Reize sehr hoch sind. Je besser die Korrelation zwischen physiologischer, subjektiver und motorischer Angstaktivierung auf die Angstreize ist, umso rascher erfolgt die Extinktion.

Soziale Phobien und Ängste weisen in Gegenwart sozialer Reize peripher und zentral in Amygdala, Insel und Orbitofrontalkortex erhöhte Aktivierung auf. Wiederholte Konfrontation und soziales Training reduzieren die Angst.

Psychopathie (Mangel an Furcht)

Benzodiazepine, Barbiturate und Alkohol reduzieren – zumindest **kurzfristig** – Furcht **nur** in passiven Vermeidungssituationen, nicht in aktiven; damit steht der Befund in Einklang, dass diese Substanzen z. B. kurzfristig Phobien beeinflussen (passives Vermeiden), keine Effekte auf Zwangsverhalten (aktives Vermeiden) haben und **soziopathisches Verhalten** sogar verstärken können. Der letzte Befund ist besonders interessant, als soziopathische, antisoziale Reaktionen auf einen Defekt im Erwerb passiven Vermeidens (»Tu das nicht, sonst …«) beruhen. Personen mit antisozialem Verhalten haben dementsprechend häufig ein schwach entwickeltes Furchtsystem und eine wenig erregbare Amygdala, die durch Alkohol und Barbiturate weiter geschwächt werden (Abb. 27.15). Dies könnte auch erklären, warum bei Soziopathen ein Großteil ihrer antisozialen Verhaltensweisen unter Alkohol geschieht. Sedierende Drogen sind danach für soziopathische Personen **kontraindiziert.**

Die **menschliche Sozialisation** beruht zu einem erheblichen Teil auf aktivem und passivem Vermeidungslernen (Kap. 25) und der Entwicklung von Empathie, also der Möglichkeit, sich in andere Personen einzufühlen (»theory of mind«). Beide Mechanismen benötigen die präfrontalen Orbitalregionen, um das entsprechende Verhalten, z. B. Unterlassen einer physischen oder verbalen Aggression, auszubilden. **Soziopathen** (oder der synonym gebrauchte Begriff »Psychopathen« oder antisoziale Persönlichkeit) lernen passives Vermeiden (»Tu das nicht, sonst …«) schlecht, entwickeln keine antizipatorische Angst auf physiologischer Ebene und werden daher, wenn sie ökonomisch oder intellektuell benachteiligt sind, überzufällig häufig kriminell. Ihr Gegenpart sind **Sozialphobiker**, die extreme Angst vor sozialen Situationen haben und diese exzessiv vermeiden.

Abb. 27.17 zeigt die mit funktioneller Magnetresonanztomographie (fMRT) gemessene Hirndurchblutung (BOLD-Effekt, Kap. 20) bei einer Gruppe von schwerst kriminellen Psychopathen (PP) und Gesunden (HC) während einer klassischen Konditionierung von Angstreaktionen. Die BOLD-Reaktion auf den konditionalen Angstreiz (CS), ein neutrales menschliches Gesicht, auf das ein unangenehmer Druckreiz folgte, wurde verglichen mit einem CS ohne negative Folgen. Man erkennt, dass vor allem der ventrale Orbitalkortex (mittlere Reihe, ventrale Ansicht, rechts orbitofrontal) bei Soziopathen nicht aktiv wird.

Psychopathen zeigen reduzierte Aktivierung in der Amygdala, vorderen Insel, Zingulum und Orbitofrontalkortex bei Antizipation von Angstreizen. Benzodiazepine, Barbiturate und Alkohol verstärken soziopathisches und kriminelles Verhalten.

Panikstörungen

Panikstörungen zeichnen sich durch starke unbegründete **Angst vor Bewusstlosigkeit und Herzinfarkt** bei vermeintlicher Änderung der Herzrate aus, obwohl eine solche meist gar nicht vorhanden ist. Clonidin, ein Agonist noradre-

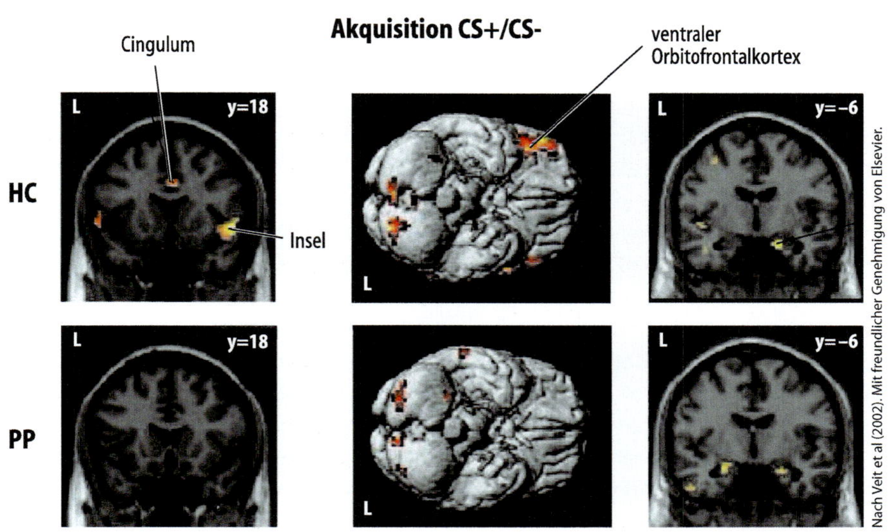

Abb. 27.17. Psychopathie. Klassische Konditionierung von antizipatorischer Angst bei Gesunden (HC) und antisozialen Psychopathen (PP): Hirndurchblutungsanstiege (rot und gelb) während Erlernen der antizipatorischen Angst

nerger Neurone, bewirkt bei diesen Patienten ein paradoxe Hemmung der Wachstumshormonausschüttung (GH) aus der Hypophyse, während normalerweise ein NA-Anstieg im Hypothalamus eine Erhöhung der GH-Ausschüttung bewirkt.

Man nimmt an, dass durch lang anhaltende exzessive Überschwemmung des Hypothalamus durch zentrales NA die postsynaptischen α_2-Adrenorezeptoren in ihrer Sensitivität (Ansprechbarkeit auf NA) oder in ihrer Anzahl reduziert werden (Down-Regulation). Subjektiv bewirkt die Gabe von Clonidin eine kurzfristige Verbesserung der Angst, was mit der Hypothese geringerer Sensitivität der zentralen Rezeptoren übereinstimmt.

Σ Panikstörungen gehen mit unbegründeter Angst vor Organversagen und mit Störungen des limbisch-hypothalamischen NA-Stoffwechsels einher.

Zwangsstörung und Gilles-de-la-Tourette-Syndrom

Zwangsstörungen (»obsessive-compulsive disorder«, OCD) weisen schwer kontrollierbare Obsessionen (Zwangsgedanken, Ängste, Zweifel) und/oder Zwangsrituale auf. Im Zentrum der Problematik steht zumindest am Beginn der Störung **aktives Vermeidungsverhalten** (z. B. Waschen aus Angst vor Infektion, der »geglückte« Waschvorgang verstärkt die Angst vor der Infektion). Später automatisieren die Rituale (Box 27.4).

Georges Gilles de la Tourette, ein Schüler des berühmten französischen Psychiaters und Neurologen Charcot beschrieb eine Tic-Störung, die, vom 2. bis 15. Lebensjahr erstmals auftretend, aus **motorischen und/oder verbalen Tics** besteht (Gilles-de-la-Tourette-Syndrom, GTS): Lecken, Riechen, Spucken, Springen, Haltungstics und zwanghaftes Berühren. Die Vokalisierungen bestehen aus Bellen, Grunzen, Schnarchen, Schnalzen, emotionalen Ausrufen, Koprolalie (obszöne Ausrufe und Laute), Kopropraxie (obszöne Gesten) und Echolalie (Imitation der Worte oder Laute anderer).

OCD und GTS sind insofern verwandt, als kurze Erleichterung nach einem Tic wie nach einem Zwang diesen aufrechterhält und Stress und Angst der Vermeidungsreaktion vorausgehen.

Bei beiden Störungen sind **Hyperaktivität im Orbitofrontalkortex**, **Globus pallidus** (oder anderen Kernen der Basalganglien) und **Thalamus** gefunden worden. Aus der Tatsache, dass OCD-Patienten von einer Therapie mit **Antidepressiva** profitieren, die die Serotoninaufnahme in die Präsynapsen hemmen und die Verfügbarkeit von Serotonin im synaptischen Spalt erhöhen, schließt man, dass die **serotonergen Synapsen** in dem Netzwerk von Basalganglien, orbitalem Frontalkortex und Thalamus gestört sind, wenngleich die Art der Störung unklar blieb (Box 4.2).

Die wirksamste Therapie für OCD ist allerdings auch hier wiederholte **Konfrontation und Reaktionsbehinderung**, d. h. die Person wird mit den Zwang auslösenden Reizen konfrontiert, wird aber am Ausüben des Rituals behindert.

Bei GTS wirken vor allem **Dopaminantagonisten** (Neuroleptika), weshalb man auf eine Überaktivität dopaminerger Zonen in den Basalganglien (vor allem im N. caudatus) schließt. **Verhaltenstherapie** hat im Gegensatz zu OCD bei GTS bisher wenig Wirkung.

Die neurochirurgische Unterbrechung der Bahnen vom Orbitofrontalkortex oder Zingulum zu und von den Basalganglien bei seltenen schweren Fällen von OCD erwies sich als erfolgreich, bei GTS hatte dies wenig Wirkung.

Σ Zwangsstörungen und Tics bestehen aus aktiven Vermeidungsreaktionen mit unkontrollierbaren kognitiven oder motorischen Ritualen. Ein neuronales System aus orbitofrontalem Kortex, Basalganglien und Thalamus ist für die Verhaltensstörungen verantwortlich, die exakte Ursache bleibt aber unbekannt.

Box 27.4. Zwangsstörung

Frau O., 24-jährige Tochter einer Diplomatenfamilie, erfolgreiche Studentin der Medizin, die sich gerade in Indien aufhielt, erlitt auf einer staubigen Landstraße einen Unfall, bei dem sie sich an der Hand verletzte. Hilfsbereite Einheimische versuchten, die Wunde mit dem offensichtlich schmutzigen Wasser eines Flusses zu »reinigen«: Frau O. konnte dies nur mit Mühe abwehren, erinnert sich aber später in der Therapie an die panische Angst vor Infektion und die große Erleichterung, nachdem es ihr gelang, die Einheimischen von ihrem Vorhaben abzubringen. Sie begann aber danach, sich mehrmals täglich zu duschen und spürte zunehmende innere Spannung vor staubigen Objekten wie Schuhen, Kleidungsstücken, Personen, die mit Staub in Berührung kamen. Nach Europa zurückgekehrt, starb die Großmutter von Frau O. und hinterließ der Familie das Haus, in dem alte Möbel, Kleider, Kunstwerke, Papiere und andere – potenziell verstaubte – Gegenstände angesammelt waren. Frau O. empfand zunehmend Ekel vor diesen Objekten und die Waschfrequenz steigerte sich dramatisch, sodass Frau O. nach wenigen Monaten die meiste Zeit des Tages mit Reinigungsritualen zubrachte. Sie musste ihr Studium unterbrechen und entwickelte auch Ekelgefühle vor den Eltern und allen Personen, von denen sie annahm, dass sie mit alten oder staubigen Objekten in Berührung gekommen waren. Sie schloss sich zunehmend von ihrer Umgebung ab und entwickelte eine Denkstörung, in der sie mit Napoleon sprach, den sie als »reinen« und »sauberen« historischen Charakter bezeichnete. In dieser präpsychotischen Situation erschien sie zur Konfrontationstherapie.

27.3 Trauer und Depression

27.3.1 Psychologie der Depression

Funktion von Trauer

Trauer ist ein angeborenes primäres Gefühl, das nach **Trennung oder Verlust von Bindungen** auftritt. Die Äußerungsweisen von Trauer sind in allen Kulturen ähnlich, auch bei höheren Säugern beobachtbar und mit dem humanen Ausdrucksverhalten und menschlichen physiologischen Begleitreaktionen vergleichbar. Evolutionsgeschichtlich könnte man Trauer als psychobiologische Reaktion zur **Aufrechterhaltung von Gruppenbindung** bei Trennung von einem oder mehreren Gruppenmitgliedern auffassen.

Das Ausdrucksverhalten bei Trauer hat auf (nichtsoziopathische) Mitglieder einer Gruppe oder Horde einen **Aufforderungscharakter**, sich dem trauernden Organismus zuzuwenden und damit werden neue soziale Bindungen geknüpft. Die kurzfristigen hormonellen und physiologischen Folgen von Hilflosigkeit (Trauer) haben **energiekonservierende Effekte**, die langfristigen führen zu pathophysiologischen Änderungen. Wir haben in Kap. 8 und 9 bereits die wichtigsten hormonell-immunologischen Folgen andauernder **Hilflosigkeit** dargestellt.

Σ Trauer entsteht nach Hilflosigkeitserlebnissen und Trennungen von wichtigen Bezugspersonen.

Klassifikation der Depression

Die **unipolare Depression** ist ein komplexes **Mischgefühl**, das einen gewissen Anteil an Trauer enthält, aber auch Ekel, Wut, Ärger, Feindseligkeit, Furcht, Schuld und Scham. Entsprechend der Variabilität beteiligter Gefühle sind Depressionen und Hilflosigkeit stets durch eine Vielzahl von sozialen, psychologischen und biologischen Einflussfaktoren ausgelöst. Die früher häufig verwendete Klassifikation in endogene (biologisch bedingte) und exogene (umweltbedingte) Depressionen ist nicht haltbar. Dem trägt auch die Klassifikation der Depressionen im Diagnostisch-Statistischen Manual Psychiatrischer Störungen (DSM-IV) Rechnung, die nur noch nach der Intensität der Störung und nach der Präsenz von psychotischen Symptomen (Halluzinationen, Wahn) unterscheidet.

Bipolare Depressionen, bei denen zumindest **eine manische Episode** mit Hochgefühlen und Hyperaktivität aufgetreten sein muss, scheinen in ihrer Ätiologie (Entstehungsgeschichte) nicht mit monopolaren Depressionen (nur depressive Zustände) identisch zu sein. Sie weisen u. a. eine stärkere genetische Beteiligung als unipolare Depressionen auf und sprechen auf **Lithiumsalze** an (Abschn. 27.3.3 und ◘ Tabelle 27.1), während unipolare Depressionen z. B. durch trizyklische Antidepressiva (▶ unten) und Verhaltenstherapie zu bessern sind (Abschn. 27.3.4).

Σ Unipolare Depressionen weisen nur Episoden der Niedergeschlagenheit auf, bipolare haben auch manische Phasen mit extremem Hochgefühl und Hyperaktivität. Bipolare Depressionen haben eine unterschiedliche Ätiologie und sprechen auf verschiedene Pharmaka an.

Soziale und psychologische Faktoren

Wie erwähnt ist **ein** wesentlicher Reiz zur Entstehung von Trauer und Depression Verlust durch **Auflösung von Bindungen** an Menschen, Tiere oder Objekte. Personen, die im Laufe ihrer Kindheits- und Jugendentwicklung z. B. einen Elternteil durch Tod verloren haben, neigen als Erwachsene häufiger zu Depressionen als Kontrollpersonen.

Entscheidend für die Intensität und Dauer von Depressionen sind die Ergebnisse der sozialen und kognitiven **Bewältigungsversuche** des Verlusterlebnisses. Personen, die nach Bindungsverlust keine ausreichend wirksamen **Defensivverhaltensweisen** (Verdrängen, Ausschluss von Informationen, Gewöhnung, Umdeutung, Attributionsänderung) entwickeln, zeigen später **stabile Erwartungshaltungen**, dass sich die Verlustereignisse in Zukunft wiederholen. Diese Erwartungen sind in der Regel nicht bewusst, sondern wirken aus dem Langzeitgedächtnis **ohne Mitwirkung des Bewusstseins** auf die Einordnung und Speicherung neuer Informationen.

Als Risikofaktoren für depressive Störungen konnten eine Reihe von sozialen Bedingungen ermittelt werden:

- restriktive äußere Umstände, über die das Individuum **keine Kontrolle** ausüben kann (z. B. Verlusterlebnisse, pathologisches Familiensystem);
- **starre Handlungsmuster** des Individuums selbst (z. B. hohes Anspruchsniveau, Abhängigkeit von anderen, wenig Selbsteinsicht, mangelnde soziale Fertigkeiten etc.);
- begrenzter Handlungsspielraum (z. B. auf eine soziale Gruppe und Person bezogen, zu viel oder zu wenig Arbeit, unrealistische Ambitionen, Armut).

◘ Abb. 27.18 fasst diese sozialen Einflussfaktoren zusammen und führt sie auf den zentralen Faktor einer **geringen positiven Verstärkerrate** zurück.

Σ Verlust- und Trennungserlebnisse werden bei Personen mit einem hohen Depressionsrisiko im Langzeitgedächtnis gespeichert und führen zu stabilen Erwartungshaltungen über das Wiederauftreten negativer Ereignisse. Dies geht mit einer erniedrigten positiven Verstärkerrate einher.

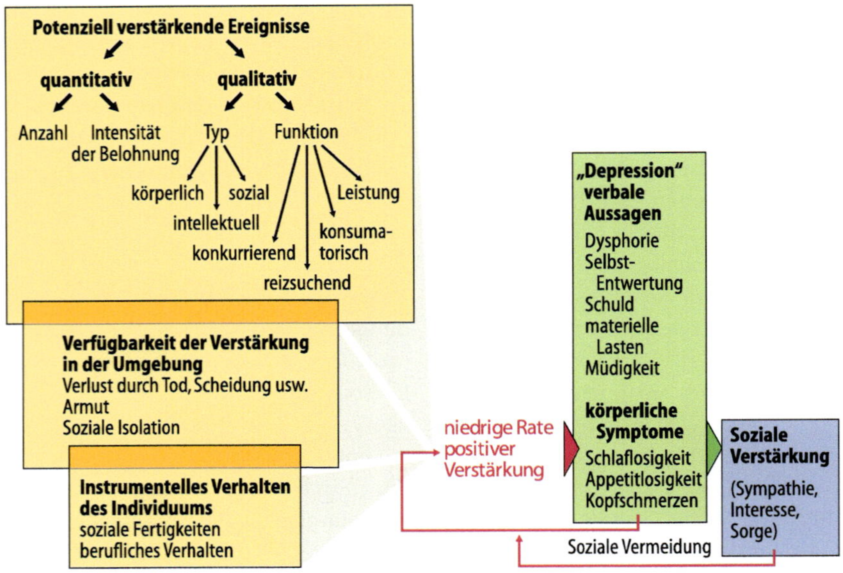

Abb. 27.18. Einflussfaktoren auf depressives Verhalten: Unmittelbare Ursache depressiven Verhaltens ist eine niedrige Rate positiver Verstärkung, die durch 3 Faktoren *(links)* bedingt und durch soziale Verstärkung und soziale Vermeidung *(ganz rechts)* aufrechterhalten wird (Erläuterungen ▶ Text)

27.3.2 Neuronale Grundlagen der Depression

Genetik

Wie für viele chronische Erkrankungen spielt ein **konstitutionelles, genetisch verankertes Risiko,** besonders bei bipolaren Depressionen eine große Rolle, deren absoluten Beitrag man im Einzelindividuum bisher ebenso schwer festlegen kann wie die Anteile der Umweltfaktoren. Sowohl in Zwillingsstudien als auch in Adoptionsstudien treten erhöhte Konkordanzraten mit der Nähe der biologischen Verwandtschaft auf, bei der bipolaren Depression ist in eineiigen Zwillingsstudien die erbliche Varianz 60–80%, bei der unipolaren ist sie deutlich niedriger, aber immer noch um die 30–50% (Kap. 23).

Dies gilt für viele Persönlichkeitseigenschaften und physische Merkmale. Die Lokalisation einer Genkombination für manisch-depressive Störungen in einer Familie des isoliert lebenden Amish-Ordens in Pennsylvania auf Chromosom 11 konnte in anderen Populationen nicht bestätigt werden. Für die **Disposition** für unipolare und bipolare Depressionen existiert ein polygener Vererbungsgang.

Psychophysiologie

Abb. 27.19 zeigt die Position von Trauer in Beziehung zu anderen Gefühlen beim Betrachten von Diapositiven des **International Affective Picture Systems (IAPS)**, die in vielen Ländern auf ihre psychologischen und physiologischen Wirkungen geeicht wurden. Aus jeder Valenzkategorie (positiv–negativ) wurden je 30 verschiedene Diapositive gezeigt und die physiologischen Reaktionen über die 30 Bilder jeder Valenzkategorie gemittelt. Beispielsweise bewirken Trauer und Ekel im M. corrugator (Augenbrauen) einen Anstieg des EMG (mehr Spannung), Glück eine Reduktion. Man erkennt, dass in den **elektromyographischen und elektrodermalen Reaktionen** bei gesunden Personen Trauer klar von allen übrigen Gefühlen, bis auf Ekel, trennbar ist. Sowohl zwischen den verschiedenen Personengruppen (depressiv–nicht-depressiv), wie auch innerhalb der Gruppen können die Gefühlszustände aufgrund des **Musters der Muskelspannung** in den verschiedenen Muskeln unterschieden werden.

Im EEG zeigt sich bei Depressiven und depressiven Stimmungen verstärkte Aktivierung (β-Aktivität) rechtsfrontal. Dies stimmt mit neuropsychologischen Befunden überein, dass nach Läsion links Depressionen auftreten (Abschn. 27.1.5). Positive Gefühle dagegen erhöhen die EEG-Aktivität links-frontal.

In den langsamen ereigniskorrelierten Hirnpotenzialen zeigen Depressive eine **erhöhte kortikale Reagibilität auf Kontingenzänderungen** (z. B. wenn erwartete Belohnung nicht auftritt) und Hilflosigkeit. Mit zunehmender Anhedonie (Lustverlust) steigt die Negativierung der langsamen Hirnpotenziale (Kap. 20 und 21) nach Kontingenzänderung an. Dies ist sowohl bei akut Depressiven als auch bei gesunden Personen mit einem erhöhten Risiko für Anhedonie der Fall.

Σ Depressionen weisen ein genetisches Risiko auf, das über polygene Erbgänge weitergegeben wird. Depressive Stimmungslage ist aus dem Elektromyogramm des Gesichtsausdrucks und einer EEG-Aktivierung rechts frontal rekonstruierbar.

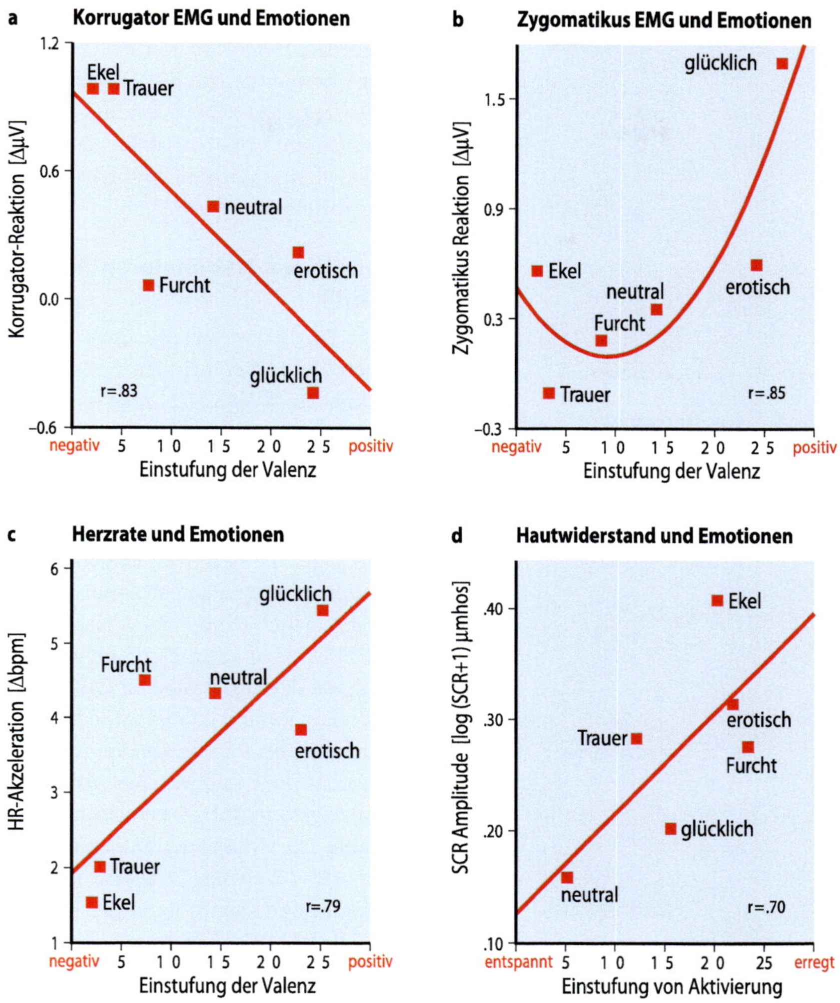

Abb. 27.19a–d. Spezifität peripher-physiologischer Emotionsindikatoren. Beziehungen zwischen psychophysiologischen Reaktionen und subjektiver Bewertung von Diapositiven, die verschiedene Gefühle auslösen. **a** Reaktionen des Muskels der Augenbrauen (Korrugator), **b** die des Mundwinkels (Zygomaticus), **c** Herzrate (HR, bpm »beats per minute«), **d** Hautwiderstand (SCR in logarithmischen Einheiten; Erläuterungen ► Text)

Bildgebende Verfahren

Abb. 27.20a–c zeigt das typische Bild der Hirndurchblutungsänderungen bei unbehandelten unipolaren Depressionen in Ruhe. Bei Depressiven zeigt sich eine **Volumenreduktion** (auf Abb. nicht eingezeichnet) und Aktivitätsreduktion des **linken** sog. **subgenualen anterioren Zingulums**, das unter dem Corpus callosum liegt (Abb. 27.20c). Ein Verlust an Gliazellen und Dendriten ist für die Volumenreduktion verantwortlich und könnte für die relative Überaktivierung der rechten präfrontalen Areale, die man allerdings nur im EEG feststellen kann, verantwortlich sein.

Der Zellverlust wird mit dem destruktiven Einfluss der Stresshormone (Glukokortikoide) auf diese Region in Zusammenhang gebracht. Dagegen findet man im linken **ventrolateralen Präfrontalkortex** (VLPFC in Abb. 27.20a und b), im **Orbitofrontalkortex,** der **anterioren Insel** und der **Amygdala** (Pfeile in Abb. 27.20) einen **Anstieg** der metabolischen Aktivität, sowohl im fMRT wie im PET. Diese Hyperaktivität geht nach erfolgreicher Behandlung mit Antidepressiva, Elektroschock (Abschn. 27.3.4) oder Verhaltenstherapie zurück. Die Änderungen werden mit der Zahl der depressiven Episoden deutlicher.

Die **orbitofrontale Hyperaktivierung** könnte die erhöhte negative Erwartung zukünftiger Konsequenzen und die Entwertung der positiven Verstärker widerspiegeln. Die **ventrale Präfrontalaktivierung**, die obsessive, wiederholte Erinnerung und exzessive Wiederholung negativer Ereignisse aus dem Langzeitgedächtnis und die Aktivierung der **Amygdala** und **Insel** sind Teil des in Abschn. 27.2 beschriebenen Furcht-Aversions-Nervennetzes. Die in bildgebenden Verfahren gefundenen pathologisch aktivierten Regionen weisen auch ein reduziertes Bindungspotenzial an den 5-HT_{1A}-Rezeptoren auf, was erklärt, warum die Serotoninwiederaufnahmehemmer (SSRI) in diesen Regionen die Hirnaktivität normalisieren (► unten).

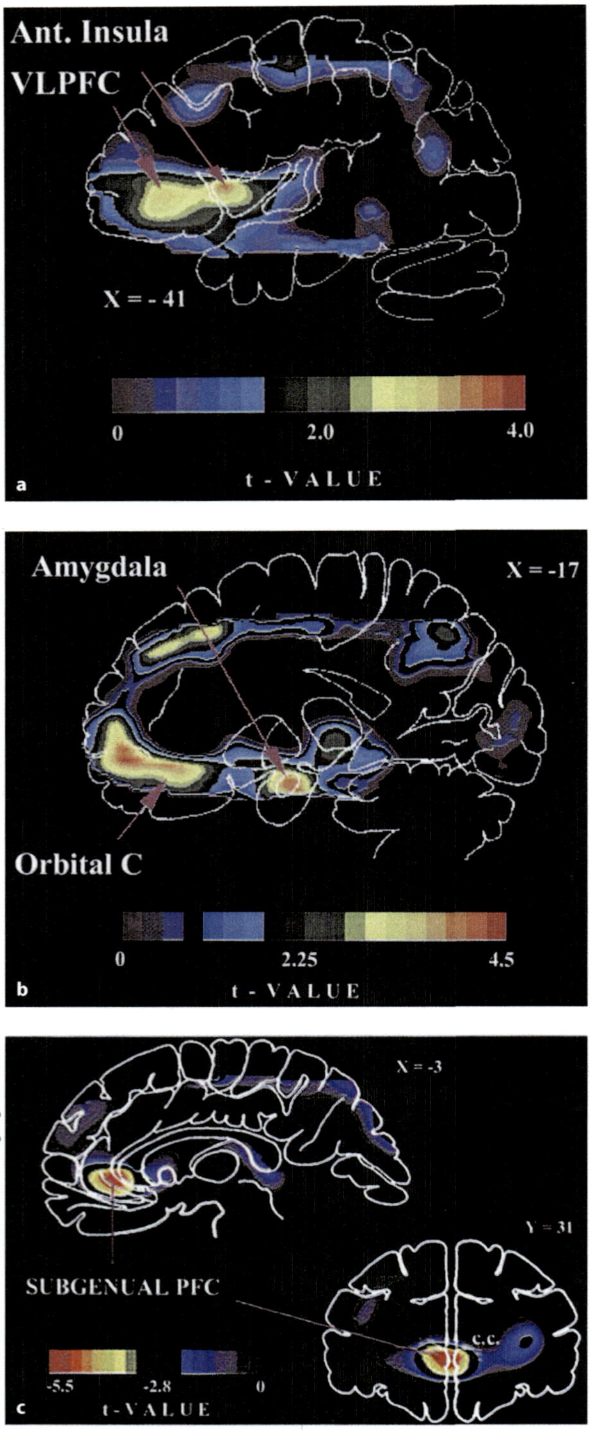

Abb. 27.20a–c. Glukosemetabolismus im Gehirn von Depressiven. a Hyperaktivierung der anterioren Insel und des ventrolateralen Präfrontalkortex (VLPFC). **b** Hyperaktivierung des Orbitofrontalkortex und der Amygdala. **c** Hypoaktivierung des subgenualen vorderen Zingulums (Die t-Werte sind unten in Farbskalen angegeben und ab 1.96 signifikant)

Σ Bildgebende Verfahren ergeben einen Hypermetabolismus in orbitofrontalen und ventral-präfrontalen Arealen und in der Amygdala und Insel bei Depressionen. Der subgenuale (unter Genum des C. callosum) Anteil des linken anterioren Zingulums weist dagegen eine Volumenreduktion und Unteraktivierung auf.

Hypophysen-Nebennieren-Achse und zirkadiane Periodik

In Kap. 8 haben wir bereits einige der Störungen des Hypophysen-Nebennierenrinden-Systems bei der Depression beschrieben. ◘ Abb. 27.21 zeigt die Veränderungen der Hypophysen-Nebennierenrinden-Aktivität bei Depressionen im Vergleich zu PTSD (Abschn. 27.2.5). Dabei erkennt man den **Hyperkortisolismus** und die **verringerte negative Feedbackhemmung** auf den Hypothalamus und Hypophyse. Über die negativen Folgen der Glukokortikoid-Stimulation auf hippokampale limbische Strukturen und Neurogenese haben wir bereits in Kap. 8 und bei Besprechung der PTSD im Abschn. 27.2.5 hingewiesen. Sowohl bei der PTSD wie der Depression ist CRH verstärkt aktiv, bei der Depression kommt es aber zu verstärkter Kortisolaktivität, während sie bei PTSD reduziert ist.

Bereits Tage und Wochen **vor** der aktuellen Verstimmung zeigt sich häufig **Desynchronisation der Temperaturperiodik**. Die zirkadiane Temperaturkurve (◘ Abb. 22.7) ist abgeflacht oder völlig irregulär. Die Wachstumshormonausschüttung (Kap. 8) ist in der ersten Nachthälfte reduziert. Die REM-Schlafzeit wird höher, was mit der negativen Stimmung tagsüber zusammenhängt. Während depressiven Verstimmungen sinkt vor allem langsamer Wellenschlaf (SWS) ab, die Gesamtschlafzeit sinkt, häufiges Erwachen, besonders in den Morgenstunden, tritt auf. Die **REM-Latenz** ist kürzer, d. h. die Personen fallen ohne den normalen Übergang durch eine SWS-Periode in REM, was vermutlich auf den geringen SWS-Druck zurückzuführen ist (Kap. 22).

Schlafdeprivation verbessert den Zustand am folgenden Tag. Im freilaufenden Rhythmus (Bunkerversuche) zeigt sich bei Depressiven eine Verkürzung der zirkadianen Phase von 25 auf 24 h und weniger. Das Phasenmaximum am frühen Morgen (Erhöhung der Kortisolausschüttung, ◘ Abb. 7.12b, und Temperaturminimum) scheint sich nach **vorne** (also in die Nachtstunden) zu verschieben, was mit der generellen Beschleunigung des endogenen Rhythmusgebers zusammenhängen kann.

Σ Bei Depressionen liegt in vielen Fällen Hyperkortisolismus und eine Störung der zirkadianen Periodik mit verkürzter REM-Latenz und Abflachung der zirkadianen Rhythmen vor.

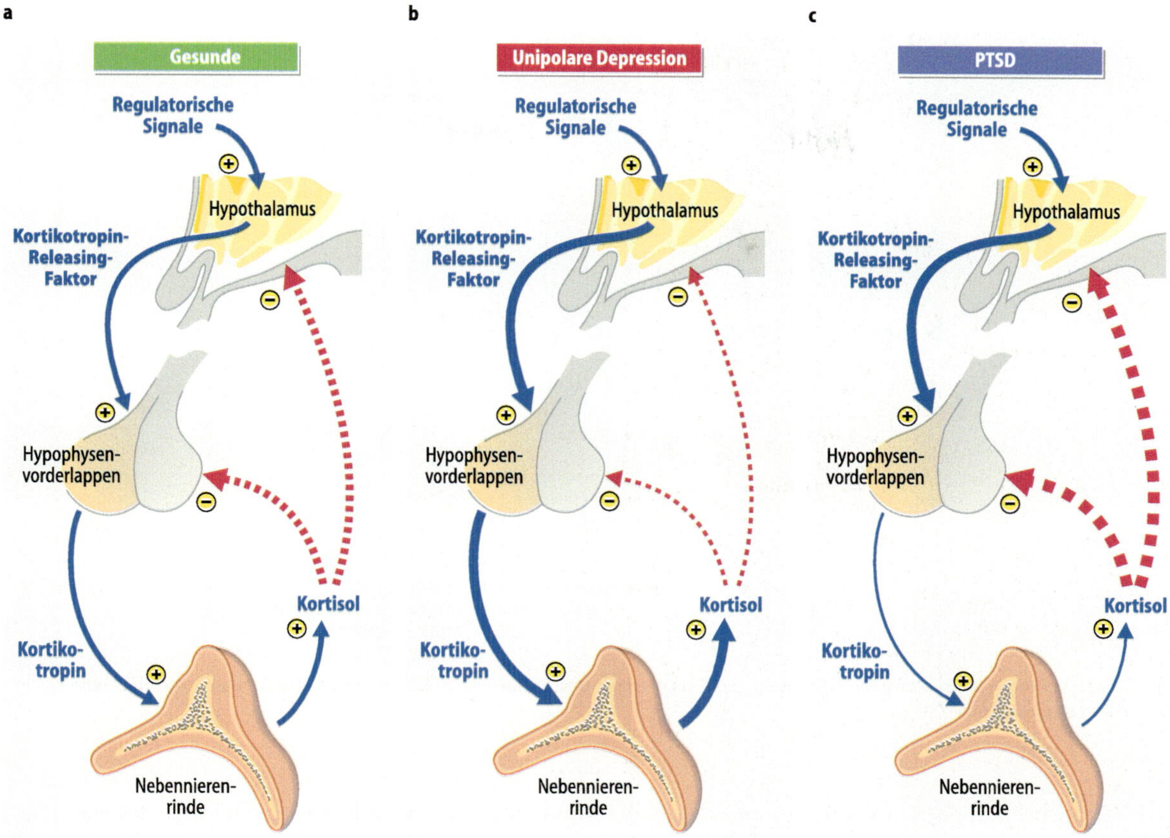

◻ Abb. 27.21a–c. Hypophysen-Nebennierenrinden-Achse bei Depression und PTSD. Die Dicke der Pfeile deuten die Stärke der Erregung (blau +) und Hemmung (rot strichliert –) an. (Erläuterungen ▶ Text)

27.3.3 Neurochemie der Depression

Biogene Amine

◻ Tabelle 27.1 gibt jene Substanzen wieder, die eine Verbesserung depressiver Zustände bewirken und ihre Wirkungen auf die neuronale Übertragung. ◻ Abb. 27.22 zeigt den Synthese- und Abbauprozess der beiden wichtigen biogenen Amine, nämlich von Tyrosin und Tryptophan (Abschn. 27.3.4).

Trizyklische Antidepressiva (◻ Tabelle 27.1) bewirken im Tierversuch eine Reduktion der Synthese und des Stoffwechsels von NA und Serotonin bei **Erhöhung der Verfügbarkeit im synaptischen Spalt.**

Trizyklische Antidepressiva weisen eine positive Wirkung auf den depressiven Zustand für die Dauer der Einnahme auf, allerdings erst mit einer 1- bis 3-wöchigen Verzögerung auf die Einnahme. Bei der **Manie** findet man dagegen einen deutlichen Anstieg noradrenerger Aktivität, der durch **Lithium** gesenkt wird.

Ursprünglich ging man davon aus, dass Trizyklika eine Erhöhung der Verfügbarkeit von NA und/oder Serotonin im synaptischen Spalt bewirken. Dieser Zusammenhang stützte sich auf Beobachtungen mit der blutdrucksenkenden Droge **Reserpin**, die zentrales NA und Serotonin reduziert, indem sie Monoaminoxidase (MAO) freisetzt, das die beiden Transmitter abbaut. Reserpin verursacht bei

◻ Tabelle 27.1. Wirkung von vier Antidepressiva auf die Erregungsübertragung von Noradrenalin und Serotonin

Substanz	Akute Wirkung	Neutrotransmission	
		Noradrenalin	Serotonin
Tranylzypromin	Blockiert Monoaminooxidase	↑	↑
Imipramin	Blockiert Noradrenalin- und Serotoninwiederaufnahme	↑	↑
Desipramin	Blockiert nur Noradrenalinwiederaufnahme	↑	Keine Änderung
Fluoxetin	Blockiert nur Serotoninwiederaufnahme	Keine Änderung	↑

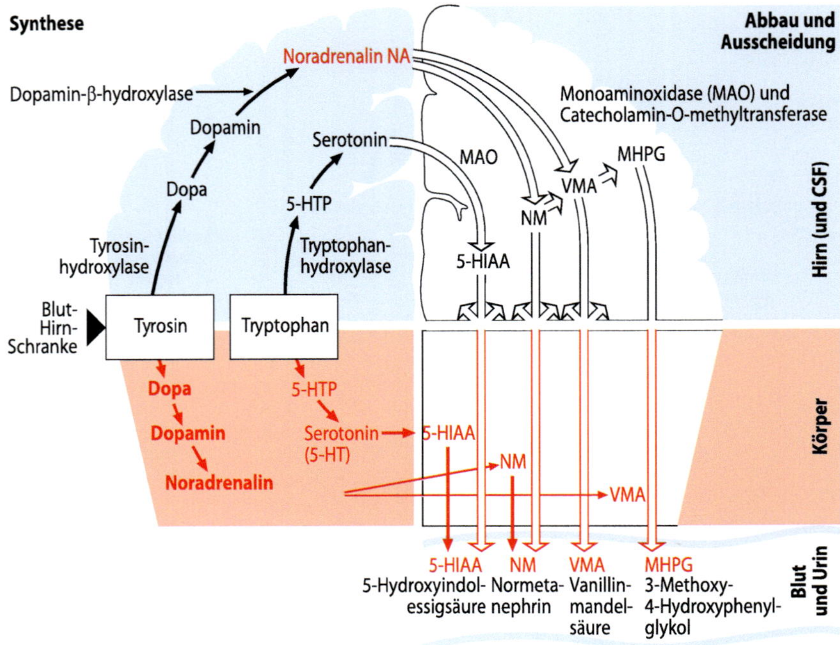

Abb. 27.22. Synthese, Abbau und Ausscheidung von Noradrenalin und Serotonin im Gehirn und in der Zerebrospinalflüssigkeit (CSF) sowie in Blut und Urin

manchen Personen Depressionen. **Monoaminoxidaseinhibitoren** (MAOI) führen konsequenterweise auch zu Besserung der Depression.

Gegen eine Monoamintheorie der Depression sprechen eine Reihe von Fakten: Substanzen, die nicht direkt auf den NA- und Serotoninhaushalt wirken, sind ebenfalls zur Behandlung der Depression geeignet (z. B. Mianserin). Post-mortem-Analysen von depressiven Suizidanten zeigen keine Änderung des NA-Gehalts, die Enzyme der NA-Synthese (das Enzym Dopamin-β-Hydroxylase, DBH) sind unverändert, die Metaboliten von zentralem NA und Serotonin sind ebenfalls nicht bei allen unipolar Depressiven reduziert. Man muss somit entweder einen anderen Mechanismus als die Zunahme des Transmitters im synaptischen Spalt annehmen, oder aber andere Neurotransmitter verursachen die Änderungen von NA und Serotonin sekundär als Folgeeffekt.

Σ In der Depression sind die Bindung von einigen Serotonin- und Noradrenalinrezeptoren (prä- und postsynaptisch) und/oder die Verfügbarkeit von NA und 5-HT reduziert. Antidepressiva haben eine Vielzahl von molekularen Wirkungen auf die synaptische Aktivität, deren Zusammenwirken schlecht verstanden ist.

Rezeptoränderungen an noradrenergen Synapsen

Antidepressiva bewirken einen Verlust der noradrenergen β_2- und α_2-Rezeptoren. Der klinische Effekt der Besserung geht mit der **Geschwindigkeit der Reduktion der Rezeptorbindungen**, gemessen an der Zahl der Liganden-Rezeptorverbindungen, und nicht mit dem Anstieg der Verfügbarkeit von NA und Serotonin einher! Depressionen könnten demnach auch durch ein **Zuviel** an zentralem NA verursacht sein und erst nach Zerstörung postsynaptischer NA-Rezeptoren durch das Medikament (was in der Regel Tage bis Wochen dauert) wird die Depression besser. Man nimmt an, dass mit der Reduktion der Zahl der Rezeptoren ein **kompensatorischer Anstieg** der Aktivität (Bindung) der verbliebenen β-Rezeptoren einhergeht. Damit wäre dann die normale neuronale Aktivität der postsynaptischen Zellen wieder hergestellt.

Σ Antidepressiva erhöhen die Bindungsfähigkeit serotonerger und noradrenerger Rezeptoren. Diese Sensibilitätserhöhung könnte durch Zerstörung oder Insensitivierung postsynaptischer Rezeptoren verursacht werden, was in der Folge zu einem kompensatorischen Anstieg der Sensibilität der verbliebenen noradrenergen und serotonergen Rezeptoren führt.

Dopamin

Besonders problematisch für eine Monoamintheorie der Depression ist die Tatsache, dass jene Transmittersysteme, die auf intrakranielle Selbstreizung ansprechen (Abschn. 26.3 und 26.4), nämlich **Dopamin-** und **Opiatsysteme**, in dieser Theorie keine Rolle spielen und NA-Systeme sowie Serotonin mit positiven Verstärkerprozessen (Freude) wenig zu tun haben.

Das zentrale Symptom der Depression, die negative Stimmung und Antriebslosigkeit, müsste daher auf eine Hemmung von positiven Verstärkerstrukturen, die Antriebslosigkeit und motorische Inaktivität auf Reduktion dopaminerger (nigrostratialer) Systeme rückführbar sein. In der Tat verursachen Antidepressiva eine Subsensitivität präsynaptischer dopaminerger Autorezeptoren und damit eine Erhöhung der Aktivität von DA-Synapsen. Andererseits hellt die Gabe von DA-Vorläufern die Stimmung bei Depressionen kaum auf, wohl aber Morphingabe. Die Blockade von Histaminrezeptoren im medialen Vorderhirnbündel durch Antidepressiva könnte eher erklären, warum sie die Stimmung aufhellen, da Histamin in diesen positiven verstärkenden Strukturen eine hemmende Wirkung hat. Ihre Blockade könnte die Dopaminwirkung wieder ermöglichen. Zusammenfassend kann man sagen, dass die Monoamintheorie der Depression grundsätzlich korrekt ist, dass aber viele zusätzliche und wenig bekannte subsynaptische und molekulare Mechanismen zur Verbesserung des Entladungsverhaltens monoaminerg übertragender Zellen beitragen.

Σ Die Stimmungsverbesserung bei erfolgreicher Bewältigung der Depression geht mit einer Verbesserung der synaptischen Übertragung monoaminerger limbischer Zellsysteme einher.

27.3.4 Bewältigung und Therapie der Depression

Antidepressiva und die Bewältigung von Angst und Hilflosigkeit

Wie wir schon in Kap. 8 gesehen haben, erhöht ein- oder mehrmalige Belastung zunächst sowohl zentrales als auch peripheres NA. **Lang anhaltende Belastung** und Hilflosigkeit führt zu einem zentralen NA-Verlust. Dies würde mit der Monoamintheorie der Depression übereinstimmen, nicht aber mit einem Zuviel an NA. Ein Teil der Widersprüche lässt sich beseitigen, wenn man den zeitlich-dynamischen **Verlauf** der Wirkung von Antidepressiva mit dem zeitlich-dynamischen Verlauf der Bewältigung von wiederholter Belastung (Stress) vergleicht.

Bei Depressionen und nach unbewältigbarem Stress ist die Aktivität von Neuronen mit β-adrenergen Rezeptoren im Gehirn von Tieren gering. Wenn Anforderungen an das Individuum (die Zellen) gerichtet werden, die energiemobilisierendes Bewältigungsverhalten erfordern, können die mit NA-Systemen verbundenen Netzwerke nicht ausreichend reagieren (gelernte Hilflosigkeit, Abschn. 27.3.1). Dagegen ist nach mehrmaliger erfolgreicher Stressbewältigung (Immunisierung) **oder** nach Behandlung mit Antidepressiva auch die **Aktivität der postsynaptischen Zellen mit NA-Rezeptoren erhöht** (Abschn. 27.3.2).

Die reduzierte Zahl β-adrenerger Rezeptoren nach Antidepressivabehandlung oder nach Stressbewältigung bei gleichzeitiger Erhöhung der Aktivität β-adrenerger Zellen ist vermutlich auf einen **Desensibilisierungsprozess** der β-adrenergen Membranen rückführbar (Abschn. 27.3.2).

Auch mehrmalige **Elektroschockbehandlung** (ECS, Abschn. 27.1.5), die bei schweren Depressionen positive Effekte aufweist, erzeugt im Tierversuch erhöhte Aktivität β-adrenerger und dopaminerger Zellen. Vor allem bei Frauen wirkt rechtshemisphärisch angebrachter Elektroschock. Die rechte Hemisphäre ist ja, wie in Abschn. 27.1. beschrieben, verstärkt mit der Verarbeitung negativer Emotionen befasst. Der elektro-konvulsive Schock zerstört vorübergehend diese rechts gespeicherten negativen Erinnerungen. Die Rolle der Stresshormone, des Wachstumshormons und der zirkadianen Periodik bei Stress, Hilflosigkeit und Depression haben wir ausführlich in Kap. 7 und Kap. 8 erläutert.

Σ Desensibilisierung der β-adrenergen Rezeptoren durch Antidepressiva oder Bewältigungsverhalten über mehrere Wochen könnte ein genereller Wirkmechanismus aller Behandlungsmethoden der Depression sein.

Psychologische Therapie

Unipolare Depressionen werden heute entweder mit antidepressiver Medikation oder mit Verhaltenstherapie (VT) behandelt. Beide Methoden weisen dieselbe Effektivität auf, aber Verhaltenstherapie führt zu stabileren Besserungen.

Die **verhaltenstherapeutische Behandlung** der Depression besteht aus dem systematischen Training sozialer und motorischer Aktivität, Umstrukturierung der negativen Denk- und Attributionsprozesse (kognitive Therapie) und sozial-familiären Maßnahmen zur Erweiterung der verfügbaren Handlungsalternativen. Nach **kognitiver Therapie** ist die Verfügbarkeit von Serotonin und NA verbessert, die Aktivität der Amygdala und des Orbitofrontalkortex reduziert.

Σ Die kognitive Verhaltenstherapie der Depression führt zu einer anhaltenden und physiologisch und neurochemisch nachweisbaren Besserung schwerer depressiver Zustände.

27.4 Aggression

»... an organism learns to do nothing by doing nothing; therefore a person learns to be nonviolent by being nonviolent.« (S. P. Scott)

27.4.1 Klassifikation und Genetik

Arten von Aggression

Wir unterscheiden neben Wut und (offener) Aggression verschiedene Kategorien antagonistischer Verhaltensweisen:

- **Beuteaggression** ist nicht nur von Hunger, sondern auch von verschiedenen Auslösereizen der Beute abhängig.
- **Zwischen-männliche Aggression** innerhalb einer Art ist vermutlich häufig von der Präsenz der Androgene abhängig (männliche Eifersucht?).
- **Zwischen-weibliche Aggression** innerhalb einer Art, kann auch ohne zirkulierende Androgene nachgewiesen werden. Sie hängt vermutlich mit territorialer Konkurrenz um das fitteste Männchen zusammen (weibliche Eifersucht?).
- **Furcht-induzierte Aggression** tritt stets nach einem Fluchtversuch (defensive Reaktion) auf.
- **Maternale (mütterliche) Aggression** dient nicht bei allen Arten nur zum Schutz der Jungen, sondern tritt häufig bei Einschränkung des Territoriums des Muttertiers auf. Sie wird auch von weiblichen Tieren ohne Junge gezeigt.
- **Irritationsaggression** (**reaktive Aggression**) tritt nach Schmerz und Frustration auf, sie ist spontan und zielgerichtet.
- **Sexuelle Aggression,** meist bei männlichen Tieren zu beobachten, wird von Paarungsreizen ausgelöst, ihre Funktion ist unklar.
- **Instrumentelle Aggression**, nur beim Menschen, zielgerichtet, »kaltblütig«, ist auf einen Zweck ausgerichtet, daher der Name instrumentell. Bei Tieren am ehesten mit Beuteaggression vergleichbar. Tiere zeigen aber keine instrumentelle Aggression gegen die eigene Art.

Gemeinsamkeiten aggressiven Verhaltens

Man kann alle genannten Subklassen aggressiven Verhaltens auf 2 Umweltereignisse zurückführen und **reaktive Aggression** und **instrumentelle Aggression** als die wichtigsten Kategorien bezeichnen: Die reaktive Aggression wird von der Darbietung aversiver, schmerzhafter Reize und dem Entzug von positiven Reizen (Frustration), die zum Überleben wichtig und/oder positiv verstärkend sind, ausgelöst. Sie bewirken als angeborene elementare Aggressionsreaktion **Beißen** (beim Menschen rudimentär als Zähne-Zusammenpressen messbar). Instrumentelle Aggression dagegen kann von vielen Reizen aktiviert werden, die eine positive Verstärkung für Aggression versprechen.

Σ Die für den Menschen wichtigsten Klassen aggressiven Verhaltens sind reaktive (Irritations-)Aggression und instrumentelle Aggression. Beißen und Zähne-Zusammenpressen ist die allen Aggressionen gemeinsame Verhaltensäußerung.

Genetik der Aggression

Aggressives Verhalten ist kein homöostatischer Trieb sondern primär gelerntes Verhalten, dessen Auftretenswahrscheinlichkeit auch von konstitutionell-hormonellen Voraussetzungen abhängt. Die Vererbbarkeit aggressiver Reaktionen von männlichen Mäusen beträgt nach selektiven Züchtungsversuchen im Durchschnitt zwischen 0,3 und 0,5 (bei einem Maximum von 1), die Umweltvarianz daher zwischen 70–50% (Abschn. 23.4). Für unterschiedliche Arten von Aggression existieren unterschiedliche Erbgänge.

Die genetische Transmission aggressiven Verhaltens beim Menschen ist nicht bekannt, die Konkordanzrate ein- und zweieiiger Zwillinge ist nicht unterschiedlich, was für eine **geringe erbliche Komponente** spricht. Die Lokalisation eines Gens für Aggression auf dem männlichen Y-Chromosom ist aus einer Reihe von Gründen empirisch nicht zu stützen: Zum Beispiel haben weibliche Tiere und Frauen kein Y-Chromosom, aber deutlich ausgeprägte aggressive Reaktionen. Auch der Zusammenhang zwischen Gewaltverbrechen und der Existenz einer XYY-Genkonfiguration bei Männern konnte nicht bestätigt werden.

Bei einer Gruppe von 14 episodisch extrem aggressiven Männern fand man ein defektes Gen am Chromosom X, das für das Enzym Monoaminoxidase A kodiert. Monoaminoxidase A war auch im Urin dieser Männer verringert. Dies könnte auf einen **Mangel an Serotonin** im Gehirn hindeuten (▣ Abb. 27.22).

Knockout-Mäuse ohne 5-HT_{1B}-Rezeptorgen oder ohne MAO_A-Gen sind deutlich reaktiv aggressiver als Kontrolltiere, was die Hypothese stützt, dass Serotonin an der Hemmung aggressiven Verhaltens beteiligt ist.

Für Beuteaggression, die der instrumentellen Aggression beim Menschen am ähnlichsten ist, wurde ein Gen in der Maus isoliert, das als »**tailless**« (schwanzlos) bezeichnet wird und für einige Rezeptortypen des Zellkerns kodiert. Tailless-Knockout-Mäuse, auch weibliche, zeigen reduziertes Amygdalavolumen und exzessive Aggression auch gegen den eigenen Nachwuchs.

Dass der zentrale **Androgenspiegel** als aktivierender **Schwellenregulator** für die über der weiblichen Aggression liegende Aggressivität der Männer verantwortlich ist, haben wir bereits in Kap. 7 und 8 erläutert. Der Androgenspiegel während der prä- und postnatalen Hirnentwicklung ist zumindest in großen Teilen genetisch determiniert.

Σ Beim Menschen sind aggressive, antisoziale Verhaltensweisen primär umweltbedingt. Allerdings konnten genetisch bedingte Risikofaktoren, vor allem ein verringertes zentrales Serotoninniveau, identifiziert werden.

27.4.2 Neurobiologie aggressiven Verhaltens

Der Hypothalamus als Musterstruktur

Die Lokalisation aggressiven Verhaltens in eine oder auch nur einige wenige Hirnstrukturen ist aufgrund der Heterogenität aggressiven Verhaltens nicht möglich. Wie bei anderen Emotionen können jedoch – zumindest für Katze, Maus und Ratte – einige **Knotenpunkte** neuronaler Verbindun-

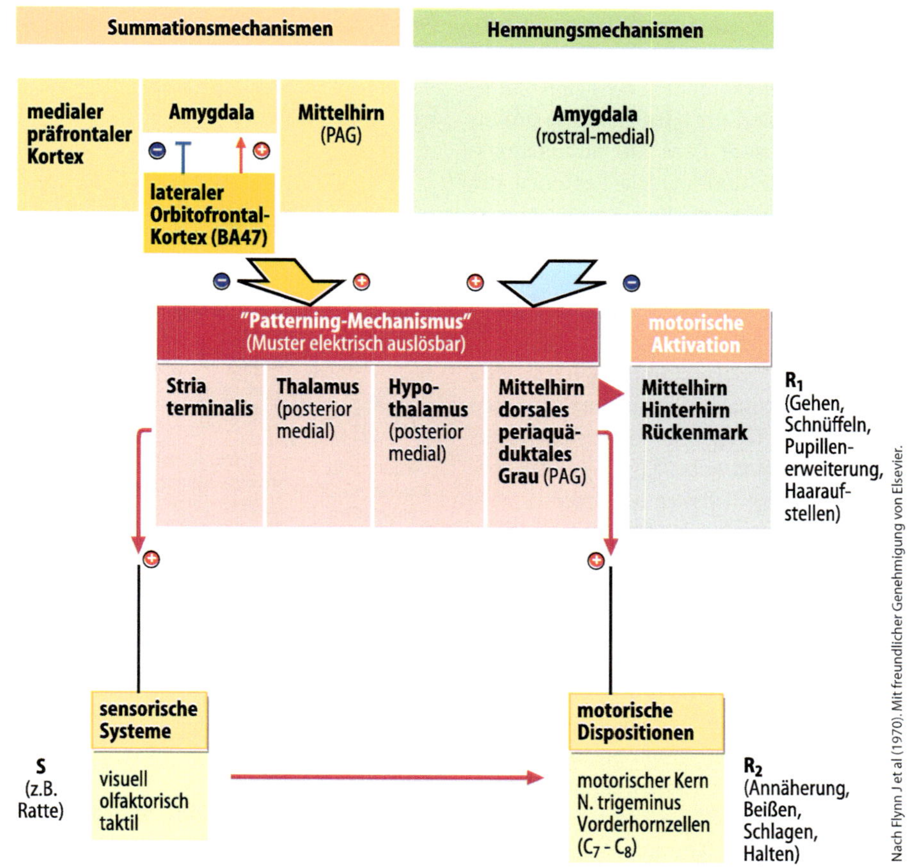

Abb. 27.23. Aggressionsverhalten (R) der Katze gegenüber der Ratte (S). Die Mustermechanismen (»patterning«) aktivieren direkt motorische Systeme, die zu relativ umgebungsunabhängigen unspezifischen Reaktionen (R1) führen und auch Systeme, die gezielte Reaktionen (R2) in Anpassung an die Reizsituation *(links)* steuern; die sensorischen Systeme werden gleichzeitig ebenfalls durch Erhöhung der selektiven Aufmerksamkeit beeinflusst. Andere Strukturen *(oben)* können die Erregung der Mustermechanismen unterdrücken oder bahnen. Diese sind oben als Summations- und Hemmungsmechanismus skizziert. Der mediale Präfrontalkortex hemmt Aggression, der laterale Orbitofrontalkortex erregt oder hemmt Aggression je nachdem, ob ein erwarteter Verstärker oder Bestrafung eingetreten ist (weitere Erläuterungen ► Text)

gen angegeben werden, die zeigen, dass aggressives Verhalten **hierarchisch** organisiert ist. Abb. 27.23 demonstriert dies für aggressive Attacken der Katze auf die Ratte. Wir wollen einige wesentliche Anteile dieses hierarchischen Systems beispielhaft erläutern.

Abb. 27.23 symbolisiert die zentrale Rolle des lateralen und medialen Hypothalamus als **integrierende Struktur** für Aggressionsverhalten. Reizung des lateralen Hypothalamus im Tierversuch bewirkt Beuteaggression, des medialen affektive Aggression. Dorsale Hypothalamusreizung erzeugt Flucht und bei vorhandenen Hindernissen Furchtaggression.

Der Hypothalamus erhöht die Aktivität von kaudal gelegenen Axonen und Kernen (R1 und R2 auf Abb. 27.23), vor allem die des **periaquäduktalen Grau des Mittelhirns** bei affektiver Attacke und die des ventralen Tegmentums bei Beuteangriff (bei der Ratte). Zwar kann jede der beiden Aggressionsarten auch von den kaudal gelegenen Strukturen ausgelöst werden, das Verhalten ist dabei aber oft blind und nicht mit den bestehenden Umweltreizen koordiniert **(Scheinwut, »sham rage«)**. Aktivierung einer übergeordneten Musterstruktur wie des Hypothalamus legt also auf die untergeordneten kaudal gelegenen Kerne eine Art **Bias**, eine **Tendenz**, die das Auftreten aggressiven Verhaltens begünstigt.

Der lateral-mediale Hypothalamus agiert als koordinierende Musterstruktur für reaktives aggressives Verhalten. Er wird vor allem durch limbische Strukturen (Amygdala, Hippokampus, »limbischer« anteriorer Thalamus) moduliert und steuert die sensomotorische Expression der Aggression in tieferen Hirnstrukturen.

Amygdala

Läsionen der **kortikomedialen** Teile der Amygdalae können zu extrem aggressiven Attacken auf lebende und unbelebte Objekte führen. Dieser Effekt wird dahingehend interpretiert, dass diese Areale über die Stria terminalis auf die hypothalamischen Musterstrukuren hemmend einwirken.

Dies gilt aber nur für Beuteaggression. Eine affektive Attacke dagegen wird durch Reizung der **basolateralen** Kerne (Abschn. 27.2), besonders in Rangkonflikten zwischen männlichen Tieren, ausgelöst. Läsion der **basalen Kerne** produziert zahme und aggressionslose Tiere. Die Stimulationsstudien zeigen, dass laterale und kaudale Regionen der Amygdala bei Reizung einen **graduellen** Anstieg aggressiven Verhaltens produzierten (**Summationsmechanismus** auf ◘ Abb. 27.23), andererseits mehr rostrale Regionen Furcht induzieren. Hypothalamische Reizung löst sofort eine geordnete Attacke aus.

Generell verlieren amygdalaektomierte Tiere ihre **soziale Dominanz**, dies allerdings auch abhängig von den historischen, innerhalb der Gruppe gewachsenen Dominanzverhältnissen. Dies zeigt ◘ Abb. 27.24: Zwei der operierten Tiere (Dave und Zeke) fielen an das unterste Ende der sozialen Hierarchie, während eines (Riva) hyperaggressiv wurde.

Das **Klüver-Bucy-Syndrom**, bei dem nach Abtragung der anterioren Temporalpole, **Zahmheit** und **Hypersexualität** bei Rhesusaffen beobachtet wurde, ist auf die (unbeabsichtigte) Entfernung der Amygdalae zurückzuführen und weniger auf die Entfernung der Temporalpole. Beim Menschen zeigen sich häufig ähnliche Symptome, wenngleich man aus Fallberichten alleine keine wissenschaftlich brauchbaren Schlüsse ableiten soll.

Beim **Menschen** wird die Funktion der Amygdala für aggressives Verhalten vor allem durch ihren Beitrag zur klassischen Furchtkonditionierung in der Sozialisation bestimmt sein: ohne adäquates Erlernen antizipatorischer Angst werden Aggressionstendenzen nicht gehemmt, wie dies z. B. bei den kriminellen Psychopathen auf ◘ Abb. 27.17 sichtbar ist. Inkonsistente und bestrafende Erziehung führt zu geringer Ausbildung und Aktivierbarkeit der Amygdala und erhöht die Wahrscheinlichkeit für antagonistisches Verhalten und Psychopathie (▶ unten).

Σ Die basolateralen (erregend) und medialen (hemmend) Kerne der Amygdala sind nicht nur für Furchtverhalten, sondern auch für dominanzerhaltende Aggression verantwortlich. Furcht- und Aggressionsareale überlappen sich.

Medialer und lateraler orbitaler Präfrontalkortex und Sozialverhalten

In ◘ Abb. 27.23 ist die Rolle dieser beiden Hirnareale dargestellt. Läsionen des Präfrontalkortex führen häufig zu **Ansteigen des Risikos für reaktive und instrumentelle Aggressionen.** Allerdings scheint beim lateralen Orbitofrontalkortex sowohl Enthemmung wie Hemmung der subkortikalen Musterstrukturen und der Amygdala möglich zu sein: Je nach dem Auftreten oder Nichteintreten erwarteter Belohnung oder Bestrafung (z. B. Frustration) wird Aggression gehemmt (Belohnung erhalten) oder stimuliert (Belohnungserwartung verletzt).

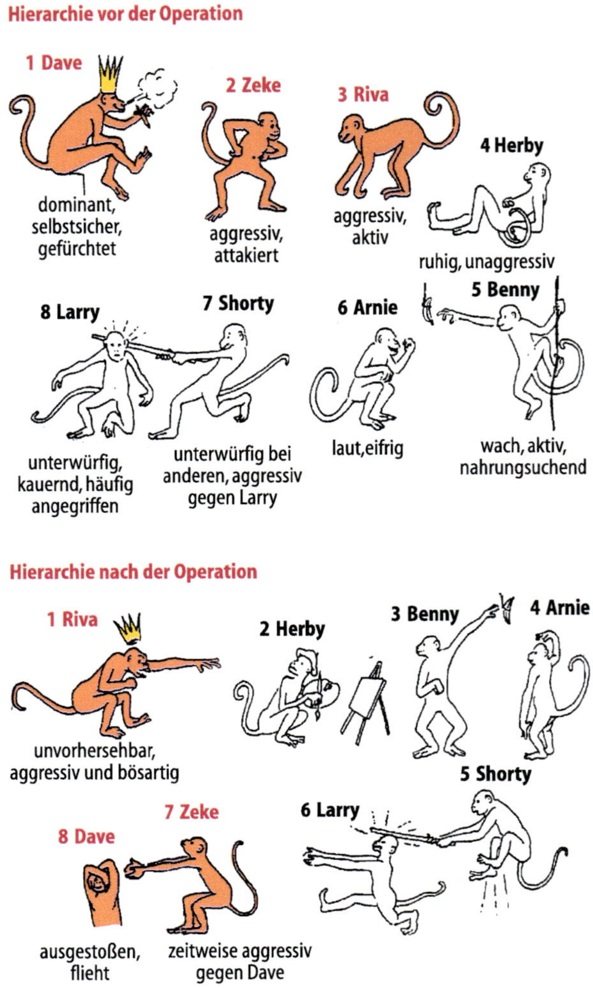
Hierarchie vor der Operation
1 Dave
dominant, selbstsicher, gefürchtet
2 Zeke
aggressiv, attakiert
3 Riva
aggressiv, aktiv
4 Herby
ruhig, unaggressiv
5 Benny
wach, aktiv, nahrungsuchend
6 Arnie
laut,eifrig
7 Shorty
unterwürfig bei anderen, aggressiv gegen Larry
8 Larry
unterwürfig, kauernd, häufig angegriffen
Hierarchie nach der Operation
1 Riva
unvorhersehbar, aggressiv und bösartig
2 Herby
3 Benny
4 Arnie
5 Shorty
6 Larry
7 Zeke
zeitweise aggressiv gegen Dave
8 Dave
ausgestoßen, flieht
Aus Rosvold EH, Mirsky AF, Pribram KH (1954). Mit freundlicher Genehmigung der APA.

◘ **Abb. 27.24. Amygdala und Aggression.** Änderungen der Hierarchie einer Affenhorde vor *(oben)* und nach *(unten)* beidseitiger Läsion der Mandelkerne (N. amygdalae) bei Dave, Zeke und Riva. Erläuterungen ▶ Text

◘ Abb. 27.25 zeigt die Aktivierung des medialen Präfrontalkortex bei Personen mit niedriger Ausprägung von psychopathischen Charakterzügen, die **Schuldgefühle** entwickeln, nachdem sie eine ihnen nur flüchtig bekannte Person für langsames Reagieren mit einem schmerzhaften Schlag bestraften. Personen mit hohen Psychopathiewerten (▶ unten) und geringem Schuldgefühl zeigen **keinerlei medial-frontale Aktivierung.** Schuldgefühl resultiert aus der Fertigkeit, sich motorisch oder emotional in andere Personen hineinzuversetzen. Voraussetzung für dieses als **Empathie** bezeichneten Phänomens ist die Funktionstüchtigkeit des medialen Präfrontalkortex (Abschn. 28.7.3).

Der **orbitofrontale Kortex** (die posteriomediale Region) projiziert in den Temporalpol und **vice versa,** wie die oberen und mittleren G. temporali (◘ Abb. 27.5). Von dort erhält der Orbitofrontalkortex die gespeicherten Belohnungs- und Bestrafungswerte der Verstärker. Die **Amyg-**

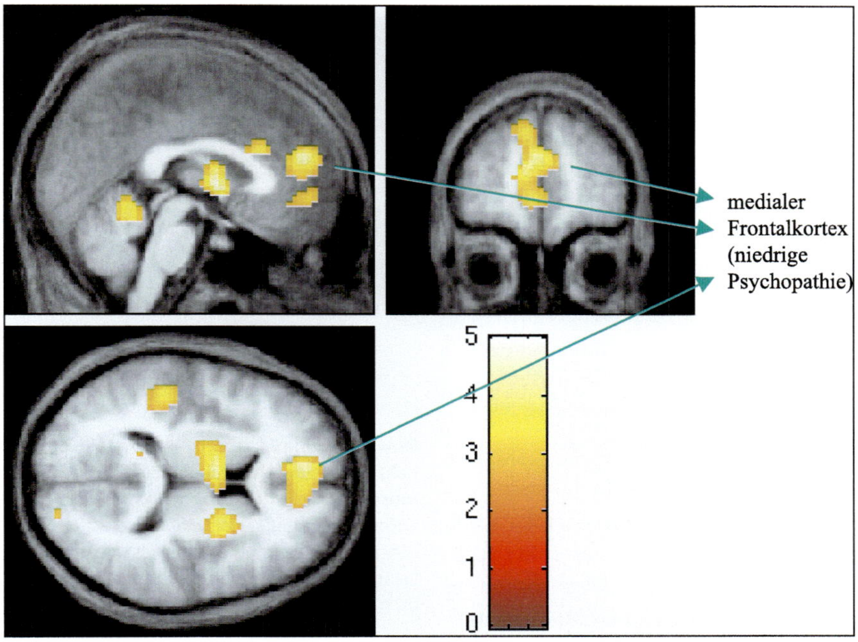

Abb. 27.25. Schuld und Empathie. Hirnaktivierungen, gemessen mit fMRT, von Personen mit niederen Psychopathiewerten, die eine andere, ihnen flüchtig bekannte, Person mit einem schmerzhaften Reiz bestrafen und dabei Schuldgefühle empfinden. Man erkennt vor allem die starke medial präfrontale Aktivierung. Zusätzlich sind noch der vordere Thalamus und Basalganglien, Zingulum, Insel und Kleinhirn aktiviert

dalae erhalten aus den meisten neokortikalen Regionen Erregungseinstrom über den Temporallappen und projizieren bevorzugt in den frontalen, entorhinalen und insulären Temporalkortex (Kap. 5), damit erhält der Kortex stets die Stärke der potenziellen Vermeidungstendenz (»bias«) eines Reizes mitgeteilt.

Amygdala und posteriomedialer Orbito-Frontalkortex projizieren beide in dieselben Regionen von **lateralem und medialem Hypothalamus**, den wir als Mustergenerator für Aggression auf Abb. 27.23 charakterisiert haben. Dieses System aus Amygdala, präfrontalem und orbitalem Frontalkortex und rostralem sowie superiorem Temporalkortex scheint somit auch anatomisch als **oberste Steuer- und Modulationsstruktur für Sozialverhalten** zuständig zu sein.

Der mediale Präfrontalkortex wird bei Schuldgefühlen und empathischen Gefühlen aktiviert, während der laterale Orbitofrontalkortex Verletzungen von Erwartungen mit Hemmung oder Aktivierung von Aggression im subkortikalen Aggressionssystem beantwortet.

27.4.3 Neurochemie der Aggression

Serotonin

Ein Anstieg der 5-HT-Rezeptor-Bindungsstellen reduziert Aggression, ein Abfall erhöht Aggressivität. Läsion der Raphe-Kerne fördert Aggressivität im Tierversuch. Auch beim Menschen besteht eine negative Korrelation zwischen 5-Hydroxindolessigsäure (5-HIAA ist ein indirektes Maß für die Zahl der 5-HT-Bindungsstellen im Gehirn, Abb. 27.22) in der Zerebrospinalflüssigkeit, **reaktiver Aggressivität und Suizidalität**. Dabei scheint die 5-HT-Rezeptor-Aktivierung mehr zur **Impulsivität** beizutragen, während das 5-Serotonintransportmolekül (SERT), das 5-HT in die präsynaptische Endigung wieder aufnimmt, ein guter Prädiktor für **aggressives Verhalten** ist. Beide zusammen, SERT-Abfall und geringe Serotoninrezeptorbindung, sagen gewalttätiges suizidales Verhalten voraus. Die subkortikalen Raphe-Kerne üben eine generell dämpfende Wirkung auf die Aggressionssysteme aus.

Reduktion der synaptischen Aktivierung für Serotonin und Reduktion der Wiederaufnahme von Serotonin in die präsynaptische Endigung in den Aggressionssystemen erhöht das Risiko für impulsives, aggressives und suizidales Verhalten.

Gamma-Amino-Buttersäure (GABA)

Alle Substanzen, die am $GABA_A$-Rezeptor binden, vor allem Alkohol und Benzodiazepine (Valium), **erniedrigen die Schwelle** für reaktive und instrumentelle Aggression. Die Kombination aus beiden senkt sie weiter. Area 47 des orbitofrontalen Kortex (► oben) wird besonders stark durch GABAerge Agonisten gehemmt: nach Alkoholaufnahme und Diazepam können die Personen die wütenden und aggressiven und auch traurigen Gesichter anderer nicht mehr erkennen, was die Hemmschwelle für antagonistische Akte

(Aggressionen) senkt. Bei Psychopathen (Abschn. 27.4.4 und Abb. 27.17) ist dieser Effekt noch ausgeprägter.

Alkohol und Diazepam sowie blutdrucksenkende Substanzen wie Propanolol führen zu Reduktion der NA-Aktivierung in der Amygdala, eine Voraussetzung für das Antizipieren und Behalten furchtrelevanter Reize (Abschn. 27.2.2) und somit der gesamten Sozialisation. Insofern wirken Alkohol und Benzodiazepine sowohl über den Orbitofrontalkortex wie über die Amygdala aggressionsfördernd.

$GABA_A$-Aktivierung in Orbitofrontalkortex und Amygdala senkt die Hemmschwelle für aggressive Akte. Alkohol und Diazepam sind die häufigste Ursache für einen Anstieg des Risikos antisozialer Akte.

Sexualhormone

Erwachsene Tiere, die bereits Auseinandersetzungen mit Artgenossen hatten, brauchen kein Testosteron zur Aufrechterhaltung ihrer Rangposition. Allerdings kommt es **ohne** die Gegenwart von **Androgenen im Fötus** und unmittelbar nach der Geburt (frühe Androgenisierung) nicht zur Ausbildung der für Aggressionsverhalten notwendigen neuronalen Verbindungen. Injektion von Testosteron in Tiere, die unmittelbar nach der Geburt kastriert wurden, hat keinen aggressionsfördernden Effekt, wenn die Androgene prä- und postnatal blockiert wurden. Der aktivierende Effekt von Testosteron auf Aggression tritt aber bei spätkastrierten Tieren schon auf. Dies bedeutet, dass erst ab einer bestimmten Hirnentwicklung (Pubertät?) Androgene ihre aggressionsfördernde Wirkung entfalten, wenn pränatal Androgene in ausreichender Menge auf das Gehirn eingewirkt haben (Abb. 27.26).

Bei selektiver Züchtung von aggressiven Mäusen ergibt sich, dass die Gene für zwischenmännliche Aggressivität nur in Gegenwart von **hinreichend hohen Testosteron-Konzentrationen** wirksam werden. Aggressive Mäuse mit hoher Androgenkonzentration sind darüber hinaus weniger ängstlich, lernen schneller, sind stärker sympathisch aktiviert und weisen erhöhte Adrenalinausschüttung der Nebennierenrinde auf. Dasselbe gilt für weibliche Tiere, die offensichtlich auch autosomale Gene für Aggressivität besitzen, die bei Gegenwart von Androgenen aktiv werden.

Bei selektiv auf Aggressivität gezüchteten Tieren erscheint diese nicht mehr nach 1–16 Tagen sozialer Isolation: Die sozialen Bedingungen, in denen die Tiere miteinander interagieren, können die genetische Variation fast völlig zum Verschwinden bringen.

Die Beziehung von Androgenen und unterschiedlichen Formen von Aggression sind komplex. Ohne ausreichende Androgenwirkung pränatal auf das Gehirn verliert das in der Pubertät vermehrt ausgeschüttete Testosteron seine aggressionsfördernde Wirkung. Östrogene hemmen, wenn im Hypothalamus vorhanden, Aggressivität.

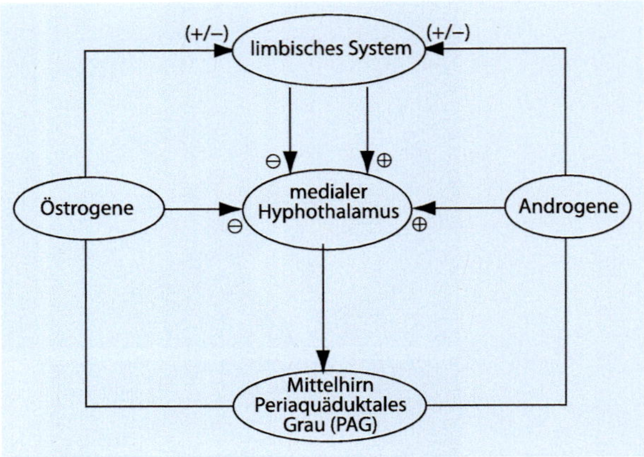

Abb. 27.26. Schematische Darstellung der Wirkung weiblicher und männlicher Sexualhormone auf die Aggressionsmusterstruktur des Hypothalamus bei defensiver Aggression. Ob diese auch auf die Mittelhirn-Expressions-Strukturen (unten) eine gleichsinnige Wirkung entfalten, ist nicht bekannt. Die Wirkungen der Sexualhormone im limbischen System sind Areal- und Kontextspezifisch, (+) ist fördernd, (–) hemmend

Gewalttätigkeit und Kastration

Kastration männlicher Mäusestämme vor oder während der Pubertät, während der – wie beim Menschen – der Testosterongehalt stark steigt, verhindern das postpubertäre Ansteigen der Aggression. Insgesamt scheint Testosteron die Entwicklung **zwischenmännlicher Aggression** zu beeinflussen, andere Aggressionsarten (Abschn. 27.4.1) sind auf Variationen des Testosteronspiegels weniger sensibel.

Der häufig zitierte aggressionsdämpfende Effekt von Kastration und reversibler Kastration mit Testosteronantagonisten (Abschn. 26.3) bei männlichen **Gewaltverbrechern** ist nicht eindeutig auf Androgensenkung rückführbar, da mit diesem Eingriff eine Vielzahl anderer bedeutsamer Änderungen einhergehen, z. B. Nachlassen der Sexualität und Motorik, die alle einen schwer kontrollierbaren Einfluss auf das aggressive Verhalten zeigen. Dasselbe gilt für **psychochirurgische Eingriffe**, vor allem Läsionen in der Amygdala und Läsionen der Verbindungen zu präfrontalen Regionen (Abschn. 28.7), die auch aggressives Verhalten beeinflussen. Klare Schlüsse sind nicht möglich, da jede höhere Hirnregion eine Vielzahl von Funktionen steuert und nie allein für ein Verhalten verantwortlich ist (für weitere Informationen über Hormone und Verhalten: Kap. 8).

Reversible und irreversible Kastration senkt die Wahrscheinlichkeit für aggressive Akte. Der Effekt hängt aber von vielen Faktoren ab und kann nicht allein auf die Androgen-Hemmung zurückgeführt werden.

27.4.4 Antisoziales Verhalten und Psychopathie-Soziopathie

Die psychopathische Persönlichkeit

Soziopathen sind Personen, die wiederholt antisoziale aggressive Akte begehen, ohne durch Strafe oder negative Konsequenzen beeindruckbar zu sein. Sie zeigen **weder Reue noch Schuld** nach antisozialen Aktivitäten, überblicken aber intellektuell sowohl die Tat als auch ihre Konsequenzen. In der Forschung wurde bisher nur die **antisoziale soziopathische Verhaltensstörung** untersucht. Mindestens genauso häufig sind aber **erfolgreiche Soziopathen,** die nicht als gestört eingestuft werden, obwohl sie für ihre Mitmenschen vermutlich eine mindestens vergleichbare Last sind. Über Erfolg oder Misserfolg (Antisozialität) entscheiden neben der Intelligenz vor allem die Zugehörigkeit zur sozialen Schicht (Modell des Vaters), Konsistenz der Erziehung, Schulbildung und Geschlecht.

Wichtige **psychologische Merkmale** des Soziopathen, die über Fragebogen, experimentelle Prozeduren und Interview erhoben werden können, sind:

- durchschnittliche bis überdurchschnittliche Intelligenz;
- lernt schlecht, wenn Strafreize verwendet werden (passives Vermeiden), dagegen lernt er normal bei Geld- oder Verstärkerentzug als negative Verstärker;
- weist geringe Toleranz gegenüber **Verzögerung von positiven Verstärkern** auf – meist durch Impulsivität bedingt –, erträgt Langeweile und Monotonie schlecht, sucht Erregung (»**Sensations-Suche**«);
- zeigt keinerlei Irrationalität oder psychotische Zeichen; wenig bis keine antizipatorische Angst; plant kaum länger voraus;
- ist unzuverlässig, verantwortungslos;
- hat selten anhaltende enge Partnerbindungen und Freundschaften;
- häufige aggressive bis kriminelle Angriffe auf andere, besonders unter Alkohol (alkoholisiertes Fahren, Rücksichtslosigkeiten);
- zeigt nach antisozialen Akten wenig oder keine Reue.

Das erste Auftreten der genannten Verhaltensweisen muss bereits vor dem 18. Lebensjahr sein, und es sind nicht alle Verhaltensmuster immer vorhanden. Für die sichere Diagnose müssen aber mindestens sechs davon existieren.

Σ Soziopathie-Psychopathie ist ein früh auftretendes Syndrom antisozialer Verhaltensweisen, das vor allem durch mangelnde emotionale Antizipation sozialer Strafreize bedingt ist.

Psychophysiologie

Kriminelle Soziopathen, die 10–30% der schwer gewalttätigen Gefängnispopulation ausmachen, zeigen überraschend konsistente physiologische Befunde in peripher-physiologischen Reaktionen in spezifischen Situationen. Das Spontan-EEG krimineller Soziopathen weist eine etwas erhöhte Tendenz zu temporalen Verlangsamungen auf. **In Antizipation realer oder vorgestellter aversiver Reizung** zeigen Soziopathen eine **deutlich verringerte Hautwiderstandsänderung** (Abb. 27.27) auf.

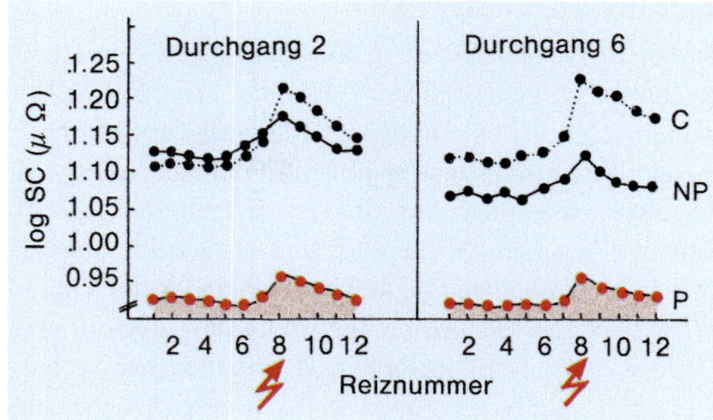

Abb. 27.27. Mittlere logarithmierte Hautleitfähigkeit (Ordinate) als Funktion eines antizipierten aversiven elektrischen Reizes. Die Versuchspersonen beobachteten das Auftauchen der Zahlen 1 bis 12 auf einem Bildschirm, bei 8 erhielten sie den elektrischen Reiz. Der zweite *(links)* und sechste *(rechts)* Durchgang ist dargestellt. Rot: psychopathische Kriminelle (P); darüber nicht-psychopathische Kriminelle (NP); punktiert: nicht-kriminelle Normalpersonen (C). Sowohl die absolute Höhe der Hautleitfähigkeit ist bei den Soziopathen signifikant verringert, als auch die Höhe der antizipatorischen Hautleitfähigkeitsreaktion

Die **Startle-Reflex-Potenzierung** bei gleichzeitiger Darbietung emotional negativer Reize ist bei Soziopathen deutlich erniedrigt (Abb. 27.15), was die **mangelnde Aktivierbarkeit der Amygdala** durch Furcht- und Angstreize unterstreicht.

In **passiven Vermeidungssituationen** (z. B. in einer bestimmten Reihenfolge auf unterschiedlich beleuchtete Tasten drücken, wobei falsche Sequenzen mit einem elektrischen Reiz oder Lärm bestraft werden) machen Soziopathen häufiger Fehler, da sie bestrafte Sequenzen nicht unterdrücken, sondern im Sinne eines **disinhibitorischen Verhaltensdefizits** immer wieder ausführen **(Mangel an Angst).** Bei Gabe von **Adrenalin** oder **Amphetamin** gleichen sie sich der normalen Kontrollgruppe an. Alkohol und **sedierende Beruhigungsmittel (Barbiturate, Diazepam)** reduzieren die antizipatorische Angst und verstärken daher das impulsive und aggressive Verhalten der Psychopathen, da sie die Folgen ihres Verhaltens noch weniger fürchten.

Insgesamt besteht also im EEG oft eine Verlangsamung, im Hautwiderstand Unteraktivierung, die NA-Reagibilität ist reduziert, Schreckreflex verkleinert und Anfälligkeit für **Langeweile** und **Sensationssuche** subjektiv erhöht.

Σ Bei Psychopathen ist der Hautwiderstand in Antizipation aversiv-bestrafender Reize nicht erniedrigt und die Potenzierung des Schreckreflexes unterdrückt. Amphetamin reduziert, Alkohol und Benzodiazepine erhöhen die Wahrscheinlichkeit für psychopathisches Verhalten.

Neuronale Grundlagen

Abb. 27.17 zeigt typische Veränderungen der Hirndurchblutung, gemessen mit fMRT, bei kriminellen Psychopathen und bei Gesunden. Der **lateralе Orbitofrontalkortex**, die **vordere Inselregion** und der **vordere Gyrus cinguli** sind in Antizipation eines aversiven Reizes bei Darbietung eines menschlichen Gesichts als konditioniertem Reiz nicht aktivierbar. Die **Amygdala-Aktivierung** habituiert extrem schnell. Die medial-präfrontale Region, verantwortlich für Schuldgefühle und **empathisches** Verhalten ist nach aggressiven Akten bei Psychopathen nicht aktiv (Abb. 27.25).

Σ Psychopathische Personen zeichnen sich in Situationen antizipatorischer sozialer Angst durch Unteraktivierung des Amygdala-präfrontalen-Inselkortex-Furchtsystems aus.

Prävention und Behandlung

Die Therapie der antisozialen Soziopathie (erfolgreiche Soziopathen suchen keine Therapie) ist aufgrund des passiven Vermeidungsdefizits sehr schwierig: Die soziale Anpassung an eine Kultur oder Subkultur beruht zu einem wesentlichen Teil auf passivem Vermeiden, d.h. wir lernen, bestimmte **Handlungen nicht** auszuführen, da sie aversive Konsequenzen nach sich ziehen.

Die übliche Therapie der Strafe (Gefängnis) zeigt **wenig** Einfluss auf das Verhalten der kriminellen Soziopathen. Sedierende Drogen, die häufig eingesetzt werden, sind – wie oben ausgeführt – kontraindiziert. Aber auch stimulierende Drogen haben nur kurzfristig positive Effekte, da die unter Drogen erworbenen Verhaltensweisen nur im selben Aktivitätszustand, also wieder unter Drogen, wiedergegeben werden können (zustandsabhängiges Lernen) (Box 27.5).

Box 27.5. Selbstregulation der lokalen Hirndurchblutung: Erlernen von Angst bei Psychopathen?

Die Abbildung zeigt ein sog. **fMRT-Gehirn-Computer-Interface** zum Training der Regulation des lokalen BOLD-Effektes (Kap. 20). Die Personen beobachten ihre Hirndurchblutung (BOLD) auf einem Bildschirm (rote Kurve links unten in b) und erhalten die Aufgabe, diese abwechselnd zu erhöhen (grüner Hintergrund) oder zu erniedrigen (blauer Hintergrund). Meist erreichen die Personen dies durch emotionale oder kognitive Vorstellungen, je nach ausgewähltem Hirnareal. Auf diesem Bild lernen die Personen ihren parahippokampalen Gyrus (grünes Quadrat in a und PPA in c) zu aktivieren und desaktivieren. Nach 3–4 Sitzungen können dies gesunde Personen und damit ihre Gedächtnisleistung im Hippokampus positiv und negativ beeinflussen. Bei Psychopathen wird geübt, in Angstsituationen wieder das Amygdala-präfrontale Furcht- und Schuldsystem (Abb. 27.17 und 27.25) zu aktivieren und diese erlernte Fähigkeit mit Verhaltenstherapie und Sozialtherapie zu kombinieren.

Literatur: Weiskopf N, Veit R, Erb M, Mathiak K, Grodd W, Goebel R, Birbaumer N (2003) Physiological self-regulation of regional brain activity using real-time functional magnetic resonance imaging (fMRI): methodology and exemplary data. NeuroImage 19:577–586.

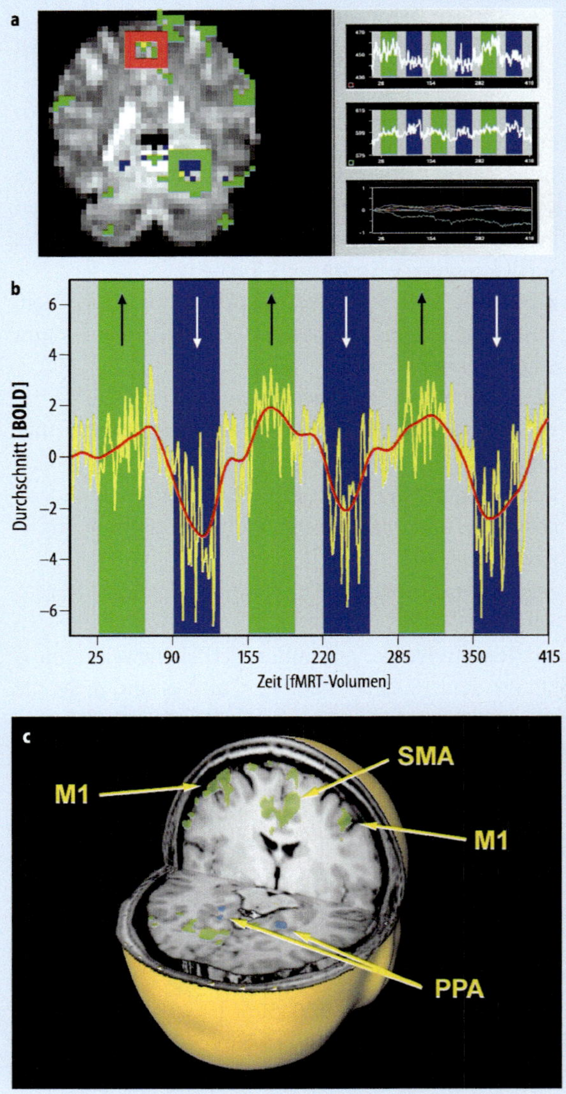

Aus Weiskopf N et al (2003). Mit freundlicher Genehmigung von Elsevier.

Es wird deutlich, dass möglichst frühes Einsetzen von **präventiven** psychologischen Maßnahmen, die ohne Strafreize auskommen, bei auffälligen Jugendlichen gute Erfolgsaussichten haben, solange die Jugendlichen nicht in ihr altes soziopathisches Milieu (z. B. Slum) zurückkehren müssen.

Familiäre Risikofaktoren für antisoziale Psychopathie und Kriminalität sind physischer und sexueller Missbrauch, Schwangerschaft und Geburt von jungen, ökonomisch deprivierten alleinstehenden Müttern, aggressive Modelle und Vorbilder, exzessives Fernsehen und aggressive Computerspiele sowie gewalttätige Pornographie, psychische Störungen und/oder Substanzmissbrauch in der Familie, inkonsistenter und überwiegend bestrafender Erziehungsstil und Geburtskomplikationen.

Σ **Psychopathie entsteht aus einer Vielzahl von sozialen, biologischen und psychologischen sowie genetischen Risikofaktoren. Nur eine Behandlung aller Faktoren, einschließlich der biologischen (z. B. Hirndurchblutung des Furchtsystems), kann die Rückfallquote bei kriminellen Psychopathen senken.**

Zusammenfassung

Gefühle sind Reaktionen auf hedonisch positive und aversive Reize, die auf **3 Reaktionsebenen** ablaufen:
- der physiologisch-hormonellen,
- der motorisch-verhaltensmäßigen und
- der subjektiv-psychologischen.

Die **Rückmeldungen der peripher-physiologischen** und muskulären Ausdrucksäußerungen von Gefühlen bestimmen Qualität und Intensität der Gefühlsreaktionen mit (James-Lange). Die **Rückmeldungen aus den peripheren Erfolgsorganen (»somatic markers«)** werden im **superioren Parietalkortex** analysiert und erlauben Gefühlswahrnehmung ohne bewusste Registrierung der auslösenden Reize.

Höhere kognitive Prozesse sind zur Entstehung der Basisgefühle nicht notwendig. Als Basisgefühle gelten:
- Freude–Glück,
- Interesse–Orientierung,
- Wut,
- Trauer,
- Furcht,
- Ekel.

Angst und Furcht werden
- über klassische emotionale Konditionierung erworben und
- über instrumentelles Vermeidungslernen aufrecht erhalten.

Die **assoziative Verknüpfung** zwischen auslösenden Reizen und Furchtreaktionen erfolgt im lateralen Kern der Amygdala.

Die **efferenten Ausgänge** zu den autonomen, muskulären und endokrinen Erfolgsorganen erfolgen über den zentralen Kern der Amygdala.

An der **Steuerung von Furcht und Angst** sind neben der Amygdala beteiligt:
- Orbitofrontalkortex,
- vordere Inselregion und
- anteriores Zingulum.

Im **Furchtnetzwerk**
- steuern NMDA-Rezeptor- und glutamaterge Synapsen die assoziativen Bindungen;
- erhöht Noradrenalin die Aufmerksamkeit auf Furchtreize und verbessert deren Speicherung;
- hemmen GABAerge-Systeme Furcht;
- führen die Stresshormone der Hypophysen-Nebennierenrinde bei lange anhaltendem Stress zu Zerstörung hippokampaler und präfrontaler Neurone und der Neurogenese.

Trauer und Depression sind Folgen von
- gelernter Hilflosigkeit und
- Mangel an positiver Verstärkung.

Die **Hirnregionen**, die für Depression verantwortlich sind, bestehen aus:
- subgenualem anteriorem Zingulum,
- ventrolateralem Präfrontalkortex,
- vorderer Insel,
- Amygdala,
- serotonergen und noradrenergen Systemen,
- Nebennierenrinden-Hypophysen-Achse.

Neurochemisch ist bei Depression
- die Wachstumshormonausschüttung in der ersten Nachthälfte reduziert;
- die Kortisolausschüttung in der 2. Nachthälfte verfrüht erhöht;
- die Rezeptor-Bindung von serotonergen und noradrenergen Synapsen erniedrigt.

▼

Aggressives Verhalten wird gelernt und besteht aus
- reaktiver Aggression, z. B. Frustration nach Verstärkerverlust, und
- instrumenteller Aggression, z. B. zielgerichteter Beuteaggression.

Der **lateral-mediale Hypothalamus** integriert bei Aggression die Afferenzen aus
- der Amygdala,
- dem medialen Präfrontalkortex und
- dem lateralen Orbitofrontalkortex.

Er gibt die neuronalen Muster an subkortikale Regionen weiter, nämlich
- das periaquäduktale Grau,
- Mittelhirnregionen, reich an Androgenrezeptoren, und
- motorische und sensorische Ein- und Ausgänge.

Neurochemisch
- reduziert **Anstieg der Rezeptorbindung** und Verfügbarkeit von Serotonin die Aggressivität;
- erhöhen Substanzen, die an $GABA_A$-Rezeptoren binden, vor allem Alkohol und Benzodiazepine, die Aggressivität;
- erhöhen männliche Sexualhormone in kritischen Perioden der Hirnentwicklung das Risiko für antisoziale Akte.

Psychopathie-Soziopathie erhöht das Risiko für antisoziales-aggressives Verhalten, weil
- das Furchtsystem im Gehirn unteraktiv ist;
- die allgemeine Aktivierbarkeit durch Strafreize auf allen Ebenen vermindert ist;
- familiäre und soziale Bindungen reduziert sind.

27

Literatur

American Psychiatric Association (ed) (1994) Diagnostic and statistical manual of mental disorders, 4th ed (DSM-IV). Washington

Birbaumer N, Öhman A (eds) (1994) The structure of emotion. Hogrefe, Toronto

Charney D, Nestler E (ed) (2004) Neurobiology of mental illness, 2nd ed. Oxford University Press, Oxford

Clynes M (1989) Communication and generation of emotion through sentic form. In: Levi L (ed) Emotion. Raven, New York

Davidson RJ, Scherer K, Goldsmith H (eds) (2003) Handbook of affective sciences. Oxford University Press, Oxford

James W (1890) The Principles of psychology. Holt, New York. Nachdruck: Harvard Univ Press, Cambridge 1983

LeDoux J (1995) Emotion: clues from the brain. Ann Rev Psychol 46:209–235

Maren S, Quirk G (2004) Neuronal signalling of fear memory. Nature Rev. Neurosc. 5:844–852

Mattson M (ed) (2003) Neurobiology of aggression. Humana Press, Totowa

McCord WM (1982) The psychopath and milieu therapy. Academic Press, New York

Rolls ET (1999) The brain and emotion. Oxford University Press, Oxford

Rosenzweig MR, Breedlove, SM, Watson NV (2004) Biological psychology, 4th ed. Sinauer, Mass

Schiffer R, Rao J, Foget B (eds) (2003) Neuropsychiatry, 2nd ed. Lippincott, Philadelphia

Siegel A (2005) Neurobiology of aggression and rage. CRC Press, Boca Raton

28 Kognitive Prozesse (Denken)

N. Birbaumer (et al.), *Biologische Psychologie*, Springer-Lehrbuch,
https://doi.org/10.1007/978-3-540-95938-0_28

Phineas Gage, von Beruf Sprengmeister, erledigte seine Arbeit gewissenhaft und war ein vorbildlicher Familienvater. Bei einer frühzeitigen Detonation drang der Eisenstab, den er zur Abfüllung des Dynamits benützte, in seinen vorderen Schädel und in das Gehirn ein (zur Lokalisation der Verletzung ◻ Abb. 28.36). Nach der Ausheilung der Verletzung zeigten sich keine besonderen Ausfälle, seine Intelligenz war wie früher, sein Gedächtnis gut und die Sinnesfunktionen und Bewegungsabläufe normal. Verändert war und blieb sein soziales Verhalten: die Arbeit interessierte ihn ebenso wenig wie die Familie, er lebte in den Tag hinein, wurde unzuverlässig und vulgär. Eine spätere Rekonstruktion seiner Verletzung ergab, dass große Teile seines präfrontalen Kortex zerstört waren und damit eine Gruppe spezifischer kognitiver Funktionen ausfielen, die auch für Sozialverhalten von großer Bedeutung sind.

Unter kognitiven Funktionen verstehen wir alle bewussten und nicht bewussten Vorgänge, die bei der Verarbeitung von organismusexterner oder -interner Information ablaufen, z. B. Entschlüsselung (Enkodierung), Vergleich mit gespeicherter Information, Verteilung der Information und sprachlich-begriffliche Äußerung. Als psychische **Funktionen** grenzen wir Denken, Gedächtnis und Wahrnehmung von den Trieben und Gefühlen als psychische **Kräfte** ab.

28.1 Sprache, Vorstellungen und Denkprozesse

28.1.1 Sprache

Kognitive Psychologie und Neuropsychologie

Die Untersuchung von Denkvorgängen durch die **kognitive Psychologie** hat in den letzten Jahrzehnten einen bedeutsamen Aufschwung erfahren. Allerdings begnügt sich die kognitive Psychologie methodisch bisher meist mit der Messung subjektiv-psychologischer Variablen (z. B. Aussagen der Versuchsperson) oder einfacher motorischer Größen (Reaktionszeiten).

Andererseits hat die **Neuropsychologie**, die vor allem die neuronalen Grundlagen menschlichen Denkens und der Sprache an Patienten mit Hirnläsionen untersucht, von den Versuchsanordnungen der kognitiven Psychologie einen wesentlichen Impuls erhalten, so dass wir heute deutlich mehr über die neuronalen Grundlagen des Denkens wissen als vor wenigen Jahren. Bevor wir uns diesen neuronalen Mechanismen zuwenden, müssen wir vorerst auf **psychologischer Ebene** eine möglichst präzise (d. h. operationalisierbare) Beschreibung von Denken und Sprache zur Verfügung haben. Neben der Sprache werden wir uns mit Konzeptbildung, Vorstellungen und Problemlösen (»reasoning«) beschäftigen. In den darauf folgenden Abschnitten wollen wir die neuronalen Korrelate einiger dieser elementaren kognitiven Prozesse beschreiben.

Struktur und Entwicklung von Sprache

Sprache besteht aus einem hierarchisch gegliederten System von Grundbausteinen: **Phonemen** (Sprachlaute für Gesprochenes) und **Buchstaben** (für Geschriebenes); diese elementaren Einheiten werden zu größeren linguistischen Einheiten kombiniert: Silben zu Wörtern → Wörter zu Phrasen → zu Sätzen → zu Texten. Die **Phrasen- oder Konstituentenstruktur** eines Satzes gliedert gesprochene Sätze durch Pausen und geschriebene Sätze in Wortgruppen, die man durch ein einzelnes Wort ersetzen kann, ohne den Sinn der Sätze zu verändern (◻ Tabelle 28.1). Die Reihenfolge der Worte in der Konstituentenstruktur erfolgt nach den Regeln der Syntax, die für viele Sprachen ähnlich ist (**»universelle Grammatik«**).

In der **Entwicklung** müssen Kinder die **Morphologie** der Sprache lernen, nämlich Fragmente von Wörtern und ganze Wörter zu größeren Einheiten zusammenbinden, Wörter und Phrasen zu Sätzen kombinieren und **Phonologie**, Töne in verständliche und zugelassene Muster zu verbinden. Alle Kinder lernen diese Sprachelemente etwa zur gleichen Zeit, wenn sie ausreichend durch soziale Vorbilder stimuliert werden.

Sprachentwicklung verläuft wie ein **Instinkt**, bei dem unser Gehirn eine Prädisposition in einer bestimmten Zeitperiode (0–10 Jahre) aufweist, in der die neuronalen Vorgänge, die für Phonologie, Morphologie und Syntax notwendig sind, dauerhaft etabliert werden.

Dafür sprechen Untersuchungen an sprachgestörten Familien, bei denen eine Mutation auf Chromosom 7 am sog. FOXP2-Gen auf Region 7_q31 autosomal-dominant vererbt wird. Diese Mutation bewirkt, dass Sprachareale in der Broca-Region und das Neostriatum, das u. a. für Organisation rascher Bewegungssequenzen notwendig ist, nicht ausreichend entwickelt werden und dass Sprache nur rudimentär entwickelt wird.

◻ **Tabelle 28.1.** Baumdiagramm der Phrasen- oder Konstituentenstruktur des Satzes »der Student liest das Buch«. Die Phrasenstruktur bestimmt die Pausen zwischen den Wörtern und Satzteilen. Die Pausen erfolgen an den Satzteilen, wo eine neue Phrase beginnt, nicht in der Mitte einer Phrase

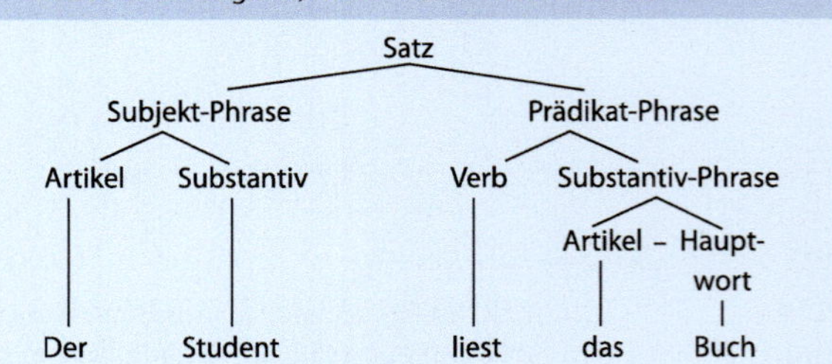

Sprache besteht aus Phonemen (Sprachlauten) und in der Schrift aus Buchstaben. Die Gliederung eines Satzes von Silben zu Wörtern und von Wörtern zu Phrasen nennt man Phrasen- oder Konstituentenstruktur. Die Phrasen- und Konstituentenstruktur der Sprache hängt von der Entwicklung von Hirnarealen ab, deren Struktur autosomal-dominant vererbt wird.

Sprachverständnis

Sprachverständnis besteht aus mehreren komplexen, nur teilweise bekannten Prozessen: Hören und Diskrimination der Phoneme und Wörter → Speichern derselben im Kurzzeitgedächtnis (KZG) → Erfassen der Bedeutung von Wörtern mit Hilfe des Langzeitgedächtnis (LZG) → Organisation der Repräsentationen von Phonemen und Konstituenten → Erfassen der Bedeutung von Konstituenten → Kombination der Konstituenten zum Erfassen der Bedeutung des Satzes → Vergessen der aktuellen Wörter und Konstituenten durch Ersatz derselben zu Makropropositionen (z. B. Zusammenfassung eines Textes oder einer Rede).

Sprache ist in **Bedeutungseinheiten (Propositionen)** repräsentiert. Propositionen sind Konzepte (meist aus ein oder 2 Wörtern bestehend) mit einem Prädikat (Verben, Adjektiven, Adverben), das die Beziehungen der Propositionen klarstellt.

Propositionen mit überlappenden Bedeutungen (z. B. Lincoln und Präsident) kann man mit Kohärenz-Graphen zu einem Text formen, der zu **»chunks«** (Ketten) von bedeutungsähnlichen Propositionen (z. B. »Der Student liest« in ◘ Tabelle 28.1) zusammengefasst wird. ◘ Tabelle 28.2 gibt ein Beispiel für Propositionen und den entsprechenden Kohärenz-Graphen. Im LZG werden in der Regel nur Makropropositionen gespeichert, die aus mehreren Präpositionen und »chunks« (sinngemäße Zusammenfassung) bestehen, deren Bedeutung sich überlappt. Das LZG enthält darüber hinaus das Sprachlexikon und syntaktische Regeln.

Sprache ist in größeren Bedeutungseinheiten (Propositionen) gespeichert. Propositionen sind Konzepte, die mit einem Prädikat verbunden werden, die zu »chunks« (Ketten) mit mehreren Propositionen verbunden werden können.

Sprachproduktion

Wie beim Sprachverständnis müssen zur Produktion von Sprache mehrere Prozesse hintereinander **(seriell)** und zeitlich nebeneinander **(parallel)** ablaufen. Die Auswahl von Wörtern und Sätzen hängt primär vom **sozialen Kontext** des Sprechenden ab. Dabei werden in der Regel vom Sprecher gleichzeitig sowohl bekannte als auch neue Informationen in einem Satz oder einer Satzgruppe mitgeteilt.

◘ Tabelle 28.2. Satz eines Textes, die dazugehörige Liste von Propositionen und der entsprechende Kohärenz-Graph. »Zusammenstöße zwischen Polizei und Demonstranten« wäre ein chunk, der als eine sinngemäße Einheit, als Ganzes gespeichert wird (Erläuterungen ► Text)

Text: »Mehrere gewaltsame und blutige Zusammenstöße zwischen Polizei und Demonstranten kennzeichnen die ersten Frühlingstage 1969.«

Propositionen:
(1) Mehrere Zusammenstöße
(2) gewaltsam, Zusammenstöße
(3) blutig, Zusammenstöße
(4) zwischen, Zusammenstöße, Polizei, Demonstranten
(5) Zeit: in, Zusammenstöße, Frühling
(6) ersten, Frühlingstage
(7) Zeit: in, Frühlingstage, 1969

Kohärenz-Graph (Die Knoten sind die Nummern der Propositionen von oben)

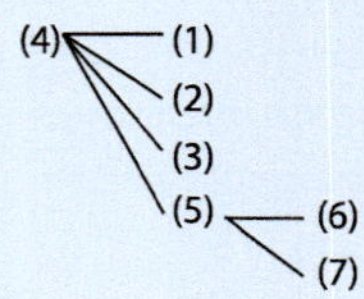

Die **Planung der Sprache** verläuft ähnlich einem Problemlöseprozess (► unten) und führt schließlich zur **Artikulation** von Lauten. Dabei wird durch Ausstoßen und – seltener – durch Einatmen von Luft der Larynx (◘ Abb. 11.1) und dessen Stimmbänder zum Schwingen gebracht und durch Lippen- und Zungenstellung der geäußerte Laut entsprechend der Sprechplanung moduliert. Obwohl geordnetes Sprechen, Verständnis und Planung von Sprache auf eng verbundene neuronale Strukturen zurückführbar sind, lassen sich diese unterschiedlichen Dimensionen der Sprache doch voneinander abgrenzen, sowohl auf psychologischer als auch neurophysiologischer Ebene. Besonders deutlich werden die Unterschiede zwischen den einzelnen Sprachfunktionen bei pathologischen Veränderungen des Gehirns.

Sprachproduktion und Sprachverständnis sind nicht an die akustische Sinnesmodalität und die Anatomie und Physiologie des Sprechapparats und seiner zentralnervösen Steuerzentren gebunden; dies geht aus den **Sprachstudien an Menschenaffen** hervor, die sowohl Zeichensprache als auch visuell-haptische Sprachsymbole erlernen (Kap. 28.3).

Sprachentwicklung bei Taub- und Blindgeborenen

Taub geborene Kinder lernen zwar gesprochene Sprache schwer, da die akustische Rückmeldung des Eigen- und Fremdsprechens fehlt, erwerben aber Sprachverständnis und Sprechfertigkeiten über Lippen- und Zeichensprache; Zeichensprachen sind in ihren semantischen und syntaktischen Elementen der gesprochenen Sprache vergleichbar (◘ Abb. 28.1, Box 28.1).

Box 28.1. Erfindung einer Zeichensprache

In Nicaragua wurde in den späten 70er-Jahren des vorigen Jahrhunderts eine Schule für taube Kinder eröffnet, die diesen Kindern das Lesen, Schreiben und Ablesen von den Lippen der spanischen Sprache ermöglichen sollte. Außerhalb ihrer Klassenzimmer entwickelten die Kinder aber eine eigene Zeichensprache, die heute unter dem Namen Nicaragua-Zeichen-Sprache (»Nicaraguan sign language«, NSL) bekannt ist. Vor allem die jüngeren Kinder zwischen 5 und 8 Jahren waren dabei die entscheidenden Erfinder sowohl der grammatikalischen wie semantischen Regeln dieser Sprache. Die Jüngeren gaben ihre Erfindung an die Älteren weiter (Abb.). Dabei kann man natürlich nicht entscheiden, ob die NSL die Reaktion auf ein angeborenes »Bedürfnis« nach Sprache oder als gelerntes Verhalten, aufbauend auf soziale und gestische Normen der Umgebung, entstanden ist. Es lässt sich aber an der Entstehung und dem Ausbau der NSL sehr eindrucksvoll die Formung einer Sprache aus ihren sozusagen »prähistorischen« Wurzeln bis zu komplizierten Ausdrucksformen studieren.

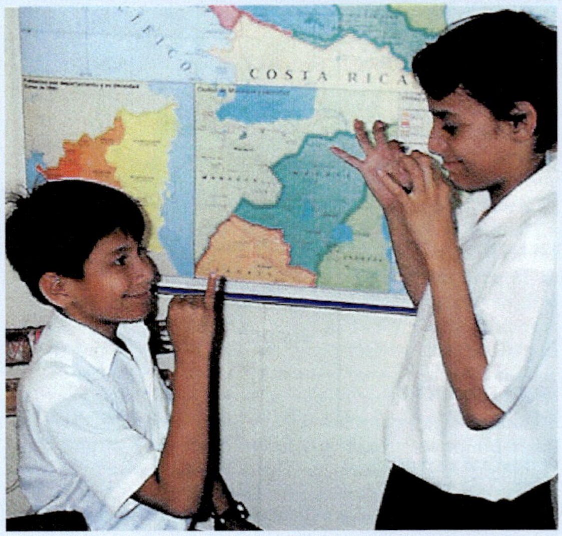

Ein taubstummer Junge aus Nicaragua lehrt einen anderen eine neue Zeichensprache

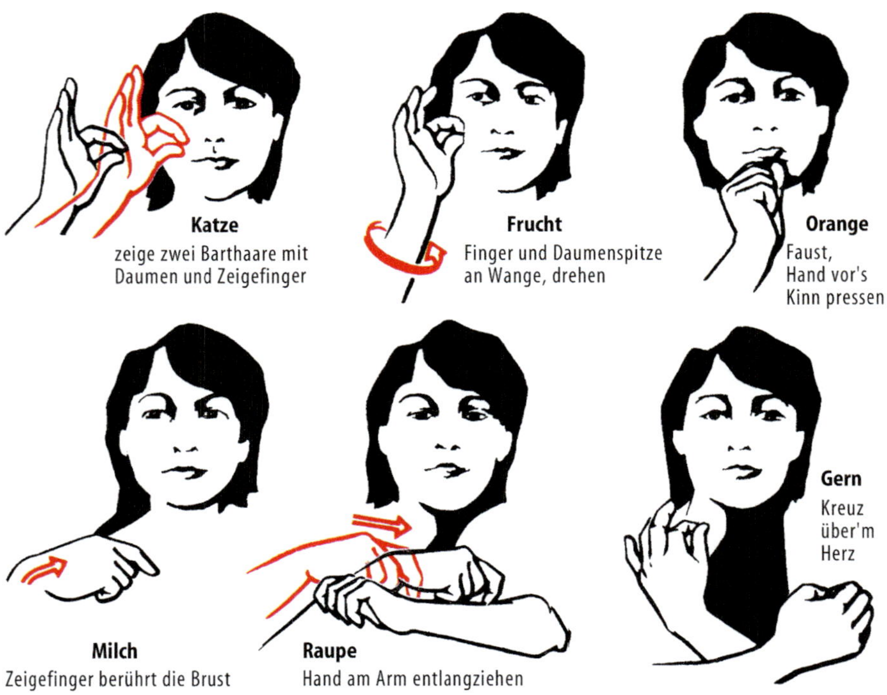

Abb. 28.1. Beispiele aus der amerikanischen Zeichensprache

Alle bekannten und hier beschriebenen kognitiven Operationen, einschließlich Aufmerksamkeit, KZG, LZG (Kurzzeitgedächtnis und Langzeitgedächtnis), Problemlösen und Intelligenz sind bei **Taubgeborenen** und **Blindgeborenen** identisch, es wird nur auf andere Sinneskanäle ausgewichen. Blindgeborene benützen z. B. für das Behalten und die Korrektur von verdrehten Figuren primär Rückmeldungen aus dem eigenen Bewegungsapparat statt visueller Vorstellungen; d. h. sie bewegen die Muskeln in der Realität oder in der Vorstellung, so als würden sie die Gegenstände betasten, drehen etc. Taubstumme Kinder merken sich vor allem den visuellen Kontext, in dem die Zeichensprache gesprochen wurde, nicht die einzelnen Zeichensätze. Sie lernen daher nur schwer lesen, da hierzu eine Kodierung in Klänge und Laute vorausgehen muss.

Planung und Produktion von Sprache gehorcht universellen neurophysiologischen Gesetzmäßigkeiten, die auch bei Taubstummen zu identischen semantischen und syntaktischen Kommunikationsstrukturen führen.

28.1.2 Vorstellungen

Propositionelle Netzwerke

Vorstellungen sind für fast alle Denkprozesse notwendige Vehikel. Gedächtnis, Konzeptbildung und Problemlösen kommen nicht ohne Vorstellungen aus. Vorstellungen sind nicht nur Bilder im Kopf, sondern meist – wie auf Abb. 28.2 beschrieben – als verbale oder bildlich-abstrakte Propositionen gespeichert (»Ich fürchte mich vor Schlangen«, Abb. 28.2). In der kognitiven Psychologie symbolisiert man die assoziativen Verbindungen zwischen den Elementen der Propositionen (Wörtern) als **Netzwerke** (Kap. 25). Die **Stärke der assoziativen Verbindungen** bestimmt die Wahrscheinlichkeit (Schwelle), mit der ein Netzwerk erinnert und durch einen äußeren Reiz ausgelöst werden kann. Wenn ein äußerer Reiz zu dem gespeicherten Netzwerk oder einem Element davon passt (»match«), so werden die assoziativ damit zusammenhängenden Propositionen und die daran geknüpften motorischen und physiologischen Reaktionen aktiviert.

Abb. 28.2 zeigt das Netzwerkmodell der Vorstellung »Schlangenangst« mit einigen **motorisch-physiologischen, sensorischen und bedeutungshaltigen (semantischen) Propositionen** (semantischer Kode, Stimulusrepräsentation und Reaktionsprogramme). Aus Netzwerkmodellen von Vorstellungen lassen sich einige Vorhersagen ableiten, die empirisch bestätigt wurden: Für beobachtbares Verhalten und physiologische Reaktionen sind vor allem **motorische Propositionen** wichtig. Bei Vorstellung der motorischen Propositionen sind die physiologischen Reaktionen stärker, die Wiedergabe aus dem Gedächtnis ist besser, und die Reaktionszeiten für die vorgestellten Reaktionen sind kürzer.

Vorstellungen sind als assoziative propositionelle Netzwerke mit motorisch-physiologischen, sensorischen und bedeutungshaltigen Propositionen gespeichert. Motorische Propositionen bestimmen die physiologischen Reaktionen besonders stark.

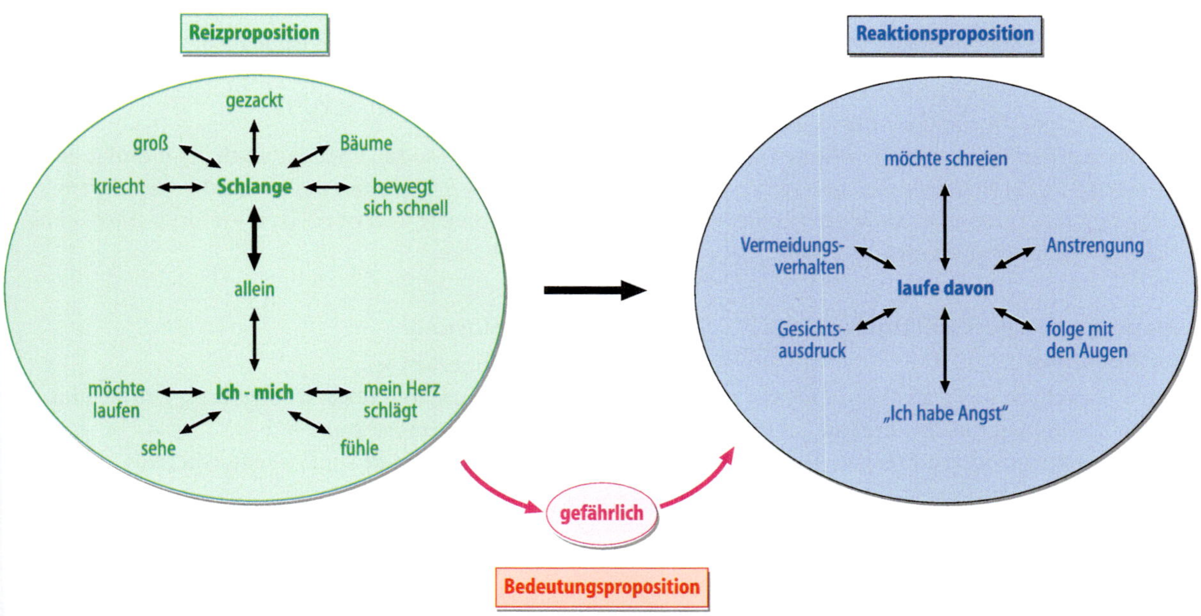

Abb. 28.2. Prototyp einer Schlangenphobie. Bei diesem Prototyp handelt es sich um ein konzeptuelles Netzwerk, in dem die Information in Propositionen kodiert ist und die einzelnen Informationseinheiten durch Assoziationen miteinander verbunden sind. Dieses konzeptuelle Netzwerk hat die Funktion eines sensomotorischen Programms. Der Prototyp wird als Einheit etwa durch Instruktionen, Medien oder den objektiven sensorischen Input aktiviert, der Teilinformationen enthält, die in das Netzwerk passen. Der oben skizzierte Phobie-Prototyp könnte z. B. in einer deskriptiven Form so gelesen werden: »Ich stehe alleine in einem Wald und sehe eine große Schlange. Sie bewegt sich langsam auf mich zu. Sie hat ein gezacktes Muster am Rücken. Es könnte eine gefährliche Schlange sein. Meine Augen treten aus dem Kopf hervor und folgen den Bewegungen der Schlange. Mein Herz beginnt stark zu schlagen. Schlangen sind unberechenbar. Ich fürchte mich. Ich sage es zwar laut, aber niemand ist hier, der mich hören kann. Ich bin allein und fürchte mich sehr. Jetzt fange ich zu laufen an…« Die Linien indizieren einige der Verbindungen zwischen den Propositionen, die eine hohe Assoziationswahrscheinlichkeit haben. Es werden nicht alle Propositionen oder möglichen Verbindungen hier aufgezeigt. Sensorische, motorische und bedeutungshaltige Propositionen werden unterschieden (Erläuterung im Text)

Ideomotorische Funktion von Vorstellungen

Die physiologischen Reaktionen während Vorstellungen sind **spezifisch** für die gespeicherten Propositionen und ihre Verbindungen (◘ Abb. 28.2); z. B. löst die Vorstellung einer Wurfbewegung auch ohne aktuelle, sichtbare Bewegung elektromyographische Reaktionen (Kap. 13) in jenen Muskeln aus, die an dieser speziellen Bewegung beteiligt sind (ideomotorische Reaktion, ◘ Abb. 28.40). Dasselbe gilt für die **Vorstellung von Gefühlen** (◘ Abb. 28.2). Personen mit guter Vorstellungsfähigkeit erinnern Gefühle besser, entwickeln leichter Ängste, verlieren diese aber auch eher als Personen mit schlechter Vorstellungsfähigkeit. Die bessere **Hypnotisierbarkeit** solcher Menschen erklärt sich aus der leichten Abrufbarkeit gespeicherter assoziativer Netzwerke (z. B. Vorstellung einer Brandblase in Hypnose) durch die Instruktionen des Hypnotiseurs.

Netzwerkmodelle emotionaler Vorstellungen sagen z. B. voraus, dass die **Gedächtnisleistung stimmungsabhängig** ist: in positiver Stimmung werden positive Gedächtnisinhalte eher wiedergegeben als negative und umgekehrt (»priming«). Die zur Stimmung passenden Propositionen werden leichter aktiviert als nicht passende. Genau dieses Resultat wurde gefunden und erklärt auch, warum negative-depressive Stimmungen oft sehr lange bestehen bleiben, trotz ihres aversiven Charakters. Die negativen Gedanken werden durch die negative Stimmung in einem Circulus vitiosus in ihrem Auftreten erleichtert (»preprimed«).

28

Σ Die mit den propositionellen Netzwerken assoziativ verbundenen motorischen Reaktionen werden bei Vorstellungen mit aktiviert. Dies wird als die ideomotorische Funktion von Vorstellung bezeichnet. Die Wiedergabe von Vorstellungen ist stimmungsabhängig: positive Inhalte werden in positiver Stimmung leichter erinnert und umgekehrt.

Bedeutung von Vorstellungen für die Wahrnehmung

Obwohl Vorstellung und reale Wahrnehmung gewisse Differenzen in ihrer neuronalen Struktur aufweisen, sind sie im Wahrnehmungsvorgang so eng verbunden, dass wir oft keinen Unterschied zwischen Wahrnehmung und Vorstellung bemerken. Wir benötigen aber unsere gespeicherten Vorstellungen, um unvollständige Objekte in der Wahrnehmung zu vervollständigen. Wenn wir ein Objekt in der Vorstellung erwarten, wird es schneller verarbeitet (**»priming«**). Wenn eine Vorstellung einem Reiz entspricht (»match«), so wird das Erkennen des Reizes erleichtert und die Vorstellung verstärkt. Wenn das Objekt der Vorstellung nicht entspricht, wird der Erregungsfluss in das Wahrnehmungssystem gestört.

Wir antizipieren in der Vorstellung die Konsequenzen unseres Verhaltens, was die Grundlage jedes **Verstärkeraufschubs** und damit der (manchmal) überlegenen **Selbstkontrolle** des Menschen darstellt (Abschn. 28.7).

Σ Assoziatives »priming« (Bahnung) durch Vorstellungen ergänzt und vervollständigt die Bildung von Wahrnehmungsinhalten.

28.1.3 Strategien des Denkens

Konzept- und Begriffsbildung

Konzepte werden vor allem über den **Vergleich mit Prototypen** gelernt. Prototypen sind thematisch verbundene assoziative Netzwerke wie der in ◘ Abb. 28.2 dargestellte Prototyp einer Schlangenphobie. Prototypen und Vorstellungen von Prototypen fungieren als Referenzpunkte, Markierungspunkte; je ähnlicher ein Element eines Konzeptes einem Prototyp ist, umso leichter wird ein Begriff (Konzept) gebildet (z. B. von Schwalbe (Prototyp) wird der Begriff Vogel leichter gebildet als von Huhn). Prototypen mit einem **mittleren Allgemeinheitsgrad** (z. B. Apfel, Korkenzieher) führen leichter zu Begriffen als solche mit einem hohen (z. B. Frucht, Werkzeug) oder niedrigem (z. B. Granny-Smith, Philips-Korkenzieher).

Der **Allgemeinheitsgrad eines Konzepts** wird aus der Anzahl von Propositionen geschätzt, den die Allgemeinpopulation oder die Wörterbücher einer bestimmten Sprache mit dem Konzept assoziieren. Auch hier spielt wieder die Zahl der motorischen Elemente, die man mit dem Begriff assoziiert, für die Leichtigkeit der Begriffsbildung eine bedeutsame Rolle. Die **Zeichensprache** für Taubstumme benutzt daher vor allem Basisbegriffe, die mit Bewegungen assoziiert sind (◘ Abb. 28.1).

Σ Konzepte werden über Vergleich mit Prototypen gebildet: Prototypen sind assoziativ verbundene konzeptuelle Netzwerke (z. B. Prototyp einer Schlangenphobie).

Problemlösung

Probleme bestehen aus
a) einem **Ausgangszustand** (Situationen zu Beginn des Problemlöseprozesses),
b) einem **Zielzustand** – im Arbeitsgedächtnis gehalten –, der durch die Lösung erreicht werden soll und
c) den **Regeln und Restriktionen**, denen man von a) nach b) folgen muss.

Menschen benützen im Gegensatz zu Tieren selten reine **Versuchs-Irrtum-Strategien**, sondern passen die Regeln der Problemsituation und dem Ziel flexibel an. Voraussetzung für a) bis c) ist das Verstehen eines Problems, d. h. die Konstruktion einer **internen Repräsentation** der Problemsituation (z. B. das Lesen eines Textes zur Anleitung für einen Bausatz) und die Lenkung der Aufmerksamkeit besonders auf Ausgangssituation und Regeln.

In der Regel wird das Gesamtziel in Teilziele zerlegt, weil die Person (oder das Tier) **Operatoren** für das Erreichen von Teilzielen eher gespeichert hat. Operatoren sind Handlungen, die einen Problemzustand in einen anderen transformieren. Neue Operatoren, die eine Person dem Zielzustand näher bringen, werden über Instruktion oder Beobachtung (Modelllernen) erworben.

Zur Problemlösung werden vor allem 2 Arten von Strategien verwendet: **zufallsorientierte Suchstrategien und heuristische Suchstrategien.** Unsystematische Zufallsstrategien sind wegen ihrer Ineffizienz selten (z. B. Wählen irgendeiner Telefonnummer, in der Hoffnung die richtige zu finden), systematische Zufallsstrategien werden oft mit Algorithmen verwendet (z. B. bei Algebraaufgaben), sind aber sehr zeitaufwändig.

Heuristische Suchstrategien (Daumenregeln) sind die häufigsten; sie bestehen aus selektiven Suchvorgängen, bei denen nur jener Teil des Problems beachtet wird, von dem die Lösung am ehesten zu erwarten ist; sie garantieren keine Lösung wie Algorithmen, machen Lösungen aber wahrscheinlicher.

Nach Zerlegung in Subprobleme werden diese einzeln gelöst, wobei die Unterschiede zwischen Ausgangszustand und Ziel auf ein Minimum reduziert werden, z. B. in ◘ Abb. 28.3 werden bei richtiger Strategie alle Männchen vom Ausgangszustand zum Zielzustand (zum anderen Ufer) transportiert, dazwischen aber müssen einige mehrmals über den Fluss bewegt werden. Der Leser möge versuchen, die Aufgabe zu lösen und dabei seine Denkstrategie introspektiv zu beobachten.

Problemlösen wird durch **funktionelle Fixiertheit und mentale Einstellungen** (»mental set«) häufig erschwert. Im ersten Fall lösen wir uns nicht von einer angenommenen Funktion eines Objektes, im zweiten Fall verwenden wir Strategien, die in der Vergangenheit erfolgreich waren, aber auf das neue Problem nicht passen.

Σ Zur Problemlösung wird der kognitive Zielzustand in Teilziele zerlegt und über Operatoren sukzessive transformiert. Dazu werden entweder zufallsorientierte oder heuristische Suchstrategien verwendet.

Intelligenz

Intelligenz ist der Leistungsgrad der kognitiven Funktionen (Denken, Vorstellung, Problemlösen etc.) beim Lösen neuer Probleme. Wir haben in Kap. 23 bereits ausführlich auf den Zusammenhang zwischen **präfrontalem Hirnvolumen**, vor allem der grauen Substanz, und allgemeiner Intelligenz hingewiesen. Allgemeine, **generelle Intelligenz (g-Faktor)** bezeichnet eine allen Intelligenzaufgaben gemeinsame Gruppe von kognitiven Funktionen. Testpsychologisch lässt sich der g-Faktor am besten mit dem **Raven-Test** erfassen: dabei wird die Versuchsperson bei jeder Aufgabe mit einer Serie von zunehmend schwierigen Aufgaben der Mustervervollständigung, wie in ◘ Abb. 28.4 gezeigt, konfrontiert.

Aufgaben dieser Art weisen die höchsten **Erblichkeitskoeffizienten** und einen starken Zusammenhang mit elektrophysiologischen, metabolischen und volumetrischen Maßen der Hirnfunktionen auf. Damit sich aber eine hohe generelle Intelligenz entwickeln kann, benötigen wir im Kindes- und Jugendalter entsprechende Stimulation.

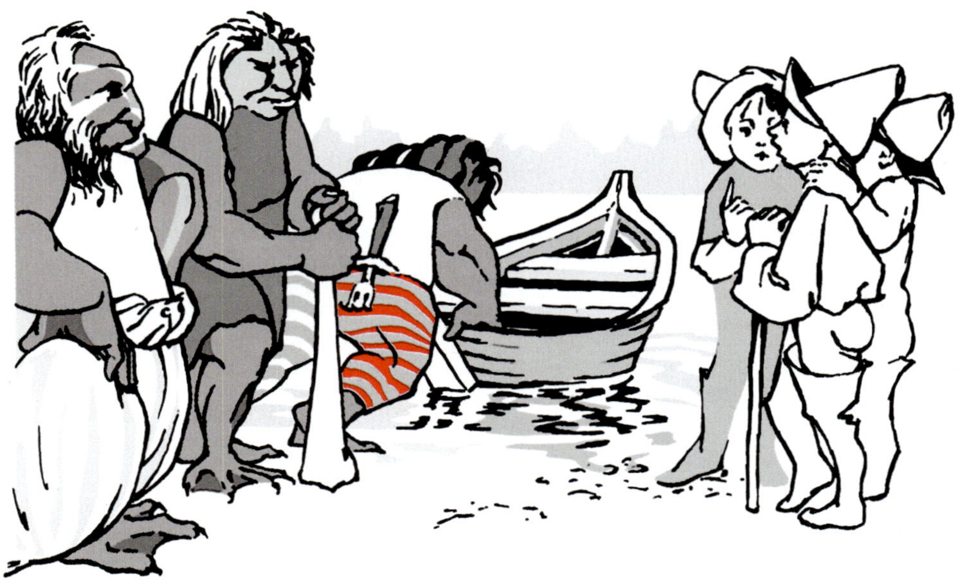

◘ **Abb. 28.3. Problemlösung.** Das Hobbits-und-Orcs-Problem: Versuchen Sie, dieses Problem zu lösen: 3 Hobbits *(rechts)* und 3 Orcs *(links)* stehen am Ufer und alle wollen auf die andere Seite des Flusses kommen. Glücklicherweise haben sie ein Boot, unglücklicherweise kann das Boot zu einem Zeitpunkt nur 2 der Männchen befördern. Darüber hinaus gibt es noch ein anderes Problem. Die Orcs sind gewalttätige Kreaturen und wenn mehr Orcs als Hobbits auf einer Seite des Flusses sind, dann würden die Orcs sofort die Hobbits angreifen und fressen. Sie müssen also sicher sein, dass nie mehr Orcs als Hobbits auf einer Flussseite sind. Wie lösen Sie dieses Problem? (Man muss dazusagen, dass die Orcs, obwohl sie gewalttätig sind, das Boot immer wieder zurückbringen!)

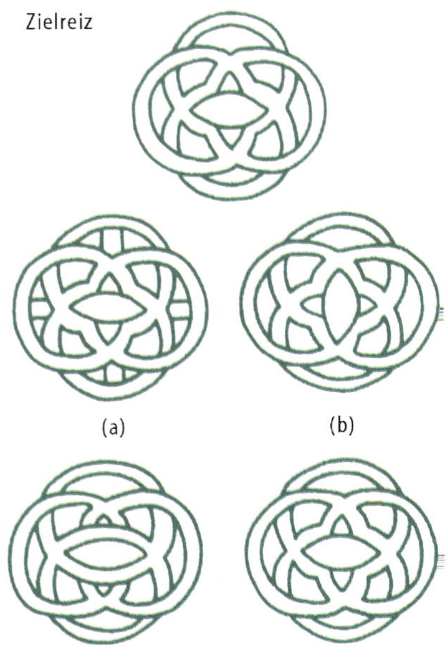

Abb. 28.4. Typische Intelligenzaufgabe. Aus den unteren 4 soll jenes Muster so schnell wie möglich gefunden werden, das mit dem obersten Zielreiz identisch ist

Allgemein-generelle Intelligenz (g) weist sowohl eine hohe Erblichkeit wie auch eine starke Abhängigkeit von Umgebungsstimulation auf. Der g-Faktor korreliert hoch mit Maßen der Hirnfunktionen.

28.2 Zerebrale Asymmetrie

28.2.1 Geschichte des Asymmetriekonzeptes

Zusammenarbeit von rechter und linker Hemisphäre

Unter zerebraler Asymmetrie verstehen wir die Tatsache, dass die Funktionstüchtigkeit der beiden neokortikalen Hemisphären für die Steuerung von **unterschiedlichen** Verhaltensweisen und psychischen Funktionen verschieden ist (Abschn. 21.2). Obwohl (in der Regel) rechte **und** linke Hemisphäre bei den meisten »höheren« Funktionen **zusammenwirken**, gibt es fast keine Reaktion, bei der nicht eine der beiden Hirn-Hemisphären ein gewisses **Übergewicht** gegenüber der anderen hätte. Wir haben in Kap. 21 bereits die Folgen der Lateralisierung rechts- oder linkshemisphärischer Aufmerksamkeit diskutiert. Kap. 21 befasst sich auch mit den Konsequenzen der **Split-brain-Operationen** auf Bewusstsein und Aufmerksamkeit. In Kap. 27 wurden Beispiele für die unterschiedliche Bedeutung der Hemisphären für die **Entstehung von Gefühlen** berichtet. Wir wollen uns in diesem Abschnitt mit der Geschichte dieser für die Biologische Psychologie so bedeutsamen Tatsache beschäftigen und kognitive Funktionen darauf untersuchen, wie sie von der Aktivität der beiden Hemisphären abhängig sind und welche Arbeitsteilung zwischen den beiden Hemisphären besteht.

19. Jahrhundert

Bereits in der Antike wurde behauptet, dass die linke Hirnhälfte den Intellekt und Verstehen, die rechte den Sensus, die Wahrnehmung steuert. Allerdings wurde erst im 19. Jahrhundert die **Dichotomie rechter** und **linker Neokortex** zu einer dominierenden Doktrin der Neurophysiologie, Anatomie und Neuropsychiatrie: Arthur Ladbroke Wigan veröffentlichte 1844 ein Buch mit dem Titel »A New View of Insanity: Duality of Mind«, in dem er beide Hemisphären als unabhängige Teile mit 2 **unabhängigen Willen** und 2 Denksystemen bezeichnete, die im Normalfall wie 2 Zugpferde eine Kutsche ziehen, im Krankheitsfall aber getrennt laufen und zu Konflikten beitragen können.

Pierre Paul Broca lieferte schließlich empirische Daten als Argument für unterschiedliche Funktionen der beiden Hemisphären, indem er von 1861–1863 über 20 Personen mit Aphasien autopsierte, die alle eine Läsion der linken frontalen Hemisphäre aufwiesen. Broca legte damit den empirischen Grundstein zur **lokalisationistischen Position,** die kurz darauf, 1870 von Fritsch und Hitzig durch elektrische Reizung der motorischen Areale beim Hund bestätigt wurde: Schwache galvanische Reizung der motorischen Areale führte zu kontralateraler Bewegung.

1874 publizierte Carl Wernicke seine Beobachtungen an Patienten mit linken posterioren Läsionen (vor allem dem superioren Gyrus temporalis) – Patienten, die zwar sprechen konnten, aber Gesprochenes nicht verstanden **(sensorische, rezeptive oder flüssige Aphasie).** Wernicke entwickelte auch das bis heute gültige Konzept für die Sprachsteuerung: die Verbindungen vom primären akustischen Areal zum oberen posterioren Temporallappen (Wernicke-Areal), von dort zum unteren posterioren Frontallappen (Broca-Areal). Er legte damit auch den Grundstein zum Begriff der **Leitungsstörungen (»disconnection syndrome«),** indem er spezifische Ausfälle bei Unterbrechung der Verbindungen zwischen diesen 3 Arealen postulierte (Abschn. 28.4).

Paul Broca und Carl Wernicke festigten mit ihren Beobachtungen und nachfolgenden pathologisch-anatomischen Untersuchungen von linkshemisphärisch läsionierten Patienten mit motorischen und sensorischen Aphasien die dominierende neuroanatomische Auffassung Mitte des 19. Jahrhunderts: die rechte und linke Hemisphäre verarbeiten Information verschieden.

Beginn des 20. Jahrhunderts: die Apraxien

Wernickes Schüler Hugo Liepmann beschrieb 1908 einen rechtshändigen Patienten, der nach Läsion des C. callosum eine **Apraxie** (Unfähigkeit zu Willkürbewegungen, Kap. 13)

der linken Hand aufwies. Der Patient konnte links auch nicht schreiben **(Agraphie).** Die Zerstörung des Balkens wurde post-mortem nachgewiesen. Apraxie bedeutet eine **kognitive** Störung des Bewegungsablaufes und der **Bewegungsplanung**, die nicht auf Schwäche, Deafferenzierung, Bewegungsstörungen wie Tremor und Chorea oder intellektuelle Störungen rückführbar ist (Abschn. 28.5 und ◘ Abb. 28.26). Liepmann zog 2 Schlüsse aus diesem Fall:

- Verbale Kommandos für linksseitige Bewegungen müssen über das C. callosum zur rechten Hemisphäre geleitet werden (◘ Abb. 28.25 und Kap. 21.2).
- Die linke Hemisphäre ist nicht nur für Sprache dominant, sondern auch für komplexe gelernte Bewegungen und die Feinmotorik.

Die zweite Annahme wird vor allem durch die Tatsache gestützt, dass Apraxien überwiegend nach **linkshemisphärischen Schädigungen** auftreten (Abschn. 21.2.2). Danach können komplexe Willkürbewegungen vor allem mit der rechten Hand nicht mehr korrekt ausgeführt werden, auch wenn sie gut geübt sind. Solche Apraxien werden **ideomotorische Apraxien** genannt.

Wir wissen heute, dass die Planung, Initiierung und Ausführung von Willkürbewegungen auch von der rechten Hemisphäre ihren Ausgang nehmen kann. sog. **konstruktive Apraxien** treten nach Läsionen der rechten Hemisphäre auf: z. B. können Puzzles nicht mehr gelegt, Zeichnungen und Bausteinbauten nicht mehr angefertigt werden. Apraxien treten aber auch nach Läsionen der Basalganglien und des Thalamus auf (Kap. 13).

Σ Nach Balkenläsionen treten Apraxien auf, mit Störungen der komplexen Feinbewegung und Bewegungsplanung. Diese sind auf Trennung der motorischen Ausführungsregion von der kontralateralen Planungsregion zurückzuführen. Läsionen der linken Hemisphäre führen zu ideomotorischen, der rechten zu konstruktiven Apraxien.

20. Jahrhundert: Äquipotenzialität gegen Zentren

Der Anfang des 20. Jahrhunderts ist von der Kritik an den »Diagrammzeichnern«, wie Henry Head 1926 die Lokalisationisten nannte, gekennzeichnet. Friedrich Goltz hatte schon 1892 den gesamten Neokortex von Hunden entfernt, ohne dass es zu gravierenden Bewegungsstörungen kam. Sein Befund wurde kaum beachtet. Die **antilokalisationistische Position** erreichte erst mit Karl Lashleys Prinzip der **Äquipotenzialität** in den 20er-Jahren seinen Höhepunkt: stufenweise Abtragung von mehr als 50% des Neokortex bei Ratten und Durchtrennung der wichtigsten Assoziationsbahnen hatte kaum Konsequenzen auf das Verhalten. Vor allem für Lernen und Gedächtnis seien keine spezifischen Hirnzentren anzunehmen, sondern **Massenaktion** entscheide über Ausfälle: je größer die Läsion, umso stärker die Störung (Kap. 1 und 25).

Beim Menschen ließ sich diese Position nicht halten, was dann nach Ende des 2. Weltkriegs vor allem unter dem Einfluss der viel früher erschienenen Schriften von John Hughlin Jackson (1835–1911) zu einer **Kompromisslösung** führte, die heute noch Gültigkeit hat: bezogen auf die beiden Hirnhemisphären erkannte Jackson, dass willkürliche Bewegungen eng mit sprachlichem, d. h. linkshemisphärischem Bewusstsein verknüpft sind, dass aber die **sprachlose rechte Hemisphäre** objektorientiertes Bewusstsein (Erkennen von visuellen und räumlichen Strukturen) und automatisiertes Handeln steuert. Der Neuropsychologe Alexander Luria schließlich spricht von einzelnen Kortexarealen als **Knotenpunkten dynamischer Erregungssysteme,** die in Abhängigkeit von der psychologischen Funktion der Nervennetze z. T. weit auseinander liegen können. Die Informationsanalyse schreitet dabei hierarchisch von den primären posterioren Projektionsarealen zu den tertiären und von dort in die frontalen motorischen Areale fort.

Die **Split-brain-Untersuchungen** Roger W. Sperrys (Kap. 21) in den 50er-Jahren, vorerst an Katzen und Affen, später bei Patienten mit vollständiger Durchtrennung des C. callosum (ausgeführt, um die Ausbreitung schwerer Epilepsien von der einen auf die andere Hemisphäre zu verhindern), führten zu einer unerwarteten Wiederbelebung der Ideen des 19. Jahrhunderts über die Dualität des Bewusstseins; dabei scheint die oft verhängnisvolle Neigung der Menschen, Dichotomien zu bilden, eine größere Rolle gespielt zu haben, als die experimentellen Befunde, die solche Dichotomien selten stützten.

Σ Während vollkommene Unterbrechungen der Verbindungen zwischen kortikalen Regionen kaum zu Lernstörungen bei Tieren führten und Lashley zur Annahme völliger Äquipotenzialität des Kortex verleiteten, zeigen die Ergebnisse mit Läsionen beim Menschen, dass es Knotenpunkte dynamischer Erregungssysteme gibt, die rechts und links unterschiedlich sind.

28.2.2 Entwicklung der Hemisphärenasymmetrie

Ontogenetische Entwicklung der Lateralität

Bereits beim Neugeborenen lässt sich eine Bevorzugung linkshemisphärischer Verarbeitung (rechtes Ohr) für Sprachlaute bei dichotischem Hören feststellen und erhöhte Amplituden evozierter Potenziale auf Sprache links. Da aber nach linkshemisphärischen Läsionen alle Sprachfunktion noch bis zum 10. Lebensjahr von der rechten Hemisphäre übernommen werden, ist offensichtlich nur die **Anlage zu Sprachfunktionen** links angeboren. Auch Affen weisen eine Bevorzugung für Kommunikationslaute links temporal zu einem sehr frühen Zeitpunkt auf.

Da auch bei einigen Vogelarten und höheren Säugern ähnliche linkshemisphärische Bevorzugung von Kommunikationsäußerungen und Lautsequenzen und ähnliche anatomische Unterschiede auftreten, handelt es sich dabei um **allgemeine Voraussetzungen** des Gehirns **für Kommunikation**. Dass die Anlage für Lateralisierung von Sprache bereits bei der Geburt vorhanden ist, zeigt auch die Tatsache eines stärker aktivierten linken **Planum temporale** bereits bei Neugeborenen. Das Planum temporale bezeichnet jene Region, die innerhalb der Sylvischen Furche hinter dem auditorischen Kortex beginnt.

Die Anlage für Sprachfunktionen und anderer auditorischer Kommunikationsäußerungen ist in der linken Hemisphäre lokalisiert, aber es besteht bis zum 10. Lebensjahr eine hohe Plastizität für die Repräsentation von Sprache im Gehirn.

Pränatale Entwicklung der Lateralität

Was könnte die Ursache für die bereits bei der Geburt vorhandene Überlegenheit der linken Hemisphäre für auditorische Sequenzen und der rechten für räumliche Beziehungen sein? Neben genetischen Ursachen kommen v. a. pränatale Einflüsse in Frage.

Es besteht Übereinstimmung darüber, dass die bei ca. 75% der Erdbevölkerung anzutreffende **Bevorzugung der rechten Hand mit dem aufrechten Gang des Menschen** zu tun hat. Die Präferenz für die rechte Körperseite ist bei der Geburt bereits vorhanden. Dabei entwickelt sich eine stabile rechte Handpräferenz **später** in der Entwicklung als die überlegene Fähigkeit der rechten Hemisphäre für die Verarbeitung visuell-räumlichen Aufgaben. Die Lateralisierung der visuell-räumlichen Funktionen in der rechten Hemisphäre könnte durch die bevorzugte Aktivierung der fetalen **linken Vestibularorgane** und damit der rechten Hemisphäre während der Schwangerschaft entstehen (Abb. 28.5).

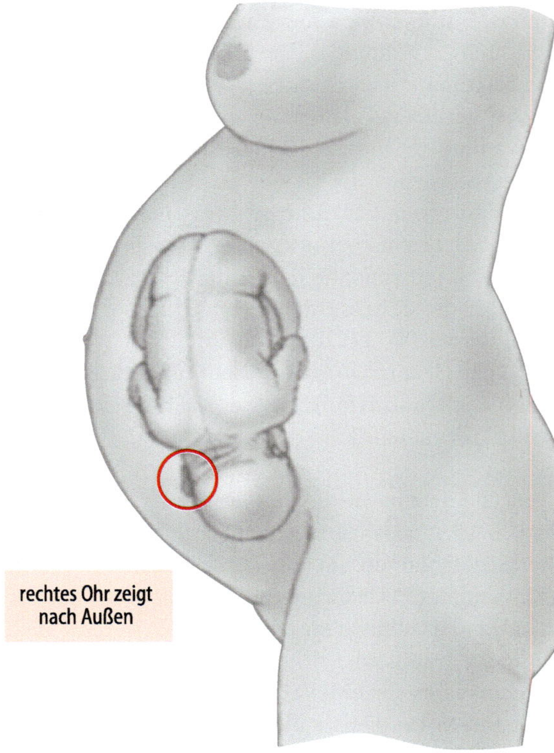

Abb. 28.5. Fetale Lateralisierung. Der menschliche Fötus ist stärker mit dem rechten Ohr nach außen gerichtet, wodurch die rechte Hemisphäre stärker vom vestibulären System (Lageänderungen) und die linke Hemisphäre stärker von akustischen und Sprachlauten gereizt wird

Biomechanische und bioakustische Überlegungen zeigen nämlich, dass durch die übliche Lage des Fetus mit der rechten Körper- und Gesichtsseite nach außen einerseits der **linke** Utrikulus (der bevorzugt in die rechte Hemisphäre projiziert), andererseits das **rechte** Ohr (projiziert verstärkt in die linke Hemisphäre) durch das Gehen bzw. Sprechen der Mutter **bevorzugt gereizt** werden. Unter dem Einfluss akustischer Reizung in der Sprachfrequenz entwickelt sich in den letzten Schwangerschaftsmonaten die dominante Verbindung rechtes Ohr–linke Hemisphäre mit verstärkter anatomischer Ausprägung der linken Hemisphäre für die Sprachregionen.

Gegen diese Hypothese spricht allerdings, dass auch Taubgeborene die auf Gesten basierende Zeichensprache links lateralisiert haben und dass bei Affen nach Läsion der linken Hemisphäre auch deren innerartliche Kommunikation beeinträchtigt ist. Schimpansen weisen auch wie Menschen ein größeres linkes Planum temporale auf, die Region der Wernicke-Areale.

Aber es ist natürlich denkbar, dass Taubgeborene trotzdem in der Frühzeit der Schwangerschaft Höreindrücke empfingen und dass auch bei Schimpansen eine gewisse Seitenbevorzugung für Höreindrücke in der Schwangerschaft existiert.

Die unterschiedlichen Funktionsschwerpunkte der rechten und linken Hemisphäre können mit bevorzugter lateralisierter Stimulation von auditorischem System auf der rechten Körperseite und Vestibularis auf der linken Körperseite zusammenhängen.

Auditorische Erfahrung

Zusätzlich zu den zweifellos genetisch gesteuerten anatomischen Voraussetzungen für Lateralität, ist **auditorische Erfahrung** in der Entwicklung ein zentraler Einflussfaktor für deren Ausprägung: Sprachdeprivierte Kinder, d. h. Kinder, die äußerst wenig Anreiz zum Sprechen erhielten und daher auch kaum sprechen (Kaspar Hauser), zeigen ebenso geringere Linkslateralisierung im dichotischen Hörtest (Kap. 21.1) wie **Taubgeborene**. Allerdings ist auch die Wahrnehmung und motorische **Steuerung der Zeichensprache** (Abb. 28.1 und Box 28.1) primär links-dominant, was sowohl mit der Überlegenheit der linken Hemisphäre für sequenzielle Informationsverarbeitung als auch mit der Dominanz der linken Hemisphäre für komplizierte und gelernte Feinbewegungen zusammenhängt.

Inwieweit das oben erwähnte sog. **FOXP2-Gen** an der Entwicklung sprachrelevanter Hirnareale zentral beteiligt ist, bleibt noch offen. Trotzdem bleibt unbestritten, dass ohne **adäquate soziale Spracherfahrung** nach der Geburt, Sprache sich nicht spontan entwickelt. Z. B. ist das langsame, mit hohen Frequenzen versehene Sprechen von Erwachsenen mit Kindern, im Englischen »**motherese**« (etwa mit »müttern« zu übersetzen) in allen Kulturen und Sprachen gleich und Voraussetzung für phonetisches Unterscheidungslernen bei Kleinstkindern.

Σ Kinder ohne auditorische Erfahrung oder Sprachvorbilder lernen Sprache nicht. Zur Sprachentwicklung nach der Geburt ist daher adäquate soziale Stimulation und Imitation notwendig.

Zweisprachigkeit

Selbst nach der Pubertät ist eine gewisse Modifikation der Lateralisierung möglich: **Bilinguale**, die ihre zweite Sprache spät lernen und dabei keine schulisch-formale (sequenzielle) Ausbildung erhalten, sondern die zweite Sprache informell (ganzheitlich) erlernten, weisen erhöhte rechtshemisphärische Beteiligung in der Analyse von Sprechinhalten für die zweite Sprache auf. Die später erworbene Sprache ist darüber hinaus in den frontalen Spracharealen (»Broca«, Abschn. 28.3) von den Arealen der Muttersprache getrennt, während Sprachen, die gleichzeitig früh erworben wurden, **überlappen.** In den posterioren Sprachgebieten findet sich kein Unterschied.

◘ Abb. 28.6 zeigt das **Volumen der grauen Substanz** im linken unteren Parietallappen bei Bilingualen (italienisch-englisch). Das Volumen ist positiv korreliert mit der Sprachfertigkeit und negativ mit dem Beginn des Erwerbs der Zweitsprache. Diese Region liegt hinter der Wernicke-Region und ist für Sprachflüssigkeit essenziell.

Die reduzierte Übernahme von Sprachfunktionen nach Hirnläsionen im späteren Leben hängt damit zusammen, dass die Plastizität des Gehirns generell bis zur Pubertät abnimmt. Die Fähigkeit zum Spracherwerb, vor allem einer Zweitsprache, nimmt bereits ab dem 7. Jahr leicht und ab dem 10. bis zum 30. Lebensjahr zunehmend deutlich ab.

Je besser eine Sprache beherrscht wird, umso kleiner ist das kortikale Areal, das von einer Sprachleistung benötigt wird. Dies gilt zumindest für die kortikale Durchblutung im PET oder fMRT (Kap. 20 und Box 28.2): Die zweite, schlecht beherrschte Sprache weist deutlich vergrößerte Durchblutungsanstiege rechts und links auf. Frauen zeigen – wie aufgrund ihrer höheren Sprachbegabung zu erwarten – gegenüber Männern verringerte Durchblutung, d. h. weniger »Anstrengung« bei Sprachaufgaben.

Σ Mit dem frühen Erwerb einer Zweitsprache geht eine Dichtevergrößerung der grauen Substanz links parietal und eine Verbesserung der Aufmerksamkeitsunterdrückung für die Zweitsprache links temporal einher.

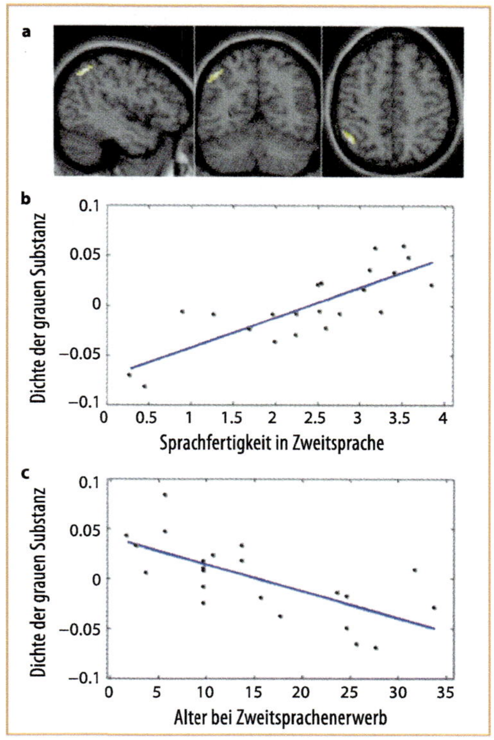

Aus Mechetti A et al (2004). Reprinted by permission from Macmillan Publishers Ltd: Nature.

◘ **Abb. 28.6a–c. Strukturelle Reorganisation des Gehirns bei Zweisprachigkeit. a** Lage der Region (gelb) im unteren linken Parietallappen, die bei Zweisprachigkeit eine größere Dichte der grauen Substanz aufweist. **b** Korrelation zwischen Sprachfertigkeit (in neuropsychologischen Tests) und Dichte der grauen Substanz parietal links **c** Negative Korrelation zwischen Dichte der grauen Substanz parietal links und Alter bei Erwerb der Zweitsprache

Geschlechtsunterschiede der Hemisphärenlateralisierung

Die Hypothese der bevorzugten Reizung von linkem Vestibularorgan und rechtem Ohr während der Schwangerschaft (▶ oben) versucht eine Reihe von Unterschieden in der Lateralisierung zu erklären, z. B. die Tatsache, dass das weibliche Geschlecht in **verbaler Flüssigkeit** (»verbal fluency«) (**linkshemisphärische** Funktion) leicht überlegen, andererseits die Sprachlateralisation weniger ausgeprägt ist, während Männer **räumlich-geometrische** Aufgaben besser lösen (Abschn. 26.5.2).

Die verstärkte motorische Aktivität des männlichen Fetus könnte zu einer weniger ausgeprägten Handlateralisierung nach rechts führen (es gibt mehr männliche Linkshänder). Das mehr nach außen gerichtete Ohr des männlichen Fetus (verursacht durch eine größere linke Gesichtsseite) bewirkt eine **verstärkte Linkslateralisierung der Sprache bei zwei Drittel der Männer**.

Die geringere **Lateralisierung der Frauen** für Sprache beruht wahrscheinlich auf starkem interhemisphärischen Informationsaustausch, der durch das bei Frauen meist dickere **posteriore Corpus callosum** ermöglicht wird. Die etwas bessere Sprachleistung der Frauen und die leicht erhöhte räumliche (vestibuläre) Fähigkeit der Männer

Box 28.2. Zweisprachigkeit (Bilingualismus) und Gehirnfunktionen

Oft wird behauptet, dass Kinder, die zweisprachig aufwachsen, Nachteile in ihrer Sprachleistung oder Entwicklungsstörungen in Kauf nehmen müssten. Für diese Behauptung gibt es keine wissenschaftliche Grundlage. Im Gegenteil: Es zeigte sich, dass Personen, die zweisprachig in der Schule und sozialen Umgebung aufwuchsen (z. B. katalanisch/spanisch, italienisch/deutsch) über eine verbesserte Aufmerksamkeitsleistung für beide Sprachen verfügen: Sie unterdrücken bei Beachtung einer der beiden Sprachen die Verarbeitung der anderen sehr schnell vor jeder semantischen Analyse. Dies wurde so interpretiert, dass Bilinguale auch Zugriff auf ihr Lexikon (Wortschatz) über eine indirekte Buchstaben-Klang-Route haben und nicht nur über die bei Monolingualen üblichen Buchstaben-Lexikon-Route. Sie können damit flexibel zwischen beiden Sprachen »hin-und-her«-schalten, ohne die informationsverarbeitenden Systeme für Bedeutung (Semantik) zu belasten. Die Abbildung zeigt die deutliche vermehrte Aktivierung der Bilingualen im unteren linken Frontalkortex (»Broca«) auf spanische Wörter, wenn sie auf die spanischen Wörter achten und verstärkte Aktivierung auf die »unterdrückten« katalanischen und Pseudowörter im Planum temporale und einer anterioren Frontalregion (LIFC). Von diesen letzten beiden Regionen muss also die verbesserte Hemmung der nicht beachteten Sprache ausgehen. Das macht auch Sinn, weil diese beiden Regionen für phonologische Analyse (Planum temporale) und subvokales, stilles Wiederholen (anteriorer Frontalkortex) zuständig sind, Funktionen, die Zweisprachige besonders gut unterdrücken können.

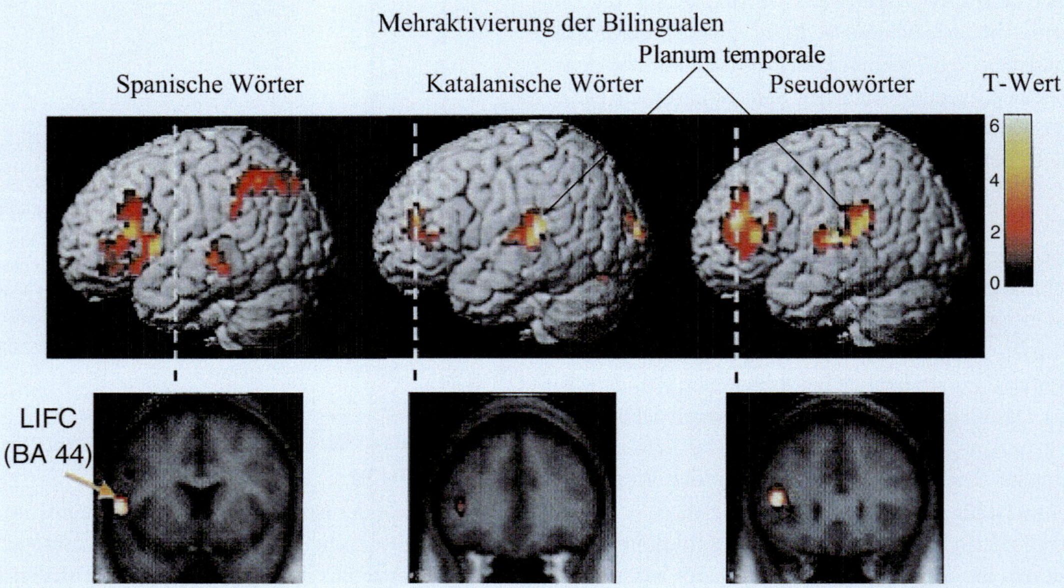

Funktionelle Magnetresonanztomographie (fMRT) der linken Hemisphäre beim Beachten von schnell aufeinander folgenden spanischen, katalanischen Wörtern und Pseudowörtern. Die Versuchspersonen mussten nur auf die spanischen Wörter achten. Hier sind nur die verstärkten Aktivierungen der Bilingualen gegenüber den Monolingualen in Farbe angegeben.

28

(Kap. 26.5.2) könnten mit der geringeren Lateralisierung des jeweiligen Geschlechts für diese beiden Funktionen zusammenhängen. Die weniger ausgeprägte Lateralisierung ermöglicht verbesserten und rascheren Informationsaustausch durch **verringerte kontralaterale Hemmung** der jeweils gegenüberliegenden Hemisphäre.

Läsionen der linken Hemisphäre führen gleich häufig bei Männern wie bei Frauen zu Aphasien, wenngleich **innerhalb** der Hemisphären Frauen eher nach anterioren, Männer nach posterioren Schädigungen aphasisch und apraktisch werden. In den meisten Untersuchungen an Normalpersonen waren Frauen in allen Aufgaben **weniger** lateralisiert und nach **Läsionen weniger gestört** als Männer, was zumindest darauf hinweist, dass stärkere Lateralisierung nicht unbedingt bessere Leistung bedeutet (sonst müssten Frauen geringere statt bessere sprachliche Leistungen haben).

Die Geschlechtsunterschiede könnten mit der **genetischen Steuerung von Reifungsgeschwindigkeit** oder der **Genetik räumlicher Begabung** des Gehirns zusammenhängen. Das weibliche Gehirn reift schneller und langsame Reifung bei Männern könnte zu stärkerer Lateralisation führen. Die schnellere Reifung der Mädchen scheint primär die linke Hemisphäre zu betreffen; sie sprechen früher als Knaben und entwickeln ein größeres Vokabular. Entweder existiert ein rezessives Gen für räumliche Fertigkeiten oder aber für Reifungsgeschwindigkeit am X-Geschlechtschromosom. Aus dem ersten Fall würde folgen, dass 50% der männlichen Nachkommen und 25% der weiblichen Nachkommen die Eigenheit ausprägen (erhöhte räumliche Begabung). Dies entspricht der beobachteten Rate.

Das weibliche Geschlecht weist eine verbesserte Sprachflüssigkeit und geringere Linksdominanz für Sprachleistungen und eine geringere Störbarkeit nach Läsionen für Sprache auf. Dies könnte mit der Lateralität der auditorischen Reizung in der Schwangerschaft oder einer genetisch vorgegebenen Prädisposition zusammenhängen.

Axon-Leitgeschwindigkeit und Syntax

Eine interessante, wenn auch anatomisch noch nicht bewiesene Theorie der anatomischen Grundlage von Sprache, vor allem Syntax, von Robert Miller bezieht sich auf die Tatsache, dass in der linken Hemisphäre die **Myelinisierung der transkortikalen Axone variabler** ist. In der perisylvischen Region finden sich schnell leitende Axone mit dicker Myelinschicht und langsam leitende dünn myelinisierte. Eine erhöhte Variabilität der Leitungsgeschwindigkeit wäre die Voraussetzung für die Herausbildung zeitlich variabler Assoziationen (z. B. »Wenn-dann«-Sätze, Relativsätze, bei denen das Verb erst am Ende kommt u. ä.).

Sprache und Syntax könnten auf die weniger rigide Bildung von flexiblen assoziativen Verkettungen in der linken Hirnhemisphäre (Kap. 21) zurückzuführen und nichtsprachspezifisch sein.

Die Überlegenheit der linken Hemisphäre für zeitliche Abläufe könnte auf die variablere Myelinisierung der Axone der linken Hemisphäre zurückzuführen sein. Dadurch wird die Bildung zeitlich variabler Assoziationen, wie sie vor allem für Syntax notwendig ist, verbessert.

28.2.3 Motorische Funktionen und Hemisphärenasymmetrien

Der Wada- oder Sodium-Amobarbital-Test

Bei den meisten Analysen von Dominanzverhältnissen handelt es sich um **indirekte Hinweise** aus dichotischen Hörversuchen, einseitiger Gesichtsfelddarbietung visueller Reize oder Registrierung evozierter Potenziale oder PET-fMRT-Untersuchungen in den beiden Hemisphären. Direkte experimentelle Beweise der Überlegenheit einer Hemisphäre sind nur bei reversibler einseitiger Ausschaltung im **Wada-Test** oder bei elektrischer Hirnreizung möglich.

Beim Wada-Test, nach seinem Entdecker, dem kanadischen Neurochirurgen Juhn Wada benannt, wird vor neurochirurgischen Eingriffen zur Diagnose der Dominanz ein kurzwirkendes **Narkotikum (Natrium-Amytal)** in die A. carotis des wachen Patienten gespritzt, was für einige Minuten zu ipsilateraler Narkose der gesamten Hemisphäre führt (Abb. 28.7). Im Fall der linken Hemisphäre kommt

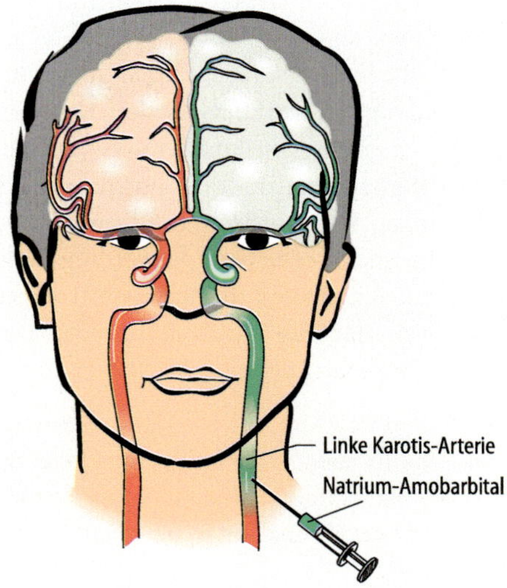

Abb. 28.7. Der Wada-Test. Zur Lokalisation der Sprachfunktionen wird ein Narkotikum (Natrium-Amobarbital) in die linke Karotis injiziert (► Text)

es zu vollständiger rechtsseitiger Parese und globaler Aphasie (vollständigem Sprachversagen) bei fast allen Patienten, während Narkose der rechten Hemisphäre zwar zur Lähmung der linken Körperhälfte führt, die Sprache aber erhalten bleibt. Tabelle 28.3 zeigt, dass 96% der Rechtshänder und 70% der Linkshänder Sprache links lokalisiert haben und nur 4% der Rechtshänder Sprache rechts, sowie 15% der Linkshänder bilaterale Repräsentation aufweisen.

Mit dem Wada-Test (kurzzeitige isolierte Narkose jeweils einer Hemisphäre) lässt sich vor neurochirurgischen Eingriffen bestimmen, welche Hirnhemisphäre sprachdominant ist.

Händigkeit und Sprachlokalisation

Wie Tabelle 28.3 belegt, ist der Zusammenhang zwischen Lateralität und Händigkeit zwar eng, aber nicht perfekt. Die Sprachlokalisation ist beim Menschen ein weit besserer Prädiktor der anatomischen Organisation als die Bevorzugung der Hand. Mit Linkshändigkeit geht keine verbesserte Fähigkeit der rechten Hemisphäre für expressive und re-

Tabelle 28.3. Beziehung zwischen Sprachlateralisation und Händigkeit nach Wada-Test

Händigkeit	N	Sprachrepräsentation (%)		
		Links	Bilateral	Rechts
Rechts	140	96	0	4
Links	122	70	15	15

zeptive Sprache (Abschn. 28.3) einher. Linkshänder zeigen aber nach linkshemisphärischen Läsionen manchmal weniger Sprachprobleme.

Obwohl die Ursachen für Linkshändigkeit unklar sind, scheint es **2 Gruppen von Linkshändern** zu geben: eine mit starkem genetischem Anteil und eine zweite, deren Linkshändigkeit Konsequenz prä- oder postnataler Hirnschädigung der linken Hemisphäre mit folgendem Ausweichen auf die rechte ist. Die erste Gruppe allerdings unterscheidet sich intellektuell nicht von Rechtshändern, abgesehen von einer gewissen Häufung musikalischer und künstlerisch-malerischer Begabung unter Linkshändern.

Σ Händigkeit und funktionelle Hemisphärendominanz sind voneinander unabhängig. Bei Linkshändern ist aber die Wahrscheinlichkeit einer Rechtslateralisierung von Sprachfunktionen erhöht.

Sensomotorische Funktionen

Bei **Tastaufgaben** mit Erkennen von Formen und Figuren ist die linke Hand bei Rechtshändern durchwegs überlegen, sofern das Material statisch (ganzheitlich) dargeboten wird. Bei sequenzieller Darbietung (z. B. Reihenfolge von Figuren durch Reihenfolge von Fingerbewegungen angeben) macht die rechte Hand weniger Fehler. Musikalische Kinder erzielen im **dihaptischen Test** (blindes Ertasten und Wiedererkennen von Formen) bessere Leistungen. Das kann sowohl auf das bessere Training durch die Instrumentenbenutzung wie auf die allgemein erhöhte Leistungsfähigkeit bei musikalisch aktiv Tätigen (Abschn. 28.6) zurückzuführen sein.

Dass die gefundenen Asymmetrien nicht eine Funktion der Sprachlateralisierung, sondern eine Funktion des **bevorzugten Modus der Informationsverarbeitung** sind, zeigen Untersuchungen an den 2 japanischen Schreibsystemen **Kana** und **Kanji**: Kana-Symbole basieren auf Tönen von Silben ohne Bedeutung (phonologisch) ähnlich unserem Alphabet, Kanji-Symbole basieren auf Bedeutung (ideographisch, vergleichbar den chinesischen Schriftzeichen) und sind sehr viel komplizierter, erfordern daher mehr visuell-räumliche Informationsverarbeitung. Entsprechend entsteht bei Japanern eine aphasische Störung nach Läsion der linken Hemisphäre mehr beim Erkennen und Schreiben von Kana, während Kanji relativ wenig durch linkshemisphärische Läsionen beeinträchtigt wird, obwohl es aus linguistischer Sicht eine höher entwickelte Sprache darstellt.

Σ Sensomotorische Funktionen sind deutlich lateralisiert, wobei auch wieder gestalthafte sensomotorische Leistungen primär rechtshemisphärisch lokalisiert sind. Dies gilt auch für Schriften, die auf bedeutungshaltigen Zeichen basieren.

Motorische Funktionen

Der Asymmetrie der Informationsverarbeitung steht auch eine **Asymmetrie der Bewegungsplanung und -ausführung** gegenüber (Abschn. 28.4): Zwar dominiert die linke Hemisphäre bei Rechtshändern bei gelernten Geschicklichkeitsaufgaben (Apraxien sind daher häufig mit Aphasien korreliert), beim Lösen verbaler Probleme drehen wir den Kopf und die Augen eher nach rechts (Linksdominanz), bei räumlichen Problemen nach links. Gleichzeitiges Sprechen interferiert mehr mit Tätigkeiten der rechten Hand, das Summen von Melodien interferiert mehr mit der linken Hand. Es besteht also eine **Interaktion zwischen Linksdominanz** für Feinmotorik und bevorzugtem kognitiven Verarbeitungsstil. ◘ Tabelle 28.4 fasst die bisher gesicherten Erkenntnisse zur Lateralisation von Funktionen zusammen.

Σ Die linke Hemisphäre dominiert bei Rechtshändern die Planung komplexer Willkürbewegungen.

Lernen von kortikaler Lateralisierung

Die kortikale Lateralität lässt sich mit lernpsychologischen Methoden direkt beeinflussen. Ein Beispiel dafür sind Untersuchungen zur **Selbstregulation von elektrischen Hirnvorgängen** in den beiden Hemisphären (Kap. 21). Da-

◘ Tabelle 28.4. Zusammenfassung der Daten zur zerebralen Lateralisation: Funktionen der jeweiligen Hemisphäre, die überwiegend von der einen Hemisphäre bei Rechtshändern gesteuert werden

Funktion	Linke Hemisphäre	Rechte Hemisphäre
Visuelles System	Buchstaben, Wörter	Komplexe geometrische Muster, Gesichter
Audiotorisches System	Sprachbezogene Laute	Nichtsprachbezogene externe Geräusche, Musik
Somatosensorisches System	Komplexe Tastsequenzen (Braille)	Taktiles Wiedererkennen von komplexen Mustern
Bewegung	Komplexe Willkürbewegung und Planung von Feinbewegungen	Bewegungen in räumlichen Mustern
Gedächtnis	Verbales Gedächtnis	Nonverbales Gedächtnis
Sprache	Sprechen, Lesen, Schreiben, Rechnen	Prosodie (Sprachmelodie)
Räumliche Prozesse		Geometrie, Richtungssinn, mentale Rotation von Formen
Emotionen	Neutral-positiv	Negativ-depressiv

Box 28.3. Neuroprothesen, Gehirn-Computer-Interfaces und Hirnregulation

Elektrische Gehirnaktivität kann direkt in Verhalten übersetzt werden. Nicolelis und Mitarbeiter pflanzten 90 Mikroelektroden in den motorischen Kortex von Affen ein und trainierten diese, eine komplexe Greifbewegung auszuführen. Später wurde das trainierte Muster an Aktionspotenzialen direkt auf eine Roboterhand übertragen und der Affe konnte diese Hand durch das »Denken« der Bewegung sinnvoll bewegen und damit Objekte heranholen.

Weniger spezifisch, aber vom Prinzip gleich, ist das Gedankenübersetzungssystem (»thought translation device«, TTD) für vollständig gelähmte Patienten mit dem sog. Locked-in-Syndrom. Unter »locked-in« (Eingeschlossensein), versteht man Krankheiten, bei denen alle Muskeln, einschließlich Augenmuskeln und die Atmung versagen, aber die Personen sensorisch und kognitiv intakt sind, also hören und verstehen. Vor allem bei fortgeschrittener amyotropher Lateralsklerose (ALS), einer relativ häufigen neurologischen Erkrankung, bei der alle motorischen Zellen absterben, und nach subkortikalen Blutungen tritt ein Locked-in-Zustand ein. Mit dem TTD, einem psychophysiologischen Hirn-Computer-Interface, können diese Personen weiter kommunizieren (Abb.). Zunächst lernen sie, wie im Text beschrieben, ihre langsamen Hirnpotenziale oder einen EEG-Rhythmus (z. B. 10–15 Hz μ oder SMR-Rhythmus, Kap. 20) zu kontrollieren. Wenn sie nicht mehr sehen können, erhalten die Patienten auditorische Rückmeldung über ihre langsamen Hirnpotenziale: Hoher Ton bedeutet z. B. Negativierung, niedriger Positivierung. Wenn sie in mehr als 90% der Durchgänge mehr als 8 μV Veränderung erzielen, werden sie mit einem Sprachcomputer konfrontiert, der in einer bestimmten Sequenz Buchstaben oder Wörter darbietet, die die Patienten mit ihrer Hirnantwort (z. B. Positivierung) auswählen können. ◘ Abb. b zeigt den ersten Brief, den ein durch ALS vollständig gelähmter Mensch mit seinem Gehirn geschrieben hat.

Literatur: Birbaumer et al (1999) A spelling device for the paralyzed. Nature 398:297–298

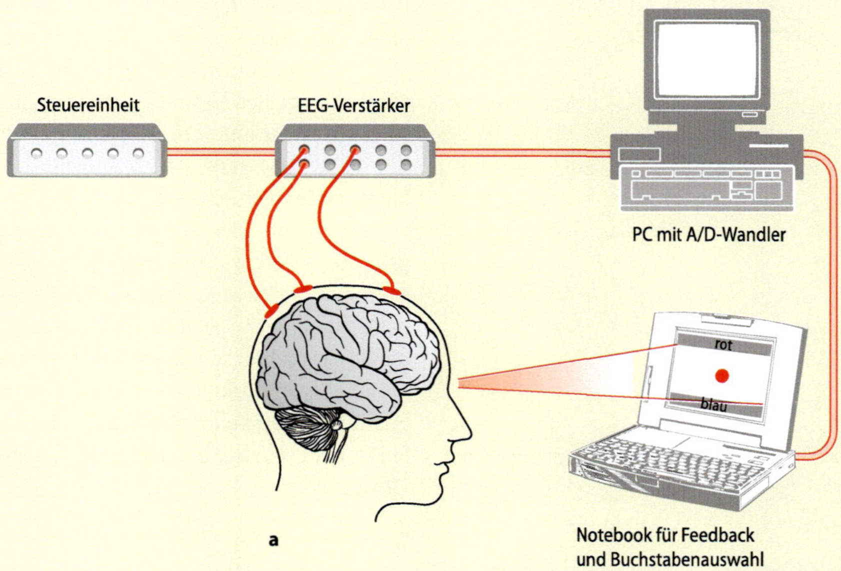

a

Nach Birbaumer N et al (1999). Reprinted by permission from Macmillan Publishers Ltd: Nature.

LIEBER-HERR-BIRBAUMER-

HOFFENTLICH-KOMMEN-SIE-MICH-BESUCHEN,-WENN-DIESER-BRIEF-SIE-ERREICHT-HAT-.ICH-DANKE-IHNEN-UND-IHREM-TEAM-UND-BESONDERS-FRAU-KÜBLER-SEHR-HERZLICH,-DENN-SIE-ALLE-HABEN-MICH-ZUM-ABC-SCHÜTZEN-GEMACHT,-DER-OFT-DIE-RICHTIGEN-BUCHSTABEN-TRIFFT.FRAU-KÜBLER-IST-EINE-MOTIVATIONSKÜNSTLERIN.OHNE-SIE-WÄRE-DIESER-BRIEF-NICHT-ZUSTANDE-GEKOMMEN.-ER-MUSS-GEFEIERT-WERDEN.-DAZU-MÖCHTE-ICH-SIE-UND-IHR-TEAM-HERZLICH-EINLADEN-.EINE-GELEGENHEIT-FINDET-SICH-HOFFENTLICH-BALD.

MIT-BESTEN-GRÜSSEN-
IHR-HANS-PETER-SALZMANN-

b

Das Gedankenübersetzungssystem (TTD). Auf der Abbildung links ist der Patient mit Elektrode und Verstärker symbolisiert. Der Computer rechts oben filtert und klassifiziert das EEG in Echtzeit und meldet es dem Patienten als Lichtpunkt (Mitte am PC) zurück. Leuchtet das untere Tor am Bildschirm des PC auf, muss der Patient innerhalb von 2 s positivieren. Später erscheinen in dem unteren Feld (»Tor«) Buchstaben, die der Patient mit einem Hirnpotenzial auswählen kann. Für jede richtige Hirnreaktion wird er sofort vom Rechner mit einem lachenden Gesicht oder einer Melodie belohnt.

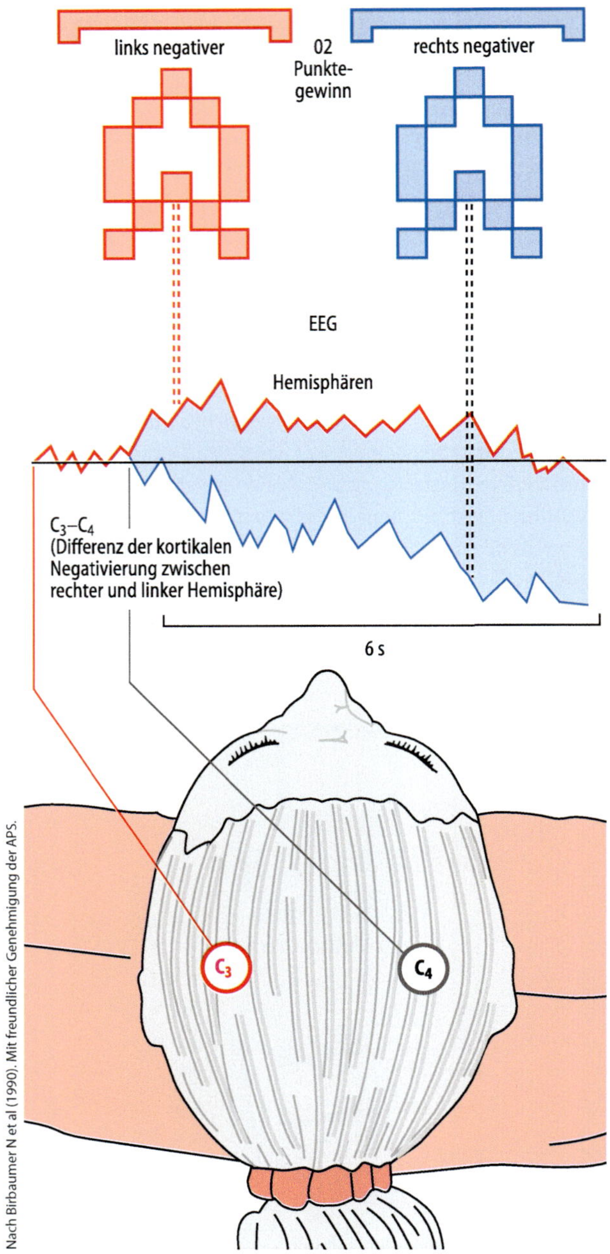

Abb. 28.8. Selbstregulation langsamer Hirnpotenziale. Rückgemeldet wird die Differenz der Amplitude der langsamen Hirnpotenziale zwischen rechter und linker zentraler Hirnregion (Erläuterung ▶ Text)

bei lernen Personen **gleichzeitig und abwechselnd** die beiden Hemisphären gegensätzlich elektrisch zu polarisieren (Box 28.3).

Wie in Kap. 21 beschrieben, bedeutet elektrische Negativierung in einem bestimmten Areal eine **Erhöhung der Bereitschaft** dieses Areals, Informationen zu verarbeiten. Wenn eine Person z. B. lernt, die rechte Hemisphäre über dem sensomotorischen Areal der Hand zu negativieren und gleichzeitig die gegenüberliegende Seite zu positivieren, so muss die Verarbeitungseffizienz für taktile Reize an der linken Hand besser als rechts sein, die motorische Reaktionsgeschwindigkeit müsste links besser sein und auch insgesamt sollte die Tendenz mit der linken Seite zu reagieren (»willingness to respond«), steigen.

Wie Experimente zeigen, ist die **Selbststeuerung von elektrokortikaler Lateralität** möglich. Abb. 28.8 stellt die Trainingsbedingungen dar. Die Versuchsperson beobachtet eine Rakete auf dem Bildschirm, die ihre **eigene elektrische Gehirnaktivität** darstellt, in diesem Fall die **Differenz** der langsamen kortikalen Hirnpotenziale zwischen rechtem und linkem sensomotorischem Areal. Abwechselnd muss sie auf ein Lichtsignal (S^D), das als diskriminativer Reiz fungiert, die linke oder rechte zentrale Region für 6 s elektrisch negativieren. Für jede geglückte Differenzierung erhält sie Punkte (Box 28.3).

Mehrere Sitzungen sind notwendig, um diese hemisphärischen Polarisierungen zu lernen und gleichzeitig Negativierung oder Positivierung in der gegenüberliegenden zentralen Region zu unterdrücken. Nachdem die Versuchsperson gelernt hat, mit Hilfe der Rückmeldung am Bildschirm ihre langsamen Hirnpotenziale einmal rechts und einmal links negativ zu polarisieren, muss sie versuchen, die Aufgabe ohne die Hilfe des Bildschirms zu lösen. Es wird nun keine Rückmeldung über die langsamen Hirnpotenziale gegeben, sondern die Versuchsperson erhält nur mehr abwechselnd die beiden Lichtsignale (S^D), die ihr signalisieren, welche der beiden Hemisphären zu negativieren ist; z. B. bei rotem Licht die linke Hirnhälfte zu negativieren, bei gelbem die rechte. Die Person wird aufgefordert, das biologische Signal **willentlich** zu produzieren, wie sie es gelernt hat.

Auf Abb. 28.9 ist zu sehen, dass dies gelingt und die gelernte Differenzierung zwischen rechter und linker Zentralregion im Wesentlichen auf diese beschränkt bleibt; nur nach frontal breitet sich die Aktivität aus. Zur Untersuchung der Rückmeldungseffekte auf Verhalten werden nun in den Durchgängen ohne Rückmeldung der rechten und linken Hand Tastaufgaben dargeboten, während die Person ihre langsamen Hirnpotenziale (LP) willentlich beeinflusst (Abb. 28.10).

Σ Die Lateralität des Gehirns für bestimmte kognitive Leistungen lässt sich durch Lernen von Potenzialdifferenzen zwischen rechter und linker Hemisphäre beeinflussen. Gelernte Negativierungen einer Hemisphäre verstärken deren Dominanz gegenüber den Funktionen der anderen.

Physiologisches Lernen von Willen und Entscheidung

Nicht alle Versuchspersonen lernen die hemisphärenspezifische Veränderung ihrer langsamen Hirnpotenziale (LP). Bei denjenigen Versuchspersonen jedoch, die erfolgreich arealspezifische Negativierung erreichen, **ändert sich die Leistung** z. B. in den Tastaufgaben. Die selbstinduzierte arealspezifische Negativierung wirkt sich auf die Leistung der kontralateralen Hand aus: Negativierung der linken

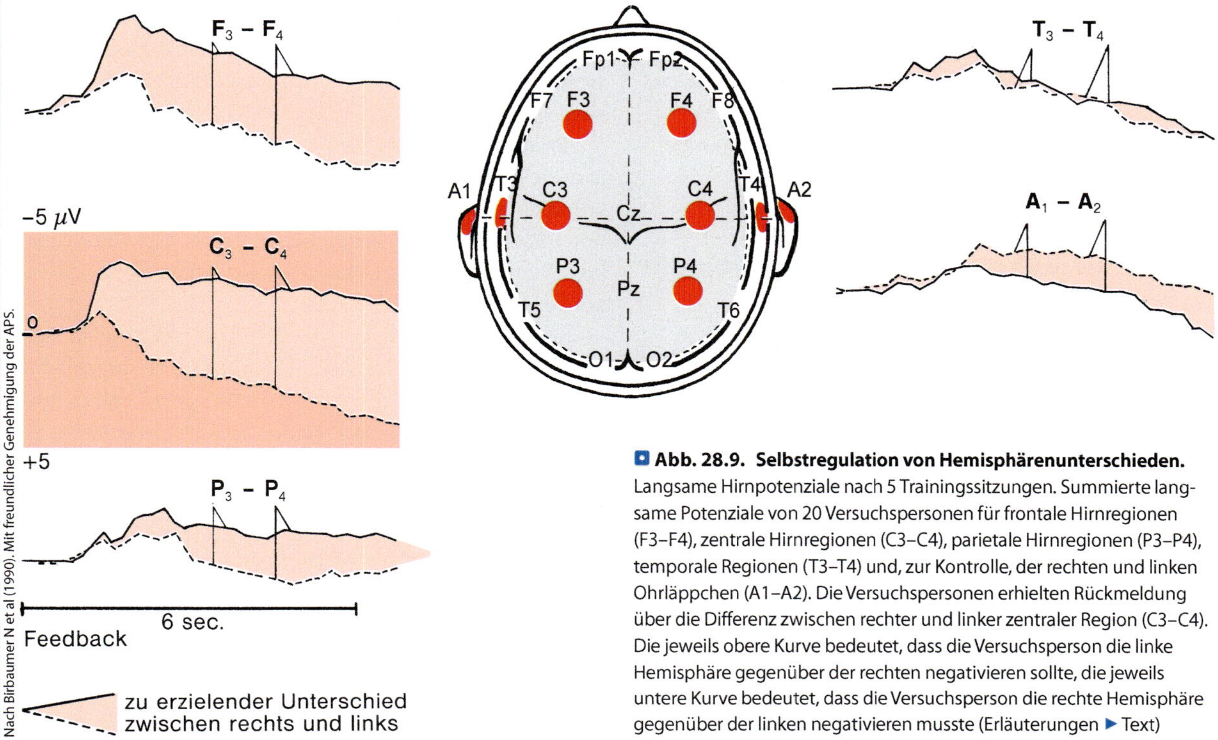

Abb. 28.9. Selbstregulation von Hemisphärenunterschieden. Langsame Hirnpotenziale nach 5 Trainingssitzungen. Summierte langsame Potenziale von 20 Versuchspersonen für frontale Hirnregionen (F3–F4), zentrale Hirnregionen (C3–C4), parietale Hirnregionen (P3–P4), temporale Regionen (T3–T4) und, zur Kontrolle, der rechten und linken Ohrläppchen (A1–A2). Die Versuchspersonen erhielten Rückmeldung über die Differenz zwischen rechter und linker zentraler Region (C3–C4). Die jeweils obere Kurve bedeutet, dass die Versuchsperson die linke Hemisphäre gegenüber der rechten negativieren sollte, die jeweils untere Kurve bedeutet, dass die Versuchsperson die rechte Hemisphäre gegenüber der linken negativieren musste (Erläuterungen ▶ Text)

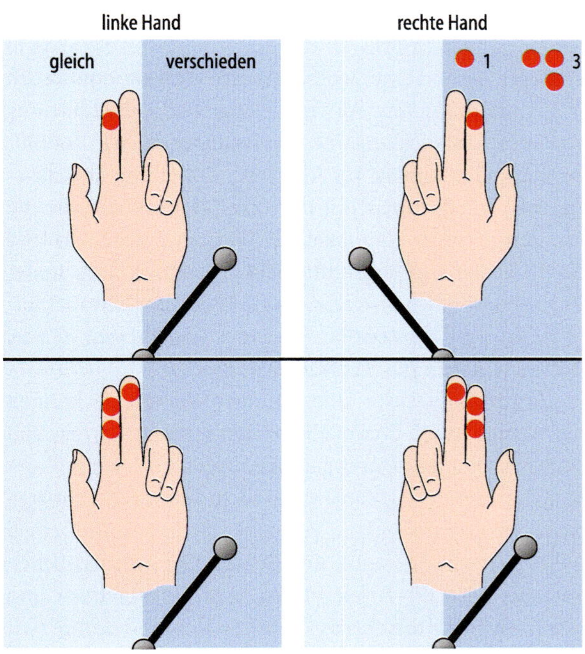

Abb. 28.10. Tastaufgaben zur Überprüfung der Wirkung rechts- versus linkshemisphärischer Selbstregulation des Gehirns. Auf Zeigefinger und Mittelfinger der rechten und linken Hand wurden 1–4 Stifte (rot, hier sind 1 und 3 dargestellt) vorgedrückt, deren Berührung die Versuchsperson mit einer Hebelbewegung nach rechts oder links beantworten musste. Die linke Hand erhielt rechtshemisphärische Aufgaben, »gleich/verschieden« Urteile abzugeben, die rechte linkshemisphärische Aufgaben, nämlich die Anzahl der Berührungen zu zählen. Während der Aufgabendarbietung musste die Versuchsperson abwechselnd die rechte oder linke Hemisphäre negativieren

Hemisphäre erhöht die Leistung der rechten Hand und umgekehrt. Leistung bedeutet hierbei statistisch überzufällig kürzere Reaktionslatenzen und signifikant geringere Fehlerhäufigkeiten (Abb. 28.10). Die Versuchspersonen reagieren im Mittel 102 ms schneller mit der kontra- als mit der ipsilateralen Hand, während Versuchspersonen, die keine hemisphärenspezifische LP-Kontrolle lernten, keine überzufälligen Unterschiede in der Reaktionslatenz zwischen den Händen aufwiesen.

Wenn die Versuchspersonen gleichzeitig mit beiden Händen Hebel bewegen sollten, reagierten wiederum diejenigen Versuchspersonen, die arealspezifische Kontrolle lernten, überzufällig häufig schneller mit der Hand **kontralateral** zur zuvor negativierten Hemisphäre. Auch die **Lust zu reagieren (»willingness to respond«)** ändert sich in der vorhergesagten Weise: erlaubt man der Person – während sie das Gehirn einmal links, einmal rechts negativiert – nach ihrem momentanen **Wunsch** eine der beiden Hände zu benutzen, so wählt sie überzufällig häufig die der selbsterzeugten kortikalen Negativierung gegenüberliegende Hand. Dabei **wissen** die Personen **nicht**, dass sie rechte und linke Negativierung manipulieren, auch die einseitige Wahl der Hand wird nicht bewusst.

Bei **selbst erzeugter Positivierung** erfolgt das Gegenteil, Verlangsamung, mehr Fehler und Reaktionshemmung. Dies zeigt, dass Verhalten und Willen immer den elektrophysiologischen Voraussetzungen folgt und nicht den subjektiven, bewussten Zuschreibungen, welche die linke Hemisphäre verspätet konstruiert.

Instrumentelles Lernen von hemisphärischen Unterschieden der Hirnaktivität modifiziert die Lateralität für bestimmte Verhaltensleistungen, selbst bei einer scheinbar so ausgeprägten Präferenz wie der Händigkeit entsprechend den lernpsychologischen Bedingungen.

28.3 Evolution und Neurophysiologie der Sprache und deren Störungen

28.3.1 Evolution der Sprache

Beginn der menschlichen Sprache

Sprache wurde über Jahrtausende als typisch menschliche Leistung angesehen, die uns vom Tier, speziell unseren nächsten Verwandten, den Primaten, abheben soll. Die Diskussion über diese Frage wurde durch neuere anatomische Untersuchungen und die Sprach-Lernversuche bei Menschenaffen, Vögeln und Delphinen wiederbelebt. Beide Forschungsfelder weisen darauf hin, dass sich die menschliche Sprache quantitativ, nicht qualitativ von der Kommunikation von Tieren unterscheidet. Vor allem die **Zunahme der Geschwindigkeit** und der **zeitlich-variablen Gliederung** des Austauschs von neuronaler Kommunikation im menschlichen Kortex wird für die hohe Leistungsfähigkeit der menschlichen Sprache als Kommunikationsmittel verantwortlich gemacht.

Obwohl die **physiologisch-anatomischen Voraussetzungen** zum Spracherwerb beim Menschen angeboren sind, scheint die Entwicklung der heute gesprochenen mehreren 1000 Sprachen und Dialekte mit ausgeprägten syntaktischen Strukturen relativ jung zu sein. Anthropologische Daten, wie der Aufbau von Larynx und Halsraum (Kap. 11) bei unseren Vorfahren, sprechen dafür, dass vokale Sprache erst ab ca. 100.000 Jahren vor unserer Zeit möglich war. Geschriebene Symbole finden sich in Höhlenmalereien erstmals vor 30 000 Jahren, »echte« Schriftentwicklung erst seit 3500 Jahren. Künstlerisch kommunikative Zeichen sind aber bereits **vor** diesen Zeiträumen, also vor 100.000 Jahren nachzuweisen.

Gesprochene Sprache scheint erst vor ca. 100.000 Jahren entstanden zu sein, da die anatomischen Voraussetzungen des Sprechapparates vorher nicht gegeben waren. Schriftsymbole gibt es seit etwa 30.000 Jahren.

Gestik und Sprache

Sprache könnte sich aus **gestischer Kommunikation** entwickelt haben; Voraussetzung dafür war natürlich der **aufrechte Gang**, der die Hände erst für Gesten frei machte. Für die Gestiktheorie spricht: sowohl Gestik wie auch Sprachlaute werden bevorzugt in der linken Hemisphäre generiert, beide Funktionen fallen bei Läsion des linken Parietalkortex aus. Kinder entwickeln gestische Kommunikation vor Erwerb von Sprachlauten. Taubstumme Kinder entwickeln eine eigene Zeichensprache aus Gestik (Box 28.1).

Emotionale Laute und Ausdrucksäußerungen, wie man sie bei Schreien von Menschenaffen beobachten kann, kommen weniger für den Sprachursprung in Frage: emotionale Schreie können kaum für die Benutzung als Zeichen konditioniert werden, Gesten dagegen sind auch bei Affen konditionierbar.

Taubstumme können sich nach Läsion der linken Hemisphäre weiterhin durch Pantomime (nicht-sprachliche Gestik) verständlich machen; dies spricht für getrennte Repräsentation von emotionaler Ausdrucksgestik und Sprache. Trotzdem könnte die Entwicklung von Sprache aus Gesten auch über die zunehmend perfektere Kontrolle der Gesichtsmuskulatur erfolgt sein. Grobe Körperbewegungen könnten durch subtilere Lippen- und Zungenbewegungen ersetzt worden sein.

Mit dem aufrechten Gang und dadurch freien Händen hat sich Sprache aus Gestik entwickelt. Emotionale Ausdrucksäußerungen sind als Ursprung von Sprache wenig wahrscheinlich.

Werkzeuggebrauch und Sprache

Andere Theorien bringen die Entstehung von Sprache in Phylogenese und Ontogenese mit dem **Werkzeuggebrauch** in Verbindung. Dafür spricht die enge zeitliche Koppelung von Sprachentwicklung und Werkzeuggebrauch in der Entwicklung des Kindes. Im Alter von 2–4 Jahren kommt es zu einem Wachstumsschub der linken Hemisphäre, der eng mit dem Erwerb komplizierten Werkzeuggebrauchs und der Sprachentwicklung einhergeht. Dasselbe könnte in der Phylogenese geschehen sein: Das »Vokabular« eines Schimpansen bleibt auf dem Niveau eines dreijährigen Kindes stehen, wie auch sein Werkzeuggebrauch.

Anthropologische Überlegungen dieser Art können nur schwer durch überprüfbare Daten belegt werden und bleiben spekulativ. Deswegen wurde versucht, menschliche Sprache oder ein Äquivalent bei nicht-humanen Primaten durch lernpsychologische Versuche zu entwickeln: Lernen diese Tiere die Semantik und Syntax einer menschlichen Sprache, wird die Annahme eines **grundsätzlichen und qualitativen Unterschieds** in der Sprachproduktion zwischen Mensch und Tier unwahrscheinlich.

Werkzeuggebrauch, Sprachentwicklung und ein Wachstumsschub des Gehirns um das 2. Lebensjahr sind hoch korreliert.

Spracherwerb bei nicht-humanen Primaten

Obwohl die Anatomie von Larynx und Rachenraum bei Affen kein Sprechen erlaubt, sind Schimpansen, Gorillas, Orang-Utans, einzelne Vogelarten und Delphine nach

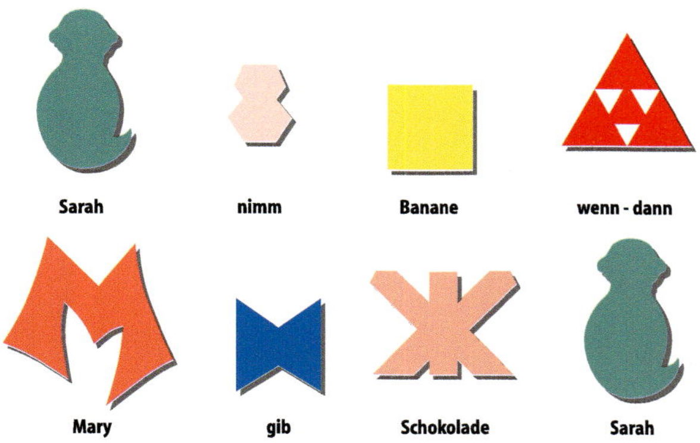

Abb. 28.11. Piktogramme, die von der Schimpansin Sarah gelegt wurden. Von links nach rechts zu lesen

Training (1/2–4 Jahre) in der Lage, mehr als 100 Zeichen, ähnlich oder identisch der Zeichensprache für Taubstumme, zu lernen (Abb. 28.1 und 28.11). Premack lehrte die Schimpansin Sarah mehr als 100 geometrische Symbole in Form von Plastikchips, die das Tier auf einer Tafel satzartig anordnete. Nicht nur kurze Sätze, sondern auch **spontane Wünsche** und **Gefühle** äußerte das Tier mit dieser Sprache. Nicht nur das, die Tiere geben diese Sprache durch Demonstration und **Modelllernen** spontan an ihre Nachkommen weiter. Sie benützen dabei die korrekte Wortordnung wie sie auch in der Syntax des Englischen verlangt wird.

Obwohl unklar bleibt, ob die Affensprachen nur auf Modelllernen (Imitation der Signale des Lehrers) oder auch auf das **Erlernen syntaktischer Strukturen**, vergleichbar der menschlichen Sprache, zurückführbar sind, sind einfache **Sprachäußerungen kein exklusiv menschliches Phänomen**, wie dies Jahrtausende hindurch geglaubt wurde. Die Art der Sprachproduktion und das Sprachverständnis der Menschenaffen, von Vögeln und von Delphinen entsprechen den humanen Eigenheiten: aktive und affirmative Äußerungen werden besser als negative und passive erinnert, die Bedeutung und der Kontext von Sätzen wird leichter erkannt und wiedergegeben als die einzelnen Wörter.

Die Kritik, die den Spracherwerbsstudien entgegengebracht wird, bezieht sich auf das Phänomen des **klugen Hans** (von Oskar Pfungst um die Wende zum 20. Jahrhundert beschrieben), eines Pferdes, das auf subtile Hinweisreize (»cues«) seines Trainers mit den Vorderbeinen »antworten« und rechnen konnte. Das Tier lernte über instrumentelle Konditionierung auf einzelne diskriminative Reize reflexhaft zu reagieren. Bei den Hinweisreizen handelt es sich um nicht-sprachliche Hinweisreize (z. B. Ruf), das Pferd hat sich natürlich darüber hinaus nie spontan geäußert oder Syntax gelernt. Die Tatsache, dass die Äffin Washoe ihr adoptiertes Affenkind Louis in der selbst erlernten Sprache (amerikanische Zeichensprache, Abb. 28.1) aktiv über Imitation unterrichtete, spricht gegen eine einfache Erklärung im Sinne des klugen Hans.

Σ Semantische und syntaktische Aspekte der Sprache können auch von Tieren, besonders von Primaten, erlernt und spontan benutzt werden.

28.3.2 Sprache und Assoziationslernen

Zellensembles und Sprache

Wir haben in Kap. 20, 21 und 25 bereits beschrieben, dass die neuronalen Repräsentationen von Wahrnehmungsinhalten, zielgerichteten Bewegungen und Gedanken im Kortex als Zellensembles (Abb. 26.1) gespeichert sind. Zellensembles (»cell assemblies«) sind Gruppen von miteinander besonders stark verbundenen Neuronen, die durch gleichzeitige (assoziative) Aktivität entstanden sind. Nach ihrer Bildung genügt die Aktivierung eines Teils des Ensembles, um es als Ganzes zu zünden (»ignition«). Diese funktionellen Einheiten sind horizontal im Kortex verschaltete Pyramidenzellen, die über ihre langen Axone weit auseinander liegende Zellgruppen miteinander dauerhaft verbinden können. Die molekularen Mechanismen dieser **exzitatorischen** Zellensembles haben wir in Kap. 25 erläutert.

Solche **transkortikalen Ensembles** liegen auch Phonemen, Morphemen und Sätzen zugrunde. Der Neokortex ist vor allem in seinen assoziativen Anteilen als riesiger **Assoziativspeicher** organisiert. Die assoziative Speicherung syntaktischer Regeln der Wortabfolge wird durch die anatomische Struktur präfrontaler-prämotorischer Kortexareale in der linken Hemisphäre mit variableren Axon-Leitgeschwindigkeiten erleichtert (Abschn. 28.2.2).

Σ Wie andere kognitive Vorgänge sind Semantik und Syntax in assoziativ verbundenen Zellensembles repräsentiert.

Sprachzellen

Wie im visuellen Kortex (Kap. 17) gibt es im auditorischen Kortex eine **hierarchisch** aufgebaute Verschaltung von Neuronen, von einfach bis hyperkomplex, die selektiv auf die verschiedenen Merkmale von Lauten reagieren: Einzelne Zellen antworten bevorzugt auf Tonhöhen, Beginn und Ende von Tönen und phonetische Merkmale von Silben (ba, pa) und Konsonaten (b, g).

Viele solche einfache Merkmale repräsentierende Neurone werden auf **höhere Ensembles** verschaltet, wenn sie häufig gemeinsam erregt werden. Im Bereich des Sprachlexikons bilden sich so Ensembles von Phonemen, die zu Worten verknüpft werden. Abb. 28.12 zeigt das Entladungsverhalten einer kortikalen Zelle im oberen Temporallappen bei einem Erwachsenen. Diese Zelle entlädt bei jedem Wort in einer charakteristischen Frequenz, da sie bei jedem einzelnen Wort Teil eines unterschiedlichen Zellensembles wird.

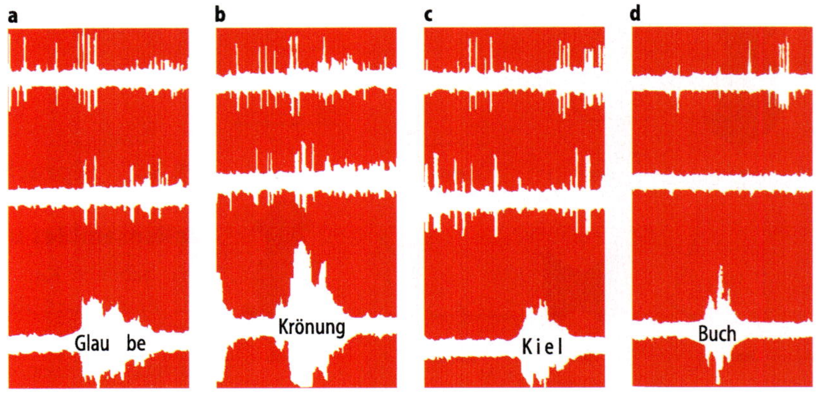

Abb. 28.12a–d. Entladungsverhalten einer Nervenzelle im oberen Temporallappen einer Person bei Darbietung von 4 verschiedenen Worten (Tonbandfrequenzen in unterer Ableitung). Die Aktionspotenziale sind jeweils für die erste (oberste Ableitung) und zweite Darbietung der Worte gezeigt

Zellen, die Sprache verarbeiten, weisen dieselben Entladungseigenschaften auf wie andere Zellen im ZNS auch: Die Zellen werden von einfachen zu hochkomplexen Zellen verschaltet.

Die Entwicklung von Wortensembles

Bereits kurz vor oder unmittelbar nach der Geburt ist das Neugeborene auf Silben der Muttersprache sensibler als auf Kontrolllaute. Zwischen 6. und 12. Lebensmonat, in der Lallphase, werden gehörte Silben, die ca. 200 ms dauern (akustischer Kortex) häufig wiederholt (inferiorer Frontalkortex) und dadurch assoziativ miteinander zu **transkortikalen Silben- und später zu Phonemensembles** verbunden. Die Artikulationen führen natürlich auch zu propriozeptiven Reizen aus der Artikulationsmuskulatur, die ein inferior-parietales Ensemble aktivieren und sich so zu einem Gesamtensemble in der **perisylvischen Region** verbinden. Abb. 28.13 symbolisiert die dabei aktivierten Hirnregionen.

Wie bereits in Abschn. 28.2.2 besprochen, ist in den ersten Lebensjahren (bis zum 10. Lebensjahr abnehmend) dabei die später so charakteristische Spezialisierung für die syntaktischen Aspekte der Sprache in der linken Hemisphäre noch nicht endgültig. Bis dahin führen Läsionen der linken Hemisphäre zu keinen dauerhaften Sprachschäden. Andererseits gibt es für die einzelnen Phasen der Sprachentwicklung kritische Zeitperioden. Wenn in diesen Perioden nicht gelernt wird, so kommt es zu bleibenden Sprachstörungen. Auch der Erwerb einer Fremdsprache gelingt vor der Pubertät besser als danach.

Man muss also annehmen, dass in den ersten Lebensjahren vor allem die semantischen, lexikalen Aspekte der Sprache in beiden Hemisphären gebildet werden. Für syntaktische Aspekte scheint es aber eine vererbte oder sehr früh im Mutterleib erworbene Sensibilität der linken vorderen perisylvischen Region zu geben (Abschn. 28.2). Bereits kurz nach der Geburt werden Sprechlaute bevorzugt links wahrgenommen und evozierte Potenziale nach Worten sind links ausgeprägter.

In der Lallphase werden Silben- und Phonemensembles in beiden Hemisphären in der perisylvischen Region gebildet. Nur die syntaktischen (zeitlichen) Aspekte der Sprache weisen eine deutliche Linkslateralisierung auf.

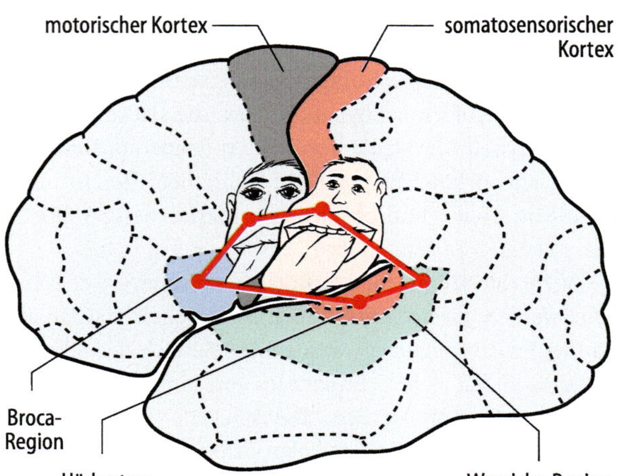

Abb. 28.13. Bildung eines Wortensembles im Laufe der Sprachentwicklung: Die beteiligten Hirnstrukturen werden bei Lautäußerungen simultan aktiviert (▶ Text)

Die Lokalisation von Wortensembles

Wenn das Kind vom 2. bis 4. Lebensjahr lernt, dass bestimmte Wortformen immer in bestimmten Kontexten (z. B. Glas für Trinken) auftreten, so werden dadurch simultan in vielen Kortexarealen (akustisch, visuell für Glas, taktil für Anfassen, gustatorisch für Geschmack etc.) Zellgruppen aktiviert, die dann das Ensemble für ein **Inhaltswort,** das einen Gegenstand oder Handlung (Nomina, Verben und Adjektive) repräsentiert, bilden.

Abb. 28.14 zeigt die Unterschiede in der 30 Hz-Gamma-EEG-Aktivität (Kap. 20) zwischen Verben und Hauptworten, wobei die Worte in Klang und Länge vergleichbar waren; bei Verben wurden motorische Assoziationen und bei Hauptworten mehr visuelle Assoziationen erinnert. Man erkennt, dass diese hohen EEG-Frequenzen, die die **assoziative Verbindung** (die lokalen Zellensembles) widerspiegeln, sich in der perisylvischen Region am stärksten

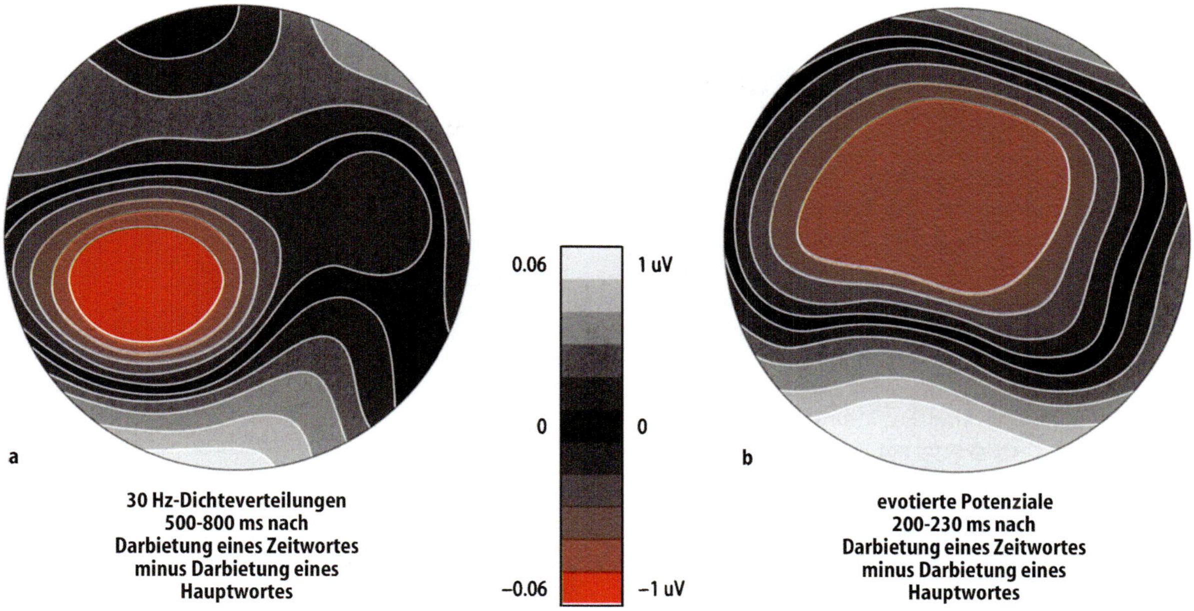

Nach Pulvermüller F, Lutzenberger W, Birbaumer N (1995). Mit freundlicher Genehmigung von Elsevier.

Abb. 28.14a, b. 30 Hz-Oszillationen (a) und evoziertes Potenzial (b) nach Darbietung von Verben und Nomina. Dargestellt ist jeweils die Differenz der EEG-Antwort zwischen Verben minus Hauptwörter, gemittelt über 30 Versuchspersonen und je 60 Worte. Zunehmendes Rot zeigt an dieser Stelle des Gehirns zunehmende Aktivität an, wobei frontal oben, okzipital unten liegt. Man erkennt, dass sowohl die 30 Hz-Oszillation bei Verben die linke vordere perisylvische Region als auch die P2-Komponente des evozierten Potenzials (rechts) frontal maximal auf Verben und posterior maximal auf Nomina (grau) ist

unterscheiden, wobei 30 Hz-Oszillationen bei Nomina posterior und bei Verben frontal auftreten.

Die flexible Dynamik sprachlich-assoziativer Verbindungen und von Wortensembles ist auch aus Abb. 28.15 ersichtlich, in der mehrere Studien zur Positronenemissionstomographie (PET) und zur funktionellen Magnetresonanztomographie (fMRT, Kap. 20) von Wortproduktion zusammengefasst sind.

Wie bei den EEG-Ableitungen erkennt man, dass bei allen Wortformen, welche visuelle oder taktile oder akustische Assoziationen beinhalten, eine gemeinsame Region im linken hinteren **ventrobasalen Temporalkortex (Area B37)** aktiviert ist, eine multimodale Konvergenzzone, in der die sensorischen Inhalte zu Wortformen (sei es in Braille bei Blindgeborenen, sei es die Zeichensprache bei Taubgeborenen, sei es die Buchstaben-Laut-Kombination bei Gesunden) verbunden werden. Dieses Areal ist bei Sprachstörungen (z. B. Dyslexie, Abschn. 28.4) unteraktiviert. Hier scheinen also Zellen lokalisiert zu sein, die besonders geeignet sind, sensorische Assoziationen mit arbiträren »Supersymbolen« zu verknüpfen.

Σ Inhaltsworte sind je nach Bedeutung und syntaktischer Eigenschaft als hochfrequent oszillierende Zellensembles in der perisylvischen Region und im linken ventrobasalen Temporalkortex repräsentiert.

Syntax und Funktionswörter

Betrachtet man die neuronale Grundlage von Funktionswörtern (z. B. vor, wie, ist, es etc.), die syntaktische Funktionen haben und nicht mit bestimmten konkreten Umweltreizen assoziiert sind, so findet man eine deutliche Einschränkung der Aktivierung auf die **linke perisylvische Region** nach dem 5. Lebensjahr. Abb. 28.16 zeigt diesen Unterschied in der Ausdehnung der Wortensembles für Inhalts- und Funktionswörter. Die typischen evozierten Potenziale für diese beiden Wortkategorien sind bei Inhaltsworten bis in die rechte Hemisphäre zu verfolgen.

Zur **Entstehung von Syntax** in der linken frontalen Region muss man neben assoziativen Mechanismen auch noch annehmen, dass die zeitlichen Verläufe von Zündung und Nachlassen der Erregung von Funktionswort- und Satzensembles syntaktischen Regeln entsprechen. Zum Beispiel wird in einem eingebetteten Satz (Die Frau, die ein Pferd, das…) hintereinander für jeden Satzteil ein Ensemble aktiviert, wobei der zeitlich letzte immer relativ noch am stärksten aktiviert ist und so die **Sequenz der Satzteile erhalten bleibt**: Beim Wiedergeben aus dem Speicher wird zuerst der letzte Relativsatz, der noch am stärksten aktiviert ist, ausgelesen, dann der davor liegende assoziativ verbundene, der sich mit dem letzten überlappt hat usw. Die Satzeinbettungen bleiben in der Abfolge der Ensembleaktivierung erhalten.

Einfache Regeln, wie z. B. das Lernen der Vergangenheitsform (-te, hat**te**, mach**te** etc.) werden mit den Endungen erworben. Überlappende Zellensembles (z. B. die gemeinsame Aktivierung von »hat«, »mach«) haben eine stärkere assoziative Verbindung zum Suffix-Ensemble te, wodurch die Erregung bevorzugt zu dieser Endigung fließt.

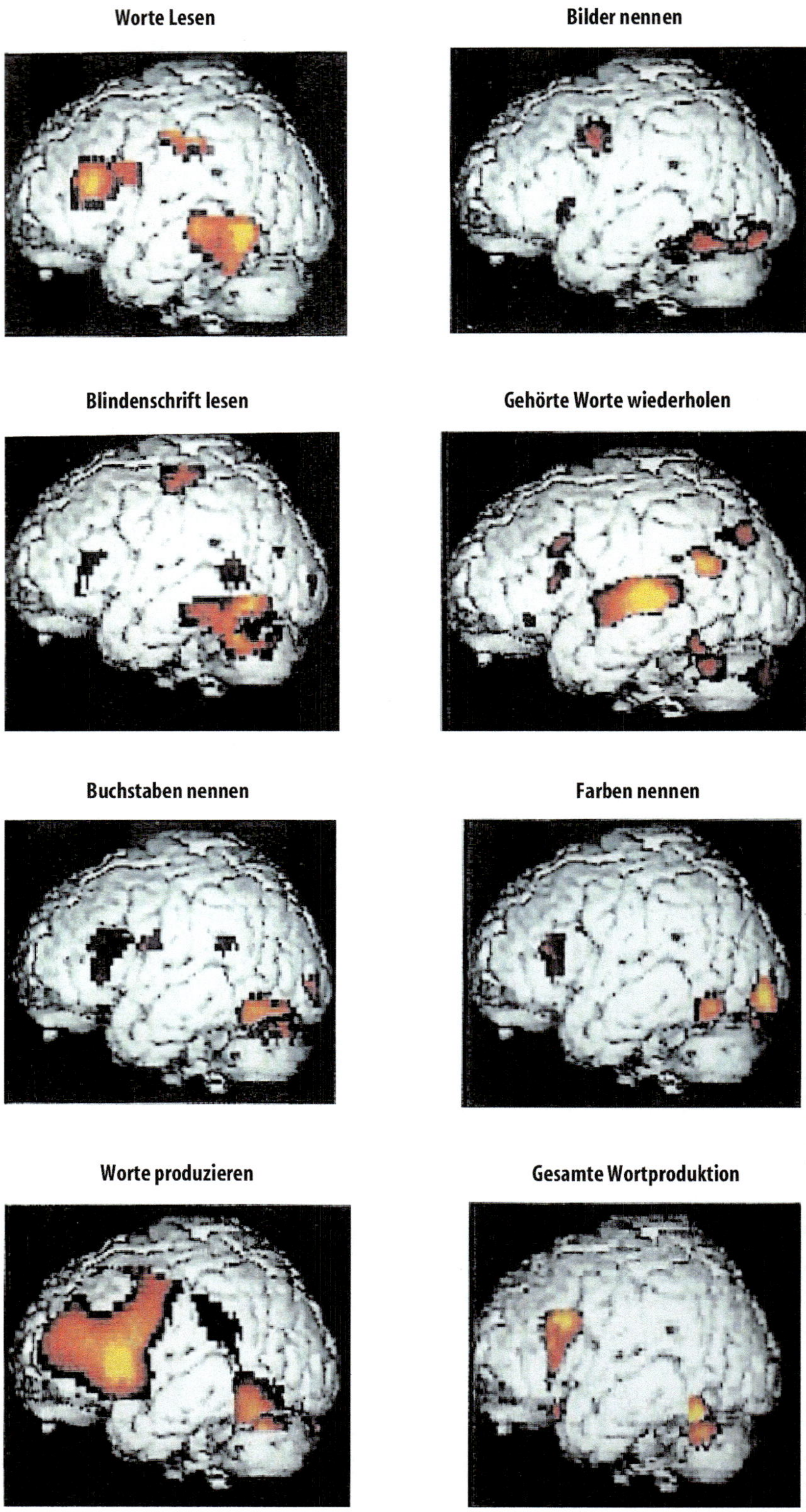

Abb. 28.15. Hämodynamisch mit PET gemessene Aktivierungen bei verschiedenen Sprachaufgaben. Nur linke Hemisphäre dargestellt (Erläuterungen ▶ Text)

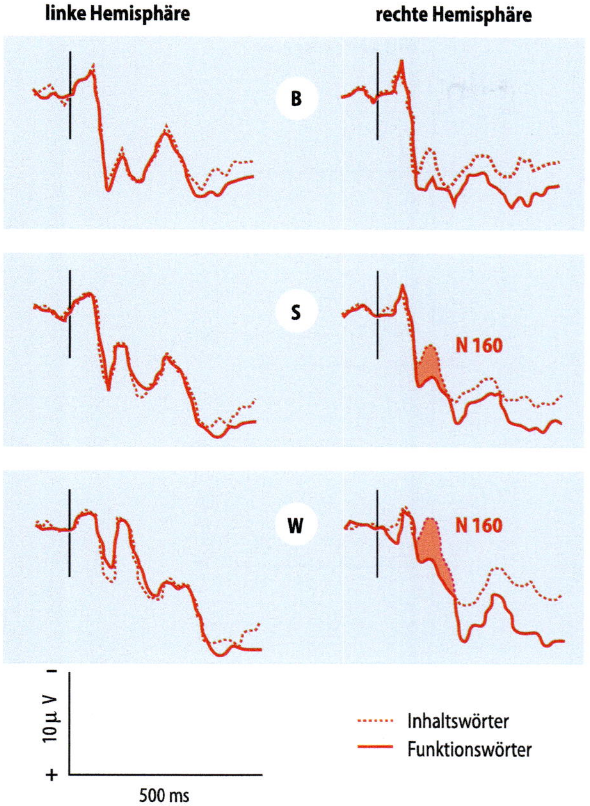

Abb. 28.16. Ereigniskorrelierte Hirnpotenziale auf Inhaltswörter (···) und Funktionswörter (–) gemittelt über 15 Versuchspersonen und mehr als 100 Wörter. Der vertikale Strich zeigt den Reizzeitpunkt an. Die wesentlichen Unterschiede treten bereits nach 160 ms vor allem in der rechten Hemisphäre auf, wo die Inhaltswörter deutlich stärkere negative Aktivität (rot ausgefüllt) verursachen. *B* Broca, *S* Sylvisch, *W* Wernicke

Die Annahme einer angeborenen **Universalgrammatik** wird mit solchen neurobiologischen Überlegungen der dynamischen Verbindung von Zellensembles von Funktionsworten, Endungen und Satzteilen durch einen **universellen Lernprozess** erklärt. Es handelt sich dabei um assoziative Prozesse, die vielleicht auf einer angeborenen (oder pränatal erworbenen) Eigenart der Verschaltung der linken perisylvischen Region beruhen. Diese günstige Verschaltung kann aber auch an anderen Hirnregionen erlernt werden, sonst könnten wir keine Fremdsprachen lernen und Kinder mit Läsionen in dieser Region wären lebenslang agrammatisch.

Σ Die zeitliche Gruppierung von neuronalen Wortensembles stellt die neurophysiologische Grundlage der Syntax dar. Syntaktische Regeln sind als zeitliche Gruppierungen von Wortensembles in der linke perisylvischen Region, vor allem im Broca-Areal repräsentiert. Darauf basieren die als Universalgrammatik bezeichneten Mechanismen der als Syntax bezeichneten zeitlichen Gliederung von Worten.

28.3.3 Neurophysiologische Korrelate von Sprache

Semantische und syntaktische Fehler

Aus Abb. 28.14 bis Abb. 28.16 ist bereits klar, dass man zwar den konkreten Inhalt eines Wortes oder seine syntaktische Funktion (noch) nicht in den hohen Frequenzen des Gamma-Bandes (Kap. 20) in EEG und MEG ablesen kann, wohl aber die Wortkategorie (Hauptwort, Zeitwort, Funktionswort, Inhaltswort).

Wenn semantische Fehler in einem Satz auftreten, beobachtet man im ereigniskorrelierten Hirnpotenzial (»event related potentials«, ERP), eine starke Negativierung (meist um 400 ms). Abb. 28.17 zeigt die typischen **N400-Potenziale** auf semantische Fehler.

Bei syntaktischen Fehlern treten dagegen **spätere Positivierungen** in der linken perisylvischen Region auf (um 600–800 ms) (z. B. bei Sätzen wie »Die meisten Besucher freuen sich über die Blumen schönen in Holland«) oder aber eine späte **frontale Negativierung um 450–500 ms** links (z. B. bei Fehlern wie: »der Lehrer wurde gefallen«).

Auch funktionell bildgebende Verfahren wie PET und fMRT zeigen **inferior parietale** und **superior präfrontale** Aktivitätsanstiege bei semantischer Kategorisierung von Wörtern (»Was bedeutet …«), allerdings deutlicher lateralisiert als die elektrophysiologischen Maße. Es könnte sein, dass die N400 stärker rechts lateralisiert erscheint, weil der in der Tiefe der Fissura interhemispherica links parietal liegende Dipol (posteriore Aktivierung auf Abb. 28.17b und Abb. 25.27) auf die gegenüberliegende Hemisphäre projiziert.

Σ Eine ereigniskorrelierte Negativierung um 400 ms tritt nach semantischen Fehlern (N400) und eine linke Positivierung und frontale Negativierung nach syntaktischen Fehlern auf.

Kortikaler Lügen- und Bewusstseinsdetektor

Die ERP sind **nicht sprachspezifisch,** sondern zeigen das jeweilige Ausmaß der Erregungsschwellen in semantischen oder syntaktischen Zellensembles auf, wie in Kap. 20 und 21 beschrieben. Die N400 oder andere Negativierungen nach überraschenden Ergebnissen, indizieren einen erneuten Bereitschaftszustand der Hirnregion mit Suchprozessen nach Lösungsstrategien. In Abb. 21.28 haben wir ein solches Beispiel im Zusammenhang mit Hilflosigkeit der Personen gesehen. Man kann im Kontext einer Sprachaufgabe aus den Potenzialen ablesen, ob ein Wort oder Satzteil als richtig oder falsch erkannt wird, wann dies im Gehirn geschieht und an welchem Ort. Dies wird auch zur Aufdeckung von Lügen genutzt: Der **kortikale Lügendetektor** ist eine höhere positive Welle (P300) auf Worte oder Objekte gegenüber gleich klingenden oder aussehenden Kontrollreizen, die nur der Täter kennen kann. Bei genauer Kenntnis des Tathergangs und gerichteter Anordnung der Testreize lassen sich

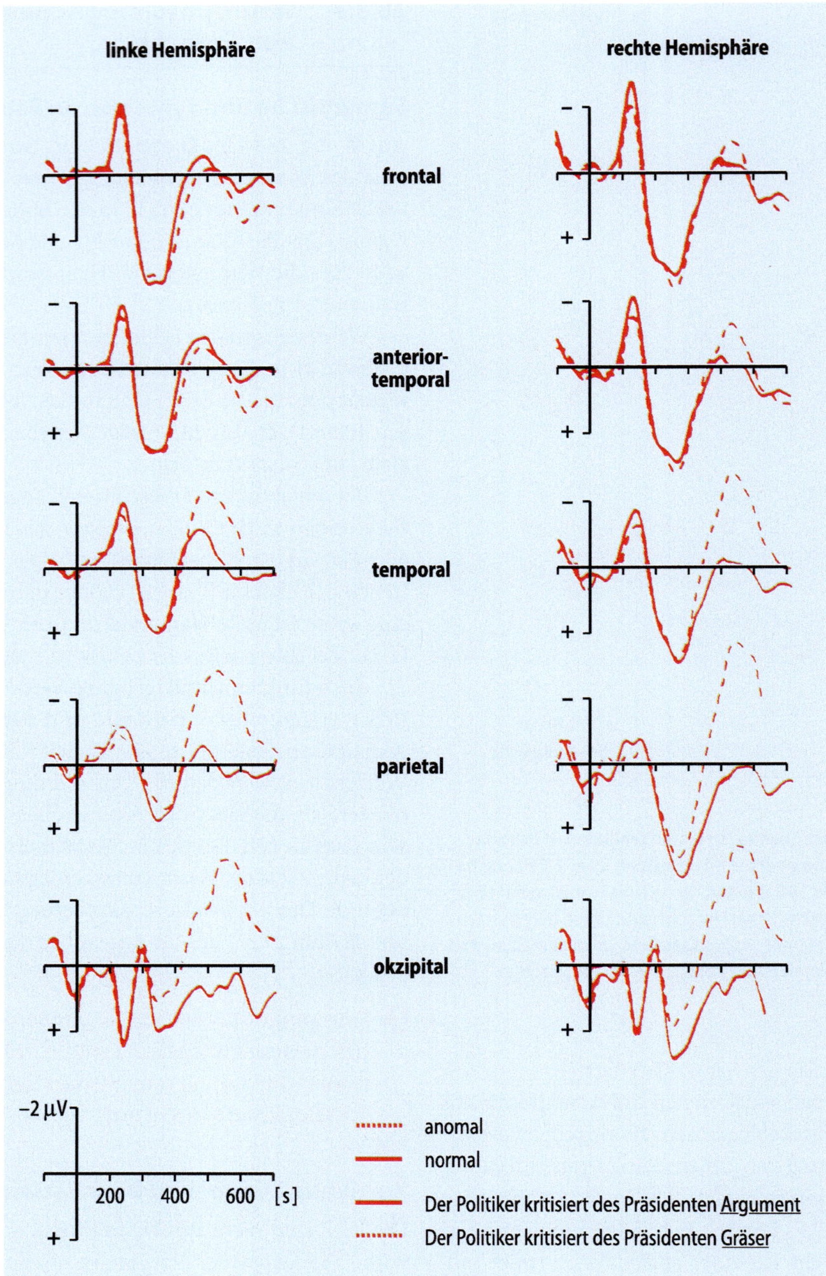

Nach Cabeza R, Kingstone A (2001). Mit freundlicher Genehmigung der MIT Press.

Abb. 28.17. Gehirnaktivierung und Semantik. N400-Komponente des ereigniskorrelierten Hirnpotenzials auf semantische Anomalien (···) an verschiedenen Kopfpositionen. Maximale N400 rechts parietal auf das semantisch falsche Wort (Erläuterungen ▶ Text)

mit den ERP Aufklärungsquoten von 90–100% erzielen, die sehr viel höher liegen als die konventionellen Lügendetektoren, in denen der Hautwiderstand registriert wird **(Tathergangsdiagnostik)**.

Eine klinisch besonders wichtige Anwendung von ereigniskorrelierten Hirnpotenzialen auf semantische und syntaktische Reize ist die Prüfung der verbliebenen Informationsverarbeitung bei Personen, die nicht kommunizieren können, z. B. vollständig **Gelähmte, vegetativer Zustand, Locked-in-Zustand, Komapatienten** und in der Anästhesiologie. Dabei zeigt sich besonders bei Patienten, die man als bewusstlos oder im vegetativen Zustand und Koma diagnostiziert, dass sie auf hochkomplexe semantische Reize und Fehler z. B. mit einer N400 reagieren, während sie oft auf einfache Reize wie einem P300-Versuch (Abschn. 21.4.2) mit neuen Reizen, nicht mehr antworten. Solche Personen sind kognitiv oft intakt, können sich aber nicht mitteilen (Box 28.3).

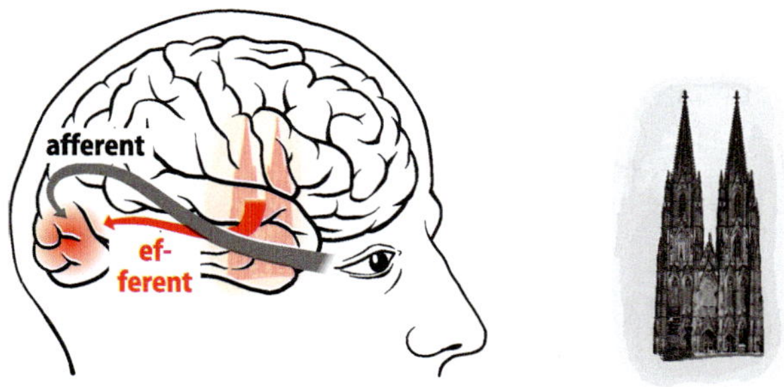

Abb. 28.18. Erregungsrichtung und Vorstellung. Während bei der Wahrnehmung eines Objektes die Information von peripher nach zentral fließt, wird sie bei einer Vorstellung in umgekehrter Richtung von den obersten Projektionsfeldern ausgehend in nachgeschaltete Strukturen geleitet

Ereigniskorrelierte Hirnpotenziale, vor allem die P300-Komponente auf Sprachreize werden als kortikale Lügendetektoren und als Indikatoren gestörter bzw. trotz fehlenden Bewusstseins intakter verbaler Verarbeitung angewandt.

Neuronale Korrelate von Vorstellungen

Das neuronale Muster einer Vorstellung richtet sich nach dem Inhalt des vorgestellten Ablaufes oder Objektes wie wir es in Abb. 28.2 dargestellt haben: **Reaktionskomponenten** registrieren wir in motorischen und prämotorischen bzw. limbischen Arealen, **sensorische** posterior und **Bedeutung** parieto-fronto-temporal, je nach assoziativer Verbindung in unterschiedlichen Arealen.

Bei der Vorstellung eines Objektes werden all jene Hirnareale aktiviert, die auch bei seiner Wahrnehmung aktiviert werden. Die Reihenfolge der Aktivierung ist aber umgekehrt (Abb. 28.18): während beim realen visuellen Reiz zuerst Area 17 (V1) und danach die extrastriatalen Areale, vor allem Area 18, aktiviert sind, wird bei der Vorstellung zuerst Area 18 und danach Area 17 aktiviert. Die Zeitabläufe entsprechen dabei aber durchaus der realen Wahrnehmung; evozierte Potenzialänderungen in Area 18 sind bereits 200 ms nach Beginn der Vorstellung sichtbar.

Die im PET und MRT (Kap. 20) gemessenen Blutflussänderungen sind im allgemeinen am selben Ort wie bei der Wahrnehmung zu sehen, allerdings kommt bei dem **Abruf** eines visuellen Inhalts (Buchstaben) aus dem Gedächtnis eine PET-Aktivierung vor allem links temperoparietal, rechts-parietal und beidseitig frontal hinzu. Die frontale Aktivierung, die auch im EEG sichtbar ist, hängt vermutlich mit einer Aktivierung des Arbeitsgedächtnisses zusammen (Kap. 21 und 25), das den Inhalt in seiner Abwesenheit am Leben erhält. Die linke perisylvische Hirnregion ist zum **Abruf der Vorstellung** dann notwendig, wenn er sprachlich erfolgt, was nicht immer der Fall sein muss. Wenn z. B. eine Melodie in einem Lautsprecher beim Zuhörer automatisch (klassisch konditioniert) eine visuelle Szene aus der Kindheit auslöst, so wird natürlich zuerst der rechte Temporalbereich aktiviert (Abb. 25.27).

Zur Vorstellung von Objekten und Bewegungen werden dieselben Hirnareale wie zu ihrer Wahrnehmung und Ausführung benützt. Beim Abruf der Vorstellung aus dem Gedächtnis werden aber jene Areale zusätzlich aktiviert, wo die jeweilige Wahrnehmung oder Bewegung gespeichert ist.

Vorstellungsfähigkeit, Intelligenz und Komplexität von Hirnfunktionen

Abb. 20.14 zeigte bereits die Komplexität der elektrischen Hirnaktivität für intelligente und weniger intelligente Personen bei Wahrnehmung und Vorstellung eines ertasteten und gesehenen Objektes. Die Komplexität der Hirnvorgänge wird mit deterministisch-chaotischen Analyseverfahren berechnet (Kap. 20). Dabei wird im Wesentlichen errechnet, wie viele physiologische Einzelprozesse (Zellensembles) an einer bestimmten mentalen Tätigkeit beteiligt sind.

Vorstellungen lösen komplexere Vorgänge als reale Wahrnehmung aus, weil eben mehr Hirnareale an ihrer Steuerung beteiligt sind. Personen mit hoher Intelligenz zeigen nur in Ruhe, wenn sie frei vor sich hin phantasieren, eine erhöhte Hirnkomplexität. Wenn sie sich auf eine Aufgabe oder Vorstellung konzentrieren müssen, nähern sich Intelligente und weniger Intelligente einander an.

Im PET und MRT tritt bei Vorstellungs- und kognitiven Leistungsaufgaben bei Intelligenten häufiger eine **geringere** Durchblutung der betroffenen Hirnareale auf, weil weniger Energieumsatz zur Bewältigung der Aufgabe notwendig ist.

Je mehr Einzelprozesse (Zellsensembles) an einer Vorstellung beteiligt sind, umso komplexer die ablaufenden neuroelektrischen Vorgänge. Durchblutungsmaße zeigen meist bei Vorstellung geringere Aktivität der Hirnareale als bei realer Wahrnehmung.

28.4 Sprachstörungen

28.4.1 Aphasien

Lateralisation des Gehirns und Sprachstörungen

Aphasien sind hirnorganische Sprachstörungen, die bei Menschen auftreten, die bereits eine Sprache beherrschen. Die Ursache ist meist ein ischämischer oder hämorrhagischer Insult, seltener ein Tumor, Enzephalitis oder ein Trauma. Beim Aphasiker (oder Aphatiker) sind in der Regel **alle sprachlichen Modalitäten** von der Störung betroffen (Sprachproduktion, Sprachverständnis, Nachsprechen, Schreiben, Lesen etc.). Selektive organische Sprachstörungen, die nur eine Modalität betreffen, sind selten.

Die Erkenntnis, dass die linke Hemisphäre beim Rechtshänder sprachdominant sei, beruht vor allem darauf, dass bei Rechtshändern **Schädigungen der linken Hemisphäre**

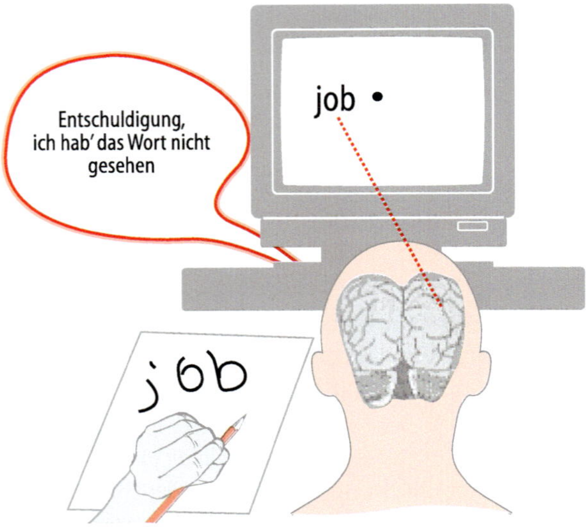

Abb. 28.19. Eine Split-brain-Patientin mit getrennter Repräsentation für gesprochene (links oben) und geschriebene (links unten) Sprache. Versuchsaufbau wie auf Abb. 21.9 beschrieben (Erläuterung ▶ Text)

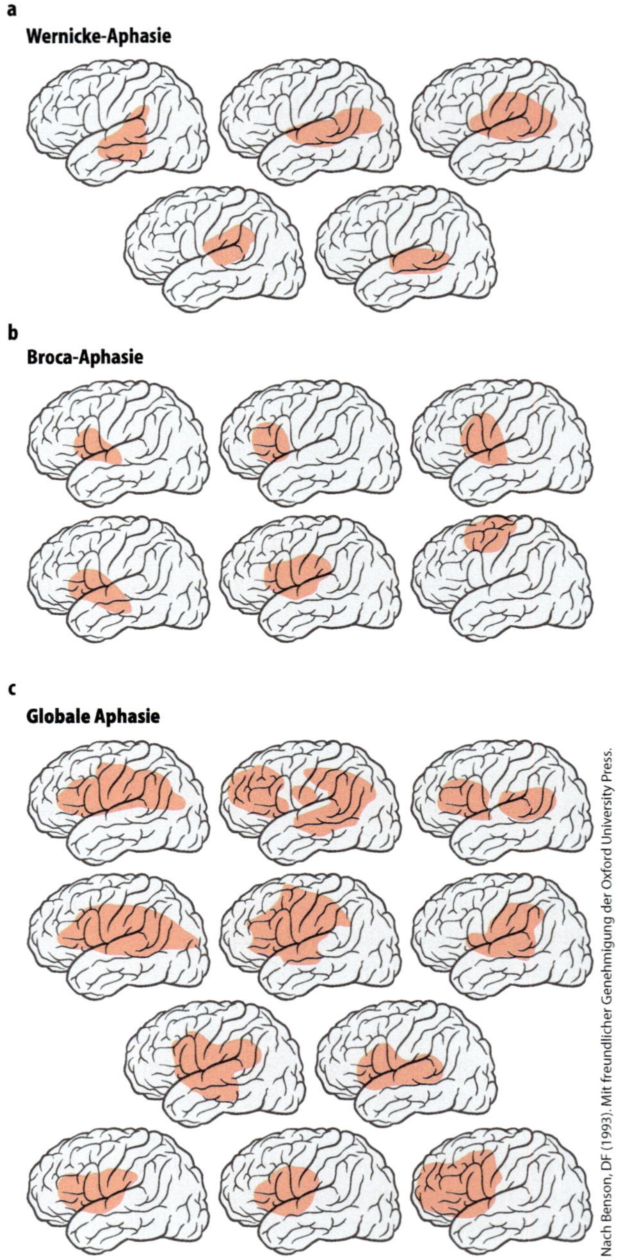

Abb. 28.20a–c. Läsionsorte von Patienten mit Wernicke-, Broca- und globaler Aphasie. Die unterste Reihe zeigt globale Aphasien, obwohl das Wernicke-Areal intakt ist

meist zu Aphasien führen. Demgegenüber gibt es vielerlei Hinweise darauf, dass im intakten Gehirn auch rechtshemisphärische Prozesse an der Sprachverarbeitung beteiligt sind. So sind z. B. die durch Wörter evozierten Gehirnpotenziale im EEG meist über beiden Hemisphären sichtbar, wenn manche Komponenten auch über einer Hemisphäre stärker ausgeprägt sind. Bereits in Abschnitt 28.3 wurde auf rechtshemisphärische sprachliche Leistungen hingewiesen. **Sprachverstehen, Worterkennung** (vor allem von Inhaltswörtern), das Generieren von **Satzmelodie und Betonung (Prosodie)**, sowie die Klassifikation von Sprechakten (z. B. als Frage oder als Vorwurf) sind Leistungen, zu denen die rechte Hemisphäre nicht nur beiträgt, sondern zu denen sie sogar selbständig in der Lage ist.

Besonders deutlich wird die **Rolle der rechten Hemisphäre** nach »split brain« (Kap. 21.2); Abb. 28.19 zeigt eine linkshändige Patientin mit klarer Linkslateralisation für gesprochene Sprache, die aber nicht in der Lage war, mit ihrer linken Hemisphäre, sondern nur mit der rechten zu schreiben. Ihre Sprache ist offensichtlich beidseitig repräsentiert, aber nur die rechte Hemisphäre kann schreiben und nur die linke sprechen. **Phonologie und Orthographie** wurden offensichtlich in ihrem Gehirn in relativ unabhängigen »Modulen« entwickelt.

Σ Zwar ist die linke Hemisphäre bei fast allen Rechtshändern für Syntax und geordnetes Sprechen verantwortlich, die rechte Hemisphäre ist aber für Sprachverständnis und Prosodie zuständig.

Broca- und Wernicke-Region

Die **kortikalen** Aphasie-verursachenden Läsionen betreffen primär die Areale in der Nähe der sylvischen Furche. Hier lässt sich die Broca-Region (Brodmann Area 44 und 45) von der Wernicke-Region (Area 22) unterscheiden.

In der Nachbarschaft der Wernicke-Region befinden sich weitere Bereiche, deren Läsion regelmäßig zu Aphasien führt: der **Gyrus angularis** (Area 39, Abb. 28.24), der **Gyrus supramarginalis** (Area 40) sowie die **mittlere und untere Temporalwindung** (Abb. 28.20). Broca- und Wernicke-Region sind in der Nähe der primären Kortizes lokalisiert, die bei der frühen Sprachentwicklung des Kindes aktiviert werden. Artikuliert das Kind einen Laut oder ein Wort, so tritt neuronale Aktivität sowohl im moto-

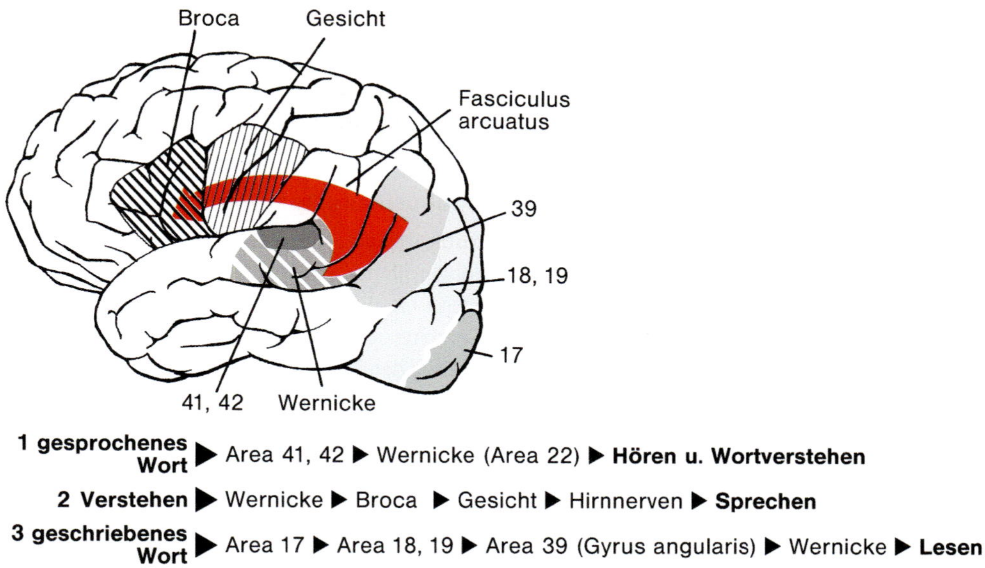

Abb. 28.21. Geschwinds Modell der an Sprache beteiligten Hirnregionen. Es fehlen die subkortikalen Verbindungen

rischen System auf, wo die artikulatorischen Befehle generiert werden, als auch im akustischen System, das durch die selbstproduzierten Lautäußerungen stimuliert wird (Abb. 28.13). Die Nachbarschaft der Sprachzentren zu den sprachrelevanten primären Kortizes ist deshalb nicht erstaunlich.

Das präfrontale Sprachzentrum (Broca) wird auch die **motorische Sprachregion** genannt. Das posteriore Zentrum (Wernicke) wird auch als **sensorische Sprachregion** bezeichnet. Diese Etikettierungen beruhen allerdings auf einer sehr vereinfachten Sichtweise, nach der Sprachproduktion primär durch frontale und Sprachverständnis nur durch temporale Hirnstrukturen gesteuert wird. Dies postuliert das von Wernicke und Lichtheim Ende des 19. Jahrhunderts vorgeschlagene Sprachmodell, das von Geschwind später weiterentwickelt wurde (Abb. 28.21). Auch Geschwind lokalisiert das Sprachverstehen alleine in posterioren Kortexgebieten.

Diese Sicht ist nicht vollständig angemessen: Läsionen einer der beiden Regionen verursachen in der großen Mehrzahl der Fälle **multimodale Störungen.** Das »motorische Sprachzentrum« ist also keineswegs ausschließlich für motorische Sprachfunktionen notwendig, sondern auch für die Perzeption von Sprache, ebenso wie das »sensorische Sprachzentrum« für die Sprachproduktion notwendig ist. PET-Studien zeigen, dass bei der Perzeption von Silben und Wörtern im intakten Gehirn in der Regel Broca- und Wernicke-Region **gemeinsam** aktiviert werden. Dies macht wahrscheinlich, dass die Sprachareale sowohl bei der Sprachproduktion als auch beim Sprachverständnis **zusammenarbeiten**, dass also sprachverarbeitende neuronale Einheiten über den perisylvischen Kortex und angrenzende Areale verteilt sind.

Obwohl die Schwerpunkte motorischer Sprachstörungen stärker links frontal und die der sensorischen Sprachstörungen stärker links parietotemporal lokalisiert sind, richtet sich die Symptomatik bei einer Läsion nach den individuell erlernten Lokalisationen der Sprach- und Sprechensembles. Diese können zwischen Personen und Kulturen ganz erheblich variieren.

Lokalisation von Aphasien

Die meisten Aphasien entstehen als Folge von Gefäßstörungen im Versorgungsgebiet der **A. cerebri media.** Darüber hinaus treten aber Aphasien auch nach Gefäßsyndromen in subkortikalen Einzugsgebieten auf. Abb. 28.20 gibt die übereinander projizierten Computertomogramme von mehreren Patienten mit den entsprechenden Aphasieformen wieder. Die **anomische Aphasie** ist zwar sehr häufig, aber schwer zu lokalisieren, meist werden Läsionen im linken G. angularis gefunden. Sie ist daher auf Abb. 28.20 nicht eingezeichnet. Im Extremfall beherrschen diese seltenen Patienten mit **Anomie** alle Fertigkeiten gesprochener und geschriebener Sprache, können aber keine Objekte benennen, verwenden also keine Hauptwörter.

Alle Aphasien beinhalten Störungen des Benennens von Objekten, der Produktion und des Verständnisses von Sätzen, sowie des **Lesens (Alexie)** und **Schreibens (Agraphie).** Der zurzeit am weitesten verbreitete Aphasietest, der sog. »Blättchentest« (Token-Test), überprüft, ob ein Patient in der Lage ist, manuelle Manipulationen mit einer Anzahl farbiger Blättchen auszuführen (z. B.: »Berühren Sie den roten Kreis«, »Legen Sie den blauen Kreis auf das rote Viereck« etc.). Nahezu alle Aphasiker zeigen Defizite in diesem Test.

Kortikale Aphasieformen

Folgende aphasischen Syndrome sind klinisch bedeutsam (Brodmann-Lokalisationen, ◘ Abb. 28.21):

Broca-Aphasie: Sprachproduktionsprobleme stehen im Vordergrund. Artikulationen erfolgen meist sehr mühevoll und ohne Prosodie. Wörter sind phonematisch entstellt. In komplexen Sätzen fehlen häufig die **grammatikalischen Funktionswörter.** Das Verständnis vieler Satztypen (z. B. Passivsätze) ist oft nicht möglich. Probleme beim Nachsprechen von Sätzen treten auf. **Organische Grundlage**: Schädigung der Broca-Region und angrenzender Gebiete.

Wernicke-Aphasie: Sprachproduktion ist zwar »flüssig«, jedoch oft unverständlich. Viele Wörter sind phonematisch entstellt, so dass noch verständliche **phonematische Paraphasien** (z. B. »Spille« statt »Spinne«) oder ganz unverständliche **Neologismen** auftreten. Oft werden Wörter durch bedeutungsverwandte ersetzt **(semantische Paraphasien).** Das Sprachverständnisdefizit ist sehr ausgeprägt. Das Verständnis einzelner Wörter gelingt häufig nicht. Das Nachsprechen von Wörtern und Sätzen ist beeinträchtigt. **Organische Grundlage:** Schädigung der Wernicke-Region und angrenzender Gebiete.

Globale Aphasie: Schwerste Sprachproduktionsstörung, bei der oft nur noch stereotype Silben- oder Wortfolgen geäußert werden können. Ebenso stark ausgeprägtes Defizit im Sprachverständnis und im Nachsprechen. **Organische Grundlage:** Schädigung der gesamten perisylvischen Region.

Amnestische Aphasie: Leichte Sprachstörung, bei der **semantische Paraphasien** auffallen und Benennstörungen im Vordergrund stehen. Probleme treten vor allem mit bedeutungstragenden Inhaltswörtern auf. Das Sprachverständnisdefizit ist schwach ausgeprägt. **Organische Grundlage:** Schädigung des Gyrus angularis oder anderer Areale, die dem linken perisylvischen Kortex eng benachbart sind. Gelegentlich führt bei Rechtshändern Schädigung der rechten Hemisphäre zu amnestischer Aphasie (»gekreuzte Aphasie«).

Transkortikale Aphasien: Die Fähigkeit nachzusprechen ist verhältnismäßig gut erhalten, wogegen Defizite in der Sprachproduktion (transkortikale motorische Aphasie), im Sprachverständnis (transkortikal sensorische Aphasie) oder in beiden Leistungen (gemischt transkortikale Aphasie) hervortreten. **Organische Grundlage:** Läsionen in der Nähe des linken perisylvischen Bereichs. Auch größere Läsionen innerhalb des perisylvischen Bereichs können zu schweren Formen der transkortikalen Aphasie führen.

Leitungsaphasie: Die Fähigkeit zum Nachsprechen ist stark beeinträchtigt, wogegen andere sprachliche Symptome im Hintergrund stehen. **Organische Grundlage:** Läsion des Fasciculus arcuatus (◘ Abb. 28.21), der Broca- und Wernicke-Region verbindet, plus Läsion im oberen Temporallappen und/oder der Insula.

Σ Bei den meisten Aphasien liegen umschriebene Läsionen der linken Broca- und/oder Wernicke-Region vor, aber auch bei Unterbrechung der Verbindungen zwischen den posterioren und anterioren Sprachregionen können schwere Aphasien auftreten.

Subkortikale Aphasieformen

Subkortikale Aphasie: Nach anfänglichem Mutismus (Stummheit), entstehen **Paraphasien**, die verschwinden, wenn Gesprochenes nur wiederholt werden soll. Geringe Sprachproduktion, gutes Verständnis und meist rasche Erholung kennzeichnen subkortikale Aphasien.

Subkortikale Sprachsteuerung: Vor allem an expressiven Sprachfunktionen sind subkortikale Strukturen beteiligt. Die linksseitige Verbindung **Neokortex – Neostriatum – Pallidum – vorderer Thalamus – frontaler Kortex** hat auch Bedeutung für adäquate Sprachproduktion. Bei Messung des regionalen zerebralen Blutflusses (rCBF) nach Inhalation von radioaktivem Xenon-133 zeigen diese Strukturen während unterschiedlicher Sprachleistungen spezifische Verteilungen der Durchblutung. Auch bilaterale Durchblutungserhöhung im **N. caudatus** und in retrolandischen Regionen bei Nacherzählen und Erinnern wurde festgestellt. Personen mit Läsionen in den linken Basalkernen weisen dauerhafte Sprachstörungen auf. Welche subkortikalen Regionen an welchen Sprachleistungen beteiligt sind, muss noch geklärt werden.

Σ Wie an allen motorischen Leistungen sind vor allem die Basalganglien auch an der Sprachproduktion beteiligt. Sprachspezifische Zellensembles, wie wir sie in der linken perisylvischen Region finden, sind aber subkortikal nicht nachweisbar.

28.4.2 Alexie, Agraphie und Dyslexie

Alexie (Wortblindheit)

Die erworbene Unfähigkeit geschriebene Sprache zu verstehen, heißt Alexie. Neben globaler Alexie gibt es auch verbale Alexie (nur Wörter) und literale Alexie (nur Buchstaben). Alexien kommen mit und ohne **Agraphie** vor (Schreibstörung oder aphasische Alexie), je nach der Lokalisation der Störung im Hirngewebe. Meist ist die Verbindung von den visuellen Regionen zur Wernicke-Region zerstört.

Alexie ohne Agraphie und Aphasie ist ein Diskonnektionssyndrom, bei dem die Verbindungen vom rechten visuellen Assoziationskortex (gesehene Zeichen) zum korrespondierenden Sprachareal, dem **linken G. angularis** (◘ Abb. 28.24), unterbrochen ist. Dies kann durch verschiedene Läsionen, z. B. im Splenium des Balkens, verursacht sein. Alexien mit Agraphien weisen meist eine isolierte Läsion des linken G. angularis auf (Abschn. 17.5.1).

Agraphie

Zwar treten Schreibstörungen häufig gemeinsam mit Aphasien auf, sie sind aber auch unabhängig davon, was auf teil-

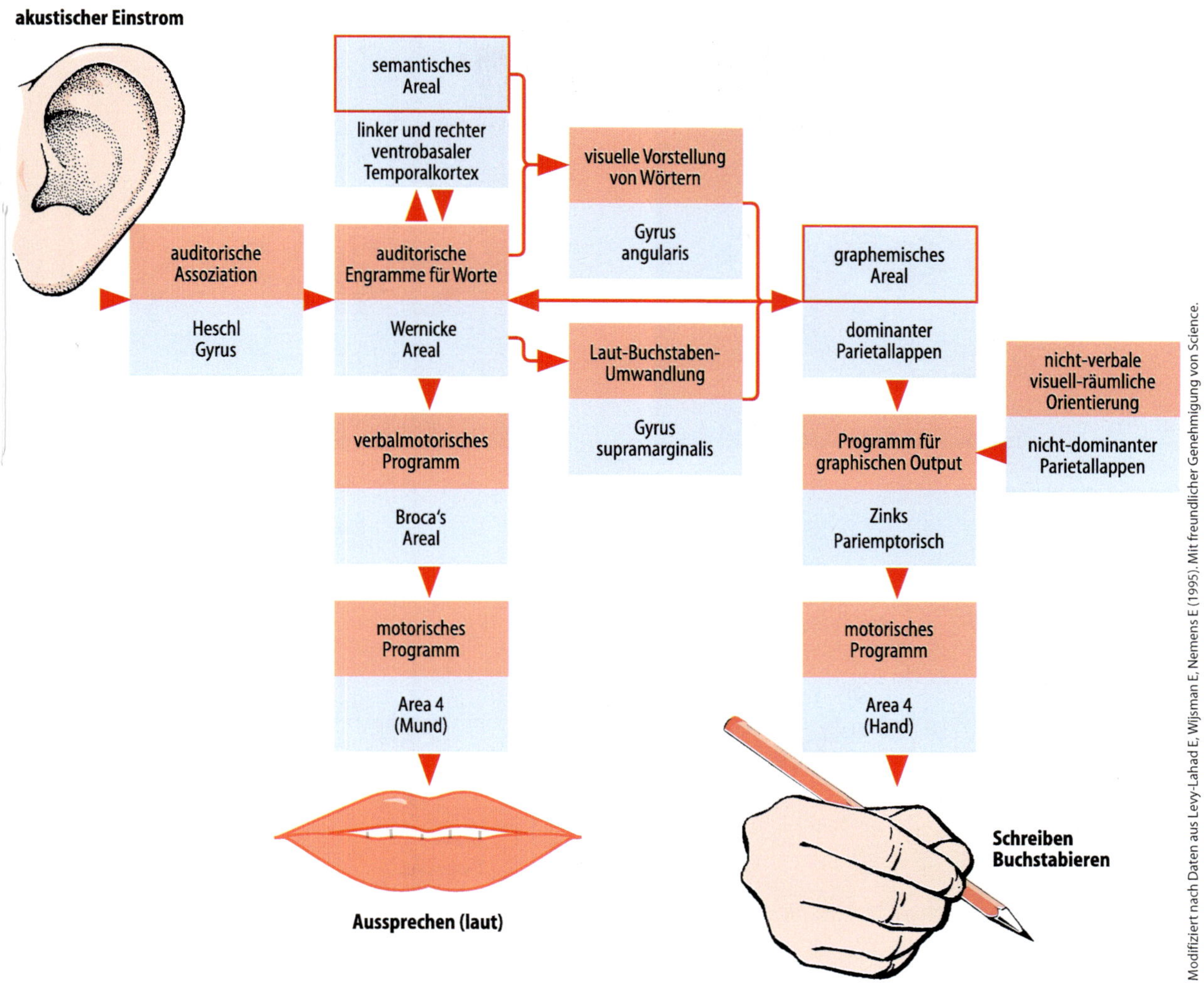

Abb. 28.22. Neuropsychologisches Modell für Schreiben und verbales Buchstabieren. Die neuropsychologische Funktion ist jeweils im oberen Teil eines Kastens angeführt, das anatomische Substrat im unteren Teil (Erläuterungen ▶ Text)

weise **getrennte Hirnstrukturen** für die Steuerung beider Funktionen hinweist (Abb. 28.22). Mehrere, oft weit auseinander liegende Hirnregionen, können Schreibstörungen verursachen, was angesichts der Komplexität des Schreibens, an dem semantische, visuell-räumliche und motorische Funktionen beteiligt sind, nicht verwundert. Abb. 28.22 symbolisiert die wichtigsten an Aussprache (Buchstabieren) und am Schreiben beteiligten Funktionen und die verantwortlichen Hirnregionen.

Entsprechend den Sprachfunktionen der Hirnregionen von Abb. 28.20 und 28.21 lassen sich eine Reihe von Störungen des Schreibens und Sprechens unterscheiden:

- **Lexikalische Agraphie**: Seltene, aber schwer unterscheidbare Wörter können nicht ausgesprochen werden. Die visuellen Wortbilder entstehen eher aus visuellen und weniger aus phonologischen Engrammen, eine Läsion im linken G. angularis ist dafür verantwortlich (Abb. 28.22).
- **Phonologische Agraphie** führt dagegen zu korrekter schriftlicher Wiedergabe seltener und vertrauter Wörter, aber der Unfähigkeit sie auszusprechen; verantwortlich dafür ist eine Läsion im G. supramarginalis oder der perisylvischen Region, eines Teils der Broca-Region.
- Bei **semantischer Agraphie** kann bedeutungshaltiges Material weder ausgesprochen noch geschrieben werden. Verantwortlich sind Störungen der Bahnen von der semantischen Region (links parietal) auf Abb. 28.22 zum Wernicke-Areal und dem G. angularis oder subkortikale Läsionen, wie wir sie in 28.4.1 beschrieben haben.
- **Apraktische Agraphie** ist meist mit Aphasie gekoppelt, die Patienten können ihre Feinmotorik nicht mehr zum Schreiben formen, gestört sind bei Rechtshändern die linken parietalen Regionen.

Σ Alexie (Wortblindheit) ist auf Störungen der Verbindungen (z. B. vom rechtshemisphärischen Sehsystem) zum linken Wernicke-Areal zurückzuführen. Die verschiedenen Formen von Agraphie beruhen – je nach Symptomatik – auf Läsionen des linken unteren Parietal- oder posterioren, oberen Temporalareals.

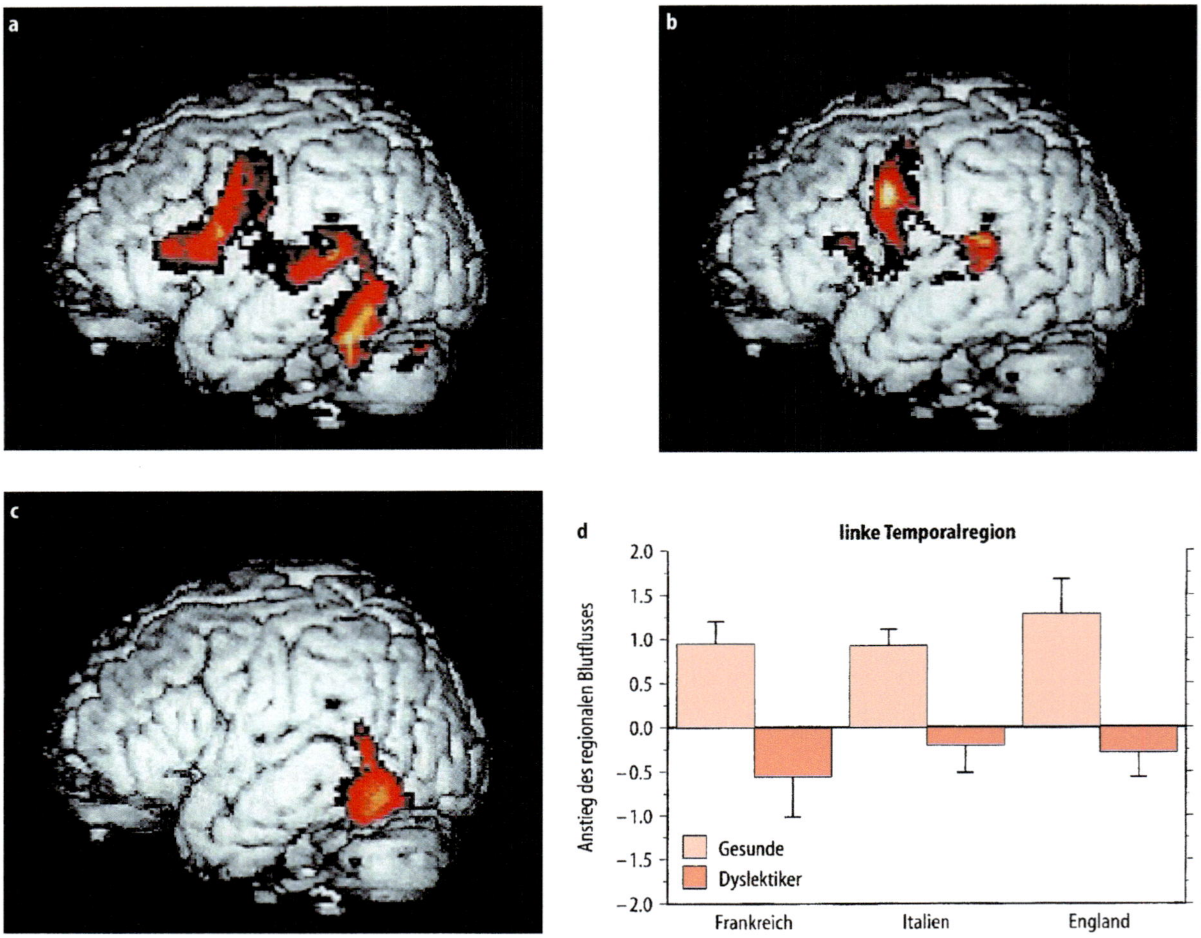

Aus Paulesu E, Démonet JF, Fazio F et al (2001). Mit freundlicher Genehmigung von Science.

Abb. 28.23a–d. Gehirndurchblutung (gemessen mit PET) von Gesunden und Dyslektikern aus Frankreich, Italien und England während des Lesens von Worten und Nicht-Worten. Nur die linke Hemisphäre ist dargestellt, da sich in der rechten keine Unterschiede fanden. **a** Gesunde; **b** Dyslektiker aller 3 Sprachen; **c** Areal, das bei Gesunden durchblutet und bei Dyslektikern inaktiv war. **d** Durchschnittlicher Anstieg und Abfall des zerebralen Blutflusses beim Lesen in den 3 Sprachgruppen

28

Sprachentwicklungsstörungen und Dyslexie

Sprachentwicklungsstörungen treten bereits vor der Einschulung auf und sind durch spätes Sprechen (Verzögerung um ein bis mehrere Jahre), schlechtes Sprach- und Wortverständnis und extrem viele grammatikalische Fehler gekennzeichnet. Viele dieser Kinder entwickeln später daraus eine Lesestörung, **Dyslexie.** Wichtige Abgrenzung von globalen Retardierungen und anderen Störungen ist die Tatsache, dass diese Kinder einen altersentsprechenden IQ haben.

Die häufigste Ursache für diese Störungen sind **Umweltfaktoren** wie Armut, soziale Verwahrlosung, exzessives Fernsehen und mangelndes Lesetraining. Wenn diese Ursachen ausgeschlossen sind, bleiben immer noch 2–5% der Bevölkerung übrig, die diese Defizite trotz optimaler Erziehung nicht kompensieren. 50% der Varianz ist **erblich** bedingt und führt von einem polygenetischen Defekt zu einer vermutlich mangelnden intrakortikalen Verschaltung der betroffenen posterioren und inferioren temporalen Areale (Abb. 28.23).

Allerdings sind Dyslexien in jenen Sprachen, bei denen die Sprachlaute genau zu den Buchstaben passen (**»letter-phoneme mapping«**), wie im Italienischen oder Deutschen, sehr viel weniger ausgeprägt, während im englischen und französischen Sprachraum, wo die 40 Sprachlaute (Phoneme) in 1120 verschiedenen Formen ausgesprochen werden können, Dyslexien häufig und schwer sind. Im Deutschen und Italienischen existieren ca. 25 Phoneme, die nur in 33 Kombinationen ausgesprochen werden. Im Englischen und Französischen werden daher sehr viel ausgedehntere Hirnareale aktiviert als in Sprachen mit exaktem »letter-phoneme mapping«. Abb. 28.23 zeigt, dass aber bei allen 3 Sprachen die **Unteraktivierung der posterioren inferioren Temporalregion** bei Dyslexien gemeinsam ist.

Hinter den Sprachentwicklungsstörungen steht häufig ein **phonologisches Defizit**; die Kinder können schon sehr früh schnell aufeinanderfolgende Sprachlaute, vor allem Konsonanten (ba, da) nicht unterscheiden. Verschärft man die Kontraste elektronisch und verlangsamt man den Ablauf der oft nur das Zehntel einer Millisekunde dauernden Laute, dann werden sie mühelos identifiziert.

In einem **sensomotorischen Training**, bei dem 3 Stunden pro Tag über 2 Wochen hindurch bis zu 10-jährige Kinder mit zunehmend schnelleren und weniger kontrastreichen Computer-Laut-Spielen trainiert werden, können völlig normale Niveaus der Sprachentwicklung erreicht und damit auch Dyslexien präventiv verhindert und verbessert werden. Beispielsweise werden die Silben pi und bi zunehmend schneller dargeboten, und das Kind muss unterscheiden, ob sie unterschiedlich sind. Durch das Training erhöht sich auch die Durchblutung in den betroffenen temporalen Hirnarealen bis auf Normalniveau. Dies demonstriert eindrücklich, dass genetisch bedingte Störungen durch gezielte Trainingseingriffe gebessert oder beseitigt werden können.

Σ Sprachentwicklungsstörungen und Dyslexien gehen mit mangelnder Aktivierung im linken posterioren Temporallappen einher. Dyslexien können durch intensives sensomotorisches Training der Unterscheidung von Sprachlauten behandelt werden.

28.5 Funktionen und Störungen des Parietalkortex

28.5.1 Multisensorische Integration

Aufbau und Funktion des Parietalkortex

Vereinfachend betrachtet, könnte man den 3 großen Assoziationsfeldern 3 psychische Hauptfunktionen zuordnen: während der **Temporallappen** mit seinen limbischen Verbindungen primär Gedächtnis- und Beurteilungsfunktionen und der **frontale Kortex** motorisch-motivationale und exekutive Verhaltensweisen steuert, darf man den **parietalen Assoziationskortex** als Basis sensorisch-kognitiver Funktionen ansehen. Als wichtigen Bestandteil der parietalen Funktionen muss man allerdings auch das **posteriore Striatum** einbeziehen, das eine indirekte subkortikale Verbindung vor allem zu präfrontalen Regionen herstellt. Der parietale Kortex hat daher aufgrund seiner **multisensorischen Integrationsfunktion** auch eine entscheidende Bedeutung als Kommandostruktur für Bewegungsabläufe, die auf ein Ziel mit motivationaler Bedeutung hin gerichtet sind. Damit tragen diese parietalen Regionen auch entscheidend zur Steuerung von Aufmerksamkeit und Bewusstsein bei (Abschn. 21.3).

Die Vielzahl von kognitiven Störungen nach Läsion der parietalen Regionen (◘ Tabelle 28.5) erklärt sich aus der zentralen anatomischen Stellung des Parietallappens **zwischen den 3 Sinnesmodalitäten** Sehen, Gehör und Somatosensorik, von denen er mit Informationen versorgt wird (◘ Abb. 28.24). Der **posteriore Parietallappen** mit dem G. angularis, dem G. supramarginalis und dem oberen Parietallappen ist beim Menschen auf der rechten Seite überproportional groß entwickelt. Dies ist auf die Bedeutung der räumlichen Informationsverarbeitung und die Steuerung von Zielbewegungen im Raum beim Menschen (über die Verbindungen zur Frontalregion) zurückzuführen (**dorsaler visueller Strom**, Abschn. 17.5.1).

Die **Efferenzen** des posterioren Parietalkortex projizieren in die frontalen und temporalen Assoziationsareale (◘ Abb. 28.24c), Thalamus, Striatum, Mittelhirn und Rückenmark; (die subkortikalen Verbindungen sind in ◘ Abb. 28.24 nicht dargestellt). Neben den **Afferenzen** aus den 3 primären und sekundären Projektionsarealen (◘ Abb. 28.24d) kommt der Einstrom aus lateralem und posteriorem Thalamus und Hypothalamus.

◘ Tabelle 28.5 gibt einen Überblick über parietale Funktionen und deren anatomische Zuordnungen. Einige wurden schon in Kap. 16, 17 und 21 beschrieben. Wir wollen uns hier auf einige psychologisch bedeutsame beschränken.

Σ Der Parietallappen stellt anatomisch und physiologisch den zentralen Kreuzungspunkt zwischen den Sinnesmodalitäten dar. Funktionen, die multisensorische Vergleiche benötigen, hängen daher von der Intaktheit des Parietallappens ab.

◘ Tabelle 28.5. Überblick über Funktionsausfälle nach Läsion des Partietallappens

Symptome	Wahrscheinlicher Ort der Läsion
Störungen der taktilen Wahrnehmung	Areale 1, 2, 3 + angrenzende posteriore Assoziationsareale
Visuelle oder taktile Agnosie	Areal 5, 7, 37
Apraxie	Areale 7, 40 links
Konstruktions-Apraxie	Areale 7, 40
Sprachstörungen (Alexie, Aphasie)	Areale 39, 40 links
Akalkulie	Areale 39, 40 links
Gestörtes cross-modales Vergleichen (»matching«)	Areale 37, 40
Kontralateraler Neglekt, Aufmerksamkeit	Areale 7, 40, 22 posterior, eher rechts
Schlechtes Kurzzeitgedächtnis	Areale 37, 40
Körpergefühlsstörungen	Areal 7 und angrenzende parietale Anteile (5, 40)
Rechts-links-Verwechslung	Areale 7, 40 links
Störungen der räumlichen Fertigkeiten	Areale 7, 40 rechts
Störungen des Zeichnens	Areal 40
Augenbewegung defekt	Areal 7, 40
Fehlerhafte Zielbewegung (»misreaching«)	Areale 5, 7

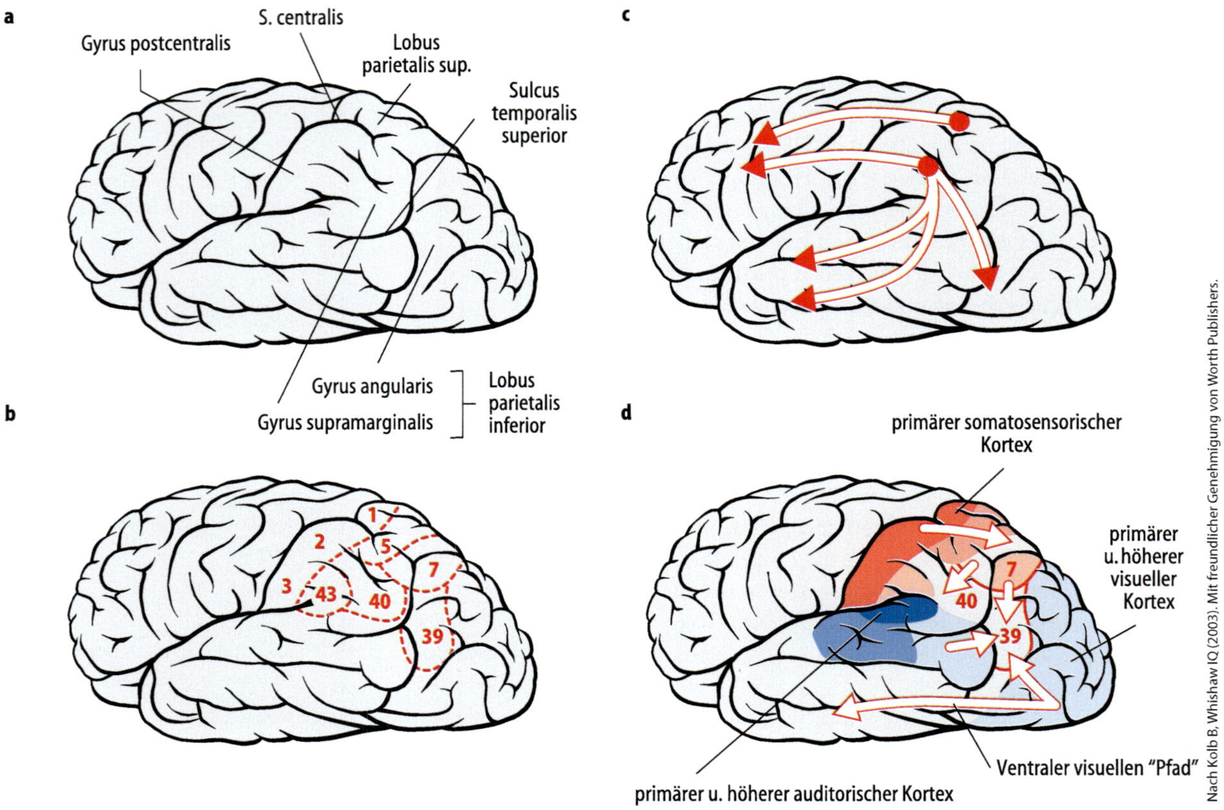

Abb. 28.24a–d. Grobanatomie und Verbindungen des Parietalkortex. a Die wichtigsten Windungen; **b** Brodmanns zytoarchitektonische Regionen; **c** kortikokortikale Projektionen in den Frontallappen und den Temporallappen; **d** die kurzen kortikokortikalen Projektionen aus den primären und sekundären somatosensorischen, visuellen und auditorischen Regionen in die tertiären Regionen des Parietallappens

Kurzzeitgedächtnis

In Kap. 21 und 25 haben wir bereits den engen Zusammenhang zwischen kontrollierter Aufmerksamkeit und Kurzzeitgedächtnis beschrieben (Abschn. 21.1.3, LCCS mit KZG und Filtertheorie). Jede Aufmerksamkeitszuwendung und Speicherung neuen Gedächtnismaterials benötigt Vergleich mit Information im Kurzzeit- und Langzeitgedächtnis, vor allem wenn die Information aus mehreren Sinnesmodalitäten besteht. Angesichts der Bedeutung des inferioren Parietalkortex in multisensorischen Aufmerksamkeitsprozessen sind daher bei Läsionen auch Einschränkungen im KZG zu erwarten. Dabei ist der rechte Parietallappen mehr für das Behalten visuell-räumlicher Strukturen und der linke für sprachlich-rechnerisches Material zuständig.

Defizite unmittelbaren Behaltens (z. B. Zahlennachsprechen im Wechsler-Test) treten tatsächlich nach parietalen Läsionen auf. Dies bedeutet nicht, dass KZG eine ausschließliche Funktion des Parietallappens ist, sondern nur, dass ein wichtiger Verarbeitungsschritt im Rahmen der vielfältigen Prozesse des deklarativen KZG (Kap. 24) auf die multisensorische Integration und Vergleiche der Parietalregion angewiesen ist.

Σ Läsionen des Parietallappens führen zu Störungen des Kurzzeitgedächtnisses und damit auch der langfristigen Einprägung, vor allem visuell-räumlichen Materials.

Ideomotorische und konstruktive Apraxie

Engramme für reafferente motorische und visuokinetische räumliche Funktionen sind im parietalen Kortex lokalisiert. Wie wir bereits in Abschn. 28.3 ausgeführt haben, werden vor allem **Nachahmungen von Bewegungen und Gesten** nach linken Parietalläsionen und zeichnerisch-räumliche Tätigkeiten nach Läsion der rechten Hemisphäre gestört. Wie aus Abb. 28.25 und 28.26 hervorgeht, gibt es eine Reihe von Möglichkeiten für Läsionen, die alle die **Initiierung, Planung und Ausführung komplexer und zielgerichteter Bewegungsabläufe** bei der (linkshemisphärischen) ideomotorischen **Apraxie** behindern können (siehe auch »**Spiegelneurone**«, Abschn. 13.3.5 und 28.7). Die Tatsache, dass viele Patienten mit Aphasien auch Apraxien aufweisen, ist darauf zurückzuführen, dass bei Läsionen links-parietal häufig auch Sprachregionen mitbetroffen sind. Auch das **Speichern von Gesten** und damit verbale Bewegungskommandos und Planung und Bewegungsabläufen ist bei Apraxien gestört (► unten).

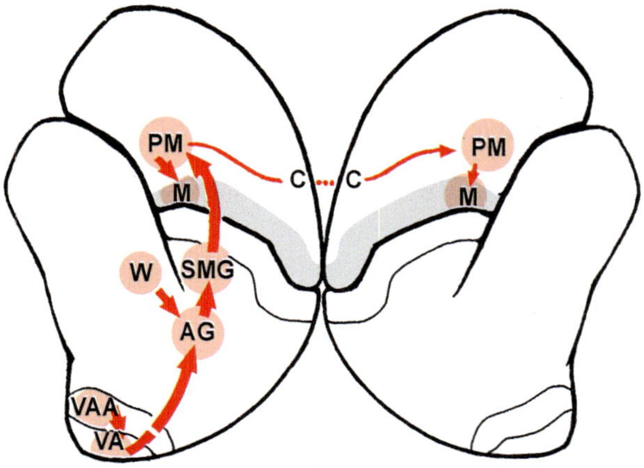

Abb. 28.25. Schema der Hirnregionen und Verbindungen zur Planung und Ausführung nicht-automatisierter Bewegungen. Die visuokinesthetischen Engramme (Reafferenzen) sind im linken Parietalkortex gespeichert (*SMG* G. supramarginalis; *AG* G. angularis). Von dort werden sie ins prämotorische Areal *(PM)* übertragen, wo die Planung der Bewegung erfolgt; der PM innerviert den motorischen Kortex *(M)*, der die spezifischen Muskelgruppen der Gegenseite innerviert. Das Kommando zum Aufruf der Bewegungsengramme kann sprachlich (*W* Wernicke) oder visuell (z. B. Gestik) aus den visuellen Assoziationsarealen *(VAA)* erfolgen. Läsion von SMG und AG führt daher zu Schwierigkeiten in der Initiative, Auslösung und Imitation von Bewegungen sowie zu Störungen der Bewegungsdiskrimination (z. B. Erkennen von Gesten). Läsion von PM oder der Verbindungen von SMG zu PM führt dagegen zu Fehlern in der Bewegungsfolge, Imitations- und Auslöseschwierigkeiten ohne Diskriminationsprobleme. Zielgerichtete Bewegungsfolgen der linken Körperseite (rechte Hemisphäre) werden nach diesem Schema auch von der linken Hemisphäre ausgelöst

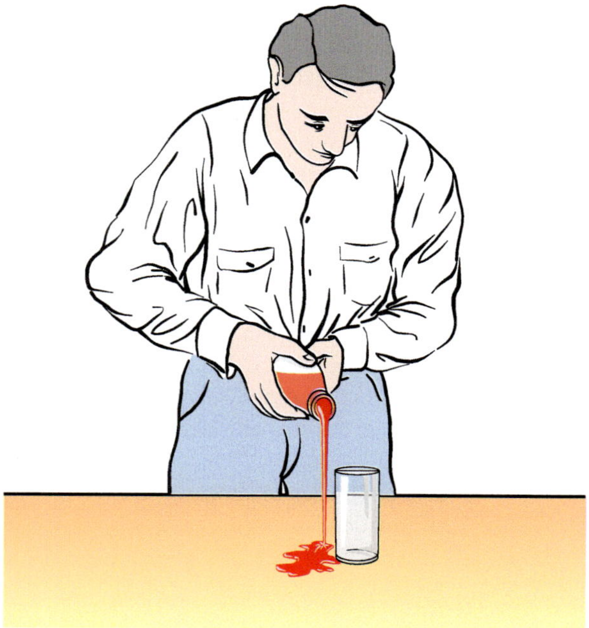

Abb. 28.26. Räumliche visuell-motorische Koordinationsstörung nach Läsion der rechten Parietalregion

Visuell-räumliche Orientierung

Die **sequentiell-räumlichen Funktionen der linken Parietalregion** sind von den **perzeptiven Funktionen des rechten Parietallappens** zu trennen (Abschn. 28.2). Visuoperzeptive Leistungen sind Erkennen visueller Objekte, Synthese und Vergleich visueller Objekte, Linienorientierung, Nachzeichnen, Gesichtererkennen. (Die Aufgaben des Handlungsteiles im Hamburg-Wechsler-Bellevue-Intelligenztest, HAWIE, sind gute Beispiele für dominant rechts-parietale Leistungen, der Handlungs-IQ ist daher bei Personen mit rechten posterioren Läsionen reduziert.) Visuell-räumliche Leistungen sind die Lokalisation von Objekten im Raum, Beurteilung von Richtung und distanztopographische Orientierung im Raum, Lokalisation des eigenen Körpers und seiner Teile im Raum.

Läsionen des Parietallappens führen daher häufig zu **topographischer Agnosie** und **Amnesie**. Objekte, Landmarken, die eigene Position darin und Orientierung sind gestört oder werden nicht erinnert. Abb. 28.26 gibt ein typisches Beispiel einer solchen Störung nach Läsion des rechten, hinteren Parietallappens wieder. Die **Orientierung der Handbewegung** auf das sichtbare Ziel hin versagt.

Bei parietookzipitalen Läsionen können die Zellensembles für die Einzelcharakteristiken eines Reizes (Farbe, Form, Lokalisation) nicht mehr miteinander **assoziativ verbunden** werden (Binding-Problem, Kap. 17 und Kap. 25). Die Folge davon ist völlig getrenntes Erleben von Einzelelementen der Umwelt und Orientierungslosigkeit. Beispielsweise kann die Farbe von Buchstaben nicht mehr erkannt und die Lage und Größe geometrischer Gegenstände nicht mehr verglichen werden.

Besonders eindrücklich sind **Störungen des Gesichterkennens (Prosopagnosie):** Störungen der Diskrimination unbekannter Gesichter treten bei Läsionen des rechten **G. fusiformis** auf, das gestörte Erkennen vertrauter Gesichter, einschließlich des eigenen im Spiegel, allerdings beruht auf bilateralen okzipitoparietalen Läsionen (Kap. 17 und Box 5.4).

Σ Läsionen des linken unteren Parietalkortex führen zu ideomotorischen und konstruktiven Apraxien, bei denen vor allem Nachahmungen von Bewegungen und Initiierung und Planung komplexer Bewegungen gestört sind. Läsionen des rechten unteren Parietalkortex führen zu perzeptiven und räumlichen Orientierungsstörungen.

28.5.2 Kontralateraler Neglekt

Neglekt und Lösung der Aufmerksamkeit

Die Rolle des parietalen Assoziationskortex bei der **visuellen und taktilen Aufmerksamkeit** geht nicht nur aus Läsionen beim Menschen, sondern auch aus elektrophysiologischen Untersuchungen an Affen hervor. Im posterioren Parietal- und Temporalkortex existieren Nervenzellgruppen, die nur dann feuern, wenn sich das Tier **selektiv** auf einen Reiz **konzentriert** und andere ignoriert, unabhängig vom Aktivierungszustand (Abschn. 21.3.4 und Box 21.5).

Beim Menschen tritt nach Läsion des rechten Parietallappens und des posterioren Temporallappens, aber auch nach subkortikalen thalamoretikulären und manchmal auch präfrontalen und zingulären Läsionen, eine Störung auf, die als **kontralateraler Neglekt** bezeichnet wurde. Die Person reagiert nicht auf visuelle, taktile und akustische Reize kontralateral zur Läsion (meist linke Körperseite). Sie berichtet auch keinerlei Inhalte von dieser Seite, und orientiert sich bei neuen Reizen nicht dahin. ◘ Abb. 21.20 zeigt die Selbstporträts des Malers Anton Räderscheidt im Laufe der Erholung von einem rechten parietalen Infarkt (Box 15.2 und 21.1.4 und 17.5.2).

Ein besonders originelles Experiment, das demonstriert, dass die Information auf einem präattentiven Niveau wahrgenommen, aber nicht explizit, bewusst verarbeitet wird, stammt von Bisiach und Luzzati (◘ Abb. 21.21).

Dass es sich um eine Aufmerksamkeitsstörung und nicht um einen sensorischen Defekt handelt, kann man an einer Reihe von Verhaltensweisen erkennen: **Extinktion** (nicht zu verwechseln mit dem lernpsychologischen Begriff) bedeutet, dass der Patient korrekt auf Reize reagiert, die zeitlich getrennt in das rechte oder linke Gesichtsfeld präsentiert werden, aber den Reiz im linken Gesichtsfeld vollkommen ignoriert, wenn beide Reize simultan gezeigt werden. Dieses Phänomen spricht dafür, dass sich der Fokus der Aufmerksamkeit nicht vom (gesunden) Gesichtsfeld löst (**»disengage«**, ◘ Abb. 21.6).

Zugrunde liegt wahrscheinlich, dass die gesunde linke Hemisphäre durch den **Mangel an Hemmung** aus der läsionierten rechten Seite und/oder eine Übererregung der gesunden Seite derart dominiert, dass eine Lösung vom gesunden kontralateralen Gesichts- und Körperfeld nicht gelingt.

Σ Kontralateraler Neglekt nach Läsion der rechten parietotemporalen Region könnte durch eine Reduktion des hemmenden Einflusses der läsionierten (meist rechten) Hemisphäre auf die Aufmerksamkeitsneurone der gesunden (meist) linken Hemisphäre zustande kommen.

Neglekt und selektive Aufmerksamkeit

Die Tatsache, dass auch andere Läsionen zu Neglekt führen, spricht für die Einbindung des Parietalkortex in ein weit gestreutes kortikosubkortikales **Aufmerksamkeitssystem** (Kap. 17 und 21). Den multimodalen, parietalen und temporalen Assoziationsarealen kommt dabei die Aufgabe zu, ankommende Erregungsmuster mit gespeicherten und vorhandenen zu vergleichen und daraus die Bedeutung des Musters zu extrahieren.

Während temporal mehr die **Bedeutung (was?)** analysiert wird, verarbeitet die Parietalregion die **räumliche Lokalisation (wo?)**. Wie wir schon in Kap. 17 und 21 darlegten, spielen dabei auch motivationale und aktivierende Strukturen im limbischen System, Basalganglien, Retikulärformation (MRF), Thalamus und Frontalkortex eine bedeutsame Rolle.

Die **inferiore parietale Region** erhält Information von den 3 wichtigsten Sinnessystemen (visuell, auditiv, somatisch) und gibt nach multisensorischem Vergleich die Information über die »Bedeutung« des Reizmusters an frontale und temporale Regionen ab (Bindungsproblem, Kap. 17 und 25). Diese modulieren durch hemmende Verbindungen das thalamische Filtersystem des Nucl. reticularis, wie in Kap. 21 beschrieben. Bei Läsionen der inferioren parietalen Region könnte ein kontralateraler Neglekt auch durch mangelnde Informationsbasis über das »Was« und »Wo« der Reize und daraus resultierende **Fehlaktivierung des selektiven Aufmerksamkeitssystems** zustande kommen.

Sensorischer Neglekt muss von **intentionalem motorischem Neglekt** unterschieden werden. Hauptsymptom ist die fehlende Intention, der fehlende Wille eine korrekte Zielbewegung auszuüben **(Akinesie)**. Von den thalamischen Filtersystemen sind bei intentionalem Neglekt und Akinesie die **motorischen Kerne** (VA, VL) des »thalamischen Filtersystems« und die Basalganglien beteiligt. Der präfrontale Kortex (► unten) fungiert wie bei sensorischem Neglekt als **Entscheidungsinstanz**, die jene Reaktionen auswählt, die am ehesten eine Chance haben, verstärkt (belohnt) zu werden. Deshalb tritt manchmal auch Neglekt nach Läsionen des Präfrontalkortex auf.

Σ Neglekt kann auch durch fehlende Aktivierung des selektiven sensorischen und motorischen thalamischen Aufmerksamkeitssystems entstehen. Im motorischen Fall spricht man von intentionalem Neglekt.

28.6 Funktionen und Störungen des Temporallappens

28.6.1 Visuelle und auditorische Diskrimination

Anatomie des Temporallappens

Der Temporallappen umfasst die neokortikalen Regionen 20, 21, 22, 37, 38, 41 und 42, die als **Archikortex** bezeichnet werden, und die medial gelegenen, phylogenetisch älteren, dreischichtigen Anteile des **Paleokortex** (Kap. 5.3): Gyrus ambiens, parahippokampaler Gyrus und Uncus. Der enthorhinale (Area 28) und perirhinale Kortex (Area 35 und 36) gehören zum **mediotemporalen Gedächtnissystem** und wurden ausführlich in Kap. 24 besprochen (◘ Abb. 24.29); Hippokampus und Amygdala sind eng mit dem Paläokortex verbunden. ◘ Abb. 28.27 und ◘ Abb. 25.23 zeigen auch einige der afferenten und efferenten Verbindungen, die

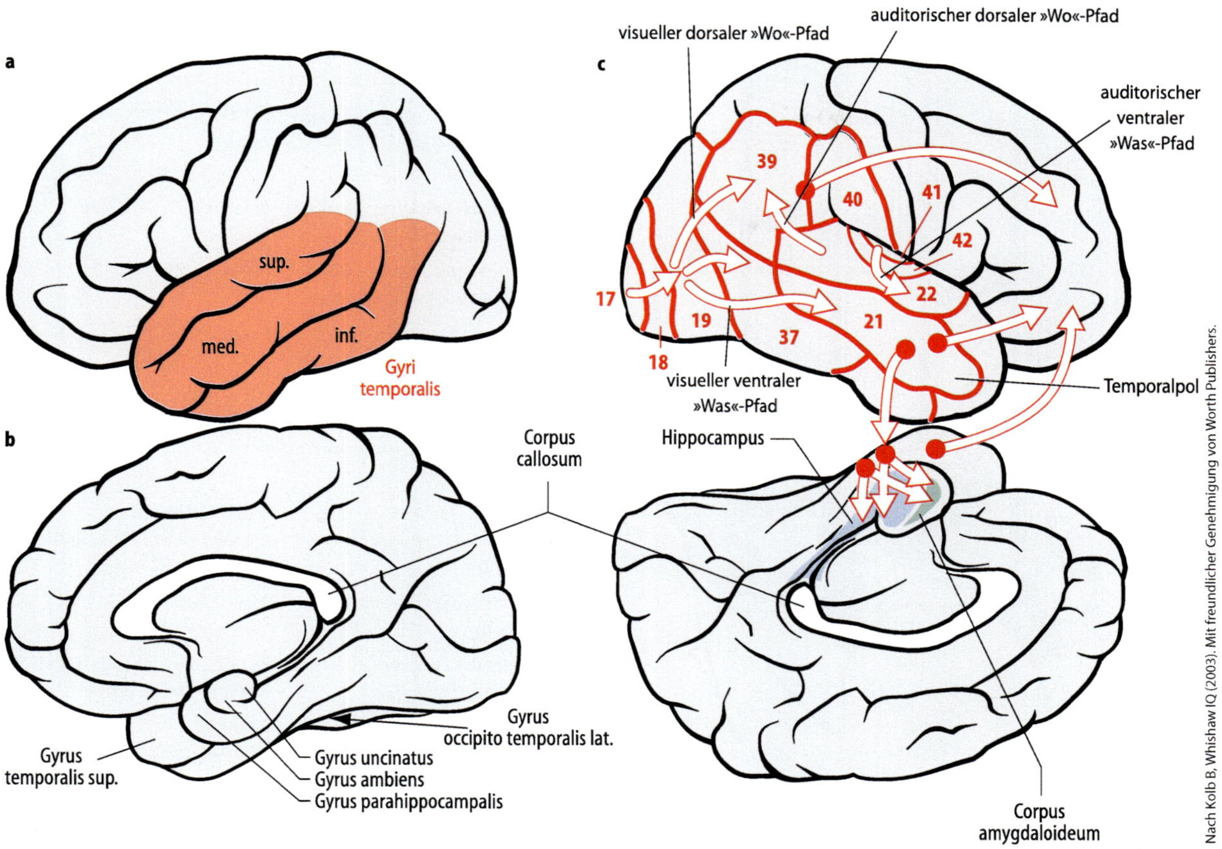

Abb. 28.27a–c. Grobanatomie des Temporallappens. a Die 3 wichtigsten Windungen an der lateralen Oberfläche. **b** Die Windungen bei medialer Sicht auf den Temporallappen. **c** Aktivitätsfluss aus den visuellen und auditorischen Regionen durch die Temporallappen in die medialen Regionen, einschließlich Amygdala und Hippokampus. Man beachte, dass die Information nach ihrer Analyse im Temporal- oder Parietallappen stets im Frontallappen endet

man sich reziprok vorstellen soll. Daraus geht hervor, dass der inferiore Temporalkortex als **tertiäres visuelles Feld** angesehen werden muss.

Funktionsübersicht

Tabelle 28.6 gibt einen Überblick über die wichtigsten Funktionen und Störungen bei Ausfall der Temporalregion. In den vorausgegangenen Kapiteln wurden die meisten bereits abgehandelt, vor allem die **Gedächtnis- und Sprachfunktionen** sowie die akustischen Analysatoren.

Die Rolle der beiden Temporalregionen für **motivationale Funktionen** sind uns aus der engen Verbindung zu limbischen Regionen verständlich und wurden in Kap. 26 und 27 diskutiert. Entsprechend den anatomischen Substrukturen hat der Temporallappen als primäres und sekundäres auditorisches System (Kap. 18) und Teil des tertiären visuellen Systems (Kap. 17) **Sinnesfunktionen** (superiore und inferiore Anteile), der mediale und limbische Teil dagegen Gedächtnisfunktionen und affektive Färbung. Während man die visuellen Funktionen des Parietallappens mit dem Schlagwort »**Wo ist es?**« umschreiben könnte, fragt der Temporalkortex: »**Was ist es?**«

Die Temporalregion des menschlichen Neokortex zeichnet sich durch große Heterogenität der Funktionen aus: Von der oberen Temporalwindung nehmen die akustischen ventralen und dorsalen Pfade ihren Ausgang, die untere ist dem ventralen visuellen »Was«-Pfad zuzuordnen, die mediale Temporalregion ist mit dem Hippokampus für Konsolidierung expliziten Gedächtnismaterials verantwortlich. Der anteriore Pol ist eng mit limbischen und orbitofrontalen emotionalen Funktionen verbunden.

Störungen der visuellen Diskriminationsleistungen

Die Rolle des inferioren G. temporalis für visuelle Diskriminations- und Erkennungsleistungen ist sowohl im Tierversuch als auch im Humanexperiment nachweisbar (Kap. 17). Abb. 28.28 zeigt ein Beispiel aus dem **McGill-Bild-Anomalietest**, bei dem der Patient ungewöhnliche visuelle Inhalte erkennen muss. Obwohl das Gesehene korrekt identifiziert wird, scheint der Vergleichsprozess der aktuell angekommenen Information mit im LZG gespeicherter Information

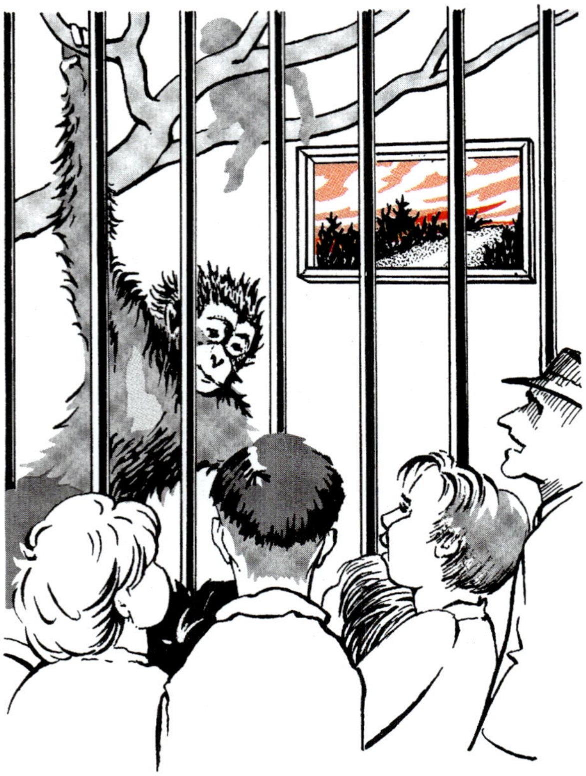

Abb. 28.28. Aufgabe aus dem McGill-Bild-Anomalien-Test. Die Versuchsperson soll erkennen, dass ein Bild im Affenkäfig ungewöhnlich ist

Tabelle 28.6. Funktionsausfälle nach Ausfall verschiedener Temporalregionen

Symptome	Möglicher Läsionsort
Störungen der akustischen Enkodierung	Areale 22, 41, 42
Störung der Selektion visueller und akustischer Reize	Areale 20, 21, 22, 37, 38
Störungen der visuellen Erkennungsleistung (ventraler Pfad)	Areale 20, 21
Störungen der akustischen Erkennungsleistung (ventraler auditorischer Pfad)	Areale 41, 42, 22
Gestörte semantische und perzeptive Organisation und Kategorisierung	Areale 21, 38 links
Gestörte Kontexterinnerung (Kap. 24) und explizite Konsolidierung	Hippokampus, parahippokampale Bereiche
Störung der Sprachwahrnehmung	Areal 22 links
Störung des Langzeitgedächtnis	Areal 21 (Hippokampus und umliegendes Gewebe)
Änderungen des Affektes	Areale 21, 38 + Amygdala
Änderungen sexuellen Verhaltens	Amygdala und Temporalpol

erschwert. Auch die **Bedeutung** (Signifikanz) **von Gesichtern** wird nicht erkannt, besonders wenn diese im linken visuellen Halbfeld erscheinen.

Abb. 28.29 zeigt einige der mit bildgebenden Verfahren identifizierten Areale des basal-ventralen Temporallappens: links Gesichter, rechts visuelle unbelebte Objekte. Man erkennt, dass **weniger der Ort, als das Muster der Aktivierungen** innerhalb des ventralen Temporalkortex wichtig ist.

Bei Läsionen kommt es zu verschiedenen Formen der **»Seelenblindheit« (Agnosie)** je nach dem Ort der Läsion, z. B. bei Läsion der oberen Temporalregion werden akustische **(akustische Agnosie)** oder musikalische Reize **(Amusie)** nicht mehr erkannt. Werden die Objekte visuell dargeboten

a b

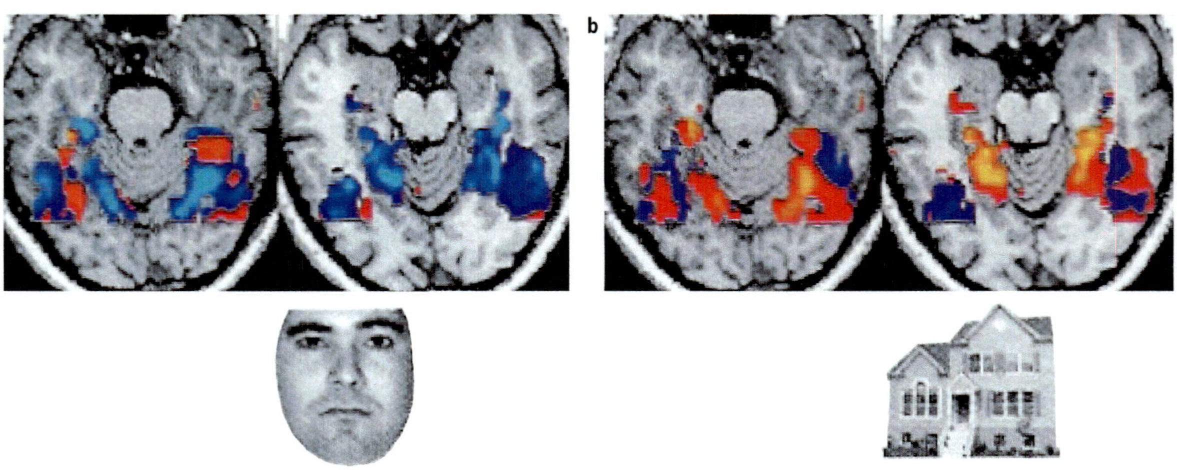

Abb. 28.29a, b. Überlappende Aktivierungen für Gesichter (a) und Objekte (b) im ventralen Temporalkortex gemessen mit fMRT. Objekte, lebend und unbelebt, und Gesichter und menschliche Körper lösen unterschiedliche Muster von Erregungsanstieg (rot) und Abfall (blau) in überlappenden Arealen aus

(z. B. Geige statt Geigenklang) werden sie erkannt. Solche Ausfälle werden als **apperzeptive Agnosie** bezeichnet (z. B. erkennt der Patient sein Gesicht nicht im Spiegel), während der Patient bei **assoziativen Agnosien** zwar die Objekte diskriminieren können, aber ihren Sinn und Bedeutung nicht verstehen, mit anderen Worten die semantische Bedeutung geht verloren. Hinzu kommen **Kategorie-spezifische Agnosien** für unbelebte Objekte und belebte Objekte (Abschn. 21.3.4).

Wie ist die **hohe Spezifität der Agnosien** nach Läsionen mit dem Modell anatomisch überlappender Erregungs- und Hemmungsmuster in Einklang zu bringen? **Innerhalb** eines Individuums bilden sich idiosynkratische, gleichbleibende Erregungsmuster für jedes Objekt heraus, so dass bei lokalen Läsionen die eine oder andere Objektkategorie spezifisch betroffen sein kann. **Zwischen** Individuen gibt es allerdings nur wenig vergleichbare Orte der Verarbeitung.

Je nach Ort der Läsion im unteren Temporallappen treten globale oder spezifische Agnosien auf, die intraindividuell anatomisch sehr stabil, aber interindividuell variabel sind.

Störungen der akustischen Diskriminationsleistungen

Bilaterale Läsionen des auditorischen Kortex führen nicht zu völliger **kortikaler Taubheit**, wie dies beim primären visuellen Feld der Fall ist. Geschädigt ist aber die Tonunterscheidung, vor allem die minimale Zeit, die verstreichen muss, um 2 Töne oder Sprachlaute noch als unterschiedlich wahrzunehmen. Die minimale Darbietungsdauer zur **Tonunterscheidung** beträgt ca. 50 ms. Nach Läsionen kann sie auf das Mehrfache ansteigen, was Sprachwahrnehmung unmöglich macht, sofern die Laute und Wörter nicht sehr lange dargeboten werden. Dies gilt vor allem für den linken oberen posterioren Temporallappen.

Auch bei **Dyslexien** und Kindern mit **Sprachverständnisstörungen** ist die Lautdiskrimination beeinträchtigt (Abschn. 28.4.2). Durch langes **Training der Unterscheidungsfähigkeit** kann aber die kortikale Leistungsfähigkeit bei diesen Kindern wiederhergestellt werden. Beim Menschen wie beim Affen zeigt sich nach längerem Training der akustischen Unterscheidungsfähigkeit im oberen Temporallappen und nach Training der visuellen im unteren Temporallappen ein Anstieg der Aktionspotenzialfrequenz auf die geübten Tonsequenzen und visuelle Muster um mehr als 30% gegenüber der Zeit vor dem Training. Wie auch im somatosensorischen Kortex kommt es zur Vergrößerung der komplexen rezeptiven Felder durch Lernen (Abschn. 25.3.4).

Obwohl völlige kortikale Taubheit nach Läsion des oberen, hinteren Temporallappens selten ist, kommt es zu Erhöhung der zeitlichen Diskriminationsschwellen und damit zu schweren Sprachverständnisstörungen, Amnesien und spezifischen akustischen Agnosien.

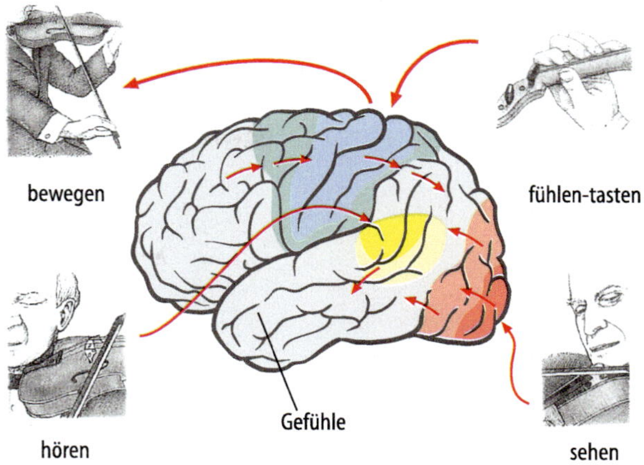

Abb. 28.30. Simultane Aktivierung verschiedener Hirnregionen beim aktiven Musizieren

28.6.2 Neuronale Grundlagen von Musik

Der »Mozart-Effekt«

Aktiv Musizierende weisen erhöhte IQ im Vergleich zu parallelisierten Kontrollgruppen auf. Es zeigten sich Verbesserungen vieler komplexer kognitiver Leistungen schon nach relativ kurzer Zeit aktiven Musizierens, vor allem bei »ernster« Musik; daher die Bezeichnung Mozart-Effekt, da meist Mozart-Stücke als Übungsmaterial ausgewählt wurden. **Passives Hören** derselben Musik zeigt keine vergleichbaren Effekte. Diese leistungsfördernden Effekte der Musik treten nicht nur bei Beginn des Trainings im jugendlichen Alter auf, sondern auch bei **alten Menschen** ohne aktives vorausgegangenes Musiktraining.

Abb. 28.30 symbolisiert, warum aktives Musizieren nach Noten die optimale »Nahrung« für das Gehirn darstellt. Keine menschliche Tätigkeit führt zu einer derart weit über das ganze Gehirn ausgedehnten **simultanen Aktivierung** von Neuronenverbänden. Dabei werden alle primären Sinne, pyramidale und extrapyramidale Motorik und eine Vielzahl assoziativer und paralimbischer Systeme aktiviert. Die Simultaneität dieser Aktivierungen liegt zeitlich in dem für Lernen und Plastizität idealen Fenster (»Hebb-Prinzip«: Abschn. 25.3.4).

Die assoziative Simultaneität vieler sensorischer, motorischer und affektiver Funktionen bei aktivem Musizieren führt zu Leistungsverbesserungen vieler kognitiver Funktionen.

Anatomische Strukturveränderungen bei Musikern

Wie wir bereits in Kap. 26 und 27 gesehen haben, spielen die durch Sexualhormone ausgelösten anatomischen Strukturveränderungen vor und nach der Geburt eine gewisse Rolle in der musikalischen Begabung. Vermessung der Kortizes von Musikern mit und ohne absolutes Gehör ergaben

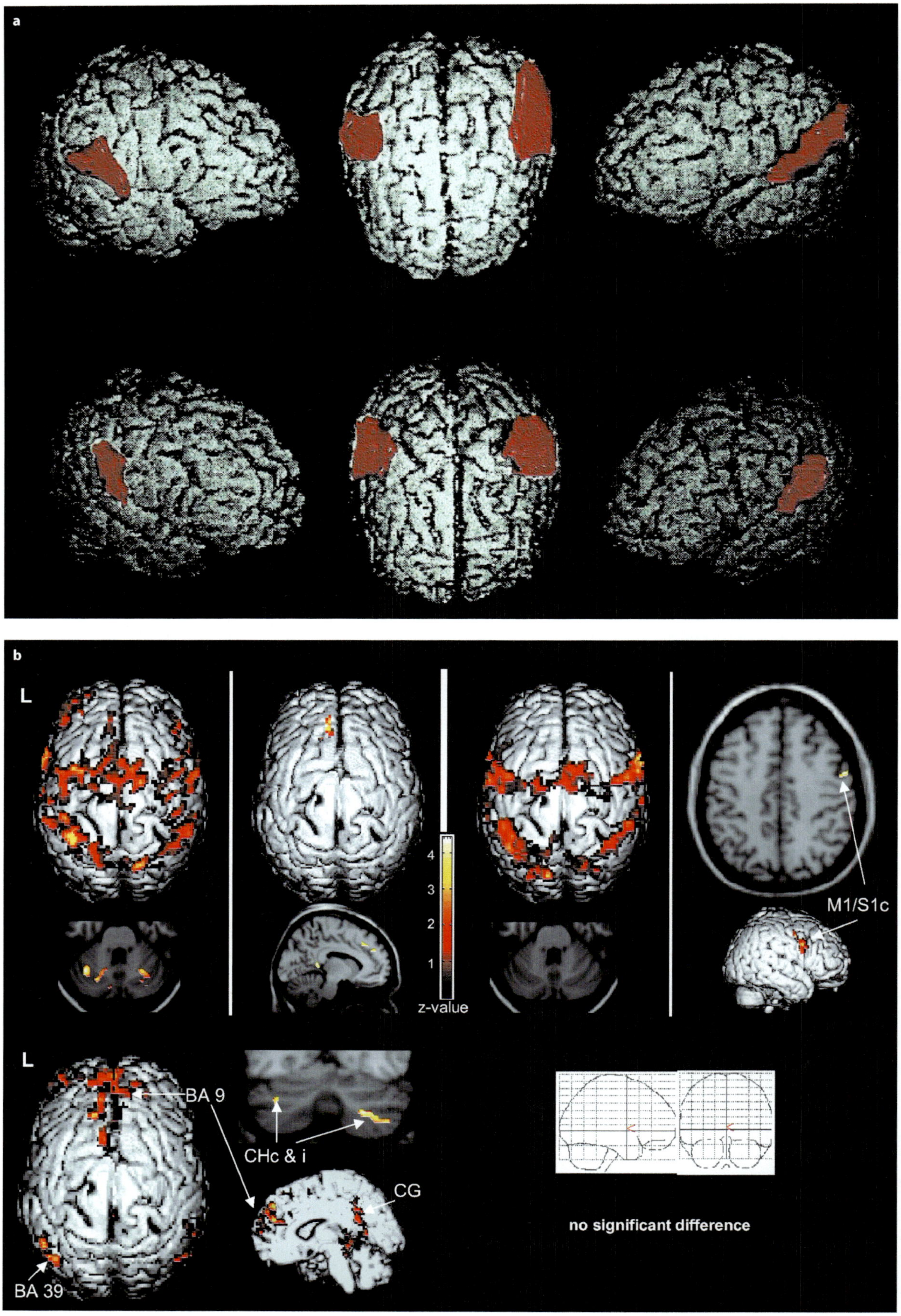

Aus Schlaug G et al (1995). Mit freundlicher Genehmigung von Science.

Aus Lotze M et al (2003). Mit freundlicher Genehmigung von Elsevier.

◀ **Abb. 28.31a, b.** **a** Verstärkte Ausdehnung des Planum temporale links bei Musikern mit absolutem Gehör *(obere Reihe)* und einer Kontrollgruppe von Laien *(untere Reihe)*. Die Größe wurde volumetrisch mit struktureller Kernspintomographie bestimmt, die erste Spalte zeigt die rechte Hemisphäre, die zweite Spalte Blick von oben auf Kortex (seitenverkehrt, frontal jeweils unten), die dritte Spalte die linke Hemisphäre. **b** Funktionelle Kernspintomographie (fMRT) von musikalischen Laien *(beide linke Spalten)* und professionellen Musikern *(beide rechte Spalten)* während eines schwierigen Violinstückes *(oben)* mit der linken Hand und die Differenzen der Aktivierung zwischen der Vorstellung und der Ausführung desselben Stückes *(unten)*. Man erkennt oben, dass Laien bei aktueller Ausführung sehr viel mehr zentrale Areale *(linke 1. Spalte)* und das Zerebellum *(darunter in der Mitte)* aktivieren als professionelle Musiker *(dritte rechte Spalte oben)*. Untere Reihe links erste beide Spalten: Differenz vorgestelltes minus ausgeführtes Musikstück bei Amateuren: zusätzliche medial-frontale Aktivierung und hinteres Zingulum bei der Vorstellung, während bei Professionellen *(rechts unten)* keinerlei Differenz zwischen vorgestelltem und ausgeführtem Musikstück besteht

ein deutlich **größeres linkes Planum temporale** bei Personen mit absolutem Gehör, wie auf Abb. 28.31a dargestellt.

Dies bedeutet aber nicht, dass musikalische Begabung mit links-hemisphärischer Dominanz des hinteren Temporallappens einhergehen muss: Für die Wahrnehmung und Produktion von Obertönen und **Melodien** ist die rechte Hemisphäre notwendig, wie dies auch für die **Prosodie** (Sprachmelodie) im Bereich der Sprache gilt.

Musik und Hirndynamik

Die Produktion und Beschäftigung mit Musik hat einen dauerhaften Einfluss auf anatomische und physiologische Strukturen des Gehirns (Abb. 18.8). Dies gilt zumindest für jene Personen, die sich mit klassischer Musik beschäftigen oder aber Musik produzieren. So zeigt sich bei Darbietung von komplexer (artifizieller) Musik, die von einem Computer nach Gleichungen des deterministischen Chaos erzeugt wurde (Kap. 20), im Vergleich zu einfacher, repetitiver (Pop-)Rhythmik, dass die Gehirnströme wie in **Resonanz der dargebotenen Musik** schwingen und ebenso komplexe oder repetitive Muster im EEG bilden (Abb. 28.32). Personen, die nur repetitive (Pop-)Musik hören, zeigen diese Hirnresonanz nur bei einfach-repetitiven Rhythmen: ihre Hirnaktivität wird ebenso repetitiv und vorhersagbar, die Komplexität nimmt ab.

Σ Aktives Musizieren in Kombination mit einem absoluten Gehör vergrößert das linke Planum temporale. Die Komplexität hirnelektrischer Vorgänge steigt mit der rhythmischen und melodischen Komplexität der Musik.

Kortikale Reorganisation durch Musik

Die Plastizität des Kortex führt bei Musikern, z. B. Geigenspielern, zu einer kortikalen Reorganisation der Repräsentation der Finger jener Hand im primären somatosensorischen Areal, die für die Tonführung beim Geigenspiel besonders wichtig sind. **Je länger** eine Person bereits Geige spielt, **umso ausgedehnter** das Fingerareal und umso höher die Aktivierung (Abb. 28.33; bezüglich der Messmethode Kap. 20, Abb. 20.17).

Abbildung 28.31b zeigt die BOLD-Antworten im fMRT von professionellen Musikern (Geigern) und vergleichbaren Laienmusikern, die weniger kontinuierliches Training aufwiesen, während sie einige Takte des ersten Satzes des Violinkonzertes G-Dur von Mozart mit ihren Fingern (ohne Violine) spielten und sich dieselbe Tonabfolge vorstellten.

Zwei wichtige Erkenntnisse lassen sich daraus ableiten: die professionellen Musiker benötigen weniger Ressourcen

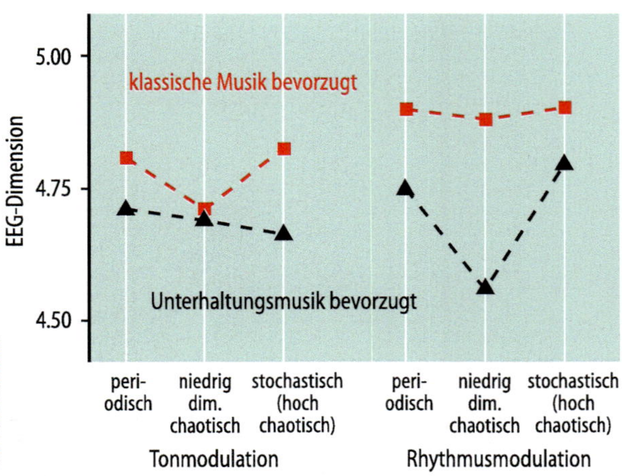

Abb. 28.32. Dimensionale Komplexität des EEGs bei Darbietung periodischer, rhythmischer aber nicht perfekt vorhersagbarer und hoch chaotischer Computermusik. Die Musik wurde einmal frequenzmoduliert *(links)*, das andere Mal nur in verschiedenen Rhythmen *(rechts)* dargeboten. Rot die gemittelten Werte von Personen, die klassische Musik bevorzugen, schwarz jene, die Popmusik hören

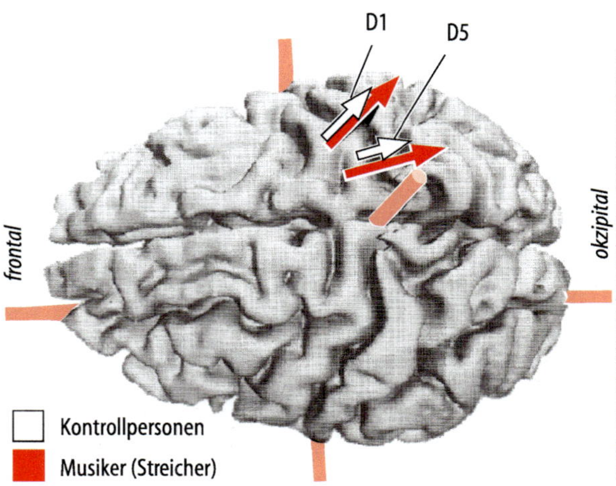

Abb. 28.33. Stärke und Ausdehnung postzentraler Feldstärken magnetisch evozierter Felder, symbolisiert durch Länge der Pfeile, an der Region des Daumens (D1) und des kleinen Fingers (D5), gemessen mit Magnetoenzephalographie (MEG). Erfahrene Geigenspieler (rot) weisen deutliche kortikale Reorganisation jener Finger auf, die sie bevorzugt beim Geigenspiel benutzen

in zentralen motorischen und somatosensorischen Hirnregionen, d. h. sie nützen diese Areale **ökonomischer**. Dies führt zum »Frei«-Werden anderer Hirnregionen wie der präfrontalen Aktivierung, vermutlich im Bereich des Arbeitsgedächtnisses. Dadurch, dass die primären und sekundären Projektionsareale auf kleinstem Raum aktiviert werden, können nun Ressourcen zum Präfrontalkortex »abgezogen« werden. Diesen Bereich können die Laien nur bei Vorstellung des Musikstücks aktivieren (unten), während bei Musikern die Vorstellung des Musikstücks mit seiner Realisierung identisch ist.

Σ Bei Musikern zeigen sich eine Verstärkung und häufig eine anatomische Ausbreitung der neuronalen Repräsentation, besonders in jenen motorischen und sensorischen Arealen, die für die Benutzung des jeweiligen Instrumentes notwendig sind. Diese Verstärkung geht mit einer Ökonomisierung des zerebralen Energieverbrauchs bei gut geübter Musik einher.

28.7 Funktionen und Störungen des Präfrontalkortex: exekutive und soziale Funktionen

28.7.1 Entwicklung, Neuroanatomie, Verbindungen und Funktionen

Entwicklung

Die präfrontalen Hirnregionen umfassen beim Menschen etwa 30% des gesamten Neokortex. Zählt man die motorischen und prämotorischen Regionen hinzu, sind es 50%. Es ist umstritten, ob diese Größenverhältnisse beim Menschen im Vergleich zu Menschenaffen oder Meeressäugern überproportional gewachsen sind, vieles spricht dafür. In jedem Fall ist ein derart entwickelter Präfrontalkortex (PFC) in der Evolution sicher der letzte Schritt gewesen. Dafür spricht auch, dass präfrontale Regionen ihre endgültige Größe und stabile Verbindungen erst um das 20. Lebensjahr erreichen. Keine Hirnregion weist einen derart langsamen Reifungsprozess auf. In Abschn. 23.4.2 haben wir die engen Beziehungen des Volumens der dorsolateralen Frontalregion zur menschlichen **Fähigkeit, neue Probleme zu lösen** (Intelligenz), dargestellt.

Heterogenität der Funktionen

Jede einheitliche Sicht dieser ausgedehnten Kortexregionen übersieht die **enorme Heterogenität** sowohl in der phylogenetischen wie ontogenetischen Entwicklung. Gegenüber anderen Kortexarealen sind auch die **Plastizität** und **Austauschbarkeit der Funktionen** im Präfrontalkortex so groß, dass eine Lokalisation von Funktionen sehr schwierig wird.

Auch bei ausgedehnten Läsionen des Frontalkortex (FC) treten meist keine sensorischen oder motorischen Ausfälle auf. Die psychologischen Störungen sind dagegen fundamental: im **Zentrum der Funktionen** vor allem des dorsolateralen FC steht die Herstellung von **stabilen Kontingenzen** zwischen Reaktionen und deren Konsequenzen, wenn diese länger auf sich warten lassen: Assoziationen zwischen einem Hinweisreiz, der darauf folgenden motorischen Reaktionssequenz und der biologisch-sozialen Konsequenz führen zum Aufbau **stabiler Erwartungshaltungen.** Der FC spielt dabei eine bedeutsame Rolle: ohne ihn verliert Verhalten seine Zukunftsorientierung, es wird schwer vorhersagbar, irregulär oder extrem stereotyp und perseverativ.

Σ Der Präfrontalkortex des Menschen ist in der Evolution spät entstanden und entwickelt sich ontogenetisch langsam. Er weist die höchste Plastizität und Heterogenität von Funktionen im Neokortex auf, wobei vor allem der Aufbau stabiler Erwartungshaltungen und Zukunftsorientierung des Verhaltens als grundlegender, gemeinsamer Funktionsschwerpunkt besteht.

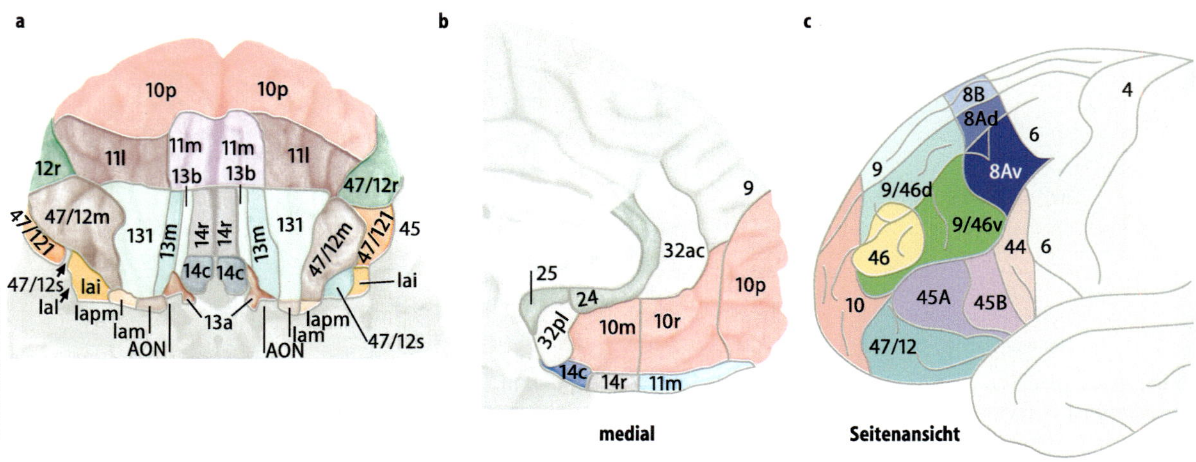

Abb. 28.34a–c. Brodmann-Areale des Präfrontalkortex. **a** Blick auf den orbitalen Präfrontalkortex; der mediale Präfrontalkortex (Area 10) ist rosa gezeichnet; **b** sagittale Ansicht; **c** laterale Ansicht (Kap. 5.3 und Abb. 26.5 für weitere Details)

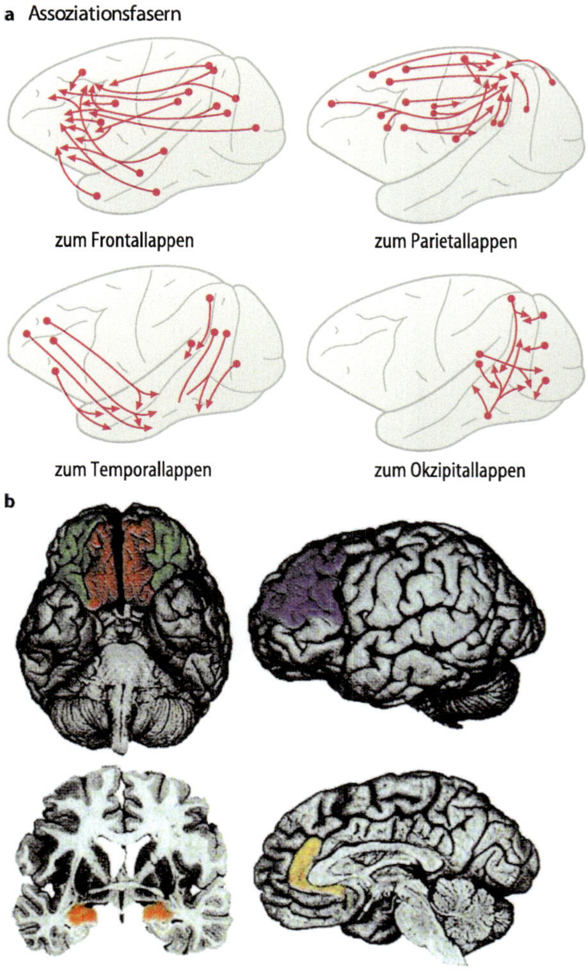

Abb. 28.35a, b. Verbindungen des Frontallappens. a Faserverbindungen von und zum Frontallappen. Schematische Darstellung der Assoziationsfasersysteme zu den Assoziationsfeldern des Frontal-, Parietal-, Temporal- und Okzipitallappens beim Rhesusaffen. **b** Wichtige Abschnitte des Frontallappens. *Links oben:* Orbitofrontaler Kortex (grün) und ventromedialer präfrontaler Kortex (rot). *Rechts oben:* Dorsolateraler Präfrontalkortex. *Links unten:* Amygdala. *Rechts unten:* Anteriores Zingulum. Amygdala und anteriores Zingulum gehören zwar nicht mehr zum Frontalkortex, sind aber eng damit verbunden und bilden ein einheitliches neuronales System zur Regulation von sozialen Emotionen (Erläuterungen ▶ Text)

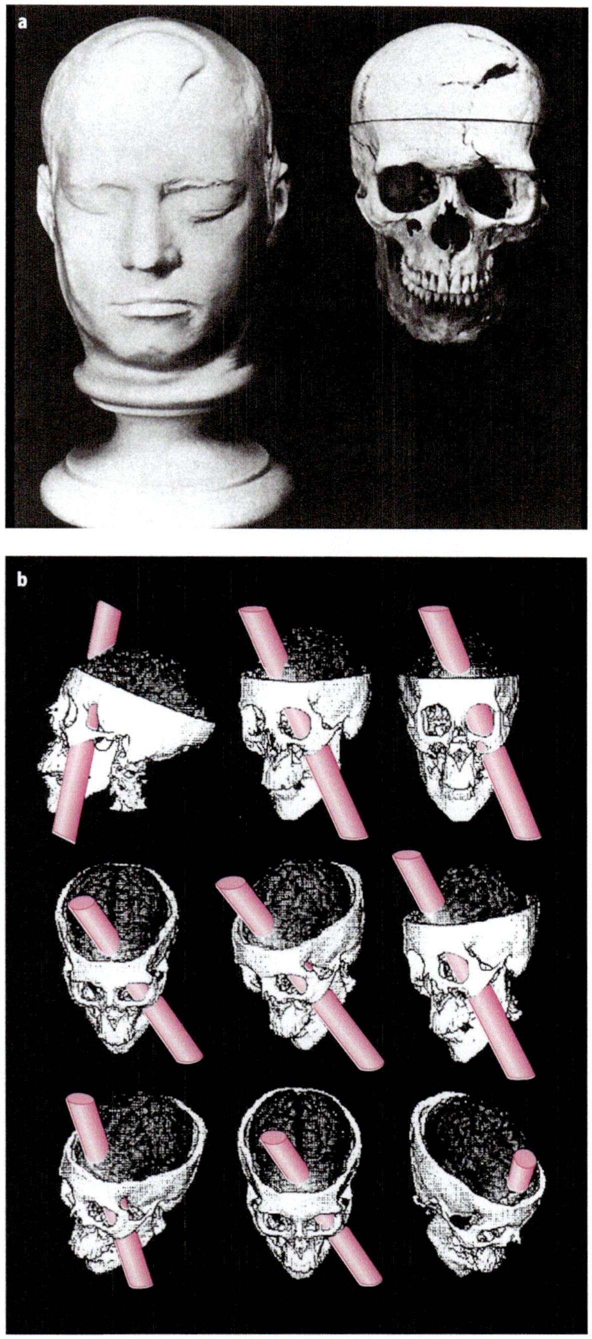

Nach Kolb B, Whishaw IQ (1995). Mit freundlicher Genehmigung von Worth Publishers.

Abb. 28.36a, b. Phineas Gage. a Büste und Schädel von Phineas Gage. Die Austrittsstelle des Eisenstabes ist links frontal zu sehen. **b** Computerrekonstruktion der Verletzung und des Eisenstabes von H. Damasio

Anatomischer Aufbau

Abb. 28.34 und 28.35 geben einen Grobüberblick über einige **funktionell** abgrenzbare Regionen des Frontalkortex.

- die **motorischen** (BA4) und **prämotorischen** (BA6) Regionen (Kap. 13), das Broca-Areal (BA44) und die frontalen Augenfelder (Teil von Brodmann-Areal 8);
- der **dorsolaterale Präfrontalkortex** (blau in Abb. 28.35, BA 8, 9, 44, 45, 46);
- der **mediale Präfrontalkortex** (BA10), der sich in den Frontalpol (10p auf Abb. 28.36) und den ventromedialen Präfrontalkortex (10m und 10n) unterteilen lässt;
- der **orbitale** (»orbit« von Sockel) **Präfrontalkortex** (BA 11, 12, 47).

Die wesentlichen **Afferenzen** zum PFC stammen aus dem mediodorsalen Nucleus des Thalamus. Allerdings projizieren auch der Nucl. anterior des Thalamus, Hypothalamus, Amygdalae, limbischer Kortex und G. cinguli und MRF, sowie die nicht-primären sensorischen und motorischen Assoziationsareale zum PFC (Abb. 28.37). Alle Verbindungen sind reziprok, der PFC projiziert vor allem in Area

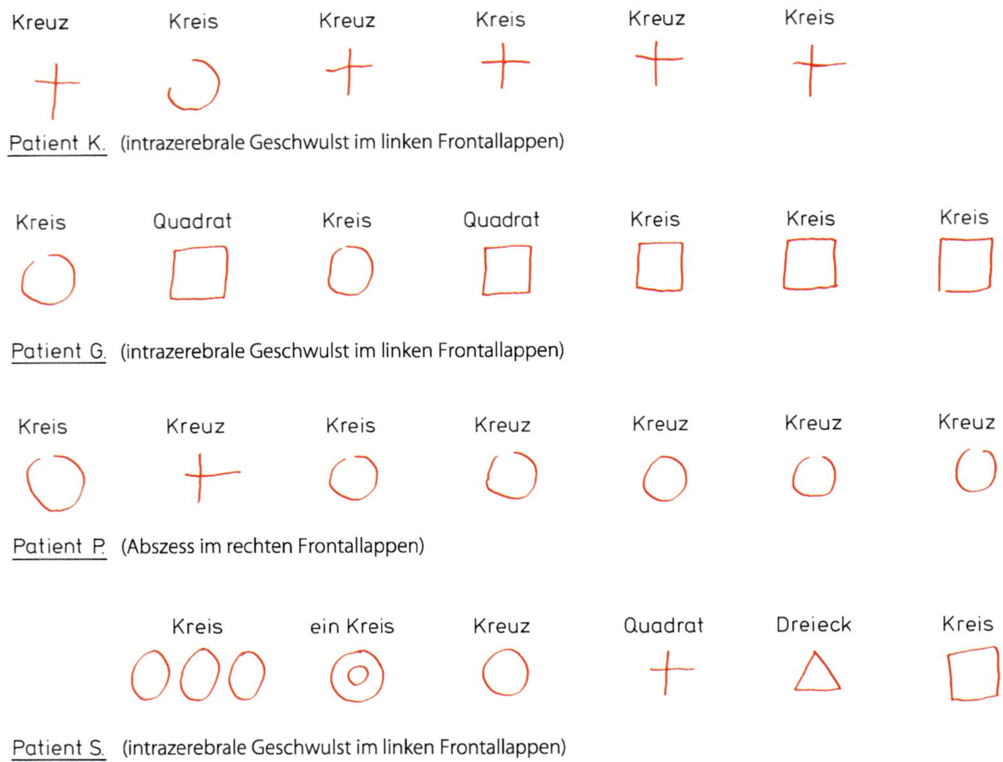

Abb. 28.37. Zerfall von Verhaltensplänen bei Störungen des Frontallappens. Über den Zeichnungen der Patienten sind jeweils die Instruktionen des Untersuchers angegeben

7 (somatisch), Area 22 (auditorisch) und Area 21 (visuell). Der orbitale FC hat auch olfaktorische Verbindungen.

Die **Efferenzen** des FC gehen neben den Ursprüngen der Afferenzen auch in die Basalganglien, Hippokampi und in limbische Regionen, nicht in die primären motorischen Areale. Die Verbindungen zu den Basalganglien sind zur Steuerung des Aufmerksamkeitsverhaltens besonders bedeutsam und wurden in den Kapiteln über Motorik (Kap. 13) und Aufmerksamkeit (Kap. 21) bereits ausführlich besprochen.

Der Präfrontalkortex lässt sich grob funktionell in einen motorischen, dorsolateralen, medialen und orbitalen Anteil unterscheiden.

28.7.2 Kognitive Funktionen des Präfrontalkortex

Planung und Zielverfolgung

Abb. 28.36a und b zeigt die Büste und den Schädel des in der Einleitung beschriebenen **Phineas Gage**, der als erster und zugleich paradigmatischer Fall in die Geschichte der Erforschung des Frontallappens einging. Illustrieren wir seine Probleme, die wir in der Einleitung zu diesem Kapitel beschrieben haben, an einem alltäglichen Beispiel unseres eigenen Lebens. Stellen Sie sich einen typischen Arbeitstag vor: Sie müssen um 6 Uhr aufstehen und daran denken, dass abends Gäste zum Essen kommen. Sie machen also eine Liste der Lebensmittel und Getränke, die Sie in der Mittagspause kaufen wollen, davor müssen Sie noch Ihre Wäsche aus der Reinigung holen und deshalb vorher überlegen, welchen Weg Sie mit dem Auto am besten nehmen. Alles geschieht unter Zeitdruck. Sie müssen genau darauf achten, keinen Fehler in der Fahrt und Abfolge der Einkäufe zu machen.

Ohne präfrontalen Kortex können Sie diese Aufgabe nicht mehr bewältigen, nämlich

- das Verhalten im Voraus zu **planen** und die richtigen Verhaltensabläufe auszuwählen (prämotorisch),
- ablenkende Reize **ignorieren** und bei dem begonnenen und ausgewählten Verhalten zu bleiben (Area 10) und
- zu **behalten**, was Sie schon erledigt und gekauft haben (dorsolateraler Präfrontalkortex).

Zu dieser **zeitlichen Organisation des Verhaltens** braucht der präfrontale Kortex detaillierte Information über die sensorischen Reize und den Kontext der Situation aus dem parietalen und temporalen Kortex sowie den motivationalen Wert der gespeicherten Situation. Tabelle 28.7 gibt einen Gesamtüberblick der verschiedenen Ausfälle nach Läsion des Frontalkortex, einschließlich seiner motorischen und prämotorischen Anteile, die wir nun im Einzelnen besprechen wollen (Kap. 21, 25, 26 und 27).

Tabelle 28.7. Überblick über Funktionsausfälle nach Läsion des Frontallappens.

Symptom	Läsionsort
Störungen der Bewegungsabläufe	
Verlust der Feinmotorik	Areal 4
Kraftverlust	Areale 4, 5; dorsolateral
Fehlerhafte Bewegungsplanung	Prämotorisch, dorsolateral
Willentliche Fixierung der Augen	Frontale Augenfelder
Gestörte korrolare Entladung	Dorsolateral, prämotorisch
Broca-Aphasie	Areal 44 und Umgebung
Verlust divergenten Denkens	
Reduzierte Spontaneität	Orbital
Verhaltensstrategien gestört	Dorsolateral, orbital
Handlungen anderer nachvollziehen (Empathie, Spiegelneurone)	Ventraler prämotorischer Broca, ventromedial und parietal
Reizkontrolle des Verhaltens	
Schlechte Reaktionshemmung	Dorsolateral
Risikofreude und Regelverletzung	Präfrontal – orbital
Koordination multipler kognitiver Prozesse	Anteriorer Frontalpol (BA 10)
Schlechtes Zeitgedächtnis, Arbeitsgedächtnis	
Gestörte Frequenzwahrnehmung	Dorsolateral
Gestörte Wiedergabe von Reihenfolgen	Dorsolateral
Verzögerte Reaktionsaufgabe	Dorsolateral
Arbeitsgedächtnis für räumliche Orientierung	Dorsolateral, superior
Arbeitsgedächtnis für Objekte	Inferior, dorsolateral
Sozialemotionales Verhalten	
Gestörtes Sozialverhalten	Orbital, ventromedial
Verändertes Sexualverhalten	Orbital
Gestörte Geruchsunterscheidung und Verstärkerbewertung	Orbital

Σ **Läsionen großer Teile des Präfrontalkortex führen zu Zerfall von Verhaltensplänen, da Antizipation, Aufmerksamkeitsfokussierung und kurzfristiges Behalten gestört sind.**

Handlungspläne und korrolare Entladungen

Bei dorsolateralen Läsionen des FC verlieren sprachlich formulierte Handlungsprogramme ihren verhaltenssteuernden Einfluss (Abb. 28.37). Der **Zerfall von Verhaltensplänen** geht mit Ablenkbarkeit und gleichzeitig einer Unfähigkeit einher, einmal eingeschlagene Reaktionsstrategien aufzugeben (Perseveration). Im **Wisconsin Card Sorting Test** (WCST, Abb. 28.38a, b) behalten die Patienten trotz gegenteiliger Evidenz die Strategie bei. Die Inflexibilität und Perseveration wird vor allem durch Läsion der linken Area 9 verursacht, die Ablenkbarkeit gilt generell für mediale präfrontale Läsionen. Abb. 28.38b zeigt die Veränderung der Hirndurchblutung bei Durchführung des WCST.

Der **Zerfall von Verhaltensplänen** könnte auch mit **fehlenden Reafferenzen (korrolaren Entladungen)** über zurzeit ablaufende Bewegungsfolgen vom FC an die posterioren sensorischen Regionen zusammenhängen. Wenn eine Bewegung durchgeführt wird, so gehen damit **2** Erregungsabläufe einher: Erstens wird das Kommando zur Bewegung von dem prämotorischen FC an den motorischen Kortex gegeben. Zweitens gibt der dorsolaterale FC an die parietalen und temporalen sensorischen Assoziationskortizes ein reafferentes (korrolares) Signal über die geplante Bewegung ab (**Efferenzkopie**). Diese korrolare Entladung bereitet die zentralen sensorischen Systeme auf die motorischen Änderungen vor und erlaubt antizipatorische Anpassungsprozesse an veränderte Körperhaltungen. Fehlen die frontalen korrolaren Entladungen, so wird keine Korrektur der Wahrnehmung auf der Grundlage der veränderten Körperposition eingeleitet.

Personen mit Läsionen des PFC machen z. B. daher auch Fehler, wenn man sie bittet, bei zur Seite geneigter Körperhaltung ein schräges Objekt horizontal zu stellen. Auch die Probleme, die diese Patienten besonders beim **Imitieren von Gesichtsausdruck** aufweisen, könnten auf mangelnde Rückmeldung über den momentanen Ausdruck rückführbar sein.

Σ **Rückmeldung über die abgelaufenen Bewegungen an Parietal- und Temporalkortex erlauben die Antizipation und Planung der motorischen Abläufe.**

Verzögerte Verstärkung und Erwartung

Im Tierversuch dominiert bei Läsion des **dorsolateralen FC,** speziell des Sulcus principalis, eine Störung, die sowohl Aufmerksamkeits- als auch Lernfunktionen einschließt: Aufgaben, die eine **verzögerte Reaktion (»delayed response«)** verlangen, sind gestört. Solche Aufgaben enthalten 5 zentrale Elemente: Ein Objekt, meist Nahrung, wird unter einem oder mehreren Objekten versteckt (1), das Tier muss Sekunden bis Minuten **warten**, während deren das Objekt außer Sicht- und Reichweite ist (2), die Objekte werden zur Wahl gestellt (3), das Tier wählt (4) und erhält die Verstärkung (5). Die Position des Köders ist dabei für das Tier schwer vorhersagbar (z. B. im »Delayed-alternation«-Versuch wechselt der Köder von Durchgang zu Durchgang).

»Delayed-matching-to-sample«-Aufgaben (DMS) sind ebenfalls gestört: Meist wird ein visueller Reiz präsentiert, nach einer Verzögerung derselbe zusammen mit anderen, und das Tier muss wählen, die richtige Wahl wird verstärkt. Von Durchgang zu Durchgang wird der Ziel-Reiz

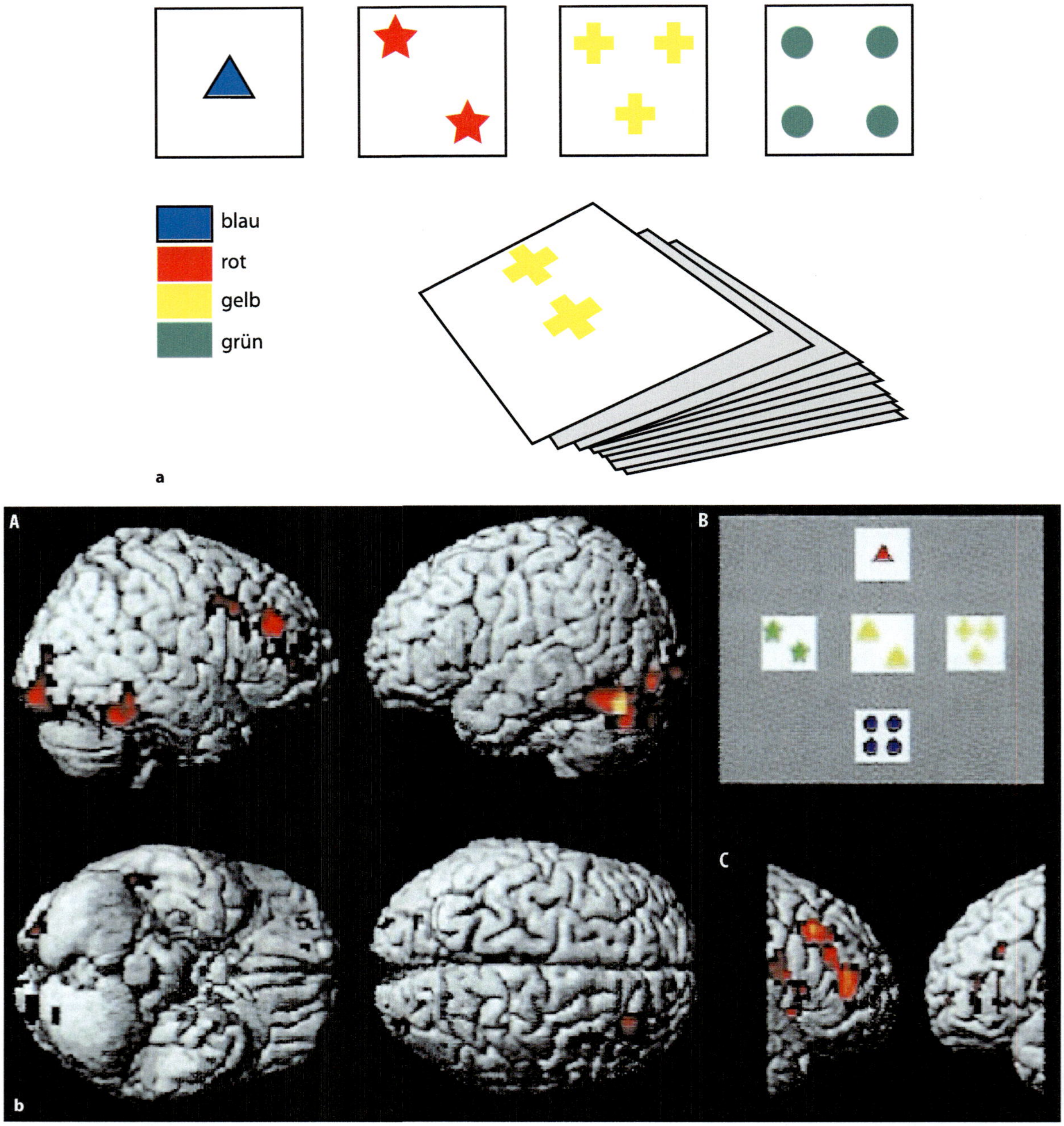

Aus Meyer-Lindenberg A et al (2002). Reprinted by permission from Macmillan Publishers Ltd: Nature Neuroscience.

Abb. 28.38a–c. Der Wisconsin-Card-Sorting-Test (WCST). a Die Testperson muss die Karten des Pakets vorerst nach den Kategorien der Form zuordnen, nach 10 Zuordnungen wechselt der Versuchsleiter ohne Ankündigung das Zuordnungsprinzip, z. B. muss die Person danach die Karten nach der Farbkategorie zuordnen. Obwohl der Versuchsleiter nach jeder Karte Rückmeldung gibt, bleiben Personen mit Läsionen des Frontallappens bei der eingeschlagenen Strategie, auch wenn der Versuchsleiter nur mehr negative Rückmeldungen gibt. **b** Kortikale Aktivierungen bei Bearbeitung des WCST: rechte Hemisphäre (A), linke Hemisphäre (B), Frontalkortex (C)

gewechselt. DMS-Aufgaben sind auch nach Temporalläsionen gestört, da sie eine visuelle Diskrimination erfordern (▶ unten und ◘ Abb. 28.38).

Σ **Im Tierversuch sind nach Läsion des dorsolateralen Präfrontalkortex vor allem Lern- und Gedächtnisleistungen gestört, in denen verzögerte Reaktionen und Warten gelernt werden muss.**

Arbeitsgedächtnis und Aufmerksamkeitszuwendung

»Matching-to-sample«-Aufgaben erfordern, dass die Information über ein **relevantes Ereignis**, Objekt oder Ort so lange **vorübergehend gespeichert** wird, bis der Reiz zur **Handlungsausführung** erfolgt. Dafür ist vor allem der dorsolaterale Präfrontalkortex verantwortlich (Abschn. 5.2.2 und 21.3).

Arbeitsgedächtnis besteht nicht nur aus dem passiven Aufrechterhalten der (parietalen und temporalen) Repräsentationen, sondern auch eine **Aufmerksamkeitsorientierung** auf den relevanten oder bevorstehenden Reiz. Simultan präsentierte, irrelevante Reize müssen gehemmt werden, wenn sie dem Ziel nicht entsprechen. Diese Aufgabe wird durch den medialen Präfrontalkortex erledigt. Wie wir in Kap. 21 gesehen haben, ist die Erhöhung der ereigniskorrelierten Hirnpotenziale bei Aufmerksamkeitserhöhung nach Frontalläsionen reduziert oder verschwunden, gleichzeitig werden irrelevante Reizrepräsentationen nicht gehemmt. Deshalb wird der laterale und mediale Präfrontalkortex zusammen mit dem **anterioren G. cinguli** auch als **supervisorisches Aufmerksamkeitssystem (SAS)** bezeichnet. ◘ Abb. 21.22 und 21.23 zeigen die Bestandteile des Arbeitsgedächtnisses für Objekte inferior, für räumliche Orientierung superior und den anterioren G. cinguli als wichtige Steuereinheit der exekutiven Aufmerksamkeit.

Σ »Aus den Augen – aus dem Sinn«; der laterale präfrontale Kortex erfüllt Aufgaben des Arbeitsgedächtnisses, der mediale Präfrontalkortex hält die Aufmerksamkeit aufrecht, auch wenn mehrere Denkoperationen verlangt sind.

Langsame Hirnpotenziale und präfrontale Funktionen

In Erwartungssituationen kommt es bei Säugern wie beim Menschen zu einem charakteristischen Verlauf der **kortikalen Gleichspannung,** wie wir ihn in Kap. 20 und 21 ausführlich beschrieben haben. Zwischen einem ankündigenden Reiz (CS, S_1, S^D) und einem zweiten imperativen Reiz (US, S_2), der eine motorische und kognitive Reaktion verlangt, bilden sich 2 Negativierungen oder Komponenten des EEG aus: eine nach S1 (0,5–2 s danach) und eine **vor** S2. Die **erste Negativierung** (◘ Abb. 21.28) ist präfrontal lokalisiert, die zweite kann topographisch über verschiedenen kortikalen Regionen variieren. Bei Gesunden ist die erste Komponente über dem Frontalkortex bei automatisierten Handlungen, habituierten Reizen, Reizen ohne Signalbedeutung reduziert, bei informativen Reizen erhöht.

Untersuchungen mit unterschiedlich komplexen Reizen ergaben, dass die erste frontale Komponente der langsamen Hirnpotenziale mit der **präparatorischen Aktivierung von Gedächtnisinhalten** nach Darbietungen des ersten Warnreizes zusammenhängt. Die **Erwartung** der angekündigten Reize ist das subjektive Korrelat dieser präparatorischen Aktivierung. Bei Patienten mit beidseitiger Entfernung des FC fehlt diese erste Komponente, was die Störung der Erwartungsprozesse bei längeren Zeitintervallen zwischen 2 Reizen – wie den »Delayed-response«-Aufgaben – widerspiegelt.

Σ In Erwartungssituationen reflektiert die erste präfrontale Negativierung der langsamen Hirnpotenziale ▼ nach einem Warn- oder Hinweisreiz die Aktivität des orientierenden supervisorischen Aufmerksamkeitssystems.

Zeitliche Kontiguität

Das Grundprinzip allen Lernens, **Assoziation zwischen Reaktion und deren Konsequenz** (zeitliche Kontiguität, Kap. 24), scheint zu einem erheblichen Teil von präfrontalen Strukturen abhängig zu sein, vor allem, wenn die Zeitabstände zwischen den assoziierten Reizen lang sind. Zwischen CS und UCS bzw. zwischen Reaktion und Verstärkung muss sich durch wiederholte zeitliche Paarung eine elektrophysiologische Verbindung ausbilden. Ausdruck dieser Verbindung ist die Oberflächennegativität.

Der enge Zusammenhang zwischen PFC-Entladungen und langsamen Hirnpotenzialen ist ein weiteres Indiz für die bereits mehrmals beschriebene Tatsache (Kap. 20 und 21), dass langsame Potenziale und PFC essenzielle Bestandteile der Hirnsysteme zur Steuerung kontrollierter Verarbeitung und selektiver Aufmerksamkeit sind. Beim Menschen ist nach PFC-Läsion die Aufmerksamkeitsstörung fundamental: das Verhalten wird schwer vorhersagbar, da offensichtlich keine willentliche Anstrengung zum rechten Zeitpunkt nach einem Warnreiz (»effort«) bei Aufgaben entwickelt wird, die neu oder kompliziert (nicht automatisch) sind. Dies führt auch zu Abhängigkeit von körperinternen und externen **Interferenzen** und **Gedächtnishemmungen (Ablenkung)** und **Hyperaktivität.**

Information wird im PFC nicht wie in den primären Projektionsarealen (Kap. 15 bis 19) verarbeitet, sondern die **zeitliche Steuerung** der **Information** und **motorischer Akte** für andere neokortikale Regionen nimmt hier ihren Ausgang.

Dieser aktive Mechanismus bezieht seine Energie aus den limbischen und subkortikalen Strukturen, vor allem dem anterioren **G. cinguli.** Fällt diese Energiequelle aus oder wird sie zeitlich unabhängig von gelernten Hinweisreizen verteilt (wir haben sie im Zusammenhang mit langsamen Hirnpotenzialen **kortikale Potenzialität** genannt), so wird die zeitliche Abfolge von Gedanken und Verhaltensabläufen **irregulär** und insgesamt sinkt die Wahrscheinlichkeit für ziel- und zweckgerichtetes Verhalten. Dies wurde klinisch in den Fällen bilateraler Läsion des PFC bestätigt.

Zusammenfassend lässt sich sagen, dass der präfrontale Kortex immer dann aktiviert wird, wenn ein Reiz eine **zeitliche Diskrimination** erfordert. Dies ist bei allen Warnreizen und konditionierten Reizen der Fall: der Organismus schätzt die Auftretenswahrscheinlichkeit eines zweiten Reizes ab und mobilisiert vorausahnend entsprechende sensorische und motorische Systeme.

Ist die **zeitliche Abschätzung der zukünftigen Ereignisse** fehlerhaft oder fällt aus, so wird der Zeitpunkt der sensorischen und motorischen Mobilisierung falsch gewählt und unterbleibt. Die Folge ist die beschriebene Symptomatik des Frontalpatienten: schwer vorhersagbares, irreguläres Verhalten, besonders in Wartesituationen und extreme Ablenkbarkeit. Wir erinnern uns hier auch an die Bedeutung des unteren lateralen PFC für syntaktische Regeln (Abb. 28.21).

Die Areale des Präfrontalkortex sind für jeweils unterschiedliche Aspekte der zeitlichen Abschätzung von zukünftigen Ereignissen und der Herstellung stabiler zeitlicher Reiz-Reaktions-Konsequenz-Sequenzen verantwortlich. Der Begriff der zeitlichen Kontiguität fasst diese Funktionen zusammen.

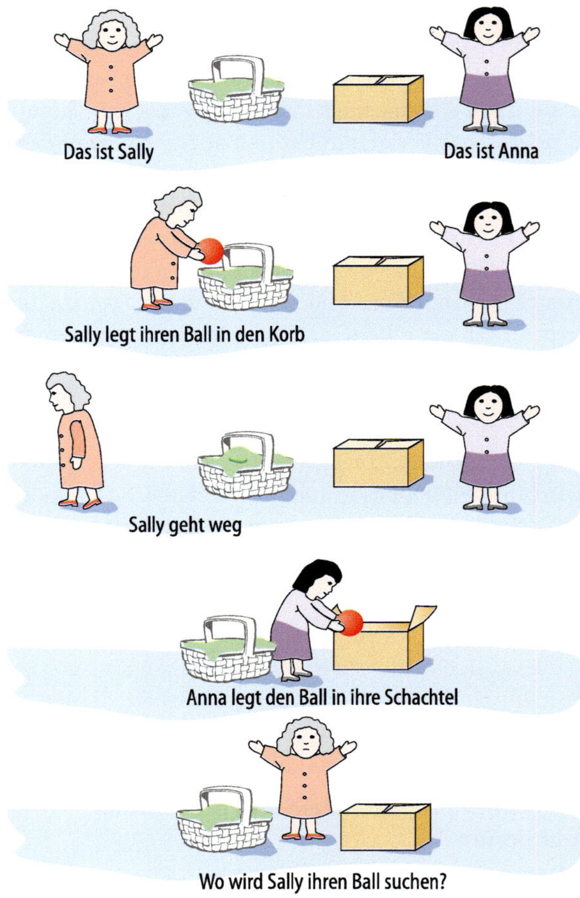

Das ist Sally
Das ist Anna
Sally legt ihren Ball in den Korb
Sally geht weg
Anna legt den Ball in ihre Schachtel
Wo wird Sally ihren Ball suchen?

Abb. 28.39. Beispiel aus einem Test für Kinder zur Messung des Persönlichkeitsmerkmals »Theory of Mind«

28.7.3 Soziales Verhalten und Präfrontalkortex

Selbstkontrolle

Beim Menschen ist die Fertigkeit, unmittelbare Verstärker zugunsten langfristiger Belohnungen aufzuschieben, besonders gut ausgeprägt. Nach Zerstörung des Präfrontalkortex – wie im Falle von Phineas Gage – fällt der Verlust dieser essenziell-menschlichen Fähigkeit der Selbstkontrolle besonders auf.

Um Selbstkontrolle zu erzielen, muss

- die gegenwärtige oder vergangene (Langzeitgedächtnis) Information über den Reizkontext aus den Parietalregionen in den ventro- und dorsolateralen Frontalkortex transportiert werden.
- Dort muss diese Information auch in Abwesenheit der Reize zumindest für Sekunden bis Minuten präsent gehalten werden (**Arbeitsgedächtnis** im dorsolateralen präfrontalen Kortex).
- Es muss eine **Entscheidung** für einen bestimmten Handlungsplan auf der Grundlage der antizipierten **positiven oder negativen Konsequenzen** (Informationsfluss aus limbischen in orbitofrontale Regionen) und der gegenwärtig vorhandenen oder erinnerten (vorgestellten) Situationen (aus den Parietalregionen) erfolgen.
- Die Entscheidung muss von einem generellen **Handlungsplan** in zunehmend spezifische Handlungsziele und -abfolgen bzw. deren Hemmung umgesetzt werden (Area 10 und **supplementär-motorisches Areal** unter Einschluss der **dorsalen Basalganglien** und des Thalamus).

Das Ausüben von Selbstkontrolle erfordert eine Serie von kognitiven und emotionalen Operationen, die an präfrontale Hirnregionen gebunden sind. Im Arbeitsgedächtnis müssen die Reize einige Zeit vor der Entscheidung verfügbar bleiben, um den Handlungsplan in den prämotorischen Arealen zu erstellen.

Empathie und »Theory of mind«

Der Erfolg sozialer Interaktionen hängt wesentlich von der Fertigkeit ab, den mentalen Zustand (emotional, kognitiv, Absichten) anderer vorherzusagen. Abb. 28.39 zeigt ein Beispiel aus einem psychologischen Test für Kinder und **kindliche Autisten**, mit dem man das Ausmaß an »Theory-of-mind«-Fähigkeit messen kann (Box 28.4). Dazu eignen sich Situationen wie diese, in denen jemandes Verhalten vorherzusagen ist, der z. B. getäuscht und betrogen wurde, besonders gut.

Die **Einfühlungsgabe** (Empathie) hängt natürlich auch von anderen elementaren Funktionen ab. Dazu gehört es, zwischen belebten und unbelebten Inhalten zu unterscheiden, den Augenbewegungen, Ausdrucksverhalten und Aufmerksamkeitsreaktionen anderer zu folgen, zielgerichtete Aktionen zu identifizieren und zwischen eigenen und fremden Handlungen zu unterscheiden. Für die ersten 3 Elementarfunktionen (belebt–unbelebt, Ausdruck erkennen, Aufmerksamkeit folgen) wird vor allem der obere temporale Sulkus und inferiore Temporallappen (G. fusiformis, Box 5.4) aktiviert. Für die übrigen ideomotorischen Funktionen ist ein ausgedehntes neuronales Netz verantwortlich, das oft als »Spiegelneuronen«-System bezeichnet wird (▶ unten).

Soziale Intelligenz und das Erkennen der Absichten anderer (»Theory of mind«) erfordert die Unterscheidung der Person von anderen Personen, den Ausdruck und die Absichten anderer zu erkennen und mit den eigenen zu vergleichen.

Box 28.4. Rain Man's Botschaft: Neurobiologie von Autismus und Savants

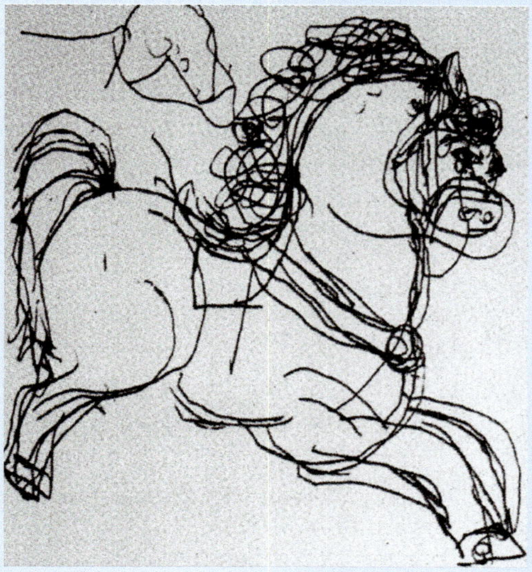

a

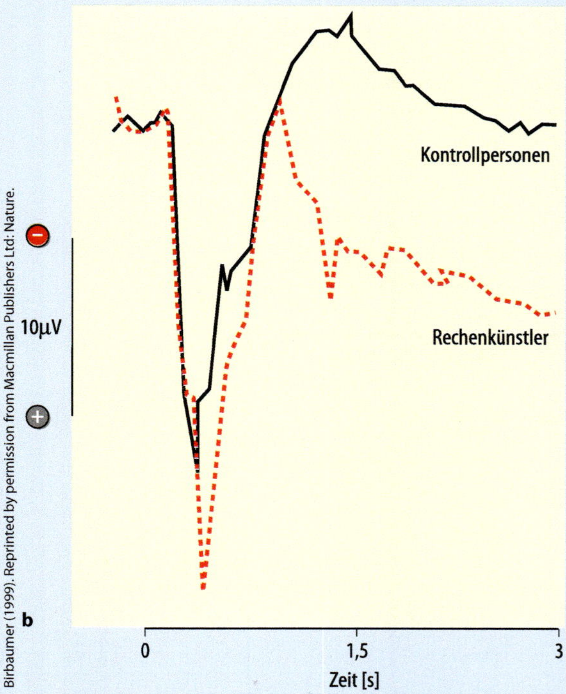

b

a Zeichnung eines dreijährigen autistischen Mädchens von Selfe. **b** Ereigniskorrelierte Hirnpotenziale (EKP) auf eine schwierige Rechenaufgabe, die der Savant (rote Kurve) viel schneller als die vergleichbare Kontrollgruppe (schwarze Kurve) löst. Man erkennt, dass die frühen (unbewussten) Komponenten des EKP deutlich erhöht sind, während die späten (bewussten) erniedrigt sind. Dies wird als verbesserte, tiefe Verarbeitung frühen Reizeinstroms und schlechte späte Verarbeitung gedeutet.

In dem Film »Rain Man« spielt der amerikanische Schauspieler Dustin Hofman einen erwachsenen Autisten, der einige wenige extrem gut ausgebildete Fertigkeiten beherrscht: Er erkennt innerhalb von Millisekunden, dass 98 Streichhölzer zu Boden fielen, er kann extrem schnell beim Glücksspiel die Wahrscheinlichkeiten der Treffer errechnen u. a. Die Abbildung zeigt oben die Zeichnung eines dreijährigen autistischen Savant (franz. »Gelehrte(r)«); gesunde Dreijährige sind nicht in der Lage, ein Tier derart naturalistisch wiederzugeben. Nur ein kleiner Prozentsatz von Autisten und geistig Retardierten weist solche Talente auf. Autisten wehren bereits früh Augen- und Gesichtskontakt ab, lernen nicht oder nur unzureichend sprechen (in ca. 50%), bleiben bevorzugt isoliert, zeigen Bewegungsautomatismen (z. B. Schaukeln) und eine profunde Aufmerksamkeitsstörung. Nur einige wenige »erholen« sich von der Störung, die offensichtlich angeboren ist und auf einen polygenetischen Vererbungsgang mit Störungen der Hirnentwicklung während der Schwangerschaft zurückzuführen ist. Bis heute und das ganze 20. Jahrhundert hindurch haben Psychoanalytiker und Tiefenpsychologen fälschlich behauptet, die Mütter würden diese Kinder emotional tiefgreifend ablehnen. Heute wissen wir, dass jene Hirnregionen, die selektive Aufmerksamkeit (G. cinguli), Gesichter-Erkennen und soziale Interaktion (fusiformer Gyrus und Amygdala) und expressive Sprache sowie Automatismen (Kleinhirn) steuern, beeinträchtigt sind. Bei Savants gibt es erste Ergebnisse (Abb.), dass sie extrem rasch und vorbewusst Zugriff auf primäre präattentive (<100 ms) informationsverarbeitende Hirnmechanismen haben.

Literatur: Birbaumer N (1999) Rain Man's revelations. Nature 398: 297–298

Intuitives Verstehen von Handlungen und Gefühlen anderer

Im ventralen prämotorischen Kortex (BA F5 des Affen, pars opercularis des inferioren frontalen Gyrus beim Menschen) und im rostralen inferioren Parietallappen reagieren die Neurone vor allem auf Beobachtungen der zielgerichteten Bewegungen anderer oder der eigenen Bewegungen im Spiegel (daher die Bezeichnung »Spiegelneurone«). ▣ Abb. 28.40 zeigt das Entladungsverhalten von Neuronen in Area F5 des Affen bei der **Beobachtung von Bewegungen** einer menschlichen Hand (Abschn. 13.3.5 und 17.5.1).

Wenn emotionale Ausdrucksäußerungen anderer Menschen beobachtet werden und sie empathisch-ideomotorisch ohne eigene Motorik nachvollzogen werden, sind beim Menschen, je nach Emotion z. B. bei **Ekel, Schmerz** die vordere Inselregion und bei **Furcht** Teile der Amygdala

28

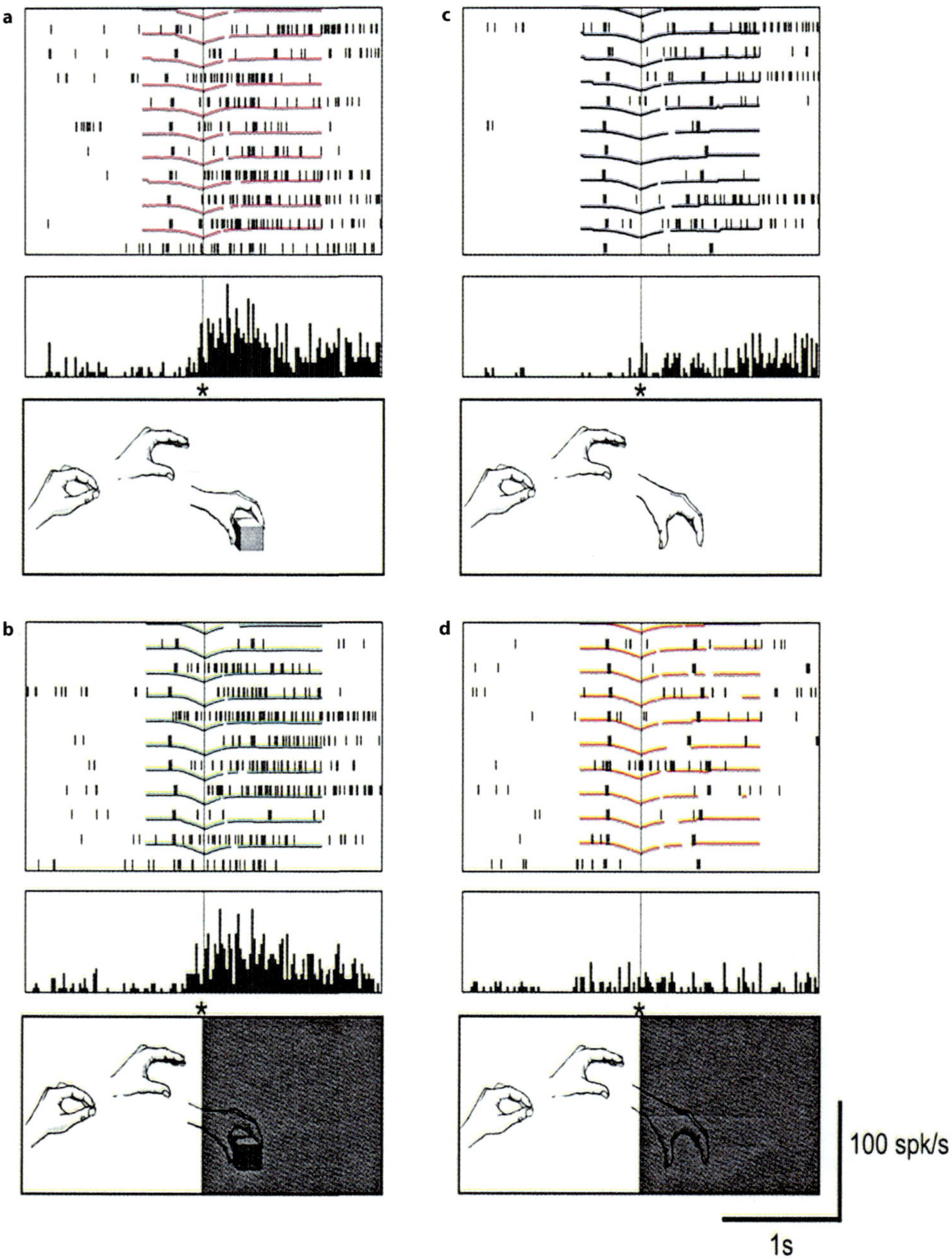

▣ **Abb. 28.40a–d. Spiegelneurone.** Die Bewegungen des menschlichen Versuchsleiters sind unter jeder Abbildung gezeigt. Bei **(c)** ist nur eine Bewegungsintention wie bei a) dargestellt, in **(b)** dieselbe Greifbewegung, die aber nur am Beginn der Bewegung erkennbar ist und dann im Dunkel verschwindet **(b, d).** In **c** und **d** fehlt das Zielobjekt. In den jeweils oberen Abschnitten von **a** bis **d** sind untereinander 10 aufeinander folgende Durchgänge derselben Handbewegung aufgezeichnet. Man erkennt, dass in **a** und **b** das Neuron aktiv feuert, unabhängig davon, ob der Bewegungserfolg sichtbar ist oder nicht, dann aber in **c** und **d,** wenn die Bewegung ihre »Bedeutung« verliert, der Aktivitätsanstieg ausbleibt aktiv (■ Abb. 27.17 und 27.25) zusätzlich zum ventralen prämotorischen Kortex (vor der Broca-Region). Das Erkennen der emotionalen Bedeutung des Verhaltens anderer erfolgt **schnell** und **intuitiv**, eine längere kognitive Bewertung ist nicht notwendig. Sehen oder spüren wir peripherphysiologische Begleiterscheinungen anderer bei emotionalem Verhalten, so wird noch zusätzlich der somatosensorische Parietalkortex aktiviert (■ Abb. 1.2).

Σ Ein ausgedehntes präfrontal-parietales Spiegelneuronensystem sorgt dafür, dass wir sofort und intuitiv die Bewegungen, Absichten und Gefühle anderer »verstehen«.

Antisoziales Verhalten

Wir haben bereits in Kap. 27 (■ Abb. 27.17) ausführlich dargestellt, dass Verlust oder Einschränkung des Furcht-Konditionierungssystems zu schweren Störungen der Sozialisation und zu **Kriminalität** und **Psychopathie** führen. Dabei spielt vor allem der **orbitale Präfrontalkortex** eine zentrale Rolle, da er die Wirkungen positiver und negativer Verstärker nach einem intendierten Verhalten abschätzt. Wie in ■ Abb. 27.17 sind aber auch der vordere Inselkortex und die Amygdala und der parietal-somatosensorische Kortex bei antisozialen Persönlichkeiten und Psychopathen deutlich reduziert aktivierbar.

Bilaterale Frontalläsion unter Einschluss der orbitalen Anteile führt weniger zu Intelligenzdefekten (der IQ bleibt häufig gleich) als zu einem **pseudopsychopathischen Zustandsbild** (Kap. 27). Die psychopathischen Verhaltensweisen umfassen jene Störungen, die früher unter dem unklaren Begriff **ethischer Gefühle** zusammengefasst wurden.

Heute verstehen wir unter **pseudopsychopathischen Zuständen** einige beobachtbare Verhaltensweisen, die denen der psychopathischen Störung ähnlich sind. Es fehlt allerdings die Verhaltensstabilität des echten Psychopathen, die zeitliche Konstanz im Verhalten bei den Frontalläsionen; innerhalb weniger Minuten können normalerweise unvereinbare Verhaltensweisen abwechselnd in schneller Folge auftreten. Das Verhalten des Psycho(Sozio)pathen ist dagegen über das ganze Leben hinweg vergleichbar stabil, wenn auch sozial destruktiv.

Personen mit ausgedehnten bilateralen Frontalschädigungen zeigen folgende **soziale Hauptsymptome**: Unfähigkeit, Zukunftspläne zu verwirklichen, auch wenn diese nur wenige Minuten in die Zukunft reichen, Oberflächlichkeit, gestörtes passives Vermeiden. Nicht-Ertragen von Verstärkeraufschub, soziale Auffälligkeit durch Taktlosigkeit, verbale Inkontinenz, im Extremfall auch Inkontinenz der Ausscheidungen sind Folgeerscheinungen dieser fundamentalen kognitiven Störung. Bei Läsion der linken Seite kommen Anhedonie (Verlust der Verstärkerqualitäten, Lustverlust), Apathie und stereotypes Verhalten hinzu. Offene Kriminalität ist selten, da der Antrieb und die zeitliche Stabilität der Verhaltenspläne fehlen. Positive und negative Verstärker haben nur kurzfristig – und wenn sie unverzögert gegeben werden – einen verhaltenssteuernden Einfluss.

Σ Antisoziales Verhalten und Psychopathie können auch durch ausgedehnte Schädigungen des Präfrontalkortex entstehen. Vor allem der Orbitofrontalkortex ist für die Steuerung positiver sozialer Interaktion wichtig.

28.8 Störungen des Denkens: Die Schizophrenien

28.8.1 Entstehungsgeschichte (Ätiologie)

Symptomatik

Schizophrenie besteht aus verschiedenen Verhaltensstörungen, deren Differenzierung in klar abgrenzbare Subgruppen schwierig ist. Gemeinsam sind den verschiedenen Formen der Schizophrenie Symptome, die in unterschiedlicher Kombination auftreten: **bizarrer Wahn, Verfolgungs- und Eifersuchtsideen, akustische Halluzinationen, inkohärente und lose Assoziationen, Verlust sozialen Funktionierens.**

Wenn die Wahnvorstellungen logisch und kohärent sind und Eifersuchts- und Verfolgungsideen dominieren, sprechen wir von **paranoider Störung**. Alle genannten Symptome gehen oft mit sozialer Isolation und flachen oder extrem unangepassten Affekten einher.

Schizophrenie beginnt bei Männern im **jüngeren Erwachsenenalter**, bei Frauen kommt es zu einer erneuten Häufung des Auftretens in der Menopause, bzw. bei Abfall des Östrogenniveaus. Die Krankheit führt selten zu vollständiger Remission auf früheres soziales Funktionieren. Trotzdem sind weitgehende Besserungen vor allem bei den akuten Schizophrenien mit plötzlichem Einsatz und **positiver Symptomatik** eher möglich als bei schleichend verlaufenden, prämorbid schlecht angepassten Schizophrenien mit **negativ-defekter Symptomatik** (isoliert, apathisch, ▶ unten).

Σ Die Schizophrenien sind eine heterogene Gruppe von Störungen mit Wahn-, Verfolgungs- und Eifersuchtsideen, akustischen Halluzinationen und losen Assoziationen. Positive Symptome bilden sich eher zurück als Negativsymptomatik mit sozialer Isolation.

Denkstörungen

Da bei Schizophrenen bei vielen Denkaufgaben z. T. schwere Störungen festgestellt wurden, erbrachte vor allem das Studium jener Aufgaben, die Schizophrene ebenso gut oder besser wie Normalpersonen bewältigen, im Vergleich zu den unbewältigten Aufgaben, wichtige Einsichten in die Informationsverarbeitung dieser Personen (Beispiele dafür unten). Vor allem in der Bildung neuer und origineller Assoziationen sind Schizophrene oft Gesunden überlegen. Drei Defizite sind zentral, die miteinander zusammenhängen:

- mangelnde **Selektivität von Aufmerksamkeitsprozessen;**
- **kontrollierte Suche** (»controlled search«) im KZG ist erschwert (Kap. 21 und 25);
- **lose Assoziationen,** vor allem im sprachlich-akustischen Bereich, sind häufig (z. B. wird auf »Haus« nicht »wohnen«, sondern »Hölle« assoziiert).

Bei Schizophrenien ist die selektive Aufmerksamkeit und kontrollierte Suche gestört und lose Assoziationen dominieren.

Entwicklung

Die oben angeführten 3 Hauptsymptome lassen sich bereits **vor** Ausbruch der Erkrankung im Kindes- und Jugendalter erfassen: In Längsschnittstudien von Kindern schizophrener Mütter ergeben sich deutliche **Störungen des Aufmerksamkeitsverhaltens** bei den Kindern solcher Mütter: Die **Habituation** der Hautwiderstandsreaktion auf wiederholte einfache Reize ist verlangsamt. Während Kinder, die später nicht erkranken, nach 10 hintereinander dargebotenen Tönen keine Reaktion des Hautwiderstands mehr aufweisen, reagieren die Risikokinder auch noch nach dem 10. Reiz gleich stark (Abschn. 21.14 und 11.3.3).

Der Reiz **behält also seinen Neuheitswert** trotz seiner offensichtlichen Bedeutungslosigkeit bei. Unwichtiges wird nicht von Wichtigem unterschieden, das Aufmerksamkeitssystem (Kap. 21) reagiert unselektiv und intensiv (Abschn. 13.2.2, mangelnde Prä-Puls-Inhibition); man spricht daher auch oft von einer **Überflutung der Aufmerksamkeit**, des **KZG** und des **verbalen Arbeitsgedächtnisses**. In Aufgaben, wo auf Zielreize schnell reagiert und auf ähnliche oder ablenkende Reize nicht reagiert werden soll (z. B. im »continuous performance test«, CPT, in dem schnell auf Buchstaben reagiert und auf bestimmte Buchstaben die Reaktion unterlassen werden muss), schneiden Kinder schizophrener Eltern, die später erkranken, deutlich schlechter ab als Kinder, die später nicht erkranken (bei einem schizophrenen Elternteil beträgt die Wahrscheinlichkeit des Auftretens einer schizophrenen Erkrankung bis zu 15%, bei 2 erkrankten Eltern 40%, in der Allgemeinbevölkerung 1%).

Bereits vor der Pubertät ist bei später erkrankenden Kindern schizophrener Eltern die Habituation auf einfache Reize verlangsamt. Dadurch kommt es zu einer Überflutung der Aufmerksamkeit.

Genetik und Schwangerschaft

Obwohl bisher kein Gen für das Risiko, an Schizophrenie zu erkranken, gefunden wurde, zeigen die Untersuchungen an getrennt aufgewachsenen ein- und zweieiigen Zwillingen, dass das Risiko vererbt wird. Allerdings scheint dieses genetische Risiko nur die Empfindlichkeit für eine **Wachstumsstörung der Zellen** im Gehirn des Embryos zu bestimmen (► unten). Letzteres wiederum könnte mit einem Virus zusammenhängen, der in nördlichen, kalten Regionen häufiger ist: Schizophrene werden eher in Wintermonaten geboren und nach Grippeepidemien steigt die Wahrscheinlichkeit der Geburt eines schizophrenen Kindes.

Bei Überlegungen zur genetischen und neurochemischen Ätiologie der Schizophrenien darf nicht vergessen werden, dass nur die **Vulnerabilität**, das Risiko für die Erkrankung, vererbt und/oder durch eine intrauterine virale Infektion erhöht wird, der **Ausbruch** aber durch eine Vielzahl entwicklungspsychologischer und sozialer Belastungsfaktoren begünstigt wird **(Diathese-Stress-Modell):** z. B. ist in den Entwicklungsländern der Verlauf günstiger als in Industrieländern. Familien mit wenig ausgedrückten kritischen Emotionen, eine stabile Partnerschaft und Zugehörigkeit zur Mittel- und Oberschicht stellen Schutzfaktoren dar, die eine Dauertherapie mit Neuroleptika in vielen Fällen überflüssig machen.

Eine Reihe von genetischen Abweichungen wurden bei Schizophrenien gefunden, z. B. auf Chromosom 22q11 eine Deletion (Kap. 23) von 30 Genen, die mit dem starren Gesichtsausdruck der Kranken zusammenhängen: Das **Neuroregulin-1-Gen**, das die neuronale Migration in der Entwicklung und NMDA-Rezeptorfunktion steuert, und das **D-Aminosäure-Oxidase-Gen (DAAO)**, das ebenfalls NMDA-Rezeptorfunktionen beeinflusst, sind mutiert.

An der Entstehung der Schizophrenie sind verschiedene genetische Defekte beteiligt, die das Risiko für eine Wachstumsstörung der Nervenzellen erhöhen. Stress kann die genetische Vulnerabilität fördern. Gene, die NMDA-Rezeptorfunktionen steuern, sind mutiert.

Familiäre Interaktion

Verschiedene Faktoren scheinen das Auftreten dieser Denkstörungen zu begünstigen: Geburtskomplikationen wie Anoxie oder extrem langer Geburtsverlauf, traumatische Lebensereignisse, z. B. Tod eines Familienangehörigen, und Kommunikationsstörungen in der Familie. Schizophrene, die in Familien leben, wo ein oder mehrere Angehörige zu **stark negativen und kritischen Gefühlsäußerungen** neigen, erleiden häufiger Rückfälle und benötigen eine höhere Dosis an Medikamenten. Bei Konfrontation mit einem solchen Familienangehörigen zeigen Schizophrene anhaltend erhöhte autonome Erregung (erhöhte Herzrate, verstärkte Hautleitfähigkeit). In diesen Situationen verlangsamt sich die Habituationsrate und die Aufmerksamkeitsstörungen treten verstärkt auf.

Hoch emotionale, kritische Familieninteraktionen fördern den Ausbruch schizophrener Episoden.

Kontrollierte Suche im Arbeitsgedächtnis und lose Assoziationen

Die Störung in **kontrollierter Informationsverarbeitung** wird erst mit Ausbruch der Krankheit sichtbar und äußert sich vor allem bei komplexen sprachlichen Funktionen, weniger bei Gestaltaufgaben. Automatisierte Denkprozesse sind oft ungestört. Wenn im **Arbeitsgedächtnis** (dorsolateraler Präfrontalkortex) aktive und bewusste (kontrollierte) Operationen durchgeführt werden sollen, kommt es zu gravierenden Leistungseinbußen: z. B. treten lange Pausen vor Sätzen und Wörtern auf, wo Entscheidungen über Richtung und Verlauf der Sprache gemacht werden müssen. In diesen **Pausen** fließt **irrelevante Information** ins Arbeitsgedächtnis und die Patienten finden die passenden Assoziationen nicht mehr. Schizophrene sind daher **gute Zuhörer** und **schlechte Sprecher** in allen Situationen, in denen sie selbst eine sprachliche Assoziation finden müssen, die für Zuhörer verständlich ist (z. B. schwer zu erkennende Figuren so beschreiben, dass ein Zuhörer sie erkennen kann).

Obwohl die schwachen assoziativen Verbindungen zwischen sprachlich-konzeptuellen Zellensembles den **Aufbau konsistenter Erwartungen und von Verhaltensplänen** erschweren, schneiden Schizophrene in Aufgaben, die Originalität von assoziativen Verkettungen verlangen, besser als Gesunde ab. Sie erfinden mehr ungewöhnliche Worte in Wortassoziationstests, ihre künstlerischen Produkte zeichnen sich oft durch die Ungewöhnlichkeit der Kombinationen und Einfälle aus.

Σ Das Arbeitsgedächtnis ist bei Schizophrenen gestört, dadurch fließt zu viel irrelevante, aber oft auch originelle Information in das Denken.

Halluzinationen

Die beschriebenen Denkstörungen führen zu den Wahnvorstellungen und Halluzinationen Schizophrener: Angesichts der mangelnden Auswahl von Reizen durch das Aufmerksamkeitssystem und durch die **erhöhte Aktivität des dopaminergen Anreizsystems** (Kap. 26) erhalten eine Vielzahl von Ereignissen und Gedächtnisinhalten eine **überstarke Bedeutung** (z. B. das Flüstern einer Gruppe wird zur Verschwörung). Stille Selbstgespräche werden als laute Stimmen wahrgenommen, da **keine konsistenten Erwartungen** zu dem Gesprochenen existieren; die Überlastung des (linkshemisphärischen) Arbeitsgedächtnisses mit unselektierten Reizen verursacht die bizarren, unzusammenhängenden Assoziationen. Wie wenn die eigene Stimme im Lautsprecher das erste Mal fremd erscheint, weil man die Verzerrungen nicht erwartet hat, so erscheint dem/der Schizophrenen das eigene **Denken im Selbstgespräch** fremd und daher von außen (Gott, Feinde, Tote) aufgeprägt. Die Inhalte der Halluzinationen sind aber auf die eigene Biographie und Gedächtnis bezogen, daher werden sie als persönlich bedrohlich erlebt.

Σ Halluzinationen sind Folgen extrem starker Bedeutungszuweisung zu unwichtigen Reizen und mangelnden konsistenten Erwartungen an Selbst- und Fremdgespräche.

28.8.2 Neuronale Grundlagen der Schizophrenien

Neuronale Grundlage von Halluzinationen

Während akustischer Sprachhalluzinationen sind Regionen um das Wernicke Areal aktiviert, während visueller die visuellen Regionen, usw. Der inferotemporale Kortex ist überzufällig häufig bei Halluzinationen Schizophrener betroffen. Dies wird durch **Hyperaktivität im ventralen (dopaminergen) Striatum**, Putamen und Pallidum erklärt, was die Aktivität in der dopaminergen S. nigra pars reticularis erhöht, und von dort werden der N. ventralis anterior des Thalamus und dann der Temporalkortex erregt (◘ Abb. 28.41).

Für diese Hypothese sprechen nicht nur die Hyperaktivierungen im PET und fMRT und MEG/EEG in diesen Arealen (meist der linken Hemisphäre), sondern auch die durch L-Dopa-Therapie ausgelösten gelegentlichen Halluzinationen bei Parkinson-Patienten. Wenn gleichzeitig die lateral-präfrontale Kontrolle zielgerichteter Aufmerksamkeit im Arbeitsgedächtnis versagt, wofür die **Unterdurchblutung** dieser Areale bei Schizophrenen spricht, so sind

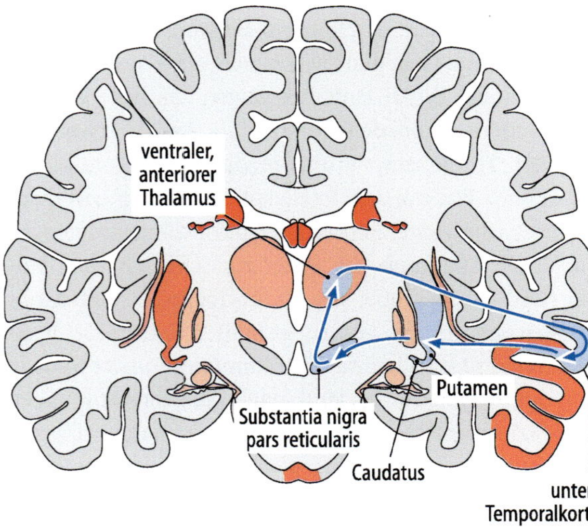

Nach Kandel ER, Schwartz JH, Jessell TM (2000). Mit freundlicher Genehmigung der McGraw-Hill Companies.

◘ **Abb. 28.41. Akustische Halluzinationen bei der Schizophrenie.** Aus PET-Studien an halluzinierenden Patienten zeigt sich Aktivierung in einem neuronalen Schaltkreis zwischen Basalganglien (Putamen und Substantia nigra), anteriorem-ventralen Thalamus und inferotemporalem Kortex (Caudatus). Zusätzlich findet man erhöhte Aktivierung im Hippokampus, Cingulum und je nach emotionalem Gehalt in paralimbischen Regionen und orbitofrontalem Kortex. Bei sprachlicher Beteiligung (Stimmen) ist auch der visuell-auditorische Kortex um das Wernicke-Areal erregt. Das Broca-Areal dagegen ist gehemmt und die Überaktivierung des Thalamus kann die exzessive »Durchlässigkeit« der selektiven Aufmerksamkeit erklären die Halluzinationen nicht steuerbar und erscheinen ichfremd (Abb. 20.21). Die **Ich-Fremdheit** kann auch durch die Unteraktivität in den in 28.7 beschriebenen »Theory-of-mind«-Arealen bedingt sein.

Akustische Halluzinationen sind von Überaktivierung der auditorischen Temporalareale und im ventralen limbisch-striatalen Dopaminsystem begleitet. Gleichzeitig sind die dorsolateralen präfrontalen Areale des Arbeitsgedächtnisses unteraktiviert.

Positiv- und Negativsymptomatik

Es werden heute oft 2 Typen schizophrener Patienten unterschieden, deren Erkrankung auf verschiedene Ursachen rückführbar sein soll:

Typ-I-Schizophrenie hat akustische Halluzinationen und bizarre Wahnvorstellungen. Vor Auftreten der akuten Symptome wird keine bedeutsame länger bestehende Veränderung von den Angehörigen und dem Patienten festgestellt, vor allem keine extreme soziale Isolation. Diese Gruppe weist eine sog. **Positivsymptomatik** auf, d. h. plötzliche, intensive Krankheitszeichen; Typ-I-Patienten sprechen gut auf medikamentöse Behandlung an, die Symptome werden nachhaltig reduziert.

Typ-II-Schizophrenien zeigen lange vor Auftreten der Symptome sozialen Rückzug, intellektuellen Abbau, ihre Wahnvorstellungen sind einfach, die Halluzinationen desorganisiert. Der Verlauf ist schleichend und chronisch, über Jahre verfolgbar und kaum reversibel. Wir sprechen daher von **Negativsymptomatik.** Typ-II-Patienten sprechen nicht oder schlecht auf antipsychotische Behandlung an.

Die beiden Gruppen lassen sich auch neurologisch unterscheiden. Typ-II-Patienten zeigen deutliche Zeichen einer **Degeneration des Gehirns:** sie haben **erweiterte Ventrikel**, Hippokampus und medialer Temporalkortex sind dünner, was mit dem intellektuellen Verfall korreliert. Die genetische Vulnerabilität der Typ II-Schizophrenien für eine Viruserkrankung, die später zur schizophrenen Störung führt, dürfte größer sein als für Gruppe I. Ähnlichkeiten zwischen der Typ-II-Gruppe und Patienten mit multipler Sklerose sprechen für eine **immunologische Erkrankung des ZNS.** In der Tat fand man in der zerebrospinalen Flüssigkeit einer Subgruppe von Schizophrenen Antikörper gegen eine virale Infektion, ähnlich dem Herpes-Virus (▶ die jahreszeitlichen Schwankungen, die wir oben berichtet haben).

Allerdings zeigt Gruppe I auch neurophysiologische Änderungen. Die frontale Hirnregion ist vor allem in der **linken Hemisphäre** gegenüber der okzipitalen mangelhaft durchblutet, die frontale Glukoseaufnahme im PET (Kap. 20) ist ebenfalls reduziert. Die kortikale **glutamaterge synaptische Stimulation** der Basalganglien ist reduziert, was den Mangel an Hemmung auf die dopaminergen Systeme erklären könnte (Kap. 13). Die ereigniskorrelierten Hirnpotenziale (Kap. 21) zeigen bei gefordertem Aufmerksamkeitsanstieg (z. B. wenn ein seltener Reiz erscheint, auf den man reagieren muss) eher einen Abfall der Amplituden als den erwarteten Anstieg, was die Aufmerksamkeitsstörung bei Schizophrenen widerspiegelt (paradoxe Amplitudenreduktion).

Struktur des Temporallappen-Hippokampus-Systems

Abb. 28.42 zeigt die ungeordnete Zellorientierung im **Hippokampus** Schizophrener, vor allem des Typs II. Der mediale Temporalkortex ist häufig verdünnt und der anteriore Hippokampus links verkleinert. Das **Zellwachstum** in dieser Region findet im 2. und 3. Trimester der Schwangerschaft statt und stellt ein zusätzliches Argument für die embryonale Ursache zumindest einiger Schizophrenien dar. Die Tatsache, dass die Störung erst nach der Pubertät bei Männern und häufig nach der Menopause bei Frauen auffällig wird, spricht für eine Auslösefunktion von **Androgenen** im Gehirn von Schizophrenen.

In der Temporalregion und im Hippokampus Schizophrener findet man oft eine chaotische Ausrichtung der Nervenzellen, die während der Schwangerschaft ihre Lage erhalten.

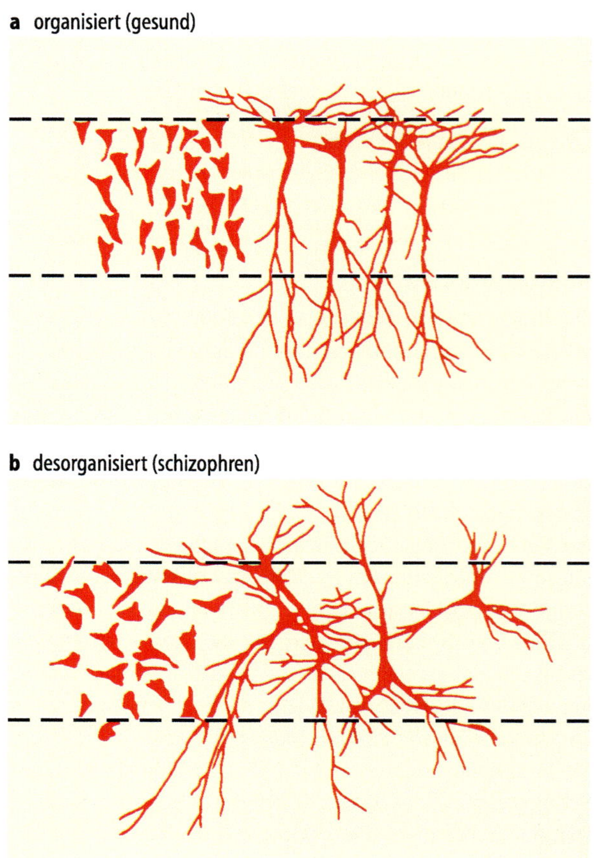

Abb. 28.42a, b. Pyramidenzell-Schichtung im Hippokampus einer gesunden **(a)** und gleich alten schizophrenen Person **(b)**

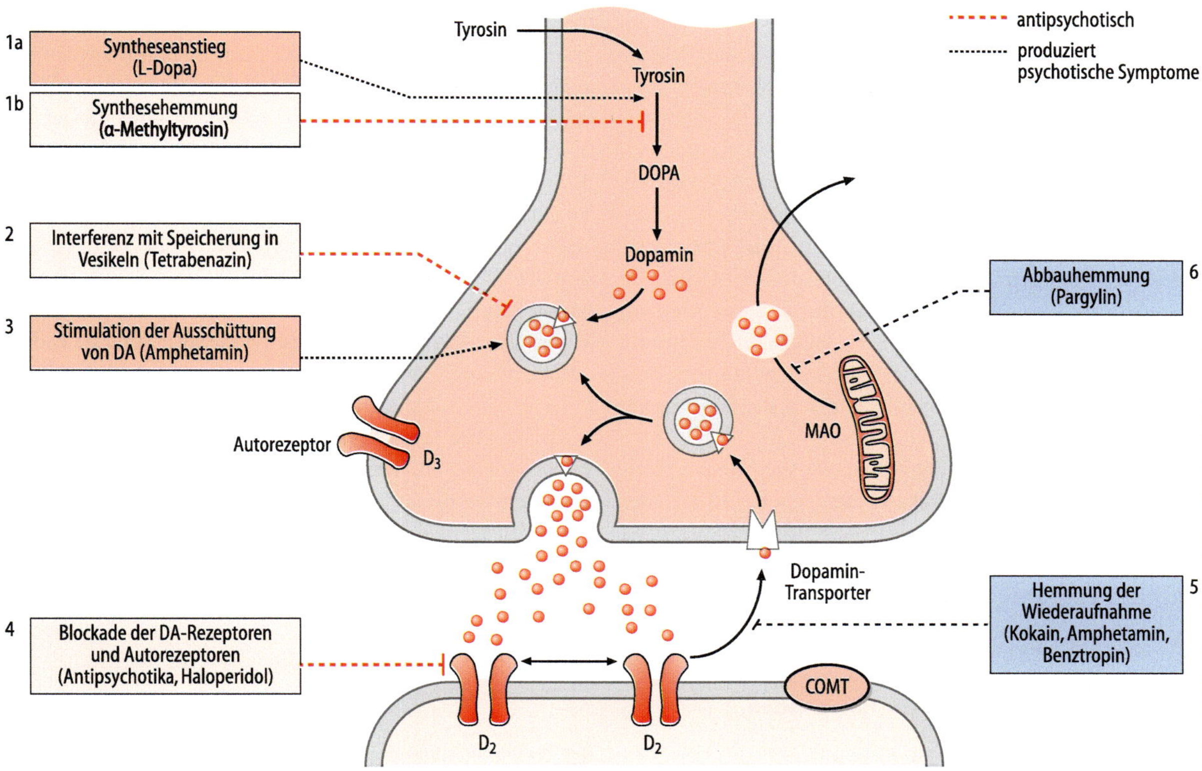

Abb. 28.43. Synthese und Abbau von Dopamin an einer dopaminergen Synapse des mesolimbischen Systems. *1* Enzymatische Synthese von Dihydroxyphenylalanin (DOPA) aus Tyrosin. L-Dopa stimuliert die Synthese, α-Methyltyrosin hemmt sie. *2* Speicherung: Reserpin (irreversibel) und Tetrabenazin blockieren die Wiederaufnahme und Speicherung von Dopamin. *3* Ausschüttung: Amphetamin und Tyramid stimulieren die Ausschüttung. *4* Rezeptorinteraktion: Antipsychotika wie Haloperidol oder Phenotiazine blockieren die D_2-Rezeptoren und die präsynaptischen Autorezeptoren. *5* Wiederaufnahme: Dopaminaktivität wird gedrosselt, wenn Dopamin in die präsynaptische Endigung aufgenommen wird. Kokain, Amphetamin und Benztropin (Anticholinergikum) hemmen die Wiederaufnahme, Dopamin akkumuliert im synaptischen Spalt. *6* Abbau: Monoaminoxidase (MAO) baut Dopamin ab, Pargylin hemmt MAO, genauso wie Katechol-O-Methyltransferase (COMT)

Das mesolimbische Dopaminsystem

Eine pharmakologische Substanz, die die Schizophrenie positiv beeinflusst, ist umso wirksamer, je leichter sie eine Bindung mit Dopaminrezeptoren an den Zellmembranen des mesolimbischen Systems eingeht und den Rezeptor inaktiviert. Das **mesolimbische Dopaminsystem** (Kap. 5) zieht vom ventralen Tegmentum über das mediale Vorderhirnbündel in das basale Vorderhirn und limbische System, besonders ventrales Striatum mit N. accumbens (Kap. 26). Das **mesokortikale Dopaminsystem** zieht vom selben Ursprungsort, dem ventralen Tegmentum, direkt in den präfrontalen Kortex. Die **Unteraktivität dieses Systems** ist mit Negativsymptomatik bei Typ-II-Schizophrenie verbunden.

Typ I spricht auf Dopaminantagonisten an. Dies spricht für eine Überaktivität des mesolimbischen Dopaminsystems als hauptverantwortliche Ursache der positiven Symptomatik bei Schizophrenien. Bei Typ-I-Schizophrenen geht man davon aus, dass die sog. **D_2-Rezeptoren** in der Schizophrenie entweder vermehrt oder überempfindlich sind (Abb. 28.43 sowie Kap. 3 und 4). Substanzen, die den D_2-Rezeptor blockieren, haben die beste therapeutische Wirkung, während Blockade des D_1-Rezeptors nur wenig Wirkung auf die Symptomatik aufweist. Eine generelle Überaktivität dopaminerger Neurone liegt also nicht vor. (Der D_1-Rezeptor an dopaminergen Zellen unterscheidet sich vom D_2-Rezeptor durch seine Koppelung an cAMP, während der D_2-Rezeptor die cAMP-Bildung nicht stimuliert, sondern eher blockiert, Kap. 2.) D_2-Rezeptoren werden durch Apomorphin erregt und durch neuroleptische Substanzen blockiert. **Dopaminagonisten**, wie Amphetamin und Kokain, bewirken auch bei Normalpersonen schizophrenieähnliche Symptome und verschlimmern bei Schizophrenen die Störung.

Abb. 28.43 zeigt nochmals zusammenfassend die Angriffspunkte von psychotisch und antipsychotisch wirkenden Substanzen an einer dopaminergen Synapse im mesolimbischen System.

Vor allem bei Schizophrenen mit Positivsymptomatik liegt eine Überaktivität der D_2-Rezeptoren im mesolimbischen System vor. Neuroleptika unterdrücken die Denkstörung über Blockade der D_2-Rezeptoren.

Tardive Dyskinesie

Die Neuroleptika haben eine Reihe unerwünschter Nebeneffekte, die häufigsten sind **Parkinson-ähnliche Bewegungsstörungen**, wie Verlust des Gesichtsausdrucks, Muskelstarre und Tremor. 10% der Patienten entwickeln zusätzlich nach langer Medikamenteneinnahme die irreversible tardive Dyskinesie (langsame Bewegungsfehler): Gesichts- und Zungentics, unverständliche Gesten, Sprechprobleme, Schlenkern der Arme u. a. Die Rezeptoren entwickeln in diesem Fall eine **Übersensitivität durch Denervierung** (»denervation supersensitivity«): die dauerhafte Hemmung der Rezeptoren durch die Drogen verursacht kompensatorisch eine irreversible Übersensitivität auf den blockierten Transmitter.

Die Parkinson-Symptome entwickeln sich durch Blockade nicht nur des mesolimbischen Systems, sondern auch der Dopaminrezeptoren der Basalganglien und der Substantia nigra. Eine lokale Wirkung auf das mesolimbische System allein ist bisher nicht erreichbar.

Σ Durch die Dopaminantagonisten können Parkinsonismus und im Extremfall schwere, irreversible Bewegungsstörungen ausgelöst werden.

Anhedonie

Unter Anhedonie verstehen wir die Tatsache, dass positive Verstärker (Speisen, sexuelle Aktivität, freundschaftliche Beziehungen, künstlerische Aktivitäten, Naturerlebnisse) bei manchen Menschen nicht als positiv, sondern neutral empfunden werden.

Die Blockade des überaktiven mesolimbischen Dopaminsystems durch Neuroleptika führt nicht nur zur Unterdrückung der Denkstörung und Halluzinationen, sondern auch zu Anhedonie. Wie wir in Kap. 26 gesehen haben, spielt das dopaminerge System bei der intrakraniellen Selbststimulation (ICSS) eine wichtige Rolle, seine Hemmung reduziert die Wirkung positiver Verstärker und führt daher über medikamentös ausgelöste Anhedonie zu allgemeiner Sedierung. Die beruhigende und das Aufmerksamkeitssystem (Kap. 21) stabilisierende Wirkung wird mit einem die **Apathie und Initiativlosigkeit** verstärkenden Effekt erkauft.

Die Überaktivität des mesolimbischen Dopaminsystems als Anreizsystem, wie wir es in Kap. 26 beschrieben haben, könnte auch einige Symptome der Schizophrenie erklären: Da dieses System positive **Verstärkung und Anreizmotivation** erzeugt, führt Überaktivität zur Verstärkung einer Vielzahl von Reizen und Reaktionen. Auch Unwichtiges und Unzusammenhängendes wird plötzlich bedeutsam und verfolgt. Die Aufmerksamkeitsselektion bricht zusammen. Genau dies sind die hervorstechendsten Symptome der schizophrenen Störung.

Σ Neuroleptika entfalten ihre therapeutische Wirkung bei Schizophrenen auch durch Blockade positiver Verstärkerwirkung und Anreizmotivation. Die resultierende Anhedonie unterdrückt die Verstärkung von Wahnideen und bewirkt Antriebslosigkeit.

Zusammenfassung

Die **Kognitiven Neurowissenschaften** befassen sich mit den neuronalen Grundlagen von
- Sprache,
- Vorstellungen,
- Konzeptbildung,
- Problemlösen und Intelligenz.

Die **rechte Hemisphäre** bevorzugt räumlich-ganzheitliche kognitive Prozesse, die **linke Hemisphäre** sequenziell-zeitliche.

Die **linke perisylvische Region** ist beim Menschen besonders ausgedehnt, assoziiert
- akustisch temporale,
- visuell-räumlich parietale,
- somatisch postzentrale und
- motorisch-artikulatorische

Information und bildet so die Voraussetzung für **Sprachentwicklung** und **Syntax**.

Die Funktionen der rechten und linken Hemisphäre und anderer kognitiv-kortikaler Areale sind durch Lernen modifizierbar.

Syntaktische Verarbeitung und Produktion äußern sich in
- links-perisylvischen hochfrequenten Oszillationen im EEG/MEG sowie in
- ereigniskorrelierten Hirnpotenzialen mit einer Latenz von 200–700 ms.

Semantische Verarbeitung findet in beiden Hemisphären in einem ausgedehnten präfrontalen medial-parietalen assoziativen Netzwerk statt.
- **Agrammatismus** und **Aphasien** sind primär linkshemisphärisch.
- **Alexien** und **Störungen des Sprachverständnisses** können beidseitig sein.
- **Agraphie** (Störungen des Schreibens), **Apraxie** (Störungen der Planung und koordinierten

▼

▼

Ausführung von Willkürbewegungen) sowie **Dyslexien** (Lese-Rechtschreib-Störung) sind auf lokale Läsionen oder Unteraktivierungen primär der linken parietotemporalen Regionen zurückzuführen.

Neglekt und **Extinktion** betreffen vor allem Läsionen des rechten parietotemporalen Gebietes, das als assoziatives Koordinationsnetzwerk zwischen allen sensorischen Eingängen dient und Aufmerksamkeit gemeinsam mit präfrontalen Strukturen steuert.

Der **Temporallappen** ist ein besonders heterogenes Gebilde zur Koordination
- expliziten Gedächtnisses und Kontexterinnerung,
- hierarchischer Analyse der Bedeutung visueller und auditiver Information,
- der Kategorisierung von Wahrnehmungsinhalten und Begriffsbildung sowie
- sensorisch-musikalischer Funktionen.

Die **Präfrontalregion** umfasst
- prämotorische Anteile für Planung und Durchführung von Handlungen,
- dorsolaterale Anteile für Funktionen des Arbeitsgedächtnisses,
- medial-ventrale Anteile für konsistente Zukunftserwartungen und Zielhierarchien des Verhaltens,
- orbitale Anteile zur Bewertung von Verstärkern sowie
- alle gemeinsam zur exekutiven Selbstkontrolle und Verstärkeraufschub notwendigen Abschnitte.

Schwere **Störungen kognitiver Funktionen** sind
- Demenzen, besonders Alzheimer (cholinerge und temporal-limbische Gedächtnisstrukturen),
- Parkinson-Erkrankung (Basalganglien),
- Schizophrenien (Präfrontalkortex und mesolimbisches Dopaminsystem und Temporalregionen mit Hippokampus).

Literatur

Birbaumer N, Ghanayim N, Hinterberger T, Iversen I, Kotchoubey B, Kübler A, Perelmouter J, Taub E, Flor H (1999) A spelling device for the paralysed. Nature 398:297–298

Birbaumer N (1999) Rain Man's revelations. Nature 399:211–212

Birbaumer N, Lutzenberger W, Rau H, Mayer-Kress G, Braun C (1996). Perception of music and dimensional complexity of brain activity. Int J Bifurcation Chaos 6:1–13

Birbaumer N, Elbert T, Canavan A, Rockstroh B (1990) Slow potentials of the cerebral cortex and behavior. Physiol Rev 70:1–41

Braitenberg V, Pulvermüller F (1992) Entwurf einer neurobiologischen Theorie der Sprache. Naturwissenschaften 79:103–117

Cabeza R, Kingstone A (eds) (2001) Handbook of Functional Neuroimaging and Cognition. MIT Press, Cambridge Mass.

Frith D, Frith U (1999) Interacting minds – a biological basis. Science 286:1692–95

Frith C & Wolpert D (2003) The neuroscience of social interaction. Oxford University Press, Oxford

Gazzaniga M (ed) (2004) The Cognitive Neurosciences. III. MIT Press, New York

Gazzaniga MS, Ivry R, Mangun G (1998) Cognitive neuroscience. Norton & Co., New York

Halligan PW, Kischka U, Marshall J (eds) (2003) Handbook of clinical neuropsychology. Oxford University Press, Oxford

Heilman KM, Valenstein E (eds) (2003) Clinical neuropsychology, 4th ed. Oxford University Press, New York

Kandel ER, Schwartz JH, Jessell TM (eds.) (2000) Principles of neural science, 4th ed. McGraw-Hill, New York

Kolb B, Whishaw IQ (1995) Fundamentals of human neuropsychology, 4th edn. Freeman, New York

Kotchoubey B, Lang S, Bostanov V, Birbaumer N (2002) Is there a mind? Electrophysiology of unconscious patients. News in Physiological Sciences 17:38–42

Kotchoubey B, Kübler A, Strehl U, Flor H, Birbaumer N (2002) Can humans perceive their brain states? Consciousness & Cognition 11:98–113

Lai CS, Fisher SE, Hurst JA, Vargha-Khadem F, Monaco A (2001) A forkhead-domain gene is mutated in a severe speech and language disorder. Nature 413:519–523

Levy J, Trevarthen C, Sperry RW (1972) Perception of bilateral chimeric figures following hemispheric disconnections. Brain 95:61–78

Levy-Lahad E, Wijsman E, Nemens E (1995) A familial Alzheimer's disease locus on chromosome 1. Science 269:970–978

Luria AR (1970) Die höheren kortikalen Funktionen des Menschen und ihre Störungen bei örtlichen Hirnschädigungen. VEB Deutscher Verlag der Wissenschaften, Berlin

Miller R (1996) Axonal conduction time and human cerebral laterality. A psychobiological Theory. Harwood Academic Publishers, Canada

Mohr B, Müller V, Mattes R, Rosin R, Federmann B, Strehl U, Pulvermüller F, Müller F, Lutzenberger W, Birbaumer N (1996) Behavioral treatment of Parkinson's disease leads to improvement of motor skills and to tremor reduction. Behavior Therapy 27:235–255

Nicolelis M (2001) Actions from thoughts. Nature 409:403–407

Paulesu E, Dèmonet JF, Fazio F et al (2001) Dyslexia: cultural diversity and biological unity. Science 291:2165–2167

Previc EH (1991) A general theory concerning the prenatal origins of cerebral lateralization in humans. Psychol Rev 98:299–334

Pulvermüller F, Lutzenberger W, Birbaumer N (1995) Electrocortical distinction of vocabulary types. Electroenc Clin Neurophysiol 94:357–370

Schlaug G, Jäncke L, Huang Y, Steinmetz H (1995) In vivo evidence of structural brain asymmetry in musicians. Science 267:699–701

Skinner BF (1957) Verbal behavior. Appleton, New York

Tallal P, Miller SL, Bedi G, Byma G, Wang X, Nagarajan S, Schreiner C, Jenkins W, Merzenich (1996) Language comprehension in language-learning impaired children improved with acoustically modified speech. Science 271:81–84

Anhang

»Wenn das Unerwartete nicht erwartet wird,
wird man es nicht entdecken,
da es dann unaufspürbar ist
und unzugänglich bleibt.«

Heraklit nach Clemens v. Alexandria

N. Birbaumer (et al.), *Biologische Psychologie*, Springer-Lehrbuch,
https://doi.org/10.1007/978-3-540-95938-0

Glossar

Für dieses Glossar mussten wir notgedrungen eine Auswahl aus der Vielzahl an Fachbegriffen in diesem Lehrbuch treffen. Der Studentische Beirat des Springer Verlags war uns dabei behilflich – und wir bedanken uns an dieser Stelle herzlich für die Rückmeldungen. Der Schwerpunkt des Glossars liegt auf den naturwissenschaftlichen/physiologischen Fachbegriffen. Alle Begriffe sind selbstverständlich auch im Text erklärt und können über das Sachverzeichnis gefunden werden. Auf der Website zu diesem Lehrbuch, **www.lehrbuch-psychologie.de**, finden Sie darüber hinaus eine erweiterte und ständig aktualisierte Version dieses Glossars.

Absteigendes Retikulärsystem. Verbindung von der Formatio reticularis (Kerngebiet, Schaltzentrum von Reflexen und Nervenzentren) zum Rückenmark

Adam-Prinzip. Erst durch Einwirkung spezifischer Faktoren (Androgene) entwickelt sich aus dem primär bisexuellen Fetus ein männlicher Organismus

Afferenz. Nervenbahn oder -faser, die Erregungen aus der Peripherie zum zentralen Nervensystem leitet

Agonist (Muskel). Muskeln, die auf ein Gelenk dieselbe Wirkung, z. B. Beugung oder Streckung, ausüben

Agonist (Nerv). Ein Molekül, z. B. ein Pharmakon, das an einen (z. B. synaptischen) Rezeptor bindet und dort die gleiche Wirkung hat wie die körpereigene Substanz (z. B. der Transmitter)

AIDS. Aquired immune deficiency syndrome

Akromegalie. Vergrößerung der distalen Körperteile (Finger, Zehen, Nase, Kinn, Jochbogen…) durch eine Somatotropinüberproduktion (Wachstumshormon)

Aktionspotenzial. Kurzdauernde Potenzialänderung an Muskel- oder Nervenzellen, die immer gleiche Amplitude und Dauer aufweist (Alles-oder-Nichts-Gesetz)

Albumin. Wasserlöslicher Eiweißkörper, der z. B. in Eiern, Milch, Blutserum und Urin vorkommt; dient dem Transport freier Fettsäuren im Blut

Algesimetrie. Messung der Schmerzempfindlichkeit

Alexie. Unfähigkeit zu lesen

Alkaloide. Stickstoffhaltige Pflanzenbasen; die Gruppe umfasst ca. 2000 unterschiedliche Substanzen, die als Genuss-, Rausch- oder Heilmittel verwendet werden

Allel. Der vom Vater bzw. der Mutter stammende Anteil des paarig angelegten Chromosoms

Allokortex. Stammesgeschichtlich alte, 3- bis 4-schichtig aufgebaute Hirnrinde

Allostase. Ungleichgewicht; Störung des Gleichgewichts zwischen Stress und Stressbewältigung im Gehirn

Alveole. Kleiner Hohlraum, bezeichnet sowohl die Lungenbläschen als auch die Zahnfächer

Alzheimer Demenz. Eine Form der Demenz, die bevorzugt im mittleren oder höheren Lebensalter auftritt und vor allem durch Verlust des expliziten Gedächtnisses gekennzeichnet ist

Aminosäure. Einfachste Eiweißbausteine: Karbonsäuren, bei denen ein Wasserstoffion durch eine Aminogruppe (-NH2) ersetzt ist

Amygdala. Mandelkern; zum limbischen System gehörende Struktur des Temporallappens, enthält mehrere Kerne

Androgen. Männliches Geschlechts- und Keimdrüsenhormon; wichtigster Vertreter: Testosteron

Anion. Negativ geladene Ionen, wandern zur Anode

Antagonist (Muskel). Gegenspieler der agonistischen Muskeln (► oben)

Antagonist (Nervensystem). Ein Molekül, das wie ein agonistisches an einen Rezeptor bindet (► oben), aber dort keine Wirkung ausübt und damit den Rezeptor blockiert.

anterior. Vorderer/s, vorne gelegen; beim ZNS in Kopfrichtung befindlich

Antidiurese. Einschränkung der Harnbildung in der Niere, durch Wasserausscheidungshemmung oder Reabsorptionserhöhung

antidrom. Entgegen der normalen Richtung der Ausbreitung des Aktionspotenzials verlaufend

Antigen. Eiweißkörper auf einem Mikroorganismus, durch den der Körper den Mikroorganismus als fremd erkennt

Apoptose. Physiologischer Zelltod, der durch in der Zelle selbst gebildete organische Botenstoffe induziert wird

Äquipotenzialität. Auch Equipotenzialität; gleiches Potenzial an unterschiedlichen Hirn- oder Zellabschnitten

Arterie, vertebrale. Ast der A. subclavia; versorgt Halsmuskulatur, Wirbelkanal, Rückenmark, harte Hirnhaut und Kleinhirnteile mit sauerstoffreichem Blut

Astrozyten. Zur Neuroglia gehörende sternförmige, phagozytosefähige Zellen, die über Zellfortsätze mit Nervenzellen interagieren; bilden die Gliagrenzmembran

N. Birbaumer (et al.), *Biologische Psychologie*, Springer-Lehrbuch,
https://doi.org/10.1007/978-3-540-95938-0

Asymmetrie, zerebrale. Unterschiedliche Funktionstüchtigkeit beider Hirnhälften für bestimmte Verhaltensweisen und psychische Funktionen

Atemzeitvolumen. Menge des pro Zeit eingeatmeten Gases

Aufsteigendes retikuläres Aktivierungssystem (ARAS). Vom Mittelhirn bis zum Thalamus reichendes Kern- und Zellsystem, welches die Hirnrinde weiträumig erregt

autokrin. Wirkung eines Hormons zurück auf seine Erzeugerzelle

Autorezeptor. Rezeptor in der Membran eines Neurons, der auf den von diesem Neuron freigesetzten Transmitter reagiert

AV-Knoten. Atrio-ventrikular Knoten; Teil des Herzreizleitungssystems, sekundäres Erregungsbildungssystem; liegt an der Vorhof-Kammer-Grenze und überträgt die Erregung vom Vorhof auf die Kammer

Bahn, extrapyramidale. Alle zentrifugalen Bahnen des motorischen Systems, die nicht in der Pyramidenbahn verlaufen

Barorezeptor. Druckrezeptor in Blut- und Herzvorhofgefäßwänden, reagiert auf Druck- oder Volumenveränderungen

Basalganglien (Stammganglien). Subkortikale Kerne im Telenzephalon (Nc. Caudatus, Globus pallidus, Putamen)

Bayliss-Effekt. Blutgefäßverengung (Konstriktion) bei Druckerhöhung

Biokatalysator. Sammelbegriff für Enzyme, Hormone und Vitamine, die chemische Reaktionen beschleunigen

Biopolymer. Körpereigene Verbindungen, die bei gleichem atomaren Verhältnis unterschiedliche Molekülgrößen haben

Bläschen (Vesikel), synaptische. Speichern die Überträgersubstanzen (Transmitter), die präsynaptisch freigesetzt werden und zur postsynaptischen Potenzialänderung führen

blinder Fleck. Stelle, an der der Sehnerv die Netzhaut verlässt

Blut-Hirn-Schranke. Zelluläre Barriere, die die Diffusion von Substanzen aus den Blutkapillaren in das Hirngewebe erschwert und damit das Gehirn vor dem Eindringen toxischer Substanzen, evtl. auch von Pharmaka, schützt

BRAC. Basic rest activity cycle; Grundrhythmus der Schlaf-Wach-Aktivität

Broca-Region. Motorisches Sprachzentrum; im unteren, linken, posterioren Frontallappen gelegen; Brodmann Areale 44 und 45

Bulimie. Krankheitssyndrom, bei dem Essattacken von willkürlichem Erbrechen oder Abführen gefolgt sind, um einen Gewichtsanstieg zu vermeiden

cAMP (cyclisches Adenosin-Mono-Phosphat). Botensubstanz (second messenger), sowohl intra- als auch extrazellulär; wichtig bei der Glykolyse, Glykogenese, Glykogenolyse, Gluconeogenese, Lipolyse und vielen anderen intrazellulären Stoffwechselprozessen

Cannon-Bard-Theorie. Umwelteinflüsse lösen im Gehirn Emotionen aus, ohne Umweg über die Körperperipherie

Cerebellum. Kleinhirn; Vielzahl von motorischen und kognitiven Funktionen

Chemoaffinität. Die Zielzellen ziehen aufgrund chemischer Reize andere Zellausläufer an, z. B. Wachstum von Axonen, Dendriten und Synapsen wird so gesteuert

Chemorezeptor. Sinnesrezeptor (Sensor), der auf chemische Reize reagiert; syn: Chemosensor

Chemosensor. syn: Chemorezeptor

Cholesterin. Wichtigstes im menschlichen Körper vorkommendes Steroid (► Steroide); Grundsubstanz von z. B. Steroidhormonen, wie denen der Nebennierenrinde

Cholinerg. Synapsen, die Azetylcholin als Transmitter benutzen

Chorda tympani. Ein Endast des N. facialis; zieht durch die Paukenhöhle zur Zunge; leitet Geschmacksempfindungen der vorderen 2/3 des Zungenrückens zum ZNS

Chromatin. Spezifisch anfärbbare Zellkernsubstanz; aus ihr entstehen in der Teilungsphase im Zellzyklus die Chromosomen

Chromosom. Träger der Erbinformation; der Mensch verfügt über 46 Chromosomen

Chymus. Angedauter Speisebrei, der vom Magen in den Darm übertritt

Codon. Basentriplet in der DNA oder RNA; Grundlage der Verschlüsselung der Erbinformation

Corpus callosum. Balken; Nervenfasern, die beide Hirnhälften verbinden

Corti-Organ. Sensorischer Apparat des Innenohrs, der v.a. aus Hör- und Stützzellen besteht

Crossing-over. Teilweiser Chromosomenaustausch zwischen gepaarten Chromosomen während der Zellteilungsphase

Cupula. Kuppel, Teil des Corti-Organs

Cupula cochleae. Stumpfe Spitze der Innenohrschnecke

Cupula ampullaris. Kammartige, gallertige Erhöhung der Bogengangampullen, beinhaltet die Sinneszellen (Sensoren) des Gleichgewichtsorgans

Cycling. Kreisen; z. B. bei Diäten: Der Patient nimmt ab, nimmt erneut zu, beginnt eine neue Diät, nimmt ab usw.

Dantrolen. Zentral wirkendes Muskelrelaxanz, welches bei Skelettmuskelspastik nach ZNS-Schäden oder bei maligner Hypertonie eingesetzt wird

DAX-1-Gen. Gen am kurzen Ast des X-Chromosoms, welches für die Entwicklung der Ovarien und weiblichen Geschlechtsorgane notwendig ist

Deafferenzierung. Durchtrennung der Hinterwurzeln des Rückenmarks oder von sensorischen Nerven

deklarativ. Bewusstes Erinnern von Fakten und Ereignissen

Dendrit. Baumartig verzweigter Nervenfortsatz, der über seine Synapsen Nervenimpulse aufnimmt und an den Nervenzellkörper (Soma) weiterleitet

Depolarisation(sphase). Phase der schnellen Polarisationsänderung des Aktionspotenzials, wird auch als Aufstrich bezeichnet

Depression, synaptische. Abnahme der Amplitude des postsynaptischen Potenzials während oder nach langsamer repetitiver (synaptischer) Aktivierung einer Synapse

Desoxyribonukleinsäure. DNS/DNA; Makromolekül, dessen Basenreihenfolge die Geninformationen aller Lebewesen (Ausnahme: RNA-Viren) kodiert, Bausteine der Chromosomen

Dezerebration. Chirurgische Trennung von Vorderhirn und Nachhirn

Diastole. Erschlaffungsphase, die auf eine Herzkontraktion folgt, das Blut fließt aus den Vorhöfen in die Herzkammern

Differentialrezeptoren. Sinnesrezeptoren (Sensoren), die v. a. die Änderungsgeschwindigkeit eines physikalischen, chemischen oder thermischen Reizes messen

Differenzlimen. Unterschiedsschwelle; Größe der Veränderung der Intensität zu einem Vergleichsreiz, die zu einer schwächeren bzw. stärkeren Empfindung führt

Diffusion. Bewegung von Molekülen aus Gebieten höherer Konzentration zu niedriger Konzentration bis zum vollständigen Konzentrationsausgleich; beruht auf der Brown-Molekularbewegung

Diffusionsgradient. Konzentrationsgefälle zwischen Gebieten mit unterschiedlicher Konzentration; beeinflusst die Geschwindigkeit des Konzentrationsausgleichs

Doppler-Verschiebung. Doppler-Effekt; Änderung der Schallwellenfrequenz in Abhängigkeit von der Bewegung der Sender und Empfänger

dorsal. Rückwärts; auf der oder in Richtung der Körperrückseite

D-Rezeptoren. ► Differentialrezeptoren

Drüse, endokrine. Ein Organ, dessen Zellen Hormone synthetisieren, speichern und in die Blut- oder Lymphbahn abgeben, z. B. Nebenniere, Thymusdrüse, Schildrüse, Hypophyse

Drüse, exokrine. Ein Organ, dessen Zellen Sekrete unterschiedlichster Zusammensetzung synthetisieren und über eine Ausführungsgang abgeben (z. B. Schweiß-, Tränen-, Speichel- und Verdauungsdrüsen)

Drüsenzelle. Zellen, die Stoffe (Hormone, Enzyme, Schleim) bilden und abgeben (Sekretion); unterschieden werden endokrine und exokrine Drüsen

Dunkeladaptation. Anpassung des Auges an die Dunkelheit, geht mit Verlust des Farbsehens und Verminderung der Sehschärfe, aber Verbesserung der Sehempfindlichkeit, einher

Dura mater. Harte, äußere Haut, die Rückenmark und Gehirn umgibt

Effektor. Substanz, die an einer Zelle ihre Wirkung entfaltet

Efferenz. Vom ZNS zur Peripherie verlaufende Nervenfaser, die Neurone (in peripheren Ganglien), Muskeln (Herz-, Skelett- oder glatte Muskeln), exokrine oder endokrine Drüsen innerviert. Syn: efferente Nervenfasern innerhalb des ZNS, welche von einer Zelle oder einem Zellensemble wegführen

Efferenzkopie. Neuronales, meist motorisches Impulsmuster, das an andere ZNS-Strukturen als Kopie des Nervenerregungsmusters zur Mitinformation gesandt wird

Eigenreflex. Kontraktion eines Muskels nach Reizung (durch Dehnung) seiner eigenen (homonymen) Muskelspindeln; bekanntestes Beispiel: Patellarsehnenreflex

Elektroenzephalographie. EEG; Aufzeichnung der Hirnströme (Summenpotenziale der Großhirnrinde) durch auf der Kopfhaut angebrachte Elektroden

Elektrogastrogramm. Aufzeichnung der elektrischen Aktivität (Summenpotenziale) der glatten Muskulatur der Magenwand

Elektrokardiogramm. EKG; Aufzeichnung der elektrischen Aktivität (Summenpotenziale) der Herzmuskulatur

Elektrokonvulsive Schockbehandlung (ECS). Durch mehrmaliges (ca. 10 mal) kurzes (0,5 s) Anlegen einer Wechselspannung (70–120 V) an den Kopf wird ein generalisierter epileptischer Anfall ausgelöst; eingesetzt z. B. bei schwerer Depression, Schizophrenie, Katatonie

Elektrokortikogramm. Aufzeichung der Summenpotenziale (Feldpotenziale) der Hirnrinde durch direkt auf das Gehirn aufgelegte Elektroden

Elektromyogramm. EMG, Aufzeichnung der Aktionspotenziale (Summenpotenziale) von Skelettmuskeln

Elektroneurographie. Aufzeichnung der Aktionspotenziale (Summenpotenziale) der Nerven

Elektrookulogramm. EOG, Aufzeichnung der Augapfelbewegungen durch Messung korneoretinaler Potenziale

Endigung, präsynaptische. Vor der Erregungsleitungsumschaltstelle lokalisiertes Ende einer Nervenfaser, hier erfolgt die Freisetzung der Überträgersubstanzen auf das nächste Neuron

Endokrinologie. Lehre von den Drüsen mit innerer Sekretion, ihrer Funktion und ihrer Hormone

Endozytose. Aufnahme von Molekülen und Partikeln in die Zelle über eine Einstülpung der Zellmembran

Endplatte, neuromuskuläre. Synapse der motorischen Nervenfasern auf einer Skelettmuskelfaser, hier wird die Erregung vom Motoneuron an die Muskelfaser weitergegeben

Endplattenpotenzial. Überschwelliges synaptisches Potenzial an der Endplatte, das eine Kontraktion der Muskelfaser auslöst

Energieumsatz. Energieverbrauch pro Zeiteinheit

Engramm. Gedächtnisspur im Gehirn

Enzym. Von lebenden Zellen gebildete organische Substanz, die Stoffwechselvorgänge des Organismus beschleunigt, ► Biokatalysator

Epidermis. Oberhaut; äußere Hautschicht, besteht aus drei Schichten: Regenerations-, Verhornungsschicht und Hornhaut

Equipotenzialität. ► Äquipotenzialität

Ereigniskorreliertes Potenzial (EKP). Potenzial im Elektroenzephalogramm nach einem sensorischen, motorischen oder kognitiven Ereignis

Erregungsleitung, saltatorische. Markhaltige Nervenfasern leiten ein Aktionspotenzial sprunghaft (saltatorisch) von einem Ranvier-Schnürring zum nächsten weiter

Erythrozyt. Rotes Blutkörperchen; scheibenförmige, kernlose, hämoglobinhaltige Blutzelle, die Sauerstoff transportiert

evaporativ. Durch Verdampfung

Eva-Prinzip. Ohne Einwirkung von männlichen Hormonen bildet sich in utero ein weiblicher Organismus aus; nur eingeschränkt korrekt, da für die weibliche Entwicklung keine Androgene, aber das DAX-1-Gen notwendig ist

Exozytose. Austritt von Zellen aus den Blutgefäßen

Explizites Lernen. Bewusste Wiedergabe von Gedächtnisinhalten; Wissensgedächtnis

extrafusal. Außerhalb einer Muskelspindel liegend

Extrapyramidalmotorik. Motorische Systeme, die nicht die Pyramidenbahn als efferente Bahn benutzen; anatomische Abgrenzung, die funktionell wenig Sinn macht

Extravasation. Austritt von Flüssigkeit

Faszie. Bindegewebige Hülle um Muskeln

Faszikel. Kleines Bündel von Nerven- und Muskelfasern

Filamente. Fadenförmige Gebilde

Filtrationsrate, glomeruläre. Volumen des in einer bestimmten Zeit in die Nierenkanälchen fließenden gefilterten Vorharns (ca. 125 ml/min)

Flimmerfusionsfrequenz. Bildfrequenz, bei der Einzelbilder zu einem Bild werden, ca. 25 Lichtreize/s

Formalin. Wässrige Lösung von Formaldehyd mit 10%igem Methanol; Anwendung als Desinfektionsmittel oder Konservierungsmittel für (Organ)präparate

Formatio reticularis. Intrazerebrale Formation, die sich vom Rückenmark bis zur Brücke und dem Zwischenhirn erstreckt; wichtiges Koordinationszentrum im ZNS zur Steuerung von Wachheit

Fornix. Faserbündel, das den Hippokampus mit anderen Hirnteilen verbindet

Fos. Zellkernprotein

Fossa. Höhle, Nische

Fovea centralis. Zentralgrube, gelber Fleck; Stelle des schärfsten Sehens auf der Retina (Netzhaut)

Fremdreflex. Reflex, bei dem der Sinnesrezeptor vom Erfolgsorgan (z. B. Skelettmuskel) räumlich getrennt ist; die Reflexzeit ist länger als beim Eigenreflex

Frontalschnitt. Schnittebene parallel zum Gesicht durch das Gehirn

Fundus. Boden eines Hohlorgans

Gamma-Oszillation. Frequenzen über 30 Hz im EEG und MEG mit extrem kleiner Amplitude und hoher lokaler Spezifität

Gamma-Strahlen. Elektromagnetische Strahlen, die bei radioaktivem Zerfall freigesetzt werden

Ganglion. Nervenknoten in verschiedenen Nervensträngen außerhalb des ZNS

Genom. Gesamtheit aller Gene eines Organismus

Genotyp. Gesamtheit aller Erbanlagen eines Organismus

Geruchsepithel. Riechepithel; aus 3 Zelltypen (Riechzellen, Stützzellen, Basalzellen) bestehendes Sinnesepithel in der Nasenhöhle

Geschmacksknospe. Geschmackszellen und Stützzellen bilden dieses auf der Zungenoberfläche angesiedelte Sinnesorgan

Gleichgewichtspotenzial. Potenzial zwischen der Innen- und der Außenseite einer semipermeablen Membran, bei dem die osmotischen Kräfte den elektrischen das Gleichgewicht halten, sodass genauso viel Ionen ein- wie auswärts diffundieren; ist die Ionenverteilung bekannt, lässt es sich mit der Nernst-Gleichung berechnen

Gliazelle. Neben den Neuronen der 2. Zelltyp des Nervensystems mit vielen wichtigen Funktionen; bildet aber keine Aktionspotenziale aus

Globulin. Kugelförmige, wasserlösliche Eiweiße, z. B. Enzyme, Plasmaproteine, Peptidhormone, Hämoglobin oder Myoglobin

Globus pallidum. Kern der Basalganglien, medial zum Putamen gelegen

Glomeruli. Gefäßknäuel, speziell in der Niere: hier findet die erste Phase der Harnbildung statt

Glomus caroticum. Nervenzellknäuel, das im Halsbereich in der Gabelung der A. carotis communis in die Aa. carotis ext. et int. sitzt; registriert pO_2 und pH-Wert und ist so an der Steuerung der Sauerstoffversorgung des Gehirns mitbeteiligt

Granulozyt. Haupttyp der weißen Blutkörperchen; Granulozyten machen ca. 60% der weißen Blutkörperchen aus

Grundumsatz. Stoffwechselumsatz unter Standard-Ruhebedingungen (nüchtern, am Morgen, in Ruhe etc)

Gyrus cinguli. Paariges Hirnareal des limbischen Systems, das auf dem Corpus callosum (Balken) aufliegt

Gyrus fusiformis. Hirnareal im hinteren, unteren Temporallappen, das u.a. für das Erkennen von Gesichtern verantwortlich ist

Hämatokrit. Anteil der roten Blutkörperchen am Gesamtblutvolumen

Hämoglobin. Roter Blutfarbstoff, transportiert Sauerstoff

Hämolyse. Zerfall der roten Blutkörperchen

Hedonik. Subjektiv-emotionale Bewertung von Reizen und Reaktionen als positiv oder negativ

Hemisphärenasymmetrie. Unterschiedliche Struktur und Funktionstüchtigkeit beider Hirnhälften

Hemisphärenlateralisierung. Bevorzugte Funktionen einer der beiden Hirnhemisphären; z. B. Anlage für Sprachfunktion in linker Hirnhälfte, für räumliche Beziehungen in rechter Hirnhälfte

Hemmung, autogene. Von den Sehnenrezeptoren ausgehende Hemmung der homonymen Motoneurone; verhindert schädlich hohe Muskelkontraktionen/-spannungen

Hemmung, laterale. Zone mit gehemmten Neuronen, die maximal erregte Neurone umgibt; dient u. a. der Kontrastverschärfung

Hippokampus. Ammonshorn, Teil des Vorderhirns, im Temporallappen liegend, zum limbischen System gehörig

Hirnstamm. Alle Bereiche, die unter dem Diencephalon (Zwischenhirn) liegen, d. h. Mittelhirn, Brücke, verlängertes Mark

homoiotherm. Warmblütig (Vögel, Säugetiere)

Homöostase. Gleichgewicht der physiologischen Körperfunktionen

Hormon. Körpereigener Botenstoff, der von spezialisierten Drüsenzellen gebildet wird; wird über den Blutstrom befördert und löst an Zielzellen spezifische Reaktionen aus

Hormon, antidiuretisches (ADH). Syn. Adiuretin, Vasopressin; in der Hypophyse gebildetes Hormon, das u.a. die Wasserrückresorption in der Niere reguliert

Hormon, glandotropes. Auf Drüsen einwirkendes Hormon

Hormon, hypophysäres. Hormon, das in der Hypophyse gebildet wird

Hybride. Durch Kreuzung genetisch unterschiedlicher Eltern erhaltener Nachkömmling

Hypoglykämie. Verminderung des Blutzuckerspiegels unter die Normgrenze, häufig bei Diabetikern nach Insulinüberdosierung

Hypophyse. Hirnanhangdrüse; hormonproduzierende und -speichernde Drüse, am vorderen Boden des Zwischenhirns hängend; wird in Vorder- und Hinterlappen unterteilt

Hypophysennebennierenachse. Die Hypophyse steuert über das Hormon ACTH die Nebennierenrinde und deren Steroidhormonproduktion

Hypothalamus. Unterhalb des Thalamus gelegene Kerne des Dienzephalons, die vegetative und homöostatische Triebe und Funktionen regulieren und Hormone produzieren

idiopathisch. Ohne erkennbare Ursache

Immunglobuline. Glykoproteine, die von Plasmazellen produziert werden; sie neutralisieren Krankheitserreger (Antigene) und sind Antikörper

Immunkompetenz. Fähigkeit eines Organismus auf »Eindringlinge von außen«, z. B. Krankheitserreger, zu reagieren

Immunologie. Lehre von den Abwehrmechanismen des Organismus

Immunsuppression. Unterdrückung bzw. Abschwächung der körpereigenen Immunreaktion durch chemische, biologische Substanzen oder Strahlen oder durch psychische Einflüsse; klinische Anwendung z. B. zur Verhinderung einer Tranplantatabstoßung

implizites Lernen. Nicht bewusste Wiedergabe ohne willentliche Anstrengung; Verhaltensgedächtnis

Indifferenztemperatur. Hauttemperatur, die bei längerer Einwirkung keine Temperaturempfindung mehr hervorruft

Innervation. Versorgung mit Nervenfasern

Inspirationsmuskulatur. Das Zwerchfell und diejenigen Muskeln des Brustkorbs, die bei Kontraktion den Brustraum erweitern

Internodium. Markhaltiges Nervenfaserstück zwischen zwei Ranvier-Schnürringen

Interstitium. Zwischenraum zwischen Zellen und Körperorganen oder -teilen

intrafusal. Innerhalb einer Muskelspindel liegend

Intrusion. Eindringen; Albträume, Flashbacks; Symptom bei posttraumatischen Belastungsstörungen

Irradiation. Ausbreitung von Erregungen oder Schmerzen im Bereich zentraler und peripherer Nerven

isometrisch. Kontraktion (Spannungsentwicklung) eines Skelett- oder Herzmuskels ohne Längenänderung

Isophon. Kurven gleicher Lautstärkepegel, d. h. alle Töne auf dieser Kurve werden als gleichlaut empfunden; z. B. alle Töne, die auf der Hörschwelle (bei 4 Phon) liegen, sind gerade hörbar

isotonisch. Kontraktion mit Verkürzung eines Skelettmuskels ohne Spannungsänderung

Isotrop. Einfachbrechend

James-Lange-Theorie. Umweltereignis löst spezifische periphere Reaktionen (motorisch, vegetativ, hormonell) aus; deren afferente Rückmeldung an das Gehirn bewirkt eine Emotion

Kapillare. Kleinste Blutgefäße, die zwischen dem arteriellen und venösen Teil des Blutkreislaufs liegen, deren Wand nur aus Epithelzellen besteht

Kapillarnetz. Netz feinster Blut- und Lymphgefäße

Katecholamine. Die biogenen Amine Adrenalin, Noradrenalin und Dopamin werden wegen ihres Katecholrings als Katecholamine zusammengefasst; sie dienen als Transmitter und Hormone

kaudal. »schwanzwärts gelegen« bzw. zu den Füßen, nach unten hin orientiert

Klon. Genetisch identische Kopie

Klonierung. Vermehrung von DNA-Segmenten in Plasmiden oder Viren

Knock-out-Mäuse. Mäuse, denen ein oder mehrere Gene entfernt wurden

Kohlenhydrate. Organische Verbindungen aus Wasserstoff, Kohlenstoff und Sauerstoff; dienen zur Deckung des Energiebedarfs, als Speicher- und als Baustoffe

Kollaterale. 1. Nebenäste von Arterien oder Venen, die dieselbe Körperregion versorgen, können z. B. bei Stenosen als Umgehungskreislauf genutzt werden; 2. Seitenäste von Axonen und Dendriten

Kommissur. Naht, Verbindungsstelle; im Gehirn unterscheidet man die vordere und hintere Kommissur, über die beide Hirnhälften zusätzlich zum Corpus callosum (dem Balken) miteinander kommunizieren

Konduktion. Wärmeleitung durch Körpergewebe

Konnexonen. Verbindung, auch verbindender Organteil, Teil elektrischer Synapsen

Kontraktion. Zuckung oder Anspannung eines Muskels oder muskulären Hohlorgans

Konvektion. Wärmeleitung durch das Blut und die Lymphe

Kortikosteroide. Große Gruppe von chemischen Verbindungen mit Steran-Grundgerüst aus der Nebennierenrinde; die einzelnen Steroide haben sehr unterschiedliche biologische Eigenschaften und Wirkungen

Kotransmitter. Zusätzlicher Transmitter an einer Synapse, meist ein Peptid

Kreuzadaptation. Experimentelle Klassifizierungsmöglichkeit von Gerüchen; nach gewisser Zeit werden Gerüche mit gemeinsamer chemischer Struktur nicht mehr wahrgenommen, syn: Adaptation dehnt sich von einem bestimmten Reiz auf andere aus

Kurare. Pfeilgift südamerikanischer Indianer, welches die cholinerge Übertragung an der neuromuskulären Endplatte blockiert und daher eine muskelrelaxierende oder -lähmende Wirkung hat

Kurarisierung. Behandlung mit Kurare oder einem kürzer wirkenden Agonisten; wird bei operativen Eingriffen zur Muskelrelaxierung angewandt; künstliche Beatmung erforderlich

Langzeitdepression. Langanhaltende Reduzierung der synaptischen Effektivität; tritt an Synapsen nach niederfrequenter Reizung auf; mögliche Beteiligung an Lernvorgängen (Habituation, Extinktion)

Langzeitpotenzierung. Langanhaltende Zunahme der synaptischen Effektivität; tritt an Synapsen nach hochfrequenter Reizung auf; Beteiligung an Lernprozessen

Läsion. Bezeichnung für Verletzungen oder Störungen der Organ- oder Körperfunktion

Latenz. Zeit zwischen Reiz und Reizerfolg

Leukozyten. Weiße Blutkörperchen; Oberbegriff kernhaltiger Blutzellen, die kein Hämoglobin enthalten; werden in Granulo-, Mono- und Lymphozyten differenziert

Lichtquant. Photon; Elementarteilchen der Lichtwellen

Linkage. Kopplungsgruppe; bezeichnet Gene, die gemeinsam vererbt werden

Lipase. Fettspaltendes Enzym der Bauchspeicheldrüse

Lubrikation. Vermehrte Gleitfähigkeit (z. B. der Vagina durch erhöhte Sekretproduktion bei sexueller Erregung)

Lungenparenchym. Gesamtheit aller spezifischen Lungenzellen

Lungenwurzel. Die am Lungenhilus in die Lunge eintretenden Gefäße und Nerven (Pulmonalarterien, -venen, Stammbronchien, Nerven)

Lymphozyt. Weißes Blutkörperchen; Hauptaufgabe: Zerstörung von Erregern und abnormalen Zellen

Macula cribrosae. 3 kleine Verdickungen in der Wand des Vestibulum labyrinthi (Innenohrvorhof) durch die Fasern des N. vestibulocochlearis ziehen

Macula lutea. Neben der Sehnervpapille liegender gelblicher Netzhautfleck in dessen Mitte die Fovea centralis liegt

Macula staticae. Teil des Gleichgewichtsorgans im Vestibulum labyrinthi (Innenohrvorhof), bestehend aus Stütz- und Sinneszellen (Haarzellen)

Magnetoenzephalographie. Aufzeichnung der Magnetfelder des lebenden Gehirns

Magnetresonanztomographie. Radiologische Technik, die das Körperinnere aufgrund der Wechselwirkung zwischen Radiowellen und einem starken Magnetfeld abbildet

Makrophage. Einkerniges, phagozytosefähiges, bewegliches, weißes Blutkörperchen

Makulaorgan. Teil des Gleichgewichtsorgans im Vestibulum labyrinthi (Innenohrvorhof), bestehend aus Stütz- und Sinneszellen (Haarzellen)

Mamillarkörper. Kerngruppe des Hypothalamus

Marker. Substanz (Hormon, Enzym, Protein), deren vermehrtes oder vermindertes Auftreten Hinweis auf eine bestimmte Veränderung ist, z. B. Tumormarker

Marker, somatischer. Spezifisches motorisches, hormonelles oder vegetatives Reaktionsmuster auf bestimmte Gefühle, welches zur Identifikation des Gefühls im ZNS führt

Matrix, extrazelluläre. Außerhalb der Zellen befindliche Matrix, wird bei Tumorprogression umgebaut und degradiert; im Knochen v. a. aus Kollagen (Eiweiß) bestehend

Mechanorezeptor. Rezeptor, der auf mechanische Reize (Druck, Berührung, Vibration) reagiert

Mediator. Körpereigene Substanzen, die im Körper biochemische oder physiologische Reaktionen hervorrufen; z. B. Neurotransmitter, biogene Amine

Medulla oblongata. Verlängertes Mark; der am weitesten kaudal gelegene Hirnteil, im Myelenzephalon, direkt an das Rückenmark angrenzend

Meissner-Körperchen. Niederschwelliger Mechanosensor in der unbehaarten Haut und Unterhaut; reagiert besonders auf die Änderung eines mechanischen Reizes (Geschwindigkeitsdetektor)

Melatonin. Hormon der Hirnanhangdrüse (Zirbeldrüse), wichtig für den Tag-Nacht-Rhythmus und Immunsteuerung

Membran. Bei Zellen aller Art eine Lipiddoppelschicht mit eingelagerten Proteinen, die die äußere Zellbegrenzung bildet und die Zellorganellen (z. B. den Zellkern) umhüllt

Membran, arachnoide. Gefäßreiche Membran der weichen Hirnhaut

Membranleitfähigkeit. Durchlässigkeit einer Membran (Grenzfläche) für Ionen und Moleküle

Membranpotenzial. Verteilung elektrischer Ladungen an einer semipermeablen Zellmembran, daraus ergibt sich die elektrische Potenzialdifferenz zwischen Zellinnerem und der Zellaußenseite

Merkel-Zelle. Mechanorezeptor in der Haut an der Epidermis/Dermis-Grenze, registriert vorwiegend die Intensität eines Druckreizes und ist langsam adaptierend

Metabolit. Zwischen- oder Endprodukt des Stoffwechsels, kann seinerseits Wirkungen auf den Stoffwechsel oder andere Körperfunktionen (z. B. Gefäßerweiterung) ausüben

Mikroneurographie. Transkutane Ableitung der Impulsaktivität einzelner Nervenfasern des Menschen mit Hilfe feiner Metallelektroden

Mikrotom. Apparat zur Anfertigung extrem dünner Gewebeschnitte (1–15 µm) zur histologischen Untersuchung

Mikrovilli. Kleinste fingerartige Ausstülpungen der Zellmembran bei den unterschiedlichen Zelltypen

Miktion. Harnlassen, Harnblasenentleerung

Mitochondrium. Zellorganelle, die aus den Nährstoffen Energie gewinnt

Mitralzelle. Pyramidenartige Zelle im Bulbus olfactorius; hier werden Duftreize zusammengeführt; mehr als 1000 Riechzellaxone projezieren auf eine Mitralzelle

Monoamin. Ammoniakverbindung, zu den biogenen Aminen gehören die Katecholamine (z. B. Adrenalin) und Indolamine (z. B. Serotonin)

Monozyt. Großes einkerniges, phagozytosefähiges, weißes Blutkörperchen

Motoneuron. Neuron im Vorderhorn des Rückenmarks und im Hirnstamm, dessen Axon Skelettmuskelfasern innerviert

Mozart-Effekt. Verbesserung mentaler Leistungsfähigkeit durch Hören oder Produzieren klassischer Musik

Muskelspindel. Dehnungsorgan im Skelettmuskel, sensorisch von Ia- und II-Nervenfasern, motorisch von Aδ-Fasern innerviert; Hauptaufgabe ist die Messung der Muskellänge

Myasthenie. Krankhafte Muskelschwäche, die besonders bei Belastung deutlich wird

Myofibrille. Kontraktiles Element der Muskelzelle

Myokard. Arbeitsmuskulatur des Herzens

Myoklonus. Schnelle, kurze und unwillkürliche Muskelzuckungen; können einzelne Fasern befallen, aber auch den ganzen Körper erfassen und sind daher ohne oder mit sichtbaren Bewegungen möglich

Myotonie. Pathologische, ständige Erhöhung des Muskeltonus

Nahrungsdeprivation. Nahrungsentzug

Nebennierenmark. Sympathisch innervierte Drüsenzellen, die bei ihrer Aktivierung ein Gemisch aus Adrenalin (80 %) und Noradrenalin (20 %) in die Blutbahn ausschütten

Nebennierenrinde. Das Äußere der Nebenniere, die Nebennierenrinde, wird in 3 Zonen unterteilt, in denen unterschiedliche Hormone produziert werden: Mineralkortikoide, Glukokortikoide und Androgene (von außen nach innen)

Neokortex. Jüngster Kortexteil, besteht aus den sensiblen, motorischem und den Assoziationskortices

Nephron. Funktionelle Einheit der Niere (ca. 1,2 Mio/Niere), bestehend aus Glomerulus, Bowman-Kapsel, proximalem und distalem Tubulus und der Henle-Schleife

Nervensystem, autonomes. Syn. vegetatives Nervensystem; reguliert die Organfunktionen und kontrolliert das innere Milieu

Nervensystem, peripheres. Die Gesamtheit der Nerven, außerhalb von Gehirn und Rückenmark

Nervus vagus. X. Hirnnerv, mit motorischen, sensiblen und parasympathischen Fasern

Neurogliazelle. ▶ Gliazelle

Neuro-Imaging. Bildgebungsverfahren zum Sichtbarmachen von neuronalen Funktionen

Neuron. Strukturelle Einheit aus Nervenzellkörper (Soma) und deren Fortsätzen (Axon und Dendriten)

Neurotransmitter. Substanzen, die an Synapsen bei Erregung präsynaptisch freigesetzt werden und postsynaptisch erregende oder hemmende Potenziale (EPSP bzw. IPSP) auslösen

Nozizeptor. Sinnesrezeptor (Sensor), der nur durch gewebsschädigende oder potenziell gewebsschädigende mechanische, chemische oder thermische Reize erregt wird und Schmerzempfindungen vermittelt

Nukleotid. Grundbausteine der Nukleinsäuren DNA und RNA, auch wichtiger Energiespeicher, v. a. als ATP

Opsonierung. »Markierung« von Bakterien durch Opsonin; regt die Phagozytoserate von Makrophagen und Granulozyten an

Opsonin. Akute-Phase-Globulin, das zu Beginn einer bakteriellen Infektion mit der Aufgabe gebildet wird, sich an die Oberfläche der Bakterien anzuheften

Organelle. Hochorganisierte, von einer Lipidmembran umgebene Struktur im Zytoplasma, z. B. Golgi-Apparat, Mitochondrium

orthodrom. In der efferenten Richtung vom Zellkörper (Soma) zu den Synapsen verlaufend (Gegensatz: antidrom)

Osmolalität. Menge gelöster Teilchen pro Kilogramm Wasser [mosm/kgH2O]

Osmolarität. Menge gelöster Teilchen pro Liter Wasser [mosm/lH2O]

Osmose. Übergang eines Lösungsmittels oder eines gelösten Moleküls in eine stärker konzentrierte Lösung durch eine nur für das Lösungsmittel bzw. das Molekül durchlässige (semipermeable) Membran

Oszillation. Periodische Schwingung oder Schwankung in der belebten und unbelebten Natur

Otolithen. Syn: Statoconien; Kalkkonkremente in der Deckmembran von Sacculus und Utriculus des Gleichgewichtorgans; wichtig für die Erregungsentstehung bei Beschleunigung des Kopfes

Overshoot. Nach Reizung einer erregbaren Zelle entwickelt sich durch Natriumeinstrom ein positives Potenzial, das Overshoot

Oxytozin. Hormon des Hypophysenhinterlappens, bewirkt u. a. eine Kontraktion der glatten Muskulatur der Milchausgänge, der Gebärmutter und des männlichen ejakulatorischen Systems (postejakulatorische Refraktärphase) und wirkt als Neurotransmitter im Gehirn; begünstigt Partner-Bindungsverhalten

Pacini-Körperchen. Niederschwelliger Mechanorezeptor (Mechanosensor), der auf Grund seiner Bindegewebshüllen besonders auf Vibrationsreize anspricht (Beschleunigungsdetektor)

Palmarfläche. Innenfläche

Pankreas. Bauchspeicheldrüse, produziert exokrin Verdauungsenzyme und endokrin Hormone

Papilla lacrimalis. Tränenpapillen; Teil der ableitenden Tränenwege im medialen Augenwinkel

Papilla nervi optici. Sehnervpapille, weißlicher Fleck auf der Netzhaut ohne Rezeptoren, daher auch blinder Fleck genannt, an dem die Sehnervenfasern die Netzhaut verlassen

Papillae linguales. Auf der Schleimhaut des Zungenrückens und des Zungenrandes lokalisierte Papillenarten (4 Arten), die sensorische Aufgaben haben

Papille. Warzenförmige Hauterhebung, z. B. Sehnervpapille, Zungenpapillen, Tränenpapillen

parakrin. Wirkung eines Hormons auf unmittelbar in seiner Nachbarschaft liegende Zielzellen

Parasympathikus. Teil des autonomen Nervensystem (die anderen sind Sympathikus und Darmnervensystem); präganglionäre Ursprungszellen liegen in Hirnstamm und Sakralmark, die postganglionären organnah; Transmitter an allen Synapsen ist Azetylcholin

Pathophysiologie. Lehre von den krankhaften Veränderungen physiologischer Prozesse, ▶ Physiologie

Perfusion. Durchströmung mit einer Flüssigkeit; Vorgang bei dem das Blut des Tieres durch Salzlösung oder Fixativ ersetzt wird

Perfusionsdruck. Druckdifferenz, die die Durchströmung eines Organs mit einer Flüssigkeit bewirkt

Permeabilität. Durchlässigkeit einer Membran (Grenzfläche) für Ionen oder Moleküle

Phagozytose. Aktive Aufnahme von verschiedensten Strukturen in Leukozyten, v.a. Granulozyten, wichtig z. B. zur Infektabwehr

Phänotyp. Äusseres Erscheinungsbild eines Organismus, das nicht durch genetische Einflüsse bedingt ist. Gegensatz von Genotyp

Pheromone. Geruchsstoffe, welche der innerartlichen Kommunikation dienen, z. B. kann Androsteron aus dem Achselschweiß des Mannes den Zyklus der Frau synchronisieren

photopisches Sehen. Farbsehen bei Tageslicht

Physiologie. Lehre von den normalen Lebensfunktionen, baut auf der Anatomie auf und setzt sich in die Biochemie (Physiologische Chemie) fort.

Plantarfläche. Fußsohle

Plastizität des Gehirns. Fähigkeit des Gehirns, sich anzupassen und zu lernen, neue neuronale Verbindungen zu knüpfen

poikilotherm. Wechselwarm

Polygenie. An der Phänotypbildung sind mehrere Gene beteiligt

Polymorphismus. Genort mit 2 oder mehr Allelen

Populationsvektor. Entladungsverhalten einer Population von Nervenzellen, das eine Sequenz von sensorischen oder motorischen Ereignissen abbildet

Positronenemissionstomographie (PET). Bildgebendes Verfahren, bei dem von kollidierenden Positronen abgegebene Gammastrahlung registriert wird

posterior. Hinterer/s; hinten liegend

Potenzierung, tetanische. Nach hochfrequenter Entladung von Neuronen in diesen oder im Muskel auftretender Erregungsanstieg

P-Rezeptoren. ▶ Proportionalrezeptoren

Prion. Molekül, das nur aus Aminosäuren besteht; Auslöser verschiedener Krankheiten, z. B. Creuzfeldt-Jakob, Rinderwahnsinn

Proportionalrezeptoren. Syn: P-Rezeptoren; messen die Reizstärke (Amplitude) eines mechanischen, chemischen oder thermischen Reizes (Intensitätsdetektoren)

Propositionen. Assoziativ eng verbundene sensorische, motorische und semantische Netzwerke

Propriozeption. Modalität der Somatosensorik, dient der Eigenwahrnehmung von Körperstellung und -bewegung, syn: Tiefensensibilität

Propriozeptor. Obergriff für alle Mechanorezeptoren, die zur Propriozeption beitragen

prozedurales Gedächtnis. Merken von Fertigkeiten; Einprägung und Wiedergabe benötigen keine bewusste Aufmerksamkeit

pulsatil. Schlagend, pulsierend, pochend

Pulvinar. Kerngebiet des posterioren Thalamus, vor allem mit visuellen kortikalen Arealen verbunden

Purinbasen. Die auf dem Puringerüst aufbauenden Basen Adenin, Guanin, Xanthin und Hypoxanthin

Pyramidenbahn. Syn: Tractus corticospinalis; schnellste der efferenten motorischen Bahnen, verläuft ohne Umschaltung ins Rückenmark; kreuzt in der Pyramide des Hirnstamms

Pyrimidinbasen. Thymin, Cytosin, 5-Hydroxymethylcytosin und Uracil; Bausteine der DNA und RNA

Pyrogen, endogenes. Vom Körper gebildete fieberauslösende Substanz

Pyrogen, exogenes. Von außen dem Körper zugeführte fieberauslösende Substanz

Querdisparation. Objekte in endlicher Entfernung bilden sich auf den Netzhäuten beider Augen an unterschiedlichen Orten ab; wird vom ZNS zur Entfernungsmessung genutzt

Ranvier-Schnürring. Abschnitt des myelinisierten Axons ohne Myelinscheide; kommt etwa alle 1–2 mm vor

Reafferenzprinzip. Efferente motorische Kommandosignale werden mit afferenten Signalen verrechnet, um das Bild der Umwelt bei Körperbewegungen stabil zu halten; ▶ Efferenzkopie

Reflex. Eine unwillkürliche, stereotyp (immer gleich oder fast gleich) ablaufende Reaktion (Bewegung, Drüsensekretion, Gefäßverengung etc) auf einen spezifischen Reiz.

Reflexbahn. Besteht aus afferenten Nervenfasern vom Sinnesorgan zum ZNS, einem oder mehreren zentralen (Inter)neuronen und efferenten Nervenfasern zum Erfolgsorgan

Refraktärphase. Zeitabschnitt nach einer Aktion, während der diese Aktion nicht erneut auftreten kann

Reize, chimärische. Trügerische optische Reize, die aus mehreren, schwer erkennbaren, aber unvereinbaren Teilen zusammengesetzt sind, z. B. Gesichtshälften von 2 verschiedenen Personen

Reizlimen. Absolutschwelle; kleinster Reiz, der eine Empfindung verursacht

Repolarisation. Absteigende Phase des Aktionspotenzials, die durch den Rückgang der Na-Leitfähigkeit und den Anstieg der K-Leitfähigkeit verursacht ist; führt das Membranpotenzial zu seinem Ruhewert zurück

Repressor. Substanz, die die Ausprägung eines Gens oder die Enzymaktivität hemmt

Reserpin. Medikament, das an katecholaminergen Synapsen die Wiederaufnahme des freigesetzten Transmitters in die präsynaptische Endigung hemmt und dadurch die Effektivität dieser Synapsen reduziert

Residualvolumen. Luft, die sich nach maximaler Ausatmung noch in der Lunge befindet (ca. 1 – 1,5 Liter)

Resistenz. Abwehrkraft, Widerstandsfähigkeit; bei Antibiotika die Widerstandsfähigkeit der Bakterien gegen den Wirkstoff (Antibiotikaresistenz)

Resorption. Aufnahme von Flüssigkeiten oder niedermolekularen Substanzen über die (Schleim)haut

Restriktionsenzym. Enzym, das die Doppelstrang-DNA an spezifischen Stellen spaltet; wird zur DNA-Analyse benutzt

Retikulum, endoplasmatisches. Zellorganelle; unterschieden wird glattes und raues endoplasmatisches Retikulum

Retikulum, endoplasmatisches, glattes. Zellorganelle, wichtig für die Steroid- und Glykogensynthese

Retikulum, endoplasmatisches, raues. Mit Ribosomen (Protein-Ribonukleinsäure-Körnchen) besetzte Organelle im Zytoplasma, wichtig für die Proteinsynthese

Retikulum, sarkoplasmatisches. Endoplasmatisches Retikulum der Muskelzelle; dient als Speicher für Ca^{24}-Ionen, die bei Kontraktion freigesetzt werden

retinotop. Topologische, aber nicht lineare Abbildung der Retina auf der primären Sehrinde

Rezeptor. Proteinmolekül, an das ein Ligand bindet, um eine Wirkung auszulösen. Der Begriff wird auch synonym für Sinnesrezeptor und Sensor gebraucht

Rezeptor, ionotroper. Rezeptor in erregbaren Membranen, der bei Andocken seines Liganden, z. B. eines Transmitters oder Hormons, einen Ionenkanal öffnet; syn: ligandengesteuerter Ionenkanal

Rezeptor, metabotroper. Ligandengesteuerter Rezeptor, der bei Aktivierung über ein G-Protein eine second-messenger-Kette aktiviert, die ihrerseits eine Ionenkanal öffnet oder andere Wirkungen in der Zelle auslöst

Rhodopsin. Sehpurpur; in den Netzhautstäbchen lokalisierte Substanz für das Dämmerungssehen

Ribonukleinsäure. Makromolekül aus Ribose und Purin- oder Pyrimidinbasen aufgebaut, mit wichtiger Funktion für die Eiweißsynthese

Riechepithel. Riechschleimhaut, die aus 3 Zelltypen (Riechzellen, Stützzellen, Basalzellen) besteht

rostral. Kopf- oder nasenwärts

Ruffini-Körperchen. In der unbehaarten wie der behaarten Haut liegende Mechanosensoren, die z. T. richtungsempfindlich sind; liefern Information über die Richtung und Stärke von Scherkräften auf der Haut

Ruhepotenzial. Elektrischer Spannungsgradient an einer Zellmembran in Ruhe

Ruhetonus. Grundspannung von glatter und von Skelett-Muskulatur, dient z. B. der aufrechten Körperhaltung gegen die Schwerkraft

Sagittalschnitt. Anatomischer Schnitt rechtwinklig zum Boden

Sarkomer. Grundeinheit der Muskelfaser

Schaffer-Kollateralen. Fasern, die vom Ammonshorn (Hippokampus) in den entorhinalen Kortex ziehen

Scheinwut. Aggressives Verhalten, das nicht mit bestehenden Umweltreizen koordiniert ist

Schlafspindel. Sinusförmige Oszillationen (8 – 15 Hz) während aller Schlafstadien; sie überlagern die spontane EEG-Aktivität und zeigen Hemmung des sensomotorischen Systems an

Schwelle, absolute. Bei Überschreitung einer bestimmten Reizintensität wird eine Reaktion ausgelöst; kleinste Reizstärke, die eine neuronale Impulsfrequenzänderung bedingt

Scopolamin. Alkaloid mit parasympathikolytischer Wirkung, das in Nachtschattengewächsen vorkommt

Second messenger. Sekundärer Botenstoff, der Teil einer intrazellulären Signalkette ist; typische Vertreter Ca^{2+}-Ionen und cAMP

Sehnenorgan. Am Übergang von Skelettmuskelfasern in ihre Sehnen »in Serie« liegender Mechanorezeptor, der die Muskelspannung registriert

Sehnervpapille. Weißlicher Fleck auf der Netzhaut ohne Rezeptoren, daher auch blinder Fleck genannt, an dem die Sehnervenfasern die Netzhaut verlassen

Sensor. Fühler; Ausdruck wird sowohl im technischen wie physiologischen Bereich verwendet

Sensorpotenzial. Bei der Transduktion eines mechanischen, thermischen, chemischen oder elektrischen Sinnesreizes im Sensor gebildetes Potenzial; syn: Generatorpotenzial

sezernieren. Ausscheiden, absondern

Sinusknoten. Areal im rechten Herzvorhof, das in der Regel die steilsten Schrittmacherpotenziale ausbildet und daher die Herzschlagfrequenz bestimmt

skotopisches Sehen. Dämmerungssehen; Schwarz-weiß-Sehen; Helligkeitsunterschiede werden erkannt, Farben nicht; wird durch Stäbchenzellen der Netzhaut ermöglicht

Sodium-Amobarbital-Test. Barbiturat wird in eine der beiden Aa. carotis internae beim wachen Patienten injiziert und führt zu ipsilateraler Narkose der Hemisphäre; hierdurch kann die Sprachdominanz einer Hemisphäre vor neurochirurgischen Eingriffen bestimmt werden; syn.: Wada-Test

Somatotopie. Repräsentation der einzelnen Körperteile im Gehirn, besonders ausgeprägt in den primär somatosensorischen und motorischen Kortexarealen (sensorischer und motorischer Homunculus)

Spalt, subarachnoidaler. Spalt zwischen der Arachnoidea (Spinnenhaut) und der Pia mater (weiche Hirnhaut); mit Liquor gefüllt

Spalt, synaptischer. Nur 20–40 nm breiter Spalt zwischen prä- und postsynaptischer Membran

sparse-coding. Sparsame Kodierung; Prinzip, nach dem wenige Nervenzellensembles viele Inhalte abbilden können

Spasmus. Krampf, Verkrampfung

Spin. Drehimpuls von Elementarteilchen

Spurenelement. Chemisches Element, das in kleinsten Mengen im Körper vorhanden ist und dessen Fehlen zu Mangelerscheinungen führt, z. B. Jod, Magnesium, Zink

Sry-Gen. Gen auf dem Y-Chromosom, welches die Hodenentwicklung und Testosteronbildung anregt

Startle-Reflex. Schreckreflex; eine protektive Reflexantwort der Muskulatur auf überraschende Reize; durch bestehende Furcht wird der Reflex potenziert und bei positiver Grundemotion gehemmt

Statoconien. ► Otolithen

Stereotaktischer Apparat. ► Stereotaxie

Stereotaxie. Verfahren, mit dem intrazerebrale Orte gezielt durch Fixierung des Schädels und Messung in den 3 Raumebenen identifiziert werden können

Steroide. Große Gruppe von chemischen Verbindungen mit Steran-Grundgerüst; die einzelnen Steroide haben sehr unterschiedliche biologische Eigenschaften und Wirkungen

Striatum. Neostriatum; entwicklungsgeschichtlich jüngerer Teil des Corpus striatum (Teil der Basalganglien); unterteilt in einen vorderen (ventralen) und hinteren (dorsalen) Teil

Subcutis. Unterhaut

sudomotorisch. Wärmeabgabe durch Schweißsekretion aus den Schweißdrüsen, wird über sudomotorische sympathische Nervenfasern gesteuert

Supervisorisches Aufmerksamkeitssystem (SAS). Überwacht die Selektion bedeutsamer Reize und Reaktionen; besteht aus lateralem und medialem Präfrontalkortex und anteriorem Gyrus cinguli

Sympathikus. Teil des autonomen Nervensystem (die anderen sind Parasympathikus und Darmnervensystem); präganglionäre Ursprungszellen liegen in Brustmark und oberem Lendenmark, die postganglionären im Grenzstrang und z. T. in unpaaren Ganglien

Synapse. Verbindung zwischen dem Axon eines Neurons und einer Nerven-, Muskel- oder Drüsenzelle; die Übertragung erfolgt meist chemisch, seltener elektrisch

Synzytium. Durch Zellteilung oder -verschmelzung entstehender mehrkerniger Zellverband ohne Zellgrenzen

System, cholinerges. Alle muskarinergen und nikotinergen Rezeptoren, die Azetylcholin als Transmitter benutzen

System, limbisches. ringförmiges Hirnsystem zwischen Hirnstamm und den zerebralen Strukturen. Dazu gehören Teile des Hypothalamus, Amygdala, Hippokampus, C. mammillare, Gyrus cinguli, Septum und Fornix; Aktivität des Systems ist v. a. verbunden mit Gefühlen und Trieben

Systole. Phase im Herzzyklus, in der sich die Kammermuskulatur erst anspannt und dann zusammenzieht, um das Blut in die Arterien auszuwerfen

Tachykinine. Neuropeptide, die z. B. in Gehirn, Rückenmark, peripheren Geweben vorkommen und die Immunkompetenz reduzieren und so das Entstehen psychosomatischer Krankheiten fördern; z. B. Substanz P, vasoaktives intestinales Peptid (VIP)

Tastscheiben. Merkel-Zellen (► diese) in der behaarten Haut

Tetanus. 1) extreme, krampfartige Aktivierung von Muskel- und Nervenzellen
2) durch Tetanusbazillus ausgelöster Wundstarrkrampf

Thermogenese. Wärmebildung entweder durch Stoffwechselprozesse, durch Muskelzittern oder zitterfrei in braunem Fettgewebe

Thermorezeptor. Sinnesrezeptor, dessen adäquater Reiz Wäme oder Kälte ist (Warm- bzw. Kaltsensoren)

Thermosensor. syn: Thermorezeptor

Thrombozyt. Blutplättchen; kleine, kernlose, scheibenförmige Blutkörperchen; wichtiger Bestandteil der Blutgerinnung

Tiefensensibilität. Modalität der Somatosensorik, syn: Propriozeption, ► diese

Toleranz. Widerstandsfähigkeit; Verträglichkeit einer Therapie; verminderte Ansprechbarkeit auf ein Medikament oder eine Droge; Ausbleiben einer Immunreaktion

Tränenpapillen. Teil der ableitenden Tränenwege im medialen Augenwinkel

Transduktion. 1) Umwandlung eines Sinnesreizes in ein Rezeptorpotenzial
2) Übertragung eines Gens von einer Bakterienzelle zur anderen mithilfe von Mikroorganismen

transkutan. Durch die Haut

Transmitter. Überträgersubstanz

Trieb, homöostatischer. Trieb, der durch Abweichungen vom stabilen körperinternen Sollwert entsteht und nicht aus der Lerngeschichte oder den Umgebungsbedingungen resultiert, z. B. Hunger, Durst, Temperaturerhalt

Trieb, nichthomöostatischer. Trieb, der von variablen Sollwerten, Lernprozessen und Umgebungsvarianten abhängig ist, z. B. Sexualität, Bindung, Emotionen

Triebreduktion. Befriedigung eines Triebs, führt zu einer assoziativen Bindung zwischen Reiz, Reaktion und Konsequenz

Triplets. Verbindung dreier Nukleotid-Basen, Grundstruktur von RNA und DNA

Tuba Eustachii. Ohrtrompete; Verbindung zwischen Paukenhöhle und Rachen; Aufgabe ist die Belüftung der Paukenhöhle, damit das Trommelfell schwingen kann

ultradian. Mehr als 24 Stunden dauernd

Ultrafiltration. Durch hydrostatische Druckdifferenz zweier Flüssigkeiten entlang einer halbdurchlässigen Membran kommt es zu Flüssigkeitsbewegungen in Richtung der niedrigeren Konzentration

umami. Geschmacksempfindung für Glutamat (Natriumsalz von Glutamin)

Unterschiedsschwelle. Minimaler Unterschied zwischen 2 Reizparametern, der gerade eine unterschiedliche Empfindung auslöst

Urämie. Harnvergiftung des Organismus, z. B. bei Nierenversagen

Uterus. Gebärmutter

vagale Afferenzen. Zum ZNS führende Teile des N.vagus; geben Informationen aus dem Körper an das Hirn weiter

Vasodilatation. Weitstellung der Blutgefäße

Vasokongestion. Blutstauung in den Blutgefäßen

Vasokonstriktion. Engstellung der Blutgefäße

Vasopressin. Syn. Adiuretin, antidiuretisches Hormon, ADH, ► dort

ventral. Bauchwärts; im ZNS im rechten Winkel zur Schädelbasis oder der Körpervorderfläche verlaufend

Vibrationssensor. ► Pacinikörperchen

Viszerosensoren. Rezeptoren der inneren Organe, vermitteln Informationen über den Zustand der Organe im Körper

Viszerozeption. Wahrnehmung der Tätigkeit der inneren Organe

Vitalkapazität. Nach maximaler Einatmung maximal ausatembares Luftvolumen

Vitamin. In der Nahrung vorkommende, lebenswichtige organische Substanzen, die der Organismus nicht oder nicht in genügender Menge synthetisieren kann und deren Energiegehalt ohne Bedeutung ist

Wada-Test. ► Sodium-Amobarbital-Test

Wahrnehmung, subliminale. Wahrnehmung unterschwelliger Reize

Wärmekonduktion. Wärmeleitfähigkeit durch das Körpergewebe (von Zelle zu Zelle)

Wärmekonvektion. Wärmeleitfähigkeit durch das Blut und die Lymphe

Wernicke-Areal. Sensorisches Sprachzentrum im oberen posterioren Temporallappen und unteren Parietallappen der sprachdominanten Hemisphäre, benannt nach Karl Wernicke (1848–1905)

Zelladhäsionsmoleküle (CAMs). Aus 2 oder mehr Atomen bestehende chemische Verbindungen, die an anderen Zellen oder Partikeln anhaften

Zellmembran. In sich geschlossene äußere Begrenzung tierischer Zellen (Syn. Plasmalemm, Zellwand)

Zellnekrose. Absterben von Zellen im lebenden Organismus als krankhafte Reaktion auf bestimmte Einwirkungen

Zentralnervensystem. Gehirn und Rückenmark bilden das ZNS

Zungenpapillen. Auf der Schleimhaut des Zungenrückens und des Zungenrandes lokalisierte Papillenarten (4 Arten), die teils als Geschmackssensoren dienen, teils mechanische und taktile Aufgaben haben

Zweipunktschwelle. Simultane Raumschwelle; Maß für das räumliche Auflösungsvermögen der Haut auf taktile Reize, d. h. der Abstand zwischen 2 gerade noch getrennt wahrnehmbaren Reizen

Zwerchfell. Zwischen Brust- und Bauchraum bogenförmig gespannte Muskelplatte; wichtigster Atemmuskel

Zyanose. Syn: Blausucht; Bläulich-livide (Schleim)hautfärbung, bedingte durch eine starke Abnahme der Sauerstoffsättigung des Blutes

Zyklotron. Anlage zur Beschleunigung von Ionen oder Elementarteilchen auf sehr hohe Energie

Zytoarchitektonik. Anordnung von Zellen gleicher Bauart auf zusammenhängendem Raum

Zytokine. Lösliche Botenstoffe, steuern Kommunikation zwischen Körperzellen; werden von Immun- und anderen Körperzellen freigesetzt und beeinflussen im Immunsystem Vermehrung, Differenzierung und Migration

Abkürzungsverzeichnis

α-MSH	α-Melanozyten-stimulierendes Hormon
2-DG	2-Deoxyglukose
5-HIAA	5-Hydroxindolessigsäure
5-HT	5-Hydroxytryptamin, Serotonin
AC	Adenylatzyklase
ACh	Azetylcholin
AChE	Azetylcholinesterase
ACTH	adrenokortikotropes Hormon
ADDH	»attention deficit disorder and hyperactivity«
ADH	antidiuretisches Hormon, Adiuretin, auch Vasopressin genannt
ADP	Adenosindiphosphat
AEP	akustisch evoziertes Potenzial
AIDS	»acquired immunodeficiency syndrom«
ALS	Amyotrophe Lateralsklerose
AMPA	α-Amino-3-hydroxy-5-methyl-4-Isoxazol-propionsäure
ANP	atriales natriuretisches Peptid
ANS	autonomes Nervensystem
ARAS	aufsteigendes retikuläres Aktivierungssystem
ASIC	»acid sensing ion channel«
ATP	Adenosintriphosphat
AV-Knoten	Atrioventrikularknoten des Herzens
BCI	»brain computer interfaces«
BDNF	»brain-derived neurotrophic factors«
BERA	»brainstem evoked response audiometry«
BMI	Body-Mass-Index
BOLD-Effekt	»blood oxygenation level dependent«-Effekt bei der fMRT
BRAC	»basic rest activity cycle«
CAH	»congenital adrenal hyperplasia«, andro genitales Syndrom
CAM	»cell adhesion molecule«, Zelladhäsions-molekül
cAMP	zyklisches Adenosinmonophosphat
CaRE	Kalzium-Reaktions-Bindungs-Element
CCK	Cholezystokinin
CD	»cluster of differentiation«
CER	»conditioned emotional response«, konditionierte emotionale Reaktion
CF	charakteristische Frequenz
CGL	Corpus geniculatum laterale
cGMP	zyklisches Guanosinmonophosphat
CGRP	»calcitonin gene-related peptide«
ChAT	Cholin-Azetyltransferase
CM	»cochlear microphonics«, Mikrophon-potenziale
CNV	»contingent negative variation«, kontingente negative Variation
CPT	»continuous performance test«, Konzentrationstest
CR	konditionierte Reaktion
CRE	cAMP-Reaktions-Element
CREB	cAMP-Reaktions-Element-Bindungs-Protein
CRH	»corticotropin releasing hormone«, Kortikotropin-Releasing-Hormon, Kortikoliberin
CRPS	»complex regional pain syndrome«
CS	konditionierter Reiz
CSF	»cerebrospinal liquor fluid«, Zerebrospinalflüssigkeit
CY	Zyklophosphamid
DA	Dopamin
DBH	Dopamin-β-Hydroxylase
DBS	»deep brain stimulation«
DC	»direct current«, Gleichstrom
DHT	5α-Dihydrotestosteron
DL	Differenzlimen
DMS	»delayed matching to sample«
DNA	»desoxyribonucleic acid«, Desoxyribonukleinsäure
Dopa	L-Dehydroxyphenylamin
dpt	Dioptrie
ECoG	Elektrokortikogramm
ECS	»electroconvulsive shock«, Elektroschock
EEG	Elektroenzephalogramm
EEG	Elektrogastrogramm
EKP	ereigniskorreliertes Potenzial
EMG	Elektromyogramm
ENG	Elektroneurographie
EOG	Elektrookulogramm
EOG	Elektroolfaktogramm
EPI	Echo-Planar-Imaging
EPS	»extra sensory perception«, außersinnliche Wahrnehmung
EPSP	erregendes postsynaptisches Potenzial
fMRT	funktionelle Magnetresonanztomographie
FR	Formatio reticularis
FSH	Follikel-stimulierendes Hormon

N. Birbaumer (et al.), *Biologische Psychologie*, Springer-Lehrbuch,
https://doi.org/10.1007/978-3-540-95938-0

GABA	Gamma-Aminobuttersäure
GDP	Guanidindiphosphat
GFR	glomeruläre Filtrationsrate
GH	»growth hormone«, Wachstumshormon
GIT	Gastrointestinaltrakt
GLP	»glucagon-like peptide«
Glu	Glutamat
GnRH	Gonadotropin-Releasing-Hormon
GTP	Guanidintriphosphat
GTS	Gilles-de-la-Tourette-Syndrom
HAWIE	Hamburg-Wechsler-Bellevue-Intelligenztest
HHL	Hypophysenhinterlappen
HIV	humanes Immundefekt-Virus
HR	Herzrate
HVL	Hypophysenvorderlappen
IAPS	International Affective Picture System
IC	»impoverished conditions«
ICSS	»intra-cranial-selfstimulation«, intrakranielle Selbststimulation
IFN	Interferon
Ig	Immunglobulin
IL	Interleukin
IPSP	inhibitorisches postsynaptisches Potenzial
IQ	Intelligenzquotient
ISI	Inter-Stimulus-Intervall
KZG	Kurzzeitgedächtnis
LCCS	limitiertes Kapazitätskontrollsystem, »limited capacity control system«
LD	Licht-Dunkel-Variation
LH	lateraler Hypothalamus
LH	luteinisierendes Hormon
LP	langsames Hirnpotenzial, »slow brain potential«
LTD	Langzeitdepression, »long term depression«
LTP	Langzeitpotenzierung, »long term potentiation«
LZG	Langzeitgedächtnis
MAO	Monoaminooxidase
MAOI	Monoaminoxidaseinhibitor
MEG	Magnetoenzephalographie
MFB	»medial forebrain bundle«
MMSE	»Mini-Mental-State-Examination«
MP	Membranpotenzial
MPA	Medroxiprogresteronsäure
MRF	»mesencephalic reticular formation«
mRNA	»messenger-RNA«, Boten-RNA
mRNS	messenger-Ribonukleinsäure
MRP	»horseradish peroxidase«, Meerrettichperoxidase
MRS	»magnetic resonance spectroscopy«, Magnetresonanzspektroskopie
MRT	Magnetresonanztomographie
NA	Noradrenalin
NAA	N-Azetylaspartat
NGF	»nerve growth factor«, Nervenwachstumsfaktor
NIRS	Nahinfrarotspektroskopie
NK	natürliche Killerzellen
NKCA	»natural killer cell activity«
NMDA	N-Methyl-D-Aspartat
NNM	Nebennierenmark
NNR	Nebennierenrinde
NO	Stickoxid
NO	Stickstoffmonoxid
NP	Neuropeptid
NR	Nucleus reticularis
NRM	Nucleus raphe magnus
NSAID	»nonstereoidal antiinflammatory drugs«
NSL	»Nicaraguan Sign Language«
NST	Nucleus subthalamicus
NTS	Nucleus tractus solitarius
Nucl	Nucleus
OCD	»obsessive compulsive disorder«
OR	Orientierungsreaktion
OT	Oxytozin
PAG	periaquäduktales Grau
PCA	»Principal-component«-Analyse
PDE	Phosphodiesterase
PDE5	Phosphodiesterase 5
PET	Positronenemissionstomographie
PFC	Präfrontalkortex
PGO	pontogenikulookzipitale Kortex-Wellen
PINV	»postimperative negative Variation«
PINV	postimperative Negativierung
PKC	Proteinkinase C
POMC	Proopiomelanokortin
PRL	Prolaktin
PS	paradoxer Schlaf
PTP	posttetanische Potenzierung
PTSD	»posttraumatic stress disorder«, posttraumatische Stressstörung

rCBF regionale Hirndurchblutung, »regional cerebral blood flow«
REM »rapid eye movements« (Schlafstadium mit schnellen Augenbewegungen)
RF Formatio reticularis, Retikulärformation
RF Radiofrequenz
RFLP Reaktionsfragmentlängenpolymorphismus
RHT retinohypothalamischer Trakt
RNA »ribonucleic acid«, Ribonukleinsäure
rTMS repetitive transkranielle Magnetstimulation

SAD »seasonal affective disorder«
SCL »skin conductance level«
SCN »suprachiasmatic nucleus«, Nucleus suprachiasmaticus
SCP »slow cortical potentials«
SCR »skin conductance response«
SD »spreading depression«
sEPSP slow EPSP
SMA supplementär-motorisches Areal
SMR sensomotorischer Rhythmus
SP Substanz P
SPA stimulationsproduzierte Analgesie
SPL »sound pressure level«
SQUID »superconducting quantum interference device«
SR Startlereflex
SSRI Serotoninaufnahmehemmer
STH Somatotropin
STN Nucleus subthalamicus
SWS »slow wave sleep«

TCT »T-cell-receptor«, T-Zell-Rezeptor
tDCS transkranielle Gleichstromreizung
TENS transkutane elektrische Nervenstimulation
TGF »transforming growth factor«, transformierender Wachstumsfaktor
TH Tyrosinhydroxylase
THC Delta-9-Tetrahydro-cannabinol
TIQ Tetrahydro-Isoquinolon
TMS transkranielle Magnetstimulation
TNF Tumornekrosefaktor
TRH Thyreotropin-Releasing-Hormon
tRNA Transport-RNA
TRP »transient receptor potential«
TSH Thyreoidea-stimulierendes Hormon
TTD »thought translation device«
TTS »temporary threshold shift«, Hörschwelle
TTX Tetrodotoxin

U(C)R unkonditionierte Reaktion
U(C)S unkonditionierter Reiz (Stimulus)

VAS visuelle Analogskala
VEP visuell evozierte Potenziale
VIP »vasoactive intestinal polypeptide«, vasoaktives intestinales Peptid
VNO vomeronasales Organ
VS vegetativer Zustand, »vegetative state«
VT Verhaltenstherapie
VTA ventrales Tegmentum des Mittelhirns
VTM Area ventralis tegmentalis

WCST Winsconsin Card Sorting Test

ZNS Zentralnervensystem

Quellenverzeichnis

Seite	Abb.-Nr.	Quelle
	Kapitel 1	
4	Box 1.1	Universitätsarchiv Leipzig
6	1.1	Mit freundlicher Genehmigung von Steven E. Peterson, Ph.D., NeuroImaging Laboratory, Washington University, St. Louis
7	1.2	Reprinted by permission from Macmillan Publishers Ltd: Nature Neuroscience. Aus Anders S, Birbaumer N, Sadowski B et al (2004) Parietal somatosensory association cortex mediates effective blindsight. Nature Neuroscience 7, 4, pp. 339-340. 2004.
8	Box 1.2	Hieronymus Brunschwig, 1497
8	Box 1.2	Aus Human nature library, New York, July 1887, p. 11, fig. 6 (the phrenological organs)
8	Box 1.2	Aus Marshall LH, Magounlt W (1998) Discoveries in the human brain, p 75. Humana Press Totowa, N.Y. Mit freundlicher Genehmigung
9	1.3	Aus Hebb DO (1949) The Organization of Behavior, John Wiley, New York
	Kapitel 2	
13	2.1	Die Zeichnung verdanken wir Prof. em. Dr. K. H. Andres, Lehrstuhl für Anatomie II der Ruhr-Universität Bochum
18	2.3a,b	Nach Schillers H, Danker T, Madeja M, Oberleithner H (2001) Plasma membrane protein clusters appear in CFTR-expressing Xenopus laevis oocytes after cAMP stimulation. J Membrane Biol 180: 205-212
19	2.5a,b	Modifiziert nach Schmidt RF, Thews G, Lang F (2000). Physiologie des Menschen, 28. Aufl. Springer, Berlin Heidelberg New York Tokyo
20	2.6a,b	Modifiziert Nach Schmidt RF, Thews G, Lang F (2000) Physiologie des Menschen, 28. Aufl. Springer, Berlin Heidelberg New York Tokyo
22	2.7	Aus Schmidt RF, Lang F, Thews G (2005) Physiologie des Menschen, 29. Aufl. Springer, Berlin Heidelberg New York Tokyo
24	2.10a	Mit freundlicher Genehmigung von Professor C. Steinhäuser, Bonn
	Kapitel 3	
35	3.2	Darstellung von Dudel J in Schmidt RF (Hrsg) (1987) Grundriß der Neurophysiologie, 6. Aufl. Springer, Berlin Heidelberg New York (Heidelberger Taschenbücher, Bd 96)
36	3.3	Darstellung von Dudel J in: Schmidt RF (Hrsg) (1987) Grundriß der Neurophysiologie, 6. Aufl. Springer, Berlin Heidelberg New York (Heidelberger Taschenbücher, Bd 96)
38	Box 3.1	Modifiziert nach Schmidt RF, Lang F, Thews G (2005) Physiologie des Menschen, 29. Aufl. Springer, Berlin Heidelberg New York Tokyo
44	3.8b	Nach Huxley AF, Stämpfli R (1949) Evidence for saltatory conduction in peripheral myelinated nerve fibres. J. Physiol (Lond) 108:315, mit freundlicher Genehmigung
	Kapitel 4	
50	4.1	Nach den elektronenmikroskopischen Befunden zahlreicher Autoren, insbesondere von K. Akert, Zürich, und Mitarbeitern.
51	4.3a-g	4.3e-g: Aus Eccles JC (1969) The inhibitory pathways of the central nervous system. The Sherrington Lectures IX. Thomas, Springfield
53	4.4a,b	Nach Nicholls J, Martin AR, Wallace BG (2001) From neuron to brain, 4th edn. Sinauer, Sunderland und Kuffler SW (1980) Slow synaptic responses in autonomic ganglia and the pursuit of a peptidergic transmitter. J Exp Biol 89:257-286. Reproduced/adapted with permission.
53	4.5a-d	Aus Eccles JC (1964) The physiology synapses. Springer, Berlin Heidelberg New York
54	Box 4.1	Nach Loewi O (1960) An autobiographic sketch: In: Perspectives in Biology and Medicine, vol. IV:3–25. The Johns Hopkins University Press, Baltimore
54	Box 4.1	Nach Loewi O (1960) An autobiographic sketch: In: Perspectives in Biology and Medicine, vol. IV:3–25. The Johns Hopkins University Press, Baltimore
59	4.9	Modifiziert nach Schmidt RF, Lang F, Thews G (2005) Physiologie des Menschen, 29. Aufl. Springer, Berlin Heidelberg New York Tokyo
61	4.10a-c	Aus Schmidt RF, Unsicker K, Birbaumer N, Kurtz A, Schartl M (Hrsg.) (2003) Lehrbuch Vorklinik. Deutscher Ärzte-Verlag. Mit freundlicher Genehmigung.
62	4.11a,b	Aus Schmidt RF, Unsicker K, Birbaumer N, Kurtz A, Schartl M (Hrsg.) (2003) Lehrbuch Vorklinik. Deutscher Ärzte-Verlag. Mit freundlicher Genehmigung.
63	4.12a,b	Aus Schmidt RF, Unsicker K, Birbaumer N, Kurtz A, Schartl M (Hrsg.) (2003) Lehrbuch Vorklinik. Deutscher Ärzte-Verlag. Mit freundlicher Genehmigung.

N. Birbaumer (et al.), *Biologische Psychologie*, Springer-Lehrbuch,
https://doi.org/10.1007/978-3-540-95938-0

Seite	Abb.-Nr.	Quelle
63	4.13	Aus Schmidt RF, Unsicker K, Birbaumer N, Kurtz A, Schartl M (Hrsg.) (2003) Lehrbuch Vorklinik. Deutscher Ärzte-Verlag. Mit freundlicher Genehmigung.
66	4.15b	Aus Braun M, Schmidt RF, Zimmermann M (1966) Facilitation at the frog neuromuscular junction during and after repetitive stimulation. Pflügers Arch Ges Physiol 287:41-55
66	4.15c	Aus Braun M, Schmidt RF, Zimmermann M (1966) Facilitation at the frog neuromuscular junction during and after repetitive stimulation. Pflügers Arch Ges Physiol 287:41-55
66	4.15d	Zusammengestellt von J.C. Eccles in Eccles JC (1975) Das Gehirn des Menschen. Piper, München
66	4.15f	Zusammengestellt von J.C. Eccles in Eccles JC (1975) Das Gehirn des Menschen. Piper, München
67	4.16a,b	Nach Dudel J, Menzel R, Schmidt RF (Hrsg) (2001) Neurowissenschaft vom Molekül zur Kognition, 2. Aufl. Springer, Berlin Heidelberg New York
	Kapitel 5	
73	5.2	Nach Carlson NR (1998) Physiology of Behavior. 7th ed, p. 59. Allyn & Bacon, Boston. Mit freundlicher Genehmigung.
76	5.5a-c	Nach Rosenzweig MR, Leiman LA, Breedlove SM (2005) Physiological Psychology. 4th ed, p. 37, fig. 2.9 A-C. 2001. Sinauer Associates, Sunderland, Mass. Mit freundlicher Genehmigung.
78	5.8	Nach Mountcastle VB, Poggio GF (1960) A study of the functional contributions of the lemniscal and spinothalamic systems to somatic sensibility. Central nervous mechanisms in pain. Bull Johns Hopkins Hosp 106: 266-316
80	5.9a-d	Nach Schmidt RF, Thews G, Lang F (2000) Physiologie des Menschen, 28. Aufl. Springer, Berlin Heidelberg New York Tokyo
81	5.10	Aus Heimer L (1995) The Human Brain and Spinal Cord., 2nd ed. Springer, New York
81	5.11a,b	Aus Heimer L (1995) The Human Brain and Spinal Cord., 2nd ed. Springer, New York
83	5.12b	Nach Heimer L (1995) The Human Brain and Spinal Cord., 2nd ed. Springer, New York
85	5,14a,b	Aus Benninghoff A (1994) Anatomie. 15. Aufl. Urban & Schwarzenberg, München. Mit freundlicher Genehmigung.
87	5.16a,b	Nach Heimer L (1995) The Human Brain and Spinal Cord., 2nd ed. Springer, New York
88	5.17b	Aus Sobotta J (1999) Atlas der Anatomie des Menschen, 21. Aufl. Urban & Fischer, München. Mit freundlicher Genehmigung.
88	5.17c	Aus Sobotta J (1999) Atlas der Anatomie des Menschen, 21. Aufl. Urban & Fischer, München. Mit freundlicher Genehmigung.
88	5.17d	Aus Sobotta J (1999) Atlas der Anatomie des Menschen, 21. Aufl. Urban & Fischer, München. Mit freundlicher Genehmigung.
88	5.17e	Aus Sobotta J (1999) Atlas der Anatomie des Menschen, 21. Aufl. Urban & Fischer, München. Mit freundlicher Genehmigung.
89	5.18a,b	Nach Schmidt RF, Thews G, Lang F (2000) Physiologie des Menschen, 28. Aufl. Springer, Berlin Heidelberg New York Tokyo und aus Schmidt RF, Schaible HG (2001) Neuro- und Sinnesphysiologie, 4. Aufl. Springer, Berlin Heidelberg New York
96	Box 5.5	Mit freundlicher Genehmigung von Dr. Hakan Widner, M.D., PhD., Lord University, Sweden
	Kapitel 6	
103	6.3a,b	Nach Schmidt RF, Thews G, Lang F (2000) Physiologie des Menschen, 28. Aufl. Springer, Berlin Heidelberg New York Tokyo
104	6.4	Nach Schmidt RF, Thews G, Lang F (2000) Physiologie des Menschen, 28. Aufl. Springer, Berlin Heidelberg New York Tokyo
108	6.5	Nach Schmidt RF, Thews G, Lang F (2000) Physiologie des Menschen, 28. Aufl. Springer, Berlin Heidelberg New York Tokyo
111	6.7	Nach Mellander S (1960) Comparative studies on the adrenergic neuro-hormonal control of resistance and capacitance blood vessels in the cat. Acta physiol scand 50 (Suppl 176): 1-86
111	6.8	Modifiziert nach Ranson SW, Clark SL (1959) The Anatomy of the Nervous System. Wb Saunders Company, Philadelphia and London und Petras JM, Cummings JF (1972) Autonomic neurons in the spinal cord of the Rhesus monkey: a correlation of the findings of cytoarchitectonics and sympathectomy with fiber degenerations following dorsal rhizotomy. J Comp Neurol 146: 189-218
112	6.9	Aus Schmidt RF (1987) Bauchschmerzen aus physiologischer Sicht. In: Wackenheim A, Vouge M (Hrsg) Bauchschmerz, edition medizin, Weinheim © Chapman & Hall, London
113	6.10	Nach Schmidt RF, Thews G, Lang F (2000) Physiologie des Menschen, 28. Aufl. Springer, Berlin Heidelberg New York Tokyo
	Kapitel 7	
119	7.1	Nach Schmidt RF, Thews G, Lang F (2000) Physiologie des Menschen, 28. Aufl. Springer, Berlin Heidelberg New York Tokyo
119	7.2	Nach Schmidt RF, Thews G, Lang F (2000) Physiologie des Menschen, 28. Aufl. Springer, Berlin Heidelberg New York Tokyo
119	7.3	Nach Schmidt RF, Thews G, Lang F (2000) Physiologie des Menschen, 28. Aufl. Springer, Berlin Heidelberg New York Tokyo
120	7.4	Nach Lang F (2000) Basiswissen Physiologie. Springer, Berlin Heidelberg New York
122	7.5	Nach Schmidt RF, Thews G, Lang F (2000) Physiologie des Menschen, 28. Aufl. Springer, Berlin Heidelberg New York Tokyo
123	7.6a-c	Nach Schmidt RF, Thews G, Lang F (2000) Physiologie des Menschen, 28. Aufl. Springer, Berlin Heidelberg New York Tokyo
124	7.7a	Nach Lang F (2000) Basiswissen Physiologie. Springer, Berlin Heidelberg New York

Seite	Abb.-Nr.	Quelle
124	7.7b	Nach Schmidt RF, Thews G, Lang F (2000) Physiologie des Menschen, 28. Aufl. Springer, Berlin Heidelberg New York Tokyo
127	7.8c	Nach Schmidt RF, Thews G, Lang F (2000) Physiologie des Menschen, 28. Aufl. Springer, Berlin Heidelberg New York Tokyo
129	7.10	Nach Schmidt RF, Thews G, Lang F (2000) Physiologie des Menschen, 28. Aufl. Springer, Berlin Heidelberg New York Tokyo
132	7.12b	Nach M.P. Sambi, Ann. Inter. Med. 79:411, 1973
134	7.13	Nach Schmidt RF, Lang F, Thews G (2005) Physiologie des Menschen, 29. Aufl. Springer, Berlin Heidelberg New York Tokyo
	Kapitel 8	
142	8.1	Aus Richard Brown (1994) An introduction to neuroendocrinology, 1st edition, Cambridge University Press. Mit freundlicher Genehmigung.
143	8.2	Nach Voigt KH, Fehm H (1993) Psychoendokrinologie. In: Uexküll T von (ed) Lehrbuch der psychosomatischen Medizin, 3. Aufl. Urban und Schwarzenberg, München. Mit freundlicher Gehnehmigung.
152	8.9a-c	Nach Maier et al. (1988) in: Miltner M, Birbaumer N, Gerber W (1993) Verhaltensmedizin. Springer, Berlin Heidelberg New York Tokyo
	Kapitel 9	
161	9.3	Aus Schmidt RF, Unsicker K, Birbaumer N, Kurtz A, Schartl M (Hrsg.) (2003) Lehrbuch Vorklinik. Deutscher Ärzte-Verlag. Mit freundlicher Genehmigung.
162	9.4	Nach Schmidt RF, Lang F, Thews G (2005) Physiologie des Menschen, 29. Aufl. Springer, Berlin Heidelberg New York Tokyo
169	9.6	Nach Goetzl E, Turck C & Streedhasan, S (2001). Production and recognition of neuropeptides by cells of immune system. In: Ader R, Felten D, Cohen N (eds). Psychoneuroimmunology, 3rd edn. Academic Press, San Diego. Mit freundlicher Genehmigung.
172	9.8a,b	Aus Felten S, Felten DL (2001) Innervation of lymphoid tissue. In: Ader R, Felten D, Cohen N (eds) (2001) Psychoneuroimmunology, 3rd ed. Academic Press, San Diego. Mit freundlicher Genehmigung.
179	9.14	Nach Mrazek & Klinert, in: Ader R, Felten D, Cohen N (eds) (2001) Psychoneuroimmunology, 3rd ed. Academic Press, San Diego. Mit freundlicher Genehmigung.
	Kapitel 10	
185	10.2b	Nach Schmidt RF, Thews G, Lang F (2000) Physiologie des Menschen, 28. Aufl. Springer, Berlin Heidelberg New York Tokyo
189	10.5a-d	Nach Schmidt RF, Thews G, Lang F (2000) Physiologie des Menschen, 28. Aufl. Springer, Berlin Heidelberg New York Tokyo
192	10.6a,b	Nach Schmidt RF, Thews G, Lang F (2000) Physiologie des Menschen, 28. Aufl. Springer, Berlin Heidelberg New York Tokyo
193	10.7	Aus Thews G, Vaupel P (2001) Vegetative Psychologie, 4. Aufl. Springer, Berlin Heidelberg New York Tokyo
194	10.8	Aus Thews G, Vaupel P (2001) Vegetative Psychologie, 4. Aufl. Springer, Berlin Heidelberg New York Tokyo
197	10.10	Nach Schmidt RF, Thews G, Lang F (2000) Physiologie des Menschen, 28. Aufl. Springer, Berlin Heidelberg New York Tokyo
202	10.15	Nach Schmidt RF, Lang F, Thews G (2005) Physiologie des Menschen, 29. Aufl. Springer, Berlin Heidelberg New York Tokyo
203	10.16a,b	Nach Schmidt RF, Thews G, Lang F (2000) Physiologie des Menschen, 28. Aufl. Springer, Berlin Heidelberg New York Tokyo
204	10.17	Nach Schmidt RF, Lang F, Thews G (2005) Physiologie des Menschen, 29. Aufl. Springer, Berlin Heidelberg New York Tokyo
206	10.19	Nach Schmidt RF, Thews G, Lang F (2000) Physiologie des Menschen, 28. Aufl. Springer, Berlin Heidelberg New York Tokyo
207	10.20	Nach Schmidt RF, Thews G, Lang F (2000) Physiologie des Menschen, 28. Aufl. Springer, Berlin Heidelberg New York Tokyo
	Kapitel 11	
216	11.3	Nach Schmidt RF, Lang F, Thews G (2005) Physiologie des Menschen, 29. Aufl. Springer, Berlin Heidelberg New York Tokyo
216	11.4	Nach Schmidt RF, Thews G, Lang F (2000) Physiologie des Menschen, 28. Aufl. Springer, Berlin Heidelberg New York Tokyo
217	11.5a,b	In Anlehnung an Richter DW (1996) Neutral regulation of respiration: Rhythmogenesis and afferen control. In: Greger R, Windhorst U (eds) Comprehensive Human Physiologie, Vol 2, pp 2079-2095. Springer, Berlin Heidelberg New York Tokyo und Richter DW, Ballanyi K, Schwarzacher S (1992) Mechanisms of respiratory rhythm generation. Curr Opin Neurobiol 2: 788-793 und an H. P. Koepchen, Freie Universität, Berlin
218	11.6	Nach Schmidt RF, Thews G, Lang F (2000) Physiologie des Menschen, 28. Aufl. Springer, Berlin Heidelberg New York Tokyo
220	11.7a,b	Nach Boothby WM, Berkson J, Dunn HL (1936) Studies of the energy of metabolism of normal individuals: A standard of basal metabolism, with a nomogram for clinical application. Am J Physiol 116:468 aus Ulmer in: STL, 28. Aufl.
221	11.8	Messungen von Göpfert et al., in: Göpfert H, Bernsmeier A, Stufler R (1953). Über die Steigerung des Energiestoffwechsels und der Muskelinnervation bei geistiger Arbeit. Pflügers Arch 256:304
222	11.9a,b	Nach Schmidt RF, Lang F, Thews G (2005) Physiologie des Menschen, 29. Aufl. Springer, Berlin Heidelberg New York Tokyo
224	11.10a-e	Die unveröffentlichte Abbildung wurde uns dankenswerterweise von M. Nischik und C. Forster, Institut für Physiologie und experimentelle Pathophysiologie, Universität Erlangen, zur Verfügung gestellt.
224	11.11a,b	Rainer Schandry, Lehrbuch Psychophysiologie © 4. Auflage 1998 Psychologie Verlags Union in der Verlagsgruppe Beltz, Weinheim und Basel. Mit freundlicher Genehmigung.
225	11.12	Nach Schmidt RF, Thews G, Lang F (2000) Physiologie des Menschen, 28. Aufl. Springer, Berlin Heidelberg New York Tokyo
226	11.13	Nach Schmidt RF, Thews G, Lang F (2000) Physiologie des Menschen, 28. Aufl. Springer, Berlin Heidelberg New York Tokyo

Seite	Abb.-Nr.	Quelle
	Kapitel 12	
237	12.1	Aus Schmidt RF (2001) Physiologie kompakt. 4. Aufl. Springer, Berlin Heidelberg New York Tokyo
238	12.2a-d	Nach Schmidt RF, Lang F, Thews G (2005) Physiologie des Menschen, 29. Aufl. Springer, Berlin Heidelberg New York Tokyo
239	12.3	Nach Sleisenger MH, Fordtran JS (eds) (1983), Gastrointestinal disease. 4 th edn., Saunders, Philadelphia. Mit freundlicher Genehmigung.
240	12.4	Nach Schmidt RF, Lang F, Thews G (2005) Physiologie des Menschen, 29. Aufl. Springer, Berlin Heidelberg New York Tokyo
242	12.6a-c	Aus Schmidt RF (2001) Physiologie kompakt. 4. Aufl. Springer, Berlin Heidelberg New York Tokyo
246	12.8	Nach Levey A S, Perrone R D, Madias N E: Serum creatinine and renal function. Ann Rev Med. 1988, 39 465-490. Mit freundlicher Genehmigung.
247	12.9a,b	Aus Schmidt RF (2001) Physiologie kompakt. 4. Aufl. Springer, Berlin Heidelberg New York Tokyo
252	12.11a,b	12.11b: Nach Nathan PW (1976) Scientific Foundations of Urology Vol II, 51–58 in Williams DI, Chrishohn GD, Year Book Medical Publ, Chicago
	Kapitel 13	
256	13.1	Nach Schmidt RF, Lang F, Thews G (2005) Physiologie des Menschen, 29. Aufl. Springer, Berlin Heidelberg New York Tokyo
264	13.5a,b	Nach Schmidt RF, Lang F, Thews G (2005) Physiologie des Menschen, 29. Aufl. Springer, Berlin Heidelberg New York Tokyo
266	13.6	Aus Schmidt RF, Unsicker K, Birbaumer N, Kurtz A, Schartl M (Hrsg.) (2003) Lehrbuch Vorklinik. Deutscher Ärzte-Verlag. Mit freundlicher Genehmigung.
274	13.16a-c	Nach Delwaide PJ, Young RR (1985) Clinical Neurophysiology in Spasticity. Elsevier, Amsterdam. Mit freundlicher Genehmigung.
275	13.17a,b	13.17a: Nach: Evarts EV, Wise SP, Bousfield D (eds) (1985) The motor system in neurobiology. Elsevier, Amsterdam 13.17b: Nach Jankowska E, Lundberg A (1981) Interneurones in the spinal cord. Trends Neurosci 4: 230–233
276	13.18a-c	Reproduced / Adapted with permission from The Structure of Emotion by Niels Birbaumer & Arne Öhmann, ISBN 0-88937-055-9 and ISBN 3-456-82010-9, p. 244 ©1993 Hogrefe & Huber Publishers. • Seattle • Toronto • Bern • Göttingen
279	13.20	Nach Alexander GE, Crutcher MD (1990) Functional architecture of basal ganglia circuits: neural substrates of parallel processing. Trends Neurosci 13: 266–271. Mit freundlicher Genehmigung.
282	13.22a,b	Nach Schmidt RF, Lang F, Thews G (2005) Physiologie des Menschen, 29. Aufl. Springer, Berlin Heidelberg New York Tokyo
283	13.23a	Aus Rosenzweig MR, Breedlove SM, Watson NV (2005) Biological psychology: an introduction to behavioral and cognitive neuroscience. 4th ed, p. 333, fig. 1.11. Sinauer Associates, Sunderland, Mass. Mit freundlicher Genehmigung.
283	13.23b	Aus Rosenzweig MR, Breedlove SM, Watson NV (2005) Biological psychology: an introduction to behavioral and cognitive neuroscience. 4th ed, p. 339, fig. 11.17. Sinauer Associates, Sunderland, Mass. Mit freundlicher Genehmigung.
284	13.24a,b	Nach Woolsey C u. Mitarb. in: Woolsey CN, Settlage PH, Meyer DR, Sencer W, Pinto-Hamuy T, Travis HM (1950) Patterns of localization in precentral and supplementary motor areas and their relation to the concept of a premotor area. Proc Assoc Res Nerv Ment Dis 30
285	13.25a,b	Nach Daten von Gratton, Coles et al. Aus Birbaumer N, Öhman A (eds) (1993) The structure of emotion. Hogrefe & Huber, Seattle
286	13.26a-f	Aus Seitz RJ, Roland P, Bohm C, Greitz T, Stone-Elander S (1991) Somatosensory discrimination of shape: Tactile exploration and cerebral activation. Europ J Neuroscience 3:481-492. Mit freundlicher Genehmigung.
288	13.27a	Nach Preuschoft H, Chivers DJ (eds) (1993) Hands of Primates. Springer, Wien
288	13.27b	Nach Preuschoft H, Chivers DJ (eds) (1993) Hands of Primates. Springer, Wien
288	13.27c	Nach Schmidt RF, Thews G, Lang F (2000) Physiologie des Menschen, 28. Aufl. Springer, Berlin Heidelberg New York Tokyo
288	13.27d	Permission is hereby granted for the use requested subject to the usual acknowledgements (Humphrey D.R., Freund H.-J. (eds) (1991) Motor Control: Concepts and Issues. In: Dahlem Workshop Reports Berlin (1989). Wiley-Interscience: Chichester)
289	13.28	Nach Schmidt RF, Thews G, Lang F (2000) Physiologie des Menschen, 28. Aufl. Springer, Berlin Heidelberg New York Tokyo
290	13.29	Aus Schmidt RF, Unsicker K, Birbaumer N, Kurtz A, Schartl M (Hrsg.) (2003) Lehrbuch Vorklinik. Deutscher Ärzte-Verlag. Mit freundlicher Genehmigung.
292	13.30	In Anlehnung an Whitehead WE, Schuster MM (1983) Manometric and electromyographic techniques for assessment of the anorectal mechanism for continence and defecation. In: Hölzl R, Whitehead WE (eds): Physiology of the gastrointestinal tract. Experimental and clinical applications. Plenum, New York
293	Box 13.8	Aus Kopp B, Flor H, Mühlnickel W (1999) Neuroreport 10:807-810. Mit freundlicher Genehmigung.
	Kapitel 14	
299	14.1	Nach Schmidt RF, Thews G, Lang F (2000) Physiologie des Menschen, 28. Aufl. Springer, Berlin Heidelberg New York Tokyo
301	14.2	Aus Schmidt RF (2001) Physiologie kompakt. 4. Aufl. Springer, Berlin Heidelberg New York Tokyo
303	14.4a-c	Aus Dudel J (1985) Allgemeine Sinnesphysiologie. In: Schmidt RF, Thews G (Hrsg) Physiologie des Menschen, 22. Aufl. Springer, Berlin Heidelberg New York Tokyo, S. 191-208.
304	14.5a	Aus Dudel J (1985) Allgemeine Sinnesphysiologie. Aus Schmidt RF, Thews G (Hrsg) Physiologie des Menschen, 22. Aufl. Springer, Berlin Heidelberg New York Tokyo, S. 191-208.

Seite	Abb.-Nr.	Quelle
304	14.5b	Aus Dudel J (1985) Allgemeine Sinnesphysiologie. Aus Schmidt RF, Thews G (Hrsg) Physiologie des Menschen, 22. Aufl. Springer, Berlin Heidelberg New York Tokyo, S. 191-208.
306	14.6a,b	Aus Dudel J (1985) Allgemeine Sinnesphysiologie. Aus Schmidt RF, Thews G (Hrsg) Physiologie des Menschen, 22. Aufl. Springer, Berlin Heidelberg New York Tokyo, S. 191-208.
307	14.7	Nach M. Zimmermann, Heidelberg
307	14.8	Aus Dudel J (1985) Allgemeine Sinnesphysiologie. Aus Schmidt RF, Thews G (Hrsg) Physiologie des Menschen, 22. Aufl. Springer, Berlin Heidelberg New York Tokyo, S. 191-208.
308	14.9a,b	Aus Dudel J (1985) Allgemeine Sinnesphysiologie. Aus Schmidt RF, Thews G (Hrsg) Physiologie des Menschen, 22. Aufl. Springer, Berlin Heidelberg New York Tokyo, S. 191-208.
309	14.10	Nach Zimmermann M (1995) Das somatoviszentrale sensorische System. In: Schmidt RF, Thews G (Hrsg) Physiologie des Menschen, 26. Aufl. Springer, Berlin Heidelberg New York Tokyo
310	14.11a	Modifiziert und erweitert nach Penfield W, Rassmussen T (1950) The cerebral cortex of man. Macmillan, New York
310	14.11c	Modifiziert und erweitert Nach Penfield W, Rassmussen T (1950) The cerebral cortex of man. Macmillan, New York
313	14.12a-c	Modifiziert nach Zimmermann M (1995) Das somatoviszentrale sensorische System. In: Schmidt RF, Thews G (Hrsg) Physiologie des Menschen, 26. Aufl. Springer, Berlin Heidelberg New York Tokyo
314	Box14.3	Röder B, Rösler F, Henninghausen E, Näcker F (1996) Event-related potentials during auditory and somatosensory discrimination in sighted and blind subjects. Cogn Brain Res 4:77–93. Mit freundlicher Genehmigung.
315	14.13a,b	Nach Blough DS, Yager D (1972) Visual psychophysics in animals. In: Jameson D, Hurvich LM (eds) Visual psychophysics. (Handbook of sensory physiology, vol VII/4). Springer, Berlin Heidelberg New York
317	14.14	Messungen von Borg et al. J. Physiol. 192, 13 (1967)
318	14.15	Messungen von Stevens SS (1975) Psychophysics. John Wiley, New York
318	14.16	Nach L.E. Marks. Aus Dudel J (1985) Allgemeine Sinnesphysiologie. Aus Schmidt RF, Thews G (Hrsg) Physiologie des Menschen. 22. Aufl. Springer, Berlin Heidelberg New York Tokyo, S. 191-208
	Kapitel 15	
322	15.1a-c	Aus Schmidt RF (Hrsg) (1985) Grundriß der Sinnesphysiologie. 5. Aufl. Springer, Berlin Heidelberg New York Tokyo. Nach Lindblom und Lindström in: Zottermann Y (ed) Sensory Functions of the Skin in Primates. Pergamon Press, Oxford.
323	15.2a,b	Nach Weber EH (1835) Archiv für Anatomie, Physiologie und wissenschaftliche Medizin
325	15.3a-c	Modifiziert nach Schmidt RF, Lang F, Thews G (2005) Physiologie des Menschen, 29. Aufl. Springer, Berlin Heidelberg New York Tokyo
326	15.4a-d	Nach Daten von Vallbo AB, Johannson RS (1984) Properties of cutaneous mechanoreceptors in the human hand related to touch sensation. Human Neurobiol 3:2. Aus Schmidt RF (Hrsg) (1985) Grundriß der Sinnesphysiologie. 5. Aufl. Springer, Berlin Heidelberg New York Tokyo
327	15.5a,b	Nach Handwerker HO aus Zimmermann M, Handwerker HO (Hrsg) (1984) Schmerz. Konzepte und ärztliches Handeln. Springer, Berlin Heidelberg New York Tokyo
328	15.6a-c	Modifiziert nach Jänig W, Schmidt RF, Zimmermann M (1968) Single unit responses and the total afferent outflow from the cat's footpad upon mechanical stimulation. Exp Brain Res 6: 100
329	15.7	Aus Schmidt RF (Hrsg) (1985) Grundriß der Sinnesphysiologie. 5. Aufl. Springer, Berlin Heidelberg New York Tokyo. Nach Knibestöl und Vallbo in: Zottermann Y (ed) Sensory Functions of the Skin in Primates. Pergamon Press, Oxford.
331	15.8	Aus Schmidt RF (Hrsg) (1985) Grundriß der Sinnesphysiologie. 5. Aufl. Springer, Berlin Heidelberg New York Tokyo
333	15.9	Modifiziert nach Zottermann Y (ed) (1976) Sensory functions of the skin in primates. Pergamon, Oxford
335	15.10a,b	Modifiziert nach Zottermann Y (ed) (1976) Sensory functions of the skin in primates. Pergamon, Oxford
335	Box 15.3	Nach Schmidt RF, Lang F, Thews G (2005) Physiologie des Menschen, 29. Aufl. Springer, Berlin Heidelberg New York Tokyo
	Kapitel 16	
343	16.1	Nach Schmidt RF, Thews G, Lang F (2000) Physiologie des Menschen, 28. Aufl. Springer, Berlin Heidelberg New York Tokyo
346	16.3	Nach Schmidt RF, Lang F, Thews G (2005) Physiologie des Menschen, 29. Aufl. Springer, Berlin Heidelberg New York Tokyo
347	16.4	Nach Schmidt RF, Thews G, Lang F (2000) Physiologie des Menschen, 28. Aufl. Springer, Berlin Heidelberg New York Tokyo
348	16.6a-c	Nach Schmidt RF, Lang F, Thews G (2005) Physiologie des Menschen, 29. Aufl. Springer, Berlin Heidelberg New York Tokyo
348	16.7a-i	Aus Torebjörk HE (1974) Acta Physiol. Scand. 92, 374. Mit freundlicher Genehmigung.
349	16.8a,b	Nach Schmidt RF, Lang F, Thews G (2005) Physiologie des Menschen, 29. Aufl. Springer, Berlin Heidelberg New York Tokyo
350	16.9	Nach Schmidt RF, Lang F, Thews G (2005) Physiologie des Menschen, 29. Aufl. Springer, Berlin Heidelberg New York Tokyo
352	16.10a,b	Nach Schmidt RF, Lang F, Thews G (2005) Physiologie des Menschen, 29. Aufl. Springer, Berlin Heidelberg New York Tokyo
353	16.11a,b	Nach Schmidt RF, Lang F, Thews G (2005) Physiologie des Menschen, 29. Aufl. Springer, Berlin Heidelberg New York Tokyo
353	Box 16.3	Die Aufnahmen wurden von Dr. Karen Davis, Universität Toronto zur Verfügung gestellt.
355	16.12	Nach Schmidt RF, Thews G, Lang F (2000) Physiologie des Menschen, 28. Aufl. Springer, Berlin Heidelberg New York Tokyo
356	16.13a-c	Nach Schmidt RF, Lang F, Thews G (2005) Physiologie des Menschen, 29. Aufl. Springer, Berlin Heidelberg New York Tokyo
357	16.14	Nach Schmidt RF, Lang F, Thews G (2005) Physiologie des Menschen, 29. Aufl. Springer, Berlin Heidelberg New York Tokyo
358	16.15a-c	Nach Schmidt RF, Thews G, Lang F (2000) Physiologie des Menschen, 28. Aufl. Springer, Berlin Heidelberg New York Tokyo

Seite	Abb.-Nr.	Quelle
359	16.16	Aus Kaas JH (1991) Plasticity of sensory and motor maps in adult mammals. Annu Rev Neurosci 14:137. Mit freundlicher Genehmigung.
360	16.17	Aus Flor H, Birbaumer N (2000) Phantom limb pain: cortical plasticity and novel therapeutic approaches. Current Opinion in Anaesthesiology 13:561-564 mit freundlicher Genehmigung
360	Box 16.6	Aus Huse E, Preissl M, Birbaumer N (2001) Phantom limb pain. The lancet 358:1015-1016. Mit freundlicher Genehmigung.
365	16.21a	Nach Breitenstein C, Flor H, Birbaumer N (1994) Interaktionsverhalten chronischer Schmerzpatienten und ihrer Partner. Zeitschrift für klinische Psychiologie 23:105-116. Mit freundlicher Genehmigung.
366	16.22a-d	Modifiziert nach Mantyh P, Demaster E, Malhotra A, Ghilardi J, Rogers S, Mantyh C, Lin H, Basbaum A, Vigna S, Maggro J, Simone D (1995) Receptor endocytosis and dendrite reshaping in spinal neurons after somatosensory stimulation. Science 268:1629–1632. Mit freundlicher Genehmigung.
367	16.23a-c	Modifiziert nach Birbaumer N, Flor H, Lutzenberger W, Elbert T (1995) The corticalization of chronic pain. In: Bromm B, Desmedt J (eds) Pain and the Brain: From Nociception to Cognition. Raven, New York. Mit freundlicher Genehmigung.
368	16.24	Aus Schmidt RF (Hrsg) (1985) Grundriß der Sinnesphysiologie. 5. Aufl. Springer, Berlin Heidelberg New York Tokyo
	Kapitel 17	
377	17.1a-d	Nach Grüsser OJ & Grüsser-Cornehls U in: Schmidt RF, Thews G (Hrsg) (1985) Physiologie des Menschen. 22. Aufl. Springer Berlin Heidelberg New York Tokyo
378	17.2a-b	Nach Untersuchungen von E. Auerbach, 1973. Aus Grüsser und Grüsser-Cornehls in Schmidt RF, Thews G (Hrsg) (1987) Physiologie des Menschen. 23. Aufl. Springer Berlin Heidelberg New York Tokyo
379	17.3a-f	Aus Grüsser OJ & Grüsser-Cornehls U in: Schmidt RF, Thews G (Hrsg) (1987) Physiologie des Menschen. 23. Aufl. Springer Berlin Heidelberg New York Tokyo
381	Box 17.1	Reprinted by permission from Macmillan Publishers Ltd: Nature. Nach Anderson BL, Winawer J (2005) Image segmentation and lightness perception. Nature 434: 79-83. 2005.
384	17.6a-d	Zusammengestellt von Grüsser OJ & Grüsser-Cornehls U in: Schmidt RF (Hrsg) (1985) Grundriß der Sinnesphysiologie. 5. Aufl. Springer, Berlin Heidelberg New York Tokyo
384	17.7a	Nach Yarbus AL (1967) Eye movements and visions. Plenum Press, New York
386	17.9a,b	Nach Grüsser OJ & Grüsser-Cornehls U in: Schmidt RF (Hrsg) (1985) Grundriß der Sinnesphysiologie. 5. Aufl. Springer, Berlin Heidelberg New York Tokyo und Schmidt RF, Thews G (Hrsg) (1987) Physiologie des Menschen. 23. Aufl. Springer Berlin Heidelberg New York Tokyo
387	17.10	Aus Grehn, F (1991) Augenheilkunde. 27. Aufl. Springer Berlin Heidelberg New York Tokyo
387	17.11	Nach Schmidt RF, Schaible HG (Hrsg) (2000) Neuro- und Sinnesphysiologie. Springer, Berlin Heidelberg New York
389	17.12a-c	Modifiziert nach Schmidt, RF (1983) Medizinische Biologie des Menschen. 2. Aufl. Piper, München
390	17.13	Nach Boycott BB, Dowling JE (1966) Organization of the primate retina: electron microscopy. Proc R Soc Lond [Biol] 166: 80 und Grüsser O-J (1978) Grundlagen der neuronalen Informationsverarbeitung in den Sinnesorganen und im Gehirn. (Informatik-Fachberichte 16) Springer, Berlin Heidelberg New York und Grüsser O-J (1983) Die funktionelle Organisation der Säugetiernetzhaut. Physiologische und pathophysiologische Aspekte. Fortschr Ophthalmol 80: 502
392	17.14a-e	Zusammengestellt von Grüsser OJ & Grüsser-Cornehls U in: Schmidt RF (Hrsg) (1985) Grundriß der Sinnesphysiologie. 5. Aufl. Springer, Berlin Heidelberg New York Tokyo und Schmidt RF, Thews G (Hrsg) (1987) Physiologie des Menschen. 23. Aufl. Springer Berlin Heidelberg New York Tokyo und Grüsser O-J und Grüsser-Cornehls U (1995) Gesichtssinn und Okulomotorik. In: Schmidt RF, Thews G (Hrsg) (1987) Physiologie des Menschen. 23. Aufl. Springer Berlin Heidelberg New York Tokyo
394	17.15a,b	Nach Grüsser OJ & Grüsser-Cornehls U in: Schmidt RF (Hrsg) (1985) Grundriß der Sinnesphysiologie. 5. Aufl. Springer, Berlin Heidelberg New York Tokyo
394	17.16a,b	Nach Grüsser OJ & Grüsser-Cornehls U in: Schmidt RF, Thews G (Hrsg) (1985) Physiologie des Menschen. 22. Aufl. Springer Berlin Heidelberg New York Tokyo
395	17.17	Darstellung von Grüsser OJ & Grüsser-Cornehls U in: Schmidt RF (Hrsg) (1985) Grundriß der Sinnesphysiologie. 5. Aufl. Springer, Berlin Heidelberg New York Tokyo
396	17.18a-e	Modifiziert nach Schmidt RF (Hrsg) (1985) Grundriß der Sinnesphysiologie. 5. Aufl. Springer, Berlin Heidelberg New York Tokyo. Nach Hubel DH, Wiesel TH (1977) Functional architecture of macaque visual cortex. Proc R Soc Lond [Biol] 198:1 und Livingstone MS, Hubel DH (1984) Anatomy and physiology of a color system in the primate visual cortex. J Neurosci 4:309
398	17.20a,b	Aus Grüsser OJ & Grüsser-Cornehls U (1995) Gesichtssinn und Okulomotorik. In: Schmidt RF, Thews G (Hrsg) (1987) Physiologie des Menschen. 23. Aufl. Springer Berlin Heidelberg New York Tokyo. Nach Peterhans E, von der Heydt R (1991) Subjective contours bridging the gap between psychophysics and physiology. Trends Neurosci 14:112
399	17.21	Aus Grüsser OJ & Grüsser-Cornehls U (1995) Gesichtssinn und Okulomotorik. In: Schmidt RF, Thews G (Hrsg) (1987) Physiologie des Menschen. 23. Aufl. Springer Berlin Heidelberg New York Tokyo
401	17.22a-d	Aus Grüsser OJ & Grüsser-Cornehls U (1995) Gesichtssinn und Okulomotorik. In: Schmidt RF, Thews G (Hrsg) (1987) Physiologie des Menschen. 23. Aufl. Springer Berlin Heidelberg New York Tokyo. Nach Bötzel K, Grüsser OJ (1989) Electric brain potentials evoked by pictures of faces and nonfaces: a search for face-specific EEG-potentials. Exp Brain Res 77:349
402	17.24	Umgezeichnet nach Grüsser OJ in: Schmidt RF, Thews G (Hrsg) (1985) Physiologie des Menschen. 22. Aufl. Springer Berlin Heidelberg New York Tokyo

Seite	Abb.-Nr.	Quelle
404	17.25a-h	Aus Grüsser OJ & Grüsser-Cornehls U in: Schmidt RF, Thews G (Hrsg) (1985) Physiologie des Menschen. 22. Aufl. Springer Berlin Heidelberg New York Tokyo
405	17.26	Aus Grüsser OJ & Grüsser-Cornehls U in: Schmidt RF, Thews G (Hrsg) (1985) Physiologie des Menschen. 22. Aufl. Springer Berlin Heidelberg New York Tokyo
408	17.27a,b	Aus Grüsser OJ & Grüsser-Cornehls U (1995) Gesichtssinn und Okulomotorik. In: Schmidt RF, Thews G (Hrsg) (1987) Physiologie des Menschen. 23. Aufl. Springer, Berlin Heidelberg New York Tokyo. Nach Jung R (ed) (1973) Central processing of visual information. A: Intergrative function and comparative data. Springer, Berlin Heidelberg New York (Handbook of sensory physiology, vol VII/3A). B: Visual centers in the brain. Handbook of sensory physiology, vol VII/ 3A. Springer, Berlin Heidelberg New York und Grüsser O-J, Landis T (1992) Vom Gesichtsfeldausfall zur »Seelenblindheit«. Alte und neue Konzepte zur Deutung von Störungen der visuellen Wahrnehmung bei Hirnläsionen. Verh Dtsch Ges Neurol 7:3-31
409	17.28a-c	Aus Grüsser OJ & Grüsser-Cornehls U (1995) Gesichtssinn und Okulomotorik. In: Schmidt RF, Thews G (Hrsg) (1987) Physiologie des Menschen. 23. Aufl. Springer, Berlin Heidelberg New York Tokyo. Nach Grüsser O-J (1978) Grundlagen der neuronalen Informationsverarbeitung in den Sinnesorganen und im Gehirn. Springer, Berlin Heidelberg New York Tokyo, p 234 (Informatik-Fachberichte 16)
409	17.29	Nach einer Abbildung aus der Arbeitsgruppe von Ungerleider L Aus Grüsser OJ und Grüsser-Cornehls U (1995) Gesichtssinn und Okulomotorik. In: Schmidt RF, Thews G (Hrsg) (1987) Physiologie des Menschen. 23. Aufl. Springer, Berlin Heidelberg New York Tokyo
411	17.30a-g	Mit freundlicher Genehmigung von MIT Press. Nach Singer W., Putative Functions of Temporal Correlations in Neocortical Processing. In: C Koch & JL Davis (eds) Large-scale neuronal theories of the brain. MIT Press, Cambridge Mass.,1994, pp 201-237, figure 10.2
	Kapitel 18	
417	18.1a-c	Nach Schmidt RF, Lang F, Thews G (2005) Physiologie des Menschen, 29. Aufl. Springer, Berlin Heidelberg New York Tokyo
418	18.2	Nach Schmidt RF, Lang F, Thews G (2005) Physiologie des Menschen, 29. Aufl. Springer, Berlin Heidelberg New York Tokyo
421	18.3a-d	Nach Schmidt RF, Thews G, Lang F (2000) Physiologie des Menschen, 28. Aufl. Springer, Berlin Heidelberg New York Tokyo
425	18.5	Modifiziert nach Zenner HP, Zimmermann U, Schmitt U (1985) Reversible contraction of isolated mammalian cochlear hair cells. Hear Res 18: 127–133 und Zenner HP (1986) Motile responses in outer hair cells. Hear Res 22: 83–90 und Zenner HP, Zimmermann U, Gitter AH (1987) Fast motility of isolated mammalian auditory sensory cells. Biochem Biophys Res Commun 1: 304–308
425	18.6a-c	Nach Schmidt RF, Thews G, Lang F (2000) Physiologie des Menschen, 28. Aufl. Springer, Berlin Heidelberg New York Tokyo
426	18.7	Nach Moore EJ (1983) Bases of Auditory Brainstem Evoked Responses. Thieme & Stratton, New York. Mit freundlicher Genehmigung.
427	18.8a-e	Aus R. Klinke in: Schmidt RF (Hrsg) (1985) Grundriß der Sinnesphysiologie. 5. Aufl. Springer, Berlin Heidelberg New York Tokyo
429	18.9a,b	In Anlehnung an Schmidt RF (Hrsg) (1985) Grundriß der Sinnesphysiologie. 5. Aufl. Springer, Berlin Heidelberg New York Tokyo, und Klinke R (1995) Der Gleichgewichtssinn (Kap.14), Hören und Sehen (Kap.15) in Schmidt RF, Thews G, Lang F (2000) Physiologie des Menschen, 28. Aufl. Springer, Berlin Heidelberg New York Tokyo
432	18.10	Modifiziert nach Schmidt RF, Lang F, Thews G (2005) Physiologie des Menschen, 29. Aufl. Springer, Berlin Heidelberg New York Tokyo
433	18.11	Modifiziert nach Schmidt RF, Lang F, Thews G (2005) Physiologie des Menschen, 29. Aufl. Springer, Berlin Heidelberg New York Tokyo
434	18.13	Modifiziert nach Schmidt RF, Lang F, Thews G (2005) Physiologie des Menschen, 29. Aufl. Springer, Berlin Heidelberg New York Tokyo
434	18.14a,b	Modifiziert nach Schmidt RF, Thews G, Lang F (2000) Physiologie des Menschen, 28. Aufl. Springer, Berlin Heidelberg New York Tokyo
436	18.15	Modifiziert nach Schmidt RF, Lang F, Thews G (2005) Physiologie des Menschen, 29. Aufl. Springer, Berlin Heidelberg New York Tokyo
437	Box 18.7	Mit freundlicher Genehmigung von Professor William Stern, Pennsylvania.State University zur Verfügung gestellt.
	Kapitel 19	
443	19.1a	Modifiziert nach Schmidt RF, Lang F, Thews G (2005) Physiologie des Menschen, 29. Aufl. Springer, Berlin Heidelberg New York Tokyo
443	19.1b	Modifiziert nach Schmidt RF, Lang F, Thews G (2005) Physiologie des Menschen, 29. Aufl. Springer, Berlin Heidelberg New York Tokyo
443	19.1c	Aus Schmidt RF, Unsicker K, Birbaumer N, Kurtz A, Schartl M (Hrsg.) (2003) Lehrbuch Vorklinik. Deutscher Ärzte-Verlag. Mit freundlicher Genehmigung.
445	19.2a,b	Modifiziert nach Schmidt RF, Lang F, Thews G (2005) Physiologie des Menschen, 29. Aufl. Springer, Berlin Heidelberg New York Tokyo

Seite	Abb.-Nr.	Quelle
446	19.3a,b	Modifiziert nach Schmidt RF, Lang F, Thews G (2005) Physiologie des Menschen, 29. Aufl. Springer, Berlin Heidelberg New York Tokyo
449	19.5	Nach H. Altner, Regensburg
451	Box 19.3	Aus Small D, Zatorre R, Dagher A, Evans A, Jones-Gotman M (2001) Changes in brain activity related to eating chocolate. Brain 124:1720–1733. Mit freundlicher Genehmigung.
454	19.8a,b	Umgezeichnet nach Altner H, Boeckh J (1987) Geschmack und Geruch. In: Schmidt RF, Thews G (Hrsg) (1987) Physiologie des Menschen. 23. Aufl. Springer Berlin Heidelberg New York Tokyo, und Shepherd GM (1972) Synaptic organization of the mammalian olfactory bulb. Physiol Rev 52:864-917
	Kapitel 20	
461	20.1a-d	Modifiziert nach Rosenzweig MR, Leiman LA, Breedlove SM (2005) Physiological Psychology. 4th ed, p.8., fig. 1.2 A-D. Sinauer Associates, Sunderland, Mass. Mit freundlicher Genehmigung.
470	20.8	Nach Simon, O.: Das Elektroencephalogramm. München: Urban & Schwarzenberg, 1997. Mit freundlicher Genehmigung.
472	20.10	Aus Rockstroh B, Elbert T, Birbaumer N, Lutzenberger W (1982) Slow Brain Potentials and Behavior. Urban & Schwarzenberg, Baltimore. Mit freundlicher Genehmigung.
474	Box 20.2	Nach Eswaran H et al (2002) Magnetoencephalographic recordings of visual evoked brain activity in the human fetus. The Lancet 360:779–780. Mit freundlicher Genehmigung.
474	Box 20.2	Nach Eswaran H et al (2002) Magnetoencephalographic recordings of visual evoked brain activity in the human fetus. The Lancet 360:779–780. Mit freundlicher Genehmigung.
475	20.12	Nach Speckmann EJ, Elger CE, (1999) Neorophysiological basis of the EEG and of DC potentioal. In: Niedermeyer E, Lopes da Silva F (eds): Electroencephalography. Urban & Schwarzenberg, Baltimore, 4th ed. Williams & Wilkins, Baltimore 1999. Mit freundlicher Genehmigung.
475	20.13a,b	Nach Andersen P, Andersen SA (1968) Physiological Basis of the Alpha-Rhythm. Appleton-Century-Crofts, New York
479	20.15	Nach Cooper R, Osselton JW, Shaw JC (1980) EEG Technology. 2nd ed. Butterworth, London. Mit freundlicher Genehmigung.
482	Box 20.4	Nach Hinterberger T et al (2005) Neuronal mechanisms underlying control of a brain-computer interface. Europ J Neuroscience. Mit freundlicher Genehmigung.
484	20.19a,b	Messungen von D.H. Ingvar, N. Lassen und Mitarbeitern
486	20.21a,b	Aufnahmen von Dr. Monte Buchsbaum, Dep. of Psychiatry and Behavioral Sciences, School of Medicine, Univ. of California, Irvine, California, mit freundlicher Genehmigung
488	20.24a-d	Nach Kandel ER, Schwartz JH, Jessell TM (eds.) (2000) Principles of neutral science. 4th ed. Elsevier, Amsterdam. Mit freundlicher Genehmigung.
490	20.25	Modifiziert nach Daten aus Belliveau JW, Kennedy DN, McKinstry RC, Buchbinder BR, Weisskopf RM, Cohen MS, Vevea JM, Brady TJ, Rosen BR (1991) Functional mapping of the human visual cortex by magnetic resonance imaging. Science 254:716-719. Mit freundlicher Genehmigung.
491	20.26a,b	Modifiziert nach Rosenzweig MR, Leiman LA, Breedlove SM (2005) Physiological Psychology. 4th ed, p. 308, fig. 10.22 A-D. Sinauer Associates, Sunderland, Mass. Mit freundlicher Genehmigung.
491	20.26c,d	Courtesy of A. Grinvald.
	Kapitel 21	
507	21.9a,b	Nach Sperry RW (1964) The great cerebral commissure. Sci Amer, Jan 1964. Auch in: Chalmers N, Crawley R, Rose SPR (eds) The Biological Bases of Behavior. Haprer, London 1971. Mit freundlicher Genehmigung.
508	21.10	Nach Gazzaniga M, LeDoux JE (1979) The integrated mind. Plenum Press, New York
509	21.11a-c	Nach Levy J, Trevarthen C, Sperry RW (1972) Perception of bilateral chimeric figures following hemispheric disconnection. Brain 95: 61-78. Mit freundlicher Genehmigung.
510	21.12	Nach Levy J, Trevarthen C (1976) Metacontrol of hemispheric functions in human split brain patients. J Exp Psychol 2:299-312
511	21.13	Nach Gazzaniga M, LeDoux JE (1979) The integrated mind. Plenum Press, New York
513	21.15d	Courtesy of Giuseppe Moruzzi
513	21.15e	Courtesy of Horace Magoun
513	21.15f	Courtesy of Frédéric Brémer
514	21.16a-c	Aus Kinomura S, Larrson S, Gulyás B, Roland PE (1996) Activation by attention of the human reticular formation and thalamic intraminar nuclei. Science 271:512-515. Mit freundlicher Genehmigung.
517	21.18a,b	Nach Scheibel AB (1981) The problem of selective attention: A possible structural substrate. In: Pompeiano O, Ajmone Marsan C (eds) Brain Mechanisms and Perceptual Awarness. Raven Press, New York. Mit freundlicher Genehmigung.
518	21.19a,b	Nach Baars BJ, Ramsy TS, Laurey S: Brain, conscoius experience and the observing self in Trends in Neurosciences, Vol. 26, Issue 12, Dec 2003, pp 671-675, Elsevier. Mit freundlicher Genehmigung.
520	Box 21.3	Nach Preissl H, Flor H, Lutzenberger W, Duffner F, Freudenstein D, Grote E, Birbaumer N (2001) Early activation of the primary somatosensory cortex without conscious awareness of somatosensory stimuli in tumor patients. Neuroscience Letters 308:193-196. Mit freundlicher Genehmigung.

Seite	Abb.-Nr.	Quelle
521	21.20a-d	Die Selbstporträts wurden von Richard Jung in Freiburg gesammelt und mit Erlaubnis der Witwe des Künstlers, Gisela Räderscheidt, publiziert
522	21.21	Mit freundlicher Genehmigung von W.W. Norton & Company. Nach Gazzaniga MS, Ivry R, Mangun G (1998) Cognitive neuroscience. Norton & Co. New York, fig. 6.38
523	Box 21.4	Aus Pascual-Leone A, Walsh V (2001) Fast Backprojections from the Motion to the Primary Visual Area Necessary for Visual Awareness. Science 292:510-512. Mit freundlicher Genehmigung.
524	21.22a	Permission is hereby granted for the use requested subject to the usual acknowledgements (Corbetta M, Miezin FM, Dobmeyer S, Shulman GL, Petersen SE (1991) Selectice attention modulates extrastriate visual regions in humans during visual feature discrimination and recognition. Exploring brain functional anatomy with positron tomography, No. 163. Ciba Foundation Symposium. Wiley, New York).
524	21.22b	Mit freundlicher Genehmigung von W.W. Norton & Company. Modifiziert nach Ganzzaniga MS, Ivry RB, Mangun GR (1998) Cognitive neuroscience. Norton, New York, fig. 6.21
524	21.23	Aus Posner MI, Raichle ME (1996) Images of mind 2nd edn. Scientific American Library, New York. Mit freundlicher Genehmigung.
525	21.24	Das Schema und das hier dargestellte Konzept stammen von Prof. Thomas Elbert, mit freundlicher Erlaubnis
529	21.26a,b	Reprinted by permission from Macmillan Publishers Ltd: Nature. Modifiziert nach Heinze HJ, Mangun G et al (1994) Combined spatial and temporal imaging of brain activity during visual selective attention in humans. Nature 372: 543–546. 1994.
531	21.28	Nach Rockstroh B, Elbert T, Birbaumer N, Lutzenberger W (1989) Slow brain potentials and behavior. 2nd ed. Urban & Schwarzenberg, Baltimore. Mit freundlicher Genehmigung.
532	21.29	Nach Frackowiak, Friston, Frith, Dolan, Price, Zeki, Ashburner, Penny (2004) Human Brain Function. 2nd ed. Academic Press, Elsevier Science. Mit freundlicher Genehmigung.
533	21.30	Nach Libet B, »Unconscious cerebral initiative and the role of conscoius will in voluntary action«, Behavioral and Brain Sciences, Volume 8: pp. 529-566, (1986), Cambridge University Press. Mit freundlicher Genehmigung.
	Kapitel 22	
536	22.1	Nach Hildebrandt G (1978) Chronobiologische Probleme der Nacht- und Schichtarbeit. In: Heimann M, Pflug B (Hrsg.) Rhythmusprobleme in der Psychiatrie. G. Fischer, Stuttgart, 29-39. Mit freundlicher Genehmigung.
537	22.2a,b	Messungen von Prof. J. Aschoff, Seewiesen u. Mitarbeiter. Aschoff J, Daan S, Groos GA (1982) Vertebrate Circadian Systems. Structure and Physiology. Springer, Heidelberg New York Tokyo
543	22.7a	Nach Aschoff J, Daan S, Groos GA (1982) Vertebrate Circadian Systems. Structure and Physiology. Springer, Heidelberg New York Tokyo
543	22.7b	Nach Kerkhof GA, Van Dongen HPA (1996). Morning-type and evening-type individuals differ in the phase position of their endogenous circadian oscillator. Neuroscience Letters 218: 153-156.??)
545	22.8	Nach Folkard S, Monk TM (1983) Chronopsychology: Circadian rhythmus and human performance. In: Gale A, Edwards JA (Eds.) Physiological Correlates of Human Behavior. Vol 2. Acad Press, London, pp. 57-78. Mit freundlicher Genehmigung.
549	22.10	Aus Klein K, Wegmann HM (1979) Circadian rhythm in air operation. In: Nicholson AN (Ed.) Sleep, Wakefullness and Circadian Rhythmus. NATO Advisary Group for Aerospace Research and Development. Neully sur Seine, 10.1-10.29
550	22.12	Nach Rechtschaffen A, Kales A (Eds.) (1968) A Manual of Standardized Terminology, Techniques and Scoring System. U.S. Dept. Health Education and Welfare, National Institute of Health Publ. No. 204, Washington (Nachdruck 1971)
552	22.14	Nach Purves D, Williams S (Eds.) (2001) Neuroscience. 2nd ed, p. 617. Sinauer, Sunderland, Mass. Mit freundlicher Genehmigung.
553	Box 22.2	Nach Purves D, Williams S (Eds.) (2001) Neuroscience. 2nd ed, p. 605. Sinauer, Sunderland, Mass.
553	22.15a,b	Aus Roffwarg HP, Muzio JN, Dement WC (1966) Ontogenetic development of the human sleepdream cycle. Science 152:604. Mit freundlicher Genehmigung.
554	22.16a-c	Mit freundlicher Genehmigung von MIT Press. Nach Hobson A, Stickgold R. The conscious state paradigm; A neuro-cognitive approach to waking, sleeping and dreaming. In: Gazzaniga M (Ed) The Cognitive Neurosciences. MIT Press, Cambridge, Mass., 1995, figure 91.2.
555	22.17	Nach Kandel E, Schwartz J, Jessel T (2000) Principles of Neural Sciences. 4th ed. Elsevier, Amsterdam. Mit freundlicher Genehmigung.
556	22.18a,b	Nach Kandel E, Schwartz J, Jessel T (2000) Principles of Neural Sciences. 4th ed. Elsevier, Amsterdam. Mit freundlicher Genehmigung.
557	22.20	Modifiziert nach Hobson JA, Pace-Schott E, Stickgold R (2000) Dreaming and the brain: Toward a cognitive neuroscience of conscious states. Behavioral and Brain Sciences , Volume 23(6), pp 793–842, (2000). Mit freundlicher Genehmigung der Cambridge University Press.
558	22.22	Nach Hobson AS (1999) Sleep and Dreaming. In: Zigmond M, Bloom EF, Landis SC, Roberts SL, Squire LR (Eds.) Fundamental Neuroscience. Academic Press, San Diego. Mit freundlicher Genehmigung.
563	22.23a,b	Nach Borbély A, Valatx JL (Eds.) (1984) Sleep Mechanisms. Springer, Berlin, Heidelberg, New York, Tokyo
563	22.24	Nach Borbély A, Valatx JL (Eds.) (1984) Sleep Mechanisms. Springer, Berlin, Heidelberg, New York, Tokyo
566	22.25a,b	Nach Van Someren et al., 1997

Seite	Abb.-Nr.	Quelle
568	22.26	Nach Halasz P (1984) Sleep, arousal and electrocortical manifestations of generalized epilepsy with spike wave pattern. In: Degen R, Niedermeyer E (Eds.) Epilepsy, Sleep and Sleep Deprivation. Elsevier, Amsterdam. Mit freundlicher Genehmigung.
	Kapitel 23	
579	23.6	Nach Lewin B (1999) Genes VII. Oxford University Press, Oxford und Plomin R, De Fries JC, McClearn GE, McGuffin P (2000) Behavioral genetics. 4th edn. Worth, New York. Mit freundlicher Genehmigung.
580	23.7b	© 1989 From Molecular Biology of the Cell, 2E by Alberts et al. Reproduced by permission of Garland Science/Taylor & Francis LLC.
584	23.11	Nach Campbell 1996, mit freundlicher Genehmigung
585	23.12	Aus Palmiter, R D: Transgenic mice - the early days. Int. J. Dev. Biol. 42: 847-854 (1998), fig. 7. Mit freundlicher Genehmigung.
589	23.13	Reprinted by permission from Macmillan Publishers Ltd: Nature Rev Neuroscience. Nach Gray JR, Thompson PM. Neurobiology of Intelligence. Science and Ethics. Nature Rev Neuroscience 5: 471-482. 2004.
	Kapitel 24	
594	24.1	Aus Kolb u. Whishaw: An Introduction to Brain and Behavior. Worth, NY, 2004, p. 191, fig 6-3. Mit freundlicher Genehmigung.
595	Box 24.1	Reprinted by permission from Macmillan Publishers Ltd: Nature Neuroscience. Aus Tuszynski, M. (2007) Rebuilding the brain: Resurgence of fetal. 2007. grafting. Nature Neurosc. 10:1229–1230.
598	24.4	Aus Kolb u. Whishaw: An Introduction to Brain and Behavior. Worth, NY, 2004, p. 200 fig. 6-16. Mit freundlicher Genehmigung.
598	24.5	Aus Kolb u. Whishaw: An Introduction to Brain and Behavior. Worth, NY, 2004, p. 201 fig. 6-17. Mit freundlicher Genehmigung.
599	24.6	Aus Kolb u. Whishaw: An Introduction to Brain and Behavior. Worth, NY, 2004, p. 219 fig. 6-28. Mit freundlicher Genehmigung.
601	24.8a-c	Nach Cotman CW, Nadler LG (1978) Reactive synaptogenesis in the hippocampus. In: Cotman CW (Ed) Neuronal Plasticity. Raven, New York. Mit freundlicher Genehmigung.
602	24.9a-f	Nach Rosenzweig MR, Leiman AL, Breedlove JM (2005) Biological Psychology. 4th ed, p. 555, fig. 18.2. Sinauer Associates, Sunderland, Mass. Mit freundlicher Genehmigung.
605	24.12	Aus Schmidt u. Lang 2007)
606	24.13	Aus Schmidt u. Lang 2007)
607	24.14	Aus Schmidt u. Lang 2007)
608	24.15	Aus Schmidt u. Lang 2007)
609	24.16	Aus Schmidt u. Lang 2007)
610	24.17	Nach Baltes 1991, VorKli Bd D, 6-35, S. 164. Mit freundlicher Genehmigung.
615	24.19	Nach Birbaumer & Cohen 2007, Kübler et al, Neurehab. & Repair 2005
617	Box 24.2	Nach Buch E, Weber C, Cohen L, Braun C, Dimyan M, Ard T, Mellinger J, Caria A, Soekadar S, Fourkas A, Birbaumer N (2008) Think to move: A neuromagnetic brain-computer interface (BCI) system for chronic stroke. Stroke, 39, 910–917. Mit freundlicher Genehmigung.
	Kapitel 25	
621	25.1	Modifiziert nach Schmidt RF, Lang F, Thews G (2005) Physiologie des Menschen, 29. Aufl. Springer, Berlin Heidelberg New York Tokyo
624	25.3	Modifiziert nach Schmidt RF, Lang F, Thews G (2005) Physiologie des Menschen, 29. Aufl. Springer, Berlin Heidelberg New York Tokyo
626	25.4	Nach Hailman JP (1969) How an instinct is learned. Sci Am 221:6. Mit freundlicher Genehmigung.
627	25.5	Courtesy of Prof. Lyle E. Bourne, Jr., University of Colorado. Mit freundlicher Genehmigung.
630	25.a	Aus Brown RE, Milner PM (2003). The Legacy of Donald O. Hebb. Nature 4: 1013–1019, p. 1018. Mit freundlicher Genehmigung.
630	25.6	Nach Hebb DO (1949) The Organization of Behavior. Wiley, New York. Reprint Lawrence Erlbaum, N.J. 2002
632	25.8	Nach John ER (1967) Mechanism of Memory. Academic Press, New York. Mit freundlicher Genehmigung.
633	25.9	Nach John ER (1967) Mechanism of Memory. Academic Press, New York. Mit freundlicher Genehmigung.
637	25.11b	Mit freundlicher Genehmigung von MIT Press. Aus Weinberger NM, Retuning the brain by fear conditioning. In: Gazzaniga, M (Ed) The Cognitive Neurosciences. MIT Press, Cambridge, Mass., 1995, figure 71.9
638	25.12	Reprinted by permission from Macmillan Publishers Ltd: Nature. Nach OeLoy (2004). Nature 14:765. 2004.
639	25.13	Reprinted by permission from Macmillan Publishers Ltd: Nature. Aus OeLoy (2004). Nature 14:764, Fig. 4a. 2004.
640	25.14a-e	Nach Merzenich MZ, Jenkins WM (1993) Reorganisation of cortical representations of the hand following alterations of skin inputs. Journal of Hand Therapy 6:89–104. Mit freundlicher Genehmigung.

Seite	Abb.-Nr.	Quelle
641	Box 25.3	Untersuchungen von Prof. Elbert, Konstanz
643	25.15a,b	Modifiziert nach Schmidt RF, Lang F, Thews G (2005) Physiologie des Menschen, 29. Aufl. Springer, Berlin Heidelberg New York Tokyo
645	25.17a,b	Nach Kandel ER, Schwartz JH, Jessell TM (eds) (2000) Princi-ples of Neural Science, 4th ed. Elsevier, New York. Mit freundlicher Genehmigung.
648	25.19	Nach Purves D, Williams S (Eds.) (2001) Neuroscience. 2nd ed. Sinauer, Sunderland, Mass. Mit freundlicher Genehmigung.
649	25.20	Nach Kandel ER, Schwartz JH, Jessell TM (eds) (2000) Principles of Neural Science, 4th ed. Elsevier, New York. Mit freundlicher Genehmigung.
650	25.21	Nach Milner B (1970) Memory and the medial temporal regions of the brain. In: Pribram KH, Broadbent DE (Eds) Biology of Memory. Academic Press, New York. Mit freundlicher Genehmigung.
651	25.22a,b	Aus Mines, M. (2004). Brain Gender. Oxford Univ. Press, Oxford, p. 12. Mit freundlicher Genehmigung.
652	25.24	Reprinted by permission from Macmillan Publishers Ltd: Nature Reviews. Nach Nature Reviews Ausgabe: August 2003, S. 667. 2003.
654	25.25	Modifiziert nach Squire LR, Zola-Morgan S (1991) The medial temporal lobe memory system. Science 253: 1380-1384. Mit freundlicher Genehmigung.
654	25.26	Nach Van Hoesen (1982). The parahippocampal gyrus. Trends in Neuroscience, 5: 345-350. Mit freundlicher Genehmigung.
656	25.28	Aus Birbaumer N, Flor H, Cevey B, Dworkin B, Miller NE (1994) Behavioral Treatment of Skoliosis and Kyphosis. Journal of Psychosomatic Research 38:623-628, mit freundlicher Genehmigung
	Kapitel 26	
664	26.2	Nach Gallistel CR (1973) Self-stimulation: the neuro-physiology of reward and motivation. In: Deutsch JA (Ed) The Physiological Basis of Memory. Academic Press, New York. Mit freundlicher Genehmigung.
666	26.3	Nach Teitelbaum P, Schallert T, Whishaw IQ (1983) Sources of spontaneity in motivated behavior. In: Satinoff E, Teitelbaum P (eds) Motivation. Handbook of Behavioral Neurobiology. Vol. 6, Plenum, New York
668	26.4a,b	Modifiziert nach Schmidt RF, Lang F, Thews G (2005) Physiologie des Menschen, 29. Aufl. Springer, Berlin Heidelberg New York Tokyo
670	26.6	Nach Arnow B, Desmonde J, Banner L, Glover G, Solomon A, Polan M, Lue T, Atlas S (2002) Brain activation and sexual arousal in healthy, heterosexual males. Brain 125:1014–1023. Mit freundlicher Genehmigung.
671	26.a	Tschritter O et al (2006) The cerebrocortical respons to hyperinsulinemia. Proc Nat Acad Science (PNAS) 32:12103– 12108
672	26.7a	Modifiziert nach Schmidt RF, Lang F, Thews G (2005) Physiologie des Menschen, 29. Aufl. Springer, Berlin Heidelberg New York Tokyo
672	26.7b	Nach Carlson NR (1998) Physiology of Behavior. 7th ed, p. 395. Allyn & Bacon, Boston. Mit freundlicher Genehmigung.
672	26.7c	Reprinted by permission from Macmillan Publishers Ltd: Nature. Modifiziert nach Schwartz MW, Woods SC, Porte jr. D, Seeley RJ, Baskin, DG (2000) Central nervous system control of food intake. Nature 404: 661–671. 2000.
673	26.8	Modifiziert nach Schmidt RF, Lang F, Thews G (2005) Physiologie des Menschen, 29. Aufl. Springer, Berlin Heidelberg New York Tokyo
673	26.9	Modifiziert nach Schmidt RF, Lang F, Thews G (2005) Physiologie des Menschen, 29. Aufl. Springer, Berlin Heidelberg New York Tokyo
676	26.10	Nach Masters WH, Johnson VE (1966) Human Sexual Response. Little Brown, Boston
677	26.11	Modifiziert nach Schmidt RF, Thews G, Lang F (2000) Physiologie des Menschen, 28. Aufl. Springer, Berlin Heidelberg New York Tokyo
678	26.12	Modifiziert nach Schmidt RF, Lang F, Thews G (2005) Physiologie des Menschen, 29. Aufl. Springer, Berlin Heidelberg New York Tokyo
681	26.b	Reprinted by permission from Macmillan Publishers Ltd: Nature Neuros. Rev.. Aus Arnold AP (2004) Sex chromosomes and brain gender. Nature Neuros. Rev. 5:701-708. 2004.
684	26.15	Aus LeVay S, Valente SM (2006) Human Sexuality. 2nd ed, p. 524. Sinauer Associates, Sunderland, Mass. Mit freundlicher Genehmigung.
684	26.16	Aus LeVay S, Valente SM (2006) Human Sexuality. 2nd ed, p. 489. Sinauer Associates, Sunderland, Mass. Mit freundlicher Genehmigung.
687	26.18	Nach Hart BL, Leedy MG (1985) Neurological bases of male sexual reproductive behavior. In: Adler N, Pfaff D, Goy RW (Eds.) Reproduction. Handbook of Behavioral Neurobiology. Vol. 7. Plenum, New York
688	26.c	Nach Arnow B, Desmonde J, Banner L, Glover G, Solomon A, Polan M, Lue T, Atlas S (2002) Brain activation and sexual arousal in healthy, heterosexual males. Brain 125:1014–1023. Mit freundlicher Genehmigung.
689	26.20	Nach Hart BL, Leedy MG (1985) Neurological bases of male sexual reproductive behavior. In: Adler N, Pfaff D, Goy RW (Eds.) Reproduction. Handbook of Behavioral Neurobiology. Vol. 7. Plenum, New York
690	26.21a,b	Nach Swaab DF, Hofman MA (1995) Sexual differentiation of the human hypothalamus in relation to gender and sexual orientation. Trends in Neuroscience 18:264–270. Mit freundlicher Genehmigung.
693	26.23	Nach Solomon RL (1980) The opponent-process theory of acquired motivation. American Psychologist 35:691–712

Seite	Abb.-Nr.	Quelle
694	26.24	Nach Solomon RL (1980) The opponent-process theory of acquired motivation. American Psychologist 35:691–712
694	26.25	Nach Solomon RL (1980) The opponent-process theory of acquired motivation. American Psychologist 35:691–712
695	26.26	Schematisiert nach Robins LN, Davis DH, Goodwin DW (1974) Drug use by US Army enlisted men in Vietnam: A follow-up on their return home. Am J Epidem 99:235–249. Mit freundlicher Genehmigung.
696	26.27	Nach Siegel S (1983) Classical conditioning, drug tolerance, and drug dependence. In: Israel I (ed) Research Advances in Alcohol and Drug Problems. Vol. 7, Plenum, New York
697	26.28	Nach Robinson TE, Berridge KC (1993) The neural basis of drug craving: an incentive-sensitisation theory of addiction. Brain Res Rev 18:247–291. Mit freundlicher Genehmigung.
699	26.d	Reprinted by permission from Macmillan Publishers Ltd: Nature. Nach Reynolds JN, Hyland BI, Wickens JR (2001) A cellular mechanism of reward-related learning. Nature 413:67–70. 2001.
700	26.30a,b	Modifiziert nach Schmidt RF, Lang F, Thews G (2005) Physiologie des Menschen, 29. Aufl. Springer, Berlin Heidelberg New York Tokyo
701	26.32a	Reprinted by permission from Macmillan Publishers Ltd: Nature. Aus Volkow ND, Wang G, Fischman M, Shea K (1997) Relationship between subjective effects of cocaine and dopamine transporter occupancy. Nature 386:827–30. 1997.
701	26.32b	Nach Volkov ND, Wang J, Fishman MW & Check CE (1997). Relationship between subjective effects cocaine and dopamine transporter occupamcy. Nature 386, 827-830. Mit freundlicher Genehmigung.
703	26.34	Nach Self DW, Nestler EJ (1995) Molecular mechanisms of drug reinforcement and addiction. Ann Rev Neurosci 18:463–95. Mit freundlicher Genehmigung.
	Kapitel 27	
714	27.1	Foto von I. Eibl-Eibesfeldt. Aus Eibl-Eibesfeldt I (1967) Grundriß der vergleichenden Verhaltensforschung. Piper, München
715	27.2	Nach Clynes M (1989) Communication and generation of emotion through sentic form. In: Levi L (ed) Emotion. Raven, New York. Mit freundlicher Genehmigung.
715	27.3	Aus Matlin, M. W. (1989). Cognition. 2nd ed., p. 319. Holt, Rinehart, Winston, New York. Mit freundlicher Genehmigung.
717	27.4	Reprinted by permission from Macmillan Publishers Ltd: Nature Neuroscience. Aus Anders S, Birbaumer N, Sadowski B et al (2004) Parietal somatosensory association cortex mediates affective blindsight. Nature Neuroscience, 7, 4, pp. 339–340. 2004.
720	27.6a,b	Mit freundlicher Genehmigung von MIT Press. Aus Gazzaniga, M (Ed) The Cognitive Neurosciences III, MIT Press, Cambridge, Mass., 2004, Plate 66
721	27.7	Nach Gazzaniga MS (1985) The Social Brain. Basic Books, New York. Copyright © 1985 by Basic Books. Veröffentlicht mit Genehmigung Nr. 67‹850 der Paul & Peter Fritz AG in Zürich.
722	27.8	Nach LeDoux J (1995) Emotion: Clues from the Brain. Annual Review of Psychology 46: 209–35. Mit freundlicher Genehmigung.
724	27.10	Nach LeDoux J (1995) Emotion: Clues from the Brain. Annual Review of Psychology 46: 209–35. Mit freundlicher Genehmigung.
724	27.11	Nach LeDoux J (1995) Emotion: Clues from the Brain. Annual Review of Psychology 46: 209–35. Mit freundlicher Genehmigung.
725	27.12a,b	Aus Davis M, Hitchcock J, Rosen JB (1991) Neural mechanisms of fear conditioning measured with the acoustic startle reflex. In: Madden J (ed) Neurobiology of Learning, Emotion and Affect. Raven, New York. Mit freundlicher Genehmigung.
726	27.13a-c	Nach Davis M, Hitchcock J, Rosen JB (1991) Neural mechanisms of fear conditioning measured with the acoustic startle reflex. In: Madden J (ed) Neurobiology of Learning, Emotion and Affect. Raven, New York. Mit freundlicher Genehmigung.
727	27.14	Die Abbildung wurde freundlicherweise von Professor Dr. M. Koch, Universität Bremen zur Verfügung gestellt und von den Autoren modifiziert
727	27.15a,b	Reproduced / Adapted with permission from The Structure of Emotion by Niels Birbaumer & Arne Öhmann, ISBN 0-88937-055-9 and ISBN 3-456-82010-9, S. 280 ©1993 Hogrefe & Huber Publishers. • Seattle • Toronto • Bern • Göttingen
729	27.16	Foto von I. Eibl-Eibesfeldt. Aus Eibl-Eibesfeldt I (1967) Grundriß der vergleichenden Verhaltensforschung. Piper, München
731	27.17	Nach Veit et al (2002) Neuroscience Letters. Mit freundlicher Genehmigung.
735	27.19a-d	Reproduced / Adapted with permission from The Structure of Emotion by Niels Birbaumer & Arne Öhmann, ISBN 0-88937-055-9 and ISBN 3-456-82010-9, p. 62 ©1993 Hogrefe & Huber Publishers. • Seattle • Toronto • Bern • Göttingen
736	27.20a-c	Drevets, W.C. (2001). Neuroimaging and neuropathological studies of depression. Current Opinion in Neurobiology 11,240-249. Mit freundlicher Genehmigung.
737	27.21	Aus Schiffer, Rao, Fogel (2003) Neuropsychiatry, 2nd ed. Lippincott Williams & Wilkins. Mit freundlicher Genehmigung.
738	27.22	Nach Whybrow PC, Akiskal MS, McKinney WT (1984) Mood Disorders. Plenum, New York
741	27.23	Nach Flynn J, Vanegas H, Foote W, Edwards S (1970) Neural mechanism involved in a cat's attack on a rat. In: Whalen RF, Thompson RF, Verzeano M, Weinberger NM (eds) The Neural Control of Behavior. Academic Press, New York. Mit freundlicher Genehmigung.
742	27.24	Aus Rosvold EH, Mirsky AF, Pribram KH. Influence of amygdalectomy on social behavior in monkeys. J comp physiol Psychol 47: 173–178 (1954) [public domain] Mit freundlicher Genehmigung.

Seite	Abb.-Nr.	Quelle
745	27.27	Nach Fowles, DC (1984) Biological variables in psychopathology. In: Adams ME & Sutker PB (eds) Comprehensive Handbook of Psychopathology. Plenum Press, New York, S 77–110
746	27.a	Weiskopf N, Veit R, Erb M, Mathiak K, Grodd W, Goebel R, Birbaumer N (2003) Physiological self-regulation of regional brain activity using real-time functional magnetic resonance imaging (fMRI): methodology and exemplary data. NeuroImage 19:577–586. Mit freundlicher Genehmigung.
	Kapitel 28	
758	28.5	Nach Previc EH (1991) A general theory concerning the prenatal origins of cerebral lateralization in humans. Psychol Rev 98:299–334. Mit freundlicher Genehmigung.
759	28.6a-c	Reprinted by permission from Macmillan Publishers Ltd: Nature. Aus Mechetti A, Crinion J, Noppeney U. O'Doherty J, Ashburger J, Frackowiak R, Price C (2004) Structural plasticity in the bilingual brain. Nature 431:757. 2004.
760	28.b	Reprinted by permission from Macmillan Publishers Ltd: Nature. Aus Rodriguez-Fornells A, Rotte M, Heinze H-J, Nösselt T, Münte TF (2002) Brain potential and functional MRI evidence for how to handle two languages with one brain. Nature 415:1026–1029. 2002.
763	28.c	Reprinted by permission from Macmillan Publishers Ltd: Nature. Nach Birbaumer N, Ghanayim N, Hinterberger T, Iversen I, Kotchoubey B, Kübler A, Perelmouter J, Taub E, Flor H (1999) A spelling device for the paralysed. Nature 398:297–298. 1999.
764	28.8	Nach Birbaumer N, Elbert T, Canavan A, Rockstroh B (1990) Slow potentials of the cerebral cortex and behavior. Physiol Rev 70:1–41. Mit freundlicher Genehmigung.
765	28.9	Nach Birbaumer N, Elbert T, Canavan A, Rockstroh B (1990) Slow potentials of the cerebral cortex and behavior. Physiol Rev 70:1–41. Mit freundlicher Genehmigung.
765	28.10	Nach Birbaumer N, Elbert T, Canavan A, Rockstroh B (1990) Slow potentials of the cerebral cortex and behavior. Physiol Rev 70:1–41. Mit freundlicher Genehmigung.
767	28.11	Nach Premack D (1976) Intelligence in ape and man. Erlbaum, Hillsdale NJ
768	28.12a-d	Nach Creutzfeldt O, Ojemann G, Lettich E (1989) Neuronal activity in the human lateral temporal lobe. Exp Brain Research 77:451–475
769	28.14a,b	Nach Pulvermüller F, Lutzenberger W, Birbaumer N (1995) Electrocortical distinction of vocabulary types. Electroenc Clin Neurophysiol 94:357-370. Mit freundlicher Genehmigung.
770	28.15	Mit freundlicher Genehmigung von MIT Press. Nach Cabeza R, Kingstone A (eds), Handbook of functional neuroimaging and cognition, 1st edition, MIT Press, Cambridge Mass., 2001, figure 7.11
771	28.16	Nach Pulvermüller F, Lutzenberger W, Birbaumer N (1995) Electrocortical distinction of vocabulary types. Electroenc Clin Neurophysiol 94:357-370. Mit freundlicher Genehmigung.
772	28.17	Nach Cabeza R, Kingstone A (eds) (2001) Handbook of functional neuroimaging and cognition. MIT Press, Cambridge Mass. Mit freundlicher Genehmigung.
774	28.20a-c	Nach Benson, DF (1993). Aphasia. In: Heilman, K.M. & Valenstein, E. (eds). Clinical Neuropsychology (p. 27). 3rd ed. Oxford Univ Press, New York. Mit freundlicher Genehmigung.
775	28.21	Nach Kolb B, Whishaw IQ (2003) Fundamentals of human neuropsychology, 5th ed. Worth Publishers, New York, p. 506. Mit freundlicher Genehmigung.
777	28.22	Modifiziert nach Daten aus Levy-Lahad E, Wijsman E, Nemens E (1995) A familial Alzheimer's disease locus on chromosome 1. Science 269:970–978. Mit freundlicher Genehmigung.
778	28.23a-d	Aus Paulesu E, Dèmonet JF, Fazio F et al (2001) Dyslexia: cultural diversity and biological unity. Science 291:2165–2167. Mit freundlicher Genehmigung.
780	28.24a-d	Nach Kolb B, Whishaw IQ (2003) Fundamentals of human neuropsychology, 5th ed. Worth Publishers, New York, p. 346. Mit freundlicher Genehmigung.
781	28.25	Nach Heilman KM & Valenstein E (eds) Apraxia. Clinical Neuropsychology 3rd ed (p. 151, fig. 7-2). Oxford Univ Press, New York. Mit freundlicher Genehmigung.
783	28.27a-c	Nach Kolb B, Whishaw IQ (2003) Fundamentals of human neuropsychology, 4th ed. Worth Publishers, New York, p. 372. Mit freundlicher Genehmigung.
784	28.28	Modifiziert nach aus Levy-Lahad E, Wijsman E, Nemens E (1995) A familial Alzheimer's disease locus on chromosome 1. Science 269:970–978. Mit freundlicher Genehmigung.
784	28.29a,b	Nach Haxby JV, Gobbini MI, Furey ML, Ishai A, Schouten JL, Pietrini P (2001) Distributed and overlapping representations of faces and objects in ventral temporal cortex. Science 293:2425–2430. Mit freundlicher Genehmigung.
785	28.30	From Fundamentals of Human Neuropsychology, 4e by Bryan Kolb and Ian Q. Whishaw. © 1996 by W. H. Freeman and Company. Used with the permission of Worth Publishers.
786	28.31a	Aus Schlaug G, Jäncke L, Huang Y, Steinmetz H (1995) In vivo evidence of structural brain asymmetry in musicians. Science 267:699–701. Mit freundlicher Genehmigung.
786	28.31b	Aus Lotze M, Scheler G, Tan H, Braun C, Birbaumer N (2003) The musicians' brain: functional imaging of amateurs and professionals during performance and imagery. NeuroImage 20:1817-1829. Mit freundlicher Genehmigung.
787	28.32	Nach Birbaumer N, Lutzenberger W, Rau H, Mayer-Kress G, Braun C (1996). Perception of music and dimensional complexity of brain activity. International Journal of Bifurcation and Chaos 6:1–13. Mit freundlicher Genehmigung.

Seite	Abb.-Nr.	Quelle
787	28.33	Aus Elbert T, Pantev C, Wienbruch C, Rockstroh B, Taub E (1995) Increased cortical representation of the fingers of the left hand in string players. Science 270:305–307. Mit freundlicher Genehmigung.
788	28.34a,b	Aus Ongur, D., Ferry, A. T. & Price, J. L. Architectonic subdivision of the human orbital and medial prefrontal cortex. J. Comp. Neurol. 460, 425-449 (2003). © John Wiley and Sons Inc. (2003).
788	28.34c	Aus Petrides M, Pandaya DN, in Handbook of Neuropsychology, Vol. 9 (ed. Grafman, J.) 17-58. (1994). Amsterdam: Elsevier. Mit freundlicher Genehmigung.
789	28.36a,b	Nach Kolb B, Whishaw IQ (1995) Fundamentals of human neuropsychology, 4th ed. Worth Publishers, New York. Mit freundlicher Genehmigung.
790	28.37	Nach Luria AR (1970) Die höheren kortikalen Funktionen des Menschen und ihre Störungen bei örtlichen Hirnschädigungen. VEB Deutscher Verlag der Wissenschaften, Berlin
792	28.38a-c	Reprinted by permission from Macmillan Publishers Ltd: Nature Neuroscience. Aus Meyer-Lindenberg A, Miletich RF, Kohn PD, Esposito G et al 772(2002) Reduced prefrontal activity predicts exaggerated striatal dopaminergic function in schizophrenia. Nature Neuroscience 5:267–271. 2002.
795	28.ea-b	Reprinted by permission from Macmillan Publishers Ltd: Nature. Birbaumer (1999) Rain Man's revelations. Nature 398: 297–298. 1999.
796	28.40a-d	Aus Gallese V, Keysers C, Rizzolatti G (2004) A unifying view of the basis of social cognition. Trends in Cognitive Sciences 8:396–403Mit freundlicher Genehmigung.
799	28.41	Nach Kandel ER, Schwartz JH, Jessell TM (eds.) (2000) Principles of neural science. 4th ed. McGraw-Hill, New York. Mit freundlicher Genehmigung.
800	28.42a,b	Nach Kolb B, Whishaw IQ (2006) An Introduction to Brain and Behavior, 2nd ed, Worth. Mit freundlicher Genehmigung.
801	28.43	Nach Kandel ER, Schwartz JH, Jessell TM (eds.) (2000) Principles of neural science. 4th ed. McGraw-Hill, New York. Mit freundlicher Genehmigung.

Sachverzeichnis

A

N. Birbaumer (et al.), *Biologische Psychologie*, Springer-Lehrbuch,
https://doi.org/10.1007/978-3-540-95938-0

B

C

D

E

F

G

H

I

J

K

I

J

K

L

M

N

O

S

T

Über die Autoren

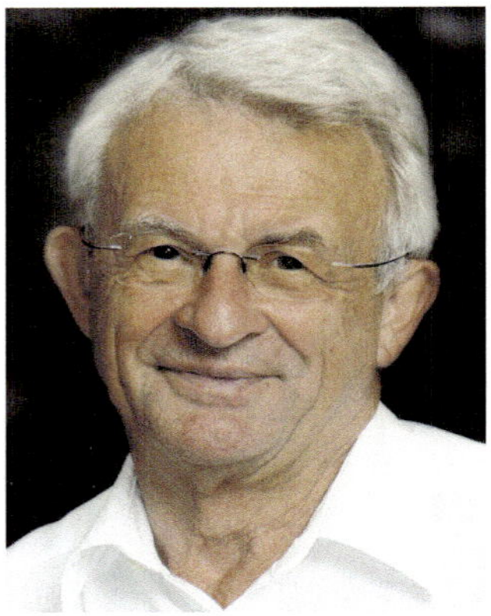

Robert F. Schmidt

Robert F. Schmidt studierte Humanmedizin in Heidelberg. Der Promotion zum Dr. med. schloss sich eine klinische Tätigkeit und ein zweijähriger Forschungsaufenthalt mit der Promotion zum Ph. D. im neurophysiologischen Laboratorium des Nobelpreisträgers Sir John C. Eccles in Canberra/Australien an. Nach der Habilitation 1964 und einigen Jahren als Dozent und Professor in Heidelberg leitete er 1971–1982 das Physiologische Institut der Universität Kiel und 1982–2000 das Physiologische Institut der Universität Würzburg. Seither ist er als Professor emeritus an der Universität Würzburg und als Honorarprofessor an der Universität Tübingen tätig. Von 1996–2009 forschte er als Investigador Visitante am Instituto de Neurociencias der Universidad Miguel Hernández in Alicante, Spanien. Zahlreiche Forschungsaufenthalte in Australien, Japan, Mexiko und den USA, mehrere Ehrenmitgliedschaften in- und ausländischer wissenschaftlicher Gesellschaften sowie zahlreiche Auszeichnungen, z. B. 1987 die Wahl zum ordentlichen Mitglied der Akademie der Wissenschaften und der Literatur, Mainz, 1991 der Max-Planck-Forschungspreis, 1994 der Deutsche Schmerzpreis, 1996 die Ehrendoktorwürde der University of New South Wales in Sydney/Australien und 2000 die Verleihung des Bundesverdienstkreuzes I. Klasse, zeugen von seinem wissenschaftlichen Engagement.

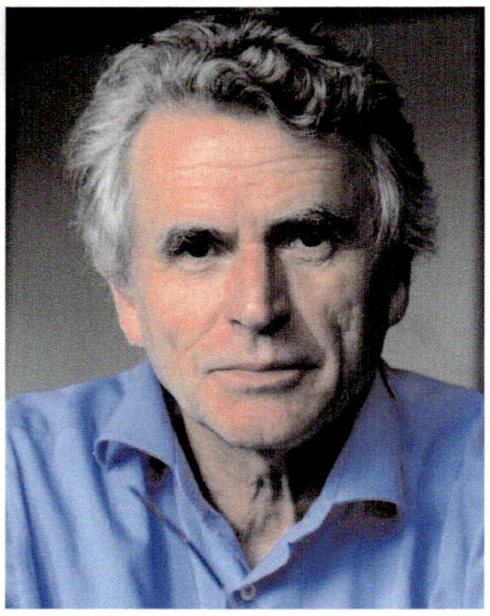

Niels Birbaumer

Der 1945 geborene Niels Birbaumer studierte Psychologie, Kunstgeschichte und Statistik an der Universität Wien und habilitierte sich 1975 für Physiologische Psychologie an der Universität München. Seit 1975 hatte er einen Lehrstuhl für Klinische und Physiologische Psychologie inne, seit 1993 ist er Direktor des Instituts für Medizinische Psychologie und Verhaltensneurobiologie und des Magnetenzephalographiezentrums der Universität Tübingen. Er verbrachte mehrere Jahre in Forschungsinstituten der USA (Pennsylvania State University, University of Madison, Wisconsin, National Institutes of Health, NIH) und Italiens (Universität Padova und Trento). Neben seinen grundlagenwissenschaftlichen Interessen hat er stets auch klinisch, vor allem in der psychophysiologischen Behandlung von organischen Krankheiten, geforscht. Für seine Forschungsarbeiten wurde er vielfach ausgezeichnet, so auch 1995 mit dem Gottfried-Wilhelm-Leibniz-Preis der Deutschen Forschungsgemeinschaft (DFG) und 2001 mit dem Einstein World Award of Science. 2010 erhielt er die Ehrendoktorwürde der Universität Jena und die Helmholtz-Medaille der Berlin-Brandenburgischen Akademie der Wissenschaften. Er ist ordentliches Mitglied der Akademie der Wissenschaften und der Literatur, Mainz und der Deutschen Nationalakademie, Leopoldina, Halle.

N. Birbaumer (et al.), *Biologische Psychologie*, Springer-Lehrbuch,
https://doi.org/10.1007/978-3-540-95938-0